TÍTULO DE ESPECIALISTA EM CARDIOLOGIA
GUIA DE ESTUDO

Editor Médico
Dr. GUILHERME S. SPINA

Copyright © nVersos Editora Ltda. 2019

Editor médico responsável: Guilherme S. Spina
Diretor Editorial e de Arte: Julio César Batista
Produção Editorial e Capa: Carlos Renato
Projeto Gráfico e Editoração Eletrônica: Hégon Henrique de Moura
Ilustrações: Raphael Martins
Revisão Ortográfica: Elisete Capellossa e Sueli Capellossa Bergmanhs
Revisão Técnica: Raimundo Gama

Dados Internacionais de Catalogação na Publicação (CIP)
(Câmara Brasileira do Livro, SP, Brasil)

Título de especialista em cardiologia : guia de estudo / editor e organizador, Guilherme S. Spina. - 4. ed. - São Paulo : nVersos, 2019.
Vários autores. Bibliografia.
ISBN 978-85-8444-157-0
1. Cardiologia - Estudo e ensino I. Spina, Guilherme S.
16-05194 CDD-616.1207

Índices para catálogo sistemático:
1. Cardiologia : Estudo e ensino
616.1207

4ª edição – 2019
Esta obra contempla o Acordo Ortográfico da Língua Portuguesa
Impresso no Brasil - Printed in Brazil
nVersos Editora: Rua Cabo Eduardo Alegre, 36 - cep: 01257060 - São Paulo – SP
Tel.: 11 3995-5617
www.nversos.com.br
nversos@nversos.com.br

Editor e Organizador

Guilherme S. Spina
Professor colaborador da Faculdade de Medicina da Universidade de São Paulo (FMUSP). Orientador da Liga de Combate à Febre Reumática do Hospital das Clínicas (HC-FMUSP). Doutor em Medicina pela FMUSP. Médico-assistente da Unidade Clínica de Valvopatia do Instituto do Coração (InCor) do HC-FMUSP.

A Medicina é uma área do conhecimento em constante evolução. As precauções de segurança padronizadas devem ser seguidas, porém novas pesquisas e experiências clínicas podem merecer análises e revisões. Alterações em tratamentos medicamentosos ou decorrentes de procedimentos tornam-se necessárias e adequadas. Os leitores são aconselhados a conferir as informações sobre produtos fornecidas pelo fabricante de cada medicamento a ser administrado, verificando a dose recomendada, o modo de usar e a duração da administração, bem como as contraindicações e os efeitos adversos dos medicamentos. É responsabilidade do médico, com base na sua experiência e no conhecimento do paciente, determinar as dosagens e o melhor tratamento aplicável a cada situação. Nem os editores ou os autores assumem responsabilidade por quaisquer prejuízos ou lesões causados a pessoas ou propriedades.

Autores

Alexandre Volney Villa
Cardiologista pelo InCor-HCFMUSP, Especialista em tomografia e ressonância cardiovascular.

André Luiz Dresler Hovnanian
Médico do Grupo de Hipertensão Pulmonar da Disciplina de Pneumologia da Faculdade de Medicina da Universidade de São Paulo (FMUSP).

Antonio Carlos Bacelar
Médico-pesquisador da Unidade Clínica de Valvopatia do Instituto do Coração (InCor) do Hospital das Clínicas da Faculdade de Medicina da Universidade de São Paulo (HC-FMUSP).

Carlos Eduardo Batista de Lima
Prof. Dr. Carlos Eduardo Batista de Lima. Professor Adjunto de Cardiologia da UFPI. Supervisor da Residência Médica em Cardiologia HU UFPI. Chefe da Unidade de Cardiologia do Hospital Getúlio Vargas (HGV-SESAPI),

Carlos Jardim
Médico do Grupo de Hipertensão Pulmonar da Disciplina de Pneumologia da Faculdade de Medicina da Universidade de São Paulo (FMUSP).

Cristiano Faria Pisani
Doutorando em Cardiologia pela Unidade Clínica de Arritmia e Marca-passo do Instituto do Coração (InCor) do Hospital das Clínicas da Faculdade de Medicina da Universidade de São Paulo (HC-FMUSP). Especialista em Arritmias Clínicas e Eletrofisiologia pela Sociedade Brasileira de Arritmias Cardíacas (SOBRAC) da Sociedade Brasileira de Cardiologia (SBC). Médico da Unidade de Terapia Intensiva Clínica do InCor HC-FMUSP.

Dr Leonardo Fiaschi Zancaner
Cardiologista pela FMUSP- Ribeirão Preto e SBC
Especialista em Tomografia e ressonância cardiovascular pelo Incor.

Guilherme S. Spina
Professor colaborador da Faculdade de Medicina da Universidade de São Paulo (FMUSP). Orientador da Liga de Combate à Febre Reumática do HC-FMUSP. Doutor em Medicina pela FMUSP. Médico-assistente da Unidade Clínica de Valvopatia do Instituto do Coração (InCor) do HC-FMUSP.

Henrique Barbosa Ribeiro
Médico-residente em Hemodinâmica do Instituto do Coração (InCor) do Hospital das Clínicas da Faculdade de Medicina da Universidade de São Paulo (HC-FMUSP).

Henrique Lane Staniak
Médico-assistente do Hospital Universitário (HU) da Faculdade de Medicina da Universidade de São Paulo (FMUSP). Médico-colaborador do Setor de Dislipidemias do Instituto do Coração (InCor) do HC-FMUSP.

Horacio Gomes Pereira Filho
Médico-assistente do Serviço de Eletrocardiologia do Instituto do Coração (InCor) do Hospital das Clínicas da Faculdade de Medicina da Universidade de São Paulo (HC-FMUSP). Médico do Pronto-Socorro do InCor HC-FMUSP.

Igor Ribeiro de Castro Bienert
Médico-residente em Cardiologia do Instituto do Coração (InCor) do Hospital das Clínicas (HC) da Faculdade de Medicina da Universidade de São Paulo (FMUSP).

João Henrique Clasen
Cardiologista pelo InCor - FMUSP e SBC. Arritmologista pelo InCor - FMUSP. Médico da equipe de Arritmia Clínica do Hospital Sírio-Libanês.

João Ricardo Cordeiro Fernandes
Médico-preceptor de Cardiologia do Instituto do Coração (InCor) do Hospital das Clínicas da Faculdade de Medicina da Universidade de São Paulo (HC-FMUSP).

Luciano Ferreira Drager
Doutor em Ciências pela Faculdade de Medicina da Universidade de São Paulo (FMUSP). Médico-assistente da Unidade de Hipertensão do Instituto do Coração (InCor) do HC-FMUSP.

Márcio Sommer Bittencourt
Médico da Unidade de Emergência do Instituto do Coração (InCor) do Hospital das Clínicas da Faculdade de Medicina da Universidade de São Paulo (HC-FMUSP). Médico-assistente da Divisão de Clínica Médica do Hospital Universitário (HU) da FMUSP. Especialista em Clínica Médica, Cardiologia e Terapia Intensiva.

Murillo de Oliveira Antunes
Médico especialista em Cardiologia pelo Instituto do Coração (InCor) do Hospital das Clínicas da Faculdade de Medicina da Universidade de São Paulo (HC-FMUSP). Médico-pesquisador da Unidade Clínica de Miocardiopatias do InCor HC-FMUSP.

Paulo Cury Rezende
Ex médico-residente em Cardiologia do Instituto do Coração (InCor) do Hospital das Clínicas da Faculdade de Medicina da Universidade de São Paulo (HC-FMUSP).

Ricardo Casalino Sanches de Moraes
Médico-pesquisador da Unidade Clínica de Valvopatia do Instituto do Coração (InCor) do Hospital das Clínicas da Faculdade de Medicina da Universidade de São Paulo (HC-FMUSP).

Rogério Souza
Professor livre-docente pela Faculdade de Medicina da Universidade de São Paulo (HC-FMUSP). Chefe do Grupo de Hipertensão Pulmonar da Disciplina de Pneumologia da Faculdade de Medicina da Universidade de São Paulo (FMUSP).

Tarso Augusto Duenhas Accorsi
Médico-assistente da Unidade de Cardiopatias Valvares do Instituto do Coração (InCor) do Hospital das Clínicas da Faculdade de Medicina da Universidade de São Paulo (HC-FMUSP).

Victor Sarli Issa
Médico-assistente da Unidade de Insuficiência Cardíaca e Transplante de Coração e Células do Instituto do Coração (InCor) do Hospital das Clínicas da Faculdade de Medicina da Universidade de São Paulo (HC-FMUSP).

Prefácio

Possimus hic,
Etsi nisu.
Asclepiadem Cynici, 350 a.C.

Novamente estamos aqui, caro leitor. Desde a primeira edição deste livro toda sorte de intempéries se abateu sobre este editor/autor que vos fala. Demandas insólitas e epicondilites alheias levaram a uma sequência de eventos kafkiana, que impediu que publicássemos a terceira edição no momento em que desejávamos.

Agradeço a calorosa acolhida da primeira e da segunda edição, que foram esgotadas rapidamente. Houve enorme demanda por uma nova edição, com centenas de mensagens eletrônicas e físicas solicitando novos exemplares, com pedidos desde Tumbuktu, no Mali, até uma solicitação formal de incorporação da obra ao Arquivo Nacional Torre do Tombo. Não ser capaz de atender a essa demanda foi frustrante, e ao mesmo tempo nos deu a esperança de que a nova edição possa encontrar tantos lares acolhedores quanto a primeira e a segunda.

Novamente devo enfatizar que este não é um livro completo nem infalível como se autoproclamam muitos textos religiosos – a ciência está em constante evolução, assim, uma informação aparentemente correta pode em poucos meses se mostrar errada. Esta é a beleza da ciência, sempre se corrigindo para chegar cada vez mais próximo à descrição da realidade.

Mais um motivo limitador para o escopo desta obra é seu título – este é um guia de estudo, não um livro-texto, nem um tratado. Assim os textos foram propositadamente resumidos a fim de que sua leitura seja rápida e leve, e que o treinamento para o exame vindouro seja realizado nas questões e comentários. Este é um livro para causar dúvidas, não para saná-las. Ficarei muito feliz se o livro despertar dúvidas no leitor que o encorajem a mergulhar mais fundo na profundidade da ciência cardiológica.

Entretanto, não confundam incompleto com insuficiente: as informações contidas nos textos, questões e comentários são mais que satisfatórias para uma revisão completa que permita ao candidato rever seus conceitos e obter excelente desempenho na prova do TEC. Lembre-se de que muitos conteúdos não abordados nos capítulos podem ter sido detalhados nos comentários das questões.

Por fim, gostaria de agradecer aos meus editores, pela paciência e persistência na peleja a fim de garantir a publicação da nova edição.

Bom estudo!

Prefácio para 4ª edição

Como passar na prova do TEC

Esta edição marca 10 anos de envolvimento deste autor com a prova do TEC. Ao longo desta jornada, algumas peculiaridades da prova ficam evidentes e podem ser traduzidas em preceitos práticos para aumentar as chances de aprovação.

A primeira coisa a ter em mente é que o formato da prova do TEC é um instrumento bastante ruim para avaliação de conhecimentos - de maneira geral, candidatos submetidos a uma prova de múltipla escolha tem notas em uma distribuição com desvio-padrão bastante baixo - ou seja, quase todos que fazem a prova tem notas semelhantes. Com isso a prova torna-se um instrumento ruim de discernimento, tendo dificuldade em acessar o real conhecimento do candidato. Provas com formato escrito, ou melhor, - envolvendo casos clínicos e tomada de decisão clínica são formatos mais indicados para esta finalidade. Hoje com sistemas baseados em computador e com fluxogramas de tomada de decisão clínica poderíamos fazer um instrumento muito melhor e com melhor capacidade de avaliação do que a prova atual do TEC.

O segundo aspecto é que as questões são feitas por médicos não comprometidos com o processo de avaliação - especialistas filiados à SBC recebem um e-mail solicitando a elaboração de 6 questões de múltipla escolha em troca de parca remuneração. A única instrução é o número de alternativas e que a resposta tem que constar em algum livro-texto de referência para a prova. Não há preocupação didática, pedagógica ou de conjunto da prova. Desta forma são comuns questões com enunciado exíguo, de uma linha ou menos, o que prejudica sobremaneira a avaliação e que privilegia conhecimentos superficiais em detrimento à condutas clínicas do dia a dia.

Desta maneira para preparar-se para a prova não basta o estudo da teoria - conhecer o formato da prova e a peculiar formulação das questões é tão ou mais importante que o conhecimento cardiológico ou as diretrizes.

Assim proponho o seguinte fluxograma para estudar para a prova

1) Leia a parte teórica e assista à aula do tema que pretende estudar. Logo após faça todas as questões do tema (neste livro as questões são convenientemente divididas por tema para facilitar o estudo). Veja as respostas da questão, e se discordar de alguma resposta mande mail para livrodotec@gmail.com. Nada me deixa mais feliz que ter um erro apontado por um leitor atento.

2) Depois de estudar 50% dos temas da prova comece a fazer simulados: peça uma prova passada do TEC para livrodotec@gmail.com. Imprima a prova (não olhe a prova!!) - coloque-a em um envelope lacrado e vá a um local estranho, neutro e fora de casa para fazer a prova (sugestão: uma biblioteca tranqüila). Leve apenas algo para beber, cronometre 3:30h e faça da mesma forma que faria no dia da prova. Uma das maiores dificuldades dos alunos é realizar uma prova longa de teste sem estar familiarizado com o processo. Treino é fundamental.

3) Quaisquer dúvidas, mesmo que sejam sobre o mundo, o universo e tudo que existe mande para livrodotec@gmail.com

O autor

Bom estudo!

*A beleza nasce de eventos traumáticos e violentos.
Todos os átomos pesados do nosso corpo
vieram da explosão se supernovas, que completaram a destruição de
sistemas estelares inteiros, com toda a vida que continham
O abismo
O escuro
E a tristeza
Podem ser o prenúncio de beleza e alegria*

*Para Fernanda, Enzo e
Luca, nascido da saudade da querida Guilia.*

Guilherme S. Spina

Sumário

1 **Semiologia Cardiovascular, 21**
Guilherme S. Spina
Tarso Augusto Duenhas Accorsi
Testes, 38

2 **Fisiologia Cardiovascula, 59**
Guilherme S. Spina
Testes, 64

3 **Teste Ergométrico, 85**
Horacio Gomes Pereira Filho
Testes, 104

4 **Curvas de Pressão e Hemodinâmica das Valvopatias, 111**
Henrique Barbosa Ribeiro

5 **Cinecoronariografia, 125**
Henrique Barbosa Ribeiro
Testes, 128

6 **Dislipidemias, 137**
Henrique Lane Staniak
Testes, 155

7 **Febre Reumática, 173**
Guilherme S. Spina
Testes, 185

8 **Doenças Valvares, 199**
Guilherme S. Spina
Testes, 223

9 Endocardite Infecciosa, 275
Guilherme S. Spina
Testes, 286

10 Hipertensão Arterial Pulmonar, 305
André Luiz Dresler Hovnanian
Carlos Jardim
Rogério Souza
Testes, 313

11 Hipertensão Arterial Primária, 315
Luciano Ferreira Drager
Testes, 327

12 Hipertensão Arterial Secundária, 335
Luciano Ferreira Drager
Testes, 343

13 Insuficiência Cardíaca, 401
Victor Sarli Issa
Testes, 418

14 Síndromes Coronarianas Agudas, 445
Cesar Augusto Caporrino Pereira
Testes, 457

15 Doença Arterial Coronária Crônica, 503
Márcio Sommer Bittencourt
Testes, 514

16 Tromboembolismo Pulmonar, 529
André Luiz Dresler Hovnanian

17 Doenças do Pericárdio, 535
Antonio Carlos Bacelar
Murillo de Oliveira Antunes
Igor Ribeiro de Castro Bienert
Testes, 544

18 Fibrilação Atrial, 551
Igor Ribeiro de Castro Bienert
Antonio Carlos Bacelar
Ricardo Casalino Sanches de Moraes
Testes, 563

19 Cardiopatias Congênitas (CC), 569
Guilherme S. Spina
Testes, 584

20 Miocardiopatias, 595
Murillo de Oliveira Antunes
Testes, 609

21 Bradiarritmias e Marca-passo, 635
Carlos Eduardo Batista de Lima
Testes, 640

22 Taquiarritmias, 645
Cristiano Faria Pisani
João Henrique Clasen
Testes, 655

23 Tomografia Cardiovascular, 693
Alexandre Volney Villa
Leonardo Fiaschi Zancaner

24 Ressonância Magnética Cardiovascular, 709
Alexandre Volney Villa
Leonardo Fiaschi Zancaner

25 Cardiopatia e Gestação, 725
Ricardo Casalino Sanches de Moraes
Paulo Cury Rezende
João Ricardo Cordeiro Fernandes
Testes, 737

26 Doenças Cardiovasculares em Idosos, 739
Ricardo Casalino Sanches de Moraes
Paulo Cury Rezende

27 Doenças da Aorta, 755
Ricardo Casalino Sanches de Moraes
Paulo Cury Rezende
Antonio Carlos Bacelar
Testes, 763

28 Ressincronizador Cardíaco e Cardiodesfibrilador Implantável (CDI) 767
Carlos Eduardo Batista de Lima

Índice Remissivo, 777

Caderno de imagens, 785

Introdução e Diferenciais

Este livro surgiu da experiência adquirida no curso continuado de atualização em Cardiologia e preparação para a prova do TEC, realizado há alguns anos pelo editor. Estudar para qualquer prova é uma atividade que envolve dedicação, objetividade e, acima de tudo, planejamento de estudo. Nosso livro objetiva principalmente ajudar o médico que se prepara para prestar a prova do Título de Especialista em Cardiologia (TEC), propondo um método de estudo e provendo conteúdo teórico objetivo para que o candidato tenha sucesso em sua empreitada.

Pela peculiaridade do TEC, é essencial para o estudo que tenhamos familiaridade com as questões que avaliam os candidatos. O presente livro é pioneiro em separar por assuntos as questões do TEC dos últimos oito anos, ao passo que, normalmente, em livros dedicados a questões, estas são colocadas exatamente na ordem em que se encontravam na prova original. Optamos por separá-las por especialidade, propondo, dessa forma, um método de estudo: após ler o capítulo, o aluno é convidado a resolver as questões daquele determinado assunto e, depois, conferi-las nos comentários. Há conteúdos teóricos que estão mais detalhados nos comentários das respectivas questões. Assim, os comentários destas ajudam a dirimir eventuais dúvidas, sendo parte fundamental do texto deste livro.

As questões selecionadas para este livro obedeceram ao critério de representatividade e importância daquela subespecialidade cardiológica: procuramos priorizar as questões mais prevalentes e aquelas dos assuntos que são solicitados de forma mais frequente pelo TEC. A gestão do tempo de estudo é tão importante quanto o assunto estudado, assim, alguns capítulos de especialidades não são seguidos de questões, com a finalidade de priorizar o estudo das especialidades cardiológicas mais solicitadas no TEC.

Nosso livro tem mais um diferencial, raramente visto em qualquer livro-texto: uma linha direta com o editor por meio do e-mail nversos@nversos.com.br. Dúvidas, sugestões e correções sempre serão bem-vindas e acolhidas com carinho. A ciência, motor do progresso da humanidade, diferencia-se de dogmas e religiões justamente por admitir que ocasionalmente possa estar errada e consentir que seja corrigida. Assim, se o leitor puder atuar como mais um revisor e apontar as imperfeições deste livro, o editor ficará feliz e agradecido.

Além disso, como comentamos questões de teste, também é bastante provável que ocorram dúvidas sobre gabaritos e comentários. Alguns gabaritos oficiais das questões podem estar errados, havendo questões ambíguas e polêmicas que sempre suscitam discussão. O e-mail nversos@nversos.com.br também está à disposição para a discussão de gabaritos e resolução de dúvidas.

Agradeço a todos os autores, que, além de escreverem os capítulos, foram professores atuantes no curso continuado de atualização em Cardiologia e preparação para a prova do TEC.

O Editor

Semiologia Cardiovascular

Guilherme S. Spina
Tarso Augusto Duenhas Accorsi

Introdução

As doenças cardiovasculares, além da alta incidência e prevalência, cursam com grande morbidade e mortalidade em todas as sociedades do mundo. Apesar dos incríveis avanços tecnológicos, principalmente na área de diagnósticos por imagem, a semiologia cardiovascular é insubstituível: ainda é a base para a formação das hipóteses diagnósticas para as diversas cardiopatias. É fundamental para estabelecimento de gravidade, evolução e prognóstico de várias doenças, sendo parte importante do relacionamento médico-paciente, além de ser extremamente custo-efetiva.

Sem dúvida, as informações que podem ser obtidas pela ausculta cardíaca, principalmente em relação à anatomia e à fisiologia, são fascinantes. Porém, é possível encontrar uma série de informações valiosas antes da utilização do estetoscópio no tórax, oriundas da avaliação do pulso arterial e venoso, da pressão arterial, da perfusão periférica, das extremidades, da caixa torácica, de *ictus cordis* e impulsões cardíacas, entre outros. Este capítulo aborda as principais alterações a serem encontradas ao exame físico em pessoas com cardiopatias, com as orientações adequadas para uma avaliação correta e de seus significados.

Exame físico geral, pele e abdome

O exame físico, através da **observação**, **palpação**, **percussão** e **ausculta** é realizado comumente em uma sequência que engloba a análise de manifestações gerais – que podem estar presentes em diversas situações clínicas – e o exame específico de sistemas e órgãos – que, em geral, sinaliza alterações orgânicas locais. Vários achados físicos não cardíacos e vasculares podem sugerir a presença de cardiopatias. Alterações no estado geral, nível de consciência, extremidades, olhos, pele, estruturas osteomusculares e abdome podem ser consequência aguda ou crônica de diversas doenças cardíacas. As alterações das extremidades – pela grande prevalência e importância – serão discutidas separadamente. A Tabela 1.1 mostra algumas condições cardíacas e possíveis achados de exame físico não cardiovascular.

ALTERAÇÕES AO EXAME FÍSICO NÃO CARDIOVASCULAR EM ALGUMAS CARDIOPATIAS	
Insuficiência cardíaca de baixo débito	Perda de peso, caquexia, alteração da consciência, hepatomegalia, ascite, esplenomegalia
Insuficiência cardíaca de alto débito	Mucosa descorada, exoftalmia, extremidades quentes, hepatomegalia, esplenomegalia
Endocardite infecciosa	Vide Capítulo 9
Cor *pulmonale*	Sonolência excessiva, ronco, obesidade
Cardiopatias congênitas	Hemangiomas, baqueteamento digital, alterações do esqueleto, escleras azuladas, entre outros
Hipertensão arterial sistêmica	Sopro sistólico abdominal, fácies de Cushing, rins aumentados de tamanho palpável*

Tabela 1.1

Deve-se atentar para a possibilidade de alteração do nível de consciência (agitação, sonolência) consequente de baixo débito cardíaco, alteração vascular do sistema nervoso central (SNC), toxemia (como no caso da endocardite infecciosa) e hipoxia de causa cardíaca.

SITUAÇÕES CARDIOVASCULARES QUE PODEM CURSAR COM ALTERAÇÃO DO NÍVEL DE CONSCIÊNCIA
Baixo débito cardíaco
Choque cardiogênico pós-infarto agudo do miocárdio
Exacerbação de insuficiência cardíaca
Cardiomiopatia dilatada em estágio avançado
Tamponamento cardíaco
Valvopatia crônica em estágio avançado
Valvopatia aguda
Miocardite aguda
Cardiomiopatia hipertrófica
Arritmias
Disfunção pós-circulação extracorpórea
Alterações vasculares do SNC
Embolização de trombos do átrio e/ou ventrículo esquerdos
Embolização de vegetação de EI
Dissecção de carótida consequente à dissecção aórtica
Hipóxia
Edema agudo dos pulmões
Hipertensão pulmonar
Tromboembolismo pulmonar
Cardiopatia congênita

Tabela 1.2

Emagrecimento, inapetência e caquexia podem sinalizar doença crônica avançada, como IC, EI e cardiopatia congênita.

Doenças e condições que são fatores de risco para aparecimento de cardiopatias podem ter manifestações clínicas descritas na tabela a seguir.

FATORES DE RISCO PARA CARDIOPATIAS E POSSÍVEIS ALTERAÇÕES AO EXAME FÍSICO NÃO CARDIOVASCULAR	
Diabetes mellitus	Dermatite ocre, neuropatia, retinopatia
Hipertireoidismo	Exoftalmo, edema pré-tibial, tremores
Hipotireoidismo	Sonolência, edema difuso, hiporreflexia, alteração dos pelos
Hipercolesterolemia/ aterosclerose precoce	Xantoma, xantelasma
Alcoolismo	Neuropatia, alterações cutâneas

Tabela 1.3

Extremidades

Perfusão periférica

A perfusão periférica reflete o *status* circulatório nas extremidades, que depende tanto da integridade da vascularização local quanto do débito cardíaco. Deve-se fazer avaliação da temperatura, da coloração e do grau de enchimento das extremidades.

A pressão da polpa de um dos dedos das mãos ou pés – com esvaziamento da vasculatura regional – e avaliação do tempo necessário para novo enchimento caracteriza o **tempo de enchimento capilar**. O normal é em torno de 2 segundos. Tempos maiores que 3 segundos podem sugerir vasoconstrição periférica por hipotermia, hipovolemia e baixo débito cardíaco, além de obstrução arterial (por aterosclerose, embolização, inflamação ou trauma) local.

Temperaturas elevadas podem sugerir hipertermia e alto débito cardíaco (sepse, beribéri etc.). Diminuição da temperatura periférica, assim como palidez cutânea, em geral, acompanha aumento do tempo de enchimento capilar, pelas situações descritas acima.

Cianose

A **cianose** é a coloração azulada da pele e das mucosas, mais bem observada nos leitos ungueais, polpas digitais, lábios, nariz e orelhas, consequente ao aumento da hemoglobina reduzida (> 5 mg/dL) no leito capilar abaixo da superfície. Pode ser classificada em periférica ou central. A periférica ocorre quando há diminuição do fluxo nas extremidades (com maior extração de oxigênio) ou retenção venosa (com acúmulo de sangue dessaturado). A central ocorre quando há redução da oxigenação pelos pulmões (diminuição da concentração de oxigênio inspirado, pneumopatias), derivação anatômica (por cardiopatias congênitas) ou anormalidade da hemoglobina. (Tabela 1.4).

CIANOSE: TIPOS E CAUSAS COMUNS	
Cianose periférica	**Cianose central**
Extremidade exposta ao frio	Diminuição da pressão atmosférica
Baixo débito cardíaco	Distúrbios pulmonares
Obstrução arterial periférica	Hipoventilação
Obstrução venosa periférica	Desequilíbrio de ventilação/perfusão

Cianose periférica	Cianose central
	Alterações da difusão de oxigênio
	Derivação anatômica
	Cardiopatias congênitas
	Fístulas arteriovenosas pulmonares
	Alterações da hemoglobina
	Meta-hemoglobinemia
	Sulfemoglobinemia
	Carboxi-hemoglobinemia

Tabela 1.4

Cianose por baixo débito cardíaco, em geral, é acompanhada de má perfusão periférica, com diminuição da temperatura e aumento do tempo de enchimento capilar. Cianose por obstrução arterial ou venosa local tende a ser apenas no membro acometido, provavelmente acompanhada de dor e edema do mesmo. A cianose de instalação aguda quase sempre é decorrente de alterações pulmonares graves, em geral por desequilíbrio de ventilação/perfusão por infecção, inflamação ou congestão de causa cardíaca e sempre é um marcador de gravidade e mau prognóstico.

A cianose de causa pulmonar crônica tem vários outros achados de história e exame físico que sugerem pneumopatia crônica (por exemplo, doença pulmonar obstrutiva crônica, fibrose pulmonar, síndrome da apneia obstrutiva do sono), como tabagismo, tosse, expectoração, chiado/sibilos, dispneia, obesidade, roncos, entre outros. A cianose crônica de causa cardíaca é diagnosticada na infância, junto com todos os comemorativos da cardiopatia congênita responsável.

A meta-hemoglobinemia é uma situação em que a hemoglobina está oxidada e incapaz de transportar oxigênio. Sua concentração normal fica em torno de 1%. Quando a concentração de meta-hemoglobinemia ultrapassar 15% a 20%, pode ocorrer cianose. Pode ser causada por alterações congênitas do metabolismo de hemoglobina e/ou por associação com agentes que produzem grande estresse oxidativo como anestésicos locais, cloroquina, nitratos, nitroprussiato, sulfonamidas, anilina, aminas aromáticas, naftalina, entre outros. Trata-se de uma causa incomum de cianose.

Pulso arterial

a) Usar a polpa digital do 2º e 3º dedos de uma das mãos.
b) Evitar usar polpa do polegar pela possibilidade da percepção do pulso oriundo das artérias que irrigam essa extremidade.
c) De início, deve-se procurar o pulso radial, pela maior facilidade e praticidade. Avaliar:
- **frequência cardíaca:** em 1 minuto consecutivo (evitar palpar por poucos segundos e fazer multiplicações para estimativa em 1 minuto)
- **regularidade:** regular, irregularmente regular, irregularmente irregular
- **formato da onda de pulso**

d) Avaliar **simetria** dos pulsos, palpando-os **bilateralmente, simultaneamente**.
e) Palpar os pulsos periféricos: temporal, braquial, radial, ulnar, poplíteo, tibial posterior e pedioso.
f) Palpar os pulsos centrais: carotídeo e femoral.
g) O **pulso carotídeo** é o que mais representa o pulso aórtico.
h) Atentar para o formato do pulso normal:

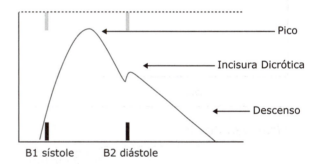

Figura 1.1 – Como palpar o pulso arterial.

i) O pico é facilmente sentido, a incisura dicrótica raramente é percebida.
j) Palpar simultaneamente pulso radial e femoral.
k) Palpar pulso simultaneamente à avaliação de pulso venoso jugular, *ictus* e ausculta cardíaca.

Pulsus parvus et tardus

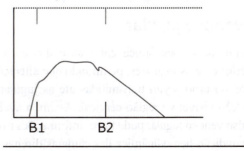

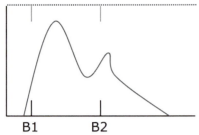

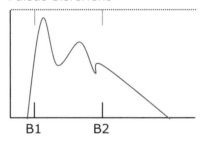

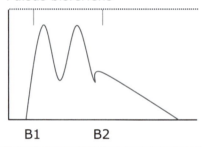

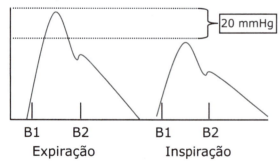

Figura 1.2 – Pulsos anormais.

Pulso venoso jugular

Há continuidade anatômica entre átrio direito, veia cava superior e veias jugulares, permitindo que alterações pressóricas do átrio sejam transmitidas até as jugulares, com pulsação visível na região cervical. Assim, a avaliação do pulso venoso jugular pode trazer informações a respeito da condição hemodinâmica das câmaras direitas do coração. Frequentemente é ignorado ou não corretamente interpretado. O ideal é a análise da veia jugular interna ao invés da externa, tendo em vista que esta tem válvulas venosas e é sítio habitual de trombose, com prejuízo à interpretação de seu pulso. A veia jugular interna direita é mais fidedigna como correspondente às alterações pressóricas cardíacas, por estar em linha reta com a veia cava superior e não ter alteração do fluxo caso ocorra compressão da veia inominada esquerda pela artéria aorta.

A avaliação deve ser feita com o paciente deitado, com a cabeça elevada (em até 45º), o pescoço virado para o lado esquerdo e iluminação adequada.

O pulso jugular normal é expresso por ondas conforme a Figura 1.3. São três ondas positivas: **a**, **c** e **v** e duas ondas negativas, chamadas de descenso **x** e **y**. Cada onda é descrita a seguir:

1. onda **a**: corresponde à transmissão retrógrada do aumento da pressão atrial direita pela sístole atrial, ocorre imediatamente antes da primeira bulha e antes da ejeção ventricular (pulso carotídeo);

2. onda **c**: o seu aparecimento interrompe a queda da onda **a** e corresponde ao aumento da pressão jugular consequente à protrusão retrógrada da valva tricúspide pelo aumento da pressão ventricular no início da sístole ventricular. Também é consequente à transmissão do pulso carotídeo;

3. descenso **x**: é consequente à queda da pressão pelo relaxamento atrial direito e movimentação valvar tricúspide para baixo que ocorre na sístole ventricular direita;

4. onda **v**: é o aumento pressórico decorrente do enchimento atrial direito que ocorre na diástole atrial, com a valva tricúspide fechada. Ocorre ao final da sístole ventricular e junto com o descenso do pulso carotídeo;

5. descenso **y**: corresponde à queda da pressão atrial pela abertura da valva tricúspide e drenagem para o ventrículo direito. A terceira bulha ocorre no Nadir da onda **y**. Logo após, inicia-se novamente uma onda positiva, relacionada ao enchimento atrial até ocorrer novamente a formação da onda **a**.

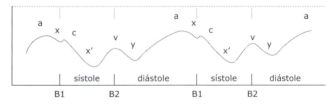

Figura 1.3 – Ondas normais do pulso venoso jugular.

Várias situações podem aumentar a amplitude da onda **a**, o que reflete obstrução ao esvaziamento do átrio direito na sístole atrial ou obstrução à ejeção ventricular direita (Tabela 1.5). Situações com defeito do septo interatrial ou interventricular (por exemplo, na tetralogia de Fallot) não costumam cursar com aumento da onda **a**, por ainda terem sístole atrial de alta pressão.

Semiologia Cardiovascular

CAUSAS DE AUMENTO DE AMPLITUDE DA ONDA 'A' DO PULSO VENOSO JUGULAR	
Estenose tricúspide reumática	Trombo de átrio direito
Estenose tricúspide congênita	Estenose de artéria pulmonar
Atresia tricúspide	Hipertrofia ventricular direita
Vegetação grande em v. tricúspide	Hipertensão pulmonar
Mixoma de átrio direito	

Tabela 1.5

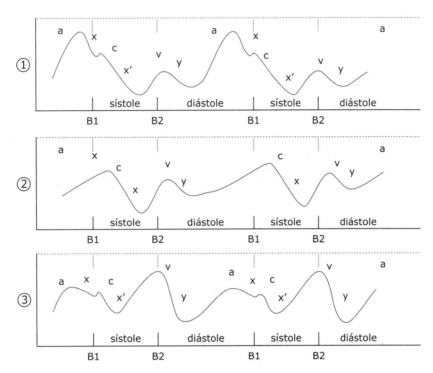

Figura 1.4 – Alterações patológicas do pulso venoso jugular: no traçado 1, observa-se onda **a** gigante. No traçado 2, observamos descenso **y** lentificado e no traçado 3, observamos descenso **y** com queda abrupta (também chamado de onda de pulso jugular em "raiz quadrada").

Pacientes com alterações que cursam com prejuízo à abertura valvar tricúspide podem também apresentar primeira bulha hiperfonética, estalido de abertura e ruflar diastólico que aumenta à inspiração. Aqueles com obstrução à via de saída de ventrículo direito podem ter sopro sistólico, em crescendo e decrescendo, em borda esternal esquerda alta, e pacientes com hipertensão pulmonar apresentam segunda bulha, componente P2, hiperfonética. Arritmias frequentemente alteram a onda **a**. As principais alterações estão listadas na Tabela 1.6.

ARRITMIAS E ALTERAÇÕES DA ONDA 'A' DO PULSO VENOSO JUGULAR	
Arritmia	Onda A
Fibrilação atrial	Ausente
Taquicardia por reentrada nodal	Aumento de amplitude/regular
Taquicardia atrioventricular	Aumento de amplitude/regular
Flutter atrial	Possível presença de ondas de *flutter*
Extrassístoles atrial, juncional ou ventricular	Onda **a** em canhão/pulso arterial concomitante irregular
BAV total	Onda **a** em canhão intermitente/pulso arterial concomitante regular bradicárdico
Ritmo juncional, BAV 2º grau 2:1, ritmo idioventricular, bigeminismo	Onda **a** em canhão regular

Tabela 1.6

A onda **v** está frequentemente elevada em pacientes com insuficiência tricúspide e é reconhecida também por ser concomitante ao pulso carotídeo, além de estar associada ao sopro sistólico em foco tricúspide que aumenta com inspiração e com pulsação hepática. Pacientes com insuficiência tricúspide importante, porém, com grande dilatação do átrio direito e/ou fibrilação atrial, não apresentam onda **v** elevada. Defeito do septo interatrial por vezes também está associado à onda **v** aumentada.

Descenso **y** lentificado é sugestivo de obstrução valvar tricúspide ou grave hipertrofia de ventrículo direito.

Descenso **y** com queda abrupta ocorre em pericardite constritiva, cardiomiopatia restritiva ou disfunção ventricular direita grave. Descenso **y** abrupto e onda **v** proeminente (sinal de Lancisi) sugerem disfunção ventricular direita grave. Na pericardite constritiva e cardiomiopatia restritiva, a onda **a** tem tamanho e morfologia semelhantes à onda **v**.

Pulso venoso jugular versus pulso carotídeo

Sem dúvida, a análise das ondas ao exame à do beira leito é difícil. A onda mais perceptível clinicamente é o descenso **x**, pela maior variação de pressão que representa. A onda **c** e o descenso **y** são dificilmente identificados. Também é difícil a avaliação do pulso venoso pela interferência do pulso carotídeo.

PRINCIPAIS DIFERENÇAS ENTRE O PULSO VENOSO JUGULAR E O PULSO ARTERIAL		
	Pulso venoso jugular	**Pulso arterial carotídeo**
Local da inspeção	Base do pescoço	Próximo à região submandibular
Visualização	Ondas **a** e **v** – dupla ondulação	Apenas uma onda
Direção das ondas	Possível sentir onda **x** para região proximal	Palpável ondulação centrífuga
Palpação	Não perceptível adequadamente	Palpável
Inspiração	Diminui amplitude/desaparece	Não interfere
Relação com decúbito	Diminui ao elevar decúbito	Não interfere
Compressão da base do pescoço	Diminui amplitude/desaparece, apesar de aumentar distensão venosa distal	Não interfere
Compressão abdominal	Aumenta amplitude	Não interfere
Elevação das pernas	Aumenta amplitude	Não interfere
Relação com pulso periférico	Descenso durante pulso periférico palpável	Palpados simultaneamente

Tabela 1.7

Taquicardia é outra situação que dificulta a interpretação do pulso venoso jugular. Por vezes, recomenda-se a realização de manobra vagal, salvo contraindicações, para induzir bradicardia e permitir análise mais correta do pulso venoso.

Sinal de Kussmaul

Em situações patológicas em que há restrição ao enchimento ventricular direito, pode ocorrer o aumento da pressão venosa e do pulso venoso durante a inspiração. Essa alteração paradoxal é chamada de sinal de Kussmaul, que pode ocorrer nas várias situações citadas a seguir:
a) pericardite constritiva;
b) tromboembolismo pulmonar;
c) infarto de ventrículo direito – observação: na vigência de infarto agudo do miocárdio de parede inferior, a presença do sinal de Kussmaul tem cerca de 90% de sensibilidade e especificidade para infarto associado de ventrículo direito;
d) exacerbação de insuficiência cardíaca;

e) cardiomiopatia restritiva;
f) estenose tricúspide;
g) tumor cardíaco em átrio direito;
h) obstrução parcial da veia cava superior;
i) tamponamento cardíaco – observação: possível, mas não habitualmente presente.

Refluxo hepatojugular

O refluxo hepatojugular ou abdominojugular é o aumento do pulso venoso jugular consequente ao aumento do retorno venoso pela compressão forte e sustentada do hipocôndrio direito ou abdome superior. Essa manobra, em pessoas normais, aumenta o pulso venoso em cerca de 1 cm ou a PVC em 3 cm, transitoriamente. Indivíduos com disfunção ventricular direita podem ter o pulso venoso prolongadamente aumentado com a manobra, porém essa alteração é pouco sensível e pouco específica. A avaliação do reflexo hepatojugular pode ser útil para identificação de pacientes com PVC elevada. Elevação de 3 cm de PVC em relação ao valor basal após a manobra sugere PVC elevada.

Na prática, o refluxo hepatojugular é usado apenas para diferenciação do pulso venoso do arterial, como citado acima.

Pressão venosa central

A pressão venosa central (PVC) normal fica em torno de 1 a 8 cm de água (equivalente a 1 a 6 mmHg), reflete a pressão que o sangue exerce no átrio direito e, teoricamente, poderia estimar o *status* volêmico do paciente. Valores baixos podem sugerir hipovolemia e valores altos a congestão. Porém, os dados de PVC devem ser usados com cautela, sabendo-se que valores isolados têm baixa sensibilidade e especificidade para o diagnóstico da volemia. Várias doenças podem elevar a PVC por aumento da pressão nas câmaras direitas, não permitindo uma avaliação fidedigna da volemia, conforme citado na Tabela 1.8.

Cardiomiopatia dilatada	Hipervolemia por insuficiência renal
Cor pulmonale	Obstrução da veia cava superior
Hipertensão pulmonar	Valvopatia tricúspide
Pericardite constritiva	

Tabela 1.8

A estimativa da PVC pelo exame clínico pode ser útil para auxílio diagnóstico em situações de edema periférico (Tabela 1.9) e para prognóstico e acompanhamento terapêutico em pacientes com insuficiência cardíaca.

CAUSA DO EDEMA	PVC
Insuficiência cardíaca	Elevada
Insuficiência renal oligúrica	Elevada
Cirrose hepática	Normal ou baixa
Síndrome nefrótica	Normal ou baixa
Hipotireoidismo	Normal
Medicações	Normal
Insuficiência venosa periférica	Normal

Tabela 1.9 – Observação: os dados acima refletem a PVC nas situações descritas, na ausência de outras doenças concomitantes que possam alterá-la.

Pacientes com disfunção assintomática de VE com aumento de PVC clinicamente detectada têm maior chance de evoluir para IC e de terem hospitalização por sintomas de baixo débito cardíaco.

A técnica consiste na localização do ângulo de Louis (junção entre o manúbrio e o corpo do esterno). O átrio direito está cerca de 5 cm abaixo desse ângulo. A PVC é estimada pelo método de Lewis, avaliando-se a coluna líquida, isto é, a coluna de sangue representada pelo ponto mais alto da ingurgitação venosa da jugular externa ou pulsação da jugular interna, no qual se deve traçar uma linha paralela ao solo e medir a distância desta linha até o ângulo de Louis. Valores normais são de 2 a 3 cm, que correspondem à pressão venosa expressa em centímetros de água. Pode-se converter a unidade de pressão para mmHg, lembrando-se que 1 mmHg corresponde a 1,36 cm de água. O valor medido, em centímetros, deve ser adicionado de 5 (distância até o átrio direito), obtendo-se então a PVC estimada. Esta pode ser usada em qualquer angulação da cabeça do paciente, porém é importante que o paciente seja sempre examinado com a mesma inclinação. Para minimizar erros, é habitual a aferição em 45° de inclinação. Essa técnica tende a ser bastante específica, isto é, dificilmente superestima-se o valor da PVC. Nitidamente, é mais fácil a avaliação da veia jugular externa, que cruza o músculo esternocleidomastoideo e aparece facilmente com a compressão do polegar, do examinador do ponto imediatamente acima da clavícula. Caso o paciente apresente ingurgitação em todo o trajeto venoso, deve-se elevar o decúbito até 90° para tentar obter um ponto de ingurgitação superior. Se não houver visualização da veia jugular externa com a compressão inferior – conforme descrito acima –, provavelmente trata-se de situação com PVC baixa. Há vários interferentes na aferição da PVC, tais como: obstruções e angulações da jugular externa, hipovolemia, alterações de decúbito e IC.

Insuficiência tricúspide tem baixo diagnóstico só pela ausculta; vários outros sinais podem ajudar: pulsação paraesternal esquerda, fígado pulsátil, aumento do sopro com a manobra de Rivero-Carvallo, pulso venoso com onda **v** aumentada. No BAV total, há várias alterações do pulso venoso, podendo originar onda **a** em canhão.

Estase jugular

Como foi exposto, a avaliação do pulso venoso pode trazer muitas informações. O achado mais facilmente observável é a presença da ingurgitação venosa, mais comumente observada na jugular externa. Esse ingurgitamento é a **estase jugular**.

Inspeção precordial

Deformidades precordiais

Podem ser encontradas deformidades da região precordial que representam doença cardíaca. Em crianças e adolescentes, devido à calcificação incompleta e maior flexibilidade da caixa torácica, um aumento do coração pode determinar um abaulamento na parede torácica. Assim, cardiopatias congênitas que cursem com aumento de ventrículo direito podem determinar um abaulamento localizado na região paraesternal esquerda. Raramente aneurismas de aorta podem determinar abaulamentos localizados na região anterossuperior do tórax, acima da terceira costela.

Na síndrome de Marfan, que pode cursar com importantes alterações cardiovasculares, observamos frequentemente deformidades torácicas, como o *pectus carinatum* (também conhecido como peito de pombo) e o *pectus excavatum*, no qual se observa uma depressão da parte inferior do esterno. Essas deformidades não são causadas pelo aumento das câmaras cardíacas, sendo parte das manifestações esqueléticas da síndrome, que incluem face alongada, palato em ogiva, aracnodactilia, estatura elevada e extensibilidade excessiva das articulações.

Localização do *ictus cordis*

O primeiro elemento que procuramos na inspeção da região precordial é o *ictus cordis*, choque do ápice do coração na parede torácica, que representa a contração do ventrículo esquerdo. Este fenômeno, também denominado choque de ponta ou impulso cardíaco apical, se representa geralmente por um pequeno abaulamento rítmico, localizado normalmente no 4º ou no 5º espaço intercostal, na linha hemiclavicular esquerda. Na ausência de doenças pleuropulmonares ou deformidades torácicas, o *ictus* provém de informações sobre a área cardíaca. Como veremos na seção referente à palpação, desvios do *ictus* podem indicar aumento de câmaras cardíacas.

Evidentemente, a presença de mamas volumosas e/ou adiposidade importante podem impedir a visualização do *ictus cordis*.

Palpação

A palpação precordial é realizada, em geral, com a eminência hipotenar e tenar da mão, com a finalidade de localizar frêmitos e suas irradiações ou bulhas palpáveis. É realizada na região paraesternal esquerda, com a mão do examinador em direção à base do coração e ao longo do quinto espaço intercostal, em direção à linha axilar anterior. Frêmitos são descritos como a sensação tátil de um sopro (frêmito seria, pois, o sopro percebido na palma da mão) e, quando presentes, identificam um sopro +++ ou ++++. Bulhas palpáveis são percebidas como eventos táteis breves, que precedem (B1) ou aparecem após o final (B2) da sístole.

Palpação do *ictus cordis* – A palpação é bem mais sensível para a localização do *ictus* do que a inspeção, a maioria dos *ictus* não visíveis, podendo ser palpada. O diâmetro do *ictus* e sua localização são de grande importância para a detecção de aumento de câmaras cardíacas, sendo que um *ictus cordis* com diâmetro maior que 2 cm provavelmente é anormal, indicando cardiomegalia. Um *ictus* desviado inferiormente (abaixo do quinto espaço intercostal) e/ou lateralmente (em relação à linha hemiclavicular) também sugere aumento de câmaras cardíacas. Para melhorar a sensibilidade da palpação podemos fazê-la com o paciente em decúbito lateral esquerdo, a 45 graus. Nesta posição um *ictus* maior que 3 cm tem 92% de sensibilidade e valor preditivo negativo de 95% para a detecção de aumento ventricular esquerdo. Em pacientes com pericardite constritiva, insuficiência tricúspide ou cardiomiopatia restritiva pode-se ter uma retração do *ictus* durante a sístole.

Palpação do *ictus* do ventrículo direito – Ocasionalmente, durante a palpação da borda esternal esquerda, podemos sentir um impulso sistólico que, em geral, se estende por vários espaços intercostais e indica hipertrofia e/ou dilatação do ventrículo direito.

Pulsos

A palpação do pulso arterial pode também revelar várias patologias. Aqui detalhamos alguns pulsos característicos:

Pulso de amplitude aumentada: Em patologias como a insuficiência aórtica ou em situações de alto débito cardíaco como sepse, anemia ou tireotoxicose podemos sentir um pulso bastante amplo, de fácil palpação. É denominado *magnus celere*.

Pulso de amplitude diminuída: É notado em pacientes com insuficiência cardíaca que leve a uma diminuição do débito cardíaco. Pode ser notado também na estenose aórtica, sendo denominado *parvus et tardus*.

Pulso *bisferiens*: Pulso em que são palpados dois picos sistólicos por sístole, podendo ser mais bem percebido quando a palpação do pulso é realizada juntamente com a ausculta cardíaca. Está presente em situações em que grande volume sistólico é ejetado na aorta, como insuficiência aórtica grave.

Pulso alternante: Pulso em que os batimentos são rítmicos, mas a intensidade do pulso varia entre batimentos, geralmente observado em pacientes com grave comprometimento da função ventricular esquerda. Ocorre devido a variações no enchimento e contratilidade miocárdicas em situações de disfunção ventricular esquerda.

Pulso paradoxal: Constitui um exagero da diminuição da pressão arterial sistólica durante a inspiração, sendo percebido na palpação como uma diminuição do pulso à inspiração. Quando se avalia objetivamente esse fenômeno, ele é definido como uma redução superior a 10 mmHg na pressão sistólica durante a inspiração. É encontrado em condições como tamponamento cardíaco, pericardite constritiva, doenças das vias aéreas ou embolia pulmonar. Normalmente o enchimento do ventrículo e átrio esquerdos diminui durante a inspiração, e em situações em que a complacência ventricular esteja diminuída o enchimento é ainda menor, diminuindo o débito cardíaco e, assim, tornando o pulso menos palpável e reduzindo a pressão arterial.

Pulso arrítmico: Quando totalmente arrítmico e de intensidade variável pode significar fibrilação atrial (ritmo chamado de *delirium cordis*). A intensidade variável se deve à variação no tempo diastólico e, assim, do enchimento ventricular esquerdo entre batimentos.

Percussão

A percussão cardíaca hoje é de pouco uso, por fornecer dados bastante imprecisos e de valor incerto. A percussão em geral só consegue penetrar 4 cm no parênquima pulmonar, e assim a sobreposição de regiões do pulmão sobre o coração pode falsear a determinação das bordas cardíacas por esse método. Em grandes cardiomegalias o erro diminui, podendo ser detectada mais facilmente a borda cardíaca, o que geralmente se acompanha do desvio do *ictus*. No caso de grandes aumentos do átrio esquerdo, a percussão da região paravertebral esquerda pode revelar macicez em T5-T6.

Em grandes derrames pericárdicos podemos observar macicez no segundo e terceiro espaços intercostais, que desaparece com o paciente em posição ortostática (**sinal de Lewis**).

Ausculta

Um ambiente silencioso é essencial para a realização da ausculta cardíaca. Muitos sons cardíacos são de fraca intensidade, de forma que o ruído ambiente pode dificultar a identificação de eventos importantes, como sopros e bulhas. Aconselha-se fechar a porta e as janelas da sala, desligar aparelhos emissores de ruídos e limitar o número de pessoas no recinto do exame. O paciente deve estar em repouso e o tórax deve estar totalmente exposto.

Em estudo recente, a ausculta cardíaca teve acurácia diagnóstica de 70% a 97%, sendo maior para defeitos do septo ventricular e menor para doença combinada aórtica e mitral, insuficiência aórtica e gradientes intraventriculares.

Uma nota sobre o estetoscópio

O estetoscópio, inventado por Laennec em 1816, é constituído por três partes: a peça receptora, geralmente composta por campânula e diafragma, tubos condutores e peça auricular. De preferência, a peça receptora deve ter duas cabeças: o diafragma, para frequências mais elevadas, e a campânula, para a detecção de sons mais graves. Ao usar a campânula, deve-se exercer uma leve pressão sobre o estetoscópio, apenas o suficiente para vedar as bordas da peça contra a pele. Uma pressão maior provoca tensão na pele sob a campânula e, assim, transforma-a em um diafragma, perdendo-se, consequentemente, as baixas frequências. Os tubos condutores devem ter comprimento entre 25 e 30 cm e devem terminar em peças auriculares que tenham boa adaptação ao canal auditivo e que estejam voltadas para a frente. Por fim, devemos nos lembrar de que a parte mais importante desse aparelho é aquela situada entre as olivas.

O ouvido humano possui melhor sensibilidade para sons de frequência entre 500 a 4000 Hz, captando melhor as frequências mais altas. Já que os ruídos de origem cardíaca variam entre 5 a 650 Hz, a audição humana é pouco sensível para muitos sons de origem cardíaca. O menor intervalo distinguível pela ausculta é de 0,02 s (ou 20 milissegundos).

Áreas de ausculta

Tradicionalmente, associam-se algumas regiões do precórdio com a ausculta preferencial de fenômenos. As áreas mitral e tricúspide são denominadas **focos apicais**, enquanto que as regiões aórtica e pulmonar são denominadas **focos da base.**

Área aórtica: Localizada no segundo espaço intercostal, à direita da borda esternal. Além desta, os sons aórticos são bem identificados no terceiro espaço intercostal, à esquerda do esterno, chamado de **área aórtica acessória**.

Área pulmonar: Localizada no segundo espaço intercostal, à esquerda da borda esternal.

Área tricúspide: Localizada no quinto espaço intercostal, à direita do esterno.

Área mitral: A área mitral está localizada medialmente ao ápice do coração, normalmente no quinto espaço intercostal, na linha hemiclavicular esquerda. A localização pode variar de forma importante entre pacientes. Por exemplo, em longilíneos pode estar deslocada medialmente, próxima à área tricúspide; em pacientes com cardiomegalia, pode ser deslocada lateral e inferiormente, devendo ser localizada a ponta do coração para identificar essa área.

Deve-se salientar que de forma alguma essas áreas são específicas e identificam precisamente os sons cardíacos. Um som proveniente da valva aórtica pode ser irradiado para a área mitral e um som proveniente da valva mitral pode ser, em um indivíduo longilíneo, mais bem auscultado na área tricúspide. Dessa forma, devemos identificar um sopro pelo seu formato, timbre, relação com as bulhas cardíacas e resposta às manobras, e não o associando ao foco em que este sopro é mais bem ouvido.

Também deve ser lembrado o fato de que não se deve auscultar o paciente apenas nas áreas tradicionais de ausculta, pois muitos sopros podem ser irradiados para áreas além do precórdio. Um exemplo são os sopros piantes mitrais, por rotura de cordoalha, que podem ser irradiados para dorso e axila, e os sopros aórticos, que devem também ser auscultados no pescoço. A presença de cardiopatias complexas e/ou grandes aumentos de câmaras cardíacas faz com que as áreas descritas deixem de corresponder às válvulas cardíacas que lhes emprestam o nome.

Bulhas

As bulhas cardíacas são vibrações geradas pela aceleração e desaceleração da coluna sanguínea e das estruturas cardiovasculares – ventrículos, aparelhos valvares e parede de grandes artérias (figura relacionando o ciclo cardíaco – curvas de pressão – com as bulhas).

Identificação de eventos: sístole e diástole

Quando se inicia a ausculta cardíaca de um paciente, devemos determinar os períodos de sístole e de diástole, para identificar a primeira e a segunda bulhas cardíacas. Em geral, o período sistólico (**pequeno silêncio**) é menor que o período diastólico (**grande silêncio**), tornando a identificação dos períodos intuitiva. Entretanto, em pacientes taquicárdicos, os períodos sistólico e diastólico podem ser bastante semelhantes. Nesses casos, podemos utilizar o pulso carotídeo, que se manifesta logo após o começo da sístole ou o *ictus cordis*, que também é um marcador sistólico. A utilização do pulso radial pode levar a uma falsa identificação da sístole, pois este ocorre mais tardiamente do que o pulso carotídeo.

Após caracterizar o período de sístole e de diástole, podemos identificar os eventos sonoros que os delimitam. O período sistólico se inicia com um som breve, que é a primeira bulha cardíaca (B1), e se encerra com outro ruído de curta duração, a segunda bulha cardíaca (B2). As bulhas normalmente ocorrem de maneira rítmica, não sendo acompanhadas de outros sons, gerando um ruído que poderia ser descrito como **tum-tá**.

De forma semelhante, nomeamos os ruídos cardíacos levando em consideração os períodos sistólico e diastólico em que ocorrem. Adiciona-se o prefixo **proto** se o evento ocorre no início, **meso** se no meio ou **tele** se no fim de um período. Assim, um evento que ocorre no início da diástole pode ser descrito como **protodiastólico** e um ruído que ocupa o meio e o fim do período sistólico pode ser nomeado **mesotelessistólico**.

Em algumas situações, podemos encontrar outros sons acompanhando as bulhas cardíacas. Durante a sístole podemos encontrar ruídos breves, de alta frequência, denominados estalidos ou cliques, gerando sons como **Trum-tá** ou **Tu-tu-tá**, correspondentes a estalidos protossistólicos ou mesossistólicos, respectivamente.

Durante a diástole podemos encontrar vários sons breves que podem ser identificados conforme a sua localização em relação a B2. Um desdobramento de B2 será auscultado como um som bem próximo a B2 (Tum-trá), enquanto que um estalido de abertura de mitral será um evento um pouco mais distante de B2 (Tum-tá-tá). Uma terceira bulha (B3) será ouvida entre os períodos meso e telediastólico, ainda mais distante de B2, (Tum-tá-tá, como o galope de um cavalo, por isso também chamada de **ritmo de galope**) e, por fim, a quarta bulha (B4) como um ruído tão distante de B2 que precede a B1 do ciclo cardíaco seguinte (Trum-tá). Na pericardite constritiva podemos observar um som diastólico chamado *knock* pericárdico, que ocorre na mesma localização de B3.

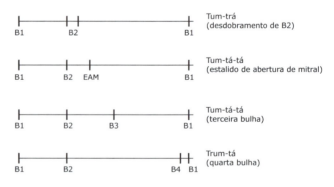

Figura 1.5 – Representação gráfica da localização dos sons diastólicos e sua sonoridade.

B1

Gênese

A primeira bulha cardíaca representa o fechamento das valvas atrioventriculares – tricúspide e mitral – no início da sístole. Supõe-se que os sons audíveis da primeira bulha seriam gerados não por coaptação dos folhetos valvares, mas sim pela vibração destes após seu fechamento, causado pela movimentação de sangue no interior dos ventrículos. A tensão e aceleração das paredes ventriculares esquerdas durante a contração isovolumétrica, a brusca aceleração da coluna líquida e a vibração conjunta da via de saída do ventrículo esquerdo, da massa sanguínea e da parede da aorta também contribuem para a gênese de B1. Na sua ausculta devemos observar sua intensidade, se esta varia entre ciclos cardíacos, ou se há algum som acompanhando B1.

Desdobramentos

Um desdobramento de B1 pode representar um atraso no fechamento da valva tricúspide na presença de bloqueio de ramo direito, ou seja, um real desdobramento da B1.

No entanto, a maior parte dos casos de aparente desdobramento dessa bulha decorrem de outros ruídos agregados como: a) presença de um estalido sistólico ejetivo (como o que está presente na dilatação ou regime hipertensivo da aorta ou da artéria pulmonar e estenoses congênitas das valvas seminulares); b) estalido mesossistólico do prolapso de valva mitral, com seu característico estalido, distinto do anterior por ser mais tardio, de localização mais inferior, tendo relacionamento temporal com a B1 variável, enquanto o estalido sistólico ejetivo tem relação com B1 imutável; ou c) B4. Essas condições podem ser de difícil distinção na ausculta cardíaca, exigindo a observação de algumas características: geralmente o estalido sistólico ejetivo é de frequência mais elevada que B4, localizando-se nas áreas de ausculta da base, não se alterando com manobras auscultatórias, sendo mais bem auscultado com o diafragma. Por sua vez, o estalido mesossistólico do prolapso da valva mitral sistólico é mais intenso na área mitral, tendo relação temporal com a B1 variável conforme a realização de manobras como, por exemplo, quando auscultamos o paciente em pé o estalido se aproxima de B1. Uma B4, por ser de baixa frequência, será mais aparente quando auscultada com a campânula.

Hiper e hipofonese

A intensidade de B1 é diretamente relacionada ao grau de separação dos folhetos valvares no início da sístole ventricular. Quanto maior for a distância entre os folhetos no início da sístole, mais brusca será a desaceleração da coluna de sangue nos folhetos e mais intensa será B1. De modo contrário, se os folhetos estiverem próximos quando da sístole ventricular, a B1 será mais hipofonética. A intensidade de B1 é também dependente da contratilidade e do volume ventricular, ocorrendo hipofonese nas miocardiopatias, quando ocorre diminuição da contratilidade. Também encontramos hipofonese de B1 nos aumentos de volume do ventrículo esquerdo, pois, pela lei de Laplace, quanto maior o diâmetro da câmara, menor será o desenvolvimento de pressão com o encurtamento da fibra. Essa situação pode ser comprovada nas bradicardias e nas insuficiências mitrais, sendo que nesta última o aumento do volume ventricular e a inadequada coaptação dos folhetos diminuem a intensidade de B1.

Outras situações também podem gerar uma B1 hipofonética: no bloqueio AV de primeiro grau o intervalo PR é prolongado (bloqueio atrioventricular de primeiro grau), assim as valvas atrioventriculares permanecem abertas alguns milissegundos a mais até que o estímulo chegue aos ventrículos e a contração destes feche completamente as valvas. Durante esse atraso, as cúspides se aproximam pela diminuição do gradiente de pressão entre átrios e ventrículos, e quando ocorre a sístole ventricular estas estão bem próximas, gerando uma discreta desaceleração e assim provocando uma hipofonese de B1.

Na estenose mitral observamos acentuado espessamento valvar, causando brusca desaceleração da coluna sanguínea contra uma valva espessada e pouco móvel, fazendo-a vibrar em uma frequência mais elevada e assim determinando uma B1 hiperfonética. O encurtamento da cordoalha tendínea e a retração dos músculos papilares observados nessa doença também contribuem para uma rápida diminuição da velocidade da coluna sanguínea, acentuando ainda mais a primeira bulha. Nesta situação haverá outros achados auscultatórios, como o sopro diastólico em ruflar e o estalido de abertura de mitral. É interessante notar que em pacientes com estenose mitral em fase avançada, com estruturas valvares imóveis pela fibrose e calcificação excessivas, há diminuição das vibrações quando do fechamento da valva, e B1 pode se tornar hipofonética.

Outras condições podem determinar hiperfonese de B1, como: a) hiperestimulação adrenérgica, por desaceleração mais brusca das cúspides valvares (como em um paciente ansioso, após exercício, ou na insuficiência cardíaca de alto débito); b) em síndromes de pré-excitação com intervalo PR curto, pois nestas a sístole ventricular se inicia sem que o átrio tenha se esvaziado por completo, tornando o fechamento da valva mais brusco, e o prolapso de valva mitral. No caso deste último, a ausculta de B1 hiperfonética acompanhada de sopro sistólico regurgitativo em ápice é bastante sugestivo, na ausência de antecedentes de doença reumática, de prolapso de valva mitral com insuficiência.

Raramente, a primeira bulha pode variar de intensidade entre batimentos. Esse fenômeno ocorre no bloqueio atrioventricular de segundo grau do tipo I (no qual encontramos o fenômeno de Wenckebach – o progressivo alargamento do intervalo PR do eletrocardiograma que culmina em um estímulo atrial não conduzido e posterior normalização da condução). Nessa situação, de forma cíclica, B1 progressivamente se torna hipofonética, voltando ao normal após alguns batimentos. Em arritmias como a fibrilação atrial ou o bloqueio AV total, B1 pode variar de intensidade correspondendo a modificações transitórias no volume ventricular pelo maior ou menor enchimento diastólico desta câmara.

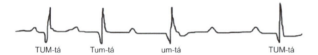

Figura 1.6 – Comportamento da B1 durante o BAV de 2º grau (fenômeno de Wenckebach).

B2

Gênese

A segunda bulha representa, no ciclo cardíaco, o fechamento das valvas semilunares e é gerada pela desaceleração da coluna líquida sobre as valvas aórtica e pulmonar já fechadas, provocando assim vibrações da coluna líquida e das estruturas adjacentes, como o aparelho valvar, paredes vasculares e via de saída dos ventrículos.

Desdobramento de B2: desdobramento fisiológico

Podemos considerar a segunda bulha como tendo dois componentes: o componente aórtico e o pulmonar, que estão muito próximos e, assim, são percebidos como um único som. Durante a inspiração, ocorre diminuição da pressão intratorácica, assim aumentando o retorno venoso para o coração direito e a capacitância da vasculatura pulmonar, o que aumenta o enchimento e o tempo de ejeção do ventrículo direito, resultando em um atraso do componente pulmonar de B2. Também pelo aumento da capacitância dos vasos pulmonares, há diminuição do enchimento ventricular esquerdo, diminuindo seu tempo de ejeção e fazendo com que o componente aórtico de B2 se antecipe, resultando em um aumento da distância entre os dois componentes de B2. Desse modo, durante a inspiração auscultamos os dois componentes de B2 de forma distinta: seria como se auscultássemos na expiração Tum-tá e na inspiração Tum-trá e assim podemos distinguir o componente aórtico, chamado de A2, do pulmonar, chamado de P2, que constituem B2. Devemos lembrar que o desdobramento será notado durante a inspiração, podendo desaparecer quando o paciente faz uma pausa inspiratória pelo aumento da pressão intratorácica.

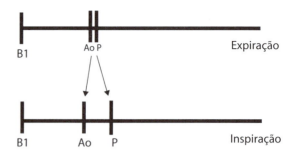

Figura 1.7 – Desdobramento fisiológico de B2.

Algumas patologias alteram a segunda bulha e seu desdobramento. Um desdobramento amplo de B2 pode ser causado por um bloqueio de ramo direito, situação na qual o ventrículo direito sofre um retardo da ativação e da sístole em relação ao ventrículo esquerdo, ocorrendo assim um atraso do componente pulmonar.

A presença de comunicação interatrial causa um tipo de desdobramento característico, com a segunda bulha apresentando-se amplamente desdobrada e que não se modifica com a inspiração (**B2 desdobrada fixa**). Esse fenômeno é causado por um aumento do tempo de ejeção do ventrículo direito e causa o fechamento tardio da valva pulmonar.

Em algumas situações auscultamos uma B2 desdobrada na expiração, que se torna única durante a inspiração, fenômeno que é chamado de **desdobramento paradoxal de B2** e é causado por qualquer patologia que encurte o tempo de ejeção do ventrículo direito (como um duto arterioso patente com *shunt* esquerda-direita) ou mais comumente por uma patologia que aumente o tempo de ejeção do ventrículo esquerdo, como bloqueio de ramo esquerdo, estenose aórtica ou doença isquêmica do coração. A presença do desdobramento paradoxal acompanhando um sopro sistólico ejetivo em área aórtica indica uma estenose aórtica hemodinamicamente significante.

B3

A terceira bulha (B3) é um ruído de baixa frequência, que ocorre entre a proto e a mesodiástole e é gerada pela brusca desaceleração da coluna de sangue contra as paredes ventriculares no final da fase de enchimento rápido. Pode ser normal em crianças, adolescentes e adultos jovens. Quando patológica, B3 traduz diminuição da complacência ventricular.

Em idades mais avançadas, sua presença sugere sobrecarga volumétrica ao ventrículo esquerdo pelo exagero de aceleração e desaceleração durante a fase de enchimento rápido ou, na disfunção ventricular, pela diminuição da complacência e distensibilidade das fibras miocárdicas, tornando anormal a fase de enchimento rápido. Esses fatores frequentemente agem em conjunto para gerar a terceira bulha **patológica** e, nesses pacientes, geralmente significa grave comprometimento miocárdico e severas alterações hemodinâmicas. Desse modo, a ausculta de B3 é um marcador de gravidade em pacientes com insuficiência cardíaca.

Outras situações podem determinar o aparecimento de B3 pelos mecanismos fisiopatológicos descritos: em quadros hipercinéticos (exercício, febre, hipertireoidismo), poderemos observar B3 pelo hiperfluxo no coração, e em insuficiências atrioventriculares, comunicações interatriais e interventriculares.

B4

A quarta bulha é um fenômeno que se situa na telediástole e é gerada pela desaceleração da coluna sanguínea que é impulsionada pelos átrios na fase de contração atrial contra a massa sanguínea existente no interior do ventrículo esquerdo, no final da diástole.

Quarta bulha é achado comum na doença isquêmica do coração e muito frequente nos casos de ataques de angina ou infarto agudo do miocárdio, pois nestas situações observamos diminuição acentuada da complacência ventricular pela isquemia. Desse modo, o sangue ejetado durante a contração atrial encontra um ventrículo pouco complacente e sofre rápida desaceleração, gerando B4.

Outras situações em que pode ser observada são em casos de hipertrofia ventricular esquerda importante, como na hipertensão ou estenose aórtica. Essa bulha pode ser gerada também pelo lado direito do coração em casos de hipertensão pulmonar ou estenose pulmonar, as quais geram hipertrofia ventricular direita.

Sopros

Normalmente, o fluxo sanguíneo dentro do aparelho cardiovascular é laminar e não provoca ruído. Em algumas situações hemodinâmicas o fluxo sanguíneo torna-se turbulento, gerando ruídos determinados como sopros. Os sopros são um dos sinais mais importantes de doença cardíaca estrutural no exame físico.

Ao auscultar um sopro, devemos caracterizá-lo descrevendo suas características, quais sejam:

1) localização no ciclo cardíaco.

2) formato.

3) localização.

4) irradiação.

5) timbre e frequência.

6) intensidade.

7) efeitos de manobras sobre o sopro.

Ao auscultar um sopro, primeiramente devemos caracterizá-lo como sistólico ou diastólico, usando, se necessário, a palpação do pulso carotídeo concomitante à ausculta para isso. Após isso, o sopro deve ser analisado quanto à sua forma. Temos quatro formatos básicos de sopros: dois sistólicos, o regurgitativo e o ejetivo, e dois diastólicos, o ruflar e o aspirativo.

O sopro sistólico regurgitativo, proveniente da insuficiência das valvas atrioventriculares, é de intensidade constante, mas comumente é suave e associado à hipofonese de B1. Já o sopro sistólico ejetivo, provocado por turbulência na via de saída ou nos vasos da base durante a ejeção, é mais rude e tem o formato de crescendo e decrescendo ou de diamante. Os sopros diastólicos são de mais fácil distinção, sendo o aspirativo, causado por regurgitação das valvas semilunares durante a diástole, de alta frequência e iniciando-se logo após B2; e o ruflar, causado pela estenose das valvas atrioventriculares, de baixa frequência e granuloso, iniciando-se em geral após o estalido de abertura de mitral, na protodiástole, podendo eventualmente apresentar aumento de sua intensidade na telediástole (reforço pré-sistólico), quando da contração atrial.

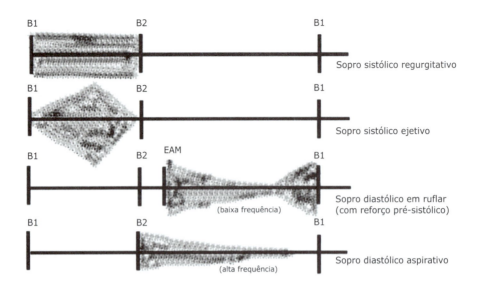

Figura 1.8 – Formato dos sopros.

Além desses tipos, existem os sopros sistodiastólicos, presentes durante a sístole e a diástole. Estes podem ser contínuos e mantêm seu timbre durante a sístole e a diástole, como o sopro em maquinaria, da persistência do canal arterial ou em vaivém.

A irradiação também provê informações sobre a origem do sopro. Os sopros mitrais geralmente se irradiam para a linha axilar e a axila e, em casos menos comuns, como na rotura do folheto anterior da valva mitral, apresentam irradiação para a região subescapular esquerda. Sopros aórticos tendem a se irradiar para o pescoço e a região supraclavicular direita. Os sopros de estenose pulmonar geralmente têm pouca irradiação pela baixa pressão nas câmaras direitas, e a insuficiência tricúspide pode ocasionalmente irradiar-se ao longo de trajetos venosos, como no pescoço. Mais uma vez devemos lembrar que a localização de um sopro nem sempre reflete sua origem.

Após mapear a irradiação, devemos atentar para a sua frequência, se o sopro é agudo ou grave, e para o seu timbre: suave, rude, áspero ou musical. Há várias escalas para se medir a intensidade de um sopro, desde as arbitrárias até as mais padronizadas.

Como exemplo de escala, detalhamos aqui a escala de Levine:

Grau 1: Sopro muito tênue, vários ciclos cardíacos são necessários para ouvi-lo;

Grau 2: Sopro prontamente identificável à ausculta;

Grau 3: Sopro mais intenso, geralmente com irradiação bem detectável;

Grau 4: Sopro associado com um frêmito;

Grau 5: Sopro que pode ser auscultado apenas encostando-se a borda da membrana do estetoscópio;

Grau 6: Sopro auscultado apenas segurando-se a peça receptora do estetoscópio sobre o tórax do paciente, sem tocá-lo.

Na prática diária, também, ocasionalmente podemos distinguir a intensidade do sopro com uma escala de uma a quatro cruzes, mas que tem críticas por não ser bem padronizada e, assim, ter uma maior variabilidade interobservador:

Sopro +: intensidade muito pequena, auscultado com dificuldade, em uma pequena área;

Sopro ++: intensidade maior, facilmente auscultado em área geralmente maior;

Sopro +++: bastante intenso, auscultado em área mais ampla;

Sopro ++++: intensidade máxima, comparativamente, frequentemente acompanhado de frêmito, sendo auscultado em áreas distantes do foco de maior ausculta.

Podemos utilizar manobras propedêuticas para exacerbar alguns sons cardíacos, facilitando sua identificação: fenômenos mitrais podem ser mais bem auscultados com a manobra de Pachon. A manobra é realizada pedindo-se ao paciente, em decúbito dorsal, que ponha sua mão esquerda sobre sua cabeça e, enquanto o examinador mantém o estetoscópio no foco mitral, realiza-se o decúbito lateral esquerdo, deste modo, aproximando o coração da parede torácica. No caso da estenose mitral podemos associar essa manobra a exercícios, como solicitar ao paciente que se sente e deite repetidas vezes, a fim de aumentarmos o fluxo pelo orifício mitral, assim aumentando a vibração dos folhetos na diástole e intensificando o sopro.

Fenômenos em focos da base têm sua ausculta melhorada quando o paciente assume posição sentada, inclinando o tórax para a frente. Se o sopro for aórtico, este se intensificará na expiração, quando diminui o diâmetro anteroposterior do tórax, aproximando a aorta da parede torácica.

Para distinguir fenômenos direitos de esquerdos devemos auscultar o paciente durante a inspiração (**Manobra de Rivero-Carvallo**). Nessa temos aumento do fluxo em câmaras direitas pelo aumento do retorno venoso e da capacitância da vasculatura pulmonar, provocando, assim, aumento dos sopros provenientes do lado direito do coração. Esse sinal tem 100% de sensibilidade para um sopro de origem direita, com especificidade de 88% e valor preditivo positivo de 67%.

Sopros inocentes

Há sopros que não refletem patologia cardíaca, sendo em geral chamados de sopros **inocentes** ou **fisiológicos**. A grande maioria desses sopros é sistólica, de graus 1 ou 2. São auscultados ao longo da borda esternal esquerda, sendo ejetivos, suaves e tendo timbre musical, além de, provavelmente, originarem-se da vibração dos folhetos pulmonares. Um sopro mesossistólico suave e ejetivo também pode ser detectado em situações de aumento do débito cardíaco, como gestação, anemia, febre e hipertireoidismo, por um aumento das vibrações normais durante a ejeção do ventrículo direito. Sopros fisiológicos também podem se originar do tronco braquicefálico, os quais são mais bem auscultados na região supraclavicular.

Ocasionalmente, sopros funcionais podem ser contínuos, como o sopro venoso, que desaparece com a compressão da veia jugular, ou o sopro mamário, que é auscultado em gestantes pelo aumento do fluxo sanguíneo e desaparece com o aumento da pressão sobre o estetoscópio.

Patologias em particular

Insuficiência mitral

Esta patologia se caracteriza por um sopro sistólico regurgitativo, geralmente suave, audível na ponta do coração, habitualmente irradiado para a linha axilar anterior e média, ao longo do quinto espaço intercostal esquerdo. Os achados auscultatórios na insuficiência mitral podem variar de acordo com a etiologia. No prolapso de valva mitral geralmente a B1 é normo ou até hiperfonética e se acompanha de um estalido (clique) protomesossistólico, sendo que o sopro se origina geralmente após esse estalido e, portanto, é mesotelessistólico. Na insuficiência mitral reumática ou secundária à dilatação do ventrículo esquerdo observamos uma B1 hipofonética e o sopro é holossistólico, iniciando-se juntamente com B1. Por este motivo, é frequente a menção de que o sopro encubra a primeira bulha. Os achados auscultatórios da insuficiência mitral secundária à miocardiopatia dilatada e da insuficiência mitral reumática são bastante semelhantes, não permitindo a diferenciação etiológica.

No caso do prolapso de valva mitral associado à regurgitação, a posição ostostática aproxima o estalido sistólico, que geralmente precede o sopro de B1 e, assim, aumenta a duração do sopro regurgitativo. Ocasionalmente a regurgitação proveniente dessa patologia pode produzir sons agudos e bastante intensos, especialmente no caso de rotura de parte da cordoalha tendínea da valva. Este sopro bastante intenso também é chamado piante ou em **pio de gaivota** e pode irradiar para o dorso e para a região interescapular, no caso de rotura das cordas que dão apoio ao folheto posterior da valva. O sopro piante não é exclusivo da rotura de cordoalha em valvas nativas, podendo ser auscultado em pacientes com valvas protéticas rotas, sendo tão intensos que o próprio paciente pode relatar ter notado um ruído incomum vindo de seu tórax.

Uma estenose aórtica, especialmente se a valva aórtica estiver muito calcificada, pode gerar um sopro sistólico em ponta, semelhante à insuficiência mitral, o que é conhecido como **fenômeno de Gallavardin**. Assim, na área aórtica o sopro pode ser rude e grosso, mas à medida que deslocamos o estetoscópio para a área mitral ele se torna mais puro, musical e agudo, imitando a insuficiência mitral. O sopro rude se origina do turbilhonamento do sangue pela estenose aórtica e o sopro mais suave da vibração das cúspides valvares calcificadas. Dessa forma, uma mesma lesão valvar pode determinar dois sopros diferentes em tonalidade e timbre, e o conhecimento desse fenômeno contribui para não associá-los a diferentes lesões valvares.

Estenose aórtica

Observamos um sopro bastante característico, sistólico, rude e intenso, que tem o formato crescendo e decrescendo, ou seja: ejetivo. Tem irradiação para o pescoço, em geral mais sobre a carótida direita, e para a região médio-clavicular direita, acentuando-se com a flexão do tronco. Em casos graves de estenose aórtica podemos observar, como mencionado anteriormente, o desdobramento paradoxal de B2.

Na estenose aórtica podemos observar, também, uma diminuição no pulso carotídeo e radial, o qual se torna de baixa amplitude e de duração prolongada, por isso denominado *parvus et tardus*.

Um sopro sistólico ejetivo auscultado em área aórtica não necessariamente se origina de uma estenose aórtica. Na insuficiência aórtica existe aumento do volume sistólico devido ao sangue regurgitado pela valva insuficiente. Desse modo, temos um maior enchimento do ventrículo esquerdo, que por este motivo fará uma contração de maior intensidade (lei de Frank-Starling). Este maior volume sistólico ao passar por uma valva de área normal pode gerar turbulência, originando sopro semelhante ao da estenose aórtica. Esse fenômeno é conhecido como **estenose aórtica relativa**.

Outra patologia que pode gerar um sopro semelhante é a **estenose subaórtica dinâmica da miocardiopatia hipertrófica**. Ao contrário da estenose aórtica, o sopro desta entidade aumenta com manobras que diminuem o volume ventricular, pois nesta situação o septo espessado faz uma obstrução mais efetiva da via de saída do ventrículo esquerdo. Assim, acentuamos a ausculta com a posição ortostática e tornamos o sopro mais suave com manobras como a posição de cócoras e com inspiração profunda, que aumentam o volume ventricular.

Insuficiência aórtica

Esta patologia gera um sopro diastólico agudo, suave, denominado **aspirativo**, geralmente mais bem auscultado no terceiro espaço intercostal, à esquerda do esterno (área aórtica acessória) do que na área aórtica propriamente dita. Em pacientes com regurgitações leves o sopro é protodiastólico e, com a piora da lesão, torna-se holodiastólico. Por ser de alta frequência pode ser de difícil detecção, sendo necessárias manobras como a flexão do tórax e a pausa expiratória para acentuá-lo. A pausa expiratória também pode ser necessária quando se procede à ausculta em decúbito dorsal, já que o timbre do sopro é semelhante ao do murmúrio vesicular normal.

A sensibilidade da ausculta para a detecção de insuficiência aórtica é de 73%, variando de 32% para lesões leves, até 95% a 100% para lesões graves.

A insuficiência aórtica determina um aumento no diferencial das pressões arteriais sistêmicas sistólica e diastólica: a sistólica se eleva pelo maior volume sistólico, como foi dito, e a diastólica diminui pela própria incompetência da valva, permitindo a regurgitação de sangue para o ventrículo esquerdo. Esse fenômeno gera muitos sinais periféricos, que podem auxiliar no diagnóstico da insuficiência aórtica em pacientes com auscultas pouco conclusivas.

Os pulsos nesta patologia são caracteristicamente amplos, por isso denominados *magnus celere*. O pulso característico da insuficiência aórtica é denominado pulso em martelo d'água ou pulso de **Corrigan**, caracterizando-se por súbito e intenso aumento da pressão, seguido de rápido colapso. Outros sinais periféricos de insuficiência aórtica podem ser descritos:

Sinal de Durozilz: Colocando-se o diafragma do estetoscópio sobre a artéria femoral, gradualmente aumentamos a pressão sobre a peça receptora. Inicialmente será ouvido um sopro sistólico (que é de ocorrência normal, gerado pela compressão da artéria) e com a progressão da compressão da artéria será, no caso de insuficiência aórtica, auscultado um sopro diastólico breve. Este sinal pode ocorrer em outras patologias em que ocorram estados hiperdinâmicos, como tireotoxicose, febre, anemia grave ou fístulas arteriovenosas.

Sinal de Musset: Impulsões da cabeça, rítmicas com o pulso.

Sinal de Miiller: Pulso observado na úvula.

Pistol shot: É um som audível sobre a artéria femoral em 45% dos pacientes com insuficiência aórtica grave. Pode ser encontrado em outros estados de alto débito e também pode ser auscultado em outras artérias, como a pediosa.

Muitos outros sinais periféricos foram descritos, como o batimento da íris, ou pulsações visíveis dos vasos retinianos (**sinal de Becker**). Todos esses sinais são superponíveis e indicativos periféricos da presença de insuficiência aórtica importante.

Estenose mitral

Na estenose mitral observamos uma das auscultas mais características de todas as valvopatias: há um sopro diastólico, de timbre grave, denominado sopro em ruflar, devido à semelhança com o som produzido por tambores. Caracteristicamente, o som não é constante durante a diástole: é mais intenso na protodiástole, diminui de intensidade na mesodiástole e volta a se intensificar na telediástole, ou período pré-sistólico. Esse comportamento do sopro reflete as fases fisiológicas do enchimento ventricular: fase de enchimento rápido, enchimento lento e sístole atrial, sendo a valva mitral estenótica como um apito interposto entre átrios e ventrículos: quanto mais intenso o fluxo, maior o sopro.

Esta afecção é acompanhada de outros achados auscultatórios, como a hiperfonese de B1 (podendo ser palpável nos casos mais graves) e o estalido de abertura de mitral. O estalido de abertura de mitral ocorre na protodiástole – devido à fusão comissural, a valva mitral não se abre totalmente, interrompendo subitamente sua abertura na protodiástole e assim gerando um som. A ausência do estalido de abertura de mitral em um paciente pode significar uma valva mitral calcificada ou muito espessada. O sopro diastólico em ruflar se inicia após o estalido de abertura de mitral e caracteristicamente diminui durante a diástole para depois se intensificar logo antes de B1, o chamado **reforço pré-sistólico**. Na fibrilação atrial, que pode acompanhar doença mitral avançada, não observamos habitualmente o reforço pré-sistólico, pois este se origina, como já foi dito, da contração atrial.

Por determinar importante repercussão às câmaras direitas, a estenose mitral se acompanha comumente de achados como hiperfonese de B2 em foco pulmonar, traduzindo hipertensão pulmonar, insuficiência tricúspide, pelo comprometimento do ventrículo direito, com consequente dilatação, ou até por insuficiência pulmonar (**sopro de Graham-Steell**), mostrando importante comprometimento de câmaras direitas.

Assim como nas outras patologias, o achado de sopro diastólico em ruflar não é diagnóstico de certeza de estenose mitral. Em pacientes com insuficiência aórtica importante, podemos auscultar um ruflar protodiastólico semelhante ao encontrado na estenose mitral (**sopro de Austin-Flint**). Esse fenômeno ocorre porque o fluxo regurgitante proveniente da valva aórtica incompetente impede a abertura completa do folheto anterior da mitral, mantendo-a semifechada e gerando turbilhonamento do sangue proveniente do átrio esquerdo. Este fenômeno pode ser distinguível da estenose mitral real, pois nele não se encontram a B1 hiperfonética ou o estalido de abertura de mitral.

Outra situação em que um sopro diastólico em ruflar pode ser auscultado na ausência de estenose mitral é na **estenose mitral funcional**. Na presença de importante insuficiência mitral ou comunicação interventricular com importante *shunt* esquerda-direita podemos observar sopro diastólico mitral sem real estenose desta valva.

Um aumento do volume de sangue proveniente do átrio esquerdo pode também gerar um sopro diastólico, especialmente quando os folhetos mitrais estão espessados, como acontece na doença reumática. Na fase ativa desta doença observamos hipofonese de B1, associada a sopro sistólico regurgitativo e sopro diastólico em ruflar sem reforço pré-sistólico (**sopro de Carey-Coombs**). A valvulite aguda leva a uma insuficiência mitral aguda, que determina um aumento do volume em átrio esquerdo e aumento do fluxo sanguíneo na diástole atrial, que faz vibrar a valva espessada pelo processo inflamatório agudo. Pelos motivos acima descritos, este sopro é indicativo de valvulite reumática ativa. Diferenciamos este sopro da dupla disfunção mitral estabelecida por não haver hiperfonese de B1, estalido de abertura de mitral ou reforço pré-sistólico no sopro diastólico, além do quadro clínico, que é bastante diferente nas duas patologias.

Ao contrário do que a maioria da literatura afirma, não é possível na ausculta cardíaca avaliar adequadamente o intervalo entre a segunda bulha e o estalido de abertura da valva mitral. Entretanto, examinadores com mais de 78 anos lembram carinhosamente de um aparelho chamado fonomecanocardiograma, no qual os sons cardíacos eram representados graficamente. Como eram representados em papel milimetrado, tal como o eletrocardiograma, era possível medir com grande precisão a distância B2- estalido de abertura de mitral, como podemos ver na figura abaixo. Destas observações nasceu a noção de que quanto mais grave a estenose mitral menor a distância B2 - estalido de abertura de mitral.

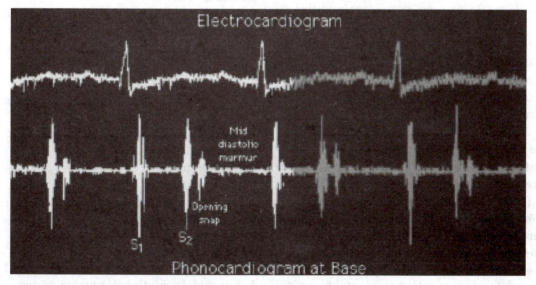

Figura 1.9 – Fonocardiograma: S1 = primeira bulha, S2=segunda bulha, Opening snap = Estalido de abertura.

Na ausculta cardíaca não temos resolução auditiva suficiente para perceber com alguma precisão variações nesta distância B2 - estalido de abertura de mitral. Entretanto, o mito persiste e muitos cardiologistas, especialmente os mais jovens, tentam em vão diferenciar distâncias de milissegundos que não podem ser percebidas pela audição humana. Mesmo assim inúmeras questões do TEC tratam de perpetuar tal mito (de que a variação de distância B2 - estalido de abertura mitral é perceptível à ausculta cardíaca), provavelmente porquê não tem o conhecimento necessário para fazer perguntas mais pertinentes.

Insuficiência tricúspide

Provoca um sopro sistólico regurgitativo mais audível em borda esternal direita baixa, no 4º e 5º espaços intercostais, e geralmente não se irradia para a axila. É distinguível do sopro sistólico regurgitativo da insuficiência mitral por se acentuar na manobra de Rivero-Carvallo, ou seja, durante a inspiração profunda. Esse comportamento é comum a todos os sopros de origem direita. Nesta patologia podemos encontrar frequentemente sinais periféricos de insuficiência cardíaca direita, como o reflexo hepatojugular presente, e estase jugular, com alteração nas ondas do pulso jugular.

Questões de Treinamento

Título de Especialista em Cardiologia – 2018
1. Paciente de 35 anos, assintomático. Comparece para consulta de rotina e, ao exame físico, foi notada movimentação da cabeça aos batimentos cardíacos, "dança" das artérias e sopro diastólico aspirativo em foco aórtico. Qual dos achados a seguir levaria à indicação de cirurgia neste paciente?
a) Eletrocardiograma com sobrecarga de ventrículo esquerdo.
b) Fração de ejeção do ventrículo esquerdo abaixo de 50%.
c) Diâmetro diastólico final do ventrículo esquerdo menor que 60 mm.
d) Radiografia de tórax com cardiomegalia.
e) Diâmetro sistólico final do ventrículo esquerdo menor que 50 mm.

Título de Especialista em Cardiologia – 2018
2. Paciente do sexo masculino, com 36 anos, comparece à consulta referindo dispneia aos moderados esforços (NYHA CF II). Nega antecedentes e uso de medicações. Ao exame clínico, apresenta pulso amplo, ritmo cardíaco regular, sopro holodiastólico aspirativo +++/6+, melhor audível em foco aórtico acessório e apresenta em foco mitral, B1 hipofonética, ruflar diastólico ++/6+ em foco mitral, ausência de reforço pré-sistólico e ausência de clique de abertura de válvula mitral. Qual o diagnóstico anatômico valvar?
a) Estenose mitral importante.
b) Insuficiência aórtica importante.
c) Insuficiência mitral importante.
d) Insuficiência aórtica e estenose mitral importantes.
e) Dupla lesão mitral com estenose importante e insuficiência moderada.

Título de Especialista em Cardiologia – 2018
3. Observe o diagrama deste sopro cardíaco:

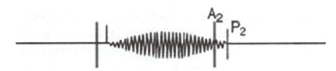

A2 = componente aórtico da segunda bulha P2 = componente pulmonar da segunda bulha
A qual anomalia ele está associado?
a) Estenose pulmonar bicúspide.
b) Estenose aórtica bicúspide.
c) Insuficiência mitral crônica e grave.
d) Insuficiência tricúspide crônica e grave.
e) Comunicação interventricular (CIV) sem hipertensão pulmonar grave.

Título de Especialista em Cardiologia – 2015
4. Paciente feminino com 38 anos de idade apresenta queixa de dispneia aos pequenos esforços. Ao exame físico, apresenta um sopro diastólico em ruflar na área mitral. Em relação a dados complementares da ausculta cardíaca, qual alternativa é a CORRETA?
a) Um intervalo mais curto entre a segunda bulha e o estalido de abertura notado na área mitral indica lesão mais acentuada.
b) A primeira bulha hiperfonética indica calcificação acentuada da valva.
c) A segunda bulha hipofonética é relacionada com hipertensão pulmonar.
d) A terceira bulha está frequentemente presente nessa situação.
e) Sopro diastólico de Carey-Coombs indica insuficiência pulmonar secundária à hipertensão pulmonar.

Título de Especialista em Cardiologia – 2015
5. O sopro de *Austin-Flint* é:
a) Mesodiastólico.
b) Sistólico precoce.
c) Pré-sistólico.
d) Holossistólico.
e) Diastólico precoce.

Título de Especialista em Cardiologia – 2012
6. Em relação ao desdobramento da segunda bulha, pode-se afirmar:
a) O fechamento da valva pulmonar precede a valva aórtica em indivíduos sadios.
b) Portadores de comunicação interatrial (CIA) apresentam desdobramento constante e variável com a respiração.
c) Portadores de bloqueio de ramo esquerdo (BRE) apresentam desdobramento paradoxal.

d) Portadores de bloqueio de ramo direito têm desdobramento constante não sendo modificado pelo padrão respiratório.
e) A inspiração encurta o tempo de ejeção ventricular direita por reduzir a pressão em artéria pulmonar.

Título de Especialista em Cardiologia – 2012
7. Em relação às valvopatias, assinale a alternativa CORRETA:
a) É possível identificação de estenose mitral apenas pela anamnese e exame físico.
b) O principal dado para indicação de tratamento intervencionista nas valvopatias é oriundo da anamnese.
c) Dor torácica em portador de valvopatia é um forte indicador de doença arterial coronária associada.
d) Valvopatia é causa incomum de paciente com síndrome de intolerância a esforços e/ou retenção hídrica.
e) Os sopros sistólicos costumam ser menos intensos que os sopros diastólicos.

Título de Especialista em Cardiologia – 2012
8. Em relação ao desdobramento da segunda bulha, pode-se afirmar:
a) O fechamento da valva pulmonar precede a valva aórtica em indivíduos sadios.
b) Portadores de comunicação interatrial (CIA) apresentam desdobramento constante e variável com a respiração.
c) Portadores de bloqueio de ramo esquerdo (BRE) apresentam desdobramento paradoxal.
d) Portadores de bloqueio de ramo direito têm desdobramento constante não sendo modificado pelo padrão respiratório.
e) A inspiração encurta o tempo de ejeção ventricular direita por reduzir a pressão em artéria pulmonar.

Título de Especialista em Cardiologia – 2012
9. Em relação ao exame do aparelho cardiovascular, todas as afirmativas são CORRETAS, com EXCEÇÃO de:
a) Frêmitos estão associados a sopros com intensidade igual ou superior a 4+ em 6.
b) Pulso em martelo d'água está relacionado com insuficiência aórtica acentuada.
c) O *ictus cordis* está deslocado para a esquerda e para cima na insuficiência mitral acentuada.
d) Sopro de *Austin-Flint* não é indicador preciso de gravidade na insuficiência aórtica.
e) O *ictus cordis* normal apresenta diâmetro de até 2 cm.

Título de Especialista em Cardiologia – 2012
10. Em relação ao pulso alternante (*pulsus alternans*), pode-se afirmar:
a) É característico da fibrilação atrial.
b) Pode estar presente em portadores de insuficiência cardíaca grave.
c) É exacerbado por hipervolemia e estados hipotensivos.
d) Variações do ciclo respiratório o acentuam.
e) É indicativo de estenose aórtica moderada a grave.

Título de Especialista em Cardiologia – 2012
11. Em relação aos achados semiológicos da cardiomiopatia hipertrófica é CORRETO afirmar:
a) Há acentuação do sopro na fase de esforço da manobra de Valsalva.
b) Posição de agachamento acentua a intensidade do sopro.
c) Pulso paradoxal pode estar presente na forma obstrutiva da doença.
d) A presença de pulso tardus e parvus a diferencia da estenose aórtica.
e) Sopro diastólico surge quando o movimento sistólico anterior da valva mitral está presente.

Título de Especialista em Cardiologia – 2011
12. No exame físico da estenose aórtica, tem-se como achado característico:
a) Presença do sopro de *Austin-Flint* no foco aórtico, indicando gravidade da lesão.
b) Presença de pulso arterial carotídeo de morfologia de duplo pico sistólico.
c) Sopro sistólico em foco mitral suave que aumenta em intensidade após a pausa extrassistólica.
d) Presença de importante onda C no pulso venoso, indicando hipertrofia do septo interventricular.
e) Impulso cardíaco sustentado hiperdinâmico com onda protodiastólica.

Título de Especialista em Cardiologia – 2010
13. Analise a curso de pulso braquial a seguir (as setas representam inspiração). Ela habitualmente está associada a:

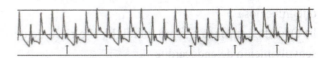

a) Estenose mitral.
b) Insuficiência mitral.
c) Tamponamento cardíaco.
d) Insuficiência cardíaca.
e) Insuficiência aórtica.

Título de Especialista em Cardiologia – 2010
14. Mulher de 20 anos, assintomática, apresenta desdobramento fixo de segunda bulha. Qual o diagnóstico mais provável?
a) Prolapso mitral.
b) Estenose pulmonar.
c) Estenose mitral.
d) Comunicação interatrial.
e) Comunicação interventricular.

Título de Especialista em Cardiologia – 2010
15. Homem de 40 anos, em avaliação de síncope, apresenta sopro sistólico grau 3 (na borda esternal esquerda/região apical) cuja intensidade aumenta quando submetido à manobra de Valsalva e diminui ao acocorar-se. O diagnóstico mais provável é:
a) Coarctação de aorta.
b) Miocardiopatia hipertrófica.
c) Miocardiopatia restritiva.
d) Insuficiência aórtica.
e) Insuficiência mitral.

Título de Especialista em Cardiologia – 2010
16. Homem de 40 anos foi atendido por apresentar dispneia ao exercício. Ao exame físico, verificou-se sopro sistólico grau 3 em borda esternal esquerda/área apical, que aumentava com manobra de Valsalva e com ortostatismo. Qual o provável diagnóstico?
a) Insuficiência mitral.
b) Estenose valvar aórtica.
c) Miocardiopatia hipertrófica.
d) Estenose supravalvar aórtica.
e) Comunicação interventricular.

Título de Especialista em Cardiologia – 2010
17. Em relação à síndrome de prolapso da valva mitral, assinale a alternativa CORRETA:
a) Não está indicada a profilaxia rotineira para endocardite infecciosa.
b) Quando associada a sopro mitral, há alto risco de desenvolvimento de endocardite.
c) A elevação dos membros inferiores antecipa o registro do estalido sistólico de não ejeção.
d) Evolui precocemente para insuficiência mitral.
e) Associa-se frequentemente fenômenos tromboembólicos.

Título de Especialista em Cardiologia – 2009
18. Sobre o pulso arterial *bisferiens*, pode-se afirmar que:
a) Não pode surgir em estados hipercinéticos.
b) Tem sua fisiopatologia igual à do pulso dicrótico.
c) É frequentemente encontrado em indivíduos normais.
d) Tende a ficar mais nítido quando sobrevém a insuficiência cardíaca.
e) Na cardiomiopatia hipertrófica obstrutiva, dificilmente se palpa o duplo pico.

Título de Especialista em Cardiologia – 2009
19. Das situações a seguir, aquela que é compatível com a presença de sopro sistólico ejetivo rude nas primeiras horas de vida é:
a) Grande CIV.
b) PCA pequena.
c) CIA seio venoso.
d) Estenose valvar pulmonar de grau moderado.
e) Síndrome da hipoplasia do ventrículo esquerdo.

Título de Especialista em Cardiologia – 2009
20. Dentre as condições a seguir, não se encontra pulso paradoxal em:
a) Embolia pulmonar.
b) Grande obesidade.
c) Enfisema pulmonar.
d) Insuficiência aórtica.
e) Pericardite constritiva crônica.

Título de Especialista em Cardiologia – 2009
21. Dentre as situações a seguir, a quarta bulha não costuma ser audível:
a) Na hipertensão pulmonar.
b) Na insuficiência mitral aguda.
c) No infarto agudo do miocárdio.
d) Na hipertrofia ventricular direita da estenose pulmonar.
e) Na hipertrofia ventricular esquerda da estenose aórtica.

Título de Especialista em Cardiologia – 2003
22. A onda *a* gigante (em canhão) é um achado de exame físico encontrado em pacientes com:
a) Estenose aórtica.
b) Insuficiência cardíaca.
c) Dissociação atrioventricular.
d) Pericardite aguda.
e) Hipervolemia.

Título de Especialista em Cardiologia – 2003
23. Em que situação clínica não é encontrado pulso paradoxal (redução inspiratória de pressão arterial sistólica > 20 mmHg)?
a) Na asma brônquica.
b) Na regurgitação aórtica.

c) No enfisema pulmonar.

d) No tamponamento cardíaco.

e) Na pericardite constritiva crônica.

Título de Especialista em Cardiologia – 2003

24. Qual a situação clínica em que mais comumente se ausculta atrito pericárdico?

a) Pós-operatório imediato de cirurgia cardíaca.

b) Trauma fechado de tórax.

c) Tamponamento cardíaco.

d) Infarto em parede anterior com onda Q.

e) Dissecção aórtica proximal.

Título de Especialista em Cardiologia – 2003

25. Paciente masculino, de 18 anos, apresenta, ao exame físico, achados semiológicos de cifoescoliose, aracnodactilia, *pectus escavatum* e subluxação do cristalino. Com que doença genética do tecido conjuntivo, que se acompanha de manifestações cardiovasculares, são compatíveis tais achados?

a) Com síndrome de Ehlers-Danlos.

b) Com pseudoxantoma *elasticum*.

c) Com osteogênese imperfeita.

d) Com síndrome de Marfan.

e) Com síndrome de Holt-Oram.

Título de Especialista em Cardiologia – 2003

26. A descrição de sopros mesossistólicos audíveis em diferentes localizações – um rude, outro suave – foi feita por *Gallavardin*, sendo conhecida como dissociação de *Gallavardin*. Tal achado é encontrado em:

a) Insuficiência mitral.

b) Estenose aórtica.

c) Estenose pulmonar.

d) Comunicação interatrial.

e) Disfunção de músculo papilar.

Título de Especialista em Cardiologia – 2003

27. Colocar o paciente sentado, com leve inclinação anterior do tórax e em expiração máxima, conforme ilustra a figura abaixo, é manobra semiológica usada para melhor identificação de um sopro cardíaco numa situação clínica específica, quais sejam:

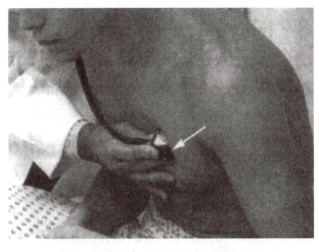

a) Sopro protodiastólico e insuficiência aórtica.

b) Sopro mesossistólico e estenose aórtica.

c) Sopro mesodiastólico e estenose mitral.

d) Sopro pansistólico e insuficiência tricúspide.

e) Sopro pansistólico e comunicação interventricular.

Título de Especialista em Cardiologia – 2002

28. Associe as características listadas na coluna da esquerda aos tipos de pulsos arteriais constantes na coluna da direita:

1. Pequena amplitude, pico sistólico retardado.	( ) Pulso parvo e tardo
2. Presença de segundo pico diastólico logo após a segunda bulha.	( ) Pulso dicrótico
3. Redução exagerada da magnitude do pulso durante a inspiração.	( ) Pulso bisferiens
4. Alternância de onda de pulso ampla com onda de pulso reduzida.	
5. Presença de dois picos sistólicos.	

A sequência numérica CORRETA, de cima para baixo, da coluna da direita, é:

a) 1 - 2 - 5.

b) 1 - 4 - 5.

c) 2 - 1 - 3.

d) 3 - 2 - 4.

e) 5 - 3 - 2.

Título de Especialista em Cardiologia – 2002

29. A respeito de sopro contínuo, assinale a assertiva INCORRETA:

a) A presença de sopros ao longo das duas fases do ciclo cardíaco (sopro holossistólico seguido de sopro holodiastólico) não se enquadra na definição de contínuo.

b) Ocorre classicamente na estenose aórtica grave sem regurgitação.
c) Ausculta-se com maior facilidade no segundo espaço intercostal, quando há *Patent ductus arteriosus*.
d) Em geral, é gerado por fluxo que parte de um leito vascular de alta pressão ou resistência para outro de baixa pressão ou resistência, sem interrupção fásica entre sístole e diástole.
e) Fístulas arteriovenosas, congênitas ou adquiridas, costumam originar este sopro.

Título de Especialista em Cardiologia – 2002
30. Com relação a movimentos precordiais e diferentes patologias, considere as assertivas abaixo:
I. Indivíduos com cardiopatia isquêmica não evidenciam alterações à palpação do precórdio, exceto se houver infarto prévio, e podem apresentar B4 palpável em decúbito lateral esquerdo.
II. Indivíduos com estenose mitral podem apresentar íctus impalpável e apenas impulsão paraesternal palpável, sugerindo aumento do ventrículo direito.
III. Indivíduos com regurgitação aórtica grave e dilatação ventricular costumam ter exame do precórdio inteiramente normal.
Quais são CORRETAS?
a) Apenas I.
b) Apenas II.
c) Apenas III.
d) Apenas I e II.
e) I, II e III.

Título de Especialista em Cardiologia – 2002
31. Paciente refere cianose em membros inferiores ao fazer exercício físico. No entanto, ao ser questionada, disse permanecer com as mãos rosadas. Tal achado associa-se a:
a) Hipertensão pulmonar primária.
b) Estenose de valva pulmonar.
c) *Patent ductus arteriosus* com hipertensão pulmonar.
d) Regurgitação valvar aórtica.
e) Coarctação da aorta.

Título de Especialista em Cardiologia – 2001
32. Com relação ao pulso paradoxal, assinale a assertiva CORRETA:
a) É pouco frequente em casos de tamponamento pericárdico.
b) É encontrado apenas em pericardite constritiva crônica.
c) A simples palpação da artéria braquial detecta pulso paradoxal de qualquer intensidade.
d) Manifesta-se por elevação da pressão arterial durante a inspiração profunda.
e) Manifesta-se por queda exagerada da pressão arterial sistólica durante a inspiração normal.

Título de Especialista em Cardiologia – 2001
33. Com relação à cianose, assinale a assertiva CORRETA:
a) A de tipo periférico acentua-se muito com o exercício.
b) Quando de tipo central, pode ser ocasionada por alteração da função pulmonar.
c) Ocorre quando a pCO_2 está acima de 50, independentemente de sua etiologia.
d) Em pessoas de cor branca, geralmente ocorre quando a saturação de oxigênio está acima de 85%.
e) A piora acentuada de cianose durante a atividade física sugere fortemente a presença de insuficiência cardíaca congestiva.

Título de Especialista em Cardiologia – 2001
31. Assinale a assertiva CORRETA em relação a edema de origem cardíaca:
a) Pode haver concomitantemente icterícia, eritema palmar e redução acentuada de albumina, potássio, magnésio, fósforo e ácido úrico sérico.
b) É geralmente assimétrico.
c) Associa-se a níveis pressóricos elevados, azotemia e hipercalemia.
d) Tem localização restrita a uma das extremidades inferiores.
e) Pode ser acompanhado de dispneia ao exercício ou ortopneia.

Título de Especialista em Cardiologia – 2001
34. A respeito de pulso jugular, assinale a assertiva CORRETA:
a) A onda **x** descendente, presente no pulso jugular normal, ocorre durante o relaxamento atrial.
b) As pulsações venosas normais usualmente aumentam na posição ereta e durante a inspiração.
c) O sinal de Kussmaul consiste na queda paradoxal da pressão venosa jugular durante a inspiração.
d) Ondas **a** em canhão são encontradas em pacientes portadores de miocardiopatia hipertrófica.
e) Na fibrilação atrial, a onda **v** costuma estar ausente, e a onda **a** costuma ser proeminente.

Título de Especialista em Cardiologia – 2001
35. Assinale a assertiva CORRETA relacionada à segunda bulha cardíaca (B2):
a) O componente pulmonar costuma ser hiperfonético em portadores de hipertensão arterial sistêmica.
b) O bloqueio completo do ramo esquerdo pode provocar seu desdobramento persistente.
c) A comunicação interatrial tipo *ostium secundum* caracteriza-se pelo desdobramento fixo de B2.

d) A hiperfonese do componente pulmonar ocorre apenas em pacientes com hipertensão arterial pulmonar.
e) O bloqueio completo do ramo direito costuma estar associado com o desdobramento paradoxal, mesmo na ausência de comunicação interatrial.

Título de Especialista em Cardiologia – 2001
36. Acerca da palpação do *íctus* cardíaco, assinale a assertiva CORRETA:
a) Na miocardiopatia hipertrófica, o íctus costuma ser hiperdinâmico e deslocado lateralmente.
b) Na insuficiência mitral crônica severa, o impulso apical é vigoroso, sustentado e acompanhado de onda **a** palpável.
c) Impulso apical com diâmetro superior a 3 cm em decúbito lateral esquerdo é sinal específico de hipertrofia ventricular esquerda.
d) Na estenose aórtica, a presença de impulsão pré-sistólica e de onda **a** palpável é indicativa de obstrução severa da via de saída do ventrículo esquerdo.
e) Está costumeiramente alterado em portadores de cardiopatia isquêmica.

Título de Especialista em Cardiologia – 2001
37. O diagnóstico diferencial do sopro cardíaco contínuo deve incluir as condições clínicas abaixo, à EXCEÇÃO de:
a) Comunicação interatrial com estenose mitral.
b) Fístula coronária arteriovenosa.
c) *Patent ductus arteriosus*.
d) *Truncus arteriosus*.
e) Anomalia de Ebstein.

Título de Especialista em Cardiologia – 2000
38. Com relação ao diagnóstico diferencial da cianose, assinale a afirmação CORRETA:
a) Na insuficiência cardíaca congestiva, a cianose periférica de repouso melhora acentuadamente com o exercício físico.
b) Cianose periférica comumente resulta de vasoconstrição nas extremidades, por baixo débito ou exposição ao frio.
c) Cianose central secundária a cardiopatias congênitas ou a doenças pulmonares comprovadamente melhora com o exercício físico.
d) Cianose central decorre exclusivamente de função pulmonar comprometida.
e) Todas as cardiopatias congênitas cianóticas caracterizam-se pelo surgimento desse sinal já ao nascimento.

Título de Especialista em Cardiologia – 2000
39. Com relação ao pulso paradoxal, considere as afirmações abaixo:

I. Representa um exagero no usual declínio da pressão arterial sistólica durante a expiração, podendo ser observado em pacientes com asma brônquica ou enfisema.
II. É achado em pacientes com tamponamento cardíaco e também pode estar presente em casos de embolia pulmonar, choque hipovolêmico e obesidade acentuada.
III. Regurgitação aórtica tende a impedir seu surgimento, mesmo em pacientes com tamponamento cardíaco. Quais são CORRETAS?
a) Apenas I.
b) Apenas II.
c) Apenas III.
d) Apenas II e III.
e) I, II e III.

Título de Especialista em Cardiologia – 2000
40. Associe as bulhas cardíacas apresentadas na coluna da esquerda com os diagnósticos listados na coluna da direita:

1. Aumento do componente pulmonar de B2.	( ) Atresia pulmonar
2. B2 com componente único fixo.	( ) Hipertensão pulmonar
3. Aumento do componente aórtico de B2.	( ) Comunicação interatrial
4. Desdobramento fixo de B2.	( ) Bloqueio de ramo esquerdo
5. Desdobramento paradoxal de B2.	

A sequência numérica CORRETA, de cima para baixo, da coluna da direita, é:
a) 1-3-4-2.
b) 1-4-3-2.
c) 2-1-4-5.
d) 2-4-3-5.
e) 5-1-2-3.

Título de Especialista em Cardiologia – 2000
41. Identifique, dentre as abaixo, a situação em que o sopro contínuo desaparece sob firme pressão do estetoscópio:
a) Defeito septal atrial com estenose mitral.
b) Dueto arterioso patente.
c) Fístula arteriovenosa coronária.

d) Murmúrio mamário.
e) Murmúrio venoso cervical.

Título de Especialista em Cardiologia – 2000
42. Em obstrução de veia cava superior, o edema costuma:
a) Ser generalizado, acompanhado de dispneia, mas sem ortopneia.
b) Ser limitado à face, ao pescoço e aos membros superiores.
c) Ser precedido por dispneia.
d) Estar associado à pigmentação cutânea das pernas.
e) Localizar-se ao redor dos olhos e na face, podendo acompanhar-se de dispneia.

Título de Especialista em Cardiologia – 2000
43. Associe as alterações no pulso venoso jugular listadas na coluna da esquerda com as doenças cardíacas apresentadas na coluna da direita:

1. Onda **v** e fase descendente **y** proeminentes.	( ) Fibrilação atrial
2. Onda **a** proeminente.	( ) Hipertrofia ventricular direita
3. Proeminência isolada de onda **c**.	( ) Comunicação interatrial
4. Onda **a** ausente e onda **v** proeminente.	

A sequência numérica correta, de cima para baixo, da coluna da direita, é:
a) 1-2-3.
b) 1-3-1.
c) 3-1-2.
d) 4-2-1.
e) 4-3-1.

Título de Especialista em Cardiologia – 2000
44. Com relação à palpação do precórdio, considere as afirmações abaixo:
I. Na comunicação interatrial, o íctus é hiperdinâmico, sendo possível palpar o impulso da artéria pulmonar.
II. Na cardiopatia isquêmica, a palpação do tórax em repouso pode ser normal, mas B4 pode ser palpável em decúbito lateral esquerdo.
III. Na pericardite constritiva pode haver retração sistólica costal, especialmente na região axilar esquerda.

Quais são CORRETAS?
a) Apenas I.
b) Apenas II.
c) Apenas III.
d) Apenas I e II.
e) I, II e III.

Gabarito comentado

1. A resposta curta e grossa para esta questão, segundo as Diretrizes Brasileiras de Valvopatia de 2017 é "nenhuma" - o paciente descrito tem a propedêutica clássica de insuficiência aórtica, e pela idade esta valvopatia provavelmente é de etiologia reumática.
Em um paciente com insuficiência aórtica reumática assintomática indicar cirurgia por qualquer parâmetro ecocardiográfico ou radiológico é classe IIb pela nossa diretriz – portanto não deve ser feita!! Mesmo se o paciente apresentar uma fração de ejeção abaixo de 50% esta fração de ejeção deve ser confirmada por métodos mais confiáveis que o ecocardiograma (como a ventriculografia radioisotópica - GATED blood pool – ou a ressonância magnética cardíaca). Esta confirmação deve ser feita porque o ecocardiograma pode ter dificuldade em estimar a fração de ejeção em pacientes com cardiomegalias extremas como os portadores de IAo.
Se a disfunção de VE for confirmada devemos rever a história - provavelmente o paciente não é verdadeiramente assitomártico, e sim é autolimitado. Pode ser também que seja uma pessoa que não faça nenhum esforço físico e que trabalhe em uma ocupação que não exija nenhum esforço físico - não sendo, pois, verdadeiramente assintomático e sim autolimitado. Resposta a.

2. Aqui temos um paciente com propedêutica clássica de insuficiência aórtica, caracterizada pelo sopro diastólico aspirativo e pelo pulso amplo. O sopro diastólico em ruflar descrito, por não ter B1 hiperfonética nem estalido de abertura de mitral corresponde ao sopro de Austin-Flint, causado pelas vibrações diastólicas da valva mitral quando atingida pelo jato da insuficiência aórtica. Resposta b.

3. Espero sinceramente que os examinadores do TEC sejam crentes fervorosos, pois desta maneira o mais dantesco dos infernos estarão a espera deles por terem feitos questões tão rasas, vis e malfeitas como esta aqui. O esquema tosco mostra um sopro sistólico, que é tão mal-desenhado que não podemos saber se é regurgitativo (constante durante a sístole) ou em crescendo-decrescendo (pois neste sopros há um pico bem delimitado, que está ausente aqui). O fato da valva aórtica fechar antes da valva pulmonar não diz nada - afinal, isto acontece em condições normais, especialmente no fim da inspiração (manobra de Rivero-Carvallo).
Podemos dizer que logo depois da linha azul há um traço vertical antes do sopro - talvez com isso o examinador queria dizer que há um click protomesossistólico, o que é sugestivo de uma valvopatia bicúspide. Vale a pena dizer

que já vi representação gráfica melhor de estalido protossistólico feita por nematelmintos do solo.... este solitário traço vertical é algo que parece um elemento gráfico ao acaso, e não um importante definidor de ausculta - ainda mais porque ele não está anotado como EPS (estalido protossistólico) como seria de se esperar.

Como temos duas alternativas com "bicúspide" talvez seja mesmo uma estenose bicúspide - geralmente quando esta ocorre na valva aórtca há um retardo do componente aórtico da segunda bulha (A2) enquanto que se ocorre na valva pulmonar há um retardo do componente pulmonar da mesma (P2) - desta forma, teríamos aqui uma estenose pulmonar bicúspide – diagnóstico escalafobético e despropositado.

Poderia ser uma insuficiência mitral por prolapso? Sim, poderia (afinal esta é uma situação em que temos estalido protossistólico e sopro mesotelessistólico), assim como poderia se tratar de insuficiência tricúspide. Portanto questão sem uma resposta correta bem determinada por estar muito malfeita e passível de múltiplas respostas e anulação por recurso. Resposta a.

4. Mais uma questão clássica do TEC – Primeiro vamos recordar como é o sopro da estenose mitral - neste caso temos primeira bulha hiperfonética, sopro diastólico em ruflar com reforço pré-sistólico precedido pelo estalido de abertura de mitral (que ocorre porquê a valva mitral não se abre totalmente na diástole - ela cessa sua abertura subitamente por ter fusão comissural, o sangue desacelera na valva que não está totalmente aberta e gera o som chamado de estalido de abetura de mitral) - conforme o esquema abaixo.

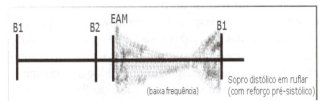

A verdade é que não é possível na ausculta cardíaca avaliar adequadamente o intervalo entre a segunda bulha e o estalido de abertura da valva mitral. Entretanto, examinadores com mais de 78 anos lembram carinhosamente de um aparelho chamado fonomecanocardiograma, no qual os sons cardíacos eram representados graficamente. Como eram representados em papel milimetrado, tal como o eletrocardiograma, era possível medir com grande precisão a distância B2 - estalido de aberutra de mitral, como podemos ver na figura abaixo. Destas observações nasceu a noção de que quanto mais grave a estenose mitral menor a distância B2 - estalido de abertura de mitral.

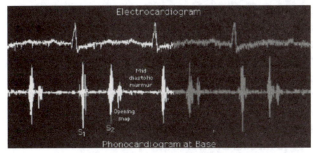

S1 = primeira bulha, S2 = segunda bulha, Opening snap = Estalido de abertura

Na ausculta cardíaca, não temos resolução auditiva suficiente para perceber com alguma precisão variações nesta distância B2 - estalido de abertura de mitral. Entretando o mito persiste e muitos cardiologistas, especialmente os mais jovens, tentam em vão diferenciar distâncias de milissegundos que não podem ser percebidas pela audição humana. Mesmo assim inúmeras questões do TEC tratam de perpetuar tal mito (de que a variação de distância B2 - estalido é perceptível à ausculta cardíaca), provavelmente porque não tem o conhecimento necessário para fazer perguntas mais pertinentes.

Assim, vamos analisar uma a uma as alternativas desta questão:

a) Um intervalo mais curto entre a segunda bulha e o estalido de abertura notado na área mitral indica lesão mais acentuada. – **CORRETO no entendimento errado do examinador, que nem sabe mais o que é auscultar uma estenose mitral.**

b) A primeira bulha hiperfonética indica calcificação acentuada da valva. - **Errado - em valvas muito calcificadas a B1 pode ficar hipofonética, mas isso é raríssimo na prática.**

c) A segunda bulha hipofonética é relacionada com hipertensão pulmonar. – **Errado - segunda bulha hiperfonética é hipertensão pulmonar**

d) A terceira bulha está frequentemente presente nessa situação. **Errado - como não há sobrecarga ao VE não há razão para terceira bulha - acontece que muitos confundem o estalido de abertura de mitral com a terceira bulha, por isso é frequente auscultar o estalido de abertura e se achar que está auscultando B3.**

e) Sopro diastólico de Carey-Coombs indica insuficiência pulmonar secundária à hipertensão pulmonar. **Errado – o sopro de Carey-Coombs indica valvulite reumática aguda. O sopro de insuficiência pulmonar secundária à estenose mitral se chama sopro de Graham-Steell.**

Assim, resposta A.

5. O sopro de Austin-Flint é um ruflar diastólico causado pelo jato diastólico de uma insuficiência aórtica importante batendo nos folhetos da valva mitral. Assim, é um sopro protomesodiastólico que se diferencia da estenose mitral por não ter estalido de abertura de mitral nem reforço pré-sistólico. Dentro das possibilidades, (já que a melhor descrição seria protomesodiastólico) a resposta mais próxima é a **resposta A.** Mas novamente - esta questão é facilmente anulável, pois é bastante improvável que este examinador já tenha auscultado um sopro de Austin-Flint na prática – se tivesse saberia que é impossível dizer se o sopro é diastólico precoce (muitas vezes o é) ou medodiastólico.

6. Na fisiologia cardíaca normal, o fechamento da valva aórtica se dá antes do fechamento da valva pulmonar pelo maior regime de pressão presente no território sistêmico em comparação ao território pulmonar. Desta forma, no desdobramento fisiológico de B2, na inspiração, a pré-carga ao VD é aumentada e diminui a resistência vascular pulmonar, aumentando o fluxo em câmaras direitas, e, assim, retardando o fechamento do componente pulmonar da segunda bulha, desdobrando a B2 na inspiração. O atraso do componente aórtico da segunda bulha, como no caso do bloqueio de ramo esquerdo ou do componente pulmonar da B2, no caso do bloqueio do ramo direito, levam ao desdobramento paradoxal de B2, isto é: a B2 está desdobrada na expiração e se torna única na inspiração. Em ambos os casos, há então variação com a inspiração. Já nos pacientes com CIA, nota-se desdobramento fixo de B2, causado pelo hiperfluxo pulmonar, que não sofre influência da respiração, pois a CIA equaliza a pressão entre os átrios. Resposta c.

7. Esta é uma questão mal formulada, com várias possíveis alternativas corretas, portanto, todas as alternativas serão analisadas:
a) É possível a identificação de estenose mitral apenas pela anamnese e pelo exame físico. Correta - embora a história típica do paciente com estenose mitral (EM) seja a de insuficiência cardíaca, com poucos dados (como, por exemplo, a hemoptise) mais específicos de EM, o exame físico do paciente com estenose mitral é típico, com a B1 hiperfonética, estalido de abertura de mitral protodiastólico, e sopro diastólico em ruflar com reforço pré-sistólico. Este achado de exame físico permite o diagnóstico de certeza de estenose mitral.
b) O principal dado para indicação de tratamento intervencionista nas valvopatias é oriundo da anamnese. Correta - o que define a indicação do tratamento intervencionista nas valvopatias é basicamente a presença ou não de sintomas anatomicamente importantes. Assim, a definição do impacto da valvopatia na qualidade de vida do paciente durante a anamnese é essencial para que seja definida a conduta intervencionista. Pode-se notar este fato nas Diretrizes Brasileiras de Valvopatia da SBC, nas quais todo paciente sintomático com valvopatia anatomicamente importante tem indicação classe I de tratamento intervencionista, enquanto a maioria das indicações de intervenção em doentes assintomáticos são IIa ou IIb. Nas próprias palavras do consenso "Não há exame complementar com sensibilidade e especificidade máximas para o diagnóstico anatômico, etiológico e funcional das valvopatias, fazendo com que a impressão clínica inicial seja imprescindível para definição e interpretação da avaliação subsidiária, até mesmo maximizando a relação custo-benefício da saúde".
c) Dor torácica em portador de valvopatia é um forte indicador de doença arterial coronária associada. Errado - muitos fenômenos no valvopata podem ocasionar dor precordial, como a hipertrofia acentuada na estenose aórtica, a diminuição da pressão de perfusão coronária na estenose mitral e a compressão extrínseca do tronco da coronária esquerda na estenose mitral pela artéria pulmonar dilatada.
d) Valvopatia é uma causa incomum de paciente com síndrome de intolerância a esforços e/ou retenção hídrica. Correto ou errado, dependendo da localização – Na questão, não é explicitado qual é a localidade em foco. Se a pergunta se referir aos Estados Unidos e à Europa, esta afirmação está correta. No entanto, em países com alta incidência de febre reumática, como o Brasil e a Índia, esta afirmação está errada. Esta pergunta só poderia ser corretamente respondida se fosse destacada qual a localidade em questão.
e) Os sopros sistólicos costumam ser menos intensos que os sopros diastólicos. Errado – Geralmente os sopros sistólicos são mais facilmente audíveis que os sopros diastólicos.

8. A segunda bulha cardíaca (B_2) compreende o fechamento das valvas aórtica (A_2) e pulmonar (P_2). Com o desdobramento normal ou fisiológico, o intervalo A_2-P_2 aumenta durante a inspiração e diminui com a expiração. Os componentes individuais são mais bem-auscultados no segundo espaço intercostal esquerdo, na posição supina. O intervalo A_2-P_2 alarga-se com o bloqueio completo do ramo direito, em virtude do atraso do fechamento da valva pulmonar, e com a insuficiência mitral grave, em decorrência do fechamento prematuro da valva aórtica, embora a variação direcional normal com o ciclo respiratório esteja mantida em ambas as condições. O desdobramento da B_2 incomumente estreito mas fisiológico, com aumento da intensidade do componente P_2 em relação ao A_2, indica hipertensão na AP. Com o desdobramento fixo, o intervalo A_2-P_2 é amplo e permanece inalterado durante o ciclo respiratório. O desdobramento fixo da B_2 é uma característica da comunicação interatrial do tipo *ostium secundum*. O desdobramento reverso ou paradoxal ocorre em virtude do atraso patológico no fechamento da valva aórtica, como pode acontecer na vigência de bloqueio do ramo esquerdo, estimulação artificial apical do VD, estenose aórtica grave, CMHO e isquemia miocárdica. O componente A_2 é normalmente mais intenso que o P_2 e pode ser auscultado na maior parte dos locais através do precórdio. Quando ambos os componentes podem ser auscultados na borda esternal esquerda inferior ou no ápex ou quando o componente P_2 pode ser palpado no segundo espaço intercostal esquerdo, existe hipertensão pulmonar. A intensidade dos componentes A_2 e P_2 diminui com a estenose aórtica e pulmonar, respectivamente, acarretando a ausculta de B_2 única. Resposta c.

9. A intensidade do sopro é graduada em uma escala de 1 a 6. Existe frêmito palpável com sopros de graduação 4 ou de maior intensidade. Nos pacientes com RA crônica e grave, a cabeça frequentemente oscila a cada batimento (sinal de Musset), e os pulsos são em "martelo d'água" ou do tipo colapsante, com distensão abrupta e colapso rápido (pulso de Corrigan). O pulso arterial é frequentemente acentuado, e pode ser detectado com mais clareza pela palpação da artéria radial com o braço do paciente elevado. Um pulso bisférico pode estar presente, sendo mais prontamente identificado nas artérias braquial e femoral do que nas artérias carótidas.

Os *ictus cordis* está deslocado para a esquerda e para na insuficiência mitral acentuada. O sopro de Austin-Flint, um ruído apical mesodiastólico e telesistólico, é comum na RA grave e pode ocorrer na presença de valva mitral normal. Esse sopro parece ser criado por um fluxo anterógrado rápido através do orifício mitral que é estreitado pelo rápido aumento na pressão diastólica do VE gerado pelo refluxo aórtico grave colidindo com o folheto anterior de valva mitral. O sopro de Austin-Flint pode ser difícil de ser distinguido do sopro causado pela estenose mitral (EM), no entanto, na presença de um estalido de abertura e de uma B1 alta na EM, e a ausência desses achados na RA, são dicas de grande valia. Na medida em que a pressão diastólica final se eleva, o sopro de Austin-Flint se inicia e termina antes.

A palpação do coração deve iniciar-se com o paciente na posição supina a 30°. Se o coração não for palpável nessa posição, deve-se examinar o paciente em decúbito lateral esquerdo, com o braço esquerdo acima da cabeça, ou na posição sentada e inclinado para a frente. O ponto de impulso máximo normalmente é sobre o batimento do ápex do ventrículo esquerdo e deve estar localizado na linha hemiclavicular, no 5° espaço intercostal. Tem diâmetro inferior a 2 cm e move-se rapidamente em direção oposta aos dedos. É mais bem-avaliado no final da expiração, quando o coração encontra-se mais próximo da parede torácica. O batimento do ápex é criado pela sístole ventricular e rotação anti-horária à medida que o coração gira e encurta-se em torno de seu eixo longitudenal. O enchimento diastólico rápido rebaixa o batimento do ápex para fora da parede torácica, provocando a palpação de impulso breve e discreto. O impulso normal pode não ser palpável em pacientes obesos ou musculosos ou naqueles com deformidades da caixa torácica. Nesses casos, a pulsação dominante na posição supina pode estar no epigástrio. A qualidade do batimento do ápex ventricular esquerdo pode ser avaliada colocando-se o paciente em decúbito lateral esquerdo. Resposta c.

10. Define-se o pulso alternante (*pulsus alternans*) pela variabilidade de batimento a batimento da amplitude de pulso. Pulso alternante está presente quando apenas um de cada duas fases do som de Korotkoff é audível quando a pressão do manguito é vagarosamente reduzida, em paciente com ritmo cardíaco regular, independentemente do ciclo respiratório. Deve ser distinguido da variabilidade esperada de batimento a batimento do pulso de um paciente com bigeminismo. Geralmente, observa-se pulso alternante na insuficiência cardíaca grave e é exacerbado na IA grave, na hipertensão e nos estados hipovolêmicos. É atribuído às alterações cíclicas no cálcio intracelular e na duração do potencial de ação. Quando associado à alternância eletrocardiográfica da onda T, o risco de arritmia parece estar aumentado. Resposta b.

11. A suspeita clínica inicial de CMH é frequentemente levantada pelo reconhecimento de um sopro cardíaco ao exame. Pacientes com obstrução têm um sopro sistólico de ejeção, de médio tom, ao longo do bordo esternal esquerdo baixo e no ápice, que varia em intensidade com a magnitude do gradiente subaórtico, tanto em repouso (deitado ou em pé), com a manobra de Valsalva, quanto durante e imediatamente após o exercício. Muitos pacientes com sopros ruidosos de no máximo 3/6 graus têm gradientes de saída excedendo 30 mmHg. O sopro apical pode ser holossistólico e característico da coexistência de regurgitação mitral. Associados à obstrução do fluxo de saída do VE, pulsos arteriais estão anormalmente agudos e sobem rapidamente, com um contorno distinto *bisferiens*. Os pulsos carotídeos registrados são bífidos, com um tempo de aceleração encurtado e prolongada ejeção sistólica. Inversamente, achados físicos em pacientes sem obstrução do trato de saída podem ser sutis: o sopro sistólico é caracteristicamente suave, embora um impulso apical evidente do VE possa despertar a suspeita de CMH.

Os sintomas de insuficiência cardíaca na presença de função do VE preservada podem tornar-se evidentes em pessoas de qualquer idade, desde crianças jovens e idosos, consistindo em limitação aos esforços causada por dispneia e/ou cansaço, e, ocasionalmente, ortopneia ou dispneia paroxística noturna. Tais deficiências funcionais podem ser acompanhadas por dor torácica, angina *pectoris mesoesternal* típica ou atípica, provavelmente resultando de anormalidades da microvasculatura do VE e isquemia. Os pacientes também podem experimentar pertubações na consciência como síncope (ou pré-síncope) ou tontura e palpitações causadas por vários mecanismos, incluindo arritmias. A gravidade e a natureza dos sintomas podem ser semelhantes em pacientes com ou sem obstrução do trato de saída do VE. Resposta a.

12. Tipicamente, o sopro sistólico de ejeção da EA tem pico tardio e é auscultado mais facilmente na base do coração, com irradiação para as artérias carótidas. A interrupção do sopro antes de A2 auxilia na diferenciação de um sopro holossistólico de origem mitral. Em pacientes portadores de valva aórtica calcificada, o sopro sistólico tem maior intensidade na base do coração: no entanto, componentes de alta frequência podem se irradiar para o ápice cardíaco (também conhecido como fenômeno de *Gallavardin*), nos quais o sopro pode ser tão intenso que se confunde com o sopro oriundo da RM. Em geral, um sopro mais intenso e de pico tardio indica um quadro de estenose mais grave. No entanto, embora o sopro sistólico com intensidade grau 3 ou mais seja relativamente específico para EA grave, esse achado é pouco sensível, e muitos pacientes com EA grave apresentam apenas um sopro grau 2. Os sopros diastólicos agudos em decrescendo secundários à RA são comuns em muitos pacientes portadores de EA. Resposta c.

13. No gráfico de pulso arterial braquial, podemos notar a queda da pressão após a inspiração. A oscilação do pulso corresponde ao pulso paradoxal, que pode ser encontrado no tamponamento cardíaco.
A queda > 10 mmHg na pressão sistólica com a inspiração (pulso paradoxal) é considerada patológica e um sinal de doença pulmonar ou pericárdica. Também foi descrita na obesidade e na gestação na ausência de doença clínica. Avalia-se o pulso paradoxal pela observação da diferença entre a pressão sistólica em que os sons de Korotkoff são auscultados pela primeira vez (durante a expiração) e a pressão sistólica em que os sons de Korotkoff são auscultados a cada batimento, independentemente da fase respiratória. Entre essas duas pressões, auscultam-se os sons apenas intermitentemente (durante a exalação). Deve-se diminuir a pressão da braçadeira vagarosamente para identificar o sinal. Taquicardia, FA e taquipneia tornam a sua avaliação muito difícil. É possível palpar o pulso paradoxal quando a diferença de pressão exceder 20 mmHg. A queda inspiratória na pressão sistólica parece ser uma consequência exagerada da dependência interventricular. Esse fenômeno é exacerbado quando os volumes ventriculares são fixados por um constritor externo, como no caso do tamponamento pericárdico. Também existe a contribuição do aumento inspiratório na pressão transmural da parede aórtica, o que aumenta a impedância aórtica e a pós-carga do VE. O pulso paradoxal não é específico para o tamponamento cardíaco e foi descrito na vigência de embolia pulmonar maciça, choque hemorrágico, doença pulmonar obstrutiva grave e pneumotórax hipertensivo. Resposta c.

14. A segunda bulha cardíaca (B_2) compreende o fechamento das valvas aórtica (A_2) e pulmonar (P_2). Com o desdobramento normal ou fisiológico, o intervalo A_2-P_2 aumenta durante a inspiração e diminui com a expiração. Os componentes individuais são mais bem-auscultados no segundo espaço intercostal esquerdo, na posição supina. O intervalo A_2-P_2 alarga-se com o bloqueio completo do ramo direito, em virtude do atraso do fechamento da valva pulmonar, e com a insuficiência mitral grave, em decorrência do fechamento prematuro da valva aórtica, embora a variação direcional normal com o ciclo respiratório esteja mantida em ambas as condições. O desdobramento da B_2 incomumente estreito mas fisiológico, com aumento da intensidade do componente P_2 em relação ao A_2, indica hipertensão na AP. Com o desdobramento fixo, o intervalo A_2-P_2 é amplo e permanece inalterado durante o ciclo respiratório. O desdobramento fixo da B_2 é uma característica da comunicação interatrial do tipo *ostium secundum*. O desdobramento reverso ou paradoxal ocorre em virtude do atraso patológico no fechamento da valva aórtica, como pode acontecer na vigência de bloqueio do ramo esquerdo, estimulação artificial apical do VD, estenose aórtica grave, CMHO e isquemia miocárdica. O componente A_2 é normalmente mais intenso que o P_2 e pode ser auscultado na maior parte dos locais através do precórdio. Quando ambos os componentes podem ser auscultados na borda esternal esquerda inferior ou no ápex ou quando o componente P_2 pode ser palpado no segundo espaço intercostal esquerdo, existe hipertensão pulmonar. A intensidade dos componentes A_2 e P_2 diminui com a estenose aórtica e pulmonar, respectivamente, acarretando a ausculta de B_2 única. Resposta d.

15. A suspeita clínica inicial de CMH é frequentemente levantada pelo reconhecimento de um sopro cardíaco ao exame. Pacientes com obstrução têm um sopro sistólico de ejeção, de médio tom, ao longo do bordo esternal esquerdo baixo e no ápice, que varia em intensidade com a magnitude do gradiente subaórtico, tanto em repouso (deitado ou em pé), com a manobra de Valsalva, quanto durante e imediatamente após o exercício. Muitos pacientes com sopros ruidosos de no máximo 3/6 graus têm gradientes de saída excedendo 30 mmHg. O sopro apical pode ser holossistólico e característico da coexistência de regurgitação mitral. Associados à obstrução do fluxo de saída do VE, pulsos arteriais estão anormalmente agudos e sobem rapidamente, com um contorno distinto *bisferiens*. Os pulsos carotídeos registrados são bífidos, com um tempo de aceleração encurtado e prolongada ejeção sistólica. Inversamente, achados físicos em pacientes sem obstrução do trato de saída podem ser sutis: o sopro sistólico é caracteristicamente suave, embora um impulso apical evidente do VE possa despertar a suspeita de CMH. Resposta b.

16. O sopro associado à miocardiopatia hipertrófica é mais audível entre a área apical e a borda esternal esquerda. Manobras ou intervenções que aumentam a contratilidade miocárdica (exercício físico ou administração de isoproterenol) ou que diminuem a pressão arterial ou o volume ventricular (como a posição ortostática, a manobra de Valsalva ou a administração de vasodilatadores) fazem surgir ou intensificam o grau de obstrução da via de saída do ventrículo esquerdo e, consequentemente, aumentam a intensidade do sopro sistólico. A intensidade dos sopros sistólicos da regurgitação mitral, da estenose aórtica (tanto valvar quanto supravalvar) e da comunicação interventricular diminui com o ortostatismo. Na insuficiência mitral secundária ao prolapso da valva, a manobra de Valsalva apenas torna o sopro mais precoce. Resposta c.

17. A síndrome do PVM recebeu muitos nomes, incluindo síndrome do estalido-sopro sistólico, síndrome de Barlow, síndrome do ondulamento da cúspide valvar mitral, síndrome da valva mitral mixomatosa, síndrome da valva frouxa e síndrome da cúspide redundante. Ela é uma síndrome clinicamente variável resultante de diferentes mecanismos patogênicos de uma ou mais porções do aparato valvar mitral, dos seus folhetos, da cordoalha tendinosa, do músculo papilar e do anel valvar. A síndrome do PVM é uma das anomalias cardíacas mais prevalentes. Utilizando critérios diagnósticos ecocardiográficos padronizados, um estudo de base comunitária demonstrou que a síndrome do PVM ocorreu em 2,4% da população. A síndrome é duas vezes mais frequente entre as mulheres do que nos homens. Contudo, a RM grave tem uma incidência maior em homens idosos (> 50 anos) com PVM do que nas mulheres jovens com este distúrbio.

O prolapso da valva mitral é caracterizado, em sua forma clássica, por abaulamento de uma ou de ambas as cúspides da valva acima de 2 mm do plano do anel valvar, com espessamento acima de 5 mm. Apesar de haver a possibilidade de progressão lenta para insuficiência mitral, a evolução clínica costuma ser boa, com baixos índices de complicações como endocardite infecciosa, eventos tromboembólicos ou necessidade de cirurgia. A maioria dos pacientes permanece assintomática por muitos anos, sem qualquer mudança em seu quadro clínico ou laboratorial. Variações no volume ventricular esquerdo (ausculta dinâmica) produzirão diferenças no aparecimento do estalido e no sopro em relação à primeira bulha: situações que diminuíram o volume do ventrículo esquerdo levarão à ocorrência precoce do prolapso, ao passo que naquelas situações em que há aumento do volume do ventrículo esquerdo (por exemplo, aumento do retorno venoso), tanto o estalido quanto o sopro terão seu início retardado. Resposta a.

18. Pulso *bisferiens*: pulso em que são palpados dois picos sistólicos por sístole, podendo ser mais bem percebido quando a palpação do pulso é realizada juntamente com a ausculta cardíaca. Está presente em situações em que grande volume sistólico é ejetado na aorta, como insuficiência aórtica grave. Muito raramente ocorre em indivíduos normais, e tende a desaparecer em indivíduos com falência cardíaca. Na cardiomiopatia hipertrófica obstrutiva, tende a não ser palpável, porém pode ser registrado em estudos hemodinâmicos. É fisiopatologicamente diferente do pulso dicrótico, em que o duplo pico ocorre durante a sístole. No pulso dicrótico, o segundo pulso palpável ocorre na diástole, após a segunda bulha. Do ponto de vista semiológico, essa diferença é importante, pois pode levar ao examinador a diagnósticos diferentes, considerando-se que o pulso dicrótico é comum no choque hipovolêmico e na insuficiência cardíaca. Resposta e.

19. Na grande comunicação interventricular (CIV), há uma equalização da pressão sistólica em ambos os ventrículos porque, nos neonatos, a resistência vascular pulmonar (RVP) é elevada. Essa RVP limita o fluxo através da CIV, em níveis insuficientes para produzir um sopro audível no neonato. Na persistência do canal arterial, especialmente no período neonatal, poderá não haver sopro se as pressões da aorta e da pulmonar forem semelhantes. Quando a RVP diminui, poderá auscultar um sopro contínuo, melhor audível na região infraclavicular esquerda. No neonato, os sopros podem não ser audíveis, quando houver aumento da pressão na artéria pulmonar. Na ausculta da comunicação interatrial (CIA), é ouvido um sopro sistólico suave no foco pulmonar por causa do hiperfluxo através da valva pulmonar e um sopro diastólico pequeno no foco tricúspide por hiperfluxo através da valva tricúspide. A segunda bulha é tipicamente desdobrada e fixa, porque há um prolongado enchimento do ventrículo direito (VD), demorando tanto a ejeção, como o fechamento da valva pulmonar, que é separada do som do fechamento aórtico. A síndrome de hipoplasia de ventrículo esquerdo (SHVE) é uma cardiopatia congênita complexa e de alta mortalidade. Em termos fisiológicos e clínicos, a SHVE pode ser definida quando a circulação sistêmica é dependente do morfológico VD, no quadro de atresia ou grave hipoplasia da valva aórtica. Nessa patologia, a maioria dos neonatos não apresenta sopros. A estenose pulmonar valvar moderada no neonato, geralmente, não causa sintomas, mas se ausculta um sopro sistólico ejetivo rude no foco pulmonar com uma segunda bulha pulmonar hipofonética, dependendo do grau da estenose. Resposta d.

20. A queda > 10 mmHg na pressão sistólica com a inspiração (pulso paradoxal) é considerada patológica e um sinal de doença pulmonar ou pericárdica. Também foi descrita na obesidade e na gestação na ausência de doença clínica. Avalia-se o pulso paradoxal pela observação da diferença entre a pressão sistólica em que os sons de Korotkoff são auscultados pela primeira vez (durante a expiração) e a pressão sistólica em que os sons de Korotkoff são auscultados a cada batimento, independentemente da fase respiratória. Entre essas duas pressões, auscultam-se os sons apenas intermitentemente (durante a exalação). Deve-se diminuir a pressão da braçadeira vagarosamente para identificar o sinal. Taquicardia, FA e taquipneia tornam a sua avaliação muito difícil. É possível palpar o pulso paradoxal quando a diferença de pressão exceder 20 mmHg. A queda inspiratória na pressão sistólica parece ser uma consequência exagerada da dependência interventricular. Esse fenômeno é exacerbado quando os volumes ventriculares são fixados por um constritor externo, como no caso do tamponamento pericárdico. Também existe a contribuição do aumento inspiratório na pressão transmural da parede aórtica, o que aumenta a impedância aórtica e a pós-carga do VE. O pulso paradoxal não é específico para o tamponamento cardíaco e foi descrito na vigência de embolia pulmonar maciça, choque hemorrágico, doença pulmonar obstrutiva grave e pneumotórax hipertensivo. Resposta d.

21. A quarta bulha cardíaca (B_4) ocorre durante a sístole atrial na diástole ventricular e admite-se que indique a expansão ventricular pré-sistólica. A B_4 é especialmente comum entre os pacientes que obtêm grande benefício da contribuição atrial ao enchimento ventricular, como os portadores de hipertrofia ventricular esquerda ou isquemia miocárdica. Na insuficiência mitral aguda, não há esse enrijecimento do ventrículo, há sobrecarga de volume e frequentemente B_3. Nas outras situações expostas, há hipertrofia ou isquemia, com consequente disfunção diastólica e com elevação das pressões de enchimento ventricular, quer no coração lado esquerdo, quer no direito, podendo gerar, portanto, B_4 audível. Resposta b.

22. A onda **a** do pulso jugular é referente à contração do átrio direito; apresenta-se aumentada em situações de redução da complacência do ventrículo direito. A onda **a** em canhão é vista em situações de dissociação atrioventricular, em que o átrio direito se contrai com a valva tricúspide fechada gerando onda **a** com grande amplitude. Resposta c.

23. O pulso paradoxal é a queda da pressão arterial sistólica > 10 mmHg, que ocorre na inspiração, em situações em que o ventrículo direito não consegue acomodar o sangue proveniente do aumento do retorno venoso, ocorrendo abaulamento do septo interventricular para a esquerda, com redução de volume do ventrículo esquerdo e queda de pressão arterial sistólica.
É visto na pericardite constritiva, tamponamento cardíaco, asma e DPOC grave. Na regurgitação aórtica, o volume sanguíneo proveniente da aorta para o ventrículo esquerdo impede que ocorra este abaulamento do septo interventricular para a esquerda, não ocorrendo, assim, o pulso paradoxal. Resposta b.

24. Um atrito pericárdico consiste de três sons: um sistólico e dois diastólicos. O som sistólico pode ocorrer em qualquer lugar da sístole, e os dois sons diastólicos acontecem nas ocasiões em que os ventrículos estiverem relaxados. Este alongamento se dá desde a fase inicial da diástole até o seu final. O atrito pericárdico tem um ruído como arranhando, rangendo ou raspando em uma superfície dura. Há tendência de alta frequência, e é mais bem ouvido com o diafragma. Um atrito pericárdico é um sinal de inflamação do pericárdio e pode ser ouvido em uma cardite ou inflamação do miocárdio, seguido de cirurgia cardíaca, trauma, e em problemas autoimunes, como na febre reumática. Eles são, com frequência, mais bem ouvidos na borda paraesternal E. A situação clínica mais comum de atrito pericárdico é após cirurgias cardíacas. Resposta a.

25. A **síndrome de Marfan**, também conhecida como **Aracnodactilia**, é uma desordem do tecido conjuntivo caracterizada por membros anormalmente longos. A doença também afeta os pulmões, os olhos, o coração e os vasos sanguíneos. A síndrome de Marfan é uma doença genética associada a deficiências do tecido conjuntivo. Como resultado, os indivíduos com esta doença apresentam frequentemente anomalias esqueléticas, oculares e cardiovasculares, entre outras. Muitos dos indivíduos afetados têm alterações das válvulas cardíacas e dilatação da aorta. As complicações cardiovasculares mais importantes, em termos de risco de vida, são os aneurismas da aorta e as dissecções da aorta. A prevalência é de aproximadamente 1 em 5 mil indivíduos.
As principais manifestações clínicas da síndrome de Marfan concentram-se em três sistemas principais: o esquelético, que se caracteriza por estatura elevada, escoliose, braços e mãos alongadas e deformidade torácica; o cardiovascular, caracterizado por alterações da válvula mitral (prolapso da valva mitral) e dilatação da aorta; e o ocular, caracterizado por miopia e luxação do cristalino. Entre as manifestações clínicas, destacam-se as mais potencialmente fatais: os aneurismas da aorta e dissecções da mesma.

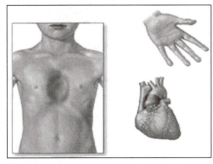

Resposta d.

26. Na estenose aórtica podemos auscultar um sopro mesossistólico rude, em crescendo e decrescendo, em foco aórtico com irradiação para carótidas, um hiato auscultatório da borda esternal esquerda até o ápice, e um sopro suave, mesossistólico, em foco mitral, denominado fenômeno de Gallavardin. No fenômeno de Gallavardin ocorre vibração da estrutura valvar aórtica, que também faz vibrar a estrutura valvar mitral, produzindo um sopro, mesmo com a valva mitral normal. Pode ser confundido com insuficiência mitral. Resposta b.

27. A figura mostrada na questão refere-se à posição genopeitoral, utilizada para auscultar o sopro diastólico em foco aórtico e foco aórtico acessório na insuficiência aórtica.

O exame do precórdio é extremamente importante para definir o grau de gravidade das lesões, sobretudo as de instalação lenta, pois o íctus apresenta-se deslocado para fora da linha hemiclavicular esquerda, no sexto ou sétimo espaço intercostal, com extensão de três polpas digitais, e impulsivo. Este tipo de íctus é denominado hipercinético, resultante de hipertrofia e dilatação do ventrículo esquerdo. A insuficiência aórtica é a doença que produz o maior aumento da massa muscular cardíaca.

O sopro é holodiastólico no foco aórtico ou aórtico acessório, ou seja, inicia-se forte logo após a segunda bulha e vai diminuindo de intensidade até o final da diástole ventricular. Este tipo de sopro recebe o nome de sopro aspirativo. Sua intensidade de ausculta coincide, em grande parte, com o grau de gravidade da lesão. Para melhor ausculta, faz-se a manobra de colocar o paciente sentado, com o tronco para a frente e para baixo (posição genopeitoral) e em apneia respiratória. Resposta a.

28. As principais características dos pulsos arteriais são descritas abaixo:

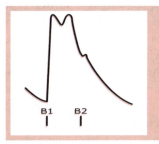

PULSO BISFERIENS
- Pulso amplo, com dois componentes perceptíveis durante a sístole.
- Sinonímia - Pulso de Corrigan; pulso em martelo d'água.
- Geralmente, acompanhado de outros sinais periféricos de insuficiência aórtica.

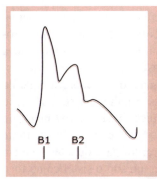

PULSO BÍFIDO
- Sinonímia - "Pico e Domo".
- Pulso amplo, com dois componentes sistólicos. O primeiro componente é decorrente da fase de ejeção rápida, sendo limitado no momento em que se estabelece a obstrução dinâmica ao fluxo sanguíneo. Segue-se o segundo componente, de ejeção mais lenta, com configuração de um domo.
- Quando presente, significa gravidade. O principal exemplo é a miocardiopatia hipertrófica.

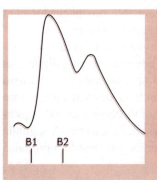

PULSO DICRÓTICO
- Raro.
- Caracteristicamente apresenta um pico na diástole.
- Pode ser diferenciado dos anteriores por maior intervalo entre os picos.
- Não ocorre acima de 45 anos. Os principais exemplos são:
  - Estados de baixo débito.
  - Tamponamento cardíaco.
  - Insuficiência cardíaca congestiva.

Classificação e características clínicas dos pulsos arteriais quanto à variação da amplitude:

Pulso Alternante
• Alterna intensidade maior e menor com a mesma frequência.
• Mais perceptível no pulso radial.
• Um dos sinais mais precoces de disfunção ventricular.
• Alteração da intensidade das bulhas e dos sopros.
• Sensibilizado pela posição sentada ou em pé.
• Quanto mais intensos os achados, maior a disfunção.
• Exemplo: ICC.

Pulso Paradoxal
• Sinonímia - pulso de Kussmaul.
• Diminui de intensidade ou desaparece com a inspiração.
• Denominação errônea - na realidade é uma exacerbação de um fenômeno normal (queda da pressão com a inspiração).
• Mais bem pesquisado por meio da aferição da pressão arterial. Exemplos: tamponamento cardíaco, TEP, pericardite crônica constritiva, asma/DPOC.

Pulso *parvus* e *tardus*
• Sinonímia - pulso anacrótico.
• Caracterizado por amplitude diminuída e retardo da elevação do pulso, que se encontra lentificado.
• Pode ser mascarado pelas alterações decorrentes da idade.
• Quando presente, denota severidade da lesão. Exemplo: estenose aórtica.
Resposta a.

29. Os sopros contínuos ocorrem na sístole e ocupam parte ou toda a diástole, sendo gerado por fluxo que parte de um leito de alta pressão ou resistência para outro de baixa pressão ou resistência, sem interrupção física entre sístole e diástole. Os principais exemplos são:
• PCA.
• Fístula arteriovenosa congênita ou adquirida.
• Rotura de aneurisma de seio de Valsalva.
• Sopro venoso cervical.
• Coronária esquerda anômala.
• Sopro mamário.
• Estenose do tronco da artéria pulmonar.
• CIA com estenose mitral.
Na estenose aórtica ocorre sopro sistólico em crescendo e decrescendo em foco aórtico que irradia para carótidas. Nos casos sem regurgitação não ocorre sopro diastólico. Resposta b.

30. Nos pacientes com cardiopatia isquêmica, o exame físico geralmente é inocente, no entanto podemos palpar B4, sendo indicador de disfunção diastólica no decúbito lateral esquerdo (alternativa I correta).

Nos pacientes com estenose mitral, o ventrículo esquerdo é poupado, pois existe restrição do esvaziamento do átrio esquerdo. Logo, o íctus é impalpável. Os pacientes com estenose mitral podem evoluir com congestão pulmonar e hipertensão pulmonar, apresentando sobrecarga do ventrículo direito, que pode ser observado com impulsões sistólicas na borda esternal esquerda (alternativa II correta).
Na insuficiência aórtica grave existe dilatação importante do ventrículo esquerdo, com desvio para baixo e para a esquerda, gerando os maiores corações da cardiologia, denominados *cor bovis*. Outros sinais de insuficiência aórtica grave são: sopro diastólico/ holodiastólico em foco aórtico e sopro de Austin-Flint (sopro diastólico em foco mitral por vibração dos folhetos da valva mitral) (alternativa III incorreta). Resposta d.

31. Trata-se de cianose diferencial, situação vista com frequência na persistência de canal arterial com hipertensão pulmonar.
A persistência do canal arterial é a causa mais comum de *shunt* extracardíaco. É definida pelo não fechamento do vaso que, em geral, comunica a circulação arterial pulmonar e a aorta no feto.
Normalmente o canal arterial ou *ductus arteriosus* se torna um ligamento fibroso no decorrer das duas ou três primeiras semanas de vida, mas ele pode permanecer patente até a oitava semana de vida extrauterina. Ele se inicia na origem da artéria pulmonar esquerda e se une à aorta logo abaixo da emergência da artéria subclávia esquerda. Nos pacientes com grande canal arterial há comunicação ampla e livre da aorta com a artéria pulmonar. A pressão sistólica na artéria pulmonar será semelhante à da aorta. Há sobrecarga de volume do ventrículo esquerdo e edema pulmonar por insuficiência ventricular esquerda. Com o passar do tempo, ocorrerá dilatação e hipertrofia do ventrículo esquerdo na tentativa de compensar a sobrecarga de volume e a vasculatura pulmonar vai responder com aumento da pressão, o que sobrecarregará o ventrículo direito. Se a pressão pulmonar se igualar ou for superior à pressão sistêmica, haverá *shunt* invertido da direita para a esquerda (sangue dessaturado da artéria pulmonar para a aorta). No recém-nascido a termo e em lactentes há, com frequência, um sopro sistólico no foco pulmonar e em região da fúrcula esternal. Os pulsos periféricos são amplos, especialmente nos pacientes com grandes *shunts*. Nos pacientes com hipertensão pulmonar pode ocorrer *shunt* da direita para a esquerda com consequente cianose diferencial e baqueteamento digital. Às vezes ocorre baqueteamento apenas dos dedos da mão esquerda. O sopro típico é contínuo, descrito como sopro em maquinaria, melhor audível na borda esternal esquerda alta e na região infraclavicular esquerda. A segunda bulha cardíaca é difícil de ser ouvida devido à presença

do sopro, mas é usualmente normal a não ser nos casos de hipertensão pulmonar quando há hiperfonese do seu componente pulmonar. Resposta c.

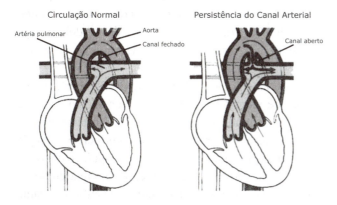

32. O pulso paradoxal é definido como redução superior a 10 mmHg da PA sistólica que ocorre na inspiração. Ocorre em doenças do pericárdio ou doenças pulmonares, sendo também descrito em grávidas e obesas. Na inspiração ocorre aumento de retorno venoso e em situações que restringem o enchimento ventricular como doenças pericárdicas (por exemplo: tamponamento cardíaco e pericardite constritiva) ou situações de aumento de pós-carga do ventrículo direito como TEP ou asma e DPOC grave, ocorre deslocamento do septo interventricular para o ventrículo esquerdo, reduzindo o volume do ventrículo esquerdo na inspiração, levando a queda do débito cardíaco e pressão arterial sistólica na inspiração. Na insuficiência aórtica importante o volume regurgitante da aorta para o ventrículo esquerdo impede que haja este abaulamento do septo interventricular para o ventrículo esquerdo; desta forma, não ocorre o pulso paradoxal na insuficiência aórtica. O pulso paradoxal pode ser observado pela palpação da artéria braquial nos casos em que a diferença de pressão excede 20 mmHg. Resposta e.

33. A cianose resulta do aumento da quantidade de hemoglobina reduzida no sangue capilar. A cianose pode decorrer da diminuição de tensão de oxigênio no ar (grandes altitudes), alteração da relação ventilação/perfusão (por exemplo: TEP), *shunts* da direita para a esquerda (exemplo: tetralogia de Fallot), estase venosa com perda excessiva de oxigênio na rede capilar (exemplo: insuficiência venosa) ou vasoconstrição periférica (frio).
A cianose central ocorre com níveis de hemoglobina reduzida no leito capilar maiores que 5 g/dl ou com níveis de metaemoglobina maiores que 1,5 g/dl. Ocorre em pneumopatias, em cardiopatias com *shunt* direita-esquerda ou presença de metaemoglobina.
A cianose periférica manifesta-se em decorrência de vasoconstrição cutânea de pequenos vasos secundária a baixo débito cardíaco, frio ou vasculite.

As cianoses centrais e periféricas não melhoram com exercício físico. A cianose central ocorre em cardiopatias congênitas com *shunt* direita-esquerda como tetralogia de Fallot, no entanto não ocorrem naquelas com *shunt* esquerda-direita como CIA, CIV e PCA. Resposta b.

34. O edema e a expansão do volume de líquido intersticial ocorre por alterações das forças de Starling, como queda da pressão coloidosmótica (exemplo: diminuição de proteínas, como albumina), aumento da pressão hidrostática no interior do sistema vascular ou bloqueio da drenagem linfática.
O edema pode ocorrer em diversas situações clínicas:
- Edema de origem hepática: ocorre em insuficiência hepática, com diminuição da síntese de albumina. Clinicamente não se manifesta com dispneia, sendo a ascite predominante e sinais de insuficiência hepática como icterícia, telangiectasias, ginecomastia e encefalopatia.
- Edema de origem renal: geralmente associado a sinais de uremia, alteração de sono, paladar, mioclonia, sendo a dispneia menos intensa do que edema de origem cardíaca. Predomina edema periorbitário. Nos exames complementares pode-se detectar aumento de ureia, creatinina, proteinúria, hipercalemia e hiperfosfatemia.
- Edema de origem cardíaca: predomina dispneia relacionada a exercício físico, geralmente associada a ortopneia e dispneia paroxística noturna. No exame físico ocorre aumento de pressão venosa jugular, B3, íctus desviado, pressão de pulso reduzida nos casos mais graves.

Resposta e.

35.

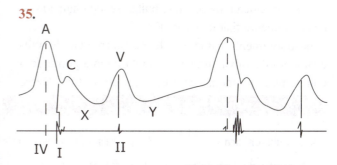

As ondas do pulso venoso e seus significados seguem abaixo:
1. Onda **a**: ocorre com a contração do átrio direito, sendo coincidente com a onda **p** no ECG e precedendo B1. Onda **a** proeminente é vista em pacientes com redução de complacência de ventrículo direito. Onda **a** em canhão é vista em situações de contração de átrio direito contra valva tricúspide fechada, como na dissociação atrioven-

tricular. A onda **a** está ausente em situações em que não há contração atrial como na fibrilação atrial.

2. Descendente **x** e onda **c**: a descendente **x** é definida pela queda da pressão do átrio direito após contração do átrio direito, que ocorre durante o relaxamento atrial. A onda **c** representa abaulamento da valva tricúspide que está fechada para dentro do átrio direito, em decorrência de contração do ventrículo direito.

3. Onda **v**: a onda **v** representa o enchimento do átrio direito, ocorrendo no final da sístole ventricular. É determinada pela complacência do átrio direito e pelo volume de sangue que retorna ao átrio direito, tanto anterógrado pela veia cava superior quanto retrógrado, por insuficiência tricúspide. Normalmente a onda **v** é < que a onda **a**, no entanto, podem ser de alturas semelhantes na CIA, e a onda **v** pode ser proeminente na insuficiência tricúspide.

4. Descendente **y**: reflete a queda da pressão no átrio direito após abertura da valva tricúspide e enchimento passivo do ventrículo direito.

O sinal de Kussmaul é o aumento da pressão venosa jugular, que ocorre em situações em que o átrio direito não consegue acomodar o sangue proveniente do retorno venoso, como na pericardite crônica constritiva. Resposta a.

36. A segunda bulha é composta por dois componentes distintos. O primeiro depende do fechamento mais precoce da valva aórtica, e o segundo depende do fechamento da valva pulmonar. Na maioria dos indivíduos normais percebe-se um ruído único na expiração, enquanto na inspiração aumenta o retorno venoso, ocorre prolongamento do enchimento ventricular direito e a valva pulmonar fecha-se tardiamente em relação à valva aórtica, ocorrendo desdobramento da segunda bulha, sendo chamado de desdobramento fisiológico de B2.

O desdobramento paradoxal de B2 ocorre quando o fechamento da valva aórtica é tão retardado a ponto de o componente pulmonar ocorrer antes do aórtico. Desse modo, durante a expiração será detectado o desdobramento, com o componente pulmonar antes do componente aórtico. Na inspiração, com o retardo do componente pulmonar, o desdobramento desaparece, pois o fechamento pulmonar e aórtico ocorre quase simultaneamente. Os principais exemplos de desdobramento paradoxal de B2 são o bloqueio de ramo esquerdo e a estenose aórtica.

O desdobramento persistente e fixo de B2 ocorre em situações de retardo permanente do fechamento da valva pulmonar, gerando seu fechamento tardio tanto na inspiração quanto na expiração, sendo o principal exemplo a CIA, situação na qual ocorre fluxo sanguíneo contínuo do átrio esquerdo para o átrio direito, com retardo do fechamento da valva pulmonar tanto na inspiração quanto na expiração.

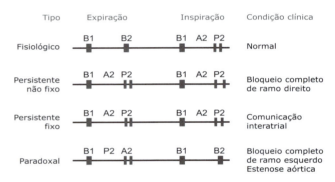

Desdobramentos da segunda bulha cardíaca.

A intensidade de B1 mantém relação direta com a velocidade de elevação da pressão ventricular e com a distância percorrida pelos folhetos da valva mitral desde o início da contração ventricular até o fechamento valvar, e uma relação inversa com a rigidez do folheto.

A intensidade de B2 depende dos níveis de pressão arterial em território sistêmico ou pulmonar, da velocidade de variação da pressão arterial na diástole, do grau de fibrose e espessamento das valvas semilunares. Resposta c.

MECANISMO	HIPERFONESE	HIPOFONESE
Anatomia torácica	Espessura diminuída do tórax	Obesidade, enfisema pulmonar, tamponamento cardíaco
Velocidade de elevação da pressão ventricular	Estados hiperdinâmicos (febre, anemia, tireotoxicose, exercício)	Estado de baixo débito cardíaco (choque, cardiomiopatia) Bloqueio do ramo esquerdo
Amplitude da excursão dos folhetos	Estenose mitral, mixoma atrial, P-R curto	P-R longo (200-500 ms) Insuficiência aórtica grave
Rigidez dos folhetos	Valva mitral com degeneração mixomatosa e folhetos amplos	Estenose mitral calcificada

Variações da intensidade do primeiro ruído cardíaco.

MECANISMO	HIPERFONESE	HIPOFONESE
Anatomia torácica	Espessura diminuída do tórax	Obesidade, enfisema pulmonar, tamponamento cardíaco
Velocidade de redução da pressão ventricular	Estados hiperdinâmicos (febre, anemia, tireotoxicose, exercício)	
Pressão arterial sistêmica/pulmonar	Hipertensão arterial sistêmica (A2); hipertensão pulmonar	Estados de baixo débito cardíaco (choque, cardiomiopatia)
Relação espacial de grandes vasos/ parede torácica	Dilatação da aorta (A2) ou pulmonar (P2) transposição de grandes artérias (A2), tetralogia de Fallot (A2)	Hipofluxo pulmonar (P2)
Rigidez dos folhetos		Estenose valvar aórtica ou pulmonar

Variações da intensidade da segunda bulha.

37. Na miocardiopatia hipertrófica ocorre hipertrofia concêntrica, sendo que nas fases iniciais não ocorre deslocamento do íctus cardíaco (a alternativa A está errada). Pacientes portadores de cardiopatia isquêmica habitualmente apresentam exame físico inalterado, sendo possível eventualmente palpar B4 (a alternativa E está errada). Na insuficiência mitral crônica o impulso cardíaco é vigoroso e desviado para a esquerda e para baixo indicando dilatação do ventrículo esquerdo. Na insuficiência mitral crônica ocorre dilatação do átrio esquerdo, que acomoda o volume regurgitante do ventrículo esquerdo, gerando menos congestão pulmonar do que a insuficiência mitral aguda. Na insuficiência mitral crônica não ocorre redução de complacência ventricular direita, não sendo palpável a onda **a** (alternativa B incorreta).
O *ictus cordis* ocupa uma extensão em torno de duas polpas digitais (2-2,5 cm), sendo que ao assumir o decúbito lateral esquerdo, a extensão pode aumentar para três polpas digitais (3-3,5 cm), não sendo indicativo de patologia cardíaca (a alternativa C está errada).
Na estenose aórtica severa ocorre deslocamento do septo interventricular para a direita, reduzindo a complacência do ventrículo direito, sendo possível palpar onda **a** proeminente. São outros sinais de obstrução severa de via de saída do ventrículo esquerdo: impulsão pré-sistólica, pulso *parvus tardus* e hipofonese de A2. Resposta d.

38. Na anomalia de Ebstein ocorre deslocamento apical da valva tricúspide, gerando ventrículo direito pequeno. Os sintomas nos adultos incluem intolerância a exercício físico, palpitações, cianose nos pacientes com CIA que apresentam *shunt* direita-esquerda e insuficiência cardíaca à direita. No exame físico pode ocorrer desdobramento de B1, desdobramento de B2 e sopro sistólico principalmente em foco tricúspide, que aumenta com a inspiração, resultado de insuficiência tricúspide. Resposta e.

39. A cianose resulta do aumento da quantidade de hemoglobina reduzida no sangue capilar. A cianose pode decorrer da diminuição de tensão de oxigênio no ar (grandes altitudes), alteração da relação ventilação/perfusão (exemplo:TEP), *shunts* da direita para a esquerda (exemplo: tetralogia de Fallot), estase venosa com perda excessiva de oxigênio na rede capilar (exemplo: insuficiência venosa) ou vasoconstrição periférica (frio).
A cianose central ocorre com níveis de hemoglobina reduzida, no leito capilar, maiores que 5 g/dl ou com níveis de metaemoglobina maiores que 1,5 g/dl. Ocorre em pneumopatias, cardiopatias com *shunt* direita-esquerda ou presença de metaemoglobina.
A cianose periférica manifesta-se em decorrência de vasoconstrição cutânea de pequenos vasos secundários a baixo débito cardíaco, frio ou vasculite.
As cianoses centrais e periféricas não melhoram com exercício físico (as alternativas A e C estão erradas). A cianose central ocorre em cardiopatias congênitas com *shunt* direita-esquerda, como tetralogia de Fallot, no entanto não ocorrem naquelas com *shunt* esquerda-direita como CIA, CIV e PCA (as alternativas D e E estão erradas). Resposta b.

40. O pulso paradoxal é definido como redução superior a 10 mmHg da PA sistólica que ocorre na inspiração. Ocorre em doenças do pericárdio ou doenças pulmonares, sendo também descrito em grávidas e obesas. Na inspiração há aumento de retorno venoso e em situações que restringem o enchimento ventricular como doenças pericárdicas (por exemplo: tamponamento cardíaco e pericardite constritiva) ou situações de aumento de pós-carga do ventrículo direito como TEP ou asma e DPOC grave; há deslocamento do septo interventricular para o ventrículo esquerdo, reduzindo o volume do ventrículo esquerdo na inspiração levando a queda do débito cardíaco e pressão arterial sistólica na inspiração. Na insuficiência aórtica importante, o volume regurgitante da aorta para o ventrículo esquerdo impede que haja este abaulamento do septo interventricular para o ventrículo esquerdo e, desta forma, não ocorre o pulso paradoxal na insuficiência aórtica. Resposta d.

41. A primeira bulha é decorrente da tensão e desaceleração abrupta sanguínea e das valvas atrioventriculares. A segunda bulha é decorrente da tensão e desaceleração abrupta sanguínea e das valvas semilunares (aórtica e pulmonar). A segunda bulha é composta por dois componentes distintos. O primeiro depende do fechamento mais precoce da valva aórtica, e o segundo depende do fechamento da valva pulmonar. Na maioria dos indivíduos normais percebe-se um ruído único na expiração, enquanto na inspiração aumenta o retorno venoso, ocorre prolongamento do enchimento ventricular direito e a valva pulmonar fecha-se tardiamente em relação à valva aórtica, ocorrendo desdobramento da segunda bulha, sendo chamado de desdobramento fisiológico de B2.

O desdobramento paradoxal de B2 ocorre quando o fechamento da valva aórtica é tão retardado a ponto de o componente pulmonar ocorrer antes do aórtico. Desse modo, durante a expiração será detectado o desdobramento, com o componente pulmonar antes do componente aórtico. Na inspiração, com o retardo do componente pulmonar, o desdobramento desaparece, pois o fechamento pulmonar e aórtico ocorre quase simultaneamente. Os principais exemplos de desdobramento paradoxal de B2 são o bloqueio de ramo esquerdo e a estenose aórtica.

O desdobramento persistente e fixo de B2 ocorre em situações de retardo permanente do fechamento da valva pulmonar, gerando seu fechamento tardio tanto na inspiração quanto na expiração, sendo o principal exemplo a CIA, situação na qual ocorre fluxo sanguíneo contínuo do átrio esquerdo para o átrio direito com retardo do fechamento da valva pulmonar tanto na inspiração quanto na expiração.

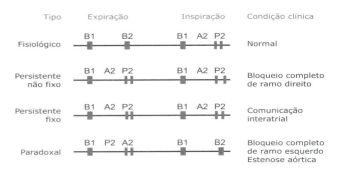

Desdobramentos da segunda bulha cardíaca.

A intensidade de B1 mantém relação direta com a velocidade de elevação da pressão ventricular e com a distância percorrida pelos folhetos da valva mitral desde o início da contração ventricular até o fechamento valvar, e uma relação inversa com a rigidez do folheto.

A intensidade de B2 depende dos níveis de pressão arterial em território sistêmico ou pulmonar, velocidade de variação da pressão arterial na diástole, grau de fibrose e espessamento das valvas semilunares. Resposta c.

MECANISMO	HIPERFONESE	HIPOFONESE
Anatomia torácica	Espessura diminuída do tórax	Obesidade, enfisema pulmonar, tamponamento cardíaco
Velocidade de elevação da pressão ventricular	Estados hiperdinâmicos (febre, anemia, tireotoxicose, exercício)	Estado de baixo débito cardíaco (choque, cardiomiopatia) Bloqueio do ramo esquerdo
Amplitude da excursão dos folhetos	Estenose mitral, mixoma atrial, P-R curto	P-R longo (200-500 ms) Insuficiência aórtica grave
Rigidez dos folhetos	Valva mitral com degeneração mixomatosa e folhetos amplos	Estenose mitral calcificada

Variações da intensidade do primeiro ruído cardíaco.

MECANISMO	HIPERFONESE	HIPOFONESE
Anatomia torácica	Espessura diminuída do tórax	Obesidade, enfisema pulmonar, tamponamento cardíaco
Velocidade de redução da pressão ventricular	Estados hiperdinâmicos (febre, anemia, tireotoxicose, exercício)	
Pressão arterial sistêmica/pulmonar	Hipertensão arterial sistêmica (A2); hipertensão pulmonar	Estados de baixo débito cardíaco (choque, cardiomiopatia)
Relação espacial de grandes vasos/parede torácica	Dilatação da aorta (A2) ou pulmonar (P2) transposição de grandes artérias (A2), tetralogia de Fallot (A2)	Hipofluxo pulmonar (P2) Estenose valvar aórtica ou pulmonar
Rigidez dos folhetos		

Variações da intensidade da segunda bulha.

42. Os sopros contínuos têm início na sístole e se estendem através do segundo ruído, envolvendo parte ou toda a diástole. Ocorrem em condições em que existe comunicação entre segmentos da circulação com grande diferencial de pressão, como acontece na persistência do canal arterial, fístulas arteriovenosas, rotura do seio de Valsalva em cavidades cardíacas direitas e na janela aortopulmonar. Sopros contínuos também podem ser detectados na projeção de artérias normais, como acontece na região mamária de mulheres ao final da gravidez ou na lactação, sendo sopro benigno que desaparece com a compressão firme do estetoscópio. Resposta d.

42. A síndrome da veia cava superior é a manifestação clínica da obstrução da veia cava superior com diminuição do retorno venoso da cabeça, do pescoço e dos membros superiores. Os tumores malignos como o câncer de pulmão, linfoma e metástases tumorais são responsáveis por mais de 90% dos casos. Os pacientes apresentam tumefação do pescoço e face, dispneia e tosse. Os achados físicos típicos são dilatação das veias cervicais, aumento de veias colaterais na parede anterior do tórax, cianose e edema de face, braços e tórax. Resposta b.

43.

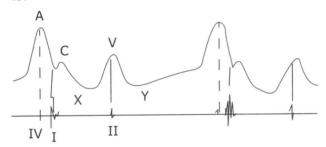

O pulso venoso jugular pode ser observado visualizando-se a veia jugular externa ou interna e apresenta correlação com o estado volêmico do paciente.

As ondas do pulso venoso são definidas em relação temporal com o eletrocardiograma e o ciclo cardíaco. A altura do pulso venoso (medida do ângulo de Louis até a pulsação venosa) quando > 3 cm é considerada anormal e apresenta correlação com a pressão venosa central.

As ondas do pulso venoso e seus significados seguem abaixo:

1. Onda **a**: ocorre com a contração do átrio direito, sendo coincidente com a onda **p** no ECG e precedendo B1. Onda **a** proeminente é vista em pacientes com redução de complacência de ventrículo direito. Onda **a** em canhão é vista em situações de contração de átrio direito contra valva tricúspide fechada, como na dissociação atrioventricular. A onda **a** está ausente em situações em que não há contração atrial como na fibrilação atrial.

2. Descendente **x** e onda **c**: a descendente **x** é definida pela queda da pressão do átrio direito após contração do átrio direito. A onda **c** representa abaulamento da valva tricúspide que está fechada para dentro do átrio direito, em decorrência de contração do ventrículo direito.

3. Onda **v**: a onda **v** representa o enchimento do átrio direito, ocorrendo no final da sístole ventricular. É determinada pela complacência do átrio direito e pelo volume de sangue que retorna ao átrio direito, tanto anterógrado pela veia cava superior quanto retrógrado, por insuficiência tricúspide.

4. Normalmente a onda **v** é < que a onda **a**, no entanto podem ser de alturas semelhantes na CIA, e a onda **v** pode ser proeminente na insuficiência tricúspide.

5. Descendente **y**: reflete a queda da pressão no átrio direito após abertura da valva tricúspide e enchimento passivo do ventrículo direito.

Na FA ocorre ausência de onda **a**, pois não há contração do átrio direito, sendo onda **v** proeminente, pois o átrio direito apresenta sangue residual no seu enchimento, já que não há contração e esvaziamento atrial.

Na hipertrofia de ventrículo direito ocorre queda de complacência do ventrículo direito e a onda **a** é proeminente.

Na CIA a onda **v** é proeminente e apresenta a altura da onda **a**.

Resposta d.

44. Na CIA o ventrículo direito hiperdinâmico pode ser palpado na borda esternal esquerda e o tronco da artéria pulmonar pode ser palpado no segundo espaço intercostal esquerdo.

Na cardiopatia isquêmica, em geral, a palpação do tórax é normal, no entanto, pode-se palpar B4 no decúbito lateral esquerdo.

Na pericardite crônica constritiva, ao exame físico predomina o aumento de pressão venosa jugular com onda **a** proeminente e rápido colapso da descendente **y** e sinais de insuficiência cardíaca com predomínio à direita, como: ascite, hepatomegalia e edema de membros inferiores. O sinal de Kussmaul é visto frequentemente. É representado pelo aumento da pressão venosa sistêmica que ocorre na inspiração e observado com o engurgitamento da veia jugular na inspiração. O pulso paradoxal é visto em 1/3 dos pacientes. Nos casos de intensa calcificação e adesão do coração a estruturas adjacentes, pode ocorrer retração sistólica costal, principalmente na região axilar esquerda. Resposta e.

Fisiologia Cardiovascular

Guilherme S. Spina

Introdução

A manutenção dos níveis pressóricos dentro de uma faixa de normalidade depende de variações do débito cardíaco, da resistência periférica ou de ambos. Diferentes mecanismos de controle estão envolvidos não só na manutenção como também na variação momento a momento da pressão arterial, regulando o calibre e a reatividade vascular, a distribuição de fluido dentro e fora dos vasos e o débito cardíaco. O estudo dos mecanismos de controle da pressão arterial tem indicado grande número de substâncias e sistemas fisiológicos que interagem de maneira complexa e com redundância para garantir a pressão arterial (PA) em níveis adequados nas mais diversas situações. Admite-se, portanto, que alterações da PA, como as encontradas na hipertensão ou em outras patologias, resultariam da disfunção dos sistemas de controle de pressão arterial. Com esse enfoque, os mecanismos neuro-humorais de ajuste instantâneo que definem as alterações apropriadas do débito cardíaco, da resistência periférica e do retorno venoso adaptadas ao ponto de operação (ou a pressão arterial do indivíduo, seja ele hiper, hipo ou normotenso) dependem da modulação do sistema cardiovascular, feita pela interação de mecanismos complexos. Entre eles, destacam-se o sistema nervoso autônomo e as diferentes alças hormonais acionados por informações codificadas pelos diferentes sensores periféricos. Essa complexa interação dos sistemas fisiológicos depende de fatores genéticos e ambientais como, por exemplo, a atividade física ou a variação de dieta, havendo grande dificuldade em determinar se as alterações fisiológicas são a causa ou a consequência da variação da pressão arterial.

O Ciclo Cardíaco

É o período que decorre entre o início de um batimento cardíaco até o início do próximo. Consiste num período de contração (sístole) seguido de um período de relaxamento (diástole). O ciclo cardíaco inicia-se com a geração do estímulo no nodo SA. Esse estímulo propaga-se para os átrios e para o nodo AV (através das vias internodais).

Os átrios se contraem, enquanto no nodo AV ocorre um breve atraso na transmissão do estímulo (Intervalo PR) para os ventrículos. Após a contração atrial, o estímulo propaga-se do nodo AV para os ventrículos através do feixe AV e das fibras de Purkinje, ocorrendo então a contração ventricular. Após a sístole, o coração relaxa e inicia-se o enchimento dos ventrículos.

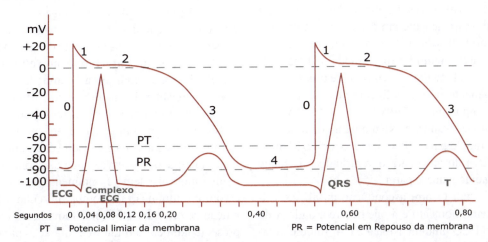

Figura 2.1 – Potencial de ação de uma célula muscular ventricular.

Sístole – subfases

1. Fase de contração isovolumétrica. O ventrículo está cheio de sangue e começa a contrair-se. A pressão ventricular é superior à auricular, e as valvas auriculoventriculares fecham-se. No entanto, a pressão ventricular é inferior à aórtica (no caso do ventrículo esquerdo) e à pulmonar (ventrículo direito), contraindo-se assim sem alteração de volume no seu interior. Esta fase é caracterizada por um aumento brusco de pressão.

2. Fase de ejeção rápida. A pressão no interior do ventrículo esquerdo é maior do que a aórtica (classicamente, valores acima dos 80 mmHg), abrindo-se a valva aórtica de modo que o sangue saia do ventrículo a grande velocidade e pressão.

3. Fase de ejeção lenta. A aorta é uma artéria muito elástica e tem uma grande capacidade de distensão, propriedade que permite que o fluxo sanguíneo pelo organismo seja contínuo. À medida que o sangue entra na aorta, esta se distende para acomodar o volume, aumentando a pressão no seu interior. Desse modo, a diferença de pressões entre ventrículo e aorta é cada vez menor, saindo o sangue do ventrículo com velocidade cada vez menor.

4. Protodiástole. É uma fase virtual que separa a sístole da diástole. Em dado momento, a pressão aórtica iguala a ventricular, não havendo deste modo qualquer movimento de sangue. Imediatamente após, o ventrículo começa a distender-se, dando origem à diástole.

Diástole – subfases

1. Fase de relaxamento isovolumétrico. Quando a pressão ventricular é inferior à pressão aórtica (no caso do ventrículo esquerdo), mas superior à pressão auricular, estando assim ambas as valvas fechadas, não há variação no volume de sangue dentro do ventrículo.

2. Fase de enchimento rápido. Quando a pressão ventricular por fim se reduz abaixo da pressão atrial, que nesse momento é máxima (ápice da onda **V** da curva de pressão atrial), as valvas AV se abrem deixando passar um grande fluxo rapidamente em direção ao ventrículo. Nessa fase, ocorre 70% do enchimento ventricular.

3. Fase de enchimento lento. Também chamada de diástase. Com o enchimento do ventrículo e o fim da fase ativa do relaxamento do músculo cardíaco, ocorre uma desaceleração importante do fluxo. As valvas AV tendem a se fechar passivamente. No momento da desaceleração do fluxo rápido para o fluxo lento, ocorre o 3º ruído cardíaco. O fluxo do átrio para o ventrículo é bastante reduzido, chegando a quase parar.

4. Sístole atrial. Ocorre a contração atrial. As valvas AV se abrem, momento em que ocorre a onda **A** da valva mitral ao ECO unidimensional e o 4º ruído cardíaco. A sístole atrial pode representar até 20% do volume diastólico final do ventrículo, sendo de grande importância para a manutenção do débito cardíaco nos pacientes com algum tipo de restrição funcional do VE.

Determinantes do desempenho cardíaco

Os determinantes do desempenho cardíaco englobam pré-carga, pós-carga, o estado inotrópico e a frequência de contração. A inter-relação desses mecanismos determina o desempenho cardíaco, tendo em vista que alterações no músculo cardíaco (conforme ocorrem durante alterações na pré e pós-carga) produzem uma ativação dependente de comprimento, por intermédio de alterações na sensibilidade ao cálcio dos filamentos e aumento no estado inotrópico ou na contratilidade do miocárdio. Assim, aumentos no comprimento do músculo proporcionam aumentos suplementares graduais da força do músculo cardíaco.

Pré-carga

Outro fator determinante do desempenho cardíaco é a **pré-carga ou mecanismo de Frank-Starling,** que estabelece a relação entre a força de contração e o comprimento da fibra muscular em repouso. **A pré-carga pode ser definida como a tensão ou o estresse da parede ventricular diastólica final.** Esse mecanismo determina que o enchimento diastólico ventricular regule o desempenho sistólico; tal fato ocorre porque quanto maior a quantidade de sangue que chega ao coração, maior será a quantidade de sangue bombeado para a aorta, considerando-se os limites fisiológicos de estiramento cardíaco.

No início da contração cardíaca, a posição relativa dos filamentos de actina e miosina determina o número máximo de pontes transversas que podem ser formadas e, portanto, a força máxima de encurtamento que pode ser gerada. Se o sarcômero estiver muito alongado ou encurtado antes da contração, menos pontes transversas serão formadas, resultando em geração subótima de força deslizante. A pré-carga define o alongamento aplicado sobre o sarcômero, que determina a extensão da sobreposição da actina-miosina antes do início do estado ativo.

Os fatores que interferem no retorno venoso são a volemia e a capacitância venosa; logo, esses fatores também terão relação direta nas alterações na pré-carga. Dentre esses mecanismos pode-se destacar a bomba muscular, fundamental no retorno venoso, pois o trabalho da musculatura esquelética que comprime as veias facilita o seu esvaziamento. Com o aumento da bomba muscular tem-se o aumento do retorno sistólico, e com a diminuição da bomba muscular tem-se a diminuição do retorno sistólico. O movimento respiratório representa também um fator de limitação para a pré-carga, pois no ato da respiração a caixa torácica se expande e

Fisiologia Cardiovascular

junto com ela expandem-se tanto os vasos quanto as veias, ajudando no retorno venoso. Outro fator importante é a venoconstrição, estimulada pelo sistema nervoso simpático.

Pós-carga

A pós-carga é a tensão, força ou estresse exigido ao sarcômero para gerar a tensão de parede necessária para abrir a valva aórtica e ejetar sangue. Os fatores que determinam a pós-carga são a resistência vascular periférica, as características físicas da árvore arterial e o volume de sangue contido no sistema vascular no início da ejeção. A pressão arterial e a resistência vascular periférica influenciam de modo importante a pós-carga, determinando a quantidade de sangue ejetada pelo coração. **O aumento na pós-carga reduz o volume de ejeção, além da extensão e velocidade da redução da parede ventricular.** Situações que cursem com aumento da pós-carga diminuirão a capacidade ejetora do coração.

Papel do cálcio na contração muscular

O influxo de cálcio através das membranas dos sarcômeros desencadeia a interação troponina-tropomiosina, provocando a contração. A frequência do surgimento e a intensidade (frequência de formação de pontes transversas) são moduladas pela atividade de vários sistemas enzimáticos e pelas condições da membrana sarcolêmica que governam o fluxo de íon cálcio e a cinética do ATP no sarcômero, demonstrando que a concentração de cálcio e a capacidade oxidativa são fundamentais para a eficiência da contração muscular.

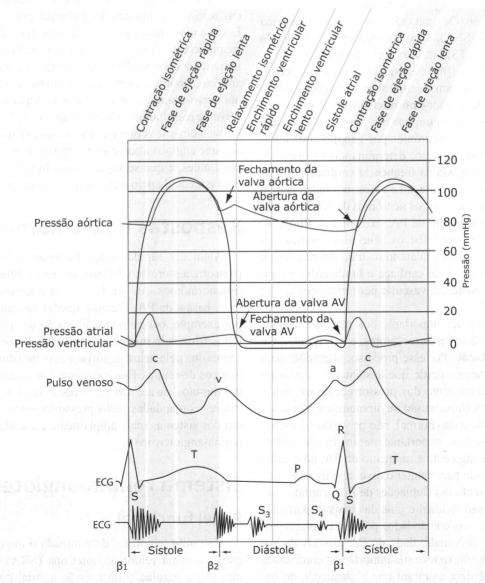

Figura 2.2 – Ciclo cardíaco: eventos do ciclo cardíaco mostrando ondas do pulso venoso, do ECG e das bulhas cardíacas durante a sístole e a diástole (FCG, Fonocardiograma).

Pressorreceptores arteriais

Os pressorreceptores arteriais são os mais importantes mecanismos de controle reflexo da PA, momento a momento. São mecanorreceptores constituídos por terminações nervosas livres, que se situam na adventícia de grandes vasos (aorta e carótida) e que são estimulados por deformações das paredes desses vasos, normalmente provocadas pela onda de pressão pelas características mecanoelásticas da parede. Na pressão basal, os pressorreceptores descarregam de forma intermitente e sincrônica com a pressão sistólica, na dependência das variações instantâneas da deformação e da tensão vascular induzidas pela PA.

Respostas neurais

Durante elevações da PA, há grande deformação da parede e ativação dos pressorreceptores que geram os potenciais de ação. Os sinais são conduzidos ao sistema nervoso central (SNC), especificamente ao **núcleo do trato solitário** (NTS) via **nervo glossofaríngeo** (fibras carotídeas) e **vago** (fibras aórticas). Neurônios secundários do NTS excitam neurônios pré-ganglionares do parassimpático localizados **no núcleo dorsal motor do vago** e no **núcleo ambíguo**, que por sua vez se projetam (eferentes vagais) aos neurônios pós-ganglionares intramurais situados no coração, determinando aumento da atividade vagal e queda da frequência cardíaca (FC). O tônus simpático para o coração e vasos, por outro lado, é reduzido, uma vez que outros neurônios do NTS, quando estimulados por aumento da PA, excitam o **bulbo ventrolateral caudal** que inibe os neurônios pré-motores simpáticos do bulbo ventrolateral rostral. Ocorre, assim, redução da contratilidade cardíaca e bradicardia e também queda da resistência vascular periférica, que levam à redução da PA.

Uma característica importante dos mecanorreceptores, em geral, e dos pressorreceptores, em particular, é a chamada **adaptação**. Por esse processo, alterações para mais ou para menos, desde que sustentadas, deslocam a faixa de funcionamento dos pressorreceptores para o novo nível de PA (hipertensão ou hipotensão), que passa a ser reconhecido como normal, não privando os indivíduos hipertensos desse importante mecanismo de controle das variações momento a momento da PA, ao mesmo tempo colaborando para manter o nível anormal da PA.

O tamponamento das flutuações de PA evitando alterações na perfusão tecidual é uma das mais importantes funções dos reflexos comandados pelos pressorreceptores. A redução de variabilidade de PA promovida por este mecanismo reflexo teve sua importância confirmada nos estudos que demonstraram que a atenuação do barorreflexo é um fator de risco independente para a morte súbita após infarto do miocárdio. Digna de nota é a demonstração, em animais de experimentação, de que a adaptação dos pressorreceptores na hipertensão se acompanha de queda de sensibilidade dos pressorreceptores. Isso determina que, para uma igual variação de PA, os hipertensos tenham uma menor quantidade de informações e, consequentemente, uma deficiência na regulação reflexa da PA.

Experimentalmente, o efeito dramático da deaferentação sinoaórtica tem sido extensamente estudado em ratos e camundongos. Disfunção da atividade reflexa tem sido demonstrada em várias doenças cardiovasculares e na hipertensão clínica e experimental. Dados obtidos em nosso laboratório demonstraram que jovens filhos de hipertensos, quando comparados com jovens filhos de normotensos, apresentam níveis mais elevados de PA tanto em consultório quanto durante monitorização ambulatorial MAPA, níveis mais elevados de catecolaminas séricas de repouso e menor resposta de taquicardia em resposta à hipotensão induzida por vasodilatador. Esses dados sugerem um deficiente controle reflexo da frequência cardíaca mediada pelos barorreceptores em indivíduos com predisposição genética para hipertensão arterial e apontam para o envolvimento precoce do sistema nervoso autônomo na gênese da hipertensão arterial. Deve-se ressaltar que a hipertensão arterial estabelecida é frequentemente acompanhada de uma síndrome metabólica que engloba alterações no metabolismo da insulina e dos lípides, e que se sugere que a ligação dessas alterações é mediada pelo sistema nervoso simpático.

Respostas neuro-humorais

Além das rápidas respostas neurais (segundos), os pressorreceptores controlam também a liberação de vários hormônios que participam da manutenção dos valores basais da PA. Durante quedas sustentadas da PA, por exemplo, ocorre maior liberação de epinefrina e norepinefrina pela medula adrenal, maior liberação de vasopressina pela neuro-hipófise e aumento dos níveis plasmáticos de renina. Esses sistemas hormonais prolongam por minutos, ou até mesmo horas, as respostas cardiovasculares comandadas pelos pressorreceptores. Entre eles, um dos sistemas mais amplamente estudado é o sistema renina-angiotensina.

Sistema renina-angiotensina

Papel funcional

Há muito tempo foi determinado o importante papel que o sistema renina-angiotensina (SRA) desempenha não só na regulação da pressão arterial como também no equilíbrio eletrolítico. Em sua definição clássica, o sistema renina-angiotensina mantém a pressão arterial por meio da angiotensina II, gerada na circulação em uma cascata enzimática iniciada pela renina, que é secretada pelas células justaglomerulares do rim. A renina cliva o angiotensinogênio produzido no fígado, gerando o decapeptídeo inativo angiotensina I, que dá origem à angiotensina II pela ação da enzima conversora de angiotensina (ECA).

A angiotensina II exerce funções em órgãos-alvo distantes do local da produção. Esse conceito clássico do sistema renina-angiotensina, como um sistema exclusivamente circulante, foi alterado. Utilizando-se técnicas de biologia molecular, foi detectado e quantificado RNAm para renina e angiotensinogênio em vários tecidos além do rim e do fígado, que são os locais clássicos da expressão gênica dessas substâncias. Da mesma forma, a atividade da ECA foi determinada em diferentes tecidos. A detecção de RNAm para renina em vasos sanguíneos, miocárdio, adrenais, cérebro, rim e órgãos reprodutores sugere que os tecidos podem produzir ou mesmo secretar localmente peptídeos angiotensinérgicos. Assim, a ação do SRA tanto poderia ocorrer na própria célula, que produz os peptídeos (funções intrácrina e autócrina), quanto em células adjacentes (função parácrina) ou em locais distantes da região de produção (função endócrina).

Apesar de a angiotensina II ser indiscutivelmente a substância ativa mais importante do sistema renina-angiotensina, seus metabólitos são também responsáveis por algumas ações específicas. Entre os produtos de degradação mais bem caracterizados até o momento, incluem-se as angiotensinas III e IV e a angiotensina. Todas essas diferentes angiotensinas podem ser produzidas a partir de um único precursor, o angiotensinogênio, e também por meio de outras reações enzimáticas envolvendo diferentes elementos do sistema renina-angiotensina. Também foi demonstrado que existem outras vias de formação de AII, independentemente da participação da ECA.

O papel do sistema renina-angiotensina na fisiopatologia da hipertensão está bem estabelecido desde os experimentos clássicos de Goldblatt, que demonstrou a importância do rim na gênese da hipertensão experimental.

A angiotensina II vem sendo estudada como um dos fatores determinantes não só no estabelecimento como na manutenção de diferentes tipos de hipertensão. Além de sua ação direta sobre o músculo liso vascular (funcional e estrutural) e sobre a regulação do volume por meio da aldosterona, suas ações central e periférica no controle da atividade simpática contribuem decisivamente para o processo hipertensivo.

A importância do sistema renina-angiotensina na hipertensão pode ser avaliada pelo valor terapêutico de drogas como os bloqueadores da ECA e, mais recentemente, dos antagonistas dos receptores da angiotensina II e dos inibidores da renina. Ampliou-se, portanto, a importância das substâncias ativas do sistema renina-angiotensina nos complexos sistemas que mantêm a homeostasia cardiovascular, especialmente o seu papel na modulação das alterações estruturais vasculares (hipertrofia e hiperplasia) e cardíacas (hipertrofia) que acompanham diversas doenças cardiovasculares. Foi demonstrado que o coração pode formar angiotensina I localmente e convertê-la em angiotensina II, e que a sua concentração pode chegar a ser duas vezes superior à encontrada no plasma, indicando que a angiotensina II no coração pode agir como fator de crescimento, aumentando a produção de uma variedade de proteínas relacionadas com a hipertrofia cardíaca. Também foi comprovado que a angiotensina II promove resposta hipertrófica em células musculares lisas.

Receptores cardiopulmonares

Três grupos de receptores são ativados por mudanças na pressão das câmaras cardíacas:

1. Receptores no endocárdio nas junções das veias cava superior e inferior com o átrio direito e de veias pulmonares com o átrio esquerdo. São conectados ao sistema nervoso central por fibras vagais mielinizadas.

2. Receptores difusamente distribuídos através de todas as câmaras do coração, conectados ao SNC por fibras vagais não mielinizadas.

3. Receptores também difusamente distribuídos por todas as câmaras cardíacas, conectados à medula espinhal por fibras mielinizadas e não mielinizadas, trafegando com os nervos simpáticos.

O primeiro grupo de receptores localizados nas junções venoatriais é ativado pelo enchimento e pela contração atriais. A distensão mecânica das junções venoatriais provoca um aumento na FC devido à elevação da atividade simpática para o nodo sinoatrial, sem alterar a atividade das fibras eferentes vagais para o coração ou das fibras simpáticas para o miocárdio. O aumento reflexo da FC ajuda a manter o volume cardíaco relativamente constante durante aumentos no retorno venoso. A distensão mecânica do átrio causa um aumento no débito urinário de água pelo rim. A diurese é secundária à inibição da secreção do hormônio antidiurético e à redução da atividade simpática renal. O segundo grupo de receptores cardiopulmonares, cujas aferências não mielinizadas trafegam pelo vago, comporta-se, quando ativado, como os mecanorreceptores carotídeos e aórticos, reduzindo a atividade simpática e aumentando a atividade do vago para o coração. A modulação na atividade simpática varia de um território para outro, mas é especialmente importante na regulação da resistência vascular renal. Em algumas situações, os aferentes vagais não mielinizados podem reforçar (na hemorragia) ou se opor (insuficiência cardíaca) à ação dos mecanorreceptores arteriais. O último grupo de aferentes cardiopulmonares trafega junto aos aferentes cardíacos simpáticos até a medula espinhal. São aferentes mielinizados e não mielinizados (a maioria), ativados por estímulos mecânicos ou por substâncias químicas aplicadas diretamente no epicárdio. Sua importância funcional não está clara, mas parecem ser ativados por estímulos químicos provenientes de áreas isquêmicas do miocárdio, quando também ocorre sensação dolorosa.

Os reflexos cardiopulmonares podem ser testados experimentalmente pela injeção endovenosa de substâncias químicas (**reflexo Bezold-Jarisch**) como a serotonina, provocando bradicardia e hipotensão, ou pela expansão do volume plasmático, aumentando o retorno venoso e a pressão de enchimento atrial e ventricular, provocando inibição reflexa da atividade simpática (bradicardia e vasodilatação) e parassimpática (bradicardia). A resposta renal é uma redução da resistência vascular provocada pela queda da atividade eferente do simpático. A expansão do volume plasmático, acompanhada do aumento da pressão diastólica final do ventrículo esquerdo em animais diabéticos e controles induziu uma menor resposta de PA e de frequência cardíaca no grupo diabético, abolindo também a modulação da atividade simpática renal nesses animais. O papel fisiológico relevante dessa resposta alterada no diabetes pode estar associado à disfunção no balanço entre a ingesta e a excreção de sódio e água, modificando a resposta natriurética e diurética nesta condição.

Em humanos, as manobras que modulam o volume intratorácico são utilizadas para se estimular os receptores cardiopulmonares, não sendo possível estimular grupos isolados de receptores (atriais, ventriculares). Portanto, as respostas reflexas obtidas resultam da interação simultânea de todos os receptores cardiovasculares. Com o objetivo de diminuir o retorno venoso (e, consequentemente, diminuir o enchimento cardíaco), aplicam-se diferentes graus de pressão negativa nos membros inferiores com auxílio de uma câmara de vácuo (câmara de pressão negativa). O menor enchimento cardíaco diminui a atividade dos receptores cardiopulmonares, levando a um aumento da atividade simpática periférica (quantificada por meio da dosagem de catecolaminas séricas ou por registro da atividade do nervo peroneiro pela microneuronografia) e aumento da resistência vascular no território muscular (avaliada por meio da pletismografia no antebraço). O efeito da desativação dos receptores no território renal pode ser avaliado pelo aumento nos níveis séricos de renina e vasopressina, associado a uma diminuição da taxa de filtração glomerular durante estímulos mais prolongados.

Questões de Treinamento

Título de Especialista em Cardiologia – 2015
1. Sobre o sarcômero, pode-se afirmar que:
a) As troponinas I e T apresentam alta afinidade pelo cálcio.
b) Os miofilamentos finos são formados por moléculas de miosina.
c) Os miofilamentos grossos são formados por três proteínas: actina, troponina e tropomiosina.
d) O sarcômero é a distância entre duas linhas M.
e) O filamento grosso é mantido no centro do sarcômero por ação de uma proteína elástica chamada titina.

Título de Especialista em Cardiologia – 2015
2. Sobre a diástole ventricular, assinale a alternativa ERRADA.
a) É reconhecido um efeito de "sucção" ventricular que aumenta o gradiente de pressão entre átrio esquerdo e ventrículo esquerdo no início da diástole.
b) O relaxamento isovolumétrico é dependente de energia, requerendo trifosfato de adenosina (ATP) para a captação de cálcio pelo retículo sarcoplasmático.
c) As propriedades viscoelásticas do miocárdio influenciam o relaxamento ventricular.
d) A frequência cardíaca não influencia o enchimento ventricular.
e) O relaxamento é influenciado pela carga de pressão sistólica.

Título de Especialista em Cardiologia – 2015
3. Sobre o ciclo cardíaco, assinale a alternativa CORRETA.
a) A diástole é composta pelas fases denominadas diástase, enchimento ventricular rápido, relaxamento isovolumétrico e sístole atrial, nesta ordem.
b) O relaxamento isovolumétrico ocorre entre o fechamento da valva aórtica e a abertura das valvas atrioventriculares.
c) A contração isovolumétrica se inicia com a abertura da valva aórtica e termina no fechamento das valvas atrioventriculares.
d) B3 é uma bulha telediastólica.
e) B4 pode estar presente em pacientes com fibrilação atrial.

Título de Especialista em Cardiologia – 2015
4. Sobre o controle do fluxo coronariano, assinale a alternativa ERRADA.
a) Há variação no fluxo coronariano ao longo do ciclo cardíaco.

b) A contração sistólica aumenta a pressão tecidual e redistribui a perfusão das camadas subendocárdicas para as subepicárdicas.
c) A compressão sistólica reduz o diâmetro de vasos da microcirculação intramiocárdica.
d) Durante a diástole, o fluxo arterial coronariano é reduzido, ocorrendo menor perfusão subendocárdica.
e) Durante a diástole, o fluxo venoso coronariano diminui.

Título de Especialista em Cardiologia – 2014
5. A contração e o relaxamento ventricular sofrem influência de vários fatores fisiológicos. Diante disso, pode-se afirmar que um fator e o seu respectivo comportamento estão CORRETAMENTE apresentados em:
a) A pós-carga reduzida gera disfunção diastólica.
b) o aumento da fosforilação da troponina I reduz a razão de relaxamento.
c) A ativação dos receptores rianodínicos do retículo sarcoplasmático libera grande quantidade de sódio no citosol.
d) O cálcio do citosol tem que ser reduzido para fornecer o desacoplamento do cálcio do sítio C da troponina para que ocorra relaxamento.
e) A capacidade de recaptação do cálcio pela enzima SERCA do retículo sarcoplasmático tem influência direta sobre a contração ventricular.

Título de Especialista em Cardiologia – 2008
6. Quanto à bomba de sódio do miócito cardíaco, considere as assertivas a seguir:
I. É ativada pelo Na^+ interno ou pelo K^+ externo.
II. Para cada três Na^+ exportados, dois K^+ são importados.
III. Opera em modo reverso sob elevadas concentrações de Na^+ extracelular.
Quais são CORRETAS?
a) apenas I.
b) apenas II.
c) apenas III.
d) apenas I e II.
e) I, II e III.

Título de Especialista em Cardiologia – 2008
7. A contração do miócito cardíaco depende da interação do cálcio com a:
a) Titina.
b) Actina.
c) Miosina.
d) Troponina C.
e) Tropomiosina.

Título de Especialista em Cardiologia – 2008
8. No sistema beta-adrenérgico cardíaco, a função de segundo mensageiro é exercida pelo(a):
a) AMP cíclico.
b) Adenosina.
c) Adrenalina.
d) Cálcio.
e) Noradrenalina.

Título de Especialista em Cardiologia – 2008
9. Qual o vasodilatador dependente do endotélio, derivado da L-arginina, cujo efeito é mediado por GMP cíclico?
a) Nitroglicerina.
b) Óxido nítrico.
c) Prostaciclina.
d) Bradicinina.
e) Endotelina.

Título de especialista em Cardiologia – 2008
10. O desempenho cardíaco alterado desencadeia respostas fisiológicas do organismo, as quais produzem efeitos de curto e longo prazos. Em relação a essas respostas fisiopatológicas e seus respectivos efeitos, assinale a alternativa CORRETA:
a) Em curto prazo, a vasoconstrição mantém uma pressão arterial suficiente para a perfusão de órgãos vitais.
b) Em curto prazo, a retenção de sal e água leva à congestão pulmonar e à anasarca.
c) Em longo prazo, a hipertrofia cardíaca diminui a carga sobre as fibras musculares individuais.
d) O aumento do colágeno em curto prazo prejudica o relaxamento cardíaco.
e) O aumento da frequência cardíaca e da ejeção ventricular são efeitos que aparecem em longo prazo, sendo mediados por estimulação simpática.

Título de especialista em Cardiologia – 2008
11. Em relação ao controle neural do coração, qual a única afirmativa CORRETA?
a) A estimulação vagal no coração é mediada por AMP cíclico.
b) Somente a estimulação simpática, por intermédio de um segundo mensageiro, é capaz de interferir com os canais de cálcio.
c) A estimulação vagal produz bradicardia, diminuindo a contratilidade e a demanda de oxigênio miocárdicas.
d) Fisiologicamente, os efeitos inotrópicos oriundos da estimulação beta-adrenérgica são mais protetores contra a arritmogenicidade cardíaca.
e) A estimulação de receptores beta-2-adrenérgicos no coração produz efeitos opostos aos induzidos pela estimulação beta-1-adrenégica.

Título de especialista em Cardiologia – 2008
12. A respeito do óxido nítrico, assinale a alternativa INCORRETA:
a) É formado em diversos tecidos.
b) No endotélio vascular, é gerado pela enzima óxido nítrico-sintetase endotelial.
c) É um radical livre fisiológico.
d) Tem efeito cardioprotetor principalmente quando em concentrações elevadas.
e) O óxido nítrico endotelial tem efeito vasodilatador.

Título de especialista em Cardiologia – 2008
13. Em relação aos processos do mecanismo contração-relaxamento, qual das informações a seguir está INCORRETA:
a) As principais proteínas contráteis envolvidas são a actina e a miosina.
b) Os íons cálcio desencadeiam um ciclo de contração ao interagir com a troponina I.
c) A titina age como um terceiro filamento para proporcionar elasticidade.
d) Durante a contração, os filamentos deslizam uns sobre os outros, sem que as moléculas de actina e miosina se encurtem efetivamente.
e) A energia para o encurtamento do sarcômero é fornecida pela decomposição do ATP.

Título de Especialista em Cardiologia – 2007
14. Em relação ao óxido nítrico, assinale a alternativa CORRETA:
a) Estimula o recrutamento e a diferenciação de células inflamatórias.
b) Sua ação resulta em inotropismo positivo por inibição dos canais de cálcio.
c) Sua produção é estimulada pela bradicinina.
d) O estresse de cisalhamento aumenta a atividade das sintases de NO_2 em resposta à diminuição do fluxo sanguíneo.
e) Sua ação é antagônica à da adenosina.

Título de Especialista em Cardiologia – 2006
15. O aumento do cálcio sarcoplasmático é um evento-chave para o início da contração miocárdica, pois desencadeia os seguintes fenômenos:
a) Separação do complexo actina-miosina.
b) Ligação com a cabeça da miosina e inibição da tropomiosina.
c) Ligação com a tropomiosina, permitindo a interação entre troponina e actina.
d) Ligação com a troponina, permitindo a interação entre actina e miosina.

Título de Especialista em Cardiologia – 2006
16. O efeito da acetilcolina sobre o potencial de ação das células do nódulo sinusal causa:
a) Uma hiperpolarização da membrana.
b) Um encurtamento da duração do potencial de ação.
c) Uma aceleração da taxa de despolarização diastólica.
d) Uma maior permeabilidade da membrana aos íons cálcio.

Título de Especialista em Cardiologia – 2006
17. O débito cardíaco é determinado por:
a) Volume sistólico e frequência cardíaca.
b) Pressão arterial sistólica e frequência cardíaca.
c) Resistência vascular periférica e volume sistólico.
d) Resistência vascular periférica e pressão arterial sistólica.

Título de Especialista em Cardiologia – 2006
18. A estrutura celular que apresenta uma coexistência de isoformas que pode criar uma condição eletrofisiológica na qual é garantida a função de marca-passo do nódulo sinusal, ao mesmo tempo em que reduz a interferência eletrotônica do músculo atrial, é:
a) Conexina.
b) Canais lentos de cálcio.
c) Retículo sarcoplasmático.
d) Canais de potássio retificadores anômalos.

Título de Especialista em Cardiologia – 2006
19. Existem descritas três isoformas da miosina no miocárdio ventricular, de acordo com sua mobilidade eletroforética. Cada isoforma é composta de duas subunidades, que podem ser de dois tipos de cadeias pesadas de miosina (alfa e beta), cujas expressões proporcionais variam de acordo com diversas condições fisiológicas e patológicas, conferindo diferentes características contráteis ao miocárdio. A principal característica funcional da cadeia pesada da miosina tipo alfa, quando comparada ao tipo beta, é:
a) Maior peso molecular.
b) Maior atividade da ATPase.
c) Maior número de pontes de sulfeto.
d) Menor eficiência na geração de tensão.

Título de Especialista em Cardiologia – 2006
20. Pode-se afirmar que, entre as opções a seguir, a CORRETA é:
a) A inibição da bomba Na^+/K^+ ATPase da membrana da célula cardíaca produz hiperpolarização.
b) A velocidade de despolarização das células cardíacas (fase 0) independe do nível do potencial de repouso.
c) A velocidade de despolarização da célula marca-passo sinusal é lenta devido à inativação dos canais rápidos de sódio.

d) A fase 3 do potencial de ação da célula de Purkinje depende da inativação dos canais lentos de cálcio e dos canais de potássio.

Título de Especialista em Cardiologia – 2006
21. Entre as opções a seguir, relativas ao óxido nítrico, é CORRETO afirmar que:
a) A ativação dos receptores na membrana da célula endotelial pela bradicinina e/ou acetilcolina induz aumento do teor de cálcio dentro da célula endotelial, com consequente ativação de óxido nítrico sintase (NOs), dando origem à síntese de óxido nítrico, o qual se difunde para a célula muscular lisa do vaso, causando vasodilatação em decorrência da inibição da formação de GMPc.
b) O controle do tônus das arteríolas pelas células endoteliais é muito mais dependente da vasodilatação induzida pelo fator hiperpolarizante derivado do endotélio (EDHF) do que pela ação do óxido nítrico.
c) Nos pacientes hipertensos, a resposta vasodilatadora modulada pela liberação de óxido nítrico pelo endotélio vascular está potencializada face aos elevados níveis tensionais na parede dos vasos.
d) A vasodilatação mediada pelas células endoteliais é reduzida em pacientes diabéticos e com dislipidemia, mas não em pacientes fumantes.

Título de Especialista em Cardiologia – 2005
22. No processo contrátil cardíaco, que elemento fornece energia para o encurtamento da miofibrila na sístole?
a) Actina.
b) Miosina.
c) ATP mitocondrial.
d) Titina.
e) Bomba de cálcio.

Título de Especialista em Cardiologia – 2005
23. Sobre a bomba de sódio, assinale a assertiva CORRETA:
a) Corrige o influxo de sódio por sua troca por potássio.
b) É ativada pelo conteúdo externo de cálcio.
c) Uma molécula de AMP cíclico é requerida a cada transporte iônico.
d) Para cada efluxo de três íons sódio, há um influxo do mesmo número de íons potássio.
e) Como não se modificam as cargas elétricas em ambos os lados da membrana, a bomba não é eletrogênica.

Título de Especialista em Cardiologia – 2005
24. Assinale a assertiva CORRETA em relação ao sistema beta-adrenérgico cardíaco:
a) Predominam receptores beta-2 nos ventrículos e nos átrios.
b) Inexistem receptores beta-3 no coração.
c) dentre os efeitos beta-adrenérgicos fisiológicos no coração, encontra-se estimulação do sistema de contração, mas não seu relaxamento.
d) Receptores betacardíacos podem ser rapidamente dessensibilizados por uma quinase ligada à proteína arrestina (betarrestina).
e) Receptores beta-2 acoplam-se somente à proteína G estimuladora (G_s).

Título de Especialista em Cardiologia – 2005
25. A respeito da formação endotelial de óxido nítrico, considere os fatores abaixo:
I- Fluxo sanguíneo elevado
II- Aumento da sobrecarga cardíaca
III- Liberação de bradicinina
Quais deles são capazes de estimular a produção da sintase endotelial de óxido nítrico?
a) Apenas I.
b) Apenas II.
c) Apenas III.
d) Apenas I e II.
e) I, II e III.

Título de Especialista em Cardiologia – 2004
26. A respeito da função contrátil do coração, assinale a assertiva CORRETA:
a) Conexina é a mais curta proteína miofibrilar, envolvida mais com força do que com elasticidade no sistema contrátil cardíaco.
b) A troca cardíaca de Na^+/Ca^{++} associa-se à força contrátil, mas não à frequência cardíaca.
c) A atividade de miosina ATPase não é responsiva às diferenças de concentração de cálcio.
d) No músculo cardíaco, trifosfato de inositol (IP3) tem ação direta na resposta inotrópica.
e) O íon cálcio ligado à troponina C exerce papel decisivo na ativação do sistema contrátil do coração.

Título de Especialista em Cardiologia – 2004
27. Assinale a assertiva CORRETA em relação ao endotélio vascular:
a) Prostaciclina exerce importante papel no relaxamento vascular
b) Óxido nítrico antagoniza a ação do fator relaxante derivado do endotélio (EDHF).
c) Mesmo lesado, o endotélio influencia o efeito relaxante vascular de acetilcolina.
d) Mecanismos reguladores endoteliais operam exclusivamente em vasos coronarianos de condutância.
e) Endotelina-1 tem rápido início de ação e imediata cessação de efeito.

Título de Especialista em Cardiologia – 2004
28. Vários mecanismos mantêm a pressão arterial sistêmica em níveis considerados normais. Dentre os

abaixo, assinale o que mais rapidamente inibe a elevação da pressão por aumento do débito cardíaco:
a) Vasodilatação mediada por insulina.
b) Aumento da síntese de óxido nítrico.
c) Ativação do sistema nervoso simpático periférico.
d) Autorregulação renal da excreção de sódio.
e) Inibição da síntese de endotelina.

Título de Especialista em Cardiologia – 2004
29. Em relação ao controle neural adrenérgico no coração e na vascularização miocárdica, assinale a assertiva CORRETA:
a) A estimulação beta-adrenérgica cardíaca influencia exclusivamente a velocidade de contração e o pico de força, sem determinar efeito de relaxamento.
b) A estimulação de receptores beta-2-adrenérgicos nos neurônios terminais de nervos cardíacos simpáticos determina a liberação de norepinefrina, que exerce efeitos beta-1-adrenérgicos dominantes.
c) Fisiologicamente, a estimulação de receptores beta-1-adrenérgicos nos ventrículos aumenta automaticidade, contratilidade e velocidade de condução.
d) O controle neural adrenérgico suplanta os efeitos locais metabólicos, autorreguladores e endoteliais como determinantes de fluxo sanguíneo coronariano.
e) A estimulação de receptores beta-2-adrenérgicos nos ventrículos produz efeitos opostos aos induzidos pela estimulação beta-1-adrenérgica.

Título de Especialista em Cardiologia – 2004
30. Em relação ao papel do óxido nítrico na circulação coronariana, assinale a assertiva CORRETA:
a) Óxido nítrico estimula adesão e agregação plaquetárias.
b) A fase tardia da hiperemia reativa não é mediada por óxido nítrico.
c) Hipoxia constitui estímulo para liberação de óxido nítrico pelo endotélio.
d) Óxido nítrico não influencia a autorregulação coronariana.
e) Óxido nítrico tem ação sinérgica com endotelina-1 e PAF.

Título de Especialista em Cardiologia – 2003
31. Todos os mecanismos abaixo estão envolvidos na antecipação do exercício dinâmico em indivíduos normais, exceto:
a) Aceleração da frequência cardíaca.
b) Aumento da ventilação alveolar.
c) Diminuição do débito cardíaco de repouso.
d) Aumento do retorno venoso.
e) Renoconstrição simpática.

Título de Especialista em Cardiologia – 2003
32. Assinale o fator que determina proporcionalmente maior consumo de oxigênio pelo miocárdio:
a) Contratilidade.
b) Frequência cardíaca.
c) Trabalho de volume.
d) Estresse de parede.
e) Ácidos graxos livres circulantes.

Título de Especialista em Cardiologia – 2003
33. Em relação ao débito cardíaco, considere as seguintes assertivas:
I. Costuma ser estimado pelos métodos de Fick e de termodiluição.
II. Resulta da interação entre volume diastólico final, fração de ejeção efetiva do ventrículo esquerdo e frequência cardíaca.
III. Tem ampla faixa de normalidade, de modo que declínio de quase 40% ainda significa valor dentro de limites normais.
Quais são CORRETAs?
a) Apenas I.
b) Apenas II.
c) Apenas I e II.
d) Apenas II e III.
e) I, II e III.

Título de Especialista em Cardiologia – 2003
34. Que fator vasoativo endotelial, dentre os abaixo, produz vasoconstrição?
a) Óxido nítrico.
b) Prostaciclina.
c) Endotelina-1.
d) Fator hiperpolarizante endotelial (EDHF).
e) GMP cíclico intracelular (cGMP).

Título de Especialista em Cardiologia – 2002
35. Em relação ao controle neural do coração, assinale a assertiva CORRETA:
a) A estimulação vagal produz bradicardia, diminuindo a contratilidade e a demanda de oxigênio miocárdica.
b) A estimulação vagal no coração é mediada por AMP cíclico.
c) Somente a estimulação simpática, através de um segundo mensageiro, é capaz de interferir com os canais de cálcio.
d) Fisiologicamente, os efeitos inotrópicos oriundos da estimulação beta-adrenérgica são mais protetores contra a arritmogenicidade cardíaca.
e) A estimulação de receptores beta-2-adrenérgicos no coração produz efeitos opostos aos induzidos pela estimulação beta-1 adrenérgica.

Título de Especialista em Cardiologia – 2002
36. Em relação ao óxido nítrico, assinale a assertiva INCORRETA:
a) É fator endotelial que modula o tônus vascular.
b) Tem ação antagônica à da adenosina.
c) Tem sua produção estimulada por bradicinina.
d) O estresse de cisalhamento aumenta a atividade das sintases de óxido nítrico em resposta ao aumento do fluxo sanguíneo.
e) Resulta em inotropismo negativo por inibição do canal de cálcio.

Título de Especialista em Cardiologia – 2002
37. A respeito da função contrátil do coração, considere as assertivas abaixo:
I. Pode ser alterada independentemente de mudanças em pré e pós-carga.
II. Ao aumento abrupto da pós-carga segue-se efeito inotrópico positivo em 1 a 2 minutos, comumente chamado de autorregulação homeométrica.
III. Suas modificações agudas se refletem em alteração das relações de velocidade de contração, pressão intraventricular e volume do músculo miocárdico.
Quais são CORRETAS?
a) Apenas I.
b) Apenas II.
c) Apenas III.
d) Apenas I e III.
e) I, II e III.

Título de Especialista em Cardiologia – 2002
38. Variados mecanismos reguladores mantêm a pressão arterial sistêmica em níveis considerados normais. Dentre os abaixo, assinale o que pode opor-se à elevação da pressão face ao aumento do débito cardíaco:
a) Ativação do sistema nervoso simpático periférico.
b) Liberação de endotelina I.
c) Preservação de bradicinina.
d) Autorregulação renal no sentido de poupança de sódio.
e) Indução de hipertrofia do músculo vascular liso.

Título de Especialista em Cardiologia – 2001
39. Há vários mecanismos de regulação do fluxo coronário. O fenômeno denominado hiperemia reativa relaciona-se com:
a) Respostas de agentes vasoativos formados localmente pelo endotélio.
b) Efeito vasodilatador da prostaciclina, muito aumentada em condições fisiológicas.
c) Mudanças na oferta de oxigênio, levando a alterações imediatas da resistência vascular coronariana.
d) Ajustes neurais acionados por mudança na pressão de perfusão coronariana.
e) Formação e crescimento de vasos coronarianos colaterais.

Título de Especialista em Cardiologia – 2001
40. Assinale a assertiva INCORRETA em relação aos fatores relaxantes vasculares dependentes do endotélio vascular:
a) Peptídio natriurético atrial e agonistas beta-adrenérgicos incluem-se nestes fatores.
b) Óxido nítrico é gerado pela sintase constitutiva existente em células endoteliais.
c) Bradicinina é potente estimulante da produção de óxido nítrico pelas células endoteliais.
d) O aumento de fluxo sanguíneo por incremento na sobrecarga ou na frequência cardíacas, também chamado estresse de cisalhamento, regula a atividade das sintases do óxido nítrico
e) Prostaciclina (PGI2) tem ação sinérgica com óxido nítrico.

Título de Especialista em Cardiologia – 2001
41. Dentre as alternativas abaixo, assinale aquela que, na figura, corresponde ao potencial de ação de células do nódulo sinoatrial e à fase de maior automatismo:

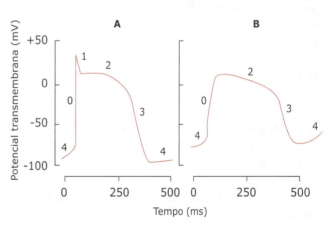

a) B-0
b) B-4
c) A-4
d) A-3
e) A-1

Título de Especialista em Cardiologia – 2001
42. A manutenção da pressão arterial sistêmica em níveis considerados normais se processa pela ativação de variados mecanismos reguladores. Dentre os abaixo, assinale o que pode se opor à elevação da pressão face ao aumento do débito cardíaco:
a) Preservação de bradicinina
b) Liberação de endotelina I
c) Ativação do sistema nervoso simpático periférico
d) Autorregulação renal no sentido de poupança de sódio
e) Indução de hipertrofia do músculo vascular liso

Título de Especialista em Cardiologia – 2000

43. A adaptação do débito cardíaco à demanda orgânica durante o exercício ocorre graças a uma série de mecanismos entre os quais não se inclui:
a) Diminuição da extração de oxigênio
b) Aumento da frequência cardíaca
c) Redistribuição do fluxo sanguíneo
d) Metabolismo anaeróbico
e) Hipertrofia cardíaca

Título de Especialista em Cardiologia – 2000

44. A respeito da circulação coronária, considere as seguintes afirmações:
I. É capaz de aumentar cinco a seis vezes o fluxo em relação ao valor de repouso, ante várias condições de demanda.
II. Tem capacidade de reserva que provê quantidade adicional de sangue oxigenado ao miocárdio.
III. Mesmo em repouso, o coração extrai a maioria do oxigênio contido no fluxo coronário, de modo que o conteúdo de oxigênio no seio coronário é de aproximadamente 5 mL/100 mL de sangue, com saturação de cerca de 30%.
Quais são CORRETAS?
a) Apenas I.
b) Apenas II.
c) Apenas III.
d) Apenas I e III.
e) I, II e III.

Título de Especialista em Cardiologia – 2000

45. A respeito dos fatores neurais que influenciam a circulação coronária, assinale a afirmação CORRETA:
a) Vasos coronários contêm receptores simpáticos alfa, beta-2 e beta-1
b) As fibras simpáticas inervam artérias e veias epicárdicas e intramurais
c) Vasos coronários são inervados por fibras simpáticas colinérgicas
d) Receptores beta-2-adrenérgicos coronários contribuem para a vasodilatação secundária induzida por aumento do metabolismo miocárdico
e) A estimulação vagal no organismo intacto produz vasodilatação coronária direta

Título de Especialista em Cardiologia – 2000

46. Em relação ao controle neural do coração, assinale a afirmação CORRETA:
a) Os ventrículos costumam ter mais receptores adrenérgicos que as aurículas
b) A inervação parassimpática influencia predominantemente a musculatura ventricular
c) A estimulação vagal produz bradicardia, diminuindo a contratilidade e a demanda de oxigênio miocárdica
d) A estimulação diminuída do seio carotídeo, como na hipotensão, induz reflexo venoconstritor mediado por inervação colinérgica.
e) O sistema simpático predomina durante o período de vigília, sendo responsável pela manutenção da frequência cardíaca entre 65 e 75 batimentos por minuto.

Título de Especialista em Cardiologia – 2000

47. A respeito da função contrátil do coração, considere as afirmações abaixo:
I. Pode ser alterada independentemente de mudanças em pré e pós-carga.
II. A estimulação simpática que causa taquicardia e aumento de contratilidade só afeta a contração da musculatura ventricular, não influenciando a fase diastólica.
III. Suas modificações agudas se refletem em alteração das relações de velocidade, pressão e volume do músculo miocárdico.
Quais são CORRETAS?
a) Apenas I.
b) Apenas II.
c) Apenas III.
d) Apenas I e III.
e) I, II e III.

Título de Especialista em Cardiologia – 2017

48. A estimulação dos receptores Alfa-1 nas arteríolas periféricas induz:
a) vasoconstricção.
b) vasodilatação direta.
c) vasodilatação indireta.
d) diminuição da pressão arterial sistólica.
e) diminuição da resistência vascular periférica.

Título de Especialista em Cardiologia – 2017

49. Na estimulação parassimpática do coração ocorre:
a) aumento do inotropismo.
b) aumento da frequência cardíaca.
c) aumento da pressão arterial diastólica.
d) redução da frequência cardíaca e o inotropismo.
e) redução da frequência cardíaca e não altera o inotropismo.

Título de Especialista em Cardiologia – 2018

50. Sobre a titina, é correto afirmar, EXCETO:
a) É uma proteína miofibrilar, extremamente longa, flexível e delgada.
b) Estende-se da linha Z até um pouco antes da linha M.
c) Tem um segmento de ancoragem inextensível e um segmento elástico extensível.

d) Em condições normais, não influencia as propriedades elásticas diastólicas do miocárdio.
e) Liga a molécula de miosina à linha Z, estabilizando as proteínas contráteis.

Título de Especialista em Cardiologia – 2018
51. Sobre a contração e o relaxamento do miocárdio, NÃO é correto afirmar:
a) No coração normal, a fosfolambam não influencia a função da SERCA-2.
b) As duas proteínas contráteis principais são a miosina, no filamento espesso, e a actina, no filamento fino.
c) O íon cálcio inicia a contração ao ligar-se à troponina C.
d) O sarcômero é a unidade funcional contrátil.
e) O cálcio é transportado para o interior do retículo sarcoplasmático pela SERCA-2.

Título de Especialista em Cardiologia – 2018
52. Sobre o mecanismo de Frank-Starling, marque a alternativa CORRETA:

a) A influência da pós-carga ocorre no sentido de acentuar a ejeção ventricular, conforme o ventrículo é dilatado.
b) O estiramento miocárdico não afeta o inotropismo.
c) A contração é acentuada pela distensão da câmara e restrita pelo retraimento do volume ventricular.
d) Não é influenciado pelo retorno venoso.
e) Não depende do estiramento do sarcômero.

Título de Especialista em Cardiologia – 2018
53. Marque a alternativa CORRETA sobre o período de contração isovolumétrica:
a) As valvas atrioventriculares estão fechadas, e as semilunares, abertas.
b) Ocorre redução de pressão, sem redução de volume.
c) Ocorre no momento da onda V do pulso venoso.
d) É o período que antecede a abertura das valvas semilunares.
e) Ocorre após o período de relaxamento isovolumétrico.

Gabarito comentado

1. Como podemos ver no esquema abaixo, os filamentos grossos, de miosina, são ancorados na linha M e os filamentos finos, de actina são ancorados na linha Z. O sarcômero está contido entre essas duas linhas Z. Os filamentos grossos são formados apenas pela miosina e os filamentos finos são constituídos de actina, do complexo das troponinas T, C e I e uma proteína estrutural chamada tropomiosina.

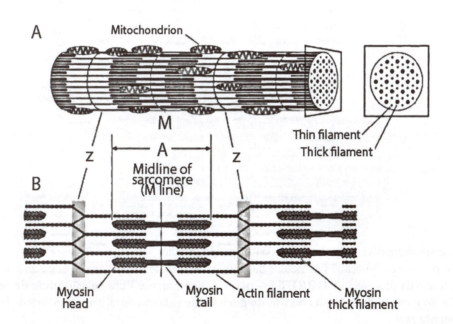

Quanto à estrutura das troponinas, temos a triponina C que se liga ao cálcio (dái seu nome), a troponina I que inibe a ligação actina-miosina (I=inibição) e a troponina T que se liga à tropomiosina, conforme a figura abaixo. Portanto a unica troponina que apresenta afinidade ao cálcio é a troponina C.

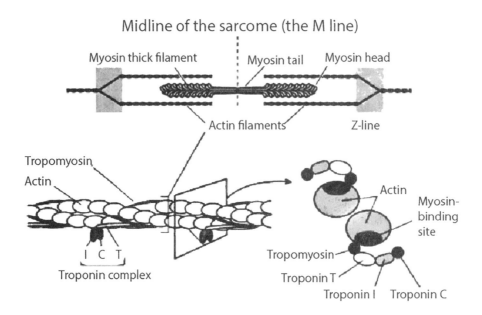

Por fim, a titina ou conexina é uma antiga favorita das provas do TEC – é uma protepina gigante que liga os filamentos grosso de miosina até as linhas Z, fazendo um papel de elástico no sarcômero. O nome químico da titina é a maior palavra em qualquer língua conhecida - se quiser perder aproximadamente 3h da sua vida futilmente digite no youtube *chemical name of titin*. Desta forma **resposta E.**

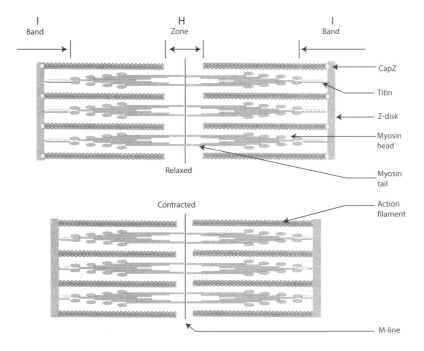

2. Vamos analisar cada alternativa para chegarmos à afirmativa errada:
a) É reconhecido um efeito de "sucção" ventricular que aumenta o gradiente de pressão entre átrio esquerdo e ventrículo esquerdo no início da diástole. – **CORRETA – não é propriamente uma sucção, mas sim um grande diferencial de pressão no começo da diástole, no fim do período de relaxamento isovolumétrico, quando a pressão do VE é praticamente zero.**
b) O relaxamento isovolumétrico é dependente de energia, requerendo trifosfato de adenosina (ATP) para a captação de cálcio pelo retículo sarcoplasmático. **Correta – o processo de relaxamento é ativo e dependente de ATP, conforme esquema abaixo.**

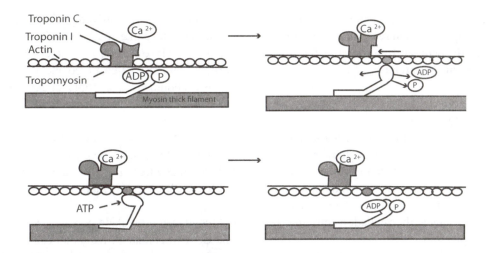

c) As propriedades viscoelásticas do miocárdio influenciam o relaxamento ventricular. – **Correta, mas péssima semântica - a verdade é que a complacência miocárdica influencia sim o relaxamento, mas não devemos chamar isso de propriedades viscoelásticas. Viscoelástico é o diferencial de um *Lancia Delta Integrale*.**
d) A frequência cardíaca não influencia o enchimento ventricular. **Errado – o tempo de sístole é constante, e assim o tempo de diástole depende da frequência cardíaca - quanto maior a frequência cardíaca, menor o tempo de diástole e assim o enchimento é muito afetado pela frequência cardíaca.**
e) O relaxamento é influenciado pela carga de pressão sistólica. – **Correto - a pressão sistólica influencia na tensão da parede miocárdica que por sua vez tem efeito direto na função diastólica.** resposta d

3. Vamos analisar aqui cada alterntiva, com a ajuda do esquema abaixo da curva P-V (na qual a fase de relaxamento isovolumétrico está em vermelho).

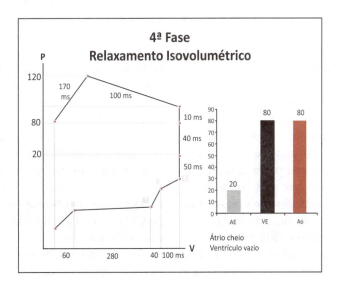

a) A diástole é composta pelas fases denominadas diástase, enchimento ventricular rápido, relaxamento isovolumétrico e sístole atrial, nesta ordem. **Errada - as fases da diástole são enchimento rápido, enchimento lento e sístole atrial. Diástase é sinônimo de enchimento lento.**
b) O relaxamento isovolumétrico ocorre entre o fechamento da valva aórtica e a abertura das valvas atrioventriculares. **Correto, como podemos ver no esquema acima.**
c) A contração isovolumétrica se inicia com a abertura da valva aórtica e termina no fechamento das valvas atrioventriculares. **Errado - por definição em toda fase isovolumétrica tanto as valvas AV quanto as valvas semilunares estão fechadas.**
d) B3 é uma bulha telediastólica. **Errado - B3 ocorre no fim do enchimento rápido, no inicio da diálstole, como mostrado na figura acima**

e) B4 pode estar presente em pacientes com fibrilação atrial. **Errado - já que B4 ocorre após a sístole atrial ela é impossível de ocorrer quando não há função atrial, como na fibrilação atrial.**

4. Vamos analisar aqui cada uma das alternativas:
a) Há variação no fluxo coronariano ao longo do ciclo cardíaco. – **Correto** - o pico do fluxo coronariano ocorre no fim do período de relaxamento isovolumétrico.
b) A contração sistólica aumenta a pressão tecidual e redistribui a perfusão das camadas subendocárdicas para as subepicárdicas. **Correto** - por puro efeito mecânico a sístole "empurra" o sangue da cavidade ventricular (endocárdio) para o epicárdio.
c) A compressão sistólica reduz o diâmetro de vasos da microcirculação intramiocárdica. **Correto** - autoexplicativo, a sístole comprime os vasos intramiocárdicos
d) Durante a diástole, o fluxo arterial coronariano é reduzido, ocorrendo menor perfusão subendocárdica. **Errado** - NA diástole aumenta o fluxo coronariano, sendo que o pico do fluxo coronariano ocorre no fim do período de relaxamento isovolumétrico.
e) Durante a diástole, o fluxo venoso coronariano diminui. **Correto** - Aumenta o fluxo arterial coronariano, enquanto que o retorno venoso é auxiliado pela sístole ventricular. Resposta d.

5. Essa questão possui duas alternativas corretas. A "d" e a "e" (gabarito da questão). Segundo o Tratado de Cardiologia do Braunwald (8ª edição), a enzima SERCA do retículo sarcoplasmático é uma bomba de cálcio que capta os íons cálcio do citosol, tendo sim influência sobre a contração ventricular. Na página 518 desse tratado, o autor afirma que ligações importantes entre SERCA e a atividade contrátil cardíaca são encontradas em vários estudos em animais e humanos. Ele justifica essa influência na contração cardíaca na página seguinte (519), referindo que a estimulação do armazenamento de cálcio no retículo sarcoplasmático (realizado pela SERCA) aumenta de maneira correspondente à quantidade de cálcio liberada pelo receptor de rianodina em resposta a ondas subsequentes de despolarização, produzindo um aumento da frequência e da força de contração. Portanto, a enzima SERCA do retículo sarcoplasmático recapta cálcio, sendo assim, exerce influência direta sobre a contração ventricular. Tem-se, então, duas alternativas corretas nessa questão.

6. A bomba de sódio/potássio, também chamada de Na^+/K^+ ATPase, restabelece as concentrações de Na^+ e K^+ após a despolarização celular. Após a despolarização há a necessidade de se remover da célula a grande quantidade de sódio que adentrou durante as fases 0 e 1 do potencial de ação, e este papel é feito pela bomba de Na^+/K^+. A bomba Na^+/K^+ é ativada pelo potássio extracelular e pelo Na intracelular, e na sua ação consome uma molécula de ATP (e não de AMP cíclico, como falado na questão). Para restabelecer o potencial transmembrana de repouso, a bomba Na^+/K^+ bombeia três íons de sódio para fora da célula e dois íons de potássio para dentro, sendo desta forma uma bomba eletrogênica. Assim, a inibição da bomba Na^+/K^+, como ocorre com a ação do digital, diminui a diferença de potencial transmembrana, e não de hiperpolarização. Por fim, não há situação em que a bomba Na^+/K^+ opere de maneira inversa. Resposta d.

7. A contração é regulada pela ligação do cálcio à troponina C. A troponina C, ligada ao cálcio, modifica a disposição espacial da tropomiosina, que é uma alfa-hélice e se dispõe em volta da actina inibindo a interação com a cabeça da miosina. O relaxamento depende da queda da concentração de cálcio no citoplasma, levando ao desligamento do cálcio à troponina e reconstituição da disposição original do sarcômero. A recaptação de cálcio é dependente de energia e, portanto, o relaxamento muscular exige consumo de ATP. Conclui-se que o relaxamento é um processo tão ativo quanto a própria contração. Resposta d.

8. O segundo mensageiro do sistema adrenérgico é o AMP cíclico, enquanto que o segundo mensageiro do sistema colinérgico (vagal) é o GMP cíclico. Resposta a.

9. O óxido nítrico (NO), também conhecido como fator relaxante derivado do endotélio, é sintetizado neste a partir da L-arginina via ação da enzima NO-sintase. Sua ação vasodilatadora predomina sobre a musculatura lisa das artérias, com ativação via GMP cíclico. O estímulo para sua liberação depende fundamentalmente da presença de acetilcolina (ou seja, estímulo vagal), trombina, agregação plaquetária (ADP, serotonina), histamina, bradicinina e do incremento das forças de cizalhamento na luz arterial. Assim, a adenosina promove vasodilatação através da liberação de óxido nítrico. A elevação do GMP cíclico promovida pelo óxido nítrico diminui o cálcio intracelular, promovendo assim relaxamento das células musculares lisas, mas diminuição do inotropismo em cardiomiócitos. O óxido nítrico é fundamental na autorregulação do fluxo coronário e é antagonizado por vasoconstritores como a endotelina. Resposta b.

10. Os mecanismos de regulação da pressão arterial são divididos de acordo com sua capacidade de resposta (rápida ou lenta), e também de acordo com o prazo de atuação para promover alterações da pressão arterial. Assim, mecanismos neurais, simpático-adrenérgicos e parassimpático-colinérgicos são considerados mecanismos de regulação de **curto prazo**, ou seja, são capazes de produzir ajustes cardiovasculares agudos (de segun-

dos a horas). Os mecanismos hormonais são considerados de **médio prazo** (de horas a dias), e seu efetor mais importante é o sistema renina-angiotensina-aldosterona. Finalmente, existem os mecanismos que atuam a **longo prazo** (de dias a semanas) – esta categoria é representada pela função renal, que é capaz de ajustar os níveis tensionais modificando a excreção de sódio e água. Este mecanismo é de atuação lenta, mas extremamente efetivo em ajustar o volume corporal e a pressão arterial. Resposta a.

11. O controle neural da resistência vascular possui componentes simpáticos e parassimpáticos. Em situações normais, a contribuição do sistema parassimpático é de menor expressão; já o sistema simpático possui importância significativa. A ativação simpática causa aumento da frequência e inotropismo cardíaco, elevando o consumo miocárdico de oxigênio. Simultaneamente, há vasoconstrição sistêmica e de artérias coronárias. A contração de artérias epicárdicas de médio e grande calibres, mediada por receptores alfa-adrenérgicos, pode favorecer a redistribuição do fluxo coronário e da perfusão do endocárdio, região mais frequentemente vulnerável à isquemia, em particular durante o exercício. A ação parassimpática é mediada pela liberação de acetilcolina. Em pacientes saudáveis, a acetilcolina associada ao NO promove vasodilatação coronária. Porém, em pacientes com aterosclerose o efeito pode ser inverso, com vasoconstrição (a estimulação parassimpática não promove vasodilatação direta, e sim através do NO). Tanto a estimulação simpática quanto a parassimpática regulam o inotropismo e a frequência cardíaca, e ambas podem interferir nos canais de cálcio dos miócitos. A estimulação adrenérgica é a mediada por AMP cíclico, não a estimulação vagal. Os receptores beta-adrenérgicos beta-1 estão distribuídos em grande densidade no coração e, quando ativados, aumentam o desempenho ventricular (frequência cardíaca e desempenho ventricular). Os receptores beta-2, por outro lado, estão localizados em grande densidade nas arteríolas e, quando ativados, produzem vasodilatação. Resposta c.

12. O óxido nítrico (NO), também conhecido como fator relaxante derivado do endotélio, é sintetizado neste a partir da L-arginina via ação da enzima NO-sintase. Pode ser considerado um radical livre fisiológico. Sua ação vasodilatadora predomina sobre a musculatura lisa das artérias, com ativação via GMP cíclico. O estímulo para sua liberação depende fundamentalmente da presença de acetilcolina (ou seja, estímulo vagal), trombina, agregação plaquetária (ADP, serotonina), histamina, bradicinina e do incremento das forças de cizalhamento na luz arterial. Assim, a adenosina promove vasodilatação através da liberação de óxido nítrico. A elevação do GMP cíclico promovida pelo óxido nítrico diminui o cálcio intracelular, promovendo relaxamento das células musculares lisas, mas diminuição do inotropismo em cardiomiócitos. O óxido nítrico é fundamental na autorregulação do fluxo coronário e é antagonizado por vasoconstritores como a endotelina. Entretanto, por ser um radical livre, tem benefício em concentrações baixas, enquanto que pode ter efeito tóxico em altas concentrações. Resposta d.

13. A contração é regulada pela ligação do cálcio à troponina C. A troponina C, ligada ao cálcio, modifica a disposição espacial da tropomiosina, que é uma alfa-hélice e se dispõe em volta da actina inibindo a interação com a cabeça da miosina. O relaxamento depende da queda da concentração de cálcio no citoplasma, levando ao desligamento do cálcio à troponina e reconstituição da disposição original do sarcômero. A recaptação de cálcio é dependente de energia e, portanto, o relaxamento muscular exige consumo de ATP. Conclui-se que o relaxamento é um processo tão ativo quanto a própria contração. A conextina ou titina é uma proteína gigante, elástica e extremamente longa que percorre paralelamente ao arranjo ordenado dos miofilamentos e se estende da linha I para a linha M, no centro do filamento da miosina, e mantém o sarcômero no centro durante a contração e o relaxamento. É envolvida principalmente com elasticidade do sistema miofibrilar, e não com força. Também é responsável pelas *gap junctions*, responsáveis pela transmissão do estímulo elétrico entre células miocárdicas. É considerada a maior proteína que existe no organismo. Assim, a alternativa b está incorreta, pois o cálcio se liga à troponina C e não à troponina I. Resposta b.

14. O óxido nítrico (NO), também conhecido como fator relaxante derivado do endotélio, é sintetizado neste a partir da L-arginina via ação da enzima NO-sintase. Sua ação vasodilatadora predomina sobre a musculatura lisa das artérias, com ativação via GMP cíclico. O estímulo para sua liberação depende fundamentalmente da presença de acetilcolina (ou seja, estímulo vagal), trombina, agregação plaquetária (ADP, serotonina), histamina, bradicinina e do incremento das forças de cizalhamento na luz arterial. Assim, a adenosina promove vasodilatação através da liberação de óxido nítrico. A elevação do GMP cíclico promovida pelo óxido nítrico diminui o cálcio intracelular, promovendo relaxamento das células musculares lisas, mas diminuição do inotropismo em cardiomiócitos. O óxido nítrico é fundamental na autorregulação do fluxo coronário e é antagonizado por vasoconstritores como a endotelina. Resposta c.

15. O cálcio que passa ao citoplasma ao nível da membrana e dos túbulos T deflagra a liberação do cálcio armazenado nos retículos sarcoplasmáticos que envolvem as miofibrilas. A concentração do cálcio citoplasmático então se eleva em dez vezes em relação à condição de repouso e passa a ficar disponível para a ligação com a troponina. A troponina ligada ao cálcio muda a conformação da tropomiosina, desbloqueando a ligação actina-miosina. A força de contração é proporcional à concentração do cálcio. Ao término da fase 2, o cálcio para de entrar no citoplasma e é reabsorvido rapidamente de volta ao retículo sarcoplasmático, através da bomba de cálcio ATP dependente. Essa bomba é regulada por uma proteína, chamada fosfolambam, que inibe a ação da bomba quando está na forma desfosforilada. Excessos de cálcio intracelular são trocados por sódio do meio extracelular por canais de troca específicos. A contração é regulada pela ligação do cálcio à troponina. A troponina ligada ao cálcio modifica a disposição espacial da tropomiosina, que é uma alfa-hélice e se dispõe em volta da actina inibindo a interação com a cabeça da miosina. O relaxamento depende da queda da concentração de cálcio no citoplasma, levando ao desligamento do cálcio à troponina e à reconstituição da disposição original do sarcômero. A recaptação de cálcio é dependente de energia e, portanto, o relaxamento muscular exige consumo de ATP. Conclui-se que o relaxamento é um processo tão ativo quanto a própria contração. Resposta d.

16. A acetilcolina retarda a despolarização espontânea das células do nó sinoatrial ativando receptores colinérgicos muscarínicos nas membranas celulares. A ativação destes receptores promove uma queda na velocidade do fluxo iônico através dos canais de cálcio (responsáveis pela despolarização espontânea das células do nó SA), desta forma demorando a atingir o limiar, diminuindo a frequência cardíaca. Estímulos adrenérgicos provocam maior permeabilidade ao cálcio e causam aceleração da taxa de despolarização diastólica com consequente aumento da frequência cardíaca. Resposta a.

17. O débito cardíaco (DC) é determinado pelo produto do volume sistólico (VS) e da frequência cardíaca (FC). O débito cardíaco é determinante na manutenção da pressão arterial (PA), que é determinada por fórmula análoga àquela da primeira lei de Ohm: Pressão arterial = débito cardíaco × resistência vascular sistêmica. As fórmulas podem ser resumidas em:
PA = DC × RVSDC = VS × FC.
Resposta a.

18. A conectina ou titina é uma proteína gigante, elástica, extremamente longa, que percorre paralelamente o arranjo ordenado dos miofilamentos e se estende da linha I para a linha M, no centro do filamento da miosina, e mantém o sarcômero no centro durante a contração e o relaxamento. É envolvida principalmente com elasticidade do sistema miofibrilar, e não com força. Também é responsável pelas *gap junctions*, responsáveis pela transmissão do estímulo elétrico entre células miocárdicas. É considerada a maior proteína que existe no organismo. Resposta a.

19. A molécula de miosina consiste de dois componentes principais – cadeia leve e cadeia pesada. Três domínios estruturais e funcionais podem ser distinguidos dentro da cadeia pesada: (i) o domínio N-terminal, região globular motora conservada na qual os sítios de ligação da actina e dos nucleotídeos estão localizados; (ii) o domínio regulatório, também denominado pescoço, contendo o motivo IQ, que define a região de ligação da cadeia leve (acredita-se que o número de motivos IQ determina o número de ligações na cadeia leve); e o domínio cauda C-terminal, que representa a parte mais diversa da cadeia pesada e é responsável pela função específica da miosina como dimerização, formação de filamento, ligação à membrana ou proteínas de membrana-alvo. Uma classificação similar da superfamília das miosinas pode ser obtida por meio de análise das sequências de aminoácidos das caudas das miosinas.

O aparato contrátil é organizado em uma unidade funcional, o sarcômero, que consiste da combinação de filamentos finos e grossos. O filamento fino, que está ancorado pelo citoesqueleto à linha Z, consiste da polimerização de hélices de actina, com moléculas de tropomiosina ancoradas. Uma molécula de tropomiosina é associada a sete moléculas de actina, e um complexo de troponina é associado a cada tropomiosina. A troponina consiste de três subunidades: troponina T, que representa o sítio de ligação à tropomiosina; troponina C, que representa o sítio de ligação ao cálcio; e troponina I, a subunidade que inibe a formação de pontes cruzadas entre a actina e a miosina quando a concentração de cálcio no meio intracelular está abaixo do limiar de ativação. O filamento grosso consiste de dímeros e quatro cadeias leves.

A região NH2-terminal de cada cadeia pesada de miosina termina em uma cabeça globular denominada região S1, que possui um sítio de ligação para ATP (atividade ATPásica) e outro para ligação com a actina.

A contração esquelética e cardíaca resulta da interação entre a actina e a miosina (ponte cruzada), de forma cíclica, na qual a energia química obtida a partir da hidrólise de ATP é convertida em trabalho mecânico, força e encurtamento. Os mecanismos da atividade ATPásica da miosina e actomiosina têm sido extensivamente estudados *in vitro* e *in situ* em fibras musculares esqueléticas.

Essencialmente, o ciclo ponte-cruzada é uma reação enzimática, segundo descrito por Huslay em 1953.

Esse processo pode ser simplificado e representado por dois estágios. **Estágio de geração de força,** no qual as pontes cruzadas estão fortemente formadas, e **estágio de não geração de força**, no qual as pontes de miosina estão destacadas da actina.

O aumento da força isométrica com o aumento de cálcio mioplasmático pode ser explicado pelo recrutamento de pontes cruzadas no estágio de geração de força requerendo a hidrólise de ATP.

Numerosos tipos de miosina, constituindo 18 classes distintas, foram descritos. Nas células musculares estriadas, a miosina é a proteína mais abundante, representando aproximadamente 25% do conteúdo total proteico e, nessas células, a miosina presente é a do subgrupo chamado classe II ou miosina convencional, que é uma miosina sarcomérica, associada ao processo de contração muscular. Assim, a miosina das células musculares é considerada um "motor molecular" devido à capacidade de converter a energia química liberada pela hidrólise do ATP em força mecânica e sendo, portanto, extremamente importante na contração muscular.

A miosina de classe II é um hétero-hexâmero, contendo duas cadeias pesadas (CPM) de aproximadamente 200 kDa e quatro cadeias leves (CLM) –duas cadeias essenciais de miosina leve e duas cadeias regulatórias de miosina leve) de aproximadamente 20 kDa, as quais possuem importante papel de modulação durante a contração muscular (17, 23, 25). A CPM é responsável pela atividade ATPásica (geração de energia) para contração muscular enquanto que as CLMs desempenham funções regulatórias.

A expressão de genes, tanto para a miosina pesada quanto para a leve, é controlada por muitos fatores, incluindo descargas do motoneurônio, condições de sobrecarga e hormônios.

Existem múltiplas isoformas para as cadeias pesada e leve de miosina. Isoformas são proteínas muito similares, codificadas por genes distintos, capazes de desempenhar as mesmas funções das originais (contração muscular); porém, pequenas diferenças entre essas isoformas (ou seja, nas sequências de aminoácidos que as constituem) podem causar diferentes propriedades estruturais e funcionais como, por exemplo, na velocidade e geração de força durante a contração muscular.
Resposta b.

20. A bomba de sódio/potássio, também chamada de Na^+/K^+ ATPase, restabelece as concentrações de Na^+ e K^+ após a despolarização celular. Após a despolarização há a necessidade de se remover da célula a grande quantidade de sódio que adentrou durante as fases 0 e 1 do potencial de ação, e este papel é feito pela bomba de Na^+/K^+. A bomba Na^+/K^+ é ativada pelo potássio extracelular e pelo Na^+ intracelular, e na sua ação consome uma molécula de ATP (e não de AMP cíclico, como falado na questão). Para restabelecer o potencial transmembrana de repouso, a bomba Na^+/K^+ bombeia três íons de sódio para fora da célula e dois íons de potássio para dentro, desta forma sendo uma bomba eletrogênica.

Assim, a inibição da bomba Na^+/K^+, como ocorre com a ação do digital, diminui a diferença de potencial transmembrana, e não de hiperpolarização.

As fases do potencial de ação, mostradas na figura ao lado, são as seguintes:

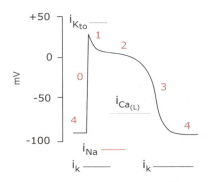

Fase 0: Despolarização rápida – entrada rápida de sódio pela corrente rápida de Na (INa).

Fase 1: Repolarização precoce – inativação da entrada de sódio mediada pela corrente transitória de saída do potássio (Ito).

Fase 2: Platô – entrada de cálcio pelos canais de cálcio voltagem-dependente tipo L (ICa) e pela entrada de sódio pela corrente lenta de sódio (INa).

Fase 3: Repolarização tardia – correntes retificadoras de potássio IKr e IKs geram o efluxo de potássio que repolariza a célula.

Fase 4: Potencial de repouso – saída de sódio e entrada de potássio pela bomba de sódio/potássio.

Resposta lenta – Nas células do nó sinusal e em outros locais atriais (*crista terminalis* em veias pulmonares), na junção atrioventricular e no sistema His-Purkinge, a fase 0 do potencial de ação é mediada pela corrente lenta de cálcio, uma vez que as correntes rápidas de sódio estão inativas por causa do baixo potencial transmembrana.

A atividade de marca-passo das células do nó sinoatrial é definida pelo fenômeno da despolarização diastólica, ou seja, na fase de repouso (fase 4) do potencial de ação a diferença de potencial não é estável e diminui progressivamente até que o limiar excitatório seja atingido, gerando novo potencial de ação. A despolarização diastólica é mediada por uma corrente de entrada (corrente de marca-passo – if) de sódio de potássio. Quanto mais rápida for a despolarização diastólica, maior será a frequência do marca-passo. Resposta c.

21. O óxido nítrico (NO), também conhecido como fator relaxante derivado do endotélio, é sintetizado neste a partir da L-arginina via ação da enzima NO-sintase. Sua ação vasodilatadora predomina sobre a musculatura lisa das artérias, com ativação via GMP cíclico. O estímulo para sua liberação depende fundamentalmente da presença de acetilcolina (ou seja, estímulo vagal), trombina, agregação plaquetária (ADP, serotonina), histamina, bradicinina e do incremento das forças de cizalhamento na luz arterial. Assim, a adenosina promove vasodilatação através da liberação de óxido nítrico. A elevação do GMP cíclico promovida pelo óxido nítrico diminui o cálcio intracelular, promovendo relaxamento das células musculares lisas, mas diminuição do inotropismo em cardiomiócitos. O óxido nítrico é fundamental na autorregulação do fluxo coronário e é antagonizado por vasoconstritores como a endotelina. Em hipertensos, diabéticos e tabagistas, a vasodilatação dependente do endotélio está diminuída, caracterizando a chamada disfunção endotelial. Esta disfunção caracteriza-se principalmente pela diminuição da produção de óxido nítrico pelo endotélio. Devemos lembrar que o óxido nítrico é vasodilatador; outros fatores, como o fator hiperpolarizante derivado do endotélio (FHE), são responsáveis pelo tônus das arteríolas. O FHE é vasodilatador, mediando sua ação pela ativação do canal de K, tem ação sobre artérias de pequeno calibre e liberação por estímulos semelhantes ao NO. Quando há redução de NO pode haver aumento compensatório de FHE. Resposta b.

22. Das substâncias listadas na questão, a única capaz de fornecer energia, não só para contração como para qualquer processo ativo celular, é o ATP mitocondrial. Resposta c.

23. A bomba de sódio/potássio, também chamada de Na^+/K^+ ATPase, restabelece as concentrações de Na^+ e K^+ após a despolarização celular. Após a despolarização há a necessidade de se remover da célula a grande quantidade de sódio que adentrou durante a fase 0 e 1 do potencial de ação, e este papel é feito pela bomba de Na^+/K^+. A bomba Na^+/K^+ é ativada pelo potássio extracelular e pelo Na^+ intracelular e, na sua ação, consome uma molécula de ATP (e não de AMP cíclico, como falado na questão). Para restabelecer o potencial transmembrana de repouso, a bomba Na^+/K^+ bombeia três íons de sódio para fora da célula e dois íons de potássio para dentro, desta forma sendo uma bomba eletrogênica. Resposta a.

24. Os receptores beta-adrenérgicos beta-1 estão distribuídos em grande densidade no coração e quando ativados aumentam o desempenho ventricular (frequência cardíaca e contratilidade). Os receptores beta-2, por outro lado, estão localizados em grande densidade nas arteríolas e quando ativados produzem vasodilatação. A frequência cardíaca é mantida sob controle rigoroso do sistema nervoso autônomo, por ser fator de extrema importância para a regulação fisiológica das respostas cardiovasculares. Desta forma, os átrios (em especial o nó sinoatrial), são mais ricos em receptores beta-adrenérgicos (especialmente beta-1) que os ventrículos. Foram descritos receptores beta-3 no coração, mas não se sabe o seu papel fisiológico. As arrestinas são proteínas reguladoras das proteínas G, e podem assim regular a atividade de receptores beta-adrenérgicos. Além da proteína G, os receptores beta-adrenérgicos são ligados a outras proteínas como a adenilatociclase, que media os efeitos intracelulares dos beta-adrenérgicos através do aumento do AMP cíclico. Então, por exclusão, resposta d.

25. O óxido nítrico (NO), também conhecido como fator relaxante derivado do endotélio, é sintetizado neste a partir da L-arginina via ação da enzima NO-sintase. Sua ação vasodilatadora predomina sobre a musculatura lisa das artérias, com ativação via GMP cíclico. O estímulo para sua liberação depende fundamentalmente da presença de acetilcolina, trombina, agregação plaquetária (ADP, serotonina), histamina, bradicinina e do incremento das forças de cizalhamento na luz arterial. Assim, a adenosina promove vasodilatação através da liberação de óxido nítrico. Todas as alternativas listadas podem aumentar a síntese de óxido nítrico – a bradicinina diretamente, o fluxo sanguíneo elevado e o aumento da sobrecarga cardíaca por estímulo mecânico. Resposta e.

26. A conectina ou titina é uma proteína gigante, elástica e extremamente longa que percorre paralelamente ao arranjo ordenado dos miofilamentos e se estende da linha I para a linha M, no centro do filamento da miosina, e mantém o sarcômero no centro durante a contração e o relaxamento. É envolvida principalmente com elasticidade do sistema miofibrilar, e não com força. É considerada a maior proteína que existe no organismo.

Após a despolarização da célula, durante a fase 2 do potencial de ação, ocorrerá a entrada de cálcio na célula. A presença do cálcio no citoplasma irá desencadear uma série de reações entre as proteínas contráteis que produzirão a contração muscular. No entanto, a quantidade de cálcio que passa pelo sarcolema e pelos túbulos T é muito pequena em relação à necessária para a contração muscular.

O cálcio que passa ao citoplasma ao nível da membrana e dos túbulos T deflagra a liberação do cálcio armazenado nos retículos sarcoplasmáticos que envolvem as miofibrilas. A concentração do cálcio citoplasmático, então, se eleva em dez vezes em relação à condição de repouso e passa a ficar disponível para a ligação com a troponina. A troponina ligada ao cálcio muda a conformação da tropomiosina, desbloqueando a ligação actina-miosina. A força de contração é proporcional à concentração do cálcio. Ao término da fase 2, o cálcio para de entrar no citoplasma e é reabsorvido rapidamente de volta ao retículo sarcoplasmático, através da bomba de cálcio ATP-dependente. Essa bomba é regulada por uma proteína chamada fosfolambam, que inibe a ação da bomba quando está na forma desfosforilada.

Excessos de cálcio intracelular são trocados por sódio do meio extracelular por canais de troca específicos.

A contração é regulada pela ligação do cálcio à troponina. A troponina ligada ao cálcio modifica a disposição espacial da tropomiosina, que é uma alfa-hélice e se dispõe em volta da actina inibindo a interação com a cabeça da miosina. O relaxamento depende da queda da concentração de cálcio no citoplasma, levando ao desligamento do cálcio à troponina e à reconstituição da disposição original do sarcômero. A recaptação de cálcio é dependente de energia e, portanto, o relaxamento muscular exige consumo de ATP. Conclui-se que o relaxamento é um processo tão ativo quanto a própria contração. Resposta e.

27. Os mecanismos endoteliais de regulação atuam em toda a circulação coronária, não apenas em vasos de condutância. O óxido nítrico é sinônimo de fator relaxante derivado do endotélio. O endotélio lesado não responde à acetilcolina, pois esta substância só tem efeito através da síntese de óxido nítrico. A endotelina produz efeito vasoconstritor, de início lento e longa duração. Assim, por exclusão. Resposta a.

28. Um dos sistemas mais rápidos para promover vasodilatação em resposta a um aumento do débito cardíaco são os próprios vasodilatadores dependentes do endotélio, como o óxido nítrico. A ativação do sistema nervoso simpático pode provocar vasodilatação periférica por receptores beta-2 musculares, mas não é mecanismo normalmente ativado diante de um aumento de débito cardíaco como forma de autorregulação da pressão arterial: na verdade, o mais frequente frente a um aumento do débito cardíaco é que sejam estimulados os baroceptores carotídeos e aórticos, provocando aumento do tônus vagal e diminuição do tônus adrenérgico. Resposta b.

29. Os receptores beta-adrenérgicos beta-1 estão distribuídos em grande densidade no coração e quando ativados aumentam o desempenho ventricular (frequência cardíaca e contratilidade). Os receptores beta-2, por outro lado, estão localizados em grande densidade nas arteríolas e quando ativados produzem vasodilatação. A frequência cardíaca é mantida sob controle rigoroso do sistema nervoso autônomo, por ser fator de extrema importância para a regulação fisiológica das respostas cardiovasculares. Desta forma, os átrios (em especial o nó sinoatrial), são mais ricos em receptores beta-adrenérgicos que os ventrículos. O controle neural é complementar aos sistemas endoteliais e de regulação metabólica como determinante do fluxo coronário, não sendo mais importante que estes sistemas. Resposta b.

30. O óxido nítrico (NO), também conhecido como fator relaxante derivado do endotélio, é sintetizado neste a partir da L-arginina via ação da enzima NO-sintase. Sua ação vasodilatadora predomina sobre a musculatura lisa das artérias, com ativação via GMP cíclico. O estímulo para sua liberação depende fundamentalmente da presença de acetilcolina, trombina, agregação plaquetária (ADP, serotonina), histamina, bradicinina e do incremento das forças de cizalhamento na luz arterial. Assim, a adenosina promove vasodilatação através da liberação de óxido nítrico. A elevação do GMP cíclico promovida pelo óxido nítrico diminui o cálcio intracelular e promove relaxamento das células musculares lisas, mas também causa diminuição do inotropismo em cardiomiócitos. A fase tardia da hiperemia reativa (uma rápida resposta de vasodilatação e incremento de fluxo na microvasculatura provocada por isquemia) é mediada pelo óxido nítrico. O óxido nítrico é fundamental na autorregulação do fluxo coronário, e é antagonizado por vasoconstritores como a endotelina. Resposta c.

31. Durante atividade física, a demanda estabelecida ao sistema cardiovascular pode chegar a vinte vezes os valores obtidos em repouso. Há aumento da frequência cardíaca e do volume sistólico, aumentando assim o débito cardíaco (DC = FC × VS), associado à diminuição da resistência vascular sistêmica. O volume de ejeção aumenta pelo aumento do retorno venoso e pela diminuição da pós-carga provocada pelo exercício. A atividade muscular durante o exercício aumenta o consumo de oxigênio e reduz a pressão parcial de oxigênio tecidual; aumenta, desta forma, a extração periférica de oxigênio. A diferença arteriovenosa de oxigênio aumenta conforme a intensidade do exercício. A queda do pH tecidual causada pelo ácido lático e o aumento da produção de CO_2, além do aumento da temperatura, diminui a afinidade da hemoglobina pelo oxigênio, facilitando assim sua extração nos músculos e proporcionando um aumento da diferença arteriovenosa de oxigênio. O único mecanismo nas alternativas que não se encaixa na fisiologia descrita é a diminuição no débito cardíaco de repouso – a antecipação do exercício aumenta o tônus adrenérgico que, por sua vez, aumenta o débito cardíaco. Resposta c.

32. O metabolismo miocárdico é predominantemente aeróbico. O consumo de oxigênio do miocárdio é proporcional à frequência cardíaca, à contratilidade e à tensão na parede miocárdica (esta, por sua vez, é determinada por volume X radio do coração). O principal determinante do consumo miocárdico de oxigênio, entretanto, é a frequência cardíaca. Resposta b.

33. O débito cardíaco é comumente estimado pelo Método de termodiluição, mas também pode ser usado o método de Fick, que envolve as saturações arteriais e venosas de oxigênio. Normalmente, a relação entre débito cardíaco, volume sistólico e frequência cardíaca é DC=VS × FC. Assim, desde que possa ser mantido o enchimento sistólico, o débito cardíaco aumenta de forma linear com a frequência cardíaca. O débito cardíaco é bastante variável, de acordo com as demandas fisiológicas do organismo (tão variáveis quanto a frequência cardíaca). Assim, realmente, um declínio basal de até 40% no desempenho cardíaco ainda pode propiciar débito cardíaco dentro de valores normais. Resposta e.

34. Dos fatores citados, apenas a endotelina-1 é vasoconstritora. Devemos nos lembrar que o GMP cíclico é o mediador da vasodilatação via óxido nítrico. Mais uma vez, é a prostaglandina, e não a prostaciclina, que é um dos vasodilatadores mais importantes, inclusive da circulação coronariana. Resposta c.

35. O controle neural da resistência vascular possui componentes simpáticos e parassimpáticos. Em situações normais, a contribuição do sistema parassimpático é de menor expressão; já o sistema simpático possui importância significativa. A ativação simpática causa aumento da frequência e inotropismo cardíaco, elevando o consumo miocárdico de oxigênio. Simultaneamente, há vasoconstrição sistêmica e de artérias coronárias. A contração de artérias epicárdicas de médio e grande calibres, mediada por receptores alfa-adrenérgicos, pode favorecer a redistribuição do fluxo coronário e da perfusão do endocárdio, região mais frequentemente vulnerável à isquemia, em particular durante o exercício.

A ação parassimpática é mediada pela liberação de acetilcolina. Em pacientes saudáveis, a acetilcolina associada ao NO promove vasodilatação coronária. Porém em pacientes com aterosclerose o efeito pode ser inverso, com vasoconstrição (assim, a estimulação parassimpática não promove vasodilatação direta, e sim através do NO). Tanto a estimulação simpática quanto a parassimpática regulam inotropismo e frequência cardíaca, e ambas podem interferir nos canais de cálcio dos miócitos.

A estimulação adrenérgica é mediada por AMP cíclico, não a estimulação vagal. Os receptores beta-adrenérgicos beta-1 estão distribuídos em grande densidade no coração, e quando ativados aumentam o desempenho ventricular (frequência cardíaca e desempenho ventricular). Os receptores beta-2, por outro lado, estão localizados em grande densidade nas arteríolas e quando ativados produzem vasodilatação. Resposta a.

36. O óxido nítrico (NO), também conhecido como fator relaxante derivado do endotélio, é sintetizado neste a partir da L-arginina via ação da enzima NO-sintase. Sua ação vasodilatadora predomina sobre a musculatura lisa das artérias, com ativação via GMP cíclico. O estímulo para sua liberação depende fundamentalmente da presença de acetilcolina, trombina, agregação plaquetária (ADP, serotonina), histamina, bradicinina e do incremento das forças de cizalhamento na luz arterial. Assim, a adenosina promove vasodilatação através da liberação de óxido nítrico. A elevação do GMP cíclico promovida pelo óxido nítrico diminui o cálcio intracelular, promovendo assim relaxamento das células musculares lisas, mas diminuição do inotropismo em cardiomiócitos. Resposta b.

37. A contratilidade cardíaca pode ser alterada, entre outros, pelo tônus adrenérgico e por drogas como a digoxina, além de mudanças de pré e pós-carga. A estimulação simpática, ao aumentar a frequência cardíaca, causa diminuição no tempo de enchimento diastólico ao ventrículo – isto ocorre porque o tempo de sístole é constante, enquanto que o tempo de diástole depende da frequência cardíaca. Modificações no tônus adrenérgico podem, além de aumentar a frequência cardíaca, alterar o volume e pressões intramiocárdicas por alterar parâmetros de pré e de pós-carga. A **autorregulação homeométrica** é um aumento da força de contração devido a um aumento no metabolismo miocárdio consecutivo à sobrecarga de trabalho. Ocorre por aumento da concentração de cálcio nas fibras musculares. Resposta e.

38. Traduzindo a questão, o examinador quer que selecionemos, dentre as alternativas, alguma substância que provoque vasodilatação referente a um aumento do débito cardíaco. A ativação do sistema nervoso simpático pode provocar vasodilatação periférica por receptores beta-2 musculares, mas não é mecanismo normalmente ativado diante de um aumento de débito cardíaco como forma de autorregulação da pressão arterial. Na verdade, o mais frequente no aumento do débito cardíaco é que sejam estimulados os barorreceptores carotídeos e aórticos, provocando aumento do tônus vagal e diminuição do tônus adrenérgico. A endotelina-1, o aumento da retenção de sódio nos rins e a hipertrofia muscular lisa causam aumento da resistência periférica e hipertensão. Assim, o único mecanismo vasodilatador listado entre as alternativas é a bradicinina. Resposta c.

39. Na vigência de isquemia, há uma rápida resposta de vasodilatação e incremento de fluxo na microvasculatura, chamada de hiperemia reativa. A ação do óxido nítrico, da adenosina e das prostaglandinas podem fazer com que haja um aumento significativo no fluxo coronário em situações de isquemia miocárdica. Prostaciclinas não têm ação fisiológica na vasodilatação coronariana (são as prostaglandinas que têm esta ação fisiológica). Resposta c.

40. O óxido nítrico (NO), também conhecido como fator relaxante derivado do endotélio, é sintetizado neste a partir da L-arginina via ação da enzima NO-sintase. Sua ação vasodilatadora predomina sobre a musculatura lisa das artérias, com ativação via GMP cíclico. O estímulo para sua liberação depende fundamentalmente da presença de acetilcolina, trombina, agregação plaquetária (ADP, serotonina), histamina, bradicinina e do incremento das forças de cizalhamento na luz arterial. Desta forma, peptídeos atriais e agonistas beta-adrenérgicos não são fatores relaxantes dependentes do endotélio. Resposta a.

41. O automatismo das células miocárdicas depende do lento aumento do potencial de repouso, até atingir o limiar e disparar o potencial de ação. Assim, quanto mais íngremes forem as fases 4 do potencial de ação, maior será o automatismo da célula miocárdica. Nos gráficos mostrados, podemos ver que a fase 4 dos miócitos marcados com a letra B é bastante íngreme, característica de células do nó sinoatrial. Resposta b.

42. Traduzindo a questão, o examinador quer que selecionemos, dentre as alternativas, alguma substância que provoque vasodilatação referente a um aumento do débito cardíaco. A ativação do sistema nervoso simpático pode provocar vasodilatação periférica por receptores beta-2 musculares, mas não é mecanismo normalmente ativado diante de um aumento de débito cardíaco como forma de autorregulação da pressão arterial. Na verdade, o mais frequente no aumento do débito cardíaco é que sejam estimulados os barorreceptores carotídeos e aórticos, provocando aumento do tônus vagal e diminuição do tônus adrenérgico. A endotelina-1, o aumento da retenção de sódio nos rins e a hipertrofia muscular lisa causam aumento da resistência periférica e hipertensão. Assim, o único mecanismo vasodilatador listado nas alternativas é a bradicinina. Resposta a.

43. Durante atividade física, a demanda estabelecida ao sistema cardiovascular pode chegar a vinte vezes os valores obtidos durante o repouso. Há aumento da frequência cardíaca e do volume sistólico, aumentando assim o débito cardíaco (DC = FC × VS), associado à diminuição da resistência vascular sistêmica. O volume de ejeção aumenta pelo aumento do retorno venoso e pela diminuição da pós-carga provocada pelo exercício. A atividade muscular durante o exercício aumenta o consumo de oxigênio e reduz a pressão parcial de oxigênio tecidual, aumentando, desta forma, a extração periférica de oxigênio. A diferença arteriovenosa de oxigênio aumenta conforme a intensidade do exercício. A queda de pH tecidual causada pelo ácido lático e pelo aumento da produção de CO_2, além do aumento da temperatura, diminui a afinidade da hemoglobina pelo oxigênio, facilitando assim sua extração nos músculos e proporcionando um aumento da diferença arteriovenosa de oxigênio. Resposta a.

44. O músculo cardíaco tem metabolismo predominantemente aeróbico, com elevada extração de oxigênio e baixa margem de reserva (assim, há uma reserva de fluxo coronário, embora ela não seja elevada como em outros órgãos). Ao contrário da maioria dos tecidos, o coração não pode aumentar sua taxa de extração de oxigênio quando ocorre aumento da demanda, uma vez que em seu estado basal a extração de oxigênio do sangue já é máxima. Qualquer necessidade adicional de oxigênio só pode ser suprida através do aumento do fluxo de sangue ao miocárdio. A autorregulação do tônus vascular é o mediador mais importante nesse processo. Os fatores que participam da regulação da resistência coronariana são o acúmulo de metabólitos, fatores endoteliais e inervação autonômica. Na vigência de isquemia, há uma rápida resposta de vasodilatação e incremento de fluxo na microvasculatura, chamada de hiperemia reativa. A ação do óxido nítrico e das prostaglandinas podem fazer com que haja aumento significativo no fluxo coronário em situações de isquemia miocárdica. Resposta e.

45. O controle neural da resistência vascular possui componentes simpáticos e parassimpáticos. Em situações normais, a contribuição do sistema parassimpático é de menor expressão; já o sistema simpático possui importância significativa. A ativação simpática causa aumento da frequência e inotropismo cardíaco, elevando o consumo miocárdico de oxigênio. Simultaneamente, há vasoconstrição sistêmica e de artérias coronárias. A contração de artérias epicárdicas de médio e grande calibres, mediada por receptores alfa-adrenérgicos, pode favorecer a redistribuição do fluxo coronário e da perfusão do endocárdio, região mais frequentemente vulnerável à isquemia, em particular durante o exercício. A ação parassimpática é mediada pela liberação de acetilcolina. Em pacientes saudáveis, a acetilcolina associada ao NO promove vasodilatação coronária. Porém em pacientes com aterosclerose o efeito pode ser inverso, com vasoconstrição (a estimulação parassimpática não promove vasodilatação direta, e sim através do NO). Os vasos coronarianos possuem receptores tanto α-adrenérgicos quanto β-1-adrenérgicos. O estímulo alfa produz vasoconstrição. O estímulo beta produz vasodilatação. As fibras simpáticas inervam apenas as artérias e veias epicárdicas e intramurais. Resposta b.

46. Os receptores beta-adrenérgicos beta-1 estão distribuídos em grande densidade no coração e quando ativados aumentam o desempenho ventricular (frequência cardíaca e desempenho ventricular). Os receptores beta-2, por outro lado, estão localizados em grande densidade nas arteríolas e quando ativados produzem vasodilatação. A frequência cardíaca é mantida sob controle rigoroso do sistema nervoso autônomo, por ser fator de extrema importância para a regulação fisiológica das respostas cardiovasculares. Desta forma, os átrios (em especial o nó sinoatrial), são mais ricos em receptores beta-adrenérgicos que os ventrículos.

Os efeitos cardiovasculares do sistema nervoso parassimpático são predominantemente dirigidos à função cardíaca. A ativação vagal ou parassimpática produz redução da frequência cardíaca e, em menor grau, da contratilidade miocárdica. A diminuição da frequência cardíaca diminui o consumo miocárdico de oxigênio. O neurotransmissor desse sistema, a acetilcolina, atua em receptores muscarínicos (M3). Desta maneira, a atuação simpática é predominante na frequência cardíaca, e não na musculatura ventricular.

O reflexo baroceptor é um dos mecanismos mais importantes para o controle fino da atividade autonômica no sistema cardiovascular. Os baroceptores localizados na aorta e no seio carotídeo enviam sua informação ao SNC via nervo vago e glossofaríngeo. Estas informações convergem no núcleo do trato solitário, de onde saem projeções que vão atuar sobre os núcleos de controle simpático (região rostoventrolateral do bulbo) e parassimpático (sobretudo o núcleo ambíguo). Assim, sempre que houver aumento na atividade barorreceptora há, de forma reflexa, redução do tono simpático e aumento do tono vagal (desta forma, na hipotensão há aumento de mediadores adrenérgicos, e não colinérgicos). Resposta c.

47. A contratilidade cardíaca pode ser alterada, entre outros, pelo tônus adrenérgico e por drogas como a digoxina, além de mudanças de pré e pós-carga. A estimulação simpática, ao provocar aumento da frequência cardíaca, causa diminuição no tempo de enchimento diastólico ao ventrículo – isto ocorre porque o tempo de sístole é constante, enquanto que o tempo de diástole depende da frequência cardíaca. Modificações no tônus adrenérgico podem, além de aumentar a frequência cardíaca, alterar o volume e pressões intramiocárdicas por alterar parâmetros de pré e de pós-carga. Resposta d.

48. Questão bastante clássica – a estimulação Alfa-1 nas arteríolas periféricas causa vasoconstrição, tendo como primeiro mensageiro a noradrenalina e como segundo mensageiro o AMP cíclico. Assim, resposta a.

49. Devemos lembrar que o sistema nervoso parassimpático ou colinérgico age só sobre o coração, sem ação na periferia. No coração o parassimpático causa bradicardia, diminuição da contratilidade e diminuição no consumo miocárdico de oxigênio. Resposta d.

50. A titina ou conexina é um antigo fetiche dos examinadores do TEC – talvez por ser uma proteína gigante, com nome impronunciável (o nome químico completo da Titina leva 3h33 minutos para ser pronunciado – não acredita? – Vá a https://www.youtube.com/watch?v=GZ-fgWX-POBY e confira você mesmo...)

A titina serve como elemento elástico no sarcômero, e pode ser vista no esquema abaixo. Como ela é uma proteína que tem a função de conferir elasticidade ao sarcômero, obviamente ela tem influência central na elasticidade do miocárdio.

Resposta d.

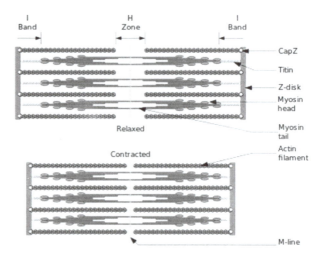

51. O sonho do examinador do TEC é achar a Titina junto com a enzima SERCA-2 em uma banheira de espuma... sim, todo ano temos alguma questão com esta bendita enzima na prova!

Vamos falar um pouco sobre a SERCA-2

O Ca^{++} é transportado para o retículo sarcoplasmático pela SERCA, que constitui quase 90% da proteína do retículo. Seu peso molecular é de 115kDa, com 10 domínios transmembrana e grandes domínios citosólico e pequeno-luminal SR. Existem três isoformas, mas nos miócitos cardíacos a forma dominante é a SERCA2a. Para cada molécula de ATP hidrolisada por esta enzima, dois íons de cálcio são absorvidos pelo retículo sarcoplasmático. A captação de cálcio no retículo é o principal responsável pelo relaxamento dos miócitos cardíacos, e a recaptação começa assim que o cálcio intracelular começa a aumentar.

omo a remoção de cálcio é mais lenta que o influxo e liberação do mesmo, ocorre um aumento e uma queda característicos no cálcio intracelular, chamado de transiente de cálcio. Quando o cálcio intracelular cai, é dissociado da troponina C, que progressivamente desliga os miofilamentos. Uma redução na expressão ou função da SERCA (como visto na insuficiência cardíaca ou nas limitações energéticas) pode resultar diretamente em taxas mais lentas de relaxamento cardíaco.

O fosfolamban (que tem esse nome por ser um receptor de fosfato) é uma proteína transmembrana que se liga à SERCA-2. Em condições basais, isso reduz a afinidade da SERCA pelo cálcio do citosol, que por sua vez diminui a captação de cálcio pelo retículo sarcoplasmático. Entretanto, se a fosfolamban é fosforilada esse efeito inibitório é revertido, aumentando as taxas de captação de cálcio intracelular e assim fazendo aumento do relaxamento cardíaco (efeito lusinotrópico) e maior liberação de cálcio durante o potencial de ação, aumentando a força de contração (efeito inotrópico). Assim, resposta A, no gabarito, mas na verdade não há resposta correta, como podemos ver pela fisiologia!! Muito fetiche e pouca ação por parte do examinador!

52. O mecanismo de *Frank-Starling* descreve o aumento do volume sistólico que acompanha o aumento do volume diastólico final do VE e da pressão figura abaixo. O volume sistólico aumenta porque a tensão desenvolvida pela contração muscular é maior quando o comprimento de repouso desse músculo é aumentado. A vasoconstrição dos vasos de capacitância venosa desloca o sangue centralmente, aumenta a pré-carga e ajuda a manter o débito cardíaco pela relação de *Frank-Starling*. A magnitude do aumento do volume sistólico produzido pela alteração da tensão das fibras musculares ventriculares depende da contratilidade miocárdica. Quando a contratilidade miocárdica está diminuída, como na presença de insuficiência cardíaca, um menor aumento no volume sistólico é alcançado em relação a qualquer aumento na pressão distólica de VE. Resposta c.

53. Vamos analisar cada uma das alternativas para facilitar a análise. Aqui erramos muito mais por compreensão das afirmativas do que por ter ou não o conhecimento da fisiologia.

a) As valvas atrioventriculares estão fechadas, e as seminulares, abertas. – **Errada** – Se o período é de contração isovolumétrico, todas as valvas, atrioventriculares e semilunares devem estar fechadas. Se há alguma valva aberta, o volume varia.

b) Ocorre redução de pressão, sem redução de volume. **Errada** – Estamos falando de contração, correto? Então a pressão aumenta, e não diminui...

c) Ocorre no momento da onda V do pulso venoso. **Errado**, vide esquema abaixo:

Características do pulso venoso

O pulso venoso consta de duas ondas com duas cristas:

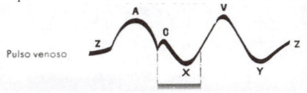

- Onda A deve ser a contração arterial
- Seio descendente X ocorre por relaxamento arterial.
- Onda C representa o pulso carotídeo
- Onda V corresponde ao enchimento atrial
- Seio descendente Y traduz a faze de enchimento rápido ventricular

d) É o período que antecede a abertura das valvas semilunares. – **Correto** – Na contração isovolumétrica a pressão no ventrículo aumenta até superar a pressão nas artérias, quando se abrem as valvas semiulunares.

e) Ocorre após o período de relaxamento isovolumétrico – **Errado** – O relaxamento isovolumétrico acontece imediatamente antes da abertura das valvas atrioventriculares, que é no início da diástole.

Resposta d.

Teste Ergométrico 3

Horacio Gomes Pereira Filho

Introdução

O teste ergométrico tem por objetivo submeter o paciente ao estresse físico programado e personalizado, com finalidade de avaliar as respostas clínicas, hemodinâmicas, eletrocardiográficas e metabólicas ao exercício, contribuindo para detecção de isquemia miocárdica, arritmias cardíacas, distúrbios hemodinâmicos esforço-induzidos, avaliação da capacidade funcional, avaliação diagnóstica e prognóstica das doenças cardiovasculares, prescrição de exercícios, avaliação de intervenções terapêuticas, avaliação da condição física e fins periciais.

Indicações

As indicações para o uso do teste ergométrico apresentadas neste escopo baseiam-se nas III Diretrizes para Teste Ergométrico da SBC/DERC de 2010, com os respectivos graus de recomendação abaixo.

RECOMENDAÇÕES
Classe I: condições para as quais há evidências conclusivas e, na sua falta, consenso geral de que o procedimento é seguro e útil/eficaz.
Classe II: condições para as quais há evidências conflitantes e/ou divergência de opinião sobre segurança e utilidade/eficácia do procedimento.
Classe IIa: peso ou evidência/opinião a favor do procedimento. A maioria aprova.
Classe IIb: segurança e utilidade/eficácia menos bem estabelecidas, não havendo predomínio de opiniões a favor.
Classe III: condições para quais há evidências e/ou consenso de que o procedimento não é útil/eficaz e, em alguns casos, pode ser prejudicial.
EVIDÊNCIAS
Nível A: dados obtidos a partir de múltiplos estudos randomizados de bom porte, concordantes e/ou de meta-análise robusta de estudos clínicos randomizados.
Nível B: dados obtidos a partir de meta-análise menos robusta, a partir de um único estudo randomizado ou de estudos não randomizados (oservacionais).
Nível C: dados obtidos de opiniões consensuais de especialistas.

Tabela 3.1 – Graus de recomendação.

Considerando-se o teste ergométrico um exame de baixo custo, fácil execução e alta reprodutibilidade e considerando-se a realidade social de vários municípios do país, o teste ergométrico poderá ter gama maior de indicações do que as aqui mencionadas. O teste ergométrico mostra grande utilidade do estabelecimento do diagnóstico e orientação de condutas a serem adotadas, sobretudo no manejo da doença arterial coronária.

Doença arterial coronária (DAC)

Probabilidade pré-teste de DAC e teoria *bayesiana*: Para uma correta indicação e interpretação do TE, é importante conhecer a probabilidade pré-teste de DAC, a sensibilidade e especificidade e principalmente, a prevalência de DAC na população estudada. A probabilidade pré-teste de um indivíduo ter DAC irá orientar a interpretação do resultado obtido com o exercício. Assim, é imperioso para sua execução conhecer a história clínica do paciente a ser submetido ao teste, seus fatores de risco para a DAC, sintomas (sobretudo se dor torácica, caracterizando como definitivamente, possivelmente anginosa ou não anginosa), exame físico, analisando frente ao sexo e idade. A experiência clínica do examinado também faz parte da avaliação pré-teste, podendo auxiliar na acurácia diagnóstica. *Escores* como Diamond-Forrester e o *escore* de Framingham podem também ser usados para estratificação de risco.

ESTIMATIVA DA PROBABILIDADE (%) DE DAC EM PACIENTES SINTOMÁTICOS DE ACORDO COM O SEXO, A IDADE E AS CARACTERÍSTICAS DA DOR TORÁCICA

IDADE	DOR NÃO ANGINOSA		ANGINA ATÍPICA		ANGINA TÍPICA	
	HOMEM	MULHER	HOMEM	MULHER	HOMEM	MULHER
30 - 39	4	2	34	12	76	26
40 - 49	13	3	51	22	87	55
50 - 59	20	7	65	31	93	73
60 - 69	27	14	72	51	94	86

Tabela 3.2 – Escore de Diamond-Forrester para estimativa de risco de DAC. DAC: doença arterial coronária. Fonte: Adaptado de Diamond e Forrester.

Nem sempre o limite de 1 mm para o infradesnivelamento do segmento ST é capaz de separar os indivíduos saudáveis dos portadores de obstrução coronariana. O uso da teoria *bayesiana* no teste de esforço nos dá a possibilidade (risco) de doença antes do teste e a sensibilidade e especificidade do teste, e com isso, determina a probabilidade de doença coronária no pós-teste. Os resultados da avaliação clínica do paciente e do teste de esforço são usados para a estimativa final do risco de DAC. O poder diagnóstico do teste de esforço é máximo quando a probabilidade de doença pré-teste é intermediária (30 a 70%).

Nos pacientes com suspeita ou confirmação de doença coronária, o teste ergométrico é útil na avaliação inicial, identificando os pacientes de alto risco. O teste também é indicado nos pacientes que tiveram mudanças no quadro clínico de angina estável, esclarecendo se essa alteração advenha da progressão da doença. Para a angina instável, o teste é indicado após estabilização clínica, para estratificação. Em mulheres, a prevalência de DAC é menor quando comparada ao homem, gerando maiores dificuldades diagnósticas e resultados falso-positivos.

Após o infarto do miocárdio, podemos realizar o teste ergométrico, desde que observadas algumas condições: testes submáximos com protocolos atenuados antes da alta hospitalar para avaliação terapêutica, prognóstica e prescrição de atividade física (4 a 6 dias após o IAM); testes limitados por sintomas (14 a 21 dias após IAM), visando também reabilitação cardíaca; se for realizado o teste antes da alta, outro teste limitado por sintomas pode ser realizado 3 a 6 semanas de pós-IAM.

As indicações do teste ergométrico para a DAC estão relacionados abaixo na tabela 3.3.

RECOMENDAÇÕES PARA O DIAGNÓSTICO DA DOENÇA ARTERIAL CORONÁRIA OBSTRUTIVA PELO TE

Classe I: pacientes com probabilidade pré-teste intermediária para doença arterial coronária obstrutiva (DAC), baseada em idade, sexo e sintomas, incluindo aqueles com bloqueio de ramo direito ou depressão < 1 mm do segmento ST no eletrocardiograma (ECG) de repouso (Nível B).

Pacientes com Síndromes Coronárias Agudas considerados de baixo risco, após completa estabilização clínica e hemodinâmica, sem sinais de isquemia eletrocardiográfica ativa, sem sinais de disfunção ventricular ou arritmias complexas e com marcadores sorológicos de necrose normais (Nível B).

Pacientes com doença coronária antes da alta hospitalar, para avaliar risco e prescrever atividade física (Nível B).

No diagnóstico diferencial de pacientes admitidos em unidade de dor torácica com sintomas atípicos e com possibilidade de doença coronária. (Nível B)

A qualquer momento no auxílio da avaliação do prognóstico em pacientes com doença cardiovascular estável (Nível C).

Classe IIa: pacientes com suspeita de angina vasoespástica.
Pacientes após a realização de cinecoronariografia para a tomada de decisão em lesões intermediárias (Nível B).
Avaliação seriada de pacientes com DAC em programas de reabilitação cardiovascular (Nível B).
Avaliação de indivíduos assintomáticos com mais de dois fatores de risco clássicos (Nível B).
Avaliação de terapêutica farmacológica (Nível B).
Classe IIb: pacientes com alta probabilidade de DAC baseada em idade, sexo e sintomas (Nível B).
Pacientes com baixa probabilidade de DAC baseada em idade, sexo e sintomas (Nível B).
Pacientes com critérios eletrocardiográficos para hipertrofia ventricular esquerda com depressão do segmento ST < 1 mm (Nível B).
Avaliação prognóstica após intervenção coronária percutânea e após cirurgia de revascularização miocárdica (Nível B).
Avaliação prognóstica e evolutiva de DAC, anual, de acordo com a condição clínica (Nível B).
Investigação de alterações de repolarização ventricular no ECG de repouso (Nível C).
Complementação de outros métodos que tenham evidenciado suspeita de DAC (Nível B).
Avaliação de risco em cirurgia não cardíaca, em pacientes com baixo risco cardiovascular (Nível C).
Perícia médica: pesquisa de DAC obstrutiva para fins trabalhistas ou de seguro (Nível C).
Classe III: diagnóstico de DAC em pacientes com bloqueio de ramo esquerdo (BRE), Wolff-Parkinson White (WPW), ritmo de marcapasso (MP), depressão do segmento ST > 1 mm no ECG de repouso, hipertrofia ventricular esquerda no ECG de repouso e terapêutica com digitálicos (Nível B).
Em pacientes com Síndromes Coronárias Agudas não estabilizados clínica ou hemodinamicamente ou ainda com alterações eletrocardiográficas persistentes ou marcadores de necrose não normalizados (Nível B).
Na presença de lesão de tronco de coronária esquerda ou equivalente conhecida (Nível B).

Tabela 3.3

Teste ergométrico na sala de emergência

O teste ergométrico tem aplicação na estratificação dos pacientes atendidos com dor torácica na sala de emergência, visto sua praticidade e baixo custo envolvidos. **O teste aplicado aos pacientes de baixo risco de DAC tem se mostrado seguro e de alto valor preditivo negativo.**

Na sala de emergência, após avaliação clínica e ECG de 12 derivações, os pacientes são classificados conforme a probabilidade de serem portadores de síndrome coronariana isquêmica aguda. Aqueles que forem considerados de baixa probabilidade são encaminhados ao teste ergométrico no sentido de aprofundar a investigação e possivelmente serem definitivamente liberados. **São considerados de baixo risco os pacientes que não apresentarem:**

- Hipotensão arterial (PAS < 90 mmHg);
- Presença de terceira bulha;
- Estertores crepitantes pulmonares;
- Dor torácica considerada como secundária à exacerbação de DAC prévia;
- ECG de repouso evidenciando alterações do segmento ST sugestivas de isquemia miocárdica em evolução.
- As condições ideais para a realização do teste de esforço na sala de emergência são:
- Pacientes de baixa probabilidade de síndrome coronariana;
- ECG sem alterações isquêmicas na admissão e imediatamente antes do teste;

- Duas séries de marcadores de necrose miocárdica (CKMB, troponina) negativos, colhidos em tempo hábil (última coleta em 9-12h do início da dor) e com 4 horas de intervalo entre si;
- Ausência de sintomas clínicos;
- Presença de ECG de repouso que não inviabilize ou dificulte análise de isquemia;
- Ausência de condições físicas incapacitantes para o teste.

Das contraindicações para o teste de esforço na emergência, ressaltamos: presença de alterações do segmento ST no ECG de repouso, novas ou em evolução, marcadores de necrose miocárdica acima dos valores normais, incapacidade para realizar o teste através do esforço, piora ou persistência do esforço dos sintomas de dor torácica sugestiva de isquemia, perfil clínico indicativo de alta probabilidade para a realização de coronariografia.

Indivíduos assintomáticos e atletas

Não se recomenda o uso de testes de esforço como "rastreamento" de pacientes assintomáticos, dada a baixa prevalência da doença nesse grupo e elevada incidência de resultados "falso-positivos". O teste nessa população tem como objetivos: avaliação funcional, motivação para mudanças de hábitos de vida, programação de exercícios físicos, complementação da avaliação clínica rotineira e identificação dos indivíduos sob risco de morte súbita na atividade desportiva. **Para a população de assintomáticos diabéticos que desejam iniciar prática desportiva, o teste ergométrico é útil, uma vez que a probabilidade pré-teste de DAC nesta população está aumentada.**

CLASSE I
Avaliação de indivíduos com história familiar de DAC precoce ou morte súbita (Nível B).
Indivíduos classificados como de alto risco pelo escore de Framingham (Nível B).
Avaliação de indivíduos com história familiar de DAC a serem submetidos a cirurgia não cardíaca com risco intermediário a alto (Nível C).
CLASSE IIA
Avaliação de candidatos a programas de exercício (homens acima de 40 anos e mulher acima de 50 anos) (Nível C).
Avaliação de indivíduos com ocupações especiais responsáveis pela vida de outros como pilotos, motoristas de coletivos, embarcações etc. (Nível C).
CLASSE IIB
Avaliação inicial de atletas de competição (Nível B).
Avaliação funcional seriada de atletas para ajustes de cargas de exercícios (Nível B).
Deve-se ressaltar que os objetivos principais do TE nessa população são: avaliação funcional; motivação para mudança de hábitos de vida; prescrição otimizada do treinamento; complementação de avaliação clínica rotineira e identificação de indivíduos sob risco de morte súbita na atividade desportiva. Recomenda-se, preferencialmente, para avaliação funcional, seguimento evolutivo e prescrição do treinamento em atletas, a utilização do TE com medidas diretas dos gases expirados (Teste Cardiopulmonar de Exercício) devido às mensurações mais acuradas do consumo de oxigênio, dos limiares ventilatórios e das demais variáveis ventilatórias e cardiovasculares obtidas que podem ser úteis para a programação do treinamento.

Tabela 3.4 – Indicações do teste ergométrico em assintomáticos e atletas.

Hipertensão arterial

Sendo HAS um fator de risco para a DAC, o TE permite confirmar o diagnóstico em pacientes com sintomas sugestivos de isquemia do miocárdico, exceto quando houverem alterações ao ECG como sinais de sobrecarga ventricular esquerda. Assim, em pacientes hipertensos com alterações da repolarização ventricular tipo padrão de *strain*, é desejável complementação diagnóstica com métodos de imagem.

Ainda há controvérsias sobre a avaliação da resposta pressórica ao esforço, porém para alguns autores, normotensos que cursam durante o teste com aumento exagerado das pressões sistólicas e/ou diastólica (picos pressóricos maiores que 214 mmHg) ou elevada resposta pressórica até o terceiro minuto da recuperação apresentam maior risco de desenvolver HAS.

O teste de esforço em hipertensos pode ser útil para avaliar alterações da pressão arterial durante as atividades diárias, selecionar a melhor terapêutica medicamentosa e/ou mudanças no estilo de vida, avaliar a eficácia terapêutica, detectar e acompanhar indivíduos hiperreativos, monitorar e avaliar o aparecimento de complicações referentes à hipertensão arterial sistêmica e avaliar as respostas da pressão arterial em pacientes que desejam realizar exercícios físicos.

CLASSE I
Investigação de DAC em indivíduos hipertensos ou com mais de um fator de risco (Nível A).
CLASSE IIA
Estudo do comportamento da PA frente ao exercício em indivíduos com história familiar de HAS ou com suspeita de síndrome metabólica (Nível B).
Estudo do comportamento da pressão arterial em pacientes diabéticos (Nível C).
CLASSE IIB
Investigação de HAS em pacientes com evidência de comportamento anômalo da pressão arterial (Nível B).
Diagnóstico de DAC em pacientes com HAS e SVE no ECG (Nível B).
Diagnóstico de DAC em pacientes com HAS em uso de fármacos que alteram a resposta cardiovascular (betabloqueadores, bloqueadores do canal de cálcio e nitratos) (Nível B).
Avaliação de pacientes idosos hipertensos para programa de atividade física (Nível B).
CLASSE III
Avaliação de pacientes com HAS descompensada (PA > 240 x 120 mmHg) (Nível C).

Tabela 3.5 – Indicações do teste ergométrico em hipertensão arterial sistêmica.

Valvopatias

O teste tem aplicação na avaliação das valvopatias, sobretudo naqueles pacientes que apresentam sintomatologia atípica e quantificação objetiva da classe funcional. As valvopatias também podem ser investigadas quanto associação com DAC. Porém, muitas vezes o ECG de repouso apresenta-se com alterações da repolarização que limitam a indicação do teste para o diagnóstico de isquemia miocárdica.

Na estenose aórtica grave e sintomática, o teste ergométrico está formalmente contraindicado, porém pode ser aplicado em pacientes com quadros moderados e pouco sintomáticos. Na insuficiência aórtica, os pacientes conseguem manter a capacidade funcional preservada mesmo em fases avançadas da doença. O teste pode avaliar, nessa parcela de pacientes, insuficiência ventricular esquerda de maneira mais precoce.

Na estenose mitral, a indicação cirúrgica relaciona-se ao impacto da valvulopatia na capacidade funcional, sendo útil o teste ergométrico quando aplicado em pacientes com estenose mitral pouco sintomática. O comprometimento da capacidade funcional é também um dos motivos principais para a indicação cirúrgica na insuficiência mitral. O teste pode demonstrar objetivamente em pacientes com insuficiência mitral grave ao ECO e poucos sintomas, a real capacidade funcional, e auxiliar na tomada de decisões terapêuticas.

CLASSE I
Avaliação da capacidade funcional e de sintomas em pacientes com IAo com sintomas duvidosos ou de origem não esclarecida (Nível B).
CLASSE IIA
Avaliação da capacidade funcional de pacientes com valvopatia leve a moderada para esclarecer sintomas (Nível B).
Avaliação da capacidade funcional para auxílio na indicação cirúrgica (Nível B).
Avaliação da capacidade funcional antes da participação em atividades físicas (Nível B).
Avaliação em pacientes com IAo para detectar piora na capacidade funcional (Nível B).
Avaliação de pacientes com estenose aórtica moderada a grave, assintomáticos ou com sintomas atípicos (Nível B).

CLASSE IIB
Avaliação de pacientes com estenose mitral leve (área entre 1.5 e 2.0 cm²), sintomáticos (classe funcional III/V) quando associado ao ecocardiograma (Nível B).
Avaliação do comportamento hemodinâmico para determinar os efeitos da troca valvar na função ventricular (Nível B).
Avaliação prognóstica antes da troca valvar em pacientes com IAo e insuficiência ventricular esquerda (Nível B).
CLASSE III
Diagnóstico de DAC em pacientes com valvulopatia (Nível B).
Avaliação da capacidade funcional em pacientes sintomáticos com estenose aórtica ou mitral grave (Nível C).

Tabela 3.6 – Indicações de ergometria em valvopatias.

Insuficiência cardíaca e cardiomiopatias

O teste de esforço ganha especial utilidade no manejo de portadores de insuficiência cardíaca congestiva quando realizado simultaneamente com a análise dos gases expiratórios na ergoespirometria. O método permite: diagnóstico de isquemia como fator etiológico na insuficiência cardíaca congestiva, avaliação objetiva da capacidade funcional, avaliação prognóstica para indicação de transplante cardíaco, avaliação para programas de exercício, diagnóstico diferencial de dispneia aos esforços. A classificação objetiva da capacidade funcional, pela medida direta do VO_2 máximo na ergoespirometria, é fundamental quando implicar em decisões importantes, como a indicação de transplante cardíaco.

Apesar de idealmente estar indicada a ergoespirometria, o teste ergométrico convencional pode ser empregado com as devidas restrições e adequações. Na cardiomiopatia dilatada idiopática, as aplicações são semelhantes àquelas para a insuficiência cardíaca congestiva. No entanto, **na cardiomiopatia restritiva e na hipertrófica com obstrução da via de saída do ventrículo esquerdo, o teste ergométrico é contraindicado.** Nas formas não obstrutivas os protocolos convencionais podem ser aplicados com cuidados especiais para o aparecimento de sinais de obstrução dinâmica, arritmias ventriculares, queda da pressão arterial sistêmica e sinais de baixo débito.

Na cardiomiopatia chagásica o TE poderá ser empregado com protocolos convencionais, sendo que a presença de arritmias ventriculares no ECG de repouso não contraindica o exame.

Alguns aspectos fundamentais devem ser lembrados na avaliação funcional da insuficiência cardíaca congestiva: realizar teste em pacientes clinicamente estáveis, individualizar os protocolos, pequenos incrementos de carga (1MET), duração máxima entre 8 a 12 minutos, preferir testes com medida do VO_2, uso do teste de caminhada de 6 minutos para avaliação submáxima e aplicar questionário de qualidade de vida para seguimento ambulatorial.

CLASSE I
Investigação de DAC como causa da IC em pacientes sem etiologia indefinida (Nível B).
Seleção de pacientes para transplante cardíaco através do teste com análise dos gases expirados.
CLASSE IIB
Elaboração da prescrição de exercício (Nível B).
Determinação do nível necessário de supervisão e monitorização do programa de exercício (Nível B).
Avaliação da gravidade da síndrome (Nível B).
Avaliação da resposta a intervenções terapêuticas (Nível B).
Identificação de mecanismos fisiopatológicos e esclarecimento de sintomas (Nível B).
CLASSE III
Miocardite e pericardite aguda (Nível C).
Seleção para transplante cardíaco, com base nos valores de VO_2 estimados e não medidos (Nível B).
Diagnóstico de insuficiência cardíaca (Nível C).
Miocardiopatia hipertrófica com obstrução na via de saída o VE (Nível C).

Tabela 3.7 – Indicações do teste ergométrico em insuficiência cardíaca e cardiopatias.

Apesar de o ideal ser a realização do exame acompanhado da análise dos gases expirados e da ventilação, o TE convencional pode ser empregado com as devidas restrições e adequações. A principal delas diz respeito a não valorização das estimativas de VO2 por fórmulas, que podem apresentar grandes variações quando comparadas às medidas diretas. Também deve ser observada a adequação dos protocolos de esforço, com incrementos iguais ou menores que 1 MET por minuto, idealmente em protocolos em rampa. A III Diretriz de Insuficiência Cardíaca da SBC contém maiores informações sobre avaliação funcional em IC38. Alguns aspectos parecem ser fundamentais na avaliação funcional na IC: realizar TE apenas em pacientes clinicamente estáveis; individualizar os protocolos (preferir protocolos em rampa ou protocolos atenuados); aplicar pequenos incrementos de carga (<1 MET por minuto); estabelecer como duração ideal entre 8 e 12 minutos; preferir testes com medida direta do consumo de oxigênio.

Avaliação de taquiarritmias

Durante o exercício físico ocorre atenuação da atividade parassimpática, aumento da atividade simpática e do consumo de oxigênio miocárdico, respostas fisiológicas que podem favorecer o aparecimento de taquiarritmias. A reprodutibilidade do desencadeamento de arritmias com o exercício é baixa. O teste pode identificar pacientes que necessitam de maior investigação, como nos casos de taquicardia ventricular relacionada à displasia arritmogênica do ventrículo direito, síndrome do QT longo, síndrome de Wolff-Parkinson-White (quando o objetivo for estratificar risco para desenvolvimento de taquicardias supraventriculares com resposta ventricular alta), fibrilação atrial (avaliação da terapêutica para o controle da resposta ventricular ao exercício.

INDICAÇÕES DO TE NA INVESTIGAÇÃO DAS ARRITMIAS INDUZIDAS PELO ESFORÇO OU SINTOMAS QUE POSSAM SER DEPENDENTES DE ARRITMIAS
Classe I: palpitação, síncope, pré-síncope, equivalentes sincopais, mal-estar indefinido ou palidez relacionada a esforço físico (Nível B).
Assintomáticos que tiveram constatada ou suspeitada arritmia de qualquer natureza durante ou imediatamente após esforço físico (Nível B).
Classe IIa: avaliação da terapêutica antiarrítmica médica ou ablação que tenha sido eventualmente instituída em casos de arritmias induzida pelo esforço (Nível B).
Avaliação de adultos com arritmias ventriculares que apresentam uma probabilidade intermediária ou alta de doença coronária, considerando-se o sexo, idade e sintomas (Nível B).

Tabela 3.8 – Indicações do teste ergométrico em taquiarritmias.

Recomendações para o uso do TE na estratificação do risco para morte súbita cardíaca, nas síndromes arritmogênicas e síndromes elétricas primárias

- Reconhecem-se hoje algumas síndromes arritmogênicas com potencial para produzir arritmias ventriculares e morte súbita cardíaca. O TE, em várias situações, nessas síndromes, pode ter papel fundamental na estratificação de risco para a morte súbita.
- **Classe I:** adultos com arritmias ventriculares e que apresentem probabilidade intermediária ou elevada de doença arterial coronária (Nível B).
- Indivíduos com arritmias ventriculares conhecidas ou suspeitadas durante o esforço, incluindo a taquicardia ventricular catecolaminérgica, independentemente da idade (Nível C).
- Avaliação da terapêutica com betabloqueadores e possível indicação de cardiodesfibrilador implantável em casos de taquicardias ventriculares catecolaminérgicas (Nível C).
- **Classe IIa**
- Avaliação de pacientes recuperados de parada cardiorrespiratória antes da liberação para vida normal e para programação da atividade física recreacional e da vida diária (Nível B).
- **Classe IIb**
- Avaliação de pacientes com síndrome de WPW para estudo do comportamento da condução pela via anômala e do potencial arritmogênico induzido pelo esforço (Nível C).
- Avaliação de pacientes com miocardiopatia hipertrófica sem obstrução grave para avaliação do potencial arritmogênico e liberação e programação de atividade física (Nível C).

- Avaliação para estratificação de risco, potencial arritmogênico e liberação para atividades físicas em casos de displasia arritmogênica do ventrículo direito com diagnóstico firmado por método de imagem (Nível C).
- Avaliação para estratificação de risco, potencial arritmogênico e de terapêutica com beta bloqueador em pacientes com a síndrome do QT longo (Nível C).
- Avaliação de pacientes com síndrome do QT longo assintomáticos, mas com antecedentes familiares de morte súbita ou síncope (Nível C).
- Avaliação periódica de pacientes com arritmias conhecidas em programas de reabilitação (Nível C).
- Adultos com baixa probabilidade de doença coronária e que tenham arritmia ventricular conhecida (Nível C).
- Investigação de pacientes de meia-idade ou idosos com extrassístoles ventriculares isoladas (Nível C).
- **Classe III**
- Arritmia não controlada, sintomática ou com comprometimento hemodinâmico (Nível C).

Avaliação de bradiarritmias e marca-passo

Em pacientes com distúrbios da condução ou do automatismo atrial avançados, que apresentam indicação de marca-passo definitivo, o teste de esforço pode ser utilizado para avaliar a resposta do nó sinusal. Tal estratégia visa um melhor planejamento quanto à necessidade de implante de eletrodo atrial, assim como o tipo de estimulação a ser utilizado. Após o implante de marca-passo, o teste de esforço pode ser utilizado para adequar a resposta da frequência do marca-passo, para avaliar a capacidade funcional e para identificar a presença de arritmias.

CLASSE I
Avaliação da resposta cronotrópica ao exercício em portadores de BAVT congênito (Nível B).
Avaliação da resposta cronotrópica da ativação atrial, em portadores de BAVT congênito (Nível C).
Avaliação da resposta cronotrópica ao exercício em portadores de doença do nó sinusal (Nível B).
CLASSE IIA
Avaliação funcional de portadores de marca-passo com biossensores (Nível B).
CLASSE IIB
Avaliação de portadores de desfibrilador cardíaco implantável (Nível B).
GRAU III
Avaliação de pacientes com marca-passo de frequência fixa. (Nível B).
BAVT com baixa resposta da frequência ventricular (Nível B).

Tabela 3.9 – Indicações do teste em bradicardia e marcapasso.

Contraindicações ao teste ergométrico

- **Contraindicações gerais:**
- São consideradas contraindicações a presença das seguintes situações.
- **Absolutas:**
- Embolia pulmonar.
- Enfermidade aguda, febril ou grave.
- Limitação física ou psicológica.
- Intoxicação medicamentosa.
- Distúrbios hidroeletrolíticos e metabólicos não corrigidos.
- **Contraindicações relativas:**
- São situações que determinam a adoção de precauções adicionais para a realização do TE:
- Dor torácica aguda, exceto quando os protocolos disponíveis em unidades de dor torácica forem seguidos.
- Estenoses valvares moderadas e graves em assintomáticos.
- Insuficiências valvares graves.
- Taquiarritmias, bradiarritmias e arritmias ventriculares complexas.

- Afecções não cardíacas capazes de agravamento pelo TE e/ou de impedimento para realização do TE (ex: infecções, hipertireoidismo, insuficiência renal, hepática ou respiratória, obstrução arterial periférica, lesões musculares, ósseas ou articulares, deslocamento da retina e afecções psiquiátricas).

Segurança do teste ergométrico

Após décadas de aprendizado e de uma vasta experiência mundial, o teste ergométrico é considerado exame seguro, porém o perfil da população submetida a ele apresenta alto risco para eventos coronarianos. O risco de parada cardíaca associa ao teste ergométrico é referido em vários trabalhos na literatura médica, em especial à fase de recuperação ou pós-esforço. De uma maneira geral, a taxa de mortalidade encontrada no serviço de eletrocardiologia do Instituto do Coração da FMUSP aproxima-se à relatada na literatura de 1 evento em 10000 exames realizados.

As precauções tomadas para a realização do teste ergométrico iniciam-se com a escolha do local e do material necessário para eventuais emergências. Disponibilidade fácil do material de ressuscitação cardiopulmonar, simulações periódicas, verificação diária do equipamento devem fazer parte da rotina dos serviços de ergometria. Atentar em todos os exames ao comportamento do paciente e o traçado eletrocardiográfico, auxilia na prevenção de ocorrências indesejáveis.

Algumas situações especiais, consideradas de alto risco, necessitam a realização do teste sob cuidados especiais: em ambiente hospitalar, com retaguarda cardiológica adequada, mediante consentimento escrito, adequado esclarecimento do paciente e seus responsáveis sobre a indicação do exame.

- São consideradas situações de alto risco:
- IAM não complicado;
- angina instável estabilizada;
- dor torácica aguda em sala de emergência após seriamento de ECG e marcadores de necrose;
- lesão conhecida e tratada de tronco coronário ou equivalente;
- arritmias ventriculares complexas, arritmias com repercussões clínicas e hemodinâmicas mesmo sob controle;
- síncopes de etiologia arritmogênica;
- BAV avançado;
- presença de cardioversor-desfibrilador implantável;
- insuficiência cardíaca grave descompensada;
- hipertensão pulmonar;
- lesões valvares estenóticas moderadas ou insuficientes graves;
- cardiomiopatia hipertrófica;
- insuficiência respiratória, renal ou hepática.

Suspensão da medicação

Nos casos de diagnóstico prévio de DAC, o teste pode ser realizado como prova terapêutica, sem suspensão de medicações. Utilizar critérios de suspensão baseados na meia-vida conforme a tabela 3.10.

TEMPO DE SUSPENSÃO DE MEDICAMENTOS PARA O TE	
Medicação	**Dias de suspensão prévia**
AAS	1
Amiodarona	30
Betabloqueadores	de 4 a 8
Bloqueadores de cálcio	de 1 a 4
Dipiridamol	1
Digoxina	de 7 a 10
IECA	1
Diuréticos	3
Antiarrítmicos	de 3 a 5
Nitrato	1
Metildopa e clonidina	1

Tabela 3.10 – Dias de suspensão prévia ao teste ergométrico de alguns medicamentos.

Preparo e montagem do sistema de derivações

O paciente, após o preenchimento da ficha cadastral, deverá ter seu peso e estatura aferidos. Como os sinais elétricos são captados pelos eletrodos fixados na pele, atenção especial deve ser dada ao preparo da mesma, de maneira a diminuir a resistência cutânea, diminuindo-se a interferência e obtendo melhor traçado. A tricotomia deve ser realizada sempre que se julgar necessário, bem como o desengorduramento da pele nos locais determinados para a colocação de eletrodos, podendo ser feita com água e sabão, álcool ou éter, uso de abrasivos como lixas finas.

Os eletrodos podem ser descartáveis ou reutilizáveis, sendo os primeiros mais práticos, permitindo uma montagem mais rápida. Hoje em dia, o posicionamento dos eletrodos está padronizado, sendo utilizados na atualidade mais comumente os sistemas: de uma derivação, bipolar, o de 12 derivações de Mason-Likar e o ortogonal de Frank (para a obtenção do vetocardiograma).

O sistema de uma derivação emprega convencionalmente uma derivação bipolar, sendo obrigatória a derivação CM5, de maior sensibilidade na ergometria. Este sistema é designado para observação da região antero-lateral do ventrículo esquerdo, sendo obtida da seguinte maneira: eletrodo do braço direito (RA) colocado junto à fúrcula esternal, eletrodo do braço esquerdo (LA) colocado na posição V5 do eletrocardiograma clássico e o eletrodo da perna direita (RL) colado na posição de V5R, conforme esquema da Figura 3.1 a seguir.

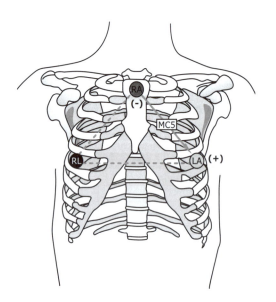

Figura 3.1 – Representação da montagem de sistema de uma derivação, destancando-se a derivação CM5.

O sistema bipolar têm a vantagem de utilizar poucos eletrodos, gerando montagem rápida e com menor interferência. Obtida através da colocação do eletrodo do braço esquerdo (LA) na posição da derivação V5 clássica e a do braço direito (RA) ano nível da fúrcula esternal, equivalendo-se a derivação CM5. O eletrodo do membro inferior esquerdo (LL) é colocado na espinha ilíaca anterior esquerda, o eletrodo do membro inferior direito (RL) é colocado na posição V5R e por fim, a derivação V2, colocada no 4º espaço paraesternal esquerdo, conforme a Figura 3.2 a seguir.

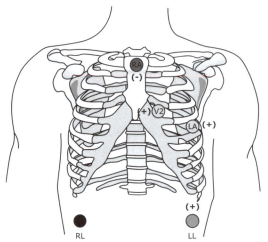

Figura 3.2 – Esquema da montagem do sistema bipolar.

O sistema de 12 derivações segundo Mason-Likar utiliza as 12 derivações do ECG convencional, com a colocação dos eletrodos do plano frontal nas raízes dos membros superiores e inferiores, minimizando os artefatos produzidos pelos movimentos dos membros durante as provas. Assim, a derivação do braço direito (RA) é colocada no segundo espaço intercostal direito próximo a raiz do ombro direito, a derivação do braço esquerdo (LA) é colocada na mesma posição à esquerda., a derivação da perna direita (RL) é colocada acima da crista ilíaca direita e a derivação da perna esquerda (LL), sobre a crista ilíaca esquerda. Por fim, o plano horizontal de V1 a V6 é montado de maneira clássica conforme representado na Figura 3.3.

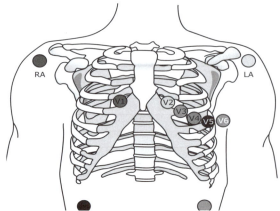

Figura 3.3 – Esquema de montagem das derivações de Mason-Likar.

Metodologia

A aplicação do teste ergométrico e a avaliação de suas informações obtidas necessitam do rigor na obediência as condições básicas e metodologia empregada, para que sejam obtidos resultados fiéis, reprodutíveis e mensuráveis. Nas condições básicas devem ser salientados: equipe médica, área física, equipamentos da sala de ergometria, material e medicações para tratamento de eventuais emergências, bem como a orientação ao paciente.

Equipe Médica

Médico com experiência no método e apto no atendimento de emergências cardiovasculares é o responsável pela condução da prova, podendo ser auxiliado por pessoal técnico devidamente treinado tanto na execução do teste quanto ao atendimento de emergências.

Área física

Idealmente o ambiente para uma prova de exercício deve ter luminosidade, ventilação e dimensões suficientes para a acomodação da aparelhagem necessária ao exame e também material para tratamento de emergências com fácil acessibilidade dentro da sala, além de permitir a circulação de pelo menos 3 pessoas, mantendo temperatura ambiente entre 18 e 22°C e umidade relativa do ar de 50 a 70%. Evitar o acúmulo de materiais e objetos desnecessários à realização do exame. A localização deve ser estratégica, considerando-se a rápida remoção e encaminhamento do paciente em risco para sala de emergência ou UTI.

Equipamentos para execução do teste

- Na sala de exame deverá haver:
- cicloergômetro de frenagem mecânica ou eletromagnética e/ou esteira rolante, com velocidade e inclinações variáveis. Como alternativa, uso de ergômetros de manivela;
- monitor para observação contínua e realização de registros eletrocardiográficos e da frequência cardíaca;
- esfigmomanômetro calibrado e estetoscópio;
- cronômetro para registro;
- computador central com "software" apropriado para gravação, análise das variáveis e reprodução dos resultados. Atualmente é através do computador que se dá o controle do ergômetro e demais elementos como esfigmomanômetro e oxímetro;
- lembramos que devem ser preconizadas as revisões periódicas de todo equipamento e atualizações de "software" conforme a indicação do fabricante ou a necessidade.

Material e medicações para emergências

Deverá estar disponível para o adequado tratamento de emergências todo o material necessário ao suporte básico e avançado de vida, com equipe de apoio devidamente treinada em BLS e ACLS. Conferir periodicamente a checagem e as condições do desfibrilador e de todos os itens do "carrinho de parada" é obrigatório.

Orientações ao paciente

O médico assistente do paciente deve sempre esclarecer o mesmo sobre a indicação do teste, riscos e benefícios do exame, metodologia empregada, sobre a suspensão ou não da medicação habitual e eventuais dúvidas do paciente sobre o exame.

Para o laboratório de ergometria, o médico solicitante deverá informar: indicação da prova de esforço e dados clínicos do paciente, sucintos, porém completos; informar sobre a necessidade ou não de manter a medicação habitual do paciente para o teste; informar se assim o desejar o tipo de protocolo ou ergômetro a ser utilizado.

São recomendações do laboratório de ergometria ao paciente que irá realizar o teste:
- vestuário: preferencialmente calção, bermuda ou calça de agasalho confortáveis e calçado com solado de borracha (tênis). Para as mulheres, aconselha-se o uso de sutiã ou avental apropriado.
- abstenção do fumo por 3 horas antes da prova.
- fazer uma refeição leve uma a duas horas antes.
- evitar bebidas alcoólicas 24 horas antes da prova.
- evitar esforços físicos não habituais ou treinamento físico até 24 horas anteriores ao exame.
- preservar o horário de sono na véspera.

ESTÁGIO	TEMPO (MIN)	VELOCIDADE (MPH)	INCLINAÇÃO (%)	MET
1	3	1,7	10	4,6
2	3	2,5	12	7,0
3	3	3,4	14	10,0
4	3	4,2	16	12,9
5	3	5,0	18	15,1
6	3	5,5	20	16,9
7	3	6,0	22	19,2

Tabela 3.11 – Estágios do protocolo de Bruce.

ESTÁGIO	TEMPO (MIN)	VELOCIDADE (MPH)	INCLINAÇÃO (%)	MET
1	3	1,7	10	4,6
2	2	3,0	12	7,4
3	2	3,4	14	9,6
4	2	4,2	16	12,0
5	2	5,0	18	13,9
6	2	5,5	20	16,3
7	2	6,0	22	18,9

Tabela 3.12 – Estágios do protocolo de Ellestad.

ESTÁGIO	TEMPO (MIN)	VELOCIDADE (MPH)	INCLINAÇÃO (%)	MET
1	3	2	2,5	3,2
2	3	2	3,5	3,5
3	3	2	4,4	3,7
4	3	2	5,4	4,0
5	3	2	6,4	4,3
6	3	2	7,3	4,5

Tabela 3.13 – Estágios do protocolo de Naughton.

Realizando o teste ergométrico

Constituída por três fases distintas: repouso, exercício e recuperação. Durante a fase de repouso, devemos realizar o preparo do paciente, a anamnese sucinta (sintomas, motivo do teste, uso de medicações) e seu registro, o exame físico com destaques para as avaliações do sistema cardiovascular e respiratório, colocação do paciente no ergômetro, orientações de como será realizado o exame, aferição da pressão arterial do repouso, escolha do protocolo adequado, registro eletrocardiográfico de doze derivações do repouso.

Durante a fase de exercício, deve-se proceder a avaliação rotineira do paciente com relação ao cansaço físico, eventuais sintomas, aferição da pressão arterial a cada minuto ou pelo menos uma vez durante cada estágio e o registro eletrocardiográfico durante cada estágio e se houver quaisquer anormalidade como surgimento de arritmias, alterações do seguimento ST, bloqueios, etc. Avaliar a possibilidade de continuar a prova ou de encerrá-la, seja por critérios clínicos, eletrocardiográficos ou o mais importante, se solicitado pelo paciente.

Após o término do exercício, deve-se sempre obter o traçado eletrocardiográfico do chamado "pico" do esforço máximo, com o ergômetro desligado e o paciente em posição de repouso para obter-se um melhor traçado eletrocardiográfico. Aqui inicia-se a fase de recuperação do teste, cujo registro e observação é de suma importância para a conclusão do exame. Deve-se monitorizar e proceder ao registro eletrocardiográfico minuto a minuto, exame físico cardiopulmonar, aferição periódica (a cada minuto) da pressão arterial. O paciente pode estar em pé, sentado ou deitado nesta fase. A duração da recuperação deve ser 6 a 8 minutos, de modo que o paciente retorne as condições basais pré-teste, tanto clinicas quanto eletrocardiográficas. Mantenha o paciente sob observação o tempo que for necessário.

Ergômetros e protocolos

Os Ergômetros atualmente mais empregados em nosso meio são a esteira rolante, a bicicleta e o ergômetro de braço (manivela). Um ergômetro pela definição é um aparelho capaz de medir a potência e o trabalho realizado. Podem ser eletrônicos, eletromagnéticos ou mesmo manuais. Conectados ao computador central enviam dados sobre velocidade, inclinação, ciclos, etc. e recebem comandos de início e término da atividade, além da variação de carga.

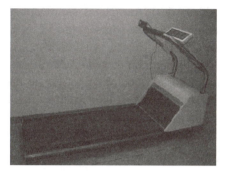 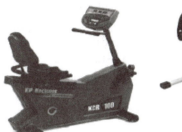 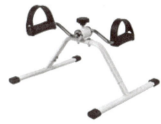

Figura 3.4 – Exemplos de ergômetros: esteira rolante, bicicleta e cicloergômetro.

O protocolo a ser realizado em um determinado teste deve sempre considerar as condições do paciente, devendo-se proceder uma escolha individualizada, aplicando-se cargas, inclinações e velocidades que estejam de acordo com o paciente avaliado.

Na prática rotineira, utilizamos protocolos mais intensos para indivíduos fisicamente ativos ou jovens aparentemente saudáveis, sendo os mais utilizados no nosso meio os protocolos de Bruce (1952) e Ellestad (1975). O protocolo de Bruce apresenta como características aumentos progressivos da velocidade e inclinação com estágios de duração fixa de 3 minutos; como o incremento de trabalho gerado é grande, deve ser usado com prudência em indivíduos clinicamente limitados. Sua melhor indicação é a avaliação diagnóstica ou da capacidade funcional em indivíduos com algum grau de condicionamento físico, considerado de razoável a bom, evitando o uso em idosos, cardiopatas limitados, pessoas obesas.

O protocolo descrito por Ellestad também se utiliza de protocolos com grande incremento de trabalho (3 MET por estágio, onde 1 MET ou equivalente metabólico = 3,5 mL/kg/min. de oxigênio). A melhor aplicação deste protocolo é em indivíduos atletas, pessoas com bom condicionamento físico e jovens sedentários.

Outros protocolos da prática clínica são o Naughton (1964), que é reservado para indivíduos portadores de limitações físicas importantes, em especial idosos e sedentários, portadores de IAM em evolução recente ou ICC compensada; O protocolo de Bruce modificado visa a aplicação de um teste mais atenuado para pacientes com limitações de condicionamento ou em faixas etárias elevadas, o protocolo de Balke-Warre (1959) tem como características a velocidade fixa em 5,4 km/hj com variação da inclinação de 1 a 2% a cada estágio de 1 a 2 minutos.

Para a bicicleta, há o protocolo de Balke, que visa o incremento de cargas de 25 W a cada 2 min., podendo-se utilizar para indivíduos jovens e saídos cargas de 50 W e naqueles indivíduos com limitações, inicia-se o teste com carga livre. O consumo de oxigênio (VO_2) pode ser estimado pela fórmula VO_2 máximo= (12 x carga em W) + 300/ peso em kg.

Respostas clínicas

Sintomas

Sinais e sintomas como palidez, sudorese, estafa física, dispneia devem ser descritos e sempre correlacionados à alterações hemodinâmicas ou eletrocardiográficas frente ao exercício. Tonturas, vertigens, dor em membros inferiores limitando o exercício também são descritos na avaliação. Há necessidade de que o sintoma "dor torácica" muito bem avaliado, já que constitui-se como o mais importante. Deve ser dividida em angina típica, angina atípica e dor torácica, sendo relevantes para sua avaliação as características clínicas e sua reprodutibilidade ao esforço. Consta da descrição da dor as características do modo de aparecimento, momento durante o exame, intensidade, evolução, caráter, fenômenos acompanhantes, irradiação. Cansaço, fadiga e dispneia são essencialmente subjetivos mas apresentam alta reprodutibilidade na intensidade de esforço em testes repetitivos, o que constitui equivalência de insuficiência ventricular esquerda quando surgem desproporcionais ao cansaço realizado.

A avaliação do cansaço durante a prova, de uma maneira inicial subjetiva, pode ser expressa em valores numéricos através da utilização da chamada escala de Borg, que varia de 0 a 10 ou 6 a 20, entre os extremos de "muito fácil" a "exaustivo".

Exame Físico

Sinais de má perfusão periférica como palidez cutânea, sudorese e cianose não são habituais, mas levam a interrupção do exame, estando associado à disfunção ventricular esquerda. Diminuição da perfusão cerebral pode se expressar por sintomas de visão turva, tonturas e alteração da marcha, também limitantes para a prova. O achado de terceira e quarta bulhas à ausculta bem como a presença de estertores pulmonares refletem disfunção ventricular esquerda. O surgimento ou aumento de sopro sistólico prévio em área mitral indica insuficiência mitral aguda ou agravamento de lesões prévias, que pode ser transitório ou de etiologia isquêmica. Sibilos à ausculta pulmonar sugerem broncoespasmo induzido pelo esforço.

Respostas hemodinâmicas

Frequência cardíaca

A frequência cardíaca aumenta linearmente com a intensidade do esforço, devido à inativação vagal e à descarga adrenérgica. Distensão atrial direita mecânica, do nó sinusal, aumento da temperatura corporal e da acidez do sangue contribuem para este aumento. Há a chamada "frequência cardíaca máxima", que apresenta relação de inversamente proporcional com a idade, sendo prevista por equações como:

• Lange e Andersen: FC max = [210 − (idade x 0,65)] bpm
• Karvonen: FC max = (220- idade) bpm.

Desta relação um teste é descrito como "máximo" quando a F.C. máxima foi alcançada, ao passo que a descrição "teste submáximo" se aplica quando a F.C. atinge o valor de 85% da F.C. máxima prevista. Nos primeiros minutos da fase de recuperação a FC diminui rapidamente por causa do retorno da atividade vagal e também pela redução da atividade metabólica muscular, causando diminuição da atividade simpática. O comportamento da FC durante esta fase é variável, dependendo ainda da temperatura corporal, do ambiente, intensidade do exercício realizado, nível de catecolaminas circulantes, acidose metabólica e grau de condicionamento físico (quanto mais condicionado o indivíduo, menor a FC máxima atingida durante o teste).

A elevação da frequência cardíaca desproporcional ao exercício realizado é comum nos indivíduos sedentários, ansiosos, com alterações autonômicas, hipertireoidismo e anemia. O termo incompetência cronotrópica (dificuldade de elevação da FC frente ao exercício) pode expressar coronariopatia ou miocardiopatia, sendo definido como a incapacidade de elevar a FC acima de um valor dado pela FC máxima subtraída de 2 desvios-padrões (24 bpm), sem outras limitações ou uso de medicamentos.

A queda da FC durante o esforço, apesar de raro, é condição de término da prova, pela alta correlação com doença arterial coronária grave. Atualmente considera-se que o retardo da redução da FC no primeiro minuto pós teste, que pode ser devido a diminuição da atividade vagal, tem sido associada a maior mortalidade. É definido como a redução de 12 ou menos batimentos da FC no primeiro minuto pós teste comparada a FC máxima atingida no exercício.

Na prática, encontramos como maior causa de interferência na resposta cronotrópica o uso de medicações como os betabloqueadores, bloqueadores dos canais de cálcio, digitálicos, etc.

Pressão arterial

Junto ao grau de tolerância ao exercício a pressão arterial avalia a resposta inotrópica cardíaca. Tende a aumentar em razão direta da intensidade do exercício. Encontramos ainda grande discussão sobre os valores normais de variação da pressão arterial durante o teste ergométrico, sugerindo-se tabelas conforme idade, sexo e etnias. Em condições normais, a pressão arterial aumenta com a intensidade do trabalho aplicado, geralmente até 220 mmHg, sendo que a pressão arterial diastólica tende a ser constante ou oscilar em torno de 10 mmHg.

O termo "hipertensão reativa ao esforço" é dado quando encontramos aumento da pressão arterial sistólica acima de 220 mmHg e/ou elevação de 15 mmHg ou mais da diastólica em relação aos valores basais do repouso. Indivíduos com este padrão de resposta tem 4 a 5 vezes mais chances de tornarem-se hipertensos.

A elevação inadequada da pressão sistólica é sugerida quando seu gradiente intraesforço (diferença entre a máxima pressão obtida durante o exercício e o repouso) é menor que 35 mmHg, na ausência de acentuada queda da pressão diastólica, o que indica disfunção ventricular. Queda do componente sistólico intraesforço representa maior valor preditivo de doença isquêmica grave.

Comumente em jovens bens condicionados pode haver leve hipotensão sistólica no pico da atividade física, sem representação de maiores problemas. Também, a hipotensão que se segue em indivíduos sadios após o término da atividade física não é acompanhada de maior morbimortalidade cardiovascular.

Duplo produto

Índice de avaliação que reflete o consumo de oxigênio pelo miocárdio e é obtido pelo produto da pressão arterial sistólica e da frequência cardíaca. Importante para a avaliação dos limiares de dor torácica e dos esquemas terapêuticos empregados.

Consumo de oxigênio (VO$_2$)

É a medida fisiológica mais importante para se determinar a capacidade cardiorrespiratória. É expresso em equivalente metabólico (MET).

Respostas eletrocardiográficas

A análise do segmento ST é o elemento de maior importância, por ser o principal marcador de isquemia miocárdica. No entanto, devemos proceder a uma análise abrangente e multifatorial, envolvendo tanto as respostas clínicas e hemodinâmicas, bem como as demais alterações possíveis no eletrocardiograma durante uma prova de esforço.

Onda P: há aumento de sua amplitude com o aumento da FC por influência da onda da repolarização atrial. A observação do aumento da fase negativa em V1 poderia indicar disfunção ventricular esquerda, porém apresenta baixo valor preditivo positivo.

Intervalo PR: tem sua duração diminuída, podendo apresentar-se infradesnivelado pela repolarização atrial. Pode ter sua duração aumentada na fase de pós esforço, representando hipertonia vagal.

Onda Q: melhor analisada na derivação CM5, aumenta de amplitude ao fim do exercício em indivíduos normais. A diminuição de amplitude, associada a infradesnível do segmento ST, associa-se a isquemia obstrutiva. Porém, o aumento de sua amplitude associado ao infradesnível de ST surgem em fenômenos isquêmicos de origem não obstrutiva. Não é analisada em presença de bloqueios de ramo, áreas inativas pós-infarto do miocárdio ou na síndrome de pré-excitação ventricular.

Onda R: como a onda Q, melhor analisado em derivações laterais, sendo valorizada sob FC máxima. Na maioria dos indivíduos, ela diminui sua amplitude como o esforço. Quando a amplitude aumenta acompanhada à diminuição de onda Q e infradesnivelamento do segmento ST, associa-se com fenômenos isquêmicos. Quando a relação ST/R é maior ou igual a 0,1, é grande preditor de isquemia; se menor, pode indicar resposta falso-positiva.

Onda S: aumenta a amplitude à medida que a deflexão R diminui. Ela não apresenta valor específico para o diagnóstico de isquemia durante o exercício. Pode simular pseudodepressões do segmento ST quando da presença de atrasos finais de condução intraventricular.

Ponto J: pode apresentar ocasionalmente infradesnível sem representação clínica.

Segmento ST: suas oscilações positivas ou negativas (supra e infradesnivelamentos) são as manifestações mais frequentes relacionadas à isquemia miocárdica. Para sua análise, são definidos 3 pontos : J, Y e X. O ponto J marca o fim do QRS e o início do segmento ST. O ponto Y dista 80 ms (2 mm) após o ponto J. O ponto X marca o retorno do segmento ST à linha de base (Fig. 3.5).

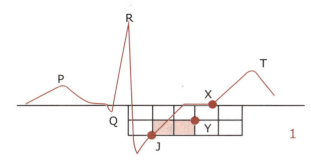

Figura 3.5 – Localização dos pontos J, X e Y em um complexo QRS (explicação no texto).

O infradesnivelamento do segmento ST pode ser considerado como normal quando seu retorno à linha de base (QT) ocorre antes do ponto Y. Em relação a morfologia, pode ser classificado como ascendente lento, horizontal e descendente. Chama-se de ascendente rápido quando o infradesnível do segmento ST é considerado normal. São critérios de positividade do teste frente as diferentes morfologias:

- Ascendente lento: infradesnível do segmento ST de 1,5 mm ou mais, medido no ponto Y;
- Horizontal: infradesnível de 1 mm ou mais, medido na origem do segmento ST (ponto J) e com duração[3] 80 ms;
- Descendente: infradesnível de 1 mm ou mais, medido na origem do segmento ST (ponto J). Aqui não utilizamos o ponto Y uma vez que comumente se encontra sobre o ramo descente da onda T;
- Convexo: infradesnivelamento de 2 mm ou mais, medido no ponto Y.

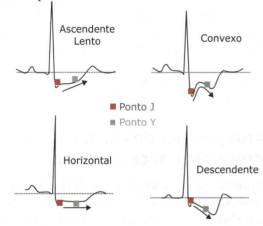

Figura 3.6 – Tipos de infradesnível ST: ascendente, horizontal, convexo e descendente.

Na prática, o infradesnível de aspecto descendente indica maior gravidade da doença que o horizontal e ambos, maior repercussão que o ascendente lento. A presença de infradesnível do segmento ST com convexidade superior associa-se com os quadros de isquemia não obstrutiva. Deve-se valorizar o infradesnível do segmento ST de igual maneira tanto na fase de exercício quanto de recuperação.

O supradesnivelamento do segmento ST é um achado raro (< 0,1% dos exames), sendo considerado anormal quando sua magnitude for maior ou igual a 1 mm, mensurado a partir da junção J/ST. Não se define nesta condição ponto Y. Sua interpretação e seu valor prognóstico dependem do local de ocorrência. Em derivações sem a presença de onda Q, exceto aVR e V1, associa-se a lesões de tronco da coronária esquerda, lesões proximais da artéria interventricular anterior ou ainda espasmo coronariano. Elevação de ST em derivação outra que não aVR ou V1 com ECG de repouso normal representa isquemia transmural. Já a elevação na presença de de derivação com onda Q patológica pode representar presença de discinesia (aneurisma) ventricular.

Alguns fatores relacionam-se à maior gravidade das alterações do segmento ST, como o tempo de aparecimento (quanto mais precoce, com cargas menores de trabalho e menor frequência cardíaca e pressão arterial), duração (quanto maior a persistência da alteração durante a fase de recuperação), magnitude e número de derivações atingidas.

Onda T: Aumenta de amplitude com maiores frequências cardíacas e na fase inicial da recuperação. As alterações encontradas durante e após a fase de exercício são consideradas inespecíficas e sem valor diagnóstico, podendo-se encontrar ondas T invertidas, retificadas, em *plus-minus*, etc.

Pode-se ainda encontrar anormalidades eletrocardiográficas ao repouso como inversão de onda T e a depressão do segmento ST, que podem voltar ao normal durante quadros de angina ou de atividade física em pacientes com doença arterial coronária grave, sendo conhecido esse fenômeno por pseudonormalização.

Outros padrões de resposta eletrocardiográfica anormais

Distúrbios da condução: a ocorrência dos distúrbios de condução atrioventriculares é rara, o Bloqueio AV de 1º grau é benigno, comum na fase e recuperação, em atletas e com o uso de medicações (digitálicos). O bloqueio AV de 2º grau que surge ao esforço representa lesão do sistema His-Purkinje, enquanto que o de 3º grau (BAVT) é condição grave, associando-se à isquemia importante.

Entre os distúrbios da condução intraventricular, o bloqueio de ramo direito apresenta caráter benigno. Sua ocorrência fixa não invalida a avaliação do segmento ST e onda T em derivações laterais e inferiores, porém perde-se o valor para as precordiais direitas V1 a V4. Já para o bloqueio de ramo esquerdo, o seu surgimento durante o esforço denota anormalidade, porem seu valor para coronariopatia depende da prevalência da doença na população estudada. Se fixo, invalida a análise das alterações do teste. Pode ocorrer em indivíduos normais, nas degenerações do sistema de condução, miocardites, cardiomiopatias, e hipertrofia ventricular esquerda.

Arritmias supraventriculares: ocorrem com frequência durante o teste, associam-se comumente com a doença pulmonar, tabagismo, ingestão de álcool e cafeína. São considerados eventos anormais: taquicardias paroxísticas, fibrilação e *flutter* atriais.

Arritmias ventriculares: elevada incidência durante o teste e após o exercício, tem sua prevalência relacionada à idade. Podem ser induzidas ou suprimidas pelo exercício, estar presentes desde o repouso ou somente na recuperação, tanto em indivíduos normais como quanto em pacientes com DAC. As induzidas pelo exercício são consideradas anormais quando em número superior a 10 ESV monomórficas por minuto, manifestando-se durante o exercício ou a recuperação. Podem apresentar maior complexidade como polimorfismo, pares, "triplets", taquicardias ventriculares. A especificidade para o diagnóstico de isquemia é baixa, elevando-se quando a arritmia é induzida em carga baixa e associada à alterações do ST.

Critérios para interrupção do teste

Critérios absolutos

- Angina típica de forte intensidade.
- Infradesnível do segmento ST igual ou maior a 3 mm.
- Elevação (supradesnível) do segmento ST de 2 mm em derivação que forme região sem presença de onda Q.
- Queda da pressão sistólica com aumento da carga, acompanhado de sinais e sintomas
- Arritmias graves (Bloqueios AV de 2 º e 3º grau, taquicardia ventricular, extrassístoles ventriculares polimórficas).
- Sinais de má perfusão periférica (cianose, palidez).
- Sintomas neurológicos (ataxia, vertigem, alterações visuais,marcha, confusão).
- Problemas técnicos que impeçam monitorização de quaisquer parâmetro.
- A pedido do paciente.

Critérios relativos

- Infradesnível do segmento ST maior de 2 mm.
- Angina em crescente.
- Fadiga.
- Dispneia.
- Sibilos.

- Câimbras ou claudicação intermitente.
- Resposta hipertensiva (PAS > 260 mmHg e /ou PAD > 120 mmHg).
- Arritmias menos graves: taquicardia ventricular não sustentada.
- Bloqueio de ramo induzido pelo exercício (quando não distinguido de taquicardia ventricular.

Gravidade da resposta isquêmica

Angina típica queda da pressão arterial em baixas cargas de exercício, infradesnivelamento do segmento ST de grande magnitude, alterações isquêmicas em mais de cinco derivações, persistência das alterações durante a fase de repouso associam-se a doença arterial coronária mais grave, extensa, de múltiplos vasos, conferindo pior prognóstico.

Teste ergométrico associado ao outros métodos

O teste ergométrico pode ser utilizado em associação a outros métodos diagósticos em cardiologia para avaliação dos pacientes, sendo eles a cintilografia de perfusão miocárdica, a ventriculografia radioisotópica, a ecocardiografia com estresse físico e a ergoespirometria. A indicação desses exames muitas vezes dá-se nas situações em que o teste ergométrico é limitado para análise de isquemia, isto é, situações que apresentem alterações do segmento ST ao ECG de repouso. São indicações para a utilização de teste ergométrico associado a outros métodos diagnósticos:

GRAU B1
Testes anormais em portadores de miocardiopatias valvares
Doenças congênitas cardíacas
Cardiomiopatias
Hipertrofia ventricular esquerda (inclusive atletas)
Alterações do segmento ST no ECG de base que impossibilitam a análise eletrocardiográfica: BRE, síndrome de Wolff-Parkinson-Watt e variantes da síndrome de pré-excitação ventricular, supradesnível do segmento ST em área eletricamente inativa, utilização de fármacos (digitálicos, hormônios femininos)
Situações para definição de zona isquêmica: sintomas sugestivos de Doença coronariana, Revascularizados cirúrgicos ou por angioplastia
Situações em que o teste foi ineficaz: testes normais em situações de incompetência cronotrópica, capacidade funcional < 5 METs, déficit inotrópico, arritmias complexas ao esforço.
GRAU B2
Situações onde há discordância entre a probabilidade pré-teste de DAC e o resultado: alta probabilidade de DAC no pré-teste e resultado negativo ou baixa probabilidade de DAC no pré-teste e teste ergométrico anormal.

Tabela 3.14 – Indicações da realização do teste ergométrico associado a outros métodos diagnósticos.

Cintilografia miocárdica

A realização do teste associado à cintilografia comumente é indicada em situações de:

INDICAÇÃO	PROCEDIMENTO	CLASSE	NÍVEL
Sintomáticos e assintomáticos selecionados	CPM – R / E	I	A
Estudo da função do VE (R/E)	VR – R / E	IIb	A
Detecção de viabilidade miocárdica em pacientes com disfunção do VE para cirurgia de RM	CPM – 201 TI (E / Re) CPM – 201 TI (E / R / Rei) FDG VR – E (E ou Dobutamina)	I I I IIb	A A A C
Identificação de isquemia pré-ICP	CPM – (R / E) VR – (R / E)	I IIb	B C
Estratificação de risco pré-operatório (Cirurgias não cardiovasculares) com probabilidade pré-teste intermediária ou alta de DAC	CPM – (R / E)	I	B
Estratificação de risco pré-operatório (cirurgias vasculares)	CPM – (R / E)	I	A
Assintomáticos com baixa probabilidade de DAC	CPM – (R / E) VR VR	III III	A A

CPM = cintilografia de perfusão do miocárdio, tomográfica e sincronizada com o ECG (Gated – SPECT); VE = ventrículo esquerdo; R = repouso; E = estresse; VR = ventriculografia radioisotópica; Re = redistribuição; Rei = reinjeção; FDG = flúor-deoxiglicose; DAC = doença arterial coronária; ICP = intervenção coronária percutânea.

Tabela 3.15 – Técnicas radioisotópicas para o diagnóstico da doença coronária crônica.

INDICAÇÃO	PROCEDIMENTO	CLASSE	NÍVEL
Estudo da função VE	VR CPM – (R / E)	I IIa	A B
Identificação da localização, extensão e intensidade da isquemia	CPM – (R / E)	I	A

VR = ventriculografia radioisotópica; VE = ventrículo esquerdo; CPM = cintilografia de perfusão do miocárdio, tomográfica e sincronizada com o ECG (Gated – SPECT); E = estresse.

Tabela 3.16 – Técnicas radioisotópicas para estratificação de risco da doença coronária crônica.

TÉCNICAS RADIOISOTÓPICAS PARA O DIAGNÓSTICO, ESTRATIFICAÇÃO DE RISCO E TRIAGEM TERAPÊUTICA EM PACIENTES COM SÍNDROMES ISQUÊMICAS MIOCÁRDICAS INSTÁVEIS.			
Indicação	Procedimento	Classe	Nível
Triagem do paciente na vigência de dor torácica aguda e ECG não diagnóstico	CPM – R	I	A
Triagem do paciente após evento recente de dor torácica aguda e ECG não diagnóstico	CPM – R CPM – R / E	IIb IIa	B B
Localização, avaliação de extensão e identificação do território vascular culpado pelo evento agudo	CPM – R	I	B
Estratificação de risco no paciente com SIMI após estabilização do quadro clínico e avaliação da eficácia das medidas terapêuticas	CPM – R / E	IIa	B
Avaliação do valor prognóstico após quadro de IAM	CPM – R / E	I	B
Determinação da função do VE, avaliação conjunta de viabilidade miocárdica	CPM – R / E VR	I IIb	B C

VR = ventriculografia radioisotópica; CPM = cintilografia de perfusão do miocárdio, tomográfica e sincronizada com o ECG (Gated – SPECT); R = repouso; E = estresse.

Tabela 3.17 – Indicações do teste ergométrico associado à cintilografia.

Os radiofármacos disponíveis utilizados são o tálio 201 e a 2-metil-isobutil-isonitrila (MIBI), com preferência pelo tálio 201 para a pesquisa da viabilidade miocárdica da DAC.

Os tipos de estresses que são utilizados para a realização de cintilografia de perfusão miocárida são o físico (esteira, bicicleta) ou farmacológico (dipiridamol, dobutamina ou adenosina), quando da impossibilidade ou limitação para o primeiro.

As indicações para o estresse farmacológico são: doença vascular periférica ou cerebral que limite a realização de atividade física, insuficiência cardíaca, distúrbios musculoesqueléticos ou neurológicos, DPOC, baixa capacidade funcional, HAS moderada ou graves, uso de medicações que limitem a resposta funcional ao esforço.

O dipiridamol é o fármaco com maior experiência acumulada e os estudos demonstram sua equivalência ao teste de esforço em relação as imagens obtidas. Em situações em que há BRE no ECG de repouso, vê-se uma superioridade do dipiridamol em relação aos demais fármacos.

Contraindicações ao uso de dipiridamol ou adenosina: asma, DPOC dependente dos derivados de xantinas, hipotensão arterial (< 90 mmHg), bradicardia significativa, BAV (2º,3º grau), angina instável.

Contraindicações ao uso de dobutamina: angina instável, fase aguda do IAM, cardiomiopatia hipertrófica obstrutiva, arritmias complexas, HAS não controlada, dissecção de aorta, aneurismas arteriais.

Ecocardiografia de estresse

Método que permite avaliação da função sistólica global e segmentar do VE, pesquisa de isquemia miocárdica, avaliação funcional de cardiomiopatias e valvopatias. Comparável à cintilografia miocárdica, com sensibilidade e especificidade similares. Os estresses utilizados são o físico e o farmacológico (em maior escala, pela facilidade técnica), com os mesmos princípios e protocolos já descritos para a cintilografia.

Ergoespirometria ou Teste cardiopulmonar de exercício

O teste cardiopulmonar de exercício (TCPE), ou ergoespirometria, resulta da adição de medida e análise de gases expirados ao TE e possibilita obter valores do consumo de oxigênio (VO_2), gás carbônico (VCO_2) e da ventilação por minuto (VE). A partir da relação entre essas variáveis e de outros dados hemodinâmicos, como a relação entre o consumo de oxigênio e a FC, conhecida como pulso de oxigênio, é possível obter informações complementares que contribuem para a avaliação funcional, o diagnóstico e o prognóstico de determinadas afecções cardiovasculares e pulmonares e para uma prescrição otimizada e individualizada de exercício físico. Embora o TCPE possa ser utilizado nas mesmas indicações do teste ergométrico convencional, objetivando a melhor relação custo/efetividade, esse procedimento tem sido mais frequentemente indicado em nosso meio nas seguintes situações:

CLASSE I
Avaliação de pacientes com (estratificação de risco e indicação de transplante cardíaco) (Nível B).
CLASSE IIA
Prescrição otimizada de exercício através das determinações dos limiares ventilatórios (anaeróbico e ponto de compensação respiratória), assim como da razão de troca respiratória igual a 1 não só de atletas, mas em indivíduos normais, cardiopatas e pneumopatas que vão iniciar programa de exercícios regulares (Nível B).
Diagnóstico diferencial da etiologia da dispneia (Nível B).
CLASSE IIB
Avaliação funcional de cardiopatas e de pneumopatas (Nível C).

Tabela 3.18 – Indicações da ergoespirometria.

Referências Bibliográficas

1. Braunwald E, Zipes DP, Libby P: Heart Disease: a textbook of cardiovascular medicine. WB Saunders Company 7ª ed.
2. Topol E: Textbook of Cardiovascular Medicine. Lippincott Williams & Wilkins 2a ed.

3. Baim DS, Grossman W: Grossman´s Cardiac Catheterization, Angiography, and Intervention. Lippincott Williams & Wilkins 6ª ed.

4. Topol E: Textbook of Interventional Cardiology. Saunders 4ª ed.

5. Cheitlin MD, Alpert JS, Armstrong WF, et al: ACC/AHA/ASE 2003 Guidelines Update for the Clinical application of Echocardiography: Summary Article. A report of American College of Cardiology/ American Heart Association Task Force on Pratice Guidelines. Circulation 108:1146-1162,2003

6. Otto: Textbook of Clinical Echocardiography. Saunders 2a ed.

7. Feigenbaum: Echocardiography. Lippincott Williams & Wilkins 6ª ed.

8. Andrade, J. et al "II Diretriz da Sociedade Brasileira de Cardiologia sobre o teste ergométrico" Arq Brás Cardiol 78:1-17, 2002.

9. Gibbons, R. J et al " ACC/AHA guidelines for exercising test. A report of the American College of Cardiology/ American Heart Association. Task Force on Practice Guidelines (Committee to Update the 1997 Exercise Test Guidelines): Circulation 106: 1833-92, 2002.

10. Chalela W, Moffa, PJ "Teste Ergométrico" in Cardiologia do Exercício, Manole, pág.92-127, 2005.

11. Mastrocolla LE, Arakaki H "Resultados do Consenso Brasileiro de Ergometria" in Manual de Cardiologia da Sociedade de Cardiologia do Estado de São Paulo, Atheneu, pág. 367-384, 2000.

Questões de Treinamento

Título de Especialista em Cardiologia – 2009
1. A figura a seguir mostra dois testes de esforço realizado pelo protocolo de Bruce. Com base nos achados eletrocardiográficos, pode-se afirmar que:

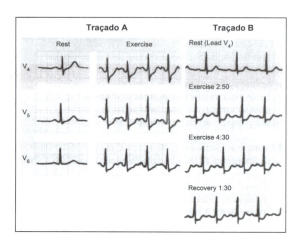

a) o traçado A é compatível com teste positivo para isquemia e o B é consistente com uma resposta isquêmica grave
b) o traçado A é compatível com teste positivo para isquemia e o B é consistente com uma resposta isquêmica negativa
c) o traçado A é compatível com teste negativo para isquemia e o B é consistente com uma resposta isquêmica grave
d) o traçado A é compatível com teste negativo para isquemia e o B é consistente com uma resposta isquêmica duvidosa
e) o traçado A é compatível com teste negativo para isquemia e o B é consistente com uma resposta isquêmica negativa

Título de Especialista em Cardiologia – 2009
2. Constitui contraindicação absoluta ao teste de esforço:

a) taquiarritmia ou bradiarritmia
b) estenose valvar aórtica moderada
c) presença de anormalidades eletrolíticas
d) estenose de tronco de coronária esquerda
e) infarto agudo do miocárdio com menos de dois dias de evolução

Título de Especialista em Cardiologia – 2008
3. Homem de 58 anos, com quadro clínico de angina estável classe funcional II (CCS), foi submetido a testes não invasivos para estratificação de risco. O ecocardiograma não revelou alterações na contração segmentar e a fração de ejeção era normal. O teste ergométrico, interrompido por fadiga, mostrou capacidade física máxima atingindo 3 METS, sem alterações eletrocardiográficas. Diante dos resultados, assinale a assertiva CORRETA:
a) a capacidade física isoladamente é o melhor indicativo prognóstico
b) a ausência de alterações eletrocardiográficas no teste de esforço indica a necessidade de realização de cintilografia miocárdica
c) a fração de ejeção é o melhor indicativo prognóstico
d) a alteração eletrocardiográfica em teste ergométrico é o melhor indicativo prognóstico
e) a avaliação não invasiva inicial não identificou uma situação de alto risco

Título de Especialista em Cardiologia – 2008
4. Na avaliação diagnóstica do teste de esforço, não constituem causas de infradesnivelamento do segmento ST de origem extracoronariana:
a) uso de betabloqueador e hiponatremia
b) estenose aórtica e regurgitação aórtica graves

c) síndrome de pré-excitação e hipertrofia ventricular esquerda
d) uso de digitálicos e anemia
e) hiperventilação e hipopotassemia

Título de Especialista em Cardiologia – 2008
5. Sobre a importância do teste ergométrico para o diagnóstico da doença arterial coronariana, assinale a alternativa INCORRETA:
a) meta-análises mostram que a sensibilidade e a especificidade do ECG de esforço para a detecção da doença arterial coronariana são, respectivamente, 68 e 77%
b) a localização da depressão do segmento ST durante o esforço não necessariamente prediz a anatomia coronariana que a desencadeou
c) no teste ergométrico, pode-se dizer que há depressão isquêmica do segmento ST somente se esta ocorrer durante o esforço
d) o método de imagem da perfusão miocárdica e a ecocardiografia de estresse aumentam a sensibilidade e a especificidade do teste ergométrico nos pacientes com alterações do ECG basal
e) no teste ergométrico, a presença de isquemia precoce pós-IAM (antes da alta hospitalar) associa-se à ocorrência de lesões coronarianas multiarteriais e à redução da fração de ejeção

Título de Especialista em Cardiologia – 2007
6. Em relação ao teste ergométrico após o infarto agudo do miocárdio com ou sem elevação do segmento ST, considere as assertivas a seguir e assinale a alternativa CORRETA:
I. A normalização de ondas T pode indicar reserva de fluxo coronário maior do que em pacientes que não apresentam essa resposta.
II. O teste atenuado pode ser realizado antes da alta hospitalar para avaliação de capacidade funcional e resposta hemodinâmica.
III. Os bloqueadores beta-adrenérgicos, além de atenuarem a resposta isquêmica, também interferem na avaliação da capacidade funcional como marcador de mau prognóstico.
a) somente a I está correta
b) somente a II está correta
c) somente a III está correta
d) I e II estão corretas
e) todas estão corretas

Título de Especialista em Cardiologia – 2005
7. Assinale a situação com indicação classe I (apropriada) para solicitação de eletrocardiograma de repouso conforme as diretrizes do *American College of Cardiology/American Heart Association*:

a) acompanhamento clínico de pacientes com prolapso de valva mitral leve e assintomático
b) acompanhamento clínico de pacientes com hipertensão leve
c) avaliação inicial de todos os pacientes com sintomas e sinais sugestivos de doença cardiovascular
d) avaliação de atletas profissionais sem doença ou disfunção cardíacas aparentes
e) avaliação pré-operatória de pacientes entre 30 e 40 anos sem qualquer sugestão de comprometimento cardiovascular

Título de Especialista em Cardiologia – 2003
8. Mulher de 65 anos, com dor torácica atípica e dispneia aos grandes esforços, apresenta eletrocardiograma normal em repouso. Na avaliação inicial da origem de tais sintomas, deve ser considerada a realização de:
a) ecocardiografia de estresse porque a paciente tem contraindicação ao teste de esforço convencional ou à cintilografia miocárdica
b) teste ergométrico
c) cateterismo cardíaco esquerdo
d) cintilografia miocárdica porque a paciente é do sexo feminino e a taxa de falso-positivo da ergometria é muito elevada para o grupo etário a que ela pertence
e) angiografia coronária

Título de Especialista em Cardiologia – 2003
9. Não há indicação de eletrocardiografia de repouso para avaliação de doença arterial coronariana em pacientes:
a) com idade superior a 40 anos e conhecida disfunção cardiovascular antes de cirurgia não cardíaca
b) com fatores de risco para doença aterosclerótica, para quem o exame deve ser realizado de rotina
c) que fazem terapia farmacológica com ação cardiovascular, cujos efeitos adversos podem ser detectados por alterações eletrocardiográficas
d) que realizarão, a seguir, teste ergométrico
e) assintomáticos, com idade inferior a 40 anos, para quem o exame deve ser realizado de rotina

Título de Especialista em Cardiologia – 2002
10. Paciente masculino, de 65 anos, com quadro de angina iniciado há 2 meses e em tratamento antianginoso, realizou teste ergométrico com o seguinte resultado: capacidade funcional moderada (6 METs), infradesnivelamento do segmento ST de mais de 2 mm em DI, AVL e V5-V6, com início no final do primeiro estágio do protocolo de Bruce e retorno ao normal após 10 minutos de repouso. Durante o exame não apresentou angina, hipotensão ou outros

sintomas. Em relação a este caso, é CORRETO afirmar que:

a) os achados são sugestivos de coronariopatia grave, devendo o paciente ser encaminhado para cateterismo cardíaco
b) o prognóstico a longo prazo é excelente, pois o paciente ultrapassou o primeiro estágio do protocolo de Bruce
c) o tratamento clínico deve ser intensificado, repetindo-se o teste ergométrico após 3 meses de uso de antianginosos
d) a probabilidade de doença arterial coronariana está em torno de 60%, pela ausência de angina durante o teste
e) a idade e o uso prévio de medicamentos contraindicam cinecoronariografia

Título de Especialista em Cardiologia – 2001
11. Paciente masculino, de 65 anos, com quadro de angina estável iniciado há 3 meses, apresentou os seguintes resultados em teste ergométrico: capacidade funcional moderada (8,5 METs), infradesnivelamento do segmento ST de 1 mm em DI, AVL e V5 a V6 no final do exercício, o qual normalizou 2 minutos após o repouso. Não há hipotensão nem quaisquer outros sintomas. Em relação a este caso, assinale a assertiva CORRETA:

a) o prognóstico a longo prazo é reservado, pois o paciente tem capacidade funcional limitada (< 10 METs)
b) os achados são sugestivos de coronariopatia grave, e o paciente deve ser encaminhado para cateterismo cardíaco
c) o tratamento clínico deve ser intensificado, repetindo-se o teste ergométrico após 3 meses de tratamento com medicamentos antianginosos
d) a probabilidade de doença arterial coronariana é moderada, em torno de 60%
e) o teste é inconclusivo, e o paciente deve ser encaminhado a cateterismo cardíaco para confirmação diagnóstica

Título de Especialista em Cardiologia – 2001
12. Em relação ao teste ergométrico, assinale a assertiva CORRETA:
a) coortes de pacientes assintomáticos com múltiplos fatores de risco ateroesclerótico demonstraram que teste ergométrico marcadamente anormal não se associa a risco subsequente de eventos cardíacos
b) o prognóstico pós-infarto agudo do miocárdio deve ser avaliado em período de 4 a 8 semanas, preferencialmente com protocolos submáximos ao invés de protocolos limitados por sintomas, pois o risco de complicações é 2 vezes menor
c) estudos recentes demonstram que o teste ergométrico pode auxiliar a estratificar o risco de futuros eventos cardíacos em homens e em mulheres pós-menopáusicas com angina instável de baixo risco
d) pacientes com eletrocardiograma de repouso com inversão de ondas T em derivações precordiais apresentam maior percentual de resultados falso-positivos no teste ergométrico; portanto, neste subgrupo, as avaliações de isquemia devem ser feitas com outros testes
e) pacientes assintomáticos sem fatores de risco para doença isquêmica, mas com teste ergométrico alterado, apresentam maior risco de eventos cardíacos nos próximos 6 anos, o que justifica a realização rotineira deste tipo de avaliação em homens e mulheres com idade superior a 40 e 50 anos, respectivamente

Gabarito comentado

1. No traçado B observa-se desnivelamento do segmento ST maior que 2 min., o que configura critério de gravidade do teste de esforço. Quanto maior o desnivelamento, maior a severidade da doença coronariana.
Outros critérios a serem valorizados: início das alterações do segmento ST com uma baixa carga de esforço, duração prolongada dessas alterações do S-T até a fase tardia da recuperação e ocorrência de arritmias graves. Resposta c.

2. São contraindicações absolutas ao teste de esforço:
Absolutas:
• Embolia pulmonar;
• Enfermidade aguda, febril ou grave;
• Limitação física ou psicológica;
• Intoxicação medicamentosa;
• Distúrbio hidroeletrolíticos e metabólicos não corrigidos.
Fica claro que na enfermidade aguda inclue-se o IAM com menos de dois dias de evolução: sendo uma contraindicação formal.
Quando estamos diante de IAM não complicado, com função ventricular preservada, ou seja, acima de 40%, pode-se realizar o teste submáximo após o período de uma semana com o objetivo de estratificar o risco do paciente. Resposta e.

3. Mesmo com ecocardiograma normal e ecocardiograma sem alterações segmentares este paciente apresentou no teste ergométrico uma capacidade funcional muito ruim: apenas 3 MET. A capacidade funcional é um importante marcador prognóstico. Uma resposta é considerada anormal quando não atinge 85% da capacidade funcional predita. Há maior moralidade por todas as causas quando o paciente não atinge no teste ergométrico um gasto ≥ 5 MET para mulheres e ≥ 7 MET para homens. Resposta a.

4. As seguintes causas abaixo podem ocasionar falsos-positivos no teste ergométrico, causando infradesnivelamentos do segmento ST de causa não coronariana:
- Doenças valvares
- Cardiopatias congênitas
- Cardiomiopatias
- Bloqueio de ramo esquerdo
- Hipertrofia ventricular esquerda
- Doenças pericárdicas
- Síndrome de Wolff-Parkinson-White
- Prolapso de valva mitral
- Ponte miocárdica
- Anemia
- Uso de digitálicos
- Distúrbios eletrolíticos
- Exercício físico intenso sem prévio aquecimento

Resposta a.

5. Nesta questão o examinador dá números de sensibilidade e especificidade muito específicos – ele não fala "por volta de 70%" e sim "77%" – portanto ele não está se referindo a "metanálises", e sim a alguma meta-análise específica. O examinador quer que saibamos que meta-análise ele leu, ainda mais absurdo por se tratar de um assunto com muitas e muitas meta-análises. Os valores demonstrados não estão muito além da sensibilidade e especificidade do teste ergométrico, assim devemos assumir que esta primeira alternativa é correta.

Realmente, não há relação entre a localização da alteração eletrocardiográfica e a localização da lesão coronária. Devemos lembrar, entretanto, que a alteração do segmento ST que classifica um teste ergométrico como positivo pode não só ocorrer ao esforço, como também pode ocorrer após o esforço. Cerca de 10% dos pacientes têm alterações do segmento ST após o esforço. Portanto, esta alternativa é incorreta. Resposta c.

6. O teste ergométrico pós-IAM deve ser realizado em ambiente hospitalar, antes da alta, no sexto dia após o IAM (limitado por frequência cardíaca) ou preferencialmente após duas ou três semanas, limitado por sintomas. Consideram-se critérios de risco elevado carga máxima alcançada abaixo de 5 METs, resposta inadequada da pressão arterial sistólica, depressão do segmento ST em carga baixa e sinais de congestão pulmonar durante ou imediatamente após o exercício.

A normalização de ondas T pode, segundo alguns autores, indicar melhor reserva coronariana. Medicações anti-isquêmicas, inclusive betabloqueadores, não interferem na avaliação prognóstica da capacidade funcional. Resposta d.

7. Questão bastante discutível, pois quase todos os pacientes descritos têm indicação de ECG de repouso, com algumas exceções. O eletrocardiograma de repouso é exame barato, não invasivo, amplamente disponível, e que é realizado na maioria dos pacientes que se submetem a avaliação cardiológica. Nas alterativas descritas, podemos dizer que a maioria dos pacientes descritos tem indicação no mínimo IIa de ECG de repouso.

Uma correção no enunciado da questão – Indicação classe I não é descrita como apropriada, e sim como útil e eficaz. A classe IIa é aquela em que há dúvidas, mas a maioria dos trabalhos/opiniões diz que a conduta é útil. Na prática clínica geralmente as condutas I e IIa são realizadas na maioria dos pacientes.

Detalhando as indicações e níveis de evidência:

• **acompanhamento clínico de pacientes com prolapso de valva mitral leve e assintomático** – Pelo consenso, não há indicação de ECG nestes pacientes (Classe III). Também não está indicado ECG de repouso em pacientes com insuficiência coronária crônica estável, em acompanhamento ambulatorial frequente, abaixo de quatro meses, e que não tenham achados novos ou inexplicáveis;

• **acompanhamento clínico de pacientes com hipertensão leve** – Na HAS a indicação de ECG é classe IIa, apesar de que pelo Consenso Brasileiro de Hipertensão todos os hipertensos têm que realizar ECG de repouso como parte da avaliação inicial;

• **avaliação inicial de todos os pacientes com sintomas e sinais sugestivos de doença cardiovascular** – O ECG é classe I para estes pacientes;

• **avaliação de atletas profissionais sem doença ou disfunção cardíacas aparentes** – O ECG de repouso é de extrema importância para este subgrupo de pacientes para triagem de doenças como miocardiopatia hipertrófica ou QT longo. Pelo consenso americano o ECG de repouso para atletas profissionais é IIa, mas pelo consenso europeu é classe I;

• **avaliação pré-operatória de pacientes entre 30 e 40 anos sem qualquer sugestão de comprometimento cardiovascular** – Pelas diretrizes é classe III, não indicada. Também fazem parte deste grupo pacientes em tratamento com medicações sem efeitos cardiovasculares, pacientes com idade abaixo de 30 anos sem risco de DAC e avaliação de adultos assintomáticos que não tenham alteração de sinais, sintomas, fatores de risco que em passado recente tenham ECG normal. Entretanto, na prática clínica todos os pacientes devem fazer o ECG de repouso no pré-operatório, pois podemos fazer triagem de doenças graves e potencialmente fatais como QT longo, que pode ser agravado por drogas usadas no perioperatório. Resposta c, mas por ser exame isento de riscos, e de baixo custo, poderia ser realizado para todos estes pacientes.

8. Neste caso, a conduta mais importante é avaliar a probabilidade pré-teste da paciente. Para isto seria necessário uma história completa, inclusive com antecedentes familiares, comorbidades, eventualmente perfil lipídico etc. Só por ser mulher, com 65 anos, não podemos determinar que esta paciente tenha alta probabilidade pré-teste para doença coronariana.

Cateterismo cardíaco só é justificável em pacientes com alta probabilidade pré-teste, que em princípio não é o caso de nossa paciente.

A maioria dos estudos realizados demonstra sensibilidade entre 50 e 72% (média de 67%) e especificidade entre 69 e 74% (média de 71%). É importante, no entanto, ressaltar as limitações desses valores uma vez que o padrão-ouro de comparação é a cineangiocoronariografia que analisa apenas anatomia da árvore arterial coronariana. É conhecimento vigente que estágios iniciais de DAC podem determinar disfunção endotelial e desencadear respostas anormais da vasculatura coronariana, mesmo na ausência de doença obstrutiva. Outra dificuldade é a grande diversidade das populações estudadas, nem sempre superponíveis.

O valor preditivo do TE está diretamente relacionado à prevalência da doença na população estudada. Caso a prevalência para DAC seja de 5%, com sensibilidade de 50% e especificidade de 90%, o valor preditivo para um TE positivo para isquemia será apenas de 21%. No entanto, se a prevalência de DAC for de 50%, em condições iguais de sensibilidade e especificidade, o valor preditivo positivo passará para 83%. Assim, para esta paciente, com probabilidade intermediária pré-teste, o teste ergométrico seria uma boa opção. Resposta b.

9. O eletrocardiograma de repouso é exame barato, não invasivo, amplamente disponível, e que é realizado na maioria dos pacientes que se submetem a avaliação cardiológica. Esta questão avalia apenas lógica, não qualquer indicação ou contraindicação de ECG de repouso. Se a intenção é avaliar doença arterial coronária, a única situação em que não necessitamos realizar ECG de repouso é antes de teste ergométrico, pois todo TE começa com um ECG de repouso (deitado e em pé). Assim, resposta d.

10. Este paciente, já com 65 anos, sexo masculino e sintomas anginosos (critérios suficientes para considerarmos o paciente como de alta probabilidade pré-teste para doença arterial coronária) apresentou teste ergométrico francamente positivo, como descrito na questão. Um paciente de alta probabilidade pré-teste e com teste positivo tem probalilidade muito alta de doença arterial coronária. O valor preditivo do TE está diretamente relacionado à prevalência da doença na população estudada. Caso a prevalência para DAC seja de 5%, com sensibilidade de 50% e especificidade de 90%, o valor preditivo para um TE positivo para isquemia será apenas de 21%. No entanto, se a prevalência de DAC for de 50%, em condições iguais de sensibilidade e especificidade, o valor preditivo positivo passará para 83%.

As alternativas da questão deixam dúvidas, entretanto: não podemos afirmar categoricamente que o paciente é portador de coronariopatia grave, pois não apresentou sinais e sintomas como hipotensão, arritmias cardíacas ou angina limitante durante o teste ergométrico. Por este motivo eliminamos a alternativa A. Não há contraindicação aparente ao CATE, assim eliminamos a alternativa E. Ultrapassar o primeiro estágio de um protocolo como o de Bruce não implica em melhor prognóstico, assim eliminamos a alternativa B. Por fim, não há evidência que indique repetir teste ergométrico em paciente com teste ergométrico anterior positivo, ainda mais depois de três meses de medicação. Por exclusão, então, ficaríamos com a alternativa D, mas esta também não é adequada, pois este paciente sem nenhum teste já tem possibilidade de DAC maior que 60%. Resposta d.

11. Este paciente, já com 65 anos, sexo masculino e sintomas anginosos (critérios suficientes para considerarmos o paciente como de alta probabilidade pré-teste para doença arterial coronária) apresentou teste ergométrico francamente positivo, como descrito na questão. Um paciente de alta probabilidade pré-teste e com teste positivo tem probalilidade muito alta de doença arterial coronária. O valor preditivo do TE está diretamente relacionado à prevalência da doença na população estudada. Caso a prevalência para DAC seja de 5%, com sensibilidade de 50% e especificidade de 90%, o valor preditivo para um TE positivo para isquemia será apenas de 21%. No entanto, se a prevalência de DAC for de 50%, em condições iguais de sensibilidade e especificidade, o valor preditivo positivo passará para 83%. Mesmo sem o teste ergométrico, este paciente tem probabilidade pré-teste de DAC maior que 60%. As alternativas da questão deixam dúvidas, entretanto, não podemos afirmar categoricamente que o paciente é portador de coronariopatia grave, pois não apresentou sinais e sintomas como hipotensão, arritmias cardíacas ou angina limitante durante o teste ergométrico. Por este motivo eliminamos a alternativa B. Não há evidência que indique repetir teste ergométrico em paciente com teste ergométrico anterior positivo, ainda mais depois de três meses de medicação, eliminamos assim a alternativa C. Um infradesnivelamento de 1 mm (a questão deveria detalhar como é a morfologia do infra--ascendente, descendente etc.) não permite classificar o teste ergométrico como positivo, assim a alternativa E está correta. Resposta e.

12. Em coortes de pacientes assintomáticos com múltiplos fatores de risco ateroescleróticos demonstraram que teste ergométrico marcadamente anormal se associa sim a risco aumentado de eventos cardíacos. O teste ergométrico no pós-IAM (o chamado miniteste) pode ser avaliado mais precocemente, até antes da alta hospitalar (depois do 7º PIM), é realizado em protocolos submáximos e limitados por sintomas, e se bem realizado não aumenta o risco de complicações. O teste ergométrico é bastante útil na sala de emergência, de preferência em pacientes com marcadores normais e ECG normais, classificados como síndrome coronária aguda sem supra de ST de risco baixo. Entretanto, em mulheres pós-menopausa há grande número de falso-positivos, o que limita a utilidade do TE nesta situação.

Pacientes assintomáticos sem fatores de risco para doença isquêmica, mas com teste ergométrico alterado, **não** apresentam maior risco de eventos cardíacos. Devemos lembrar que se a probabilidade pré-teste é baixa, mesmo o teste positivo não aumenta significativamente a probabilidade de o paciente possuir a doença – assim a maioria dos pacientes com teste ergométrico positivo e baixa probabilidade pré-teste não tem doença coronária, e assim não tem risco cardiovascular aumentado.

Pacientes com eletrocardiograma de repouso com inversão de ondas T em derivações precordiais (como jovens e principalmente mulheres) apresentam maior percentual de resultados falso-positivos no teste ergométrico. Resposta correta d.

Curvas de Pressão e Hemodinâmica das Valvopatias

4

Henrique Barbosa Ribeiro

Introdução

A morfologia da curva de pressão obtida durante a cateterização cardíaca e a interpretação correta dos dados fisiológicos derivados dessas morfologias consistem em partes fundamentais do exame, no laboratório de hemodinâmica, pois podem ser utilizadas para o diagnóstico de diversas condições patológicas como doenças congênitas e adquiridas. Com o advento da ecocardiografia muitas dessas doenças têm seu diagnóstico firmado sem a necessidade do cateterismo. Todavia, em cerca de 5-10% das condições clínicas, especialmente quando há discordância entre os achados clínicos e os exames complementares, o cateterismo cardíaco tem papel fundamental na decisão com relação ao diagnóstico e, consequentemente, à terapêutica. Isso inclui as medidas pressóricas intracardíacas, que inclusive podem auxiliar no monitoramento da terapêutica, como no caso da valvoplastia mitral por balão (VMPB).

Para uma correta determinação das curvas de pressão durante a cateterização cardíaca, alguns conceitos iniciais discutidos a seguir são fundamentais.

Conceitos básicos de curvas de pressão

O método mais comumente utilizado para medir as pressões durante o cateterismo cardíaco é por dispositivos baseados em cateteres preenchidos com fluidos e conectados ao transdutor de pressão em geral por *manifold* (ou torneira de 5 vias). A onda de pressão é transmitida da ponta do cateter até o transdutor de pressão, sendo que este, em geral, tem um medidor de tensão elétrica. A onda de pressão distorce o diafragma ou fio dentro do transdutor, sendo esta energia convertida em um sinal elétrico proporcional à pressão aplicada usando o princípio da **ponte de *Wheatstone***. Esse sinal é amplificado e registrado como um sinal analógico.[1]

Por definição, a onda de pressão é considerada como a força cíclica gerada pela contração muscular cardíaca, sendo a sua amplitude e duração influenciadas por diversos parâmetros mecânicos e fisiológicos. A curva de pressão de uma determinada cavidade cardíaca é influenciada pela sua força de contração e pelas estruturas ao seu redor, como as cavidades cardíacas contíguas, pericárdio, pulmões e vasculatura. Ressalta-se que as variáveis fisiológicas como frequências cardíacas e respiratórias também exercem influência importante.

Um ciclo cardíaco corresponde ao intervalo de tempo entre uma sístole e o início de uma próxima sístole. O número de vezes que um ciclo ocorre durante 1 segundo corresponde à **frequência fundamental** (Tabela 4.1; medida em Hertz ou ciclos por segundo). Em outras palavras, uma frequência fundamental de 2 Hz, ou seja, 2 ciclos por segundo, corresponde a 60 segundos (ou 1 minuto) a uma frequência cardíaca de 120 bpm (Tabela 4.1).

FREQUÊNCIA FUNDAMENTAL (CPS OU HZ) = FREQUÊNCIA CARDÍACA (BPM) = 1º HARMÔNICO				
Frequência Cardíaca	bpm	60	120	180
1º Harmônico	cps	1	2	3
2º Harmônico	cps	2	4	6
3º Harmônico	cps	3	6	9
4º Harmônico	cps	4	8	12
5º Harmônico	cps	5	10	15
6º Harmônico	cps	6	12	18
10º Harmônico	cps	10	20	30
Cps: ciclos por segundo; Hz = hertz; bpm = batimentos por minuto.				

Tabela 4.1

A curva de pressão é considerada como uma forma de onda complexa e periódica que pode ser subjetivamente analisada pela soma matemática de uma série de ondas sinusoidais de diferentes amplitudes e frequências, como evidenciado na Figura 4.1 da **análise de Fourier**. Mesmo as curvas mais complexas podem ser representadas pela sua própria série de ondas de Fourier, nas quais as ondas sinusoidais são expressas como **harmônicos**, ou seja, múltiplos da frequência fundamental. Como exemplo, em um paciente com frequência cardíaca de 180 bpm, a frequência fundamental é de 3 Hz, e os primeiros 5 harmônicos são 3, 6, 9, 12 e 15 Hz, respectivamente. A importância prática desses conceitos iniciais é que, para haver uma medida acurada das pressões intracardíacas, é necessário que o sistema manométrico responda com amplitude uniforme e de acordo com o estímulo de grande gama de frequências contidas em uma curva de pressão. Caso os componentes de uma curva sejam exagerados ou suprimidos, a resultante da curva será uma versão distorcida da curva original. Por exemplo, para que um sistema detecte o nó dicrótico do fechamento aórtico na sístole, ele deve conter frequências acima de 10 Hz. Se o sistema manométrico não responder a frequências maiores de 10 Hz, o nó dicrótico não será distinguível ou ausente.

refletidas sejam positivas, a somatória corresponderá a uma curva de pressão maior. Por outro lado, caso essas ondas refletidas sejam negativas, a resultante final será menor. Alguns fatores podem alterar as ondas refletidas, aumentando ou diminuindo as mesmas. Na Tabela 4.2, a seguir, esses fatores são exemplificados.

FATORES QUE INFLUENCIAM A MAGNITUDE DAS ONDAS REFLETIDAS
Fatores que aumentam as ondas refletidas
Vasoconstrição
Insuficiência cardíaca
Hipertensão
Obstrução na aorta e ilíaco-femoral
Fatores que diminuem as ondas refletidas
Vasodilatação – fisiológica (febre etc.) ou farmacológica (nitroglicerina, nitroprussiato etc.)
Hipovolemia
Hipotensão

Tabela 4.2

Outro ponto importante a ser considerado e que frequentemente pode causar erros nas medidas das pressões remete aos artefatos como demonstrados na Figura 4.2. Os artefatos mais comuns e inerentes a sistemas manométricos repletos de líquidos são: 1) baixa frequência de resposta; 2) *overshoot*; 3) zero do sistema.

A frequência natural de ressonância de um sistema manométrico corresponde à frequência na qual um sistema oscila quando excitado. Para sistemas manométricos que registram as pressões intracardíacas, o ideal é que a frequência natural seja maior ou igual a 20 Hz. Contudo, quando essa frequência é menor que 12 Hz, a baixa frequência de resposta irá obscurecer frequências mais altas na curva de pressão, que podem fazer com que a mesma perca detalhes importantes. Para minimizar os artefatos que levam à baixa frequência de resposta devemos:

1. Conectar se possível o cateter diretamente no transdutor.
2. Utilizar o mínimo de torneiras e extensores.
3. Utilizar extensores curtos e rígidos (menos complacentes).
4. Evitar líquidos de alta viscosidade (contraste, sangue etc.).
5. Usar soro sem bolhas para preencher o sistema.
6. Preencher o sistema pela força da gravidade.

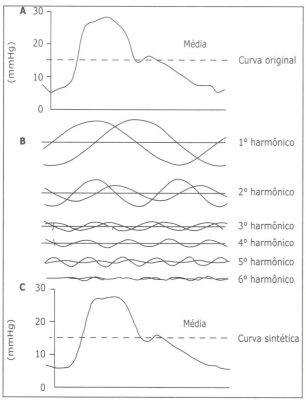

Figura 4.1 – Análise de Fourier.

Para que haja uma correta avaliação das curvas de pressão alguns fatores importantes devem ser avaliados, visto que estes podem alterar a morfologia e os valores das pressões. Um desses fatores é representado pelas ondas refletidas que ocorrem de vários locais da árvore arterial, sendo que em humanos sugere-se que as regiões terminais da aorta são os locais principais de reflexão de ondas.[2] Nesse sentido, a curva de pressão resultante corresponde à soma da pressão gerada pela contração mais a somatória das ondas refletidas. Caso essas ondas

O *overshoot* é produzido por ondas refletidas dentro do sistema manométrico. A sua magnitude pode ser reduzida pelo *damping* que corresponde à dissipação da energia por oscilação de um sistema de mensuração pressórica devido à fricção. *Overdamping* elimina o *overshoot*, mas reduz a frequência de resposta. Um *damping* ótimo reduz o *overshoot* sem produzir uma queda importante na frequência de resposta.

Por fim, outro ponto importante é para zerar o sistema, o que deve ser feito ao nível do átrio, que por sua vez corresponde, em geral, à metade da distância do diâmetro anteroposterior. Caso, por exemplo, o transdutor seja colocado mais próximo da face anterior do tórax, a medida da pressão será falsamente baixa (pois a coluna de mercúrio será relativamente menor).

Um sistema manométrico repleto de líquido ideal, para atingir a maior frequência de resposta, deverá estar com ótimo *damping* para eliminar o *overshoot* e com transdutor de pressão localizado no nível zero de pressão.

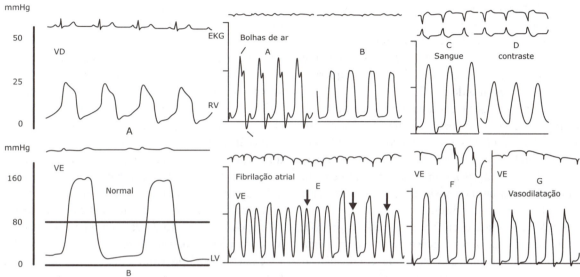

Figura 4.2 – Alterações das curvas de pressão por artefatos.

Traçados básicos intracardíacos

Durante o cateterismo cardíaco, de acordo com a cavidade avaliada, podemos encontrar diversas curvas de pressão características. Na Tabela 4.3, a seguir, são demonstrados os valores considerados normais nas respectivas cavidades. Na Figura 4.3, evidenciamos os respectivos valores médios normais.

	SISTÓLICA (MMHG)	DIASTÓLICA (MMHG)	MÉDIA (MMHG)
PCP*	–	–	4-12
AP	15-30	4-12	9-19
VD	15-30	1-7	–
AD	–	–	2-8
VE	100-140	Pd2 = 5-12	12
Ao	100-140	60-90	70-105

*Equivale, aproximadamente, à pressão atrial esquerda e à pressão diastólica final do ventrículo esquerdo. PCP: pressão de capilar pulmonar; AE: átrio esquerdo; AP: artéria pulmonar; VD: ventrículo direito; AD: átrio direito; VE: ventrículo esquerdo; Ao: aorta; pd2: pressão diastólica final no VE.

Tabela 4.3 – Valores normais da pressão.

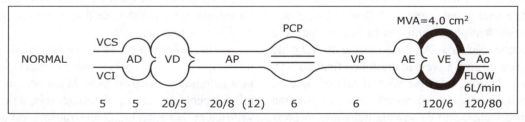

Figura 4.3 – Representação esquemática das cavidades cardíacas e suas respectivas pressões normais. VCS: veia cava superior; VCI: veia cava inferior; AD: átrio direito; VD: ventrículo direito; AP: artéria pulmonar; PCP: pressão de capilar pulmonar; VP: veias pulmonares; AE: átrio esquerdo; VE: ventrículo esquerdo; AO: aorta.

Com relação aos traçados básicos nas respectivas cavidades cardíacas temos a seguir a descrição pormenorizada de cada cavidade.

Átrio direito (AD): no AD a pressão é governada pelo volume atrial de sangue, complacência do mesmo e do ventrículo direito (VD), e refluxo tricúspide. A curva de pressão característica é composta por 3 deflexões positivas. A onda A é devida à sístole atrial, ocorre após cerca de 80 msec da onda P no eletrocardiograma (ECG). Esse tempo é devido ao atraso eletromecânico inerente a qualquer cavidade cardíaca, além do tempo requerido para a onda A atravessar todo o AD.

Segue-se a onda C que é causada pelo fechamento da válvula tricúspide, com o início da sístole ventricular. Em relação ao ECG, a onda C segue-se ao complexo QRS e, em relação à onda A, apresenta intervalo igual ao intervalo P-R do ECG. Com isso, o intervalo P-R aumentado leva a onda C mais tardia e visível. A onda C marca o início da sístole ventricular direita.

A onda V representa o enchimento passivo do AD, após o fechamento da válvula tricúspide. O pico da onda V ocorre ao final da sístole ventricular que, em relação ao ECG, ocorrerá próximo da onda T. A onda V é aumentada em casos de sobrecarga de volume para o AD, como na insuficiência tricúspide.

Na curva de AD, há 2 deflexões negativas, o descenso X e o descenso Y. O descenso X representa o relaxamento atrial em conjunção à movimentação súbita da junção atrioventricular para baixo, durante o início da sístole ventricular. A regurgitação tricúspide pode atenuar o descenso X. O descenso Y é causado pela rápida saída do sangue do AD para o VD após a abertura da válvula tricúspide. O descenso Y marca o início da diástole.

Durante a inspiração, a pressão atrial média declina levemente. Porém, há acentuação das ondas A e V, bem como dos descensos X e Y, principalmente por aumento do retorno venoso. Poder-se-ia então esperar um aumento da pressão, contudo há diminuição da pressão intratorácica, o que sobrepõe o aumento discreto de pressão pelo aumento do retorno venoso para o AD altamente complacente. Por outro lado, em pacientes com AD ou pericárdio doentes ou não complacentes, a inspiração leva a aumento da pressão no AD (sinal de Kussmaul).

Ventrículo direito (VD): o ciclo de pressão no VD caracteriza-se por enchimento diastólico precoce e rápido, durante o qual grande parte do VD se enche, a fase de enchimento lento (em geral menos importante), e a onda A da contração atrial. A pressão média do AD pode ser usada para estimar a pressão diastólica final do VD. Terminada a diástole, inicia-se nova sístole em que há a ascensão inicial positiva na pressão, que cai próxima a zero com o fechamento da válvula pulmonar. A pressão sistólica da artéria pulmonar pode ser usada para estimar a pressão sistólica do VD. Nesse sentido, não é necessária a medida da pressão direta do VD, podendo a mesma ser estimada.

Artéria pulmonar (AP): na artéria pulmonar, a morfologia da curva de pressão apresenta a onda sistólica, a incisura (fechamento da válvula pulmonar) e o declínio gradual diastólico até a próxima sístole.

Pressão de capilar pulmonar (PCP) e Átrio esquerdo (AE): no AE, a pressão é governada pelo volume atrial de sangue, pela complacência do mesmo e do ventrículo esquerdo (VE) e pelo refluxo mitral. A curva de pressão característica é composta por 3 deflexões positivas: as ondas A, C e V. A onda A é devida à sístole atrial e ocorre após cerca de 80 msec da onda P no eletrocardiograma (ECG). Esse tempo é devido ao atraso eletromecânico inerente a qualquer cavidade cardíaca, além do tempo requerido para a onda A atravessar todo o átrio.

Segue-se a onda C que é causada pelo fechamento da válvula mitral, marcando o início da sístole ventricular esquerda. A onda V representa o enchimento passivo do AE, após fechamento da válvula mitral. O pico da onda V ocorre ao final da sístole ventricular que, em relação ao ECG, acontecerá próximo à onda T. A onda V é aumentada em casos de sobrecarga de volume para o AE, como na insuficiência tricúspide.

Na curva de AE, há 2 deflexões negativas, o descenso X e o descenso Y. O descenso X representa o relaxamento atrial em conjunção à movimentação súbita da junção atrioventricular para baixo, durante o início da sístole ventricular. A regurgitação mitral pode atenuar o descenso X. O descenso Y é causado pela rápida saída do sangue do AE para o VE, após a abertura da válvula mitral. O descenso Y marca o início da diástole.

Pela dificuldade de medida direta da pressão do AE, a mesma pode ser estimada pela medida da PCP. Isso porque os eventos mecânicos no AE são transmitidos retrogradamente para o capilar pulmonar. Contudo, isso pode atenuar (*dampear*) as ondas, bem como praticamente abolir a onda C, raramente visível na PCP. Outro dado importante é que há atraso maior entre o eletrocardiograma e os eventos mecânicos.

Ventrículo esquerdo (VE): no VE, com o início da sístole, há a ascensão inicial positiva na pressão, que cai próxima a zero com o fechamento da válvula aórtica e início da diástole. A pressão diastólica final do VE coincide com o pico do QRS no eletrocardiograma e pode ser estimada, na ausência de doença mitral, pela pressão média de capilar pulmonar.

Aorta (Ao): na aorta, há a ascensão inicial positiva na pressão, representada pela sístole ventricular e interrompida pelo nó dicrótico no meio da sístole, que representa o fechamento da válvula aórtica, ou seja, o fim da ejeção ventricular. Na ausência de obstrução à via de saída do VE, a pressão da aorta e VE são iguais. A morfologia da curva de pressão varia bastante de acordo com o local medido, ou seja, se proximal na aorta ascendente ou mais na periferia. Quanto mais na periferia, o pico sistólico aumenta, enquanto que a pressão diastólica e média diminuem. O nó dicrótico, por sua vez, ocorre mais tardiamente.

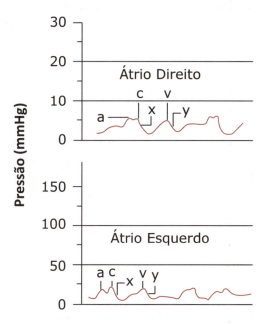

Figura 4.4 – Curvas de pressão características dos átrios.

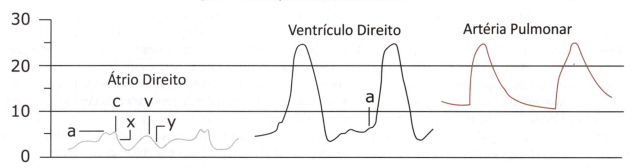

Figura 4.5 – Curvas normais de pressão no átrio direito, ventrículo direito e artéria pulmonar.

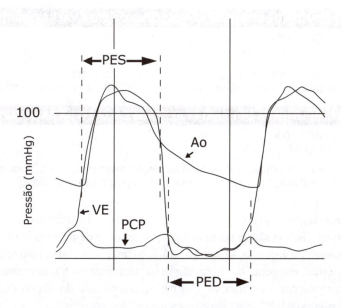

Figura 4.6 – Curvas normais de pressão na aorta, ventrículo esquerdo e capilar pulmonar.
AO: aorta; VE: ventrículo esquerdo; PCP: pressão de capilar pulmonar; PES: período de ejeção sistólico; PED: período de enchimento diastólico.

Estenose valvar aórtica (EAo)

Independentemente da etiologia, a EAo consiste de obstrução ao fluxo de sangue que sai do ventrículo esquerdo em direção à aorta, gerando um gradiente sistólico entre ambos, sendo a pressão sempre maior no VE em relação à aorta (Figura 4.7). Em geral, o ecocardiograma suplantou o cateterismo com medidas de pressão para o diagnóstico e monitoramento da EAo, reservando-se o cateterismo esquerdo com medidas de pressão para dúvidas diagnósticas como em pacientes sintomáticos em que os testes não invasivos são inconclusivos ou discordantes em relação à gravidade da EAo.[3]

Outro ponto importante que deve ser levado em consideração é o risco associado com a tentativa de cruzar a válvula aórtica estenótica. Isso porque há trabalhos demonstrando que isso está associado a um risco de embolização cerebral que, apesar de pequeno, não é desprezível.[4,5] Omran et al. demonstraram que, entre 101 pacientes, 22% apresentaram alterações focais cerebrais pela ressonância magnética por difusão, condizentes com embolia cerebral aguda. Todavia, desses pacientes apenas 3% apresentaram déficit manifestado clinicamente.[5] Bartsch et al.[6] demonstrou entre 457 pacientes, avaliados entre 1984 e 1995, que a taxa de sucesso de ultrapassar a válvula foi de 95,2%, sendo os principais preditores de complicações cerebrais:

Idade > 70 anos.
Área valvar < 0,7 cm^2.
Gradiente pico ao doppler > 70 mmHg.

Ressalta-se também, em relação à avaliação pré-operatória desses pacientes, que muitos deles são idosos e/ou com fatores de risco cardiovascular. Nesse sentido, não havendo dúvida diagnóstica, podemos prescindir do cateterismo esquerdo, entretanto a cinecoronariografia para avaliação da anatomia coronária é fundamental, pois, caso haja lesão coronária importante, deve-se proceder à troca valvar e revascularização miocárdica no mesmo tempo cirúrgico.

Para a medida do gradiente valvar aórtico pode-se proceder à medida simultânea da pressão aórtica (com cateter *pigtail* na raiz da aorta) e do VE (este com passagem de cateter por punção transeptal do átrio esquerdo para o VE). Entretanto, devido aos riscos inerentes à punção transeptal, em geral coloca-se o cateter no VE por via retrógrada na válvula aórtica. Após medida da pressão no VE, puxa-se rapidamente o cateter para a raiz da aorta. Esse método, apesar de mais prático, pode superestimar o gradiente pela própria presença do cateter através do orifício valvar. Pode também ser demonstrado aumento importante (> 5 mmHg) na pressão arterial pela retirada do cateter do VE, o chamado efeito Carabello, presente quando o orifício valvar é menor que < 0,7 cm^2.[7]

Para o cálculo da área valvar (AVA em cm^2) na hemodinâmica utilizamos a fórmula de Gorlin, como demonstrado a seguir.[8] Outra fórmula simplificada para o cálculo da área valvar foi desenvolvida por Hakki et al.[9] Como o (PES x 44,3 x FC) em geral é próximo a 1.000, a AVA é igual ao demonstrado pelas tabelas a seguir.

FÓRMULA DE GORLIN[8] PARA CÁLCULO DA ÁREA VALVAR AÓRTICA

$$AVA = \frac{(DC \times 1000)}{(44,3 \times PES \times FC) \times \sqrt{GS}}$$

DC: débito cardíaco (ml/min); PES: período de ejeção sistólica (segundos por batimento);
FC: frequência cardíaca (bpm); GS: gradiente máximo transvalvar aórtico (mmHg).

FÓRMULA SIMPLIFICADA DE HAKKI ET AL.[9] PARA CÁLCULO DA ÁREA VALVAR AÓRTICA

$$AVA = \frac{(DC \times 1000)}{(44,3 \times PES \times FC) \times \sqrt{GS}} = \frac{DC}{\sqrt{GS}}$$

DC: débito cardíaco (ml/min); PES: período de ejeção sistólica (segundos por batimento);
FC: frequência cardíaca (bpm); GS: gradiente máximo transvalvar aórtico (mmHg).

A principal característica da estenose aórtica com relação às curvas de pressão é o gradiente pressórico entre o VE e aorta. Todavia, outras características são importantes como o ascenso de pressão lento e atrasado na aorta, o que mimetiza o pulso *parvus et tardus*. Posto a isso, a pressão no VE, além de aumentada em relação à aorta, pode demonstrar alterações na pressão diastólica (em geral, com pressão diastólica final no VE aumentada) em virtude da hipertrofia ventricular e redução da complacência ventricular. Com relação à pressão do AE ou PCP ocorre onda A proeminente por combinação de hipertrofia do AE e VE não complacentes.

Alguns casos de EAo de pacientes sintomáticos com baixo gradiente transvalvar (< 30 mmHg) podem representar baixo débito cardíaco associado, geralmente com áreas valvares pequenas (< 0,7 cm^2).[10] Nesses pacientes há a dúvida se a EAo é suficientemente importante para justificar os sintomas do paciente ou se a EAo é discreta e os sintomas são resultantes de disfunção ventricular por uma miocardiopatia. Além disso, essa preocupação com relação à EAo de baixo gradiente também pode ser justificada pelo fato de a fórmula de Gorlin ser dependente em fluxo e tender a subestimar a área valvar em estados de baixo débito cardíaco (< 3 L/min).[11] Nesses casos manobras que aumentem o débito cardíaco irão inexoravelmente aumentar o débito, exceto em casos com EAo verdadeiramente importantes. É o caso do teste com dobutamina, que pode ajudar a discernir entre EAo discreta ou importante.

O gradiente na CMH pode ser alterado pelas seguintes manobras (AUMENTADO):
- 1. Diminuição do volume diastólico final do VE (pré-carga).
- 2. Diminuição da pressão de enchimento atrial esquerdo.
- 3. Aumento do tempo de diástole.
- 4. Aumento da força ou duração da contração ventricular.
- 5. Diminuição da resistência ao fluxo de saída da aorta.

Outras manobras comumente utilizadas no laboratório de hemodinâmica para induzir gradiente intraventricular:
- 1. Manobra de Valsalva.
- 2. Administração de nitroglicerina, que diminui pré-carga por venodilatação.
- 3. Potenciação extrassistólica, provocando aumento na inotropia e na contratilidade do VE, que podem resultar em aumento do movimento sistólico anterior da mitral e maior obstrução na via de saída do VE. Com isso, o gradiente VE-AO será maior, mas a pressão de pulso (pressão sistólica menos a diastólica) será menor (efeito de Brockenbrough[12]).

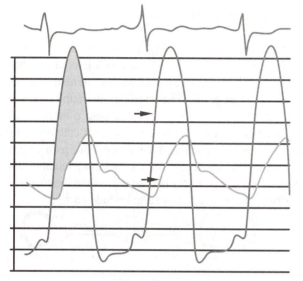

Figura 4.7 – Curva esquemática da estenose aórtica com gradiente importante entre VE-AO. Medida simultânea da pressão no ventrículo esquerdo (VE) e aorta (AO) demonstrando importante gradiente entre VE-AO (área hachurada no traçado).

Cardiomiopatia hipertrófica

Em pacientes com cardiomiopatia hipertrófica (CMH) pode existir gradiente significativo intraventricular, uma condição que deve ser diferenciada da EAo valvar, o que nem sempre é simples. O gradiente da via de saída do VE pode ser demonstrado por cuidadosa retirada do cateter, colocando sua ponta do ápice até a via de saída do VE e raiz da aorta ascendente. A maneira mais acurada de estimar a obstrução intraventricular é dada pela diferença de pressão entre posição mais distal (ápice) e o VE proximal (em geral, via de saída). Algumas características também podem ser utilizadas para distinguir essas duas condições. A CMH, diferentemente da EAo valvar, é associada a:
- 1. Pressão em geral variável e lábil.
- 2. O tempo e a ascensão da pressão do VE e da aorta são similares.
- 3. Está confinada ao VE (intraventricular).

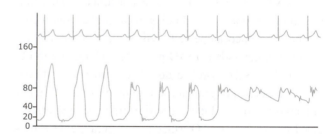

Figura 4.8 – Gradiente intraventricular na cardiomiopatia hipertrófica. O gradiente de via de saída do VE pode ser demonstrado por cuidadosa retirada do cateter, colocando a ponta do cateter do ápice até a via de saída do VE e raiz da aorta ascendente. (VE: ventrículo esquerdo).

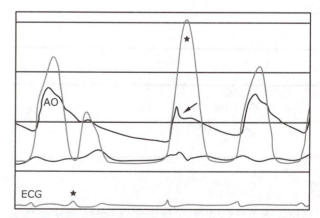

Figura 4.9 – Efeito de Brockenbrough[12] na cardiomiopatia hipertrófica, no qual a potenciação extrassistólica provoca um aumento na inotropia e na contratilidade do VE, que podem resultar em aumento do movimento sistólico anterior da mitral e obstrução maior na via de saída do VE. Com isso, ocorre diminuição da pressão de pulso. (VE: ventrículo esquerdo; AO: aorta; AE: átrio esquerdo).

Insuficiência aórtica crônica

Na insuficiência aórtica (IAO) crônica, devido à inabilidade de fechamento da válvula aórtica, há fluxo retrógrado para o VE durante a diástole. Isso pode ser devido a um distúrbio primário dos folhetos valvares e/ou da parede da raiz da aorta. Mesmo na ausência de gradiente sistólico entre VE-AO, devido ao grande volume regurgitante que passa através da válvula, com orifício valvar fixo, pode haver pequeno gradiente que reflete estenose relativa.

Recomenda-se a cateterização cardíaca em casos de discordância entre os achados clínicos e exames complementares. Todavia, no caso de pré-operatório de IAO, especialmente em pacientes maiores de 40 anos e/ou com fatores de risco cardiovasculares, deve-se proceder à cinecoronariografia.[3]

Com relação à curva de pressão aórtica típica da IAO crônica, podemos verificar que há ascenso rápido (por aumento da contratilidade do VE) e aumento do pico sistólico (por aumento do volume sistólico). Entretanto, há um rápido descenso pelo volume regurgitante e a pressão diastólica na aorta pode ficar próxima à pressão diastólica final do VE.

No VE, em geral, o volume diastólico final é aumentado, todavia a pressão diastólica final é usualmente normal ou pouco aumentada, visto que a complacência do VE é aumentada e a IAO progride ao longo de muito tempo. A pressão sistólica do VE é normal ou aumentada, em geral, por aumento do volume diastólico e por aumento da contratilidade. Por fim, em relação à pressão atrial esquerda, na IAO isolada, esta geralmente é normal. Porém, quando há hipertrofia do VE, pode haver aumento da onda A, semelhante à da EAO.

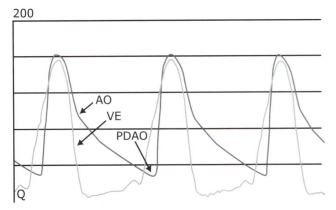

Figura 4.10 – Curva de pressão da insuficiência aórtica crônica. Curva típica de insuficiência aórtica grave evidenciando ascenso rápido (por aumento da contratilidade do VE) e aumento do pico sistólico (por aumento do volume sistólico). Entretanto, há um rápido descenso pelo volume regurgitante e a pressão diastólica na aorta pode ficar próxima à pressão diastólica final do VE. (AO: aorta; VE: ventrículo esquerdo; PDAO: pressão diastólica final na aorta).

Insuficiência aórtica aguda

Na IAO aguda a adaptação do VE ao grande volume regurgitante ainda não ocorreu; nesse sentido, o aumento do volume diastólico final do VE leva a grandes aumentos das pressões no VE, especialmente na pressão diastólica final que, por sua vez, correlaciona-se a pressões aumentadas no AE ou PCP. Com isso, muitos desses pacientes irão apresentar-se com edema agudo de pulmão.

Como o volume sistólico efetivo é diminuído (por grande refluxo para o VE), a pressão sistólica é reduzida, bem como a pressão de pulso. Além disso, na curva de pressão atrial as ondas A e V são diminuídas.

Estenose mitral

Na estenose mitral (EM) pura há uma dificuldade de passagem do sangue do AE para o VE com resultante gradiente de pressão entre ambas as cavidades durante a diástole. Em geral, o ecocardiograma suplantou o cateterismo com medidas de pressão para o diagnóstico e monitoramento da EM, reservando-se o cateterismo esquerdo e direito, com medidas de pressão, para os casos em que há dúvida diagnóstica, como em pacientes sintomáticos em que os testes não invasivos são inconclusivos ou discordantes em relação à gravidade da EM.[3]

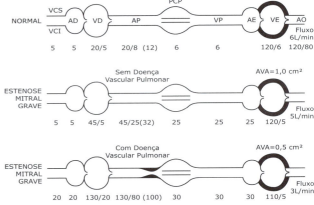

Figura 4.11 – Estenose mitral com e sem doença pulmonar associada. VCS: veia cava superior; VCI: veia cava inferior; AD: átrio direito; VD: ventrículo direito; AP: artéria pulmonar; PCP: pressão de capilar pulmonar; VP: veias pulmonares; AE: átrio esquerdo; VE: ventrículo esquerdo; AO: aorta.

No laboratório de hemodinâmica a medida do grau de importância da EM dá-se pela medida simultânea, durante a diástole, do gradiente de pressão entre o VE, com cateter posicionado retrogradamente da aorta para o VE, e a pressão do átrio esquerdo (por medida direta via punção transeptal, o que quase nunca é feito) ou pela estimativa da PCP. Na maioria dos casos o gradiente transmitral permanece durante toda a diástole, porém em função do esvaziamento atrial ele vai reduzindo-se até que com a sístole atrial volta a elevar-se. Nesse sentido, há diversas maneiras de estimar-se o gradiente médio transmitral.

Ressalta-se ainda que a frequência cardíaca deve ser levada em conta na análise real do gradiente transmitral, pois ela altera o tempo de esvaziamento atrial. Com isso, os gradientes são maiores em frequências maiores, pelo menor tempo de esvaziamento atrial, e vice-versa. É por isso que testes adicionais com infusão de volume e/ou atropina podem ser utilizados para avaliação mais fidedigna do gradiente transvalvar, até porque muitos desses pacientes são usuários crônicos de diuréticos e/ou medicações cronotrópicas negativas (especialmente betabloqueadores, bloqueadores de canais de cálcio e digitálicos). Esses medicamentos reduzem o volume diastólico final do VE e a FC, respectivamente, o que pode conferir baixos gradientes transmitrais em pacientes com EM importante.

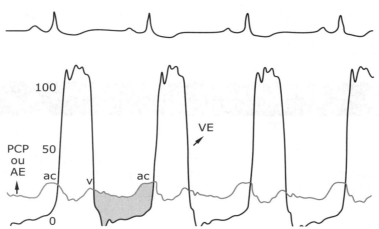

Figura 4.12 – Curva de pressão típica da estenose mitral. PCP: pressão de capilar pulmonar; AE: átrio esquerdo; VE: ventrículo esquerdo; ondas a, c e v da pressão do átrio esquerdo ou capilar pulmonar.

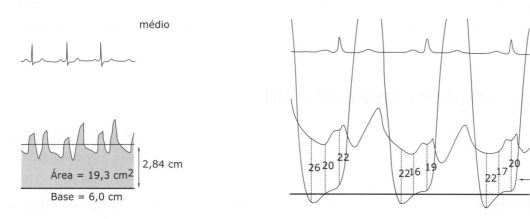

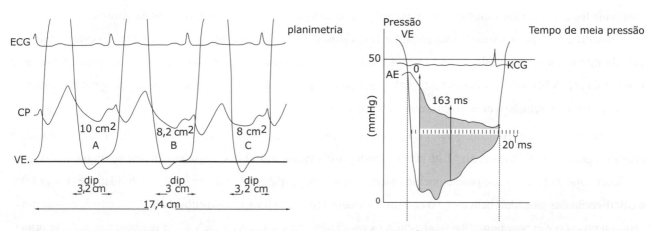

Figura 4.13 – Métodos para aferir o gradiente transmitral. Para aferir o gradiente transmitral existem diversos métodos a serem adotados, desde os mais complexos e precisos, como a planimetria (pouco utilizado na prática), até o gradiente médio, a média de três pontos (começo, meio e fim da diástole) e tempo de meia pressão.

Para o cálculo da área valvar (AVA em cm^2) na hemodinâmica utilizamos a fórmula de Gorlin.[8] Outra fórmula simplificada para o cálculo da área valvar foi desenvolvida por Hakki et al. Como (PES x 44,3 x FC) em geral é próximo a 1.000, a AVA é igual ao demonstrado a seguir.

FÓRMULA DE GORLIN[8] PARA CÁLCULO DA ÁREA VALVAR MITRAL

$$AVA = \frac{(DC \times 1000)}{(37,7 \times PED \times FC) \times \sqrt{GD}}$$

DC: débito cardíaco (ml/min); PED: período de enchimento diastólico (segundos por batimento); FC: frequência cardíaca (bpm); GD: gradiente diastólico máximo transvalvar mitral (mmHg).

FÓRMULA SIMPLIFICADA DE HAKKI ET AL.[9] PARA CÁLCULO DA ÁREA VALVAR AÓRTICA

$$AVA = \frac{(DC \times 1000)}{(37,7 \times PED \times FC) \times \sqrt{GS}} = \frac{DC}{\sqrt{GD}}$$

DC: débito cardíaco (ml/min); PED: período de enchimento diastólico (segundos por batimento); FC: frequência cardíaca (bpm); GD: gradiente diastólico máximo transvalvar mitral (mmHg).

Com relação à curva de pressão atrial esquerda, verifica-se, por diminuição do fluxo de sangue do AE para o VE, aumento tanto do volume quanto da pressão média atrial esquerda. Com isso, quando a válvula mitral abre-se para o esvaziamento atrial, o descenso Y é atenuado, mas na sístole atrial a onda A é acentuada, refletindo um aumento da contratilidade atrial.

Valvoplastia mitral por balão (VMPB)

Outra contribuição importante da hemodinâmica na estenose mitral é a VMPB. Desde a introdução da técnica em 1984[13], a VMPB tem revelado-se um tratamento efetivo para a EM em pacientes selecionados. A possibilidade de sua realização, mesmo em situações com elevado risco cirúrgico, evitando as complicações inerentes à cirurgia (seja comissurotomia ou mesmo a troca valvar mitral), tornaram a VMPB uma opção terapêutica. Redução do tempo de internação hospitalar, diminuição de custos hospitalares, baixas morbidade e mortalidade são outras vantagens que tornam o método atrativo como alternativa à cirurgia. Após o procedimento, a melhora imediata da área valvar e a sobrevida livre de eventos a médio e curto prazos[14, 15] são comparáveis aos da comissurotomia cirúrgica.[16, 17]

A VMPB é feita por técnica de cateterização de coração direito e introdução por via transeptal do cateter balão na válvula mitral, como demonstrado na Figura 4.14. É considerado como sucesso do procedimento o achado de área valvar mitral (AVM) após o procedimento, calculada ao ecocardiograma ou cateterismo, maior ou igual a 1,5 cm^2 ou ganho de 50% em relação à área medida antes do procedimento.

Indica-se o procedimento, em geral, para pacientes com anatomia valvar favorável como determinado pelo escore ecocardiográfico de Wilkins et al.[18] Este estudo morfológico valvar mitral baseou-se em análise semiquantitativa, estabelecendo-se nota de 1 (comprometimento discreto) a 4 (comprometimento severo) para mobilidade, espessamento e calcificação das cúspides, bem como o comprometimento fibrótico do aparelho subvalvar. A somatória dessas notas resultou no escore ecocardiográfico total, sendo os resultados mais favoráveis da VMPB para escores < 8. As principais indicações da VMPB estão resumidas na Tabela 4.4.

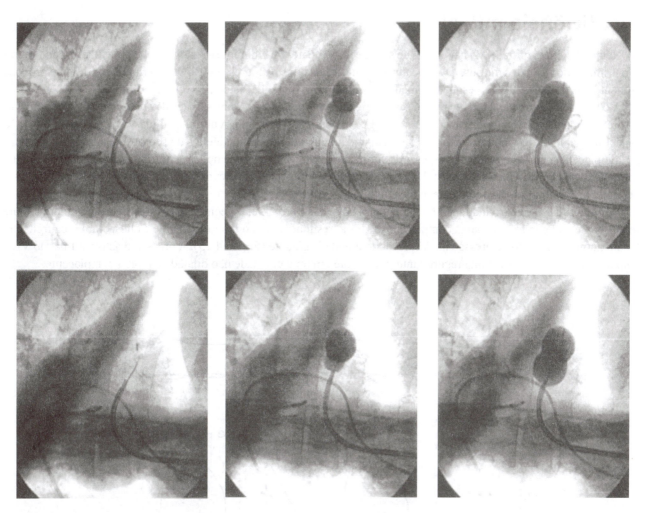

Figura 4.14 – Valvoplastia mitral por balão por técnica de Inoue.[13]

INDICAÇÃO	CLASSE
1. Pacientes sintomáticos em classe funcional II-III-IV da NYHA, com estenose mitral moderada ou grave (área da valva mitral < 1,5 cm²) e morfologia valvar favorável à valvotomia por cateter balão, na ausência de trombo no átrio esquerdo ou insuficiência mitral (IM) moderada ou severa.	I
2. Pacientes assintomáticos com estenose mitral moderada ou grave (área valva mitral < 1,5 cm²) e morfologia da valva favorável à valvoplastia por cateter balão, que apresentam hipertensão pulmonar (pressão sistólica da artéria pulmonar > 50 mmHg em repouso ou 60 mmHg após esforço), na ausência de trombo atrial esquerdo ou IM de moderada a grave.	IIa
3. Pacientes com sintomas de classe funcional III-IV da NYHA, estenose mitral moderada ou grave (área da valva mitral < 1,5 cm²), com valva calcificada não flexível, que apresentam alto risco para a cirurgia, na ausência de trombo atrial esquerdo ou IM de moderada a grave.	IIa
4. Pacientes assintomáticos com EM moderada ou grave (área da valvar mitral < 1,5 cm²) e morfologia da valva favorável à valvoplastia por cateter balão, que apresentam novo início de sintoma de fibrilação atrial, na ausência de trombo atrial esquerdo ou IM de moderada a grave.	IIb
5. Pacientes na classe funcional III-IV da NYHA, com estenose mitral moderada ou grave (área da valva mitral < 1,5 cm²), com valva calcificada não flexível, que são candidatos de baixo risco para cirurgia.	IIb
6. Pacientes com estenose mitral leve.	III
*Como há variabilidade na medida da área valvar, é necessário levar em consideração os outros parâmetros descritos.	

Tabela 4.4 – Recomendações para a valvoplastia por cateter balão.

Insuficiência mitral

Na insuficiência mitral (IM) há refluxo de sangue do VE para o AE durante a sístole, o que pode ocorrer por alteração primária dos folhetos mitrais, da cordoalha tendínea, músculos papilares, e/ou ânulo. O fluxo regurgitante provoca aumento das pressões no átrio esquerdo imediatamente após o início da sístole.

A curva de pressão característica pode ser verificada na Figura 4.15. A pressão atrial esquerda evidencia aumento da pressão média com onda V exuberante e onda C, em geral, não aparente. A altura da onda V é sensível, porém, não específica para IM, pois outras condições também podem aumentá-la como defeitos do septo AV e alterações crônicas de complacência do AE e/ou do VE. Apesar da sobrecarga crônica de volume no VE, em função do excesso de sangue acumulado no átrio proveniente da sístole prévia, isso não é suficiente para elevar a pressão no VE. Nesse sentido, esta geralmente é normal ou discretamente aumentada.

Na IM aguda, por outro lado, não há tempo para adaptação do VE e, especialmente, do AE para o grande volume regurgitante, em câmaras de baixa complacência. Como resultado, com o início da sístole e alto volume regurgitante, há um aumento abrupto da pressão no AE, levando a onda V gigante (Figura 4.15). A pressão diastólica final do VE é aumentada por causa do volume regurgitante importante em uma cavidade não dilatada e pouco complacente.

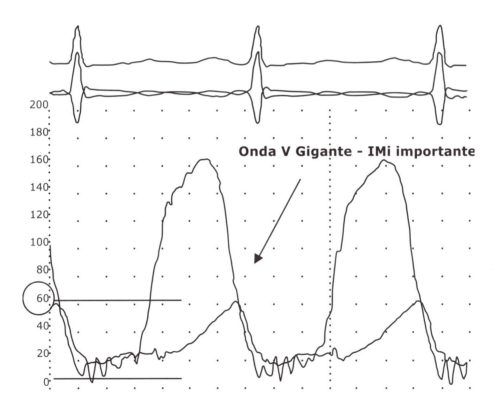

Figura 4.15 – Curva de pressão característica da insuficiência mitral (IM).

Referências Bibliográficas

1. Grossman W. Pressure measurement. In: Baim DS. Grossman's cardiac catheterization, angiography, and intervention. 7th ed. Philadelphia: Lippincott Williams & Wilkins; 2006.

2. Murgo JP, Westerhof N, Giolma JP. Aortic input impedance in normal man: relationship to pressure wave forms. Circulation 1980; 62:105-16.

3. Bonow RO, Carabello BA, Chatterjee K, et al. 2008 Focused update incorporated into the ACC/AHA 2006 guidelines for the management of patients with valvular heart disease. Circulation 2008; 118:e523-661.

4. Chambers J, Bach D, Dumesnil J, et al. Crossing the aortic valve in severe aortic stenosis: no longer acceptable? J Heart Valve Dis 2004; 13:344-6.

5. Omran H, Schimidt H, Hackenbroch M, et al. Silent and apparent cerebral embolism after retrograde catheterisation of the aortic valve in valvular stenosis: a prospective, randomised study. Lancet 2003; 361:1241-6.

6. Bartsch B, Haase KK, Voelker W, et al. Risk of invasive diagnosis with retrograde catheterization of the left ventricle in patients with acquired aortic valve stenosis. Z Kardiol 1999; 88:255-60.

7. Carabello BA, Barry WH, Grossman W. Changes in arterial pressure during left heart pullback in patients with aortic stenosis: a sign of severe aortic stenosis. Am J Cardiol 1979; 44:424-7.

8. Gorlin R, Gorlin SG. Hydraulic formula for calculation of the area of the stenotic mitral valve, other cardiac valves, and central circulatory shunts. Am Heart J 1951; 41:1-29.

9. Hakki AH, Iskandrian AS, Bemis CE, et al. A simplified valve formula for the calculation of stenotic cardiac valve areas. Circulation 1981; 63:1050-5.

10. Carabello BA. Advances in the hemodynamic assessment of stenotic cardiac valves. J Am Coll Cardiol 1987; 10:912-9.

11. Cannon SR, Richards KL, Crawford M. Hydraulic estimation of stenotic orifice area: a correction of the Gorlin formula. Circulation 1985; 71:1170-8.

12. Criley JM, Goldberg SL, French WJ. The Brockenbrough-Braunwald-Morrow sign. N Engl J Med 1994; 331:1589-90.

13. Inoue K, Owaki T, Nakamura T, et al. Clinical application of transvenous mitral commissurotomy by a new balloon catheter. J Thorac Cardiovasc Surg 1984; 87:394-402.

14. Multicenter experience with balloon mitral commissurotomy. NHLBI Balloon Valvuloplasty Registry Report on immediate and 30-day follow-up results. The National Heart, Lung and Blood Institute Balloon Valvuloplasty Registry Participants. Circulation 1992; 85:448-61.

15. McKay RG, Lock JE, Keane JF, et al. Percutaneous mitral valvuloplasty in an adult patient with calcific rheumatic mitral stenosis. J Am Coll Cardiol 1986; 7:1410-5.

16. Kirklin JW. Percutaneous balloon versus surgical closed commissurotomy for mitral stenosis. Circulation 1991; 83:1450-1.

17. Turi ZG, Reyes VP, Raju BS, et al. Percutaneous balloon versus surgical closed commissurotomy for mitral stenosis. A prospective, randomized trial. Circulation 1991; 83:1179-85.

18. Wilkins GT, Weyman AE, Abascal VM, et al. Percutaneous balloon dilatation of the mitral valve: an analysis of echocardiographic variables related to outcome and the mechanism of dilatation. Br Heart J 1988; 60:299-308.

Cinecoronariografia 5

Henrique Barbosa Ribeiro

Introdução

A angiografia coronária seletiva foi realizada pela primeira vez em 1958 por Mason Sones, utilizando um cateter especialmente desenvolvido para este fim. Desde então, essa técnica tem sido considerada o padrão de referência para o diagnóstico da doença arterial coronária (DAC). A angiografia coronária é hoje amplamente aplicada na prática clínica, sendo o principal método diagnóstico utilizado para o planejamento terapêutico de pacientes com DAC diagnosticada ou suspeita. A angiografia coronária também pode ser utilizada para identificar a DAC não aterosclerótica. O objetivo do presente capítulo é descrever as bases da cinecoronariografia.

Técnica angiográfica

A angiografia coronária é definida como o registro radiológico da luz coronária através da injeção endovenosa de contraste rádio-opaco. O acesso vascular é realizado por dissecção, geralmente da artéria braquial, ou por punção percutânea, geralmente utilizando as artérias femoral ou radial. A decisão da via de acesso vai depender de três fatores: 1) preferência do operador e do paciente; 2) uso de anticoagulantes (prefere-se a dissecção); 3) presença de doença vascular periférica. Em nossa prática clínica utilizamos com maior frequência a punção femoral.

A angiografia é realizada utilizando-se cateteres intravasculares especiais, os quais são introduzidos retrogradamente até a raiz da aorta, sendo aí manipulados para a cateterização seletiva dos óstios coronários. Após o posicionamento do cateter, o contraste radiológico é injetado na luz coronária. As imagens angiográficas resultantes são obtidas a uma taxa de aquisição de 7,5 a 60 quadros por segundo, as quais podem ser posteriormente reproduzidas em sequência dinâmica, registrando o fluxo coronário durante o tempo de filmagem. Em decorrência dessa característica, que possibilita o registro dinâmico ao longo do ciclo cardíaco, o método é comumente também denominado cinecoronariografia.

Equipamento cineangiográfico

- Consiste basicamente de:
- Gerador de raios X: produz a energia que acelera elétrons no interior do tubo de raios X.
- Tubo de raios X: converte a energia elétrica em radiação X.
- Intensificador/detector de imagens: converte uma imagem de raios X em imagem de luz visível.
- Sistema de vídeo: faz o armazenamento digital das imagens bem como visualização em tempo real, no monitor, das imagens de cinecoronariografia.

Projeções angiográficas

A exploração ótima da circulação coronária deve ser realizada em múltiplos ângulos para uma visualização clara, sem reduções ou sobreposições. Durante a cinecoronariografia, o nome de cada incidência é resultado de dois termos, de acordo com a posição do intensificador de imagens. O primeiro termo denota a rotação, sendo as projeções denominadas oblíqua anterior direita (se o intensificador de imagens está à direita do paciente) e oblíqua anterior esquerda (se o intensificador encontra-se à esquerda do paciente). O segundo termo diz respeito ao plano sagital, e as projeções podem ser denominadas cranial ou caudal, caso o intensificador de imagens esteja em direção ao crânio ou aos membros inferiores, respectivamente. É importante ressaltar que na cinecoronariografia a melhor angulação para identificar cada segmento das artérias está sujeita, em grande parte, ao biotipo, variação da anatomia coronária e localização das lesões.

Anatomia coronária angiográfica

Artéria coronária direita (CD)

A CD se origina do seio de Valsalva, logo acima do plano valvar aórtico, pouco abaixo do plano de origem da artéria coronária esquerda. Percorre o sulco atrioventricular até o *crux cordis* (ponto da face inferior do coração onde os sulcos atrioventricular e interventricular se encontram) fornecendo vários ramos em seu trajeto epicárdico. Habitualmente, a artéria do cone é o primeiro ramo da artéria coronária direita e nutre a via de saída do ventrículo direito. No entanto, em aproximadamente 40 - 60% dos pacientes, o ramo do cone origina-se como uma artéria separada diretamente da aorta, podendo também ser chamada de 3ª artéria coronária.

O segundo ramo da CD é, habitualmente, a artéria do nó sinusal. Esta se origina, em quase 60% das vezes, da CD; outros 38% dos pacientes têm a origem da artéria do nó sinusal na artéria circunflexa esquerda (CX), e 3% têm sua origem em ambos os vasos. Após a artéria do nó sinusal, a CD emite pequenos ramos para o átrio direito e ramos marginais para a parede livre do ventrículo direito.

Em indivíduos com circulação coronária de dominância direita, que correspondem a 85% da população, a CD atinge o *crux cordis* na parede diafragmática do coração dando origem à artéria descendente posterior (DP), artéria do nó atrioventricular e um ou mais ramos posterolaterais. A DP passa pela junção interventricular inferior até o *apex* fornecendo ramos septais que irrigam o terço inferior do septo interventricular. Após a origem da DP, a CD dominante tem seu trajeto pela junção atrioventricular com uma extensão variável. Nesse ponto, há a emissão de um ou mais ramos ventriculares posteriores (ou posterolaterais) para suprir a região posterior e posterolateral do ventrículo esquerdo.

Em pacientes com padrão coronário de dominância esquerda (aproximadamente 7-8% da população), a DP, a artéria do nó atrioventricular e as artérias posterolaterais originam-se da CX. Nesses pacientes, a CD é pequena, não alcança o *crux cordis* e somente irriga o ventrículo direito. Nos 7-8% dos indivíduos restantes, a circulação coronária é classificada, quanto ao padrão de dominância, como balanceada. Nesses casos, existe um sistema de codominância, no qual a CD atinge o *crux cordis*, emite a DP e termina, enquanto a CX emite os ramos posterolaterais e origina uma DP paralela.

Artéria coronária esquerda

O tronco da artéria coronária esquerda origina-se do seio de Valsalva esquerdo e tem um trajeto curto de aproximadamente 0 a 10 mm e, então, bifurca-se na artéria descendente anterior esquerda (DA) e CX. Em aproximadamente 20-40% dos indivíduos, o tronco da coronária esquerda dá origem a três ramos, sendo o *ramus intermedius* (ou artéria *diagonalis*) o que se origina entre as artérias DA e CX.

A artéria DA tem trajeto sobre o sulco interventricular anterior, em direção ao *apex* cardíaco. Na maioria dos pacientes (aproximadamente 80%), a DA estende-se além do *apex*, terminando na porção inferior da junção interventricular. Nos outros casos, a DA termina antes ou no *apex*, sendo a DP mais longa e alcançando o *apex*.

A DA origina os ramos septais que nutrem os dois terços superiores do septo interventricular. Os ramos septais têm uma origem de 90° da DA, deixando a superfície epicárdica do coração e passando para o septo interventricular. Os ramos septais podem variar em número, tamanho e distribuição anatômica.

Os ramos diagonais originam-se da DA e irrigam a parede anterolateral do ventrículo esquerdo. Podem variar consideravelmente em número e tamanho, desde um único grande ramo diagonal até múltiplos pequenos ramos. A maioria dos pacientes, no entanto, tem de um a três ramos diagonais e a ausência completa de ramos diagonais é extremamente rara.

A CX origina-se do tronco da coronária esquerda e cursa através da junção atrioventricular em direção ao *crux cordis*. Como foi explicado, em pacientes com padrão coronário de dominância esquerda, ou balanceada, a CX alcança o *crux cordis* e a junção interventricular posterior, dando origem à DP. Nos outros casos, a extensão da CX é variável, sendo inversamente proporcional ao tamanho da CD e ao número de ramos posterolaterais direitos. A CX dá origem a um ou mais ramos marginais obtusos, que irrigam as paredes lateral e posterior do ventrículo esquerdo.

Detecção angiográfica da doença coronária aterosclerótica

A doença aterosclerótica coronária manifesta-se à angiografia, fundamentalmente pela redução da luz arterial nos locais de placa de ateroma. O grau de obstrução é comumente expresso em percentual de estenose, que é a relação do diâmetro do segmento mais estenótico com o do segmento normal adjacente proximal e/ou distal. Habitualmente, obstruções menores que 50% de diâmetro não são associadas à redução significativa do fluxo coronário. No entanto, a partir desse limite, a estenose coronária passa a ter importância funcional. Sabe-se que reduções no diâmetro coronário de 50%, 70% e 90% produzem reduções de 75%, 90% e 99% em sua área, respectivamente. Em relação ao fluxo coronário, uma obstrução de 50% na luz coronariana reduz a reserva de fluxo coronário (capacidade de dilatação da circulação para o miocárdio) em três a quatro vezes. Em obstruções superiores a 70%, esta reserva é praticamente nula.

No grau máximo de obstrução, ou seja, em artérias com oclusão de sua luz, é possível identificar e classificar de maneira semiquantitativa a presença de circulação colateral através da angiografia, bem como estabelecer sua origem dentro do leito coronário.

O método angiográfico mais utilizado para quantificação utiliza uma escala de 0-3, de acordo com o preenchimento do vaso acometido, por contraste pela circulação colateral:

0: ausência de enchimento epicárdico;
1: Enchimento de pequenos ramos do vaso principal acometido.
2: Enchimento parcial do vaso.
3: Enchimento total do vaso.

Além da detecção e quantificação da presença de estenose luminal coronária, a angiografia também permite avaliar qualitativamente as lesões coronárias. A análise do aspecto angiográfico da lesão coronária inclui, entre outras características, a descrição da morfologia da placa, a presença de trombo intraluminal e o fluxo anterógrado, aspectos estes também relacionados ao prognóstico dos pacientes.

Morfologia angiográfica das placas

Depois dos estudos realizados por Ambrose et al., foi possível descrever e correlacionar a morfologia angiográfica dos estreitamentos luminais do leito coronário. Os pacientes que se apresentavam com diagnóstico de angina estável, mais frequentemente (80% dos casos), possuíam lesões concêntricas ou lesões excêntricas tipo I (bordas regulares e ângulos obtusos nas extremidades). No entanto, pacientes com síndromes coronárias agudas apresentavam mais frequentemente (71% dos indivíduos) lesões complexas tipo II (bordas irregulares com ângulos agudos nas extremidades). Em casos mais graves, de angina instável, a frequência de lesões complexas pode ser ainda maior.[1-5]

Trombo intraluminal

Pode ser definido como uma interrupção abrupta no fluxo do vaso, com retenção do contraste, ou uma falha de enchimento em vaso patente (imagem negativa), sobre ou adjacente a uma região estenótica. A presença desse achado está relacionada à complexidade da lesão e à maior frequência de eventos, por associar-se à angina instável de alto risco.[4]

Fluxo anterógrado

A diminuição do fluxo coronário também está relacionada à instabilidade clínica. Podemos quantificar o fluxo coronário de acordo com a classificação do estudo TIMI:[6]

0: Oclusão total (oclusão total crônica foi diferenciada pela presença de oclusão afilada com colaterais múltiplas, pequenas e finas).
1. Opacificação lenta e incompleta do vaso.
2. Opacificação completa do vaso, porém, lenta.
3. Opacificação completa do vaso com fluxo normal.

Além da determinação do grau de estenose, as lesões coronárias são também descritas segundo seu número e localização. Pacientes com múltiplas lesões coronárias, especialmente se localizadas nas porções proximais da árvore arterial, apresentam pior prognóstico em longo prazo.[7] O número, a localização e as características angiográficas das lesões coronárias são alguns dos principais parâmetros utilizados no processo de decisão terapêutica. Lesões coronárias únicas em pacientes sintomáticos ou com isquemia miocárdica documentada são habitualmente tratadas com angioplastia coronária[8,9] especialmente em pacientes com síndromes coronarianas agudas.[10,11] Exceção a esta regra são lesões localizadas no tronco da coronária esquerda, com frequência tratadas pela cirurgia de revascularização miocárdica.[9,12] Pacientes com múltiplas lesões podem ser tratados tanto pela angioplastia quanto pela cirurgia cardíaca, caso algum procedimento seja recomendado. A escolha de um ou outro método é fortemente baseada nas características clínicas, em conjunto com os aspectos angiográficos das lesões do paciente.

Indicações e contraindicações

O propósito da angiografia coronária é a definição da anatomia coronária e o grau de acometimento da luz coronária. De modo geral, pode ser realizada tanto para indivíduos estáveis quanto para indivíduos em situações críticas.

A única contraindicação absoluta à cinecoronariografia é a recusa do paciente em realizá-la. No entanto, algumas condições clínicas podem predispor a maior risco de complicações durante ou após o procedimento. Deve-se ressaltar que são condições, em geral, autolimitadas, e que, salvo em situações de emergência, devem indicar o adiamento do procedimento.

Complicações

Complicações maiores após a cinecoronariografia não são usuais. Dados da literatura mostram que a morte ocorre em aproximadamente 1 para cada 1.000 casos; IAM em 1 para cada 2.000 casos; e AVC em 1 para cada 1.000 casos. Portanto, uma complicação maior (morte, IAM ou AVC) ocorre em cerca de 1 para cada 500 casos (< 1%), levando-se em conta suas várias indicações e condições instáveis em que, por vezes, esse procedimento é realizado.

São fatores de risco associados à complicação no cateterismo: 1) doença coronária avançada (como paciente triarterial); 2) disfunção ventricular; 3) baixo débito cardíaco; 4) hipertensão pulmonar; 5) doença valvar; 6) doença vascular periférica avançada; 7) idade avançada.

Deve-se ressaltar que há diferenças importantes quando se utilizam dados de estudos mais recentes, que incorporaram diversas tecnologias, que melhoraram o desempenho na sala de hemodinâmica. Posto isso, salienta-se que são fatores associados a menores complicações: a experiência do examinador (> 500 cinecoronariografias/ano; OR = 0.58; IC de 95%, 0,34-0,98; P = 0,04); uso de cateteres com diâmetro menor que 6F (OR = 2.6; IC de 95%, 1,53-4,41; P = 0.0004).[15]

Limitações

A angiografia coronária tem um papel central na determinação da doença arterial coronária, mas apresenta limitações. Algumas lesões, como as localizadas em curvas ou as excêntricas, podem ser difíceis de quantificar e devem ser avaliadas em mútiplos ângulos. Outra limitação é o fato de a angiografia ser um luminograma (visualiza somente a luz do vaso) e quando temos doença difusa ou remodelamento positivo do vaso podemos ser levados a subestimar a gravidade de um estreitamento aterosclerótico.

Referências Bibliográficas

1. Ambrose JA, Tannenbaum MA, Alexopoulos D, et al. Angiographic progression of coronary artery disease and the development of myocardial infarction. J Am Coll Cardiol 1988; 12: 56-52.

2. Ambrose JA, Winters SL, Arora RR, et al. Coronary angiographic morphology in myocardial infarction. A link between the pathogenisis of unstable angina and myocardial infarction.

3. Gorlin R, Fuster V, Ambrose JA. Anatomic-physiologic links between acute coronary syndromes. Circulation 1986; 74: 6-9.

4. Dangas G, Mehran R, Wallestein S, et al. Correlation of angiographic morphology and clinical presentation in unstable angina. J Am Coll Cardiol 1997; 29: 519-25.

5. Ambrose JA, Israel DH. Angiography in unstable angina. Am J Cardiol 1991; 68: 78B-84B.

6. The TIMI Study Group: the thrombolysis in myocardial infarction (TIMI) trial. N Engl J Med 1985; 312: 932-36.

7. Ringqvist I, Fisher LD, Mock M, et al. Prognostic value of angiographic indices of coronary artery disease from the Coronary Artery Surgery Study (CASS). J Clin Invest 1983; 71: 1854-66.

8. Silber S, Albertsson P, Aviles FF, et al. Guidelines for percutaneous coronary interventions. The Task Force for Percutaneous Coronary Interventions of the European Society of Cardiology. Eur Heart J 2005; 26: 804-47.

9. Smith Jr, SC, Feldman TE, Hirshfeld Jr JW, et al. ACC/AHA/SCAI 2005 Guideline update for percutaneous coronary intervention: a report of the American College of Cardiology/American Heart Association Task Force on Practice Guidelines (ACC/AHA/SCAI Writing Committee to Update 2001 Guidelines for Percutaneous Coronary Intervention). Circulation 2006; 113: e166-286.

10. Braunwald E, Antman EM, Beasley JW, et al. ACC/AHA 2002 guideline update for the management of patients with unstable angina and non-ST-segment elevation myocardial infarction – Summary article: a report of the American College of Cardiology/American Heart Association task force on practice guidelines (Committee on the Management of Patients With Unstable Angina). J Am Coll Cardiol 2002; 40: 1366-74.

11. Antman EM, Anbe DT, Armstrong PW, et al. ACC/AHA guidelines for the management of patients with ST-elevation myocardial infarction: a report of the American College of Cardiology/American Heart Association Task Force on Practice Guidelines (Committee to Revise the 1999 Guidelines for the Management of Patients with Acute Myocardial Infarction). Circulation 2004; 110: 82-292.

12. Eagle KA, Guyton RA, Davidoff R, et al. ACC/AHA 2004 guideline update for coronary artery bypass graft surgery: a report of the American College of Cardiology/American Heart Association Task Force on Practice Guidelines (Committee to Update the 1999 Guidelines for Coronary Artery Bypass Graft Surgery). Circulation 2004; 110: 340-437.

13. Falk E, Shah PK, Fuster V. Coronary plaque disruption. Circulation 1995; 92: 657-71.

14. Scanlon PJ, Faxon DP, Audet AM, et al. ACC/AHA guidelines for coronary angiography. A report of the American College of Cardiology/American Heart Association Task Force on practice guidelines (Committee on Coronary Angiography). Developed in collaboration with the Society for Cardiac Angiography and Interventions. J Am Coll Cardiol 1999; 33: 1756-824.

15. Ammann P, La Rocca HP, Angehrn W, et al. Procedural complications following diagnostic coronary angiography are related to the operator's experience and the catheter size. Catheter Cardiovasc Interv 2003; 59: 13-8.

Questões de Treinamento

Título de Especialista em Cardiologia – 2008
1. Dentre as alternativas a seguir, qual não é considerada indicação inequívoca de coronariografia?
a) Indivíduo com angina estável, infra de ST de 2 mm aos 4 METs, em tratamento farmacológico pleno.

b) Paciente com angina recorrente após sete meses da realização de procedimento percutâneo com colocação de *stent*.
c) Paciente em período pós-infarto agudo do miocárdio sem supra de ST.
d) Paciente com angina estável, ressuscitado de parada cardíaca, que permanece com taquicardia ventricular monomórfica.
e) Paciente com suspeita de angina variante de Prinzmetal.

Título de Especialista em Cardiologia – 2007
2. Em relação ao implante de *stent* em pacientes com infarto agudo do miocárdio (IAM), avalie as seguintes afirmativas:
I. O implante de *stent* coronariano pode ser efetuado com segurança, reduzindo as taxas de reestenose e reinfarto, em comparação à simples aplicação do cateter-balão.
II. A administração de inibidores da GPIIb/IIIa melhora o resultado do uso do *stent* primário.
III. Tanto o *stent* quanto o uso isolado do balão têm recomendações classe I, desde que realizados por pessoal habilitado e dentro de 90 minutos da apresentação do paciente.
a) Somente I está correta.
b) Somente II está correta.
c) Somente III está correta.
d) I e II estão corretas.
e) Todas estão corretas.

Título de Especialista em Cardiologia – 2007
3. Homem de 64 anos procura o serviço de emergência com quadro de dor torácica em aperto, irradiada para o pescoço e o braço esquerdo há duas horas. ECG: bloqueio de ramo esquerdo. A cinecoronariografia pode ser vista na figura a seguir. Qual é a interpretação mais adequada para essa imagem?

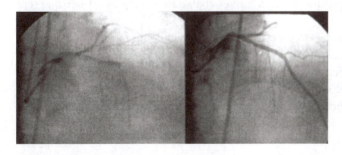

a) Imagem em oblíqua anterior direita mostrando DA ocluída no terço médio.
b) Imagem em oblíqua anterior direita mostrando Cx ocluída no terço médio.
c) Imagem em oblíqua anterior esquerda mostrando CD ocluída no terço médio.
d) Imagem em oblíqua anterior esquerda mostrando Cx ocluída no terço médio.
e) Imagem em oblíqua anterior esquerda mostrando DA ocluída no terço médio.

Título de Especialista em Cardiologia – 2007
4. Em relação à nefropatia induzida por contraste (NIC), na realização de exames hemodinâmicos, analise as seguintes assertivas:
I. A piora da função renal pode ocorrer em até 20% dos pacientes, principalmente naqueles com insuficiência cardíaca e diabetes.
II. Hidratação com solução salina e N-acetilcisteína são estratégias eficientes para a prevenção da NIC.
III. Hidratação com solução salina e aminofilina são estratégias eficientes para a prevenção da NIC.
a) Somente I está correta.
b) Somente II está correta.
c) Somente III está correta.
d) I e II estão corretas.
e) Todas estão corretas.

Título de Especialista em Cardiologia – 2006
5. Após o implante de *stents* coronários durante angioplastia, o período em que há maior ocorrência de reestenose é de:
a) 3 a 6 meses.
b) 7 a 9 meses.
c) Até 30 dias.
d) Até 60 dias.

Título de Especialista em Cardiologia – 2006
6. As fístulas coronarianas são entidades raras, cujo tratamento pode ser realizado através de técnicas hemodinâmicas. O local de maior frequência de sua drenagem é:
a) Átrio esquerdo.
b) Artéria pulmonar.
c) Ventrículo esquerdo.
d) Ventrículo direito e átrio direito.

Título de Especialista em Cardiologia – 2006
7. As variáveis clínicas e angiográficas a seguir citadas são preditoras de reestenose intra-*stent*, exceto:
a) Lesões longas.
b) Diabete melito.
c) Sexo masculino.
d) Artérias de calibre reduzido (inferior a 2,5 mm).

TEC – Título de Especialista em Cardiologia

Título de Especialista em Cardiologia – 2006
8. Ao analisarmos o seguinte registro de pressão, em um paciente com doença cardiovascular, podemos concluir que o mesmo é portador de:

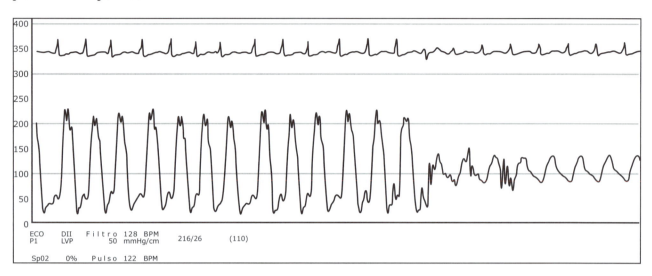

a) Estenose mitral.
b) Estenose aórtica.
c) Estenose pulmonar.
d) Coarctação de aorta.

Título de Especialista em Cardiologia – 2006
9. Paciente de 72 anos submetido a angioplastia de artéria coronária direita, com implante de *stent* convencional, apresenta hiperplasia prostática, com indicação de cirurgia eletiva. O período mínimo necessário de utilização de tienopiridínicos após a angioplastia, antes de sua suspensão para a intervenção cirúrgica, em dias, será de:
a) 15 a 30.
b) 60.
c) 90.
d) 180.

Título de Especialista em Cardiologia – 2006
10. Em relação à realização de angioplastia coronariana transluminal percutânea eletiva em um paciente diabético em uso de metformina, devemos adotar o seguinte procedimento:
a) Não há necessidade de suspensão da intervenção se a creatinina sérica estiver abaixo de 1,6 mg/dL, desde que seja realizada hidratação adequada após a mesma.
b) Suspender a medicação necessariamente 12-24 horas antes do procedimento, reiniciando no mesmo prazo após a intervenção, mesmo na ausência de disfunção renal.
c) Realizar a intervenção somente após 48 horas de suspensão de metformina, reiniciando no mesmo prazo após a intervenção, na dependência do quadro clínico do paciente com creatinina sérica de 1,8 mg/dL.
d) Suspender a medicação 24-48 horas antes da intervenção, reiniciando apenas após a certeza da avaliação da creatinina sérica e do quadro clínico do paciente, se a dosagem de creatinina estiver maior de 1,5 mg/dL.

Título de Especialista em Cardiologia – 2005
11. Homem de 62 anos chega à sala de emergência com quadro sugestivo de infarto agudo do miocárdio. É realizada uma angiografia coronariana (imagem reproduzida a seguir). De acordo com a imagem, identifique o vaso comprometido:
(posição oblíqua anterior direita)
a) Artéria descendente anterior esquerda.
b) Artéria coronária direita.

c) Artéria circunflexa.
d) Artéria coronária principal esquerda.
e) Artéria descendente posterior.

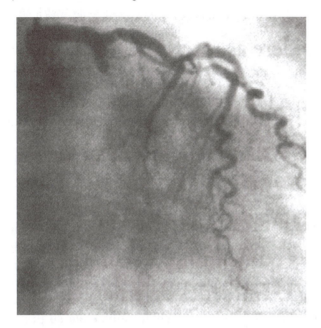

Título de Especialista em Cardiologia – 2005
12. Qual das situações abaixo não constitui indicação classe I para angiografia coronariana?
a) Pacientes com desconforto precordial recorrente, sem sinais objetivos de isquemia e com angiografia coronariana normal nos últimos cinco anos.
b) Pacientes ressuscitados de morte súbita cardíaca ou com taquicardia ventricular monomórfica sustentada ou polimórfica não sustentada.
c) Pacientes com angina instável e sintomas recorrentes após estabilização inicial, apresentando desfechos adversos de risco alto ou intermediário.
d) Pacientes com suspeita de angina de Prinzmetal.
e) Achados de alto risco em testes não invasivos realizados em pacientes com dor torácica inespecífica.

Título de Especialista em Cardiologia – 2005
13. Com relação ao implante de *stents* em pacientes com infarto agudo do miocárdio, considere as assertivas abaixo:

I. Evidências atuais mostram que os resultados obtidos com o uso dos *stents* nos procedimentos de angioplastia primária são superiores aos da angioplastia com balão por apresentarem significativa redução nas taxas de morte em seis meses.
II. Os dados referentes ao benefício do uso associado e sistemático dos inibidores da glicoproteína IIb/IIIa são conflitantes, não existindo consenso com relação à obrigatoriedade de seu emprego como estratégia rotineira.
III. Embora haja limitação de custo, já existem sólidas evidências de que o uso associado de novas tecnologias, como os dispositivos de proteção distal, e a realização de trombectomia mecânica devam ser adotados sempre que possível.

Quais são CORRETAS?
a) Apenas I.
b) Apenas II.
c) Apenas III.
d) Apenas II e III.
e) I, II e III.

Título de Especialista em Cardiologia – 2004
14. Considere as indicações para realização de angioplastia coronariana com implante de *stent* propostas abaixo:

I. Pacientes não diabéticos, que apresentam isquemia assintomática, angina estável (classes I a IV da *Canadian Cardiovascular Society*) ou instável, uma ou mais lesões significativas em um ou mais vasos coronarianos, expressiva área de miocárdio viável, anatomia favorável e alta probabilidade de sucesso, com baixo risco de morbidade e mortalidade.
II. Pacientes diabéticos e não diabéticos, que apresentam isquemia assintomática, angina estável (classes I a IV da *Canadian Cardiovascular Society*) ou instável, expressiva área de miocárdio viável e uma ou mais lesões significativas em um ou mais vasos coronarianos, incluindo tronco da coronária esquerda.
III. Pacientes diabéticos e não diabéticos, que apresentam isquemia assintomática, angina estável (classes I a IV da *Canadian Cardiovascular Society*) ou instável, uma ou mais lesões significativas em um ou mais vasos coronarianos e expressiva área de miocárdio viável, porém com disfunção ventricular de grau moderado.

Quais delas constituem indicações de classe I, com nível de evidência A, segundo as Diretrizes da Sociedade Brasileira de Cardiologia que tratam desse procedimento?
a) Apenas I.
b) Apenas II.
c) Apenas III.
d) Apenas I e III.
e) I, II e III.

Título de Especialista em Cardiologia – 2001
15. Paciente masculino, de 60 anos, com angina estável em classe funcional II, apesar do tratamento com betabloqueador e nitrato, é encaminhado para cateterismo cardíaco (figura seguinte). Com base no resultado deste procedimento, que conduta deve ser adotada?

TEC – Título de Especialista em Cardiologia

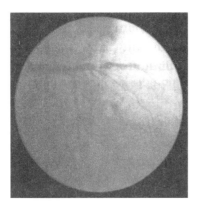

a) Aterectomia direcional por se tratar de lesão complexa e por ser o índice de reestenose com esta técnica inferior ao demonstrado com angioplastia convencional com balão.
b) Cirurgia de revascularização miocárdica por se tratar de lesão tipo C no segmento proximal da artéria descendente anterior esquerda.
c) Implante de *stent* intracoronariano como primeira opção pela complexidade da lesão e alta taxa de insucesso imediato com angioplastia convencional com balão.
d) Implante de *stent*, esclarecendo o paciente de que a probabilidade de os sintomas retornarem é menor do que quando utilizada angioplastia convencional com balão.
e) Angioplastia coronariana percutânea com implante de *stent* ou cirurgia de revascularização do miocárdio, já que o benefício esperado em controle dos sintomas, incidência de infarto não fatal, mortalidade cardiovascular e necessidade de reintervenções é semelhante nas duas abordagens.

Título de Especialista em Cardiologia – 2001
16. Paciente masculino, de 72 anos, diabético, com história de angina estável há dois anos, foi submetido a procedimento percutâneo há 90 dias. Mantendo-se em uso de medicamentos antianginosos, é reinternado com quadro de angina estável aos mínimos esforços, pelo que é submetido a cateterismo cardíaco (figura a seguir). Em relação a este caso, é CORRETO afirmar que:

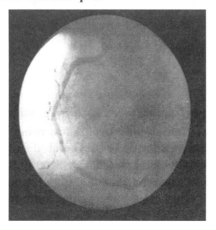

a) A patogênese da reestenose não está completamente elucidada, mas o paciente não apresenta nenhum fator de risco para esta condição.
b) A taxa de reestenose clínica esperada é de 20% a 30% em seis meses, considerando o procedimento realizado.
c) A reestenose angiográfica não teve nenhuma relação com o procedimento intervencionista realizado, embora o uso de inibidores dos receptores da glicoproteína IIb/IIIa pudesse ter reduzido a probabilidade desta complicação.
d) O sucesso anatômico esperado de novo procedimento percutâneo é inferior a 85%.
e) O implante de *stent* seria o procedimento de escolha pela menor incidência de reestenose coronariana.

Título de Especialista em Cardiologia – 2000
17. Paciente masculino, de 65 anos, com infarto do miocárdio no passado, é reinternado com quadro de angina estável aos mínimos esforços, apesar de estar em tratamento antianginoso. Foi encaminhado para cateterismo cardíaco que evidenciou lesão significativa de um vaso, sendo, então, submetido ao procedimento ilustrado na figura abaixo. Em relação ao procedimento, é CORRETO afirmar que:

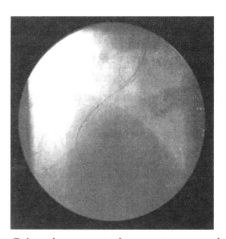

a) O benefício sobre o controle, a curto prazo, dos sintomas anginosos, bem como sobre a incidência de eventos não fatais e mortalidade cardiovascular é semelhante ao do tratamento medicamentoso.
b) A presença de calcificação e angulação da lesão coronariana constitui sua principal indicação.
c) É esperada menor taxa de reestenose em seis meses do que se o paciente tivesse sido submetido a angioplastia percutânea por cateter-balão.
d) Apresenta benefício semelhante no controle dos sintomas, na incidência de infarto não fatal, na mortalidade cardiovascular e na necessidade de reintervenções ao obtido com cirurgia de revascularização do miocárdio.
e) Tem indicação restrita a lesões curtas (< 10 mm) e localizadas em vasos calibrosos (> 3 mm).

Gabarito comentado

1. Questão bastante malfeita e polêmica. A verdade é que não existe uma diretriz de hemodinâmica, com indicações consensuais de estudo hemodinâmico. Temos de analisar cada caso separadamente, cada um como um pequeno caso clínico:
a) Indivíduo com angina estável, infra de ST de 2 mm aos 4 METs, em tratamento farmacológico pleno – Indicação de CATE. Aqui temos um indivíduo medicado e com teste de esforço positivo com baixa carga – provável lesão de tronco ou tronco-equivalente.
b) Paciente com angina recorrente após sete meses da realização de procedimento percutâneo com colocação de *stent* – Indicação de CATE. Pela própria formulação da frase vemos que o examinador está pensando em reestenose intra-*stent*. Não é informado se o *stent* é farmacológico ou não, mas aqui certamente o examinador quer que façamos o diagnóstico de reestenose.
c) Paciente em período pós-infarto agudo do miocárdio sem supra de ST – Indicação possível de CATE. Por qualquer diretriz de síndrome coronariana aguda (SCA), sem supra, uma SCA com elevação enzimática tem indicação precisa de CATE, com provável angioplastia da lesão culpada, (aqui o examinador, ao chamar esta entidade de infarto sem supra, denuncia a sua idade – deve ser um cardiologista de 50-60 anos, alguém que começou a prática cardiológica no início dos anos 1980 e não se atualizou muito desde então). Entretanto, por alguma razão obscura, o examinador entende que este paciente não tem indicação absoluta para estudo hemodinâmico. A única explicação seria que o examinador entende que este paciente não está em fase aguda de SCA com elevação enzimática. Seria um paciente semanas ou meses após uma SCA, o qual realmente não tem indicação absoluta de CATE.
d) Paciente com angina estável, ressuscitado de parada cardíaca, que permanece com taquicardia ventricular monomórfica – Indicação de CATE. Aqui o examinador não se expressou bem. Só um paciente ressuscitado de parada cardíaca já tem indicação de estudo hemodinâmico; não é necessário que ele "permaneça com taquicardia ventricular". Na verdade, se o paciente tiver uma taquicardia instável, primeiro ela precisa ser revertida por cardioversão elétrica sincronizada, e depois ser levado ao estudo hemodinâmico. Aqui o examinador tem a ideia errônea de que o paciente pós-parada tem indicação de CATE só se apresentar instabilidade. As novas diretrizes de ACLS a serem publicadas neste ano indicam CATE a todos os pacientes ressuscitados.
e) Paciente com suspeita de angina variante de Prinzmetal – Indicação de CATE. Cada vez menos acredita-se que a angina vasoespástica seja uma entidade separada, pois a maioria dos vasoespasmos ocorre sobre lesões ateroscleróticas. Entretanto, o diagnóstico de certeza de angina vasoespástica só é possível por hemodinâmica. Resposta c (incorreta).

2. Abaixo comentamos as afirmativas:
I. O implante de *stent* coronariano pode ser efetuado com segurança, reduzindo as taxas de reestenose e reinfarto, em comparação à simples aplicação do cateter-balão. Incorreta. Em todos os estudos de implante de *stent versus* balão no IAM (como o CADILLAC e o STENTPAMI), o principal benefício foi a chamada redução de TLR (*target-lesion revascularization* = revascularização de lesão-alvo). Não houve redução de *end-points* "duros" como mortalidade e reinfarto nem com o *stent* com relação a balão, nem do *stent* farmacológico em relação ao *stent* convencional.
II. A administração de inibidores da GPIIb/IIIa melhora o resultado do uso do *stent* primário. Incorreta. Há benefício do uso dos inibidores da GP IIb/IIIa em síndromes coronarianas agudas SEM supra de ST, mas no IAM com supra a chamada angioplastia facilitada (com o uso prévio de IIb/IIIa ou de doses baixas de trombolíticos) não mostrou benefício e aumentou o risco de sangramento.
III. Tanto o *stent* quanto o uso isolado do balão têm recomendações classe I, desde que realizados por pessoal habilitado e dentro de 90 minutos da apresentação do paciente. Correta. O tempo máximo de espera porta-balão preconizado nos consensos é de 90 minutos. Resposta c.

3. Questão bastante mal elaborada, pois pede a interpretação do estudo hemodinâmico a partir de uma imagem estática. Sabemos que o estudo hemodinâmico e a coronariografia só podem ser avaliados corretamente quando são analisadas as imagens dinâmicas, pois imagens estáticas frequentemente apresentam falhas de enchimento e artefatos vários que prejudicam a interpretação. Nas imagens representadas na questão notamos injeção em coronária esquerda, em incidência oblíqua anterior direita mostrando oclusão de DA no 1/3 médio. Devemos ressaltar que a imagem é bem visível na figura da esquerda, e que a figura da direita deve representar a mesma artéria após reperfusão mecânica, pois a imagem de oclusão em 1/3 médio desapareceu. Resposta a.

4. A nefropatia induzida por contraste (NIC) é definida como a elevação de 0,5 a 1,0 ponto no valor da creatinina ou redução de 25% do *clearance* de creatinina em relação aos valores prévios ao procedimento. O pico de piora

da função renal ocorre entre 5 e 10 dias após o procedimento, com recuperação em duas a três semanas.
Ocorre com maior frequência (20%) em pacientes com prejuízo crônico ou agudo da função renal ou alteração da hemodinâmica renal no momento da realização do exame:

PACIENTES DE MAIOR RISCO PARA NIC
Desidratação.
Insuficiência renal crônica (creatinina > 1,5 ou *clearance* < 60 mL/min).
Nefropatia diabética.
ICC em classe funcional IV.
Choque cardiogênico ou instabilidade hemodinâmica.
Idade acima de 75 anos.
Mieloma múltiplo.
História de NIC prévia.

Em pacientes com função renal normal, a incidência de NIC é em torno de 0,6% para pacientes ambulatoriais e de até 8,2% em pacientes internados. Na maioria dos casos, a disfunção renal é transitória e assintomática, necessitando apenas em 1% das vezes de tratamento dialítico.
Profilaxia da NIC - Na população de risco, o meio de contraste mais adequado deve ser utilizado em quantidades menores que as habituais (< 3 ml/kg de peso) excluindo a ventriculografia, substituindo-a por métodos não invasivos e evitando realizar intervenção terapêutica na sequência do procedimento diagnóstico, exceto se emergência.
A hidratação com soro fisiológico 0,9% (1 mL/kg/h, se possível, 100 a 150 mL/h por 12 horas, pré e pós-procedimento) é o método profilático mais eficaz. A utilização de n-acetilcisteína (600 mg VO 12/12 horas, 24 horas, pré e pós-procedimento e em emergências 150 mg/kg EV 30 minutos antes e 50mg/kg por 4 horas) não encontrou fortes evidências mas tem seu uso recomendado, assim como a utilização da solução de bicarbonato de sódio (3 ml/kg/h 1 hora antes e 1 ml/kg/h por 6 horas após o procedimento). Por fim, devemos nos lembrar de que o único uso consensual da Aminofilina é a sua utilização para retirar manchas de sangue de tecidos, especialmente aquelas que ocorrem nos aventais dos plantonistas de pronto-socorro. Resposta d.

5. A verdadeira reestenose, por proliferação neointimal, após a colocação de *stents*, se dá de três a seis meses após o implante. O fenômeno que ocorre em até 30 dias é o recoil elástico, que está presente apenas na angioplastia com balão sem *stent*. Resposta a.

6. Descrita em 1865 por KRAUSE, a fístula de artéria coronária comunicando com cavidades cardíacas, artéria pulmonar ou seio coronário é muito rara, porém reveste-se de importância quando o fluxo sanguíneo é de grande magnitude. A manifestação clínica é muito variável, dependendo da magnitude do fluxo, podendo não manifestar sintomas, apresentar-se como isquemia miocárdica ou insuficiência cardíaca congestiva. O diagnóstico pode ser obtido com a realização de ecocardiograma bidimensional, no entanto a cinecoronariografia é mais objetiva e orienta a conduta clínica ou cirúrgica a ser estabelecida. As fístulas da artéria coronária direita são mais frequentes (cerca de 70% dos casos), ocorrendo também na artéria coronária esquerda ou em ambas as artérias. A comunicação com as câmaras direitas tem incidência maior, sendo em média de 39% para o ventrículo direito, 33% para o átrio direito, seio coronário e veia cava superior e 20% para a artéria pulmonar. Fístula entre a artéria coronária direita e o ventrículo esquerdo é muito rara. Resposta d.

7. Os principais preditores de reestenose são: diabetes *mellitus*, síndrome coronária aguda (angina instável e infarto do miocárdio), reestenose prévia, oclusão total, lesão localizada nas porções proximais da artéria descendente anterior, vasos de pequeno calibre (< 3,0 mm) e lesões longas (> 20 mm), lesões em ponte de veia safena e obstrução residual pós-dilatação. Resposta c.

8. Na questão está representado um traçado hemodinâmico de cateterismo de câmaras esquerdas, pela escala de pressão. Notamos um gradiente de pressão entre o ventrículo esquerdo e a aorta: em condições normais, a pressão sistólica do ventrículo esquerdo tem de ser idêntica à pressão sistólica da aorta. Quando há um gradiente nas duas pressões estamos diante de estenose aórtica. No traçado há gradiente de aproximadamente 70 mmHg entre o VE e a Aorta, caracterizando estenose aórtica importante. Resposta b.

9. No caso de *stents* convencionais, a reendotelização após implante de *stent* dá-se em aproximadamente 30 dias. Assim, o paciente deve ser mantido com clopidogrel por, no mínimo, 30 dias antes da suspensão. Procedimentos eletivos como o proposto para o paciente devem ser realizados de preferência após a suspensão do tienopiridínico, pois o risco de sangramento com o uso desta medicação é bastante aumentado. Resposta a.

10. A biguanida metformina deve ser suspensa por 48 horas pré e pós-procedimento em pacientes diabéticos e/ou portadores de insuficiência renal devido ao risco do desenvolvimento de acidose metabólica (lática) grave. De ocorrência rara (dois casos em 1 milhão de pacientes/ano), a acidose advém do acúmulo da metformina no organismo devido à redução de sua eliminação na ocorrência de insuficiência renal, pois é essencialmente filtrada e excretada pelos rins. A despeito de sua raridade, a importância de sua prevenção dá-se pelo fato de esta acidose ser praticamente irreversível e fatal em 50% dos casos. É procedimento-padrão a suspensão de metformina antes do cateterismo, especialmente em pacientes predispostos, como os portadores de insuficiência renal. Resposta d.

11. Na angiografia podemos ver a DA, que pode ser identificada por suas septais, e o coto de uma artéria saindo do tronco da coronária esquerda, que corresponde a uma oclusão proximal da circunflexa. Resposta c.

12. Pacientes com quadro anginoso, que tinham angiografia coronária normal com sintomas semelhantes aos atuais, não têm indicação de nova coronariografia; um estudo não invasivo poderia ser mais bem indicado para estes pacientes. Os outros pacientes são de alto risco e têm indicação de estudo hemodinâmico invasivo. Resposta a.

13. Hoje sabemos da superioridade dos *stents* no IAM e em outras indicações clínicas, mas na época o estudo CADILLAC mostrou que as taxas de mortalidade de seis meses com uso de balões e *stents* são semelhantes. Os *stents* diminuem principalmente as complicações agudas da angioplastia na maioria das situações clínicas, sendo mais difícil ver seu efeito em mortalidade. Hoje, também, está definido que a angioplastia facilitada no IAM (isto é, usar drogas como trombolíticos ou inibidores da GP IIb/IIIa antes da angioplastia) não apresenta benefício clínico. O uso de novos dispositivos não tem seu benefício comprovado, embora um deles (a aspiração de trombo coronariano) tenha mostrado benefício clínico em *trial* recente; é difícil conseguir evidências para preconizar seu uso rotineiro. Resposta b.

14. Aqui devemos nos lembrar de que esta é uma questão de 2004. A alternativa II está incorreta por propor angioplastia em tronco de coronária esquerda (hoje sabemos que este procedimento é possível e pode ser realizado com sucesso, mas até há pouco tempo, angioplastia de tronco era proibida) e em diabéticos, que possuem mais reestenose quando implantados com *stents* não farmacológicos. A alternativa II propõe angioplastia em paciente com disfunção de VE e isquemia miocárdica – hoje sabemos que procedimentos percutâneos podem ser feitos nesta população, mas até recentemente bi ou triarteriais com disfunção de VE deveriam sempre ser submetidos a cirurgia de revascularização miocárdica. Resposta a.

15. A angiografia mostra lesão suboclusiva e localizada em DA, tendo aspecto favorável para angioplastia com *stent*. A aterectomia direcional, que foi abandonada pelas complicações e complexidade da técnica, sendo substituída com vantagens pelos *stents* modernos e pelos *cutting-baloons*. Os *stents* reduzem principalmente as complicações imediatas quando comparados com a angioplastia com balão – o *stent* reduz a possibilidade de *recoil* e de fechamento precoce da artéria, e é bastante útil para tratar complicações da angioplastia com balão, como a dissecção de coronária. Ainda devemos nos lembrar de que a maioria dos estudos mostra vantagens para a revascularização miocárdica em relação à angioplastia com *stent*, mas estes estudos, na sua maioria, não contemplam os *stents* farmacológicos. Resposta d.

16. Notamos uma estenose segmentar na artéria, não sendo possível visualizar a imagem compatível com *stent* ao redor da reestenose. Podemos então supor que este paciente tenha realizado uma angioplastia sem *stent* e sofrido uma reestenose. Hoje sabemos que a reestenose é causada pela proliferação de células endoteliais e que pode ocorrer em resposta à presença de um *stent* ou apenas pelo trauma mecânico da angioplastia por balão. Lesões mais extensas e angioplastia em artérias de menor calibre são fatores preditores de risco para reestenose. As únicas drogas que reduzem a reestenose são quimioterápicos usados topicamente nos *stents* farmacológicos, como sirolimos ou parlitaxel. A taxa de reestenose em seis meses para angioplastia sem *stent* é realmente de 20 a 30%. Resposta b.

17. Questão bastante antiga, que compara a angioplastia com balão e com *stent*. Na figura conseguimos ver claramente um cateter JR (para coronária direita), dentro do qual há um fio-guia. No fio-guia, já dentro da coronária direita, há dois pontos mais radiopacos, que é a sinalização típica de um *stent* sobre um balão (o balão costuma ter só uma marcação radiopaca). Hoje, após o estudo COURAGE e outros, podemos dizer que para muitos pacientes, especialmente os portadores de lesões crônicas, a angioplastia com *stent* não é superior ao tratamento clínico (não é o que se acreditava em 2000). Hoje a grande maioria das lesões é tratada com *stent*, a não ser em casos especiais, o que não acontecia em 2000. Os estudos atuais ainda apontam algumas vantagens para a cirurgia de revascularização miocárdica em relação à angioplastia percutânea com *stent*, mas a grande maioria dos estudos de longo prazo não envolve os *stents* farmacológicos, o que dificulta a interpretação destes estudos. Resposta c.

Dislipidemias

Henrique Lane Staniak

Introdução

A principal causa de morbimortalidade mundial na população adulta são as doenças cardiovasculares. **A aterosclerose é uma doença inflamatória multifatorial que acomete principalmente a camada íntima das artérias de grande e médio calibres.** A primeira etapa na sua formação é a disfunção endotelial que ocorre em decorrência de estímulos agressores endoteliais como: hipertensão arterial, dislipidemia, diabetes *mellitus* e tabagismo. **O endotélio lesado torna-se propício à vasoconstrição e trombogênese, com aumento de permeabilidade vascular e acúmulo lipídico na camada intimal e progressão da aterosclerose.** A placa aterosclerótica pode permanecer estável por longo período, gerando isquemia tecidual em situações de aumento de demanda, ou pode no decorrer de sua evolução apresentar instabilidade (rotura, fissura de placa aterosclerótica) levando a quadros de isquemia ou infartos teciduais. **A dislipidemia é um dos principais fatores envolvidos na aterogênese.** Estudos nacionais de prevalência apontam para prevalência de colesterol total > 200 mg/dl de 38% em homens e de 42% nas mulheres com idade média de 35 +/- 10 anos.

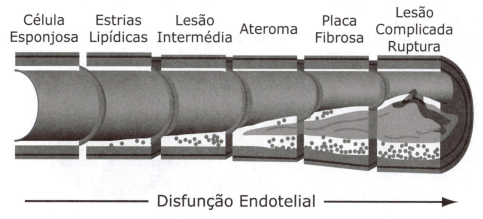

Figura 6.1 – Fisiopatologia da disfunção endotelial.

Lípides e metabolismo lipídico

Os principais lípides que constituem o organismo são:
- Fosfolipídeos – constituintes da estrutura básica da membrana celular.
- Ácidos graxos – divididos em saturados e insaturados, são utilizados como fonte energética celular.
- Triglicérides – constituídos por três moléculas de ácidos graxos e uma molécula de glicerol, são utilizados como reserva energética depositada no tecido adiposo e no tecido muscular.
- Colesterol – forma as membranas celulares e é precursor de hormônios sexuais e da suprarrenal, sais biliares e vitamina D.

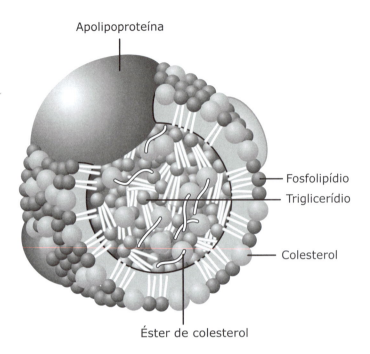

Figura 6.2 – Estrutura das lipoproteínas. Os fosfolipídios são orientados com sua cabeça polar em direção ao ambiente aquoso do plasma, o colesterol livre é inserido na camada de fosfolipídio. O centro da lipoproteína é composto de ésteres de colesterol e triglicerídios. As apolipoproteínas estão envolvidas na secreção da lipoproteína, proporcionam integridade estrutural e atuam como cofatores para enzimas ou como ligantes para vários receptores.

Os lípides são hidrofóbicos e são transportados no plasma através das lipoproteínas que são compostas por lípides e apoproteínas. Existem quatro classes de lipoproteínas:

Quilomícron: partículas grandes, ricas em triglicerídeos, muito pouco densas e de origem intestinal.

VLDL: partículas ricas em triglicerídeos de densidade muito baixa, origem hepática.

LDL: partículas de densidade baixa, ricas principalmente em colesterol livre e esterificado, sendo a principal lipoproteína envolvida na aterosclerose.

HDL: partículas de alta densidade, envolvidas no transporte reverso de colesterol (retira colesterol de endotélio e retorna ao fígado).

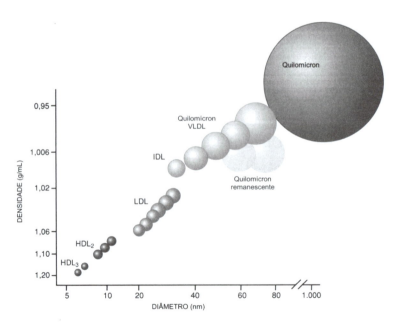

Figura 6.3 – Tamanho relativo das lipoproteínas plasmáticas, de acordo com sua densidade hidratada. HDL = lipoproteína de alta densidade; IDL = lipoproteína de densidade intermediária; LDL = lipoproteína de baixa densidade; VLDL = lipoproteína com densidade muito baixa.

Transporte dos lípides no plasma

O metabolismo lipídico apresenta diversas etapas enzimáticas e pode ser resumido nas seguintes vias:

• **Transporte exógeno:** o quilomícron sintetizado no intestino segue através do duto torácico, ganha a circulação sanguínea e é hidrolisado pela lipase lipoproteica presente nas células endoteliais, sendo os triglicérides clivados em ácido graxo e glicerol. O quilomícron remanescente é captado pelo fígado.

• **Transporte endógeno:** a VLDL sintetizada pelo fígado é hidrolisada pela lipase lipoproteica das células endoteliais. A VLDL remanescente é captada pelo fígado, sendo que uma parte dela transforma-se em IDL, sofre ação da lipase hepática e transforma-se em LDL. A LDL que contém apo B 100 é rica em colesterol e é removida da circulação por meio de receptores hepáticos de LDL (receptores B/E), sendo a expressão desses receptores dependente da enzima hidroximetilglutaril redutase (HMG-CoA redutase). A expressão desses receptores é também o principal determinante da concentração plasmática de LDL colesterol.

• **Transporte reverso:** representado pela HDL formada no fígado e no intestino, rica em apo AI, apo AII e colesterol. A HDL transporta colesterol dos tecidos periféricos para o fígado e apresenta ação anti-inflamatória, antiproliferativa e antitrombótica.

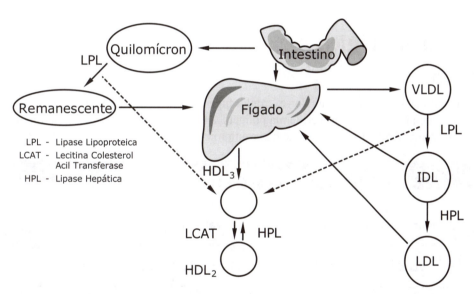

Figura 6.4 – Fonte: II Consenso Brasileiro Sobre Dislipidemias. Arquivo Brasileiro de Cardiologia. 67:1-16, 1996.

Classificação das dislipidemias

Classificação laboratorial

• **Hipercolesterolemia isolada:** elevação isolada do colesterol, representada por aumento do LDL (> 160 mg/dL).

• **Hipertrigliceridemia isolada:** elevação isolada dos triglicérides, representada por aumento da VLDL e/ou quilomícrons (> 150 mg/dL).

• **Hiperlipemia mista:** valores aumentados do colesterol total e dos triglicérides.

• **HDL baixo:** isolado ou em associação com aumento de LDL e/ou triglicérides (HDL < 40 mg/dL ♂ e <50 mg/dL ♀).

VALORES DE REFERÊNCIA		
Lípides	**Valores**	**Categoria**
Colesterol	< 200	Ótimo
	200-239	Limítrofe
	≥ 240	Alto
LDL	< 100	Ótimo
	100-129	Desejável
	130-159	Limítrofe
	160-189	Alto
	≥ 190	Muito alto
HDL	< 40	Baixo
	> 60	Alto
Triglicérides	< 150	Ótimo
	150-200	Limítrofe
	201-499	Alto
	≥ 500	Muito alto
Fórmula de Friedewald LDL-C = CT − (HDL-c + TG/5)		

Tabela 6.1

Classificação etiológica

Dislipidemias primárias

São consequências de causas genéticas. Por exemplo: hipercolesterolemia familiar (autossômica dominante), hiperlipidemia familiar combinada, hipercolesterolemia poligênica (a mais comum), hipercolesterolemia autossômica recessiva, hipertrigliceridemia familiar e síndrome de hiperquilomicronemia.

CLASSIFICAÇÃO DAS DISLIPIDEMIAS SEGUNDO FREDRICKSON						
Fenótipo	**QM**	**Lipoproteínas (principal alteração)**		**LDL-c**	**Lípides (valores mais comuns)**		**Aparência do plasma ou soro**
		VLDL	**IDL**		**CT (mg/dL)**	**TG (mg/dL)**	
Tipo I	↑↑↑				160 a 400	1.500 a 5.000	Sobrenadante cremoso
Tipo IIa				↑ a ↑↑↑	> 240	< 200	Transparente
Tipo IIb		↑ a ↑↑		↑ a ↑↑	240 a 500	200 a 500	Turvo
Tipo III			↑↑ a ↑↑↑		300 a 600	300 a 600	Turvo
Tipo IV		↑ a ↑↑↑			< 240	300 a 1.000	Turvo
Tipo V	↑ a ↑↑↑	↑ a ↑↑↑			160 a 400	1.500 a 5.000	Camada superior cremosa Camada inferior turva

Tabela 6.2 – Classificação fenotípica de Fredrickson. QM = quilomícrons; LDL = lipoproteína de densidade baixa; IDL = lipoproteína de densidade intermediária; VLDL = lipoproteína de densidade muito baixa.

Dislipidemias

DISLIPIDEMIAS: LESÕES CUTÂNEAS CARACTERÍSTICAS	
Lesão Cutânea	**Tipo de Dislipidemia**
Xantomas eruptivos	Hipertrigliceridemia grave (> 2.000 mg/dL)
Lipemia *retinalis*	Hipertrigliceridemia grave (> 2.000 mg/dL)
Arco corneano, xantelasmas	Hipercolesterolemia*
Xantomas tendinosos	Hipercolesterolemia familiar (quase patognomônico)**
Xantoma palmar	Disbetalipoproteinemia (quase patognomônico)***
Xantoma tuberoso ou tuberoeruptivo	Disbetalipoproteinemia

Tabela 6.3 – *Podem ocorrer em indivíduos normocolesterolêmicos, sobretudo nos mais idosos. Xantelasmas também podem ser encontrados em pacientes com apo-E estruturalmente anormal ou com níveis elevados de apo-B. **Também vistos na apo-Bl00 defeituosa familiar, disbetalipoproteinemia e nas raras sitosterolemia e xantomatose cerebrotendinosa. ***Também ocorrem na dislipidemia da colestase.

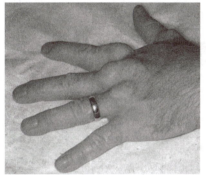

Figura 6.5 – Xantomas tendinosos.

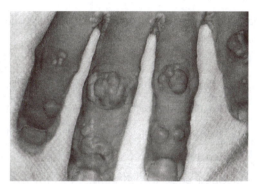

Figura 6.6 – Múltiplos xantomas tuberosos na mão.

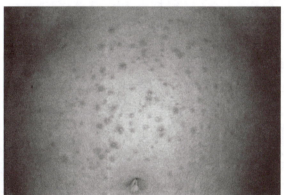

Figura 6.7 – Xantomas eruptivos no abdome.

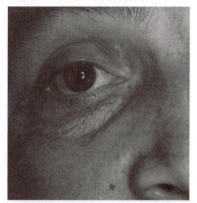

Figura 6.8 – Xantomas eruptivos na face.

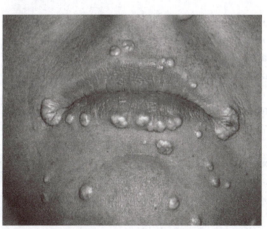

Figura 6.9 – Xantelasma.

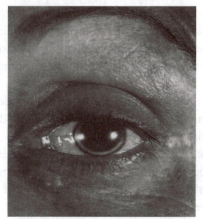

Figura 6.10 – Arco lipídico corneal e xantelasmas.

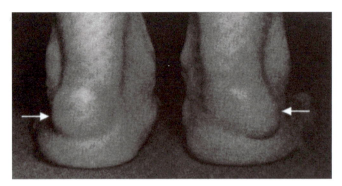

Figura 6.11 – Aspecto característico dos xantomas tendinosos (setas), quase patognomônicos da hipercolesterolemia familiar.

Dislipidemias secundárias

São secundárias a drogas, doenças ou hábitos de vida inadequados (dieta, tabagismo e etilismo).

CAUSAS	CT	TG	HDL-C
Diabetes	—	↑	↓
Hipotireoidismo	↑↑	↑	↑ ou ↓
Doenças renais	↑	↑	—
Hepatopatia	a	→ ou	↑↑→↓
Obesidade	↑	↑↑	↓
Anorexia	↑	—	—
Diurético	—	↑	↓
Betabloqueadores	—	↑	↓
Corticoide	↑	↑	—
Anabolizantes	↑	—	↓
Estrógeno	—	→↑	→↑
Inibidora de protease		↑	↓ ou ↔

Tabela 6.4

Estratificação de risco e metas lipídicas

Um evento coronariano agudo é a primeira manifestação da doença aterosclerótica em pelo menos metade dos indivíduos dislipidêmicos e parte desses pacientes evolui com óbito na primeira manifestação aterosclerótica (Ex.: IAM). Dessa forma, a identificação dos indivíduos assintomáticos mais predispostos é crucial para a prevenção efetiva com a correta definição das metas terapêuticas. A estimativa do risco de doença aterosclerótica resulta do somatório do risco.

O LDL é considerado fator causal e independente de aterosclerose, devendo ser a meta primária a ser tratada visando diminuir a morbimortalidade (exceção: triglicérides > 500 mg/dL, situação na qual devemos corrigir primeiramente o TGL por risco de pancreatite).

A meta lipídica adotada para prevenção é individual e deve ser estipulada com base nos fatores de risco de cada paciente. Modificações do estilo de vida são recomendadas para todos os níveis de risco, e o tratamento farmacológico depende do nível deste risco, dos níveis de LDL e da eficácia ou não da modificação do estilo de vida. Dessa forma, podemos dividir a prevenção em:

• Prevenção primária = paciente sem evento coronariano prévio e sem aterosclerose definida.

• Prevenção secundária = pacientes com aterosclerose definida (por exemplo: doença arterial coronariana documentada, síndrome coronariana prévia, AVCi/AIT prévio, aneurisma de aorta abdominal, doença vascular periférica) apresentam meta LDL < 70 mg/dL.

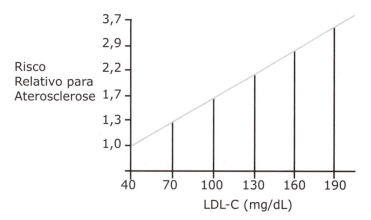

Figura 6.12 – O LDL é meta principal a ser atingida (exceto quando TGL > 500 mg/dL). Quanto menor o LDL, menor o risco relativo para aterosclerose.

Para definição das metas de LDL na prevenção primária, devem ser seguidas as seguintes fases:

Fase 1 – Presença de doença aterosclerótica significativa ou de seus equivalentes

O primeiro passo na estratificação do risco é a identificação de manifestações clínicas da doença aterosclerótica ou de seus equivalentes (tabela a seguir). Indivíduos assim identificados possuem risco maior do que 20% de apresentar novos eventos cardiovasculares em 10 anos. Nesses indivíduos a meta de LDL recomendada é menor que 70 mg/dl, sendo que nos pacientes diabéticos sem aterosclerose significativa pode se aceitar LDL até 100 mg/dl.

Fase 2 – Escore de risco de Framingham

Entre os indivíduos sem doença aterosclerótica significativa, deve-se calcular o Escore de Risco de Framingham. Esse escore **estima o risco de morte cardiovascular ou evento coronariano em um período de 10 anos**. Nos pacientes que são classificados como de **alto risco pelo ERF (> 20%) a meta de LDL é menor que 100 mg/dl**, enquanto que nos **pacientes classificados como de baixo (< 10%) ou intermediário (10-20%) risco pelo ERF devemos procurar fatores de risco agravantes (Fase 3) no intuito de refinar nossa estratificação de risco**.

Na tabela a seguir, estão dispostos os critérios para cálculo de risco pelo ERF. Obs.: não é preciso decorar a tabela de ERF. Essa será fornecida nas provas.

CRITÉRIOS PARA IDENTIFICAÇÃO DE PACIENTES COM ALTO RISCO DE EVENTOS CORONÁRIOS (FASE 1)
Doença arterial coronária, manifestação atual ou prévia (angina estável, isquemia silenciosa, síndrome coronária aguda ou cardiopatia isquêmica).
Doença arterial cerebrovascular (acidente vascular cerebral isquêmico ou ataque isquêmico transitório).
Doença aneurismática ou estenótica de aorta abdominal ou seus ramos.
Doença arterial periférica.
Doença arterial carotídea (estenose maior ou igual a 50%).
Diabetes *mellitus* tipo 1 ou 2.

Tabela 6.5

FATORES DE RISCO DE FRAMINGHAM (ERF) PARA CÁLCULO DO RISCO ABSOLUTO DE INFARTO E MORTE EM 10 ANOS PARA HOMENS E MULHERES (FASE 2)

Homens

Idade	Pontos
20-34	-9
35-39	-4
40-44	0
45-49	3
50-54	6
55-59	8
60-64	10
65-69	11
70-74	12
75-79	13

Colesterol Total, mg/dL	Idade 20-39	Idade 40-49	Idade 50-59	Idade 60-69	Idade 70-79
< 160	0	0	0	0	0
160-199	4	3	2	1	0
200-239	7	5	3	1	0
240-279	9	6	4	2	1
≥ 280	11	8	5	3	1

Fumo	Idade 20-39	Idade 40-49	Idade 50-59	Idade 60-69	Idade 70-79
Não	0	0	0	0	0
Sim	8	5	3	1	1

HDL-colesterol (mg/dL)	Pontos
≥ 60	-1
50-59	0
40-49	1
< 40	2

PA (sistólica, mmHg)	Não tratada	Tratada
< 120	0	0
120-129	0	1
130-139	1	2
140-159	1	2
≥ 160	2	3

Total de pontos	Risco absoluto em 10 anos (%)
< 0	< 1
0	1
1	1
2	1
3	1
4	1
5	2
6	2
7	3
8	4
9	5
10	6
11	8
12	10
13	12
14	16
15	20
16	25
≥ 17	≥ 30

Mulheres

Idade	Pontos
20-34	-7
35-39	-3
40-44	0
45-49	3
50-54	6
55-59	8
60-64	1
65-69	12
70-74	14
75-79	16

Colesterol Total, mg/dL	Idade 20-39	Idade 40-49	Idade 50-59	Idade 60-69	Idade 70-79
< 160	0	0	0	0	0
160-199	4	3	2	1	1
200-239	8	6	4	2	1
240-279	11	8	5	3	2
≥ 280	13	10	7	4	2

Fumo	Idade 20-39	Idade 40-49	Idade 50-59	Idade 60-69	Idade 70-79
Não	0	0	0	0	0
Sim	9	7	4	2	1

HDL-colesterol (mg/dL)	Pontos
≥ 60	-1
50-59	0
40-49	1
< 40	2

PA (sistólica, mmHg)	Não tratada	Tratada
< 120	0	0
120-129	1	3
130-139	2	4
140-159	3	5
≥ 160	4	6

Total de pontos	Risco absoluto em 10 anos (%)
< 9	< 1
9	1
10	1
11	1
12	1
13	2
14	2
15	3
16	4
17	5
18	6
19	8
20	11
21	14
22	17
23	22
24	27
≥ 25	≥ 30

Tabela 6.6

Fase 3 – Fatores agravantes

A maior parte dos pacientes encontra-se na faixa de risco intermediária pelo ERF e a maior parte dos eventos ocorre nessa parcela da população, sendo que este escore não apresenta acurácia suficiente para predizer risco de eventos cardiovasculares nestes pacientes de risco intermediário. Dessa forma, no intuito de melhorar a acurácia da estratificação de risco na população de risco baixo ou intermediário, devemos buscar fatores de risco agravantes. A tabela a seguir propõe agravantes que levam o indivíduo à categoria de risco imediatamente superior. Os pacientes de baixo e médio riscos que apresentem critérios agravantes podem ser classificados em uma categoria de risco acima daquela estimada isoladamente pelo ERF.

FATORES AGRAVANTES DE RISCO
História familiar de doença coronária prematura (parente de primeiro grau masculino < 55 anos ou feminino < 65 anos).
Síndrome metabólica.
Micro ou macroalbuminúria (30-300 mg/min ou > 300 mg/dia).
Hipertrofia ventricular esquerda.
Insuficiência renal crônica (creatinina > 1,5 mg/dL ou *clearence* de creatinina < 60 ml/min).
Proteína-C-reativa de alta sensibilidade < 3 mg/L (na ausência de etiologia na aterosclerótica).
Exame complementar com evidência de doença aterosclerótica subclínica. • Escore de cálcio coronário > 100 ou > percentil 75 para idade ou sexo. • Espessamento da carótida (IMT) máximo > 1 mm. • Índice tornozelo braquial-ITB < 0,9.

Tabela 6.7

Fase 4 – Metas terapêuticas e reavaliação do risco

Todos os pacientes com dislipidemia isolada e aqueles com risco cardiovascular aumentado devem ser orientados para a instituição de medidas não farmacológicas relacionadas à mudança do estilo de vida (MEV). O tratamento farmacológico deve ser iniciado naqueles de risco baixo (6 meses após) ou intermediário (3 meses após) que não atingirem as metas (Tabela 6.8) após medidas não farmacológicas. Nos indivíduos de **alto risco, as medidas não farmacológicas e o tratamento com hipolipemiantes devem ser iniciados simultaneamente.**

METAS PARA TERAPÊUTICA PREVENTIVA COM HIPOLIPEMIANTES			
Risco em 10 anos		**Meta terapêutica (mg/dL)**	
		LDL-c*	Não HDL-c
Baixo risco	< 10%	< 160	< 190
Risco intermediário	10% a 20%	< 130	< 160
Alto risco ou diabéticos	> 20%	< 100 (opcional < 70)	< 130 (opcional < 100)
Aterosclerose significativa	> 20%	< 70	< 100
		HDL-c	TG
Homens		> 40	< 150
Mulheres		> 50	< 150
Diabéticos		> 45	< 150

Tabela 6.8 – * Estimado pela equação de Friedewald (ver Tabela 6.2). Obs.: quando não se alcançam as metas, recomenda-se obtenção da maior redução possível.

MEDIDAS TERAPÊUTICAS INICIAIS E PERÍODO DE REAVALIAÇÃO		
Estratificação	Medida terapêutica inicial	Reavaliação das metas
Baixo risco	MEV	6 meses
Risco intermediário	MEV	3 meses
Alto risco	MEV + tratamento farmacológico	3 meses
Aterosclerose manifesta	MEV + tratamento farmacológico	Individualizada

Tabela 6.9 – MEV: mudança do estilo de vida.

Tratamento

O tratamento não farmacológico deve ser realizado para todas as categorias de risco. Os pacientes de prevenção primária que apresentam ERF > 10% apresentam benefício cardiovascular com uso diário de AAS 100 mg.

Dieta

Colesterol e ácidos graxos saturados

Os conteúdos alimentares de gorduras saturadas e de colesterol influenciam diferentemente os níveis lipídicos plasmáticos. A maioria da população absorve aproximadamente metade do colesterol presente na luz intestinal, enquanto uma minoria é hiper-responsiva, ou seja, absorve maior quantidade. **Gorduras saturadas e ácidos graxos trans são as principais formas de gordura implicadas com aterosclerose.**

Para reduzir a ingestão de colesterol, deve-se diminuir o consumo de alimentos de origem animal, em especial as vísceras, leite integral e seus derivados, embutidos, frios, pele de aves e frutos do mar (camarão, ostra, marisco, polvo, lagosta). Para diminuir o consumo de ácidos graxos saturados aconselha-se a redução da ingestão de gordura animal (carnes gordurosas, leite e derivados), de polpa e leite de coco e de alguns óleos vegetais, como os de dendê.

Os ácidos graxos trans aumentam o LDL-c, reduzem o HDL-c e aumentam os TG, sendo sua principal fonte a gordura vegetal hidrogenada, utilizada no preparo de sorvetes cremosos, chocolates, pães recheados, molhos para salada, sobremesas cremosas, biscoitos recheados, alimentos com consistência crocante (*nuggets*, *croissants*, tortas), bolos industrializados, margarinas duras e alguns alimentos produzidos em redes de *fast-food*.

Fibras

São carboidratos complexos, classificados em solúveis e insolúveis. As fibras solúveis são representadas pela pectina (frutas) e pelas gomas (aveia, cevada e leguminosas: feijão, grão de bico, lentilha e ervilha). Essas fibras reduzem o tempo de trânsito gastrointestinal e a absorção enteral do colesterol. O farelo de aveia é o alimento mais rico em fibras solúveis e pode, portanto, diminuir moderadamente o colesterol sanguíneo. As fibras insolúveis não atuam sobre a colesterolemia, mas aumentam a saciedade, auxiliando na redução da ingestão calórica. São representadas pela celulose (trigo), hemicelulose (grãos) e lignina (hortaliças). A recomendação de ingestão de fibra alimentar total para adultos é de 20 a 30 g/dia, 5 a 10 g dessas devendo ser solúveis, como medida adicional para a redução do colesterol.

Fitosteróis

Os fitosteróis são encontrados apenas nos vegetais e desempenham funções estruturais análogas ao colesterol em tecidos animais. O β-sitosterol, extraído dos óleos vegetais, é o principal fitosterol encontrado nos alimentos. Reduzem a colesterolemia por competirem com a absorção do colesterol da luz intestinal. É necessária a ingestão de 2 g/dia de fitosteróis para a redução média de 10-15% do LDL-c. Os fitosteróis não influenciam os níveis plasmáticos de HDL-c e de triglicérides. A ingestão de 3 a 4 g/dia de fitosteróis pode ser utilizada como adjuvante ao tratamento hipolipemiante.

Dislipidemias

RECOMENDAÇÕES DIETÉTICAS PARA O TRATAMENTO DA HIPERCOLESTEROLEMIA	
Nutrientes	**Ingestão recomendada**
Gordura total	25 a 35% das calorias totais
Ácido graxos saturados	< 7% das calorias totais
Ácidos graxos polinsaturados	< 10% das calorias totais
Ácidos graxos monoinsaturados	< 20% das calorias totais
Carboidratos	50% a 60% das calorias totais
Proteínas	Cerca de 15% das calorias totais
Colesterol	< 200 mg/dia
Fibras	20 a 30 g/d
Calorias	Ajustado ao peso desejável

Tabela 6.10

Atividade física e cessação do tabagismo

A atividade física regular constitui medida auxiliar para o controle das dislipidemias e tratamento da doença arterial coronária. A prática de exercícios físicos aeróbicos promove redução dos níveis plasmáticos de TG, aumento dos níveis de HDL-c, porém sem alterações significativas sobre as concentrações de LDL-c.

O programa de treinamento físico, para a prevenção ou para a reabilitação, deve incluir exercícios aeróbicos, tais como caminhadas, corridas leves, ciclismo, natação. Os exercícios devem ser realizados de três a seis vezes por semana, em sessões de duração de 30 a 60 minutos.

A cessação do tabagismo constitui medida fundamental e prioritária na prevenção primária e secundária da aterosclerose.

Medicamentos que atuam predominantemente na colesterolemia

Os hipolipemiantes devem ser empregados sempre que não houver efeito satisfatório da MEV ou impossibilidade de aguardar os efeitos da MEV por prioridade clínica. A escolha da classe terapêutica está condicionada ao tipo de dislipidemia presente.

Na hipercolesterolemia isolada, os medicamentos recomendados são as estatinas, que podem ser administradas em associação a ezetimiba, colestiramina e, eventualmente, a fibratos ou ácido nicotínico.

EFEITO HIPOLIPEMIANTE DAS PRINCIPAIS CLASSES DE MEDICAMENTOS			
Medicamento	**LDL-c**	**TG**	**HDL-c**
Estafetas	-20-60%	-10-25%	+5-15%
Fibratos	-5-20%	-20-55%	+10-25%
Ácido nicotínico	-5-25%	-20-50%	+15-35%
Ezetimiba	-20%	-10%	-
Resinas	-15-30%	+0-20%	+3-5%
Ômega-3	-	-30-40%	-

Tabela 6.11 – LDL-c= LDL colesterol; HDL-c = HDL-colesterol; TG = triglicérides.

Estatinas ou inibidores da HMG-CoA redutase

As estatinas são inibidores da HMG-CoA redutase, uma das enzimas chave na síntese intracelular do colesterol. Sua inibição reduz o conteúdo intracelular de colesterol e, como consequência, há aumento do número de receptores de LDL nos hepatócitos que, então, removem mais VLDL e LDL da circulação para repor o colesterol intracelular. Esses medicamentos reduzem o LDL-c de 15% a 55% em adultos. A duplicação das doses acrescenta em média 6% na redução de LDL-c. Reduzem os TG de 7% a 28% e elevam o HDL-c de 2% a 10%. **As estatinas reduzem a mortalidade cardiovascular e a incidência de eventos isquêmicos coronários agudos, necessidade de revascularização do miocárdio e AVC.**

PRINCIPAIS EFEITOS PLEIOTRÓPICOS DAS ESTATINAS	
Efeito	Comprovação laboratorial
Efeito anti-inflamatório	Redução da PCR-us, SAA, IL6, ICAM1, TNF-alfa
Efeito antitrombótico	Redução da agregação plaquetária
Melhora da função endotelial	Aumento da biodisponibilidade de NO
Redução do estresse oxidativo	Redução de LDL-ox e F2-isoprostanos
Efeito antiproliferativo	Redução da proliferação de miócitos *in vitro*
Estabilização da placa	Redução de metaloproteinases na placa

Tabela 6.12

As estatinas devem ser administradas por via oral, em dose única diária, preferencialmente à noite para os fármacos de meia-vida curta, ou em qualquer horário naqueles com meia-vida maior como a atorvastatina e a rosuvastatina.

ESTATINAS NA PRÁTICA CLÍNICA						
Medicamento	Nome comercial	Apresentação	Dose	Lipofílica?	Metabolismo	Meia-vida
Lovastatina	Mevacor®	10,20,40 mg	10-80 mg/d	Sim	CYP 450 3A4	3 h
Sinvastatina	Zocor®	5,10,20,40,80 mg	10-80 mg/d	Sim	CYP 450 3A4	2 h
Pravastatina	Pravacol®	10,20,40 mg	10-40 mg/d	Não	Glucoronização	1,8 h
Fluvastatina	Lescol®	10,20,40 mg	10-80 mg/d	+/-	CYP 450 2C9	1,2 h
Atorvastatina	Lipitor®	10,20,40,80 mg	10-80 mg/d	Sim	CYP 450 3A4	14 h
Rosuvastatina	Crestor®	10,20 mg	10-40 mg/d	Não	CYP 450 2E9	19 h

Tabela 6.13 – A excreção das estatinas é fundamentalmente hepática.

Os efeitos adversos mais graves como hepatite, miosite e rabdomiólise são raros (< 1%). Recomenda-se dosagem inicial de CPK e transaminases e reavaliação no primeiro retorno ou a cada aumento de dose.

As estatinas devem ser suspensas caso ocorra um ou mais dos seguintes critérios: aumento da CK acima de 10 vezes o LSN ou persistência dos sintomas musculares. Nessas situações, após normalização do distúrbio que levou à suspensão, a mesma estatina em dose menor pode ser reiniciada ou outra estatina pode ser tentada.

São evidências de hepatotoxicidade: icterícia, hepatomegalia, aumento de bilirrubina direta e do tempo de protrombina. Nos casos com identificação objetiva de hepatotoxicidade, ou seja, dois ou mais dos referidos sinais, recomenda-se a suspensão da estatina e pesquisa da etiologia. Em pacientes assintomáticos, a elevação isolada de 1 a 3 vezes do LSN das transaminases não justifica a suspensão do tratamento com estatina. Caso ocorra elevação isolada e superior a 3 vezes do LSN, um novo exame deverá ser feito para confirmação de outras etiologias avaliadas. Nesses casos, a redução da dose ou suspensão da estatina deverá ser baseada no julgamento clínico. Como referido previamente, não há contraindicação do uso de estatinas em pacientes com doença hepática crônica, doença hepática ou esteatose não alcoólicas. Entretanto, é contraindicado seu uso em pacientes com hepatopatias agudas.

TERMINOLOGIA PARA DESCREVER AS INJÚRIAS MUSCULARES

Condição	Definição
Mialgia	Dor ou fraqueza muscular sem elevação da creatinoquinase (CK).
Miopatia	Sintomas musculares com aumento dos níveis de CK > 10 x LSN – preferencialmente, deve-se repetir os exames.
Rabdomiólise	Sintomas musculares com marcada elevação de CK (tipicamente > 10 x LSN ou > 10.000 UI/L) e elevação da creatinina (usualmente com mioglobinúria).

Tabela 6.14

ORIENTAÇÃO QUANTO AOS SINTOMAS MUSCULARES

Sintomas intoleráveis
• Descontinuar a estatina, rever níveis de CK e reintroduzir a droga apenas quando o paciente estiver assintomático.

Sintomas musculares toleráveis:
• **Elevação moderada da CK:** pode-se manter a estatina e utilizar os sintomas como um guia para suspensão ou não do tratamento.
• **Elevação moderada a severa da CK:** descontinuar a estatina e avaliar a terapêutica de acordo com o risco/benefício.
• **Elevação da CK com aumento da creatinina ou necessidade de hidratação EV:** descontinuar a terapêutica com estatina.

Tabela 6.15

Ezetimiba

A ezetimiba (Zetia®, Schering; Ezetrol®, MSD) é um inibidor de absorção do colesterol que atua na borda em escova das células intestinais, inibindo a ação da proteína transportadora do colesterol NPC1L1. Usada isoladamente, reduz cerca de 20% o LDL-c. Em média, a dupla inibição proporciona reduções cerca de 20% maiores do LDL-c em comparação com a mesma estatina na mesma dose isoladamente. É recomendado o uso da ezetimiba isoladamente em casos de intolerância à estatina. Em associação com estatinas, a ezetimiba pode ser usada em casos de elevações persistentes do LDL-c apesar de doses adequadas de estatinas, em casos de hipercolesterolemia familiar homozigótica.

A ezetimiba é empregada na dose única de 10 mg ao dia. **Estudos atuais não evidenciaram redução de aterosclerose subclínica (IMT) com o uso de ezetimiba** e alguns estudos sugerem aumento da incidência de câncer com seu uso, sendo que atualmente tem-se preferido doses máximas de estatina antes de se pensar em iniciar ezetimiba, sendo atualmente droga de segunda linha para tratamento de hipercolesterolemia.

Resinas de troca

Diminuem a absorção intestinal de sais biliares e colesterol, reduzindo em média 20% dos valores basais de LDL-c. Esse efeito é potencializado pelo uso concomitante de estatinas. Ocasionalmente, pode promover pequena elevação do HDL-c. A colestiramina pode ser usada como adjuvante às estatinas no tratamento das hipercolesterolemias graves, podendo também ser utilizada em crianças.

A colestiramina (Questran®) é apresentada em envelopes de 4 g, sendo a posologia inicial de 1 envelope ao dia, com dose máxima de 24 g/dia. Os principais efeitos colaterais são: obstipação, plenitude gástrica, náuseas e meteorismo. Diminui eventualmente a absorção de vitaminas lipossolúveis (A, D, K, E) e de ácido fólico.

Medicamentos concomitantes devem ser administrados 1 hora antes ou 4 horas depois da colestiramina.

Eventualmente aumenta os triglicérides, devendo **ser evitado na hipertrigliceridemia.**

COMBINAÇÕES DE MEDICAMENTOS PARA O TRATAMENTO DA HIPERCOLESTEROLEMIA ISOLADA

Combinação	Indicação
Estatina + resina	+++
Estatina + ezetimiba	+++
Estatina + ácido nicotínico	++

Tabela 6.16

Outras formas de tratamento

Aférese

A LDL-c aférese é um procedimento invasivo, de alto custo. Atualmente, com hipolipemiantes potentes, conseguimos reduções de cerca de 55-60% do LDL, sendo raramente indicado. Está indicado em pacientes com HF sem doença aterosclerótica com LDL-c > 300 mg/dL após terapêutica hipolipemiante otimizada; ou com LDL-c > 200 mg/dL, se houver DAC manifesta.

Anastomose ileal parcial

Trata-se de procedimento cirúrgico reversível em que são excluídos em alça cega cerca de 200 cm (ou 2/3) do intestino delgado em sua porção distal, com anastomose terminolateral do segmento proximal na região da válvula ileocecal. Diminui a absorção de colesterol e interfere no ciclo êntero-hepático, levando a reduções de colesterol total (25%) e de LDL-c (30 a 35%). Utilizado no passado, hoje, com a grande eficácia das atuais estatinas, perdeu seu espaço.

COMPARAÇÃO DE HIPOLIPEMIANTES PRESCRITOS PARA TRATAR HIPERCOLESTEROLEMIA ISOLADA			
Classe	Tolerabilidade	LDL-c	Redução de risco CV
Estatinas	++	+++	+++
Ácido nicotínico	+	+	++
Ezetimiba	+++	+	-
Resinas	+	++	++

Tabela 6.17

Medicamentos que atuam predominantemente nos TG

No tratamento da hipertrigliceridemia isolada são prioritariamente indicados os fibratos e, em segundo lugar, o ácido nicotínico ou a associação de ambos. Pode-se utilizar o ácido graxo Ômega-3 isolado ou em associação com os fármacos.

CLASSIFICAÇÃO DAS CONCENTRAÇÕES DE TG	
Classificação	Concentrações de triglicérides (mg/dl)
Normal	< 150
Limítrofe alto	150 a 199
Alto	200 a 499
Muito alto	> 500

Tabela 6.18

Caso os **níveis de TG estejam acima de 500 mg/dL, deve-se iniciar o tratamento com um fibrato**, adicionando, se necessário, ácido nicotínico e/ou Ômega-3. Nessa situação, **a meta prioritária é a redução do triglicérides por risco de pancreatite, sendo que só após o controle adequado dos triglicérides iniciaremos terapêutica para o LDL, se houver indicação**. Deve ser evitado o uso do genfibrozila em associações com estatinas, por risco de rabdomiólise.

CAUSAS SECUNDÁRIAS DE HIPERTRIGLICERIDEMIAS
Metabólicas
• Síndrome metabólica, DM.
• Lipodistrofia familiar.
• Doença do armazenamento de glicogênio (Von Gierke).
Hormonais
• Hipotireoidismo.
• Efeito do estrogênio.
• Estado gravídico.
Renais
• Insuficiência renal crônica.
• Síndrome da imunodeficiência adquirida (AIDS).
Estilo de vida
• Obesidade.
• Sedentarismo.
• Ingestão alcoólica excessiva.
• Tabagismo.
• Bulimia.
Medicamentos
• Anticoncepcionais (estrógenos e progestágenos*).
• Glicocorticoides.
• Isotretinoína.
• Ciclosporinas.
• Antirretrovirais (inibidores de protease).

Tabela 6.19 – *Efeitos dependem do tipo de estrógeno e progestágeno e da rota de administração: o estradiol VO pode causar hipertrigliceridemia que não ocorre com a via transdérmica.

Fibratos

São derivados do ácido fíbrico. Seus efeitos são atribuídos à ativação dos receptores nucleares PPAR-alfa *(peroxisome proliferator-activated receptor alfa)*, que modulam a transcrição de múltiplos genes envolvidos no metabolismo lipídico.

São fármacos que aumentam a produção da lipase lipoproteica (LPL), responsável pela hidrólise intravascular dos TG. Reduzem os níveis de triglicérides de 30% a 60% e aumentam o HDL-c de 7% a 11%. Os fibratos são indicados no tratamento da hipertrigliceridemia endógena quando houver falha das medidas não farmacológicas. Quando os TG forem muito elevados (> 500 mg/dL), são recomendados inicialmente, junto com as medidas não farmacológicas. As doses recomendadas encontram-se na tabela seguinte.

Podem ocorrer: distúrbios gastrointestinais, mialgia, astenia, litíase biliar, diminuição de libido, erupção cutânea, prurido, cefaleia, perturbação do sono. Raramente, observa-se aumento de enzimas hepáticas e/ou CK. Recomenda-se cautela nas seguintes condições clínicas: a) portadores de doença biliar; b) uso concomitante de anticoagulante oral, cuja posologia deve ser ajustada; c) pacientes com função renal diminuída; d) associação com estatinas.

Dislipidemias

FIBRATOS NA PRÁTICA CLÍNICA			
Medicamento	Nome comercial	Apresentação	Posologia
Fenofibrato	Lipidif®1 Lipanon®	Cápsulas de 200 mg/250 mg	1 x/dia
Bezafibrato	Cedur®/Cedur Retard	Comprimidos de 200 mg/400 mg	12/12 h -1 x/dia
Ciprofibrato	LipLess®	Comprimidos de 100 mg	1 x/dia
Etofibrato	Tricerol®	Cápsulas de 500 mg	1 x/dia
Clofibrato	Lipofacton®	Cápsulas de 500 mg	12/12 h
Genfibrozila	Lopid®	Comprimidos de 600 mg	12/12 h

Tabela 6.20

Ácido nicotínico

O ácido nicotínico (niacina ou vitamina B3) reduz a ação da lipase tecidual nos adipócitos e leva à menor liberação de ácidos graxos livres para a corrente sanguínea, reduzindo a síntese de TG pelos hepatócitos.

Outros efeitos descritos são a estimulação da síntese hepática de apoA (e, portanto, de HDL-s) e a promoção do catabolismo hepático da apoB100 (e, portanto, das LDL-s).

Reduz o LDL-c em 5% a 25%, aumenta o HDL-c em 15% a 35% e diminui os TG em 20% a 50%.

O ácido nicotínico pode ser utilizado em pacientes com HDL-c baixo isolado, mesmo sem hipertrigliceridemia associada e como alternativa aos fibratos e estatinas ou em associação com esses fármacos em portadores de hipercolesterolemia, hipertrigliceridemia ou dislipidemia mista. Os efeitos adversos relacionados ao rubor facial ou prurido ocorrem com maior frequência no início do tratamento. Estes efeitos colaterais podem ser reduzidos com o uso de AAS 100 mg/d 1 hora antes da administração do ácido nicotínico. Recomenda-se dose inicial de 500 mg (Metri®, Acinic®) à noite com aumento gradual, em geral para 750 mg e depois para 1.000 mg, com intervalos de quatro semanas a cada titulação de dose, buscando-se atingir 1 g a 2 g diárias. Devemos ter cautela nos diabéticos, pois pode induzir piora do controle glicêmico.

Ácidos graxos Ômega-3

- Mecanismo de ação: considerados alimentos funcionais. O ácido eicosapentaenoico (EPA) e o ácido docosaexaenoico (DHA) são ácidos graxos poli-insaturados de cadeia larga presentes em peixes de águas frias como o salmão, a sardinha, o arenque e o atum. O efeito hipolipemiante é atribuído principalmente à redução na síntese hepática de triglicérides.
- Fármacos e posologia: existem várias apresentações de cápsulas "de óleo de peixe", com conteúdo muito variável de ácidos graxos. Nos Estados Unidos são comercializados como Omacor®. No Brasil, o Proepa® é comercializado em cápsulas de 1 g. A dose de 1 g/dia é eficaz na redução de eventos cardiovasculares, porém, para obter-se o efeito hipolipemiante pleno, são necessários de 4 a 10 g/dia. Eficácia e uso clínico: reduzem os triglicérides em 30% a 40%. Podem aumentar discretamente o LDL-c. Apresentam também efeito antiagregante plaquetário e provavelmente antiarrítmico. O estudo GISSI-Prevenzione mostrou redução de eventos em prevenção secundária com a suplementação diária de 1 g/dia de Ômega-3. Podem ser utilizados como terapia adjuvante na hipertrigliceridemia ou em substituição a fibratos em pacientes intolerantes.
- Segurança e tolerabilidade: ótima segurança e boa tolerabilidade.

Hiperlipidemia mista

Duas condições respondem pela maioria dos casos de HM atualmente. Trata-se da hiperlipidemia familiar combinada (HFC) e da síndrome metabólica (SM).

Outra causa menos frequente é a dislipidemia associada ao uso de certas medicações como os inibidores da protease, usados como antirretrovirais no tratamento da infecção pelo HIV.

A HM pode ser uma das manifestações de hipotireoidismo, síndrome nefrótica, consumo exagerado de etanol e insuficiência renal crônica. A Tabela 6.21 resume as principais populações de portadores de HM.

CAUSAS DE HIPERLIPIDEMIA MISTA
HM primária • Hiperlipidemia combinada familiar. • Disbetalipoproteinemia familiar. **HM secundária** • Obesidade visceral (síndrome metabólica). • Diabetes *mellitus*. • Fármacos (inibidores de protease e imunossupressores). • Hipotireoidismo. • Etilismo. • Síndrome nefrótica. • Insuficiência renal crônica.

Tabela 6.21

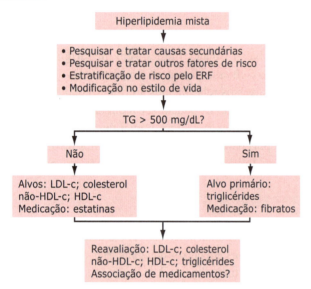

Figura 6.13 – Algoritmo de tratamento das hiperlipidemias mistas.

Tratamento do HDL-c baixo

- Não existe ainda, nas diretrizes vigentes, um algoritmo de tratamento do HDL-c. Existe unicamente a vaga recomendação de **manter níveis maiores que 40 mg/dL em homens e maiores que 50 mg/dL em mulheres.** O HDL-c é atualmente um alvo terapêutico secundário e deve ser considerado somente depois de atingir as metas de LDL-c e triglicérides.
- **O fármaco mais eficaz em aumentar o HDL-c é o ácido nicotínico (15%-35%), seguido pelos fibratos (10%-25%) e pelas estatinas (5%-15%).** Entre estas, a rosuvastatina é a que proporciona o maior aumento. O tabagismo promove redução do HDL-c e a cessação desse hábito deve ser proposta desde o começo.
- Na maioria das vezes, o HDL-c baixo é observado no contexto da síndrome metabólica, geralmente associado à hipertrigliceridemia, pois, por efeito da *cholesteryl ester transfer protein* (CETP), existe relação inversa entre triglicérides e HDL-c. Neste contexto, reduzir os triglicérides (e a resistência insulínica) é a estratégia mais efetiva para aumentar o HDL-c. Em outras palavras, o tratamento da hipertrigliceridemia (medidas dietéticas, atividade física, tratamento adequado do diabetes *mellitus* e, quando necessário, prescrição de fibratos) promove o aumento do HDL-c. Da mesma forma, quando associado à hipercolesterolemia, o HDL-c baixo pode ser corrigido pelas estatinas prescritas para reduzir o LDL-c.
- No entanto, quando o HDL-c permanece baixo mesmo após o tratamento adequado da hipercolesterolemia e da hipertrigliceridemia, pode-se considerar a associação de ácido nicotínico em pacientes de alto risco, como no caso da prevenção secundária. Quando o HDL-c baixo é a única alteração lipídica presente, a abordagem terapêutica é mais controversa. O tratamento desses pacientes com ácido nicotínico como droga de primeira escolha deveria ser baseado na constatação de alto risco cardiovascular (escore de Framingham > 20%, história familiar fortemente positiva para doença arterial coronariana [DAC] precoce, prevenção secundária, detecção de importante aterosclerose subclínica). Outra estratégia proposta para esses pacientes é a prescrição de estatinas para reduzir o risco global do indivíduo ao baixar ulteriormente os níveis de LDL-c.

Situações especiais

Síndrome coronariana aguda

- Perfil lipídico deve ser realizado em toda síndrome coronariana aguda nas primeiras 24 horas do evento.
- Estatinas estão indicadas para pacientes com síndrome coronariana aguda com LDL ≥ 70 mg/dL.

Obs.: estudo PROVE IT-TIMI 22 comparou uso de pravastatina 40 mg vs atorvastatina 80 mg em pacientes com síndrome coronária aguda. Pacientes no grupo da pravastatina apresentaram LDL ao redor de 100 mg/dL, enquanto pacientes do grupo da atorvastatina apresentaram LDL próximo de 70 mg/dL.

Pacientes do grupo da atorvastatina apresentaram menor incidência de mortalidade, IAM e angina instável, mostrando benefício com níveis de LDL menores.

Síndrome metabólica

O acúmulo de gordura na região mesentérica, obesidade denominada do tipo central, visceral ou androgênica, está associado a maior risco de doença aterosclerótica. A medida da circunferência abdominal deve ser avaliada com o paciente de pé, ao final da expiração, no ponto médio entre o último arco costal e a crista ilíaca anterossuperior, com fita inelástica, em posição horizontal. Em geral, esses indivíduos apresentam dislipidemia (triglicérides elevados, HDL-c baixo, partículas de LDL pequenas e densas, hiperlipidemia pós-prandial), resistência à insulina e hipertensão arterial sistêmica, condições que em conjunto caracterizam a síndrome metabólica. Os critérios da Federação Internacional de Diabetes (IDF) são os adotados pela Diretriz Brasileira.

O diagnóstico de síndrome metabólica requer a presença de obesidade abdominal, como condição essencial e dois ou mais dos critérios expostos na Tabela 6.22 e a sua presença é fator determinante de maior risco cardiovascular.

CRITÉRIOS DIAGNÓSTICOS PARA SÍNDROME METABÓLICA	
Critérios	**Definição**
Obesidade abdominal	
Homens	
Brancos de origem europeia e negros	> 94 cm
Sul-asiáticos, ameríndios e chineses	> 90 cm
Japoneses	> 85 cm
Mulheres	
Brancas de origem europeia, negras, sul-asiáticas, ameríndeas e chinesas	> 80 cm
Japonesas	> 90 cm
TG	> 150 mg/dL ou tratamento para hipertrigliceridemia
HDL-colesterol	
Homens	< 40 mg/dL
Mulheres	< 50 mg/dL
Pressão arterial sistêmica	
Sistólica	> 130 mmHg ou tratamento para HAS
Diastólica	> 85 mmHg ou tratamento para HAS
Glicemia de jejum	> 100 mmHg ou tratamento para DM

Tabela 6.22 – O diagnóstico de síndrome metabólica inclui a presença de obesidade abdominal, como condição essencial, e dois ou mais dos critérios acima.

AIDS

As alterações no perfil lipídico são encontradas em **mais de 50% dos pacientes usuários de inibidores de protease**. A **dislipidemia** relacionada ao tratamento antirretroviral geralmente **é do tipo mista, caracterizada por hipertrigliceridemia, hipercolesterolemia e redução de níveis de HDL-c**. Cerca de 33% a 82% dos pacientes em tratamento com IP (inibidor de protease) desenvolvem a hipercolesterolemia, enquanto a hipertrigliceridemia ocorre em 43% a 66% dos pacientes. Os mecanismos fisiopatológicos da dislipidemia em AIDS não estão completamente elucidados e podem envolver diversas interações entre vírus, medicamentos antirretrovirais e fatores do hospedeiro.

O uso de inibidores de protease foi relacionado à elevação de 26% na taxa de infarto de miocárdio por ano de exposição ao tratamento, sendo seu uso relacionado com desenvolvimento precoce de doença aterosclerótica.

O tratamento das dislipidemias nos pacientes com infecção pelo HIV apresenta peculiaridades relacionadas a possíveis interações medicamentosas entre os medicamentos antirretrovirais e os hipolipomiantes. **O uso de fibratos para tratamento de hipertrigliceridemia, a dislipidemia mais encontrada nos pacientes em tratamento com inibidores de protease, não implica interações medicamentosas significativas com inibidores de protease**.

Em casos de hipercolesterolemia, as estatinas devem ser utilizadas com cautela nos pacientes com HIV, devido à interação medicamentosa com os inibidores de protease. A metabolização dos dois medicamentos pela mesma via pode resultar em potencialização dos efeitos da estatina, devido à inibição do CYP3A4 pela ação dos inibidores de protease, e elevar o risco de toxicidade e de efeitos colaterais. Entre as estatinas disponíveis, devemos utilizar a **pravastatina e a fluvastatina, pois são metabolizadas por via diferente da dos inibidores de protease**.

A monoterapia com ezetimiba para tratamento de dislipidemia em paciente com HIV se mostrou efetiva e segura em alguns estudos. Dessa forma, a ezetimiba pode ser uma nova opção terapêutica para tratamento de dislipidemia nos pacientes com infecção pelo HIV.

Diabetes *mellitus*

É caracterizada por **elevações moderadas de triglicérides, redução do HDL-c e predominância da fração pequena e densa do LDL-c,** sem aumento substancial nos níveis de LDL-c, determinando perfil lipoproteico aterogênico.

O risco cardiovascular (RCV) em diabéticos é 3 a 5 vezes maior do que na população geral, considerando a mesma faixa de LDL-c. O *United Kingdom Prospective Diabetes Study Group* (UKPDS) fornece evidências de uma associação direta e contínua do RCV com os níveis de LDL-c.

O LDL-c é também um importante preditor do risco de nefropatia diabética, complicação microvascular que contribui para morbidade e mortalidade em diabetes *mellitus* tipos 1 e 2. Existe uma associação entre níveis de LDL-c e presença de microalbuminúria, um marcador precoce da nefropatia.

Modificações no estilo de vida são a base do tratamento, embora a opção medicamentosa seja necessária na maioria dos casos para alcance das metas de tratamento. A redução do LDL-c é o objetivo primário do tratamento. No entanto, colesterol total, HDL-c e TG também devem ser mantidos dentro de parâmetros estabelecidos.

Uma meta terapêutica de LDL-c menor do que 100 mg/dL é apropriada para pacientes diabéticos sem doença cardiovascular, no entanto, para aqueles com aterosclerose documentada, a meta de LDL-c é menor do que 70 mg/dL, sendo as estatinas frequentemente utilizadas.

Reduções significativas no RCV são encontradas quando a redução do LDL-c atinge 30 a 40%.

ALVOS LIPÍDICOS NO DM
ADA (*American Diabetes Association*)
LDL-colesterol < 100 mg/dL. Triglicérides < 150 mg/dL. HDL-colesterol > 40 mg/dL.
EASD (*European Association for Study of Diabetes*)
LDL-colesterol < 115 mg/dL. Triglicérides < 150 mg/dL. HDL-colesterol > 46 mg/dL.
SBD (*Sociedade Brasileira de Diabetes*)
LDL-colesterol < 100 mg/dL. Triglicérides < 150 mg/dL. HDL-colesterol > 45 mg/dL.

Tabela 6.23

Idosos

O tratamento das hiperlipidemias em idosos depende de diagnóstico adequado; caso contrário, o resultado pode ser ineficaz ou mesmo contribuir para piora do estado clínico do paciente.

Nas faixas etárias mais avançadas não serão encontrados desvios metabólicos lipídicos mais acentuados. As taxas lipídicas podem estar aumentadas de modo leve a moderado, sendo mesmo raros os desvios que caracterizam os de caráter genético. Em uma primeira etapa de abordagem, e frente à alteração dos níveis lipêmicos, é indicado, se possível, repetir a determinação laboratorial em instituição confiável. Segue-se a caracterização da hiperlipidemia, primária ou secundária.

Com relativa frequência, os idosos são portadores de doenças que de forma secundária acarretam elevação dos lípides. Assim, torna-se necessário investigar inicialmente a existência de hipotireoidismo – principalmente em mulheres – que, mesmo em sua forma subclínica, pode elevar as taxas sanguíneas de colesterol total, LDL-c ou triglicérides. Diabetes mellitus não insulinodependente, intolerância à glicose, obesidade, síndrome nefrótica e alcoolismo também são condições que se acompanham de hiperlipidemias manifestadas nos diferentes fenótipos (tipos IIa, IIb, IV ou V de Fredrickson). Em contrapartida, ressalta-se que doenças consumptivas, como neoplasias, podem atuar em sentido oposto ao reduzir os níveis lipêmicos.

Os idosos, frequentemente por serem portadores de outras doenças cardiovasculares, recebem medicamentos que, por efeito metabólico colateral, podem igualmente ocasionar hiperlipidemias secundárias. Estão, neste caso, os diuréticos tiazídicos e os betabloqueadores não seletivos. Antagonistas do cálcio, IECA e BRA não provocam hiperlipidemias.

Após identificação de possível dislipidemia secundária, sua correção pode resultar do controle da doença subjacente ou da eliminação do medicamento que a produzia. Concluindo pelo diagnóstico de hiperlipidemia primária, o médico deve analisar o estado clínico do paciente a fim de avaliar as condições que permitem ou não medidas de tratamento. Incluem-se entre as condições favoráveis ambiente sociofamiliar de apoio, bom estado cognitivo, otimismo, atividade física regular, ausência de doenças crônico-degenerativas graves e neoplasias e bom estado nutritivo, além da ausência de diabetes mellitus e doença cardiovascular (cardiopatia isquêmica, doença arterial periférica e doença cerebrovascular).

Verificadas as condições que permitem o tratamento, adotam-se as etapas constantes das diretrizes nacionais e internacionais.

Interação com outros medicamentos

Este tópico assume relevância, pois idosos, em geral, estão em regime de polimedicação, principalmente aqueles em prevenção secundária e diabéticos em particular. Diferentes levantamentos puderam verificar a média de 4,5 a 5 medicamentos por paciente.

A maior parte de hipolipemiantes, incluindo estatinas e fibratos, é metabolizada pelo citocromo P4503A4, exceção feita a fluvastatina, pravastatina e rosuvastatina. Deste modo, medicamentos das diferentes classes, que utilizam o mesmo sistema enzimático, podem provocar elevação ou diminuição da concentração sérica dos hipolipemiantes; estes medicamentos constituem parte integrante da prescrição de grande número de idosos. São metabolizados pelo CYP450 antagonistas de cálcio, losartan, amiodarona, digoxina, quinidina, ciclosporina, diazepam, tamoxifen, warfarin R, terfenadina, astemizol, loratadina, cisaprida, antivirais, antimicóticos, carbamazepina, omeprazol e lanzoprazol. A lista é extensa, demandando atenção do médico para o problema, a fim de evitar essa interação.

Questões de Treinamento

Título de Especialista em Cardiologia – 2012
1. As dislipidemias podem ser classificadas em:
a) Hipercolesterolemia quando colesterol total ≥ 180 mg/dL.
b) Hipertrigliceridemia quando triglicérides ≥ 150 mg/dL.
c) Dislipidemia mista quando colesterol total ≥ 180 mg/dL e triglicérides ≥ 150 mg/dL.
d) HDL-C baixo quando em homens < 50 mg/dL e mulheres < 40 mg/dL.
e) Todas as alternativas acima estão corretas.

Título de Especialista em Cardiologia – 2012
2. Nos pacientes com diabetes *mellitus*, as dislipidemias habitualmente encontradas são:
a) Triglicérides normais, LDL-C aumentado e HDL-C baixo.
b) Triglicérides aumentados, HDL-C reduzido e aumento de partículas de LDL-C pequena e densa.
c) Triglicérides aumentados, LDL-C reduzido e HDL-C aumentado.
d) Triglicérides aumentados, HDL-C aumentado e aumento de partículas de LDL -C pequena e densa.
e) Triglicérides aumentados, HDL-C inalterado e LDL-C inalterado.

Título de Especialista em Cardiologia – 2012
3. Na hipercolesterolemia isolada, os medicamentos recomendados são as estatinas, que podem ser administradas em associação:
a) À ezetimiba, à colestiramina e eventualmente aos fibratos ou ao ácido nicotínico.
b) À ezetimiba, ao Ômega-3, a fitosteróis e eventualmente ao probucol.
c) À colestiramina, ao probucol e eventualmente ao Ômega-3.
d) Aos fibratos, ao ácido nicotínico e eventualmente ao Ômega-3.
e) Ao ácido nicotínico, eventualmente aos fibratos e ao Ômega-3.

Título de Especialista em Cardiologia – 2011
4. Qual dos fatores a seguir que mais influencia a sobrevida livre de eventos (morte e infarto) na prevenção secundária?
a) Nível sérico de homocisteína.
b) Nível sérico da proteína C ultrassensível.
c) Nível sérico de Lp(a).
d) Nível plasmático de triglicerídeos.
e) Nível sérico do LDL-colesterol.

Título de Especialista em Cardiologia – 2011
5. O tratamento da hipercolesterolemia é uma das ações terapêuticas mais comuns no dia a dia do cardiologista.
I. As estatinas demonstram eficácia na prevenção primária e secundária, reduzindo a morbimortalidade.
II. A ezetimiba reduz a mortalidade cardiovascular no pós-infarto, semelhante às estatinas.
III. A combinação de estatina e fibrato não aumenta as taxas de efeitos colaterais, devendo ser a primeira opção nos pacientes com níveis elevados de LDL e triglicerídeos.
a) Apenas a opção I está correta.
b) Apenas a opção II está correta.
c) As opções I e II estão corretas.
d) As opções I e III estão corretas.
e) As opções I, II e III estão corretas.

Título de Especialista em Cardiologia – 2011
6. Em relação à hipertrigliceridemia é CORRETO afirmar, EXCETO:
a) A hipertrigliceridemia combinada associa-se ao risco de doença aterosclerótica coronária numa proporção maior que níveis de LDL-colesterol ou triglicerídeos isoladamente.
b) O tratamento da hipertrigliceridemia deve incluir dieta, exercício e reeducação alimentar.
c) O tratamento da hipertrigliceridemia pode ser feito com o uso de fibratos, niacina ou estatinas.
d) Os fibratos devem ser iniciados nos idosos na presença de hipertrigliceridemia em jejum 400 mg/dL.
e) A meta de valores para os triglicérides, em portadores de diabetes *mellitus*, deve ser menor que 200 mg/dL.

Título de Especialista em Cardiologia – 2011
7. Os componentes apoproteicos das lipoproteínas têm várias funções, sendo CORRETO afirmar:
a) A apo AI ativa a enzima lecitina-colesterol aciltransferase (LCAT), permitindo que o HDL deposite o colesterol nos tecidos periféricos.
b) A apo B100 é a apoproteína primária do HDL.
c) A apoproteína E é a principal apo do LDL.
d) Os níveis séricos elevados de apo AI têm sido correlacionados diretamente com a evidência de aterosclerose na coronariografia.
e) O transporte reverso do colesterol é influenciado pela lipoproteína de alta densidade.

Título de Especialista em Cardiologia Especial – 2010
8. A pravastatina prescrita ao paciente tem menor potencial para interações farmacológicas. Mesmo assim, inibidores da biotransformação pela via enzimática do citocromo CYP450 podem aumentar as concentrações séricas desse fármaco e seus efeitos adversos. Qual dos medicamentos a seguir deve ser evitado durante o tratamento com essa estatina?
a) Ácido acetilsalicílico.
b) Gentamicina.
c) Penicilina G.
d) Verapamil.
e) Genfibrozila.

Título de Especialista em Cardiologia Especial – 2010
9. Na prática clínica, uma das formas mais comuns de dislipidemia diagnosticada é a mista (elevação concomitante de colesterol e de triglicerídios). Muitas vezes, o paciente, mesmo após mudança terapêutica de estilo de vida e uso de estatinas, não consegue atingir as metas de LDL-colesterol, HDL-colesterol e/ou de triglicerídios. Nesta situação, quando a dose máxima das estatinas já vem sendo usada, mas não se alcançam as metas, qual dos fármacos a seguir é o menos indicado para ser associado?
a) Ácido nicotínico.
b) Genfibrozila.
c) Fenofibrato.
d) Colestiramina.
e) Ezetimiba.

Título de Especialista em Cardiologia Especial – 2010
10. Segundo as diretrizes de Aterosclerose, são critérios para a suspensão das estatinas:
a) Transaminases > três vezes o limite superior de normalidade (LSN) ou creatinina > 2 mg/dL.
b) Transaminases > três vezes o LSN ou CK total > três vezes o LSN.
c) Transaminases > três vezes o LSN ou CK total > dez vezes o LSN.
d) Transaminases > cinco vezes o LSN ou creatinina > 2 mg/dL.
e) Transaminases > dez vezes o LSN ou CK total > três vezes o LSN.

Título de Especialista em Cardiologia Especial – 2010
11. Não é causa de dislipidemia secundária:
a) Diabete *mellitus* descompensado.
b) Hipotireoidismo.
c) Uso de terapia antirretroviral.
d) Ingesta abusiva de álcool.
e) Síndrome metabólica.

Título de Especialista em Cardiologia – 2010
12. Atorsvastatina é o substrato maior de CYP3A4. Logo, inibidores potentes desse sistema enzimático podem elevar os níveis da estatina, ocasionando risco de rabdomiólise. Que medicamento, dentre os listados, pode exercer esse efeito por interferir especificamente no metabolismo da estatina?
a) Ácido acetilsalicílico.
b) Rifampicina.
c) Ritonavir.
d) Pioglitazona.
e) Fenitoína.

Título de Especialista em Cardiologia – 2010
13. Qual dos fatores a seguir pode interferir nos níveis de HDL colesterol de forma significativa?
a) Duração do jejum antes da coleta de sangue.
b) Uso de ácido acetilsalicílico.
c) Postura do paciente durante a coleta de sangue.
d) Uso de terapia de reposição hormonal.
e) Uso de hormônio tireoidiano.

Título de Especialista em Cardiologia – 2010
14. Homem de 70 anos, tabagista, hipertenso em controle medicamentoso com atenolol e hidroclorotiazida, veio ao consultório para revisão de rotina. Encontrava-se assintomático. Os exames laboratoriais mostraram colesterol total de 280 mg/dL, LDL de 190 mg/dL e HDL de 25 mg/dL. Quais as metas para este paciente?
a) PA < 120/80 mmHg, LDL < 130 mg/dL e HDL ≥ 40 mg/dL.
b) PA < 130/85 mmHg, LDL < 100 mg/dL e HDL ≥ 40 mg/dL.
c) PA < 130/85 mmHg, LDL < 100 mg/dL e HDL ≥ 45 mg/dL.
d) PA < 135/90 mmHg, LDL < 160 mg/dL e HDL ≥ 45 mg/dL.
e) PA < 140/90 mmHg, LDL < 160 mg/dL e HDL ≥ 45 mg/dL.

Título de Especialista em Cardiologia – 2009
15. Homem de 44 anos, tabagista, apresenta PA de 132 x 84, circunferência abdominal de 102 cm, IMC de 31, colesterol total de 242 mg/dL (HDL de 41 mg/dL) e triglicérides de 165 mg/dL. As metas de LDL-c e HDL-c, respectivamente, devem ser, neste paciente:
a) < 70 mg/dL e > 50 mg/dL.
b) < 100 mg/dL e > 40 mg/dL.
c) < 130 mg/dL e > 40 mg/dL.
d) < 160 mg/dL e > 40 mg/dL.
e) < 130 mg/dL e > 50 mg/dL.

Título de Especialista em Cardiologia – 2009
16. No paciente da questão anterior, a medida preventiva mais indicada é:
a) Modificação do estilo de vida, uso de fármacos para reduzir LDL-c e reavaliação em 3 meses.
b) Modificação do estilo de vida, uso de fármacos para reduzir LDL-c e reavaliação em 6 meses.
c) Modificação do estilo de vida e reavaliação em 12 meses.
d) Modificação do estilo de vida e reavaliação em 6 meses.
e) Modificação do estilo de vida e reavaliação em 3 meses.

Título de Especialista em Cardiologia – 2009
17. São causas secundárias de dislipoproteinemias:
I. Diabetes – obesidade.
II. Insuficiência renal crônica – uso de corticosteroides.
III. Cirrose – uso de testosterona.
a) Apenas I está correta.
b) Apenas II está correta.
c) Apenas III está correta.
d) I e II estão corretas.
e) Todas estão corretas.

Título de Especialista em Cardiologia – 2005
18. Mulher de 63 anos, não fumante, não diabética, fazendo exercício físico regular (duas vezes/semana) e com história familiar de cardiopatia isquêmica, realizou consulta médica de rotina. Indagada sobre seus hábitos alimentares, disse ter dificuldade em seguir uma dieta porque viaja constantemente. Ao exame clínico, constataram-se obesidade e níveis pressóricos de 158/90 mmHg. Exames subsidiários mostraram colesterol total de 265 mg/dl, HDL-colesterol de 77 mg/dl, LDL-colesterol de 130 mg/dl, relação colesterol total: HDL-c de 3,44 e triglicerídios de 104 mg/dl. Qual a conduta inicial mais adequada?
a) Manter seu modo de vida, pois não apresenta fatores de risco para cardiopatia isquêmica, devendo voltar em um ano para controle clínico e laboratorial.
b) Fazer exercício regular ao menos cinco dias na semana e dieta para atingir o peso ideal, medidas que reduzem múltiplos riscos de aterosclerose.
c) Pela declarada dificuldade de adesão a medidas não medicamentosas, fazer somente terapia medicamentosa com estatinas.
d) Iniciar tratamento com resinas, pois LDL-colesterol elevado associa-se a alto risco de cardiopatia isquêmica.
e) Submeter-se a cirurgia de *bypass* intestinal para reduzir LDL-colesterol, o que previne eventos cardíacos.

Título de Especialista em Cardiologia – 2005
19. Acerca das intervenções dietéticas com impacto sobre risco coronariano, assinale a assertiva CORRETA:
a) São classificadas como intervenções de classe I.
b) Suplementação de vitamina E exerce prevenção secundária exclusivamente.
c) Somente a associação de diferentes antioxidantes promove prevenção primária.
d) A dieta do Mediterrâneo é eficaz na prevenção primária de infarto agudo do miocárdio, segundo o *Lyon Diet Heart Study*.
e) Ensaios clínicos que avaliem o benefício de tais intervenções por meio de desfechos clínicos são limitados em número e qualidade.

Título de Especialista em Cardiologia – 2005
20. A respeito da relação entre consumo diário de álcool e risco cardiovascular, considere as assertivas abaixo:
I. Não há ensaios clínicos que evidenciem estrita relação causal entre ingestão de bebidas alcoólicas e doença coronariana.
II. Ingestão de baixas a moderadas quantidades de bebidas alcoólicas constitui intervenção de classe I.
III. Segundo estudos observacionais, a ingestão diária de grandes e de moderadas quantidades de etanol

associa-se, respectivamente, com maior mortalidade por doença cardiovascular e com redução de risco coronariano.
Quais são CORRETAS?
a) Apenas I.
b) Apenas II.
c) Apenas III.
d) Apenas I e III.
e) I, II e III.

Título de Especialista em Cardiologia – 2005
21. O estudo de Framingham demonstrou que a associação de fatores de risco potencializa acentuadamente os riscos próprios da hipertensão arterial em relação à ocorrência de eventos vasculares em dez anos. Com base nesse estudo, considere os fatores de risco abaixo:
I- HDL-colesterol reduzido.
II- Colesterol total elevado.
III- Obesidade.
Quais deles integram o escore de Framingham?
a) Apenas I.
b) Apenas II.
c) Apenas I e II.
d) Apenas II e III.
e) I, II e III.

Título de Especialista em Cardiologia – 2004
22. Para paciente de 60 anos, em recuperação de infarto agudo do miocárdio (IAM) e com níveis séricos de 218 mg/dl para colesterol, de 150 mg/dl para LDL, de 36 mg/dl para HDL e de 138 mg/dl para triglicerídios, foi instituído uso de medicamento para reduzir risco de novo IAM e de mortalidade total e por doença coronariana. Assinale o fármaco que atende a esse objetivo terapêutico:
a) Estatina.
b) Fibrato.
c) Ácido nicotínico.
d) Resina.
e) Sequestrador de ácidos biliares.

Título de Especialista em Cardiologia – 2004
23. LDL-colesterol superior a 160 mg/dl junta-se a outros fatores para caracterizar um perfil de alto risco para doença arterial coronariana. Assinale, dentre os abaixo, o fator que não aumenta esse risco:
a) HDL-colesterol alto.
b) Diabete *mellitus*.
c) Evidência angiográfica de aterosclerose coronariana.
d) Hipercolesterolemia familiar primária.
e) História familiar precoce de aterosclerose e hipertensão arterial.

Título de Especialista em Cardiologia – 2004
24. Estatinas são fármacos de escolha para a prevenção primária de eventos cardiovasculares em portadores de dislipidemia com alto risco de doença arterial coronariana. Entre as medidas adjuvantes com demonstrada eficácia (pelo menos evidenciada por estudos de nível 2), inclui-se:
a) Consumo moderado de bebidas alcoólicas.
b) Suplementação de vitamina E.
c) Associação de medidas dietéticas adequadas.
d) Reposição hormonal pós-menopausa.
e) Associação de antioxidantes.

Título de Especialista em Cardiologia – 2004
25. Que medicamento pode ser usado na prevenção primária de eventos cardiovasculares em portadores de dislipidemia com alto risco para doença aterosclerótica coronariana?
a) Betabloqueador adrenérgico.
b) Orlistat.
c) Ácido acetilsalicílico.
d) Inibidor da enzima conversora da angiotensina.
e) Ácido fólico.

Título de Especialista em Cardiologia – 2004
26. A dieta que se mostrou eficaz, em ensaio clínico randomizado, para a prevenção secundária de eventos isquêmicos coronarianos foi a:
a) Do Mediterrâneo.
b) DASH.
c) Pobre em gorduras saturadas.
d) Enriquecida com ômega-6.
e) Do Dr. Atkins.

Título de Especialista em Cardiologia – 2004
27. Ensaios clínicos sobre uso de estatinas na prevenção primária e na secundária de cardiopatia isquêmica estabeleceram com precisão o benefício clínico de tais medicamentos. Considerando os resultados desses ensaios, assinale a assertiva CORRETA:
a) O benefício relativo aumenta proporcionalmente aos níveis de colesterol.
b) O estudo AFCAPS/TexCAPS demonstrou redução de 40% no risco relativo de novos eventos em pacientes com doença coronariana prévia.
c) Menores NNTs (número necessário de pacientes tratados para prevenir um evento) foram observados em ensaios clínicos de prevenção secundária.
d) A redução do risco relativo para os desfechos combinados situou-se em torno de 40% na maioria dos estudos.
e) Os benefícios absolutos do tratamento são independentes do risco basal dos pacientes.

Título de Especialista em Cardiologia – 2003
28. Considere as assertivas abaixo sobre o hábito de fumar, reconhecido fator de risco coronariano.
I. Grandes ensaios clínicos randomizados evidenciam significativa redução de eventos após a cessação desse hábito.
II. São necessários pelo menos cinco anos de suspensão desse hábito para haver redução do risco coronariano.
III. Intervenções farmacológicas são mais eficazes do que aconselhamento para reduzir esse hábito.
Quais são CORRETAS?
a) Apenas I.
b) Apenas II.
c) Apenas III.
d) Apenas I e II.
e) I, II e III.

Título de Especialista em Cardiologia – 2003
29. Considere as assertivas sobre a associação de aumento de exercício físico e de suplementação de vitaminas antioxidantes com a redução na incidência de cardiopatia isquêmica.
I. Há associação protetora com ambas as abordagens, mostrada em estudos epidemiológicos.
II. Ensaios clínicos confirmaram o efeito protetor da vitamina E.
III. Ensaios clínicos não confirmaram o efeito protetor do exercício físico.
Quais são CORRETAS?
a) Apenas I.
b) Apenas II.
c) Apenas I e II.
d) Apenas II e III.
e) I, II e III.

Título de Especialista em Cardiologia – 2003
30. Considere as assertivas sobre a associação entre consumo de álcool e risco cardiovascular.
I. Mulheres com história familiar de câncer de mama não devem ser encorajadas a beber devido à associação entre consumo de álcool e maior incidência da doença.
II. A recomendação de ingerir quantidades moderadas de bebidas alcoólicas, especialmente vinho, é justificada por evidência de classe I.
III. Ingestão de grandes quantidades de etanol associa-se com maior mortalidade por doença cardiovascular.
Quais são CORRETAS?
a) Apenas I.
b) Apenas II.
c) Apenas I e III.
d) Apenas II e III.
e) I, II e III.

Título de Especialista em Cardiologia – 2003
31. Homem de 46 anos, fumante, obeso, sedentário, consulta com queixa de cansaço, atribuído a excesso de trabalho e preocupações econômicas. Referiu que o pai falecera subitamente aos 52 anos de idade, pelo que estava preocupado com sua própria saúde. Ao exame clínico, constataram-se obesidade e níveis pressóricos de 152/86 mmHg. Exames subsidiários mostraram colesterol total de 275 mg%, razão LDL/HDL colesterol de 6, triglicerídios de 184 mg% e alterações inespecíficas da repolarização ventricular. Por ter o paciente considerado difíceis de serem cumpridas as mudanças de hábitos de vida que lhe foram propostas em virtude de constantes viagens de serviço, o cardiologista prescreveu-lhe uma estatina. Assinale a assertiva correta em relação a tal decisão terapêutica:
a) Pela declarada dificuldade de adesão a medidas não medicamentosas, o paciente deve ser delas liberado, fazendo somente terapia medicamentosa.
b) Dieta por tempo indefinido e sem fármacos é a melhor recomendação para este paciente.
c) A prevenção primária não se justifica neste paciente, que apresenta baixo risco coronariano projetado (< 20%) de desenvolver um evento cardiovascular em dez anos.
d) Segundo o *Physicians' Health Study*, o uso de estatinas consegue diminuir a razão LDL/HDL colesterol, com isso reduzindo o risco de infarto do miocárdio.
e) Grandes ensaios clínicos randomizados só evidenciaram eficácia de hipolipemiantes em prevenção secundária de doença coronariana.

Título de Especialista em Cardiologia – 2002
32. Em paciente masculino, de 68 anos, assintomático, com LDL de 192 mg/dl e alto risco projetado (> 20%) de desenvolver um evento cardiovascular em cinco anos, a dieta apropriada foi tentada por três meses. No entanto, o alvo terapêutico não foi alcançado. Assim, iniciou-se terapia medicamentosa, escolhendo-se uma estatina. Assinale a assertiva INCORRETA em relação à prevenção primária de morbimortalidade cardiovascular com estatinas:
a) Em indivíduos de baixo risco – homens com menos de 65 anos e sem outro fator de risco o benefício absoluto dos hipolipemiantes é maior.
b) Há redução de risco para eventos coronarianos definitivos (infarto agudo do miocárdio não fatal ou morte por doença coronariana).
c) É necessário tratar 17 pacientes de alto risco por cinco anos para prevenir um evento (NNT).
d) Estatinas reduzem mortalidade cardiovascular total.
e) A redução de risco mostra-se similar para homens e mulheres.

Título de Especialista em Cardiologia – 2002
33. Sinvastatina é um hipolipemiante incapaz de prevenir:
a) Mortalidade total.
b) Eventos coronarianos maiores.
c) Morte não cardiovascular.
d) Permanência de colesterol total elevado.
e) Morte por cardiopatia isquêmica.

Instrução – para responder às questões de números 34 a 36, considere o caso clínico abaixo:

Médico com 48 anos consultou o cardiologista para fazer um check-up. Estava assintomático. A história familiar era negativa para cardiopatia isquêmica, hipertensão, câncer e diabetes. Não tinha episódios mórbidos antecedentes, afora fratura e cortes em acidente de carro. Bebia 2 a 3 cervejas nos fins de semana e ocasionalmente uma caipirinha. Não fumava há mais de 20 anos. Ao exame físico, apresentou peso de 84 kg, altura de 1,72 m e pressão arterial de 132/84 mmHg (média de 2 aferições, em posição sentada), não evidenciando qualquer anormalidade digna de nota. O eletrocardiograma mostrou somente discreto atraso de condução pelo ramo direito. Foram solicitados exames para estimar a probabilidade de eventos futuros e avaliar a necessidade de tratamento atual. Os resultados foram os seguintes: teste ergométrico com adequada capacidade funcional, sem dor ou novas alterações eletrocardiográficas; LDL-colesterol de 182 mg/dl; HDL-colesterol de 48 mg/dl; triglicerídeos de 168 mg/dl; glicemia em jejum de 102 mg/dl.

Título de Especialista em Cardiologia – 2001
34. A equação de Framingham utiliza todas as informações abaixo para a estratificação do risco absoluto de ocorrência de eventos coronarianos (angina, infarto, morte súbita), EXCETO:
a) Pressão/arterial.
b) HDL-colesterol.
c) LDL-colesterol.
d) Triglicerídeos.
e) Glicemia.

Título de Especialista em Cardiologia – 2001
35. O paciente obtêve pontuação 4 na escala de Framingham. A probabilidade de que ocorra um evento coronariano nos próximos 10 anos, assumindo que não se modifiquem os fatores de risco, situa-se:
a) Abaixo de 10%.
b) Entre 10% e 20%.
c) Entre 20% e 30%.
d) Entre 30% e 40%.
e) Acima de 40%.

Título de Especialista em Cardiologia – 2001
36. O paciente recebeu prescrição de dieta hipocalórica, com menos de 30% das calorias em gorduras, predominantemente não saturadas. A dosagem de lipídios foi repetida 1 mês depois, mas não apresentou alterações substanciais. O HDL-colesterol subira para 52 mg/dL, e o LDL-colesterol reduzira-se para 172 mg/dL. O cardiologista decidiu prescrever uma estatina, em dosagem convencional. Indagado pelo paciente, fundamentou sua decisão com as informações abaixo:
I. O tratamento medicamentoso constitui intervenção de classe I, ou seja, baseada em evidências originadas de estudos de laboratório, estudos observacionais e ensaios clínicos randomizados.
II. O uso da estatina reduz a probabilidade de infarto do miocárdio em mais de 50%.
III. Este tratamento segue diretriz proposta por praticamente todas as sociedades e comitês nacionais e internacionais.
Quais estão CORRETAS à luz das informações correntes?
a) Apenas I.
b) Apenas II.
c) Apenas I e III.
d) Apenas II e III.
e) I, II e III.

Instrução – para responder às questões de números 37 e 38, considere o caso clínico ABAIXO:

Homem de 52 anos, fumante (30 cigarros por dia), moderadamente obeso, sedentário, passara a sentir cansaço, pelo que consultou o cardiologista, embora atribuísse o sintoma a excesso de trabalho e estresse. Referiu que seu pai falecera subitamente aos 54 anos de idade. Ao exame clínico, constataram-se níveis pressóricos de 160/86 mmHg. Dentre os exames subsidiários solicitados, havia colesterol de 275 mg% e alterações inespecíficas da repolarização ventricular. Foram-lhe prescritas somente mudanças de hábitos de vida. Por considerar difícil cumprir a prescrição, o paciente procurou um segundo cardiologista, que enfatizou a adoção das medidas não medicamentosas e prescreveu também alguns fármacos.

Título de Especialista em Cardiologia – 2001
37. Em relação às tomadas de decisão médica, assinale a assertiva CORRETA:
a) Deve ser prescrita uma estatina, pois há evidências de que seu uso reduz em 30% a incidência de eventos coronarianos e de mortalidade cardiovascular.
b) Alimentação pobre em gorduras induz a mesma proteção cardiovascular que a conferida pelos hipocolesterolemiantes.

c) Medidas medicamentosas só são eficazes em prevenção secundária de cardiopatia isquêmica.
d) Este paciente não tem grau de risco coronariano que justifique tratamento.
e) Tendo custo-efetividade muito baixo nesta faixa etária e sendo comprovadamente inócuos a longo prazo, medicamentos devem ser prescritos mesmo que o paciente tenha baixo risco coronariano.

Título de Especialista em Cardiologia – 2001
38. Para este paciente, considere as seguintes intervenções:
I- Cessação do fumo
II- Controle da hiperlipidemia
III- Redução do peso corporal
Quais delas constituem intervenções classe 1 na prevenção primária de cardiopatia isquêmica?
a) Apenas I.
b) Apenas II.
c) Apenas III.
d) Apenas I e II.
e) I, II e III.

Título de Especialista em Cardiologia – 2000
39. Homem de 55 anos, fumante, obeso, hipertenso moderado, com história familiar de doença coronariana, mas sem antecedentes pessoais de eventos isquêmicos, mostrou, em avaliação laboratorial, níveis elevados de colesterol total e LDL-colesterol não responsivos a controle dietético apropriado. Resolveu-se, então, adotar medidas medicamentosas como parte da prevenção primária para morte cardiovascular, infarto do miocárdio, evento cerebrovascular, necessidade de cirurgia de revascularização ou angioplastia. Conforme evidências de ensaios clínicos randomizados, assinale, dentre os abaixo, o hipolipemiante eficaz neste contexto:
a) Pravastatina.
b) Probucol.
c) Clofibrato.
d) Niacina.
e) Colestipol.

Gabarito comentado

1. São valores desejáveis do perfil lipídico os demonstrados na tabela abaixo. As dislipidemias são classificadas de acordo com valores que fogem dos limites de referência.

\multicolumn{3}{c	}{VALORES DE REFERÊNCIA DOS LÍPIDES (MG/DL) PARA INDIVÍDUOS MAIORES DE 20 ANOS DE IDADE}
Lípides	Valores	Categoria
Colesterol total	< 200	Ótimo
	200-239	Limítrofe
	≥ 240	Alto
LDL-c	< 100	Ótimo
	100-129	Desejável
	130-159	Limítrofe
	160-189	Alto
	≥ 190	Muito alto
HDL-c	< 40	Baixo
	> 60	Alto
Triglicérides	< 150	Ótimo
	150-199	Limítrofe
	200-499	Alto
	≥ 500	Muito alto

Obs.: os níveis de HDL para homens > 40 e para mulheres > 50.

Resposta b.

2. A dislipidemia é um achado comum no diabetes *mellitus*. Tipicamente, ela é caracterizada por elevações moderadas de triglicérides, redução do HDL-c e predominância da fração pequena e densa do LDL-c, sem aumento substancial nos níveis de LDL-c. Esse padrão de dislipidemia é conhecido como fenótipo lipoproteico aterogênico e ocorre em pacientes diabéticos tipo 2 mesmo com bom controle glicêmico. Em pacientes com diabete *mellitus* tipo 1, o padrão de dislipidemia costuma aparecer quando o controle glicêmico é insatisfatório.
O RCV em diabéticos é 3 a 5 vezes maior do que na população geral, considerando a mesma faixa de LDL-c. O *United Kingdom Prospective Diabetes Study Group* (UKPDS) fornece evidências de uma associação direta e contínua do RCV com os níveis de LDL-c. Resposta b.

3. A tabela a seguir apresenta as possíveis associações de medicamentos para o tratamento da hipercolesterolemia isolada. Estatinas e ezetimiba ou resinas promovem reduções adicionais dos níveis de LDL-c e permitem que maior número de pacientes alcance as metas. Podem ser associados estatinas e ácido nicotínico, com benefícios também sobre o HDL-c e os níveis de triglicérides, além de evidências clínicas da redução de desfechos cardiovasculares e modificações favoráveis na aterosclerose.

COMBINAÇÕES DE MEDICAMENTOS PARA O TRATAMENTO DA HIPERCOLESTEROLEMIA	
Combinação	**Indicação**
Estatina + resina	+++
Estatina + ezetimiba	+++
Estatina + ácido nicotínico	++

Obs.: as associações com 3 drogas, estatina + ezetimiba + niacina ou estatina + niacina + resina poderão ser utilizadas caso a meta com 2 drogas não seja alcançada.

Resposta a.

4. A doença cardiovascular é a principal causa de morte nas sociedades industrializadas, e fatores de risco bem caracterizados, incluindo idade, hipertensão, dislipidemia, diabete *mellitus* e fumo contribuem para o risco cardiovascular. A integração desses fatores de risco usando estimativas de risco absoluto de eventos cardiovasculares em dez anos pelo escore de Framingham tem sido utilizada para guiar a terapêutica. A avaliação do risco global é particularmente importante, já que os níveis de LDL-c alvo são determinados pela categoria de risco. A forte associação entre dislipidemia e doença arterial coronariana e o tratamento demonstrou que estatinas reduzem a mortalidade cardiovascular e a incidência de eventos isquêmicos coronarianos agudos. A proteína C ultrassensível é um marcador de inflamação e foi associada à doença arterial coronariana em muitos estudos, entretanto seu nível de evidência é mais baixo quando comparado a outros marcadores, podendo ser útil em pacientes com risco intermediário. Embora a Lp(a) esteja envolvida na aterogênese, os numerosos polimorfismos da apo(a) e as limitações da metodologia da sua dosagem limitam acentuadamente sua utilização de rotina. A ausência de informação adicional clinicamente relevante na maioria dos indivíduos limita a utilização de suas determinações na prática clínica. Portanto, como rotina, as determinações de apoB e apoAI e da Lp(a) não são indicadas para avaliação ou estratificação do risco cardiovascular.

Evidências epidemiológicas mostram que a hiper-homocisteinemia é um fator de risco independete para a doença vascular – cerebral, coronariana e arterial periférica. Apesar disso, estudo recente sugere que o risco cardiovascular da homocisteína é modesto quando comparado aos outros fatores de risco tradicionais. No momento, não existem evidências para sua dosagem rotineira, nem o tratamento com ácido fólico ou vitaminas. Resposta e.

5. Estatinas são consideradas, atualmente, a mais importante e promissora classe de hipolipomiantes. Por meio da inibição da HMG-CoA redutase, esses medicamentos restingem uma etapa limitante na síntese de colesterol, levando à maior expressão dos receptores de LDL-c na membrana celular e, consequentemente, à redução das LDL-c, importantes na aterogênase.

As metas lipídicas nas hipercolesterolemias em pacientes com doença aterosclerótica manifesta foram recentemente revistas, sendo recomendados valores de LDL-c < 70 mg/dL, o que, para muitos pacientes, é possível com medicamentos potentes, em doses moderadas, ou com associação de medicamentos. As estatinas, portanto, reduzem a mortalidade cardiovascular e a incidência de eventos isquêmicos coronarianos agudos, a necessidade de revascularização do miocárdio e o acidente vascular cerebral. A ezetemiba (inibidor da absorção intestinal de colesterol), usada de maneira isolada, reduz o LDL-c em cerca de 20%. O seu uso isolado não parece estar ligado a uma redução de eventos cardiovasculares, no entanto, reconhece-se que a associação ezetimiba e estatina interfere positivamente na obtenção das metas lipídicas e na redução do risco cardiovascular, da mesma forma que esta associação reduz eventos cardiovasculares em pacientes portadores de IRC. Os fibratos constituem classe de medicamentos derivados do ácido fíbrico, sendo a opção inicial clássica no tratamento das hipertrigliceridemias endógenas. Apesar de seu mecanismo de ação não estar completamente elucidado, os fibratos apresentam dois mecanismos de ação medicamentosos principais: redução da síntese hepática de triglicérides, por inibição parcial da ação da lipólise periférica e do fluxo de ácidos graxos para o fígado; e aumento no catabolismo das lipoproteínas ricas em TG, em razão da estimulação da lipase lipoproteica.

Os fibratos devem ser utilizados com cautela em combinação com anticoagulantes orais, devendo o tempo da protrombina ser monitorizado adequadamente. Podem ser utilizados em combinação com estatinas, porém podem inibir a glicuronidação desses medicamentos, retardando sua eliminação. Por isso, tal combinação pode aumentar a miotoxicidade. Além disso, os fibratos podem potencializar os efeitos de fenitoína e tolbutamida.

Esses medicamentos não podem ser utilizados durante o período de gravidez ou aleitamento, entretanto são liberados para uso em hemodiálise. Resposta a.

6. A hipertrigliceridemia associada ao índice LDL-c/HDL-c > 5 aumentou o risco de eventos coronários em, aproximadamente, seis vezes. De modo semelhante, uma grande metanálise de dezessete estudos prospectivos confirmou a hipertrigliceridemia como fator de risco independente para a doença cardiovascular. Outro indicador de risco cardiovascular presente na hipertrigliceridemia é sua associação frequente com a fração LDL pequena e densa, particularmente em diabéticos. O tratamento da hipertrigliceridemia deve incluir mudança de estilo de vida, dieta, atividade física e reeducação alimentar.

No tratamento da hipertrigliceridemia isolada são indicados com prioridade os fibratos e, em segundo lugar, o ácido nicotínico e os ácidos graxos Ômega 3, e esses medicamentos podem ser utilizados de modo associado. Na hiperlipidemia mista, os níveis de TG deverão orientar o modo como o tratamento farmacológico será instituído. Com níveis de TG > 500 mg/dL, deve-se iniciar o tratamento com um fibrato, adicionando-se, se necessário, o ácido nicotínico e/ou os ácidos graxos Ômega 3. Após a redução de TG, deve-se avaliar a necessidade de redução dos níveis do LDL-c. As estatinas de longa meia-vida, como atorvastatina ou rosuvastatina, têm melhor ação sobre os TG do que as de primeira geração (por exemplo, sinvastatina e pravastatina). A meta, nesses casos, é a redução do risco de pancreatite. Quando níveis de TG forem < 500 mg/dL, deve-se iniciar o tratamento com uma estatina, de modo isolado ou em combinação com o ezetimiba. O recomendável é priorizar a meta do LDL-c, para depois avaliar a necessiddade de associação de medicamentos para a correção de hipertrigliceridemia. O ideal é que indivíduos de alto risco cardiovascular (CV) apresentem níveis de TG < 150 mg/dL. A nova diretriz da *American Heart Association* propõe que níveis de TG < 100 mg/dL constituam a meta ideal. Resposta e.

7. A HDL é secretada pelo fígado e pelo intestino na forma de partícula discoide (HDL nascente) e também provém do catabolismo da VLDL e dos QM. As partículas de HDL maiores e mais ricas em lipídios são denominadas HDL2, e as menores e mais densas, HDL3. As primeiras são responsáveis pelo transporte reverso do colesterol, processo no qual o colesterol excedente é removido dos tecidos periféricos e retorna ao fígado, o que pode ocorrer diretamente ou por meio da transferência de colesterol esterificado para a VLDL ou IDL, sob a ação da enzima CETP (proteína transferidora de ésteres de colesterol). Uma vez na HDL, o colesterol sofre ação da enzima lecitina colesterol aciltransferase (LCAT), que o esterifica pela transferência de um ácido graxo da molécula da fosfatidilcolina. A segunda via de efluxo do colesterol celular é determinada pela interação entre a apo-A1 livre ou associada às partículas de HDL e o transportador ABCA-I.

A LDL é o principal carreador do colesterol plasmático, em jejum. Ela entrega o colesterol, sobretudo o éster de colesterol, no fígado e células periféricas. Esse mecanismo é facilitado por receptores celulares de alta afinidade que reconhecem tanto a apo-B100 como a apo-E (70 a 80% do catabolismo da LDL se dão por meio de receptores da LDL). Tais receptores estão presentes no fígado e tecidos periféricos. Após a ligação com seu receptor, a LDL é absorvida pela célula e forma uma vesícula que se funde com os lisossomos celulares. Os componentes proteicos da LDL são transformados em aminoácidos e os ésteres de colesterol são hidrolisados pelas enzimas lipases ácidas lisossomais. O colesterol não esterificado resultante desse processo atravessa a membrana lisossomal e se acumula no citoplasma celular, onde suprime a atividade da enzima 3-hidroxi, 3-metilgluratil coenzima A (HMG-CoA) redutase. Como consequência, diminuem a síntese celular de colesterol e a expressão do receptor da LDL. Resposta e.

8. Com a inibição da enzima HMG-CoA redutase, há aumento da formação de receptores de LDL-c, com vistas a manter a homeostase celular dos lipídios. Esses ajustes aumentam a remoção de LDL-c do plasma, reduzindo seus níveis séricos e interferindo positivamente na progressão do processo aterosclerótico. Especula-se que as estatinas apresentem efeitos independentes de sua ação sobre o colesterol, que envolveriam principalmente ações anti-inflamatórias.

O uso concomitante de estatinas com drogas que interferem em seu metabolismo, por meio da inibição dos sistemas do citocromo P450 3A4 e 2C9, pode aumentar seus níveis séricos e o risco de miopatia. Dentre as inúmeras drogas que podem interagir significativamente com as estatinas estão os antibióticos, antifúngicos, antivirais, suco de toranja, ciclosporina e amiodarona.

O mecanismo de ação dos fibratos envolve interação com o fator de transcrição nuclear PPAR-alpha. Seus principais efeitos colaterais envolvem manifestações cutâneas, intolerância gastrointestinal, elevação de transaminases, interação com os anticoagulantes orais e elevação da homocisteína plasmática. A genfibrozila pode inibir a glicuronização das estatinas, interferindo em sua biotransformação via citocromo (CYP450), retardando sua eliminação. Por essa razão, a combinação do uso de estatinas com esse fibrato pode aumentar expressivamente o risco de miotoxicidade. Os demais medicamentos citados não interferem de forma expressiva no metabolismo da pravastatina.

FÁRMACOS QUE INTERFEREM NO METABOLISMO DAS ESTATINAS		
Mecanismo	Efeito	Fármacos
Inibição do citocromo P-450 3A4	Aumento dos níveis séricos	Claritromicina, eritromicina, troleandromicina, ciclosporina, tacrolimo, delavirdina, mesilato, ritonavir, fluconazol, itraconazol, cetoconazol, fluoxetina, suco de toranja, mibefradil, nefazodona, verapamil
Indução do citocromo P-450 3A4	Diminuição dos níveis séricos	Barbitúricos, carbamazepina, griseofulvina, fenitoína, primidona, rifabutina, rifampicina, nafcilina, troglitazona
Inibição do citocromo P-450 2C9	Pode aumentar níveis séricos da fluvastatina	Amiodarona, cimetidina, fluoxetina, isoniazida, sulfametoxazol-trimetoprima, fluvoxamina, itraconazol, metronidazol, sulfimpirazona, ticlopidina, zafirlucaste
Indução do citocromo P-450 2C9	Pode diminuir níveis séricos da fluvastatina	Barbitúricos, carbamazepina, griseofulvina, fenitoína, primidona, rifampicina

Substâncias que induzam o CYP3A4 ou o CYP2C9 podem reduzir os níveis séricos das estatinas. Em pacientes usando medicamentos que interfiram com os citocromos mencionados, tem preferência o uso de rosuvastina (CYP3A4) ou pravastatina (ambos, CYP3A4 e CYP2C9). O risco de miopatia também aumenta diante da administração concomitante de ácido nicotínico ou fibratos (sobretudo a genfibrozila), os quais também causam miosite ou miopatia. Uma vez cessada a terapia, a miopatia é rapidamente reversível. Resposta e.

9. Uma das grandes dificuldades da prevenção cardiovascular é o tratamento das dislipidemias mistas que, muitas vezes, não respondem ao tratamento com dieta, atividade física e uso isolado de estatinas. Nessa circunstância, existe a possibilidade de associação a outros fármacos hipolipemiantes, porém sempre com receio do surgimento de efeitos colaterais potencialmente tóxicos. O ácido nicotínico, o fenofibrato, a colestiramina e a ezetimiba já foram testados em associação as estatinas, com margem de segurança confiável e, portanto, têm sua indicação assegurada. A genfibrozila não se mostrou segura nessa associação, aumentando a possibilidade de miotoxicidade e rabdomiólise, devendo ser evitada. Resposta b.

10. No que diz respeito a efeitos indesejáveis significativos, deve-se atentar para alterações musculares, hepáticas e renais. Para isso, exames de sangue (avaliação das enzimas hepáticas – ALT e AST; musculares – CPK; e função renal – essa em alguns casos específicos) devem ser feitos de acordo com um esquema de acompanhamento. É imprescindível que esses parâmetros sejam avaliados antes de se iniciar uso dos hipolipomiantes.

De acordo com as diretrizes disponíveis, após o início do tratamento, as dosagens das enzimas devem ser feitas após três meses, seis meses e depois de um ano de tratamento. A partir dessa alta, avaliações semestrais são indicadas. Evidentemente, caso o paciente apresente alguma intercorrência clínica ou uso de outras medicações que possam gerar problemas de interação, troca do hipolipomiante ou aumento da dose do mesmo, novas avaliações devem ser feitas.

É aceito internacionalmente que níveis de transaminases acima de três vezes o limite superior de normalidade (LSN), e de creatinafosfoquinase (CK) em um total acima de 10 vezes do LSN como critérios para a suspensão dessas medicações. Torna-se necessário lembrar que se persistirem sintomas de dor muscular o medicamento deve ser suspenso, mesmo que os exames estejam normais. Não há limites no que se refere a função renal. Cabe também observar que esses efeitos são incomuns e não há necessidade de repetições abusivas desses exames, caso as primeiras amostras se mostrem normais.

TERMINOLOGIA PARA DESCREVER AS INJÚRIAS MUSCULARES	
Condição	Definição
Mialgia	Dor ou fraqueza muscular sem elevação de creatinoquinase (CK).
Miopatia	Sintomas musculares com aumento dos níveis de CK > 10 x LSN – preferencialmente deve-se repetir os exames.
Rabdomiólise	Sintomas musculares com marcada elevação de CK (tipicamente > 10 x LSN ou > 10.000 UI/L) e elevação da creatinina (usualmente com mioglobinúria).

NÍVEIS DE ALT > 3 X ULN/100.000 PESSOAS-ANOS (180 MIL PACIENTES EM 21 ESTUDOS COM ESTATINAS – MAIS DE TRÊS ANOS)			
	Tratamento	Placebo	Net Risk
Medida simples	300	200	100 casos
Duas medidas consecutivas	110	40	70 casos

Reposta c.

11. A dislipidemia secundária se refere àquela associada a doença estabelecida e com fisiopatologia específica, em que a dislipidemia entra como uma consequência desta última. Nessa situação, enquadram-se diabete, hipotiroidismo, uso de agentes antirretrovirais e abuso de álcool. Quando se analisa a síndrome metabólica, observa-se, dentre outros, uma dislipidemia específica que é intrínseca a sua conceituação e que se apresenta com triglicerídeos elevados, HDL baixo e aumento de LDL pequena e densa.

PRINCIPAIS CAUSAS DE DISLIPIDEMIAS SECUNDÁRIAS
Doenças endócrinas
Diabete melito
Doenças da tireoide
Doenças da hipótese
Alterações hormonais presentes na gravidez
Doenças renais
Síndrome nefrótica
Insuficiência renal crônica
Doenças hepáticas
Colestase
Doença hepatocelular
Colelitíase
Imunoglobulinopatias
Mieloma
Macroglobulinemia
Lúpus eritematoso sistêmico
Miscelânea
Hiperuricemia
Doença de depósito do glicogênio
Lipodistrofias
Nutricionais
Obesidade
Álcool
Anorexia nervosa
Medicamentos

As dislipidemias, geralmente, ocorrem em associação a outros fatores de risco que requerem tratamento, como a hipertensão. Alguns agentes anti-hipertensivos comuns, como diuréticos tiazídicos e β-bloqueadores, podem causar efeitos adversos nos níveis séricos lipídicos. Outros medicamentos, como os corticosteróides, podem aumentar tanto o colesterol como os triglicérides. A isotretinoína, retinóide utilizado para o tratamento da acne, com frequência causa dislipidemia mista ou hipercolesterolemia, geralmente associadas à redução do HDL-c.

Assim sendo, recomenda-se que o perfil lipídico dos candidatos a tratamento com esta classe terapêutica seja determinado antes do início e repetido após quatro semanas de tratamento e ao término dele. Geralmente, depois de terminado o tratamento, que em regra dura alguns meses, as concentrações das lipoproteínas tendem a retornar aos valores pré-tratamento de forma espontânea. A dose de isotretinoína deve ser reduzida se a dislipidemia falha em responder às medidas dietéticas. Todavia, é importante reconhecer os indivíduos que já apresentam concentrações elevadas de triglicérides. Nesses casos, o uso desses medicamentos deve ser feito com muita cautela, pelo risco da piora da hipertrigliceridemia com consequente ocorrência de crises de pancreatite aguda.

Inibidores de protease, utilizados para controle da SIDA, também se associam a dislipidemias (aumento dos triglicérides e diminuição do HDL-c ou aumento do LDL-c). Quando se obtém sucesso com algum esquema terapêutico, ele deve ser mantido, não parecendo haver benefício em sugerir troca do tratamento contra o vírus. O tratamento da dislipidemia dos pacientes com AIDS consiste em indicar atividade física, que pode colaborar na redução dos triglicérides em associação com um fibrato. Nossa experiência e dados da literatura demonstram a dose de fibratos que deve ser usada nesses pacientes ser maior do que a habitualmente indicada no tratamento das hipertrigliceridemias de outras causas. A sinvastatina não deve ser nunca empregada no tratamento da dislipidemia associada ao tratamento da AIDS, porque ocorre aumento exagerado de seus níveis plasmáticos e possibilidade maior de efeitos colaterais, particularmente da miopatia.

Em casos de SIDA em que o tratamento com um fibrato não é capaz de levar à adequação do perfil lipídico, pode-se associá-lo à niacina (embora com muito cuidado) e, em um segundo tempo, ao óleo de peixe (Ômega-3). Os resultados são, em geral, muito insatisfatórios.

Contraceptivos orais, medicamentos eficazes e seguros no planejamento familiar não apresentam contra-indicação em mulheres jovens sem fatores de risco para DAC. Entretanto, sua prescrição para mulheres dislipidêmicas deve ser cuidadosa. Seu efeito sobre o perfil lipídico é dependente da composição de estrogênio e progestagênio. O estrogênio reduz o LDL-c aumenta o HDL-c, mas pode produzir aumento do risco trombólico de modo dose-dependente.

Os progestágenos, por sua vez, têm efeitos lipídicos opostos, a depender de sua atividade androgênica (derivados da 19-nortestosterona), que, ao promoverem estimulação da lípase hepática, provocam diminuição dos níveis de HDL-c. Os progestagênios de terceira geração (gestodene, desogestrel e norgestimate) possuem menos efeitos adversos sobre os lípides. O estrogênio pode elevar em 19 a 24% as taxas de triglicérides em mulheres com trigliceridemia prévia normal. Têm sido descritos casos de pancreatite aguda em mulheres hipergliceridêmicas, usuárias de contraceptivos orais, pela exacerbação da alteração lipídica. Assim, os contraceptivos hormonais orais devem ser evitados em mulheres que apresentam níveis de triglicérides acima de 300 mg/dL e usados com cautela naquelas com níveis entre 150 e 300 mg/dL, através da rígida monitorização do perfil lipídico após um mês de início do uso da pílula.

É imprescindível controlar as usuárias de contraceptivos hormonais orais, devido ao maior risco de trombose. As diretrizes postulam a contracepção oral ser contraindicada para mulheres dislipidêmicas com mais de 35 anos, podendo ser usada abaixo dos 35 anos, desde que não haja outros fatores de risco (tabagismo, hipertensão, obesidade, diabete, sedentarismo etc.), devendo-se sempre indicar as pílulas trifásicas que contêm menor dose de progestagênios.

Os medicamentos que afetam desfavoravelmente os lípides séricos têm seu efeito mais acentuado em pacientes com distúrbios lipídicos de base e outras causas secundárias como obesidade, ingestão alcoólica excessiva e diabete. Resposta e.

12. Fármacos que interferem no metabolismo das estatinas, em particular fique atento à atorvastatina (substrato maior C4P3A4).

FÁRMACOS QUE INTERFEREM NO METABOLISMO DAS ESTATINAS		
Mecanismo	**Efeito**	**Fármacos**
Inibição do citocromo P-450 3A4	Aumento dos níveis séricos	Claritromicina, eritromicina, troleandromicina, ciclosporina, tacrolimo, delavirdina, mesilato, ritonavir, fluconazol, itraconazol, cetoconazol, fluoxetina, suco de toranja, mibefradil, nefazodona, verapamil
Indução do citocromo P-450 3A4	Diminuição dos níveis séricos	Barbitúricos, carbamazepina, griseofulvina, fenitoína, primidona, rifabutina, rifampicina, nafcilina, troglotazona
Inibição do citocromo P-450 2C9	Pode aumentar níveis séricos da fluvastatina	Amiodarona, cimetidina, fluoxetina, isoniazida, sulfametoxazol-trimetoprima, fluvoxamina, itraconazol, metronidazol, sulfimpirazona, ticlopidina, zafirlucaste
Indução do citocromo P-450 2C9	Pode diminuir níveis séricos da fluvastatina	Barbitúricos, carbamazepina, griseofulvina, fenitoína, primidona, rifampicina

Resposta c.

13. A dislipidemia típica do hipotireoidismo é caracterizada pelo aumento do LDL-c. Pode haver, também, aumento da trigliceridemia e redução do HDL-colesterol (HDL-c). Todas essas alterações levam a um perfil lipídico mais aterogênico, justificando, pelo menos parcialmente, as maiores taxas de aterosclerose encontradas entre os hipotireoideos. Portadores de mixedema não tratado desenvolvem aterosclerose grave atribuída à elevação do LDL-c.

Alterações lipídicas relacionadas ao hipotireoidismo decorrem fundamentalmente da redução do número de receptores hepáticos para a LDL-c e da diminuição da atividade de lipase lipoproteica, lipase hepática e proteína de transferência de colesterol esterificado (CETP). Pode-se encontrar alteração lipídica mesmo em casos de hipotireoidismo ainda em fase subclínica (com níveis de TSH entre 5 a 10 mU/L, nível de T4 livre ainda normal e sem sintomas clínicos). Contudo, dados da literatura mostram resultados controversos quanto à relação entre hipotireoidismo subclínico e anormalidades lipídicas. Quanto ao tratamento, muitas vezes a reposição hormonal isoladamente é capaz de corrigir a dislipidemia do hipotireoidismo. Alguns estudos têm demonstrado que reposição hormonal com levotiroxina é capaz de reduzir as concentrações de LDL-c e colesterol total enquanto outros tratamentos para a dislipidemia falharam.

A terapia de reposição hormonal (TRH) em mulheres após a menopausa pode reduzir o LDL em até 20 a 25% e aumentar o HDL em até 20%, embora isso não se reflita em redução de eventos cardiovasculares, pois, ao invés disso, os hormônios aumentam o risco desses eventos. Não há interferência de fatores como duração do jejum antecedendo a coleta, uso de ácido acetilsalicílico ou postura do paciente durante a coleta sobre os níveis de HDL. Resposta d.

Dislipidemias

14. Este paciente, idoso, hipertenso em tratamento com duas drogas e tabagista apresenta fatores de risco bem estabelecidos para doença coronariana somados ao padrão de dislipidemia. Torna-se necessário incentivar suspensão do tabagismo, reeducação alimentar, atividade física diária e estatinas. Quanto às metas para o tratamento, na V Diretriz de Hipertensão, para um paciente de alto risco sem doença cardiovascular, essa meta era de < 130 x 85 mmHg. No entanto, a VI Diretriz de Hipertensão simplificou esses valores. Para pacientes hipertensos em estágio I ou II, com risco adicional baixo e médio, a meta pressórica é < 140 x 90 mmHg e, para os demais pacientes, de 130 x 80 mmHg. Isso deveu-se principalmente a estudos que não comprovaram benefícios maiores com reduções mais importantes da pressão arterial em diabéticos e populações de risco muito alto. No que diz respeito aos valores de colesterol, o paciente apresenta um alto risco conforme o escore de Framingham (> 20%), portanto, sua meta seria de LDL < 100 mg/dL (opcional < 70 mg/dL), além de HDL ≥ 40 mg/dL. Resposta b.

15. O primeiro passo para resolver essa questão é estratificar o risco cardiovascular desse indivíduo pelo escore de Framingham. O risco estimado para esse paciente é 12% de infarto ou morte no período de 10 anos, portanto, risco intermediário. No entanto, esse paciente também é portador de síndrome metabólica de acordo com os seguintes critérios: PA sistólica > 130 mmHg, circunferência abdominal > 95 cm e triglicérides > 150 mg/dL. Por ora, apesar de algum grau de controvérsia, as diretrizes da SBC consideram a síndrome metabólica como agravante de risco, então ele passa a ser classificado como indivíduo de alto risco. Nessa classificação, o ideal do LDL é ser inferior a 100 mg/dL e o HDL deve ser superior a 40 mg/dL.

METAS TERAPÊUTICAS DE ACORDO COM A CATEGORIA DE RISCO CARDIOVASCULAR DEFINIDO PELO ESCORE DE RISCO DE FRAMINGHAM				
	Meta terapêutica			
Risco em 10 anos	LDL-c	HDL-c (mg/dL)	Não HDL-c (mg/dL)	TG (mg/dL)
Baixo risco (< 10%)	< 160	≥ 40 para homens	< 190	< 150*
Risco intermediário (10 a 20%)	< 130	≥ 50 para mulheres	< 160	
Alto risco (> 20%)	< 100 (opcional < 70)	≥ 50 para diabéticos	< 130 (opcional < 100)	
Aterosclerose significativa (> 20%)	< 70		< 100	
Obs.: quando as metas não forem alcançadas, recomenda-se a máxima redução possível. Para indivíduos de alto risco, independentemente dos níveis iniciais de LDL-c, devem-se reduzir em 50% tais valores em relação ao obtido no início, com demonstrado benefício, mesmo na impossibilidade de alcançar as metas preconizadas. *A recente diretriz da *American Heart Association* propõe redução de TG para < 100 mg/dL em indivíduos de alto risco cardiovascular.			

Resposta b.

16. O tratamento da dislipidemia nem sempre exige o uso de medicação, mas sempre exige modificação no estilo de vida. Como o paciente apresenta níveis de LDL 45% acima dos valores ideais, além de modificação no estilo de vida, ele também necessita de fármacos, preferencialmente estatinas. Por conta do alto risco do indivíduo e do fato de ele estar longe do nível ideal de LDL-c, o ideal é que ele seja reavaliado com brevidade (em torno de 3 meses).

MEDIDAS TERAPÊUTICAS INICIAIS E PERÍODO DE REAVALIAÇÃO, DE ACORDO COM O RISCO CARDIOVASCULAR		
Status	**Medida terapêutica inicial**	**Reavaliação das metas**
Baixo risco	MEV	6 meses
Risco intermediário	MEV	3 meses
Alto risco	MEV + tratamento farmacológico	3 meses
Aterosclerose manifesta	MEV + tratamento farmacológico	Individualizada
MEV: modificações no estilo de vida		

Resposta a.

17. As causas secundárias de dislipidemias podem ser divididas em: hormonais, metabólicas, renais, hepáticas, relacionadas com estilo de vida e medicamentosas. São causas hormonais: hipotireoidismo (aumento de LDL e triglicérides), hiperestrogenismos (aumento de HDL e triglicérides) e aumento do hormônio de crescimento (redução de LDL e aumento de HDL). A síndrome metabólica é caracterizada por obesidade abdominal, elevação da pressão arterial, intolerância a glicose com aumento de triglicérides e redução de HDL. As doenças renais que alteram o perfil lipídico são: glomerulonefrites (aumento do LDL) e insuficiência renal (redução do HDL). Doenças hepáticas colestáticas, especialmente cirrose biliar primária, podem levar a formação de uma lipoproteína anormal, chamada de lipoproteína X, justificando hipercolesterolemia, xantelasmas e xantomas na fase precoce da doença. Fatores que contribuem para obesidade, como desequilíbrio entre ingestão de calorias e gasto energético, falta de atividade física e dieta rica em gorduras saturadas contribuem para alteração no perfil lipídico. Medicações que podem alterar as lipoproteínas são diuréticos tiazídicos, betabloqueadores, ácido retinoico, estrógeno, antipsicóticos de segunda geração e drogas antirretrovirais. Resposta e.

18. Para sabermos a conduta mais adequada a esta paciente, é necessário realizar o escore de risco de Framingham. A verdade é que como este cálculo é complexo (pode ser realizado *on-line* em <http://www.bibliomed.com.br/calculadoras/scorefram/>), a questão deveria dar o escore de risco da paciente. Como não temos o escore de Framingham (que, neste caso, é de 4%, o que caracteriza a paciente como de baixo risco), devemos analisar primariamente o perfil lipídico da paciente. A paciente tem LDL de 130 mg/dl, que são os níveis preconizados para pacientes de moderado risco (que não é o caso de nossa paciente) e tem HDL muito bom, de 77 mg/dl, o que faz com que não sejam necessárias condutas para modificar seu perfil lipídico. Desta forma, já podemos descartar as três últimas alternativas, que preconizam redução do LDL da paciente. Entretanto, por ser hipertensa e obesa, fatores que *per se* a predispõem a desenvolver aterosclerose. Pela classificação do Consenso Brasileiro de Hipertensão, a paciente possui hipertensão estágio I, e deve, no mínimo, realizar modificações no estilo de vida. Resposta b.

19. As intervenções dietéticas são recomendadas para todos os pacientes dislipidêmicos, mas as evidências objetivas de sua ação são escassas, principalmente porque tais estudos não interessam às indústrias farmacêuticas. Por este motivo, patrocínio para estes estudos são escassos. O *Lyon Diet Heart Study* demonstrou de forma incontestável que a dieta do mediterrâneo está associada à redução de 50% de eventos cardiovasculares em prevenção secundária. O mais impressionante deste estudo é que este resultado brilhante (melhor que qualquer *trial* com estatinas) foi obtido sem diminuição do colesterol, apenas variando-se as quantidades de Ômega-3 e Ômega-6 na dieta. A dieta estilo mediterrâneo é baseada em óleos poli-insaturados como óleo de oliva, grãos integrais e carnes magras. Infelizmente, pelos motivos acima citados, o único grande estudo realizado para verificar o impacto da dieta é o *Lyon Diet Heart Study*. O uso de antioxidantes e vitamina E não mostrou redução de mortalidade em estudos clínicos, sendo observado benefício apenas em estudos epidemiológicos, não sendo indicados para prevenção. Assim, poderíamos dizer que realmente os estudos que avaliam o benefício de dietas na prevenção primária ou secundária de doença coronária são limitados em número, mas não em qualidade. Resposta d.

20. A ingestão de pequena quantidade de álcool, principalmente vinho tinto, apresenta efeito antioxidante, anti-inflamatório, melhora perfil lipídico com aumento de HDL e apresenta efeito antiaterosclerótico. Este fato foi observado em estudos epidemiológicos realizados principalmente na França, em que, ao se comparar eventos cardiovasculares desta população francesa, com maior taxa de tabagismo e com consumo diário de vinho, com a população americana, observou-se menor taxa de eventos cardiovasculares na população francesa. No entanto, não existe grau de recomendação classe I para o uso de bebidas alcoólicas. Quando a ingestão é em excesso (> 15 ml de etanol por dia para as mulheres e 30 ml de etanol por dia para os homens), ocorre aumento de hipertensão arterial e aumento de triglicérides com aumento do risco cardiovascular. Por fim, devemos nos lembrar de que o álcool é droga com altíssimo potencial de abuso – desta forma, ao recomendar a um abstêmio que beba pequenas quantidades podemos estar dando o estímulo inicial para que se torne um etilista com graves consequências físicas e sociais. Resposta c.

21. A equação de Framingham leva em consideração **idade, sexo, pressão sistólica, tabagismo, uso de drogas anti-hipertensivas, colesterol total e HDL-colesterol** para calcular o risco de eventos cardiovasculares em dez anos (o chamado risco dez anos). A presença ou não de diabetes *mellitus* não é considerada no escore em si, pois pacientes diabéticos são considerados equivalentes de risco cardiovascular, ou seja, têm risco dez anos maior que 20%, e o mesmo risco de pacientes já com doença coronariana estabelecida. Deste modo, embora a glicemia não entre no escore de Framingham, o diagnóstico de diabetes é tão importante que sua presença dispensa a realização do escore, já classificando o paciente como de alto risco. Embora o LDL *per se* não esteja presente no escore, a presença do colesterol total e do HDL permite indiretamente uma estimativa dos níveis de LDL. Assim, embora não esteja diretamente presente no escore, indiretamente é fator decisivo para o escore de Framingham. Desta forma, o único dos fatores que não aparece no escore de Framingham é a obesidade. Resposta c.

22. Um paciente com o perfil descrito na questão (já teve infarto agudo do miocárdio) é descrito pelo Consenso Brasileiro de Dislipidemias como tendo doença cardiovascular ou equivalente e tem meta de LDL abaixo de 70 mg/dl. Seu perfil lipídico é de aumento do LDL com diminuição do HDL. Para um paciente com LDL tão acima da meta, não há dúvida de que uma estatina seria a droga mais indicada. Resposta a.

23. Na questão estão listados dois equivalentes de doença cardiovascular (evidência angiográfica de aterosclerose coronariana e diabetes *mellitus*) e três fatores de risco para má evolução da doença aterosclerose (hipercolesterolemia familiar primária, história familiar precoce de aterosclerose e hipertensão arterial). Devemos nos lembrar de que o HDL faz o transporte reverso do colesterol, da periferia para o fígado, assim é um fator protetor. Desta forma, quanto maior o HDL, menor o risco. Resposta a.

24. O uso de antioxidantes e vitamina E não mostrou redução de mortalidade em estudos clínicos, sendo observado benefício apenas em estudos epidemiológicos, não sendo indicados para prevenção. A ingestão de pequena quantidade de álcool, principalmente vinho tinto, apresenta efeito antioxidante, anti-inflamatório, melhora perfil lipídico com aumento de HDL e apresenta efeito antiaterosclerótico. Este fato foi observado em estudos epidemiológicos realizados principalmente na França, em que ao se comparar eventos cardiovasculares da população francesa, com maior taxa de tabagismo e com consumo diário de vinho com a população americana, observou-se menor taxa de eventos cardiovasculares na população francesa. No entanto, não existe grau de recomendação classe I para o uso de bebidas alcoólicas. Quando a ingestão é em excesso (> 15 ml de etanol por dia para as mulheres e 30 ml de etanol por dia para os homens), ocorre aumento de hipertensão arterial e aumento de triglicérides, com aumento do risco cardiovascular. O *Lyon Diet Heart Study* demonstrou de forma incontestável que a dieta do mediterrâneo está associada à redução de 50% de eventos cardiovasculares em prevenção secundária. O mais impressionante deste estudo é que este resultado brilhante (melhor que qualquer *trial* com estatinas) foi obtido sem diminuição do colesterol, apenas variando-se as quantidades de Ômega-3 e Ômega-6 na dieta. A dieta estilo mediterrâneo é baseada em óleos poli-insaturados, como óleo de oliva, grãos integrais e carnes magras. Infelizmente, o único grande estudo realizado para verificar o impacto da dieta é o *Lyon Diet Heart Study*. Reposição hormonal foi relacionada com maior mortalidade cardiovascular nos primeiros anos de reposição e proteção cardiovascular após o 4º ano de reposição hormonal. Resposta c.

25. Das drogas listadas, apenas os inibidores da enzima conversora de angiotensina demonstraram efeito na prevenção primária de eventos cardiovasculares, evidência comprovada pelo estudo HOPE. Betabloqueadores são eficazes em reduzir mortalidade e eventos, mas em prevenção secundária em pacientes que já têm doença coronariana estabelecida. De modo semelhante, o ácido acetilsalicílico demonstrou efeitos incontestáveis em prevenção secundária, não em prevenção primária. O tratamento da hiper-homocisteinemia com ácido fólico também não demonstrou efeito positivo em prevenção primária. Não há evidências de benefícios com orlistat em prevenção primária ou secundária. Resposta d.

26. O *Lyon Diet Heart Study* demonstrou de forma incontestável que a dieta do mediterrâneo está associada à redução de 50% de eventos cardiovasculares em prevenção secundária. O mais impressionante deste estudo é que este resultado brilhante (melhor que qualquer *trial* com estatinas) foi obtido sem diminuição do colesterol, apenas variando-se as quantidades de Ômega-3 e Ômega-6 na dieta. A dieta estilo mediterrâneo é baseada em óleos poli-insaturados como óleo de oliva, grãos integrais e carnes magras. Infelizmente, o único grande estudo realizado para verificar o impacto da dieta é o *Lyon Diet Heart Study*. Resposta a.

27. O estudo *AFCAPS/TexCAPS* demonstrou redução de 37% no risco de um primeiro evento coronário grave, ou seja, foi realizado como prevenção primária, e não como prevenção secundária. O benefício da prevenção primária é maior quanto maior for o risco do paciente (alternativa E errada). As estatinas utilizadas na prevenção primária levam à redução de mortalidade cardiovascular, angina, AVC e mortalidade cardiovascular global. O benefício é semelhante em homens e mulheres. Os estudos de prevenção primária, como WOSCOPS, AFCAPS/TEXCAPS, ASCOT e JÚPITER, apresentaram NNT em cinco anos, que variaram de cerca de 20 até 118. Entretanto, realmente, estudos de prevenção secundária em geral possuem NNT menor do que naqueles de prevenção primária. Resposta c.

28. O tabagismo é o principal fator de risco cardiovascular nos EUA, sendo responsável por mais de 4 milhões de mortes no mundo. No Brasil a prevalência varia de 13%-

25% da população, dependendo da região. Nota-se tendência a queda do número de tabagistas no Brasil. É responsável por mais de 1/3 dos óbitos por IAM. O risco de AVC, aneurisma de aorta e claudicação intermitente também é maior nos tabagistas. O tabagismo está associado a aumento pressórico, vasoespasmo de coronárias, disfunção endotelial, fenômenos tromboembólicos. Não existe limite seguro de cigarros e os cigarros *light* apresentam malefícios semelhantes. O fumante passivo apresenta um risco maior do que a população não exposta. Os pacientes que interrompem o tabagismo reduzem em 50% o risco de evento coronariano até o segundo ano após intervenção, sendo seu risco semelhante à população que nunca fumou em cerca de dez anos. O tratamento contra o tabagismo é mais eficaz com intervenções farmacológicas do que com apenas aconselhamento. Atualmente dispomos de: reposição nicotínica (*patch* ou goma), antidepressivos como a bupropiona e a vareniciclina, que apresenta maior taxa de sucesso. A maioria dos estudos com tabagismo é transversal e longitudinal, sendo que não existem grandes ensaios clínicos randomizados. Resposta c.

29. O uso de antioxidantes e vitamina E não mostrou redução de mortalidade em estudos clínicos, sendo observado benefício apenas em estudos epidemiológicos, não sendo indicados para prevenção. Exercício físico deve ser encorajado e recomendado, tendo sido demonstrado benefício em estudos clínicos, promovendo condicionamento cardíaco com melhora de isquemia e classe funcional. Resposta a.

30. A ingestão de pequena quantidade de álcool, principalmente vinho tinto, apresenta efeito antioxidante, anti-inflamatório, melhora perfil lipídico com aumento de HDL e apresenta efeito antiaterosclerótico. Este fato foi observado em estudos epidemiológicos realizados principalmente na França, em que ao se comparar eventos cardiovasculares da população francesa, com maior taxa de tabagismo e com consumo diário de vinho com a população americana, observou-se menor taxa de eventos cardiovasculares da população francesa. No entanto, não existe grau de recomendação classe I para o uso de bebidas alcoólicas. Quando a ingestão é em excesso (> 15 ml de etanol por dia para as mulheres e 30 ml de etanol por dia para os homens), ocorre aumento de hipertensão arterial e aumento de triglicérides, com aumento do risco cardiovascular. O álcool não deve ser encorajado nas pacientes com história familiar de câncer de mama por aumentar a incidência do câncer de mama. Resposta c.

31. Trata-se de paciente HAS, com antecedente familiar positivo para coronariopatia, sem aterosclerose definida, mas que, a princípio, pela idade, nível do colesterol total e presença de HAS apresenta-se pelo menos como de risco intermediário pelo escore de Framingham. Deveríamos pesquisar os fatores agravantes deste paciente, e ele apresenta sinais de HVE ao ECG e antecedente familiar positivo. Sendo assim, paciente de alto risco, com meta de LDL < 100 mg/dl e início com estatina, mantendo dieta e exercício físico. Estudos de prevenção primária demonstraram redução de IAM, mortalidade geral e cardiovascular. As estatinas promovem redução significativa do LDL com discreto aumento do HDL, melhorando a relação LDL/HDL. Resposta d.

32. O benefício da prevenção primária é maior quanto maior for o risco do paciente (alternativa A errada). As estatinas utilizadas na prevenção primária levam à redução de mortalidade cardiovascular, angina, AVC e mortalidade cardiovascular global. O benefício é semelhante em homens e mulheres. Os estudos de prevenção primária como WOSCOPS, AFCAPS/TEXCAPS, ASCOT e JÚPITER apresentaram NNT em cinco anos, que variaram de cerca de 20 até 118. Resposta a.

33. Meta-análise recente com 90.056 pacientes em 14 *trials* com estatinas mostraram relação linear entre a queda do LDL e a taxa de eventos cardiovasculares (morte cardiovascular, IAM não fatal e mortalidade geral). No entanto, não houve redução de mortalidade não cardiovascular. Estudo clássico com sinvastatina 40 mg/d VS placebo, foi o HPS que envolveu 20.536 pacientes, ocorrendo redução significativa de evento cardiovascular maior, IAM não fatal, revascularização miocárdica, AVC e mortalidade total. Resposta c.

34. A equação de Framingham leva em consideração **idade, sexo, pressão sistólica, tabagismo, uso de drogas anti-hipertensivas, colesterol total e HDL-colesterol** para calcular o risco de eventos cardiovasculares em dez anos (o chamado risco dez anos). A presença ou não de diabetes *mellitus* não é considerada no escore em si, pois pacientes diabéticos são considerados equivalentes de risco cardiovascular ou seja: têm risco dez anos maior que 20%, e o mesmo risco de pacientes já com doença coronariana estabelecida. Deste modo, embora a glicemia não entre no escore de Framingham, o diagnóstico de diabetes é tão importante que sua presença dispensa a realização do escore, já classificando o paciente como de alto risco. Embora o LDL *per se* não esteja presente no escore, a presença do colesterol total e do HDL permitem indiretamente uma estimativa dos níveis de LDL. Assim, embora não esteja diretamente presente no escore, indiretamente é fator decisivo para o escore de Framingham. Desta forma, o único dos fatores que não aparece no escore de Framingham são os níveis de triglicérides – a hipertrigliceridemia não é aterogênica; a necessidade do tratamento desta reside no risco de lesões em outros órgãos (como o pâncreas) que pacientes com altos níveis de triglicérides possuem. Resposta d.

35. Esta questão é baseada no antigo escore de Framingham. O escore atual varia de 9 pontos a 25 pontos e desta forma não podemos estimar o risco na escala de Framingham apenas pela pontuação, e sim pelo resultado do escore em porcentagem. A verdade é que como este cálculo é complexo (http://www.bibliomed.com.br/calculadoras/scorefram/) a questão deveria dar o escore de risco da paciente. É interessante que para este paciente não é possível o cálculo do risco de Framingham porque não foram fornecidos os níveis de colesterol total. **De acordo com os consensos atuais, não há resposta para esta questão.**

36. Pela história do paciente, podemos dizer que provavelmente tem baixo risco dez anos pelo escore de Framingham. Assim como no comentário anterior, o cálculo não é possível pela ausência da dosagem de colesterol total. A meta de LDL para pacientes de baixo risco, de acordo com o Consenso Brasileiro de Dislipidemias de 2006, para esta faixa de risco, é de LDL menor que 160 mg/dl. Notamos que com as medidas não farmacológicas o paciente aproximou-se da meta, e não seria errado esperar três meses para conseguirmos notar o efeito integral das modificações no estilo de vida. Os estudos com estatinas atingiram redução de risco de 37% em prevenção primária e 30%-40% em prevenção secundária, então a afirmativa II está errada. Se formos seguir à risca o Consenso Brasileiro de Dislipidemias, realmente o tratamento está conforme a diretriz, mas poderíamos dar mais uma chance ao nosso paciente para que reduzisse o LDL com medidas não farmacológicas. Ainda hoje este é assunto controverso e sob discussão. Assim, não podemos considerar como correta a afirmativa do item III. Resposta a.

37. Aqui temos paciente com ao menos dois fatores de risco maior – tabagismo e antecedente familiar positivo (pai com morte súbita antes dos 55 anos). Embora a questão não dê o escore de Framingham do paciente, podemos deduzir que mesmo que este fosse de baixo risco teria fatores agravantes (tabagismo e antecedente familiar positivo), que elevariam o risco do paciente para risco moderado, que tem como meta LDL-colesterol menor que 130 mg/dl. Desta forma, o paciente tem, sim, grau de risco coronariano que mereça tratamento.
A dosagem apenas de colesterol total é inadequada para a estratificação de risco do paciente, já que é extremamente importante estudarmos os níveis de HDL (quanto mais baixos, maior o risco do paciente). O maior preditor de risco lipídico é a relação LDL/HDL, e não o colesterol total. Em uma questão moderna, seria inadmissível pedir conduta sem a dosagem das frações de colesterol. Devemos nos lembrar de que mesmo a prevenção primária é eficaz, como demonstrado nos estudos AFCAPS/TEXCAPS, JÚPITER e WOSCOPS.
Entretanto, podemos pensar que é altamente improvável que este paciente do sexo masculino, com história familiar positiva, tenha altas taxas de HDL, o que o eximiria do risco da dislipidemia. Se o paciente já fizesse dieta adequada e estivesse muito longe da meta, poderíamos até prescrever estatina imediatamente para este paciente. Entretanto, se sua dieta fosse muito inadequada, com grandes quantidades de gordura saturada de origem animal, orientaríamos inicialmente uma dieta com reavaliação dos níveis lipídicos em dois ou três meses.
Alimentação pobre em gorduras não é eficaz em proteção cardiovascular como as drogas hipolipemiantes. Mas devemos nos lembrar de que o *Lyon Diet Heart Study* demonstrou que dieta estilo mediterrâneo (que é muito mais que uma dieta pobre em gorduras – é uma dieta rica em ácidos graxos poli-insaturados, óleo de oliva, grãos integrais, nozes etc.) foi até mais eficaz que estatinas na prevenção secundária da doença coronariana. Devemos nos lembrar da efetividade do *Lyon Diet Heart Study* justamente porque as drogas hipolipemiantes, além de caras, podem ocasionar múltiplos efeitos colaterais, principalmente hepatotoxicidade e rabdomiólise, por isso não são indicadas a pacientes de baixo risco. Resposta a.

38. Tanto o abandono do tabagismo quanto o tratamento da dislipidemia são intervenções inquestionáveis como classe I na prevenção primária de cardiopatia isquêmica. O termo redução de peso corporal é bastante infeliz nesta questão. Seria interessante, no mínimo, termos dois dados do paciente: o índice de massa corpórea e a circunferência abdominal. Exercício físico, por exemplo, seria intervenção classe I para este paciente, por aumentar o HDL-c e melhorar o condicionamento cardiovascular. Na improvável hipótese de que este paciente tivesse obesidade do tipo ginecóide (feminino), sem grande aumento da circunferência abdominal, o impacto do controle do peso seria menor. Devemos nos lembrar de que o paciente é hipertenso, e o controle do peso é a medida não farmacológica mais eficaz para o controle da PA. O paciente pode diminuir de 5 a 20 mmHg a cada 10 kg perdidos. Assim, todas as medidas listadas podem ser consideradas classe I **para este paciente.** Resposta e.

39. Considerando que a questão foi formulada no ano 2000, próxima à divulgação dos primeiros estudos que demonstraram que as estatinas estão relacionadas a aumento de sobrevida de pacientes em prevenção primária e secundária, torna-se evidente que a questão direciona a resposta para a alternativa a. Para termos uma ideia da idade da questão, basta notar a presença de sequestrantes de ácidos biliares (colestipol e probucol) entre as alternativas, medicações que são pouco usadas hoje. Resposta a.

Febre Reumática 7

Guilherme S. Spina

Introdução

A Febre Reumática (FR) continua a ser doença extremamente importante e prevalente no Brasil, embora cada vez mais esquecida e negligenciada. Faz jovens vítimas, causando devastadoras sequelas cardíacas e neurológicas e levando à dor, sofrimento e incapacidade laborativa. As consequências da FR são especialmente devastadoras nos jovens, em geral originários dos extratos socioeconômicos menos favorecidos[1].

Apesar de ainda ser muito frequente no Brasil, a FR está cada vez mais distante dos pensamentos dos cardiologistas. Em congressos médicos o espaço dedicado à FR é cada vez menor, sendo frequentes congressos de cardiologia no Brasil sem atividades programadas dedicadas apenas à FR. Temas que são frequentes em congressos estadunidenses e europeus, como dislipidemias e doença coronária são frequentes em encontros cardiológicos nacionais, mas a FR é cada vez menos presente, como se não fosse mais um problema relevante de cardiologia no Brasil.

Este fato pode ser explicado em parte pela presença pouco frequente da FR na literatura médica mundial: como o que é mais valorizado em termos de literatura médica são periódicos estadunidenses e europeus e como a FR é presente principalmente em países mais pobres, cujos autores têm enorme dificuldade em publicar nestes periódicos, ao leitor destas revistas médicas transparece a impressão de que a FR é pouco importante, dado a sua pouca presença literária[2]. Pesquisadores estadunidenses e europeus, que detêm a maior quantidade de recursos para pesquisa, se ocupam de pesquisar males que afligem suas populações, como doença coronária e aterosclerose, que por isso tornam-se assuntos frequentes nos periódicos de maior impacto no meio médico. Editores e comissões científicas nacionais pensam que alinhar os assuntos dos periódicos e congressos à imagem e semelhança dos de maior prestígio de alguma forma é desejável, e assim esquecem as mazelas nacionais.

A FR é a mais passível de prevenção das cardiopatias, sem dúvida, mas **em nosso meio é a principal causa de cirurgia cardíaca em crianças,** é responsável por mais de 1/3 das cirurgias cardíacas em adultos e provavelmente **é a causa mais frequente de acidente vascular cerebral embólico em adultos abaixo de 40 anos** [2].

Epidemiologia da FR

A FR é das doenças de mais difícil tradução em estatísticas de saúde, por possuir fase aguda muito infrequente e longo período assintomático. **Apenas cerca de 5% de todos os portadores de febre reumática possuem fase aguda sintomática, enquanto a maior parte dos portadores de sequelas reumáticas cardíacas graves só tem seu diagnóstico feito na fase final da doença,** ao procurar o serviço médico com sintomas de insuficiência cardíaca pela valvopatia crônica.

Para entendermos a incidência e o impacto da FR, podemos usar algumas estratégias, embora nenhuma totalmente satisfatória: podemos estimar o número de casos de FR aguda em uma determinada comunidade, mas com esta estratégia só conseguiríamos contabilizar 5% dos pacientes. Pior ainda se adotarmos a fácil estratégia de pesquisarmos no DATASUS[3] o número de internações por FR aguda: apenas 5% dos pacientes com FR aguda sintomática necessitam de internação.[1,2]

Uma estratégia muito usada para medir o impacto da FR é estimar o número de cirurgias cardíacas por FR. Entretanto, esta abordagem estatística tem vários problemas: pacientes reumáticos vão necessitar de tratamento cirúrgico na fase final de sua doença, que pode ser até meio século após a fase aguda. O número de cirurgias é ainda mais inadequado se considerarmos o acesso à cirurgia cardíaca em nosso meio. A maioria dos pacientes não tem acesso à cirurgia em suas cidades natais, por se tratar de procedimento de alta complexidade. Nos grandes centros de referência os pacientes enfrentam listas de espera intermináveis, que podem chegar a anos, e muitos perecem antes que possa ser realizada a correção cirúrgica. Por fim, muitas vezes o serviço tem a prioridade de apenas tratar a valvopatia do paciente, sem fazer o diagnóstico etiológico nem mandar válvulas excisadas para exame anatomopatológico.

Uma terceira abordagem, recentemente proposta, é realizar a triagem populacional de febre reumática. Esta pode ser realizada com *screenings* ecocardiográficos ou com exames físicos detalhados. Os propositores desta estratégia preconizam que exames ecocardiográficos deveriam ser realizados em toda a população, ao menos uma vez, para que sequelas reumáticas possam ser detectadas precocemente e assim, com a utilização da profilaxia secundária, impedir que estas lesões progridam para lesões graves. Além dos problemas óbvios de implementação, com a impossibilidade da realização de exames ecocardiográficos de triagem em toda população mesmo nos países mais ricos, há a questão de que o paciente jovem pode não ter sequelas reumáticas hoje, mas pode desenvolver a doença.

Por fim, a triagem populacional realizada por exame físico é estratégia louvável e que pode ser feita pelas equipes existentes de atenção básica à saúde, mas tem um problema sério: a falta de treinamento dos médicos em ausculta cardíaca. Quando realizada por médicos sem treinamento, a ausculta cardíaca tem baixa sensibilidade, mas se realizada por médicos treinados a acurácia pode ser comparável à triagem ecocardiográfica. A ausculta cardíaca é uma habilidade médica ameaçada de extinção – cada vez menos tempo no currículo médico é dada à propedêutica em geral e à ausculta em particular. A qualificação dos médicos de Unidades Básicas de Saúde em ausculta cardíaca seria altamente desejável para possibilitar a triagem populacional pela ausculta.

Partindo de um dado do DATASUS[3] disponível podemos estimar o impacto atual e futuro da FR: há 2.500 internações anuais por FR, segundo esta base de dados. Assumindo a estatística da Liga de Combate à Febre Reumática de que apenas 5% dos pacientes com FR aguda necessitam de internação, chegamos a 50.000 casos de FR aguda sintomáticos anuais no Brasil. Considerando que apenas 5% dos pacientes possuem fase aguda sintomática, chegamos à marca de 1.000.000 de pacientes que podem ter FR anualmente, sintomáticos e assintomáticos. Considerando que dos pacientes que tem FR 40% em média tem cardite e, destes, aproximadamente 30% têm sequelas, cardíacas chegamos à assustadora marca de 420.000 pacientes que podem, todos os anos, desenvolver sequelas reumáticas cardíacas, a grande maioria destes assintomáticos e que só vão estar cientes de suas valvopatias depois de várias décadas, quando iniciarem sintomas de insuficiência cardíaca.

As devastadoras consequências da valvopatia reumática não são apenas cardiológicas: estatísticas de países com incidência de FR semelhante à brasileira mostram que a FR é responsável por 44,8% de todos os AVCIs embólicos, sendo a causa mais frequente de AVCs em pacientes abaixo de 40 anos e causando 4,31 casos preveníveis de AVC para cada 100.000 habitantes[4]. Não é infrequente que a primeira manifestação de FR seja um acidente vascular cerebral, pela alta trombogenicidade das valvopatias reumáticas [4].

A resposta imune e suas consequências clínicas

A FR é doença cujo mecanismo fisiopatológico é bem conhecido: é uma doença autoimune desencadeada pelo contato de indivíduos predispostos com o estreptococo beta-hemolítico do grupo A. A doença estreptocócica causadora da FR é a faringoamigdalite: quando indivíduos predispostos, que perfazem 3% da população na maioria das estatísticas[5,6,7], são acometidos de amigdalite estreptocócica e quando esta não é tratada adequadamente, inicia-se a resposta imune que levará ao desenvolvimento da FR. Devemos lembrar que o tratamento da amigdalite estreptocócica impede o desenvolvimento da FR, por isso podemos dizer que indubitavelmente ela é a mais passível de prevenção de todas as cardiopatias.

A proteína mais imunogênica do estreptococo é a proteína M, alvo da maioria das respostas imunes do hospedeiro. A proteína M é uma proteína fibrilar, que confere ao estreptococo poder de invasão e antifagocitose[5,6]. As proteínas fibrilares têm sequências de aminoácidos muito conservadas mesmo se compararmos espécies diferentes. Este fato é devido à arquitetura fibrilar depender de uma sequência específica de aminoácidos, com os mais hidrofílicos do lado de fora da proteína e os mais hidrofóbicos na parte interna desta. Esta homologia entre proteínas fibrilares de diversas espécies faz com que respostas celulares e humorais do hospedeiro que são dirigidas contra o estreptococo acabem em alguns pacientes atacando suas próprias proteínas fibrilares, como a miosina e a vimentina. Desta forma, a resposta imune que inicialmente era antiestreptocócica logo se torna autoimune, com o sistema imune atacando o próprio hospedeiro, traído pela semelhança de epítopos das proteínas fibrilares[7,8].

Diante de qualquer antígeno, o sistema imune tem dois tipos básicos de resposta imune: aquela mediada predominantemente por células, conhecida como resposta celular ou Th1 e aquela mediada por anticorpos ou Th2. Este diferencial de respostas imunes é fundamental na patogênese e na apresentação clínica do paciente com febre reumática, especialmente em sua fase aguda.

A resposta Th1 ou celular é a mais grave na FR, pois leva à cardite e às sequelas cardíacas. Entretanto, esta resposta geralmente é assintomática em sua fase aguda: indivíduos com resposta imune predominantemente Th1 raramente desenvolvem sinais e sintomas de cardite reumática aguda e são aqueles que têm lesões cardíacas tipicamente reumáticas sem ter histórico de qualquer episódio de FR aguda na infância ou adolescência [9, 10]. A ausência de sintomas contribui para a gravidade da doença, como este paciente não tem diagnóstico não irá realizar profilaxia secundária para FR, ficando assim predisposto a múltiplos contatos com o estreptococo e vários surtos reumáticos, mesmo que assintomáticos. A resposta Th1 é a responsável pelo frequente achado de pacientes com sequelas cardíacas reumáticas graves, mas sem história de FR aguda[11, 12].

A lesão cardíaca em geral não ocorre no primeiro surto de FR: são os surtos repetidos que fazem com que haja progressão das sequelas valvares. Em um primeiro surto reumático, um número limitado de linfócitos autorreativos é mobilizado, com dano valvar limitado[13]. Uma destruição maior e mais significante da estrutura das valvas cardíacas só é possível com um grande número de clones de linfócitos autorreativos, que agudamente ou ao longo de anos causam as sequelas reumáticas. Este número mínimo de linfócitos geralmente é adquirido quando o paciente sofre repetidos surtos, mesmo que assintomáticos de FR. Desta forma, se conseguirmos diagnosticar um paciente logo no início da doença e com lesões leves, a progressão da doença pode ser impedida pela profilaxia secundária, que faz com que o paciente não tenha mais contato com o estreptococo reumatogênico.

A resposta Th2 ou humoral na FR causa predominantemente artrite e a coreia[14], ambas geralmente bastante sintomáticas e levando a um diagnóstico mais fácil de FR. Embora geralmente sintomática possua melhor prognóstico por dois motivos: primeiro por que a resposta humoral em geral não causa danos permanentes às valvas cardíacas, limitando as sequelas reumáticas. Segundo porque o paciente com resposta Th2 geralmente é diagnosticado como portador de FR, desta forma recebendo profilaxia secundária, o que minimiza a chance de sequelas reumáticas cardíacas permanentes.

Devemos lembrar que os surtos subsequentes nem sempre reproduzem os primeiros surtos: desta forma, um paciente que em um surto inicial teve artrite pode em um segundo surto ter um *switch* de resposta imune e desenvolver cardite. Assim é extremamente importante a aderência rigorosa ao regime de profilaxia secundária, seja qual for a manifestação inicial do paciente.

Diagnóstico e quadro clínico

Uma das maiores dificuldades que cardiologistas e clínicos em geral se deparam diante de um paciente com FR é fechar o diagnóstico, não existindo exames específicos ou patognomônicos de FR – é um diagnóstico clínico. Desta forma, o diagnóstico de um paciente com FR sempre leva à angústia e insegurança, mesmo do médico mais experiente. Casos muito típicos, como os portadores de coreia, são de fácil diagnóstico enquanto pacientes com artrites isoladas e lesões cardíacas duvidosas são aqueles que apresentam as maiores dificuldades: um diagnóstico de FR implica o uso de profilaxia secundária, tratamento longo, estigmatizante e desconfortável ao paciente. Já o não diagnóstico de um paciente reumático irá piorar muito seu prognóstico, podendo levar a uma vida marcada por cirurgias valvares e suas inevitáveis complicações. **Quando o paciente exibe fase aguda sintomática, esta, em geral, ocorre de 2 a 4 semanas após a estreptococcia.**

Para piorar o quadro, **os conhecidos critérios de Jones para o diagnóstico da Febre Reumática são inúteis em aproximadamente 95% dos pacientes.** Explica-se: os critérios de Jones, concebidos por Thomas Duckett Jones em 1944 e revisados por diversas vezes desde então, devem ser usados apenas para o diagnóstico de FR aguda, não servindo para o diagnóstico de formas crônicas. Como a imensa maioria dos pacientes reumáticos, especialmente os valvopatas graves, não têm uma fase aguda sintomática, o uso destes critérios é bastante limitado.

Os critérios de Jones[15] permitem diagnóstico de FR quando estão presentes dois critérios maiores ou um critério maior e dois menores, segundo as diretrizes estadunidenses mais recentes de FR. Entretanto, mesmo esta orientação é incorreta: a coreia, por ser muito típica de FR pode isoladamente fechar o diagnóstico. Entretanto, há poucas chances de vermos mudanças nestes critérios: como são feitos nos Estados Unidos, aonde a FR é muito rara, as novas gerações de médicos americanos têm muito pouca familiaridade com a doença. Desta forma, são muito resistentes a mudanças, preferindo não alterar o que seus colegas que conheceram a FR escreveram. Os critérios da Organização Mundial da Saúde[16] são mais atualizados e desejáveis nesse sentido.

CRITÉRIOS DE JONES PARA O DIAGNÓSTICO DE FEBRE REUMÁTICA	
Critérios maiores	**Critérios menores**
Cardite	Artralgia
Artrite	Febre
Coreia	Aumento do intervalo PR
Eritema Marginatum	Alterações laboratoriais - aumento de provas de atividade inflamatória
Nódulos subcutâneos	História de surto de FR prévio
Evidência de estreptococcia anterior (aumento nos títulos de ASLO, escarlatina recente)	

Tabela 7.1

Aqui devemos ter especial atenção com a famigerada "evidência de estreptococcia anterior". Esta evidência de contato com estreptococos é opcional tanto nas últimas diretrizes estadunidenses quanto nas recomendações da Organização Mundial da Saúde (OMS)[16]. Aliás, no quadro mais típico de FR, que é a coreia de Sydenham, raramente temos evidência de infecção estreprocócica por esta ser uma manifestação tardia, que ocorre muitos meses após a estreprococcia. Assim, a ausência de evidência de infecção estreptocócica não inviabiliza um diagnóstico de FR.

É muito frequente na prática clínica diária, entretanto, ocorrer justamente o oposto: diante de um paciente com evidências de infecção estreprocócica procura-se desesperadamente fechar um diagnóstico de FR. A evidência de estreptococcia mais usada habitualmente são os níveis de antiestreptolisina, o ASLO, sendo solicitados frequentemente em crianças e adolescentes com artralgia ou mesmo assintomáticos, como se fosse um *screening* diagnóstico para FR. O achado de títulos de ASLO bastante elevados gera ansiedade na mãe e preocupação no médico de que aquele paciente possa ser portador de FR.

Como já dissemos anteriormente, apenas cerca de 3% da população são predispostos a desenvolver a doença autoimune Febre Reumática. Assim, em 97% da população, o contato ou a infecção estreptocócica são curados espontaneamente, sem levar a qualquer tipo de sequela. Desta forma, concluímos que 97% dos pacientes com títulos de ASLO alterados, mesmo que muito elevados, são apenas pacientes normais que tiveram contato com estreprococos. Devemos tranquilizar a família do paciente e este próprio, afirmando que é absolutamente normal observarmos títulos elevados de ASLO naquelas crianças e adolescentes que têm vida social normal, ou seja, que vão à escola e participam de atividades e brincadeiras com outros indivíduos de idades semelhantes. O achado de ASLO normal ou baixo é mais preocupante; este paciente pode ter dificuldades de estabelecer contato social normal ou não frequentar a escola.

Como notamos na Tabela 7.2, **os critérios da OMS para o diagnóstico de FR são mais completos e compatíveis com a realidade, resultado com certeza da elaboração por profissionais de diversos países com alta incidência de FR.** Devemos destacar nestes critérios a categoria em que se incluem a maioria dos pacientes com FR atendidos em cardiologia: aqueles com sequelas valvares tipicamente reumáticas, nos quais é possível fechar o diagnóstico de FR sem usar nenhum dos critérios de Jones. **A FR acomete predominantemente as valvas mitral e aórtica,** mais raramente podendo ocorrer lesão reumática das valvas tricúspide e muito mais raramente da valva pulmonar. Assim, as sequelas valvares são bastante características da doença.

Pacientes, mesmo aqueles mais idosos, com dupla lesão mitral, estenose mitral pura, ou lesões mitroaórticas com evidentes características de acometimento reumático (fusão comissural, abertura da valva mitral "em domo", folheto posterior fixo da valva mitral) podem ter seu diagnóstico de FR sem ser necessário nenhum exame ou critério adicional[16]. São estes pacientes, que procuram a atenção médica por sintomas de insuficiência cardíaca causada por valvopatia crônica que perfazem a maioria dos reumáticos diagnosticados como tais em serviço de cardiologia.

Este padrão de lesões foi reconhecido recentemente nas diretrizes da *World Heart Federation* para o diagnóstico ecocardiográfico da FR[27]. Embora ainda não tenham sido validadas de forma independente, abrem a possibilidade do diagnóstico laboratorial da FR, algo que até muito recentemente não era possível.

CRITÉRIOS DA ORGANIZAÇÃO MUNDIAL DA SAÚDE (2004) PARA O DIAGNÓSTICO DO PRIMEIRO SURTO, RECORRÊNCIA E CARDIOPATIA REUMÁTICA CRÔNICA[16].	
Categorias diagnósticas	Critérios
Primeiro episódio de febre reumática.*	Dois critérios maiores ou um maior e dois menores mais a evidência de infecção estreptocócica anterior.
Recorrência de febre reumática em paciente sem doença cardíaca reumática estabelecida.†	Dois critérios maiores ou um maior e dois menores mais a evidência de infecção estreptocócica anterior.
Recorrência de febre reumática em paciente com doença cardíaca reumática estabelecida.	Dois critérios menores mais a evidência de infecção estreptocócica anterior.‡
Coreia de Sydenham. Cardite reumática de início insidioso.†	Não é exigida a presença de outra manifestação maior ou evidência de infecção estreptocócica anterior.
Lesões valvares crônicas da Febre Reumática: diagnóstico inicial de estenose mitral pura ou dupla lesão de mitral e/ou doença na valva aórtica, com características de envolvimento reumático.§	Não há necessidade de critérios adicionais para o diagnóstico de Febre Reumática.

(*) Pacientes podem apresentar apenas poliartrite ou monoartrite + três ou mais sinais menores + evidência infecção estreptocócica prévia. Esses casos devem ser considerados como "febre reumática provável" e orientados a realizar profilaxia secundária, sendo submetidos a avaliações cardiológicas periódicas; (†) Endocardite infecciosa deve ser excluída; (‡) Alguns pacientes com recidivas não preenchem esses critérios; (§) Cardiopatia congênita deve ser excluída;

Tabela 7.2

Os novos critérios diagnósticos de Jones

Recentemente a *American Heart Association* copiou sem constrangimento algum os critérios diagnosticos de FR que foram desenvolvidos e vinham sido usados pela *Heart Foundation and the Cardiac Society of Australia and New Zealand*.

Como ainda não houve modificação dos critérios de Jones na diretriz brasileira de Febre Reumática, os examinadores podem continuar perguntando nas provas sobre os antigos critérios diagnósticos de Jones e reciclando as antigas questões sobre Febre Reumática.

O grande destaque destes critérios australianos de FR (vamos chamá-los pelos nomes adequados e não como novos critérios de Jones, que evidentemente não são...) é classificar os critérios como maiores ou menores dependendo se o paciente vem de uma área de alta endemicidade de FR ou não, o que eles chamam de paciente de alto risco para FR e baixo risco para FR. Isto é especialmente importante no contexto australiano aonde há populações com baixíssima incidência de FR (semelhante aos EUA e Europa) no sul do país, enquanto há populações aborígenes isoladas com altíssima incidência de FR distribuídas pelo *outback* australiano.

Abaixo resumimos os critéirios australianos, pirateados recentemente pela *American Heart Association*:

REVISED JONES CRITERIA	
A. For all patient populations with evidence of preceding GAS infection	
Diagnosis: initial ARF	2 Major manifestations or 1 major plus 2 minor manifestations
Diagnosis: recurrent ARF	2 Major or 1 major and 2 minor or 3 minor
B. Major criteria	
Low-risk populations*	Moderate-and high-risk populations
Carditis †	Carditis
Clinical and/or subclinical	Clinical and/or subclinical
Arthritis	Arthritis
Polyarthrits only	Monoarthritis or polyarthrits Polyarthralgia ‡
Chorea	Chorea
Erythema marginatum	Erythema marginatum
Subcutaneous nodules	Subcutaneous nodules
C. Minor criteria	
Low-risk populations*	Moderate- and high-risk populations
Polyarthralgia	Monoarthralgia
Fever (≥38.5 °C)	Fever (≥38.5 °C)
ESR ≥ 60 mm in the first hour and/or CRP ≥ 3,0 mg/dL §	ESR ≥ 30 mm/h and/or CRP ≥ 3,0 mg/dL §
Prolonged PR interval, after accounting for age variability (unless carditis is a major criterion)	Prolonged PR interval, after accounting for age variability (unless carditis is a major criterion)
AFR indicates acute rheumatic fever; CRP, C-reative protein; ESR, erythrocyte sedimentation rate; and GAS, group A streptococcal infection. *Low-risk populations are those with ARF incidence ≤ 2 per 100.000 school-aged children or all-age rheumatic heart disease prevalence of ≤ 1 per 1000 population per year.	

O interessante é que estes novos critérios têm fluxogramas resumidos para o diagnóstico diferencial dos critérios maiores:

A Chorea

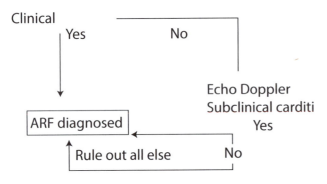

B

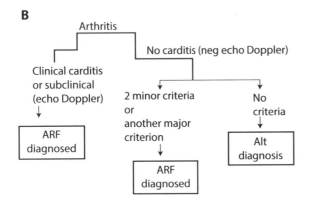

C

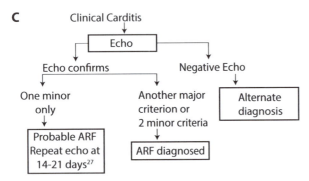

Cardite

A cardite é a manifestação mais temível da FR por levar às sequelas valvares, que são as mais graves consequências desta doença. Apesar da gravidade, a cardite aguda na imensa maioria das vezes é assintomática e sua fase crônica pode ficar assintomática por décadas, até que a sobrecarga crônica determinada pelas lesões valvares leve ao aparecimento de insuficiência cardíaca. Em textos mais antigos era comum dividirmos a cardite em cardite leve, moderada e grave, divisão que hoje não deve ser utilizada: **qualquer cardite sintomática deve ser classificada como grave, enquanto cardites assintomáticas, a grande maioria, são as representantes atuais das antigas cardites leves e moderadas.**

A cardite reumática é uma pancardite: afeta os três folhetos do coração. Desta forma, temos uma pericardite reumática, miocardite reumática e endocardite reumática juntamente causando, quando sintomático, um quadro clínico peculiar. **Se inicia em geral de 2 a 4 semanas após a estreptococcia e pode durar de 4 semanas até 12 semanas em quadros mais graves.** Em adultos, há relatos de pericardites reumáticas com duração de mais de 6 meses.

A pericardite reumática pode ser a mais sintomática manifestação da cardite aguda, e causa os tradicionais sintomas de pericardite com dor precordial com melhora postural e atrito pericárdio à ausculta cardíaca. **Não há descrição de tamponamento cardíaco por pericardite reumática.** O achado anatomopatológico é de uma pericardite fibrinosa, sendo a descrição de "pericardite em pão com manteiga" notória e bastante próxima à realidade. Ocasionalmente o cirurgião cardíaco faz este diagnóstico, ao realizar cirurgia em paciente reumático e se deparar com processo inflamatório pericárdio. Tal acontecimento pode ser explicado pelo fato de que muitos pacientes com valvopatia grave, mesmo com indicação cirúrgica, podem ter surtos reumáticos assintomáticos, sendo diagnósticados da atividade reumática apenas durante a cirurgia ou em exames anatomopatológicos. A pericardite reumática não deixa sequelas nem evolui para formas constritivas ou crônicas de pericardite, tendo resolução espontânea.

A miocardite reumática pode ser extremamente grave e até levar ao óbito, especialmente em pacientes com sequelas valvares reumáticas graves. A miocardite clinicamente se manifesta por taquicardia, sinais e sintomas de insuficiência cardíaca e presença de terceira bulha ao exame físico. A miocardite reumática leva à disfunção miocárdica grave e transitória, não cursando com elevação de enzimas cardíacas, o que pode diferenciá-la de miocardites virais ou de outras etiologias, nas quais há elevação de troponinas cardíacas. Em um primeiro surto, os sintomas de miocardite podem ter início insidioso, com a instalação de quadro de insuficiência cardíaca ao longo de dias ou semanas. Mas em portadores de valvopatias graves a miocardite pode levar a súbita descompensação, com início abrupto de sintomas de insuficiência cardíaca ou até a instalação de choque cardiogênico.

Na anatomia patológica da miocardite reumática observamos o único achado patognomônico da doença: os nódulos de Aschoff. Constituem de granulomas frouxos, com um centro com necrose fibrinoide cercados de células epitelioides, células gigantes multinucleadas (células de Anitschkow) e abundantes linfócitos de permeio. O achado de nódulos de Aschoff permite o diagnóstico com certeza de FR, e é bastante útil para o diagnóstico diferencial com outras miocardites quando há espécimes disponíveis para anatomia patológica. Assim como no caso da pericardite, não é infrequente o achado de nódulos de Aschoff no anatomopatológico de valvas reumáticas excisadas cirurgicamente, demonstrando que aquele paciente estava em atividade reumática.

Especialmente em pacientes com valvopatias com grande repercussão hemodinâmica, e naqueles com disfunção ventricular, a cardite pode ter efeitos desastrosos. Por isto devemos ter especial atenção à profilaxia secundária nestes pacientes. Por este motivo devemos continuar a profilaxia secundária mesmo em pacientes com próteses valvares mitroaórticas. Alguns cirurgiões não reintroduzem a profilaxia secundária após cirurgia cardíaca, argumentando que a resposta imune que provoca a FR não afeta próteses valvares biológicas ou mecânicas. Ora, realmente as próteses são imunes aos efeitos da resposta imune, mas o miocárdio não o é!

CLINICAMENTE PODEMOS CLASSIFICAR A CARDITE REUMÁTICA EM TRÊS FORMAS CLÍNICAS
Cardite sintomática, com taquicardia, aparecimento de sopros novos de regurgitação, como insuficiência mitral, insuficiência aórtica ou o sopro de *Carey-Coombs*, acompanhado de aumento da área cardíaca à radiografia de tórax. O eletrocardiograma pode revelar bloqueio atrioventricular do primeiro grau e o exame ecocardiográfico mostra frequentemente dilatação de câmaras cardíacas, com função miocárdica no limite inferior, derrame pericárdico e espessamento pericárdico, e se o exame for realizado em boas condições técnicas pode ser possível visualizar as verrucosidades reumáticas em borda livre das valvas. As provas de atividade inflamatória, como alfa-1-glicoproteína ácida, fração alfa-2 da eletroforese de proteínas, proteína C reativa e velocidade de hemossedimentação encontram-se bastante elevadas. Constitui a minoria dos casos de cardite reumática.
Forma assintomática crônica do adulto
Pacientes em geral com mais de 20 anos de idade, que procuram assistência médica por sintomas de insuficiência cardíaca decorrentes de sequelas valvares reumatismais. Quadro insidioso de dispneia a esforços, relacionado não a processo inflamatório, mas sim a consequências hemodinâmicas das valvopatias. Quando da apresentação clínica, estes pacientes não apresentam sinais clínicos ou laboratoriais de atividade inflamatória (provas de atividade inflamatória em geral são normais).
Forma de rápida evolução da criança
Variante da forma assintomática crônica do adulto. Nesta forma de manifestação clínica de Febre Reumática, a criança é levada a procurar assistência médica por sintomas de insuficiência cardíaca decorrentes de sequelas valvares reumáticas com importante repercussão hemodinâmica. Entretanto, ao contrário da forma aguda clássica, estes pacientes não apresentam, na avaliação, evidência de atividade inflamatória. Assim como a forma crônica do adulto, a descompensação cardíaca é devida às consequências hemodinâmicas das sequelas cardíacas.
Tratamento
Toda miocardite reumática sintomática deve ser tratada agressivamente, com corticoterapia. Embora alguns autores preconizem anti-inflamatórios não hormonais em casos leves de cardite, não vemos esta conduta como adequada: as cardites ditas leves são assintomáticas e por isto passam desapercebidas sem que haja oportunidade de tratamento. O corticoide de escolha é a predinisona, em dose de 1 mg/kg a 2 mg/kg em crianças e 60 a 80 mg em adultos. A corticoterapia deve manter-se em dose máxima por aproximadamente 6 semanas, depois das quais procede-se à retirada progressiva do corticoide, com redução semanal de aproximadamente 10-20% da dose. O uso de corticoterapia nestes pacientes deve ser precedido por tratamento para estrongiloidíase, de preferência após comprovada a presença do parasita por parasitológico de fezes. Entretanto, em casos graves, faz-se o tratamento empírico de estrongiloidíase a fim de se prevenir o desenvolvimento de estrongiloidíase disseminada.

Tabela 7.3

Associado à corticoterapia, devemos instituir repouso no leito, restrição hidrossalina e terapêutica para insuficiência cardíaca com digitálicos, diuréticos e vasodilatadores tipo inibidores da ECA. Não está recomendada a utilização de betabloqueadores, tais como carvedilol, em pacientes com miocardite reumática, pois o processo inflamatório já provoca acentuada diminuição do inotropismo que pode ser ainda diminuído com o uso destas medicações. **Em caso de cardite refratária ao uso de corticoterapia oral, podem ser utilizadas altas doses de corticoides por via endovenosa, a chamada pulsoterapia.** Em geral é usada a metilpredinisolona na dose de 1 g para adultos. Nos casos graves devemos lembrar que a cardite reumática leva à disfunção miocárdica intrínseca: os sintomas de insuficiência cardíaca não são apenas devidos às valvopatias – por isso não adianta apenas indicar tratamento cirúrgico em pacientes com cardite aguda grave, refratários a tratamento: é preciso também ação incisiva no processo inflamatório miocárdico, no caso com a pulsoterapia.

O controle clínico do tratamento se faz principalmente pela clínica, sendo a frequência cardíaca ao repouso o guia mais confiável para o acompanhamento da terapia. **Provas de atividade inflamatória são úteis para acompanharmos a remissão da doença, sendo especialmente úteis: a fração alfa-2 da eletroforese de proteínas e a alfa-1-glicoproteína ácida, que geralmente se elevam no início da atividade reumática e seguem seu curso clínico.** A velocidade de hemossedimentação tende a ficar elevada semanas ou meses após a resolução da atividade reumática, enquanto a dosagem de proteína C reativa tende a se normalizar antes de que a cardite esteja resolvida.

Artrite

A atrite da FR nos dias de hoje difere muito da clássica descrição de poliartrite migratória de grandes articulações. Hoje, o quadro mais observado também acomete grandes articulações, mas é uma **poliartrite em geral aditiva e assimétrica.** Uma das características mais marcantes da artrite da FR é a presença de intensos sintomas dolorosos e de limitação de movimentação importante com sinais inflamatórios frustros. Essa dissociação entre dor, limitação e sinais objetivos de inflamação é das maiores características da artrite da FR. Tanto em crianças como em adultos a artrite da FR pode levar frequentemente a importantes limitações funcionais, sendo particularmente comum a impossibilidade de deambulação por dor articular

Outra informação incorreta frequentemente repetida em textos sobre a FR é de que a artrite reumática teria uma brilhante resposta ao ácido acetilsalicílico. A verdade é que a artrite da FR responde bem em geral a qualquer anti-inflamatório, sendo que a medicação mais comumente usada na prática clínica é o naproxeno, na dose de 500 mg de 2 a 3 vezes ao dia. Doses realmente anti-inflamatórias de ácido acetilsalicílico são de pouco uso na prática clínica: estamos falando de doses de 80 a 100 mg/kg para crianças, e de 4 a 6 g ao dia para adultos. Além da posologia extremamente incômoda, 4x ao dia, a tolerabilidade dos salicilatos em doses tão elevadas limita o seu uso prático.

A artrite é a manifestação de FR aguda que mais segue o padrão clássico: geralmente se inicia de 2 a 4 semanas após a estreptococcia e sua duração é de 4 a 6 semanas. Em pacientes adultos a artrite pode ter maior duração, de até 6 meses, e podem ter quadros com sintomas dolorosos mais intensos e mais persistentes, que muitas vezes são resistentes ao uso de anti-inflamatórios não hormonais. Estas manifestações peculiares da artrite em pacientes mais velhos permitem classificar esta artrite como uma entidade peculiar denominada artrite da FR do adulto.

Alguns pacientes, especialmente crianças, podem desenvolver quadro articular mais precocemente, até 1 semana após a estreptococcia. Este quadro muitas vezes era denominado artrite reativa pós-estreptocócica, e havia dúvidas se esta era uma doença isolada ou apenas uma forma atípica de FR. O seguimento destes pacientes em longo prazo revelou que muitos destes desenvolviam cardite e sequelas valvares, permitindo estabelecer que na verdade esta entidade era apenas uma forma atípica de FR.

A artrite da FR não deixa sequelas. Entretanto, devemos sempre ter atenção redobrada ao diagnosticar quadros articulares em pacientes reumáticos, pois estes estão mais predispostos ao desenvolvimento de outras doenças autoimunes, sendo particularmente frequente a associação de artrite reumatoide e febre reumática. **Portadores de FR têm uma predisposição em geral à autoimunidade, o que faz com que sejam um terreno fértil para o desenvolvimento de outras doenças semelhantes.** Assim, mesmo que um paciente já tenha diagnóstico de FR, qualquer artrite nova merece um amplo diagnóstico diferencial.

Coreia

A coreia é a manifestação mais típica da FR, isoladamente permitindo o diagnóstico com grande segurança. Possui muitas particularidades, como **a apresentação tardia, iniciando-se de 4 a 8 meses após a estreprococcia.** Por ter apresentação tardia, quando do início da coreia as evidências de infecção estreptocócica como o ASLO não estão mais presentes. **É de três a quatro vezes mais frequente no sexo feminino, em geral antes da puberdade. É bastante rara em meninos pós-púberes.**

A coreia é uma tríade: movimentos involuntários, hipotonia e labilidade emocional. A coreia caracteriza-se por movimentos amplos, despropositados que pioram com o estresse e desaparecem no sono. A labilidade emocional é causada tanto pelo mecanismo fisiopatológico da coreia quanto pela inabilidade em controlar os movimentos. A hipotonia pode ser um sintoma precoce da coreia: a queixa de deixar cair objetos ou de falta de força pode ser um dos sinais coreicos iniciais.

A piora dos movimentos com situações estressogênicas pode ser utilizada na prática clínica para exacerbar os movimentos coreicos e assim permitir o diagnóstico em pacientes com quadros mais leves. Podem ocorrer também movimentos involuntários em tronco e em face. Casos mais graves podem ter dificuldade de fala e de deglutição, causados por movimentos involuntários de língua e musculatura oral. Na coreia, a fasciculação e movimentos involuntários da língua levaram à descrição destes como "língua em saco de vermes".

A fisiopatologia da coreia envolve uma hiperatividade dopaminérgica e diminuição da neurotransmissão GABAérgica. Este desbalanço é causado por anticorpos antinúcleo caudado, gerados pela resposta humoral (Th2) à infecção estreptocócica. **Esta fisiopatologia guia o tratamento:** em casos graves usamos antagonistas dopaminérgicos como o Haloperidol, em dose baixa (de 1 a 3 mg por boca 1x ao dia, somente pela manhã, pois a coreia não se manifesta à noite). **Pelo risco de discinesia tardia, o haloperidol só deve ser usado em casos graves.** Pacientes com sintomas mais leves devem ser tratados com agonistas GABAérgicos, como o valproato de sódio.

Hoje, admite-se que a coreia reumática pode deixar sequelas neurológicas; pacientes com coreia reumática são mais predispostos a desenvolvimentos de transtorno obsessivo-compulsivo, a ter tiques e síndrome de Tourette. Além disso, **mulheres que tiveram coreia podem ter retorno dos sintomas sem novo surto durante a gestação ou quando do uso de anticoncepcionais orais.** Esta recorrência coreica sem novo surto é chamada de Coreia *gravidarum* ou coreia gravídica e é prova de que a coreia deixa sequelas neurológicas que embora sutis, são persistentes.

Há outras manifestações neurológicas que ocorrem após estreptococcias, conhecidas coletivamente como **PANDAS**, ou seja, transtorno obsessivo-compulsivo, e tiques relacionados à estreptococcia. Ainda não é sabido se o PANDAS seria uma entidade isolada ou apenas uma manifestação atípica da coreia da Febre Reumática.

Manifestações cutâneas

As manifestações cutâneas na FR são o eritema *marginatum* e os nódulos subcutâneos. Embora sejam critérios maiores de Jones, são manifestações bastante raras e que infrequentemente contribuem para o diagnóstico de FR.

O eritema *marginatum* (EM) é manifestação raríssima em nosso meio, de fundo humoral, e caracterizado por máculas róseas, confluentes com bordas ativas, eritematosas e centro claro, em regressão. São confluentes, não pruriginosas e sem descamação, motivos pelos quais raramente são percebidos pelo paciente. Em geral ocorre em tronco e raiz de membros (chamada classicamente de região de "traje de banho"). Alguns relatos dão conta que o eritema *marginatum* pode ser provocado pela aplicação de calor (compressas quentes) em região torácica ou abdominal em paciente com FR aguda. O EM é evanescente, aparecendo e desaparecendo em algumas horas sem provocar nenhum sintoma, seja dor ou prurido. Por ser evanescente e estar localizado em uma área que em geral está coberta, frequentemente passa despercebido.

Os **nódulos subcutâneos** (NSC) são nódulos móveis, **indolores**, que podem ser aderidos a tendões e que geralmente ocorrem em superfícies extensoras, couro cabeludo e dorso. **Assim como a cardite, os nódulos subcutâneos são manifestação de resposta Th1 e daí deriva a constatação de que NSC em paciente com FR ativa são sinais de cardite grave.** Devem ser diferenciados dos nódulos reumatoides que ocorrem em outras doenças autoimunes.

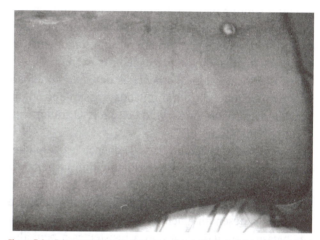

Figura 7.1 – Eritema marginado. Cortesia da Liga de Combate à Febre Reumática da FMUSP.

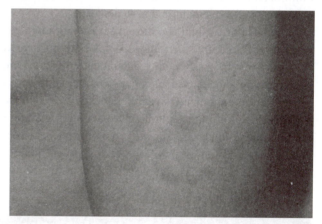

Figura 7.2 – Eritema marginado. Cortesia da Liga de Combate à Febre Reumática da FMUSP.

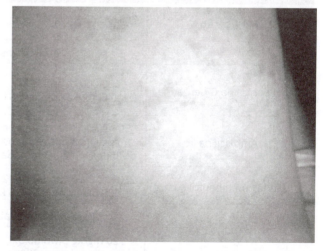

Figura 7.3 – Eritema marginado. Cortesia da Liga de Combate à Febre Reumática da FMUSP.

Profilaxia primária e secundária

A febre reumática é a mais passível de prevenção de todas as cardiopatias[1, 2, 10, 16, 17]: **o correto tratamento da faringoamigdalite estreptocócica é suficiente para evitar o desenvolvimento desta terrível doença.** Certamente é a doença cardíaca de mais fácil erradicação, com baixos investimentos, como já foi demonstrado no mundo desenvolvido há mais de meio século.

A faringoamigdalite estreptocócica é doença de fácil diagnóstico e tratamento, mas tem uma característica que dificulta sobremaneira a aderência a um tratamento: é uma doença autolimitada. Mesmo sem terapia específica as amigdalites resolvem-se espontaneamente em cerca de 7 a 10 dias. Este fenômeno faz com que interrupções da antibioticoterapia prescrita e mesmo tratamentos apenas sintomáticos conduzam à cura da supuração, fazendo com que em episódios subsequentes os pacientes muitas vezes nem procurem a atenção médica. Mães com muitas crianças em casa, especialmente as de baixa condição socioeconômica também se acostumam que os quadros de "dor de garganta" são autolimitados e assim episódios de faringoamigdalite são tratados com os sintomáticos, dispensando a procura do serviço de saúde. O tratamento correto até o 7º dia da amigdalite estreptocócica previne o desenvolvimento da FR[17].

A característica autolimitada da doença faz com que o tratamento de escolha para a faringoamigdalite deva ser em dose única. **Ainda hoje a Benzilpenicilina G benzatina é o antibiótico de escolha, na dose de 600.000 UI para pacientes até 25 kg de peso e 1.200.000 UI para aqueles com mais de 25 kg, em dose única intramuscular.** Uma única dose é suficiente para o tratamento completo da doença e erradicação do estreptococo, prevenindo de maneira confiável o desenvolvimento da FR[17]. Contribui para sua utilidade nos dias de hoje o fato de não haver estreptococos beta-hemolíticos do grupo A resistentes à penicilina[19]. O desconforto da aplicação intramuscular (que pode ser minimizado com uma correta técnica de aplicação) não deve ser obstáculo para a utilização desta medicação como primeira escolha na maioria dos pacientes.

Terapias por via oral não devem ser rotineiramente usadas[18], pois em geral é necessário o uso de 10 dias de terapêutica para a completa erradicação dos estreptococos da orofaringe. Ao usar, por exemplo, a amoxicilina, 500 mg, 3x ao dia por 10 dias, como é comumente prescrito em Unidades Básicas de Saúde para amigdalites, corre-se um risco muito grande da não aderência ao tratamento completo[18], fazendo com que o paciente esteja em risco de desenvolver surto reumático. **Os regimes terapêuticos por via oral devem ser reservados àqueles pacientes alérgicos à penicilina.** Antibióticos indicados para a amigdalite estreptocócica podem ser resumidos na tabela 7.4. Devemos lembrar que os únicos tratamentos com eficácia bem documentada na literatura para a erradicação do estreptococo são aqueles baseados em penicilinas. Cefalosporinas, macrolídeos e clindamicina podem ser usados, mas sua eficácia foi demonstrada em apenas alguns estudos, com menor número de pacientes que aqueles que envolveram os derivados penicilinâmicos.

Medicação	Dose	Via de administração/Duração	Comentários
REGIMES TERAPÊUTICOS INDICADOS PARA A FARINGOAMIGDALITE ESTREPTOCÓCICA – PROFILAXIA PRIMÁRIA DA FR[20].			
Penicilinas e derivados			
Benzilpenicilina G benzatina	600.000 UI até 25 kg, 1.200.000 UI acima de 25 kg	IM Dose única	Medicação de escolha: dose única, alta eficácia e baixo custo.
Amoxicilina	50 mg/kg para crianças e 1,5 g diárias para adultos, divididos em 2 a 3 tomadas	VO 10 dias	Baixa aderência ao tratamento completo.
Fenoximetilpenicilina	250 mg 2 a 3x ao dia até 25 kg, 500 mg 3x ao dia > 25 kg	VO 10 dias	Baixa aderência ao tratamento completo.
Para pacientes alérgicos à penicilina			
Clindamicina	20 mg/kg dividido 3x ao dia, adultos: 300 a 600 mg 3x ao dia	VO 10 dias	Frequente intolerância gastrointestinal.

Azitromicina	12 mg/kg em dose única diária. Para adultos, 500 mg 1x ao dia	VO 5 dias	Única antibioticoterapia por via oral que pode erradicar o estreptococo em menos de 10 dias.
Claritromicina	15 mg/kg 2x ao dia ou para adultos, 250 mg 2x ao dia	VO 10 dias	

Tabela 7.4

A profilaxia primária deve ser realizada em todo paciente com suspeita de amigdalite estreptocócica, não necessitando de confirmação diagnóstica. A cultura de orofaringe não possui nenhuma utilidade assistencial, só servindo para rastrear epidemiologicamente os diversos sorotipos de estreptococo. Testes rápidos para estreptococo são usados em países com baixa endemicidade de FR e mesmo em alguns serviços particulares no Brasil. Entretanto, tais testes acrescentam apenas custo e complicação desnecessários em países com recursos limitados como o nosso. Em situações de alta endemicidade como a que vivemos, **a OMS recomenda que a simples suspeita clínica de amigdalite seja suficiente para iniciarmos antibioticoterapia, de preferência benzilpenicilina G benzatina em dose intramuscular única, desta forma eliminando a possibilidade da não aderência ao tratamento.**

Os Estados Unidos e a Europa só erradicaram a Febre Reumática através de programas agressivos de detecção e tratamento precoce com benzilpenicilina benzatina intramuscular de crianças e adolescentes com suspeita de estreptococcia. Países menos desenvolvidos tentam atualmente programas semelhantes para reduzir sua elevada incidência de FR.[21] Alguns especialistas argumentam que a profilaxia primária seria desnecessária e só deveria ser realizada a profilaxia secundária. A lógica destes autores é de que, sendo realizada a triagem por ecocardiografia em toda a população, seria possível identificar e tratar com profilaxia secundária todos os portadores de FR em uma dada população. Incrivelmente, estes autores acham que esta abordagem seria mais custo-efetiva do que continuar usando a barata e disponível benzilpenicilina G benzatina em todos os casos de estreptococcia[22].

A profilaxia secundária deve ser realizada em todos aqueles pacientes com diagnóstico de FR, visando evitar novas infecções que possam levar à progressão da doença[23]. Devemos lembrar que as lesões cardíacas graves raramente se estabelecem no primeiro surto reumático, de forma que um paciente com um surto único tem muito baixa probabilidade de desenvolver sequelas reumáticas graves, mesmo em longo prazo. Portadores de sequelas valvares reumáticais graves geralmente tem história de surtos repetidos ou de uso irregular de profilaxia secundária, de modo que a profilaxia secundária, evitando novos surtos mesmo que assintomáticos, pode impedir o desenvolvimento da doença e o estabelecimento de lesões valvares graves. Mesmo em portadores de valvopatias graves, o uso correto da profilaxia secundária pode diminuir a progressão das lesões valvares e também pode impedir o surgimento de lesões extemporâneas em outras valvas.

A medicação de escolha para a profilaxia secundária (tabela 7.5) também é a benzilpenicilina G benzatina via intramuscular, na dose de 600.000 UI para pacientes de até 25 kg, e de 1.200.000 para pacientes acima de 25 kg, de 15 em 15 dias nos 2 primeiros anos do surto, e de 21 em 21 dias nos anos subsequentes até a suspensão da profilaxia[23, 24, 25, 26] (tabela 7.6). Em situações de alta incidência de FR e em situações de alta endemicidade de FR, como a que vivemos atualmente no Brasil e na maioria dos países periféricos, o regime de profilaxia com penicilina, benzatina de 30/30 dias é inadequado[25, 26]. **Os dois primeiros anos após o surto de FR são os com maior risco de recorrência da doença, motivo pelo qual se preconiza a profilaxia com injeções de penicilina de 15/15 dias, pois esta posologia está associada a zero de recorrência de FR[25].**

Para pacientes alérgicos, o regime mais indicado é o de sulfadiazina 500 mg via oral, 2x ao dia. Entretanto, esta medicação não deve ser mantida por muito tempo por conta da baixa eficácia e do risco de efeitos colaterais como leucopenia. A conduta mais adequada é encaminhar o paciente com alergia à penicilina para dessensibilização, seguida de reintrodução da profilaxia regular com benzilpenicilina G benzatina.

Devemos lembrar que a profilaxia secundária deve continuar a ser realizada após cirurgia cardíaca, mesmo que tenha havido substituição das valvas mitral e aórtica, as mais comumente acometidas pela FR. Mesmo que as próteses valvares não possam ser acometidas pela resposta imune que causa a FR, o paciente ainda pode desenvolver miocardite reumática que pode ter graves consequências, até levando a óbito. Também o portador de FR pode desenvolver quadros de atrite que podem ser extremamente dolorosos e limitantes, especialmente em adultos.

Pacientes gestantes também merecem especial atenção, já que as alterações imunológicas que ocorrem na gestação predispõem as pacientes a um novo surto reumático. Felizmente a benzilpenicilina G benzatina pode ser usada com segurança desde o primeiro trimestre de gestação.

A duração da profilaxia secundária pode ser resumida na tabela 7.5. Devemos lembrar que em pacientes que possuem exposição ocupacional ao estreptococo, como profissionais de saúde, trabalhadores em creches e escolas, professoras primárias etc., devemos manter a profilaxia secundária enquanto persistir a exposição ocupacional, independente da categoria em que o paciente esteja.

	PROFILAXIA SECUNDÁRIA PARA A FEBRE REUMÁTICA: MEDICAÇÕES RECOMENDADAS E POSOLOGIA[20]
Medicação	**Dose e periodicidade**	**Recorrência / Notas**
Benzilpenicilina G benzatina	< 25 kg – 600.000 UI > 25 kg – 1.200.000 UI 15/15 dias nos dois primeiros anos do surto 21/21 dias nos anos subsequentes	Recorrência de 0,3% ao ano. Medicação de escolha.
Fenximetilpenicilina	250 mg via oral 2x ao dia	Recorrência de 5% ao ano – não deve ser usada como alternativa à penicilina G benzatina
Para pacientes alérgicos à penicilina — Sulfadiazina	<25 kg - 500 mg ao dia >25 kg – 1 g ao dia	Recorrência de 1,3% ao ano Pode ser usado até concluída dessensibilização à penicilina
Para alérgicos à Penicilina e à sulfadiazina — Eritromicina	250 mg 2x ao dia	Regime de profilaxia empírico, não foi objeto de estudos em profilaxia secundária da FR – só deve ser usado excepcionalmente

Tabela 7.5

	DURAÇÃO DA PROFILAXIA SECUNDÁRIA PARA FR
Categoria	**Duração**
Febre reumática sem cardite: quadros puros de artrite ou coreia.	Até os 18 anos ou 5 anos após o último surto de FR, o que for mais longo.
Febre reumática com cardite, mas sem sequelas ou com sequelas valvares muito leves (exceto lesões estenóticas, mesmo que leves).	Até os 25 anos ou 10 anos após o último surto.
Febre reumática com cardite e sequelas graves Pacientes submetidos a cirurgia cardíaca.	Até os 40 anos no mínimo. Por toda a vida se exposição ocupacional.

Tabela 7.6

Referências Bibliográficas

1. Massel, B. Rheumatic Fever and Streptococcal Infection: Unraveling the Mysteries of a Dread Disease, Harvard Univ Press, 1997.
2. Tanaka ACS. Febre reumática: critérios diagnósticos e tratamento. In: Timerman A, Cesar LAM, eds. Manual de Cardiologia - Socesp. São Paulo: Atheneu; 2000.
3. Informações hospitalares SIH/SUS. Disponível em http://www.datasus.gov.br.
4. Ghandehari K, Izadi-Mood Z. Khorasan Stroke Registry: Analysis of 1392 Stroke Patients. Arch Iranian Med 2007; 10 (3): 327 – 334.
5. Cunningham, MW. - Pathogenesis of group A streptococcal infections. Clin. Microbiol. Rev. 13 (3) 470-511, 2000.
6. Fischetti, V.- Streptococcal M protein. Sci. Am., 264(6): 32-39, 1991.
7. Kujala GA, Doshi H, Brick JE.- Rheumatic fever and poststreptococcal glomerulonephritis: a case report (letter). Arthritis Rheum., 32 (2): 236-239, 1989.

8. Podbielski A, Melzer B, Lutticken R.- Application of the polimerase chain reaction to study the M- protein(-like) gene family in beta-hemolytic streptococci. Med. Microbiol. Immunol., 180: 213-227, 1991.

9. Bhardwaj V, Kumar V, Geysen HM, Sercaz, E.- Degenerate recognition of a dissimilar antigenic peptide by mielyn basic protein-reactive T cells. Implications for thymic education and autoimmunity. J. Immunol.; 151:5000-5010, 1993.

10. Guilherme, L; Dulphy, N; Douay, C; Coelho, V; Cunha-Neto, E; Oshiro, SE; Assis, RV; Tanaka, AC; Pomerantzeff, PMA; Charron, D; Toubert, A; Kaili, J. - Molecular Evidence for Antigen-driven Immune Responses in Cardiac Lesions of Rheumatic Heart Disease Patients. Int Immunol, 12(7), 00-00, 2000.

11. Kemeny E, Grieve T, Marcus R, Sareli P, Zabriskie J.B. - Identification of mononuclear cells and T cell subsets in rheumatic valvulitis. Clin Immunol.

12. Guilherme, L; Cunha-Neto, E; Coelho, V; Snitcowsky, R; Pillegi, F; Kalil, J. - Human infiltrating T cell clones from rheumatic heart disease patients recognize both streptococcal and cardiac proteins. Circulation, 92: 415-420, 1995.

13. Guilherme, L; Oshiro, SE; Faé, KC; Cunha-Neto, E; Renesto, G; Goldberg, AC; Tanake, AC; Pomerantzeff, P; Kiss, MH; Silva, C; Guzman, F; Patarroyo, ME; Southwood, S; Sette, A; Kalil, J. - T cell reactivty against streptococcal antigens in the periphery mirrors reactivity of heart infiltrating T lymphocytes in rheumatic heart disease patients. Infect Immunity., 69(9):5345-535, 2001.

14. Narin, N; Kutukçuler, N; Ozyurek, R; Bakiler A R; Parlar A, Arcasoy, M.-Lymphocyte subsets and plasma IL-1 a, IL-2 and TNF-a concentrations in acute rheumatic fever and chronic rheumatic heart disease. Clin. Immunol. Immunopathol., 77 (2): 172-176, 1995.

15. Dajani, AS; Ayoub, E; Bierman, FZ, et al. - Guidelines for the diagnosis of rheumatic fever: Jones criteria, update. Circulation, 87: 302-7, 1993.

16. Rheumatic fever and rheumatic heart disease: report of a WHO expert consultation on rheumatic fever and rheumatic heart disease. World Health Organization. Geneva, 2001 Oct 29 - Nov 1. Geneva: WHO; 2004.

17. Snitcowsky R. Rheumatic fever prevention in industrializing countries: problems and approaches. Pediatrics. 1996 Jun;97(6 Pt 2):996-8.

18. Manyemba J, Mayosi BM. Intramuscular penicillin is more effective than oral penicillin in secondary prevention of rheumatic fever--a systematic review. S Afr Med J. 2003 Mar;93(3):212-8.

19. Markowitz, M., Gerber, M. A., and Kaplan, E. L.: Treatment of streptococcal pharyngotonsillitis: Reports of penicillin's demise are premature. J. Pediatr. 123:679, 1993.

20. Gerber MA, Baltimore RS, Eaton CB, Gewitz M, Rowley AH, Shulman ST, et al; American Academy of Pediatrics. Prevention of rheumatic fever and diagnosis and treatment of acute streptococcal pharyngitis: a scientific statement from the American Heart Association Rheumatic Fever, Endocarditis, and Kawasaki Disease Committee of the Council on Cardiovascular Disease in the Young, the Interdisciplinary Council on Functional Genomics and Translational Biology, and the Interdisciplinary Council on Quality of Care and Outcomes Research. Circulation. 2009; 119: 1541-51.

21. Mayosi B. The four pillars of rheumatic heart disease control. S Afr Med J. 2010 Jul 26;100(8):506.

22. Tubridy-Clark M, Carapetis JR. Subclinical carditis in rheumatic fever: A systematic review. Int J Cardiol. 2006 Oct 9.

23. Lue HC, Wu MH, Wang JK, Wu FF, Wu YN. Three- versus four-week administration of benzathine penicillin G: effects on incidence of streptococcal infections and recurrences of rheumatic fever. Pediatrics. 1996 Jun;97(6 Pt 2):984-8.

24. Oran B, Tastekin A, Karaaslan S, Bas L, Aycicek A, Ceri A, Sutcu A, Erkul I. Prophylactic efficiency of 3-weekly benzathine penicillin G in rheumatic fever. Indian J Pediatr. 2000 Mar;67(3):163-7.

25. Kassem AS, Madkour AA, Massoud BZ, Zaher SR. Benzathine penicillin G for rheumatic fever prophylaxis: 2-weekly versus 4-weekly regimens. Indian J Pediatr. 1992 Nov-Dec;59(6):741-8.

26. Lue, H. C., Wu, M. H., Wang, J. K., et al.: Long-term outcome of patients with rheumatic fever receiving benzathine penicillin G prophylaxis every three weeks versus every four weeks. J. Pediatr. 125:812, 1994.

27. Bo Reményi, Nigel Wilson, Andrew Steer et al. World Heart Federation criteria for echocardiographic diagnosis of rheumatic heart disease – an evidence-based guideline. Nature Reviews Cardiology 9, 297-309 (May 2012) | doi:10.1038/nrcardio.2012.7

Questões de Treinamento

Título de Especialista em Cardiologia – 2015
1. Considerando os achados clínicos da febre reumática, qual das manifestações a seguir pode ser considerada mais específica (permite diagnóstico isoladamente) e qual é o seu tratamento?
a) Coreia / anti-inflamatório não hormonal.
b) Eritema *marginatum* / anti-inflamatório não hormonal.
c) Cardite / anti-inflamatório não hormonal.
d) Coreia / pregabalina.
e) Coreia / antipsicóticos.

Título de Especialista em Cardiologia – 2015

2. Paciente feminina, 24 anos, com histórico de doença reumática e acometimento na valva mitral. Há dez dias teve contato com um primo que estava com faringite e começou a apresentar febre, dispneia (NYHA III/IV) e mal-estar. Foi avaliada pela equipe de cardiologia que solicitou um eletrocardiograma, provas de inflamação e pesquisa do estreptococo. Para fechar o diagnóstico de recorrência de febre reumática, neste caso, são necessários, no mínimo:

a) Dois critérios menores e a infecção estreptocócica comprovada.
b) Um critério maior, um menor e a infecção estreptocócica comprovada.
c) Não há necessidade de qualquer critério pela história prévia.
d) Dois critérios maiores.
e) Cinco critérios menores e a infecção estreptocócica comprovada.

Título de Especialista em Cardiologia – 2015

3. Considerando o quadro clínico e a recorrência da doença reumática no caso anterior, qual seria a provável classificação da cardite do paciente e qual é o tempo total da corticoterapia?

a) Cardite leve – corticoide por 12 semanas
b) Cardite moderada – corticoide por 16 semanas
c) Cardite grave – corticoide por 12 semanas.
d) Cardite moderada – corticoide por 12 semanas.
e) Cardite grave – corticoide por 18 semanas.

Título de Especialista em Cardiologia - 2012

4. Em relação à febre reumática (FR), é ERRADO afirmar que:

a) O mais importante para diminuir a incidência da doença é tratar precocemente a infecção de orofaringe pelo estreptococo.
b) O teste rápido para diagnóstico de infecção por estreptococo através da coleta de amostra de secreção da faringe pode ser realizado para diferenciar de infecções virais.
c) Títulos elevados de ASLO não fazem diagnóstico de febre reumática, mas apenas demonstram estreptococcia anterior.
d) Pacientes com diagnóstico de FR devem receber profilaxia secundária com penicilina benzatina para evitar novos surtos da doença.
e) Pacientes com altos títulos de ASLO devem receber profilaxia com penicilina benzatina até completarem 18 anos de idade.

Título de Especialista em Cardiologia – 2011

5. O correto tratamento da febre reumática aguda é fundamental para evitar a mobimortalidade associada ao acometimento cardíaco. As seguintes afirmativas são CORRETAS, exceto:

a) O tratamento precoce e adequado das faringoamigdalites estreptocócicas do grupo A com penicilina até o nono dia de sua instalação, pode erradicar a infecção e evitar um primeiro surto ou uma recidiva em indivíduos suscetíveis.
b) Tetraciclinas, vancomicina e quinolonas são os antibióticos de escolha nos pacientes alérgicos à penicilina.
c) Vacinas contra o estreptococos reumatogênicos encontram-se em uma fase pré-clínica.
d) A cardite moderada a grave deve ser tratada com corticosteroide.
e) A prevenção secundária é feita em pacientes com peso < 20 kg, com penicilina benzatina 600.000 UI, por via intramuscular, a cada 21 dias.

Título de Especialista em Cardiologia – 2010

6. Mulher de 21 anos veio à consulta, encaminhada pelo clínico geral, por apresentar dispneia aos grandes esforços de início recente. Relatou história de faringoamigdalite há 2 semanas, não tendo completado o curso de penicilina oral prescrito. Ao exame clínico, encontrava-se febril e taquicárdica. A ausculta cardíaca revelou sopro de regurgitação mitral grau III e estertores finos nas bases pulmonares. O eletrocardiograma mostrou prolongamento do intervalo PR, e o raio X de tórax, leve aumento da área cardíaca, além de inversão do fluxo pulmonar. Qual o diagnóstico mais provável e qual o tratamento adequado?

a) Cardite reumática leve — salicilato oral.
b) Cardite reumática leve — não prescrever anti-inflamatório.
c) Cardite reumática moderada — corticosteroide oral.
d) Cardite reumática moderada — salicilato oral.
e) Cardite reumática grave — pulsoterapia com corticosteroide intravenoso.

Título de Especialista em Cardiologia – 2010

7. Qual das condutas a seguir não faz parte do tratamento de episódio agudo de cardite reumática?

a) Cirurgia cardíaca.
b) Administração de imunoglobulinas.
c) Administração de corticosteroide por via oral.
d) Administração de diuréticos e restrição hídrica.
e) Pulsoterapia com corticosteroide intravenoso.

Título de Especialista em Cardiologia – 2010

8. Em relação ao diagnóstico, à prevenção e ao tratamento de febre reumática, considere as assertivas a seguir. Quais são CORRETAS?

I. Cardite é manifestação precoce e grave de febre reumática, podendo deixar sequelas e acarretar óbito.
II. A profilaxia secundária regular, que previne recorrências da doença e reduz a gravidade da cardiopatia

residual, deve ser feita preferencialmente com penicilina G benzatina, por ter alta eficácia, aceitável perfil de efeitos adversos, administração espaçada e baixo custo.

III. O tratamento da faringoamigdalite e a erradicação do *Streptococcus* da orofaringe devem ser feitos na vigência de suspeita clínica de febre reumática, objetivando reduzir a exposição antigênica ao agente e impedir a propagação de cepas reumatogênicas na comunidade.

a) Apenas I.
b) Apenas II.
c) Apenas III.
d) Apenas II e III.
e) I, II e III.

Título de Especialista em Cardiologia – 2009
9. Um menino de 7 anos de idade previamente saudável refere dor de garganta, febre alta e dores articulares generelizadas há 72 horas. Ao exame, apresenta orofaringe com hiperemia importante e presença de pontos purulentos, além da orofaringe com hiperemia importante e presença de pontos purulentos, além de adenopatia cervical anterior dolorosa.
Apresenta significativa melhora clínica após 48 horas do uso de penicilina G benzatina. As provas de atividade inflamatória estavam aumentadas e o título de ASLO era de 1.250 U Todd. A cultura de garganta realizada antes do início do antibiótico identificou estreptococos do grupo A. Diante deste quadro, é CORRETO afirmar que:

a) O quadro clínico sugere uma infecção estreptocócica aguda.
b) Os exames laboratoriais caracterizam o diagnóstico de febre reumática.
c) O diagnóstico de febre reumática deverá ser confirmado com a ecocardiografia.
d) O paciente deverá receber profilaxia secundária para febre reumática com penicilina benzatina mensal até os 18 anos.
e) O paciente deve ser mantido em profilaxia secundária para a febre reumática por 5 anos somente se houver sopro cardíaco.

Título de Especialista em Cardiologia – 2009
10. Jovem de 16 anos passa em avaliação cardiológica por ter apresentado surto de febre reumática há 4 anos. Atualmente assintomática, ao exame físico apresenta: BEG, corada, eutrófica, eupneica, FC = 72 bpm, boa perfusão periférica, PA = 122 x 60 mmHg, *ictus* normal, B1 hiperfonética, sopro diastólico ruflar 2+/6+. Demais ndn. A orientação da profilaxia secundária com penicilina G benzatina 1.200.000 UI IM para a febre reumática deste paciente deve ser de:

a) 15 em 15 dias até os 18 anos e, depois, de 21 em 21 dias até os 25 anos.
b) 15 em 15 dias até os 18 anos e, depois, de 30 e 30 dias até os 40 anos.
c) 30 em 30 dias até os 25 anos de idade.
d) 21 em 21 dias até os 40 anos de idade.
e) 21 em 21 dias até os 25 anos de idade.

Título de Especialista em Cardiologia – 2008
11. Só se pode confirmar o diagnóstico de Febre Reumática em um adolescente de 14 anos com quadro de poliartrite febril e elevação de VHS e PCR, se:
I. Forem encontrados nódulos subcutâneos em articulações.
II. Houver ausculta de insuficiência mitral.
III. Houver evidência de infecção prévia por estreptococos do grupo A.

a) Apenas a alternativa I está correta.
b) Apenas a alternativa II está correta.
c) Apenas a alternativa III está correta.
d) I e II estão corretas.
e) Todas estão corretas.

Título de Especialista em Cardiologia – 2005
12. Homem de 25 anos, com diagnóstico de febre reumática, apresenta quadro clínico compatível com comprometimento multivalvar. Prevê-se tratamento cirúrgico para esse paciente. A fim de evitar mortalidade perioperatória, quais exames, dentre os abaixo, melhor definem as lesões a serem corrigidas?

a) Tomografia cardíaca *multislice* e eletrocardiografia.
b) Cintilografia miocárdica e eco-Doppler pulsado.
c) Estudo hemodinâmico direito e esquerdo e angiografia.
d) Ecocardiografia transesofágica e radiografia de tórax.
e) Ressonância magnética do coração e angiografia contrastada.

Título de Especialista em Cardiologia – 2005
13. Adolescente apresenta quadro clínico de poliartrite migratória, sopro no foco mitral e ritmo de galope. Qual o tratamento mais adequado para reduzir a atividade reumática?

a) Repouso absoluto no leito por, no mínimo, dois meses.
b) Administração de digitálico e diurético.
c) Administração de inibidores da enzima conversora da angiotensina.
d) Administração de corticosteroides.
e) Administração de ácido acetilsalicílico em dose diária de 100 mg/kg.

Título de Especialista em Cardiologia – 2005
14. A prevenção secundária em pacientes com primeiro surto de febre reumática e cardite aos 15 anos, mas sem comprometimento valvar residual, está indicada:

a) Até a idade de 21 anos.
b) Até cinco anos após o primeiro surto.
c) Até dez anos após o primeiro surto.
d) Somente antes e depois de procedimentos invasivos.
e) Por breve período após cada episódio agudo de faringite estreptocócica recorrente.

Título de Especialista em Cardiologia – 2003
15. Em relação ao diagnóstico de febre reumática aguda, é CORRETO afirmar que:
a) Cardite, artralgias e coreia são manifestações clínicas maiores.
b) Poliartrite é a manifestação maior mais comum, mas a menos específica.
c) Velocidades de sedimentação eritrocitária e proteína C-reativa elevadas são achados tão inespecíficos que não devem ser valorizados no diagnóstico clinicolaboratorial.
d) Presença de cardite e titulação elevada de anticorpo antiestreptolisina O fazem diagnóstico de certeza da doença.
e) Coreia é uma das manifestações precoces da doença.

Título de Especialista em Cardiologia – 2003
16. Paciente masculino, 13 anos, consulta benzotina acometimento valvar. Na administração de penicilina G, apresentou quadro de febre e calafrios seguido de erupção cutânea intensa. Sobre a profilaxia de novos surtos de febre reumática, assinale a assertiva CORRETA:
a) Segundo recomendação da Organização Mundial da Saúde (OMS), cefalosporinas de primeira geração devem ser utilizadas em pacientes alérgicos a penicilinas.
b) Não há indicação de profilaxia após a primeira manifestação de febre reumática.
c) eritromicina por via oral é uma opção para pacientes alérgicos a penicilina.
d) Em pacientes com história de reação a penicilina, pode ser administrado corticoide, 1 hora antes da injeção de penicilina G cristalina.
e) sulfadiazina está contraindicada em casos como este.

Título de Especialista em Cardiologia – 2003
17. Menina de 12 anos apresenta-se com quadro de insuficiência aórtica e com sinais e sintomas de artrite migratória e febre. Relata episódio de amigdalite recente sem tratamento. Exames laboratoriais confirmam a hipótese de febre reumática aguda. Considere os tratamentos disponíveis, reproduzidos abaixo:
I. Ácido acetilsalicílico, na dose de 100 mg/kg/dia.
II. Prednisona, na dose de 1 mg/kg/dia.
III. Penicilina G benzatina, na dose de 1.200.000 UI.
Quais deles devem ser prescritos para esta paciente?
a) Apenas I.
b) Apenas II.
c) Apenas III.
d) Apenas II e III.
e) I, II e III.

Título de Especialista em Cardiologia – 2002
18. Criança com 9 anos apresentou pela primeira vez quadro de febre reumática. Fez repouso no leito até a normalização das manifestações da fase aguda e recebeu adequado tratamento, o que contribuiu para a evolução favorável. Eletrocardiograma e ecocardiograma não evidenciaram envolvimento cardíaco residual. Não apresentou reações de hipersensibilidade a penicilinas e outros medicamentos. Para profilaxia de novos surtos e levando em conta o grau de risco da situação, a eficácia farmacológica e a maior adesão do paciente à prescrição, recomenda-se:
a) 1.200.000 UI de penicilina G benzatina, por via intramuscular, a cada 3 semanas, pelo menos até os 25 anos de idade.
b) 3 g de amoxicilina, por via oral, em dose única.
c) 400.000 UI de penicilina V por via oral, a cada 12 horas, até os 21 anos de idade.
d) 1 g de sulfadiazina, por via oral, diariamente, até os 14 anos de idade.
e) 250 mg de eritromicina, por via oral, 2 vezes ao dia, até os 14 anos de idade.

Título de Especialista em Cardiologia – 2001
19. Homem de 21 anos apresenta-se à consulta ambulatorial por poliartrite migratória assimétrica com impotência funcional, febre e episódio recente de amigdalite. O exame físico mostra taquicardia (104 bpm), hipertermia (38°C), sinais de artrite no joelho direito, com dor à mobilização. Não se auscultam bulhas acessórias ou sopros cardíacos. Os exames laboratoriais revelam aumento de eritrossedimentação (VSG), proteína C-reativa e título de antiestreptolisina O (ASLO). O eletrocardiograma mostra apenas taquicardia sinusal. Instituída terapêutica com salicilatos, cessou o quadro doloroso articular. Escolha o diagnóstico para este caso, com sua CORRETA fundamentação:
a) Febre reumática, pois há dois critérios diagnósticos maiores e dois menores, além de evidência de infecção estreptocócica prévia
b) Artrite reativa pós-estreptocócica, pela pronta resposta ao uso de salicilatos
c) artrite reativa pós-estreptocócica, pela inexistência de critérios suficientes para diagnóstico de febre reumática e aumento de ASLO
d) Febre reumática, pois há um critério diagnóstico maior e dois menores, além de evidência de infecção estreptocócica prévia

e) Febre reumática, pois há taquicardia sinusal no eletrocardiograma, considerada manifestação menor da doença.

Título de Especialista em Cardiologia – 2001
20. Qual dos fármacos abaixo constitui a CORRETA opção terapêutica para erradicação de infecção faringiana por estreptococo do grupo A, na prevenção primária de febre reumática em pacientes que apresentam reações alérgicas imediatas a penicilinas?
a) Eritromicina.
b) Cefoxitina.
c) Cefalexina.
d) Sulfametoxazol/trimetoprim.
e) Cefuroxima.

Título de Especialista em Cardiologia – 2000
21. Considere as afirmações abaixo, relacionadas à febre reumática:
I. Coreia é manifestação tardia e, por vezes, única de febre reumática.
II. Poliartrite, quase sempre assimétrica, migratória, acometendo grandes articulações.
III. Cardite é a manifestação clínica mais específica dessa patologia, ocorrendo em aproximadamente 50% dos pacientes.
Quais são CORRETAS?
a) Apenas I.
b) Apenas II.
c) Apenas III.
d) Apenas I e II.
e) I, II e III.

Título de Especialista em Cardiologia – 2000
22. Em relação à profilaxia antimicrobiana para febre reumática, considere as afirmações abaixo:
I. A prevenção secundária contra infecção estreptocócica deve ser feita preferencialmente com penicilina, reservando-se eritromicina e novos macrolídeos como alternativas para pacientes alérgicos à penicilina.
II. A profilaxia antimicrobiana continua indicada em pacientes com ataques recorrentes ou com definida evidência de comprometimento cardíaco.
III. A duração da profilaxia deve ser individualmente ajustada, costumando ser realizada até cinco anos após o último evento ou até os 21 anos de idade.
Quais são CORRETAS?
a) Apenas I.
b) Apenas II.
c) Apenas III.
d) Apenas I e III.
e) Nenhuma está correta.

Título de Especialista em Cardiologia – 2017
23. A manifestação clínica encontrada com maior frequência na febre reumática é:
a) coreia.
b) cardite.
c) poliartrite.
d) eritema marginado.
e) nódulos subcutâneos.

Título de Especialista em Cardiologia – 2017
24. Com relação à cardite reumática, é CORRETO afirmar que:
a) a valvulite é rara.
b) a estenose aórtica é a lesão mais frequente em adultos.
c) em crianças, a manifestação mais comum é a estenose mitral.
d) miocardite e pericardite podem ocorrer na ausência de valvulite.
e) a gravidade da disfunção ventricular esquerda correlaciona-se com a extensão da valvulite e não com a lesão miocárdica.

Título de Especialista em Cardiologia – 2018
25. A febre reumática (FR) é uma doença com múltiplas manifestações clínicas. O diagnóstico é auxiliado pelos critérios de Jones modificados (1992), que envolvem achados clínicos e laboratoriais, classificados como critérios maiores e menores. Em relação aos critérios maiores de Jones para o diagnóstico da febre reumática, escolha a alternativa CORRETA:
a) A cardite é a manifestação mais grave da FR, uma vez que pode levar à doença cardíaca reumática crônica. A incidência de cardite é maior nos adolescentes do que nas crianças com até 6 anos de idade.
b) A artrite é descrita como migratória, que se refere ao envolvimento sequencial das articulações, sendo mais frequente e grave em adultos jovens do que em adolescentes e crianças.
c) A Coreia de Sydenham tem período de latência mais longo, ocorrendo seis a oito semanas após episódio de faringite estreptocócica e sendo mais frequente no sexo masculino.
d) Podem ocorrer nódulos subcutâneos, semelhantes àqueles da artrite reumatoide. São geralmente vistos nos estágios precoces da FR e persistem por mais de um ano após o episódio agudo.
e) O eritema marginatum ocorre em membros superiores, tronco e face, com um rash rosado centrífugo e pele central normal, afetando principalmente os pacientes sem cardite. 30.

Título de Especialista em Cardiologia – 2018
26. Assinale a alternativa correta em relação à profilaxia secundária da febre reumática (FR):

a) A penicilina G benzatina intramuscular é utilizada na dose de 600.000 UI para peso < 50 kg e na dose de 1.200.000 UI para peso > 50 kg, a cada 21 dias.
b) Portadores de FR com cardite prévia, insuficiência mitral leve residual ou resolução da lesão valvar devem realizar profilaxia secundária da FR até os 40 anos.
c) A prescrição de profilaxia secundária para a FR com drogas por via oral (penicilina V) tem eficácia preventiva igual à penicilina G benzatina intramuscular.
d) Portadores de lesões valvares importantes pela cardiopatia reumática crônica e que sejam submetidos à cirurgia valvar devem realizar profilaxia secundária da FR por toda a vida.
e) No passado, a sulfadiazina podia ser usada para a prevenção secundária da FR em pacientes alérgicos à penicilina, mas atualmente não é mais recomendada nesta situação, visto que drogas mais modernas são as preferidas.

Gabarito comentado

1. Questão bastante simples – a coreia é a manifestação mais específica da Febre Reumática aguda, permitindo seu diagnóstico isoladamente. A recente revisão das diretrizes diagnósticas de Febre Reumática (Critérios de Jones) pela *American Heart Association* se rendeu finalmente a esta evidência, mostrando, conforme o esquema abaixo, que coreia de *Syndeham* é igual a diagnóstico de Febre Reumatica.

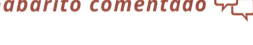

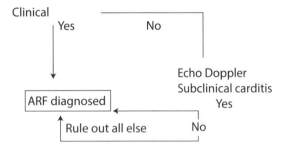

O tratamento da coreia é realizado nas formas leves com agonistas GABA-érgicos como o Valproato e em formas mais graves com antagonistas dopaminérgicos, como o Haloperidol, em doses baixas (1 a 3 mg 1x ao dia pela manhã, já que a coreia cessa à noite). Desta forma o mais correto é dizer que o melhor tratamento para a coreia são os antagonistas dopaminérgicos, e não antipsicóticos em geral. Assim, resposta e.

2. Em primeiro lugar, essa paciente de 24 anos deveria estar recebendo profilaxia secundária com penicilina G benzartina a cada 21 dias – a questão não fala se ela estava ou não recebendo a profilaxia. Se estivesse com a profilaxia em dia, ela poderia ter contato com centenas de milhares de primos com amigdalite estreptocócica e nada aconteceria.

Agora, aqui temos outro problema – dez dias é muito pouco tempo para termos um surto de Febre Reumática após exposição ao estreptococo. Mesmo supondo que a infecção estreptocócica não tivesse um período de incubação e que a paciente tivesse iniciado a amigdalite etreptocócica no mesmo dia em que tivesse encontrado o primo (altamente improvável) as respostas imunes que provocam a febre reumática aguda necessitam de pelo menos 2 a 4 semanas para se estabelecerem. Assim, no caso descrito poderíamos quase que descartar, em princípio, surto reumático. A hipótese clínica mais provável para esta paciente é que ela estivesse com amigdalite estreptocócica e, por ter uma lesão valvar muito grave, o quadro infeccioso sistêmico bastasse para descompensar a valvopatia, causando insuficiência cardíaca, sem necessariamente novo surto reumático.

Entretanto, a única coisa que este examinador conhece de Febre Reumática são os antigos critérios diagnósticos de Jones. No raciocínio tacanho e antigo do examinador, esta paciente tem dois critérios menores de FR, pelos critérios antigos (Febre e diagnostico prévio de FR). Assim, basta a esta paciente mais um critério maior e um critério menor, além da evidência de infecção estreprocócica, para confirmar novo surto de FR. (novamente, pelos critérios antigos de Jones – para atualização dos critérios veja a aula de FR e o capítulo de FR). Assim, resposta b.

3. Na fantasia do examinador esta paciente tem uma cardite grave (já que tem sinais e sintomas de insuficiência cardíaca) e assim deve usar corticoterapia – não há nenhum estudo comparando corticoterapia por 12 ou 18 semanas – a posologia correta da corticoterapia é 1 a 2 mg/kg de predinisona que devem ser mantidos em dose máxima por 6 semanas e depois desmamados lentamente, cerca de 10% por semana, mas a diminuição da dose de corticoide deve ser feita de acordo com os sintomas e com a frequência cardíaca – se a paciente mantiver frequência cardíaca elevada, não deve ter sua dose de corticóide reduzida. Assim, a duração da corticoterapia não é denifida, deve ser individualizada com base no quadro clínico e não podemos dizer de antemão sua duração.

Assim, é impossível decidirmos entre as alternativas C e E. Como o quadro é grave, iria para a maior duração, daí a **alternativa E.** O gabarito oficial deixa como alternativa C a resposta, mas esta questão é facilmente contestável e anulável.

4. De fato, a melhor forma de não só diminuir a incidência, mas de erradicar a FR é tratar a amigdalite estreptocócica – o tratamento da amigdalite impede o desenvolvimento da febre reumática, ao contrário do que acontece com a glumerlonefrite difusa aguda. O teste rápido para o diagnóstico de infecção estreptocócica (*streptest*) pode, mas não deve, ser usado para auxílio diagnóstico. Não deve ser usado porque acrescenta custo e complicações desnecessárias ao tratamento das amigdalites estreptocócicas – basta sempre tratar com penicilina em caso de dúvidas. Assim, esta afirmação pode ser considerada correta, mas não deve ser aplicada na prática.

Títulos elevados de ASLO só demonstram contato com estreptococos, não fazem nunca diagnóstico de FR. Deve-se lembrar que só 3% dos pacientes que tem uma estreptococcia desenvolvem FR, desta forma 97% dos pacientes que tem ASLO alto NÃO tem FR. Por fim, pacientes com diagnóstico de FR devem receber profilaxia secundária com penicilina benzatina para evitar novos surtos da doença, a chamada profilaxia secundária da FR.

5. Todas as afirmações estão corretas, exceto a opção "b", uma vez que para a profilaxia primária da febre reumática nos pacientes alérgicos à penicilina, as drogas de escolha são eritronicina, clindamicina (cuidado com colite pseudomembranosa) ou azitromicina (sulfas são inadequadas).

Na profilaxia secundária, pacientes alérgicos à penicilina, devem usar sulfadiazina 1g/dia e ser encaminhados para realizar dessensibilização à penicilina, para que possam voltar ao regime de penicilina G benzatina a cada 21 dias. Resposta b.

6. A cardite reumática é a mais grave manifestação da FR. Na forma aguda clássica podemos estratificá-la da seguinte forma:

• Cardite clássica leve: taquiarritmia desproporcional à febre, abafamento da primeira bulha, sopros sistólicos regurgitativos discretos em área mitral, aumento do intervalo PR no eletrocardiograma (ECG), área cardíaca normal à radiografia. Frequentemente assintomática.

• Cardite clássica moderada: sintomas da cardite leve acrescidos de pericardite. Os sopros são mais intensos e há aumento discreto a moderado da área cardíaca. Ocorrem prolongamentos do intervalo QT, complexos QRS de baixa voltagem e sobrecarga de câmaras esquerdas no ECG.

• Cardite clássica grave ou fatal: o principal sintoma é a insuficiência cardíaca. Pode ocorrer já no primeiro surto de FR, ou nas recorrências. Anorexia, astenia, palidez e taquipneia podem ocorrer, principalmente em crianças. Logo esses sintomas são acrescidos aos da insuficiência cardíaca, como edema de membros inferiores, ortopneia, dispneia paroxística noturna e hepatomegalia dolorosa. Pode levar ao óbito, especialmente se ocorrer em pacientes com lesões valvares reumáticas prévias.

O tratamento sempre deve ser feito com corticosteroides, na dose de 1 a 2 mg/kg, por pelo menos 6 semanas de dose máxima e posterior retirada gradual. Tratamento com anti-inflamatórios não hormonais não deve ser feito; toda cardite sintomática deve ser considerada grave e potencialmente fatal. Em casos graves deve ser realizado pulso com metilpredinisolona, na dose de 1 g/dia por 3 dias, de preferência em regime de terapia intensiva. Resposta c.

7. Em casos refratários, pode ser necessário cirurgia na fase aguda da doença. Nesses pacientes, recomenda-se pulsoterapia antes da cirurgia. Tratamento habitual da ICC, com vasodiltadores, IECA, diuréticos e restrição hídrica são necessários nos pacientes com sinais e sintomas de insuficiência cardíaca. O tratamento sempre deve ser feito com corticosteroides, na dose de 1 a 2 mg/kg, por pelo menos 6 semanas de dose máxima e posterior retirada gradual. Tratamento com anti-inflamatórios não hormonais não deve ser feito; toda cardite sintomática deve ser considerada grave e potencialmente fatal. Em casos graves deve ser realizado pulso com metilpredinisolona, na dose de 1 g/dia por 3 dias, de preferência em regime de terapia intensiva.

Não existe recomendação do uso de imunoglobulinas como mediadoras da inflamação em nenhuma fase da cardite reumática. Resposta e.

8. Como já dissemos, a cardite reumática é a mais grave manifestação da febre reumática. Há três formas de apresentação clínica: forma aguda clássica, forma assintomática crônica no adulto e forma de rápida evolução na criança. A cardite clássica grave ou fatal tem como principal sintoma a insuficiência cardíaca. Pode levar a óbito por complicações mecânicas como ruptura de cordoalhas ou erosão de folhetos. O óbito pode também ocorrer como resultado tardio do processo inflamatório expresso por pressões valvares graves. A profilaxia secundária tem por objetivo prevenir episódios de recorrência, a penicilina G benzatina é a droga de escolha tanto para a profilaxia primária quanto a secundária. Em alérgicos à penicilina, a sulfadiazina é a escolha (por tratar-se de droga mielotóxica o hemograma deve ser solicitado periodicamente).

O tratamento da faringoamigdalite e a erradicação do *Streptococcus* da orofaringe devem ser feitos na vigência de suspeita clínica de febre reumática, objetivando reduzir a exposição antigênica ao agente e impedir a propagação de cepas reumatogênicas na comunidade. Resposta e.

9. Diante do quadro exposto, a conclusão mais imediata é que esta criança é portadora de uma infecção estreptocócica aguda. O quadro febril, a hiperemia com pontos purulentos na orofaringe e adenopatia reacional são marcos comuns deste quadro assim como os altos títulos de ASLO.
O diagnóstico da febre reumática é clínico e embora atualmente se utilize os critérios da OMS, são os critérios de Jones os mais tradicionais para o diagnóstico de febre reumática. Não há diagnóstico laboratorial específico. O ASLO relaciona o momento da infecção estreptocócica pelo menos nos últimos dois meses. As provas de atividade inflamatória são úteis para o monitoramento da atividade da FR. O ECG pode evidenciar aumento do intervalo PR e/ou alterações mais significativas na vigência de endocardite reumática. O ecocardiograma tem por finalidade a avaliação cardíaca com definição dos respectivos acometimentos. Não há indicação de profilaxia secundária neste paciente. A indicação é somente G penicilina benzatina para erradicar a infecção estreptocócica. Resposta a.

10. A profilaxia secundária consiste na administração de penicilina G benzatina de 21 em 21 dias. Se o paciente teve FR sem cardite, deve-se usar até 21 anos ou até 5 anos após o último surto. A FR com cardite, mas com lesão orovalvar leve ou resolução da lesão orovalvar, a profilaxia deve ser feita até 21 anos ou 10 anos após o último surto. E com lesão valvar de moderada a grave, usar até os 40 anos ou por toda a vida. Resposta d.

11. O examinador quer que façamos o diagnóstico de FR neste paciente pelos critérios de Jones, que fecham diagnóstico de FR por dois critérios maiores ou um critério maior e dois menores (os critérios estão detalhados abaixo):

CRITÉRIOS DE JONES	
Maiores	Menores.
Cardite	Febre.
Artrite	Artralgia.
Coreia	Aumento do intervalo PR do ECG.
Eritema marginatum	Provas de atividade inflamatória aumentadas.
Nódulos subcutâneos	História prévia de FR.

Estritamente pelos critérios de Jones poderíamos fechar o diagnóstico pelo quadro proposto (temos um critério maior – artrite e dois menores – febre e aumento de provas de atividade inflamatória). Para fecharmos o diagnóstico, bastaria a evidência de infecção estreptocócica. Teoricamente, a presença de nódulos subcutâneos também fecharia diagnóstico de FR, pela presença de dois critérios maiores. Devemos nos lembrar de que nos últimos critérios de Jones a evidência de infecção estreptocócica não é obrigatória, é opcional.
A presença de sopro mitral pode ser devida à FR ou a outra doença, como por exemplo prolapso de valva mitral. Se houvesse, entretanto, algum aspecto típico de FR em um estudo ecocardiográfico – como fusão comissural ou espessamento ou acometimento mitroaórtico, o diagnóstico de FR seria muito mais provável.
Apesar disso, os critérios de Jones são mais para efeito de definição do que para utilização na prática clínica. Acima de tudo, na prática clínica devemos estar atentos aos possíveis diagnósticos diferenciais deste paciente. Por ser uma doença com ausência de marcadores específicos, a FR é um diagnóstico de exclusão – devemos excluir, antes de realizar o diagnóstico de FR, doenças como artrite reumatoide juvenil e lúpus eritematoso sistêmico, realizando exames laboratoriais como fator reumatoide, fatores antinúcleo e outras variantes destes como anti-DNA, anti-Sm e outros. Assim, embora artrite, febre e atividade inflamatória positiva preencham os critérios de Jones quando se evidencia infecção estreptocócica, na prática ainda há vários diagnósticos diferenciais a serem explorados. Resposta c.

12. Os maiores determinantes de qual valva corrigir em um paciente com lesões multivalvares não são exames complementares, mas sim o quadro clínico e o exame físico, atentando qual lesão valvar predomina. Dos exames listados nas alternativas, entretanto, o que fornece mais dados e permite estimar objetivamente a importância de cada lesão é o estudo hemodinâmico com angiografia, pois, além de medir as pressões em cada câmara cardíaca, permite estimar objetivamente o grau de regurgitação. Resposta c.

13. Questão muito mal formulada. Quase todos os tratamentos descritos na questão são eficazes para o tratamento da cardite reumática, com exceção do item E. Como este paciente apresenta sintomas de cardite (sopro mitral e ritmo de galope), estão indicados repouso no leito, digital, diurético, IECA e corticoides. Podemos, entretanto, interpretar que quase todas estas medidas visam alívio sintomático, e a única medicação que irá ter efeito eficaz anti-inflamatório na cardite são os corticoides. Assim, resposta d.

14. A duração da profilaxia para febre reumática segue na tabela abaixo:

Febre Reumática

CATEGORIA	DURAÇÃO
Febre reumática sem cardite	5 anos ou até os 18 anos, o que for mais longo
Febre reumática com cardite sem sequela valvar, ou com sequela valvar mínima	Pelo menos 10 anos após o último surto ou até os 25 anos, o que for mais longo
Febre reumática com cardite e sequela valvar grave	Pelo menos até os 40 anos. Algumas vezes pela vida inteira (exposição ocupacional)

Assim, para esta paciente, a profilaxia está indicada 10 anos após o último surto, ou seja, até os 25 anos. Resposta c.

15. As manifestações maiores e menores de Jones para o diagnóstico da febre reumática estão resumidas abaixo:

CRITÉRIOS DE JONES	
Maiores	**Menores**
Cardite	Febre.
Artrite	Artralgia.
Coreia	Aumento do intervalo PR do ECG.
Eritema marginatum	Provas de atividade inflamatória aumentadas.
Nódulos subcutâneos	História prévia de FR.

Devemos nos lembrar de que a poliartrite é a manifestação maior mais comum, mas é inespecífica, assim como as provas de atividade inflamatória. Devemos também nos lembrar de que o ASLO não é prova de atividade inflamatória (é um marcador de estreptococcia prévia) e tem 97% de falsos-positivos para o diagnóstico de febre reumática, não devendo ser em nada valorizado para o diagnóstico. A coreia é das manifestações mais específicas de FR (sozinha faz o diagnóstico de FR), mas aparece tardiamente (até seis meses após a estreptococcia). Assim, resposta c.

16. Este paciente tem indicação precisa de profilaxia secundária para febre reumática e por ter acometimento valvar deve usar a profilaxia secundária no mínimo até os 25 anos, no caso de sequela leve, ou até os 40 anos se a sequela for grave. No caso de alergia à penicilina, a primeira escolha é a sulfadiazina, 1 g ao dia. Se for necessário, como é o caso do paciente em questão, que ele necessite de profilaxia secundária por longo período, é interessante realizar dessensibilização à penicilina, após a qual o paciente poderá usar novamente a profilaxia com penicilina G benzatina. Cefalosporinas não são usadas como profilaxia secundária e, por conterem o anel betalactâmico, como as penicilinas, não devem ser usadas para pacientes alérgicos à penicilina. Se o paciente for alérgico à penicilina e à sulfadiazina, a eritromicina ou a azitromicina são alternativas válidas. Entretanto, como não há estudos com a eficácia dos macrolídeos, ainda a medicação mais indicada para pacientes alérgicos é a sulfadiazina. Resposta c.

17. Todo tratamento de paciente com febre reumática se inicia com a erradicação da estreptococcia, de preferência com dose única de penicilina G benzatina. Entretanto, este caso clínico está bastante incompleto. Não há informações sobre a frequência cardíaca ou a presença ou não de sintomas de insuficiência cardíaca, o que nos levaria a pensar na hipótese de cardite reumática aguda. No caso de cardite reumática, é mandatório o uso de corticoides em altas doses, como a predinisona 1 a 2 mg/kg. Devemos nos lembrar de que os exames de atividade inflamatória são inespecíficos, ou seja, podem estar elevados tanto na artrite quanto na cardite reumática, e o diagnóstico de cardite reumática é essencialmente clínico.

Se considerássemos que a paciente possui o sopro diastólico aspirativo de insuficiência aórtica como sequela de surto prévio de FR, poderíamos, como sugere o examinador, realizar o diagnóstico de surto de FR cursando apenas com artrite. Os livros descrevem que a FR tem uma brilhante resposta aos salicilatos. Esta última característica está presente na questão, e o examinador espera que diagnostiquemos FR a partir desta característica única. Entretanto, os salicilatos não são usados na prática clínica, pois a dose eficaz anti-inflamatória de salicilatos para adultos é de 4 a 6 gramas (80 a 100 mg/kg para crianças) de ácido acetilsalicílico, dose muito mal tolerada na prática e de posologia difícil. Na prática, usamos anti-inflamatórios não hormonais como o naproxeno, na dose de 500 mg 2 a 3 vezes ao dia. No caso, há possibilidade de a paciente estar em surto de cardite reumática (mas, como dissemos, este diagnóstico ficaria mais bem caracterizado se houvesse taquicardia e sinais e sintomas de insuficiência cardíaca), por isso devemos usar (com críticas à questão, como foi exposta) a penicilina e o corticoide. Resposta d.

18. Esta questão está mal formulada, pois o examinador não especificou qual o tipo de surto agudo da paciente. Se a paciente tiver tido cardite no surto inicial, mesmo que evoluído sem sequelas, deve usar profilaxia com penicilina G benzatina, de 15 em 15 dias nos dois primeiros anos do surto, e depois de 21 em 21 dias, até os 25 anos ou 10 anos após o último surto de FR, o que for mais longo. Se a paciente teve artrite ou coreia, sem cardite, a profilaxia com penicilina G benzatina, de 15 em 15 dias nos dois primeiros anos do surto, e depois de 21 em 21 dias, deve ser mantida até os 18 anos ou 5 anos após o último surto. A alternativa que melhor se encaixa à conduta correta é a alternativa a.

19. Neste homem jovem, com monoartrite ao exame clínico, devemos sempre pôr em primeiro lugar a hipótese de pioartrite, ou seja, artrite de etiologia infecciosa, sendo a primeira conduta indicada a artrocentese da articulação acometida. Devemos nos lembrar de que as pioartrites podem se iniciar com artralgias aditivas ou migratórias e por isso nossa suspeita deve sempre ser alta. A taquicardia e a febre podem ser secundárias à dor e ao quadro infeccioso. Os exames de atividade inflamatória, assim como o ASLO elevado são completamente inespecíficos, podendo estar elevados tanto na pioartrite quanto em artrite de outra etiologia. Nesta questão, claramente, o examinador está tentando forçar o quadro clínico como sugestivo de febre reumática. Um quadro característico de FR teria muita dor articular, com sinais inflamatórios relativamente frustros. Além disso, os livros descrevem que a FR tem uma brilhante resposta aos salicilatos. Esta última característica está presente na questão, e o examinador espera que diagnostiquemos FR a partir desta característica única. Entretanto, os salicilatos não são usados na prática clínica, pois a dose eficaz anti-inflamatória de salicilatos é de 4 a 6 gramas de ácido acetilsalicílico, dose muito mal tolerada na prática e de posologia difícil. Na prática, usamos anti-inflamatórios não hormonais como o naproxeno, na dose de 500 mg, 2 a 3 vezes ao dia. Pelos critérios, podemos até fazer diagnóstico de FR, mas, na prática o quadro é deveras inespecífico para fecharmos o diagnóstico, mesmo o paciente tendo um critério maior (artrite) e dois menores (febre, elevação de provas de atividade inflamatória). Resposta d.

20. Na profilaxia primária da FR devemos usar antibióticos bactericidas; por este motivo, as sulfas estão excluídas das alternativas. As alternativas B, C e E nomeiam cefalosporinas, que não são fármacos de primeira escolha para ministrar a um paciente com alergia à penicilina, pois também possuem anel betalactâmico. A melhor alternativa aos alérgicos é a lincomicina ou eritromicina, conforme tabela abaixo. Resposta a.

AGENTE	DOSE	VIA	DURAÇÃO
Profilaxia primária			
Penicilina G benzatina	600.000 UI para pacientes < 27 kg 1.200.000 para pacientes ≥ 27 kg	IM	Dose única
Amoxicilina	Crianças – 50 mg/kg 8/8 h por 10 dias Adultos – 500 mg VO 8/8 h por 10 dias	VO	10 dias
Para pacientes alérgicos à penicilina			
Eritromicina	Crianças – 40 mg/kg/dia 6/6 h por 10 dias Adultos – 500 mg VO 6/6 h por 10 dias	VO	10 dias
Azitromicina	500 mg inicialmente após 250 mg ao dia por 4 dias	VO	5 dias

21. Realmente a melhor forma de não só diminuir a incidência, mas de se erradicar a FR é tratar a amigdalite estreptocócica – o tratamento da amigdalite impede o desenvolvimento da febre reumática, ao contrário do que acontece com a glumerlonefrite difusa aguda. O teste rápido para diagnóstico de infecção estreptocócica (*streptest*) pode, mas não deve, ser usado para auxílio diagnóstico. Não deve ser usado porque acrescenta custo e complicações desnecessárias ao tratamento das amigdalites estreptocócicas – basta sempre tratar com penicilina em caso de dúvidas. Assim, esta afirmação pode ser considerada correta, mas não deve ser aplicada na prática.

Títulos elevados de ASLO só demonstram contato com estreptococos, não fazem nunca diagnóstico de FR. Devemos lembrar que só 3% dos pacientes que tem uma estreptococcia desenvolvem FR, desta forma 97% dos pacientes que tem ASLO alto NÃO tem FR.
Por fim, pacientes com diagnóstico de FR devem receber profilaxia secundária com penicilina benzatina para evitar novos surtos da doença, a chamada profilaxia secundária da FR.

22. A profilaxia secundária da febre reumática visa a prevenir novas infecções de orofaringe, sintomáticas ou não, que levem à progressão da doença. Para realizá-la podem ser utilizados antibióticos bactericidas ou bacteriostáticos. A primeira escolha é a penicilina G benzatina, a cada 15 dias nos dois primeiros anos após o surto e a cada 21 dias nos anos subsequentes. Em pacientes alérgicos à penicilina, a primeira escolha é a sulfadiazina, na dose de 1 g via oral ao dia. A eritromicina só pode ser usada em pacientes alérgicos à penicilina e às sulfas.
Quanto maior o número de surtos (mesmo assintomáticos) de FR, mais grave a sequela cardíaca do paciente – assim, a profilaxia secundária é de importância fundamental para o prognóstico do paciente. Desta forma, todos os pacientes com FR devem usar profilaxia secundária, pois um paciente com coreia no primeiro surto pode ter um novo surto e sequela cardíaca grave. Portanto, mesmo pacientes não portadores de cardiopatia reumática devem usar a profilaxia secundária. A duração da profilaxia secundária depende do tipo de acometimento do paciente, seguindo a tabela abaixo:

CATEGORIA	DURAÇÃO
Febre reumática sem cardite.	Por 5 anos ou até os 18 anos, o que for mais longo.
Febre reumática com cardite sem sequela valvar ou com sequela valvar mínima.	Pelo menos 10 anos após o último surto ou até os 25 anos, o que for mais longo.
Febre reumática com cardite e sequela valvar grave.	Pelo menos até os 40 anos. Algumas vezes, pela vida inteira (exposição ocupacional).

Logo, não há afirmativa totalmente correta. Resposta e.

23. A falta de criatividade na realização das questões de Febre Reumática é proporcional ao desconhecimento dos examinadores sobre a doença. Temos que lembrar que 95% dos pacientes com Febre Reumática não tem fase aguda sintomática, e também que não temos estudos em nosso meio para saber qual é o acometimento mais frequente na fase aguda. Tudo o que existe são relatos folclóricos baseados na experiência americana e europeia da década de 50 e 60. Classicamente é dito que a manifestação mais frequente da Febre Reumática, que é também a manifestação mais inespecífica da doença, é a artrite. Entretanto este fato pode não ser verdadeiro se incluirmos a cardite subclínica detectada por ecocardiografia como manifestação clínica. Desta forma, resposta c.

24. Esta questão já caiu em anos anteriores e perpetua um erro terrível - a literatura, principalmente indiana, tinha uma teoria em que na cardite reumática aguda o problema era apenas a lesão valvar e quando ocorria disfunção ventricular esquerda esta era devido apenas à valvopatia. Os autores tinham esta teoria porque ao contrário da miocardite viral, a miocardite reumática não causa aumento nos níveis de troponina nem lesões à ressonância magnética.
Isto na verdade ocorre porque a lesão miocárdica na cardite reumática é reversível - entretanto hoje sabemos que há disfunção ventricular devido apenas à miocardite, mesmo em pacientes sem nenhuma valvopatia – podemos observar tal fato observando pacientes que tiveram atividade reumática e que já tinham próteses valvares implantadas. Mesmo com as próteses normofuncionantes os pacientes tinham disfunção ventricular, que era posteriormente revertida com corticoterapia. Desta forma a disfunção ventricular na cardite reumática é independente da valvopatia.
Infelizmente nossos examinadores novamente usam esta questão infeliz e que divulga conceitos polêmicos, que não tem relação com a experiência clínica.
Vamos comentar as alternativas uma a uma:
a) a valvulite é rara. **Errado** – A valvulite é a sequela mais terrível da FR, e ocorre em 1/3 dos pacientes – assim não é rara.
b) a estenose aórtica é a lesão mais frequente em adultos. **Errado** – A sequela reumática mais frequente em adultos é a insuficiência mitral, enquanto que a sequela mais específica em adultos é a estenose mitral.
c) em crianças, a manifestação mais comum é a estenose mitral. **Errado** – em crianças predominam lesões tipo insuficiência, mitral ou aórtica.

TEC – Título de Especialista em Cardiologia

d) miocardite e pericardite podem ocorrer na ausência de valvulite. **Correto** – Em medicina, tudo é possível. Podem ocorrer sim pericardite ou miocardite sem valvulite. Vou citar aqui um exemplo prático – se o paciente tiver próteses biológicas em posição mitral e aórtica e tiver um novo surto com cardite reumática ele pode sim ter apenas pericardite e miocardite, sem valvulite – pois a reação autoimune da febre reumática não ataca os xenoenxertos que constituem as bioprótese.
e) a gravidade da disfunção ventricular esquerda correlaciona-se com a extensão da valvulite e não com a lesão miocárdica. **Errado** – vide discussão acima.
Resposta correta – d. Gabarito oficial, incorreto, e.

25. Vamos analisar cada uma das alternativas:
a) A cardite é a manifestação mais grave da FR, uma vez que pode levar à doença cardíaca reumática crônica. A incidência de cardite é maior nos adolescentes do que nas crianças com até 6 anos de idade. **Parcialmente correta** – Certamente a cardite é a manifestação mais grave da FR por suas sequelas – entretanto não é correto afirmar que seja mais comum em adolescentes que em crianças – como a maioria dos surtos é assintomático, é uma afirmativa de difícil comprovação. Fato é que a doença se instala por volta dos 5 anos de idade, com a sua gravidade sendo proporcional ao número de surtos, mesmo assintomáticos, ao longo da vida. Desta forma é mais comum vermos sequelas valvares reumáticas em adolescentes do que em crianças – talvez esse seja o sentido que o examinador queira.
b) A artrite é descrita como migratória, que se refere ao envolvimento sequencial das articulações, sendo mais frequente e grave em adultos jovens do que em adolescentes e crianças. **Errada** – Aqui quase todas as afirmativas estão corretas, com exceção da descrição de "migratória" – este termo denota que na forma mais clássica (e bastante rara nos dias de hoje) a artrite melhora em uma articulação ao mesmo tempo que se instala em uma nova articulação – daí o nome clássico "poliartrite migratória". Está correto que em pacientes com mais idade o surto de artrite pode ser mais prolongado e de difícil tratamento.
c) A Coreia de Sydenham tem período de latência mais longo, ocorrendo seis a oito semanas após episódio de faringite estreptocócica e sendo mais frequente no sexo masculino. **Errada** – Quase todas as afirmações estão corretas, mas a coréia ocorre mais em meninas. E geralmente ocorre muitos meses após a estreprococcia, e não 6 a 8 semanas após.
d) Podem ocorrer nódulos subcutâneos, semelhantes àqueles da artrite reumatoide. São geralmente vistos nos estágios precoces da FR e persistem por mais de um ano após o episódio agudo. **Errado** – nódulos subcutâneos realmente ocorrem, mas tem duração breve, de apenas algumas semanas. Geralmente acompanham cardite grave, tendo em comum com esta ser uma manifestação de imunidade Th1
e) O eritema marginatum ocorre em membros superiores, tronco e face, com um rash rosado centrífugo e pele central normal, afetando principalmente os pacientes sem cardite. **Também quase certo** – O eritema marginatum ocorre como lesões circinadas e confluentes em tórax e raiz de membros, mas não acomete a face. As lesões são evanescentes, ou seja, aparecem e desaparecem espontaneamente em horas.
Resposta a.

26. Abaixo temos s regimes padrão de profilaxia secundária para Febre Reumática:

TABELA DE PROFILAXIA SECUNDÁRIA DA FEBRE REUMÁTICA		
Agente	**Dose**	**Via**
Penicilina G benzatina	1.200.000 UI a cada 2-3 semanas; crianças 600.000 UI a cada 2-3 semanas	IM
Penicilina V	250 mg 2 vezes ao dia	VO
Sulfadiazina	0,5 g uma vez ao dia para pacientes < 27 kg; 1 g uma vez ao dia para pacientes ≥ 27 kg	VO
Para pacientes alérgicos à penicilina e à sulfadiazina		
Eritromicina	250 mg 2 vezes ao dia	VO
Azitromicina	250 mg ao dia; crianças 5 mg/kg ao dia (máximo 250 mg/dia)	VO
IM = intramuscular; VO = via oral.		

Febre Reumática

PROFILAXIA SECUNDÁRIA DA FEBRE REUMÁTICA		
Agente	**Dose**	**Via**
Penicilina G benzatina	1.200.000 UI a cada 2-3 semanas; crianças 600.000 UI a cada 2-3 semanas	IM
Penicilina V	250 mg 2 vezes ao dia	VO
Sulfadiazina	0,5 g uma vez ao dia para pacientes < 27 kg; 1 g uma vez ao dia para pacientes ≥ 27 kg	VO
Para pacientes alérgicos à penicilina e à sulfadiazina		
Eritromicina	250 mg 2 vezes ao dia	VO
Azitromicina	250 mg ao dia; crianças 5 mg/kg ao dia (máximo 250 mg/dia)	VO
IM = intramuscular; VO = via oral.		

Analisando as tabelas vamos comentar cada uma das afirmativas da questão:

a) A penicilina G benzatina intramuscular é utilizada na dose de 600.000 UI para peso < 50 kg e na dose de 1.200.000 UI para peso > 50 kg, a cada 21 dias. **Errada** – o valor de corte de peso para selecionar a dose da Penicilina G Benzatina é 27 kg – pacientes com peso acima deste devem usar 1.200.000UI.

b) Portadores de FR com cardite prévia, insuficiência mitral leve residual ou resolução da lesão valvar devem realizar profilaxia secundária da FR até os 40 anos. **Errada** – Estes pacientes podem cessar a profilaxia secundária aos 25 anos ou 10 anos após o último surto reumático.

c) A prescrição de profilaxia secundária para a FR com drogas por via oral (penicilina V) tem eficácia preventiva igual à penicilina G benzatina intramuscular. **Errado** – A profilaxia com Penicilina V (penicilina via oral) tem um índice inaceitável de recorrência – 5% por ano contra 0,3% por ano da Penicilina G Benzatina intramuscular.

d) Portadores de lesões valvares importantes pela cardiopatia reumática crônica e que sejam submetidos à cirurgia valvar devem realizar profilaxia secundária da FR por toda a vida. **Errada** – devemos manter a profilaxia destes pacientes até os 40 anos, prolongando este período em caso de exposição ocupacional ao estreptococo, como em professores, profissionais de saúde e voluntários da associação de proteção à criança com estreptococcia.

e) No passado, a sulfadiazina podia ser usada para a prevenção secundária da FR em pacientes alérgicos à penicilina, mas atualmente não é mais recomendada nesta situação, visto que drogas mais modernas são as preferidas. **Errada** – a sulfadiazina ainda é extremamente útil e foi essencial nos últimos anos quando nos deparamos com a escassez de Penicilina G Benzatina no mercado. A grande vantagem da Sulfadiazina é que ela também é usada para o tratamento de doenças reumatológicas, de forma que tem boa disponibilidade pra uso clínico. Alem disso só foram até hoje realizados estudos clínicos de eficácia em profilaxia secundária para Febre Reumática com duas medicações: as sulfas e a penicilina G benzatina. Assim devemos sim continuar a usar a Sulfadiazina.

Portanto, aqui **nenhuma alternativa é correta**. O gabarito deu como correta a alternativa A, mas o autor da questão sequer abriu um livro para conferir que o valor de corte do peso para a dose maior de Penicilina G Benzatina é de 27 kg, e não 50 kg como relatado.

Doenças Valvares 8

Guilherme S. Spina

Introdução

As valvopatias são afecções cardíacas frequentes, especialmente em nosso meio, devido à ainda alta prevalência da doença reumática.

Felizmente existem excelentes e abnegados médicos que estudam doenças valvares, e a atualização da diretriz de doenças valvares anatomicamente importantes, publicada em dezembro de 2017, é particularmente excelente e de consulta obrigatória para os interessados em valvopatia – é concisa, e compara diretrizes brasileiras, americanas e europeias, sendo assim altamente recomendada.

A base clínica do seguimento de portadores de valvopatia é baseada nos tradicionais história e exame físico, métodos de diagnóstico essenciais para se evitar conhecer aspectos da doença de modo desagregado do doente.

É fundamental marcar a fase da história natural da valvopatia em consonância com a etiologia. A história orienta o raciocínio fisiopatológico e o exame físico restringe o diagnóstico diferencial perante o quadro clínico nem sempre típico.

Por maior sensibilidade e especificidade que seja associada a determinado exame, ele será complementar e sua consideração de modo isolado pode correr o risco de determinar algo com acerto técnico, porém equívoco clínico.

A interpretação das imagens, cada vez com maior grau de definição em valvopatia, deve obrigatoriamente ser calçada nas premissas clínicas surgidas da valorização da história e exame físico.

O seguimento clínico será tanto mais qualificado quanto mais harmoniosamente houver a valorização da vivência clínica engrandecida pela informação gerada pela alta tecnologia.

Para situarmos um paciente na linha da história natural da valvopatia, são necessários anamnese detalhada e exame físico cuidadoso. A classificação em classes funcionais, medida usual da sintomatologia do paciente, pressupõe que se saiba qual é o nível de atividade e de esforço físico que o paciente realiza e como os sintomas interferem em suas atividades diárias. Assim, sem um conhecimento mínimo do paciente e de seus hábitos, não é possível realizar uma classificação funcional adequada.

A ausculta cardíaca é ponto fundamental no acompanhamento destes pacientes. Tem função diagnóstica importantíssima, permitindo a realização da interpretação crítica dos exames complementares, em especial o ecocardiograma. Através da propedêutica adequada, conseguimos detectar limitações do método e encontrar incorreções no exame por imagem, que poderiam passar despercebidas se a desconsiderássemos. Por este motivo, devemos incentivar o aprendizado detalhado da propedêutica, para que as futuras gerações não sejam simplesmente reféns da imagem.

Doenças da Valva Mitral

Estenose mitral

Epidemiologia e etiologia

A estenose mitral é uma obstrução ao enchimento ventricular esquerdo ao nível valva mitral resultante de anormalidade estrutural do aparato valvar, impedindo sua abertura durante a diástole. Em nosso meio, a estenose mitral pode ser considerada como sinônimo de febre reumática, pois são raríssimas as estenoses mitrais de outras etiologias. Aproximadamente 25% de todos os pacientes com doença reumática que evoluem com sequela cardíaca têm estenose mitral pura. Acomete duas mulheres para cada homem.

O diagnóstico diferencial da estenose mitral deve ser feito com afecções que impõem barreira ao esvaziamento atrial esquerdo. Dentre elas, citam-se os tumores atriais, como o mixoma ou a trombose atrial.

DIAGNÓSTICO DE ESTENOSE MITRAL IMPORTANTE	
Características de Estenose Mitral Importante	
Exame físico	• Fáscies mitral • Estalido de abertura precoce • B1 hiperfonética • B2 hiperfonética • Sopro diastólico em ruflar, com reforço pré-sistólico se paciente em ritmo sinusal • Sinais de congestão pulmonar e insuficiência cardíaca direita • Presença de insuficiência tricúspide (IT)
Eletrocardiograma	• Sobrecarga de átrio esquerdo (AE) • Sobrecarga de câmaras direitas • Fibrilação atrial (FA)

Radiografia de tórax	• Índice cardiotorácico normal
	• Sinais de aumento de AE:
	  - Elevação do brônquio fonte esquerdo ("sinal da bailarina")
	  - Duplo contorno atrial à direita
	  - 4o arco na silhueta cardíaca à esquerda
	• Sinais de congestão pulmonar

Ecocardiograma	• Área valvar mitral < 1,5cm² • Gradiente diastólico médio AE/VE ≥ 10mmHg • Pressão sistólica da artéria pulmonar (PSAP) ≥ 50mmHg em repouso • PSAP ≥ 60mmHg com esforço
Estudo hemodinâmico	• Indicado em caso de dissociação clinicoecocardiográfica • Gradiente diastólico AE/VE ≥ 10mmHg (espontâneo ou após prova com atropina e volume) • PSAP ≥ 50mmHg

Tabela 8.1 – Adaptado de Tarasoutchi et al. Atualização das Diretrizes Brasileiras de Valvopatias: Abordagem das Lesões Anatomicamente Importantes. Arquivos Brasileiros de Cardiologia, Volume 109, Nº 6, Supl. 2, Dezembro 2017

Fisiopatologia

Nos pacientes com estenose mitral reumática, o processo patológico causa espessamento, calcificação e fusão das comissuras, cordoalhas, cúspides ou uma combinação destes processos. A área valvar mitral em indivíduos normais é de 4 a 6 cm². Quando o orifício é de aproximadamente 2 cm² iniciam-se as repercussões hemodinâmicas da estenose mitral. Na estenose mitral grave, a área valvar é menor que 1,2 cm². Esse gradiente transmitral diastólico é a expressão fundamental da estenose mitral e resulta na elevação da pressão atrial esquerda, que se reflete na circulação venosa pulmonar. Pressão aumentada e distensão das veias e capilares pulmonares levam a edema pulmonar na medida em que a pressão venosa pulmonar excede a pressão oncótica plasmática. As arteríolas pulmonares reagem com vasoconstrição, hiperplasia da íntima, hipertrofia da média e hipertensão pulmonar.

Uma área valvar mitral maior que 1,5 cm² geralmente não produz sintomas no repouso. Entretanto, se houver um aumento no fluxo transmitral ou redução do tempo diastólico, como aumento do súbito da frequência cardíaca, ocorrerá aumento da pressão atrial esquerda e desenvolvimento de sintomas. Deste modo, os episódios de dispneia são geralmente precipitados por exercício, estresse emocional, gestação, atividade sexual, infecção ou fibrilação atrial.

Manifestações clínicas

Sinais e sintomas: o principal sintoma é dispneia aos esforços, resultante da complacência pulmonar reduzida. A dispneia pode ser acompanhada por tosse e sibilos. Na obstrução crítica os pacientes podem apresentar ortopneia e episódios de edema agudo pulmonar.

A fibrilação atrial ocorre em 30 a 40% dos pacientes, sendo consequência geralmente das sobrecargas de pressão sobre o átrio, a fibrose dos tratos internodais e dano ao nó sinoatrial secundários ao processo inflamatório consequente a febre reumática.

A hipertensão pulmonar contribui com a piora da dispneia e, na sua forma mais avançada, desenvolve insuficiência cardíaca direita, insuficiência tricúspide e hipertensão venosa sistêmica, como ascite, hepatomegalia, edema e derrame pleural.

Em alguns casos, a hemoptise é o sinalizador da estenose mitral, sendo consequência de vários processos. Esta pode decorrer da ruptura de veias brônquicas dilatadas, da ruptura de capilares alveolares no edema pulmonar como também representar áreas de infarto pulmonar. Aproximadamente 15% dos pacientes apresentam desconforto torácico indistinguível de angina pectoris decorrente da hipertensão ventricular direita grave ou por compressão do tronco da a. coronária esquerda pelo tronco da a. pulmonar.

A embolização sistêmica é responsável por considerável morbimortalidade. Dos pacientes que sofrem embolização, 80% estão em fibrilação atrial. É importante lembrar que não há correlação da chance de embolismo com a gravidade da estenose mitral. A maioria dos êmbolos aparentes é encontrada nos vasos cerebrais. Embolia coronariana pode levar a infarto do miocárdio e embolia renal pode ser responsável por hipertensão sistêmica. Em aproximadamente 25% das vezes, os êmbolos são múltiplos e recorrentes.

A endocardite infecciosa é uma complicação que ocorre mais comumente nas estenoses leves que nas graves.

Exame físico: nos pacientes com estenose mitral grave, o baixo débito cardíaco e a vasoconstricção sistêmica podem ser responsáveis pela fácies mitral, caracterizada por vermelhidão na região malar e lábios arroxeados. O pulso arterial é geralmente normal, mas em pacientes com redução do volume sistólico, o pulso pode ter amplitude diminuída. O ictus preserva sua localização e características normais, uma vez que o ventrículo esquerdo é poupado. Com o paciente posicionado em decúbito lateral esquerdo, um frêmito diastólico pode ser palpado no ápice. O componente P2 da segunda bulha pode ser sentido no foco pulmonar como sinal de hipertensão pulmonar.

Na ausculta, observa-se uma B1 hiperfonética, causada pela desaceleração do sangue em uma valva rígida, causando rápida transformação de energia cinética em sonora e assim tornando B1 seca e marcada. Com a elevação da pressão pulmonar, o segundo componente da segunda bulha se acentua e é transmitido tanto para o foco mitral quanto para o aórtico. Outros sinais de hipertensão pulmonar incluem o encurtamento do desdobramento da B2, um sopro sistólico de insuficiência tricúspide, sopro de Graham Steell de regurgitação pulmonar.

O estalido de abertura encontrado na estenose mitral resulta da tensão súbita dos folhetos valvares após a abertura das cúspides. As lascíneas da mitral não se abrem completamente devido à fusão comissural e, assim, o fluxo diastólico sofre uma desaceleração súbita nas cúspides da valva, fazendo transformação de energia cinética em sonora, gerando o estalido de abertura de mitral. Quanto mais próximo o estalido de abertura de B2, mais grave é a estenose mitral.

O sopro diastólico em ruflar da estenose é um sopro de timbre grave, melhor ouvido no ápice e com o paciente em decúbito lateral esquerdo, de preferência com a campânula do estetoscópio. O sopro tem comportamento variável na história natural da estenose mitral: no início da doença, quando não há estenose significativa, o sopro é tênue, pois há realmente pouco turbilhonamento diastólico. Ao tornar-se mais significativa, a estenose determina maior turbilhonamento do sangue, causando o sopro clássico em ruflar com reforço pré-sistólico. Na estenose crítica, muitas vezes o sopro volta a ser tênue pela importante diminuição do fluxo transvalvar.

A estenose mitral é uma doença contínua, progressiva, geralmente consistindo de um curso lento e estável nos primeiros anos seguido de uma aceleração progressiva. Há um período latente de 20 a 40 anos entre o surto de doença reumática e os sintomas de estenose mitral. De maneira geral, a sobrevida em 10 anos de pacientes não tratados é de 50 a 60%, em presença de sintomas limitantes, a sobrevida em 10 anos é de apenas 5 a 15%. Quando ocorre hipertensão pulmonar grave, a sobrevida cai para menos de 3 anos.

Diagnóstico e manuseio clínico

O diagnóstico da estenose mitral deve ser feito de acordo com a história, exame físico, e achados radiológicos e eletrocardiográficos. Os pacientes podem ser completamente assintomáticos e ter um exame físico com anormalidades.

O eletrocardiograma é pouco sensível no diagnóstico da estenose mitral leve, mas nas obstruções moderada e grave, mostra alterações características. Sinais de sobrecarga atrial esquerda são os achados mais frequentes, encontrados em 90% dos pacientes em ritmo sinusal. Fibrilação atrial geralmente desenvolve-se na presença de sobrecarga atrial esquerda preexistente e é relacionada ao tamanho do átrio, à extensão da fibrose miocárdica, à duração da atriomegalia e à idade do paciente. Quase 50% dos pacientes com hipertrofia ventricular direita apresentam sinais eletrocardiográficos de sobrecarga ventricular direita.

A radiografia de tórax pode evidenciar aumento do átrio esquerdo, especialmente nas projeções lateral e oblíqua anterior esquerda. Alargamento da artéria pulmonar e aumento do átrio e ventrículo direitos ocorrem nos casos mais avançados. Alterações nos campos pulmonares refletem indiretamente a gravidade da estenose mitral. Os achados incluem congestão peri-hilar, edema intersticial e cefalização da vasculatura pulmonar.

A ecocardiografia é importante para a avaliação diagnóstica e planejamento terapêutico. Com o espessamento e fibrose progressivos dos folhetos, o orifício mitral torna-se fixo e pode ter sua área medida diretamente ou por métodos relacionados ao Doppler, como o tempo de meia-pressão. Através do ecocardiograma, pode-se avaliar o tamanho do átrio esquerdo e determinar se a anatomia é favorável à valvoplastia por balão.

Cateterismo cardíaco é realizado quando há discrepância entre achados clínicos e não invasivos ou em pacientes com mais de 40 anos para detecção de coronariopatia associada. Quando há gradiente transmitral baixo, prova com atropina e volume pode ser realizada para verificar se há aumento do gradiente transmitral com taquicardia ou hipervolemia. Também está indicada a cateterização para realizar a valvulotomia percutânea por balão.

Tratamento

Pacientes com estenose mitral devido à doença reumática devem receber profilaxia secundária para febre reumática e para endocardite infecciosa. O tratamento da anemia e de infecções deve ser feito de imediato dado o potencial de descompensação da valvopatia.

Em pacientes sintomáticos com estenose mitral e evidência de congestão pulmonar, uma melhora considerável pode ser obtida com a administração de diuréticos, betabloqueadores e restrição salina. Os betabloqueadores diminuem a frequência cardíaca, aumentando, assim, o tempo de diástole e melhorando o enchimento do ventrículo esquerdo através de uma valva mitral estenótica. Os glicosídeos digitálicos não alteram a hemodinâmica e geralmente não beneficiam pacientes em ritmo sinusal, mas são úteis na redução da resposta ventricular na fibrilação atrial e no tratamento de pacientes com disfunção ventricular esquerda e/ou direita. Em pacientes com contraindicações para betabloqueadores podem ser utilizados bloqueadores de canais de cálcio como o verpamil e o diltiazem.

Em pacientes portadores de fibrilação atrial crônica ou transitória, independente do grau de estenose mitral, está indicada terapia antitrombótica. A droga de escolha é a varfarina, mas seu uso é extremamente complexo e requer aderência absoluta do paciente. Por isso, a aspirina, na dose de 200 mg ao dia, é alternativa aceitável para pacientes com dificuldade ou baixa aderência a anticoagulantes orais, tendo demonstrado em nosso meio eficácia semelhante à varfarina para prevenção de eventos embólicos em pacientes com estenose mitral.

Em pacientes que já apresentaram um ou mais episódios de embolia em ritmo sinusal e ou fibrilação atrial, a preferência recai sobre a varfarina, com INR alvo de 2,0 a 3,0. Não há evidências que justifiquem a anticoagulação de pacientes em ritmo sinusal sem episódio prévio de embolia, mesmo em portadores de estenose grave com átrio maior que 55 mm.

Tratamento invasivo: a valvotomia (valvuloplastia mitral percutânea por balão ou valvotomia cirúrgica) está indicada apenas em pacientes sintomáticos com estenose mitral de moderada a grave (área valvar menor ou igual a 1,5 cm^2) como também está indicada em paciente com estenose menos significativa, porém com sintomas aos exercícios comuns e que desenvolvem, frente, a estes pressão arterial pulmonar excedendo 60 mmHg ou pressão capilar pulmonar maior que 25 mmHg.

Antes da valvotomia por balão, deve ser excluída a presença de trombo atrial esquerdo pela ecocardiografia e mensurado o escore ecocardiográfico. Este avalia a rigidez e espessamento dos folhetos, calcificação valvar e o aparato subvalvar. Essas características são graduadas de 1 a 4. Valvas rígidas, espessas, com calcificação e extensa fibrose subvalvular, com escore maior que 8, alcançam resultados menos favoráveis e, assim, não devem ser submetidos ao tratamento percutâneo. Contraindicações ao tratamento percutâneo incluem a presença de trombo atrial esquerdo e insuficiência mitral moderada ou importante. Em pacientes com anatomia favorável, a sobrevida sem incapacidade funcional ou necessidade de reintervenção é de 70% em 7 anos, igual ou melhor que a obtida pela valvotomia cirúrgica aberta. Em centros com pessoal especializado, a valvotomia percutânea por balão deve ser considerada o procedimento de escolha para pacientes sintomáticos com estenose mitral de moderada a grave que têm morfologia favorável na ausência de trombo atrial e insuficiência mitral.

O tratamento cirúrgico através da comissurotomia mitral feita sob visão direta com o uso de circulação extracorpórea apresenta resultados excelentes. A troca da valva mitral é uma cirurgia realizada nos pacientes com válvulas muito distorcidas ou calcificadas. Através dessa abordagem cirúrgica, a insuficiência mitral moderada associada pode ser corrigida.

A taxa de mortalidade operatória da substituição mitral gira em torno de 3 a 8%, devendo ser considerada a morbidade da anticoagulação e da deterioração mecânica das bioproteses.

TIPO	CONSIDERAÇÕES

Valvuloplastia mitral por cateter-balão	• Tratamento de escolha na etiologia reumática
	• Indicações:
	   Sintomas classe funcional (CF) II-IV e/ou fatores complicadores
	   Escore ecocardiográfico ≤ 8 *
	     (aparelho subvalvar e calcificação ≤ 2)
	• Em gestantes ou pacientes com alto risco cirúrgico, considerar se:
	   Escore ecocardiográfico 9-10
	     (aparelho subvalvar e calcificação ≤ 2)
	• Contraindicações:
	   Trombo em AE
	   Insuficiência mitral (IM) moderada ou importante
	   Fenômeno embólico recente

Tratamento cirúrgico (comissurotomia / troca valvar)	• EM reumática CF III-IV com contraindicações à VMCB • EM reumática com fatores complicadores, não elegíveis para VMCB • EM degenerativa refratária ao tratamento clínico
Implante valvar mitral transcateter	• EM degenerativa refratária ao tratamento clínico, com contraindicação ou alto risco ao tratamento cirúrgico (em estudo)
*Individualizar em casos de escore ecocardiográfico 9-10		

Tabela 8.2 – Adaptado de Tarasoutchi et al. Atualização das Diretrizes Brasileiras de Valvopatias: Abordagem das Lesões Anatomicamente Importantes. Arquivos Brasileiros de Cardiologia, Volume 109, Nº 6, Supl. 2, Dezembro 2017

ESTENOSE MITRAL – RECOMENDAÇÕES					
Intervenção	Condição clínica	SBC	AHA	ESC
Valvuloplastia mitral por cateter-balão	• EM CF II-IV, na ausência de contraindicações	I A	I A	I B
	• EM assintomática, com fatores complicadores, na ausência de contraindicações	I C	IIb C (se FA)	IIa C
Tratamento cirúrgico (comissurotomia/ troca valvar)	• EM reumática CF III-IV com contraindicações à VMCB	I B	I B	-
	• EM reumática assintomático com fatores complicadores, não elegíveis para VMCB	IIa C	IIb C (Embolia recorrente)	-
	• EM degenerativa refratária ao tratamento clínico	IIb C*	-	-
	• EM reumático assintomático em programação de outra cirurgia cardíaca	I C	I C	-
Implante valvar mitral transcateter	• EM degenerativa refratária ao tratamento clínico, com contraindicação ou alto risco a tratamento cirúrgico (em estudo)	IIb C*	-	-
* Considerar discussão junto ao Heart Team				

Tabela 8.3 – Adaptado de Tarasoutchi et al. Atualização das Diretrizes Brasileiras de Valvopatias: Abordagem das Lesões Anatomicamente Importantes. Arquivos Brasileiros de Cardiologia, Volume 109, Nº 6, Supl. 2, Dezembro 2017

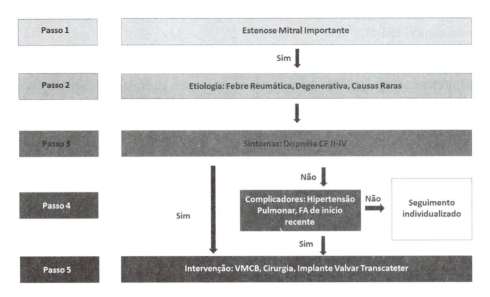

Figura 8.1 – Adaptado de Tarasoutchi et al. Atualização das Diretrizes Brasileiras de Valvopatias: Abordagem das Lesões Anatomicamente Importantes. Arquivos Brasileiros de Cardiologia, Volume 109, Nº 6, Supl. 2, Dezembro 2017

Insuficiência mitral

Epidemiologia e etiologia

O aparato valvar mitral é uma unidade complexa anatômica e funcional composta pelo anel mitral, folhetos valvares, cordas tendíneas, músculos papilares e pela parede do ventrículo esquerdo adjacente. A função dessa estrutura depende tanto da normalidade anatômica dos componentes quanto da manutenção de uma relação tridimensional entre os mesmos. Alterações em qualquer um dos componentes do aparelho valvar mitral podem levar à insuficiência mitral.

Para propósitos clínicos, a insuficiência mitral pode ser dividida em duas categorias: insuficiência mitral primária ou orgânica, causada por alterações das cordas, folhetos ou anel, e a insuficiência mitral secundária ou funcional, relacionada a processos envolvendo o ventrículo esquerdo e/ou os músculos papilares (tabela 8.1).

Em nosso meio, como causa mais frequente de insuficiência mitral, persiste a febre reumática, responsável por grande número de casos que, em geral, estão associados com graus variados de estenose mitral e lesão aórtica. Se considerarmos casos de insuficiência mitral isolada, o prolapso de valva mitral com regurgitação tem frequência que chega a rivalizar com a etiologia reumática.

CLASSIFICAÇÃO ETIOLÓGICA DA INSUFICIÊNCIA MITRAL	
Insuficiência mitral orgânica	**Insuficiência mitral funcional**
Febre reumática	Doença arterial coronariana
Degeneração mixomatosa	Cardiomiopatia hipertrófica
Endocardite infecciosa	Cardiomiopatia dilatada
Ruptura espontânea de cordas	Dilatação atrial esquerda
Doenças vasculares do colágeno	
Trauma	

Tabela 8.4

Fisiopatologia

Na insuficiência mitral aguda, uma súbita sobrecarga de volume é imposta ao ventrículo esquerdo. Tal sobrecarga aumenta o volume diastólico final do ventrículo esquerdo, o que, na ausência de dilatação compensatória do ventrículo esquerdo e na circunstância de um átrio esquerdo pequeno, resulta em hipertensão venocapilar pulmonar.

Na insuficiência mitral crônica, há tempo para o desenvolvimento de mecanismos compensatórios. Desenvolve-se a hipertrofia excêntrica do ventrículo esquerdo e o aumento do átrio esquerdo, permitindo a acomodação do volume regurgitante à custa de uma menor pressão de enchimento. Nesta fase de insuficiência mitral compensada, o paciente pode ser completamente assintomático, mesmo durante esforço físico extremo devido ao aumento da complacência atrial esquerda. Na insuficiência mitral, a sintomatologia de dispneia é diretamente proporcional à complacência atrial esquerda.

O débito cardíaco é normal como consequência de uma pré-carga aumentada com pós-carga normalmente reduzida. A duração da fase compensada é variável, mas pode durar vários anos. Entretanto, a sobrecarga volêmica persistente pode levar à disfunção ventricular esquerda com disfunção contrátil, resultando em aumento do volume sistólico final e comprometimento da ejeção.

Manifestações clínicas

Sinais e sintomas: na insuficiência mitral aguda, os principais achados são dispneia de repouso, ortopneia e, em alguns casos, sinais e sintomas de baixo débito, incluindo choque cardiogênico. Além disso, por apresentarem átrio de tamanho normal, raramente são encontrados nesses pacientes sinais de falência ventricular direita, com edema, ascite, hepatomegalia e hipertensão pulmonar.

A natureza e a gravidade dos sintomas nos pacientes com insuficiência mitral crônica são resultantes de sua gravidade, velocidade de progressão, nível de pressão da artéria pulmonar, presença de fibrilação atrial e a presença de doenças associadas, como outra valvopatia, doença coronariana ou miocardiopatia. Como os sintomas geralmente não se desenvolvem até que ocorra a disfunção ventricular, pode haver um intervalo de muitos anos entre o diagnóstico da insuficiência mitral e o início das manifestações clínicas, com uma taxa de surgimento de sintomas de 2 a 4% ao ano. Porém, a taxa de desenvolvimento de sintomas depende da etiologia da doença valvar e da gravidade da regurgitação.

Exame físico: quando a função do ventrículo esquerdo está preservada, os pulsos carotídeos são fortes e o ictus é impulsivo e hiperdinâmico, uma onda diastólica de enchimento ventricular frequentemente palpável. Com a dilatação ventricular esquerda, o ictus desloca-se lateralmente. Sinais de hipertensão pulmonar, como hiperfonese de P2 e P2 palpável, podem ser encontrados.

Ausculta: na insuficiência mitral crônica grave, a primeira bulha, produzida pela desaceleração do sangue nas valvas atrioventriculares, é reduzida ou hipofonética. O achado de B1 hiperfonética em presença de sopro sistólico regurgitativo sugere o diagnóstico de prolapso de valva mitral com regurgitação (especialmente se for audível o estalido protossistólico antes do sopro) ou dupla lesão mitral, que pode ser confirmada pela ausculta do estalido de abertura de mitral na protodiástole.

O aumento anormal do fluxo pelo orifício mitral durante a fase de enchimento rápido associa-se, em alguns casos, com a presença de B3, nesse caso não representando disfunção ventricular. O sopro holossistólico regurgitativo geralmente é constante, suave, de alta intensidade e mais audível no ápice com irradiação para a axila e região infraescapular esquerda, podendo haver irradiação para região esternal e aórtica quando é acometido o folheto posterior.

DIAGNÓSTICO DE INSUFICIÊNCIA MITRAL PRIMÁRIA IMPORTANTE	
	Características de Insuficiência Mitral primária importante
Exame físico	• Ictus cordis desviado para a esquerda e para baixo • B1 hipofonética • B2 hiperfonética • Sopro sistólico regurgitativo ≥ +++/6+ • Sinais clínicos de insuficiência cardíaca direita
Eletrocardiograma	• Sobrecarga de câmaras esquerdas • Arritmias atriais ou ventriculares (extrassístoles, taquicardia) e FA
Radiografia de tórax	• Aumento da silhueta cardíaca com dilatação do VE e AE Sinais de congestão pulmonar
Ecocardiograma	• Área do jato ≥ 40% da área do AE • Fração regurgitante ≥ 50% • Volume regurgitante ≥ 60mL/batimento • Vena contracta ≥ 0,7 cm • Área efetiva do orifício regurgitante (ERO) ≥ 0,40cm²
Estudo hemodinâmico	• Indicado nos casos de dissociação clinicoecocardiográfica • Ventriculografia esquerda (importante se > 3+) • Avaliação de pressões intracavitárias
Ressonância Magnética	• Casos de dissociação clinicoecocardiográfica • Graduação da IM

Tabela 8.5 – Adaptado de Tarasoutchi et al. Atualização das Diretrizes Brasileiras de Valvopatias: Abordagem das Lesões Anatomicamente Importantes. Arquivos Brasileiros de Cardiologia, Volume 109, Nº 6, Supl. 2, Dezembro 2017

Diagnóstico e manuseio clínico

O diagnóstico do paciente com insuficiência mitral aguda é facilitado pela presença constante de sintomas. Causas especialmente importantes de insuficiência mitral aguda são a endocardite infecciosa, com rotura de folhetos ou rotura de cordas tendíneas também por prolapso da valva mitral, isquemia miocárdica, rotura de músculo papilar e mau funcionamento de prótese valvar. O exame físico do aparelho cardiovascular pode ser normal, pois um ventrículo de tamanho normal não produz forte impulso apical. O sopro sistólico em regurgitação da insuficiência mitral pode ser ou não holossistólico. O ecocardiograma transtorácico pode demonstrar a insuficiência da valva mitral e estimar sua gravidade, sendo achado constante o tamanho normal do átrio e ventrículo esquerdos. O ecocardiograma transesofágico pode estimar a gravidade da lesão como também pode ser útil em demonstrar a causa anatômica da insuficiência mitral.

História clínica minuciosa é fundamental ao diagnóstico da insuficiência mitral crônica. Deve ser feita estimativa da capacidade física para se diagnosticar precocemente o início de sintomas em avaliações subsequentes. Achados no exame físico consistentes com disfunção ventricular direita e hipertensão pulmonar são preocupantes, pois indicam doença avançada com pior prognóstico. Os principais achados eletrocardiográficos são sobrecarga atrial e fibrilação atrial. Em 30% dos casos encontram-se sinais de sobrecarga ventricular esquerda e em 15%, achados de sobrecarga de câmaras direitas. A radiografia de tórax geralmente mostra aumento de átrio e ventrículo esquerdos. O achado de grandes átrios esquerdos na radiografia em geral se associa à ausência de sinais de hipertensão pulmonar.

O ecocardiograma é útil para a confirmação diagnóstica, avaliação de gravidade e prognóstico e determinação da causa da insuficiência mitral. Em pacientes com insuficiência mitral grave, o ecocardiograma bidimensional mostra aumento do átrio e ventrículo esquerdos com aumento da motilidade dessas câmaras. Pode ser determinada a causa da insuficiência mitral, como ruptura de cordas tendíneas, ruptura de folheto, vegetação, dilatação ventricular esquerda e fusão de comissuras. Essa técnica também é útil na determinação de consequências hemodinâmicas da insuficiência mitral, como aumento dos volumes sistólico e diastólico final, além de redução da fração de ejeção. No Doppler é visibilizado um jato de alta velocidade no átrio esquerdo durante a sístole. Tanto o Doppler colorido quanto as técnicas pulsadas correlacionam bem com os métodos angiográficos em estimar a gravidade da insuficiência mitral. A ecocardiografia transesofágica é superior à técnica transtorácica na análise detalhada da anatomia valvar. Assim, essa técnica é útil quando a transtorácica não mostra resultados satisfatórios, quando se quer decidir se o reparo valvar é possível ao invés da troca e no intraoperatório.

Pacientes assintomáticos com insuficiência mitral leve a moderada sem evidência de aumento do ventrículo esquerdo, disfunção deste ou hipertensão pulmonar podem ser seguidos com avaliações anuais, com orientações a buscar assistência uma vez que surjam sintomas. Ecocardiografia seriada não é necessária exceto se houver evidência de piora clínica da insuficiência mitral.

Em pacientes com regurgitação importante, avaliações clínica e ecocardiográfica devem ser feitas anualmente. Pacientes assintomáticos com insuficiência mitral grave devem ser seguidos com história, exame físico e ecocardiografia entre 6 a 12 meses para analisar sintomas e buscar disfunção ventricular assintomática. A análise da função ventricular em pacientes com insuficiência mitral é dificultada porque a fração de ejeção geralmente encontra-se superestimada tanto pela complacência atrial quanto pela redução da impedância ventricular esquerda.

O cateterismo cardíaco é necessário quando há discrepância entre achados clínicos e laboratoriais. Também está indicada a cateterização quando a cirurgia é contemplada em casos onde há dúvida sobre a gravidade da regurgitação ou quando há necessidade de analisar a extensão e a gravidade da doença coronariana no pré-operatório.

ETIOLOGIA DA INSUFICIÊNCIA MITRAL	
	Características etiológicas
Reumática	• Causa mais prevalente no Brasil
	• Espessamento com retração das cúspides
	• Acometimento comissural
	• Acometimento mitroaórtico
	• Frequente em adultos jovens
Prolapso da valva mitral e doenças associadas ("flail", Barlow)	• Segunda causa mais frequente no Brasil
	• Protrusão de cúspides para o AE ≥ 2 mm
	• Mais frequente na população de meia idade e idosa
Outras causas	• Endocardite infecciosa
	• Síndrome de Marfan
	• Lupus eritematoso sistêmico
	• Lesões traumáticas
	• Deformidades congênitas

Tabela 8.6 – Adaptado de Tarasoutchi et al. Atualização das Diretrizes Brasileiras de Valvopatias: Abordagem das Lesões Anatomicamente Importantes. Arquivos Brasileiros de Cardiologia, Volume 109, Nº 6, Supl. 2, Dezembro 2017

Tratamento

Em assintomáticos, a utilização dos inibidores de enzima de conversão na prevenção da dilatação ventricular esquerda é controversa. Embora a redução da pós-carga pareça alterar a geometria ventricular de maneira favorável e reduzir a gravidade da regurgitação em pacientes com cardiomiopatia dilatada, os efeitos hemodinâmicos não são claros no paciente com valvopatia mitral primária.

Em estudo recente de Sampaio e cols. (2005), o uso de enalapril versus placebo por 5 anos não adiou a indicação cirúrgica do grupo tratado com enalapril. Uma preocupação adicional é que o tratamento medicamentoso possa mascarar o reconhecimento da disfunção ventricular, resultando na postergação da indicação cirúrgica. Deste modo, nos pacientes com regurgitação mitral crônica, o tratamento medicamentoso visa exclusivamente melhorar a qualidade de vida enquanto aguarda o procedimento cirúrgico.

O desenvolvimento de insuficiência mitral na evolução destes pacientes deve ser encarado como marcador de história natural avançada da doença. A reversão para ritmo sinusal não é preconizada nestes pacientes: se um paciente com insuficiência mitral crônica importante desenvolve fibrilação atrial, a conduta preconizada é o controle de frequência cardíaca e medicação para insuficiência cardíaca, devendo ser considerada correção cirúrgica da valvopatia. A desorganização anatômica e a fibrose atrial pela dilatação secundária à valvopatia fazem com que a tentativa de reversão para ritmo sinusal nesses pacientes incorra em alta taxa de recorrência de fibrilação atrial.

Tratamento cirúrgico: sem o tratamento cirúrgico, o prognóstico dos pacientes com insuficiência mitral e com insuficiência cardíaca é ruim. Ao se considerar o tratamento cirúrgico, deve ser pesado a natureza progressiva às vezes inexorável da doença contra os riscos imediatos e as consequências do procedimento cirúrgico. As opções cirúrgicas para o tratamento da insuficiência mitral incluem a troca valvar com preservação das cordas tendíneas e a plástica da válvula mitral. A prótese valvar pode ser biológica ou mecânica de acordo com as indicações específicas. A plástica apresenta várias vantagens em relação à substituição valvar. Dentre elas, destacam-se a preservação da continuidade entre o anel mitral e os músculos papilares, a ausência da necessidade de anticoagulação e menor morbidade perioperatória. Quando a continuidade anulopapilar é mantida, após a cirurgia valvar mitral a fração de ejeção permanece estável ou melhora, ao contrário da redução de aproximadamente 10% observada quando não se preserva essa estrutura. A mortalidade da plástica mitral varia entre 1 e 2% comparada com 5 a 10% da troca valvar. Além disso, a plástica pode trazer sobrevida livre de doença em 80 a 90% dos casos em 10 anos.

Entretanto, nem sempre é possível realizar a plástica valvar mitral, por esta ser, muitas vezes, tecnicamente difícil e por requerer maior tempo de circulação extracorpórea. Além disso, dificilmente é possível realizar plástica de valva mitral em pacientes reumáticos, pela grande deformidade imposta ao aparelho valvar mitral por esta doença. Alguns fatores predizem a pequena probabilidade de reparo, como a presença de calcificação da válvula, doença reumática (frequente em nosso meio) e envolvimento do folheto anterior.

Cirurgia em pacientes sintomáticos com função ventricular normal: está indicada a cirurgia para pacientes com sintomas de insuficiência cardíaca apesar de fração de ejeção normal ao ecocardiograma. A cirurgia só deve ser realizada nos pacientes com sintomas discretos e insuficiência grave, se há grande probabilidade de plástica mitral, como no prolapso de mitral por rotura de folheto posterior.

O tratamento cirúrgico em pacientes assintomáticos não está indicado na maioria das vezes. Alguns centros têm realizado esta abordagem, especialmente em casos em que a probabilidade de plástica mitral é alta, como nos prolapsos de mitral com rotura do folheto posterior. Entretanto, toda cirurgia cardíaca incorre em risco e sempre há a possibilidade de ser necessário o implante de uma prótese valvar. Desta forma, apenas consideramos intervenção nesta população em casos selecionados, que se apresentem com disfunção ventricular esquerda ou quando há a presença de fibrilação atrial crônica ou hipertensão pulmonar, que fortalecem a indicação cirúrgica mais precoce nesses pacientes. Em pacientes em que possa haver dúvida sobre o status de assintomático, recomenda-se quantificação da capacidade funcional com teste ergoespirométrico e medida do VO2 máximo.

Nos casos de insuficiência secundária a cardiomiopatia, a cirurgia valvar mitral, especialmente quando a plástica é contemplada, pode ser indicada. Esta abordagem de tratamento da insuficiência cardíaca encontra-se atualmente sob investigação em estudos clínicos, sendo, muitas vezes, conjuntamente à plástica valvar, aplicados outras intervenções para a modificação da geometria do ventrículo esquerdo, como a suspensão dos músculos papilares.

Cirurgia em pacientes assintomáticos com função ventricular normal: não há dados suficientes para recomendar a cirurgia nesse grupo de pacientes, cujo objetivo seria preservar o tamanho e a função ventricular e prevenir as sequelas crônicas da insuficiência mitral.

INSUFICIÊNCIA MITRAL – TIPO DE INTERVENÇÃO	
Tipo de Intervenção	Considerações
Plástica da valva mitral	• Tratamento de escolha • Pacientes reumáticos: resultados menos favoráveis. • Prolapso valvar mitral de cúspide posterior (P2 isolado): melhores resultados.
Troca da valva mitral	• Indicada em caso de impossibilidade de plástica valvar.
Intervenção por cateter - MitraClip	• Reservado a pacientes de alto risco ou com contraindicação cirúrgica com sintomas refratários • IM degenerativa por prolapso • Condição anatômica favorável • Indicado após decisão do Heart Team

Tabela 8.7 – Adaptado de Tarasoutchi et al. Atualização das Diretrizes Brasileiras de Valvopatias: Abordagem das Lesões Anatomicamente Importantes. Arquivos Brasileiros de Cardiologia, Volume 109, Nº 6, Supl. 2, Dezembro 2017

INSUFICIÊNCIA MITRAL PRIMÁRIA – RECOMENDAÇÕES					
Intervenção	Condição clínica	SBC	AHA	ESC
Plástica da valva mitral (centros com experiência)	**Reumáticos**			
	• Sintomático (CF ≥ II)	IIb C	IIb C	-
	• Assintomático, com complicadores:			
	- FE entre 30 e 60% e/ou DSVE ≥ 40mm	IIb B	IIb B	-
	- PSAP ≥ 50mmHg ou FA	IIb B	-	-
	• IM reumática, assintomática, sem complicadores	III	-	-
	Não-reumáticos			
	• CF ≥ II, com anatomia favorável	I B	I B	I B
	• Assintomático, com anatomia favorável e com complicadores:			
	- FE entre 30 e 60% e/ou DSVE ≥ 40mm	I B	I B	IIa C DSVE≥45 mm
	- PSAP ≥ 50mmHg ou FA	IIa	IIa B	IIb C PSAP≥60 mmHg
	• Assintomático, IM por prolapso, com anatomia favorável, sem complicadores	IIa B	IIa B	IIb C AE ≥ 60 ml/m² e ritmo sinusal ou PSAP ≥ 60mmHg ao esforço
Troca da valva mitral	**Reumáticos**			
	• Sintomáticos (CF ≥ II)	I B	-	-
	• Assintomático, com complicadores:			
	- FE entre 30 e 60% e/ou DSVE ≥ 40mm	I B	-	-
	- PSAP ≥ 50mmHg ou FA	IIa B	-	-
	• IM reumática, assintomática, sem complicadores	III	-	-
	Não-reumáticos			
	• CF ≥ II, com anatomia desfavorável à plástica valvar	I B	I B	I B
	• Assintomático, com anatomia desfavorável à plástica valvar, com complicadores:			
	- FE entre 30 e 60% e DSVE ≥ 40mm	I B	I B	I C DSVE≥45 mm
	- PSAP ≥ 50mmHg ou FA	IIa C	IIa C	IIb C PSAP≥60 mmHg
	• Assintomático, IM por prolapso, com anatomia desfavorável à plástica valvar, sem complicadores	III	III	III
Intervenção por cateter - MitraClip	• IM não-reumática, com alto risco ou contraindicação a cirurgia, com sintomas refratários	IIb B*	IIb B	-
*Em centros com Heart Team				

Tabela 8.8 – Adaptado de Tarasoutchi et al. Atualização das Diretrizes Brasileiras de Valvopatias: Abordagem das Lesões Anatomicamente Importantes. Arquivos Brasileiros de Cardiologia, Volume 109, Nº 6, Supl. 2, Dezembro 2017

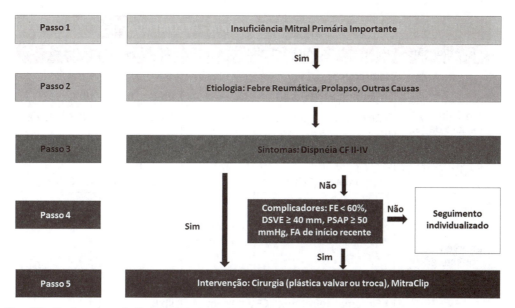

Figura 8.2 – Algoritmo para avaliação da Insuficiência Mitral Primária Importante. Adaptado de Tarasoutchi et al. Atualização das Diretrizes Brasileiras de Valvopatias: Abordagem das Lesões Anatomicamente Importantes. Arquivos Brasileiros de Cardiologia, Volume 109, Nº 6, Supl. 2, Dezembro 2017

Insuficiência mitral secundária

A insuficiência mitral secundária é uma entidade diferente, e as recomendações para o tratamento da insuficiência mitral primária não podem ser estendidas à insuficiência mitral secundária. De modo geral a insuficiência mitral secundária é uma consequência de alguma cardiopatia, e não uma causa. Desta forma tratá-la é uma exceção, e não uma regra como é a insuficiência mitral primária.

DIAGNÓSTICO DE INSUFICIÊNCIA MITRAL SECUNDÁRIA IMPORTANTE	
	Características de Insuficiência Mitral Secundária Importante
Exame físico	• B1 hipofonética ou normofonética • Sopro-protomesossistólico ou holossistólico com irradiação para linha axilar
Eletrocardiograma	• Sinais de sobrecarga de câmaras esquerdas
Radiografia de tórax	• Aumento da silhueta cardíaca por dilatação de câmaras esquerdas

Ecocardiograma	• Quantificação da regurgitação:
	  - Fração regurgitante ≥ 50%
	  - Volume regurgitante ≥ 60mL/batimento
	  - ERO ≥ 0,40cm²

Estudo hemodinâmico	• Dissociação clinicoecocardiográfica • Graduação da IM pela ventriculografia esquerda
Ressonância Magnética	• Dissociação clinicoecocardiográfica • Graduação da IM

Tabela 8.9 – Adaptado de Tarasoutchi et al. Atualização das Diretrizes Brasileiras de Valvopatias: Abordagem das Lesões Anatomicamente Importantes. Arquivos Brasileiros de Cardiologia, Volume 109, Nº 6, Supl. 2, Dezembro 2017

INSUFICIÊNCIA MITRAL SECUNDÁRIA – RECOMENDAÇÕES					
Intervenção	Condição clínica	SBC	AHA	ESC
Troca ou Plástica da valva mitral	**Isquêmica** • Sintomático (CF ≥ III) • Revascularização associada **Dilatada** • Sintomático (CF ≥ III)	IIb B IIa B IIb B	IIb B IIa B IIb B	IIb C I C (FE>30%) IIa C (FE<30%) IIb C
Intervenção por cateter - Mitraclip	**Isquêmica** • Sintomas refratários (CF ≥ III), com alto risco ou contraindicação a cirurgia **Dilatada** • Sintomas refratários (CF ≥ III) com alto risco ou contraindicação a cirurgia	IIb B IIb B	- -	- -

Tabela 8.10 – Adaptado de Tarasoutchi et al. Atualização das Diretrizes Brasileiras de Valvopatias: Abordagem das Lesões Anatomicamente Importantes. Arquivos Brasileiros de Cardiologia, Volume 109, Nº 6, Supl. 2, Dezembro 2017

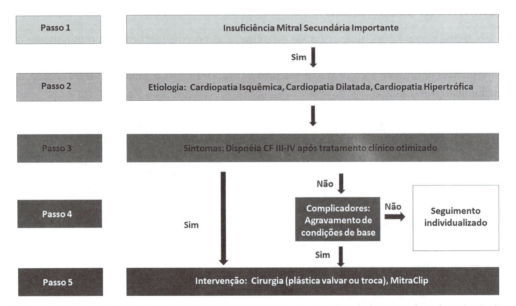

Figura 8.3 – Algoritmo para avaliação da Insuficiência Mitral Secundária Importante. Adaptado de Tarasoutchi et al. Atualização das Diretrizes Brasileiras de Valvopatias: Abordagem das Lesões Anatomicamente Importantes. Arquivos Brasileiros de Cardiologia, Volume 109, Nº 6, Supl. 2, Dezembro 2017

Doenças da valva aórtica

Estenose aórtica

Epidemiologia e etiologia

A Estenose Aórtica (EAo) é a valvopatia que iniciou a revolução dos procedimentos percutâneos em valvopatia por acometer pacientes muito idosos e frágeis, a revolução em direção a tratamentos percutâneos e consequentemente menos invasivos se iniciou com os portadores de EAo. Pesquisa e desenvolvimento nesta área culminara com as próteses percutâneas, que certamente caminham para ser o padrão em tratamento intervencionista não só da EAo, mas de todas as valvopatias. A partir destes dispositivos e procedimentos pioneiros certamente assitiremos a eventos cumulativos que lno futuro próximo levarão a substituição de valvas por próteses através de estenotomia mediana ser relegada aos anais da história da medicina;

A EAo caracteriza-se por obstrução ao fluxo de saída do ventrículo esquerdo. A causa mais comum dessa lesão é o processo aterosclerótico, que imobiliza as cúspides valvares aórticas por calcificação e progride da base das cúspides para os folhetos, resultando em diminuição da área valvar efetiva, sem fusão comissural.

A estenose aórtica do idoso é associada a fatores de risco para aterosclerose, como tabagismo, hipertensão e dislipidemia. Outra etiologia frequente de estenose aórtica, a mais frequente nos jovens, é a malformação congênita valvar, na maioria dos casos a válvula aórtica bicúspide. Nesta, fibrose e calcificação progressivas vão produzindo uma distorção valvar que lembra o processo degenerativo. A estenose aórtica reumática resulta de aderências e fusão das comissuras e cúspides, levando à retração e ao enrijecimento das cúspides. No caso da estenose aórtica reumática, nota-se, na maioria dos casos, lesão associada mitral.

Fisiopatologia

A obstrução ao fluxo de saída do ventrículo esquerdo geralmente desenvolve-se e mantém-se à custa de um curso longo e progressivo. O débito cardíaco ventricular é mantido pela presença de hipertrofia ventricular esquerda, que pode sustentar um grande gradiente de pressão pela válvula aórtica, sem redução no débito cardíaco, dilatação ou desenvolvimento de sintomas. Obstrução crítica à ejeção ventricular é caracterizada por pico do gradiente de 70 mmHg na presença de um débito cardíaco normal ao ecocardiograma e 50 mmHg pelo cateterismo cardíaco ou um orifício aórtico efetivo menor que 0,8 cm^2, isto é, menor que 0,5 cm^2/m2 de superfície corporal. Considera-se estenose aórtica leve orifício valvar entre 1,5 e 2,0 cm^2 e estenose aórtica moderada orifício entre 1,0 e 1,5 cm^2.

Na estenose aórtica, a contração atrial tem papel fundamental no enchimento ventricular. Ela aumenta a pressão final diastólica do ventrículo esquerdo sem causar elevação concomitante da pressão atrial esquerda, o que mantém a pressão diastólica final do ventrículo elevada o suficiente para a contração, sem causar congestão pulmonar. Embora o débito cardíaco em repouso esteja nos limites normais na maioria dos pacientes com estenose aórtica, geralmente ele não consegue se elevar no exercício. Na progressão da doença, o processo de hipertrofia pode tornar-se inadequado e a espessura da parede não aumentar em proporção à pressão, o que ocasiona aumento da tensão sistólica da parede e redução da fração de ejeção do ventrículo esquerdo. Com a evolução da doença, o débito cardíaco, o volume sistólico e, portanto, o gradiente de pressão ventrículo-aórtico declinam, enquanto as pressões atrial, capilar pulmonar, arterial pulmonar, sistólica e diastólica do ventrículo direito se elevam, o que resulta na descompensação clínica.

Manifestações clínicas

A estenose aórtica tem uma história natural caracterizada por um longo período de latência de baixa morbimortalidade, durante o qual o paciente é assintomático. As manifestações clínicas da estenose aórtica, que geralmente surgem na 5a ou 6a década de vida, são: angina, síncope, dispneia e insuficiência cardíaca.

Após o início dos sintomas, a sobrevida média é menor que três anos. Portanto, o surgimento dos sintomas identifica um ponto crítico na história natural da estenose aórtica, durante o qual o tratamento intervencionista deve ser considerado.

Angina ocorre em 60% dos pacientes com estenose aórtica crítica, e em metade desses casos, há associação com coronariopatia obstrutiva. Em pacientes sem doença coronariana concomitante, a angina resulta da combinação entre o aumento da necessidade de oxigênio pelo miocárdio hipertrofiado e a redução da oferta de oxigênio secundária à tensão excessiva dos vasos coronarianos.

A síncope geralmente é consequência da perfusão cerebral reduzida que ocorre durante o exercício quando a pressão arterial cai pela vasodilatação sistêmica na presença de um débito cardíaco fixo. Também atribui-se a síncope ao funcionamento inadequado dos barorreceptores na estenose avançada e à resposta vasodepressora acentuada a uma pressão sistólica ventricular esquerda elevada. Síncope de repouso pode ser decorrente de arritmias ventriculares ou fibrilação atrial ou bloqueios atrioventriculares secundários à calcificação no sistema de condução.

Dispneia progressiva é decorrente das alterações da complacência do ventrículo esquerdo secundário à hipertrofia, raramente ocorrendo por disfunção sistólica.

Como o débito cardíaco mantém-se adequado por muitos anos, fadiga, caquexia, cianose periférica e outras manifestações de baixo débito geralmente não são proeminentes, podendo surgir muito tarde na evolução. Outros achados mais encontrados na fase avançada são a fibrilação atrial, a hipertensão pulmonar e a hipertensão venosa sistêmica. Embora a estenose aórtica seja responsabilizada por morte súbita, esta geralmente ocorre em pacientes sintomáticos.

Em pacientes nos quais não é feita intervenção invasiva na valva aórtica, o prognóstico é ruim após o início dos sintomas. Curvas de sobrevida mostram que o intervalo do início dos sintomas até a morte é de aproximadamente dois anos em pacientes com insuficiência cardíaca, três anos em pacientes com síncope, e cinco anos em pacientes com angina.

Diagnóstico e manuseio clínico

O diagnóstico da estenose aórtica é baseado nos achados de exame físico e na confirmação pelo ecocardiograma ou angiografia. A história clínica oferece subsídio apenas em casos avançados, quando surgem os sintomas.

O pulso arterial caracteristicamente tem ascensão lenta, é de pequena amplitude e sustentado (pulso parvus et tardus). Nos estágios avançados da estenose aórtica, há redução da pressão sistólica e da pressão de pulso. O frêmito sistólico pode ser palpado especialmente com o paciente sentado, durante a expiração. É geralmente encontrado no 2o espaço intercostal e frequentemente transmitido até as carótidas.

Ausculta: a primeira bulha é normal e a quarta bulha é proeminente, provavelmente pela contração atrial vigorosa. A segunda bulha pode apresentar componente único, porque o A2 torna-se inaudível pela imobilidade da valva ou porque a sístole ventricular esquerda prolongada faz com que o A2 coincida com o P2.

O sopro característico da estenose aórtica é ejetivo. Na estenose aórtica leve, o sopro tem pico protossistólico, e quando instala-se a estenose aórtica importante, o pico é tardio. Em geral, quanto mais grave a estenose, maior a duração do sopro e mais tardio é seu pico na sístole.

Em valvas muito calcificadas, a vibração dos folhetos enrijecidos durante a sístole pode produzir um sopro de alta frequência, que mantém o caráter ejetivo e se irradia para o foco mitral. É denominado fenômeno de Gallavardin, e pode ser confundido com insuficiência mitral por propedeutas pouco experientes.

A principal alteração eletrocardiográfica é a sobrecarga ventricular esquerda, que é encontrada em 85% dos casos de estenose aórtica grave. A extensão da calcificação da valva aórtica no sistema de condução pode causar várias formas e graus de bloqueio atrioventricular e intraventricular em 5% dos pacientes.

Normalmente, a radiografia de tórax não apresenta nenhuma anormalidade. Observa-se aumento das câmaras esquerdas quando há disfunção ventricular associada ou insuficiência aórtica. Dilatação pós-estenótica da aorta ascendente é comum, como também é o achado de calcificação aórtica.

A ecocardiografia na estenose aórtica determina a resposta ventricular à sobrecarga de pressão. Na maioria dos casos, o ecocardiograma Doppler mede o gradiente transvalvular e a área valvar, sendo capaz de definir a gravidade da lesão estenótica. O ecocardiograma apresenta excelente correlação com os achados valvares angiográficos, tendo se tornado o recurso de propedêutica armada mais importante na avaliação e seguimento de pacientes com estenose aórtica. Quanto maior a velocidade do fluxo na via de saída do VE, e por conseguinte o gradiente transvalvar, maior a possibilidade do desenvolvimento de sintomas ao longo do tempo.

Em alguns casos, é necessária a cateterização cardíaca e angiografia coronária na avaliação inicial. Isto é válido para os casos nos quais há discrepância entre achados clínicos e ecocardiográficos e para os pacientes sintomáticos com troca valvar planejada.

Um aspecto fundamental dos cuidados de um paciente com estenose aórtica é a orientação educacional feita no sentido de procurar assistência médica imediatamente após o surgimento dos sintomas. A frequência das visitas seriadas ao médico depende da gravidade da estenose valvar e em parte da presença de comorbidades. Não há um cronograma de avaliação seriada, porém a maioria dos clínicos faz história e exame físico anuais nos pacientes com estenose aórtica leve. Pacientes com estenose moderada ou grave devem ser examinados mais frequentemente, o que deve ser individualizado.

Tratamento

De modo geral, pacientes assintomáticos devem permanecer em seguimento clínico, enquanto que sintomáticos devem ser encaminhados ao tratamento intervencionista.

Tratamento clínico: a antibioticoprofilaxia está indicada na prevenção da endocardite infecciosa. Nos casos de doença reumática, deve ser feita profilaxia de episódios recorrentes. Não há tratamento medicamentoso específico para pacientes assintomáticos, e pacientes que desenvolvem sintomas requerem cirurgia, e não tratamento clínico. Os pacientes com obstrução crítica devem ser aconselhados a evitar atividade física vigorosa.

Pacientes com hipertensão arterial sistêmica, fibrilação atrial ou disfunção ventricular esquerda necessitam de terapia específica com vasodilatadores, diuréticos, inotrópicos e eventualmente drogas com ação cronotrópica negativa. Ambas as drogas devem ser utilizadas com muita cautela pelos seus efeitos deletérios na estenose aórtica. Os betabloqueadores podem deprimir a função miocárdica e induzir falência ventricular esquerda e devem ser evitados. Os diuréticos têm o potencial de causar hipovolemia e consequentemente diminuição da pressão diastólica final do ventrículo esquerdo, reduzir o débito cardíaco e causar hipotensão ortostática. Vasodilatadores potentes como os antagonistas do cálcio diidropiridínicos podem induzir hipotensão nos pacientes com estenose aórtica. Dessas drogas, por exercer efeito intermediário na redução da resistência vascular periférica e do inotropismo, o diltiazem parece ser uma droga com perfil de segurança mais adequado nesses pacientes. Os glicosídios digitálicos são indicados se houver aumento do volume ventricular ou redução da fração de ejeção. Os inibidores de enzima de conversão devem também ser evitados, principalmente nos pacientes sintomáticos com função ventricular normal.

Fibrilação atrial associada à estenose aórtica ocorre em aproximadamente 10% dos pacientes, devendo ser de imediato tentada a cardioversão, entretanto não devemos deixar de pensar na possibilidade diagnóstica de valvopatia mitral associada.

	DIAGNÓSTICO DE ESTENOSE AÓRTICA IMPORTANTE.
	Característica de Estenose Aórtica importante
Exame físico	• Pulso Parvus et Tardus. • Sopro sistólico ejetivo com pico telessistólico. • Hipofonese de B2. • Hipofonese de B1. • Fenômeno de Gallavardin. • Desdobramento paradoxal de B2.
Eletrocardiograma	• Sobrecarga de VE. • Alteração de repolarização ventricular (padrão Strain).
Radiografia de tórax	• Índice cardiotorácico pode ser normal. • Sinais de congestão pulmonar.
Ecocardiograma	• Área Valvar Aórtica (AVA) ≤ 1,0 cm². • AVA Indexada ≤ 0,6 cm²/m2. • Gradiente VE/Ao ≥ 40 mmHg. • Velocidade máxima do jato aórtico ≥ 4,0 m/s. • Razão das velocidades de fluxo entre a via de saída do VE e valva aórtica < 0,25. • Impedância valvuloarterial > 5,0 mmHg/mL/m2, sobretudo em pacientes com elevada pressão arterial.
Ecocardiograma sob estresse com dobutamina	• Indicação: AVA ≤ 1,0 cm² com FE < 50% e gradiente médio VE/Ao ≤ 40 mmHg - "EA de Baixo Fluxo/Baixo Gradiente com FE Reduzida". • Presença de reserva contrátil (aumento ≥ 20% volume sistólico ejetado e/ou aumento > 10mmHg no gradiente médio VE/Ao) + redução ou manutenção da AVA (EA importante se variação ≤ 0,2cm²)
Teste esforço / ergoespirométrico	• Indicado apenas nos assintomáticos com FE normal.
Tomografia computadorizada de tórax multidetectora	• Escore de cálcio valvar aórtico acima de 1650 UA reforça possibilidade de valvopatia importante. • Mulheres podem apresentar menor intensidade de calcificação valvar (média: 1200 UA).
Estudo hemodinâmico	• Gradiente VE/Ao (pico) ≥ 50 mmHg

Situação especial	• EA de Baixo Fluxo/Baixo Gradiente com FE Preservada ("paradoxal")
	  - AVA indexada ≤ 0,6cm²/m2
	  - FE > 50%
	  - Gradiente médio VE/Ao < 40 mmHg
	  - Volume sistólico indexado < 35mL/m2
	  - Impedância valvuloarterial > 5,0mmHg/mL/m2
	  - Escore de cálcio valvar aórtico > 1650 UA

Tabela 8.10 – Adaptado de Tarasoutchi et al. Atualização das Diretrizes Brasileiras de Valvopatias: Abordagem das Lesões Anatomicamente Importantes. Arquivos Brasileiros de Cardiologia, Volume 109, Nº 6, Supl. 2, Dezembro 2017

Tratamento Intervencionista

Hoje o tratamento da estenose aórtica pode ser dividido em tratamento percutâneo com implante de valva transcateter (TAVI) ou tratamento cirúrgico convencional. Todas as tendências levam a pensar que a modalidade transcateter será cada vez mais usada e logo mais comum que o tratamento cirúrgico convencional com estenotomia.

Não há nada mais emocionante que assistirmos a ciência evoluindo. No ano de 2019 testemunhamos um desdobramento especialmente emocionante: a troca de valva aórtica percutânea (TAVI) foi avaliada em dois estudos que compararam TAVI contra tratamento cirúrgico convencional em pacientes com estenose aórtica, de baixo risco. O estudo PARTNER-3 mostrou que a TAVI teve mortalidade de 1 ano menor que a cirurgia convencional (1% de mortalidade em 1 ano com a TAVI versus 2,5% de mortalidade com cirurgia convencional). Junto com este trial foi publicado o *Evolut low risk trial* que mostrou não-inferioridade da TAVI em relação à cirurgia convencional em pacientes de baixo risco. Juntos estes dois trials mostram que o tratamento intervencionista da valva aórtica irá migrar inexoravelmente para as técnicas transcateter, principalmente à medida que as próteses ficam financeiramente mais acessíveis e aumenta o número de centros e de médicos treinados em realizar o procedimento.

Tratamento cirúrgico: No século passado, a substituição da válvula aórtica era o único tratamento eficaz para a estenose aórtica sintomática. A substituição cirúrgica da válvula aórtica resultava na melhora clínica e hemodinâmica dos pacientes, mesmo nos casos com disfunção ventricular, embora com alto custo em termos de morbimortalidade, decorrente da via de acesso por toracotomoa e do uso da circulação extracorpórea.

Em pacientes assintomáticos, o risco de morte súbita é pequeno, menor do que o risco de intervenção cirúrgica. Por esse motivo, não devemos recomendar cirurgia em assintomáticos, independentemente do gradiente transvalvar.

A valvuloplastia aórtica por balão é um método alternativo à valvotomia cirúrgica, empregado apenas no tratamento da estenose aórtica em crianças e adolescentes. A principal desvantagem desse procedimento em adultos, com a forma calcificante, é a reestenose por cicatrização, que ocorre em 50% dos pacientes em seis meses.

TIPO DE INTERVENÇÃO	
Tipo	**Considerações**
Cirurgia de Troca Valvar Aórtica	• Primeira escolha para pacientes de baixo risco e risco intermediário (Society of Thoracic Surgeons Risk Score [STS] < 8%).
Implante de bioprótese aórtica transcateter (TAVI)	• Necessária decisão do Heart Team institucional • Via transfemoral é a preferencial. • Ampliada indicação para pacientes de risco intermediário (STS 4 a 8%). • Alto risco cirúrgico (STS > 8% ou EuroSCORE logístico > 20%) • Primeira escolha em risco cirúrgico proibitivo ou contraindicações à cirurgia convencional.
Valvoplastia Aórtica por cateter-balão	• "Ponte terapêutica" para procedimentos definitivos (Cirurgia/TAVI) • Paliação nos casos com contraindicações definitivas à cirurgia convencional e TAVI.

Tabela 8.11 – Adaptado de Tarasoutchi et al. Atualização das Diretrizes Brasileiras de Valvopatias: Abordagem das Lesões Anatomicamente Importantes. Arquivos Brasileiros de Cardiologia, Volume 109, Nº 6, Supl. 2, Dezembro 2017

Tratamento percutâneo da valvopatia aórtica

A ciência evolui exponencialmente, não linearmente. Desta forma, até recentemente, o único tratamento possível em portadores de estenose aórtica era a cirurgia cardíaca, procedimento cruento, invasivo, mórbido e que certamente nossos netos não hesitarão em classificar como medieval. Ainda assim, o tratamento cirúrgico representa um avanço monumental quando lembramos que até muito recentemente (1956) nem esta modalidade estava disponível.

Entretanto, o alto risco inerente à cirurgia cardíaca fazia com que uma significativa fração de pacientes com EAo sintomática (até 40%, segundo o European Heart Survey) não realizasse cirurgia cardíaca e seguisse a tenebrosa história natural da Estenose Aórtica, já descrita em mórbidos detalhes por Ross.

A ciência estava atenta a este problema: em 2002, Cribier e cols. realizaram o primeiro implante em humanos utilizando o acesso percutâneo através dos vasos femorais. Podemos aqui apreciar a exponencialidade do progresso científico: desde o início da humanidade, há cerca de 2 milhões de anos, vivíamos como caçadores-coletores: a revolução neolítica da agricultura criou as civilizações há cerca de 10.000 anos, as grandes civilizações se iniciaram há cerca de 6.000 anos – durante todo este período a EAo e outras doenças sempre afligiram a humanidade, mas só puderam ser realmente tratadas a partir da segunda metade do século passado.

Assim, atualmente estamos entrando na fase exponencial da ciência – a técnica inovadora e revolucionária do implante percutâneo nasceu nos primeiros anos deste século e apenas uma década após sua criação já está difundida mundialmente, com milhares de pacientes beneficiados, abrindo perspectivas antes inimagináveis aos pacientes sem esperança.

Atualmente, a indicação do implante percutâneo de bioproteses está se ampliando cada vez mais, e pacientes de baixo risco podem ser submetidos ao procedimento baseando-se nos achados dos trials PARTNER-3 e Evolut low risk. A avaliação desses pacientes e a indicação do tratamento por cateter devem ser idealmente conduzidos por equipe médica multidisciplinar.

Uma cuidadosa avaliação clínica com conhecimento e adequação dos escores de risco é fundamental.

Ademais, o estabelecimento de fluxos e normativas para escolha do acesso arterial, tipo de dispositivo, técnica de implante, suporte anestésico, cuidados periprocedimentos e seguimento dos pacientes a curto, médio e longo prazos é indispensável. O processo é formado por etapas que não podem ser negligenciadas e que são as determinantes do sucesso da técnica.

A avaliação por meio do uso restrito de escores de risco é limitada, uma vez que esses, por vezes, não traduzem a realidade do risco cirúrgico de um determinado paciente individual ao não incluírem diversos fatores que, conhecidamente, elevam de forma significativa o risco do tratamento cirúrgico. Como exemplo, pode-se citar a presença de aorta em porcelana ou irradiação torácica prévia, ausentes no cálculo do EuroScore. Dessa maneira, os escores de risco apenas apoiam a avaliação clínica, que persiste soberana.

Pode-se obter também uma avaliação semiquantitativa por meio dos escores de fragilidade, que levam em consideração critérios clínicos, laboratoriais e funcionais. O escore de fragilidade da Colúmbia utilizado no estudo randomizado PARTNER é um deles.

A indicação cirúrgica não é suficiente para a indicação do procedimento por cateter. É parte integrante e essencial da avaliação a análise de parâmetros morfológicos do complexo aórtico e da via de acesso, objetivando determinar a exequibilidade técnica da substituição valvar por cateter. Para isso, a ecocardiografia, a angiotomografia de múltiplos detectores, a aortografia e a arteriografia do território iliacofemoral podem ser úteis e fornecer as informações essenciais para o planejamento do procedimento. Para descartar DAC grave associada, a cineangiocoronariografia também é indicada.

A anatomia femoral deve ser favorável. Grande tortuosidade na aorta, e artérias ilíacas e femorais estreitas ou muito envolvidas por ateroesclerose dificultam o procedimento, aumentando incidência de complicações embólicas distais. Placas em excesso na aorta ascendente também aumentam a morbidade, podendo promover embolização cerebral.

A seleção de pacientes para o implante transcateter de prótese valvar aórtica deve obedecer aos seguintes critérios gerais de avaliação:
- Presença de EAo importante sintomática.
- Pacientes de risco baixo, moderado ou alto - talvez quanto menor o risco maior o benefício do tratamento minimamente invasivo.
- Idade > 70 anos ou alta probabilidade de morbimortalidade cirúrgica.
- Presença de comorbidade que eleve de forma proibitiva o risco da cirurgia cardíaca tradicional, por exemplo: cirrose hepática; doença pulmonar grave [Volume Expiratório Forçado no Primeiro Segundo (VEF1) < 1 L ou uso de oxigenioterapia domiciliar]; múltiplas cirurgias cardíacas prévias, especialmente com enxerto de artéria mamária; aorta em porcelana; HP acentuada (> 60 mmHg); radioterapia torácica prévia; fragilidade orgânica acentuada.
- Presença de condição anatômica e morfológica favorável para o procedimento por cateter, incluindo a avaliação pormenorizada da via de acesso e trajeto vascular, bem como dos aspectos cardíacos de interesse para a exequibilidade do procedimento.

Hoje temos duas próteses comercialmente disponíveis:
O sistema CoreValve consiste de três folhetos de pericárdio suíno, montados e suturados em um stent de nitinol de 5 cm de comprimento, autoexpansível. O implante é realizado exclusivamente por acesso retrógrado, por punção ou dissecção das artérias femoral ou subclávia ou pelo acesso transaórtico.

A prótese Edwards-Sapien consiste de um stent de aço inoxidável, expansível por balão, no qual se inserem três folhetos de pericárdio bovino. O procedimento pode ser realizado por acesso anterógrado – por via transapical, através de pequena toracotomia – ou retrógrado.

O preparo para o implante consiste na administração de aspirina (100 mg) e clopidogrel (dose de ataque de 300 mg seguida de 75 mg por dia), com início na véspera do procedimento e manutenção, idealmente, por três a seis meses. Recomenda-se antibioticoprofilaxia. Em geral, a intervenção por cateter pode ser realizada com anestesia local e sedação leve, mas, dependendo da condição clínica do paciente, a anestesia geral pode ser indicada.

Em geral, utiliza-se a VACB como pré-dilatação e, em seguida, libera-se a endoprótese valvar. Durante a pré-dilatação por balão, utiliza-se marca-passo provisório para elevar a frequência cardíaca até 180 a 220 bpm, o que gera baixo débito por taquicardia extrema e evita o deslocamento do balão no momento de sua insuflação. Após o implante da endoprótese, o marca-passo também é útil para a manutenção do ritmo cardíaco, no caso de ocorrerem bradiarritmias e bloqueio atrioventricular total, devendo ser mantido por, pelo menos, 24 a 48 horas após a substituição por cateter da valva aórtica. A realização da aortografia ao final da intervenção é útil para avaliar a presença de regurgitação perivalvar. A ocorrência de insuficiência aórtica significativa (> 2+/4+) tem sido relacionada a pior prognóstico.

A via de acesso pode ser transfemoral, transaxilar, transaórtica ou transapical, estas duas últimas via toracotomia cirúrgica, desta forma não podem ser consideradas verdadeiramente técnicas percutâneas. A via proferencial de acesso é a transfemoral, depois em ordem: transaxilar e as vias cirúrgicas (transaórtico e transfemoral) – a verdade é que a única indicação de acesso transaórtico ou transapical (que em geral tem os piores resultados nos estudos clínicos) são pacientes que têm acessos vasculares inadequados.

Para a adequada avaliação da via de acesso, todo paciente candidato à TAVI deve realizar angiotomografia de aorta, primeiro para medidas de raiz aórtica e anel aórtico (a fim de determinar se há um tamanho de prótese adequado ao paciente e também para determinar outras medidas técnicas, como a distância dos óstios coronários ao anel aórtico). A tomografia de aorta também deve, no mesmo procedimento, determinar os diâmetros das artérias do território ilíaco-femoral: se forem muito reduzidos, a via transfemoral (que é a preferencial) pode ser contraindicada.

| ESTENOSE AÓRTICA – RECOMENDAÇÕES ||||||
Intervenção	Condição clínica	SBC	AHA	ESC
Tratamento cirúrgico convencional	• Sintomas (CF≥ 2, síncope, angina) com risco cirúrgico baixo ou intermediário.	I A	I A	I B
	• Assintomáticos em programação de outra cirurgia cardíaca (revascularização miocárdica, cirurgia de aorta torácica, outra cirurgia valvar concomitante).*	I C	I B	I C
	• Assintomático, com complicadores:			
	- FE < 50%.	I B	I B	I B
	- Ausência de reserva inotrópica no teste ergométrico e/ou baixa capacidade funcional.	IIa C	IIa B	I C
	• Assintomático com valvopatia crítica:	IIa C	IIa B	IIa C
	- AVA < 0,7 cm²,			
	- Velocidade máxima do jato > 5,0 m/s			
	- Gradiente médio VE/Ao > 60 mmHg.			
	Situações especiais			
	• EA Importante de Baixo Fluxo/Baixo Gradiente com FE Reduzida			
	- Com reserva contrátil	IIa B	IIa B	IIa C
	- Sem reserva contrátil	IIa C	-	IIb C
	• EA Importante Paradoxal sintomático	IIa C	IIa C	IIa C
Implante de TAVI**	Sintomáticos com expectativa de vida > 1 ano:			
	• Com contraindicações /risco proibitivo à cirurgia convencional	I A	I A	I B
	• Alto risco cirúrgico	I A	I A	IIa B
	• Risco cirúrgico intermediário	IIa A	IIa B	-
Valvoplastia aórtica por cateter-balão **	• Sintomáticos com instabilidade hemodinâmica importante, impossibilidade momentânea de intervenção definitiva (TAVI ou cirurgia convencional) - "ponte terapêutica"	IIa C	IIb C	IIb C
	• Tratamento paliativo em pacientes sintomáticos e com contraindicações à cirurgia convencional e/ou TAVI.	IIb C	-	IIb C

* Considerar intervenção em portadores de lesão moderada (Recomendação IIa C).
** Pré-requisito obrigatório = avaliação por "Heart Team" institucional, contemplando risco cirúrgico, grau de fragilidade, condições anatômicas, comorbidades.

Tabela 8.12 –Adaptado de Tarasoutchi et al. Atualização das Diretrizes Brasileiras de Valvopatias: Abordagem das Lesões Anatomicamente Importantes. Arquivos Brasileiros de Cardiologia, Volume 109, Nº 6, Supl. 2, Dezembro 2017

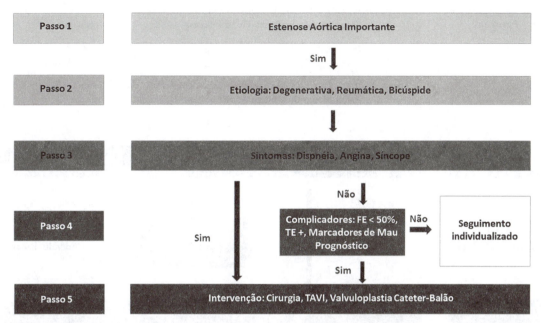

Figura 8.4 – Adaptado de Tarasoutchi et al. Atualização das Diretrizes Brasileiras de Valvopatias: Abordagem das Lesões Anatomicamente Importantes. Arquivos Brasileiros de Cardiologia, Volume 109, Nº 6, Supl. 2, Dezembro 2017

As condutas de avaliação da estenose aórtica de baixo fluxo e baixo gradiente com ou sem disfunção de VE estão resumidas nos esquemas abaixo:

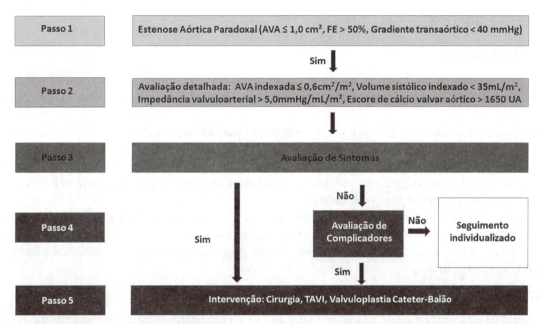

Figura 8.5 – Algoritmo para avaliação da Estenose Aortica Paradoxal. Adaptado de Tarasoutchi et al. Atualização das Diretrizes Brasileiras de Valvopatias: Abordagem das Lesões Anatomicamente Importantes. Arquivos Brasileiros de Cardiologia, Volume 109, Nº 6, Supl. 2, Dezembro 2017

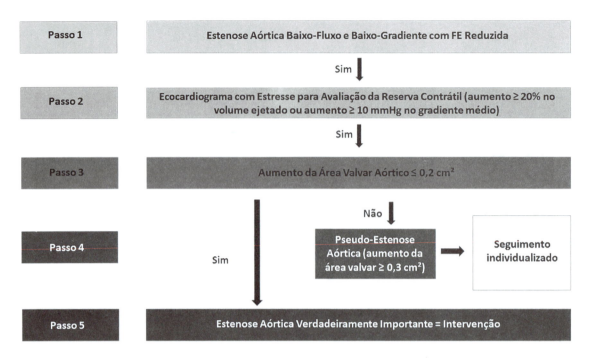

Figura 8.6 – Algoritmo para avaliação da Estenose Aórtica Baixo-Fluxo e Baixo-Gradiente com Fração de Ejeção Reduzida. Adaptado de Tarasoutchi et al. Atualização das Diretrizes Brasileiras de Valvopatias: Abordagem das Lesões Anatomicamente Importantes. Arquivos Brasileiros de Cardiologia, Volume 109, Nº 6, Supl. 2, Dezembro 2017

Insuficiência aórtica

Epidemiologia e etiologia

A causa mais comum de insuficiência aórtica em nosso meio é a febre reumática, responsável por até 85% dos casos de insuficiência aórtica pura. Pode também ser causada por doença primária dos folhetos valvares ou da parede da raiz aórtica.

Outras causas de acometimento primário valvar incluem: a) estenose aórtica aterosclerótica do idoso, na qual em 75% dos casos algum grau de regurgitação aórtica está presente; b) endocardite infecciosa com destruição e perfuração dos folhetos; c) valva aórtica bicúspide; e d) deterioração estrutural de bioprótese aórtica. Causas menos comuns são a espondilite anquilosante, o lúpus eritematoso sistêmico, a artrite reumatoide, a síndrome de Reiter, a doença de Crohn, e a presença de defeitos septais ventriculares.

Insuficiência aórtica pode ocorrer secundária à dilatação da aorta ascendente. Nesse grupo encontram-se a dilatação aórtica degenerativa, a necrose cística da média (isolada ou associada com a síndrome de Marfan), a dissecção de aorta, a aortite sifilítica, a espondilite anquilosante, a artrite psoriásica, a síndrome de Behçet, a arterite de células gigantes e a hipertensão sistêmica.

Fisiopatologia

Ao contrário da regurgitação mitral, na qual uma fração do volume sistólico ventricular esquerdo é ejetado em uma câmara de baixa pressão – no átrio esquerdo, na regurgitação aórtica, todo o volume sistólico ventricular é ejetado em uma câmara de alta pressão, isto é, na aorta (embora a pressão diastólica aórtica baixa facilite o esvaziamento ventricular durante a sístole). Na regurgitação aórtica, o aumento do volume diastólico final do ventrículo esquerdo (elevação da pré-carga) fornece grande compensação hemodinâmica. O ventrículo esquerdo responde à sobrecarga volêmica da regurgitação crônica com uma série de mecanismos compensatórios, incluindo um aumento no volume diastólico final, aumento na complacência da câmara capaz de acomodar o volume sem aumentar as pressões de enchimento, e uma combinação de hipertrofia excêntrica e concêntrica. O maior volume diastólico permite que o ventrículo ejete um grande volume para manter o débito. Isso é obtido através do rearranjo das fibras miocárdicas com a adição de novos sarcômeros e a ocorrência de hipertrofia excêntrica.

Por este motivo podemos dizer que na insuficiência aórtica o ventrículo esquerdo sofre uma sobrecarga de volume-pressão, enquanto que na insuficiência mitral ocorre apenas sobrecarga de volume pura. Esta sobrecarga ativa mecanismos neuro-humorais que são potentes indutores de dilatação e hipertrofia ventricular, essencial à compensação da valvopatia. Desta maneira, se estabelece uma das maiores hipertrofias cardíacas conhecidas, o cor bovis.

Manifestações clínicas

Nos pacientes com regurgitação aórtica crônica, o ventrículo esquerdo dilata-se gradativamente, enquanto o paciente permanece assintomático ou oligossintomático. A fase assintomática pode se prolongar por anos ou décadas, sem excesso de morbimortalidade pela valvopatia.

As queixas principais são a dispneia de esforço, a ortopneia e a dispneia paroxística noturna. Angina é frequente em estágio mais avançado da doença e a presença de síncope é rara. Pacientes com regurgitação grave frequentemente queixam-se de uma desconfortável percepção do batimento cardíaco, especialmente se deitados, e de dor torácica em virtude do impacto do coração contra a parede torácica.

Nos casos de regurgitação aórtica aguda, pela ausência de mecanismos compensatórios, os pacientes frequentemente desenvolvem manifestações clínicas súbitas de colapso cardiovascular, com sintomas de baixo débito e congestão pulmonar.

	DIAGNÓSTICO DE INSUFICIÊNCIA AÓRTICA IMPORTANTE
	Característica de Insuficiência Aórtica Importante
Exame físico	• Sopro diastólico aspirativo decrescente com B1 hipofonética • Sopro mesossistólico de hiperfluxo • Sopro de Austin-Flint (jato da IA não permite a abertura valvar mitral, gerando sopro diastólico em ruflar) • Pulso em martelo d'água ou Corrigan: ascenso rápido e alta amplitude • Divergência entre pressão sistólica e diastólica • Sinais clínicos de aumento de pressão de pulso: sinal de Musset, sinal de Becker, dança das artérias, sinal de Muller, sinal de Quincke, sinal de Rosenbach, sinal de Gerhard, sinal de Traube, sinal de Duroziez, sinal de Mayne e sinal de Hill
Eletrocardiograma	• Sinais de sobrecarga de pressão e volume de câmaras esquerdas
Radiografia de tórax	• Aumento da silhueta cardíaca às custas de dilatação do VE e AE • Sinais de dilatação ou ectasia da aorta

Ecocardiograma	• Avaliação da etiologia da doença valvar, diâmetro da aorta ascendente, diâmetros ventriculares, função ventricular.
	• Quantificação da regurgitação:
	   - Vena contracta > 0,6 cm
	   - Largura do jato > 0,65
	   - Área do jato ≥ 60%
	   - Fração regurgitante ≥ 50%
	   - Volume regurgitante ≥60mL/batimento
	   - ERO ≥ 0,30cm²

Estudo hemodinâmico	• Necessário nos casos de dissociação clínico-ecocardiográfica (elevação da Pd2, regurgitação aórtica durante a aortografia)
Ressonância Magnética	• Avaliação da aorta • Avaliação de função ventricular em casos limítrofes • Avaliação da função valvar nos casos de dissociação clinicoecocardiográfica
Tomografia de tórax	• Avaliação da aorta

Tabela 8.13 – Adaptado de Tarasoutchi et al. Atualização das Diretrizes Brasileiras de Valvopatias: Abordagem das Lesões Anatomicamente Importantes. Arquivos Brasileiros de Cardiologia, Volume 109, Nº 6, Supl. 2, Dezembro 2017

Diagnóstico e manuseio clínico

O diagnóstico de insuficiência aórtica é favorecido pela riqueza de achados ao exame físico, cuja presença associada a fator predisponente da valvopatia torna muito provável sua detecção. Em pacientes com regurgitação aórtica crônica grave pode ser visualizado o sinal de Musset, que é o batimento da cabeça simultâneo ao batimento cardíaco. Os pulsos têm a característica de "martelo d'água" com ascensão abrupta e descenso rápido. O pulso arterial pode ser proeminente e pode ser mais bem apreciado pela palpação da artéria radial com o braço do paciente elevado.

Uma variedade de achados auscultatórios confirma a presença de uma pressão de pulso ampla. O duplo sopro de Durozierz refere-se a sons sistólicos e diastólicos audíveis na artéria femoral. O sinal de Müller consiste de pulsações sistólicas da úvula, e o sinal de Quincke refere-se às pulsações capilares presentes no leito ungueal.

Na insuficiência aórtica crônica temos apreciável aumento na pressão de pulso, isto é: grande diferença entre a pressão sistólica e a diastólica. Na medida da pressão arterial, os sons de Korotkoff persistem até zero, embora a pressão intra-arterial raramente caia abaixo de 30 mmHg. A evolução da pressão de pulso acompanha a história natural da insuficiência aórtica: nas fases iniciais, de insuficiência aórtica discreta, a pressão de pulso é reduzida, assim como na insuficiência aórtica aguda, pela baixa complacência ventricular de um ventrículo não preparado para a hipertrofia. Na evolução, a pressão de pulso aumenta e nas fases finais volta a se reduzir, pela diminuição da complacência ventricular secundária à disfunção ventricular, e responsável pelo desenvolvimento dos sintomas.

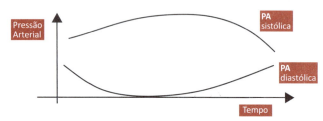

Figura 8.6 - Evolução da pressão sistólica e diastólica ao longo da história natural da insuficiência aórtica.

O *ictus cordis* é difuso e hiperdinâmico e deslocado lateral e inferiormente; pode haver retração sistólica na região paraesternal.

Ausculta: o sopro diastólico aspirativo é o principal achado auscultatório da insuficiência aórtica. É um som de alta frequência que começa imediatamente após a segunda bulha. O sopro é melhor audível com o paciente sentado e com o corpo inclinado para a frente.

Por ser de altíssima frequência, com a maioria das suas frequências inaudíveis pelo ouvido humano, há pouca correlação entre a intensidade do sopros e a gravidade do sopro. Podemos, entretanto, correlacionar a gravidade da valvopatia com a duração do sopro: quanto mais holodiastólico, mais intensa a regurgitação aórtica. Pacientes com insuficiência aórtica leve ou moderada tendem a ter sopros que são apenas protomesodiastólicos.

Por estar anatomicamente localizada ao lado da valva mitral, um jato de regurgitação aórtica pode provocar vibrações diastólicas nos folhetos desta valva mitral. Estas vibrações podem ser auscultadas como sopro diastólico em ruflar, denominado sopro de Austin-Flint. Pode ser diferenciado da estenose mitral pura pela ausência de B1 hiperfonética ou estalido de abertura de mitral.

Pacientes com insuficiência aórtica aguda apresentam taquicardia, vasoconstrição periférica, cianose e, eventualmente, congestão pulmonar. Os sinais periféricos não são tão frequentes e expressivos como na valvopatia crônica e a ausculta do sopro é dificultada pelo aumento da pressão diastólica final do ventrículo esquerdo, tornando-o de curta duração e baixa intensidade.

Os achados eletrocardiográficos da insuficiência aórtica crônica são o desvio do eixo para a esquerda e um padrão de sobrecarga ventricular esquerda.

As alterações encontradas na radiografia de tórax refletem o tempo e a gravidade da doença, e não é possível determinar o estado da função ventricular esquerda, pois a cardiomegalia é um fator adaptativo. Na forma aguda, a área cardíaca é normal ou discretamente aumentada. Na forma crônica, o ventrículo esquerdo cresce inferior e lateralmente. Dilatação da aorta ascendente é mais acentuada que na estenose aórtica.

A ecocardiografia é útil em identificar a insuficiência aórtica, buscar sua causa, avaliar sua repercussão hemodinâmica e a presença de lesões associadas. Estudos bidimensionais são úteis na medida das dimensões sistólica e diastólica, dos volumes, fração de ejeção e massa. Se a avaliação ecocardiográfica não é de boa qualidade para avaliar a função ventricular, a ventriculografia radioisotópica (GATED) pode ser utilizada.

A ressonância magnética é um método excelente na avaliação da regurgitação aórtica, ideal na avaliação do orifício regurgitante, da massa e dos volumes ventriculares e, principalmente, da aorta quando a etiologia da insuficiência aórtica é a doença da aorta. É útil também para quantificação da fibrose miocárdica na insuficiência aórtica.

Cateterização cardíaca e aortografia estão indicadas quando a avaliação não invasiva é inconclusiva ou discordante com os achados clínicos.

Tratamento

O tratamento da insuficiência aórtica deve levar em consideração sua história natural. No caso da regurgitação aguda, a mortalidade precoce por insuficiência cardíaca é frequente, apesar de cuidados médicos intensivos. Nestes, a intervenção cirúrgica está indicada de imediato e, enquanto o paciente está sendo preparado para a cirurgia, drogas inotrópicas e vasodilatadoras devem ser utilizadas. Estão contraindicados os betabloqueadores e o balão intra-aórtico.

Em pacientes hemodinamicamente estáveis, com regurgitação aguda secundária à endocardite infecciosa, a operação pode ser postergada por cinco a sete dias enquanto se faz a antibioticoterapia. Entretanto, a troca valvar deve ser realizada rapidamente se houver qualquer sinal de instabilidade hemodinâmica.

A insuficiência aórtica crônica tem prognóstico melhor que a forma aguda. Os pacientes têm uma longa fase assintomática, durante a qual deve ser realizada apenas a profilaxia para endocardite infecciosa e para recorrências de febre reumática.

Mas, como é o caso da estenose aórtica, após o início dos sintomas, o declínio na sobrevida é progressivo. Insuficiência cardíaca congestiva, com episódios de edema agudo pulmonar e morte súbita, pode ocorrer em pacientes sintomáticos. Sem tratamento cirúrgico, a morte geralmente ocorre dentro de quatro anos após o desenvolvimento de angina e dentro de dois anos após o início de insuficiência cardíaca.

No acompanhamento clínico de pacientes com insuficiência aórtica, devemos esperar até o início da fase sintomática para indicar o tratamento cirúrgico. Ao longo dos anos, diversos índices baseados em medidas ecocardiográficas têm sido propostos, mas nossa experiência tem sido que tais índices são úteis para acompanhar a evolução natural dos pacientes, mas que, sozinhos, não são suficientes para indicar cirurgia em paciente assintomático. Preferimos aguardar o sintoma, que, embora subjetivo e imensurável, é o melhor marcador da história natural que define o momento da intervenção cirúrgica.

A terapia com agentes vasodilatadores arteriais tem sido motivo de controvérsia recente, com estudos mostrando que não seriam úteis em adiar o momento cirúrgico de pacientes com insuficiência aórtica. Como a utilização de vasodilatadores em pacientes assintomáticos com IAo pode mascarar o surgimento de sintomas, preferimos reservar estas medicações para pacientes sintomáticos que estejam aguardando tratamento cirúrgico. Podem também ser usados como tentativa de melhora hemodinâmica nos pacientes com sintomas de insuficiência cardíaca e disfunção grave antes da cirurgia de troca valvar.

Os pacientes sintomáticos, com disfunção ventricular, devem ser submetidos à cirurgia valvar. Mesmo quando há disfunção ventricular grave há benefício do tratamento cirúrgico da insuficiência aórtica importante, ocorrendo melhora da função ventricular após a retirada da sobrecarga de volume-pressão.

Recentemente, as Diretrizes Brasileiras de Valvopatia (2011) ressaltaram a peculiaridade dos pacientes reumáticos, ressaltando que indicação de cirurgia apenas por diâmetros ventricualares, conforme diretrizes americanas, é classe IIB em reumáticos (ou seja, quase que contraindicado), enquanto que permanece como classe IIA em não reumáticos. Desta forma, principalmente nos pacientes jovens e reumáticos, devemos ficar atentos aos sintomas e apenas apreciar a bela dança dos diâmetros ventriculares na evolução dos ecocardiogramas.

	INSUFICIÊNCIA AÓRTICA – RECOMENDAÇÕES			
Intervenção	Condição clínica	SBC	AHA	ESC
Cirurgia de troca valvar	• Sintomas	I B	I B	I B
	• FE<50%	I B	I B	I B
	• Diâmetros ventriculares	IIb B *Reumático* DDVE > 75 mm ou DSVE > 55 mm IIa B *Não-reumático* DDVE > 75 mm ou DSVE > 55 mm ou DSVE indexado >25 mm/m²	IIa C DDVE >70 mm ou DSVE >50 mm ou DSVE indexado >25 mm/m²	IIa C DSVE > 50 mm ou DSVE indexado >25 mm/m² IIb C DDVE > 65 mm
	• Valva Bicúspide com indicação de intervenção + Raiz da Aorta > 45 mm	IIa C	IIa C	IIa C
Implante valvar transcateter	Sintomáticos com expectativa de vida > 1 ano com contraindicações /risco proibitivo à cirurgia convencional	IIb C*	-	-

* Considerar discussão junto ao Heart Team

Tabela 8.14 – Adaptado de Tarasoutchi et al. Atualização das Diretrizes Brasileiras de Valvopatias: Abordagem das Lesões Anatomicamente Importantes. Arquivos Brasileiros de Cardiologia, Volume 109, Nº 6, Supl. 2, Dezembro 2017

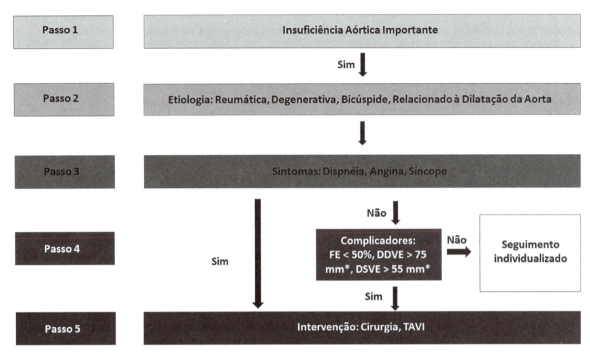

* em pacientes com doença valvar reumática

Figura 8.7 – Algoritmo para avaliação da Insuficiência Aórtica Importante. Adaptado de Tarasoutchi et al. Atualização das Diretrizes Brasileiras de Valvopatias: Abordagem das Lesões Anatomicamente Importantes. Arquivos Brasileiros de Cardiologia, Volume 109, Nº 6, Supl. 2, Dezembro 2017

Referências Bibliográficas

1. Bolen JL, Alderman EL. Hemodynamic consequences of afterload reduction inpatients with chronic aortic regurgitation. Circulation 1976;53:879-883.
2. Braunwald E. Valvular Heart Disease. In: Braunwald E. Heart Disease. 6th ed. New York, NY: W.B. Saunders; 2001.
3. Carabello B, De Leon JR AC, Edmunds LH, Fedderly BJ, Freed MD, et al. ACC/AHA guidelines for the management of patients with valvular heart disease. A report of the American College of Cardiology/American Heart Association Task Force on Practice Guidelines (Committee on Management of Patients With Valvular Heart Disease). J Am Coll Cardiol 1998;32(5):486-588.
4. Krayenbuehl HP, Hess OM, Ritter M, Monrad ES, Hoppeler H. Left ventricular systolic function in aortic stenosis. Eur Heart J 1988;9(suppl E):19-23.
5. Levine HJ, Gaasch WH. Vasoactive drugs in chronic regurgitant lesions of the mitral and aortic valves. J Am Coll Cardiol 1996;28:1083-1091.
6. Murakami T, Hess OM, Gage JE, Grimm J, Krayenbuehl HP. Diastolic filling dynamics in patients with aortic stenosis. Circulation 1986;73:1162-1174.
7. Otto CM. Timing of Surgery in Mitral Regurgitation. Heart 2003; 89:100-105.
8. Spann JF, Bove AA, Natarajan G, Kreulen T. Ventricular performance, pump function and compensatory mechanisms in patients with aortic stenosis. Circulation 1980;62:576-582.
9. Tarasoutchi F, Grinberg M, Spina G et al. Ten-year clinical laboratory follow-up after application of a symptom-based therapeutic strategy to patients with severe chronic aortic regurgitation of predominant rheumatic etiology. J Am Coll Cardiol. 2003 Apr 16;41(8):1316-24. 3.
10. Cheitlin MD, et al. Echocardiography: ACC/AHA/ASE 2003 Guideline Update for the Clinical Application.J Am Coll Cardiol 2003;42:954-70)
11. Peller OG, Wallerson D.C., Deveurex R.B. Role of Doppler and imaging echocardiography in selection of patients for cardiac valvular surgery. Am Heart J 1987;114:1445-61.
12. Sampaio R.O, Grinberg M, Leite JJ et al.Effect of enalapril on left ventricular diameters and exercise capacity in asymptomatic or mildly symptomatic patients with regurgitation secondary to mitral valve prolapse or rheumatic heart disease. Am J Cardiol. 2005 Jul 1;96(1):117-21.

Questões de Treinamento

Título de Especialista em Cardiologia – 2015
1. A seleção de pacientes para o implante percutâneo de prótese valvar aórtica deve obedecer aos seguintes critérios gerais de avaliação conforme as Diretrizes Brasileiras de Valvopatias 2011, EXCETO:
a) Presença de estenose aórtica importante sintomática.
b) Idade > 70 anos, independentemente da probabilidade de morbimortalidade cirúrgica.
c) Presença de comorbidade que eleve de forma proibitiva o risco da cirurgia cardíaca tradicional, por exemplo: cirrose hepática; doença pulmonar grave.
d) Múltiplas cirurgias cardíacas prévias, especialmente com enxerto de artéria mamária; aorta em porcelana; radioterapia torácica prévia; fragilidade orgânica acentuada.
e) Presença de condição anatômica e morfológica favorável para o procedimento por cateter, incluindo a avaliação pormenorizada da via de acesso e trajeto vascular, bem como dos aspectos cardíacos de interesse para a exequibilidade do procedimento.

Título de Especialista em Cardiologia – 2015
2. TSR, 59 anos, sexo feminino, apresentando quadro de dispneia progressiva aos esforços há cerca de seis meses, associado à ortopneia e à dispneia paroxística noturna. Nega comorbidades ou uso regular de medicações. Ao exame físico, ritmo cardíaco regular, FC=76 bpm, PA=124 x 82 mmHg, sopro mesotelessistólico regurgitativo em foco mitral, +++/6+, irradiando para focos da base. Pulmões limpos. ECG evidencia ritmo sinusal e radiografia do tórax com área cardíaca normal.
Qual é o achado esperado no ecocardiograma transtorácico?
a) Insuficiência mitral + estenose aórtica de etiologia reumática.
b) Insuficiência mitral importante por prolapso da cúspide anterior.
c) Estenose aórtica importante + valva aórtica bicúspide.
d) Insuficiência mitral importante por prolapso da cúspide posterior.
e) Dupla lesão aórtica de etiologia reumática.

Título de Especialista em Cardiologia – 2015
3. Na estenose aórtica (EAo), está indicada a correção cirúrgica, EXCETO:
a) Em pacientes com EAo moderada submetidos à cirurgia de revascularização miocárdica devem ser avaliados quanto à troca da valva aórtica.
b) Em pacientes com EAo importante, independentemente do risco cirúrgico.
c) Em pacientes com EAo importante, sintomáticos, está indicada com área valvar abaixo de 0,7 cm².
d) Em pacientes com EAo importante e fração de ejeção (FE) < 50%.
e) Em teste ergométrico com sintomas desproporcionais ao esforço realizado é critério de indicação cirúrgica na EAo importante assintomática.

Título de Especialista em Cardiologia – 2012
4. Em relação às valvopatias, assinale a alternativa CORRETA:
a) É possível identificação de estenose mitral apenas pela anamnese e exame físico.
b) O principal dado para indicação de tratamento intervencionista nas valvopatias é oriundo da anamnese.
c) Dor torácica em portador de valvopatia é forte indicador de doença arterial coronária associada.
d) Valvopatia é causa incomum de paciente com síndrome de intolerância a esforços e/ou retenção hídrica.
e) Os sopros sistólicos costumam ser menos intensos que os sopros diastólicos.

Título de Especialista em Cardiologia – 2012
5. Paciente do sexo masculino de 84 anos apresenta sopro sistólico, em focos da base, intensidade 3+/6+, configuração em diamante, com pico tardio, rude, irradiado para carótidas e fúrcula; também apresenta sopro sistólico, audível no foco mitral, intensidade 2+/6+, configuração em diamante, com timbre piante. Não aumenta com decúbito lateral esquerdo. Assinale a alternativa que contempla a hipótese diagnóstica CORRETA:
a) Estenose pulmonar grave e insuficiência mitral moderada.
b) Estenose aórtica moderada e insuficiência mitral moderada.
c) Insuficiência mitral grave.
d) Estenose aórtica grave.
e) Insuficiência aórtica grave.

Título de Especialista em Cardiologia – 2012
6. Em relação à estenose mitral isolada GRAVE, são verdadeiras as assertivas abaixo, com exceção de:
a) O intervalo entre a segunda bulha e o estalido de abertura mitral é diretamente proporcional ao gradiente entre o átrio esquerdo e o ventrículo esquerdo.
b) Hiperfonese de segunda bulha em foco pulmonar é indicativo da presença de hipertensão pulmonar.
c) O sopro é holodiastólico
d) geralmente há sinais de insuficiência cardíaca direita associada.
e) A intensidade da primeira bulha geralmente é reduzida.

Título de Especialista em Cardiologia – 2011
7. Na história clínica da estenose aórtica, observam-se indicadores de mau prognóstico como:
a) A presença de síncope indica 3 anos de sobrevida
b) A presença de dispneia por insuficiência cardíaca indica 5 anos de sobrevida.
c) A presença de dor precordial anginosa indica 2 anos de sobrevida.
d) O risco de morte súbita é maior nos pacientes assintomáticos com grave estenose.
e) A presença de hemoptoicos é um indicador precoce de desenvolvimento de hipertensão arterial pulmonar.

Título de Especialista em Cardiologia – 2011
8. Na estenose mitral, tem-se no exame clínico, como sinais de gravidade, a presença de.
a) Primeira bulha hiperfonética com ruflar diastólico proto-meso em foco mitral.
b) Intervalo reduzido entre a segunda bulha e estalido mitral e presença de P2 > A2 no foco pulmonar.
c) Terceira bulha do ventrículo esquerdo associada com sopro de Graham-Steell da regurgitação pulmonar.
d) Ausência de estalido de abertura da mitral associado com quarta bulha do ventrículo esquerdo.
e) Ruflar diastólico de Austin-Flint associado à segunda bulha única.

Título de Especialista em Cardiologia – 2011
9. Em pacientes portadores de estenose mitral, temos como indicadores de intervenção por valvoplastia percutânea, a presença de:
a) Paciente assintomático com área valvar mitral < 1,5 cm², pressão sistólica de artéria pulmonar de 40 mmHg ao exercício.
b) Paciente sintomático com área valvar < 1,0 cm²/m², com escore ecocardiográfico de avaliação valvar mitral de 10.
c) Paciente sintomático com área valvar mitral < 1,5 cm², com valva mitral sem calcificação com leve retração das cordoalhas.
d) Paciente assintomático com área valvar mitral 1,5 cm², pressão sistólica de artéria pulmonar de 60 mmHg ao exercício, com insuficiência mitral moderada associada.
e) Paciente assintomático com área valvar < 1,5 cm²/m², com fibrilação atrial crônica.

Título de Especialista em Cardiologia – 2011
10. Sobre a valvoplastia percutânea por balão na estenose aórtica grave no idoso, é CORRETO afirmar.
a) Tem se tornado o tratamento definitivo de escolha nos idosos com comorbidades.
b) O procedimento tem resultados de curto prazo semelhantes ao da cirurgia de troca valvar.
c) Apresenta melhor resultado quando realizada por via transapical.
d) Está contraindicada nos portadores de doença renal crônica a partir do estágio 3
e) apresenta resultado de longo prazo limitado, estando indicada nos casos de choque cardiogênico

Título de Especialista em Cardiologia – 2011
11. Pode-se afirmar que o gradiente transvalvar mitral varia:
a) Iversamente à frequência cardíaca.
b) Diretamente ao orifício valvar.
c) Diretamente ao grau de anemia.
d) Inversamente ai quadrado da velocidade do sangue.
e) Diretamente ao tempo de diástole.

Título de Especialista em Cardiologia – 2011
12. A insuficiência tricúspide apresenta como características etiopatogênicas, EXCETO.
a) Apresenta como causa mais comum a dilatação do ventrículo direito por hipertensão pulmonar secundária à insuficiência mitral.
b) A síndrome carcinoide pode ocasionar lesão regurgitante ou combinação com estenose
c) Pode ser em decorrência da síndrome de Marfan.
d) O prolapso da valva tricúspide está raramente associado ao prolapso mitral.
e) A lesão regurgitante funcional tende a reduzir com a redução da congestão sistêmica.

Título de Especialista em Cardiologia – 2010 Especial
13. Qual a conduta mais indicada para pacientes com insuficiência aórtica crônica grave assintomática com fração de ejeção de 50% em repouso?
a) Reavaliação clínica e ecocardiografia anuais
b) Reavaliação clínica em 6 meses e ecocardiografia anual
c) Reavaliação clínica e ecocardiografia semestrais
d) Reavaliação clínica e ecocardiografia trimestrais
e) Tratamento cirúrgico

Título de Especialista em Cardiologia – 2010 Especial
14. Paciente previamente assintomático desenvolveu insuficiência cardíaca aguda. Ao exame físico, auscultaram-se quarta bulha e sopro sistólico de regurgitação mitral. Qual a manifestação característica desta afecção valvar?

a) Aumento do volume sistólico final do vencimento esquerdo.
b) Átrio esquerdo com complacência aumentada.
c) Átrio esquerdo de volume normal.
d) Redução do volume diastólico final do ventrículo esquerdo.
e) Pressão arterial pulmonar normal.

Título de Especialista em Cardiologia – 2010 Especial
15. Em um adolescente assintomático portador de estenose pulmonar valvar isolada, a necessidade de intervenção será orientada por:
a) Observação periódicas visando a identificação precoce de sintomas.
b) Eletrocardiograma alterado.
c) Acentuada dilatação do tronco da artéria pulmonar ao raio X de tórax.
d) Gradiente ventrículo direito / artéria pulmonar à ecocardiografia.
e) Presença de hipofluxo pulmonar ao raio X de tórax.

Título de Especialista em Cardiologia – 2010
16. Em relação ao tratamento da estenose mitral, considere as assertivas a seguir. Quais são CORRETAS?
I. Valvotomia mitral percutânea por balão está recomendada para pacientes sintomáticos, com estenose mitral moderada a grave e morfologia valvar favorável, sem regurgitação mitral moderada ou grave e sem evidência de trombo no átrio esquerdo.
II. Valvotomia cirúrgica está recomendada para pacientes com estenose mitral grave com sintomas importantes (classe III e IV da NYHA) quando valvotomia por balão não está disponível ou é contraindicada.
III. Troca da valva mitral está recomendada para pacientes sintomáticos com estenose mitral grave quando valvotomia percutânea por balão ou plástia cirúrgica não podem ser realizadas.
a) Apenas I.
b) Apenas II.
c) Apenas III.
d) Apenas I e II.
e) I, II e III.

Título de Especialista em Cardiologia – 2010
17. Em relação à valvopatia tricúspide, assinale a alternativa INCORRETA.
a) Estenose tricúspide é quase sempre de origem reumática.
b) O achado radiológico mais importante na estenose tricúspide é cardiomegalia acentuada, com importante aumento do átrio esquerdo e dilatação da artéria pulmonar.
c) A causa mais comum de insuficiência tricúspide não é o envolvimento intrínseco da própria valva, mas a dilatação do ventrículo direito e do anel tricúspide.

d) Regurgitação tricúspide é geralmente bem tolerada na ausência de hipertensão pulmonar.
e) Em casos que requeiram a substituição da valva tricúspide, prótese biológica é preferível à prótese mecânica.

Título de Especialista em Cardiologia – 2010
18. Conforme as Diretrizes de Cirurgias nas Valvopatias da SBC, são consideradas recomendações classe I de cirurgia para o tratamento de endocardite de valva nativa todas as situações a seguir, exceto.
a) Insuficiência aórtica aguda ou insuficiência mitral aguda, associadas a insuficiência cardíaca
b) Endocardite fúngica.
c) Vegetações móveis > 10 mm.
d) Evidência de abscesso anular ou aórtico, aneurisma do seio de Valsalva verdadeiro ou pseudoaneurisma.
e) Insuficiência aórtica aguda, com taquicardia e fechamento prematuro da valva mitral.

Título de Especialista em Cardiologia – 2009
19. Uma mulher de 43 anos apresenta quadro de dispneia progressiva aos esforços há 1 ano, atualmente limitada às atividades habituais. Percebe-se a presença de um sopro cardíaco e obtém-se a radiografia de tórax a seguir. A provável valvopatia da paciente é:

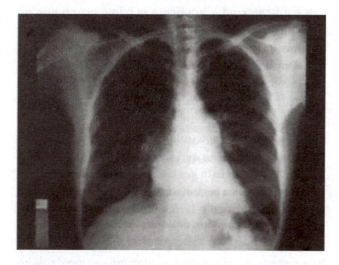

a) Estenose mitral
b) Estenose aórtica
c) Dupla lesão aórtica
d) Insuficiência mitral
e) Insuficiência aórtica

Título de Especialista em Cardiologia – 2009
20. Mulher de 34 anos vem com queixa de dor torácica e crises de palpitação noturna, sem relação específica com desencadeantes. O eletrocardiograma é normal e o ecocardiograma, a hipótese diagnóstica mais provável é:

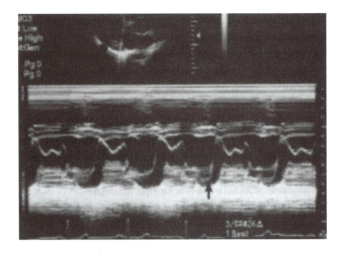

a) Prolapso de valva mitral.
b) Hipertensão pulmonar.
c) Derrame pericárdico.
d) Estenose mitral.
e) Pericardite.

Título de Especialista em Cardiologia – 2009
21. Homem de 60 anos apresenta antecedente de hipertensão e, ao exame, possui um sopro sistólico em foco aórtico e borda esternal esquerda. O ecocardiograma evidencia um movimento anterior sistólico da valva mitral, com o gradiente máximo ocorrendo no final da sístole. Com base nesses achados, a hipótese diagnóstica mais provável é:
a) Estenose valvar aórtica.
b) Ectasia da raiz da aorta.
c) Estenose mitral com calcificação.
d) Cardiomiopatia hipertrófica obstrutiva.
e) Cardiomiopatia hipertrófica não obstrutiva.

Título de Especialista em Cardiologia – 2009
22. Dos achados a seguir, aquele que sugere ineficácia ou mau prognóstico relacionado à valvoplastia mitral percutânea é:
a) Fibrilação atrial
b) Presença de *shunt* com predomínio esquerda-direita com ecocardiografia realizada imediatamente após o procedimento.
c) Calcificação dos folhetos mitrais e comprometimento significativo do aparelho subvalvar em ecocardiografia antes do procedimento.
d) Área valvar de 1,2 cm², calculada a partir da meia-vida pressórica do fluxo diastólico mitral, demonstrada por ecocardiografia realizada ao fim do procedimento.
e) Área valvar de 1,75 cm², calculada a partir da meia-vida pressórica do fluxo diastólico mitral, demonstrada por ecocardiografia realizada 30 dias após o procedimento.

Título de Especialista em Cardiologia – 2009
23. Homem de 47 anos, portador de sequela valvar por febre reumática, está em programação de tratamento cirúrgico. Foi submetido a cateterismo, que evidenciou as manometrias a seguir, todas em mmHg. A(s) valvopatia(s) apresentada(s) pelo paciente é(são):

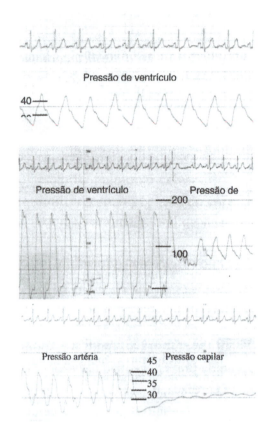

a) Estenose mitral.
b) Estenose aórtica.
c) Estenose mitral e estenose aórtica.
d) Estenose mitral e insuficiência aórtica.
e) Estenose tricúspide e estenose aórtica.

Título de Especialista em Cardiologia – 2009
24. Na presença de um quadro de insuficiência mitral, a característica que não sugere uma regurgitação mitral aguda é:
a) ECG normal.
b) Pressão venosa jugular normal.
c) Sopro sistólico mais perceptível na base cardíaca.
d) Ausência de cardiomegalia na radiografia de tórax.
e) Sopro sistólico que termina nitidamente antes de B2.

Título de Especialista em Cardiologia – 2009
25. A manobra propedêutica que pode ser utilizada para diferenciação do sopro da estenose aórtica para o sopro da cardiomiopatia hipertrófica obstrutiva é:
a) Manobra de Rivero-Carvallo.

b) Decúbito lateral esquerdo.
c) Manobra de Valsalva.
d) Exercício isométrico.
e) Manobra de Müller.

Título de Especialista em Cardiologia – 2008
26. Em paciente com estenose mitral pura:
a) A primeira bulha hiperfonética é encontrada em fibrilação atrial.
b) A distância entre a segunda bulha e o estalido de abertura mitral diminui inversamente à pressão no átrio esquerdo.
c) As características do sopro diastólico não permitem avaliar a gravidade da lesão.
d) A segunda bulha única (não desdobrada) caracteriza hipertensão pulmonar leve.
e) O sopro de Graham-Steell sugere fibrose e calcificação valvar.

Título de Especialista em Cardiologia – 2008
27. Em paciente com insuficiência mitral grave:
a) A presença da terceira bulha é evidência precoce de insuficiência cardíaca.
b) A queixa de dor anginosa é sinal de mau prognóstico e indicativa da necessidade de cirurgia.
c) A intensidade do sopro de regurgitação varia com a gravidade da lesão.
d) O íctus é desviado e hiperdinâmico.
e) O pulso é fraco e de ascensão lenta.

Título de Especialista em Cardiologia – 2008
28. Pacientes portadores de prolapso da valva mitral devem fazer:
a) Uso de ácido acetilsalicílico em baixa dose se a insuficiência mitral for severa.
b) Uso de betabloqueador para palpitações e extrassistolia frequente.
c) Uso de antagonista do cálcio de rotina para prevenção de arritmia supraventricular.
d) Uso de inibidor da enzima conversora da angiotensina se a insuficiência mitral for leve.
e) Acompanhamento ecocardiográfico anual.

Título de Especialista em Cardiologia – 2008
29. Mulher de 50 anos, em acompanhamento ambulatorial por diagnóstico clínico e laboratorial de dupla lesão mitral, com predomínio de insuficiência mitral importante, de etiologia reumática, faz uso de penicilina benzatina (1.200.000 UI) a cada 21 dias. Na última avaliação mantinha-se assintomática. Ao ecocardiograma: espessamento da valva mitral, com fusão discreta de comissuras, fração de encurtamento de 0,38, diâmetro diastólico de 65 mm, diâmetro sistólico de 40 mm e átrio esquerdo de 45 mm. Qual a melhor conduta para este caso?

a) Iniciar o uso de digital
b) Indicar tratamento cirúrgico da valva mitral.
c) Iniciar vasodilatadores arteriais e venosos.
d) Reavaliar clínica e laboratorialmente a paciente em seis meses.
e) Iniciar o uso de bloqueador de canal de cálcio.

Título de Especialista em Cardiologia – 2008
30. A valvoplastia mitral cirúrgica (reconstrução valvar) tem probabilidade de ser bem-sucedida em cada um dos seguintes pacientes, exceto em:
a) Mulher de 70 anos de idade com cardiopatia reumática, valva mitral calcificada, deformidade de lacínias de dupla lesão mitral.
b) Homem de 23 anos com fenda congênita da valva mitral.
c) Mulher de 33 anos com prolapso de valva mitral
d) Homem de 62 anos com regurgitação mitral grave, decorrente de dilatação anular, após infarto do miocárdio.
e) Mulher de 40 anos de idade, com ruptura de cordoalhas tendíneas e endocardite infecciosa ativa.

Título de Especialista em Cardiologia – 2008
31. No prolapso de valva mitral, é INCORRETO afirmar que:
a) A presença de estalido no ápice cardíaco é meso ou telessistólico.
b) O agravamento pode ocorrer pela ruptura de cordoalha anterior da valva mitral.
c) Tem maior prevalência em pacientes com escoliose e *pectus excavatum*.
d) O prognóstico em crianças com prolapso de valva mitral é ruim, pela presença de sintomas rapidamente progressivos.
e) O antiagregante plaquetário está indicado para pacientes que apresentaram um evento neurológico.

Título de Especialista em Cardiologia – 2008
32. Mulher de 65 anos se consultou, com queixa de um episódio de síncope e angina ocasional nos últimos três meses. Ao exame físico, apresentava o pulso arterial representado na curva inferior da figura a seguir, e sopro sistólico 3/6 em bordo esternal superior direito. Qual o tratamento mais apropriado?

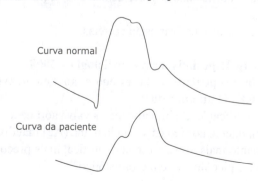

a) Prescrição de ácido acetilsalicílico e antagonista do cálcio.
b) Realização de cirurgia cardíaca.
c) Implante de marca-passo.
d) Realização de angioplastia coronariana.
e) Prescrição de ácido acetilsalicílico, betabloqueador e estatina.

Título de Especialista em Cardiologia – 2008
33. A mensuração da pressão arterial de um paciente com insuficiência aórtica mostra 180, 60 e 20 mmHg, respectivamente, nas fases I, IV e V de Korotkoff. O registro da pressão arterial deve ser:
a) 180 x 60 mmHg.
b) 180 x 20 mmHg.
c) 180/? mmHg.
d) 180 mmHg (sistólica), apenas.
e) 180/60/20 mmHg.

Título de Especialista em Cardiologia – 2008
34. Portador de insuficiência aórtica severa, assintomático e com fração de ejeção de 55%:
a) Deve ser avaliado com ventriculografia radioisotópica.
b) Tem indicação cirúrgica se a fração de ejeção diminuiu em relação à avaliação anterior realizada há menos de um ano.
c) Tem indicação cirúrgica independentemente de outros parâmetros.
d) Tem indicação cirúrgica se o diâmetro sistólico do ventrículo esquerdo tiver mais de 50 mm.
e) tem indicação cirúrgica se o diâmetro diastólico do ventrículo esquerdo tiver mais de 75 mm.

Título de Especialista em Cardiologia – 2008
35. Assinale a alternativa correta na avaliação ecocardiográfica da estenose aórtica:
a) Velocidade maior que 3 m/s é compatível com lesão grave.
b) Gradiente médio menor que 30 mmHg é sinal de estenose grave.
c) Em portadores de disfunção ventricular esquerda, gradiente médio VE/Ao baixo, está indicado o exame com dobutamina para o diagnóstico correto da lesão valvar.
d) A área aórtica não se correlaciona com a gravidade da doença.
e) Todas as alternativas estão corretas.

Título de Especialista em Cardiologia – 2008
36. Na propedêutica da estenose aórtica grave, é CORRETO afirmar que:
a) A calcificação e a imobilidade da valva aórtica tornam o componente aórtico da segunda bulha (A2) inaudível.
b) Quanto mais grave a estenose aórtica, mais precoce e curto é o pico do sopro mesossistólico

c) O desdobramento paradoxal da A2 sugere hipertensão pulmonar.
d) A presença de quarta bulha (B4) indica disfunção sistólica de ventrículo esquerdo.
e) O sopro mesossistólico aumenta de intensidade com a manobra de Valsalva e em decúbito lateral esquerdo.

Título de Especialista em Cardiologia – 2008
37. Homem de 25 anos, assintomático, com história de doença reumática e portador de insuficiência aórtica crônica grave foi atendido em ambulatório com exame físico sem sinais de insuficiência cardíaca, pulsos periféricos com amplitude aumentada, PA = 140 x 50 mmHg, FC = 80 bpm (regular), sopro diastólico aspirativo +++/ 4 – em foco aórtico e aórtico acessório, irradiando-se para a região apical. Ao ECG: ritmo sinusal e sobrecarga de ventrículo esquerdo. Ecocardiograma transtorácico: fração de ejeção do ventrículo esquerdo (VE)= 0,55; diâmetro sistólico final do VE – 45 mm, diâmetro diastólico final do VE – 65 mm. O teste ergométrico revelou boa tolerabilidade ao esforço. Neste momento, a melhor proposição terapêutica deve ser:
a) Acompanhamento clínico a cada seis meses.
b) Indicação cirúrgica para troca valvar aórtica.
c) Acompanhamento clínico, com uso de vasodilatadores e diuréticos.
d) Acompanhamento clínico com liberação para esportes competitivos de alta intensidade.
e) Realização de um estudo hemodinâmico para melhor avaliar a decisão entre tratamento clínico conservador e cirurgia para troca valvar.

Título de Especialista em Cardiologia – 2008
38. Em relação à história natural da estenose aórtica sem tratamento, qual das seguintes afirmações é verdadeira?
a) A síncope decorrente de estenose aórtica normalmente ocorre em repouso.
b) A sobrevida média após o início de insuficiência cardíaca é de aproximadamente dois anos.
c) A sobrevida média após o início de crises de síncope é de aproximadamente um ano.
d) A morte súbita em portadores de estenose aórtica normalmente ocorre em indivíduos previamente assintomáticos.
e) O desenvolvimento de fibrilação atrial é habitualmente bem tolerado em pacientes com estenose aórtica.

Título de Especialista em Cardiologia – 2007
39. Mulher de 25 anos, grávida de 10 semanas, portadora de estenose mitral moderada, apresentou quadro de dispneia de forte intensidade, com duração de 2 horas. Ao exame: sudorese fria, palidez cutaneomucosa,

escarro espumoso, PA= 130 x 70 mmHg; frequência cardíaca= 130 bpm, irregular; ECG= ritmo de fibrilação atrial e sobrecarga de ventrículo direito; ecocardiograma: átrio esquerdo= 40 mm, fração de ejeção= 0,57, área valvar mitral= 1,4 cm². Qual a hipótese mais provável para essa descompensação aguda?
a) Gravidez.
b) Fibrilação atrial de recente começo.
c) Disfunção ventricular.
d) Disfunção musculopapilar.
e) Sobrecarga ventricular direita.

Título de Especialista em Cardiologia – 2007
40. Dentre os critérios a seguir, qual ou quais são critérios maiores no diagnóstico do prolapso de valva mitral?
I. Ausculta com estalidos meso ou telessistólicos.
II. Ecocardiograma com leve deslocamento sistólico do folheto mitral com regurgitação.
III. Ausculta com BI hiperfonética com sopro apical holossistólico.
a) Somente I está correta.
b) Somente II está correta.
c) Somente III está correta.
d) I e II estão corretas.
e) Todas estão corretas.

Título de Especialista em Cardiologia – 2007
41. Mulher de 38 anos, assintomática, portadora de insuficiência mitral grave. Ao exame: pulsos periféricos normais, PA = 130 x 70 mmHg; frequência cardíaca= 130 bpm, regular. Ausculta cardíaca: sopro sistólico (holossistólico) de +++/4, em foco mitral; B3 bem evidente; P2 > +/4, em foco pulmonar. ECG: ritmo sinusal e sobrecarga atrial e ventricular esquerda. Eco: átrio esquerdo= 55 mm; fração de ejeção = 0,55; diâmetro sistólico final = 47 mm; pressão de artéria pulmonar = 55 mmHg; delta D < 32%; volume regurgitante > 60 mL. Análise ecocardiográfica da valva mitral: ambos os folhetos apresentam fibrose e calcificação nas bordas. Qual a conduta clínica mais adequada?
a) Acompanhamento clínico, sem medicação.
b) Tratamento clínico com diurético.
c) Tratamento clínico com diurético e restrição de atividades físicas.
d) Tratamento clínico com diurético e IECA.
e) Indicação cirúrgica.

Título de Especialista em Cardiologia – 2007
42. Mulher de 26 anos, assintomática, com antecedentes de acidente vascular cerebral isquêmico, transitório, há cinco dias. Dois dias após, apresentava tomografia cerebral normal. Feito diagnóstico de estenose mitral. ECG: ritmo sinusal. Ecodopplercardiograma: átrio esquerdo= 45 mm, área valvar mitral= 1,8 cm², escore ecocardiográfico= 8 e sem trombos. Qual das seguintes opções seria a melhor conduta?
a) Valvoplastia com cateter-balão.
b) Anticoagulação.
c) Betabloqueador e ácido acetilsalicílico.
d) Digital e valvoplastia por cateter-balão.
e) Ácido acetilsalicílico e clopidogrel.

Título de Especialista em Cardiologia – 2007
43. Qual é a manobra auxiliar que melhor ajuda na diferenciação do sopro diastólico de estenose mitral em relação ao sopro diastólico da estenose tricúspide?
a) Inclinação repentina do tronco.
b) Manobra de Valsalva.
c) Inspiração.
d) Passagem repentina ao decúbito vertical.
e) Compressão das veias do pescoço.

Título de Especialista em Cardiologia – 2007
44. Homem de 56 anos, com estenose aórtica, relata dispneia aos esforços habituais. Radiografia de tórax em PA= área cardíaca aumentada ++/4 à custa do ventrículo esquerdo (VE), com congestão para-hilar. ECG= fibrilação atrial, com frequência cardíaca= 105, com sobrecarga de VE. Ecodopplercardiograma: septo e parede posterior= 13 mm; diâmetro diastólico= 55 mm; diâmetro sistólico= 38 mm; fração de ejeção= 0,55; gradiente VE-aorta= 78 mmHg (pico). Dentre as alternativas a seguir, qual a conduta menos adequada?
a) Iniciar diurético e indicar tratamento cirúrgico.
b) Iniciar betabloqueador e vasodilatador arterial.
c) Repouso e tratamento cirúrgico.
d) Bloqueador de cálcio (diltiazem) e internação.
e) Bloqueador de cálcio (diltiazem) e anticoagulação.

Título de Especialista em Cardiologia – 2007
45. Homem de 32 anos, em acompanhamento ambulatorial por insuficiência valvar aórtica moderada/importante, de etiologia reumática. Assintomático, faz uso de penicilina benzatina 1.200.000 UI a cada 21 dias. No último ecocardiograma, apresentava diâmetro diastólico de VE= 68 mm, diâmetro sistólico de VE= 44 mm e função ventricular preservada. Qual a melhor conduta para esse caso?
a) Iniciar digital.
b) Tratamento cirúrgico da valva aórtica.
c) Iniciar vasodilatadores arteriais e venosos.
d) Realizar reavaliação clínica e laboratorial após quatro meses.
e) Iniciar bloqueador de cálcio.

Título de Especialista em Cardiologia – 2007
46. Na estenose aórtica grave, qual o sintoma relacionado a uma menor sobrevida?

a) Insuficiência cardíaca
b) Síncope.
c) *Angina pectoris*.
d) Tontura.
e) Palpitação.

Título de Especialista em Cardiologia – 2007
47. Qual a alternativa correta em relação à avaliação ecocardiográfica da estenose aórtica?
I. A área valvar aórtica somente pode ser adequadamente aferida com o estudo com Doppler colorido.
II. Um gradiente médio, acima de 30 mmHg, é sinal isolado de estenose aórtica grave.
III. Em portadores de disfunção ventricular esquerda grave e baixo gradiente médio VE/Ao, está indicado exame com dobutamina para a quantificação correta da gravidade da lesão valvar.
a) Somente I está correta.
b) Somente II está correta.
c) Somente III está correta.
d) I e II estão corretas.
e) Todas estão corretas.

Título de Especialista em Cardiologia – 2006
48. Em relação à valvoplastia percutânea mitral, podemos afirmar que:
a) O sistema de escore ecocardiográfico de 8 ou menos está geralmente associado com excelente resultado imediato e em longo prazo após o procedimento.
b) O sistema de escore ecocardiográfico de 8 ou menos está mais frequentemente associado ao desenvolvimento da insuficiência mitral após o procedimento.
c) O sucesso do procedimento está relacionado à área valvar prévia e ao volume de casos do laboratório, independentemente da idade do paciente.
d) A CIA remanescente é rara, mas, quando presente, a magnitude do *shunt* é geralmente significativa.

Título de Especialista em Cardiologia – 2006
49. Paciente de 45 anos em classe funcional I da NYHA (New York Heart Association) é portador de insuficiência mitral (IM) crônica importante. O ecocardiograma demonstra a presença de IM por prolapso da cúspide posterior da válvula mitral e degeneração mixomatosa. Apresenta uma fração de ejeção de 64% e um diâmetro sistólico final do VE de 38 mm. A melhor conduta, neste caso, será realizar:
a) Implante de prótese mitral metálica.
b) Implante de prótese mitral biológica.
c) Conduta clínica, ecocardiograma trimestral e uso de digital e IECA
d) avaliação clínica periódica e identificação do melhor momento cirúrgico

Título de Especialista em Cardiologia – 2006
50. Paciente de 25 anos, com gravidez na 25a e 26a semana, dá entrada no setor de emergência com dispneia, ortopneia e desconforto precordial iniciado há mais ou menos duas semanas, que vem se agravando gradativamente até que, na noite do atendimento, se tornou insuportável, obrigando-a a procurar socorro médico. É a sua primeira gestação, reside distante e não está fazendo tratamento pré-natal regular. Informou que, quando tinha 10 anos de idade, foi examinada por médico clínico, que achou um "sopro no coração" e a encaminhou ao cardiologista. Entretanto, acabou nunca indo ao especialista indicado. Ao exame físico, mostrava-se ansiosa, taquipneica, taquicárdica, com extremidades acianóticas e frias. Os pulsos periféricos eram universalmente palpáveis. Havia estase jugular importante e edema de membros inferiores (++/4). O ritmo cardíaco era regular (150 bpm); B_1 e B_2, hiperfonéticas; e a taquicardia dificultou a percepção de sopros. Havia estertoração nos dois terços inferiores de ambos os pulmões e a pressão arterial era de 110 x 60 mmHg. O eletrocardiograma mostrou ritmo sinusal regular (FC= 150 bpm). SAP= +50°; ondas P com duração de 0,1 s; e, em V_1, eram bifásicas com fase negativa de 0,04. O SAQRS estava em +65° e os complexos ventriculares duravam 0,09 s e em V_1 eram tipo RSR e com amplitude total inferior a 50% da amplitude total dos QRS de V_2. A repolarização ventricular mostrou apenas alterações inespecíficas. O diagnóstico clínico e eletrocardiográfico mais provável foi:
a) Cardiomiopatia.
b) Estenose mitral grave.
c) Síndrome coronariana aguda.
d) Cardiopatia congênita acianótica.

Título de Especialista em Cardiologia – 2006
51. Em relação à valvuloplastia mitral por balão (VMB), é INCORRETO afirmar que:
a) O procedimento deve ser sempre precedido pelo ecocardiograma transesofágico.
b) Em pacientes portadores de estenose mitral leve, o procedimento não é indicado.
c) Em pacientes assintomáticos, com EM moderada, anatomia favorável, sem trombo em AE e sem IM com hipertensão arterial pulmonar de 50 mmHg no repouso, o procedimento não é indicado.
d) Está indicada em pacientes sintomáticos com estenose mitral (EM) de moderada a importante e válvula com anatomia favorável, ausência de trombo em átrio esquerdo ou insuficiência mitral (IM) de moderada a importante.

Título de Especialista em Cardiologia – 2006
52. No paciente com estenose mitral, a observação seriada de um intervalo mais curto entre a segunda bulha e o estalido de abertura da valva mitral sugere:
a) Pressão atrial mais elevada.
b) Complicação com endocardite.
c) Associação com regurgitação mitral.
d) Valva mitral intensamente calcificada.

Título de Especialista em Cardiologia – 2006
53. A fenfluramina e a dexfenfluramina são potentes inibidores do apetite, ambos proscritos do arsenal terapêutico em fins da década passada. Uma recomendação médica formal àqueles indivíduos que, algum dia, fizeram uso dessas aminas simpaticomiméticas é a realização de exames cardiovasculares específicos, pois verificou-se que a ingestão dessas drogas está associada a:
a) Espessamento pericárdico.
b) Regurgitação orovalvar.
c) Niocardite crônica.
d) Perfuração septal.

Título de Especialista em Cardiologia – 2006
54. Homem de 60 anos, portador de prótese mecânica em posição mitral. INR na ocasião de 3,2. O paciente deverá ser submetido a cirurgia de próstata. A conduta ideal, neste paciente, será suspender o anticoagulante oral por:
a) 7 dias antes do procedimento cirúrgico; iniciar cefalexina 3 dias antes e internar no dia da cirurgia.
b) 5 dias antes do procedimento cirúrgico; iniciar penicilina V (oral) 3 dias antes e internar no dia da cirurgia.
c) 4 dias antes, internar o paciente, iniciar HBPM em dose sistêmica, checar o INR, suspender a HBPM 12 horas antes do procedimento e utilizar vancomicina 30 minutos antes do procedimento cirúrgico; usar ampicilina 6 horas após.
d) 4 dias antes, internar o paciente, inicar heparina de baixo peso molecular (HBPM) em dose sistêmica, checar o INR, suspender a HBPM 12 horas antes do procedimento e utilizar ampicilina e gentamicina 30 minutos antes do procedimento cirúrgico; usar ampicilina 6 horas após.

Título de Especialista em Cardiologia – 2006
55. Homem, 39 anos, com quadro crônico de sacroileíte, espondilite, oligoartrite assimétrica nos membros inferiores e pesquisa negativa para fator reumatoide. Neste paciente, a manifestação cardiovascular mais esperada é:
a) Pericardite fibrinosa crônica.
b) Miocardite com disfunção sistólica.
c) Espessamento e dilatação da raiz aórtica.
d) Arterite coronária com isquemia miocárdica silenciosa.

Título de Especialista em Cardiologia – 2006
56. Portador de estenose aórtica, de 38 anos, procura o ambulatório de cardiologia com queixa de dispneia aos esforços. Antes do exame cardíaco, o médico palpa o pulso carotídeo e percebe dois impulsos palpáveis na sístole, o que sugere o diagnóstico de estenose aórtica associada a:
a) Regurgitação aórtica.
b) Bigeminismo ventricular.
c) Insuficiência ventricular esquerda.
d) Intensa hipertrofia ventricular direita.

Título de Especialista em Cardiologia – 2006
57. Homem de 75 anos, e portador de estenose aórtica (EA) importante, classe funcional IV da NYHA (*New York Heart Association*). O ecocardiograma demonstra presença de cálcio na válvula aórtica, fração de ejeção (FE) de 30% e gradiente VE-AO de 40 mmHg. Neste caso, a melhor conduta será indicar:
a) Conduta cirúgica imediata.
b) Conduta clínica com diurético e IECA.
c) Valvuloplastia aórtica por balão, visando posterior procedimento cirúrgico.
d) Conduta cirúrgica após o estudo hemodinâmico e ecocardiograma de ecostress com infusão de dobutamina, com a demonstração do aumento da FE e/ou do gradiente VE-AO.

Título de Especialista em Cardiologia – 2005
58. Sobre a reestenose mitral, assinale a assertiva INCORRETA:
a) A valvoplastia mitral deve ser sempre repetida
b) É uma complicação relativamente frequente após valvoplastia mitral.
c) É mais comum após valvoplastia mitral do que depois de troca valvar mitral.
d) Deve ser diferenciada de outras patologias como endocardite infecciosa.
e) Piora o resultado cirúrgico.

Título de Especialista em Cardiologia – 2005
59. Sopro sistólico no foco mitral é o achado mais proeminente ao exame físico dos pacientes com insuficiência mitral. Assinale a(s) manobra(s) que ajuda(m) a diferenciá-lo do sopro sistólico da miocardiopatia hipertrófica:
a) Inspiração profunda e posição deitada.
b) Apneia pós-expiratória.
c) Decúbito lateral esquerdo após esforço.
d) Inclinação do tronco para a frente.
e) Manobra de Valsalva e posição ereta.

Título de Especialista em Cardiologia – 2005
60. Pacientes assintomáticos com prolapso de valva mitral devem:

a) Levar vida normal e realizar novos exames a cada três a cinco anos.
b) Usar continuamente um betabloqueador.
c) Usar preventivamente ácido acetilsalicílico.
d) Usar permanentemente amiodarona.
e) Ser prevenidos da possibilidade de morte súbita.

Título de Especialista em Cardiologia – 2005
61. Qual(is) achado(s) do exame físico mais auxilia(m) no diagnóstico de insuficiência tricúspide?
a) Hepatomegalia.
b) Sinal de Rivero-Carvallo.
c) Ascite e edema nos membros inferiores.
d) Ritmo de galope direito.
e) Cianose e baqueteamento digital.

Título de Especialista em Cardiologia – 2005
62. Em pacientes com próteses valvares mecânicas em posição mitral, o mais alto risco de trombogenicidade obriga a que seja indefinidamente mantida anticoagulação com INR em níveis:
a) Entre 2 e 3.
b) Entre 2,5 e 3,5.
c) Entre 3 e 4.
d) Entre 4 e 5.
e) Variáveis de acordo com o paciente.

Título de Especialista em Cardiologia – 2005
63. Assinale a assertiva correta em relação à estenose mitral reumática:
a) Escore de Block-Palacios baixo (inferior a 8 pontos) contraindica a realização de valvoplastia por balão.
b) Área valvar mitral estimada pela técnica de meia-vida pressórica com mais de 1,3 cm² e indicação de intervenção percutânea ou cirúrgica.
c) Área valvar mitral estimada pela técnica de planimetria com mais de 2 cm² e indicação de intervenção percutânea ou cirúrgica
d) Imediatamente após valvoplastia percutânea por balão, a mais adequada técnica de avaliação da área mitral é planimetria
e) em pacientes com estenose mitral crítica, o escore mitral (Block-Palacios) inferior ou igual a 8 está associado a resultados excelentes em curto e longo prazos, após valvoplastia mitral por balão

Título de Especialista em Cardiologia – 2005
64. O clique protossistólico de ejeção aórtica:
a) Varia com a respiração.
b) Ocorre em pacientes com defeito de septo atrial.
c) Tem baixa frequência e baixa amplitude
d) Aparece quando a valva está acentuadamente calcificada.
e) Associa-se a valva bicúspide congênita.

Título de Especialista em Cardiologia – 2005
65. Qual das condições abaixo não constitui causa de estenose aórtica adquirida?
a) Síndrome carcinoide.
b) Artrite reumatoide e febre reumática.
d) Calcificação e degeneração relacionadas com faixa etária.
e) Doença óssea de Paget.

Título de Especialista em Cardiologia – 2005
66. Qual situação, dentre as propostas abaixo, indica formalmente o tratamento cirúrgico em caso de insuficiência aórtica crônica?
a) Pacientes assintomáticos com função ventricular esquerda normal e estável.
b) Pacientes assintomáticos com disfunção ventricular inalterada em controles realizados a cada dois a quatro meses.
c) Pacientes sintomáticos com depressão severa da função ventricular (fração de ejeção inferior a 25%).
d) Pacientes assintomáticos com diâmetro sistólico final com mais de 55 mm e diâmetro diastólico final com mais de 75 mm.
e) Pacientes com diâmetro sistólico final com menos de 40 mm.

Título de Especialista em Cardiologia – 2004
67. Mulher de 32 anos apresenta quadro de dispneia aos esforços, e tonturas. Tem história de febre reumática na infância. O eletrocardiograma realizado revela sobrecarga atrial esquerda significativa, e o estudo radiológico de tórax mostra sinais de congestão vascular sem cardiomegalia. Que tipo de sopro cardíaco é esperado nessa paciente?
a) Sopro sistólico aórtico com irradiação para o pescoço.
b) Sopro diastólico aspirativo em foco aórtico acessório.
c) Sopro mesossistólico mitral de fraca intensidade
d) Sopro de ruflar diastólico.
e) Sopro de maquinaria.

Título de Especialista em Cardiologia – 2004
68. Qual das disfunções valvares abaixo tem maior associação com cardiopatia isquêmica?
a) Estenose mitral.
b) Dupla lesão aórtica.
c) Estenose tricúspide.
d) Insuficiência aórtica.
e) Insuficiência mitral.

Título de Especialista em Cardiologia – 2004
69. Assinale a assertiva incorreta quanto ao prolapso de valva mitral:
a) A maioria dos pacientes é sintomática.
b) Associa-se com enxaqueca e síndrome do pânico.

c) Clique mesossistólico e sopro sistólico tardio são achados característicos.
d) Não se indica ecocardiografia para o diagnóstico dessa condição em pacientes sem achados físicos compatíveis ou história familiar positiva.
e) É duas vezes mais frequente em mulheres do que em homens.

Título de Especialista em Cardiologia – 2004
70. Quanto à insuficiência tricúspide, assinale a assertiva incorreta:
a) Indica-se cirurgia para pacientes assintomáticos e sem hipertensão pulmonar.
b) Endocardite em valva tricúspide ocorre com frequência em drogadictos, que toleram bem a excisão valvar total, sem substituição imediata.
c) Anuloplastia tricúspide deve ser realizada em pacientes com estenose mitral grave, nos com hipertensão pulmonar e nos submetidos a cirurgia de troca mitral.
d) O problema valvar pode não decorrer de lesão intrínseca da valva, mas, sim, de dilatação do ventrículo direito.
e) Anomalia de Ebstein, síndrome carcinoide e febre reumática são causas funcionais frequentes dessa condição.

Título de Especialista em Cardiologia – 2004
71. Assinale a assertiva incorreta:
a) não se repete rotineiramente ecocardiografia em pacientes com prolapso de valva mitral sem insuficiência mitral
b) recomenda-se profilaxia para endocardite infecciosa em pacientes com prolapso de valva mitral e insuficiência mitral
c) Aspirina é recomendação classe I a pacientes com prolapso de valva mitral, após ataque isquêmico encefálico transitório.
d) Pacientes com menos de 65 anos, com fibrilação atrial e prolapso de valva mitral, mas sem insuficiência cardíaca, hipertensão arterial sistêmica ou cardiopatia isquêmica, podem receber ácido acetilsalicílico em lugar de anticoagulante oral.
e) Pacientes com prolapso de valva mitral, porém assintomáticos, sem arritmias ao eletrocardiograma e sem sinais de insuficiência mitral, têm excelente prognóstico e devem ser encorajados a levar vida normal.

Título de Especialista em Cardiologia – 2004
72. Mulher de 38 anos, com história de febre reumática na adolescência e em uso de betabloqueador, procura atendimento por piora da capacidade funcional, manifesta pelo aparecimento de sintomas aos esforços moderados (classe funcional III). Foi realizada ecocardiografia transtorácica, cujos resultados são mostrados na figura abaixo. Em relação a esse caso, a conduta indicada é:

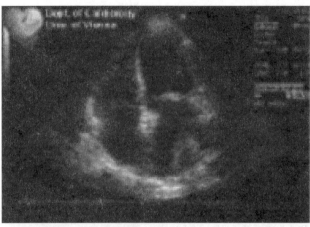
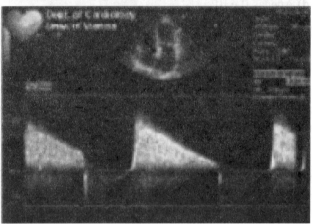

a) Tratamento conservador, com aumento da dose de betabloqueador em associação com anticoagulante.
b) Valvoplastia percutânea com cateter-balão.
c) Valvoplastia cirúrgica fechada.
d) Valvoplastia cirúrgica aberta com trombectomia.
e) Implante de valva mitral biológica.

Título de Especialista em Cardiologia – 2004
73. Em relação à cirurgia cardíaca para correção de insuficiência mitral grave, é INCORRETO afirmar que:
a) A mortalidade operatória é maior na plástica da valva a céu aberto quando comparada com troca valvar por prótese.
b) A maioria dos pacientes evolui com melhora de capacidade funcional, qualidade de vida e tolerância ao exercício, embora alguns possam permanecer sintomáticos ou até mesmo perder a função ventricular.
c) A preservação da estrutura subvalvar deve sempre ser realizada nos casos de troca valvar
d) Uma evolução mais favorável é esperada em indivíduos assintomáticos independentemente da função ventricular em repouso.
e) O principal parâmetro de acompanhamento para indicar cirurgia é o tamanho das cavidades cardíacas esquerdas, especialmente o átrio.

Título de Especialista em Cardiologia – 2004
74. Considere as alterações abaixo:
I. Crescimento ventricular esquerdo à avaliação radiográfica de tórax.
II. Pulso venoso jugular, com ondas A proeminentes, e presença de quarta bulha cardíaca ao exame físico.
III. Sobrecarga ventricular direita ao eletrocardiograma.
Quais delas são características de estenose pulmonar severa?
a) Apenas I.
b) Apenas II.
c) Apenas III.
d) Apenas II e III.
e) I, II e III.

Título de Especialista em Cardiologia – 2004
75. Qual das condições abaixo é considerada indicação classe I para colocação de bioprótese valvar?
a) Pacientes em fase de crescimento.
b) Pacientes em hemodiálise.
c) Pacientes com contraindicação a tratamento anticoagulante perioperatório.
d) pacientes com menos de 60 anos, sem fatores de risco para tromboembolismo e com indicação de troca mitral.
e) pacientes com mais de 65 anos, nos quais as biopróteses se deterioram mais lentamente.

Título de Especialista em Cardiologia – 2004
76. Portadores de estenose aórtica apresentam:
a) Longa sobrevida (cinco anos, em média) após o início de insuficiência cardíaca.
b) Cardiomegalia, facilmente detectada por exame radiológico na maioria dos casos.
c) Com frequência, angina diferente da associada à cardiopatia isquêmica.
d) Raramente hipertrofia ventricular esquerda ao eletrocardiograma; a ausência desse achado exclui a possibilidade de grave lesão valvar.
e) Síncope em repouso, decorrente de episódio transitório de fibrilação ventricular, com resolução espontânea.

Título de Especialista em Cardiologia – 2004
77. Dentre os pacientes com regurgitação aórtica grave (diâmetro diastólico final do ventrículo esquerdo superior a 70 mm), não têm indicação cirúrgica classe I para troca valvar aqueles:
a) Com classe funcional III ou IV (NYHA) e função ventricular preservada (fração de ejeção igual ou superior a 50%).
b) Com angina classe funcional II (CCS), com ou sem doença arterial coronariana.
c) Assintomáticos ou sintomáticos, com disfunção ventricular esquerda leve a moderada (fração de ejeção entre 25% e 49%).
d) Com disfunção ventricular esquerda grave (fração de ejeção inferior a 25%) por infarto do miocárdio prévio.
e) Que se submeterão a cirurgia de revascularização miocárdica.

Título de Especialista em Cardiologia – 2004
78. Homem de 45 anos, sem sintomas às atividades habituais ou mesmo aos grandes esforços, apresenta sopro cardíaco em consulta de rotina. O ecocardiograma realizado mostra insuficiência aórtica moderada. É considerada indicação para troca valvar a presença dos seguintes achados:
a) Fração de ejeção inferior a 45%, diâmetro sistólico final do ventrículo esquerdo superior a 50 mm e fibrilação atrial.
b) Fração de ejeção inferior a 50%, diâmetro diastólico final do ventrículo esquerdo superior a 70 mm e diâmetro sistólico final do ventrículo esquerdo superior a 50 mm.
c) Fração de ejeção inferior a 60%, volume diastólico final do ventrículo esquerdo inferior a 200 mL/m^2 e diâmetro sistólico final do ventrículo esquerdo inferior a 55 mm.
d) Diâmetro diastólico final do ventrículo esquerdo superior a 45 mm, átrio esquerdo superior a 50 mm e área valvar superior a 25 mm.
e) Diâmetro sistólico final do ventrículo esquerdo superior a 45 mm, volume sistólico final do ventrículo esquerdo inferior a 55 mL/m^2 e volume diastólico final do ventrículo esquerdo inferior a 200 mL/m^2.

Título de Especialista em Cardiologia – 2003
79. A descrição de sopros mesossistólicos audíveis em diferentes localizações - um rude, outro suave - foi feita por Gallavardin, sendo conhecida como dissociação de Gallavardin. Tal achado é encontrado em:
a) Insuficiência mitral.
b) Estenose aórtica.
c) Estenose pulmonar.
d) Comunicação interatrial.
e) Disfunção de músculo papilar.

Título de Especialista em Cardiologia – 2003
80. Colocar o paciente sentado, com leve inclinação anterior do tórax e em expiração máxima, conforme ilustra a figura abaixo, é manobra semiológica usada para melhor identificação de um sopro cardíaco numa situação clínica específica, qual seja:

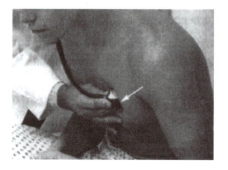

a) Sopro protodiastólico e insuficiência aórtica.
b) Sopro mesossistólico e estenose aórtica.
c) Sopro mesodiastólico e estenose mitral.
d) Sopro pansistólico e insuficiência tricúspide.
e) Sopro pansistólico e comunicação interventricular.

Título de Especialista em Cardiologia – 2003
81. Em pacientes com estenose aórtica, todas as situações abaixo são preditoras de mau prognóstico após troca valvar, exceto:
a) Fração de ejeção superior a 50%.
b) Hipertensão arterial.
c) Fibrilação atrial.
d) Sexo feminino.
e) Insuficiência cardíaca.

Título de Especialista em Cardiologia – 2003
82. Se a opção for por tratamento farmacológico, qual o fármaco comprovadamente eficaz para paciente masculino de 60 anos, com diagnóstico de insuficiência aórtica severa, assintomática e com função ventricular normal?
a) Furosemida.
b) Nifedipina de longa ação.
c) Enalapril.
d) Associação de hidralazina e nitrato.
e) Losartam.

Título de Especialista em Cardiologia – 2003
83. Associe o tipo de prótese (coluna da esquerda) mais adequado a cada uma das situações clínicas apresentadas na coluna da direita:

1. Bioprótese	( ) Homem de 72 anos de idade com angiodisplasia como comorbidade
2. Valva mecânica	( ) Nulípara de 28 anos de idade pretendendo gestar
	( ) Paciente com fibrilação atrial crônica com 68 anos de idade
	( ) Paciente masculino com 80 anos de idade
	( ) Mulher de 54 anos de idade com história prévia de tromboembolismo e trombose venosa profunda

A sequência numérica correta, de cima para baixo, da coluna da direita, é:
a) 1-1-1-1-2.
b) 1-1-2-1-2.
c) 1-2-2-2-1.
d) 2 -1-2-1-1.
e) 2-1-2-2-2.

Título de Especialista em Cardiologia – 2003
84. A respeito de doença de valva pulmonar, assinale a assertiva incorreta:
a) Regurgitação pulmonar é a lesão valvar adquirida mais frequente desta patologia.
b) Placas carcinoides podem ser causa de estenose pulmonar.
c) Quando necessária correção cirúrgica valvar (por tetralogia de Fallot ou endocardite infecciosa, por exemplo), a escolha deve recair sobre valva mecânica.
d) Pacientes com estenose pulmonar congênita são mais bem tratados com valvoplastia por balão.
e) Regurgitação pulmonar usualmente é tolerada por longos períodos sem descompensação cardíaca.

Título de Especialista em Cardiologia – 2003
85. Paciente de 35 anos, com diagnóstico de estenose mitral de origem reumática e fibrilação atrial de início recente, será submetido à cardioversão. Para prevenir episódio embólico, espera-se o melhor resultado com a prescrição de:
a) Clopidogrel.
b) Warfarina.
c) Dipiridamol.
d) Ácido acetilsalicílico.
e) Warfarina em associação com dipiridamol.

Título de Especialista em Cardiologia – 2003
86. Assinale a assertiva incorreta em relação às manifestações clínicas da estenose mitral (EM):
a) Pacientes com classe funcional IV não tratados vão a óbito em dez anos.
b) Hepatomegalia, edema e ascite são achados semiológicos de pacientes com EM grave.
c) Dispneia e fadiga surgem quando a área valvar está reduzida a 1/3 do tamanho normal.
d) Rouquidão é um dado de história que pode ser relatado por pacientes com EM por compressão do nervo laríngeo recorrente esquerdo, por dilatação atrial esquerda.
e) A função ventricular direita, em geral, está preservada mesmo em pacientes com marcada hipertensão pulmonar.

Título de Especialista em Cardiologia – 2003
87. Paciente masculino de 49 anos, com diagnóstico já estabelecido de insuficiência mitral (IM) de longa data, vai à consulta para revisão clínica. Ao exame físico, apresenta desdobramento de segunda bulha (B2) e sopro holossistólico ++++/VI em área de ventrículo esquerdo com irradiação para região axilar. Traz consigo eletrocardiograma que mostra aumento de átrio e ventrículo esquerdos. Assinale a assertiva incorreta a respeito deste caso:
a) Desdobramento de B2 é achado pouco comum nesta valvopatia.

b) A intensidade do sopro permite concluir tratar-se de IM grave.
c) A manobra de Valsalva, se realizada, produziria diminuição da intensidade do sopro.
d) O achado eletrocardiográfico mais comum em pacientes como este é sobrecarga ventricular esquerda.
e) Em função dos achados do exame físico, o paciente deve apresentar sintomas marcados de dispneia.

Título de Especialista em Cardiologia – 2003
88. Qual situação, dentre as abaixo, constitui recomendação classe I para realização de ecocardiografia em prolapso de valva mitral (PVM)?
a) Excluir PVM em pacientes com parentes de primeiro grau com doença valvar mixomatosa.
b) Estratificar risco em pacientes com sinais, ao exame físico, de PVM com regurgitação mitral leve ou sem regurgitação.
c) Excluir PVM em pacientes com ausência de sinais dessa condição ao exame físico, mas com história familiar positiva da alteração.
d) Diagnosticar regurgitação mitral, avaliar sua repercussão hemodinâmica e definir a morfologia dos folhetos em pacientes com sinais de PVM ao exame físico.
e) Realizar o exame, como rotina, em pacientes com PVM com ou sem regurgitação mitral e sem mudança clínica de sinais ou sintomas.

Título de Especialista em Cardiologia – 2002
89. Assinale a assertiva incorreta em relação à estenose aórtica:
a) A sobrevida é pior nos pacientes com insuficiência cardíaca.
b) Há maior risco de endocardite infecciosa em idosos com valva aórtica muito calcificada do que em jovens com deformidades valvares leves.
c) Associa-se a calcificações e sangramento digestivo.
d) A presença de angina pode ser secundária a coronariopatia ou a aumento da necessidade de oxigênio pelo miocárdio hipertrofiado e redução da oferta pelas coronárias comprimidas.
e) Manifestações de baixo débito costumam ocorrer mais tardiamente na história natural da doença.

Título de Especialista em Cardiologia – 2002
90. Com relação ao tratamento cirúrgico da regurgitação aórtica, considere as assertivas abaixo:
I. Indivíduos assintomáticos com boa tolerância ao exercício e função ventricular esquerda normal podem postergar tratamento cirúrgico.
II. Pacientes sintomáticos com disfunção sistólica do ventrículo esquerdo têm indicação cirúrgica.
III. Pacientes com doença primária da raiz da aorta podem ser tratados com correção da dilatação (sutura ou anuloplastia subcomissural).
Quais são corretas?

a) apenas I.
b) apenas II.
c) apenas III.
d) apenas I e III.
e) I, II e III.

Título de Especialista em Cardiologia – 2002
91. Em pacientes adultos com insuficiência aórtica crônica (IAC), o tratamento medicamentoso com vasodilatadores constitui recomendação grau A (grau de evidência) para as situações abaixo, exceto para uma. Assinale-a:
a) Manejo a longo prazo de pacientes assintomáticos com IAC de leve a moderada e função sistólica normal.
b) Manejo a longo prazo de pacientes assintomáticos com IAC severa e dilatação ventricular esquerda, mas com função sistólica normal.
c) Manejo a curto prazo para melhoria do perfil hemodinâmico de pacientes com IAC e insuficiência cardíaca severa, com grave disfunção sistólica, enquanto aguardam cirurgia para troca valvar.
d) Manejo a longo prazo com inibidores da enzima conversora da angiotensina de pacientes com disfunção sistólica persistente após troca valvar.
e) Manejo a longo prazo de pacientes assintomáticos com hipertensão arterial e qualquer grau de regurgitação aórtica.

Título de Especialista em Cardiologia – 2002
92. Constitui contraindicação formal ao uso de balão intra-aórtico:
a) Regurgitação mitral pós-infarto
b) Angioplastia em paciente com FEVE inferior a 30%
c) Insuficiência valvar aórtica
d) Angina pós-infarto
e) Pós-operatório de revascularização miocárdica em paciente com disfunção ventricular severa

Título de Especialista em Cardiologia – 2002
93. Dentre portadores de estenose mitral, os que não se beneficiam de valvoplastia mitral com baldo são:
a) Pacientes com neoplasia associada.
b) Idosos com cardiopatia isquêmica grave.
c) Pacientes com escore ecocardiográfico (Wilkins) de 8.
d) Pacientes com valvas rígidas e fibrose subvalvar extensa.
e) Mulheres grávidas.

Título de Especialista em Cardiologia – 2002
94. A respeito da intervenção cirúrgica em indivíduos com regurgitação mitral, considere as assertivas abaixo:
I. Pacientes com insuficiência cardíaca classe funcional II e regurgitação mitral grave têm indicação cirúrgica.

II. Pacientes assintomáticos em repouso, mas com acentuado comprometimento funcional ao teste de esforço, têm indicação cirúrgica.
III. Pacientes assintomáticos com insuficiência cardíaca classe funcional I somente terão indicação cirúrgica se houver disfunção ventricular esquerda demonstrada por FEVE < 60% ou diâmetro sistólico final de VE > 45 mm. Quais são corretas?
a) Apenas I.
b) Apenas II.
c) Apenas III.
d) Apenas I e II.
e) I, II e III

Título de Especialista em Cardiologia – 2002
95. Em relação ao prolapso valvar mitral, assinale a assertiva incorreta:
a) A provocação de manobras (Valsalva, por exemplo) não altera a característica do sopro.
b) Podem ocorrer queixas psiquiátricas, como as de síndrome do pânico.
c) Taquicardia atrial paroxística é a forma mais comum de taquiarritmia sustentada.
d) Em pacientes sintomáticos, o eletrocardiograma pode mostrar inversão de onda T nas derivações II, III e AVF.
e) Escoliose e *pectus escavatum* são alterações ósseas que podem estar associadas.

Título de Especialista em Cardiologia – 2002
96. Paciente masculino de 19 anos, com diagnóstico de valvopatia mitral reumática, refere dispneia aos médios esforços. O ecocardiograma transtorácico estimou área valvar de 0,90 cm² por planimetria. Com base na análise do Doppler espectral pulsado (figura abaixo), é CORRETO indicar:

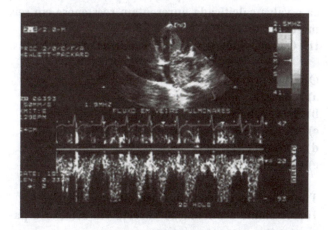

a) Valvoplastia por cateter-balão.
b) Tratamento medicamentoso, pois a área valvar estimada não justifica intervenção por cateter ou cirúrgica.
c) Revisão ecocardiográfica em três meses.
d) Valvoplastia ou troca valvar cirúrgica.
e) Tratamento clínico medicamentoso, pois a área valvar está subestimada na planimetria pela presença de insuficiência tricúspide.

Título de Especialista em Cardiologia – 2001
97. Pacientes com estenose aórtica podem permanecer por longo período assintomáticos, enquanto progridem o grau de obstrução e a sobrecarga miocárdica, desencadeando os sintomas. Qual a manifestação clínica de surgimento mais tardio e com menor taxa de sobrevida?
a) Síncope.
b) Insuficiência cardíaca.
c) Angina.
d) Sangramento digestivo.
e) Amaurose.

Título de Especialista em Cardiologia – 2001
98. O tratamento medicamentoso com vasodilatadores em pacientes adultos com insuficiência aórtica (IAo) crônica constitui indicação classe I (grau de evidência) para as situações abaixo, exceto para uma. Assinale-a.
a) Manejo a longo prazo de pacientes assintomáticos com IAo de leve a moderada e função sistólica normal.
b) Manejo a longo prazo de pacientes assintomáticos com IAo severa e dilatação ventricular esquerda, mas com função sistólica normal.
c) Manejo a curto prazo para melhoria do perfil hemodinâmico de pacientes com IAo e insuficiência cardíaca severa, com grave disfunção sistólica, enquanto aguardam cirurgia para troca valvar.
d) Manejo a longo prazo com inibidores da enzima conversora da angiotensina de pacientes com disfunção sistólica persistente após troca valvar.
e) Manejo a longo prazo de pacientes assintomáticos com hipertensão arterial e qualquer grau de regurgitação aórtica.

Para responder às questões 99 e 100, considere o caso clínico abaixo:
Estudante de 22 anos, previamente hígido, procura atendimento ambulatorial com queixa de dispneia a grandes esforços. O exame físico revela taquicardia (FC= 104 bpm), ritmo regular, hiperfonese de primeira bulha e acentuação do componente pulmonar da segunda bulha (B2) e, em decúbito lateral esquerdo, ausculta-se sopro diastólico em ruflar, de baixa frequência. O ecocardiograma mostra área valvar mitral de 2 cm², átrio esquerdo de 38 mm e hipertensão pulmonar leve.

Título de Especialista em Cardiologia – 2001
99. Qual a conduta mais adequada para esta situação clínica?

a) Indicar ecocardiografia transesofágica para avaliar melhor a possibilidade de realizar valvotomia mitral percutânea com balão.
b) Prescrever dieta hipossódica e betabloqueador.
c) Indicar ecocardiografia transesofágica para avaliar a necessidade de anticoagulação.
d) Prescrever repouso, dieta hipossódica, diurético e digitálico.
e) Prescrever repouso, dieta hipossódica e inibidor da enzima conversora da angiotensina.

Título de Especialista em Cardiologia – 2001
100. Decorridos dez anos, o paciente apresenta insuficiência cardíaca classe funcional III, e o ecocardiograma transesofágico mostra área valvar mitral de 1,5 cm², trombo atrial e escore de Wilkins de 10. A melhor proposição terapêutica neste momento deve ser:
a) Indicação cirúrgica para troca da valva mitral.
b) Indicação de valvoplastia com balão.
c) intensificação do tratamento clínico, acrescentando warfarina.
d) Intensificação do tratamento clínico, acrescentando warfarina, e valvoplastia com balão em três semanas.
e) Realização de estudo hemodinâmico para melhor avaliar a decisão entre tratamento clínico conservador e intervenção com balão ou cirurgia para troca valvar.

Título de Especialista em Cardiologia – 2001
101. A evolução natural e o prognóstico de pacientes com estenose mitral são influenciados por vários fatores. A esse respeito, assinale a assertiva correta:
a) A doença costuma evoluir mais rapidamente em zonas tropicais.
b) As condições genéticas e econômicas influenciam a história natural da doença.
c) Pacientes assintomáticos podem ter insuficiência cardíaca que progride da classe funcional I para III ou IV em cinco a dez anos.
d) Pacientes com febre reumática, que vivem em regiões de clima temperado (oeste europeu, por exemplo), podem apresentar-se assintomáticos por um período de 15 a 20 anos
e) Na América do Norte é comum os sintomas surgirem mais precocemente, manifestando-se entre 18 e 25 anos.

Título de Especialista em Cardiologia – 2001
102. Paciente masculino de 38 anos está internado por insuficiência cardíaca. O exame físico revela sopro holossistólico ++++ /VI em ápex, irradiado para as regiões axilar e infraescapular, diminuindo de intensidade com ortostatismo e manobra de Valsalva. O eletrocardiograma revela sobrecargas atrial e ventricular esquerdas, e o estudo radiológico de tórax mostra cardiomegalia. Qual é o diagnóstico?

a) Miocardiopatia hipertrófica obstrutiva.
b) Estenose aórtica.
c) Regurgitação mitral.
d) Regurgitação tricúspide.
e) Regurgitação aórtica.

Título de Especialista em Cardiologia – 2001
103. Em relação ao uso de ácido acetilsalicílico (AAS) e anticoagulante oral (ACO) em portadores de prolapso de valva mitral (PVM), considere as situações clínicas dos pacientes abaixo, encaminhados para orientação terapêutica:
Paciente A: portador de PVM, sem regurgitação mitral, com acidente vascular encefálico isquêmico transitório.
Paciente B: portador de PVM, 68 anos, com fibrilação atrial, hipertensão arterial e regurgitação mitral.
Paciente C: portador de PVM, com acidente vascular encefálico ocorrido há 21 dias.

Assinale a alternativa que contém a correta sequência de fármacos, respectivamente, para os pacientes A, B e C:
a) AAS - ACO - ACO.
b) ACO - ACO - ACO.
c) AAS - ACO - AAS.
d) AAS - AAS - ACO.
e) ACO - AAS – AAS.

Título de Especialista em Cardiologia – 2000
104. Considere as afirmações abaixo sobre valvoplastia com balão em portadores de estenose aórtica.
I. Os melhores resultados são obtidos em pacientes com função sistólica preservada e em mulheres.
II. Cerca de 50% dos pacientes com estenose crítica e valva calcificada apresentam reestenose em seis meses.
III. O procedimento tem pouca indicação em crianças.

Quais são corretas?
a) Apenas I.
b) Apenas II.
c) Apenas III.
d) Apenas I e II.
e) I, II e III.

Título de Especialista em Cardiologia – 2000
105. Assinale a afirmação correta em relação a pacientes com estenose aórtica:
a) Síncope em repouso e manifestação precoce da doença.
b) A substituição da valva é o tratamento cirúrgico de escolha na maioria dos adultos com calcificação.
c) Em aproximadamente 100% dos casos de estenose crítica, o estudo radiológico mostra cardiomegalia.

d) Hipofonese de primeira bulha e desdobramento fixo de segunda bulha são sinais típicos dessa valvopatia.
e) Hipertrofia ventricular esquerda e achado eletrocardiográfico raro em casos com estenose severa.

Título de Especialista em Cardiologia – 2000
106. Em relação ao tratamento de insuficiência aórtica severa, são feitas as afirmações abaixo:
I. Digitálicos podem ser usados em pacientes com essa condição e dilatação ventricular esquerda.
II. Nifedipina e hidralazina podem ser usadas para estabilização de pacientes com regurgitação aguda ou descompensação de insuficiência crônica, enquanto aguardam cirurgia.
III. Pacientes com severa regurgitação crônica, mas assintomáticos e com boa função ventricular esquerda, têm prognóstico favorável, não havendo, pois, indicação cirúrgica.

Quais são corretas?
a) Apenas I.
b) Apenas II.
c) Apenas III.
d) Aapenas I e III.
e) I, II e III.

Título de Especialista em Cardiologia – 2000
107. Quais portadores de estenose mitral não se beneficiam de valvoplastia mitral com balão?
a) Pacientes com neoplasia associada.
b) Pacientes com valvas rígidas e fibrose subvalvar extensa.
c) Pacientes com escore ecocardiográfico (Wilkins) inferior a 8.
d) Idosos com cardiopatia isquêmica severa.
e) Mulheres grávidas.

Título de Especialista em Cardiologia – 2000
108. Qual das situações abaixo é causa predominante de estenose mitral?
a) Uso de metisergida.
b) Febre reumática.
c) Lúpus eritematoso sistêmico.
d) Artrite reumatoide.
e) Carcinoide.

Título de Especialista em Cardiologia – 2000
109. Considere as afirmações abaixo, relacionadas a achados em pacientes com insuficiência mitral.
I. A arritmia cardíaca mais frequente é a fibrilação atrial, também sendo comum a hipertrofia atrial esquerda.
II. No exame radiológico de tórax, edema intersticial pulmonar e linhas B de Kerley são vistos com mais frequência na vigência de regurgitação mitral aguda.
III. Pacientes são usualmente assintomáticos e mesmo aqueles com regurgitação mais severa podem apresentar sintomas mínimos (fadiga e dispneia leve aos esforços).

Quais são corretas?
a) Apenas I.
b) Apenas II.
c) Apenas III.
d) Apenas II e III.
e) I, II e III.

Título de Especialista em Cardiologia – 2000
110. Paciente de 55 anos, com dupla lesão mitral, será submetido a um procedimento cirúrgico. Estará dispensado de profilaxia antimicrobiana contra endocardite infecciosa se o procedimento for:
a) Colecistectomia.
b) Escleroterapia de varizes esofágicas.
c) Cateterismo cardíaco.
d) Prostatectomia.
e) Dilatação esofágica.

Título de Especialista em Cardiologia – 2017
111. Abaixo estão descritas as afirmativas sobre as principais indicações do Eco Transesofágico nas próteses valvares.
1 - Suspeita de trombose aguda ou tromboembolismo nas lesões estenóticas.
2 - Todas as próteses mitrais nas lesões regurgitantes.
3 - Estudo inicial na suspeita de endocardite.
Está CORRETA a seguinte afirmativa:
a) 1 e 2
b) 1 e 3
c) 2 e 3
d) 1, 2 e 3
e) somente a 3

Título de Especialista em Cardiologia – 2017
112. A plastia cirúrgica da valva mitral apresenta o pior resultado na seguinte condição:
a) dilatação anular.
b) doença cardíaca reumática.
c) crianças e adolescentes com valvas flexíveis.
d) adultos com insuficiência mitral secundária a prolapso valvar mitral.
e) perfuração dos folhetos mitrais causada por endocardite infecciosa.

Título de Especialista em Cardiologia – 2017
113. Em relação aos homoenxertos aórticos, é INCORRETO afirmar que:

a) a aorta ascendente é abordada.
b) pacientes atletas podem se beneficiar.
c) são contraindicados no tratamento da endocardite infecciosa.
d) podem ser implantados em pacientes com anéis aórticos pequenos.
e) a durabilidade dos homoenxertos está relacionada à idade do paciente.

Título de Especialista em Cardiologia – 2017
114. Em relação à valva aórtica bicúspide congênita, é INCORRETO afirmar:
a) está associada à aortopatia.
b) é mais prevalente no gênero masculino.
c) o risco de dissecção aórtica é maior do que na população geral.
d) o tratamento deve ser direcionado às consequências hemodinâmicas da disfunção valvar.
e) betabloqueadores impedem a deterioração valvar e devem ser iniciados tão logo seja feito o diagnóstico.

Título de Especialista em Cardiologia – 2017
115. Com relação às próteses valvares mecânicas, podemos afirmar que:
a) o tratamento preferível para a trombose no lado esquerdo do coração é a fibrinólise.
b) atualmente, as próteses mais empregadas na posição aórtica são as de disco oscilante.
c) na posição mitral, a insuficiência perivalvar é menos frequente com as próteses mecânicas do que com as bioproteses.
d) a trombose de próteses mecânicas em posição tricúspide é frequente, portanto as bioproteses são preferíveis nessa posição.
e) agentes antiagregantes plaquetários, quando empregados isoladamente, demonstraram eficácia similar aos anticoagulantes na prevenção da trombose protética.

Título de Especialista em Cardiologia – 2017
116. Homem, 65 anos, com história de dispneia aos esforços habituais, geralmente associada a dor precordial em aperto, sem irradiações, há cerca de 6 meses. Ao exame físico, apresenta sopro sistólico em foco aórtico, em crescendo e descrescendo, com pico mesossistólico, irradiando para carótidas. Pulso com padrão parvus e tardus. ECG mostra sobrecarga de ventrículo esquerdo, sem outras alterações. Quanto a utilização do teste ergométrico nesse paciente, assinale a alternativa CORRETA:
a) não deve ser realizado.
b) pode ser útil na avaliação da capacidade funcional.
c) é o método de escolha para pesquisa de isquemia associada.

d) arritmias supraventriculares são achados frequentes nesse caso.
e) deve ser realizado em ambiente hospitalar e sob supervisão de profissional treinado.

Título de Especialista em Cardiologia – 2017
117. Sobre o risco de embolização sistêmica na estenose mitral, é INCORRETO afirmar que:
a) a redução do débito cardíaco aumenta o risco de embolia sistêmica.
b) eventos embólicos podem ocorrer mesmo na vigência de ritmo sinusal.
c) a embolia sistêmica é causada pela formação de trombos no átrio esquerdo.
d) o risco de embolia sistêmica se correlaciona diretamente com a idade e com o tamanho do átrio esquerdo.
e) cerca de metade dos êmbolos que provocam manifestações clínicas se encontram nas extremidades dos membros inferiores.

Título de Especialista em Cardiologia – 2017
118. Na estenose mitral, dentre as alternativas abaixo, o parâmetro mais útil de gravidade da obstrução da valva é:
a) volume do átrio esquerdo.
b) diâmetro do átrio esquerdo.
c) área do orifício da valva mitral.
d) pressão sistólica da artéria pulmonar.
e) diâmetro diastólico final do ventrículo esquerdo.

119. Qual a alternativa INCORRETA sobre a estenose mitral:
a) A fascies mitralis se caracteriza por manchas róseas nos maxilares e pode estar associada a nanismo e caquexia.
b) Situações como anemia, infecção e estresse emocional podem aumentar o gradiente transmitral, gerando discordância entre o resultado do ecocardiograma e a clínica de dispneia.
c) Na ausculta de pacientes com fibrilação atrial, percebe-se frequentemente o reforço pré-sistólico.
d) São causas raras a síndrome carcinoide e lúpus eritematoso sistêmico.
e) É contraindicação para o procedimento percutâneo a insuficiência mitral moderada à importante.

120. Sobre o diagnóstico de prolapso de valva mitral, assinale a alternativa INCORRETA:
a) Deslocamento sistólico posterior, de toda ou de parte, de uma ou de ambas as cúspides da valva mitral, em direção ao átrio esquerdo maior ou igual a 2 mm do plano do anel valvar.
b) Já é a principal causa de valvopatia no Brasil.
c) É mais comum em idosos e indivíduos de meia idade.

Doenças Valvares

d) A plástica valvar mitral é o tratamento cirúrgico preferencial nos casos com anatomia favorável.
e) Prolapso valvar mitral de cúspide posterior (P2 isolado) é o que apresenta os melhores resultados na cirurgia conservadora.

121. Paciente do sexo masculino, com 71 anos e quadro de cansaço ao subir ladeira há 3 meses. Negava outros sintomas. Antecedente pessoal: dislipidemia, em uso de atorvastatina 20 mg por dia; negava tabagismo, etilismo e outros antecedentes. Ao exame: bom estado geral; frequência cardíaca (FC) = 62 bpm; pressão arterial (PA) = 122 x 66 mmHg; eupneico; ausculta de ritmo cardíaco regular; com B1 hipofonética e sopro sistólico ejetivo +++ em foco aórtico, com pico telessistólico e irradiação para pescoço. Não apresentava outras alterações ao exame clínico. Radiografia de tórax demonstrava silhueta cardíaca normal e eletrocardiograma com bloqueio de ramo esquerdo. Ecocardiograma transtorácico: septo = 11 mm, parede posterior = 11 mm, ventrículo esquerdo de 59 x 40 mm, fração de ejeção = 29%, área valvar aórtica = 0,9 cm², gradiente médio VE-AO = 30 mmHg; pressão sistólica da artéria pulmonar (PSAP) = 48 mmHg. Qual exame deve ser solicitado complementarmente para definição da gravidade anatômica da valvopatia e definição terapêutica?
a) Ecocardiograma com estresse com dobutamina.
b) Ecocardiograma transesofágico.
c) Estudo hemodinâmico (cateterismo cardíaco).
d) Teste ergométrico.
e) Não há necessidade de novos testes, pois os dados ecocardiográficos apresentados são suficientes.

122. Apesar dos avanços técnicos no campo da cirurgia valvar, a valvuloplastia mitral por cateter-balão (VMCB) continua como tratamento de escolha para pacientes com estenose mitral moderada e importante em alguns subgrupos de pacientes. Dentre os casos abaixo, assinale a alternativa que contém paciente com indicação para VMCB:
a) Estenose mitral importante de etiologia reumática com escore de Wilkins de 8 (aparelho subvalvar 2, calcificação 2, espessamento 2, mobilidade 2) e insuficiência mitral moderada.
b) Estenose mitral importante de etiologia reumática com escore de Wilkins de 11 (aparelho subvalvar 3, calcificação 3, espessamento 3, mobilidade 2) e insuficiência mitral discreta.
c) Estenose mitral importante de etiologia reumática com escore de Wilkins de 9 (aparelho subvalvar 2, calcificação 2, espessamento 3, mobilidade 2) e insuficiência mitral discreta.
d) Estenose mitral importante de etiologia reumática com escore de Wilkins de 12 (aparelho subvalvar 3, calcificação 3, espessamento 3, mobilidade 3) e insuficiência mitral moderada.
e) Estenose mitral importante de etiologia degenerativa (calcificação do aparato valvar).

123. Paciente do sexo feminino, com 33 anos, vem à consulta devido a achado de sopro. Refere ser completamente assintomática e nega comorbidades e uso de medicações. Ao exame, apresenta-se em bom estado geral, frequência cardíaca (FC) = 83 bpm; pressão arterial (PA) = 112 x 58 mmHg, com ausculta de ritmo cardíaco regular e sopro regurgitativo +++ em foco mitral, mesotelessistólico, com irradiação para linha axilar média, sem outros achados ao exame clínico. Traz eletrocardiograma em ritmo sinusal e ecocardiograma transtorácico: átrio esquerdo de 36 mm, ventrículo esquerdo = 48 x 31 mm, fração de ejeção de 65%, insuficiência mitral importante com prolapso de cúspide anterior, segmento A2 e A3, pressão sistólica da artéria pulmonar (PSAP) = 33 mmHg. Assinale a conduta CORRETA para a paciente descrita:
a) Intervenção valvar mitral precoce com indicação de plástica mitral.
b) Tratamento clínico/medicamentoso com diuréticos e vasodilatadores (preferência por IECA ou BRA).
c) Intervenção valvar mitral precoce com indicação de troca valvar mitral por bioprótese.
d) Acompanhamento clínico e ecocardiográfico a cada 6 meses, orientando a paciente retornar ao consultório em caso de surgimento de sintomas.
e) Intervenção valvar mitral precoce com indicação de MitraClip.

124. Paciente de 35 anos, assintomático. Comparece para consulta de rotina e, ao exame físico, foi notada movimentação da cabeça aos batimentos cardíacos, "dança" das artérias e sopro diastólico aspirativo em foco aórtico. Qual dos achados a seguir levaria à indicação de cirurgia neste paciente?
a) Eletrocardiograma com sobrecarga de ventrículo esquerdo.
b) Fração de ejeção do ventrículo esquerdo abaixo de 50%.
c) Diâmetro diastólico final do ventrículo esquerdo menor que 60 mm.
d) Radiografia de tórax com cardiomegalia.
e) Diâmetro sistólico final do ventrículo esquerdo menor que 50 mm.

125. Paciente do sexo masculino, com 36 anos, comparece à consulta referindo dispneia aos moderados esforços (NYHA CF II). Nega antecedentes e uso de

medicações. Ao exame clínico, apresenta pulso amplo, ritmo cardíaco regular, sopro holodiastólico aspirativo +++/6+, melhor audível em foco aórtico acessório e apresenta em foco mitral, B1 hipofonética, ruflar diastólico ++/6+ em foco mitral, ausência de reforço pré-sistólico e ausência de clique de abertura de válvula mitral. Qual o diagnóstico anatômico valvar?
a) Estenose mitral importante.
b) Insuficiência aórtica importante.
c) Insuficiência mitral importante.
d) Insuficiência aórtica e estenose mitral importantes.
e) Dupla lesão mitral com estenose importante e insuficiência moderada.

126. Paciente do sexo feminino, com 32 anos e gestação tópica de 12 semanas, com antecedente de valvuloplastia mitral por cateter-balão realizada há cerca de 2 anos com sucesso. Vem com quadro de cansaço e fadiga há 1 mês. Nega antecedentes. Em uso de penicilina benzatina, furosemida 20 mg e atenolol 25 mg. Ao exame, apresenta-se em bom estado geral, frequência cardíaca (FC) = 58 bpm; pressão arterial (PA) = 122 x 78 mmHg; eupneica; com ausculta cardíaca revelando sopro em ruflar, com estalido de abertura e B1 hiperfonética, e aumento da intensidade do sopro à manobra de Rivero-Carvallo. Apresenta também estase jugular, edema de membros inferiores ++ e hepatomegalia. Ausculta pulmonar sem alterações. Assinale a alternativa CORRETA:
a) A paciente apresenta reestenose mitral precoce, devendo ser avaliada para nova valvuloplastia mitral por cateter-balão.
b) A paciente apresenta reestenose mitral precoce, devendo ser avaliada para cirurgia de troca valvar por bioprótese.
c) A paciente apresenta estenose tricúspide, devendo ser avaliada para valvuloplastia tricúspide por cateter--balão.
d) A paciente apresenta reestenose mitral precoce, devendo ser avaliada para cirúrgica de troca valvar por prótese mecânica.
e) A paciente apresenta estenose tricúspide, devendo ser avaliada para cirurgia de troca valvar por bioprótese.

127. Em relação às próteses valvares, assinale a resposta CORRETA:
a) Todos os pacientes com próteses mecânicas são proibidos de realizar ressonância nuclear magnética.
b) Fibrinólise está indicada como primeira escolha para todos os pacientes com trombose de prótese.
c) As próteses biológicas são as preferidas por pacientes jovens, enquanto as mecânicas por pacientes mais idosos.
d) A incidência de trombose é maior nas próteses mecânicas em posição mitral que na aórtica.

e) O uso dos novos anticoagulantes serve como alternativa para pacientes que trombosaram uma prótese mecânica mitral em uso de varfarina.

Gabarito comentado

1. De acordo com as diretrizes brasileiras de valvopatia de 2011, a seleção de pacientes para o implante transcateter de prótese valvar aórtica deve obedecer aos seguintes critérios gerais de avaliação:
• Presença de EAo importante sintomática;
• Idade > 80 anos ou alta probabilidade de morbimortalidade cirúrgica;
• Presença de comorbidade que eleve de forma proibitiva o risco da cirurgia cardíaca tradicional, por exemplo: cirrose hepática; doença pulmonar grave [Volume Expiratório Forçado no Primeiro Segundo (VEF1) < 1L ou uso de oxigenioterapia domiciliar]; múltiplas cirurgias cardíacas prévias, especialmente com enxerto de artéria mamária; aorta em porcelana; HP acentuada (> 60 mmHg); radioterapia torácica prévia; fragilidade orgânica acentuada.
• Presença de condição anatômica e morfológica favorável para o procedimento por cateter, incluindo a avaliação pormenorizada da via de acesso e trajeto vascular, bem como dos aspectos cardíacos de interesse para a exequibilidade do procedimento.

Desta forma vamos analisar as alternativas uma a uma pra ver se são ou não relevantes na indicação cirúrgica destes pacientes:
a) Presença de estenose aórtica importante sintomática. **Correto** - Condição *sine qua non* para realização do procedimento percutâneo.
b) Idade > 70 anos, independentemente da probabilidade de morbimortalidade cirúrgica. – **Errado** – Não é apenas a idade, ainda mais acima de 70 anos, que define a elegibilidade ou consideração para procedimento percutâneo - o risco do paciente vai muito além da idade cronológica e existem muitos indivíduos com mais de 70 anos que podem ser considerados de baixo risco para tratamento cirúrgico convencional.
c) Presença de comorbidade que eleve de forma proibitiva o risco da cirurgia cardíaca tradicional, por exemplo: cirrose hepática; doença pulmonar grave. **Correto** - Se bem que a presença de doença pulmonar grave é o fator que confere pior prognóstico tardio dentro da população de pacientes submetidos ao implante de TAVI.
d) Múltiplas cirurgias cardíacas prévias, especialmente com enxerto de artéria mamária; aorta em porcelana; radioterapia torácica prévia; fragilidade orgânica acentuada. **Correto** - autoexplicativo

e) Presença de condição anatômica e morfológica favorável para o procedimento por cateter, incluindo a avaliação pormenorizada da via de acesso e trajeto vascular, bem como dos aspectos cardíacos de interesse para a exequibilidade do procedimento. Correto - autoexplicativo. Assim, alternativa b.

2. Esta paciente possui propedêutica cardiológica, típica de insuficiência mitral. Na descrição propedêutica deveria constar o achado de B1 hiperfonética – típico do prolapso de valva mitral – mas a descrição de sopro mesotelessistólico já faz pensar bastante em prolapso de valva mitral. Classicamente, a irradiação do prolapso de cúspide posterior vai para a região anterior do tórax, também chamado de focos da base (focos aórtico e pulmonar) equanto que o sopro de insuficiência mitral por prolapso de cúspide anterior se irradia mais para a axila e dorso. Assim, resposta d.

3. a) Pacientes com EAo moderada submetidos à cirurgia de revascularização miocárdica devem ser avaliados quanto à troca da valva aórtica. – **Parcialmente correto** - qualquer paciente com estenose aórtica, mesmo que moderada, deve ter trocada a valva aórtica quando da realização de cirurgia de revascularização miocárdica (recomendação classe I). Então os pacientes não devem ser "avaliados", e sim a troca de valva aórtica deve ser indicada sem dúvida no momento
b) Pacientes com EAo importante, independentemente do risco cirúrgico – **Errado** – O paciente com estenose importante assintomática tem baixo risco de morte súbita e assim não deve ser operado de rotina – devemos esperar os sintomas para que indiquemos o tratamento ciúrgico. Isto ocorre porque no indivíduo assintomático o risco da cirgia é maior que no risco do paciente prosseguir na história natural da doença. Apenas quando se torna sintomático o risco do tratamento clínico torna-se maior que o risco da cirurgia. Além disso, em pacientes de alto risco podemos fazer os procedimentos percutâneos – TAVI.
c) Pacientes com EAo importante, sintomáticos, está indicada com área valvar abaixo de 0,7 cm². **Correto** - A verdade é que aqui não importa a área valvar - se o paciente é sintomático e tem estenose aórtica importante (melhor definida como velocidade de fluxo transvalvar maior que 4m/s) tem indicação cirúrgica. A área valvar neste caso é apenas decorativa, pois a própria questão fala em EAo "importante".
d) Pacientes com EAo importante e fração de ejeção (FE) < 50%. **Correto** - A Estenose aórtica é a valvopatia em que observamos maior melhora da função ventricular esquerda no pós-operatório, assim qualquer grau de disfunção ventricular esquerda não é contra-indicação à cirurgia cardíaca. A estenose aórtica funciona como uma pós-carga fixa ao ventrículo esquerdo, e assim sempre que retiramos essa resistência observamos melhora no desempenho ventricular esquerdo.
e) Teste ergométrico com sintomas desproporcionais ao esforço realizado é critério de indicação cirúrgica na EAo importante assintomática – **Parcialmente Correto** – A verdade é que só solicitamos teste ergométerico (na realidade é melhor solicitar teste ergoespirométrico) em pacientes com estenose aórtica se suspeitamos que este paciente está autolimitado – ou seja, deve ser sintomático mas como não faz atividades físicas não relata sintomas. Isto pode ocorrer em idosos que evitam atividades por receio de sintomas ou em paciente cujas profissões exigem mínima quantgidade de esforço físico – bastante comum em filósofos e matemáticos teóricos.
Nestes pacientes o achado do um VO_2 máximo rebaixado ou de sintomas desproporcionais ao esforço "desmascaram" o paciente como sintomático – na verdade ele não é verdadeiramente assintomático, ele apenas não faz nenhum esforço que possa desencadear o sintoma em suas atividades cotidianas. Assim, resposta b

4. Um preciso diagnóstico anatômico e funcional é fundamental para o correto manejo das valvopatias. O ponto de partida é a realização de anamnese e exame físico completos, com destaque para a ausculta cardíaca. O exame físico permite uma avaliação confiável, com alta especificidade para o diagnóstico das valvopatias, e o conhecimento prévio de dados da história pode guiar melhor o médico durante a realização do exame físico. Parâmetros clínicos ecocardiográficos e hemodinâmicos são essenciais para indicação de tratamento intervencionista nas valvopatias. Por exemplo, na estenose mitral o paciente ideal é aquele que apresenta folhetos valvares flexíveis, não calcificados e pouco acometimento subvalvar, lembrando que o critério ecocardiográfico mais utilizado é o escore descrito por Wilkins e colaboradores. Dor torácica é uma manifestação clínica da estenose aórtica decorrente, sobretudo, do desequilíbrio entre o consumo aumentado de oxigênio pelo miocárdio hipertrofiado e a perfusão diminuída pela compressão dos vasos coronarianos. Ocorre em cerca de dois terços dos pacientes com estenose aórtica importante. Entre 10 a 25%, há associação com doença arterial coronariana. Síndrome de intolerância aos esforços é achado comum em valvopatias, particularmente estenose mitral, insuficiência mitral e estenose aórtica. O edema agudo de pulmão é uma sintomatologia mais associada à estenose mitral e a presença de edema de membros inferiores é o resultado final da falência do ventrículo direito.
É importante uma caracterização adequada do sopro para que se infira de forma fidedigna qual é a valvopatia subjacente. Todo sopro deve ser avaliado quanto a cronologia (sistólico ou diastólico), foco da ausculta

(local mais audível), frequência (alta, melhor audível com o diafragma do estetoscópio, ou baixa, melhor audível com a campânula), configuração (platô, diamante, decrescendo, decrescendo-crescendo), duração (proto, meso, telessistólico ou diastólico), timbre (característica do som) e irradiação. Em geral, quanto maior a intensidade do sopro, maior a gravidade anatômica da valvopatia. Classifica-se a intensidade de 1 a 6: 1 - audível somente com manobras; 2 - facilmente audível, porém sem irradiação significativa; 3 - moderadamente alto e com irradiação ampla; 4 - alto e com frêmito; 5 - ausculta possível com parte do estetoscópio sobre a pele; 6 - ausculta com estetoscópio próximo à pele, sem contato. A ausculta deve ser realizada concomitantemente à palpação do pulso. Os sopros auscultados na base cardíaca habitualmente irradiam para fúrcula e carótidas e são amplificados com o tórax inclinado para a frente e com pausa expiratória. Os sopros auscultados no ápice cardíaco habitualmente irradiam para axila e são amplificados com ausculta em decúbito lateral esquerdo. Os sopros de câmaras direitas são mais bem auscultados com manobra de inspiração profunda, sem fechamento da glote, idealmente com paciente na posição sentada ou em pé. Os sopros sistólicos costumam ser mais intensos que os sopros diastólicos. Resposta a.

5. Este é um quadro clássico de estenose aórtica (sopro sistólico em base, configuração em diamante). Trata-se de uma valvopatia grave, uma vez que no exame físico a descrição de que o sopro apresenta um pico tardio. Quanto mais tardio o pico do sopro, maior a gravidade da valvopatia. Paciente com EAo importante e calcificação da aorta pode apresentar irradiação do sopro para o foco mitral, com timbre piante (fenômeno de Gallavardin), de acordo com o observado neste paciente. Resposta d.

6. O EA segue A2 em 0,04 a 0,12 segundos; esse intervalo varia inversamente com a pressão do átrio esquerdo. A presença de um intervalo A2-EA curto é um indicador confiável de EM grave, mas a estimação precisa desse intervalo requer experiência considerável. Hipertensão pulmonar: aumento de P2 e desdobramento. Sopro diastólico em ruflar, mais audível em decúbito lateral esquerdo, cuja intensidade não tem relação com gravidade, ao contrário da duração: na estenose leve, o sopro é próximo de B1. Com maior gravidade, o sopro inicia-se após o estalido de abertura em decrescendo com reforço pré-sistólico (ausente em FA), podendo ser holodiastólico quando a estenose é muito grave. Na inspiração, diminui a intensidade do sopro e a do estalido de abertura (o qual fica mais distante de B2). Durante manobras que aumentam o retorno venoso e após exercício: aumento da duração do sopro e estalido mais próximo de B2. Com hipertensão pulmonar: desdobramento de B2 associado a sopro regurgitativo tricúspide (que aumenta com a inspiração). Na estenose mitral grave a presença de hipertensão pulmonar grave justifica sinais e sintomas de insuficiência cardíaca direita. A hiperfonese de B1 ocorre quando os folhetos da valva mitral são flexíveis. A presença de calcificação marcante e/ou espessamento dos folhetos da válvula mitral reduz a amplitude de B1, provavelmente por causa da restrição à movimentação dos folhetos. Resposta a.

7. Uma vez que sintomas mesmo leves estejam presentes, a sobrevida é prejudicada a menos que haja correção da obstrução da via de saída. Curvas de sobrevida derivadas de estudos retrospectivos mais antigos mostram que o intervalo entre o início dos sintomas e o momento da morte é de aproximadamente dois anos, em pacientes com insuficiência cardíaca; de três anos, naqueles com síncope, e de cinco anos, naqueles com angina. Séries de estudos mais recentes confirmam esse prognóstico ruim com sobrevida média de somente 1 a 3 anos após o início dos sintomas. Entre os pacientes sintomáticos com EA grave, as perspectivas são piores quando há falência do ventrículo esquerdo e o débito cardíaco e o gradiente transvalvar estão ambos baixos. O risco de morte súbita é elevado em pacientes sintomáticos com EA grave, de forma que esses pacientes devem ser prontamente encaminhados para intervenção cirúrgica. Em pacientes que não são submetidos ao procedimento cirúrgico, as internações por angina ou por descompensação da insuficiência cardíaca são comuns.

A síncope decorre mais comumente da perfusão cerebral reduzida que ocorre durante o exercício, quando a pressão arterial declina em consequência da vasodilatação sistêmica, na presença de um débito cardíaco fixo. Do mesmo modo, a síncope na EA grave foi atribuída ao mau funcionamento do mecanismo barorreceptor, assim como à resposta vasodepressora a uma pressão sistólica ventricular esquerda muito elevada durante o exercício. Sintomas premonitórios de síncope são comuns. A hipotensão de exercício também pode se manifestar como períodos "cinzentos" ou como vertigens ao esforço. A síncope de repouso pode ser causada por fibrilação ventricular transitória, da qual o paciente se recupera espontaneamente; por fibrilação atrial transitória com perda da contribuição atrial ao enchimento ventricular esquerdo, que provoca um declínio íngreme do débito cardíaco; ou por bloqueio atrioventricular transitório provocado pela extensão da calcificação da valva para o interior do sistema de condução. Resposta a.

8. As características auscultatórias da EM incluem hiperfonese da primeira bulha cardíaca (B1) com prolongamento do intervalo da B1, se correlacionando com o nível da pressão do átrio esquerdo. A hiperfonese de B1 ocorre quando os folhetos da valva mitral são flexíveis. É causada em parte pela rapidez com que a pressão do VE se eleva no período de fechamento da valva mitral, assim como pelo amplo tempo de fechamento dos folhetos. A presença de calcificação marcante e/ou espessamento dos folhetos da valva mitral reduz a amplitude de B1, provavelmente por causa da restrição à movimentação dos folhetos. Na medida em que a pressão arterial pulmonar se eleva, o fechamento da valva pulmonar (P2) primeiramente se acentua e é amplamente transmitido, e pode ser prontamente auscultado nos focos aórtico e mitral. Com um aumento ainda maior da pressão arterial pulmonar, o desdobramento da segunda bulha cardíaca (B2) encurta devido a uma redução da complacência do leito vascular pulmonar, com fechamento precoce da valva pulmonar. Finalmente, B2 se torna única e acentuada. Outros sinais de hipertensão pulmonar grave incluem a existência de ruído de ejeção pulmonar não valvar que diminui durante a inspiração devido à dilatação da artéria pulmonar; sopro sistólico de RT; sopro de *Grahan Steel* de regurgitação pulmonar; e a presença de uma quarta bulha cardíaca (B4), que se origina no ventrículo direito. Uma terceira bulha cardíaca (B3) que se origina do ventrículo esquerdo é ausente em pacientes com EM, a menos que coexistam RM ou RA importantes.

O estalido de abertura (EA) da valva mitral é provocado pela tensão súbita dos folhetos valvares após as cúspides valvares completarem o seu percurso de abertura.

O EA ocorre quando o movimento da cúpula mitral em direção ao ventrículo esquerdo cessa subitamente. É auscultado com mais facilidade no ápice cardíaco, utilizando-se o diafragma do estetoscópio. O EA geralmente pode ser diferenciado de P2, pois o EA ocorre posteriormente, a menos que haja bloqueio de ramo direito. Além disso, o EA tem volume mais alto no ápice, enquanto B2 é mais bem auscultada na base cardíaca. A valva mitral não pode estar totalmente rígida se ela gera EA, que é geralmente acompanhado por uma acentuação de B1. A calcificação restrita à extremidade dos folhetos da valva mitral não impede o aparecimento de EA, embora a calcificação tanto da extremidade como do corpo possam impedi-la. O EA segue A2 em 0,04 a 0,12 segundos; esse intervalo varia inversamente com a pressão do átrio esquerdo. A presença de um intervalo A2-EA curto é um indicado confiável de EM grave (mas não a presença de B4 do VE), mas a estimação precisa desse intervalo requer experiência considerável. O sopro de *Austin-Flint* (sopro diastólico no foco mitral) está presente na insuficiência aórtica. O sopro da estenose mitral se caracteriza por ser de baixa frequência em ruflar, melhor audível no foco mitral com a campânula do estetoscópio sem pressão sobre a pele. O sopro fica mais evidente na posição de semidecúbito lateral esquerdo (posição de Pachón). É um sopro que aumenta com exercícios físicos e diminui com a manobra de Valsalva e durante a inspiração. É importante ressaltar que a intensidade do sopro não tem relação com a estenose, mas com a duração do mesmo no ciclo cardíaco. Resposta b.

9. O paciente ideal apresenta os folhetos valvares flexíveis, não calcificados e pouco acometimento subvalvar. O critério ecocardiográfico mais utilizado na avaliação da morfologia do aparelho valvar é o escore descrito por Wilkins e cols., já citado anteriormente. Os pacientes ideais são aqueles que possuem escore ≤ 8 pontos, devido aos excelentes resultados imediatos e no seguimento clínico. Escores elevados (≥ 12 pontos) indicam valvas com deformidade acentuada e, nessa situação, a VMCB possui papel limitado, não sendo normalmente indicada. Aqueles que se situam entre 9 e 11 pontos necessitam avaliação individualizada, com ponderação de comorbidades e do risco cirúrgico para a escolha da melhor modalidade de tratamento.

As principais contraindicações à VMCB são a existência prévia de insuficiência mitral moderada a importante, trombo atrial esquerdo, escore ecocardiográfico de Wilkins desfavorável (acima de 8 pontos), presença de outras valvopatias concomitantes que requeiram tratamento cirúrgico e DAC com indicação de revascularização cirúrgica associada. Portanto, um paciente sintomático, com estenose significativa e anatomia favorável para tratamento percutâneo (escore de Wilkins ≤ 8), seria o que melhor se beneficiaria da valvoplastia percutânea.

GRADUAÇÃO DA ESTENOSE MITRAL		
Lesão (grau)	Área (cm²)	Gradiente*
Discreta	> 1,5	< 5
Moderada	1,0 a 1,5	5 a 10
Importante	< 1,0	> 10

(*) Gradiente médio em repouso (mmHg)

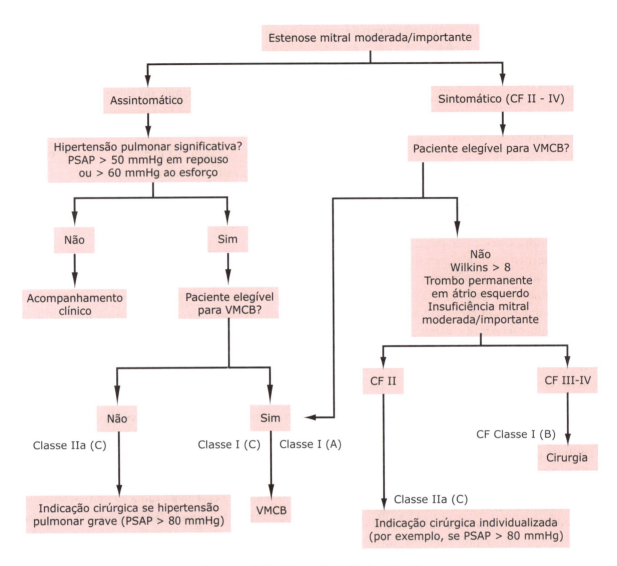

Figura – CF: Classe funcional; VMCB: Valvuloplastia mitral por cateter-balão; PSAP: pressão sistólica da artéria pulmonar.

Resposta c.

10. A substituição cirúrgica da valva aórtica é, há décadas, o tratamento de eleição para pacientes com estenose aórtica, determinando alívio dos sintomas e aumento da sobrevida. Entretanto, o risco cirúrgico aumenta expressivamente com o avançar da idade e com a associação de comorbidades, o que faz que mais de um terço dos octogenários com estenose aórtica sintomática sejam recusados para a cirurgia. Nesses pacientes, a Valvuloplastia Aórtica por Cateter-Balão (VACB) determina melhora apenas temporária dos sintomas e do gradiente de pressão transvalvar, pela alta incidência de reestenose, sendo indicada, atualmente, apenas excepcionalmente, como medida paliativa ou como ponte para um tratamento definitivo. Esses achados estimularam o desenvolvimento de dispositivos para a substituição da valva aórtica por cateter. Atualmente, a experiência acumulada com o emprego dessas bioprótese em pacientes com contraindicação à cirurgia ou com alto risco cirúrgico indica que a técnica é segura e eficaz. Dessa forma, para os pacientes cujo risco operatório é muito alto (acima de 15% de mortalidade), as abordagens percutânea ou transventricular (transapical) constituem opções terapêuticas aceitáveis.

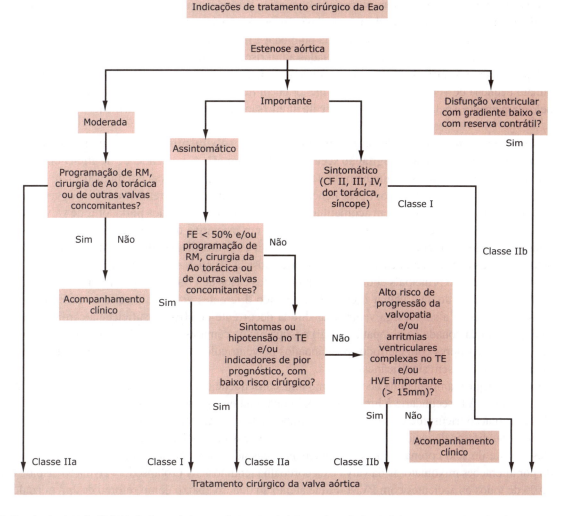

Figura – CF: classe funcional; FE: fração de ejeção do ventrículo esquerdo; RM: cirurgia de revascularização do miocárdio; Ao: aorta; TE: teste de esforço; HVE: hipertrofia de ventrículo esquerdo.

Resposta e.

11. O gradiente de pressão transvalvar para qualquer área valvar é uma função do quadrado da taxa de fluxo transvalvar. Dessa forma, quando a taxa de fluxo dobra, o gradiente pressórico quadruplica. A pressão atrial esquerda elevada, por sua vez, aumenta as pressões pulmonares venosa e capilar, produzindo dispneia aos esforços. As primeiras crises de dispneia em pacientes com EM são, em geral, precipitadas pela taquicardia resultante de exercício, gravidez, hipertireoidismo, anemia, infecção ou fibrilação atrial (FA), todos os quais elevam a taxa de fluxo sanguíneo através do orifício mitral, gerando uma elevação da pressão atrial esquerda adicional e reduzem o tempo de enchimento diastólico, resultando em diminuição do débito cardíaco. A elevação da frequência cardíaca encurta proporcionalmente mais a diástole do que a sístole, diminuindo o tempo disponível para o fluxo através da valva mitral. Portanto, em um dado nível de débito cardíaco, a taquicardia aumenta o gradiente da pressão valvar transmitral, elevando, ainda mais, a pressão atrial esquerda. Esse gradiente transmitral maior, frequentemente combinado com enchimento ventricular inadequado (por causa do encurtamento no tempo de enchimento diastólico), explica a ocorrência súbita de dispneia e de edema pulmonar em pacientes previamente assintomáticos com EM que desenvolvam fibrilação atrial com frequência cardíaca elevada. Isso também responde pela melhora igualmente rápida desses pacientes quando a frequência ventricular é reduzida.

A contração atrial aumenta o gradiente valvar transmitral pré-sistólico em cerca de 30% nos pacientes com EM. A FA é comum em pacientes com EM, com um aumento da prevalência com a idade. Em pacientes portadores de EM grave com idade menor que 30 anos, somente cerca de 10% estão em FA, comparados com cerca de 50% daqueles com mais de 50 anos de idade. A retirada da contração atrial quando a fibrilação atrial se desenvolve reduz o débito cardíaco em cerca de 20%, resultando frequentemente no início dos sintomas.

A obstrução ao nível da valva mitral tem outras consequências hemodinâmicas, que são responsáveis por muitos dos desfechos clínicos adversos associados à doença. A elevação da pressão de átrio esquerdo resulta em hipertensão da artéria pulmonar, com efeitos secundários na vasculatura pulmonar e no coração direito. Além disso, o alargamento do átrio esquerdo e a estase do fluxo sanguíneo estão associados a um risco aumentado de formação de trombose e de embolia sistêmica. Tipicamente, o ventrículo esquerdo é relativamente normal, a menos que haja RM coexistente. A existência de uma câmara pequena de ventrículo esquerdo, e menor enchimento da mesma, e um movimento paradoxal do septo causado pelo alargamento e pela disfunção do ventrículo direito são descritos como anormalidades primárias. Resposta c.

12. A causa mais comum de insuficiência tricúspide não é o envolvimento primário, mas a dilatação do VD e do anel tricúspide que provoca a regurgitação secundária (funcional). A incidência de insuficiência tricúspide (IT) moderada a importante no estudo Framingham foi de 0,8%, com maior prevalência em mulheres (até 4,3 vezes maior que no sexo masculino). Nos países com prevalência significativa de doença reumática (Brasil, sudeste asiático e África), dados ecocardiográficos sugerem acometimento tricuspídeo em até 9% dos portadores de valvopatia sequelar reumática. Classicamente, as etiologias da IT são agrupadas em primárias ou secundárias (funcionais). Nos países desenvolvidos, as causas primárias correspondem a apenas 8 a 10% dos diagnósticos de IT anatomicamente importante, destacando-se a doença reumática, a endocardite infecciosa, a degeneração mixomatosa e as doenças congênitas (anomalia de Ebstein) como principais etiologias. A maioria dos casos de IT são funcionais ou secundários e ocorrem pela dilatação progressiva do anel valvar tricuspídeo, gerando diferentes graus de insuficiência. Entre os principais responsáveis pela IT estão a sobrecarga ventricular direita decorrente de HP, a insuficiência cardíaca esquerda (especialmente quando relacionada à valvopatia mitral) e isquemia de câmaras direitas. Vale lembrar que portadores de marcapasso ou desfibriladores com eletrodos posicionados no ventrículo direito também podem apresentar IT secundária, mas em sua maioria sem significância clínica.

A insuficiência tricúspide também pode ocorrer como uma consequência da dilatação do anel na síndrome de Marfan, em que a dilatação do VB secundária à hipertensão pulmonar não está presente. A regurgitação tricúspide ou a combinação de regurgitação tricúspide e estenose, é uma importante característica da síndrome carcinoide, que acarreta depósitos focais ou difusos de tecido fibroso no endocárdio das cúspides valvares, das câmaras cardíacas e na íntima das grandes veias e do seio coronariano. A insuficiência tricúspide pode resultar de prolapso da válvula tricúspide provocado por alterações mixomatosas da valva e da cordoalha tendinosa. O prolapso da válvula tricúspide ocorre em cerca de 20% de todos os pacientes com PVM. Fique atento ao quadro abaixo como reforço de aprendizado.

\multicolumn{3}{c}{RECOMENDAÇÕES PARA O TRATAMENTO CIRÚRGICO DA INSUFICIÊNCIA TRICÚSPIDE}
Classe de recomendação	Indicação	Nível de evidência
Classe I	Plástica tricuspídea em pacientes com IT importante associada a valvopatia mitral com indicação cirúrgica	B
Classe I	Plástica tricuspídea em pacientes com IT primária importante e sintomática, refratária ao tratamento clínico	C
Classe IIa	Troca da valva tricúspide em pacientes com IT primária importante, não candidatos à plástica valvar em razão da anatomia desfavorável	C
Classe IIa	Intervenção cirúrgica isolada em pacientes com cirurgia valvar mitral prévia que apresentem IT importante e sintomática, desde que não haja disfunção ventricular direita, HP grave (PSAP > 60 mmHg) ou lesão mitral residual significativa	C
Classe IIa	Pacientes com indicação de cirurgia valvar mitral concomitante que apresentem IT moderada com dilatação do anel valvar, disfunção ventricular direita e/ou HP	C
Classe III	Pacientes com IT funcional como manifestação isolada, sem indicação para intervenção na valva mitral ou outras cirurgias cardíacas concomitantes	C
Classe III	Pacientes com IT assintomáticas com PSAP < 60 mmHg sem valvopatia mitral associada	C
Classe III	Pacientes com IT primária discreta	C

Tabela – IT: insuficiência tricúspide; HP: hipertensão pulmonar; PSAP: pressão sistólica da artéria pulmonar

Resposta d.

13. Os estudos mostram que a FE < 50% é um fator independente para menor sobrevida, mesmo após a troca valvar aórtica. Os pacientes com disfunção importante de VE podem persistir com função contrástil deprimida após cirurgia, evoluindo de modo pior do que aqueles que foram submetidos a troca valvar com FE normal.
No caso em questão, já existe um déficit contrátil do VE, caracterizado por uma FE= 50%. Nesse caso, avaliações clínicas subsequentes teriam pouca utilidade na tomada de conduta. O atraso na indicação cirúrgica com esse tipo de conduta poderia permitir uma piora na já comprometida função contrátil do VE. A recomendação é, portanto, indicar a troca valvar. Resposta e.

14. O surgimento de sopro sistólico em foco mitral é indicativo de regurgitação nessa valva. A presença de uma bulha demonstra diminuição do relaxamento ou complacência do ventrículo esquerdo (VE). O aparecimento súbito dos sintomas de insuficiência cardíaca (IC), aliado aos dados da ausculta, sugere um quadro de insuficiência mitral (IM) aguda. Nesse caso, observa-se diminuição do volume sistólico final e aumento do volume diastólico final do VE. Se o paciente apresenta sintomas de IC aguda, na presença de regurgitação mitral, deve-se pensar que existe hipertensão venocapilar pulmonar e algum grau de hipertensão arterial pulmonar. Com relação ao aumento da complacência atrial esquerda, tal fato ocorre na IM crônica, em que a regurgitação progressivamente maior permite ao átrio esquerdo adaptar-se à sobrecarga de volume, aumentando suas dimensões; nesse caso, não auscultaríamos uma quarta bulha. Resposta c.

15. Em adultos, quando o gradiente através do trato de via de saída ventricular direita em repouso for superior a 50 mmHg, ou o paciente estiver sintomático, recomenda-se a valvoplastia por balão. Os resultados a médio e longo prazos são excelentes. Resposta d.

16. A valvotomia (valvuloplastia mitral percutânea por balão ou valvotomia cirúrgica) está indicada apenas em pacientes sintomáticos com estenose mitral de moderada a grave (área valvar menor ou igual a 1,5 cm²) como também está indicada em paciente com estenose menos significativa, porém com sintomas aos exercícios comuns e que desenvolvem frente a estes pressão arterial pulmonar excedendo 60 mmHg ou pressão capilar pulmonar maior que 25 mmHg.
Antes da valvotomia por balão, deve ser excluída a presença de trombo atrial esquerdo pela ecocardiografia e mensurado o escore ecocardiográfico. Este avalia a rigidez e espessamento dos folhetos, calcificação valvar e o aparato subvalvar. Essas características são graduadas de 1 a 4. Valvas rígidas, espessas, com calcificação e extensa fibrose subvalvular, **com escore maior que 8,** alcançam resultados menos favoráveis e, assim, não devem ser submetidos ao tratamento percutâneo. Contraindicações ao tratamento percutâneo incluem a presença de trombo atrial esquerdo e insuficiência mitral moderada ou importante. Em pacientes com anatomia favorável, a sobrevida sem incapacidade funcional ou necessidade de reintervenção é de 70% em 7 anos, igual ou melhor que a obtida pela valvotomia cirúrgica aberta. Em centros com pessoal especializado, a valvotomia percutânea por balão deve ser considerada o procedimento de escolha para pacientes sintomáticos com estenose mitral de moderada a grave que têm morfologia favorável na ausência de trombo atrial e insuficiência mitral.
O tratamento cirúrgico através da comissurotomia mitral feita sob visão direta com o uso de circulação extracorpórea apresenta resultados excelentes. A troca da valva mitral é uma cirurgia realizada nos pacientes com válvulas muito distorcidas ou calcificadas. Através dessa abordagem cirúrgica, a insuficiência mitral moderada associada pode ser corrigida. Resposta e.

17. Todas as afirmações estão corretas, exceto a opção "b". O achado radiológico mais importante é uma cardiomegalia acentuada, com um impressionante aumento do átrio direito (i.e., proeminência do bordo cardíaco direito) que se estende para o interior da veia cava superior e da veia ázigo dilatadas, mas sem dilatação evidente da artéria pulmonar. As alterações vasculares dos pulmões características da doença valvar mitral podem estar mascaradas, com pouco ou nenhum edema intersticial ou redistribuição vascular, mas o aumento atrial esquerdo pode estar presente. Resposta b.

18. São critérios para indicação de cirurgia na endocardite infecciosa:

INDICAÇÃO
Emergência (cirurgia indicada para o mesmo dia)
Insuficiência aórtica aguda com fechamento precoce da valva mitral
Ruptura do seio de Valsalva com aneurisma para câmaras direitas
Ruptura para o pericárdio
Urgência (cirurgia em 1 ou 2 dias)
Obstrução valvar
Prótese instável
Insuficiência aórtica ou mitral aguda com falência cardíaca (NYHA III-IV)
Perfuração septal

Evidências de abscessos no anel aórtico, formação de fístulas, novo distúrbio de condução, presença de aneurismas de seio de Valsalva
Embolia relevante com vegetação móvel > 10 mm após antibioticoterapia corretamente instituída a menos de 7 ou 10 dias
Vegetação móvel > 15 mm após antibioticoterapia apropriada < 7 a 10 dias
Antibioticoterapia disponível ineficaz
Indicação eletiva de cirurgia (operar o mais breve possível)
EI em prótese por estafilococos
EI precoce em prótese (± 2 meses da cirurgia)
Evidência de regurgitação periproteica progressiva
Evidências de disfunção valvar e persistência da infecção após 7 a 10 dias de antibioticoterapia apropriada, indicada pela presença de febre ou bacteremia, sem outro foco infeccioso detectado
Endocardite por fungos
Infecção por organismos de difícil tratamento
Vegetação com crescimento progressivo apesar da antibioticoterapia há mais de 7 dias

Resposta c.

19. Observa-se **área cardíaca de tamanho normal, observando-se proeminência da artéria pulmonar o que sugere HAP e sinal de duplo contorno (crescimento atrial). Não consigo evidenciar elevação do brônquio fonte esquerdo, mas a correlação** clinicorradiológica é mais compatível com estenose mitral e a etiologia mais provável é FR.

Na radiografia de tórax de pacientes com insuficiência aórtica, o aumento do ventrículo esquerdo acarreta no deslocamento do **ápex** cardíaco para baixo, para a esquerda e posteriormente. Pode-se encontrar dilatação da raiz aórtica. Na estenose aórtica, torna-se difícil seu reconhecimento por meio de radiografia de tórax. As alterações no formato do coração tendem a ser sutis. Pode-se visualizar aumento da raiz aórtica. A dilatação do ventrículo esquerdo ocorre apenas em estágios finais da estenose aórtica. Na insuficiência mitral, pode-se encontrar aumento do átrio e do ventrículo esquerdos e ainda redistribuição vascular pulmonar. Resposta a.

20. O aspecto ecocardiográfico é bastante característico. A valva mitral aparece redundante, com folhetos espessados e de aspecto "rugoso", apresentando espessura maior que 6 mm na diástole. O modo M observado na imagem é compatível com prolapso de valva mitral.

O ecocardiograma permite avaliar a estenose mitral reumática pela análise do acometimento valvar e da repercussão hemodinâmica.

A ecocardiografia modo M evidencia a movimentação característica das cúspides da valva mitral, com o folheto anterior espessado e retificado e o folheto posterior acompanhando a movimentação do anterior durante a diástole. Esta imagem, decorrente da fusão das comissuras, é bastante peculiar e foi uma das primeiras observações da ecocardiografia na prática clínica.

Os principais achados ecocardiográficos de hipertensão pulmonar consistem em sobrecarga de câmaras direitas, insuficiência tricúspide, usualmente por dilatação do anel, tempo de aceleração diminuído ao fluxo da artéria pulmonar e perda da onda "a", com retificação da onda valva pulmonar ao modo M o derrame pericárdico é visível como um espaço livre de ecos ao redor do coração, frequentemente de localização posterior, sendo documentado como mínimo, discreto, moderado ou importante. Um derrame mínimo representa 5 a 20 mL de fluido normal com menos de 5 mm de espessura. Derrames importantes apresentam-se com mais de 20 mm ao ecodopplercardiograma transtorácico (ETT).

Na pericardite, observam-se usualmente sinais indiretos de constrição avaliados principalmente por alterações na mobilidade septal. Seu principal achado consiste em deslocamento acentuado do septo em direção ao ventrículo esquerdo (VE) durante a inspiração. Ao Doppler, encontra-se variação acentuada dos influxos mitral e tricúspide e, além disso, o exame da veia cava inferior (VCI) frequentemente revela dilatação. Resposta a.

21. Do ponto de vista ecocardiográfico, além do aspecto espessado, fibrótico e calcificado da valva aórtica (nem sempre bem visualizado), há hipertrofia miocárdica geralmente concêntrica e dilatação pós-estenótica da raiz da aorta. O MFC exibe característica turbulência sistólica acima do plano valvar aórtico e o Doppler espectral (Doppler contínuo) evidencia aumento das velocidades máxima e média, que traduziria o respectivo aumento dos gradientes.

Para avaliação da repercussão da estenose aórtica devem ser levados em consideração vários fatores: o aspecto morfológico da valva, a hipertrofia ventricular esquerda, a dilatação pós-estenótica, os gradientes transvalvares **máximo e médio e o cálculo da área** valvar, para o qual é utilizada a equação da continuidade.

A presença de ectasia da raiz aórtica ao ecocardiograma é evidenciada pela presença de dilatação da junção sinotubular maior do que 37 mm quando utilizada de forma não indexada para a superfície corpórea. Geralmente, associa-se com refluxo valvar e não se observa em associação com movimento sistólico anterior da mitral ou gradientes. A estenose mitral é reconhecida ao ecocardiograma pelo espessamento de seus folhetos e pela mobilidade reduzida, com fibrose e fusão da ponta dos folhetos. Seu gradiente **máximo é diastólico e não sistólico, como mencionado no caso. Tal descrição representa um clássico caso de cardiomiopatia hipertrófica obstrutiva. A ocorrência de gradiente máximo ao final da sístole denota a caráter dinâmico da obstrução, que é secundário ao movimento sistólico anterior da mitral, que também** associa-se, em muitos casos, à insuficiência mitral. Tal movimento caracteriza-se pelo contato do folheto anterior da mitral com o septo por mais de 40% do ciclo sistólico em sua forma grave, sendo secundário ao aumento desproporcional do septo em relação à parede posterior. A presença de movimento anterior sistólico da mitral e do gradiente sistólico em via de saída caracterizam a forma obstrutiva de cardiomiopatia hipertrófica. Resposta d.

22. A valvoplastia mitral percutânea é uma técnica indicada para pacientes sem trombo, sem insuficiência mitral moderada a importante, e com morfologia valvar favorável. Outra indicação é para mulheres jovens planejando gestação. Pode ser realizada mesmo se não houver morfologia favorável (mas há piores resultados), com objetivo paliativo ou em elevado risco cirúrgico. Avaliação morfológica: por meio do escore de Wilkins pelo ecocardiograma transtorácico (calcificação, rigidez, espessamento e aparelho subvalvar), observando-se melhores resultados quando escore ≤ 8 (varia de 4 a 16). Melhor evolução: valvas pouco calcificadas e com boa mobilidade, pouco envolvimento do aparelho subvalvar e pacientes em ritmo sinusal. Tem boa segurança (necessidade de cirurgia de emergência < 1%) e taxas de sucesso de 85 a 99%.

A presença de fibrilação atrial é um preditor de pior resultado clínico e hemodinâmico do procedimento, mas não pela arritmia em si, mas por ser um marcador de aspectos clínicos e morfológicos desfavoráveis. O procedimento é realizado por punção do septo interatrial, no entanto, o orifício interatrial fecha ou diminui de tamanho logo após o procedimento, não sendo suficiente para ser causa de insuficiência cardíaca direita. O sucesso do procedimento é medido pelo aumento da área valvar, pela redução da pressão e pela resistência arterial pulmonar. Resposta c

23. Nota-se claramente o gradiente sistólico entre as curvas de pressões no VE comparadas às pressões na aorta na figura ao lado, aspectos que configuram o diagnóstico de estenose aórtica.

A estenose mitral se caracteriza por elevação da pressão em átrio esquerdo e concomitante aumento da pressão capilar pulmonar, em detrimento da pressão diastólica do ventrículo esquerdo que se mantém em níveis normais, definindo o gradiente transvalvar mitral. Tais alterações se acompanham da elevação da pressão da artéria pulmonar, que ocorre em graus variáveis, de leve a grave, dependendo do estágio evolutivo da doença. De qualquer forma, níveis de pressão da artéria pulmonar, mesmo que leves em repouso, elevam-se ao esforço gerando piora da sintomatologia. A insuficiência tricúspide gera níveis elevados no átrio direito e pressão diastólica do ventrículo direito, independente da etiologia, orgânica ou secundária à dilatação do ventrículo direito. Nesse aspecto, os níveis de pressão sistólica da artéria pulmonar podem ser úteis para diferenciação da etiologia, uma vez que níveis menores do que 40 mmHg indicam causa primária para a insuficiência tricúspide, enquanto níveis maiores do que 55 mmHg podem indicar causa secundária. Resposta b.

24. As causas de RM aguda são diversas e representam manifestações agudas de processos patológicos que podem, sob outras circunstâncias, causar RM. Causas especialmente importantes de RM aguda incluem a ruptura espontânea da cordoalha tendinosa, a endocardite infecciosa com rompimento dos folhetos valvares ou ruptura das cordas, a disfunção isquêmica ou ruptura de um músculo papilar, e o mau funcionamento da prótese valvar.

A RM aguda grave leva a uma redução importante no volume sistólico anterógrado, uma discreta diminuição do volume sistólico final e um aumento do volume diastólico final. Uma das principais diferenças hemodinâmicas entre as formas aguda e crônica da RM deriva da diferença da complacência do átrio esquerdo. Os pacientes que desenvolvem RM aguda grave geralmente possuem átrio esquerdo de tamanho normal com complacência atrial normal ou reduzida. A pressão do átrio esquerdo se eleva abruptamente, o que frequentemente leva ao desenvolvimento de edema pulmonar, elevação importante da resistência vascular pulmonar e falência cardíaca direita. Uma vez que a onda v encontra-se bastante elevada nos pacientes portadores de RM aguda grave, o gradiente pressórico reverso entre o ventrículo e o átrio esquerdos diminui no fim da sístole e o sopro pode se apresentar em decrescendo, ao invés de holossistólico, cessando bem antes de A2. Ele geralmente é mais grave e mais discreto que o sopro da RM cônica. Frequentemente observa-se uma B4 no lado esquerdo. A hipertensão pulmonar, achado comum nos pacientes com RM aguda, pode aumentar a intensidade da P2 e sopros de insuficiência pulmonar e RT podem se desenvolver juntamente com a B4. Nos pacientes com RM aguda grave, a presença de uma onda v (aumento da pressão no fim da sístole) na pressão de pulso da artéria pulmonar pode raramente levar ao fechamento prematuro da valva pulmonar, a uma P2 precoce e ao desdobramento paradoxal de B2. Em geral, a RM aguda, mesmo grave, não aumenta as dimensões do coração, como observado na radiografia de tórax, e pode produzir apenas um leve alargamento do átrio esquerdo. Além disso, o ecocardiograma pode mostrar um pequeno aumento no diâmetro interno do átrio esquerdo ou do ventrículo esquerdo, mas o aumento da movimentação sistólica do ventrículo esquerdo, mas o aumento da movimentação sistólica do ventrículo esquerdo é importante. Achados característicos do ecocardiograma com Doppler incluem o fluxo grave da RM e a elevação da pressão sistólica da artéria pulmonar.

Na RM grave secundária ao infarto agudo do miocárdio, pode ocorrer edema agudo de pulmão, hipotensão e choque cardiogênico franco. A determinação da causa da RM é essencial, as quais incluem a ruptura do músculo papilar, dilatação do anel devido à dilatação grave do VE e deslocamento do músculo papilar com flacidez do folheto.

O ecocardiograma (ECO) é o exame fundamental para o diagnóstico. Em geral, o eletrocardiograma é normal não há cardiomegalia na radiografia de tórax. Resposta c.

25. A suspeita clínica inicial de CMH é frequentemente levantada pelo reconhecimento de um sopro cardíaco ao exame. Pacientes com obstrução têm um sopro sistólico de ejeção, de médio tom, ao longo do bordo esternal esquerdo baixo e no ápice, que varia em intensidade com magnitude do gradiente subaórtico, tanto em repouso (deitado ou em pé), com a manobra de Valsalva, quanto durante e imediatamente após o exercício. Muitos pacientes com sopros ruidosos de no máximo 3/6 graus têm gradientes de saída excedendo 30 mmHg. O sopro apical pode ser holossistólico e característico da coexistência de regurgitação mitral. Associados à obstrução do fluxo de saída do VE, pulsos arteriais estão anormalmente agudos e sobem rapidamente, com um contorno distinto *bisferiens*. Os pulsos carotídeos registrados **são bífidos, com um** tempo de aceleração encurtado e prolongada ejeção sistólica. Inversamente, achados físicos em pacientes sem obstrução do trato de saída podem ser sutis; o sopro sistólico é caracteristicamente suave, embora um impulso apical evidente do VE possa despertar a suspeita de CMH.

Outra manobra que pode ajudar nesse diagnóstico diferencial não citada na questão é a manobra de agachamento que, com o aumento da pré-carga, diminui a intensidade e a duração do sopro, ocorrendo o contrário durante a posição ortostática com aumento da intensidade e da duração do sopro, com uma sensibilidade 95% e especificidade de 84%. A manobra de Rivero-Carvalho é resultante da inspiração profunda, que provoca aumento da pressão negativa intratorácica, resultando no aumento do retorno venoso e causando maiores volumes e fluxo para o lado direito do coração. Essa manobra intensifica os sopros decorrentes das câmaras direitas, como insuficiência tricúspide, diferenciando-a da mitral e pode intensificar o sopro da estenose pulmonar. O decúbito lateral esquerdo acentua o estalido de abertura e os sopros associados com estenose e insuficiência mitral. Com a manobra do exercício isométrico, ambos os sopros, de estenose aórtica e cardiomiopatia hipertrófica obstrutiva, diminuem. A manobra de Muller é o inverso da de Valsalva, ou seja, inspiração forçada com nariz fechado e contra glote fechada por cerca de 10 segundos. Aumenta os sopros originados do lado direito do coração. Resposta c.

26. Na estenose mitral, em geral, há hiperfonese de B1, pois a valva é espessada e provoca desaceleração mais brusca do sangue em suas cúspides. Quando há fibrilação atrial, a modificação que se ouve na propedêutica da estenose mitral é a perda do reforço pré-sistólico no sopro diastólico em ruflar. Devemos nos lembrar de que a intensidade do sopro não é proporcional à gravidade da lesão, sendo que estenoses mitrais muito graves podem ter ruflar muito tênue e pouco audível. Um dos sinais propedêuticos de estenose mitral grave é a distância B2-estalido de abertura de mitral. Quanto mais próximo o estalido de abertura de mitral da segunda bulha, mais grave é a estenose mitral. Tal fenômeno é explicado pelo fato de que quanto maior for o gradiente de pressão átrio esquerdo/ventrículo esquerdo, mais rápido a valva mitral irá se abaular e provocar a desaceleração da coluna de sangue em suas cúspides, provocando o estalido de abertura de mitral. Quando há hipertensão pulmonar, pode-se observar desdobramento paradoxal de segunda bulha associada à hiperfonese de B2. Em pacientes com estenose mitral grave de longa evolução, pode ocorrer o aparecimento de sopro diastólico aspirativo que aumenta com a inspiração (sopro de Graham-Steele), que representa dilatação da artéria pulmonar com insuficiência pulmonar secundária. Resposta b.

27. Pacientes com insuficiência mitral grave, em geral, não têm queixa anginosa pela valvopatia – os sintomas cardeais desta doença são sintomas de insuficiência cardíaca, baixo débito cardíaco e fibrilação atrial. À inspeção do paciente, podemos encontrar sinais de insuficiência cardíaca direita, como hepatomegalia e estase jugular, e íctus desviado para a esquerda. Pacientes com insuficiência cardíaca de longa evolução podem apresentar o achado de B3. Em geral, quanto mais grave a lesão, mais intenso e mais rude é o sopro sistólico regurgitativo. O pulso não apresenta características marcantes e pode ser irregular na presença de fibrilação atrial. Resposta d.

28. Pacientes com prolapso de valva mitral raramente têm indicação de realizar medidas terapêuticas específicas para esta doença, com exceção de pacientes com história de embolia para SNC e prolapso de valva mitral com alterações anatômicas importantes ou insuficiência que devem usar antiagregantes plaquetários. Em pacientes com prolapso de valva mitral sem insuficiência mitral importante, não é necessário uso de nenhuma medicação, seja IECA ou aspirina, nem sendo necessária profilaxia para arritmia supraventricular. Em pacientes com prolapso de valva mitral sem insuficiência importante, o ecocardiograma anual também é desnecessário.

Pacientes com PVM que têm sintomas de extrassistolia e palpitações podem se beneficiar de betabloqueadores para alívio dos sintomas. Resposta b.

29. Temos aqui paciente assintomática com dupla lesão mitral. Como todo valvopata assintomático, provavelmente a conduta clínica é a mais apropriada. Esta questão é um pouco traiçoeira porque o examinador dá como medida de função ventricular a fração de encurtamento (valores normais de 0,30 a 0,40) e não a fração de ejeção. Nesta questão, a paciente tem função ventricular normal, portanto, é assintomática. Desta forma, seguimento clínico, sem uso de drogas, é a melhor conduta. Resposta d.

30. A valvoplastia mitral sempre é o tratamento cirúrgico de preferência; entretanto, sua realização depende da experiêcia do cirurgião e da morfologia da valva. Na prática, o único tipo de lesão valvar que tem maior possibilidade de plástica é a insuficiência mitral por prolapso (ou rotura de cordoalha) do folheto posterior. A seguir, comentamos a possibilidade de plástica em cada um dos pacientes apresentados.

a) Mulher de 70 anos de idade com cardiopatia reumática, valva mitral calcificada, deformidade de lacínias de dupla lesão mitral – **plástica pouco provável por se tratar de sequela reumática com importante deformidade valvar.**
b) Homem de 23 anos com fenda congênita da valva mitral – **plástica possível se anatomia favorável.**
c) Mulher de 33 anos com prolapso de valva mitral – **possibilidade de plástica depende do folheto acometido; a possibilidade de plástica é muito maior se ocorrer prolapso do folheto posterior, e devemos lembrar que para ter indicação cirúrgica deve possuir insuficiência mitral sintomática.**
d) Homem de 62 anos com regurgitação mitral grave, decorrente de dilatação anular, após infarto do miocárdio – **anuloplastia com anel de Carpentier é provável.**
e) Mulher de 40 anos de idade, com ruptura de cordoalhas tendíneas e endocardite infecciosa ativa. – **Idem acima – a possibilidade de plástica só é real se a rotura for de cordas relacionadas ao folheto posterior.** Resposta a.

31. O prolapso de valva mitral é caracterizado por *click* protomesossistólico e sopro mesotelessistólico regurgitativo. O prolapso de valva mitral pode ser mais frequente em pacientes com fenótipos marfanoides, como os portadores de *pectus excavatum*. O uso de antiagregante plaquetário realmente está indicado para pacientes que apresentaram um evento neurológico. O agravamento da doença pode ocorrer por ruptura de cordoalha tendínea, seja do folheto anterior, seja do folheto posterior. Entretanto, é completamente incorreta a afirmativa de que o PVM tem prognóstico ruim, ainda mais em crianças. Resposta d.

32. O desenho na questão mostra um pulso de ascenso lento, compatível com o pulso *parvus et tardus* da estenose aórtica. A presença de sopro sistólico ejetivo, em foco aórtico acessório, também corrobora o diagnóstico, assim como os sintomas de angina e síncope, parte dos sintomas cardeais da estenose aórtica. Desta forma, ao nos depararmos com um paciente com estenose aórtica sintomática, a conduta cirúrgica é a mais adequada. Resposta b.

33. Devemos relembrar aqui as fases dos sons de Korotkoff e sua gênese.

SONS DE KOROTKOFF
Fase I ou K1
Som súbito, forte, bem definido, que aumenta em intensidade.
A pressão da bolsa iguala-se à pressão sistólica, ocorre passagem parcial da onda de pulso arterial
Fase II ou K2
Sucessão de sons soprosos, mais suaves e prolongados (qualidade de sopro intermitente).
Decorre de mudança no calibre arterial (de estreito para mais largo) com criação de fluxo turbilhonado, que produz vibração do sangue e da parede arterial, produzindo sopros
Fase III ou K3
Desaparecimento dos sons soprosos e surgimento de sons mais nítidos e intensos (semelhantes aos da fase I), que aumentam em intensidade.
À medida que a pressão na bolsa é adicionalmente diminuída, a artéria permanece aberta na sístole, mas permanece fechada na telediástole (diástole tardia)
Fase IV ou K4
Os sons tornam-se abruptamente mais suaves e abafados, são menos claros
A pressão da bolsa encontra-se no nível da pressão diastólica intra-arterial
Fase V ou K5
Desaparecimento completo dos sons
A artéria permanece aberta durante todo o ciclo cardíaco.

Em um paciente com insuficiência aórtica é normal que a pressão de pulso seja maior que a normal, pois a valva aórtica permanece aberta, permitindo o "vazamento" da pressão diastólica para dentro do VE. Devemos lembrar que a pressão arterial sistólica é definida pela fase I de Korotkoff, e a diastólica pelo desaparecimento dos sons de Korotkoff, ou fase V. Assim, a PA deste paciente poderia ser anotada como 180 x 20 mmHg ou de forma alternativa 160/60/20 mmHg (anotando, quando a PA diastólica é muito baixa, os valores das fases IV e V), sendo a primeira forma a mais correta, mas as duas notações são válidas. Nesta questão o examinador preferiu a última notação. Resposta e.

34. De forma geral, pacientes assintomáticos com insuficiência aórtica devem seguir em tratamento clínico, independentemente de medidas ecocardiográficas. Os *guidelines* americanos sugerem que pacientes com dimensões ventriculares maiores que 75x55 mm (diâmetros diastólico e sistólico, respectivamente) ou fração de ejeção menor que 55% têm maior chance de evolução para disfunção ventricular esquerda e, por isso, devem ser operados mesmo assintomáticos. Entretanto, esta recomendação é válida apenas para pacientes americanos, que têm em média o dobro da idade de pacientes reumáticos com IAo. Em nosso meio, em que predominam pacientes reumáticos jovens, devemos adotar a conduta de indicar cirurgia apenas quando do desenvolvimento de sintomas. A conduta mais correta para este paciente, se há dúvidas quanto à função ventricular, seria realizar um outro **método de avaliação da função ventricular, no caso, a ventriculografia radioisotópica. Resposta a.**

35. O gradiente transvalvar aórtico pode ser obtido através da ecocardiografia pela aplicação do princípio de Bernoulli (diferença de pressão= $4V^2$). Os valores de velocidade de fluxo para que a estenose aórtica seja considerada importante (gradiente de pressão de pico maior que 50 mmHg) são velocidades mais rápidas que 3,5 m/s. Quanto maior o gradiente médio, mais grave é a estenose aórtica, e gradientes médios a partir de 30 mmHg são considerados significativos por muitos autores. Devemos, entretanto, lembrar que nem o gradiente Ve-Ao nem a área valvar aórtica se correlacionam com gravidade da doença: os sintomas, estes sim, é que se correlacionam com doença mais grave.
Como já dissemos, portadores de disfunção ventricular esquerda, gradiente médio VE/Ao baixo, está indicado o exame com dobutamina para estabelecer se a estenose aórtica é importante ou não. Resposta c.

36. Nos casos em que a valva aórtica está extremamente calcificada e imóvel pode haver realmente uma diminuição do componente aórtico da segunda bulha (A2), embora este fenômeno seja raramente audível na prática clínica. Quanto mais grave a estenose aórtica, mais telessistólico é o pico do sopro sistólico ejetivo. Na estenose aórtica, o desdobramento paradoxal de B2 (é a segunda bulha que desdobra, não o componente aórtico da segunda bulha – A2 – por isto o correto é desdobramento paradoxal de B2) ocorre porque o fechamento da valva aórtica se "atrasa", pois aumenta o tempo de ejeção aórtico. Quando da inspiração, o componente pulmonar de B2 (P2) se atrasa e a bulha torna-se única na inspiração e desdobrada na expiração, pelo atraso no fechamento de A2. O desdobramento paradoxal de B2 pode ocorrer na hipertensão pulmonar, mas na estenose aórtica ocorre pela razão supra descrita.
A presença de quarta bulha indica disfunção diastólica aguda do VE, estando geralmente presente em casos de isquemia miocárdica. O sopro da EAo diminui de intensidade com a manobra de Valsalva, ao contrário da miocardiopatia hipertrófica obstrutiva, que aumenta com a manobra de Valsalva. Resposta a.

37. De forma geral, pacientes assintomáticos, com insuficiência aórtica, devem seguir em tratamento clínico, independentemente de medidas ecocardiográficas. Os *guidelines* americanos sugerem que pacientes com dimensões ventriculares maiores que 75x55 mm (diâmetros diastólico e sistólico, respectivamente) ou fração de ejeção menor que 55% têm maior chance de evolução para disfunção ventricular esquerda e, por isso, devem ser operados mesmo assintomáticos. Entretanto, esta recomendação é válida apenas para pacientes americanos, que têm em média o dobro da idade de pacientes reumáticos com IAo. Em nosso meio, em que predominam pacientes reumáticos jovens, devemos adotar a conduta de indicar cirurgia apenas quando do desenvolvimento de sintomas. Resposta a.

38. Os sintomas cardeais da insuficiência aórtica são: angina, insuficiência cardíaca e síncope desencadeada por esforços. Todos esses sintomas indicam intervenção na valva aórtica, e não podemos dizer que qualquer um deles seja uma manifestação precoce da doença. Qualquer sintoma em paciente com estenose aórtica é considerado importante e indica necessidade de intervenção nesta valvopatia. Entretanto, como mostra o clássico trabalho de Ross et al. (*Circulation*, 1968), pacientes com insuficiência cardíaca apresentam o pior prognóstico, com média de dois anos de sobrevida, seguido por síncope e angina. Na EAo a síncope clássica é a síncope de esforço, atribuída à incapacidade de aumento do débito cardíaco como resposta à vasodilatação periférica provocada pelo esforço. Pacientes assintomáticos com EAo têm baixo risco de morte súbita, motivo pelo qual podem ser mantidos em seguimento clínico. Como pacientes com estenose aórtica possuem disfunção diastólica importante, decorrente da hipertrofia miocárdica, a fibrilação atrial é mal tolerada. Resposta b.

39. Temos aqui uma paciente com estenose mitral moderada, com descompensação aguda durante a gestação. Uma das causas mais frequentes de descompensação de estenose mitral é o início de fibrilação atrial. Além de perder a contração atrial, importante para o enchimento ventricular na estenose mitral, a presença de fibrilação atrial aguda aumenta muito a frequência cardíaca. Devemos nos lembrar de que no ciclo cardíaco o tempo de sístole é constante, e assim o tempo de diástole depende da frequência cardíaca; quanto maior a frequência cardíaca, menor o tempo de diástole.

O paciente com estenose mitral é extremamente sensível a este tempo de diástole e assim, quanto maior for a frequência cardíaca, maior será o gradiente transmitral. Portanto, a causa mais provável de descompensação desta paciente é o início de fibrilação atrial. Resposta b.

40. Os critérios diagnósticos para prolapso da valva mitral são, com frequência, motivo de questões, mas raramente são utilizados na prática clínica. O prolapso da valva mitral, sem outros comemorativos, não necessita de condutas específicas, enquanto que o prolapso de valva mitral com insuficiência mitral importante tem comportamento semelhante ao de insuficiências mitrais de outras etiologias. Os critérios diagnósticos para prolapso de valva mitral são:

Critérios maiores
- Deslocamento sistólico posterior de um ou ambos os folhetos da valva mitral em relação ao átrio esquerdo, maior que 2 mm em relação à linha do anel mitral, no plano paraesternal longitudinal;
- Ausculta com estalidos meso ou telessistólicos.

Critérios menores
- Ausculta com B1 hiperfonética e sopro sistólico regurgitativo;
- Leve ou moderado deslocamento sistólico dos folhetos posteriores;
- Leve ou moderado deslocamento dos folhetos mitrais com história de AVCi ou ataque isquêmico transitório.

Resposta d.

41. Questão em que temos que interpretar a intenção do examinador. Em princípio, nenhum valvopata verdadeiramente assintomático tem indicação de cirurgia cardíaca. O examinador descreve uma paciente dita assintomática, mas com propedêutica de disfunção ventricular (presença de B3) e uma miríade de índices ecocardiográficos que indicam disfunção ventricular, como diâmetro sistólico de VE maior que 45 mm, fração de encurtamento diminuída, hipertensão pulmonar e volume regurgitante elevado. Com estes índices o examinador quer que indiquemos cirurgia para esta paciente, procurando justificar sua conduta com os múltiplos dados ecocardiográficos.

A verdade é que esta paciente deve ser sintomática, mas autolimitada. A conduta mais correta é a realização de teste ergoespirométrico com medição do VO_2 máximo, avaliando a capacidade funcional real da paciente. Além disso, seria prudente estimar a função ventricular por outro método, como ventriculografia radioisotópica ou ressonância magnética. A grande maioria dos pacientes "assintomáticos", com função ventricular limítrofe, B3 etc. é sintomática, mas autolimitada. No mundo real, então, uma investigação complementar para esta paciente, seguida de retorno breve, seria a melhor conduta. Resposta e.

42. Esta paciente jovem, com estenose mitral, apresentou uma das complicações mais temíveis da doença: fenômenos embólicos sistêmicos, que podem ocorrer em ritmo sinusal ou mesmo em pacientes com fibrilação atrial paroxística. Devemos nos lembrar de que apenas a presença de fenômeno embólico não é indicação de intervenção em paciente com estenose mitral, ainda que esta seja importante. Esta conduta é sustentada pelo fato de que a correção da estenose não previne novos fenômenos embólicos. Apenas a anticoagulação oral previne novos fenômenos tromboembólicos em pacientes com estenose mitral. No caso desta paciente, que tem estenose mitral leve/moderada (área mitral de 1,8 cm²), a indicação de não intervenção torna-se ainda mais evidente. Resposta b.

43. A melhor manobra para distinguir sopros do coração direito de sopros do coração esquerdo, quaisquer que sejam, é a manobra de Rivero-Carvallo. A manobra consiste em auscultar o sopro **durante a inspiração** (e não em pausa inspiratória). Os sopros do lado direito intensificam-se durante a inspiração, pois esta manobra aumenta a pré-carga nas câmaras direitas e diminui a resistência vascular pulmonar, aumentando assim o fluxo de sangue e os sopros provenientes de câmaras direitas. Resposta c.

44. Questão interessante, expondo um caso clínico, mas pouco feliz em sua pergunta. Indicar qual a conduta menos adequada é bastante difícil; a conduta menos adequada pode ser descrita das formas mais criativas possíveis – empurrar um paciente pela janela do décimo andar é uma conduta inadequada a qualquer doente!

De qualquer forma, na questão temos um paciente com estenose aórtica sintomática e insuficiência cardíaca. A conduta mais adequada a este paciente é tratamento cirúrgico assim que possível. Para aliviar sintomas de insuficiência cardíaca, uma das poucas drogas que podem ser usadas são os diuréticos, e mesmo assim com bastante cuidado.

Na estenose aórtica devemos evitar o uso de vasodilatadores, pois nesta doença a pós-carga é fixa, dada pela valva aórtica estenótica. Desta forma, vasodilatadores podem causar hipotensão importante, pois a diminuição da resistência sistêmica não será acompanhada de um aumento do débito cardíaco como normalmente ocorre em pacientes com insuficiência cardíaca sistólica. O uso de inotrópicos negativos como betabloqueadores e bloqueadores de canais de cálcio também é inadequado, pois ao diminuir a força de contração do VE diminui a capacidade deste em vencer a barreira mecânica representada pela valva aórtica. Abaixo, uma transcrição das alternativas com as condutas formalmente contraindicadas para EAo em **negrito**:

a) iniciar diurético e indicar tratamento cirúrgico;
b) **iniciar betabloqueador e vasodilatador arterial**;
c) repouso e tratamento cirúrgico;
d) **bloqueador de cálcio (diltiazem)** e internação;
e) **bloqueador de cálcio (diltiazem)** e anticoagulação.

É difícil dizer a conduta mais inadequada, mas pela quantidade de condutas contraindicadas em EAo, ficamos com a alternativa b.

45. Em pacientes jovens, reumáticos, com insuficiência aórtica, o seguimento clínico sem nenhuma medicação, além da profilaxia secundária da febre reumática, parece ser a conduta mais adequada. Nenhuma medicação demonstrou poder de postergar a necessidade de tratamento cirúrgico em pacientes com valvopatia, e isto é verdade, inclusive na IAo.

Em questões mais antigas, favorecia-se muito o uso de nifedipina como vasodilatador para pacientes com IAo pelo trabalho de Sconamiglio e cols., que demonstrou que nifedipina prolongava o período assintomático e postergava a cirurgia em pacientes com IAo em comparação com digoxina. Entretanto, tais dados foram contestados pelo trabalho mais recente de Evangelista e cols. (2007), que não demonstrou diferença na evolução de pacientes com IAo com o uso de vasodilatadores (nifedipina ou enalapril) ou placebo. Desta forma, hoje vemos os vasodilatadores na IAo como drogas úteis para controle dos sintomas, mas sem propriedades de prolongar o período assintomático nem postergar o tratamento cirúrgico.

O uso de vasodilatadores em pacientes assintomáticos com IAo não é recomendado, pois pode mascarar o aparecimento dos sintomas de insuficiência cardíaca, fazendo com que a indicação cirúrgica fique mais difícil. Atualmente, o uso de vasodilatadores deve ser feito em pacientes sintomáticos com indicação cirúrgica, apenas para alívio dos sintomas.

Desta forma, nesta questão, hoje as indicações que se sustentam para os vasodilatadores na IAo são: a) manejo, a curto prazo, para melhoria do perfil hemodinâmico de pacientes com IAo e insuficiência cardíaca severa, com grave disfunção sistólica, enquanto aguardam cirurgia para troca valvar; b) manejo, a longo prazo, com inibidores da enzima conversora da angiotensina de pacientes com disfunção sistólica persistente após troca valvar. A conduta expectante é a melhor para este paciente. Resposta d.

46. Os sintomas cardeais da insuficiência aórtica são: angina, insuficiência cardíaca e síncope desencadeada por esforços. Todos esses sintomas indicam intervenção na valva aórtica, e não podemos dizer que qualquer um deles seja uma manifestação precoce da doença. Qualquer sintoma em paciente com estenose aórtica é considerado importante e indica necessidade de intervenção nesta valvopatia. Entretanto, como mostra o clássico trabalho de Ross et al. (*Circulation*, 1968), pacientes com insuficiência cardíaca apresentam o pior prognóstico, com média de dois anos de sobrevida. Resposta a.

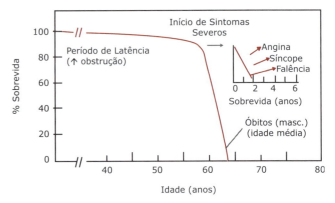

47. A área valvar aórtica pode ser estimada de forma direta, por planimetria (técnica que raramente é feita) ou por Doppler contínuo, não sendo necessário Doppler colorido para avaliar a área valvar aórtica. A segunda afirmação é polêmica: para muitos autores atuais, gradiente médio acima de 30 mmHg para estenose aórtica é, sim, sinal de estenose aórtica importante. Para autores mais antigos, o gradiente médio acima de 40 mmHg é que indica estenose aórtica importante. Assim, a interpretação desta afirmação depende da época da questão: hoje ela poderia ser considerada verdadeira, mas na época em que foi utilizada não foi considerada correta.

Por fim, realmente, ao encontrar um paciente com estenose aórtica e disfunção ventricular esquerda o eco de estresse com dobutamina é um método adequado para determinarmos se a estenose aórtica é importante ou não. Resposta c.

48. A valvoplastia mitral por cateter-balão é a terapêutica de escolha para qualquer paciente portador de estenose mitral, por ter resultados semelhantes à comissurotomia mitral aberta e significativa redução de morbimortalidade em relação à cirurgia. Entretanto, só podem ser submetidos à valvoplastia por cateter-balão pacientes com escore de Wilkins inferior a 8, e ainda se o aparelho subvalvar não possuir escore superior a 2. O escore para valvoplastia e envolve análise morfológica pormenorizada da valva mitral (mobilidade, espessamento, calcificação e aparelho subvalvar). Em geral, pacientes com escore igual ou inferior a 8 apresentam excelente resultado imediato pós-valvoplastia, e resultados tardios comparáveis àqueles da comissurotomia mitral aberta.

A indicação de intervenção na estenose mitral ocorre quando o paciente desenvolve quadro de insuficiência cardíaca (direita ou esquerda) decorrente da valvopatia, ou seja, quando se torna sintomático. Área valvar, por planimetria ou *pressure half-time*, independentemente de sintomas, não é isoladamente indicação cirúrgica ou de intervenção em nenhum paciente. Em realidade, imediatamente após valvoplastia percutânea por balão, a mais adequada técnica de avaliação da área mitral é a planimetria, pois podem ocorrer alterações na contração atrial e, assim, no fluxo transvalvar mitral. Resposta a.

49. Há serviços nos EUA e na Europa nos quais este paciente seria candidato ao tratamento cirúrgico da valva mitral. Sendo um prolapso de folheto posterior, há uma grande chance de cirurgia conservadora (plástica de valva mitral), e muitos preconizam realizar esta cirurgia mesmo em assintomáticos. Entretanto, a maioria dos serviços no Brasil não têm esta conduta, principalmente pela alta incidência de febre reumática em nosso meio e pelo fato de a plástica mitral nem sempre apresentar resultados tão garantidos como se apregoa.

Nesta questão, o examinador nem nos dá essa opção; portanto, ele quer que façamos terapia clínica neste paciente assintomático. O uso de IECA é controverso na insuficiência mitral, pois pode mascarar o início dos sintomas, este sim, o melhor indicador para tratamento cirúrgico. Desta forma, a alternativa mais plausível e compatível para este paciente assintomático é a alternativa d.

50. Esta paciente tem dois fatores para pensarmos em cardiopatia reumática: jovem e do sexo feminino. Uma das maiores causas de insuficiência cardíaca durante a gestação em nosso meio é a descompensação de uma cardiopatia reumática crônica, em especial a estenose mitral, que é a valvopatia que acarreta maior morbimortalidade no ciclo gravídico-puerperal. O fato da paciente apresentar cardiopatia desde a infância (típico de febre reumática), sinais importantes de insuficiência cardíaca direita, como estase jugular e edema de MMII (também típicos de estenose mitral de longa evolução). Além disso, a descrição do eletrocardiograma é compatível com sobrecarga biatrial (a questão descreve índice de Morris positivo – onda P mais negativa que 0,1 mV e mais duradoura que 40 mS em V1 – e o sinal de Peñalosa-Tranchesi, com aumento súbito de voltagem do QRS de V1 para V2, um sinal indireto de sobrecarga atrial direita), o que fala a favor também de estenose mitral. Em uma paciente muito taquicárdica, com estenose mitral, pode ser mesmo difícil auscultar o sopro diastólico em ruflar característico da EMi.

Podemos descartar cardiomiopatia pelos sinais eletrocardiográficos de sobrecarga atrial e por muitos sinais de insuficiência cardíaca direita. A paciente não apresenta quadro clínico ou epidemiológico compatível com síndrome coronariana aguda, e o diagnóstico de cardiopatia congênita acianótica estaria descartado pela importante congestão pulmonar da paciente, quadro que geralmente não ocorre nessas cardiopatias. Resposta b.

51. A valvoplastia mitral por cateter-balão é a terapêutica de escolha para qualquer paciente portador de estenose mitral sintomática, por ter resultados semelhantes à comissurotomia mitral aberta e significativa redução de morbimortalidade em relação à cirurgia. Este procedimento só deve ser aplicado a pacientes sintomáticos, não devendo ser usado em pacientes assintomáticos, mesmo que possuam estenose mitral importante.

Entretanto, só podem ser submetidos à valvoplastia por cateter-balão pacientes com escore de Wilkins inferior a 8, e ainda se o aparelho subvalvar não possuir escore superior a 2. O escore para valvoplastia envolve análise morfológica pormenorizada da valva mitral (mobilidade, espessamento, calcificação e aparelho subvalvar). Para a realização do procedimento também é importante observar se não há insuficiência mitral mais que leve associada. Em geral, pacientes com escore igual ou inferior a 8 apresentam excelente resultado imediato pós-valvoplastia e apresentam resultados tardios comparáveis àqueles da comissurotomia mitral aberta.

O ecocardiograma transesofágico só está indicado a pacientes em que possa haver trombose atrial esquerda, como os portadores de fibrilação atrial. Resposta a.

52. Um dos sinais propedêuticos de estenose mitral grave é a distância B2-estalido de abertura de mitral. Quanto mais próximo o estalido de abertura de mitral da segunda bulha, mais grave é a estenose mitral. Tal fenômeno é explicado pelo fato de que quanto maior for o gradiente de pressão átrio esquerdo ventrículo esquerdo, mais rápido a valva mitral irá se abaular e provocar a desaceleração da coluna de sangue em suas cúspides, provocando o estalido de abertura mitral.
Endocardite infecciosa é rara em pacientes com estenose mitral e não provoca mudança de ausculta; associação com insuficiência mitral provoca apenas o aparecimento de sopro sistólico regurgitativo e uma valva mitral intensamente calcificada se pode tornar imóvel, podendo fazer com que a B1 torne-se hipofonética. Resposta a.

53. O uso de alguns anorexígenos, em especial a combinação dexfenfluramina-fentermina, está associado ao desenvolvimento de lesões valvares, principalmente em valva mitral. A fisiopatologia ainda não é bem conhecida, mas pode ter correlação com aumento dos níveis de serotonina, provocando lesões valvares similares às da síndrome carcinoide. Resposta b.

54. Em paciente anticoagulado que irá ser submetido a cirurgia não cardíaca, a conduta mais correta é suspender o anticoagulante oral sete dias antes da cirurgia (pois a meia-vida dos fatores de coagulação é de sete dias) e em seu lugar iniciar enoxaparina 1 mg/kg/dose duas vezes ao dia, devendo ser suspensa 12 horas antes da cirurgia. Após a cirurgia, a anticoagulação com enoxaparina deve ser iniciada assim que possível, e no caso de prótese metálica em posição mitral (que é a posição mais trombogênica), a enoxaparina só deve ser suspensa quando o INR estiver em valores adequados (entre 2,5 e 3,5). No caso de procedimento gastrointestinal e geniturinário, a profilaxia para endocardite infecciosa deve ser realizada com ampicilina e gentamicina. A alternativa que mais se aproxima do procedimento correto (embora o número de dias de suspensão de anticoagulante oral antes da cirurgia esteja incorreto) é a alternativa d.

55. Nesta questão o examinador tenta passar o quadro clínico de uma artrite soronegativa, mais provavelmente uma espondilite anquilosante. Devemos ressaltar que "espondilite" não corresponde a um sintoma ou sinal, e sim a um nome de uma doença. Artrite de grandes articulações, envolvendo o esqueleto axial, especialmente se for fator reumatoide negativo (a chamada artrite soronegativa) pode ser referido como um grupo de doenças chamado "espondiloartropatias ligadas ao HLA B27". Este grupo de artrites soronegativas inclui a espondilite anquilosante e a doença de Reiter. A manifestação cardiovascular mais comum deste grupo de doenças é o acometimento da valva aórtica, com espessamento da valva aórtica, e ocasionalmente doenças da valva aórtica como insuficiência ou estenose aórtica. Das alternativas, a que chega mais próxima à realidade é a alternativa C (mas devemos ressaltar que é mais comum o acometimento da valva aórtica, e não da raiz aórtica). A arterite coronária descrita nas alternativas é mais comum na doença de Kawasaki, que acomete mais crianças e adolescentes. Resposta c.

56. O achado mais comum na palpação dos pulsos da estenose aórtica é o pulso *parvus et tardus*, que é um pulso de ascenso lento, não necessariamente fino ou pouco palpável. A questão descreve o achado de pulso com dois impulsos sistólicos, também conhecido como pulso *bisferens*. O pulso *bisferens* é típico da insuficiência aórtica, ou seja, este paciente não tem estenose aórtica, e sim dupla lesão aórtica com predomínio de insuficiência.
O bigeminismo ventricular não causa pulso alternante porque na extrassístole o ventrículo bate vazio (como o batimento é precoce, não há tempo de encher o ventrículo) e assim palpa-se um pulso geralmente bradicárdico, com frequência menor que a frequência cardíaca. Na insuficiência ventricular esquerda grave podemos ocasionalmente palpar um pulso alternante, ou seja, de intensidade variável. Isto ocorre porque pequenas alterações de pré-carga em um VE ruim provocam alterações significativas do débito cardíaco. Em casos de intensa hipertrofia do VD não há nenhum pulso característico palpável; pode-se, entretanto, palpar impulsões sistólicas de VD em região paraesternal e em ângulo xifocostal esquerdo. Resposta a.

57. O portador de estenose aórtica é o portador de disfunção ventricular que mais se beneficia de cirurgia cardíaca. Por se tratar de pós-carga fixa, o paciente sempre irá se beneficiar ao se retirar essa barreira fixa. O dilema ao diagnosticarmos um paciente com estenose aórtica com disfunção ventricular é saber se a estenose é realmente importante e o gradiente Ve-Ao está subestimado pela disfunção ventricular ou se a estenose aórtica é leve e a disfunção ventricular é de outra etiologia. Métodos diagnósticos podem ser usados para avaliação da importância da estenose aórtica com disfunção ventricular: o ecocardiograma com dobutamina é dos mais utilizados, seguido por outras técnicas ecocardiográficas e outros métodos que avaliem a anatomia da valva aórtica. Na tabela abaixo, comparamos alguns métodos para diagnosticar estenose aórtica importante associados a disfunção ventricular esquerda:

Doenças Valvares

MÉTODO	SUGERE ESTENOSE AÓRTICA IMPORTANTE + DISFUNÇÃO DE VE	NÃO COMPATÍVEL COM ESTENOSE AÓRTICA IMPORTANTE
Eco de estresse com dobutamina	Aumento do gradiente Ve-Ao com dobutamina e manutenção da área valvar aórtica	Gradiente Ve-Ao mantido com dobutamina e aumento da área valvar aórtica. Eventual melhora da fração de ejeção do VE
Ecocardiograma de repouso/ ressonância magnética	Folhetos da valva aórtica com importante calcificação/imobilidade. Gradiente médio maior que 30 mmHg	Valva aórtica pouco espessada e pouco calcificada. Gradiente de pico menor que 30 mmHg
Estudo hemodinâmico	Valva aórtica muito calcificada/imóvel à aortografia. Aspecto de valva aórtica em domo ou em vulcão. Gradiente Ve-Ao maior que 35 mmHg ao repouso	Poucas alterações anatômicas em valva aórtica. Gradiente Ve-Ao menor que 25 mmHg

Quando confirmamos estenose aórtica importante, a conduta mais correta é a correção cirúrgica imediata. No paciente referido na questão temos dois dados indicando estenose aórtica importante: cálcio na valva aórtica e gradiente Ve-Ao maior que 30 mmHg, o que indica conduta cirúrgica. Resposta a.

58. A reestenose mitral acontece, em média, dez anos após a intervenção em valva mitral. Não há diferença no tempo de reestenose em pacientes submetidos à comissurotomia mitral aberta e à valvoplastia por cateter-balão. Não podemos dizer que é uma complicação, e sim a evolução natural da valva mitral após intervenção. Nova valvoplastia mitral pode ser realizada se o escore ecocardiográfico de Wilkins for favorável, mas na maioria dos pacientes com reestenose mitral o escore é alto, indicando assim cirurgia cardíaca. As próteses mitrais biológicas podem sofrer, com o tempo, falência de seus folhetos ou estenose, mas uma estenose de prótese mitral não pode ser referida como reestenose mitral, por serem de entidades clínicas diferentes. A cirurgia cardíaca não é mais difícil em uma reestenose mitral, embora em uma reestenose raramente se consiga cirurgia conservadora (plástica valvar), sendo em geral necessário o implante de prótese mitral. A reestenose mitral não tem nada em comum com o quadro febril típico da endocardite infecciosa. A endocardite infecciosa pode causar insuficiência valvar aguda, e não estenose. Assim, a alternativa b é a mais correta das afirmações.

59. O sopro da insuficiência mitral diminui com ortostatismo ou com manobra de Valsalva, pois ambas (manobras) diminuem a pré-carga (o ortostatismo diminui a pré-carga por diminuição do retorno venoso, e a manobra de Valsalva por aumentar a pressão intratorácica e assim diminuir o retorno venoso). A questão pede o diagnóstico diferencial principalmente com miocardiopatia hipertrófica, com obstrução da via de saída do VE, cujo sopro piora com ortostatismo e Valsalva (com estas manobras há diminuição do tamanho do VE, o que piora a obstrução da via de saída do VE). Resposta e.

60. O prolapso de valva mitral é entidade extremamente comum, podendo ocorrer em até 10% da população. Já foi muito associado à ansiedade e à síndrome do pânico, mas o mais provável é que pacientes ansiosos e/ou com síndrome do pânico sejam mais investigados que a população em geral, e por isso seja feito mais frequentemente o diagnóstico de prolapso de valva mitral. A existência da chamada "síndrome do prolapso de valva mitral", com ansiedade, palpitações, dor precordial, inversão de onda T nas derivações II, III e AVF no eletrocardiograma e associação com escoliose e *pectus escavatum* é cada vez mais questionada. Pacientes assintomáticos com prolapso de valva mitral, sem arritmias ao eletrocardiograma e sem sinais de insuficiência mitral têm excelente prognóstico e devem ser encorajados a levar vida normal. Resposta a.

61. Todos os achados referidos na questão fazem parte do quadro clínico da insuficiência tricúspide importante. Sintomas de insuficiência cardíaca direita (como hepatomegalia dolorosa, ascite, edema de MMII) podem ocorrer comumente. Em casos mais graves, pode ocorrer até B3 de ventrículo direito. Entretanto, o sinal mais útil para o diagnóstico da insuficiência tricúspide e diferenciação desta da insuficiência mitral é o sinal de Rivero-Carvallo, que é o aumento do sopro durante a inspiração, denotando sua origem como de câmaras cardíacas direitas. Lembramos que cianose e baqueteamento digital não fazem parte do quadro clínico da insuficiência tricúspide, pois não há cianose nesta valvopatia. Resposta b.

62. Para próteses mecânicas mitrais, o INR objetivo é entre 2,5 e 3,5. Para próteses aórticas mecânicas ou pacientes com fibrilação atrial, o INR deve ser mantido entre 2 e 3. Resposta b.

63. A valvoplastia mitral por cateter-balão é a terapêutica de escolha para qualquer paciente portador de estenose mitral, por ter resultados semelhantes à comissurotomia mitral aberta e significativa redução de morbimortalidade em relação à cirurgia. Entretanto, só podem ser submetidos à valvoplastia por cateter-balão pacientes com escore de Wilkins (o termo escore de Block-Palácios é incorreto) inferior a 8, e ainda se o aparelho subvalvar não possuir escore superior a 2. O escore para valvoplastia envolve análise morfológica pormenorizada da valva mitral (mobilidade, espessamento, calcificação e aparelho subvalvar).

A indicação de intervenção na estenose mitral ocorre quando o paciente desenvolve quadro de insuficiência cardíaca (direita ou esquerda) decorrente da valvopatia, ou seja, quando se torna sintomático. Área valvar, por planimetria ou *pressure half-time* (traduzido como "meia-vida pressórica" na questão) não é indicação cirúrgica em nenhum paciente. Em realidade, imediatamente após valvoplastia percutânea por balão, a mais adequada técnica de avaliação da área mitral é a planimetria, pois podem ocorrer alterações na contração atrial e, assim, no fluxo transvalvar mitral. Resposta d.

64. A presença de clique protossistólico de ejeção em pacientes com estenose aórtica é típica de estenose aórtica causada por aorta bicúspide. Geralmente é clique de alta frequência e amplitude e desaparece quando a valva está imóvel por calcificação. Resposta e.

65. A doença de Paget é causa infrequente de estenose aórtica, mas até 39% dos pacientes com Paget podem ter estenose aórtica. Devemos nos lembrar de que hoje não dizemos mais que a estenose aórtica do idoso é causada por calcificação e degeneração relacionadas com faixa etária, e sim por aterosclerose. Febre reumática e artrite reumatoide, classicamente, afetam a valva aórtica. A síndrome carcinoide causa predominantemente insuficiência valvar, em especial insuficiência mitral. Resposta a.

66. Pacientes com insuficiência aórtica, assintomáticos e com boa função ventricular esquerda têm prognóstico favorável e podem assim ser seguidos clinicamente. A presença de sintomas indica intervenção cirúrgica para pacientes com insuficiência aórtica. Disfunção ventricular esquerda, que usualmente é sintomática, também é indicação cirúrgica classe I. Enquanto aguardam cirurgia, pacientes sintomáticos podem ter seus sintomas revertidos com o uso de digitais, diuréticos e vasodilatadores, preferencialmente os inibidores da enzima conversora de angiotensina. Os vasodilatadores são importantes na redução da pós-carga, pois a IAo causa sobrecarga de volume-pressão ao ventrículo esquerdo.

Em geral, a indicação cirúrgica na IAo é dada pela presença de sintomas, e embora a literatura descreva alguns parâmetros ecocardiográficos como diâmetro diastólico do VE maior que 75 mm, diâmetro sistólico do VE maior que 55 mm e fração de ejeção diminuída, na prática não indicamos cirurgia em paciente assintomático apenas por uma medida maior que estes valores de corte. A alteração do VE na insuficiência aórtica, com aumento de sua esfericidade, pode dificultar as medidas ecocardiográficas, e assim devemos analisar criticamente estas medidas antes de indicar cirurgia só pelos valores numéricos.

Esta questão pode ser facilmente respondida se atentarmos para a palavra "sintomático". Pacientes sintomáticos, mesmo com disfunção ventricular grave, beneficiam-se da correção da insuficiência aórtica. Resposta c.

67. O quadro clínico descrito é típico de pacientes com estenose mitral (ainda mais com história de febre reumática na infância). Nesta valvopatia não há sobrecarga de volume ou pressão ao ventrículo esquerdo, assim estes pacientes possuem área cardíaca pequena, geralmente com sinais de hipertensão pulmonar ou aumento do ventrículo direito, e sinais de aumento de átrio esquerdo, como o sinal da bailarina ou o duplo contorno à direita. A estenose mitral gera sopro diastólico em ruflar. Resposta d.

69. O prolapso de valva mitral é entidade extremamente comum, podendo ocorrer em até 10% da população. Já foi muito associado à ansiedade e à síndrome do pânico, mas o mais provável é que pacientes ansiosos e/ou com síndrome do pânico sejam mais investigados que a população em geral, e por isso seja feito mais frequentemente o diagnóstico de prolapso de valva mitral. A existência da chamada "síndrome do prolapso de valva mitral", com ansiedade, palpitações, dor precordial, inversão de onda T nas derivações II, III e AVF no eletrocardiograma e associação com escoliose e *pectus escavatum* é cada vez mais questionada. Pacientes assintomáticos com prolapso de valva mitral, sem arritmias ao eletrocardiograma e sem sinais de insuficiência mitral têm excelente prognóstico, pelo que devem ser encorajados a levar vida normal.

A ausculta cardíaca revela em geral *click* protomesossistólico, com ou sem sopro mesotelessistólico regurgitativo. Só pacientes com achados propedêuticos compatíveis com PVM devem ser submetidos ao ecocardiograma, para avaliar a morfologia da valva e eventual regurgitação mitral associada. A maior frequência do PVM em mulheres parece estar relacionada à maior incidência de ansiedade no sexo feminino, que as leva mais frequentemente a realizar ecocardiograma e assim têm mais diagnóstico de PVM. Entretanto, o PVM de maior gravidade é aquele que ocorre em homens com mais de 40 anos. Assim, a alternativa incorreta é a d.

70. Raramente indica-se cirurgia para insuficiência tricúspide isolada. A insuficiência tricúspide em geral é consequência de hipertensão pulmonar, tendo a função fisiológica de diminuir a pós-carga ao ventrículo direito, garantindo assim a preservação da função deste. Febre reumática, principalmente com estenose mitral, é causa de insuficiência tricúspide secundária a aumento do VD, enquanto que a própria FR, anomalia de Ebstein e síndrome carcinoide são causas de insuficiência tricúspide primária. Assim, não se indica cirurgia para pacientes assintomáticos e sem hipertensão pulmonar. Endocardite em valva tricúspide ocorre com frequência em drogadictos, geralmente por *Staphylococcus aureus*. Estes pacientes toleram bem a excisão valvar total, sem substituição imediata. A anuloplastia tricúspide (técnica de De Vega) deve ser realizada em pacientes com estenose mitral grave, nos com hipertensão pulmonar e nos submetidos a cirurgia de troca mitral. Resposta a.

71. Realmente, não se repete rotineiramente ecocardiografia em pacientes com prolapso de valva mitral sem insuficiência mitral. Até 2006, pacientes com PVM, com insuficiência, tinham indicação de profilaxia antibiótica para endocardite infecciosa. Pacientes assintomáticos com prolapso de valva mitral, sem arritmias ao eletrocardiograma e sem sinais de insuficiência mitral, têm excelente prognóstico, pelo que devem ser encorajados a levar vida normal.

Em geral, há indicação de profilaxia para endocardite infecciosa em toda situação em que há fluxo turbulento no endocárdio e/ou lesão valvar importante. As diretrizes de 2007 da *American Heart Association* (AHA), entretanto, preconizam profilaxia para EI nas seguintes situações (Classe IIb, nível de evidência B):

- Prótese valvar;
- Antecedente EI;
- Cardiopatia congênita;
- Cardiopatia cianótica não corrigida (mesmo com *shunt* ou conduíte paliativo).
- Cardiopatia congênita com correção total (cirurgia ou *device*) (por apenas seis meses após intervenção).
- Lesão residual no lugar ou próximo de *patch* ou *prostetic device* (inibição da endotelização).
- Transplantado cardíaco que desenvolve valvopatia.

Devemos conhecer a diretriz, mas aplicá-la criticamente. A diretriz parte do princípio de que endocardite em valva nativa é doença benigna, sem muitas complicações. Isso absolutamente não é verdade. As complicações da endocardite são muitas, e frequentemente fatais. Além disso, em seguimento no longo prazo, só 10% dos pacientes com endocardite prévia, após 15 anos, não desenvolveram nova endocardite, morreram ou necessitaram de troca valvar.

Pacientes com PVM e fibrilação atrial que sejam de baixo risco (sem outras comorbidades) e que nunca tenham tido evento embólico podem usar aspirina 200 mg ao dia como profilaxia ao tromboembolismo. Entretanto, pacientes de alto risco e aqueles que já tiveram evento embólico devem utilizar anticoagulação oral. Assim, a afirmativa da alternativa c está errada.

72. Uma paciente portadora de febre reumática, em uso de betabloqueadores, tipicamente é portadora de estenose mitral. Nesta valvopatia, o uso de betabloqueadores é especialmente indicado por diminuir a frequência cardíaca, aumentando assim o tempo de diástole, com melhora do enchimento do ventrículo esquerdo através da valva estenótica. Por ser sintomática e portadora de estenose mitral, esta paciente tem claramente indicação de intervenção na valva mitral.

A valvoplastia mitral por cateter-balão é a terapêutica de escolha para qualquer paciente portador de estenose mitral, por ter resultados semelhantes à comissurotomia mitral aberta e significativa redução de morbimortalidade em relação à cirurgia. Entretanto, só podem ser submetidos à valvoplastia por cateter-balão pacientes com escore de Wilkins inferior a 8, e ainda se o aparelho subvalvar não possuir escore superior a 2. O escore para valvoplastia envolve análise morfológica pormenorizada da valva mitral (mobilidade, espessamento, calcificação e aparelho subvalvar), sem nenhuma análise por Doppler. Nas fotografias apresentadas (notem que é uma questão americana, os ecos não foram feitos no Brasil), mostra-se um corte de quatro câmaras revelando valva mitral bastante espessada e grande imagem no AE sugestivo de trombo, e a segunda fotografia mostra um fluxo de Doppler através da valva mitral, demonstrando ausência de sístole atrial (paciente provavelmente está em fibrilação atrial), frequência cardíaca baixa e sinais de estenose mitral importante.

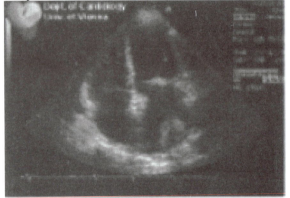

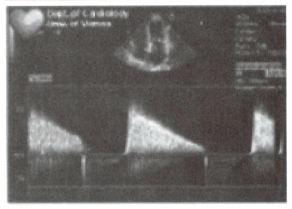

A presença de fibrilação atrial com trombo em AE contraindica a valvoplastia por balão, sendo indicada para este paciente comissurotomia mitral aberta com trombectomia. Resposta d.

73. Cirurgias conservadoras da valva mitral, embora estejam relacionadas com melhor prognóstico pós-operatório, podem ser mais trabalhosas no intraoperatório, aumentando assim o tempo de circulação extracorpórea e piorando o prognóstico imediato. Pacientes nos quais a insuficiência mitral é corrigida apresentam em geral importante melhora sintomática, mas realmente podem apresentar piora da função ventricular, pois a pós-carga ao VE é aumentada (na insuficiência mitral, o átrio esquerdo age como uma câmara de baixa pós-carga para o ventrículo esquerdo, assim pode manter ventrículos dilatados com função normal por longo período). Para garantir a função ventricular, é importante que o cirurgião preserve o folheto posterior da valva mitral e seu aparelho subvalvar quando do implante da prótese. Não indicamos cirurgia a pacientes assintomáticos, mesmo àqueles com tendência de melhor evolução no pós-operatório imediato, pelos riscos cirúrgicos e de mortalidade da prótese. Resposta e.

74. A estenose pulmonar causa dilatação de câmaras cardíacas direitas, provocando o aspecto em "bota" ou "tamanco holandês" na radiografia do tórax. À ausculta cardíaca, além do sopro sistólico ejetivo, que aumenta com a inspiração, podemos ter a presença de terceira bulha (B3 de VD), mas não quarta bulha, pois o VD não consegue atingir o grau necessário de hipertrofia para gerar B4. No pulso venoso, podemos ocasionalmente ver ondas V gigantes, por insuficiência tricúspide secundária à dilatação ventricular direita. Desta forma, apenas a alternativa III está correta. Resposta c.

75. Devemos ter cuidado na indicação de próteses biológicas ou mecânicas – enquanto a primeira proporciona qualidade de vida muito melhor que a metálica, pela ausência de anticoagulação oral, a metálica tem durabilidade maior. Entretanto, a anticoagulação oral necessita de colaboração contínua do paciente, motivo pelo qual devemos avaliar também sua condição social, aderência ao tratamento etc., antes de indicar prótese metálica. Pacientes em fase de crescimento podem ter degeneração e calcificação mais rápida de bioproteses, e assim damos preferência à cirurgia conservadora da valva e, na impossibilidade desta, prótese metálica. Na questão, temos duas indicações certas de prótese biológica: pacientes com contraindicação a tratamento anticoagulante perioperatório e a alternativa E, pacientes com mais de 65 anos, nos quais as bioproteses se deterioram mais lentamente. Pela própria formulação da questão, falando "quais bioproteses se deterioram mais lentamente", podemos deduzir que a alternativa preferida pelo examinador é a alternativa e.

76. Por se tratar de sobrecarga pura de pressão, a estenose aórtica gera hipertrofia concêntrica do VE, geralmente levando a VE pequeno e hipertrófico, sem cardiomegalia à radiografia de tórax. O eletrocardiograma, por este motivo, frequentemente mostra sobrecarga ventricular esquerda nesta valvopatia. A estenose aórtica não tem repercussão sobre a primeira bulha e, quando acontece desdobramento da segunda bulha (pelo aumento do tempo de ejeção), este é variável com a inspiração.

Os sintomas cardeais da insuficiência aórtica são angina, insuficiência cardíaca e síncope desencadeada por esforços. Todos esses sintomas indicam intervenção na valva aórtica, e não podemos dizer que qualquer um deles seja uma manifestação precoce da doença. Qualquer sintoma em paciente com estenose aórtica é considerado importante e indica necessidade de intervenção nesta valvopatia. Entretanto, como mostra o clássico trabalho de Ross et al. (*Circulation*, 1968), pacientes com insuficiência cardíaca apresentam o pior prognóstico, com média de dois anos de sobrevida. Todas as alternativas estão incorretas.

Doenças Valvares

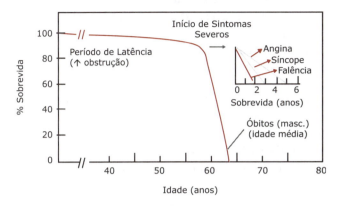

77. Pacientes com insuficiência aórtica, assintomáticos e com boa função ventricular esquerda têm prognóstico favorável e podem assim ser seguidos clinicamente. A presença de sintomas indica intervenção cirúrgica para pacientes com insuficiência aórtica. Disfunção ventricular esquerda, que usualmente é sintomática, também é indicação cirúrgica classe I. Enquanto aguardam cirurgia, pacientes sintomáticos podem ter seus sintomas revertidos com o uso de digitais, diuréticos e vasodilatadores, preferencialmente os inibidores da enzima conversora de angiotensina. Os vasodilatadores são importantes na redução da pós-carga, pois a IAo causa sobrecarga de volume-pressão ao ventrículo esquerdo.

Em geral, a indicação cirúrgica na IAo é dada pela presença de sintomas, e embora a literatura descreva alguns parâmetros ecocardiográficos como diâmetro diastólico do VE maior que 75 mm, diâmetro sistólico do VE maior que 55 mm e fração de ejeção diminuída, na prática não indicamos cirurgia em paciente assintomático apenas por uma medida maior que estes valores de corte. A alteração do VE na insuficiência aórtica, com aumento de sua esfericidade, pode dificultar as medidas ecocardiográficas, e assim devemos analisar criticamente estas medidas antes de indicar cirurgia só pelos valores numéricos.

Pacientes sintomáticos, mesmo com disfunção ventricular grave, se beneficiam-se da correção da insuficiência aórtica. A angina na insuficiência aórtica pode ser causada tanto pelo aumento da massa miocárdica quanto pela diminuição da pressão diastólica com consequente diminuição da pressão de perfusão coronariana.

Nesta questão, a única indicação de troca valvar aórtica que não é classe I é a correção quando da revascularização miocárdica, que é classe IIa, mas mesmo assim deve ser realizada. Resposta e.

78. Pacientes com insuficiência aórtica, assintomáticos e com boa função ventricular esquerda têm prognóstico favorável e podem assim ser seguidos clinicamente. A presença de sintomas indica intervenção cirúrgica para pacientes com insuficiência aórtica. Disfunção ventricular esquerda, que usualmente é sintomática, também é indicação cirúrgica classe I. Enquanto aguardam cirurgia, pacientes sintomáticos podem ter seus sintomas revertidos com o uso de digitais, diuréticos e vasodilatadores, preferencialmente os inibidores da enzima conversora de angiotensina. Os vasodilatadores são importantes na redução da pós-carga, pois a IAo causa sobrecarga de volume-pressão ao ventrículo esquerdo.

Em geral, a indicação cirúrgica na IAo é dada pela presença de sintomas, e embora a literatura descreva alguns parâmetros ecocardiográficos como diâmetro diastólico do VE maior que 75 mm, diâmetro sistólico do VE maior que 55 mm e fração de ejeção diminuída, na prática não indicamos cirurgia em paciente assintomático apenas por uma medida maior que estes valores de corte. A alteração do VE na insuficiência aórtica, com aumento de sua esfericidade, pode dificultar as medidas ecocardiográficas, e assim devemos analisar criticamente estas medidas antes de indicar cirurgia só pelos valores numéricos.

Neste paciente, entretanto, podemos usar estes valores como indicativos de IAo grave. Se o paciente é sintomático e possui fração de ejeção inferior a 50%, diâmetro diastólico final do ventrículo esquerdo superior a 70 mm e diâmetro sistólico final do ventrículo esquerdo superior a 50 mm, a IAo não é moderada, e sim grave, tendo o paciente indicação cirúrgica. Resposta b.

79. O fenômeno de Gallavardin é causado por irradiações de alta frequência provenientes da valva aórtica. Desta forma, em foco aórtico e aórtico acessório, auscultamos um sopro sistólico rude e ejetivo, e na ponta (foco mitral) podemos auscultar um sopro de alta frequência, suave, mas ainda em crescendo e decrescendo. O fenômeno de Gallavardin se manifesta quando temos valvas aórticas muito calcificadas e estas vibram com a passagem do sangue na sístole. Resposta b.

80. A manobra ilustrada na questão é clássica para melhorar a ausculta de sopros de base, geralmente sopros aórticos ou ocasionalmente pulmonares. Desta maneira, a manobra pode ser usada tanto para melhorar a ausculta de sopros sistólicos tênues quanto de sopros diastólicos de difícil ausculta. As alternativas a e b estão corretas.

81. Ainda há polêmica se o sexo feminino tem pior prognóstico na EAo. Alguns trabalhos acham que sim, e que isso se justifica pelo fato de as mulheres terem VE menores e mais hipertróficos que os homens. Outros argumentam que esta diferença é atribuível a indicação cirúrgica mais tardia em mulheres. A presença de FA, hipertensão arterial e ICC grave pioram o prognóstico pós-operatório na EAo. Dos itens listados, apenas a fração de ejeção superior a 50% não se correlaciona a mau prognóstico após troca valvar. Resposta a.

82. Aqui temos uma típica visão antiga dos vasodilatadores na IAo. Em questões mais antigas, favorecia-se muito o uso de nifedipina como vasodilatador para pacientes com IAo pelo trabalho de Sconamiglio e cols., que demonstrou que nifedipina prolongava o período assintomático e postergava a cirurgia em pacientes com IAo. Entretanto, tais dados foram contestados pelo trabalho mais recente de Evangelista e cols. (2007), que não demonstrou diferença na evolução de pacientes com IAo com o uso de vasodilatadores (nifedipina ou enalapril) ou placebo. Desta forma, hoje vemos os vasodilatadores na IAo como drogas úteis para controle dos sintomas, mas sem propriedades de prolongar o período assintomático nem postergar o tratamento cirúrgico.

O uso de vasodilatadores em pacientes assintomáticos com IAo não é recomendado, pois pode mascarar o aparecimento dos sintomas de insuficiência cardíaca, fazendo com que a indicação cirúrgica fique mais difícil. Atualmente, o uso de vasodilatadores deve ser feito em pacientes sintomáticos com indicação cirúrgica, apenas para alívio dos sintomas. Resposta, na época, b. Hoje, não há resposta para esta questão.

83. Devemos ter cuidado na indicação de próteses biológicas ou mecânicas – enquanto a primeira proporciona qualidade de vida muito melhor que a metálica, pela ausência de anticoagulação oral, a metálica tem durabilidade maior. Entretanto, a anticoagulação oral necessita de colaboração contínua do paciente, motivo pelo qual devemos avaliar também sua condição social, a aderência ao tratamento etc., antes de indicar prótese metálica.

Homem de 72 anos de idade com angiodisplasia como comorbidade - não pode ser anticoagulado, portanto prótese biológica.

Nulípara de 28 anos de idade pretendendo gestar - gestação com o uso de anticoagulante oral é extremamente difícil e mórbida, assim prótese biológica.

Paciente com fibrilação atrial crônica com 68 anos de idade - se o paciente necessita de anticoagulação oral ou fibrilação atrial, faz sentido a prótese mecânica.

Paciente masculino com 80 anos de idade - provavelmente a vida útil da prótese biológica é maior que a expectativa de vida do paciente – prótese biológica.

Mulher de 54 anos de idade com história prévia de tromboembolismo e trombose venosa profunda - tem indicação absoluta de anticoagulação, assim, prótese metálica. Resposta b.

84. Acometimento da valva pulmonar é raro e geralmente relacionado a cardiopatias congênitas, como a estenose pulmonar congênita ou a insuficiência pulmonar (doença mais comum da valva pulmonar, que pode ser primária ou secundária à dilatação da a. pulmonar), e valvopatia pulmonar pós-correção de tetralogia de Fallot. Nesta última cardiopatia, quando da correção cirúrgica total, a ampliação da via de saída do ventrículo direito frequentemente leva a insuficiência pulmonar, mas esta é usualmente tolerada por longos períodos, sem descompensação cardíaca. Pacientes com estenose pulmonar congênita são tratados preferencialmente por valvoplastia por cateter-balão, com bons resultados. Quando for necessária a substituição da valva pulmonar, a prótese de escolha é em geral biológica ou homoenxerto, pois esses substitutos valvares têm durabilidade aumentada no lado direito, por se tratar de território de baixa pressão. Deste modo, não devemos em geral implantar próteses metálicas em valva pulmonar. A incorreta é a Resposta c.

85. Nesta questão a melhor alternativa seria "nenhuma das anteriores". A melhor maneira de prevenir eventos embólicos antes da cardioversão de um paciente com fibrilação atrial e estenose mitral é realizar um ecocardiograma transesofágico e definir se há ou não trombos atriais. Na prática clínica, nunca realizaríamos a cardioversão em um paciente com fibrilação atrial sem o ecocardiograma transesofágico mostrando ausência de trombos. Aliás, a própria cardioversão é controversa neste paciente, pois a fibrilação atrial em paciente com estenose mitral é marcador de evolução natural da doença avançada, e normalmente não é reversível com cardioversão elétrica.

A única droga das listadas, que poderia prevenir evento embólico, é a anticoagulação oral com warfarina, mas reiteramos: nunca este paciente seria cardiovertido sem um ecocardiograma transesofágico. Resposta b.

86. Pacientes sintomáticos com estenose mitral realmente têm prognóstico bastante ruim, como podemos ver no gráfico a seguir (retirado de *Cardiol. Clin.*, 1991, v. 2, p. 229):

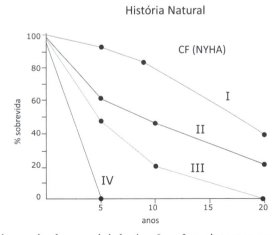

A área mitral normal é de 4 a 6 cm², e sintomas em geral se iniciam com áreas valvares menores que 1 cm²/m² (desta forma, esta afirmativa está errada na questão).

A estenose mitral é a valvopatia que, por excelência, causa hipertensão acentuada em câmaras direitas. Pacientes com EMi podem desenvolver hipertensão pulmonar importante, que clinicamente manifesta-se por sintomas de insuficiência cardíaca direita, como hepatomegalia, edema e ascite. Em pacientes com hipertensão pulmonar importante pode ocorrer dilatação importante do ventrículo direito, com insuficiência tricúspide importante decorrente da dilatação do anel tricúspide. O aparecimento da insuficiência tricúspide diminui a pós-carga ao ventrículo direito, fazendo com que a função do VD fique relativamente preservada.

Rouquidão associada com estenose mitral (denominada síndrome de Ortner) é causada por compressão do nervo laríngeo recorrente pelo brônquio-fonte esquerdo contra a aorta. Na verdade, quem comprime o nervo laríngeo recorrente não é o átrio esquerdo, e sim o brônquio-fonte esquerdo, que é deslocado cranialmente pela dilatação atrial esquerda, fazendo o chamado "sinal da bailarina" na radiografia de tórax. Resposta c.

87. Aqui temos uma questão que trata basicamente de propedêutica, mas com algumas omissões no enunciado. Pela classificação de Levine, sopro 4+/6+ é aquele que tem presença de frêmito sistólico; desta forma, trata-se certamente de valvopatia hemodinamicamente importante. O examinador mencionou desdobramento de B2, mas não detalhou se é um desdobramento fixo, fisiológico ou paradoxal de B2. Essa diferença é extremamente importante: desdobramentos fixos sugerem a presença de comunicação interatrial ou bloqueio de ramo; os desdobramentos paradoxais (B2 desdobrada na expiração e única na inspiração) denotam hipertensão pulmonar. O achado de desdobramento paradoxal de B2 pode ser comum na insuficiência mitral pelo desenvolvimento de hipertensão pulmonar.

A manobra de Valsalva diminui o sopro da insuficiência mitral pela diminuição da pré-carga ao ventrículo esquerdo, com diminuição do tamanho do VE, gerando melhor coaptação das cúspides da valva mitral e assim diminuindo a insuficiência mitral.

Estes pacientes frequentemente apresentam, ao eletrocardiograma, sobrecarga atrial esquerda (ou fibrilação atrial) e sobrecarga ventricular esquerda, pela sobrecarga volêmica ao VE.

A afirmativa incorreta na questão é dizer que, em função dos achados do exame físico, o paciente deve apresentar sintomas marcados de dispneia. O que define o aparecimento de sintomas **não** é a valvopatia em si ou sua importância, e sim a adaptação do átrio esquerdo, do ventrículo esquerdo e da periferia à sobrecarga de volume. Resposta e.

88. O prolapso de valva mitral é entidade extremamente comum, podendo ocorrer em até 10% da população. Já foi muito associado à ansiedade e à síndrome do pânico, mas o mais provável é que pacientes ansiosos e/ou com síndrome do pânico sejam mais investigados que a população em geral, e por isso seja feito mais frequentemente o diagnóstico de prolapso de valva mitral. A existência da chamada "síndrome do prolapso de valva mitral", com ansiedade, palpitações, dor precordial, inversão de onda T nas derivações II, III e AVF no eletrocardiograma e associação com escoliose e *pectus escavatum* é cada vez mais questionada. Pacientes assintomáticos, com prolapso de valva mitral, sem arritmias ao eletrocardiograma, e sem sinais de insuficiência mitral, têm excelente prognóstico, pelo que devem ser encorajados a levar vida normal.

Das indicações da questão, a única que se sustenta como realmente útil para diagnóstico de PVM é a da alternativa D, ou seja, avaliar repercussão hemodinâmica e definir a morfologia dos folhetos em pacientes com diagnóstico clínico de PVM. Resposta d.

89. Os sintomas cardeais da insuficiência aórtica são: angina, insuficiência cardíaca e síncope desencadeada por esforços. Todos estes sintomas indicam intervenção na valva aórtica, e não podemos dizer que qualquer um deles seja uma manifestação precoce da doença. Qualquer sintoma em paciente com estenose aórtica é considerado importante e indica necessidade de intervenção nesta valvopatia. Entretanto, como mostra o clássico trabalho de Ross et al. (*Circulation*, 1968), pacientes com insuficiência cardíaca apresentam o pior prognóstico, com média de dois anos de sobrevida. O risco de endocardite infecciosa na EAo parece ser algo maior em pacientes jovens, com valvas bicúspides e estenoses moderadas, sendo pouco frequente o achado de endocardite infecciosa em portadores de estenose aórtica aterosclerótica.

A afirmativa C está muito mal-formulada. Sim, a EAo aterosclerótica associa-se a calcificações na própria valva aórtica e pode causar, por turbilhonamento do sangue, a clivagem do fator de Von Willebrand, predispondo o paciente a sangramentos digestivos por angiodisplasias de cólon. Tal evento é conhecido como síndrome de Heidi, e nestes casos devemos corrigir primariamente a valva aórtica e, em segundo tempo, o cólon.

A presença de angina pode ser secundária a coronariopatia (a associação de coronariopatia com EAo aterosclerótica é frequente, principalmente em pacientes mais idosos) ou a aumento da necessidade de oxigênio pelo miocárdio hipertrofiado e redução da oferta pelas coronárias, devido à compressão extrínseca da sua porção intramiocárdica pelo VE hipertrofiado. Assim, a incorreta é a alternativa b.

90. Pacientes com insuficiência aórtica, assintomáticos, e com boa função ventricular esquerda têm prognóstico favorável e podem ser seguidos clinicamente. A presença de sintomas indica intervenção cirúrgica para pacientes com insuficiência aórtica. Disfunção ventricular esquerda, que usualmente é sintomática, também é indicação cirúrgica classe I. Enquanto aguardam cirurgia, pacientes sintomáticos podem ter seus sintomas revertidos com o uso de digitais, diuréticos e vasodilatadores, preferencialmente os inibidores da enzima conversora de angiotensina. Os vasodilatadores são importantes na redução da pós-carga, pois a IAo causa sobrecarga de volume-pressão ao ventrículo esquerdo.

Pacientes com doença primária da raiz da aorta podem ser tratados com correção da dilatação em geral ao realizar cirurgia conservadora da valva aórtica como técnica do remodelamento (Tirone-David), ou suspensão da valva aórtica nos casos de dissecção da aorta. Assim, todas as afirmativas estão corretas. Resposta e.

91. Aqui temos uma típica visão antiga dos vasodilatadores na IAo. Em questões mais antigas, favorecia-se muito o uso de nifedipina como vasodilatador para pacientes com IAo pelo trabalho de Sconamiglio e cols., que demonstrou que nifedipina prolongava o período assintomático e postergava a cirurgia em pacientes com IAo. Entretanto, tais dados foram contestados pelo trabalho mais recente de Evangelista e cols. (2007), que não demonstrou diferença na evolução de pacientes com IAo com o uso de vasodilatadores (nifedipina ou enalapril) ou placebo. Desta forma, hoje vemos os vasodilatadores na IAo como drogas úteis para controle dos sintomas, mas sem propriedades de prolongar o período assintomático nem postergar o tratamento cirúrgico.

O uso de vasodilatadores em pacientes assintomáticos com IAo não é recomendado, pois pode mascarar o aparecimento dos sintomas de insuficiência cardíaca, fazendo com que a indicação cirúrgica fique mais difícil. Atualmente, o uso de vasodilatadores deve ser feito em pacientes sintomáticos com indicação cirúrgica, apenas para alívio dos sintomas.

Desta forma, nesta questão, hoje as indicações que se sustentam para os vasodilatadores na IAo são:

a) manejo, a curto prazo, para melhoria do perfil hemodinâmico de pacientes com IAo e insuficiência cardíaca severa, com grave disfunção sistólica, enquanto aguardam cirurgia para troca valvar;

b) manejo, a longo prazo, com inibidores da enzima conversora da angiotensina de pacientes com disfunção sistólica persistente após troca valvar.

Em alguns pacientes, os vasodilatadores podem ser úteis, como nos que apresentam IAo e hipertensão. O diagnóstico de HAS em paciente com insuficiência aórtica é bastante difícil, pois a pressão sistólica está normalmente alta pelo aumento do débito cardíaco instantâneo. HAS em vigência de IAo é definida como pressão diastólica maior que 50 mmHg.

Não há resposta para esta questão.

92. A contraindicação clássica ao implante de balão intra-aórtico é a presença de insuficiência aórtica, pois o aumento de pressão causado pela insuflação do balão na diástole vai acentuar a regurgitação aórtica. As condições listadas nas alternativas restantes podem se beneficiar do uso do balão intra-aórtico. Resposta c.

93. A valvoplastia mitral por cateter-balão é a terapêutica de escolha para qualquer paciente portador de estenose mitral, por ter resultados semelhantes à comissurotomia mitral aberta e significativa redução de morbimortalidade em relação à cirurgia. Entretanto, só podem ser submetidos à valvoplastia por cateter-balão pacientes com escore de Wilkins inferior a 8, e ainda se o aparelho subvalvar não possuir escore superior a 2. Assim, pacientes com escores elevados, valvas rígidas e importante acometimento reumático do aparelho subvalvar não se beneficiam da valvoplastia por balão, sendo preferível a cirurgia nestes casos. Resposta d.

94. Esta questão é bastante polêmica, pois envolve cirurgia em paciente assintomático, com insuficiência mitral em duas de suas assertivas. Devemos evitar cirurgia em pacientes assintomáticos, pois quase sempre a morbimortalidade de uma prótese valvar é maior que a morbidade e a mortalidade da valvopatia assintomática. Mesmo em pacientes com anatomia favorável à plástica, como os portadores de prolapso do folheto posterior da VMi, com insuficiência importante, devemos nos lembrar sempre de que há a possibilidade de implante de prótese e, por isso, a cirurgia deve ser evitada nestes pacientes. A literatura americana menciona indicação cirúrgica se FEVE rebaixada ou diâmetro sistólico do VE for maior que 45 mm, mas essa indicação é classe IIa, ou seja, sujeita a críticas. O único paciente dos citados com indicação cirúrgica é o sintomático, ou seja, o da afirmativa A. Resposta a.

95. O prolapso de valva mitral é entidade extremamente comum, podendo ocorrer em até 10% da população. Já foi muito associado à ansiedade e à síndrome do pânico, mas o mais provável é que pacientes ansiosos e/ou com síndrome do pânico sejam mais investigados que a população em geral, e por isso seja feito mais frequentemente o diagnóstico de prolapso de valva mitral. A existência da chamada "síndrome do prolapso de valva mitral", com ansiedade, palpitações, dor precordial, inversão de onda T nas derivações II, III e AVF no eletrocardiograma e associação com escoliose e *pectus escavatum* é cada vez mais questionada. Pacientes assintomáticos com prolapso de valva mitral, sem arritmias ao eletrocardiograma e sem sinais de insuficiência mitral têm excelente prognóstico, pelo que devem ser encorajados a levar vida normal. Na ausculta cardíaca, a manobra de Valsalva diminui o tamanho do ventrículo e assim afasta de B1 o *click* do prolapso de valva mitral. A taquicardia mais associada ao PVM é a taquicardia sinusal, talvez por ansiedade, e não propriamente pelo PVM. Assim, a incorreta é a b.

96. Com base na fotografia de ecocardiograma dada na questão, é impossível decidir a indicação cirúrgica pelo exame. Da mesma forma, o escore para valvoplastia envolve análise morfológica pormenorizada da valva mitral (mobilidade, espessamento, calcificação e aparelho subvalvar), sem nenhuma análise por Doppler. A única informação que podemos dizer do ecocardiograma apresentado na questão é que existe fluxo reverso em veias pulmonares, sugestivo de insuficiência mitral importante e que, assim, contraindica a valvoplastia por balão.

Apenas com base no quadro clínico da paciente (estenose mitral sintomática) e considerando-se a área valvar crítica (0,9 cm²), podemos tranquilamente indicar intervenção a esta paciente. Pela insuficiência mitral importante, devemos indicar cirurgia cardíaca, com troca ou plástica valvar. Resposta d.

97. Os sintomas cardeais da insuficiência aórtica são: angina, insuficiência cardíaca e síncope desencadeada por esforços. Todos esses sintomas indicam intervenção na valva aórtica, e não podemos dizer que qualquer um deles seja uma manifestação precoce da doença. Qualquer sintoma em paciente com estenose aórtica é considerado importante e indica necessidade de intervenção nesta valvopatia. Entretanto, como mostra o clássico trabalho de Ross et al. (*Circulation*, 1968), pacientes com insuficiência cardíaca apresentam o pior prognóstico, com média de dois anos de sobrevida. Resposta b.

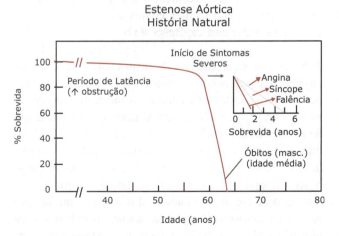

98. Aqui temos uma típica visão antiga dos vasodilatadores na IAo. Em questões mais antigas, favorecia-se muito o uso de nifedipina como vasodilatador para pacientes com IAo pelo trabalho de Sconamiglio e cols., que demonstrou que nifedipina prolongava o período assintomático e postergava a cirurgia em pacientes com IAo. Entretanto, tais dados foram contestados pelo trabalho mais recente de Evangelista e cols. (2007), que não demonstrou diferença na evolução de pacientes com IAo com o uso de vasodilatadores (nifedipina ou enalapril) ou placebo. Desta forma, hoje vemos os vasodilatadores na IAo como drogas úteis para controle dos sintomas, mas sem propriedades de prolongar o período assintomático nem postergar o tratamento cirúrgico.

O uso de vasodilatadores em pacientes assintomáticos com IAo não é recomendado, pois pode mascarar o aparecimento dos sintomas de insuficiência cardíaca, fazendo com que a indicação cirúrgica fique mais difícil. Atualmente, o uso de vasodilatadores deve ser feito em pacientes sintomáticos com indicação cirúrgica, para alívio dos sintomas apenas.

Desta forma, nesta questão, hoje as indicações que se sustentam para os vasodilatadores na IAo são:

a) manejo a curto prazo para melhoria do perfil hemodinâmico de pacientes com IAo e insuficiência cardíaca severa, com grave disfunção sistólica, enquanto aguardam cirurgia para troca valvar;

d) manejo a longo prazo, com inibidores da enzima conversora da angiotensina de pacientes com disfunção sistólica persistente após troca valvar.

Em alguns pacientes os vasodilatadores podem ser úteis, como no paciente com IAo e hipertensão. O diagnóstico de HAS em paciente com insuficiência aórtica é bastante difícil, pois a pressão sistólica está normalmente alta pelo aumento do débito cardíaco instantâneo. HAS em vigência de IAo é definida como pressão diastólica maior que 50 mmHg.

Com o conhecimento atual, não há resposta para esta questão.

99. Aqui temos paciente portador de estenose mitral leve/moderada, que pode estar sintomático, por causa da elevada frequência cardíaca. No ciclo cardíaco o tempo de sístole é constante, e o tempo de diástole depende da frequência cardíaca, ou seja: quanto maior a frequência cardíaca, menor o tempo de diástole. Dessa forma, um paciente com estenose mitral leve (área de 21 cm² e átrio esquerdo pequeno) como o descrito pode estar sintomático se a frequência cardíaca estiver elevada. Este paciente, em princípio, não tem indicação de intervenção, podendo ser bem controlado com dieta hipossódica e diminuição da frequência cardíaca, por exemplo, com betabloqueadores. Resposta b.

100. O próprio enunciado da questão denota que nossa conduta foi correta – o paciente conseguiu ficar dez anos sem intervenção cirúrgica ou percutânea. Com a piora dos sintomas, tornou-se necessário realizar valvoplastia por cateter-balão ou comissurotomia cirúrgica.

A valvoplastia mitral por cateter-balão é a terapêutica de escolha para qualquer paciente portador de estenose mitral, por ter resultados semelhantes à comissurotomia mitral aberta e significativa redução de morbimortalidade em relação à cirurgia. Entretanto, só podem ser submetidos à valvoplastia por cateter-balão pacientes com escore de Wilkins inferior a 8, e ainda se o aparelho subvalvar não possuir escore superior a 2.

Como nosso paciente tem escore maior que 8, a indicação é cirurgia, não necessariamente para troca de valva mitral, mas para comissurotomia mitral (uma forma de cirurgia conservadora da valva mitral). Como o paciente se encontra em fibrilação atrial, é interessante anticoagulá-lo no período perioperatório. O paciente deve continuar anticoagulado no pós-operatório se persistir a fibrilação atrial. Resposta a.

101. A história natural da estenose mitral depende fundamentalmente do número de surtos, sintomáticos ou não, de febre reumática que o indivíduo sofre. Um paciente que tem poucos surtos de FR vai ter uma fase assintomática excepcionalmente longa de estenose mitral, podendo tornar-se sintomático apenas com mais de 60 anos de idade, enquanto um paciente com repetidos surtos de FR pode se tornar sintomático logo após a adolescência. Alguns estudos antigos associavam diferenças geográficas na evolução de pacientes com estenose mitral, mas hoje sabemos que as diferenças são mais relacionadas às condições socioeconômicas do que propriamente à geografia ou ao clima da região. Como a condição socioeconômica do paciente é o maior preditor do desenvolvimento de repetidos surtos de FR, quanto mais pobre a região considerada, pior a evolução da doença reumática e da estenose mitral. Isso levou muitos estudos a considerar que a estenose mitral se desenvolveria mais rapidamente em climas tropicais, quando a real causa deste fenômeno é a baixa condição socioeconômica da maioria dos países localizados em climas tropicais. Resposta b.

102. O sopro da insuficiência mitral diminui com ortostatismo ou com manobra de Valsalva, pois ambas as manobras diminuem a pré-carga (o ortostatismo diminui a pré-carga por diminuição do retorno venoso, e a manobra de Valsalva por aumentar a pressão intratorácica e assim diminuir o retorno venoso). A questão pede o diagnóstico diferencial, principalmente com miocardiopatia hipertrófica com obstrução da via de saída do VE, cujo sopro piora com ortostatismo e Valsalva (com estas manobras, há diminuição do tamanho do VE, o que piora a obstrução da via de saída do VE). Na insuficiência mitral, a diminuição do tamanho do VE aproxima as cúspides da mitral, diminuindo a insuficiência mitral e melhorando o sopro cardíaco. Resposta c.

103. Todos os pacientes listados têm indicação precisa de anticoagulação oral com warfarina. Dois deles já tiveram eventos embólicos, e o terceiro (paciente B) tem fibrilação atrial e insuficiência mitral, ou seja, tem fibrilação atrial com cardiopatia estrutural. Só se houvesse contraindicação de warfarina a este paciente, como impossibilidade de controle de INR, baixa aderência ao tratamento ou impossibilidade de compreensão da complexidade do tratamento não recomendaríamos o uso dos anticoagulantes orais. A aspirina pode ser usada para pacientes de baixo risco, isto é, sem cardiopatia estrutural e/ou sem embolia prévia.

Só uma ressalva: o examinador não mencionou se o paciente C teve um AVC isquêmico ou hemorrágico. Um paciente com AVC isquêmico tem indicação precisa de anticoagulação. Em pacientes com AVCis extensos, devemos evitar a anticoagulação nas primeiras semanas pelo risco de transformação hemorrágica, e em pacientes com AVCs hemorrágicos devemos estudar com cuidado o caso – se tratar-se de um AVC embólico isquêmico, com posterior transformação hemorrágica, podemos e devemos anticoagular o paciente com 21 dias de AVC, mas se o paciente teve um AVCH ou sangramento intraparenquimatoso, não devemos anticoagular, pois pode ser sangramento cerebral de outra etiologia (MAV, aneurisma etc.). Resposta b.

104. A valvoplastia aórtica foi abandonada por altíssimas taxas de reestenose, mais de 50% em seis meses em pacientes com estenose aórtica aterosclerótica. A técnica foi abandonada recentemente, só tendo uso em crianças, nas quais o resultado da valvoplastia por balão não tenha sido efetiva, em especial na estenose aórtica congênita não calcificada. Só muito recentemente a valvoplastia aórtica foi retomada, como técnica envolvida no implante percutâneo de valva aórtica. Resposta b.

105. Os sintomas cardeais da insuficiência aórtica são: angina, insuficiência cardíaca e síncope desencadeada por esforços. Todos esses sintomas indicam intervenção na valva aórtica, e não podemos dizer que qualquer um deles seja uma manifestação precoce da doença. Qualquer sintoma em paciente com estenose aórtica é considerado importante e indica necessidade de intervenção nesta valvopatia. A troca valvar aórtica é o tratamento cirúrgico de escolha na maioria dos adultos com estenose aórtica aterosclerótica, já que a plástica valvar aórtica tem resultados ruins nestes pacientes. Atualmente uma alternativa para pacientes portadores de estenose aórtica sintomática e alto risco cirúrgico é o implante percutâneo de prótese aórtica.

Por se tratar de sobrecarga pura de pressão, a estenose aórtica gera hipertrofia concêntrica do VE, assim geralmente levando a VE pequeno e hipertrófico, sem cardiomegalia à radiografia de tórax. O eletrocardiograma, por este motivo, frequentemente mostra sobrecarga ventricular esquerda nesta valvopatia. A estenose aórtica não tem repercussão sobre a primeira bulha e, quando acontece desdobramento da segunda bulha (pelo aumento do tempo de ejeção), esse é variável com a inspiração. Resposta b.

106. Pacientes com insuficiência aórtica, assintomáticos e com boa função ventricular esquerda têm prognóstico favorável e podem assim ser seguidos clinicamente. A presença de sintomas indica intervenção cirúrgica para pacientes com insuficiência aórtica. Enquanto aguardam cirurgia, pacientes sintomáticos podem ter seus sintomas revertidos com o uso de digitais, diuréticos e vasodilatadores, preferencialmente os inibidores da enzima conversora de angiotensina. Os vasodilatadores são importantes na redução da pós-carga, pois a IAo causa sobrecarga de volume-pressão ao ventrículo esquerdo.
Em questões mais antigas, favorecia-se muito o uso de nifedipina como vasodilatador para pacientes com IAo pelo trabalho de Sconamiglio e cols., que demonstrou que nifedipina prolongava o período assintomático e postergava a cirurgia em pacientes com IAo. Entretanto, tais dados foram contestados pelo trabalho mais recente de Evangelista e cols. (2007), que não demonstrou diferença na evolução de pacientes com IAo com o uso de vasodilatadores (nifedipina ou enalapril) ou placebo. Desta forma, hoje vemos os vasodilatadores na IAo como drogas úteis para controle dos sintomas, mas sem propriedades de prolongar o período assintomático nem postergar o tratamento cirúrgico. Resposta d.

107. A valvoplastia mitral por cateter-balão é a terapêutica de escolha para qualquer paciente portador de estenose mitral, por ter resultados semelhantes à comissurotomia mitral aberta e significativa redução de morbimortalidade em relação à cirurgia. Entretanto, só podem ser submetidos à valvoplastia por cateter-balão pacientes com escore de Wilkins inferior a 8, e ainda se o aparelho subvalvar não possuir escore superior a 2. Assim, pacientes com escores elevados, valvas rígidas e importante acometimento reumático do aparelho subvalvar não se beneficiam da valvoplastia por balão, sendo preferível a cirurgia nestes casos. Resposta b.

108. A causa de mais de 97% dos casos de estenose mitral, em qualquer casuística, é a febre reumática. A estenose mitral é a sequela valvar mais característica da FR. Podemos fazer o diagnóstico de febre reumática em um paciente só pelo achado de estenose mitral, mesmo que ele não tenha tido quadro característico de FR na infância ou adolescência. Resposta b.

109. A arritmia cardíaca mais comum nas doenças mitrais é a fibrilação atrial, que ocorre devido à dilatação atrial esquerda e à desorganização das fibras atriais. Sinais clínicos e radiológicos de hipertensão pulmonar são mais comuns na insuficiência mitral aguda, pois a complacência atrial esquerda é baixa, fazendo com que qualquer regurgitação mitral cause aumento de pressão em veias pulmonares e, assim, congestão pulmonar. Na insuficiência mitral crônica, o átrio esquerdo ganha complacência, amortece o jato regurgitante e faz com que não haja aumento de pressão venocapilar pulmonar mesmo com regurgitação mitral importante. Por isso, pacientes com insuficiência mitral importante podem ser completamente assintomáticos ou apresentar apenas sintomas relacionados a baixo débito cardíaco. Resposta e.

110. Pacientes portadores de dupla lesão mitral pelos *guidelines* de 2007 não necessitam mais realizar profilaxia para endocardite infecciosa, mas mesmo assim devemos continuar a realizá-la. Dos procedimentos citados na questão, apenas o cateterismo cardíaco não causa bacteremia significativa e pode ser dispensado da profilaxia.
Em geral, há indicação de profilaxia para endocardite infecciosa em toda situação em que há fluxo turbulento no endocárdio e/ou lesão valvar importante. As diretrizes de 2007 da *American Heart Association* (AHA), entretanto, preconizam profilaxia para EI nas seguintes situações (Classe IIb, nível de evidência B):
- Prótese valvar;
- Antecedente EI;
- Cardiopatia congênita;
- Cardiopatia cianótica não corrigida (mesmo com *shunt* ou conduíte paliativo);
- Cardiopatia congênita com correção total (cirurgia ou *device*) (por apenas seis meses após intervenção);
- Lesão residual no lugar ou próximo de *patch* ou *prostetic device* (inibição da endotelização);
- Transplantado cardíaco que desenvolve valvopatia;

Devemos conhecer a diretriz, mas aplicá-la criticamente. A diretriz parte do princípio de que endocardite em valva nativa é doença benigna, sem muitas complicações. Isso absolutamente não é verdade; as complicações da endocardite são muitas, e frequentemente fatais. Além disso, em seguimento no longo prazo, só 10% dos pacientes com endocardite prévia, após 15 anos, não desenvolveram nova endocardite, morreram ou necessitaram de troca valvar. Resposta c.

111. Todas as situações descritas são indicações indubitáveis de ecocardiograma transesofágico – trombose atrial relacionada à valvopatia, avaliação pormenorizada

de próteses em posição mitral e como exame inicial na endocardite infecciosa.
Resposta D.

112. O erro da questão já começa no enunciado - plastia é sufixo: você faz uma valvoplastia mitral ou, mais corretamente, uma plástica da valva mitral. Mas vamos deixar a falta de familiaridade do examinador com o vernáculo nacional em um segundo plano.
De forma realista temos a situação analisada abaixo:
a) Dilatação anular. **Favorável à plástica** – A situação mais favorável à plástica, pois a valva aqui é anatomicamente normal e incompetente apenas devido à dilatação anular - um mero ponto em X no meio da valva já é suficiente para que a valva fique competente.

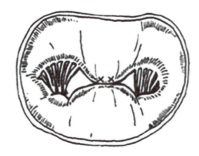

Técnica de Alfieri – plástica mitral borda-a-borda com ponto em X

b) Doença cardíaca reumática. **Favorável à plastica se for uma estenose mitral, Desfavorável à plástica se insuficiência** – a inflamação crônica decorrente da Febre Reumática causa retração de folhetos e fusão e encurtamento de cordas tendíneas, tornando a plástica mitral quase impossível no caso de insuficiência mitral. Agora, no caso de estenose mitral a primeira abordagem cirúrgica é em geral uma plástica valvar, chamada de comissurotomia mitral. Assim, como o examinador não fala se estamos diante de estenose ou insuficiência mitral (ele deve estar pensando em pacientes com insuficiência mitral, mas em nenhum momento ele fala isso no exíguo enunciado da questão)
c) Crianças e adolescentes com valvas flexíveis. **Favorável à plástica** – Aqui estamos diante de tudo que o cirurgião gosta – valvas flexíveis e propícias à plástica.
d) Adultos com insuficiência mitral secundária a prolapso valvar mitral. **Depende do local do prolapso** – Prolapsos de folheto posterior, especialmente do segmento P2 são favoráveis à plástica em pacientes com insuficiência mitral por prolapso. Neste caso pode ser utilizada a técnica da ressecção quadrangular com duplo teflon, mostrada abaixo. Esta técnica foi aperfeiçoada e difundida no nosso meio pelo Prof. Pablo Pomerantzeff. Entretanto prolapsos envolvendo o folheto anterior são desfavoráveis à plástica.

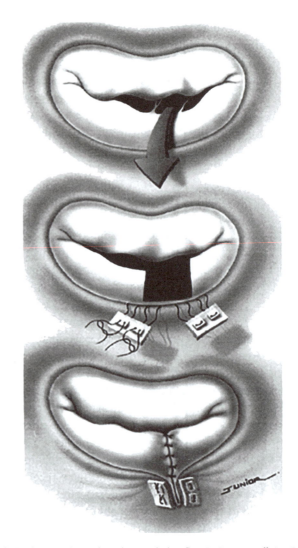

Técnica da ressecção quadrangular com duplo teflon. De Pomerantzeff, Arq. Bras. Cardiol. vol.77 no.3 São Paulo Sept. 2001

e) perfuração dos folhetos mitrais causada por endocardite infecciosa. **Plástica é factível** – mas depende do grau de destruição dos folhetos - realmente pequenas perfurações são passíveis de plástica, mas grandes perfurações associadas a destruição da valva necessitam de implante de prótese valvar.
Assim, resposta B, mas questão muito ambígua.

113. Homoenxertos são valvas crioporservadas de cadáveres. São bastante interessantes na teoria mas quase nunca utilizados na prática clínica, devido à dificuldade de obtenção, preservação e dificuldade técnica de impante.
Basicamente, a valva aórtica, juntamente com a raiz da aorta são retirados, *post-mortem*, e são primeiro descelularizadas, para evitar rejeição e depois criopreservadas. Infelizmente são muito pouco disponíveis em nosso meio Os homoenxertos podem ser usados para substituição das valvas semilunares, ou seja - aórtica ou pulmonar. Não necessitam de anticoagulação após seu implante e tem baixo perfil, ou seja, são especialmente adequados à

anéis aórticos pequenos. Teoricamente são mais propensos à calcificação em pacientes jovens. Novamente, em teoria, os homoenxertos seriam especialmente indicados em casos de endocardite infecciosa, sendo menos propensos a perpetual e ser colonizados pela infecção.
Assim, resposta C.

114. Aqui o examinador se confunde, fazendo uma confusão que é bastante comum – a valva aórtica bicúspide é uma malformação da valva aórtica, de forma que é sempre congênita – não existe valva aórtica bicúspide adquirida. É mais comum no sexo masculino e pode estar associada com outras malformações da aorta, como a coarctação da aorta.
Entretanto, não podemos confundir valva aórtica bicúspide com estenose aórtica congênita – são doenças completamente diferentes – a valva bicúspide não nasce estenótica, ela se torna estenótica com a lesão de jato contínua causada por uma maior velocidade transvalvar do fluxo sanguíneo.
Essa maior velocidade transvalvar leva a um jato que bate na parede da aorta e pode causar dilatações e aneurismas de aorta ascendente, e também predispor o paciente à dissecção da aorta (a questão fala em "aortopatia", que realmente é um termo muito vago). O tratamento da doença se baseia no acompanhamento clínico, com indicação cirúrgica quando surgem sintomas da valvopatia ou dilatação da aorta ascendente maior que 50mm. Não há nenhum tratamento farmacológico que retarde a progressão da doença.
Assim, resposta E.

115. Vamos analisar aqui as alternativas uma a uma. Novamente parece uma questão mais baseada nas convicções pessoais do examinador do que em literatura.
a) o tratamento preferível para a trombose no lado esquerdo do coração é a fibrinólise. **Depende do tamanho do trombo** – para casos com trombos pequenos pode ser realizada a fibrinólise, enquanto que trombos grandes necessitam de tratamento cirúrgico convencional. A questão é mal formulada, de tal sorte que não permite que saibamos qual é o caso em questão aqui.
b) atualmente, as próteses mais empregadas na posição aórtica são as de disco oscilante. **Errado** – Devemos lembrar que estamos falando de próteses mecânicas, conforme o enunciado da questão – as próteses mais frequentemente utilizadas hoje são de duplo folheto.
c) na posição mitral, a insuficiência perivalvar é menos frequente com as próteses mecânicas do que com as bioproteses. **Errado** – Aqui novamente estamos lidando com as convicções pessoais do examinador, visto que quase não existem estudos comparando frequência de escape perivalvar entre diferentes tipos de prótese. NA prática clínica observamos que realmente próteses mecânicas tem maior incidência de escape perivalvar, talvez pela pouca complacência dessas próteses gerando estresse adicional ao anel valvar.
d) a trombose de próteses mecânicas em posição tricúspide é frequente, portanto as bioproteses são preferíveis nessa posição. **Mais ou menos correto** – na verdade além da trombose as bioproteses são mais usadas em posição tricúspide por ser um território de baixa pressão, gerando menor estresse às próteses e assim levando a maior durabilidade de bioproteses.
e) agentes antiagregantes plaquetários, quando empregados isoladamente, demonstraram eficácia similar aos anticoagulantes na prevenção da trombose protética. **Errado** – embora existam na literatura alguns trabalhos que usaram antiagregantes plaquetários em próteses mecânicas em posição aórtica, o consenso é que estes medicamentos são inferiores aos anticoagulantes orais tipo Varfarina na prevenção de eventos tromboembólicos.

116. Aqui temos um paciente com propedêutica típica de estenose aórtica (sopro sistólico ejetivo em foco aórtico e pulso *parvis et tardus*) sintomático (dispneia a esforços habituais) – portanto um paciente com indicação indubitável de intervenção em valva aórtica.
Embora o teste ergométrico possa ser utilizado em pacientes com estenose aórtica, este está indicado apenas em pacientes com sintomas duvidosos ou assintomáticos para avaliação de sintomas, quando deve ser realizado em ambiente hospitalar e sob supervisão de profissional treinado. Entretanto este paciente sintomático com estenose aórtica precisa de cirurgia ou TAVI - por ser sintomático o teste ergométrico está contraindicado para ele.
Resposta A.

117. Vamos analisar cada uma das alternativas:
a) a redução do débito cardíaco aumenta o risco de embolia sistêmica. **Parcialmente Errado/Ambíguo** – na Estenose mitral o risco de embolia sistêmica está relacionado principalmente com o início de fibrilação atrial. Mas temos que considerar que na estenose mitral, fibrilação atrial leva à taquicardia que diminui o débito cardíaco em pacientes com estenose mitral. Ou seja, há uma tênue correlação entre diminuição do débito e embolia, mas não da maneira que o examinador está pensando.
b) eventos embólicos podem ocorrer mesmo na vigência de ritmo sinusal. **Correto** – Eventos embólicos podem ocorrer mesmo em ritmo sinusal.
c) a embolia sistêmica é causada pela formação de trombos no átrio esquerdo. **Correto** – este é o mecanismo da embolia na estenose mitral.
d) o risco de embolia sistêmica se correlaciona diretamente com a idade e com o tamanho do átrio esquerdo. **Correto** – quanto maior o átrio esquerdo, maior o risco de arritmias atriais e assim de fenômenos tromboembólicos.

e) cerca de metade dos êmbolos que provocam manifestações clínicas se encontram nas extremidades dos membros inferiores. **Quem sabe? Discutível** – aqui temos uma convicção pessoal do examinador, ou relato de algum trabalho obscuro da literatura. Certamente a Estenose Mitral causa uma grande quantidade de embolias sintomáticas para sistema nervoso central, que são dos mais significantes e sintomáticos eventos cardioembólicos da estenose mitral. Podemos afirmar também que uma grande parte dos eventos embólcos para membros inferiores são oligossintomáticos. Agora afirmar que metade dos embolos sintomático são em extremidades de MMII é uma afirmação que é difícil de justificar com os dados presentes em literatura.
Resposta A ou E (gabarito oficial).

118. Não resta dúvida que em caso de Estenose Mitral, o parâmetro mais útil de gravidade da doença é a área valvar. Tamanho do átrio esquerdo (que deve ser medido não por diâmetro Ânteroposterior e sim por volume) apenas reflete a estenose, enquanto que não há alteração dos diâmetros ventriculares esquerdos porque não há sobrecarga a esta câmara na estenose mitral. Quanto à hipertensão pulmonar, ela é mecanismo compensatório na estenose mitral, e está presente em praticamente todos os pacientes com doença significativa.
Resposta C.

119. Vamos comentar cada uma das afirmativas - muitas são bastante fantasiosas.
a) *A fascies (SIC) mitralis se caracteriza por manchas róseas nos maxilares e pode estar associada a nanismo e caquexia.* **Parcialmente correto, mas exagerado** – sim, a *facies mitralis* (o examinador nem sabe escrever corretamente em latim – o termo correto é facies e não a aberração que está escrita acima). A *Facies mitralis*, ou face mitral em português se caracteriza por coloração avermelhada da região malar do paciente, associada muitas vezes a coloração arroxeada da ponta do nariz e dos lábios, e significa lesão mitral de longa evolução. A caquexia pode estar presente como em qualquer etiologia de insuficiência cardíaca de longa evolução, assim como nanismo, mas não tem qualquer associação ao quadro clínico clássico da *Facies mitralis*.
Para ensinar algum latim ao examinador seguem as flexões em latim da palavra facies

	SINGULAR	PLURAL
Nominativo	facies	facies
Genitivo	faciei	facierum
Dativo	faciei	faciebus
Acusativo	faciem	facies
Ablativo	facie	faciebus
Vocativo	facies	facies

b) Situações como anemia, infecção e estresse emocional podem aumentar o gradiente transmitral, gerando discordância entre o resultado do ecocardiograma e a clínica de dispneia. **Correto** – Situações como as descritas levam à taquicardia, o que diminui o tempo de enchimento diastólico e assim aumentam o gradiente transmitral.
c) Na ausculta de pacientes com fibrilação atrial, percebe-se frequentemente o reforço pré-sistólico. **Errado** – o reforço pré-sistólico na estenose mitral se origina justamente na sístole atrial, que gera nova aceleração no fluxo telediastólico atrioventricular. Portanto em casos de fibrilação atrial o reforço pré-sistólico é perdido.
d) São causas raras a síndrome carcinoide e lúpus eritematoso sistêmico. **Parcialmente correto** – sim, a síndrome carcinoide é causa rara de estenose mitral, e a endocardite de *libmann-sacks* do lúpus eritematoso pode estar associada a esta valvopatia. Entretanto há uma crítica a estes achados no lúpus - muitas vezes o que acontece é que o diagnóstico de lúpus se sobrepõe ao de Febre Reumática, dado que pacientes reumáticos são mais predispostos a doenças autoimunes
e) É contraindicação para o procedimento percutâneo a insuficiência mitral moderada à importante. **Correto, autoexplicativo** – valvoplastia percutânea por cateter-balão notoriamente pode piorar a insuficiência mitral em pacientes com dupla disfunção mitral.
Resposta C.

120. Ah, o prolapso de valva mitral, valvopatia que os examinadores do TEC mais gostam – principalmente porque nos anos 90 era a valvopatia da moda, e até relacionada com doenças psiquiátricas – observações que não se confirmaram em estudos posteriores.
Um dos motivos pelos quais existiam associações esdrúxulas de prolapso de valva mitral com uma série de outros sintomas e sinais clínicos era a falta de uma definição do que é prolapso de valva mitral ao Eco. Hoje prolapso de mitral é definido como deslocamento sistólico posterior, de toda ou de parte, de uma ou de ambas as cúspides da valva mitral, em direção ao átrio esquerdo maior ou igual a 2 mm do plano do anel valvar. O prolapso pode ser mais frequente como diagnóstico em jovens mas é mais perigoso em homens acima de 40 anos, que tem as complicações mais importantes desta alteração anatômica: a insuficiência mitral importante.
No Brasil a causa principal de doença valvar continua a ser a Febre Reumática, de forma que o prolapso de mitral perfaz uma pequeno volume dentre as maiores causas de afecções valvares em nosso país.

O prolapso de mitral é a valvopatia das mais favoráveis à plástica valvar mitral, especialmente quando acomete o segmento P2 da valva - plásticas em prolapso de P2 geralmente levam aos melhores resultados. Nem por isso devemos indicar intervenção em assintomáticos - na vida real o resultado das plásticas valvares não é tão bom quanto os trabalhos na literatura...
Resposta B.

121. Temos aqui um paciente com estenose aórtica clássica sintomática – apenas com a história e exame físico é possível indicar tratamento cirúrgico da valva aórtica para este paciente. O Ecocardiograma revelou que ele possui estenose aórtica de baixo fluxo e baixo gradiente com fração de ejeção diminuída – tudo aqui indica se tratar de uma estenose aórtica verdadeira, mas para comprovar isso é necessário realizar um eco de estresse com dobutamina. Em caso de estenose verdadeira esperamos aumento do gradiente transaórtico com a dobutamina com manutenção da área valvar aórtica.
Resposta A.

122. Vamos analisar cada um destes pacientes para determinar qual dos pacientes realmente se beneficia da valvoplastia por cateter-balão:
a) Estenose mitral importante de etiologia reumática com escore de Wilkins de 8 (aparelho subvalvar 2, calcificação 2, espessamento 2, mobilidade 2) e insuficiência mitral moderada. **Contraindicada** – em pacientes com insuficiência mitral moderada a importante associada há alta probabilidade de piora da insuficiência, contraindicando o procedimento.
b) Estenose mitral importante de etiologia reumática com escore de Wilkins de 11 (aparelho subvalvar 3, calcificação 3, espessamento 3, mobilidade 2) e insuficiência mitral discreta. **Contraindicada** – o resultado da valvoplastia por cateter-balão é melhor em pacientes com escores ecocardiográficos de até 8, desde que o escore subvalvar não seja 3 ou 4. Assim, se não houver uma situação muito especial (como por exemplo gestação) não fazemos a valvoplastia em pacientes com escore acima de 8.
c) Estenose mitral importante de etiologia reumática com escore de Wilkins de 9 (aparelho subvalvar 2, calcificação 2, espessamento 3, mobilidade 2) e insuficiência mitral discreta. **Pode realizar a valvoplastia** – aqui temos um paciente com escore borderline e que não tem escore subvalvar de 3 ou 4 - ou seja, aqui é possível a valvoplastia mitral por cateter-balão.
d) Estenose mitral importante de etiologia reumática com escore de Wilkins de 12 (aparelho subvalvar 3, calcificação 3, espessamento 3, mobilidade 3) e insuficiência mitral moderada. **Contraindicada** – aqui não é uma válvula mitral, e sim um bloco de cálcio e fibrose contra o qual o pobre balão da valvoplastia não tem chance nenhuma. Além do mais tem insuficiência moderada....
e) Estenose mitral importante de etiologia degenerativa (calcificação do aparato valvar). **Contraindicada** – A valvoplastia mitral por cateter-balão foi estudada para pacientes com estenose reumática, mecanismo muito diferente do que a estenose por calcificação do anel valvar do idoso.
Resposta C.

123. Temos aqui uma situação comum, o achado de valvopatia anatomicamente importante em paciente jovem e assintomática. É importante considerarmos que o examinador diz que a paciente possui prolapso de valva mitral com insuficiência importante devido ao acometimento dos segmentos A2 e A3, fazendo assim com que a plástica valvar seja muito improvável. (lembrando que o segmento valvar mitral mais propício à plástica é quando há prolapso com acometimento do segmento P2).
Assim nesta paciente com ventrículo pequeno e assintomática a melhor conduta é o acompanhamento clínico.
Resposta D.

124. A resposta curta e grossa para esta questão, segundo as Diretrizes Brasileiras de Valvopatia de 2017 é "nenhuma" – o paciente descrito tem a propedêutica clássica de insuficiência aórtica, e pela idade esta valvopatia provavelmente é de etiologia reumática.
Em um paciente com insuficiência aórtica reumática assintomática indicar cirurgia por qualquer parâmetro ecocardiográfico ou radiológico é classe IIb pela nossa diretriz – portanto não deve ser feita!! Mesmo se o paciente apresentar uma fração de ejeção abaixo de 50% esta fração de ejeção deve ser confirmada por métodos mais confiáveis que o ecocardiograma (como a ventriculografia radioisotópica – GATED blood pool – ou a ressonância magnética cardíaca). Esta confirmação deve ser feita porque o ecocardiograma pode ter dificuldade em estimar a fração de ejeção em pacientes com cardiomegalias extremas como os portadores de IAo.
Se a disfunção de VE for confirmada devemos rever a história – provavelmente o paciente não é verdadeiramente assintomático, e sim é autolimitado. Pode ser também que seja uma pessoa que não faça nenhum esforço físico e que trabalhe em uma ocupação que não exija nenhum esforço físico – não sendo, pois, verdadeiramente assintomático e sim autolimitado.
Resposta B.

125. Aqui temos um paciente com propedêutica clássica de insuficiência aórtica, caracterizada pelo sopro diastólico aspirativo e pelo pulso amplo. O sopro diastólico em ruflar descrito, por não ter B1 hiperfonética nem estalido de abertura de mitral corresponde ao sopro de Aus-

tin-Flint, causado pelas vibrações diastólicas da valva mitral quando atingida pelo jato da insuficiência aórtica.
Resposta B.

126. Aqui temos uma paciente com gestação inicial e com sintomas importantes relacionados à estenose mitral – descompensação com congestão pulmonar e tricuspidização, denotando hipertensão pulmonar. Não podemos atribuir esta piora à gestação, dado que o pico das alterações volêmicas na gestação ocorre na 28ª semana, enquanto que nossa paciente ainda está com 12 semanas de gestação.
Provavelmente se trata de uma reestenose mitral precoce, bastante comum em pacientes jovens reumáticos que não fazem uso regular da profilaxia secundária com Penicilina G Benzatina de 21 em 21 dias.
A conduta mais sensata no caso é realizar novo ecocardiograma para avaliar se nova valvoplastia mitral por cateter-balão pode ser realizada na paciente. Não há limite para o número de valvoplastias por cateter-balão que podem ser realizadas em um paciente, desde que seja sempre avaliado o escore ecocardiográfico e este seja favorável.
Resposta C.

127. Vamos analisar uma a uma estas alternativas, que provavelmente foram formuladas por um platelminto com pressa....
a) Todos os pacientes com próteses mecânicas são proibidos de realizar ressonância nuclear magnética. **Errado** – as próteses mecânicas são feitas de carbono pirolítico e podem sim ser submetidas à ressonância nuclear magnética.
b) Fibrinólise está indicada como primeira escolha para todos os pacientes com trombose de prótese. **Errado** – a fibrinólise para trombose de prótese mecânica só está indicada para pacientes com trombos pequenos e sem sintomas graves.
c) As próteses biológicas são as preferidas por pacientes jovens, enquanto as mecânicas por pacientes mais idosos. **Errado** – ninguém "prefere" uma prótese – todos os pacientes preferem não operar e ter valvas saudáveis – há um mito que próteses mecânicas devem ser mais usadas em pacientes jovens – isto é uma falácia – próteses mecânicas em jovens levam a hematomas extradurais em partidas de futebol e à liquefação instantânea por quedas de moto. Hoje com o advento das terapias percutâneas para tratamento de disfunções de biopóteses (técnicas de valve-in-valve) as bioproteses tem uso preferencial em todas as faixas etárias.
d) A incidência de trombose é maior nas próteses mecânicas em posição mitral que na aórtica. Correto – A posição mitral é mais trombogênica que a posição aórtica para qualquer prótese, de forma mais acentuada nas próteses mecânicas.
e) O uso dos novos anticoagulantes serve como alternativa para pacientes que trombosaram uma prótese mecânica mitral em uso de varfarina. **Errado** – O único trial que usou novo anticoagulante em prótese metálica (Dabigatran) foi uma tragédia, aumentando eventos trombóticos e sangramento. Assim os novos anticoagulantes orais são banidos do uso em próteses mecânicas.
Resposta D.

Endocardite Infecciosa

9

Guilherme S. Spina

Introdução e definições

Endocardite infecciosa (EI) é caracterizada pela infecção da superfície endotelial do coração, ou endocárdio. A definição ainda engloba "*shunts* arteriovenosos", como a persistência do canal arterial, e defeitos da aorta, como a coarctação. Pode ser visualizada macroscopicamente como massas amorfas, de tamanho variável, que contêm plaquetas, fibrina, células inflamatórias e micro-organismos em seu interior, que são denominados *vegetações*. As valvas cardíacas são locais preferenciais de acometimento, embora a infecção possa ocorrer em defeitos do septo, em cordas tendíneas ou endocárdio mural. O dano valvar apresenta grande letalidade quando não é diagnosticado apropriadamente. A mortalidade varia entre 10 a 30%, podendo ser maior quando o diagnóstico é tardio.

A endocardite infecciosa (EI) continua a ser uma doença caracterizada por uma elevada mortalidade e morbidade, apesar dos avanços significativos no século passado. Mesmo com melhorias marcantes no diagnóstico, tratamento médico e cirúrgico, a mortalidade manteve-se elevada nos últimos 25 anos, em contraste com a maioria das doenças cardiovasculares, como insuficiência cardíaca e síndromes coronárias agudas, que tiveram melhorias significativas no prognóstico. A corrente de mortalidade intra-hospitalar de pacientes com IE é de 15-20%, com mortalidade em 1 ano que se aproxima de 40%. Em 16 anos de *follow-up* de pacientes que receberam alta com o diagnóstico de EI, apenas 5% dos pacientes permaneceram vivos, livres de um novo episódio de endocardite e sem cirurgia de substituição da válvula.

Tal como acontece com a maioria das doenças valvares, em grande parte dos estudos de EI na literatura há relatos de série e/ou estudos de caso e há uma marcada ausência de estudos prospectivos controlados nesta doença, talvez devido à sua relativa raridade e polimorfismo clínico. O único registro multicêntrico prospectivo de EI é a *International Collaboration on Endocarditis–Prospective Cohort Study* (ICE-PCS)[1], feita em 58 hospitais em 25 países.

Nos EUA são estimados 15 mil casos novos por ano. A incidência vem aumentando principalmente em idosos e usuários de drogas injetáveis. Esse fato reflete a mudança no padrão epidemiológico da doença, principalmente em países desenvolvidos. Nestes países, a febre reumática, como etiologia de doença valvar, é muito pouco prevalente. Por outro lado, destacam-se as valvopatias relacionadas ao envelhecimento. O resultado é uma mudança na faixa etária acometida, que tradicionalmente inclui uma população de 30 a 40 anos, sendo nestes países de 47 a 69 anos. Fato semelhante não ocorre no Brasil. Embora os dados brasileiros sobre a real incidência desta condição sejam inconsistentes, sabe-se que a febre reumática ainda é muito frequente. Acometendo pacientes jovens, aumenta a suscetibilidade à infecção nesta população.

Etiologia e fisiopatologia

Os mecanismos fisiopatológicos presentes na EI se relacionam, e o resultado final é a infecção endocárdica. Os principais componentes na fisiopatologia dessa infecção são as características do micro-organismo, anormalidades cardíacas preexistentes, fatores hemostáticos, sistema imune do hospedeiro e evento que culmine em bacteremia. Uma vez que exista circulação sanguínea de patógenos, e estes apresentem capacidade adesiva, ainda mais sendo o paciente portador de alguma alteração anatômica cardíaca, principalmente defeitos de septo e doenças valvares, criam-se condições para a infecção do endotélio cardíaco, facilitadas por mecanismos hemostáticos (que aumentam a adesividade do micro-organismo). Um *status* imune debilitado, como o que ocorre em idosos, é mais um fator que colabora para a perpetuação da infecção. As principais fontes de bacteremia são infecções de pele, manipulações cirúrgicas e, no dia a dia, os procedimentos odontológicos.

Os agentes relacionados à EI são diversos e variam de acordo com o tipo de população avaliada. De modo geral, os principais agentes etiológicos são: *Streptococcus viridans*, *Streptococcus bovis*, *Staphylococcus aureus*, estafilococo coagulase negativo, enterococo, bactérias do grupo HACEK, bactérias Gram-negativo, anaeróbios e fungos. Os principais grupos de risco são usuários de droga endovenosa, portadores de doenças valvares com valvas nativas, portadores de prótese valvar com implante precoce (tempo menor que dois meses) ou implante tardio (tempo maior que dois meses). A Tabela 9.1 resume as principais etiologias nestes grupos.

Patógeno	Valva nativa (%)	Drogas EV (%)	Prótese precoce	Prótese tardia
Estreptococo	60-80	15-20	5	35
Enterococo	5-18	< 5	< 5	6
Staphylococus aureus	23	50	20	10
Estafilococos coagulase-negativa	< 5	< 5	30	20
Gram-negativos	< 5	5	20	10
Fungos	< 5	5	10	5
Cultura negativa	5-10	< 5	< 5	< 5

ETIOLOGIA DA EI DE ACORDO COM GRUPOS DE RISCO

Tabela 9.1

As alterações regionais nas características dos pacientes com EI

As diferenças geográficas na epidemiologia da EI estão se tornando mais evidentes. Nos países pobres, como o Brasil, devido à alta incidência de febre reumática e pobres cuidados dentários, a EI ainda é uma doença subaguda ou crônica que ocorre principalmente em pacientes mais jovens com valvopatias reumáticas. Em contraste, a EI está mudando rapidamente nos Estados Unidos e na Europa, não mais apresentando alguns dos achados clássicos. Quarenta anos atrás, aproximadamente 50% dos casos de EI nos Estados Unidos ocorriam em valvopatas reumáticos, em comparação com menos de 5% atualmente, enquanto que em estudos recentes, com a endocardite de prótese presente em um quinto dos pacientes[7].

A população em risco de EI em países desenvolvidos consiste em pacientes com infecções iatrogênicas ou relacionadas a procedimentos. No geral, a EI foi atribuída a cuidados relacionados à saúde em cerca de 25% dos pacientes. Estes resultados confirmam os de recentes relatos de pequenos estudos unicêntricos e fornecem evidências de que essas mudanças populacionais estão ocorrendo em muitas regiões do mundo. Assim, endocardite nosocomial está em ascensão no mundo de desenvolvimento, enquanto os países pobres mantêm o perfil "clássico" de endocardite infecciosa.

Variação de agentes infecciosos

As mudanças na epidemiologia de endocardite do mundo desenvolvido levou a uma alteração na microbiologia da EI. Enquanto na América do Sul, Índia e sudeste da Ásia endocardite ainda é predominantemente causada por estreptococos[10]) e ligada à má saúde oral, *Staphylococcus aureus* é agora a causa mais comum de IE no mundo desenvolvido[11,12,13]). Essa mudança é em parte devido à presença global de fatores de risco para Endocardite associada ao *S. aureus* (ou seja, uso de drogas injetáveis, contato cuidados de saúde, e procedimentos invasivos). Dada a crescente resistência antimicrobiana do *S. aureus*[14]), incluindo a vancomicina[15,16], a importância deste patógeno como uma infecção potencialmente letal é motivo de preocupação.

Enquanto o mundo desenvolvido envelhece, há uma maior prevalência de endocardite associada ao *S. bovis*, principalmente na Europa[1]). As tendências mais recentes apontam também para o fato da endocardite por HACEK, que era relativamente rara na América do Norte, e que causa a maioria dos casos de febre Q e endocardite associada a Bartonella veio da Europa. Se estes resultados refletem diferenças nas características do paciente, acessos regionais de saúde, viés de diagnóstico, ou outros fatores ainda não foi determinado.

Estas mudanças nos pacientes e agentes patogênicos têm importantes implicações para o diagnóstico e manejo da endocardite. Como a endocardite nosocomial está em ascensão, medidas mais rigorosas para a prevenção de infecções da corrente sanguínea devem ser aplicada em hospitais. Pacientes idosos hospitalizados devem ter atenção diagnóstica cuidadosa na presença de febre e bacteremia.

Enquanto isso, nos países mais pobres, além do aumento da endocardite relacionada a hospitais, a endocardite estreptocócica relacionada à falta de higiene bucal e falta de acesso a atendimento odontológico em pacientes reumáticos ainda está muito presente. Melhorias no acesso à assistência médica e odontológica, associados a profilaxia primária agressivo da febre reumática têm o potencial de reduzir significativamente a incidência da endocardite em países pobres.

Achados clínicos

Um diagnóstico difícil

A endocardite tem uma apresentação clínica extremamente variada: de um paciente gravemente doente, com sintomas de infecção aguda e sepse a um indivíduo aparentemente saudável, com suores noturnos só ocasional, perda de peso e febre baixa. As manifestações clínicas de IE pode ser causada por sintomas ou complicações da infecção ou por suas complicações frequentes não infecciosas, tais como os fenômenos vasculares e imunológicos. Sintomas imunológicos como artrite e glomerulonefrite são especialmente frequentes, devido à elevada quantidade de imunocomplexos circulantes no IE. As complicações vasculares, como aneurismas micóticos e embolia séptica pode levar a sintomas neurológicos ou periférica como manifestação inicial da doença.

A endocardite pode imitar várias doenças reumatológicas, hematológicas, neurológicas e nefrológicas. Muito frequentemente, os pacientes com suspeita de EI são encaminhados de outros especialistas para o cardiologista. Em particular, é bastante frequente que o paciente é visto pela primeira vez por um reumatologista causa de artrite, febre, proteínas de fase aguda elevadas de um fator reumatoide positivo.

Esta apresentação polimórfica leva frequentemente a atrasos no diagnóstico de EI. Em um estudo realizado em nossa instituição, a duração dos sintomas até o diagnóstico de endocardite infecciosa foi de 49,6 ± 64,5 dias.

As manifestações clínicas da EI são variáveis e dependem do grau de acometimento do coração, da virulência do micro-organismo relacionado à infecção e das comorbidades presentes no paciente. De modo geral, a infecção pode se apresentar com sintomas inespecíficos como febre, fadiga, astenia, emagrecimento, com evolução lenta e gradual, tornando o diagnóstico, em muitos casos, um desafio. Em outras situações, em que ocorre grande destruição valvar, o paciente apresenta sinais de franca insuficiência cardíaca.

A evolução lenta da infecção caracteriza o quadro da EI subaguda, tendo o estreptococo como principal agente. A evolução fulminante caracteriza a EI aguda, tendo o estafilococo com principal patógeno envolvido. Entretanto, o estreptococo também pode causar quadros fulminantes, assim como o estafiloco pode ter uma evolução mais insidiosa, principalmente se o paciente estiver em curso de antibioticoterapia.

Febre e sopro são encontrados em 85% dos pacientes. O acometimento neurológico inclui a embolização séptica, aneurismas micóticos, meningites e abscessos. Outros achados secundários à embolização periférica da vegetação, ou deposição de imunocomplexos, são petéquias em mucosa, nódulos de Osler, lesões de Janeway e manchas de Roth na retina.

Os achados de anamnese, exame físico e exame complementar formam a base para o estabelecimento de critérios diagnósticos da EI. São os critérios de Duke modificados. As Tabelas 9.2 e 9.3 os apresentam. Por meio dos critérios de Duke, as possibilidades de diagnóstico são: definitivo, possível e rejeitado. Para o diagnóstico definitivo, é preciso que se preencha o critério patológico ou clínico, conforme a Tabela 9.3.

CRITÉRIOS MODIFICADOS DA DUKE UNIVERSITY PARA O DIAGNÓSTICO DE ENDOCARDITE INFECCIOSA - 2000
Definitivo
Critério patológico
Micro-organismos demonstrados por cultura ou por análise histológica de vegetação, êmbolo séptico ou abscesso cardíaco, ou lesões patológicas: vegetação ou abscesso cardíaco confirmado por análise histológica demonstrando endocardite ativa.
Critério clínico
Usando definições específicas:
• dois critérios maiores; ou
• um critério maior e três menores; ou
• cinco critérios menores.
Possível
Usando definições específicas:
• um critério maior e um menor; ou
• três critérios menores.
Rejeitado
Diagnóstico alternativo sólido.
Resolução do quadro com quatro dias ou menos de antibioticoterapia.
Nenhuma evidência de endocardite infecciosa na cirurgia ou necropsia com antibioticoterapia por quatro dias ou menos.
Não preenche critérios para EI possível.

Tabela 9.2

DEFINIÇÃO DOS CRITÉRIOS DA *DUKE UNIVERSITY* PARA O DIAGNÓSTICO DE ENDOCARDITE INFECCIOSA - 2000
Critérios maiores
a) Hemocultura positiva
• Micro-organismos típicos para endocardite infecciosa (*Streptococcus viridans*, *bovis*, grupo HACEK, *Staphylococcus aureus* ou enterococo comunitário) em duas amostras separadas, em ausência de foco ou primário. • Hemocultura persistentemente positiva, definida como micro-organismo compatível com endocardite, isolado a partir de 2 amostras sanguíneas colhidas em intervalos de doze horas ou todas de três, ou a maioria de quatro (ou mais) amostras, separadas em intervalos de pelo menos uma hora entre a primeira e a última.
b) Evidência de envolvimento endocárdico
• Ecocardiograma positivo para endocardite infecciosa: massa cardíaca oscilante em valva, estruturas de suporte, trajeto de jato regurgitante ou em material implantado (na ausência de explicação anatômica alternativa), abscesso ou nova deiscência de prótese. • Nova regurgitação valvar (aumento ou modificação de sopro preexistente não expressivo).
Critérios menores
• Predisposição: condição cardíaca ou usuário de droga endovenosa. • Febre: ≥ 38 °C. • Fenômeno vascular: embolia em grande artéria, infarto pulmonar séptico, aneurisma micótico, hemorragia intracraniana, hemorragia conjuntival, lesão de Janeway. • Fenômeno imunitário: glomerulonefrite, nódulo de Osler, manchas de Roth, fator reumatoide. • Evidência microbiológica: hemocultura positiva, mas sem preencher os critérios maiores ou evidência sorológica de infecção ativa com micro-organismo compatível com endocardite infecciosa. • Ecocardiograma compatível com endocardite infecciosa, mas sem preencher os critérios maiores.

Tabela 9.3

Exames complementares

O diagnóstico de EI baseia-se em dados de anamnese, exame físico e exames complementares. Esta avaliação complementar tem como objetivo, além de auxiliar na confirmação diagnóstica, estratificar a doença, definindo eventuais complicações. Os principais exames solicitados na avaliação do paciente com suspeita de EI são apresentados na Tabela 9.4:

PRINCIPAIS EXAMES SUBSIDIÁRIOS
Radiografia de tórax: quando a EI acomete câmaras direitas, pode revelar infiltrado pulmonar correspondente à embolização séptica.
Eletrocardiograma: inespecífico, pode apresentar bloqueio atrioventricular relacionado à presença de abscessos.
Ecocardiograma: fundamental no diagnóstico de EI, fornece dados anatômicos e funcionais. A modalidade transesofágica apresenta sensibilidade maior na detecção de vegetações, principalmente na presença de prótese valvar.
Exames laboratoriais: hemograma, hemocultura, provas de atividade inflamatória (VHS, PCR), fator reumatoide, urina I (avaliação do sedimento urinário, pesquisa de hematúria).
Fundoscopia: o exame fundoscópico deve ser rotina. Permite avaliar sinais periféricos da EI (manchas de Roth).
Tomografia de crânio: realizada quando existe comprometimento neurológico por embolização.
Angiografia cerebral: indicada na pesquisa de aneurismas micóticos.

Tabela 9.4

Endocardite Infecciosa

Dentre os exames solicitados, merecem destaque a hemocultura e o ecocardiograma, apresentados como critérios maiores de Duke. Em relação ao ecocardiograma, a Tabela 9.5 apresenta uma rotina de solicitação deste exame, no contexto de EI, de acordo com a Sociedade Americana de Cardiologia (AHA).

ROTINA DE SOLICITAÇÃO DE ECOCARDIOGRAMA NO DIAGNÓSTICO E TRATAMENTO DA EI
Precoce:
• Ecocardiograma em menos de 12 horas da avaliação inicial.
• ETE inicial, obter também ETT para comparações subsequentes.
• ETT inicial quando o ETE não estiver disponível.
• ETT pode ser suficiente em crianças.
Repetir ecocardiograma:
• ETE após ETT positivo em pacientes com alto risco para complicações.
• ETE em 7 a 10 dias após ETE inicial em casos de suspeita de EI sem diagnóstico, ou em casos de tratamento com evolução desfavorável.
Ecocardiograma intraoperatório:
• Antes da circulação extracorpórea.
• Após circulação extracorpórea.
Controle de tratamento:
• ETT pode ser suficiente.
• Tem o objetivo de estabelecer sequelas decorrentes da infecção.
ETT = Ecocardiograma transtorácico; ETE = Ecocardiograma transesofágico

Tabela 9.5 – Adaptado do Consenso de Endocardite Infecciosa, AHA, Circulation 2005.

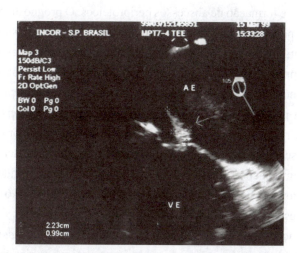

Figura 9.1 – Ecocardiograma transesofágico revelando vegetação em valva mitral – critério maior de Durack para endocardite infecciosa.

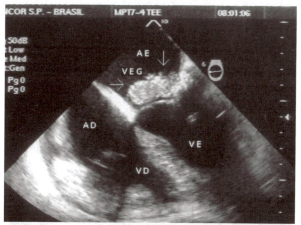

Figura 9.2 – Ecocardiograma transesofágico revelando grande vegetação em valva mitral – critério maior de Durack para endocardite infecciosa.

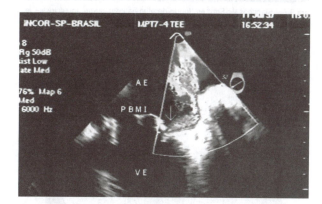

Figura 9.3 – Ecocardiograma transesofágico revelando refluxo perivalvar importante – critério menor de Durack para endocardite infecciosa.

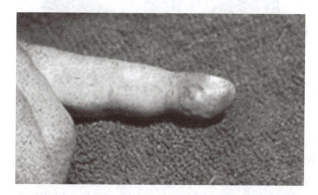

Figura 9.4 – Endocardite infecciosa – Nódulos de Osler em falange distal – fenômeno imunitário.

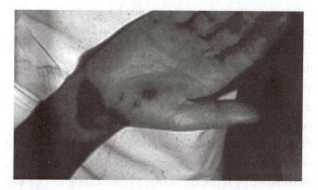

Figura 9.5 – Endocardite infecciosa – lesões de Janeway - fenômeno vascular.

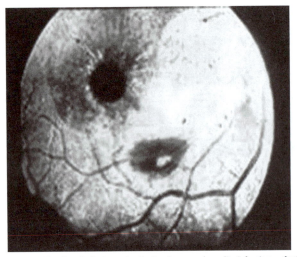

Figura 9.6 – Manchas de Roth em fundo de olho na endocardite infecciosa – fenômeno imunitário.

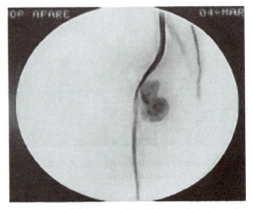

Figura 9.7 – Aneurisma micótico em artéria tibial em portador de endocardite infecciosa.

Diagnóstico diferencial

Os sintomas de EI costumam ser inespecíficos, com febre e prostração. Quando localizados, resultam de alguma complicação como a embolização sistêmica. O diagnóstico diferencial da EI, quando a apresentação é inespecífica, tem como ponto de partida a febre. Síndromes infecciosas devem ser pesquisadas. A EI deve ser fortemente suspeitada nos casos em que houver febre associada a: lesões cardíacas prévias, comportamento de risco, como utilização de drogas injetáveis, bacteremia, fenômenos embólicos e evidência de processo endocárdico ativo. Excluindo-se essas condições, o diagnóstico de EI é menos provável, e outras causas de febre devem ser pesquisadas. Além disso, algumas doenças podem mimetizar EI, destacando-se lúpus eritematoso sistêmico, febre reumática aguda, endocardite trombótica não infecciosa, mixoma atrial (cuja apresentação ecocardiográfica pode lembrar vegetação) e anemia falciforme.

Tratamento

Clínico

O tratamento da EI depende do micro-organismo, do ambiente e das complicações de cada paciente. Inclui antibiótico em altas doses e uso prolongado. O início da terapêutica em pacientes suspeitos de endocardite deverá ser sempre baseado na coleta da hemocultura, identificação do germe e antibiograma. A maioria dos casos de hemocultura negativa deve-se ao uso prévio de antibiótico, dificultando a terapêutica específica. Na presença de pacientes graves, toxemiados, com doença em estado avançado, após a coleta de pelo menos três pares de hemoculturas, pode-se iniciar antibioticoterapia baseada na epidemiologia. As drogas de escolha são penicilina G cristalina e oxacilina por quatro a seis semanas, associadas à gentamicina nos primeiros 14 dias. Após a identificação do micro-organismo, o antibiótico será mantido ou não, de acordo com o antibiograma. A Tabela 9.6 apresenta os principais esquemas de tratamento de acordo com a etiologia da EI.

A endocardite em prótese valvar é de evolução grave, com mortalidade em torno de 30 a 70%, com prognóstico pior nos casos de endocardite precoce, ou seja, até 60 dias após a cirurgia. Frequentemente causada por contaminação intraoperatória, em cerca de 50% dos casos por estafilococos coagulase-negativos (*S. epidermidis*) ou germes como *S. aureus*, bacilo Gram-negativo, fungo e estreptococo. Febre persistente e bacteremia no pós-operatório são comuns, alguns casos têm evolução catastrófica, com insuficiência cardíaca franca, episódios embólicos e formação de abscessos periproteicos. O prognóstico depende de diagnóstico e terapêutica precoce guiada pelo antibiograma. Uma alternativa é a administração inicial empírica de vancomicina e aminoglicosídeo até o isolamento do germe, além de, invariavelmente, substituição da prótese contaminada. Em alguns casos, a associação de rifampicina pode ser benéfica. Nos portadores de prótese valvar de implante tardio, os estafilococos persistem como agentes mais comuns, ainda que ocorra um nítido aumento na incidência dos estreptococos (Tabela 9.6). Nestes casos, o prognóstico é melhor, e, em algumas situações, particularmente em infecção por *Streptococcus viridans*, se houver boa resposta à terapêutica antibiótica, o tratamento cirúrgico pode ser postergado.

ESQUEMAS TERAPÊUTICOS BASEADOS NAS PRINCIPAIS ETIOLOGIAS DA EI
Streptococcus viridans e *bovis*: **penicilina G cristalina** 12 a 18 milhões U/24 horas, dividida em 4 a 6 doses, ou **ceftriaxona** 2 g/24 horas IV ou IM, por 4 semanas, em associação à **gentamicina** 3 mg/kg/24 horas IV ou IM por 2 semanas. **Vancomicina** 30 mg/kg/24 horas, dividida em 2 doses para alérgicos à penicilina.
Streptococcus viridans e *bovis* em prótese valvar: **penicilina G cristalina** 24 milhões U/24 horas, dividida em 4 a 6 doses, ou **ceftriaxona** 2 g/24 horas IV ou IM, por 6 semanas, em associação à **gentamicina** 3 mg/kg/24 horas IV ou IM por 2 semanas.
Estafilococo oxacilina-suscetível em valva nativa: oxacilina 12 g/24 horas IV, em 4 a 6 doses, por 6 semanas, em associação opcional com **gentamicina** 3 mg/kg/24 horas IV ou IM por 3 a 5 dias.
Estafilococo oxacilina-resistente em valva nativa: vancomicina 30 mg/kg/24 horas, dividida em 2 doses, por 6 semanas.
Estafilococo oxacilina-suscetível em prótese valvar: oxacilina 12 g/24 horas IV, em 4 a 6 doses, associada à **rifampicina** 900 mg/24 horas por tempo superior a 6 semanas, em associação com **gentamicina** 3 mg/kg/24 horas IV ou IM por 2 semanas.
Estafilococo oxacilina-resistente em prótese valvar: vancomicina 30 mg/kg/24 horas, dividida em 2 doses, por tempo superior a 6 semanas, associada à **rifampicina** 900 mg/24 horas por tempo superior a 6 semanas, em associação com **gentamicina** 3 mg/kg/24 horas IV ou IM por 2 semanas.
Enterococo em valva nativa: ampicilina 12 g/24 horas IV, ou **penicilina G cristalina** 18 a 30 milhões U/24 horas IV por 4 a 6 semanas, em associação com **gentamicina** 3 mg/kg/24 horas IV ou IM por 4 a 6 semanas. **Resistência ou alergia à penicilina: vancomicina** 30 mg/kg/24 horas, dividida em 2 doses, em associação com **gentamicina** 3 mg/kg/24 horas IV ou IM por 6 semanas.
Enterococo em valva nativa ou prótese resistente à vancomicina, penicilina e aminoglicosídeo: *E. faecium*: **linezolida** 1200 mg/24 horas em duas doses IV/VO por tempo superior a 8 semanas. *E. faecalis*: **ampicilina** 12 g/24 horas IV, em associação com **ceftriaxona** 2 g/24 horas IV ou IM por tempo superior a 8 semanas.
Grupo HACEK e Gram-negativo: ceftriaxona 2 g/24 horas IV ou IM, em associação com **gentamicina** 3 mg/kg/24 horas IV ou IM por 4-6 semanas.
Pseudomonas sp: **ceftazidima** 6 g/dia IV, em associação com **gentamicina** 3 mg/kg/24 horas IV ou IM por 4-6 semanas.

Tabela 9.6

Cirúrgico

O tratamento cirúrgico na EI, quando aplicado, deve estar associado à antibioticoterapia. As principais indicações de tratamento cirúrgico são apresentadas na tabela 9.7:

INDICAÇÃO CIRÚRGICA EM EI
Endocardite em prótese valvar precoce (< 2 meses do implante).
Insuficiência cardíaca atribuída à disfunção de prótese valvar pela EI.
Endocardite fúngica.
Endocardite estafilocócica sem resposta à antibioticoterapia.
Evidência de ruptura valvar, perfuração, abscesso, aneurisma, fístula ou bloqueio atrioventricular novo.
Endocardite por Gram-negativo, com resposta inadequada à antibioticoterapia.
Bacteremia persistente após 7 a 10 dias de antibioticoterapia adequada, sem outras infecções que justifiquem o quadro.
Embolia periférica recorrente, apesar da antibioticoterapia adequada.
Endocardite em prótese valvar tardia (> 2 meses do implante), com evolução clínica desfavorável.

Tabela 9.7

Complicações

As complicações da EI podem ser cardíacas e extracardíacas. O acometimento valvar pode determinar dano mecânico, como ruptura e perfuração, com importante repercussão hemodinâmica. A apresentação clínica de franca insuficiência cardíaca é grave, muitas vezes exige o tratamento cirúrgico de emergência e é fator de pior prognóstico. Outra complicação possível é a formação de abscessos, cuja apresentação pode ser de bloqueio atrioventricular em graus variáveis, sendo também, neste caso, o tratamento cirúrgico considerado. Em relação às complicações extracardíacas, a embolização é fenômeno comum, muitas vezes assintomático. Diversos órgãos podem ser acometidos neste caso, merecendo destaque o sistema nervoso central. Algumas vezes, a embolia pode atingir os *vasa vasorum*, com infecção local, reação inflamatória e enfraquecimento da parede do vaso, resultando em fenômeno conhecido como aneurisma micótico, de alto risco na endocardite infecciosa, sobretudo se atingir artérias do sistema nervoso central e houver ruptura. A instituição da terapêutica é benéfica para regressão do aneurisma, embora a ruptura possa ocorrer meses após o término do tratamento. O acompanhamento é realizado em conjunto com equipe de neurocirurgia, com arteriografia cerebral ou angioressonância magnética seriada.

Profilaxia da Endocardite Infecciosa

Havendo a possibilidade de fazer profilaxia para endocardite, de maneira factível, a mesma deveria ser aplicada. Com este intuito, foram utilizados vários esquemas antibióticos, porém com pouca evidência científica.

Os primeiros trabalhos experimentais demonstraram a fisiopatologia da EI da seguinte maneira: eventual deposição de plaquetas e fibrina sobre lesões valvares, ou no sítio em que se abate o jato regurgitativo causado pela valvopatia, levando a formação de endocardite trombótica não bacteriana. Esta lesão inicial posteriormente seria infectada em episódio de bacteremia, sendo que a aderência da bactéria estimula um depósito ainda maior de fibrina e plaquetas, desencadeando a vegetação clássica da EI.

Os estreptococos fazem parte da flora normal da orofaringe e trato gastrointestinal e causam pelo menos 50% das EI adquiridas na comunidade. Demonstrou-se bacteremia pelos estreptococos do grupo *viridans* em até 61% dos pacientes, após extração dentária e cirurgia

Periodontal (36 a 88%). E estudos experimentais em animais mostraram que a profilaxia antibiótica era capaz de evitar EI por *Estreptococos viridans* e *Enterococos*.

Mais recentemente, com a sedimentação do conceito de medicina baseada em evidências, foram revistos alguns aspectos essenciais destas condutas. O principal fator considerado foi que a profilaxia antibiótica para a EI (PAEI) tem se mostrado ineficaz ou marginalmente eficaz.

Tem-se comprovado que, ao contrário do que se admitia no passado, os pacientes apresentam bacteremias espontâneas, de origem especialmente dentária e gengival, em situações do dia a dia. Assim, atividades prosaicas rotineiras, como escovação de dentes (0 a 50%), uso de fio dental (20 a 68%), uso de palito de dentes e mesmo mastigação de refeição (7 a 51%), são associadas a bacteremia. Desse modo, a carga de bacteremia espontânea, não determinada por intervenção odontológica, seria maior do que a determinada por tratamentos dentários. Um estudo teórico da bacteremia cumulativa, durante cerca de um ano, calculou que a bacteremia do dia a dia é seis vezes maior do que a bacteremia causada por uma extração dentária isolada.

Entretanto, as diretrizes brasileiras e latino-americanas de valvopatia, optaram por também manter a PAEI, diferentemente do proposto pelas outras diretrizes citadas, para portadores de valvopatias com risco importante de EI, incluindo valvopatia reumática, PVM com insuficiência, e valvopatia aórtica degenerativa ou de origem bicúspide.

Profilaxia da endocardite infecciosa para procedimentos dentários:

Geralmente deve ser dada apenas uma dose de antibiótico, uma hora antes do procedimento. O regime usado deve impedir a bacteremia por estreptococos *viridans* sempre que for manipulado tecido da gengiva ou da região periapical do dente. O antibiótico de escolha, se não houver alergia, é a amoxicilina, por sua absorção adequada e pela suscetibilidade do agente infeccioso (tabela 9.7). No entanto, têm sido descritas resistências de várias cepas desse micro-organismo a esse antibiótico.

Para pacientes alérgicos a penicilina utiliza-se cefalexina, clindamicina, azitromicina ou claritromicina.

Profilaxia da endocardite infecciosa para procedimentos no trato respiratório:

Pacientes a serem submetidos a incisão ou biópsia da mucosa do trato respiratório, como cirurgias otorrinolaringológicas, devem receber esquema antibiótico semelhantes ao utilizados para afecções da boca.

Profilaxia da endocardite infecciosa para procedimentos nos tratos geniturinário e gastrointestinal (Tabela 9.7)

Os enterococos fazem parte da flora normal do trato gastrointestinal. Podem causar EI, inclusive grave, e era indicada de rotina, anteriormente, PAEI para intervenções nos tratos digestivo e geniturinário. No entanto, as evidências sobre esta conduta são ainda mais escassas, não havendo estudos publicados que demonstrem uma ligação de causa e efeito entre EI e procedimentos nestas localizações, nem que a administração de PAEI evite EI. Assim, considerando a falta de adequada evidência científica, as Diretrizes Americana e Europeia passaram a não mais indicar PAEI antes de intervenções nestas localizações. No entanto, considerando a gravidade de uma eventual ocorrência de EI decorrente destas fontes, foi optado, nas Diretrizes Brasileiras, por considerar a PAEI para pacientes com risco elevado para EI grave e que serão submetidos a procedimentos geniturinários ou gastrointestinais associados a lesão de mucosa.

Na presença de infeções instaladas nos tratos geniturinário e gastrointestinal, o tratamento deve incluir antibióticos que ajam contra o enterococos, embora não se saiba se tal conduta previne EI.

A tabela 9.8 mostra os pacientes e as situações associadas a risco elevado de EI:

PROBABILIDADE DE BACTEREMIA EM PROCEDIMENTOS DENTÁRIOS	
	Sem alta probabilidade de bacteremia significativa
Procedimentos que envolvem a manipulação de tecido gengival, região periodontal ou perfuração da mucosa oral.	Anestesia local em tecido não infectado.
	Radiografia odontológicos.
	Colocação de peças em aparelhos ortodônticos.
	Queda natural de dente-de-leite.
	Sangramento oriundo de trauma da mucosa oral ou lábios.

Tabela 9.8 – Recomendações para profilaxia de Endocardite Infecciosa

PROFILAXIA ANTIBIÓTICA DA ENDOCARDITE INFECCIOSA EM VALVOPATA[377]		
Classe IIb	Pacientes com valvopatia ou cardiopatia congênita sem risco elevado de EI grave e que serão submetidos a procedimentos odontológicos sem alta probabilidade de bacteremia significativa.	C
Classe de recomendação	**Indicação**	**Nível de evidência**
Classe I	Pacientes com risco elevado para EI grave e que serão submetidos a procedimentos odontológicos alta probabilidade de bacteremia significativa.	C
Classe IIa	Pacientes com valvopatia ou cardiopatia congênita sem risco elevado de EI grave e que serão submetidos a procedimentos odontológicos de alta probabilidade de bacteremia significativa.	C
Classe IIa	Pacientes com risco elevado para EI grave e que serão submetidos a procedimentos geniturinários ou gastrointestinais associados a lesão de mucosa.	C
Classe IIa	Pacientes com risco elevado para EI grave e que serão submetidos a procedimentos esofágicos ou do trato respiratório associado a lesão de mucosa.	C
PROFILAXIA ANTIBIÓTICA DA ENDOCARDITE INFECCIOSA EM VALVOPATA[377]		
Classe IIb	Pacientes com valvopatia ou cardiopatia congênita sem risco elevado de EI grave e que serão submetidos a procedimentos geniturinários ou gastrointestinais associados a lesão de mucosa.	C

Classe IIb	Pacientes com valvopatia ou cardiopatia congênita sem risco elevado de EI grave e que serão submetidas a procedimentos esofágicos ou do trato respiratório associado a lesão de mucosa.	C
Classe III	Pacientes com CIA isolada, com CIV ou PCA corrigidas e sem fluxo residual, com PVM sem regurgitação, após cirurgia de revascularização miocárdica ou após colocação de *stents*, com sopros cardíacos inocentes, portadores de marca-passo ou CDI, com doença de Kawasaki ou FR sem disfunção valvar, que serão submetidos a procedimentos odontológicos, do trato respiratório, geniturinário ou gastrointestinal.	C
Classe III	Pacientes submetidos que não envolvam risco de bacteremia.	C

Tabela 9.9 – EI = Endocardite infecciosa; CIA = Comunicação interventricular; PCA = Persistência do canal arterial; PVM = Prolapso da valva mitral; CDI = Cardiodesfibrilador implantável; FR = Febre reumática.

ESQUEMA DE PROFILAXIA PARA ENDOCARDITE INFECCCIOSA ANTES DE PROCEDIMENTOS DENTÁRIOS

Via de administração	Medicação	Dose única 30 a 60 minutos Criança	Dose única 30 a 60 minutos Adulto
Oral	Amoxicilina	50 mg/Kg	2 g
Oral (alergia à penicilina)	Clindamicina	20 mg/Kg	600 mg
Oral (alergia à penicilina)	Cefalexina	50 mg/Kg	2 g
Oral (alergia à penicilina)	Azitromicina ou claritromicina	15 mg/Kg	500 mg
Parenteral (IV ou IM*)	Ampicilina	50 mg/Kg	2 mg
Parenteral (IV ou IM*)	Cefazolina ou celtriaxone	50 mg/Kg	1 g
Parenteral (IV ou IM*) (alergia a penicilina)	Clindamicina	20 mg/Kg	600 mg
Parenteral (IV ou IM*) (alergia a penicilina)	Cefazolina ou celtriaxone	50 mg/Kg	1 g

Tabela 9.10 – IV = Via intravenosa; IM* = Via intramuscular.

ESQUEMAS PROFILAXIA PARA ENDOCARDITE INFECCIOSA ANTES DE PROCEDIMENTOS DO TRATO GASTROINTESTINAL E TRATO GENITURINÁRIO

Via de administração	Medicação	Dose única 30 minutos antes do procedimento Criança	Dose única 30 minutos antes do procedimento Adulto
Parenteral (IV)	Ampicilina* + Gentamicina	50 mg/Kg	2 g
Parenteral (IV)	Ampicilina* + Gentamicina	1,5 mg/Kg	
Parenteral (IV) – alergia à penicilina	Vancomicilina + Gentamicina	20 mg/Kg	1 g
Parenteral (IV) – alergia à penicilina	Vancomicilina + Gentamicina	1,5 mg/Kg	

Tabela 9.11 – Obs: Fazer reforço com 1,0 g 6 horas após o procedimento. IV = Via intravenosa

Conclusão

A EI é a infecção do endocárdio, com predileção pelo acometimento valvar. A gravidade da manifestação clínica depende da virulência do agente etiológico, das comorbidades presentes no paciente e da instituição precoce da terapia. A terapêutica baseia-se em antibioticoterapia direcionada e abordagem cirúrgica em casos selecionados. A Figura 9.1 apresenta um algoritmo para abordagem do paciente com suspeita de EI.

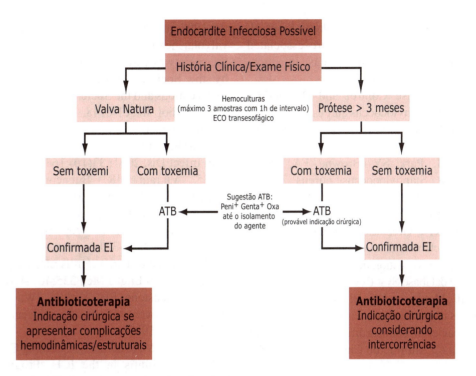

Figura 9.8 – HMC = hemocultura, ATB = antibioticoterapia, EI = endocardite infecciosa.

Referência Bibliográfica

1. Murdoch DR, Corey R, Hoen B, et al. Clinical Presentation, Etiology, and Outcome of Infective Endocarditis in the 21st Century The International Collaboration on Endocarditis–Prospective Cohort Study ARCH INTERN MED/ VOL 169 (NO. 5), MAR 9, 2009

2. Issa VS, Fabri Jr J, Pomerantzeff PMA, Grinberg M, Pereira-Barreto AC, Mansur AJ. Duration of symptoms in infective endocarditis. International Heart Journal 2003; 89: 63-70

3. Durack DT, Lukes AS, Bright DK: New criteria for diagnosis of infective endocarditis: utilization of specific echocardiographic findings. Duke Endocarditis Service. Am J Med 1994; 96: 200–9.

4. Li JS, Sexton DJ, Mick N, Nettles R, Fowler VG Jr, Ryan T et al.: Proposed modifications to the Duke criteria for the diagnosis of infective endocarditis. Clin Infect Dis 2000; 30: 633–8

5. Neuerburg CK, Breuckmann F, Buhr C, Philipp S, Eggebrecht H, Kordish I, Böse D, Naber CK: Duke-Kriterien zur Diagnostik der infektiösen Endokarditis: Metaanalyse von 3557 Fällen und Ergebnisse eine prospektiven Studie [Abstract]; Clin Res Cardiol 2007; [Suppl 1] V1148

6. Weinstein L, Rubin RH. Infective endocarditis: 1973. Prog Cardiovasc Dis. 1973; 16(3):239-274

7. Wang A, Athan P, Pappas PA. Contemporary Clinical Profile and Outcome of Prosthetic Valve Endocarditis. JAMA, March 28, 2007—Vol 297, No. 12 p1354

8. Cabell CH, Jollis JG, Peterson GE, et al. Changing patient characteristics and the effect on mortality in endocarditis. Arch Intern Med. 2002;162(1):90-94

9. Spies C, Madison JR, Schatz IJ. Infective endocarditis in patients with endstage renal disease: clinical presentation and outcome. Arch Intern Med. 2004; 164(1):71-75

10. Mansur AJ, Dal Bó C, Fukushima JT et al. Relapses, recurrences, valve replacements, and mortality during the long-term follow-up after infective endocarditisAm Heart J 2001;141:78-86

11. Hoen B, Alla F, Selton-Suty C, et al; Association pour l'Etude et la Pré´vention del'Endocardite Infectieuse (AEPEI) Study Group. Changing profile of infective endocarditis:results of a 1-year survey in France. JAMA. 2002;288(1):75-81.

12. Mullany CJ, Chua YL, Schaff HV, et al. Early and late survival after surgical treatment of culture-positive active endocarditis. Mayo Clin Proc. 1995;70(6):517-525

13. Sanabria TJ, Alpert JS, Goldberg R, Pape LA, Cheeseman SH. Increasing frequency of staphylococcal infective endocarditis: experience at a university hospital, 1981 through 1988. Arch Intern Med. 1990;150(6):1305-1309.

14. Naimi TS, LeDell KH, Como-Sabetti K, et al. Comparison of community- and health care–associated methicillin-resistant Staphylococcus aureus infection. JAMA. 2003; 290(22):2976-2984

15. Centers for Disease Control and Prevention. Vancomycin-resistant Staphylococcus aureus: New York, 2004. MMWR Morb Mortal Wkly Rep. 2004;53(15): 322-323.

16. Whitener CJ, Park SY, Browne FA, et al. Vancomycin-resistant Staphylococcus aureus in the absence of vancomycin exposure. Clin Infect Dis. 2004;38(8): 1049-1055

17. Paul M, Silbiger I, Grozinsky S, Soares-Weiser K, Leibovici L : Beta lactam antibiotic monotherapy versus beta lactam, aminoglycoside antibiotic combination therapy for sepsis. Cochrane database Syst Rev 2006: CD003344.

18. Falagas ME, Matthaiou DK, Bliziotis IA: The role of aminoglycosides in combination with a beta-lactam for the treatment of bacterial endocarditis: a meta-analysis of comparative trials: J Antimicrob Chemother 2006; 57: 639–47.

19. Baddour LM, Wilson WR, Bayer AS, Fowler VG Jr, Bolger AF, Levison ME et al.: Infective endocarditis: diagnosis, antimicrobial therapy, and management of complications. Circulation 14; 111 (23): e394–434

20. Werner M, Andersson R, Olaison L, Hogevik H: Swedish Society of Infectious Diseases Quality Assurance Study Group for Endocarditis: A 10-year survey of blood culture negative endocarditis in Sweden: aminoglycoside therapy is important for survival. Scand J Infect Dis 2008; 40: 279–85.

21. Fowler VG Jr, Boucher HW, Corey GR et al.: Daptomycin versus standard therapy for bacteremia and endocarditis caused by Staphylococcus aureus. N Engl J Med 2006; 355(7): 653–65.

22. Falagas ME, Manta KG, Ntziora F, Vardakas KZ: Linezolid for the treatment of patients with endocarditis: a systematic review of the published evidence. J Antimicrob Chemother 2006; 58(2): 273–80.

23. Wilson W, Taubert KA, Gewitz M Prevention of infective endocarditis: guidelines from the American Heart Association: a guideline from the American Heart Association Rheumatic Fever, Endocarditis, and Kawasaki Disease Committee, Council on Cardiovascular Disease in the Young, and the Council on Clinical Cardiology, Council on Cardiovascular Surgery and Anesthesia, and the Quality of Care and Outcomes Research Interdisciplinary Working Group. Circulation. 2007 Oct 9;116(15):1736-54.

24. Bonow RO, Carabello BA, Lytle BW, et al: ACC/AHA 2006 Guidelines for the management of patients with valvular heart disease: a report of the American College of Cardiology/American Heart Association Task Force on practice guidelines (Writing Committee to revise the 1998 guidelines for the management of patients with valvular heart disease) developed in collaboration with the society of cardiovascular anesthesiologists endorsed by the Society for Cardiovascular Angiography and Interventions and the Society of Thoracic Surgeons. J Am Coll Cardiol 48: e1-e148, 2006Bishara J, Leibovici L, Gartman-Israel D, et al. Long-term outcome of infective endocarditis: the impact of early surgical intervention. Clin Infect Dis. 2001; 33(10):1636-1643

25. Vikram HR, Buenconsejo J, Hasbun R, Quagliarello VJ. Impact of valve surgery on 6-month mortality in adults with complicated, left-sided native valve endocarditis: a propensity analysis. JAMA. 2003;290(24):3207-3214

26. Vongpatanasin W, Hillis LD, Lange RA: Prosthetic heart valves. N Engl J Med 335:407-416, 1996

27. Blackstone EH, Kirklin JW: Death and other time-related events after valve replacement. Circulation 72: 753-767, 1985

28. Wolff M, Witchitz S, Chastang C, et al: Prosthetic valve endocarditis in the ICU. Prognostic factors of overall survival in a series of 122 cases and consequences for treatment decision. Chest 108:688-694, 1995

29. Tornos P, Almirante B, Olona M, et al: Clinical outcome and long-term prognosis of late prosthetic valve endocarditis: a 20-year experience. Clin Infect Dis 24:381-386, 1997

30. Akowuah EF, Davies W, Oliver S, et al: Prosthetic valve endocarditis: early and late outcome following medical or surgical treatment. Heart 89:269-272, 2003

31. Horstkotte D, Follath F, Gutschik E, et al: Guidelines on prevention, diagnosis and treatment of infective endocarditis executive summary; the task force on infective endocarditis of the European Society of Cardiology. Eur Heart J 25:267-276, 2004,

32. Tornos P, Iung B, Permanyer-Miralda G, et al: Infective endocarditis in Europe: lessons from the Euro heart survey. Heart 91:571-575, 2005

Questões de Treinamento

Título de Especialista em Cardiologia – 2012
1. Jovem de 25 anos, internado por endocardite infecciosa de válvula mitral por *Streptococcus viridans* sensível à penicilina. Possui prolapso mitral anterior com insuficiência moderada. Recebe penicilina cristalina e gentamicina. A partir do décimo dia de tratamento antimicrobiano, evolui com dispneia, ortopneia e agravamento da ausculta do sopro cardíaco. Qual o melhor tratamento nessa situação?
a) trocar de imediato os antibióticos e iniciar diuréticos.

b) indicar tratamento cirúrgico da valva mitral, em uso de medicação específica para insuficiência cardíaca.
c) medicar para insuficiência cardíaca e indicar cateterismo cardíaco.
d) ecocardiograma e trocar antibióticos.
e) intubação e balão intra-aórtico para estabilização do quadro clínico.

Título de Especialista em Cardiologia – 2012
2. A causa da IC aguda do paciente pode ser atribuída pela imagem ecocardiográfica:

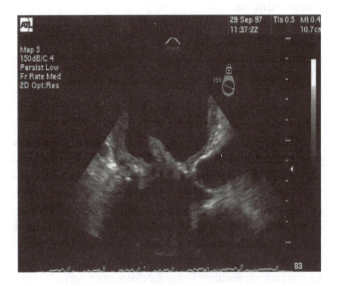

a) trombose atrial esquerda e *flutter* atrial.
b) tumor cardíaco.
c) endocardite infecciosa.
d) estenose aórtica.
e) nenhuma das anteriores.

Título de Especialista em Cardiologia – 2012
3. Não está indicada profilaxia antimicrobiana para endocardite, segundo as Diretrizes Brasileiras de Valvopatias, 2011, a:
a) paciente com prótese valvar mitral submetido a extração dentária.
b) paciente com cardiopatia congênita corrigida submetido a broncoscopia.
c) paciente com prótese valvar aórtica submetido a colonoscopia diagnóstica.
d) paciente que teve endocardite infecciosa, sem lesão valvar residual, submetido a amigdalectomia.
e) paciente transplantado cardíaco com valvopatia adquirida que fará biópsia pulmonar.

Título de Especialista em Cardiologia - 2011
4. A terapêutica da endocardite infecciosa é uma área de cooperação entre cardiologistas, infectologistas e cirurgiões cardíacos, sendo CORRETO afirmar.

a) a dependência de drogas injetáveis representa o fator predisponente mais comum para recorrência da endocardite infecciosa.
b) a recidiva da endocardite infecciosa normalmente ocorre no 3º ao 6º mês após o término do tratamento, sendo mais frequentemente observada na endocardite de valva nativa ocasionada pelo *Streptococcus viridans*.
c) o uso de anticoagulação previne episódios de cardioembolismo nos casos de vegetações grandes.
d) a abordagem cirúrgica, nos casos de regurgitação aórtica com fechamento precoce da valva mitral, ruptura do seio de Valsalva no coração direito e perfuração septal deve ser retardada por 4 semanas para o antibiótico erradicar o foco infeccioso.
e) na endocardite infecciosa, o emprego de antibioticoterapia em regime domiciliar após a estabilização clínica (ausência de febre) e sem evidência de complicações é considerado má prática assistencial.

Título de Especialista em Cardiologia - 2011
5. A prevenção da endocardite infecciosa é um dos pontos importantes na avaliação pré-procedimentos invasivos, sendo CORRETO afirmar:
I. Valvas proteicas, endocardite infecciosa prévia, doença cardíaca congênita cianótica não reparada representam condições de alto risco cuja profilaxia é recomendada no contexto de procedimentos dentários.
II. Amoxicilina 2 g por via oral dose única, 30 a 60 minutos antes do procedimento dentário, é o esquema padrão para o grupo de alto risco.
III. Apenas procedimentos odontológicos que envolvem manipulação de tecido gengival ou da região periapical do dente com perfuração da mucosa oral representam condições em que está indicada a antibioticoprofilaxia nos pacientes de alto risco.
a) apenas a opção I está correta.
b) apenas a opção II está correta.
c) apenas a opção III está correta.
d) apenas as opções II e III estão corretas.
e) as opções I, II e III estão corretas.

Título de Especialista em Cardiologia - 2010
6. Qual das manifestações clínicas a seguir é mais indicativa de endocardite infecciosa?
a) nódulos de Osler.
b) bacteriemia sustentada.
c) petéquias conjuntivais.
d) lesões do leito ungueal distal.
e) manchas de Roth.

Título de Especialista em Cardiologia - 2009
7. Mulher de 32 anos, usuária de drogas endovenosas, apresentou endocardite infecciosa em valva nativa tri-

cúspide, tratada com antibioticoterapia por 4 semanas, sem complicações. Ao término do tratamento, encontrava-se assintomática. Evidenciava apenas sopro holossistólico regurgitativo em borda esternal esquerda baixa e o ecodopplercardiograma evidenciava insuficiência tricúspide importante, com possível perfuração de uma das cúspides, sem disfunção do ventrículo direito, pressão sistólica de ventrículo direito estimada em 25 mmHg, câmaras esquerdas normais, demais valvas normais. A conduta adequada para esta paciente é:
a) indicação de plástica de valva tricúspide.
b) observação clínica e ecocardiográfica seriadas.
c) indicação de implante de prótese em valva tricúspide.
d) realização de cateterismo com manometria de câmaras direitas.
e) realização de ventriculografia com radioisótopos ou ressonância magnética para avaliação de função de tamanho de câmaras cardíacas.

Título de Especialista em Cardiologia - 2009
8. Constituem indicação para tratamento cirúrgico na endocardite infecciosa (EI)
I. Insuficiência cardíaca moderada por disfunção valvar.
II. Persistência da infecção apesar do tratamento adequado.
III. Infecção por *Estreptococcus viridans*.
a) somente a I está correta.
b) somente a II está correta.
c) somente a III está correta.
d) somente I e II estão corretas.
e) todas estão corretas.

Título de Especialista em Cardiologia - 2009
9. Paciente de 28 anos realizou troca de valva mitral por bioprótese há 3 meses. Procurou Ps por apresentar, há alguns dias, queda do estado geral, febre não medida e calafrios. Ao exame: REG, descorado +, eupneico, febril (37,9°C), FC= 100 bpm, PA= 122 x 58 mmHg, bulhas rítmicas, sopro sistólico regurgitativo mitral 4+/6+, propedêutica pulmonar e abdominal sem alterações. Colhidos três pares de hemocultura (em análise), ecocardiograma transesofágico mostrou vegetação e disfunção da bioprótese mitral. A melhor conduta é:
a) iniciar antibioticoterapia imediatamente, com vancomicina e gentamicina, e indicar tratamento cirúrgico.
b) iniciar antibioticoterapia imediatamente, com penicilina G cristalina e gentamicina, e indicar tratamento cirúrgico.
c) aguardar resultados da cultura para definição da antibioticoterapia pela estabilidade clínica, evitando posterior resistência antimicrobiana.
d) iniciar antibioticoterapia imediatamente com vancomicina e gentamicina por 6 semanas, e após reavaliar necessidade de tratamento cirúrgico.
e) iniciar antibioticoterapia imediatamente com penicilina G cristalina e gentamicina por 6 semanas, e após reavaliar necessidade de tratamento cirúrgico.

Título de Especialista em Cardiologia – 2008
10. Homem de 26 anos, usuário de drogas, apresenta febre e sopro protossistólico 3/6, que aumenta de intensidade com a inspiração. O diagnóstico provável é endocardite na:
a) valva mitral.
b) valva aórtica.
c) valva tricúspide.
d) valva pulmonar.
e) comunicação interatrial.

Título de Especialista em Cardiologia – 2008
11. Mulher de 42 anos em acompanhamento ambulatorial por dupla disfunção mitral, procurou o pronto-socorro com queixa de febre de 38°C há 3 dias, duas vezes por dia, preocupada com manchas hemorrágicas que apareceram em suas conjuntivas. Ao ecocardiograma, evidenciou-se massa oscilante em folheto mitral posterior. Com base nessas informações, pode-se dizer que se trata de:
a) um caso de endocardite infecciosa, com certeza.
b) um provável caso de endocardite infecciosa.
c) um provável quadro de artrite por febre reumática.
d) primeira manifestação de um quadro de lúpus, com certeza.
e) um caso com indicação precisa de ecocardiograma transesofágico para afastar abscesso de anel valvar.

Título de Especialista em Cardiologia – 2008
12. Homem de 56 anos, em acompanhamento ambulatorial por insuficiência aórtica importante, procura o pronto-socorro com febre e calafrios há 5 dias, adinamia e perda de apetite, sem dispneia a esforços ou dor torácica. Ao exame físico, estava toxemiado, com febre de 38,5 °C, sem petéquias ou sinais de insuficiência cardíaca. Radiografia de tórax em PA – área cardíaca aumentada ++, à custa de ventrículo esquerdo, sem congestão para-hilar ou condensação pulmonar. ECG: ritmo sinusal com sobrecarga ventricular esquerda e alterações difusas de repolarização. Ecocardiograma: diâmetro diastólico= 72 mm, e sistólico= 52 mm; presença de vegetação de 5 mm na valva aórtica, com refluxo importante. Dentre as alternativas a seguir, qual a melhor conduta para este caso?
a) antibioticoterapia e tratamento cirúrgico imediato.
b) uso de betabloqueador e de vasodilatador arterial.

c) aguardar o resultado das hemoculturas para prescrever o antibiótico correto.
d) antibioticoterapia imediata.
e) ecocardiograma transesofágico e antibioticoterapia.

Título de Especialista em Cardiologia – 2007
13. Quais são as duas complicações que levariam à indicação absoluta de cirurgia cardíaca em paciente com endocardite infecciosa em valva nativa?
a) febre persistente e presença de vegetação de 8 mm ao ecocardiograma.
b) insuficiência cardíaca em evolução e embolia séptica cerebral.
c) insuficiência cardíaca em evolução e abscesso de anel valvar.
d) abscesso de anel valvar e presença de vegetação de 8 mm ao ecocardiograma.
e) embolia séptica periférica e febre persistente.

Título de Especialista em Cardiologia – 2007
14. Dentre os seguintes, são considerados critérios maiores para o diagnóstico de endocardite infecciosa:
a) hemocultura positiva para *Streptococcus viridans* e febre (temperatura axilar > 38ºC).
b) ecocardiograma com vegetação e manchas de Roth.
c) nodos de Osler e hemorragias conjuntivais.
d) abscesso ao ecocardiograma e febre (temperatura axilar > 38ºC).
e) deiscência parcial nova em valva protética e abscesso ao ecocardiograma.

Título de Especialista em Cardiologia – 2006
15. Um paciente foi submetido a cirurgia cardíaca com implante de prótese mitral, em janeiro de 2006, não tendo sido submetido, no período pós-operatório, a nenhuma manipulação. Em março de 2006, foi reinternado com quadro de febre e queda importante do estado geral há 20 dias. O diagnóstico de entrada foi endocardite infecciosa (EI). Hemoculturas foram colhidas e ecocardiograma transesofágico (ETE), solicitado. A imagem no ETE foi de vegetação de 0,8 cm na prótese implantada. Enquanto aguardamos os resultados das hemoculturas, devemos iniciar:
a) anfotericina B para tratar EI por *Candida*.
b) ampicilina + gentamicina para tratar EI por *Enterococcus faecalis*.
c) penicilina + gentamicina para tratar EI por *Streptococcus viridans*.
d) oxacilina + rifampicina + gentamicina para tratar EI por *Staphylococcus epidermidis*.

Título de Especialista em Cardiologia – 2006
16. Adolescente de 17 anos, portadora de estenose mitral de etiologia reumática, em uso regular de profilaxia para febre reumática com penicilina benzatina, necessita realizar extração dentária. A maneira correta de se conduzir a profilaxia para endocardite infecciosa, neste caso, é:
a) iniciar eritromicina.
b) não utilizar outro antibiótico.
c) prescrever penicilina procaína.
d) recomendar o uso de amoxicilina.

Título de Especialista em Cardiologia – 2006
17. Em relação ao exame ecocardiográfico na endocardite infecciosa, é INCORRETO afirmar que:
a) a presença de estenose como complicação é rara.
b) o exame detecta se há maior probabilidade de complicação.
c) a vegetação está localizada na face ventricular das lesões mitrais.
d) as lesões regurgitantes originadas pela vegetação apresentam jatos excêntricos.

Título de Especialista em Cardiologia - 2005
18. Jovem de 22 anos, usuário de cocaína injetável (sem maiores cuidados com a escolha de seringas), procurou o serviço de emergência com queixa de dispneia aos esforços moderados, história de febre há vários dias e mal-estar geral intenso. Informou já ter se submetido a tratamento ambulatorial, abandonado após alguns meses. Negou doenças prévias. O exame cardiológico realizado em consulta anterior não apresentava alterações dignas de nota. Ao exame físico, encontrava-se emagrecido, em mau estado geral e taquipneico. A temperatura axilar era de 38,8°C, e a frequência cardíaca de 112 bpm. O fígado era palpável abaixo do rebordo costal e doloroso. As jugulares estavam distendidas, com pressão venosa central estimada superior a 12 cm, apresentando onda sistólica. Ao exame do precórdio, palpava-se icto no quinto espaço intercostal esquerdo, discretamente impulsivo. Havia galope na área do ventrículo direito, com sopro holossistólico 3+/6+, audível na área dos ventrículos direito e esquerdo. A primeira bulha era hipofonética, e havia poucos estertores nas bases pulmonares. Diante desse quadro, estabeleceu-se o diagnóstico de endocardite bacteriana acometendo predominantemente:
a) valva mitral.
b) valvas mitral e tricúspide.
c) valva tricúspide.
d) valva pulmonar.
e) valvas pulmonar e tricúspide.

Título de Especialista em Cardiologia - 2005
19. O risco de endocardite infecciosa é intermediário no(a):
a) coarctação da aorta.

b) persistência do canal arterial.
c) comunicação interventricular.
d) endocardite infecciosa prévia.
e) prolapso da valva mitral com regurgitação (sopro) ou folhetos valvares espessados.

Título de Especialista em Cardiologia - 2004
20. Qual das situações abaixo não constitui indicação de profilaxia antimicrobiana de endocardite bacteriana em procedimento dentário?
a) prótese valvar.
b) comunicação interatrial tipo *ostium secundum* isolada.
c) endocardite bacteriana prévia.
d) coarctação da aorta.
e) prolapso de valva mitral com insuficiência mitral.

Título de Especialista em Cardiologia - 2004
21. Mulher de 35 anos, alérgica a penicilina, com prótese mitral metálica e história prévia de endocardite bacteriana, necessita fazer cistoscopia. Qual(is) o(s) antibiótico(s) recomendado(s) para essa paciente?
a) entromicina.
b) clindamicina.
c) vancomicina associada a gentamicina.
d) cefalotina associada a gentamicina.
e) cefalexina associada a gentamicina.

Título de Especialista em Cardiologia - 2003
22. No tratamento empírico de formas subaguda e aguda de endocardite infecciosa em pacientes não alérgicos a penicilinas, são considerados esquemas de primeira linha, respectivamente:
a) penicilina G cristalina associada a gentamicina, e oxacilina associada a gentamicina.
b) oxacilina associada a gentamicina e vancomicina.
c) ampicilina associada a gentamicina e vancomicina associada a gentamicina.
d) ceftriaxona e vancomicina.
e) penicilina G cristalina e vancomicina.

Título de Especialista em Cardiologia - 2003
23. Assinale a alternativa que contém situações clínicas para as quais está indicada profilaxia para endocardite infecciosa em procedimentos odontológicos:
a) insuficiência aórtica, marca-passo cardíaco, *ductus* arterial patente.
b) doença arterial coronariana, tetralogia de Fallot, comunicação interventricular corrigida há 2 anos.
c) prolapso de valva mitral sem insuficiência, comunicação interatrial tipo *ostium secundum*, febre reumática sem disfunção valvar.
d) estenose mitral, comunicação interventricular, endocardite prévia.
e) desfibrilador implantável, prolapso de valva mitral sem insuficiência, estenose pulmonar.

Título de Especialista em Cardiologia - 2003
24. Sobre o ecocardiograma no diagnóstico de endocardite infecciosa, é CORRETO afirmar que:
a) tal exame não é necessário na maioria dos casos.
b) a modalidade transesofágica deve ser o teste inicial de escolha na maioria dos casos, exceto quando a probabilidade pré-teste for muito baixa.
c) deve ser realizado de rotina para reavaliação de endocardite previamente diagnosticada em próteses mecânicas, aproximadamente 2-3 semanas após o primeiro exame (indicação classe 1).
d) deve ser realizado para avaliação de pacientes com febre e sem evidência de bacteriemia, por se tratar de exame barato e isento de riscos (indicação IIa).
e) a modalidade transesofágica deve ser indicada em pacientes com próteses valvares ou quando o exame transtorácico for inconclusivo, apesar de probabilidade pré-teste elevada.

Título de Especialista em Cardiologia - 2002
25. Paciente de 32 anos, usuário de drogas intravenosas e HIV positivo, desenvolve quadro agudo de febre, calafrios e dispneia. Apresenta taquicardia e taquipneia, mas não há sopros. O estudo radiológico de tórax mostra focos de consolidação broncopneumônica em ambos os pulmões, compatíveis com endocardite direita por estafilococo. O ecocardiograma bidimensional com Doppler em cores é normal. A terapêutica antimicrobiana inicial, supondo tratar-se de estafilococo não meticilinorresistente e não tendo o paciente hipersensibilidade penicilínica, deverá ser:
a) cefazolina isoladamente.
b) vancomicina isoladamente.
c) ampicilina associada a gentamicina.
d) oxacilina com adição opcional de gentamicina.
e) amoxicilina.

Título de Especialista em Cardiologia - 2002
26. Paciente feminina, 47 anos, tem prolapso de valva mitral com refluxo, demonstrado em ecocardiograma com Doppler. Devendo submeter-se a cirurgia periodontal, recebe aconselhamento de profilaxia para endocardite infecciosa. O esquema profilático-padrão é:
a) amoxicilina 2 g, por via oral, 1 hora antes, e 1 g, por via oral, 6 horas após o procedimento.
b) amoxicilina 2 g, por via oral, em dose única, 1 hora antes do procedimento.

c) ampicilina 2 g, por via intramuscular, associada a gentamicina, 60 mg, por via intramuscular, 1 hora antes do procedimento.
d) clindamicina 600 mg, por via oral, l hora antes, e 600 mg, por via oral, 6 horas após o procedimento.
e) ampicilina 4 g, por via intravenosa, 30 minutos antes do procedimento.

Título de Especialista em Cardiologia - 2002
27. Paciente masculino, 71 anos, é internado para investigação de febre. Previamente hígido, fez uma extração dentária há 1 mês. Recentemente vem apresentando febre, anorexia, fraqueza e emagrecimento. Ao exame físico, é detectado sopro mesossistólico de ++/VI em área aórtica, com irradiação para fúrcula e vasos da base. Com a hipótese diagnóstica de endocardite infecciosa, submete-se a terapia empírica, até que se obtenham os resultados de hemoculturas. Neste momento, a escolha antimicrobiana mais adequada é:
a) oxacilina e gentamicina.
b) ceftriaxona e gentamicina.
c) penicilina G cristalina e gentamicina.
d) penicilina G cristalina em monoterapia.
e) vancomicina em monoterapia.

Título de Especialista em Cardiologia - 2001
28. Paciente de 32 anos, usuário de drogas intravenosas e HIV positivo, desenvolve quadro clínico agudo de febre, calafrios e dispneia. Apresenta taquicardia e taquipneia, mas não há sopros. O estudo radiológico de tórax mostra focos de consolidação broncopneumônica em ambos os pulmões, compatíveis com endocardite direita por estafilococo. O ecocardiograma bidimensional com Doppler em cores é normal. A terapêutica antimicrobiana inicial, supondo tratar-se de estafilococo não meticilinorresistente, deverá ser:
a) oxacilina com adição opcional de gentamicina.
b) vancomicina isoladamente.
c) ampicilina associada a gentamicina.
d) penicilina cristalina associada a gentamicina.
e) penicilina cristalina isoladamente.

Título de Especialista em Cardiologia - 2001
29. Homem de 55 anos, com história de prolapso de valva mitral e insuficiência mitral associada, vem apresentando fadiga e febrícula diária. Refere ter se submetido a colecistectomia há 3 anos e a amigdalectomia há 2 meses. Ao exame clínico, está em bom estado geral, apresentando sopro sistólico grau III em área de ventrículo esquerdo, que aumenta com a expiração. Estimou-se para este caso uma probabilidade pré-teste de endocardite infecciosa de aproximadamente 30 a 40%. Considerando os dados apresentados, assinale a conduta diagnóstica CORRETA:
a) solicitar, em primeira instância, ecocardiografia transtorácica; se esta for positiva, realizar ecocardiografia transesofágica para avaliar mais detalhadamente as repercussões funcionais da lesão.
b) solicitar inicialmente ecocardiografia transtorácica; se esta for negativa, realizar ecocardiografia transesofágica.
c) solicitar primeiramente ecocardiografia transesofágica, dada a baixa especificidade da ecocardiografia transtorácica para o diagnóstico de endocardite em pacientes com prolapso mitral.
d) não realizar ecocardiografia transtorácica, pois sua sensibilidade para detectar vegetações em valvas nativas é de apenas 50%
e) não realizar quaisquer testes diagnósticos adicionais diante da probabilidade pré-teste estimada neste caso.

Título de Especialista em Cardiologia - 2000
30. Considere as afirmações a respeito do tratamento antimicrobiano para endocardite infecciosa.
I. Para confirmar a erradicação do agente infeccioso, são recomendadas várias hemoculturas entre 2 e 8 semanas após completar-se o tratamento.
II. Em paciente alérgico a penicilinas, usa-se a associação de vancomicina e gentamicina para erradicar endocardite por enterococo.
III. Pode-se fazer monoterapia com ceftriaxona ou cefotaxima para erradicar agentes do grupo HACEK causadores de endocardite.
Quais são corretas?
a) apenas I.
b) apenas II.
c) apenas III.
d) apenas I e II.
e) I, II e III.

Título de Especialista em Cardiologia - 2017
31. Em relação à endocardite infecciosa em próteses valvares, é CORRETO afirmar que:
a) o risco é maior nos dois anos iniciais após a cirurgia.
b) a extensão da infecção para o tecido perianular é incomum nas próteses mecânicas.
c) os fatores de risco para desenvolvimento de endocardite protética estão bem definidos.
d) estafilococos coagulase-negativos são a principal causa de endocardite protética valvar.
e) as taxas de endocardite são maiores em próteses biológicas do que em próteses mecânicas.

Título de Especialista em Cardiologia - 2017
32. Quanto aos critérios de Duke modificados para o diagnóstico de endocardite infecciosa, é listado como critério maior:
a) febre ≥ 38°C.
b) glomerulonefrite.
c) nódulos de Osler.
d) aneurisma micótico.
e) hemocultura positiva para microrganismos típicos da endocardite em duas culturas separadas.

Título de Especialista em Cardiologia - 2017
33. Na endocardite infecciosa, são indicações de cirurgia urgente (1 a 2 dias), as condições clínicas abaixo, EXCETO:
a) prótese instável.
b) obstrução valvar.
c) perfuração septal.
d) endocardite fúngica.
e) regurgitação aórtica aguda.

Título de Especialista em Cardiologia - 2017
34. São achados laboratoriais comuns na endocardite infecciosa, EXCETO:
a) trombocitopenia.
b) fator reumatoide elevado.
c) proteína C-reativa elevada.
d) anemia normocrômica normocítica.
e) aumento na velocidade de hemossedimentação.

Título de Especialista em Cardiologia - 2017
35. Homem, 60 anos, submetido a troca valvar mitral biológica há 40 dias, iniciou quadro de febre e calafrios há uma semana. Seu exame físico e dados vitais não apresentavam alterações. O paciente não possui outras comorbidades. Abaixo encontram-se os resultados de exames solicitados pelo médico assistente. Analise-os e assinale a afirmativa CORRETA em relação à conduta a ser empregada no paciente internado:

Resultados dos exames laboratoriais	Ecocardiograma transesofágico	
Hb: 14,0g/dL	Glicemia: 104mg/dl	FEVE: 60%
Hm: 4,50milhões/mm3	Creatinina: 1,4mg/dl	Diâmetro sistólico VE: 45mm
Leucócitos: 14.650/µL	K+: 4,5mEq/l	Átrio esquerdo: 40mm
Bastonetes: 800/mm3	Urocultura: negativa	Prótese mitral sem disfunção, com imagem sugestiva de vegetação de 4mm na face atrial da prótese
Plaquetas: 140.000/mm3	Hemocultura: em andamento	

a) administrar vancomicina por 6 semanas, gentamicina por 2 semanas e rifampicina por 6 semanas.
b) prescrever penicilina G cristalina por 4 semanas associado à gentamicina por 2 semanas.
c) iniciar vancomicina por 6 semanas, gentamicina por 2 semanas.
d) administrar gentamicina por 2 semanas e cirurgia precoce.
e) prescrever penicilina G cristalina por 4 semanas.

Título de Especialista em Cardiologia - 2017
36. Com relação à ocorrência de endocardite infecciosa em pacientes dependentes de drogas intravenosas, é INCORRETO afirmar que:

a) o agente etiológico mais comum é o *S. aureus*.

b) mulheres são mais acometidas do que homens.

c) a valva mais frequentemente acometida é a tricúspide.

d) a dependência de drogas intravenosas é fator de risco para endocardite recorrente.

e) o risco nesses pacientes é maior do que naqueles não dependentes de drogas intravenosas e portadores de febre reumática.

Título de Especialista em Cardiologia - 2018
37. Assinale a alternativa CORRETA em relação aos "Critérios modificados de Duke" para o diagnóstico de endocardite infecciosa (EI):

a) O achado de hemocultura positiva única ou sorologia claramente positiva para Coxiella burnetii é considerado critério maior para o diagnóstico de EI.

b) Fenômenos imunológicos, como nódulos de Osler e aneurisma micótico, são critérios maiores para o diagnóstico de EI.

c) Febre persistente com temperaturas superiores a 38°, sem outra explicação alternativa, é a manifestação clínica mais frequente da EI, e é considerado critério maior para o diagnóstico de EI.

d) Achado de vegetação no ecocardiograma transtorácico é critério menor para o diagnóstico de EI.

e) O achado de três critérios menores permite o diagnóstico definitivo de EI.

Título de Especialista em Cardiologia - 2018
38. Assinale a alternativa CORRETA em relação às condições cardíacas predisponentes à endocardite infecciosa (EI):

a) A EI na valva aórtica bicúspide associa-se à maior incidência de complicações perianulares, sendo preditora de extensão perivalvar da infecção.

b) A insuficiência mitral associada à calcificação do anel valvar é a condição predisponente mais frequente de EI.

c) A insuficiência mitral funcional associada ao remodelamento do ventrículo esquerdo é comumente complicada por EI.

d) Entre as cardiopatias congênitas, as lesões obstrutivas do trato de saída ventricular e os defeitos do septo atrial são as lesões mais vezes associadas à EI.

e) As valvas com lesões estenóticas têm suscetibilidade à infecção semelhante àquelas com lesões de insuficiência.

Título de Especialista em Cardiologia - 2018
39. O tratamento da endocardite infecciosa (EI) é primariamente fundamentado na antibioticoterapia, mas a cirurgia é a base para o tratamento da EI complicada. A decisão sobre o momento cirúrgico para o paciente com EI, a despeito do avanço das técnicas cirúrgicas e dos novos antibióticos, permanece complexa. Dependendo do quadro clínico, a indicação para a intervenção cirúrgica na EI pode ser uma emergência (realizar em período < 24 horas), urgência (em 2 a 4 dias) ou eletiva (em semanas). Assinale a alternativa CORRETA sobre as indicações de tratamento cirúrgico na endocardite infecciosa:

a) Formação de abscesso perivalvar exige tratamento antibiótico prolongado antes da definição cirúrgica.

b) EI mitral ou aórtica com vegetação maior que 10 mm no ecocardiograma, apresentando evento embólico, tem indicação de tratamento antibiótico e anticoagulante antes da decisão cirúrgica.

c) Pacientes com ruptura do seio de Valsalva em outra estrutura, levando à insuficiência cardíaca, devem ser submetidos à cirurgia como emergência.

d) A infecção não controlada pelo tratamento antibiótico é a causa mais frequente de indicação de tratamento cirúrgico para a EI.

e) Após um acidente vascular cerebral embólico, complicando a EI, se houver indicação de cirurgia, esta deve ser adiada por 4 semanas, independentemente da condição neurológica do paciente.

Gabarito comentado

1. É inquestionável a evolução do quadro para IC e esta é secundária à complicação da EI. Não há indicação de troca do esquema antimicrobiano, as condutas no momento devem ser dirigidas para o tratamento da insuficiência cardíaca e a cirurgia para reparo valvar mitral. Resposta b.

2. A imagem do ecocardiograma transesofágico revela vegetação em valva mitral-critério maior de Durick para EI.

INDICAÇÃO CIRÚRGICA EM EI
Endocardite em prótese valvar precoce (< 2 meses do implante).
Insuficiência cardíaca atribuída à disfunção de prótese valvar pela EI.
Endocardite fúngica.
Endocardite estafilocócica sem resposta à antibioticoterapia.
Evidência de ruptura valvar, perfuração, abscesso, aneurisma, fístula ou bloqueio atrioventricular novo.
Endocardite por Gram-negativo, com resposta inadequada à antibioticoterapia.
Bacteremia persistente após 7 a 10 dias de antibioticoterapia adequada, sem outras infecções que justifiquem o quadro.
Embolia periférica recorrente, apesar da antibioticoterapia adequada.
Endocardite em prótese valvar tardia (> 2 meses do implante), com evolução clínica desfavorável.

Resposta c.

3. As Diretrizes Brasileiras e Interamericana de Valvopatias 2011, se posicionaram sobre o assunto. Optou-se por manter a profilaxia, diferentemente do proposto pelas diretrizes americanas, para portadores de valvopatias com risco importante de EI, incluindo valvopatias reumáticas, PVM com insuficiência, e valvopatia aórtica degenerativa ou de origem bicúspide.
De forma consensual, **NÃO se recomenda profilaxia em hipótese alguma nas seguintes condições:**
- Comunicação interatrial.
- Comunicação interventricular ou persistência do canal arterial corrigidos e sem defeitos residuais.
- Cirurgia de revascularização miocárdica.
- Prolapso de valva mitral sem regurgitação.
- Após colocação de *stents*.
- Sopros cardíacos inocentes.
- Portadores de marca-passo ou cardiodesfibrilador implantável.
- História de doença de Kawasaki.
- Procedimentos sem risco de bacteremia.
- Os seguintes procedimentos odontológicos: anestesia local em tecido não infectado, radiografia odontológica, colocação ou remoção ou ajuste de aparelhos ortodônticos, queda natural de dente de leite, sangramento oriundo de trauma de mucosa oral.

Resposta b.

4. As recidivas ocorrem geralmente em até 2 meses após o término dos antibióticos, sendo de 8 a 20% nos casos de EI por enterococos e no máximo em 2% naqueles com EI por *Streptococos viridans* não há indicação de anticoagulação diante de grandes vegetações.
Nesta situação a recomendação é o tratamento cirúrgico. São também indicações imperativas de cirurgia os casos de regurgitação aórtica com fechamento precoce da valva mitral, ruptura do seio de Valsalva no coração direito e perfuração septal.

Endocardite Infecciosa

Em pacientes estáveis, afebril e sem complicações, após 15 dias de tratamento hospitalar em regime de antibioticoterapia ambulatorial pode ser prescrito. Resposta a.

5. São condições de alto risco para EI: doença cardíaca congênita cianótica não corrigida cirurgicamente, IAO, EAO, IM ou dupla lesão mitral e história de endocardite infecciosa prévia em pacientes com valvas protéticas. Se submetidos a procedimentos dentários, a prescrição de antibioticoprofilaxia será recomendada caso haja manipulação da gengiva ou região periapical do dente, situações nas quais ocorrerá dano da mucosa oral. O antibiótico de eleição é amoxacilina 2 g, a via de administração é oral e o ideal é formá-lo 30-60 minutos antes do procedimento. Resposta e.

6. Nódulos de Osler (pequenos nódulos dolorosos encontrados mais frequentemente nas superfícies palmares nos dedos das mãos e dos pés) são considerados um fenômeno imunológico e são patognomônicos de EI. Veja a tabela a seguir que relaciona os achados físicos e laboratoriais mais prevalentes na EI.

EXAME FÍSICO E ACHADOS LABORATORIAIS NA ENDOCARDITE INFECCIOSA	
Achado	% dos casos
Febre	80-95
Sopro audível	85
Sopro novo ou alterado	15-47
Anormalidades neurológicos	20-40
Esplenomegalia	0-60
Patéquias	20-40
Hemorragias em estilhas	15
Nódulos de Osler	10-25
Lesões de Janeway	< 10
Manchas de Roth	< 5
Anemia de doença crônica	50-90
Leucocitose	20-66
Velocidade de hemossedimentação aumentada	90-100
Hematúria microscópica	50-70
Presença de fator reumatoide	40-50
Radiografia de tórax anormal (derrame, infiltrado, êmbolos sépticos)	67-85 (endocardite infecciosa direita)

Resposta b.

7. É provável que a insuficiência tricúspide seja secundária à perfuração de uma das cúspides valvares, no entanto o achado ecocardiográfico isolado, sem sintomatologia clínica e sem comprometimento funcional de VO não é por si só uma indicação cirúrgica. A recomendação para este caso é observação clínica e ecocardiografia seriada. Resposta b.

8. São indicações cirúrgicas para EI:
- Infecção não controlada.
- Prótese valvar instável decorrente de deiscência ou infecção da prótese.
- Insuficiência cardíaca moderada a grave, ou seja, classes III e IV da NYHA.

Resposta d.

9. Não há dúvidas que o diagnóstico provável é de EI. Tratando-se de EI em prótese, os germes mais prováveis são *S. aureus* e *S. coagulase*-negativos. EI em prótese valvar que ocorre no primeiro ano deve ter como abertura antibiótica vancomicina (*Staphylococcus meticilina*-resistentes). Associação vancomicina+aminoglicosídeo é potencializadora. Como EI em prótese precoce, tende à complicação com extensão perivalvar a melhor conduta é recomendar cirurgia a este paciente. Resposta a.

10. Um sopro regurgitativo equivale a insuficiência de valvas atrioventriculares, e se o sopro sistólico aumenta durante a inspiração (manobra de Rivero-Carvallo), é muito sugestivo o diagnóstico de insuficiência tricúspide. Considerando que usuários de drogas endovenosas têm maior predisposição a endocardite de câmaras direitas, temos como diagnóstico **correto** a alternativa C.

11. Aqui temos uma paciente com sinais e sintomas de endocardite – a endocardite infecciosa pode ser diagnosticada pelos critérios de Durack e cols. de três maneiras: dois critérios maiores, um critério maior e três menores ou cinco critérios menores (como regra mnemônica lembramos de 2x0, 3x1 ou 5x0). A seguir, os critérios de Durack e Cols.:

DEFINIÇÃO DOS CRITÉRIOS DA *DUKE UNIVERSITY* PARA O DIAGNÓSTICO DE ENDOCARDITE INFECCIOSA (2000)
Critérios maiores
a) Hemocultura positiva • Micro-organismos típicos para endocardite infecciosa (*Streptococcus viridans*, *bovis*, grupo HACEK, *Staphylococcus aureus* ou enterococo comunitário) em duas amostras separadas, em ausência de foco primário, ou • Hemocultura persistentemente positiva, definida como micro-organismo compatível com endocardite, isolado a partir de duas amostras sanguíneas colhidas com intervalos de 12 horas ou todas de três, ou a maioria de quatro ou mais amostras, separadas com intervalos de pelo menos uma hora entre a primeira e a última.
b) Evidência de envolvimento endocárdico • Ecocardiograma positivo para endocardite infecciosa: massa cardíaca oscilante em valva, estruturas de suporte, trajeto de jato regurgitante, ou em material implantado (na ausência de explicação anatômica alternativa), abscesso ou nova deiscência de prótese. • Nova regurgitação valvar (aumento ou modificação de sopro preexistente não expressivo).
Critérios menores
• Predisposição: condição cardíaca ou usuário de droga endovenosa. • Febre: ≥ 38 °C. • Fenômeno vascular: embolia em grande artéria, infarto pulmonar séptico, aneurisma micótico, hemorragia intracraniana, hemorragia conjuntival, lesão de Janeway. • Fenômeno imunitário: glomerulonefrite, nódulo de Osler, manchas de Roth, fator reumatoide. • Evidência microbiológica: hemocultura positiva, mas sem preencher os critérios maiores ou evidência sorológica de infecção ativa com micro-organismo compatível com endocardite infecciosa. • Ecocardiograma compatível com endocardite infecciosa, mas sem preencher os critérios maiores.

Esta paciente tem três critérios menores (cardiopatia, febre e hemorragia conjuntival) e um critério maior (ecocardiograma com vegetação), assim, podendo ter um diagnóstico de certeza de endocardite infecciosa. Resposta a.

12. Este paciente tem diagnóstico altamente sugestivo de endocardite infecciosa, mas não fecha completamente os critérios de Durack e cols. Ele possui dois sinais menores (cardiopatia e febre) e um sinal maior de endocardite (presença de vegetação ao ecocardiograma). Apesar de não termos o diagnóstico de certeza, a conduta mais correta para este paciente é iniciar antibioticoterapia empírica imediata, pois está toxemiado e com suspeita de grave infecção (endocardite). A escolha inicial antibiótica seria penicilina + oxacilina + gentamicina. Não há indicação imediata de cirurgia cardíaca por não apresentar sinais e sintomas de insuficiência cardíaca ou outra indicação cirúrgica. O ecocardiograma transesofágico não acrescentaria dados importantes para este paciente, já que o transtorácico já visualizou vegetações. Assim, resposta d.

13. As indicações de cirurgia na endocardite infecciosa são as seguintes:
Estrutura infectada - portadores de endocardite em prótese valvar geralmente só obtêm cura após cirurgia cardíaca.

Etiologia - Endocardite por fungos é sempre cirúrgica.

ICC - Indicação de cirurgia mais frequente em endocardite infecciosa (é a complicação mais frequente da endocardite infecciosa).

Tipo da alteração morfológica – Abscessos de anel valvar são sempre cirúrgicos.

Falha do tratamento etiológico – Se houver micro-organismo isolado, e o paciente estiver recebendo antibioticoterapia correta na dose adequada, mas mesmo assim persistir febril, há indicação cirúrgica por falha de tratamento etiológico. Embolia séptica de repetição é indicação relativa de cirurgia cardíaca – um paciente com frequentes embolias pode ser cirúrgico, mas a presença de apenas um evento embólico séptico não é indicação absoluta de tratamento cirúrgico.

Nas alternativas da questão deixamos em **negrito** as indicações absolutas de cirurgia na endocardite;

a) Febre persistente e presença de vegetação de 8 mm ao ecocardiograma.
b) Insuficiência cardíaca em evolução e embolia séptica cerebral.
c) Insuficiência cardíaca em evolução e abscesso de anel valvar.
d) Abscesso de anel valvar e presença de vegetação de 8 mm ao ecocardiograma.
e) Embolia séptica periférica e febre persistente.

Assim, resposta c.

14. Os critérios maiores de Durack e cols. para diagnóstico de endocardite são: evidência de envolvimento endocárdico (novo sopro de regurgitação ou vegetação ao ecocardiograma) e hemocultura positiva para micro-organismo que certamente seja causador de endocardite. A tabela completa com os critérios de Durack e cols. encontram-se abaixo:

DEFINIÇÃO DOS CRITÉRIOS DA *DUKE UNIVERSITY* PARA O DIAGNÓSTICO DE ENDOCARDITE INFECCIOSA (2000)
Critérios maiores
a) Hemocultura positiva
• Micro-organismos típicos para endocardite infecciosa (*Streptococcus viridans*, *bovis*, grupo HACEK, *Staphylococcus aureus* ou enterococo comunitário) em duas amostras separadas, em ausência de foco primário, ou
• Hemocultura persistentemente positiva, definida como micro-organismo compatível com endocardite, isolado a partir de: duas amostras sanguíneas colhidas com intervalos de 12 horas ou todas de três, ou a maioria de quatro ou mais amostras, separadas com intervalos de pelo menos uma hora entre a primeira e a última.
b) Evidência de envolvimento endocárdico
• Ecocardiograma positivo para endocardite infecciosa: massa cardíaca oscilante em valva, estruturas de suporte, trajeto de jato regurgitante, ou em material implantado (na ausência de explicação anatômica alternativa), abscesso ou nova deiscência de prótese.
• Nova regurgitação valvar (aumento ou modificação de sopro preexistente não expressivo).
Critérios menores
• Predisposição: condição cardíaca ou usuário de droga endovenosa.
• Febre: > 38 °C.
• Fenômeno vascular: embolia em grande artéria, infarto pulmonar séptico, aneurisma micótico, hemorragia intracraniana, hemorragia conjuntival, lesão de Janeway.
• Fenômeno imunitário: glomerulonefrite, nódulo de Osler, manchas de Roth, fator reumatoide.
• Evidência microbiológica: hemocultura positiva, mas sem preencher os critérios maiores ou evidência sorológica de infecção ativa com micro-organismo compatível com endocardite infecciosa.
• Ecocardiograma compatível com endocardite infecciosa, mas sem preencher os critérios maiores.

Nas alternativas da questão, **destacamos em negrito** os critérios maiores de Durack e cols:

a) Hemocultura positiva para *Streptococcus viridans* e febre (temperatura axilar > 38°C).
b) Ecocardiograma com vegetação e manchas de Roth.
c) Nodos de Osler e hemorragias conjuntivais;
d) abscesso ao ecocardiograma e febre (temperatura axilar > 38°C).
e) Deiscência parcial nova em valva protética (equivale a novo sopro de regurgitação) e abscesso ao ecocardiograma (tem o mesmo valor do critério anterior).

Esta questão saiu como gabarito resposta E – entretanto, a resposta E mostra duas alternativas que demonstram o mesmo critério maior – evidência de envolvimento endocárdico. Ou seja, teoricamente, embora altamente sugestivas de endocardite, há aqui duas evidências de envolvimento endocárdico, ou seja, apenas um critério maior. Resposta e.

15. Aqui temos um paciente com endocardite infecciosa precoce, em prótese valvar, ou seja, de alta gravidade. Pacientes com prótese valvar e sintomas de endocardite podem se apresentar de duas maneiras: com mais de 60 dias de implante de prótese, referidos como tendo endocardite tardia (com etiologias semelhantes à endocardite comunitária e 25-25% de mortalidade) e endocardite precoce, com menos de 60 dias de implante de prótese.

A endocardite precoce tem como agentes etiológicos *Streptococcus coagulase* negativo, Gram-negativos e outros micro-organismos relacionados à infecção hospitalar. É doença de alta mortalidade, que pode chegar a 80%. Nestes pacientes a primeira manifestação da doença frequentemente é *sepse* grave, com súbita queda do estado geral e febre alta. Estes pacientes necessitam de tratamento agressivo, com antibioticoterapia com vancomicina e gentamicina, muitas vezes também em associação com rifampicina para potencializar a ação antiestafilocócica.

A opção mais adequada de tratamento (vancomicina + rifampicina + gentamicina) não está contemplada nesta questão. Assim como alternativa correta devemos eleger a terapia que mais se aproxima do tratamento da endocardite estafilocócica, neste caso oxa+genta+rifampicina. Resposta d.

ENDOCARDITE INFECCIOSA EM PRÓTESE VALVAR	
Endocardite Infecciosa	
Precoce	Tardio
< 60 dias	> 60 dias
S. epidermidis > S. aureus	Estreptococos, HACEK
Gram – e fungos	S. epidermidis = S. aureus
Contaminação, cateteres	Procedimentos dentários
Mortalidade 65-80%	Mortalidade de 35 a 40%

16. Devemos lembrar que, apesar das recomendações de 2007 da *American Heart Association* (já bastante discutidas nestes comentários), devemos continuar usando as diretrizes de 2003 para profilaxia para endocardite infecciosa. Desta maneira, para um paciente que irá ser submetido a procedimento dentário (mesmo tendo uma lesão – estenose mitral – cujo risco de endocardite é menor que em lesões regurgitantes) a profilaxia com amoxicilina 2 g 1 hora antes de procedimento odontológico é adequada. Para pacientes alérgicos devemos usar clindamicina, 600 mg/1 h antes de procedimento odontológico. Resposta d.

17. A ecocardiografia, em especial a ecocardiografia transesofágica é essencial para avaliação de pacientes valvopatas com suspeita clínica de endocardite infecciosa. A ecocardiografia, além de ser diagnóstica, especialmente quando um critério maior de Durack e cols (vegetação ou abscesso perivalvar) é visualizado, permite detectar complicações da endocardite. As complicações mais frequentes, além de abscessos, são destruições das valvas pela endocardite, ou seja, perfurações e defeitos anatômicos levando a insuficiência valvar grave. A insuficiência valvar decorrente de endocardite, por ser resultante de destruição valvar, geralmente gera insuficiências graves, sendo comuns jatos excêntricos devido à destruição valvar. Em geral a endocardite só leva a estenoses valvares raramente, e mais como sequela tardia da doença. As vegetações estão em geral localizadas na face atrial da mitral e na face ventricular da valva aórtica, que são as regiões das valvas que sofrem mais as lesões de jato que originam a endocardite infecciosa. Resposta c.

18. Temos aqui um paciente viciado em drogas injetáveis e quadro de insuficiência cardíaca direita (hepatomegalia dolorosa, estase jugular). A primeira hipótese neste caso é a endocardite clássica do usuário de drogas, a endocardite do lado direito (usualmente valva tricúspide) por *Staphylococcus aureus*. Além dos sinais de insuficiência cardíaca direita, o examinador descreve B3 de ventrículo direito, e não há grande aumento de VE (não há desvio do icto). Diante de tantas evidências, resposta c.

19. Em geral, há indicação de profilaxia para endocardite infecciosa em toda situação em que há fluxo turbulento no endocárdio e/ou lesão valvar importante. As diretrizes da *American Heart Association*, de 2007, entretanto, preconizam profilaxia para EI nas seguintes situações (Classe IIb, nível de evidência B):

- Prótese valvar.
- Antecedente EI.
- Cardiopatia congênita.*
- Cardiopatia cianótica não corrigida (mesmo com *shunt* ou conduíte paliativo).
- Cardiopatia congênita com correção total (cirurgia ou device) (por apenas 6 meses após intervenção).

- Lesão residual no lugar ou próximo de *patch* ou *prostetic device* (inibição da endotelização).
- Transplantado cardíaco que desenvolve valvopatia.

Devemos conhecer a diretriz, mas aplicá-la criticamente. A diretriz parte do princípio de que endocardite em valva nativa é doença benigna, sem muitas complicações. Isso absolutamente não é verdade. As complicações da endocardite são muitas e frequentemente fatais. Além disso, em seguimento a longo prazo, só 10% dos pacientes com endocardite prévia, após 15 anos, não desenvolveram nova endocardite, morreram ou necessitaram de troca valvar. Pelos *guidelines* antigos, pacientes com coarctação de aorta têm risco intermediário para endocardite. Resposta a.

20. Em geral, há indicação de profilaxia para endocardite infecciosa em toda situação em que há fluxo turbulento no endocárdio e/ou lesão valvar importante. As diretrizes da *American Heart Association*, de 2007, entretanto, preconizam profilaxia para EI nas seguintes situações (Classe IIb, nível de evidência B):

- Prótese valvar.
- Antecedente EI.
- Cardiopatia congênita*.
- Cardiopatia cianótica não corrigida (mesmo com *shunt* ou conduíte paliativo).
- Cardiopatia congênita com correção total (cirurgia ou *device*) (por apenas 6 meses após intervenção).
- Lesão residual no lugar ou próximo de *patch* ou *prostetic device* (inibição da endotelização).
- Transplantado cardíaco que desenvolve valvopatia.

Devemos conhecer a diretriz, mas aplicá-la criticamente. A diretriz parte do princípio de que endocardite em valva nativa é doença benigna, sem muitas complicações. Isso absolutamente não é verdade. As complicações da endocardite são muitas e frequentemente fatais. Além disso, em seguimento a longo prazo, só 10% dos pacientes com endocardite prévia, após 15 anos, não desenvolveram nova endocardite, morreram ou necessitaram de troca valvar. Das condições listadas acima, apenas a comunicação interatrial *ostium secundum* isolada não é indicação de profilaxia para EI (conforme os *guidelines* antigos). Resposta b.

21. Para procedimentos ginecológicos e gastrointestinais, os *guidelines* recomendam ampicilina e gentamicina e vancomicina e gentamicina para alérgicos. Devemos lembrar que os *guidelines* 2007 para endocardite restringiram bastante a indicação de profilaxia para EI. Resposta c.

22. Hoje os termos usados nesta questão não são mais utilizados neste sentido. A chamada endocardite aguda se referia à endocardite por estafilococos, quando o paciente tinha evidentes sintomas de toxemia e infecção. Já o termo endocardite subaguda era usado para se referir ao quadro de endocardite estreptocócica, no qual o quadro clínico é mais insidioso, com febre vespertina, sudorese noturna, emagrecimento e pode durar meses antes do diagnóstico. A seguir, estão relacionados os esquemas, padrão em endocardites estreptocócicas e estafilocócicas:
- *Streptococcus viridans* e *bovis*: penicilina G cristalina 12 a 18 milhões U/24 horas, dividida em 4 a 6 doses, ou ceftriaxona 2 g/24 horas IV ou IM, por 4 semanas, em associação à gentamicina 3 mg/kg/24 horas IV ou IM por 2 semanas.
- Estafilococo oxacilina-suscetível em valva nativa: oxacilina 12 g/24 horas IV, em 4 a 6 doses, por 6 semanas, em associação opcional com gentamicina 3 mg/kg/24 horas IV ou IM por 7 dias. Assim, resposta a.

23. Em geral há indicação de profilaxia para endocardite infecciosa em toda situação em que há fluxo turbulento no endocárdio e/ou lesão valvar importante. As diretrizes da *American Heart Association*, de 2007, entretanto, preconizam profilaxia para EI nas seguintes situações (Classe IIb, nível de evidência B):

- Prótese valvar.
- Antecedente EI.
- Cardiopatia congênita.*
- Cardiopatia cianótica não corrigida (mesmo com *shunt* ou conduíte paliativo).
- Cardiopatia congênita com correção total (cirurgia ou device) (por apenas 6 meses após intervenção).
- Lesão residual no lugar ou próximo de *patch* ou *prostetic device* (inibição da endotelização).
- Transplantado cardíaco que desenvolve valvopatia.

Devemos conhecer a diretriz, mas aplicá-la criticamente. A diretriz parte do princípio de que endocardite em valva nativa é doença benigna, sem muitas complicações. Isso absolutamente não é verdade. As complicações da endocardite são muitas e frequentemente fatais. Além disso, em seguimento a longo prazo, só 10% dos pacientes com endocardite prévia, após 15 anos, não desenvolveram nova endocardite, morreram ou necessitaram de troca valvar. Abaixo, **em negrito**, estão as situações em que não é necessária a profilaxia para endocardite infecciosa:
a) insuficiência aórtica, marca-passo cardíaco, ductus arterial patente.
b) doença arterial coronariana, tetralogia de Fallot, comunicação interventricular corrigida há 2 anos.
c) prolapso de valva mitral sem insuficiência, comunicação interatrial tipo *ostium secundum*, febre reumática sem disfunção valvar.

d) estenose mitral, comunicação interventricular, endocardite prévia.
e) desfibrilador implantável, prolapso de valva mitral sem insuficiência, estenose pulmonar.
Resposta d.

24. Para o diagnóstico de endocardite infecciosa o ecocardiograma é essencial, especialmente a ecocardiografia transesofágica. Devemos lembrar que achados típicos de endocardite ao ecocardiograma constituem critério maior de Durack para o diagnóstico de endocardite infecciosa. O ecocardiograma transesofágico é especialmente indicado em portadores de próteses valvares, pois nestes pacientes a ecocardiografia transtorácica não possui sensibilidade adequada. Após o diagnóstico, não é necessário repetir o ecocardiograma, a não ser em suspeita de complicações, como abscesso de anel aórtico na evolução do paciente. Assim, resposta b.

25. Pacientes viciados em drogas endovenosas estão sujeitos a endocardite em câmaras direitas, principalmente por estafilococos. Devemos atentar para que, mesmo com imagens pulmonares típicas de infecção pulmonar de origem hematogênica, para firmar o diagnóstico de infecção estreprocócica em câmaras direitas, devemos ter ao menos hemoculturas positivas para o micro-organismo infectante. O ecocardiograma sem vegetações não descarta endocardite, ainda mais com um quadro clínico altamente sugestivo. Para estafilococo oxacilina-suscetível em valva nativa, a indicação antibiótica é oxacilina 12 g/24 horas IV, em 4 a 6 doses, por 6 semanas, em associação opcional com gentamicina 3 mg/kg/24 horas IV ou IM por 3 a 5 dias. Para estafilococo oxacilina-resistente em valva nativa: vancomicina 30 mg/kg/24 horas, dividida em 2 doses, por 6 semanas. Resposta b.

26. O esquema antibiótico-padrão para profilaxia de endocardite infecciosa é amoxicilina 2 g VO 1 hora antes do procedimento dentário, em dose única. Para alérgicos, usamos clindamicina 600 mg VO 1 hora antes do procedimento. Apesar de haver polêmicas na utilização de profilaxia antibiótica para todos os pacientes valvopatas, nossa conduta é de realizar profilaxia antibiótica em todos os pacientes valvopatas, independentemente dos *guidelines*. Resposta b.

27. O paciente tem dois sinais menores de endocardite infecciosa (EI), que devem ser sempre interpretados como sinais de alerta: febre em um indivíduo cardiopata, especialmente um valvopata. Pelos critérios de Durack e colaboradores, basta mais um critério maior e um critério menor para fecharmos o diagnóstico de EI. A história de manipulação dentária e o quadro insidioso, com emagrecimento e anorexia, sugerem endocardite estreptocócica, provavelmente *Streptococcus viridans*. Assim, até o resultado das hemoculturas, a melhor conduta é penicilina G cristalina 12 a 18 milhões U/24 horas, dividida em 4 a 6 doses, ou ceftriaxona 2 g/24 horas IV ou IM, por 4 semanas, em associação à gentamicina 3 mg/kg/24 horas IV ou IM por 2 semanas. Resposta c.

28. Pacientes viciados em drogas endovenosas estão sujeitos a endocardite em câmaras direitas, principalmente por estafilococos. Devemos atentar para que, mesmo com imagens pulmonares típicas de infecção pulmonar de origem hematogênica para firmar o diagnóstico de infecção estreprocócica em câmaras direitas, devemos ter ao menos hemoculturas positivas para o micro-organismo infectante. O ecocardiograma sem vegetações não descarta endocardite, ainda mais com um quadro clínico altamente sugestivo. Para estafilococo oxacilina-suscetível em valva nativa, a indicação antibiótica é oxacilina 12 g/24 horas IV, em 4 a 6 doses, por 6 semanas, em associação opcional com gentamicina 3 mg/kg/24 horas IV ou IM por 3 a 5 dias. Para estafilococo oxacilina-resistente em valva nativa: vancomicina 30 mg/kg/24 horas, dividida em 2 doses, por 6 semanas. Resposta a.

29. Este paciente tem dois sinais menores de Endocardite Infecciosa (EI), que devem ser sempre interpretados como sinais de alerta: febre em um indivíduo cardiopata, especialmente um valvopata. Pelos critérios de Durack e colaboradores, basta mais um critério maior e um critério menor para fecharmos o diagnóstico de EI. Devemos lembrar que a estimativa da possibilidade pré-teste de endocardite, citada no enunciado da questão, é completamente empírica, ou seja, é um "chute". Em um paciente como o citado, devemos fazer o esquema diagnóstico e terapêutico abaixo, sempre realizando ecocardiografia transesofágica, por ser mais sensível e específica que a ecocardiografia transtorácica. Resposta c.

Endocardite Infecciosa

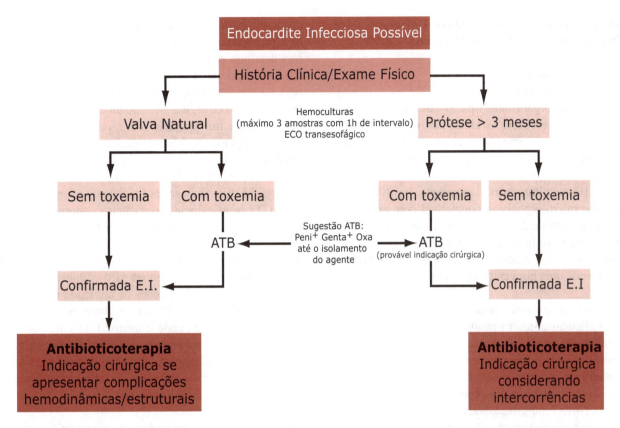

30. O critério de cura da endocardite infecciosa é clínico, e não laboratorial. O melhor marcador de cura da endocardite infecciosa é a ausência de febre ou outros sinais infecciosos. Hemoculturas negativas ou qualquer outro exame laboratorial são desnecessários como critérios de cura. O tratamento preconizado para enterococo em valva nativa é: ampicilina 12 g/24 horas IV ou penicilina G cristalina 18 a 30 milhões U/24 horas IV por 4 a 6 semanas, em associação com gentamicina 3 mg/kg/24 horas IV ou IM por 4 a 6 semanas. Para resistência ou alergia à penicilina: vancomicina 30 mg/kg/24 horas, dividida em 2 doses, em associação com gentamicina 3 mg/kg/24 horas IV ou IM por 6 semanas. Já para o Grupo HACEK e Gram-negativos, a indicação é ceftriaxona 2 g/24 horas IV ou IM, em associação com gentamicina 3 mg/kg/24 horas IV ou IM por 4-6 semanas. Desta forma, apenas a segunda afirmação está correta. Resposta b.

31. Vamos analisar uma a uma as alternativas:
a) o risco é maior nos dois anos iniciais após a cirurgia. **Errado** – não há nenhuma evidência nesse sentido na literatura.
b) a extensão da infecção para o tecido perianular é incomum nas próteses mecânicas. **Errado** - nenhum micro-organismo cresce sobre a superfície de carbono pirolítico das próteses mecânicas, desta forma o único local que os micro-organismos podem se desenvolver é o anel protético. Assim extensão para a região perianular é comum em próteses mecânicas.
c) os fatores de risco para desenvolvimento de endocardite protética estão bem definidos. – **Errado** – ainda há muitas questões sobre os fatores de risco para endocardite em próteses valvares, como por exemplo o fato de que as próteses metálicas tem maior incidência de endocardite nos dois primeiros anos em comparação a bioproteses.
d) estafilococos coagulase-negativos são a principal causa de endocardite protética valvar. – **Parcialmente correto/mal formulado** – Quando tratamos de endocardite precoce (com menos de 3 meses de implante) de prótese valvar, realmente o micro-organismo mais frequente é o estafilococo coagulase-negativo. Agora, em pacientes com maior tempo de implante a microbiologia é semelhante à endocardite comunitária – ou seja, maior prevalência de estreptococos.
e) as taxas de endocardite são maiores em próteses biológicas do que em próteses mecânicas. – **Errado** – Na verdade nos primeiros anos há maior incidência de endocardite em próteses mecânicas.

32. A seguir temos os critérios de Durack e cols, da Duke University (ou seja, critérios **do** doutor Durack ou **da** Duke University). Vamos usar o pronome certo!! Não existe nenhum Duque da Endocardite!

Definição dos Critérios da Duke University para o Diagnóstico de Endocardite Infecciosa – 2000

Critérios maiores

a) *Hemocultura positiva*
- Micro-organismos típicos para endocardite infecciosa (Streptococcus viridans, bovis, grupo HACEK, Staphylococcus aureus ou enterococo comunitário) em duas amostras separadas, em ausência de foco ou primário.
- Hemocultura persistentemente positiva, definida como micro-organismo compatível com endocardite, isolado a partir de 2 amostras sanguíneas colhidas em intervalos de doze horas ou todas de três, ou a maioria de quatro (ou mais) amostras, separadas em intervalos de pelo menos uma hora entre a primeira e a última.

b) *Evidência de envolvimento endocárdico*
- Ecocardiograma positivo para endocardite infecciosa: massa cardíaca oscilante em valva, estruturas de suporte, trajeto de jato regurgitante ou em material implantado (na ausência de explicação anatômica alternativa), abscesso ou nova deiscência de prótese.
- Nova regurgitação valvar (aumento ou modificação de sopro preexistente não expressivo).

Critérios menores
- Predisposição: condição cardíaca ou usuário de droga endovenosa.
- Febre: ≥ 38 °C.
- Fenômeno vascular: embolia em grande artéria, infarto pulmonar séptico, aneurisma micótico, hemorragia intracraniana, hemorragia conjuntival, lesão de Janeway.
- Fenômeno imunitário: glomerulonefrite, nódulo de Osler, manchas de Roth, fator reumatoide.
- Evidência microbiológica: hemocultura positiva, mas sem preencher os critérios maiores ou evidência sorológica de infecção ativa com micro-organismo compatível com endocardite infecciosa.
- Ecocardiograma compatível com endocardite infecciosa, mas sem preencher os critérios maiores.

Assim, resposta E.

33. Questão muito dúbia, e mal formulada. A indicação cirúrgica na Endocardite infecciosa e muito dependente do caso clínico, sendo difícil estabelecer uma regra geral. Das alternativas acima, podemos ter certeza que prótese instável, obstrução valvar e perfuração septal são indicações de emergência, que deve ser conduzidos imediatamente para cirurgia (e não em 1-2 dias)
A grande questão aqui é o grau de insuficiência aórtica – Realmtnte a endocardite fúngica não é indicação de cirurgia de urgência – isso é ponto pacífico. A questão é que a insuficiência aórtica aguda também não é indicação de cirurgia de urgência, principalmente porque a questão não detalhou o grau da insuficiência aórtica. Podemos estar diante de uma insuficiência aórtica leve/moderada sem repercussão hemodinâmica que absolutamente não tem indicação cirúrgica. Mesmo uma insuficiência aórtica importante mas que não leve à insuficiência cardíaca ou descompensação hemodinâmica não tem indicação cirúrgica, ainda mais de urgência. Desta forma D e E não são indicações de cirurgia de emergência.
Ou seja, há duas indicações (endocardite fúngica - alternativa D e insuficiência aórtica aguda - alternativa E) que não são indicações de cirurgia de emergência.

34. O interessante é que quase todas as alternativas nesta questão são critérios menores para endocardite segundo Durack e cols – Alterações de atividade inflamatória (PCR elevado e VHS elevado) e alterações imunitárias (fator reumatóide elevado e anemia). O único que não está relacionado com endocardite é a plaquetopenia. Em nosso meio, um valvopata febril com plaquetopenia tem um diagnóstico mais provável de arbovirose (dengue/chykungunya ou zika). Resposta A.

35. Aqui temos um paciente valvopata febril, com dois critérios menores (febre + cardiopatia) e um critério maior para endocardite (vegetação em ecocardiograma esofágico), suficiente para fecharmos o diagnóstico de endocardite pelos critérios de Durack e colaboradores.
Como o paciente implantou a prótese recentemente (40 dias), trata-se de uma endocardite precoce de prótese, devendo ser iniciado vancomocina e gentamicina (para cobrir estafilococos, mais presentes neste grupo) por pelo menos semanas. Pode ser associada rifampicina, mas esta indicação é bastante questionável - no próprio livro-texto da SBC, no capitulo de endocardite no pós-operatório, na tabela 1 a sugestão de antibióticos é vancomicina e gentamicina.
Assim estão corretas a alternativa A (gabarito oficial) e a alternativa C.

36. Endocardite em dependentes de drogas endovenosas é um problema típico dos EUA e Europa, aonde ainda há grande quantidade de dependentes de opiáceos endovenosos. No Brasil felizmente temos o Crack que praticamente acabou com as drogas injetáveis em nosso meio.
De qualquer forma, este grupo que é bem estudado por ser um problema de primeiro mundo tem predominância do sexo masculino, mas endocardite por estafilococos, que acometem principalmente câmaras direitas. Claro, se o paciente continuar usando drogas endovenosas ele terá grande chance de ter endocardite recorrente, uma chance muito maior que um paciente reumático. Resposta B.

Endocardite Infecciosa

37. Abaixo vemos os critérios diagnósticos de Durack, modificados para o diagnóstico da Endocardite Infecciosa. (O Dr. Durack é professor da Duke University – assim falamos critérios DO Dr Durack ou critérios DA Duke University - não há critérios "do Duke")

DIAGNÓSTICO DE ENDOCARDITE INFECCIOSA, CRITÉRIOS DE *DUKE* MODIFICADO
Critérios maiores
Hemocultura positiva
Organismos típicos cultivados em 2 hemoculturas diferentes: Streptococcus do grupo viridans, *S. aureus*, HACEK *(Haemophilus, Actinobacillus, Cardiobacterium, Eikenella, ou Kingella)*, ou Streptococcus *bovis*; Enterococcus adquiridos em comunidade na ausência de uma fonte primária de infecção;
Hemoculturas persistentemente positivas com outros organismos: 2 hemoculturas positivas com mais de 12 horas de intervalo entre elas; ou positividade em todas de 3 ou a maioria de 4, com intervalo entre a primeira e a última coleta maior que uma 1 hora; ou
Cultura, teste de biologia molecular ou sorologia IgG fase 1 > 1:800 para *Coxiella burnetii*.
Evidência de envolvimento endocárdico
Ecocardiograma demonstrando massa intracardíaca oscilante sem outra explicação ou abscesso, ou nova deiscência parcial de uma valva protética, ou na regurgitação valvar.
Critérios menores
Predisposição à EI:
EI prévia, uso de droga injetável, valva cardíaca protética, ou lesão cardíaca causando fluxo sanguíneo turbulento.
Febre acima de 38°C.
Fenômeno vascular:
Embolismo arterial, infarto pulmonar, aneurisma micótico, hemorragia intracraniana ou conjuntival, ou lesões de Janeway.
Fenômeno imunológico:
Glomerulonefrite, nódulos de Osler, manchas de Roth, fator reumatoide positivo.
Achados microbiológicos que não preenchem os critérios maiores.
OBS: O diagnóstico definitivo de IE requer 2 critérios maiores, ou 1 maior e 3 menores. IE provável requer 1 critério maior e 1 critério menor ou 3 critérios menores

Fonte: Adaptado de Li JS, Sexton DJ, Mick N, Nettles R, Fowler VG, Jr., Ryan T, Bashore T, Corey GR. Proposed modifications to the Duke criteria for the diagnosis of infective endocarditis. Clin Efect Dis 2000;30:633-638

Vamos comentar cada uma das alternativas da questão, à luz dos critérios:
a) O achado de hemocultura positiva única ou sorologia claramente positiva para Coxiella burnetii é considerado critério maior para o diagnóstico de EI. **Correto.**
b) Fenômenos imunológicos, como nódulos de Osler e aneurisma micótico, são critérios maiores para o diagnóstico de EI. **Errado** – são critérios menores
c) Febre persistente com temperaturas superiores a 38°, sem outra explicação alternativa, é a manifestação clínica mais frequente da EI, e é considerado critério maior para o diagnóstico de EI. **Errado** – isso é critério menor
d) Achado de vegetação no ecocardiograma transtorácico é critério menor para o diagnóstico de EI. – **Errado** – não importa se o Eco é transtorácico ou transesofágico – se houve achado de vegetação é critério maior – se achou-se a vegetação através de eco torácico, esta vegetação deve ser de grandes dimensões e assim reforça o diagnóstico de endocardite.
e) O achado de três critérios menores permite o diagnóstico definitivo de EI. **Errado** – O diagnóstico de endocardite se faz com 2x0, 3x1 ou 5x0 – Ou seja, 2 critérios maiores, 1 critério maior e 3 menores ou 5 critérios menores.
Resposta a.

38. Vamos analisar cada uma das alternativas à luz das evidências atuais.
a) A EI na valva aórtica bicúspide associa-se à maior incidência de complicações perianulares, sendo preditora de extensão perivalvar da infecção. **Correto** – sim, há alguns estudos recentes que relacionam a endocardite em valva

Ao bicúspide a maior risco de extensão perianular da infecção, causando abscesso de anel Ao e bloqueios atrioventriculares. Não se entende ainda o mecanismo por trás desta suscetibilidade aumentada.

b) A insuficiência mitral associada à calcificação do anel valvar é a condição predisponente mais frequente de EI. **Errado** – Em nosso meio a condição predisponente à EI mais frequente é a valvopatia reumática crônica.

c) A insuficiência mitral funcional associada ao remodelamento do ventrículo esquerdo é comumente complicada por EI. **Errado** – Não há nenhuma relação entre remodelamento ventricular esquerdo e endocardite - na verdade a endocardite para se instalar só necessita da presença de lesão de jato, podendo inclusive se inicial com insuficiências valvares leves sem nenhuma dilatação ventricular.

d) Entre as cardiopatias congênitas, as lesões obstrutivas do trato de saída ventricular e os defeitos do septo atrial são as lesões mais vezes associadas à EI. **Errado** – qualquer lesão que provoque turbilhonamento sanguíneo pode causar endocardite, e clinicamente nas lesões congênitas esta doença é mais relacionada às comunicações interventriculares.

e) As valvas com lesões estenóticas têm suscetibilidade à infecção semelhante àquelas com lesões de insuficiência. **Errado** – Como dito acima, basta a presença de lesões de jato. Há evidências anedóticas de a endocardite estar mais presente nas insuficiências valvares, mas não são dados confiáveis.

Resposta a.

39. Vamos analisar novamente cada uma das alternativas:

a) Formação de abscesso perivalvar exige tratamento antibiótico prolongado antes da definição cirúrgica. - **Errado** – Como já diziam os antigos cirurgiões, "abscesso drenado, abscesso curado" – ou seja, abscesso de anel é indicação de cirurgia imediata. Esta complicação não tratada com cirurgia de emergência é frequentemente fatal.

b) EI mitral ou aórtica com vegetação maior que 10 mm no ecocardiograma, apresentando evento embólico, tem indicação de tratamento antibiótico e anticoagulante antes da decisão cirúrgica. **Errado** – Vegetações grandes não são indicações de tratamento de emergência nem precisam de anticoagulação – na endocardite as vegetações se formam pela aposição de bactérias à valva, que logo são recobertas de fibrina e plaquetas – assim nenhum tratamento anticoagulante resolve vegetações.

c) Pacientes com ruptura do seio de Valsalva em outra estrutura, levando à insuficiência cardíaca, devem ser submetidos à cirurgia como emergência. **Correto** – Quando há complicações anatômicas (como insuficiências agudas ou fístulas cavitárias como no caso descrito) levando à insuficiência cardíaca há necessidade imediata de correção do defeito anatômico. Quanto maior a repercussão do defeito, maior a urgência da cirurgia.

d) A infecção não controlada pelo tratamento antibiótico é a causa mais frequente de indicação de tratamento cirúrgico para a EI. **Errado** – Talvez a complicação da endocardite que tenha indicação mais tardia é justamente a falha de tratamento etiológico, isto é: febre persistente em uso de antibiótico. Antes da indicação cirúrgica há que se descartar outras causas de febre e também ver se não existem focos infecciosos metastáticos, como por exemplo, abscesso esplênico.

e) Após um acidente vascular cerebral embólico, complicando - **Muito errado** – Em caso de AVCI ou AVCH na endocardite geralmente esperamos a cicatrização da lesão isquêmica em SNC antes da cirurgia, pois durante a cirurgia há grande risco de complicações hemorrágicas devido à anticoagulação necessária para instalação da circulação extracorpórea.

A EI, se houver indicação de cirurgia, esta deve ser adiada por 4 semanas, independentemente da condição neurológica do paciente. **Errado** – Se houver uma condição como abscesso de anel ou insuficiência cardíaca incontrolável por defeito anatômico ocasionado por endocardite temos que realizar a cirurgia independentemente do estado neurológico - se não o fizermos acabaremos com um cadáver neurologicamente perfeito.

Resposta c.

Hipertensão Arterial Pulmonar 10

André Luiz Dresler Hovnanian
Carlos Jardim
Rogério Souza

Introdução

O termo hipertensão arterial pulmonar (HAP) é usado para descrever o estado hemodinâmico da circulação pulmonar decorrente da elevação progressiva da pós-carga do ventrículo direito, quando predomina o acometimento do território pré-capilar. Com base no estudo hemodinâmico, a hipertensão arterial pulmonar é definida como a elevação sustentada da pressão média da artéria pulmonar para níveis maiores do que 25 mmHg no repouso ou maiores do que 30 mmHg durante o exercício, com pressão de oclusão da artéria pulmonar (*wedge*) menor do que 15 mmHg.[1]

A HAP pode decorrer de doença própria da circulação pulmonar, bem como ser consequência de diversas doenças que direta ou indiretamente agem sobre o território vascular pulmonar.

Na última década, tamanho foi o crescimento na compreensão da fisiopatologia da doença e no reconhecimento do grande número de condições associadas que, em 1998, um encontro internacional de especialistas realizado em Evian, França, revisou a classificação dos quadros de hipertensão pulmonar, outrora dividida em primária e secundária. Levando em consideração a fisiopatologia de cada processo específico, além da apresentação clínica e da resposta às estratégias terapêuticas, a nova classificação separou condições que afetam diretamente a circulação arterial pulmonar daquelas que comprometem predominantemente a circulação venosa ou acometem a circulação pulmonar por alterar a função ou a estrutura do aparelho respiratório. Foi abandonado, assim, o termo hipertensão pulmonar secundária, sendo que o termo hipertensão pulmonar primária manteve-se ainda para descrever os quadros de acometimento isolado da circulação arterial pulmonar sem nenhuma comorbidade associada. Em 2003, em Veneza, Itália, uma nova revisão substituiu o termo hipertensão pulmonar primária para hipertensão arterial pulmonar idiopática, caracterizando ainda os casos com comprovada história familiar em um subitem à parte. Essa nova classificação, atualmente em vigor, pode ser vista na Tabela 10.1 e traz como principal característica a possibilidade de instituir intervenções terapêuticas específicas para cada grande classe de pacientes.

Muito do desenvolvimento alcançado na classificação e no tratamento da doença deve-se particularmente ao melhor entendimento dos mecanismos envolvidos na hipertensão arterial pulmonar idiopática. Os dados obtidos permitiram certo grau de extrapolação para as outras formas de hipertensão pulmonar, colaborando para a compreensão e o manejo dos quadros de hipertensão pulmonar como um todo.

Hipertensão arterial pulmonar idiopática

A hipertensão pulmonar idiopática (HAPI) é uma doença rara, de etiologia desconhecida, com incidência estimada em 1 a 2 casos novos por milhoes de habitantes/ano na população ocidental, e prevalência de cerca de 15 casos por milhões de habitantes.

Embora a maioria dos casos seja de ocorrência esporádica, cerca de 6% a 10% dos pacientes apresentam história familiar de hipertensão pulmonar. Recentemente, várias mutações têm sido descritas em pacientes portadores de HAP, sendo aquelas relacionadas ao gene BMPRII (*bone morphogenetic protein receptor type II*) as mais importantes até o momento. O BMPRII é responsável pela modulação da proliferação celular, particularmente nas células musculares lisas vasculares.[2] A presença de mutações do BMPRII pode ser encontrada em cerca de 75% dos casos familiares de HAP e em até 25% dos pacientes com doença esporádica, mais especificamente a HAPI.[3]

Existe um maior acometimento no sexo feminino, numa razão de 1,7 para cada caso de paciente do sexo masculino. O diagnóstico se dá por volta da quarta década de vida, sendo descrito o fenômeno de antecipação genética nos casos relacionados à mutação do BMPRII. O tempo médio entre o início dos sintomas e o diagnóstico é de aproximadamente 18 meses, provavelmente decorrente dos sinais inespecíficos relacionados ao início do quadro e da subestimação dos sintomas por parte do paciente e do médico que faz o atendimento primário; em decorrência disso, o diagnóstico acaba sendo feito em fases mais avançadas da doença.

Na ausência de tratamento, o prognóstico da HAPI é reservado, estimando-se a sobrevida média em 2-8 anos; entretanto, o desenvolvimento presenciado na última década, com o aparecimento de diferentes classes de medicamentos específicos para hipertensão pulmonar mudou esse quadro de forma bastante significativa. Esse dado, porém, justifica o rastreamento nas populações de maior risco de desenvolvimento da doença, como nos portadores de doença do tecido conectivo, por exemplo, a fim de possibilitar a intervenção terapêutica mais precoce. Espera-se que em um futuro breve seja possível a realização de rastreamento genético, a fim de identificar os quadros de hipertensão pulmonar ainda em uma fase pré-clínica, podendo-se, assim, tentar alterar o curso natural da doença.

Fisiopatologia

Uma característica da circulação pulmonar é sua alta complacência e baixa resistência, permitindo a acomodação de grandes volumes e altos fluxos sanguíneos, com baixas pressões; é a alteração dessas características mecânicas que caracteriza o desenvolvimento da hipertensão pulmonar.

A fisiopatologia da hipertensão pulmonar envolve um processo complexo e multifatorial. A exposição a fatores de risco, associada ou não a fatores predisponentes (mutação do BMPRII, por exemplo), pode levar à disfunção vascular caracterizada pela desregulação da homeostase vascular. A presença de inflamação tem sido reconhecida como potencial promotor ou modulador de todo esse processo. Embora essa sequência seja racional, a presença de fatores predisponentes e mesmo a exposição a fatores de risco não podem ser caracterizadas na maioria dos casos, evidenciando o grande campo ainda aberto para pesquisas nessa área.

O endotélio figura centralmente neste processo, porquanto é o regulador da homeostase vascular. O endotélio produz diversos fatores de crescimento e mediadores vasoativos que afetam a contratilidade vascular e o crescimento celular. Responsável pelo equilíbrio entre metabólitos vasodilatadores e vasoconstritores, disfuncional e/ou lesado, o endotélio tende à maior produção de fatores de crescimento e vasoconstritores, levando à vasoconstrição e remodelação vascular.[4] Três principais substâncias têm papel bem estabelecido nesse processo, já servindo como alvo terapêutico atualmente. O óxido nítrico (NO) é um importante vasodilatador que aumenta os níveis intracelulares de monofostato de guanosina cíclico (GMPc) nas células musculares lisas vasculares e modula seu relaxamento. O NO também media a vasodilatação através da inibição da liberação de endotelina-1 (ET-1), outro dos peptídeos vasoativos envolvidos na fisiopatologia da hipertensão pulmonar. Membro de uma família de três isoformas, a endotelina-1 é o subtipo mais importante. A liberação de ET-1 recebe estímulo de catecolaminas, fatores de crescimento e estresse mecânico vascular. Seus efeitos incluem potente vasoconstrição, indução de processo inflamatório, remodelamento vascular e fibrose e são mediados por dois receptores, ET-1$_A$ e ET-1$_B$, presentes em vários tipos de tecidos, especialmente nas células endoteliais e nas células musculares lisas vasculares.[5]

Acredita-se que um problema na estocagem de NO nas células musculares lisas e a conseguinte perda de inibição sobre a ET-1, associados ao aumento de enzimas inibidoras de GMPc, como as fosfodiesterases, estejam envolvidos com a desregulação no controle sobre a célula muscular lisa. Além dessas vias descritas, existe ainda uma redução na produção de prostaciclina. Além de sua ação direta sobre as células musculares lisas, modulando seu relaxamento, a prostaciclina também regula a ativação, adesão e agregação plaquetária. Na hipertensão pulmonar, a alteração no metabolismo da prostaciclina, além dos fenômenos de vasoconstrição e remodelação vascular, predispõe também ao desenvolvimento de trombose *in situ*, terceiro grande fenômeno relacionado à progressão da doença.

Mais recentemente, outras vias fisiopatológicas têm sido descritas. Têm particular relevância as vias relacionadas à serotonina e a via dos fatores de crescimento, em particular o PDGF (*platelet-derived growth factor*). Tanto um quanto o outro têm reconhecido papel indutor de proliferação de células musculares lisas e encontram-se em níveis séricos aumentados nos pacientes com hipertensão pulmonar. Relatos de caso sobre o uso de medicamentos que interagem nessas vias fisiopatológicas já existem, esperando-se para os próximos anos estudos mais bem delineados a fim de determinar a relevância dessas vias como alvos terapêuticos potenciais.

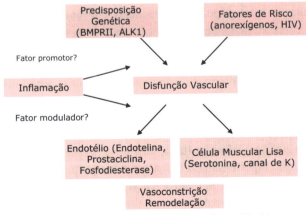

Figura 10.1 – Possível patogênese para a hipertensão pulmonar idiopática.

Diagnóstico

O diagnóstico de hipertensão pulmonar envolve duas etapas: a detecção (determinar a causa dos sintomas de um paciente ou identificar HAP em pacientes de alto risco) e a caracterização (estabelecida a doença, identificar etiologias, condições associadas, distúrbios hemodinâmicos e sequelas).[6]

A detecção começa com a avaliação de sintomas. A dispneia de esforço é o sintoma mais precoce e comum. Tem caráter progressivo e reflete a incapacidade do sistema cardiovascular em aumentar o débito cardíaco no esforço. Os pacientes também podem se apresentar com fadiga, pré-síncope, síncope, dor torácica, palpitações e/ou edema de membros inferiores. A presença de síncope e dor torácica deve ser entendida como marcador de gravidade. A intolerância ao exercício é quantificada por meio da classificação da *New York Heart Association* (NYHA) modificada pela Organização Mundial da Saúde (OMS) para hipertensão pulmonar.

A detecção prossegue com o exame físico e a realização de exames complementares iniciais de rotina como o eletrocardiograma (ECG), a radiografia de tórax e o ecocardiograma. Em estágios precoces, o exame físico pode revelar-se normal, ao passo que nas fases avançadas encontra-se presença óbvia de sinais de insuficiência cardíaca direita (hiperfonese de P_2, sopro de insuficiência pulmonar ou tricúspide, turgência jugular, hepatomegalia e edema de membros inferiores).

No ECG, os achados sugestivos incluem desvio do eixo para a direita, presente em 79% dos pacientes com HAPI, onda P pulmonale, bloqueio do ramo direito e hipertrofia de ventrículo direito, presente em 87% dos pacientes com HAPI.

A radiografia de tórax é pouco sensível. Na maioria dos casos, encontra-se normal. Contudo, alguns achados podem ser sugestivos: aumento no diâmetro dos ramos da artéria pulmonar e abaulamento do arco médio. O exame apresenta grande utilidade em afastar diagnósticos secundários como doenças do parênquima pulmonar ou anormalidades da caixa torácica.

A ecocardiografia com Doppler transtorácico é o método não invasivo mais sensível para a confirmação da suspeita diagnóstica, além de ser uma ferramenta valiosa para a exclusão de cardiopatias (valvar, congênita ou miocardiopatias). A detecção de hipertensão pulmonar baseia-se principalmente na identificação do jato de regurgitação tricúspide (TR), ausente em indivíduos normais. A medida da velocidade do refluxo tricúspide (m/s) fornece uma estimativa do fluxo regurgitante do ventrículo direito para o átrio direito. A equação modificada de Bernoulli [$\Delta p = 4(TR^2)$] converte a medida de fluxo em uma estimativa de pressão. Adicionando este gradiente de pressão a uma estimativa da pressão de átrio direito, obtém-se o valor da pressão sistólica de pico do ventrículo direito (PSVD), uma aproximação da pressão sistólica de artéria pulmonar (PSAP). O encontro de PSVD > 40 mmHg é sugestivo de hipertensão pulmonar. Entretanto, diferentes valores de PSAP podem ser encontrados em diferentes condições e populações, incluindo idade, exercício, nível de condicionamento físico e estresse; 6% dos indivíduos com mais de 50 anos e 5% daqueles com índice de massa corpórea acima de 30 Kg/m^2 podem ter valores de PSVD acima de 40 mmHg. A interpretação de valores discretamente aumentados deve ser, portanto, cautelosa. Além da estimativa da PSAP, alguns sinais ecocardiográficos podem corroborar a presença de hipertensão pulmonar: aumento de câmaras direitas, insuficiência tricúspide e movimentação paradoxal do septo interventricular.

O rastreamento periódico de hipertensão pulmonar em pacientes de alto risco é recomendável. Incluem-se nesta categoria indivíduos com mutação genética conhecidamente associada à HAP ou parente de primeiro grau com HAPI, esclerose sistêmica, pacientes com doenças cardíacas congênitas ou *shunts* sistêmico-pulmonares e pacientes com hipertensão portal em avaliação para transplante hepático. O rastreamento se dá com o ecocardiograma transtorácico. Condições como HIV, uso prévio de anorexígenos, outras doenças do tecido conectivo ou DPOC não são indicativas de rastreamento.

É importante ressaltar que somente a avaliação hemodinâmica invasiva permite a confirmação do diagnóstico de hipertensão pulmonar, ao mesmo tempo em que ajuda na classificação, de acordo com o território vascular predominantemente acometido. Não se deve nem mesmo considerar qualquer tipo de tratamento específico para hipertensão pulmonar baseando-se exclusivamente em estimativas não invasivas da pressão da artéria pulmonar.

Confirmada a presença de hipertensão pulmonar, a investigação segue com testes para caracterizar a doença. Alguns são essenciais para identificar etiologias, determinar a gravidade e o prognóstico e planejar estratégias terapêuticas.

As provas de função pulmonar podem identificar ou excluir a contribuição de doenças obstrutivas ou restritivas como causas de hipertensão pulmonar. Também permitem detectar redução da capacidade difusiva do monóxido de carbono, frequentemente presente.

A tomografia de tórax de alta resolução oferece informações detalhadas do parênquima pulmonar, sugerindo o diagnóstico de algumas condições como fibrose pulmonar, hemangiomatose capilar (espessamento difuso, bilateral de septos alveolares e nódulos centrilobulares) ou doença veno-oclusiva (opacidade em vidro fosco difusa e central e espessamento de septos interlobulares).

A investigação de doença tromboembólica crônica é indispensável, pois esta condição tem potencial de cura com tratamento cirúrgico. Nestes pacientes, a cintilografia pulmonar de inalação/perfusão revela um ou mais defeitos segmentares de perfusão e apresenta excelente acurácia em distinguir TEP crônico de HAPI. A angiotomografia das artérias pulmonares vem alcançando qualidade técnica que a coloca próximo da angiografia, tendo grande utilidade no diagnóstico de TEP crônico. A angiografia convencional deve ser realizada nos pacientes com TEP crônico com vistas ao planejamento cirúrgico.

O recente reconhecimento dos distúrbios de sono como causa de hipertensão pulmonar torna mandatória sua investigação. Recentemente, tem-se sugerido a medida da saturação de oxigênio durante a noite como exame de rastreamento de síndrome de apneia/hipopneia obstrutiva do sono (SAHOS) seguida da polissonografia para os casos com dessaturação significativa. Vinte a 27% dos pacientes com SAHOS apresentam hipertensão pulmonar.

A ultrassonografia de abdome tem importância em identificar sinais de cirrose hepática e hipertensão portal, colaborando para o diagnóstico de hipertensão porto-pulmonar.

Diversos testes devem ser realizados para a exclusão de causas associadas à hipertensão pulmonar: FAN, FR, sorologia para HIV, hepatites virais, testes de função hepática, função tireoidiana e, no nosso meio, Kato-katz, biópsia retal e sorologia para esquistossomose.

É importante ressaltar a relevância de que a avaliação diagnóstica seja feita de forma completa, a fim de permitir a correta classificação do paciente. A classificação atual da hipertensão pulmonar (Tabela 10.2) permite a instituição de medidas terapêuticas adequadas e, principalmente, baseadas em evidências, ressaltando-se aqui a importância de se excluir as demais formas/condições associadas à hipertensão pulmonar para o correto diagnóstico da forma cujo tratamento mais apresentou avanço nos últimos anos, a hipertensão arterial pulmonar idiopática.

CLASSIFICAÇÃO DO ESTADO FUNCIONAL (OMS) DE PACIENTES COM HIPERTENSÃO PULMONAR

I – Pacientes com hipertensão pulmonar sem limitação às atividades físicas habituais. A atividade física habitual não causa dispneia, fadiga, dor torácica ou síncope.

II – Pacientes com hipertensão pulmonar com limitação leve às atividades físicas. Não há desconforto em repouso, mas a atividade física habitual provoca dispneia, fadiga, dor torácica ou síncope.

III – Pacientes com hipertensão pulmonar com limitação importante às atividades físicas. Não há desconforto em repouso, mas atividade física menor do que a habitual provoca dispneia, fadiga, dor torácica ou síncope.

IV – Pacientes com hipertensão pulmonar incapazes de realizar qualquer atividade física em repouso e que podem apresentar sinais de insuficiência cardíaca direita. Sintomas de dispneia, fadiga, dor torácica ou síncope podem estar presentes no repouso e pioram com praticamente qualquer atividade física.

Tabela 10.1

CLASSIFICAÇÃO ATUAL DA HIPERTENSÃO PULMONAR

1- Hipertensão arterial pulmonar

1.1- Idiopática.

1.2- Familiar.;

1.3- Associada a:

1.3-1. Doenças vasculares do colágeno;

1.3-2. *Shunts* sistêmico-pulmonares congênitos;

1.3-3. Hipertensão portal ;

1.3-4. Infecção pelo HIV;

1.3-5. Drogas/toxinas;

1.3-6. Outras (tireoidopatias, telangectasia familiar hereditária, hemoglobinopatias, doença de Gaucher, doenças mieloproliferativas, esplenectomia);

1.4- Associada a acometimento capilar/venoso significativo.

1.4-1. Doença pulmonar veno-oclusiva;

1.4-2. Hemangiomatose capilar pulmonar.

1.5- Hipertensão persistente do recém-nascido;

2- Hipertensão venosa pulmonar

2.1- Cardiopatia de câmaras esquerdas.

2.2- Valvopatias à esquerda.

3- Hipertensão pulmonar associada a pneumopatias e/ou hipoxemia

3.1- DPOC.

3.2- Pneumopatia Intersticial.

3.3- Doenças respiratórias relacionadas ao sono.

3.4- Hipoventilação alveolar.

3.5- Exposição crônica a altas altitudes.

3.6- Anormalidades do desenvolvimento.

4- Hipertensão pulmonar devido à doença embólica e/ou trombótica crônica

4.1- Obstrução tromboembólica das artérias pulmonares proximais.

4.2- Obstrução das artérias pulmonares distais.

4.3- Embolia pulmonar não trombótica (tumor, parasitas, material estranho).

5- Miscelânea

Sarcoidose, histiocitose X, linfangioleiomiomatose, compressão dos vasos pulmonares (adenopatia, tumor, mediastinite fibrosante).

Tabela 10.2

Tratamento

Com o aprofundamento do conhecimento sobre a fisiopatologia da HAPI, o tratamento se divide em duas etapas: o tratamento dos fenômenos associados e o tratamento específico. Atualmente, consideramos que a HAPI não é consequência somente de um processo de vasoconstrição, mas também de remodelação – nesse contexto surgiu o tratamento chamado específico em que drogas com ação antiproliferativa e que agem no remodelamento vascular se somaram às drogas vasodilatadoras.

Tratamento dos fenômenos associados

Anticoagulantes orais

A justificativa para o uso de anticoagulantes orais na HAPI baseia-se no fato de que fatores de coagulação, fatores antitrombóticos e a via fibrinolítica se encontram alterados na HAPI e favorecem a formação de trombose *in situ*, fenômeno significativo da fisiopatologia da doença e do processo de remodelamento vascular. Em uma recente revisão sistemática[7], baseada em sete estudos observacionais não controlados, a anticoagulação foi apontada como intervenção possivelmente efetiva no tratamento da HAPI em termos de impacto sobre mortalidade. Contudo, em vista dos resultados conflitantes e da limitação metodológica dos estudos, ressalta-se a necessidade de estudos randomizados que possam comprovar o benefício do uso de anticoagulantes na HAPI. A maior parte dos centros de referência em hipertensão pulmonar indica o uso de anticoagulação. É importante ressaltar que não se indica anticoagulação para qualquer quadro de hipertensão pulmonar, e sim em casos de HAPI ou em casos criteriosamente avaliados pelo especialista.

Diuréticos

O uso de diuréticos tende a reverter o aumento do volume intravascular existente em pacientes com disfunção ventricular direita grave, bem como o edema secundário ao uso de inibidores de endotelina ou altas doses de bloqueadores de canal de cálcio. Alguns estudos não controlados sugerem que o uso de diuréticos tende a diminuir o componente restritivo imposto ao ventrículo esquerdo pelo aumento do ventrículo direito. Entretanto, ainda não existem estudos controlados a respeito do uso de diuréticos em HAPI ou do melhor diurético a ser utilizado. A indicação do diurético também deve ser cuidadosamente estudada, baseando-se no quadro clínico e nos achados laboratoriais dos pacientes.

Digitálicos

Não existe consenso quanto à indicação de digoxina em HAPI, embora o emprego dessa droga seja comum nesta condição. Acredita-se que a digoxina possa contrapor os efeitos inotrópicos negativos decorrentes do uso de altas doses de bloqueadores de canal de cálcio bem como diminuir a ativação neuro-humoral presente na HAPI. Até o momento, seu efeito demonstrado sobre o débito cardíaco é apenas de discreta magnitude e pode ser considerado principalmente para controle da frequência cardíaca (controle da resposta ventricular) em pacientes com HAPI e arritmias.

Oxigênio

Embora algumas séries de casos tenham apontado que o uso contínuo de oxigênio em portadores de hipertensão pulmonar leve à melhora do quadro, estudos controlados não obtiveram o mesmo achado. Desta forma, as indicações de oxigenoterapia em pacientes com HAPI seguem as recomendações e os níveis de oxigenação comuns a outras doenças cardiorrespiratórias.

Tratamento específico

Esta fase do tratamento caracteriza-se pela utilização de drogas com ação direta sobre a circulação pulmonar. O número de drogas disponíveis para o tratamento específico da HAPI cresceu na mesma medida em que aumentou o conhecimento sobre a fisiopatologia da doença e os alvos terapêuticos são justamente baseados nesse conhecimento.

Teste de vasorreatividade e bloqueadores de canal de cálcio (BCC)

Uma pequena parcela de pacientes portadores de HAPI mantém o fenômeno de vasoconstrição como principal mecanismo envolvido na patogenia da hipertensão pulmonar. Nesta população, pode-se utilizar vasodilatadores não seletivos da circulação pulmonar. A identificação dos pacientes que podem se beneficiar de seu uso (chamados de pacientes respondedores) dá-se através da cateterização da artéria pulmonar e da medida invasiva da pressão arterial pulmonar e do débito cardíaco. Obtidos os parâmetros na condição basal, administra-se um vasodilatador de curta duração e as medidas são refeitas. Os vasodilatadores atualmente utilizados são: prostaciclina endovenosa, adenosina endovenosa ou óxido nítrico inalatório – em nosso meio, por questões de disponibilidade e segurança, acreditamos que o uso do NO é o mais adequado. Define-se resposta ao teste de vasorreatividade a queda na pressão média de artéria pulmonar para valor igual ou inferior a 40 mmHg, com variação maior do que 10 mmHg, concomitantemente à manutenção ou incremento do débito cardíaco. Os respondedores são candidatos ao uso prolongado de BCC como o diltiazem, que apresenta o melhor efeito vasodilatador pulmonar bem como o menor efeito inotrópico negativo. A longo prazo são definidos como respondedores ao uso de BCC os pacientes que se mantêm em classe funcional I-II por mais de um ano.

Nas décadas de 1980 e 1990, alguns estudos não controlados sugeriram aumento de sobrevida com o uso de BCC nesta população. Em 2005, Sitbon e cols.[8] observaram, em estudo retrospectivo, que a população de respondedores a longo prazo é pequena (menos de 10%) e apresenta características distintas daqueles que respondem ao teste vasodilatador mas não sustentam resposta a longo prazo. Naqueles, a doença é mais leve, a resposta ao teste de vasorreatividade é mais pronunciada, e a sobrevida, significativamente prolongada. Esse dado pode ser explicado pelo fato de que os pacientes respondedores ao critério pressórico têm hemodinâmica basal muito semelhante aos indivíduos normais, portanto provavelmente com menor grau de lesões instaladas.[9]

Na população de não respondedores, o uso de BCC pode estar associado a complicações hemodinâmicas, motivo para não serem recomendados; portanto, é fundamental a realização do teste hemodinâmico durante a investigação da HP.

Prostanoides

Os derivados de prostaciclina foram as primeiras drogas utilizadas de forma específica na hipertensão pulmonar, com resultados significativos na melhora da capacidade funcional e na sobrevida.

a) Epoprostenol

Dentre os prostanoides, o epoprostenol foi a primeira droga a mostrar impacto sobre melhora da capacidade funcional, medida através do teste de caminhada de seis minutos, redução sustentada da resistência vascular pulmonar e ganho de sobrevida.[10] Entretanto, algumas limitações devem ser ressaltadas: a droga não está disponível no Brasil; é necessária a administração endovenosa contínua através de bomba de infusão conectada a um cateter central, o que, além de aumentar o custo do tratamento, traz o risco de infecção. Em virtude do resultado consistente de quatro estudos randomizados e controlados,[11-13] o epoprostenol é considerada como droga com nível de evidência A para o tratamento de pacientes com hipertensão arterial pulmonar classe funcional III e IV. O último algoritmo terapêutico, compilado no Simpósio Internacional de 2003, recomenda que o epoprostenol seja droga de primeira escolha em pacientes em classe funcional IV.

b) Iloprost

O iloprost é um análogo da prostaciclina que apresenta maior estabilidade e meia-vida que o epoprostenol. O iloprost pode ser usado por via inalatória, aparecendo como terapia alternativa ao uso do epoprostenol. O primeiro trabalho testando o seu uso prolongado por período de um ano, em pacientes com HAPI, vem de 2000[14] e demonstrou melhora sustentada sobre a capacidade de exercício e a hemodinâmica pulmonar. Esses efeitos também foram observados em pacientes com hipertensão pulmonar associada à doença tromboembólica crônica. O iloprost apresenta alta seletividade pulmonar, com poucos efeitos sistêmicos, embora seis a nove inalações por dia sejam necessárias como manutenção do tratamento. Ainda não está disponível no mercado brasileiro.

c) Treprostinil

Em virtude das potenciais complicações relacionadas à infusão contínua de epoprostenol, o treprostinil, com maior meia-vida, foi desenvolvido para o uso subcutâneo. O estudo clínico controlado com maior número de pacientes realizado até hoje foi com o treprostinil.[15] O estudo evidenciou melhora no teste de caminhada de seis minutos e na hemodinâmica pulmonar. Os pacientes que utilizaram as maiores doses foram os que tiveram maior benefício, denotando aparente curva dose-resposta. Em contrapartida, apresentaram maior incidência de efeitos colaterais, tais como dor e eritema no local da aplicação, além de cefaleia e dor mandibular.

d) Beraprost

O beraprost foi o primeiro análogo da prostaciclina para uso oral. Os estudos iniciais, não controlados, demonstraram melhora hemodinâmica, de classe funcional e até mesmo da sobrevida em pacientes com HAPI. Estudos posteriores de melhor qualidade[16,17] não evidenciaram efeito sustentado nas variáveis hemodinâmicas ou mesmo na sobrevida, embora tenham observado melhora no teste de caminhada e no tempo livre de progressão da doença. O beraprost vem sendo utilizado como alternativa terapêutica no Japão.

Inibidores de endotelina-1 (ET-1)

O conhecimento de que a ET-1 tem importante papel patogênico no desenvolvimento da HAPI fez com que esse fosse um alvo terapêutico importante para que houvesse sucesso no tratamento através do bloqueio de seus receptores.

Bosentana

A bosentana foi a primeira droga da classe estudada.[18] Antagonista não seletivo dos receptores ET-1$_A$ e ET-1$_B$, a bosentana demonstrou, em dois estudos clínicos randomizados que incluíram pacientes com HAPI e hipertensão arterial pulmonar associada à esclerodermia, efeito sobre melhora da capacidade de exercício, da classe funcional e das variáveis hemodinâmicas. Estudos mais recentes sugerem que seu uso possa ter impacto significativo na sobrevida dos pacientes, assim como na qualidade de vida.[19] A bosentana é administrada por via oral; a dose inicial é de 62,5 mg em duas doses diárias por quatro semanas. Se bem tolerada, a dose é aumentada para 125 mg duas vezes ao dia. Seu principal efeito adverso é a hepatotoxicidade, em geral dose-dependente e reversível com sua interrupção. Ressaltamos que durante o tratamento deve haver monitorização sistemática de AST, ALT e bilirrubinas – no início, quinzenalmente. A bosentana é considerada droga com nível de evidência A no tratamento de pacientes em classe funcional III, tendo sido sugerida como primeira escolha para esta população.

Sitaxsentan e ambrisentan

Ambos são antagonistas seletivos do receptor A da endotelina. Estudo piloto[20] com sitaxsentan evidenciou melhora no teste de caminhada de seis minutos, enquanto que o estudo fase III com o ambrisentan está em andamento. Os efeitos colaterais descritos são semelhantes aos relatados com o uso de bosentana, predominando a lesão hepatocelular. É necessária a análise dos resultados dos estudos em andamento para definir o papel dessas drogas no manuseio de pacientes com hipertensão arterial pulmonar.

Inibidores da fosfodiesterase-5

A inibição de GMPc por ação de fosfodiesterases, particularmente a tipo 5, isoforma predominante no pulmão, resulta em perda do relaxamento das células musculares lisas. A sildenafila é inibidor da fosfodiesterase-5. A droga promove acúmulo de GMPc, aumentando a vasodilatação mediada por NO, e também exerce efeitos antiproliferativos sobre a célula muscular lisa, atuando sobre o remodelamento vascular. Alguns estudos não controlados vêm demonstrando benefício da droga em pacientes com HAPI desde 2001, mas foi em 2005 que um estudo randomizado e controlado[21] envolvendo maior número de pacientes comprovou o impacto da sildenafila sobre ganho funcional, melhora da capacidade de exercício e redução dos valores de pressão de artéria pulmonar em pacientes com HAPI, esclerodermia e lúpus e portadores de *shunt* sistêmico-pulmonar. O estudo não avaliou efeito sobre a mortalidade. A sildenafila também demonstrou eficácia em portadores de tromboembolismo pulmonar crônico não candidatos a tratamento cirúrgico.

Terapia combinada

A combinação de duas classes de medicação específica vem sendo debatida como estratégia terapêutica potencialmente benéfica na HAPI. Os estudos, por ora, apresentam limitações metodológicas, pois incluíram pequeno número de pacientes e apresentaram resultados conflitantes. As combinações foram: bosentana com iloprost em dois estudos com achados opostos; iloprost com sildenafila com efeito aditivo deste último; e bosentana com prostanoide (iloprost ou beraprost) com melhora funcional e segurança. A proposta é atraente e parece promissora, mas ainda carece de estudos bem conduzidos.

Tratamento cirúrgico da HAPI

O tratamento cirúrgico da HAPI compreende duas modalidades: a septostomia atrial e o transplante pulmonar. Ambas são alternativas para os casos que evoluem com piora funcional mesmo em vigência de terapia específica otimizada. A septostomia tem como função aliviar a carga pressórica do ventrículo direito através da criação de um *shunt* direita-esquerda no território atrial. O procedimento é de alta complexidade em virtude da mortalidade associada e da necessidade de experiência na realização de septostomias. O transplante pulmonar continua tendo como principal indicação a deterioração funcional, embora critérios hemodinâmicos possam ser utilizados de forma mais objetiva.

Avaliação prognóstica

Alguns índices podem ser usados como marcadores prognósticos na HAPI. É importante salientar que a medida de pressão de artéria pulmonar não é um deles. O valor da pressão arterial pulmonar não guarda correlação com a gravidade e nem com o prognóstico da doença. A medida hemodinâmica que reflete disfunção é o índice cardíaco, e este sim deve ser interpretado como indicador de gravidade de doença e de menor capacidade de exercício.

O teste de caminhada de seis minutos (TC6M) vem sendo largamente utilizado como ferramenta prognóstica na área da hipertensão pulmonar. O TC6M é simples, seguro, facilmente reprodutível e representa bem as atividades do cotidiano. Diversos estudos randomizados e controlados[22,23] têm usado o TC6M como *end point* primário na avaliação do tratamento da hipertensão arterial pulmonar com medicações específicas e mostram boa sensibilidade do teste como preditor prognóstico e de gravidade de doença.

O mesmo vem sendo observado para o peptídeo atrial natriurético tipo-B (BNP) e sua porção inativa, o NT-proBNP.[24] Níveis séricos elevados destes marcadores podem ser observados em pacientes com disfunção ventricular direita e sugerem pior prognóstico em pacientes com HAPI.

A tendência atual é a utilização de marcadores combinados, e não apenas de um marcador isolado, na avaliação dos pacientes com hipertensão arterial pulmonar. Estudos em andamento avaliam o quanto o uso da combinação de marcadores funcionais, hemodinâmicos e bioquímicos podem levar a um melhor controle dos pacientes, refletindo em intervenções terapêuticas mais precoces e talvez em melhor prognóstico.

Perspectivas futuras

A mudança de classificação associada ao conhecimento adquirido na fisiopatologia da hipertensão pulmonar impulsionou a busca por novos tratamentos e consequente mudança da história natural da doença.

Na área diagnóstica, a expectativa é de um diagnóstico cada vez mais precoce nas populações de risco com o uso de diferentes marcadores, incluindo-se aí o rastreamento genético. O tratamento vem se aprimorando com o estudo de novas medicações como os inibidores de PDGF e o uso de células pluripotentes, assim como com o uso de terapia combinada. Todos esses dados, associados ao crescente interesse pelas doenças que acometem a circulação pulmonar (não só no exterior mas também em nosso meio), só aumentam ainda mais as perspectivas para uma melhor atenção ao paciente portador de hipertensão pulmonar, razão e estímulo para tudo isso.

Referências Bibliográficas

1. Rubin LJ. Diagnosis and management of pulmonary arterial hypertension: ACCP evidence-based clinical practice guidelines. CHEST 2004; 126: 7-10.

2. Foletta VC, Lim MA, Soosairajah J, et al. Direct signaling by the BMP type II receptor via the cytoskeletal regulator LIMK1. J Cell Biol 2003; 162: 1089-98.

3. Farber HW, Loslcalzo J. Pulmonary arterial hypertension. N Engl J Med 2004; 351: 1655-65.

4. Budhiraja R, Tuder RM, Hassoun PM. Endothelial dysfunction in pulmonary hypertension. Circulation 2004; 109: 159-65.

5. Touyz RM, Schiffrin EL. Role of endothelin in pulmonary hypertension. Can J Physiol Pharmacol 2003; 81: 533-41.

6. Barst RJ, Mcgoon M Torbicki A, et al. Diagnosis and differential assessment of pulmonary arterial hypertension. J Am Coll Cardiol 2004; 43: 40-7.

7. Johnson SR, Mehta S, Granton JT. Anticoagulation in pulmonary arterial hypertension: a qualitative systematic review. Eur Respir J 2006; 28: 999-1004.

8. Sitbon O, Humbert M, Jais X, et al. Long-term response to calcium channel blockers in idiopathic pulmonary arterial hypertension. Circulation 2005; 111: 3105-11.

9. Costa EL, Jardim C, Bogossian H, et al. Acute vasodilator test in pulmonary arterial hypertension: evaluation of two response criteria. Vascul Pharmacol 2005; 43: 143-7.

10. Barst LJ, Rubin LJ, Long WA, et al. A comparison of continuous intravenous epoprostenol (prostacyclin) with conventional therapy for primary pulmonary hypertension. N Engl J Med 1996; 334: 296-302.

11. McClaughlin VV, Genthner DE, Panella MM, et al. Reduction in pulmonary vascular resistance with long-term epoprostenol (prostacyclin) therapy in primary pulmonary hypertension. N Engl J Med 1998; 338: 273-7.

12. McLaughlin VV, Schillington A, Rich S. Survival in primary pulmonary hypertension: the impact of epoprostenol therapy. Circulation 2002; 106: 1477-82.

13. Sitbon O, Humbert M, Nunes H, et al. Long-term intravenous epoprostenol infusion in primary pulmonary hypertension: prognostic factors and survival. J Am Coll Cardiol 2002; 40: 780-8.

14. Hoeper MM, Schwarze M, Ehlerding S, et al. Long-term treatment of primary pulmonary hypertension with aerosolized iloprost, a prostacyclin analogue. N Engl J Med 2000; 342: 1866-70.

15. Simmoneau G, Barst RJ, Galiè N, et al. Continuous subcutaneous infusion of treprostinil, a prostacyclin analogue, in patients with pulmonary arterial hypertension: a double-blind, randomized, placebo-controlled trial. Am J Resp Crit Care Med 2002; 165: 800-4.

16. Barst RJ, McGoon M, McClaughlin VV, et al. Beraprost therapy for pulmonary arterial hypertension. J Am Coll Cardiol 2003; 41: 2119-25.

17. Galiè N, Humbert M, Vachiery L, et al. Effects of beraprost sodium, an oral prostacyclin analogue, in patients with pulmonary arterial hypertension: a randomized, double-blind, placebo-controlled trial. J Am Coll Cardiol 2002; 39: 1496-502.

18. Rubin LJ, Badesch DB, Barst RJ. Bosentan therapy for pulmonary hypertension. N Engl J Med 2002; 346: 896-903.

19. McClaughlin VV, Sitbon O, Badesch DB, et al. Survival with first-line bosentan in patients with primary pulmonary hypertension. Eur Respir J 2005; 25: 244-9.

20. Barst RJ, Langleben D, Frost A, et al. Sitaxsentan therapy for pulmonary arterial hypertension. Am J Respir Crit Care Med 2004;169: 441-7.

21. Galiè N, Hossein A, Ghofrani MD, et al. Sildenafil citrate therapy for pulmonary arterial hypertension. N Engl J Med 2005; 353: 2148-57.

22. Deboeck G, Niset G, Vachiery JL, et al. Physiological response to the six-minute walk test in pulmonary arterial hypertension. Eur Resp J 2005; 26: 667-72.

23. Provencher S, Chemla D, Hervé P, et al. Heart rate responses during the 6-minute walk test in pulmonary arterial hypertension. Eur Resp J 2006; 27: 114-20.

24. Souza R, Bogossian H, Humbert M, et al. N-terminal-pro-brain natriuretic peptide as a haemodynamic marker in idiopathic pulmonary arterial hypertension. Eur Resp J 2005; 25: 509-13.

Questões de Treinamento

Título de Especialista em Cardiologia – 2007
1. Em um paciente com hipertensão pulmonar secundária a doença pulmonar obstrutiva crônica, qual das prescrições a seguir é capaz de reduzir os índices de mortalidade ao promover vasodilatação do território pulmonar?
a) nifedipino.
b) tolazolina.
c) sildenafil.
d) uso de oxigênio.
e) bosentan.

Título de Especialista em Cardiologia – 2004
2. Que conduta, dentre as abaixo, é inadequada para mulher de 28 anos com diagnóstico confirmado de hipertensão pulmonar primária?
a) contraindicar formalmente a gestação.
b) prescrever anticoagulante se a paciente apresentar eritrocitose ou hipoxemia crônica concomitante.
c) contraindicar formalmente o uso de contraceptivo oral.
d) prescrever nifedipino ou diltiazem para melhorar a qualidade de vida.
e) prescrever oxigênio para uso crônico domiciliar se a PaO2 for inferior a 80 mmHg.

Título de Especialista em Cardiologia – 2004
3. A respeito dos métodos diagnósticos utilizados em pacientes com *cor pulmonale*, considere as assertivas abaixo:
I. Doppler-ecocardiografia tem valor limitado para avaliar hipertensão pulmonar, por obter imagens subótimas nesses pacientes.
II. Eletrocardiografia é método altamente específico, mas de baixa sensibilidade, para diagnosticar hipertrofia ventricular direita.
III. Ressonância nuclear magnética é a técnica de imagem que permite melhor visualização do ventrículo direito.
Quais são CORRETAS?
a) apenas I.
b) apenas II.
c) apenas III.
d) apenas I e III.
e) I, II e III.

Título de Especialista em Cardiologia – 2003
4. O prognóstico e o plano terapêutico de pacientes com hipertensão arterial pulmonar primária requerem a clara exclusão de todas as causas de hipertensão pulmonar secundária. Qual o método diagnóstico, considerado o padrão-ouro atual para dar esta resposta?
a) estudo hemodinâmico por cateterismo cardíaco.
b) ecocardiografia com Doppler.
c) ressonância magnética.
d) cintilografia pulmonar de perfusão e ventilação.
e) eletrocardiografia.

Título de Especialista em Cardiologia – 2000
5. A respeito de exames utilizados para diagnóstico de *cor pulmonale* crônico, considere as afirmações abaixo.
I. O raio X de tórax pode ser normal nos estágios iniciais da doença, mas em fases avançadas, mostra aumento de câmaras direitas e dilatação das artérias pulmonares.
II. A ventriculografia radioisotópica contribui para o diagnóstico de disfunção ventricular direita e monitorização da resposta da fração de ejeção do ventrículo direito às drogas.
III. A ecocardiografia é de pouco auxílio no diagnóstico.

Quais são CORRETAS?
a) apenas I.
b) apenas II.
c) apenas III.
d) apenas I e II.
e) I, II e III.

Gabarito comentado

1. Geralmente, para determinarmos qual a melhor droga para um paciente com hipertensão pulmonar, cateterismo cardíaco com testes de reatividade vascular, como testes com óxido nítrico, são necessários. Entretanto, em algumas doenças de base é relativamente fácil saber qual medicamento ou medida terá a melhor resposta. Em pacientes DPOC, o aumento da resistência pulmonar é secundário principalmente à hipoxia. Desta forma, o melhor vasodilatador arterial pulmonar para estes pacientes é o próprio oxigênio. Resposta d.

2. Pacientes com hipertensão pulmonar primária devem ser avisadas de que têm altíssimo risco de morte durante a gestação – em algumas casuísticas a mortalidade durante a gestação chega a 50%. É interessante notar que gestação em pacientes com HP, principalmente na síndrome de Eisenmenger, é uma das indicações de interrupção da gestação previstas em lei brasileira, por alto risco de morte materna. A formação de trombos na árvore pulmonar faz parte da fisiopatologia da HP primária; assim sendo, pacientes com HP primária devem, sim, ser anticoaguladas. Desta forma, devemos também evitar drogas protrombóticas, como contraceptivos orais baseados em estrógeno.

Hoje, a prescrição de nifedipina ou qualquer outra droga para hipertensão pulmonar depende da resposta do paciente no cateterismo de câmaras direitas com prova com NO. Na época (2004), uma das únicas drogas que possuíam alguma indicação para HP era a nifedipina, mas desde então muitas novas drogas para HP surgiram, como os inibidores da endotelina e análogos das prostaglandinas.

Entretanto, para pacientes que não têm DPOC como causa da HP, a oxigenoterapia domiciliar não tem benefícios comprovados. Resposta e.

3. A primeira afirmativa é bastante duvidosa. É verdade que a qualidade das imagens ecocardiográficas depende muito do biotipo e da doença de base do paciente. Aqui o examinador está pensando no estereótipo do paciente com *cor pulmonale* por DPOC, e ainda mais, enfisematoso. Em pacientes com aumento do diâmetro anteroposterior por enfisema pulmonar é notadamente difícil obter boas imagens ecocardiográficas justamente pela hiperinsuflação pulmonar. Entretanto, isto pode não ser verdade para pacientes com DPOC tipo bronquítico ou outras doenças pulmonares, e, novamente, depende muito do biotipo do indivíduo.

A eletrocardiografia é realmente muito sensível, mas pouco específica para sobrecarga ventricular direita porque o VD tem que vencer os vetores do VE para poder se manifestar. Por fim, realmente a ressonância magnética é o melhor método para visualização do VD.

Por exclusão (temos certeza de que as alternativas II e III são corretas), alternativa e. Resposta (gabarito oficial) e.

4. O melhor método para investigação diagnóstica (e hoje definição da melhor terapia farmacológica para pacientes com hipertensão arterial pulmonar) é o cateterismo cardíaco. Resposta a.

5. Como foi dito na alternativa, é verdade que a radiografia de tórax pode ser normal nos estágios iniciais da doença, mas em fases avançadas mostra aumento de câmaras direitas e dilatação das artérias pulmonares. A ventriculografia radioisotópica (também chamada de *GATED blood pool*) contribui para o diagnóstico de disfunção ventricular direita, sendo exame muito útil para estimar a fração de ejeção do ventrículo direito, um dado que não é conseguido com a ecocardiografia tradicional.

Por fim, a ecocardiografia tem, sim, valor importante em pacientes com *cor pulmonale* crônico, apesar de poder ter algumas dificuldades em obter imagens de pacientes com doenças pulmonares crônicas, especialmente aquelas que cursam com hiperinsuflação. Resposta d.

Hipertensão Arterial Sistêmica Primária 11

Luciano Ferreira Drager

Introdução: conceito e epidemiologia

A Hipertensão Arterial Sistêmica (HAS) pode ser conceituada como uma doença crônico-degenerativa de natureza multifatorial, assintomática, na grande maioria dos casos, que compromete fundamentalmente o equilíbrio dos sistemas vasodilatadores e vasoconstrictores que mantêm o tônus vasomotor, levando a uma redução da luz dos vasos e danos aos órgãos por eles irrigados. Na prática, a HAS é caracterizada pelo aumento dos níveis pressóricos acima do que é recomendado para uma determinada faixa etária até os 18 anos de idade, e acima dos valores relacionados à maior risco cardiovascular e recomendados atualmente pelas Diretrizes Internacionais e Brasileiras. Assim, atualmente, para o indivíduo adulto, consideramos HAS quando detectamos valores da pressão arterial sistólica ≥ 140 mmHg e/ou pressão arterial diastólica ≥ 90 mmHg em duas ou mais medidas da pressão arterial com intervalo de um a dois minutos entre elas, preferencialmente em mais de uma ocasião, utilizando-se de técnica apropriada, aparelho calibrado e com o indivíduo em posição sentada.

A HAS é um dos problemas de saúde pública mais importantes no mundo, já que é um dos principais fatores de risco para a ocorrência do acidente vascular cerebral e o infarto agudo do miocárdio. Além de apresentar alta prevalência (no Brasil de 22 a 44%), ainda existe uma grande porcentagem de indivíduos que desconhecem serem portadores da HAS. Dos pacientes que sabem o diagnóstico, cerca de 40% ainda não estão em tratamento. Além disso, é notório que apenas uma pequena parcela dos pacientes estão com os níveis de pressão arterial devidamente controlados (nos EUA, em torno de 34% e no Brasil cerca de 9%).

A prevalência da HAS aumenta com a idade (cerca de 60 a 70% da população acima de 70 anos é hipertensa). Em mulheres, a prevalência da HAS aumenta significativamente após os 50 anos, sendo este aumento relacionado com alterações hormonais presentes na menopausa. Com relação à raça, além de ser mais comum, a HAS é mais grave e apresenta maior taxa de mortalidade em indivíduos afrodescendentes (especialmente em mulheres). Outros fatores que contribuem para a HAS são o excessivo consumo de sal e álcool, a obesidade e o sedentarismo.

Anualmente há um gasto médio de hospitalizações por hipertensão e suas complicações no Brasil, na ordem de 400 milhões de dólares. Dessa forma, o diagnóstico e o tratamento adequados da doença hipertensiva tem um grande impacto na morbidade e mortalidade cardiovascular, e consequentemente, na redução de custos hospitalares relacionados à HAS.

Diagnóstico e classificação

A medida da pressão arterial é comprovadamente o elemento chave para o diagnóstico da HAS. De acordo com as VI Diretrizes Brasileiras de Hipertensão Arterial, de 2010 classificamos os indivíduos pelos níveis de pressão arterial conforme a tabela 11.1.

CLASSIFICAÇÃO DA HIPERTENSÃO ARTERIAL PELAS VI DIRETRIZES BRASILEIRAS DE HIPERTENSÃO ARTERIAL, 2010		
Classificação	Pressão sistólica (mmHg)	Pressão diastólica (mmHg)
Ótima	< 120	< 80
Normal	< 130	<85
Límitrofe*	130 – 139	85 – 89
Hipertensão estágio 1	140 – 159	90 – 99
Hipertensão estágio 2	160 – 179	100 – 109
Hipertensão estágio 3	≥ 180	≥ 110
Hipertensão sistólica isolada	≥ 140	< 90
Quando as pressões sistólica e diastólica situam-se em categorias diferentes, a maior deve ser utilizada para classificação da pressão arterial.		

Tabela 11.1

A publicação do VII JNC (*Joint National Committee*) em 2003 estabeleceu uma classificação diferente para a hipertensão arterial, introduzindo o conceito de pré-hipertensão (PAS entre 120 e 139 mmHg ou PAD entre 80-89 mmHg). Este termo não significa uma condição de doença e foi introduzido como forma de alertar o médico para a promoção de modificações no estilo de vida para estes indivíduos, já que eles apresentam um risco maior de tornarem-se hipertensos em relação às pessoas com níveis abaixo dos mencionados. A denominação pré-hipertensão não é utilizada por todas as Diretrizes Internacionais, de tal forma que as recentes diretrizes europeias de hipertensão mantiveram a classificação com as denominações normal e limítrofe, como a utilizada nas diretrizes brasileiras.

A verdade é que a denominação de "normal" e "limítrofe" é bastante indesejável do ponto de vista do relacionamento médico-paciente – afinal, pelo próprio consenso brasileiro, pacientes considerados "normais" ou "limítrofes" tem que fazer medidas não farmacológicas de combate à hipertensão – agora como convencer pacientes a realizar isso se sua pressão é "normal" é outra história. O consenso brasileiro diz que os termos pressão "normal-alta" e pré-hipertensão são termos que se equivalem na literatura.

Monitorização Ambulatorial da Pressão Arterial (MAPA)

A MAPA é o método que permite avaliar o comportamento fisiológico da pressão arterial nas 24 horas. Entender este comportamento é importante em determinadas circunstâncias para a adoção de estratégias terapêuticas e prognósticas. Em condições normais, ocorre uma queda de cerca de 10% da pressão arterial durante o sono (presença do descenso noturno-padrão *dipper*). Quando a queda é inferior a 10% consideramos aquele indivíduo como *non-dipper*. Apesar de muito questionado, este padrão tem sido correlacionado com um pior prognóstico cardiovascular em relação aos indivíduos que apresentam o descenso noturno. As principais indicações da monitorização ambulatorial da pressão arterial são:
- Hipertensão de consultório ou do avental branco; "hipertensão mascarada".
- Avaliação da hipertensão arterial resistente.
- Suspeita de episódios de hipotensão arterial sintomática.
- Avaliação da eficácia da terapêutica anti-hipertensiva.

Automedida da pressão arterial (AMPA)

A AMPA foi definida pela *World Hypertension League* (1988) como a realizada por pacientes ou familiares, não profissionais de saúde, fora do consultório, geralmente no domicílio, representando uma importante fonte de informação adicional. A principal vantagem da AMPA é a possibilidade de obter uma estimativa mais real dessa variável, tendo em vista que os valores são obtidos no ambiente onde os pacientes passam a maior parte do dia.

Na suspeita de Hipertensão do avental branco ou Hipertensão Mascarada, sugerida pelas medidas da AMPA, recomenda-se a realização de MAPA ou MRPA, para confirmar ou excluir o diagnóstico. Os aparelhos semiautomáticos de braço, validados, com capacidade de armazenar dados em sua memória, são os dispositivos mais recomendados para a AMPA pela sua facilidade de manejo e confiabilidade. Aparelhos de coluna de mercúrio e aneroide apresentam inconvenientes, dificultando o seu manejo por pessoas usualmente não capacitadas, no domicílio. A padronização de um procedimento para AMPA é fundamental para que pacientes e familiares possam ser orientados durante a consulta no ambulatório[23]. As recomendações para medida domiciliar devem ser as mesmas adotadas. Valores superiores a 130 x 85 mmHg, pela AMPA, devem ser considerados alterados.

Monitorização Residencial da Pressão Arterial (MRPA)

A MRPA é o registro da pressão arterial por método indireto, com 3 medidas pela manhã e 3 à noite durante a vigília, por 5 dias. Estas medidas devem ser realizadas com equipamento validado e podem ser realizadas pelo próprio paciente ou outra pessoa, desde que previamente treinadas. Portanto, não confundir MRPA com medidas casuais da pressão arterial.

A Tabela 11.2 mostra os critérios de diagnóstico das condições clínicas mais comuns associadas com a medida da pressão arterial realizadas no consultório, pela MAPA, AMPA e pela MRPA.

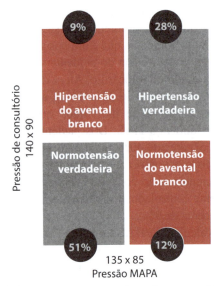

Figura 11.1 – Possibilidades de diagnóstico, de acordo com as medidas de pressão arterial casual e MAPA na vigília ou MRPA.

Destaque-se que os valores de referência nesse estudo, diferentemente dos considerados nas DBH VI, conferem porcentagens prevalência a cada uma das formas de comportamento de acordo com os valores nele considerados.

	Consultório	Mapa vigília	AMAPA	MRPA
Normotensão ou hipertensão controlada	< 140 x 90	≥ 130 x 85	≤ 130 x 85	≤ 130 x 85
Hipertensão	≥ 140 x 90	> 130 x 85	> 130 x 85	> 130 x 85
Hipertensão do avental branco	≥ 140 x 90	< 130 x 85	< 130 x 85	< 130 x 85
Hipertensão mascarada	< 140 x 90	> 130 x 85	> 130 x 85	> 130 x 85

Tabela 11.2

Etiologia e fisiopatologia

Etiologia

Cerca de 90 a 95% dos pacientes hipertensos são considerados como portadores de hipertensão primária, ou seja, não se consegue estabelecer a causa exata da hipertensão. A hipertensão arterial é uma doença complexa, com determinação poligênica na maioria dos casos, apresentando interação direta com fatores ambientais. Estudos genéticos de associação têm identificado polimorfismos em diversos genes candidatos para a hipertensão, mas ainda não se pode quantificar com exatidão a importância relativa de cada um destes polimorfismos na etiopatogênese da hipertensão. Casos de hipertensão monogênica são raros e frequentemente subdiagnosticados. Em 5 a 10% dos casos, a hipertensão é secundária, ou seja, são identificadas doenças responsáveis pela gênese da hipertensão.

Fisiopatologia da hipertensão arterial

Por se tratar de uma doença complexa, que envolve vários sistemas, nenhum mecanismo isolado é responsável pelo surgimento da HAS na maioria dos indivíduos. Vale destacar que apesar dos mecanismos serem múltiplos, os mesmos não são "estanques" e frequentemente se correlacionam.

Sistema nervoso simpático

O Sistema Nervoso Simpático é um mediador fundamental no controle da pressão arterial e da frequência cardíaca, e assim, alterações do seu funcionamento podem contribuir para o início e a manutenção da HAS. Os mecanismos envolvidos no aumento da atividade simpática na HAS são complexos e ainda não totalmente esclarecidos, mas há reconhecido papel de alterações no barorreflexo e no quimiorreflexo central e periférico. Na fase aguda, as mudanças na pressão arterial são determinadas pela ação do simpático mediando os aumentos da constrição arterial e venosa bem como o débito cardíaco. Em longo prazo, a ativação simpática causa vasoconstrição renal, contribuindo para o aumento da retenção de sódio, espessamento da parede dos vasos sanguíneos, aumento da resistência vascular, hipertrofia ventricular esquerda por estimulação direta e indireta da norepinefrina e inibição da bomba de Na^+/K^+, com consequente diminuição do efluxo celular de sódio.

Sistema Renina-Angiotensina-Aldosterona (SRAA)

A renina é uma enzima secretada pelas células justaglomerulares do rim cujo principal determinante para sua liberação é o volume intracelular, particularmente relacionado com mudanças na ingestão de sal. O produto da ação da renina sobre o seu substrato (angiotensinogênio) é a angiotensina I, que se converte no peptídeo ativo angiotensina II pela ação da enzima conversora de angiotensina. A angiotensina II exerce uma série de efeitos biológicos através da ligação sobre os receptores AT1. No Sistema Cardiovascular, a angiotensina II promove vasoconstrição, hipertrofia e hiperplasia vascular, disfunção endotelial e aumento da contração ventricular com hipertrofia; no Sistema Nervoso Central e Periférico, ocorre ativação dos centros vasopressores, alteração no barorreflexo, liberação de hormônio antidiurético, aumento da liberação de catecolaminas, sede e liberação de prostaglandinas. A atuação da angiotensina II sobre os rins leva à retenção tubular de sódio bem como vasoconstrição da arteríola eferente, um potente estímulo para a liberação de mais renina. Além disso, o SRAA é o estímulo primário para a secreção de aldosterona na região glomerulosa da glândula adrenal, promovendo maior reabsorção de sódio e água pelos túbulos distais do néfron.

Sensibilidade ao sal

A relação entre sal e hipertensão provém de dados epidemiológicos que mostraram uma menor incidência de hipertensão arterial e de consequências cardiovasculares em populações que ingerem pouco sal (menos que 100 mmol/dia). A sensibilidade ao sal é uma situação clínica caracterizada pelo aumento acentuado da pressão arterial com o aumento da ingestão de sal ou pela queda demasiada dos níveis pressóricos com a restrição do mesmo. Estes indivíduos são chamados sal sensíveis e opõem-se ao comportamento de pessoas onde não se observa alterações significativas da pressão arterial de acordo com a ingesta de sal (sal resistentes). Os valores exatos do aumento ou da queda da pressão arterial para a denominação da sensibilidade ao sal são arbitrários e variáveis na literatura. Muitos consideram o paciente sal sensível como aquele indivíduo que apresenta pelo menos 10% de queda na pressão arterial média quando se adota uma dieta hipossódica (< 4 g/dia). Diversos fatores podem estar relacionados com esta característica, tais como fatores genéticos, obesidade, idade avançada, raça, baixos níveis plasmáticos de renina, aumento da atividade simpática e a presença de doenças concomitantes tais como diabete e insuficiência renal.

Disfunção endotelial

O endotélio é um órgão que modula a atividade da célula muscular lisa vascular, sendo um dos principais reguladores do controle da resistência periférica. Diversas substâncias vasoativas são produzidas pelo endotélio, destacadamente o óxido nítrico (potente vasodilatador com propriedades de inibição da adesão e agregação plaquetárias, bem como supressor da migração e proliferação das células musculares lisas) e prostaciclinas, além de agentes vasoconstritores como a endotelina, prostaglandinas, tromboxano e radicais superóxido, substâncias que permanecem em equilíbrio em condições normais. A disfunção do endotélio é precursora da aterosclerose, sendo um achado frequente nos pacientes hipertensos, que apresentam uma redução na resposta vasodilatadora para vários estímulos de liberação do óxido nítrico. Isto promove remodelamento vascular anormal com consequente papel na perpetuação da doença hipertensiva.

Resistência à insulina

A resistência à insulina pode ser definida como a inabilidade de alcançar uma taxa normal de captação da glicose em resposta à insulina, com consequente hiperinsulinemia. Da mesma forma que a observada na obesidade, a hiperinsulinemia ocorre como consequência da resistência aos efeitos da insulina na utilização periférica da glicose. Apesar da insulina ser um potente vasodilatador, o excesso deste hormônio promove a ativação do sistema nervoso simpático, ação trófica sobre a musculatura do vaso e aumento da reabsorção de sódio no túbulo renal, contribuindo assim para o surgimento da HAS.

Susceptibilidade genética

A evidência da influência genética na HAS resulta de várias observações científicas. Estudos com irmãos mostram uma maior concordância da pressão arterial em gêmeos monozigóticos do que em gêmeos dizigóticos. Da mesma forma, estudos populacionais mostram maior similaridade da pressão arterial dentro das famílias do que entre famílias diferentes. Também se sabe que indivíduos normais, filhos de pais hipertensos, têm pressão arterial maior que os filhos de pais normotensos. Como descrito anteriormente, a HAS primária é uma doença complexa, envolvendo a participação de fenômenos ambientais e genéticos que frequentemente interagem entre si. Do ponto de vista genético, sabe-se que a doença é poligênica, ou seja, múltiplos genes estão envolvidos, cada qual contribuindo para exercer pequenos efeitos sobre a pressão arterial. Isto significa que, isoladamente, as variantes genéticas alteram a pressão de forma modesta. A procura por genes candidatos comparou os níveis de pressão arterial entre indivíduos de genótipos diferentes com os locais cromossômicos sabidamente envolvidos na regulação da pressão arterial. Um dos achados mais promissores neste sentido está relacionado aos genes do sistema renina-angiotensina-aldosterona, tais como a variante M235T do gene do angiotensinogênio, que está associada com aumento nos níveis circulantes de angiotensinogênio e variantes do gene da enzima conversora de angiotensina.

Achados clínicos

A HAS é uma doença assintomática na imensa maioria dos casos. Os sintomas e sinais tradicionalmente atribuídos a HAS – principalmente a cefaleia, tonturas e mesmo a epistaxe – não apresentam uma relação causal justificável com a elevação da pressão arterial e por isso não são considerados consensualmente como sintomas característicos de hipertensão arterial. Particularmente em relação à cefaleia, estudos recentes com melhor delineamento científico têm mostrado que não há associação entre elevação da pressão arterial com a ocorrência de cefaleia. Em determinadas circunstâncias, certos sinais e sintomas podem significar uma complicação potencialmente grave da HAS, tais como dor precordial, dispneia, alteração no nível de consciência, déficits motores e sensitivos, entre outras, devendo ser investigados e tratados conforme cada caso. Diante deste conceito, a avaliação do hipertenso deve ser baseada na busca ativa de complicações que podem estar relacionadas com a presença da hipertensão, e sobretudo das lesões de órgãos-alvo.

A importância desta designação reflete a gravidade da doença e alerta o médico para a necessidade de um tratamento intensivo visando o controle pressórico mais adequado. Dentre as várias lesões de órgãos-alvo da hipertensão arterial, podemos destacar:

Hipertrofia do ventrículo esquerdo

A hipertrofia ventricular esquerda é um complexo fenômeno de adaptação do miocárdio ao aumento crônico da pressão arterial sistêmica. Outros fatores são responsáveis pelo desencadeamento da hipertrofia, tal como ocorre em condições de sobrecarga de volume. Os mecanismos precisos pelos quais a hipertrofia ocorre ainda não são totalmente conhecidos, mas sabe-se que inúmeros fatores humorais como catecolaminas, angiotensina II, endotelina e aldosterona estão envolvidos.

A importância da hipertrofia ventricular esquerda justifica-se por ser um fator de risco independente para morbimortalidade cardiovascular, com comprometimento da hemodinâmica cardíaca, aumento da vulnerabilidade do miocárdio para o surgimento de arritmias, morte súbita, predisposição para a disfunção ventricular sistólica e diastólica e aceleração da aterosclerose coronariana. A hipertrofia ventricular está associada com aumento da tensão da parede ventricular e consequente aumento do consumo de oxigênio pelo miocárdio, disfunção endotelial, redução da reserva de fluxo coronariano e quadros de angina pectoris, que podem ocorrer independente da presença de doença aterosclerótica coronariana.

A reversão da hipertrofia e consequentemente das repercussões cardiovasculares associadas são dependentes do controle da pressão arterial. Diversas classes de medicamentos anti-hipertensivos podem ser utilizadas em pacientes com hipertrofia ventricular e tem, em linhas gerais, efeitos semelhantes uma vez que o controle pressórico seja obtido. Entretanto, a hidralazina, um vasodilatador direto, não apresenta reversão da hipertrofia ventricular, mesmo com redução da pressão arterial, provavelmente devido à taquicardia reflexa associada ao seu uso.

Nefropatia hipertensiva

O efeito da HAS sobre o rim é tão marcante que aproximadamente 10% das mortes causadas pela hipertensão arterial resultam diretamente da insuficiência renal. Ao mesmo tempo, a HAS constitui a principal causa de doença renal terminal, especialmente em afrodescendentes.

As alterações vasculares renais que ocorrem na HAS são decorrentes basicamente da perda do papel protetor de vasoconstrição da arteríola aferente frente às elevações da pressão arterial, gerando uma elevação da pressão capilar e isquemia glomerular.

Macroscopicamente, o rim é reduzido de tamanho, com aspecto fibrótico e de contorno granular. Microscopicamente, a HAS promove o surgimento de lesões ateroscleróticas nos capilares glomerulares (glomeruloesclerose focal), que consequentemente geram uma diminuição da taxa de filtração glomerular e disfunção tubular. Estas alterações são indistinguíveis daquelas observadas em outras formas de glomeruloesclerose. Eventualmente, a glomeruloesclerose pode tornar-se mais generalizada, com envolvimento dos túbulos que se tornam atróficos ou fibróticos. Estas lesões acarretam proteinúria e hematúria microscópica. A proteinúria persistente pode piorar a lesão glomerular e tubular, acelerando consequentemente o processo de glomeruloesclerose, como um verdadeiro ciclo vicioso. Daí os esforços dos grandes estudos para a adoção de estratégias terapêuticas que visem à redução da proteinúria. Por outro lado, a microalbuminúria em hipertensos tem sido correlacionada com resistência à insulina e disfunção endotelial, dois importantes marcadores de risco cardiovascular.

O diagnóstico clínico da nefropatia hipertensiva é frequentemente difícil de ser realizado, já que um único achado, como a detecção de microalbuminúria, não confirma o diagnóstico. Muitas vezes, apenas fazemos um diagnóstico presuntivo, desde que outras causas de insuficiência renal crônica estejam excluídas. Entretanto, alguns achados são úteis ao suspeitarmos de nefropatia hipertensiva:

- Pacientes da raça negra.
- História familiar de HAS.
- Início da HAS entre os 25 e 45 anos.
- HAS grave ou de longa data.
- Evidência de outras lesões de órgãos-alvo, tais como a retinopatia hipertensiva e a hipertrofia ventricular esquerda.
- Início da hipertensão antes do desenvolvimento de proteinúria.
- Ausência de uma causa secundária para a HAS.
- Achados na biópsia renal de isquemia glomerular e fibrose, compatíveis com lesões de arteríolas e capilares glomerulares (nefrosclerose hipertensiva).

Retinopatia hipertensiva

É uma condição caracterizada por um espectro de sinais vasculares retinianos em resposta à presença da elevação dos níveis pressóricos.

A classificação de Keith e Wagener é muito utilizada para a definição da gravidade das lesões encontradas no fundo de olho de pacientes com hipertensão arterial. Ela apresenta quatro graus descritos a seguir:

GRAU I
Sinais retinianos mínimos, consistindo em discreto estreitamento ou esclerose dos vasos retinianos.
GRAU II
Sinais acentuados de esclerose, aumento do reflexo dorsal, compressão das veias nos cruzamentos arteriais (cruzamentos AV patológicos) e estreitamento arteriolar focal e generalizado. A pressão arterial é geralmente mais alta que nos pacientes do grau I e o seu prognóstico é pior.
GRAU III
Edema de retina, exsudatos algodonosos e hemorragias, com arteríolas focal ou difusamente estreitadas.
GRAU IV
Estão presentes os achados encontrados no grau III mais o edema de papila.
Os graus III e IV correspondem ao diagnóstico clínico de hipertensão acelerada maligna, frequentemente encontrada com níveis de pressão arterial diastólica acima de 130 mmhg.

Tabela 11.3

Acidente vascular cerebral

A HAS é o fator de risco mais importante para a ocorrência da doença cerebrovascular, contribuindo diretamente para o acidente vascular cerebral por pelo menos três vias: lesão focal das artérias intracerebrais (lipo-hialinólise) que gera em última análise a oclusão arterial; necrose isquêmica com consequente surgimento de pequenas cavitações cerebrais (infartos lacunares); ruptura das pequenas artérias intracerebrais, causando hemorragias cerebrais. A HAS também promove hipertrofia e espessamento da camada média das pequenas artérias intracerebrais, o que favorece uma difusa hipoperfusão e rarefação isquêmica da substância branca. Estas alterações estão presentes na maioria dos indivíduos hipertensos de longa data e sua progressão pode determinar o aparecimento de uma síndrome demencial chamada de doença de Binswanger.

Encefalopatia hipertensiva

É uma complicação de grave de HAS, caracterizada por uma disfunção cerebral e dano neurológico agudo, considerada como uma emergência hipertensiva. O principal diagnóstico diferencial, pela similaridade clínica, é o acidente vascular cerebral. A rápida reversão do quadro neurológico com a redução da pressão arterial indica o diagnóstico de encefalopatia hipertensiva, apesar de que em uma pequena parcela dos casos, a melhora dos sintomas neurológicos pode só ocorrer dias após o controle pressórico.

Do ponto de vista fisiopatológico, a encefalopatia hipertensiva ocorre por perda da autorregulação cerebral frente aos aumentos da pressão arterial, gerando uma vasodilatação das artérias e arteríolas, comprometimento da barreira hematoencefálica e aumento da permeabilidade, especialmente nas vênulas pós-capilares. Outros mecanismos envolvidos incluem a desregulação neurovascular e o transporte anormal de íons, especialmente dos canais de potássio cálcio-dependente. O aumento do fluxo cerebral durante um aumento agudo da pressão arterial associado ao rompimento da barreira hematoencefálica, promove o surgimento de edema cerebral focal. O edema e as alterações iônicas descritas contribuem para o surgimento da encefalopatia.

Clinicamente, a encefalopatia hipertensiva é caracterizada por uma elevação significativa da pressão arterial (frequentemente acima de 180 mmHg de pressão arterial média), associada a sintomas de cefaleia, náuseas, tontura grave, confusão, convulsão, embaçamento visual e até mesmo cegueira. A encefalopatia hipertensiva está frequentemente associada com a hipertensão maligna (ver adiante). Em decorrência disto, papiledema, usualmente com hemorragia retiniana e exsudatos podem ser observados, apesar de não ser uma condição *sine qua non* da encefalopatia hipertensiva.

Os exames de imagem (por exemplo a tomografia computadorizada) mostram sinais de compressão dos ventrículo laterais, edema cerebral e particularmente cerebelar, bem como áreas hipodensas na substância branca que são secundárias ao edema. A presença de cegueira cortical que ocorre por edema nos lobos occipitais é uma forma particular de encefalopatia hipertensiva conhecida como Síndrome da Leucoencefalopatia Posterior.

Exames complementares

Avaliação inicial de rotina para todos os pacientes hipertensos

Todos os pacientes hipertensos devem realizar a seguinte avaliação laboratorial:
- Urina tipo 1.
- Dosagem de potássio e creatinina.
- Glicemia de jejum.
- Colesterol total, LDL, HDL, triglicérides.
- Ácido úrico.

- Eletrocardiograma convencional (ECG).

Exames complementares poderão ser solicitados quando houver indicação clínica adicional ou necessidade de investigação de causas secundárias. Assim sendo, em pacientes hipertensos com diabete, hipertensos com síndrome metabólica e hipertensos com 3 ou mais fatores de risco, recomenda-se a pesquisa de microalbuminúria. Para pacientes com glicemia de jejum entre 100 e 125 mg/dL recomenda-se determinar a glicemia 2 horas após sobrecarga oral de glicose. Em hipertensos estágios 1 ou 2 sem hipertrofia ventricular esquerda ao ECG, mas com 3 ou mais fatores de risco considerar (portanto não obrigatório) a indicação do ecocardiograma para a detecção da hipertrofia ventricular esquerda. Para pacientes hipertensos com suspeita clínica de insuficiência cardíaca considerar o ecocardiograma para avaliação da função sistólica e diastólica.

Tratamento

O objetivo primordial do tratamento da hipertensão arterial é a redução da morbidade e da mortalidade cardiovasculares. Para a decisão terapêutica na avaliação inicial do paciente hipertenso deve ser levado em conta não só os níveis de pressão arterial, mas todos os fatores de risco associados que possam aumentar o risco cardiovascular global do paciente.

Em linhas gerais, os valores de pressão arterial a serem atingidos com o tratamento são: PA < 140 x 90 mmHg na população geral e PA < 130 x 80 mmHg para pacientes hipertensos diabéticos ou portadores de nefropatia. Para atingir essa pressão, devem ser consideradas medidas não farmacológicas e farmacológicas.

Tratamento não farmacológico da hipertensão

Medidas não farmacológicas ou mudanças de estilo de vida, tais como redução do peso, consumo de dieta rica em frutas e vegetais, redução no consumo de bebidas alcoólicas, interrupção do tabagismo, redução no consumo de sal e a realização de exercícios físicos regularmente resultam em queda comprovada e significativa da pressão arterial. A combinação dessas medidas pode resultar em efeitos aditivos bastante favoráveis para o controle pressórico. Quantitativamente, os estudos mostram que dentre as medidas não farmacológicas, a redução média na pressão arterial sistólica é: perda de peso - de 5 a 20 mmHg para cada 10 Kg de perda de peso; consumo de dieta rica em frutas e verduras (Dieta DASH) - de 8 a 14 mmHg; redução do consumo de bebidas alcoólicas - 2 a 4 mmHg; uso de dieta hipossódica - de 2 a 8 mmHg; realização de exercício físico com regularidade - 4 a 9 mmHg (para atividade aeróbica regular). Portanto, essas medidas devem ser recomendadas para todo paciente com HAS. Outra medida recomendável que além de auxiliar no controle pressórico contribui para diminuir o risco cardiovascular em hipertensos é o abandono do tabagismo. Vale mencionar também o papel da equipe multiprofissional para uma abordagem integral, possibilitando maior compreensão da doença pelo paciente bem como facilitando a adequação e o envolvimento no tratamento.

Tratamento farmacológico da hipertensão

Diferentes estudos demonstraram que a redução da pressão arterial *per se* por meio de diferentes agentes anti-hipertensivos resulta na redução da morbimortalidade cardiovascular. Estes benefícios têm sido evidenciados desde o primeiro grande ensaio terapêutico em hipertensão arterial, o *Veterans Study*, que demonstrou redução de mortalidade com o tratamento de pacientes com hipertensão grave baseado no uso de diuréticos, hidralazina e reserpina. Mais recentemente, as informações do estudo multicêntrico ALLHAT, um dos maiores ensaios clínicos terapêuticos em número de participantes, mostraram que o uso de diuréticos, inibidores da enzima conversora (IECA) ou antagonistas de cálcio controlam adequadamente a pressão arterial e diminuem similarmente o risco cardiovascular de pacientes hipertensos. Outros grandes ensaios terapêuticos também demonstram benefícios obtidos com o controle da pressão independente da classe terapêutica utilizada. Entretanto, existem condições clínicas que, pela sua particularidade, impõem um tratamento diferenciado das orientações gerais de pacientes com HAS.

Para o início da terapia medicamentosa, é importante não só o valor da pressão arterial, mas também o risco cardiovascular do paciente. A tabela 11.3 define a estratificação de risco individual do hipertenso. A tabela 11.4 mostra as metas de valores da pressão arterial a serem obtidas com o tratamento.

	Normotensão			Hipertensão		
Outros fatores de risco ou doenças	Ótimo PAS < 120 ou PAD < 80	Normal PAS 120-129 ou PAD 85-84	Limítrofe PAS 130-139 ou PAD 85-89	Estágio 1 PAS 140-159 PAD 90-99	Estágio 2 PAS 160-179 PAD 100-109	Estágio 3 PAS ≥ 180 PAD ≥ 110
Nenhum fator de risco	Risco basal	Risco basal	Risco basal	Baixo risco adicional	Moderado risco adicional	Alto risco adicional
1-2 fatores de risco	Baixo risco adicional	Baixo risco adicional	Baixo risco adicional	Moderado risco adicional	Moderado risco adicional	Risco adicional muito alto
≥ 3 fatores de risco, LOA ou SM-DM	Moderado risco adicional	Moderado risco adicional	Alto risco adicional	Alto risco adicional	Alto risco adicional	Risco adicional muito alto
Condições clínicas associadas	Risco adicional muito alto	Risco adicional muito alto	Risco adicional muito alto	Risco adicional muito alto	Risco adicional muito alto	Risco adicional muito alto

Tabela 11.4 – Estratificação do risco cardiovascular global: risco adicional atribuído à classificação de hipertensão arterial de acordo com fatores de risco, lesões de órgãos-alvo e condições clínicas associadas. (LOA: lesão de órgãos-alvos; SM: síndrome metabólica; DM: diabetes mellitus).

	Normotensão			Hipertensão		
Outros fatores de risco ou doenças	Ótimo PAS < 120 ou PAD < 80	Normal PAS 120-129 ou PAD 85 - 84	Limitrofe PAS 130-139 ou PAD 85-89	Estágio 1 PAS 140-159 PAD 90-99	Estágio 2 PAS 160-179 PAD 100-109	Estágio 3 PAS ≥ 180 PAD ≥ 110
Nenhum fator de risco	Risco basal	Risco basal	Risco basal	Baixo risco adicional	Moderado risco adicional	Alto risco adicional
1-2 fatores de risco	Baixo risco adicional	Baixo risco adicional	Baixo risco adicional	Moderado risco adicional	Moderado risco adicional	Risco adicional muito alto
≥ 3 fatores de risco, LOA ou SM-DM	Moderado risco adicional	Moderado risco adicional	Alto risco adicional	Alto risco adicional	Alto risco adicional	Risco adicional muito alto
Condições clínicas associadas	Risco adicional muito alto	Risco adicional muito alto	Risco adicional muito alto	Risco adicional muito alto	Risco adicional muito alto	Risco adicional muito alto

Tabela 11.5 – Decisão terapêutica, segundo o VI Consenso Brasileiro de Hipertensão.

Categoria de risco	Considerar
Sem risco adicional	Tratamento não medicamentoso isolado.
Risco adicional baixo	Tratamento não medicamentoso isolado por 6 meses. Se não atingir a meta, associar tratamento medicamentoso.
Risco adicional médio, alto e muito alto	Tratamento não medicamentoso + medicamentoso.

Tabela 11.6

Diuréticos

Os diuréticos foram um dos primeiros anti-hipertensivos utilizados no tratamento da HAS a demonstrar benefícios na redução de mortalidade cardiovascular. Esse grupo de fármacos é efetivo e bem tolerado e atualmente são considerados como medicamentos de primeira linha no tratamento da HAS por algumas diretrizes internacionais. Os vários estudos na literatura foram importantes no sentido de definir a dose ideal para atingir o controle pressórico com menos efeitos colaterais, atualmente entre 12,5 mg a 25 mg de diuréticos tiazídicos, tais como clortalidona e hidroclorotiazida. Para pacientes com insuficiência renal mais avançada (RFG < 30 mL/min.) o diurético indicado é o diurético de alça, como a furosemida.

Bloqueadores dos canais de cálcio

Os bloqueadores dos canais de cálcio foram introduzidos no mercado como agentes anti-hipertensivos na década de 80 e se tornaram a classe de anti-hipertensivos mais prescrita para pacientes com hipertensão arterial nos Estados Unidos na década de 90. Dispomos de três grupos de bloqueadores de canais de cálcio: fenilalquilaminas, benzotiazepinas e di-hidropiridinas, sendo as di-hidropiridinas as mais prescritas no tratamento da hipertensão arterial, cujos representantes principais são a nifedipina (20 a 60 mg/dia) e a amlodipina (5 a 10 mg/dia).

Inibidores da enzima de conversão da angiotensina

Os inibidores da enzima conversora da angiotensina agem inibindo a conversão do decapeptídeo angiotensina I, que é inativo, em angiotensina II, que é um potente vasoconstritor, promovendo assim vasodilatação indireta. Este grupo de medicações tem sido largamente usado no tratamento da HAS, e os principais fármacos utilizados são o captopril (50 a 150 mg/dia), o enalapril (5 a 40 mg/dia), o lisinopril (10 a 20 mg/dia) e o ramipril (5 a 10 mg/dia).

Bloqueadores do receptor da angiotensina II

Esse grupo de fármacos também reduz a atividade do sistema renina-angiotensina, mas através do bloqueio competitivo dos receptores AT1 da angiotensina II. Os diferentes fármacos pertencentes a esta classe terapêutica têm sido amplamente testados e têm-se mostrado efetivos e bem tolerados em monoterapia, sobretudo para hipertensos estágio 1.

São opções eficazes para pacientes em uso de inibidores da enzima de conversão da angiotensina, mas que apresentam efeito colateral à medicação, principalmente a tosse seca persistente. Para o tratamento da hipertensão arterial destacam-se o losartam (50 na 100 mg/dia), o valsartam (80 a 160 mg/dia), o candersartam (8 a 16 mg/dia), o telmisartam (40 a 80 mg/dia) e o olmesartam (20 a 40 mg/dia).

Bloqueadores dos receptores b-adrenérgicos

As medicações desse grupo têm sido largamente usadas no tratamento da hipertensão arterial há vários anos. Além do efeito anti-hipertensivo, os betabloqueadores têm outras propriedades benéficas como ação antianginosa e cardioproteção após infarto agudo do miocárdio. O propranolol (80 a 320 mg/dia), o atenolol (50 a 100 mg/dia) e o metoprolol (50 a 100 mg/dia) são os fármacos mais utilizados.

Inibidores adrenérgicos centrais e periféricos

Os inibidores adrenérgicos agem a nível central (agonistas dos receptores a-2) e periférico (bloqueio dos receptores a-1) e são considerados como medicações coadjuvantes no tratamento da HAS, principalmente nos pacientes que apresentam um componente adrenérgico importante para o desenvolvimento da hipertensão arterial. Os principais representantes são a clonidina (0,1 a 0,6 mg/dia) e a alfametildopa (500 a 1000 mg/dia), que agem no sistema nervoso central e o prazosin (2 a 10 mg/dia) e o doxazosin (1 a 4 mg/dia) que agem na periferia.

Vasodilatadores diretos

São medicações que agem diretamente na musculatura lisa do vaso promovendo vasodilatação direta. Portanto, eles diferem de outras classes de medicações que também provocam vasodilatação por mecanismos de ação diferentes, tais como os inibidores da enzima de conversão da angiotensina, os antagonistas do cálcio e os alfabloqueadores. Seu uso é reservado atualmente para hipertensos resistentes que não responderam adequadamente aos demais vasodilatadores, principalmente porque não é indicado como monoterapia devido à taquicardia reflexa e retenção de líquidos, sendo necessário o uso combinado de diuréticos e betabloqueadores. O exemplo desta classe que é mais utilizado na hipertensão arterial é a hidralazina na dose de 50 a 200 mg/dia. O minoxidil, outro vasodilatador de ação direta, é utilizado nos casos de hipertensão grave refratária, na dose de 5 a 20 mg/dia.

Associações

Existem algumas associações fixas de anti-hipertensivos que apresentam um grande atrativo para facilitar a adesão do paciente ao diminuir o número de comprimidos ingeridos durante o dia. Contudo, estas associações dificultam a titulação de doses de cada um dos fármacos presentes e assim, servem de opção após a estabilização da pressão arterial com a titulação individual de cada fármaco.

Avaliação para pacientes de subgrupos específicos

Negros: A prevalência e a gravidade da hipertensão são maiores, o que pode estar associado a fatores étnicos e socioeconômicos. Eles apresentam maior acometimento renal, mesmo com o tratamento efetivo da pressão arterial. O mecanismo predominante da hipertensão parece ser o do excesso de volume e maior retenção de sódio, com uma alta prevalência de pacientes com níveis baixos de renina e uma excelente resposta aos diuréticos. Entretanto, não há evidências claras de ação diferenciada das medicações anti-hipertensivas nessa população.

Idosos: Estima-se que 65% dos idosos brasileiros sejam hipertensos. A maioria apresenta pressão arterial sistólica isolada com consequente aumento da pressão de pulso. Para o tratamento deste grupo, além da estratificação de risco, é fundamental a avaliação de comorbidades e do uso de outros medicamentos. As recomendações de tratamento para os indivíduos idosos, incluindo aqueles com hipertensão sistólica isolada seguem os mesmos princípios gerais, ou seja, obtendo a redução gradual da pressão arterial para valores abaixo de 140 x 90 mmHg. Em pacientes com valores muito elevados de pressão sistólica, podem ser mantidos inicialmente níveis de até 160 mmHg. Nos idosos, dois achados refletem as mudanças do sistema cardiovascular induzidas pela idade:

1) atentar para a chamada pseudo-hipertensão, em que a rigidez arterial proporcionada pela aterosclerose impede o colapso da artéria quando realizamos a insuflação do manguito, resultando na necessidade de pressões maiores para sua oclusão superior ao que realmente se esperaria dentro dos vasos. Nestes casos, uma terapia agressiva poderia levar a uma hipotensão iatrogênica. Em casos de suspeita de pseudo-hipertensão, pode-se confirmar o diagnóstico pela comparação da medida obtida pelo manguito com a medida intra-arterial.

2) hipotensão postural ou pós prandial, observada em 20 a 30% dos idosos. Usualmente reflete a perda progressiva do barorreflexo com a idade.

Obesidade e síndrome metabólica: A obesidade (índice de massa corpórea > 30 kg/m^2) é um conhecido e prevalente fator de risco para o surgimento da hipertensão e da doença cardiovascular. O *National Cholesterol Evaluation Program/Adult Panel Treatment* III (NCEP/ATP III) considera como portador de síndrome metabólica o paciente que apresenta 3 ou mais dos seguintes critérios: obesidade central (circunferência abdominal > 102 cm nos homens e > 88 cm nas mulheres), glicemia de jejum alterada (> 110 mg/dL), pressão arterial > 130 x 85 mm Hg, triglicérides elevados (> 150 mg/dL) ou HDL-colesterol baixo (< 40 mg/dL nos homens, < 50 mg/dL nas mulheres). Deve-se dar ênfase na redução do excesso de peso, na prática de atividade física regular e na restrição de sal, para se obter o controle pressórico, além de atuarem favoravelmente sobre a tolerância à glicose e o perfil lipídico nos pacientes com síndrome metabólica. Os inibidores da enzima de conversão de angiotensina podem ser mais benéficos para o obeso, pois aumentam a sensibilidade à insulina. Os bloqueadores dos canais de cálcio demonstram neutralidade sobre os metabolismos lipídico e glicídico. Na síndrome metabólica a terapêutica medicamentosa apropriada deve ser instituída para cada componente da síndrome.

Gravidez: Duas formas de hipertensão podem complicar a gravidez: A chamada hipertensão pré-existente (crônica) e a hipertensão induzida pela gravidez (pré-eclâmpsia/eclâmpsia). Elas podem ocorrer de forma isolada ou associada. A primeira está presente antes da gravidez ou diagnosticada antes da vigésima semana de gestação. A alfametildopa é a droga preferida, por ser a mais bem estudada e não haver evidência de efeitos deletérios para o feto. Opções alternativas incluem os betabloqueadores de atividade simpatomimética intrínseca como o pindolol, já que os demais betabloqueadores (podem estar associados ao crescimento fetal restrito. Outros bloqueadores adrenérgicos, bloqueadores dos canais de cálcio e diuréticos também são opções a serem consideradas. Não usar inibidores da enzima conversora e os antagonistas do receptor AT1 da angiotensina II. Na pré-eclâmpsia ocorre o desenvolvimento gradual de hipertensão e proteinúria a partir do terceiro trimestre da gestação, acompanhado de edema importante, ganho de peso e hiperuricemia. A eclâmpsia é a forma mais grave da doença hipertensiva específica da gravidez, onde ocorre convulsão, sendo considerada uma emergência hipertensiva, com indicação de interrupção imediata da gestação após o uso de sulfato de magnésio e o controle adequado da pressão arterial com hidralazina endovenosa ou intramuscular. A interrupção da gestação também é indicada como tratamento definitivo da pré-eclâmpsia e deve ser considerada em todos os casos após maturidade pulmonar fetal assegurada. Até se atingir a maturidade, o controle da pressão arterial é feito por repouso absoluto, restrição de sal, e uso de anti-hipertensivos como a alfametildopa, o pindolol e a hidralazina de uso oral.

Diabetes *mellitus*: A prevalência de hipertensão em diabéticos é pelo menos duas vezes maior que na população em geral. No diabete tipo 1 a hipertensão associa-se a nefropatia diabética, sendo que o controle da pressão arterial é crucial para retardar a perda da função renal. No diabete tipo 2, a hipertensão se associa à resistência à insulina e ao alto risco cardiovascular. O controle do nível glicêmico contribui para a redução do nível de pressão. Recomenda-se que a pressão arterial seja reduzida a valores inferiores a 130 x 85 mmHg nos diabéticos em geral e a 125 x 75 mmHg se houver proteinúria > 1 g/24 h. Cabe ressaltar que todos os anti-hipertensivos podem ser usados no paciente diabético. Destacadamente, os inibidores da enzima de conversão de angiotensina não interferem no metabolismo glicêmico, reduzem a resistência à insulina e o risco de eventos cardiovasculares em pacientes hipertensos ou de alto risco cardiovascular, além de exercerem proteção renal em diabéticos tipo 1 com nefropatia diabética. Os antagonistas do receptor

AT1 da angiotensina II também mostraram nefroproteção em diabéticos tipo 2.

Acidente vascular cerebral: A redução da pressão arterial deve ser gradual e cuidadosa nos idosos com acidente vascular cerebral (AVC) ou ataque isquêmico transitório (AIT) pelo risco de redução da perfusão cerebral. Neste sentido, o tratamento da fase aguda do AVC é diferente da abordagem para o paciente com hipertensão e AVC no passado. As recomendações dos Consensos Americanos mostram que a pressão arterial não deve ser tratada com anti-hipertensivos se a pressão arterial sistólica for £ 220 mmHg e a pressão arterial diastólica for £ 120 mmHg. Nestes casos, o tratamento deve visar o alívio dos sintomas como dor, cefaleia, náuseas, hipóxia, etc. Posteriormente, deveremos seguir as mesmas recomendações já mencionadas para o controle da hipertensão. Alguns estudos mostram que o uso de diuréticos no tratamento da hipertensão está associado a uma menor incidência de AVC na evolução.

Doença renal crônica: Nos pacientes com insuficiência renal crônica, os objetivos terapêuticos são o de diminuir a deterioração da função renal e prevenir o surgimento de doenças cardiovasculares. Neste sentido, os pacientes devem receber tratamento agressivo em casos de hipertensão, sendo frequente a associação de medicações visando manter os valores de pressão arterial menores de 130 x 80 mmHg. Os inibidores da enzima de conversão de angiotensina e os antagonistas do receptor AT1 da angiotensina II têm demonstrado efeitos benéficos na progressão da lesão renal em pacientes diabéticos e não diabéticos. Um aumento de até cerca de 30% da creatinina basal em pacientes que estão em uso destes medicamentos é aceitável, não havendo necessidade de suspensão. Quando o *clearance* de creatinina é menor que 30 mL/min. é necessária a utilização de diuréticos de alça, muitas vezes associada a outros medicamentos. O nível sérico de potássio deve ser monitorado regularmente (mensalmente) em pacientes com IRC e em uso de antagonistas do receptor AT1 da angiotensina II ou IECA, e se os níveis forem maiores do que 6 mEq/L, a medicação deve ser suspensa.

Insuficiência cardíaca: A hipertensão arterial pode promover alterações estruturais no ventrículo esquerdo, contribuindo para o desenvolvimento e a progressão da insuficiência cardíaca. É recomendado o tratamento considerado padrão para a insuficiência cardíaca, baseado no uso de inibidores da enzima de conversão de angiotensina ou bloqueadores do receptor de angiotensina, diuréticos (incluindo a espironolactona), betabloqueadores (principalmente o carvedilol, metoprolol e bisoprolol).

Anticoncepcionais orais e reposição hormonal: A hipertensão é duas a três vezes mais comum em usuárias de anticoncepcionais orais, especialmente entre as mais idosas e obesas. O aparecimento de hipertensão arterial associada ao uso de contraceptivos orais impõe a interrupção da medicação após mudança do método contraceptivo. A reposição estrogênica após a menopausa pode ser usada por mulheres hipertensas, pois tem pouca interferência sobre a pressão arterial. Casos selecionados de elevação da pressão arterial devem ser monitorizados de forma periódica após o início da reposição.

Crise hipertensiva

A crise hipertensiva pode aparecer em qualquer idade e representa a manifestação de elevação súbita da pressão arterial por diferentes causas e na maioria das vezes, essa situação reflete um controle inadequado da hipertensão primária preexistente. Tradicionalmente, dividimos a Crise Hipertensiva em duas situações clínicas:

- **Urgências hipertensivas:** Situações em que ocorrem aumentos importantes nos níveis pressóricos, sem que representem risco imediato à vida ou de dano imediato a órgãos-alvo. Nestes casos, o controle da pressão arterial deve ser feito em até 24 horas, com monitorização inicial por 30 minutos. Podem-se utilizar medicamentos por via oral como o diurético de alça, betabloqueador, inibidor da enzima de conversão de angiotensina e clonidina. NÃO utilizar a nifedipina sublingual para este fim, já que pode causar hipotensão acentuada e por vezes refratária, com consequentes complicações mais graves, como acidente vascular cerebral, já descritas com o seu uso.
- **Emergência hipertensiva:** São situações clínicas que demandam redução mais rápida e imediata das cifras pressóricas, em período inferior a uma hora. A principal emergência é a encefalopatia hipertensiva, que resulta de uma elevação abrupta da pressão arterial com quebra do mecanismo autorregulação do fluxo cerebral. As outras emergências envolvem evidências de lesões vasculares e de órgãos-alvo da hipertensão (infarto do miocárdio, angina instável, edema pulmonar, eclâmpsia, acidente vascular cerebral hemorrágico, sangramentos arteriais importantes e dissecção de aorta). Todas as emergências hipertensivas requerem hospitalização e tratamento anti-hipertensivo parenteral. A hipertensão acelerada/maligna é caracterizada por pressão arterial muito elevada (usualmente a PAD > 140 mmHg) e a presença de hemorragias, exsudatos e/ou papiledema no fundo de olho. Ela pode ser considerada tanto uma urgência quanto uma emergência, dependendo da gravidade de envolvimento dos órgãos-alvo.

TRATAMENTO DAS EMERGÊNCIAS HIPERTENSIVAS		
Indicação Clínica	Droga de escolha (EV)	Dose
Redução de hipertensão aguda grave	Nitroprussiato de Sódio	0,3-10 µg/Kg/min.
Hipertensão e isquemia miocárdica	Nitroglicerina	0,25-5 µg/Kg/min.
Hipertensão, isquemia miocárdica e taquicardia	Metoprolol	5-15 mg i.v. lento
Hipertensão e ICC	Enalaprilato	0,5-5 mg em bolus
Hipertensão sem complicações cardíacas	Hidralazina	5-10 mg em bolus
Hipertensão maligna complicada	Nitroprussiato de Sódio	0,3-2 µg/Kg/min.
Hipertensão e Feocromocitoma	Iniciar com Fentolamina	1-4 mg em bolus
	A seguir: Metoprolol ou Nitroprussiato de Sódio	5-15 mg i.v. lento 0,3-2 µg/Kg/min.

Tabela 11.7

Referências Bibliográficas

1. Adams H, Adams R, Del Zoppo G, Goldstein LB; Stroke Council of the American Heart Association; American Stroke Association. Guidelines for the early management of patients with ischemic stroke: 2005 guidelines update a scientific statement from the Stroke Council of the American Heart Association/American Stroke Association. Stroke. 2005;36(4):916-23.

2. Alessi A, Brandao AA, Pierin A, Feitosa AM, Machado CA, de Moraes Forjaz CL, Atie CS, Giorgi DM, Mion Jr D, Rosa EC, Nobre F, Silva GV, Chaves Jr H, Pascoal IJ, Guimaraes JI, Santello JL, Ribeiro JM, Praxedes JN, Ortega KC, da Costa LS, Bortolotto LA, Gomes MA, Wajngarten M, Gus M, Kohlmann Jr O, Jardim PC, Geleilete TJ, Koch V; Sociedade Brasileira de Cardiologia; Sociedade Brasileira de Hipertensão; Sociedade Brasileira de Nefrologia. IV Guideline for ambulatory blood pressure monitoring. II Guideline for home blood pressure monitoring. IV ABPM/II HBPM. Arq Bras Cardiol. 2005; 85 Suppl 2:1-18.

3. ALLHAT Officers and Coordinators for the ALLHAT Collaborative Research Group. The Antihypertensive and Lipid-Lowering Treatment to Prevent Heart Attack Trial. Major outcomes in high-risk hypertensive patients randomized to angiotensin-converting enzyme inhibitor or calcium channel blocker vs diuretic: The Antihypertensive and Lipid-Lowering Treatment to Prevent Heart Attack Trial (ALLHAT). JAMA 2002; 288(23):2981-97.

4. Authors/Task Force Members; Mancia G, De Backer G, Dominiczak A, Cifkova R, Fagard R, Germano G, Grassi G, Heagerty AM, Kjeldsen SE, Laurent S, Narkiewicz K, Ruilope L, Rynkiewicz A, Schmieder RE, Struijker Boudier HA, Zanchetti A; ESC Committee for Practice Guidelines (CPG):; Vahanian A, Camm J, De Caterina R, Dean V, Dickstein K, Filippatos G, Funck-Brentano C, Hellemans I, Kristensen SD, McGregor K, Sechtem U, Silber S, Tendera M, Widimsky P, Zamorano JL; ESH Scientific Council:; Kjeldsen SE, Erdine S, Narkiewicz K, Kiowski W, Agabiti-Rosei E, Ambrosioni E, Cifkova R, Dominiczak A, Fagard R, Heagerty AM, Laurent S, Lindholm LH, Mancia G, Manolis A, Nilsson PM, Redon J, Schmieder RE, Struijker-Boudier HA, Viigimaa M; Document Reviewers:; Filippatos G, Adamopoulos S, Agabiti-Rosei E, Ambrosioni E, Bertomeu V, Clement D, Erdine S, Farsang C, Gaita D, Kiowski W, Lip G, Mallion JM, Manolis AJ, Nilsson PM, O'brien E, Ponikowski P, Redon J, Ruschitzka F, Tamargo J, van Zwieten P, Viigimaa M, Waeber B, Williams B, Zamorano JL. 2007 Guidelines for the management of arterial hypertension: The Task Force for the Management of Arterial Hypertension of the European Society of Hypertension (ESH) and of the European Society of Cardiology (ESC). Eur Heart J. 2007; 28(12):1462-536.

5. Beeks E, Kessels AG, Kroon AA, et al. Genetic predisposition to salt-sensitivity: a systematic review. J Hypertens. 2004 Jul; 22(7):1243-9.

6. Brenner BM, Cooper ME, de Zeeuw D et al. Effects of losartan on renal and cardiovascular outcomes in patients with type 2 diabetes and nephropathy. N Engl J Med 2001; 345:861-9.

7. Chobanian AV, Bakris GL, Black HR et al. The seventh report of the Joint National Commitee on prevention, detection, evaluation, and treatment of high blood pressure. JAMA 2003; 289:2560-72.

8. Cohen M, Fuster V, Steele PM. Coarctation of the aorta. Long-term follow-up and predictor of outcome after surgical correction. Circulation 1989; 80:840-845.

9. McAlister FA, Straus SE. Measurement of blood pressure: an evidence based review. BMJ 2001; 322:908-11.

10. Oparil S, Zaman MA, Calhoun DA. Pathogenesis of hypertension. Ann Intern Med 2003; 139(9):761-76.

11. Julius S, Kjeldsen SE, Weber M, Brunner HR, Ekman S, Hansson L, Hua T, Laragh J, McInnes GT, Mitchell L, Plat F, Schork A, Smith B, Zanchetti A; VALUE trial group. Outcomes in hypertensive patients at high cardiovascular risk treated with regimens based on valsartan or amlodipine: the VALUE randomised trial. Lancet. 2004 Jun 19; 363(9426):2022-31.

12. VI Diretrizes Brasileiras de Hipertensão Arterial, 2010 Revista Hipertensão, Ano 13, Volume 13, Número 1.

13. IV Diretriz para o uso da Monitorização Ambulatorial da Pressão Arterial (MAPA) e II Diretriz para uso Monitorização Residencial da Pressão Arterial (MRPA), 2005.

14. Drager LF, Bortolotto LA. Hipertensão Arterial. In: Cardiologia: da fisiologia à prática clínica. Drager LF, Galvão TFG (eds). Sarvier 1ª ed., 2009:129-140.

Questões de Treinamento

Título de Especialista em Cardiologia – 2018
1. Segundo a 7ª Diretriz Brasileira de Hipertensão Arterial, a pressão arterial (PA) deve ser medida em toda avaliação realizada por médicos de qualquer especialidade e demais profissionais da saúde devidamente capacitados, utilizando-se técnica adequada. Entre as alternativas apresentadas, assinale a situação que pode alterar o valor da PA nos procedimentos recomendados para a medição da PA:
a) Realizar exercícios físicos 30 minutos antes da medida.
b) Colocar o manguito 2 a 3 cm acima da fossa cubital.
c) Inflar rapidamente até ultrapassar 20 a 30 mmHg o nível estimado da pressão arterial sistólica (PAS) obtido pela palpação.
d) Determinar a pressão arterial sistólica (PAS) pela ausculta do primeiro som e, após, aumentar ligeiramente a velocidade de deflação.
e) Determinar a pressão arterial diastólica (PAD) no desaparecimento dos sons.

Título de Especialista em Cardiologia – 2018
2. Homem de 50 anos, motorista, assintomático, sedentário, com sobrepeso, etilista social, tabagista (10 cigarros/dia), nunca usou medicação. Reprovado no exame para renovação da carteira de habilitação pelo encontro de pressão arterial (PA) elevada. Índice de massa corporal (IMC) = 29 kg/m², PA sentado (membro superior esquerdo) = 144 x 92 mmHg; frequência cardíaca (FC) = 92 bpm. Para este caso, assinale a resposta CORRETA.
a) Deve receber início de tratamento pelo menos com diuréticos e orientação para procurar médico.
b) O tratamento deve ser iniciado com um fármaco que iniba o sistema renina-angiotensina aldosterona.
c) Deve ser considerada hipertensão secundária pela faixa etária e pelas características clínicas atípicas descritas.
d) Deve ser encaminhado para reavaliação médica e confirmação do diagnóstico, porque os valores da pressão indicam hipertensão arterial (HA) estágio I e a medida casual como foi realizada servem apenas como triagem
e) São necessários exames complementares que avaliem detalhadamente a função renal, o aparelho cardiovascular e o sistema nervoso central, antes de qualquer conduta.

Título de Especialista em Cardiologia – 2018
3. Com relação à monitorização ambulatorial da pressão arterial (MAPA), é CORRETO afirmar:
a) Deve ser realizada em todos os hipertensos para confirmação diagnóstica.
b) Não tem indicação para casos em que a hipertensão já esteja confirmada.
c) Tem, entre outras indicações, os casos suspeitos da hipertensão do avental branco, suspeitos de hipertensão mascarada e efeito do avental branco em hipertensos.
d) Pode ser substituída pelas medidas da pressão central, por apresentarem maior precisão.
e) Apresenta limitações principalmente pela falta de critérios adequados de normalidade.

Título de Especialista em Cardiologia – 2018
4. Homem de 81 anos, branco, aposentado, ex-etilista e ex-tabagista. Acompanhado regularmente pelo clínico geral, faz tratamento para diabetes tipo 2 com uso de metformina. Sem uso de qualquer outra medicação. Procura seu médico por ter apresentado recentemente pressão arterial (PA) elevada, com medidas repetidas no domicílio.
Sem sintomas significativos, exceto eventuais episódios de tontura. Alimentação adequada; faz caminhadas regulares. Pulsos radiais assimétricos, sopro audível na carótida esquerda e na região abdominal. Índice de massa corporal (IMC) = 26 km/m²; PA (membro superior direito – MSD) deitado = 190 x 92 mmHg (média de 3 medidas); PA (MSD) sentado = 184 x 94mmHg. Restante do exame físico sem altera-

ções significativas. Para este caso, assinale a alternativa CORRETA:
a) O tratamento não farmacológico está indicado por um período de pelo menos 3 meses com mudanças de hábito de vida.
b) O diagnóstico de hipertensão secundária deve ser considerado como boa opção.
c) O uso de betabloqueador é imprescindível pela possibilidade de doença arterial coronária associada.
d) Os estudos de tratamento em hipertensos muito idosos mostraram poucas vantagens para estes valores de pressão.
e) Devem ser evitados fármacos que inibam o sistema renina-angiotensina aldosterona como primeira escolha para o tratamento farmacológico.

Título de Especialista em Cardiologia – 2018
5. Mulher, com 62 anos, branca, não tabagista, não etilista e sedentária. Portadora de diabetes tipo 2 sob tratamento; assintomática do ponto de vista cardiovascular. Altura = 1,65 m; peso = 78 kg; pulsos palpáveis e simétricos. Pressão arterial (PA) média (medidas repetidas 3 vezes em duas ocasiões diferentes) = 168 x 100 mmHg. Sem diferença entre os membros. Restante do exame físico sem alterações. Faz uso de metformina 850 mg/dia + vildagliptina 50 mg, duas vezes por dia. Sem uso de outros medicamentos. Os exames laboratoriais mostram: ureia = 30mg/dL; creatinina = 0,5mg/dL; Na = 136; K = 4,5; glicemia = 118mg/dL; HbA1C = 6,0%; TSH = 2,0; ácido úrico = 6,0; colesterol total = 220mg/dL; triglicerídeos = 180mg/dL; HDL = 48mg/dL; LDL = 136mg/dL; Hb = 13,6; Ht = 38%; urina tipo 1 = normal; pesquisa de proteinúria em amostra isolada = normal. Eletrocardiograma (ECG) = dentro dos limites da normalidade. Supondo que se tratasse da primeira consulta da paciente, seria mais adequado:
a) Iniciar terapêutica não farmacológica e solicitar monitorização ambulatorial da pressão arterial (MAPA) para estratificação de risco.
b) Iniciar uso de anti-hipertensivos em associação, instituir modificações no estilo de vida e associar estatina.
c) Iniciar tratamento não farmacológico e solicitar proteinúria de 24 horas, teste ergométrico e Ecodopplercardiograma antes do uso de medicamentos para hipertensão.
d) Iniciar tratamento não farmacológico e de imediato o uso de diuréticos tiazídicos.
e) Iniciar o uso de qualquer um dos agentes anti-hipertensivos logo após a realização da monitorização ambulatorial da pressão arterial (MAPA).

Título de Especialista em Cardiologia – 2018
6. Considerando-se o enunciado da questão acima, supondo que a paciente chegasse para consulta com estes níveis de pressão arterial (PA) e já em uso de hidroclorotiazida 25 mg/dia e anlodipino 5 mg/dia, a conduta adicional imediata mais adequada seria:
a) Associar um fármaco bloqueador do sistema renina-angiotensina aldosterona em dose adequada.
b) Aumentar a dose de anlodipino para 10 mg/dia.
c) Associar um betabloqueador de terceira geração.
d) Associar espironolactona 25 mg/dia e mais um fármaco bloqueador do sistema renina angiotensina aldosterona.
e) Associar um inibidor da enzima conversora da angiotensina e um bloqueador dos receptores da angiotensina, por ser diabética.

Título de Especialista em Cardiologia – 2017
7. Dentre as opções abaixo, a que contém recomendações corretas para o tratamento da hipertensão arterial resistente de acordo com a 7ª Diretriz Brasileira de Hipertensão Arterial é:
a) modificações do estilo de vida, uso de diurético de alça e betabloqueador como 4º fármaco.
b) modificações do estilo de vida, prescrição de uma das medicações à noite e avaliação da adesão ao tratamento.
c) uso da combinação de três medicações, sendo um diurético, um bloqueador dos canais de cálcio e espironolactona.
d) simpatolíticos de ação central, vasodilatadores diretos ou espironolactona são igualmente recomendados como 4ª opção medicamentosa.
e) avaliação de adesão ao tratamento, uso combinado de inibidores da enzima conversora de angiotensina, clortalidona e bloqueador do receptor da angiotensina.

Título de Especialista em Cardiologia – 2017
8. Novas estratégias terapêuticas têm sido recomendadas para a abordagem da hipertensão arterial e a denervação simpática renal (DSR) é a que acumula mais conhecimento. Sobre essa estratégia, é possível afirmar que:
a) é um procedimento baseado no racional de que há intensa inervação simpática ao redor dos rins.
b) se trata de procedimento já com indicação clínica para hipertensão arterial resistente consolidada.
c) a técnica mais consagrada envolve disparos de radiofrequência aplicados na parede externa das artérias renais bilateralmente.
d) resultados mais recentes mostraram redução da pressão arterial semelhante a placebo e têm colocado em dúvida a utilidade do procedimento.
e) os estudos Simplicity foram os que incluíram o maior número de hipertensos não controlados em uso de 2 anti-hipertensivos submetidos a essa estratégia.

Hipertensão Arterial Sistêmica Primária

Título de Especialista em Cardiologia – 2017
9. Para fins de diagnóstico, a Monitorização Ambulatorial da Pressão Arterial deverá ser realizada quando a PA de consultório estiver na seguinte situação:
a) 158/102mmHg em indivíduo diabético.
b) 174/66mmHg com doença renal crônica.
c) 144/96mmHg em indivíduos assintomáticos.
d) 160/104mmHg com alteração vascular no fundo de olho.
e) 132/82mmHg em grávida com 20 semanas de gestação.

Título de Especialista em Cardiologia – 2017
10. O mecanismo mais comum da hipertensão arterial em idosos é:
a) hipervolemia.
b) hipotonia vagal.
c) hipertonia adrenérgica.
d) enrijecimento da parede arterial dos grandes vasos.
e) hiperatividade do sistema renina-angiotensina-aldosterona.

Título de Especialista em Cardiologia – 2017
11. Quanto à definição, o que diferencia as urgências hipertensivas das emergências hipertensivas é:
a) a velocidade de elevação da pressão arterial.
b) a magnitude da elevação da pressão sistólica.
c) o tempo decorrido desde o início dos sintomas.
d) a presença ou ausência de lesão de órgão-alvo aguda e progressiva.
e) a presença ou ausência de alterações eletrocardiográficas concomitantes.

Título de Especialista em Cardiologia – 2017
12. A causa secundária mais frequente de hipertensão arterial resistente é:
a) insuficiência renal.
b) hiperaldosteronismo.
c) estenose de artéria renal.
d) secreção inapropriada de cortisol.
e) síndrome da apneia-hipopneia obstrutiva do sono.

Título de Especialista em Cardiologia – 2017
13. Dentre as recomendações para modificação no estilo de vida listadas abaixo, aquela que está associada a maior queda na pressão sistólica em pacientes hipertensos é:
a) atividade física.
b) redução do sódio da dieta.
c) moderação no consumo de álcool.
d) redução de 10kg de peso corporal.
e) dieta rica em frutas, verduras e laticínios de baixo índice de gordura, com conteúdo reduzido de gordura saturada e total.

Título de Especialista em Cardiologia – 2017
14. Nos pacientes hipertensos portadores de diabetes, a classe terapêutica de primeira escolha para o tratamento anti-hipertensivo é:
a) betabloqueadores.
b) diuréticos tiazídicos.
c) bloqueadores dos canais de cálcio.
d) bloqueadores dos receptores da angiotensina.
e) inibidores da enzima conversora da angiotensina.

Título de Especialista em Cardiologia – 2017
15. Qual das associações abaixo NÃO é recomendada no tratamento medicamentoso da hipertensão arterial sistêmica?
a) diuréticos tiazídicos / Bloqueadores dos receptores da angiotensina.
b) bloqueadores dos receptores da angiotensina / Inibidores da ECA.
c) bloqueadores dos canais de cálcio / Diuréticos tiazídicos.
d) bloqueadores dos canais de cálcio / Inibidor da ECA.
e) betabloqueadores / Diuréticos tiazídicos.

Gabarito comentado

1. Vamos relembrar os passos para aferição da pressão arterial segundo a 7ª Diretriz Brasileira de Hipertensão:
Preparo do paciente:
1. Explicar o procedimento ao paciente e deixá-lo em repouso de 3 a 5 minutos em ambiente calmo. Deve ser instruído a não conversar durante a medição. Possíveis dúvidas devem ser esclarecidas antes ou depois do procedimento.
2. Certificar-se de que o paciente NÃO: - Está com a bexiga cheia;- Praticou exercícios físicos há mais de 60 minutos;- Ingeriu bebidas alcoólicas, café ou alimentos; - Fumou nos 30 minutos anteriores.
3. Posicionamento: - O paciente deve estar sentado, com pernas descruzadas, pés apoiados no chão, dorso recostado na cadeira e relaxado; - O braço deve estar na altura do coração, apoiado, com a palma da mão voltada para cima e as roupas não devem garrotear o membro.
4. Medir a PA na posição de pé, após 3 minutos, nos diabéticos, idosos e em outras situações em que a hipotensão ortostática possa ser frequente ou suspeitada.

Etapas para a realização da medição:
1. Determinar a circunferência do braço no ponto médio entre acrômio e olécrano;

2. Selecionar o manguito de tamanho adequado ao braço
3. Colocar o manguito, sem deixar folgas, 2 a 3 cm acima da fossa cubital;
4. Centralizar o meio da parte compressiva do manguito sobre a artéria braquial;
5. Estimar o nível da PAS pela palpação do pulso radial*
6. Palpar a artéria braquial na fossa cubital e colocar a campânula ou o diafragma do estetoscópio sem compressão excessiva;
7. Inflar rapidamente até ultrapassar 20 a 30 mmHg o nível estimado da PAS obtido pela palpação;
8. Proceder à deflação lentamente (velocidade de 2 mmHg por segundo);
9. Determinar a PAS pela ausculta do primeiro som (fase I de Korotkoff) e, após, aumentar ligeiramente a velocidade de deflação;
10. Determinar a PAD no desaparecimento dos sons (fase V de Korotkoff);
11. Auscultar cerca de 20 a 30 mmHg abaixo do último som para confirmar seu desaparecimento e depois proceder à deflação rápida e completa;
12. Se os batimentos persistirem até o nível zero, determinar a PAD no abafamento dos sons (fase IV de Korotkoff) e anotar valores da PAS/PAD/zero;
13. Realizar pelo menos duas medições, com intervalo.

Ou seja, para medir de forma correta a pressão precisamos de pelo menos 3 a 4 dias por paciente – por isso estas recomendações são realmente lindas e inspiradoras, mas raramente seguidas à risca. Vamos analisar, como pede a questão, a situação que pode alterar o valor da PA nos procedimentos recomendados para a medição da PA:

a) Realizar exercícios físicos 30 minutos antes da medida. Pode sim alterar a pressão arterial – o ideal é não realizar exercícios físicos até 60 minutos antes da medida.
b) Colocar o manguito 2 a 3 cm acima da fossa cubital. ao se colocar o manguito em local incorreto há de se aumentar a pressão neste para ocluir a artéria, alterando, pois, a medição.
c) Inflar rapidamente até ultrapassar 20 a 30 mmHg o nível estimado da pressão arterial sistólica (PAS) obtido pela palpação. Procedimento correto, não altera a medida da PA
d) Determinar a pressão arterial sistólica (PAS) pela ausculta do primeiro som e, após, aumentar ligeiramente a velocidade de deflação. – Procedimento correto.
e) Determinar a pressão arterial diastólica (PAD) no desaparecimento dos sons. Procedimento correto.
Resposta b (mas a resposta A também é possível).

2. Para analisarmos esta questão, temos primeiramente que classificar o risco do paciente, levando em consideração o nível da PA e fatores de risco / lesões de órgãos-alvo. Aqui temos um paciente estágio I (PA entre 140 x 90 e 160 x 100) com pelo menos um fator de risco maior (tabagismo). Vamos consultar a tabela abaixo:

ESTRATIFICAÇÃO DE RISCO NO PACIENTE HIPERTENSO DE ACORDO COM OS FATORES DE RISCO ADICIONAIS, PRESENÇA DE LESÃO NO ÓRGÃO-ALVO E DE DOENÇA CARDIOVASCULAR OU RENAL					
	PAS 130-139 ou PAD 85-89	HAS Estágio 1 PAS 140-159 ou PAD 90-99	HAS Estágio 2 PAS 160-179 ou PAD 100-109	HAS Estágio 3 PAS ≥ 180 ou PAD ≥ 110
Sem fator de risco	Sem risco adicional	Risco baixo	Risco moderado	Risco alto
1-2 fatores de risco	Risco baixo	Risco moderado	Risco alto	Risco alto
≥ 3 fatores de risco	Risco moderado	Risco alto	Risco alto	Risco alto
Presença de LOA, DCV, DRC ou DM	Risco alto	Risco alto	Risco alto	Risco alto

PAS: pressão arterial sistólica; PAD: pressão arterial diastólica; HAS: hipertensão arterial sistêmica; DCV: doença cardiovascular; DRC: doença renal crônica; DM: diabetes melito; LOA: lesão em órgão-alvo

Abaixo listamos os fatores de risco maiores para HAS, segundo a 7ª diretriz:
Fatores de risco cardiovascular na avaliação do risco adicional no hipertenso:
- Sexo masculino
- Idade: Homens ≥ 55 anos ou mulheres ≥ 65 anos

- História de DCV prematura em parentes de 1º grau: Homens < 55 anos ou mulheres < 65 anos
- Tabagismo
- Dislipidemia: Colesterol total > 190 mg/dl e/ou LDL-colesterol > 115 mg/dl e/ou HDL-colesterol < 40 mg/dl nos homens ou < 46 mg/dl nas mulheres e/ou Triglicerídeos > 150 mg/dl
- Resistência à insulina○ Glicemia plasmática em jejum: 100-125 mg/dl Teste oral de tolerância à glicose: 140-199 mg/dl em 2 horas Hemoglobina glicada: 5,7 – 6,4%
- Obesidade: IMC ≥ 30 kg/m^2 Circunferência abdominal ≥ 102 cm nos homens ou ≥88 cm nas mulheres

Para darmos a conduta correta a este paciente precisamos de exames laboratoriais (ele pode ser , por exemplo, diabético e não ter ainda o diagnóstico) e há grandes possibilidades de melhora da PA com medidas não farmacológicas, visto o sobrepeso e o sedentarismo.

Vemos que o paciente é hipertenso estágio I com risco moderado então. Neste paciente até poderíamos Aguardar 3 a 6 meses pelo efeito de intervenções no estilo de vida, desde que não tenha alto risco cardiovascular. Como não temos exames complementares, seria correto esperar por estes para dar a conduta correta.

Curiosidade: hipertensão arterial não reprova ninguém em exame para carta de motorista – só alterações visuais graves o fazem... nem nisto a questão está correta!

Resposta d.

3. O MAPA permite o registro indireto e intermitente da PA durante 24 horas ou mais, enquanto o paciente realiza suas atividades habituais durante os períodos de vigília e sono. Uma de suas características mais específicas é a possibilidade de identificar as alterações circadianas da PA, sobretudo em relação às medições durante o sono, que têm implicações prognósticas consideráveis. São atualmente consideradas anormais as médias de PA de 24 horas ≥ 130/80 mmHg, vigília ≥ 135/85 mmHg e sono ≥ 120/70 mmHg.

O MAPA é indicado muito frequentemente na 7ª diretriz brasileira de hipertensão, o que é um problema pois é exame com disponibilidade muito limitada na rede pública. Como vemos pelo fluxograma abaixo quase todos os pacientes teriam que fazer MAPA para confirmação da hipertensão - algo que além de não ser prático faz pensar que os hipertensólogos que escreveram o consenso possam ter algum interesse na realização na grande quantidade de exames de MAPA.

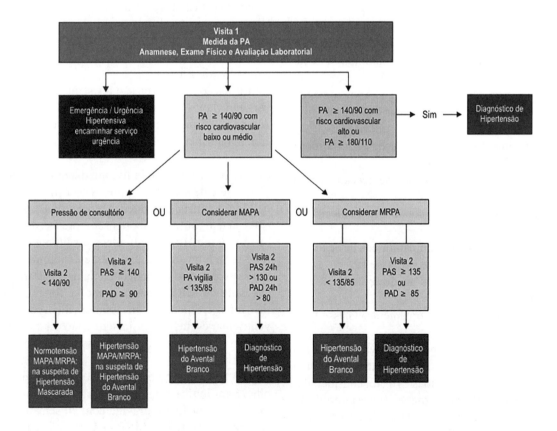

A resposta de mais bom-senso é a resposta c.

4. Esse paciente é o clichê do hipertenso secundário por estenose de artéria renal – um sujeito diabético, idoso, que nunca foi hipertenso de repente fica hipertenso e tem sopro abdominal – um sinal importante de estenose de artéria renal mas que quase nunca é achado na prática clínica. Deve ser, assim investigado para estenose de artéria renal (angiotomografia de aorta e renais é um bom exame para isso) e não devemos usar IECA neste paciente pelo risco de hipotensão importante. Assim, resposta b.

5. O caso clinico é extenso, mas a resposta é simples – é evidente que essa mulher gordinha e diabética está hipertensa. Não há dúvida nisso e por ser de alto risco (por ser diabética) já podemos fazer o diagnóstico de hipertensão sem necessidade de MAPA. Desta forma a conduta mais correta seria iniciar um anti-hipertensivo (dado que é diabética seria preferível um IECA) e tratar a dislipidemia, afinal, a paciente é diabética e está com LDL de 136... Resposta b.

6. Sem enrolar, a melhor resposta seria – a paciente não está adequadamente controlada porque não foi usada a classe farmacológica mais indicada para uma diabética hipertensa, que são os IECA! Assim como o examinador não fez direito da primeira vez, pelo menos ele acerta na segunda! Resposta a.

7. A hipertensão resistente é definida como a PA de consultório não controlada apesar do uso de três ou mais anti-hipertensivos em doses adequadas, incluindo-se preferencialmente um diurético, ou em uso de quatro ou mais medicamentos com controle pressórico. As recomendações para esta situação estão resumidas abaixo:
- Institua mudança de estilo de vida – Classe I
- Otimize tratamento com 3 medicações: clortalidona, IECA ou BRA, e BCC – Classe I
- Adicione espironolactona como 4ª medicação – Classe IIa
- Adicione beta-bloqueador como 5ª medicação – Classe IIb
- Adicione sequencialmente simpatolíticos de ação central ou vasodilatadores diretos – Classe IIb
- Prescreva uma ou mais das medicações à noite – Classe IIb
- Confira e melhore adesão ao tratamento- Classe I

Então podemos entender que na alternativa A nada é dito a respeito de diutéricos de alça, na alternativa B usar medicações à noite é recoendado mas é IIb(foi considerada a correrta mesmo assim) , na alternativa C a espironolactona é 5ª medicação, na alternativa D idem, e na alternativa E não se associa IECA à BRA.
Resposta B

8. Tudo que a Diretriz Brasileira de Hipertensão fala sobre a denervação simpática renal é "A denervação simpática percutânea transluminal renal por cateter foi avaliada principalmente nos estudos SYMPLICITY conduzidos em pacientes com HAR. Meta-análises recentes não confirmaram os resultados promissores iniciais."
Assim é difícil falar muito, pois é uma técnica que não teve seus resultados confirmados de forma independente – a alternativa que melhor expressa esse fato é a alternativa D.

9. De acordo com as diretrizes brasileiras de hipertensão, as indicações de MRPA são as seguintes:

Indicações clínicas para MAPA ou MRPA
Suspeita de hipertensão do avental branco
- HA estágio 1 no consultório.
- PA alta no consultório em indivíduos assintomáticos sem LOA e com baixo risco CV total.
-

Suspeita de hipertensão mascarada
- PA entre 130/85 e 139/89 mmHg no consultório.
- PA < 140/90 mmHg no consultório em indivíduos assintomáticos com LOA ou com alto risco CV total.

Identificação do efeito do avental branco em hipertensos
Grande variação da PA no consultório na mesma consulta ou em consultas diferentes.
Hipotensão postural, pós-prandial, na sesta ou induzida por fármacos.
PA elevada de consultório ou suspeita de pré-eclâmpsia em mulheres grávidas.
Confirmação de hipertensão resistente.
Ou seja, vamos analisar os pacientes muito sucintamente descritos - Vamos lembrar que pacientes de alto risco já com diagnóstico de HAS não necessitam desta estratégia:

a) 158/102 mmHg em indivíduo diabético. **Sem indicação** – ele é de alto risco e precisa ser tratado
b) 174/66 mmHg com doença renal crônica. **Sem indicação** – já tem causa da hipertensão e precisa de tratamento.
c) 144/96 mmHg em indivíduos assintomáticos. **Indicado** – seria bom saber quem é esse assintomático – se for um assintomático diabético, ele já deve ser tratado e não necessita de MRPA, assim como se for um assintomático renal crônico ou um assintomático com disfunção ventricular esquerda. Assim a questão estaria melhor formulada se disesse que era um "assintomático jovem sem co-morbidades".
d) 160/104 mmHg com alteração vascular no fundo de olho. **Sem indicação** – já tem lesão de órgão-alvo.
e) 132/82 mmHg em grávida com 20 semanas de gestação. **Sem indicação** – MRPA não se aplica à grávidas.
Resposta C

10. No idoso, aspectos especiais na medição da PA na população idosa decorrem de alterações próprias do envelhecimento, como a maior frequência do hiato auscultatório, que consiste no desaparecimento dos sons durante a deflação do manguito, resultando em valores falsamente baixos para a PAS ou falsamente altos para a PAD.
A grande variação da PA nos idosos ao longo das 24 horas torna a MAPA uma ferramenta muitas vezes útil. A pseudo-hipertensão, que está associada ao processo aterosclerótico, pode ser detectada pela manobra de Osler, ou seja, a artéria radial permanece ainda palpável após a insuflação do manguito pelo menos 30 mmHg acima do esaparecimento do pulso radial.12 Maior ocorrência de EAB, hipotensão ortostática e pós-prandial e, finalmente, a presença de arritmias, como fibrilação atrial, podem dificultar a medição da PA.
O mecanismo mais frequente de hipertensão nesta população é o enrijecimento da parede arterial, fazendo tipicamente uma hipertensão sistólica isolada.
Resposta D.

11. Os termos urgências hipertensivas e EH surgiram como proposta para uma classificação operacional de crise hipertensiva em 1993 pelo V Joint National Committee on Detection Evaluation and Treatment of High Blood Pressure. As urgências hipertensivas são situações clínicas sintomáticas em que há elevação acentuada da PA (definida arbitrariamente como PAD ≥ 120 mmHg) sem lesão de órgão-alvo aguda e progressiva.
As emergências hipertensivas são situações clínicas sintomáticas em que há elevação acentuada da PA (definida arbitrariamente como PAD ≥ 120 mmHg) com lesão de órgão-alvo aguda e progressiva. Pacientes com queixas de cefaleia, dor torácica atípica, dispneia, estresse psicológico agudo e síndrome de pânico associados à PA elevada não caracterizam urgência hipertensiva ou emergência hipertensiva, mas, na realidade, uma pseudocrise hipertensiva. O tratamento deve ser otimização da medicação anti-hipertensiva e conscientização da adesão ao tratamento.
Resposta D.

12. A hipertensão arterial resistente é definida como a PA de consultório não controlada apesar do uso de três ou mais anti-hipertensivos em doses adequadas, incluindo-se preferencialmente um diurético, ou em uso de quatro ou mais medicamentos com controle pressórico. Por não incluir a verificação sistemática da terapêutica e da adesão, essa situação é melhor definida como HAR aparente (pseudorresistência). Estudos populacionais estimam prevalência em 12% da população hipertensa.
Provelmente a causa mais comum da hipertensão arterial resistente é a falta de aderência à medicação e ao tratamento. Como esta causa não consta das alternativas, devemos pensar qual a causa orgânica mais comum que causa a hipertensão arterial resistente. As causas secundárias são comuns na hipertensão arterial resistente, sendo a mais prevalente a Síndrome da apnéia obstrutiva do sono (80%, sendo 50% com apnéia moderada-grave), seguida do hiperaldosteronismo (20%, principalmente hiperplasia adrenal)15 e da estenose da artéria renal (2,5%).
Resposta E.

13. Sem dúvida a medida não farmacológica mais eficaz que existe é a perda de peso – o paciente pode diminuir a PA de 10 a 20 mmHg a cada 10 Kg perdidos de peso corporal.
Resposta D.

14. Sem dúvida nos hipertensos diabéticos a classe de primeira escolha são os IECA – pois fazem vasodilatação da arteríola eferente do glomérulo, ao mesmo tempo diminuindo a pressão de ultrafiltração glomerular (diminuindo, pois, microalbuminúria e proteinúria) e aumentam o fluxo plasmático renal.
Assim, resposta E.

15. Todas associações que constam na questão são possíveis, com exceção de uma – obviamente não podemos associar BRA com IECA – vários estudos mostraram aumento de efeitos colaterais com esta associação, que assim deve ser evitada.
Resposta B

Hipertensão Arterial Secundária 12

Luciano Ferreira Drager

Introdução

Como discutido anteriormente, cerca de 90% a 95% dos pacientes hipertensos são considerados como portadores de hipertensão primária, ou seja, não se consegue estabelecer a causa exata da hipertensão. A hipertensão arterial é uma doença complexa, com determinação poligênica na maioria dos casos, apresentando interação direta com fatores ambientais. Estudos genéticos de associação têm identificado polimorfismos em diversos genes candidatos para a hipertensão, mas ainda não se pode quantificar com exatidão a importância relativa de cada um destes polimorfismos na etiopatogênese da hipertensão. Casos de hipertensão monogênica são raros e frequentemente subdiagnosticados. Em 5% a 10% dos casos, a hipertensão é secundária, ou seja, são identificadas doenças responsáveis pela gênese da hipertensão (Tabela 12.1). Esta variabilidade depende da experiência de quem investiga e dos recursos diagnósticos disponíveis.

Entretanto, devemos fazer o diagnóstico diferencial com as seguintes possibilidades antes de pensarmos necessariamente em causas secundárias: medida inadequada da pressão arterial; hipertensão do avental branco; tratamento inadequado; não adesão ao tratamento; progressão da doença; presença de comorbidades; interação com medicamentos.

\multicolumn{3}{c}{FORMAS SECUNDÁRIAS DE HIPERTENSÃO}
Causa	**Quando suspeitar?**	**Como investigar?**
Síndrome da apneia obstrutiva do sono	Roncos frequentes, sonolência diurna, pausas respiratórias durante a noite.	Polissonografia noturna.
Doença renal crônica	Fácies típica, elevação dos níveis de creatinina.	Clearance de creatinina, proteinúria, US rins e vias urinárias, pesquisa de glomerulonefrites.
Hipertensão renovascular	Hipertensão refratária, presença de sopros abdominais, piora da função renal com uso de IECA, edema agudo hipertensivo, presença de aterosclerose em outros territórios.	Cintilografia renal com DTPA, doppler de artérias renais, angioRNM ou angioTC de artérias renais, arteriografia renal.
Aldosteronismo primário	Hipertensão refratária, hipocalemia espontânea.	Dosagem de aldosterona sérica e atividade plasmática da renina, TC suprarrenais.
Coarctação da Aa	Diferenças na palpação de pulsos e nos valores pressóricos entre MMSS e MMII.	Ecocardiograma, AngioTC, RNM aorta.
Síndrome de Cushing	Fácies típica, obesidade, estrias violáceas.	Dosagem cortisol sérico e salivar noturno, cortisol urinário livre em amostras de urina de 24 horas, teste de supressão da dexametasona.

Hipertensão induzida por drogas	Hipertensão temporalmente associada com a introdução de medicamentos.	História clínica, pesquisa toxicológica.
Uropatia obstrutiva	História de nefrolitíase, tumores etc.	US rins e vias urinárias, urografia excretora.
Feocromocitoma	Crises de hipertensão acompanhadas de cefaleia, palpitações, sudorese etc.	Dosagem de ácido vanilmandélico e metanefrinas urinárias, cintilografia com I-123 MIBG, TC ou RNM abdome.
Doenças da tireoide ou paratireoide	Palpitações, arritmias, emagrecimento. Sintomas de hipercalcemia.	TSH, PTH sérico.

Tabela 12.1 – US: ultrassom; DTPA: *Diethylenetriamine Pentaacetic Acid*; IECA: Inibidores da Enzima de Conversão de Angiotensina; TC: Tomografia Computadorizada; RNM: Ressonância Nuclear Magnética; MMSS: Membros Superiores; MMII: Membros inferiores; I-123 MIBG: Metiliodobenzilguanidina marcada com iodo-123; TSH: Hormônio Estimulante da Tireoide; PTH: Paratormônio.

Diagnóstico diferencial

Quando investigar hipertensão secundária?

Durante a avaliação de um paciente hipertenso, alguns achados da anamnese e do exame físico servem como indício de que causas secundárias podem estar presentes. Nesses casos, uma abordagem direcionada e criteriosa permite um correto diagnóstico, evitando exames muitas vezes desnecessários e caros na investigação de hipertensão secundária.

Indícios de hipertensão secundária

- Início de hipertensão antes dos 30 anos ou após os 50 anos de idade.
- Hipertensão arterial refratária à terapia.
- Tríade de feocromocitoma: palpitações, sudorese e cefaleia de aparecimento concomitante e em crises.
- Uso de fármacos e drogas que podem elevar a pressão arterial (Tabela 12.2).
- Fácies ou biótipo de doença que cursa com hipertensão: doença renal, hipertireoidismo, acromegalia, Síndrome de *Cushing*.
- Presença de sopros abdominais.
- Assimetria de pulsos femorais.
- Aumento de creatinina sérica.
- Hipopotassemia espontânea (< 3,0 mEq/L) ou associada ao uso de diuréticos (< 3,5 mEq/L).
- Exame de urina anormal (proteinúria ou hematúria).

FÁRMACOS E DROGAS QUE PODEM INDUZIR HIPERTENSÃO		
Classes	Efeito pressor	Ação sugerida
Imunossupressores Ciclosporina*, tacrolimus* Glicocorticoide	Intenso.	Inibidor da ECA e antagonista do canal de cálcio. Avaliar nível sérico.*
Anti-inflamatórios não esteroides Inibidores da ciclo-oxigenase 1 e 2	Eventual, muito relevante com o uso contínuo.	Observar função renal e informar efeitos adversos.
Anorexígenos/Sacietógenos Anfepramona Sibutramina Vasoconstritores	Intenso. Moderado. Variável, mas transitório.	Suspensão/redução da dose. Avaliar redução da PA com perda de peso. Usar por tempo determinado.
Hormônios Eritropoetina Anticoncepcionais orais Terapia de reposição estrogênica Hormônio de crescimento	Variável.	Avaliar hematócrito e dose. Avaliar a substituição do método. Avaliar riscos e custo/benefício. Suspensão.

Antidepressivos Inibidores da monoamino-oxidase Tricíclicos	Intenso. Variável.	Abordar como crise adrenérgica.
Drogas ilícitas e álcool Anfetaminas, cocaína e derivados Álcool	Efeito agudo intenso. Variável.	Abordar como crise adrenérgica. Tratamento não farmacológico.

Tabela 12.2

Síndrome da apneia obstrutiva o sono

É definida como a obstrução completa ou parcial das vias aéreas superiores durante o sono, resultando em períodos de apneia, dessaturação de oxiemoglobina e despertares frequentes com sonolência diurna. Está relacionada ao desenvolvimento de hipertensão arterial independentemente da obesidade e alterações precoces da estrutura e da função arterial, sendo reconhecida como fator de risco para a doença cardiovascular. A ativação simpática e as respostas humorais, como consequência aos episódios repetidos de hipoxemia, causam vasoconstrição, disfunção endotelial, elevação de marcadores inflamatórios, aumento dos níveis de fibrinogênio, das citocinas e da pressão arterial.

A suspeita clínica deve ser realizada na presença dos seguintes sintomas: ronco alto, episódios de engasgo frequentes, cansaço diurno, sonolência diurna excessiva, alterações de memória e capacidade de concentração prejudicada. Alguns achados clínicos associados auxiliam na suspeita diagnóstica, tais como sexo masculino, sobrepeso/obesidade, aumento da circunferência do pescoço, alterações craniofaciais e obstrução nasal. Alguns pacientes podem ter apresentações clínicas atípicas, como palpitações noturnas, cefaleia matutina, tonturas, refluxo gastroesofágico e noctúria. O diagnóstico é confirmado pelo achado de cinco ou mais eventos de apneia e/ou hipopneia por hora de sono (índice de apneia-hipopneia) na polissonografia.

O tratamento inclui o uso de máscara de pressão positiva contínua (CPAP) em vias aéreas superiores durante o sono, placas de avanço mandibular, tratamento cirúrgico do processo obstrutivo em casos selecionados e redução do peso em indivíduos com sobrepeso ou obesidade. Evidências do tratamento com o CPAP em indivíduos hipertensos sugerem uma redução significante da pressão ao longo das 24 horas e não somente no período noturno.

Doença renal crônica

Hipertensão e função renal estão intimamente relacionadas, podendo a hipertensão ser tanto a causa como a consequência de uma doença renal. Hipertensão arterial, nas formas maligna ou acelerada, sabidamente pode determinar um quadro severo de lesão renal, de natureza microvascular caracterizada por proliferação miointimal ou necrose fibrinoide, a **nefroesclerose maligna** que pode levar, com grande frequência, em pouco tempo se não tratada a um quadro de insuficiência renal crônica terminal (IRCT).

A hipertensão arterial crônica, não maligna, também pode determinar um quadro de lesão renal, também de natureza microvascular, caracterizado por arteriosclerose hialina, porém de evolução lenta e menos agressiva conhecida como **nefroesclerose benigna**, mas que também pode levar à insuficiência renal crônica terminal. Embora em incidência percentualmente reduzida, as formas maligna e benigna de nefroesclerose em conjunto denominadas **nefroesclerose hipertensiva**, dada a alta prevalência de hipertensão arterial na população geral, determinam, em números absolutos, um importante contingente de portadores de disfunção renal, sendo inclusive, identificado em nosso meio como a segunda causa, após a nefropatia diabética, de pacientes iniciando hemodiálise, anualmente, segundo dados do Ministério da Saúde.

Por outro lado, as doenças parenquimatosas renais primárias são consideradas a primeira causa de hipertensão secundária, sendo responsável por cerca de 3% - 4% dos casos de hipertensão em adultos. Elas incluem glomerulopatias primárias e secundárias, doença renal policística, nefropatia do refluxo, nefropatias túbulo-intersticiais etc.

Definição e classificação: doença renal crônica (DRC) – lesão renal, por período igual ou superior a três meses, caracterizada por alterações estruturais ou funcionais dos rins com ou sem redução da taxa de filtração glomerular (RFG) manifestadas por alterações patológicas ou indícios de lesão renal em exames de sangue, de urina ou de imagens.

Insuficiência renal crônica (IRC) – ritmo de filtração glomerular (RFG) < 60 mL/min/1,73 m², por três meses ou mais com ou sem lesão renal. Independentemente da causa, a IRC é classificada em estágios com base no nível do RFG (Tabela 12.3).

CLASSIFICAÇÃO EM ESTÁGIOS DA IRC		
Estágio	RFG mL/min/1,73 m²	Definição
1	≥ 90	Lesão renal com RFG normal ou aumentada.
2	60 - 89	Lesão renal com redução leve do RFG.

3	30 - 59	Redução moderada do RFG.
4	15 - 29	Redução severa do RFG.
5	< 15 ou diálise	Falência renal.

Tabela 12.3

Prevalência: a hipertensão arterial está presente na maioria das doenças renais, entretanto sua prevalência é variável entre as diferentes formas de doença renal, conforme mostra a Tabela 12.4. Sabe-se que esta prevalência de hipertensão, determinada por ocasião da detecção da doença renal, aumenta progressivamente à medida que a função renal vai deteriorando de tal forma que, na fase terminal ou dialítica de insuficiência renal crônica a quase totalidade dos nefropatas são hipertensos. Em algumas formas de doenças renais, como nas glomerulopatias, a hipertensão arterial, além de um dado clínico de suspeita diagnóstica, é também um marcador de atividade e evolução, tendo, portanto, um caráter prognóstico.

PREVALÊNCIA DE HIPERTENSÃO ARTERIAL NAS NEFROPATIAS CRÔNICAS	
Doença	**Hipertensão (%)**
Glomerulopatias	-
Glomeruloesclerose segmentar e focal	75-80
Glomerulonefrite membranoproliferativa	65-70
Nefropatia diabética	65-70
Glomerulonefrite membranosa	40-50
Glomerulonefrite proliferativa mesangial	35-40
Nefropatia por IgA	30
Lesões mínimas	20-30
Doença renal policística	60
Nefrite intersticial crônica	35

Tabela 12.4

Fisiopatologia: o principal mecanismo da hipertensão nas doenças renais está relacionado com a perda progressiva da capacidade renal de excretar sódio, sendo, portanto, volume-dependente. Entretanto, vários outros mecanismos podem estar envolvidos. A síntese renal de substâncias vasoativas estaria desequilibrada pela maior produção de vasoconstritores, como renina-angiotensina, e diminuição de vasodilatadores, como prostaglandinas, calcicreínas e lípides neutros da medula renal. A elevada sensibilidade a sal e o aumento da resistência periférica podem estar relacionados a níveis elevados do fator digoxina-símile endógeno, inibidor da sódio/potássio-ATPase, desencadeados pela retenção volêmica. Alterações na função endotelial podem envolver a síntese do óxido nítrico prejudicada pelo acúmulo de inibidores naturais da NO sintase, derivados metilados da L-arginina (dimetil e monometil-arginina assimétrica – ADMA e AMMA), que normalmente são eliminados pelos rins. Embora controversas, existem evidências de que a endotelina possa também ter participação na hipertensão secundária a nefropatias.

Diagnóstico: a investigação diagnóstica deve procurar indicadores renais e sistêmicos. Exame de urina (bioquímica e sedimento), proteinúria quantitativa, avaliação da função renal (creatinina sérica ou depuração – *clearance* – da creatinina endógena) e imagens renais (ultrassonografia, urografia excretora, ou cintilografia renal) podem determinar a natureza da doença e o grau de comprometimento da função renal. Eventualmente, métodos adicionais, como microalbuminúria, uretrocistografia miccional, tomografia ou biópsia renal, podem ser necessários.

A combinação desses exames é importante, tendo como base o exame de urina e a medida da função renal do hipertenso provável nefropata.

A ultrassonografia é superior à urografia excretora, pois, mesmo em estágios avançados de insuficiência renal, tem condições de fazer avaliações estruturais do rim, como dimensões do rim e espessura do córtex, sua definição e ecogenicidade, sem a utilização de contrastes nefrotóxicos. Pode também avaliar o potencial de recuperação da doença renal, além de detectar cistos, cálculos, tumores, hidronefrose e assimetrias com a mesma eficiência. A uretrocistografia miccional pode diagnosticar um refluxo vesicoureteral.

Alguns exames sorológicos específicos, como a pesquisa de autoanticorpos, sorologia para certos agentes infecciosos e virais, hemoglobina glicada, eletroforese de proteínas séricas ou imunoeletroforese, permitem avançar na etiologia ou identificar doenças sistêmicas com comprometimento renal, como diabetes, lúpus eritematoso sistêmico, síndrome antifosfolípide, mieloma, doenças de cadeias leves, hepatites B e C, AIDS etc. A pesquisa de anticorpos citoplasmáticos antineutrófilos (ANCA) é de grande sensibilidade no diagnóstico das vasculites necrosantes pauci-imunes como a granulomatose de Wegener, doença de Churg-Strauss e na forma microscópica da poliarterite nodosa. Em mulheres jovens com antecedentes de fenômenos embólicos ou perdas fetais repetidas, a pesquisa de anticoagulante lúpico e anticardiolipina tem grande precisão na identificação da síndrome antifosfolípide. Nos diabéticos, principalmente no tipo I, a dosagem da microalbuminúria é um excelente marcador do aparecimento da nefropatia que, com grande frequência, se acompanha de hipertensão arterial.

A biópsia renal é fundamental em muitos casos para definir o diagnóstico e orientar o tratamento.

A detecção precoce da lesão renal é muito importante já que pequenas elevações da creatinina sérica podem significar perda significativa da função renal, e o tratamento pode estabilizar ou retardar a evolução da maioria das doenças renais. Neste aspecto a determinação do *clearance* de creatinina, ou sua estimativa por meio de fórmulas, é mais precisa do que a simples dosagem da creatinina sérica.

Tratamento: independentemente do fato da hipertensão causar doença renal ou vice-versa, está bem determinado hoje que a hipertensão é o principal fator para a progressão da doença renal e para o agravamento progressivo da insuficiência renal crônica. Sabe-se, por ouro lado, que insuficiência renal crônica é um fator independente de risco cardiovascular que cresce progressivamente com a perda da função renal, sendo a mortalidade de pacientes em hemodiálise crônica, em cerca de 60% relacionada a causas cardiovasculares. Mesmo pacientes em estágios mais precoces de IRC têm risco aumentado, pois podem associar os riscos "tradicionais" (hipertensão, diabetes, dislipidemias), com os não tradicionais como proteinúria e redução do RFG. Por este motivo, a principal ação utilizada com o objetivo de lentificar a progressão da insuficiência renal é a diminuição da pressão arterial. Para tanto, todas as diferentes classes de anti-hipertensivos são efetivas, sendo muitas vezes necessária a associação de vários anti-hipertensivos. No entanto, tem sido demonstrado que as drogas inibidoras do sistema renina-angiotensina, como os inibidores da enzima conversora da angiotensina (IECA) e bloqueadores de receptores da angiotensina (BRA) são mais eficazes do que as outras classes de anti-hipertensivos, principalmente em diabéticos, mas também em não diabéticos. O efeito renoprotetor dos IECA pode ser devido a sua ação glomerular de causar vasodilatação da arteríola eferente, com consequente queda da pressão intraglomerular, um dos principais determinantes da esclerose glomerular e da excreção proteica.

Algumas orientações sobre abordagem da hipertensão arterial e uso de anti-hipertensivos na DRC das Diretrizes Brasileiras de Doença Renal Crônica são mostradas a seguir:

O tratamento anti-hipertensivo na IRC tem como objetivos: reduzir a pressão arterial, reduzir o risco cardiovascular em pacientes com DRC e hipertensão e reduzir o ritmo de progressão da doença renal em pacientes com hipertensão e sem hipertensão.

O tratamento anti-hipertensivo deverá ser coordenado com outras medidas terapêuticas, para reduzir o risco de doenças cardiovasculares.

Combinações fixas podem ser usadas para manutenção ou no início do tratamento se PAS > 20 mmHg acima da meta.

Medidas dietéticas e outras mudanças de estilo de vida – Recomendações para adultos adaptando os componentes da dieta DASH (*Dietary Approaches to Stop Hypertension*) para estágios da DRC.

Recomendações de estilo de vida para redução do risco cardiovascular: redução (IMC $\geq$ 25 kg/m^2) e manutenção (IMC < 25 kg/m^2) do peso. Exercícios e atividade física (30 minutos por dia na maioria dos dias da semana), redução do consumo de álcool e abandono do fumo.

Tratamento farmacológico: uso de anti-hipertensivos na doença renal crônica (Tabela 12.5).

Uso de IECA e BRA na doença renal crônica – IECA e BRA devem ser usadas em doses moderadas a elevadas como nos estudos controlados. IECA e BRA podem ser usados como alternativa um do outro. Pacientes tratados com IECA ou BRA devem ser monitorados para hipotensão, queda do RFG e hiperpotassemia. Na maioria dos pacientes IECA ou BRA podem ser mantidos se a queda do RFG, em quatro meses, for < 30% do basal e K sérico até < 5,5 mEq/L. Os IECA e BRA não devem ser usados no segundo e terceiro trimestre da gestação e em pacientes com antecedente de angioedema. Usar com cautela na estenose de artéria renal, evitando usar, na estenose bilateral ou de rim único.

Uso de diuréticos na doença renal crônica: a maioria do pacientes com doença renal crônica deve ser tratada com um diurético.

- Tiazídicos podem ser usados nos estágios 1 a 3.
- Diuréticos de alça podem ser usados em todos os estágios de DRC.
- Diuréticos poupadores de potássio devem ser evitados nos estágios 4-5 e em pacientes recebendo terapêutica concomitante com IECA ou BRA.

Pacientes em uso de diuréticos devem ser monitorizados para depleção de volume de hipocalemia e outras alterações eletrolíticas. Devem-se usar diuréticos de longa duração e associação de diuréticos com outros anti-hipertensivos para melhorar a eficácia e adesão.

TRATAMENTO ANTI-HIPERTENSIVO NAS NEFROPATIAS CRÔNICAS

Tipo de doença renal	Meta de controle da PA (mmHg)*	Drogas preferidas para proteção renal	Outras drogas para atingir a meta de controle da PA e reduzir fatores de risco CV**
Nefropatia diabética	< 130 x 80	IECA*** ou BRA	Diuréticos (preferência) A seguir BB ou BCC
Nefropatia não diabética com relação proteína/creatinina na urina ≥ 200 mg/g	< 130 x 80	IECA	Diuréticos (preferência) A seguir BB ou BCC
Nefropatia não diabética com relação proteína/creatinina na urina < 200 mg/g	< 130 x 80	Sem preferência	Diuréticos (preferência) A seguir IECA, BRA, BB ou CCB
Doença renal no transplantado renal ****	< 130 x 80	Sem preferência	BCC, Diuréticos BB, IECA ou BRA

Tabela 12.5 – *Considerar PAS mais baixa se proteína/creatinina na urina > 1.000 mg/g. **Considerar terapêutica individualizada para co-morbidades. ***IECA preferência para diabetes tipo I e tipo II com microalbuminúria (30-300 mg/g); BRA preferência para diabetes tipo II com proteinúria > 300 mg/g. ****BCC não di-hidropiridínico podem elevar níveis de ciclosporina e tacrolimus. IECA e BRA podem agravar hipercalemia induzida por ciclosporina e tacrolimus.

Hipertensão arterial renovascular

Caracteriza-se por aumento de pressão arterial decorrente do estreitamento único ou múltiplo das artérias renais. Entretanto, a simples identificação de uma estenose de artéria renal não faz o diagnóstico de hipertensão arterial renovascular. Geralmente, o diagnóstico é confirmado após a correção da estenose e o desaparecimento ou a melhora da hipertensão arterial. A prevalência é de 4% na população geral, mas pode ser mais alta em paciente com doença arterial coronária e periférica. Estima-se que 12% dos pacientes em programa de diálise apresentem doença renovascular. A estenose de artéria renal pode ser causada por aterosclerose (90%) ou por displasia fibromuscular. As outras causas de estenose de artéria renal incluem aneurisma de artéria renal, arterite de Takayasu, tromboembólica, síndrome de Williams, neurofibromatose, dissecção espontânea de artéria renal, malformações arteriovenosas, fístulas, trauma e radiação abdominal prévia. Os indicadores clínicos de probabilidade de hipertensão arterial renovascular estão descritos a seguir.

PROBABILIDADE	INVESTIGAÇÃO
Baixa (0,2%) Hipertensão limítrofe Hipertensão leve ou moderada não complicada	Nenhuma
Média (5% a 15%) Hipertensão grave ou refratária Hipertensão recente < 30 anos e > 50 anos Presença de sopros abdominais ou lombares Assimetria de pulsos radiais ou carotídeos Hipertensos moderados tabagistas com aterosclerose em outro território Déficit de função renal não definido Resposta pressórica exagerada aos IECA	Teste de captopril Cintilografia renal Coleta de renina vv.renais USG doppler Positivos – negativos Art. Renal – seguimento
Alta (> 25%) Hipertensão grave ou refratária com insuf. renal progressiva Hipertensão acelerada/maligna Aumento da creatinina induzida por IECA Assimetria de tamanho ou função renal	Arteriografia renal imediata/angiorressonância art. renais

Tabela 12.6

Tratamento da doença renovascular

Os objetivos principais do tratamento são a cura ou a melhora da hipertensão arterial e/ou a melhora ou a preservação da função renal. O tratamento da hipertensão arterial renovascular pode ser clínico, cirúrgico ou por meio de revascularização percutânea com ou sem a colocação de próteses endovasculares (*stents*).

Tratamento clínico

Os inibidores da ECA, os bloqueadores dos canais de cálcio e os betabloqueadores são medicamentos efetivos para o tratamento da hipertensão arterial associada à estenose unilateral de artéria renal. Os bloqueadores dos receptores AT1 também são efetivos para o tratamento da hipertensão arterial associada à estenose de artéria renal. As indicações clínicas para correção da estenose de artéria renal por via percutânea ou por revascularização cirúrgica são: a) hipertensão resistente, hipertensão acelerada ou maligna e hipertensão com intolerância à medicação; b) perda progressiva da função renal com estenose bilateral ou estenose em rim único ou na estenose unilateral; c) insuficiência cardíaca congestiva ou edema pulmonar agudo de repetição.

Tratamento cirúrgico

Está indicado em: a) obstrução total da artéria renal; b) grandes fístulas arteriovenosas; c) lesões de aorta englobando as artérias renais; d) insucesso do tratamento endovascular; e) insucesso do tratamento clínico. A técnica a ser empregada depende da experiência e da decisão da equipe. **Tratamento por via percutânea (angioplastia isolada ou com *stent*).** Salvo as indicações citadas para cirurgia, o tratamento endovascular deverá ser a abordagem inicial desde que atenda aos critérios clínicos para intervenção. O implante de *stent* é considerado superior ao balão no tratamento da estenose de artéria renal de etiologia aterosclerótica, de modo que o implante de *stent* é recomendado para lesões ostiais ateroscleróticas e a angioplastia com balão para as lesões fibrodisplásicas.

Hiperaldosteronismo primário

Caracteriza-se por produção aumentada de aldosterona pela suprarrenal, originada por hiperplasia da glândula, adenoma, carcinoma ou por formas genéticas. A prevalência nos hipertensos varia de 3% a 22%, sendo mais alta nos hipertensos de difícil controle. Em geral, os pacientes têm hipertensão arterial estágio 2 ou 3, podendo ser refratária ao tratamento. Atualmente, sabe-se que a prevalência de hipopotassemia no hiperaldosteronismo primário varia de 9% a 37% dos casos. A abordagem do hiperaldosteronismo primário inclui quatro etapas principais: rastreamento, confirmação do diagnóstico, diagnóstico diferencial entre hiperplasia e adenoma e tratamento. O rastreamento deve ser realizado em todo hipertenso com hipocalemia espontânea ou provocada por diuréticos, em hipertensos resistentes aos tratamentos habituais e em hipertensos com tumor abdominal pela determinação da relação aldosterona sérica/atividade de renina plasmática (A/R). Relação A/R > 30 ng/dL/ng, com aldosterona sérica superior a 15 ng/dL, é achado considerado positivo e sugestivo de hiperaldosteronismo primário.

Paciente com rastreamento positivo para hiperaldosteronismo primário deve ter este diagnóstico confirmado pela determinação de aldosterona, após sobrecarga de sal realizada pela administração endovenosa de soro fisiológico (2 L em 4 horas) ou pela administração via oral, durante quatro dias, de acetato de fludrocortisona (0,1 mg 6/6 horas), além de dieta rica em sal. Pacientes com concentrações de aldosterona > 5 ng/dl e > 6 ng/dl, após o final do primeiro e do segundo testes, respectivamente, têm o diagnóstico de hiperaldosteronismo primário confirmado. O terceiro passo no diagnóstico do hiperaldosteronismo primário é fazer a diferenciação entre hiperplasia e adenoma, essencial para o tratamento adequado dessas duas condições. Isso pode ser feito a partir de dados clínicos, laboratoriais, radiológicos e, finalmente, da determinação da aldosterona nas veias adrenais por cateterismo das adrenais, que indica se existe lateralização na produção de aldosterona ou se ela é bilateral. Do ponto de vista clínico e laboratorial, pacientes portadores de adenoma são, em geral, mais jovens, têm hipocalemia mais acentuada e concentrações mais elevadas de aldosterona (> 25 ng/dL). A investigação radiográfica do hiperaldosteronismo primário tem o objetivo de indicar a presença ou a ausência de tumor. Deve ser feita pela tomografia computadorizada ou pela ressonância magnética das adrenais. Entretanto, cerca de 20% dos adenomas são tumores menores que um centímetro e podem não ser visualizados.

Coarctação da aorta

É causa de hipertensão secundária especialmente em crianças e adultos jovens, em que há evidência de níveis de pressão arterial mais elevados em membros superiores em relação aos inferiores ou quando há ausência ou diminuição de pulsos em membros inferiores. Claudicação nas pernas é rara e só ocorre na associação com coarctação de aorta abdominal concomitante. Um exame clínico minucioso revela hipertensão arterial em membros superiores, e uma pressão arterial sistólica diferencial de pelo menos 10 mmHg (braquial > poplítea). A ausculta pode revelar um sopro sistólico interescapular proveniente do local da coarctação e também um sopro sistólico amplo em crescendo-decrescendo em toda a parede torácica devido à dilatação das artérias intercostais colaterais. O exame de fundo de olho pode revelar tortuosidade de arteríolas retinianas tipo "saca-rolhas". Os exames complementares diagnósticos indicados são ecocardiograma e angiografia por ressonância magnética. É muito importante o diagnóstico precoce, pois pode ser causa de insuficiência cardíaca na infância e há relação inversa entre o tempo de exposição à hipertensão e a reversão desta após a correção. O tratamento da coarctação é sempre intervencionista. Em indivíduos mais jovens ou crianças, e naqueles indivíduos com um istmo bem expandido e arco aórtico transverso, o tratamento de escolha é a dilatação por balão. Cirurgia é geralmente reservada para os casos nos quais há associada hipoplasia do arco aórtico, que requer a ampliação com um "*patch*" assim como a ressecção da coarctação. Hipertensão paradoxal de curta duração é frequentemente observada no período pós-operatório imediato e é menos comumente observada com a angioplastia. Esta hipertensão ocorre devido a uma recomposição dos barorreceptores carotídeos e aumento da secreção e catecolaminas. Em uma fase mais tardia a elevação da pressão arterial pode ocorrer por ativação do sistema renina angiotensina aldosterona. A resposta da pressão arterial ao tratamento intervencionista da coarctação de aorta depende em grande parte à duração da hipertensão no período pré-operatório e à idade do paciente. Há cura de hipertensão arterial prévia em até 50% dos pacientes, mas pode recorrer tardiamente, especialmente se a intervenção for feita em idades mais avançadas. Hipertensão sistólica é também comum com exercício e não é um marcador para recoarctação, podendo estar relacionada à hipoplasia residual do arco ou a uma aumentada atividade de renina plasmática e de catecolaminas. Os medicamentos de escolha tanto para o período pré-operatório, reduzindo a chance da hipertensão paradoxal pós-operatória, quanto para a hipertensão residual após a cirurgia, são os betabloqueadores adrenérgicos e os inibidores da enzima conversora da angiotensina.

Síndrome de *Cushing*

Cerca de 80% dos pacientes portadores dessa síndrome desenvolvem hipertensão arterial, que se não for tratada pode levar à hipertrofia ventricular esquerda e à insuficiência cardíaca.

O mecanismo de hipertensão envolve a ativação de receptores mineralocorticoides e estímulo da síntese do substrato da renina e da expressão dos receptores da angiotensina II. A secreção de mineralocorticoides também pode estar aumentada em associação.

O diagnóstico é suspeito na presença de obesidade central, fraqueza muscular, osteoporose e alterações da pele. A dosagem do cortisol urinário de 24 horas ou o teste da supressão da dexametazona é utilizada para o diagnóstico. Alguns recomendam que se o teste for positivo, a pesquisa deve prosseguir com um teste de supressão por 2 dias com 2 g de dexametasona 6/6 h. O teste diferencia a causa pituitária da adrenal, já que no primeiro caso ocorrerá uma supressão pelo menos 40% maior que no teste inicial. Em seguida deve ser realizada a tomografia computadorizada ou a RNM da pituitária ou adrenal para elucidação da origem.

Em 2/3 dos pacientes ocorre produção aumentada de ACTH, com hiperplasia adrenal bilateral, devido a adenoma hipofisário. Tumores adrenais devem ser ressecados cirurgicamente.

Hipertensão induzida por medicamentos e drogas

A Tabela 12.2 relaciona algumas classes de substâncias com seu potencial hipertensivo e sugestões de intervenção. Recomenda-se, em geral, avaliar a relação risco-benefício e adequar as doses e associações dos anti-hipertensivos.

Uropatia obstrutiva

Por uropatia obstrutiva entende-se um conjunto de alterações funcionais e estruturais nas vias urinárias resultantes da sua obstrução. O termo nefropatia obstrutiva designa o conjunto de alterações funcionais e estruturais resultantes da repercussão da obstrução no parênquima renal. Na Europa, a nefropatia obstrutiva constitui 3-5% das causas de insuficiência renal crônica terminal em doentes com mais de 65 anos. Com a obstrução aguda, ocorrem alterações tanto no parênquima renal como na unidade pieloureteral. O impacto da obstrução no parênquima renal verifica-se na hemodinâmica renal, na filtração glomerular e na função tubular. Particularmente, a diminuição da filtração glomerular deve-se a intensa vasoconstrição da arteríola aferente. Vários mecanismos contribuem para esta intensa vasoconstrição, entre eles níveis elevados de angiotensina-II e tromboxano A.

O prognóstico da nefropatia obstrutiva pode ser melhorado com um rápido diagnóstico e resolução da obstrução. O tratamento precoce também trará maior resposta no controle do aumento pressórico.

Feocromocitoma

São tumores neuroendócrinos da medula adrenal ou de paragânglios extra-adrenais (paragangliomas), com prevalência de 0,1% a 0,6%. O tumor pode se apresentar como esporádico ou associado a síndromes genéticas familiares (20% dos casos), em que predominam a de Von-Hippel-Lindau, neoplasia endócrina múltipla tipo 2A e 2B, neurofibromatose tipo 1 e paragangliomas, com pelo menos seis genes de suscetibilidade (RET, VHL, NF1, SDHB, SDHD e SDHC). Geralmente, o tumor é adrenal unilateral, mas pode ser bilateral (síndromes familiares), múltiplo e extra-adrenal, benigno ou maligno (5% a 26% dos casos). A hipertensão paroxística (30% dos casos) ou sustentada (50% a 60% dos casos) e os paroxismos são acompanhados principalmente de cefaleia (60% a 90%), sudorese (55% a 75%) e palpitações (50% a 70%). O diagnóstico é baseado na dosagem de catecolaminas plasmáticas ou de seus metabólitos no sangue e na urina e na identificação de mutações nos genes envolvidos. No Brasil, não se dispõe de dosagem sérica de metanefrina no sangue, mas pode-se fazê-la na urina. Para o diagnóstico topográfico dos tumores e, eventualmente, de metástases, os métodos de imagens recomendados são tomografia computadorizada e ressonância magnética, ambas com sensibilidade próxima a 100% para tumores adrenais e mapeamento de corpo inteiro com metaiodobenzilguanidina, com sensibilidade de 56% (tumores malignos) a 85% e alta especificidade. Octreoscan, mapeamento ósseo e PET com diferentes marcadores podem ser decisivos quando os exames de localização anteriores são negativos ou na investigação de doença maligna. O tratamento preferencial é cirúrgico. No tratamento farmacológico pré-operatório ou crônico, são utilizados alfabloqueadores (prazosina, doxazocina e dibenzilina), combinados ou não a outros agentes como inibidores da ECA, bloqueadores dos canais de cálcio, betabloqueadores, sempre após alfabloqueio efetivo e, principalmente em tumores inoperáveis, alfametiltirosina. Para a intervenção cirúrgica, recomenda-se controle da hipertensão arterial e reposição volêmica. Em crises agudas e durante a cirurgia, nitroprussiato de sódio e antiarrítmicos são agentes frequentemente utilizados. O seguimento do paciente é essencial para a detecção de recorrências ou metástases. No rastreamento familiar recomenda-se a detecção de mutações dos genes envolvidos e de outros exames relativos às síndromes.

Hipotireoidismo

É relativamente comum, principalmente em mulheres, com prevalência de aproximadamente 8% na população geral. Hipertensão, principalmente diastólica (pelo aumento da resistência vascular periférica), atinge 40% dos portadores de hipotireoidismo. Evidências sugerem que a gravidade do hipotireoidismo correlaciona-se com a pressão arterial diastólica. Outros achados são ganho de peso, queda de cabelos e fraqueza muscular. Pode ser diagnosticado precocemente pela elevação dos níveis séricos de TSH e confirmado com a diminuição gradativa dos níveis de T4 livre. Caso persista hipertensão arterial após a correção com tiroxina (principalmente verificado em idosos e hipertensos de longa data), está indicado o tratamento com medicamentos anti-hipertensivos.

Hipertireoidismo

A prevalência das formas clínica e subclínica em adultos variam de 0,5% a 5%. O diagnóstico é feito pela identificação do TSH baixo e elevação dos níveis de T4 livre. A prevalência da hipertensão em pacientes com hipertireoidismo varia entre 20 e 30%. A suspeita clínica é feita em presença de hipertensão arterial sistólica isolada (forma predominante pelo aumento dos índices cardíacos e pela redução da resistência vascular periférica) ou sistodiastólica acompanhada de sintomas como intolerância ao calor, perda de peso, palpitações, exoftalmia, tremores e taquicardia. A correção geralmente se acompanha de normalização da pressão arterial, particularmente em indivíduos jovens.

Hiperparatireoidismo

A suspeita clínica deve ser feita em casos de hipertensão arterial acompanhada de história de litíase renal, osteoporose, depressão, letargia e fraqueza muscular. O diagnóstico é feito pela dosagem dos níveis plasmáticos de cálcio e PTH. Embora controverso, atribui-se que a hipercalcemia gerada pelo hiperparatireoidismo promove aumento da resistência vascular periférica. Outras evidências sugerem um efeito direto do PTH e estimulação do sistema renina angiotensina aldosterona. A correção do hiperparatireoidismo (paratireoidectomia) não necessariamente se acompanha de normalização da pressão arterial (estatísticas variam de 20 a 100% de resposta).

Referências Bibliográficas

1. Bortolotto LA, Praxedes JN. Hipertensão secundária. Tratado de Cardiologia da SOCESP. 2a ed. Editora Manole, 2009, p. 715-38.
2. Drager LF, Bortolotto LA. Hipertensão arterial. In: Cardiologia: da fisiologia à prática clínica. Drager LF, Galvão TFG. (eds). 1ª ed. Editora Sarvier, 2009, p. 129-140.
3. V. Diretrizes Brasileiras de Hipertensão Arterial, 2006.

Questões de Treinamento

Título de Especialista em Cardiologia – 2015
**1. De acordo com as VI Diretrizes Brasileiras de Hipertensão Arterial, quanto tempo pode-se e deve-se

tentar medidas higienodietéticas antes de se iniciar tratamento medicamentoso em pacientes com risco adicional baixo?
a) nove meses.
b) seis meses.
c) três meses.
d) um mês.
e) um ano.

Título de Especialista em Cardiologia – 2015
2. Segundo as VI Diretrizes Brasileiras de Hipertensão, com relação ao tratamento não farmacológico, assinale a alternativa CORRETA.
a) para hipertensos que não possuem o hábito de ingerir bebida alcoólica, pode-se sugerir o uso de quantidades pequenas de álcool diariamente (< 30 g etanol/dia, ou seja, 1 taça de 300 mL de vinho/dia) com o objetivo de baixar a pressão arterial.
b) todo paciente hipertenso deve realizar exercícios físicos isotônico e resistido, desde que suas pressões arteriais sistólica e diastólica estejam < 160 mmHg e/ou < 105 mmHg, respectivamente.
c) nem todos os hipertensos são beneficiados com a diminuição da ingestão de sódio no tratamento da hipertensão arterial, por isso, para alguns casos, tolera-se o uso de mais de 5g de sal de cozinha/dia.
d) a cessação do tabagismo é fundamental por garantir claramente a diminuição dos níveis de pressão arterial em indivíduos hipertensos.
e) técnicas de controle do estresse como meditação, ioga e musicoterapia não promovem qualquer benefício.

Título de Especialista em Cardiologia - 2015
3. Assinale a alternativa ERRADA em relação aos fatores de risco cardiovasculares adicionais de pacientes com hipertensão, segundo a VI Diretriz Brasileira de Hipertensão Arterial.
a) idade.
b) alcoolismo.
c) tabagismo.
d) diabete melito.
e) história familiar prematura de doença cardiovascular.

Título de Especialista em Cardiologia – 2013
4. A hipertensão de causa secundária é responsável por 5% a 10% dos casos de hipertensão arterial. Várias etiologias são reconhecidas, dentre elas o feocromocitoma. Sobre o feocromocitoma, é CORRETO afirmar que:
a) são tumores de célula cromafins localizados no córtex adrenal.
b) o melhor exame para o diagnóstico é a dosagem de metanefrina plasmática livre.
c) o método de imagem de escolha para identificação e localização do tumor é a tomografia computadorizada.
d) para abordagem terapêutica medicamentosa, alfa-bloqueadores devem ser prescritos após o início de betabloqueadores.
e) a tríade clássica (cefaleia, sudorese profusa e palpitações), associada à elevação da pressão arterial, tem baixa sensibilidade e alta especificidade para o diagnóstico.

Título de Especialista em Cardiologia – 2012
5. Paciente de 50 anos deu entrada em pronto socorro com quadro de enxaqueca. Ao exame físico a PA = 180 x 130 mmHg. Fundo de olho = papilas normais A1H0. Exame neurológico normal. ECG = sobrecarga acentuada das câmaras esquerdas. Em relação ao caso assinale a alternativa CORRETA:
a) o paciente se encontra em uma emergência hipertensiva, por apresentar lesão em órgão-alvo.
b) o tratamento ideal para este paciente é furosemida venosa e benzodiazepínicos.
c) o paciente deve ser internado em unidade de terapia intensiva, a PA normalizada rapidamente com o uso de nitroprussiato de sódio.
d) a melhor terapêutica é a utilização de nifedipino sublingual.
e) paciente deve ser orientado a tratar a hipertensão em nível ambulatorial.

Título de Especialista em Cardiologia – 2012
6. Em relação à medida da pressão arterial é CORRETO afirmar que:
a) a medida da PA em crianças é recomendada em toda avaliação clínica após os três anos de idade, pelo menos anualmente, como parte do seu atendimento pediátrico primário.
b) os aparelhos aneroides não são indicados devido à descalibração indetectável.
c) a interpretação dos valores de pressão arterial obtidos em crianças e adolescentes deve levar em conta a idade e o sexo, mas não a altura do paciente.
d) hipertensão arterial na criança é definida como pressão igual ou maior ao percentil 85.
de distribuição da pressão arterial.
e) crianças não apresentam hipertensão de consultório e efeito do avental branco

Título de Especialista em Cardiologia – 2012
7. Paciente com pressão arterial confirmada de 130 x 90 mmHg, tabagista e dislipidêmico é considerado:
a) hipertenso estágio I com risco adicional moderado.
b) hipertenso estágio I com risco adicional baixo.
c) hipertenso estágio II com risco adicional alto.
d) hipertenso estágio II com risco adicional baixo.
e) não hipertenso.

Título de Especialista em Cardiologia – 2012
8. Aponte a alternativa ERRADA em relação a conceito, epidemiologia e prevenção da hipertensão arterial:
a) a hipertensão arterial sistêmica (HAS) é uma condição clínica multifatorial caracterizada por níveis elevados e sustentados de pressão arterial (PA). Associa-se frequentemente a alterações funcionais e/ou estruturais dos órgãos-alvo e a alterações metabólicas..
b) a mortalidade por doença cardiovascular (DCV) aumenta progressivamente com a elevação da PA a partir de 115 x 75 mmHg de forma linear, contínua e independente..
c) no Brasil, a prevalência de hipertensão arterial é maior no sexo feminino.
d) no Brasil existe um baixo nível de controle da hipertensão arterial (PA < 140 x 90 mmHg em 19,6% dos pacientes).
e) no Brasil, algumas regiões apresentam taxas de tratamento e controle da hipertensão arterial melhores que em outros países, em especial em municípios do interior com ampla cobertura do Programa de Saúde da Família.

Título de Especialista em Cardiologia – 2012
9. Em relação à pressão arterial (PA), aponte a alternativa ERRADA:
a) há associação entre a ingestão de álcool e alterações de PA dependentes da quantidade ingerida.
b) os exercícios aeróbios (isotônicos), que devem ser complementados pelos resistidos.
Promovem reduções de PA, estando indicados para a prevenção e o tratamento da hipertensão arterial.
c) o uso do CPAP (pressão positiva contínua nas vias aéreas) está indicado na apneia obstrutiva do sono, pois pode contribuir para o controle da PA, queda do descenso da pressão durante o sono e redução dos desfechos cardiovasculares..
d) exercícios regulares, dieta hipossódica e hipocalêmica, rica em fibras, são comprovadamente redutores da PA.
e) para cada 10 kg de peso perdido pode-se reduzir a PA em 5 a 20 mmHg..

Título de Especialista em Cardiologia – 2012
10. São consideradas lesões subclínicas em órgãos-alvo, EXCETO:
a) eletrocardiograma com hipertrofia ventricular esquerda (Sokolow-Lyon > 35 mm).
b) espessura médio-intimal de carótida > 0,9 mm ou presença de placa de ateroma.
c) ritmo de filtração glomerular ou clearance de creatinina < 60 mL/min.
d) microalbuminúria acima de 300 mg/24 horas ou relação albumina/creatinina < 30 mg por g.
e) Índice tornozelobraquial < 0,9.

Título de Especialista em Cardiologia – 2012
11. Qual das drogas abaixo tem pouco impacto na redução de acidente vascular encefálico em idosos?
a) clortalidona.
b) atenolol.
c) losartana.
d) nitrendipino.
e) perindopril.

Título de Especialista em Cardiologia – 2012
12. Qual das seguintes afirmativas é FALSA sobre a pressão arterial durante o exercício físico isotônico?
a) em indivíduos sadios, a pressão arterial diastólica não se altera significativamente durante o esforço.
b) hipotensão após exercício ocorre mais frequentemente em indivíduos propensos a ter doença arterial coronariana.
c) a incapacidade de aumentar a pressão arterial sistólica para pelo menos 120 mmHg ou uma redução na pressão arterial sistólica abaixo do valor de repouso durante o exercício é anormal.
d) a minoria dos indivíduos sadios com menos de 55 anos apresenta hipotensão após exercício no teste ergométrico.
e) os pacientes negros tendem a ter resposta mais alta da pressão arterial sistólica ao exercício do que os pacientes brancos.

Título de Especialista em Cardiologia – 2012
13. A pressão arterial medida por esfigmomanômetro:
a) pode ser falsamente baixa, com manguito muito estreito
b) pode ser falsamente baixa, em pacientes com artérias bem rígidas
c) pode ser falsamente alta, em pacientes obesos
d) permite a leitura direta da pressão arterial média
e) depende do desaparecimento do ruído, para sinalizar a pressão sistólica.

Título de Especialista em Cardiologia – 2012
14. São objetivos da avaliação clínica e laboratorial inicial da hipertensão arterial (HAS):
a) confirmar o diagnóstico de HAS por medida da pressão arterial.
b) pesquisar lesões em órgãos-alvo.
c) identificar fatores de risco para doenças cardiovasculares.
d) pesquisar presença de outras doenças associadas.
e) todas as anteriores estão corretas.

Título de Especialista em Cardiologia – 2011
15. Com relação à hipertensão arterial por fecromocitoma, observa-se:
a) quadro clínico de HAS paroxística (30% dos casos) ou sustentada com ou sem parocismos (50% a 60%).

b) tomografia computadorizada (TC) e ressonância nuclear magnética (RNM), ambas têm baixa sensibilidade para o diagnóstico topográfi co do tumor.
c) metaiodobenzilguanidina (MIBG) tem alta sensibilidade para os tumores malignos e benignos, com especificidade aproximada de 50%.
d) dos marcadores bioquímicos, a dosagem do ácido vanilmandélico urinário é o que apresenta maior sensibilidade para o diagnóstico.
e) octreoscan, mapeamento ósseo e tomografia por emissão de pósitrons (PET) são exames de primeira linha na investigação de metástases e localização tumoral.

Título de Especialista em Cardiologia – 2011
16. Paciente masculino de 10 anos apresenta episódios de cefaleia e falta de ar. Admitido na emergência é verificada a pressão arterial: no membro inferior direito 120 x 80 mmHg e no membro superior direito 100 x 120 mmHg. Na ausculta, observa-se sopro mesossistólico na parede anterior do tórax. Qual a possível etiologia da hipertensão arterial?
a) feocromocitoma.
b) rim policístico.
c) paraganglioma.
d) dissecção da aorta.
e) coarctação da aorta.

Título de Especialista em Cardiologia – 2011
17. Pode-se considerar como indicador de lesão subclínica de órgão-alvo em pacientes com hipertensão arterial sistêmica, EXCETO:
a) a presença de hipertrofia ventricular esquerda ao eletrocardiograma.
b) aumento da espessura mediointimal de carótida > 0,9 mm.
c) *clearence* de creatinina < 60 mL/min.
d) presença de microalbuminuria 30-300 mg/24 horas.
e) circunferência abdominal > 92 cm em homens.

Título de Especialista em Cardiologia – 2011
18. Os achados clínicos que sugerem hipertensão arterial secundária à síndrome de Cushing são:
a) hipertensão resistente ao tratamento e/ou hipocalemia e/ou com nódulo adrenal.
b) sopro sistólico/diastólico abdominal, edema pulmonar súbito, alteração de função renal por medicamentos que bloqueiam o sistema renina-angiotensina.
c) fadiga, ganho de peso, perda de cabelo, hipertensão diastólica, fraqueza muscular.
d) intolerância ao calor, perda de peso, palpitações, hipertensão sistólica, exoftalmia, tremores, taquicardia.
e) ganho de peso, fadiga, fraqueza, hirsutismo, amenorreia, face em "lua cheia", "corcova" dorsal, estrias purpúricas, obesidade central, hipopotassemia.

Título de Especialista em Cardiologia – 2011
19. No comportamento fisiológico da pressão arterial, têm-se como características, EXCETO:
a) um aumento da pressão sistólica em decorrência de um retorno mais rápido da onda de reflectância aórtica, ocasionado por redução da elastância da aorta.
b) usualmente, na hipertensão arterial, observa-se a redução da atividade dos barorreceptores com perda do reflexo de queda da pressão arterial.
c) o aumento da pressão sistólica no jovem decorre de aumento da volemia e da atividade simpática.
d) a variação da pressão diastólica espelha o aumento da resistência vascular periférica por vasoconstrição das arteríolas.
e) a retenção de sódio nos rins promove aumento do débito cardíaco e da vasorreatividade vascular, favorecendo o desenvolvimento de hipertensão arterial.

Título de Especialista em Cardiologia – 2010
20. A ativação dos quimiorreceptores carotídeos é o principal mecanismo fi siopatológico de hipertensão arterial sistêmica associada a:
a) apneia do sono.
b) uso de ciclosporina.
c) obesidade.
d) *diabetes mellitus* tipo 2.
e) doença renal crônica.

Título de Especialista em Cardiologia – 2010
21. Considere as medidas propostas a seguir para paciente com suspeita de hipertensão renovascular unilateral e função renal normal.
I. Os inibidores da enzima conversora da angiotensina, os bloqueadores dos canais de cálcio e os betabloqueadores são medicamentos efetivos para o tratamento da hipertensão arterial associada à estenose unilateral de artéria renal.
II. Pacientes com índice de resistência das artérias intrarrenais segmentares acima de 80 avaliados por ultrassonografia apresentam melhores resultados com a revascularização.
III. O implante de stent é recomendado para lesões ostiais ateroscleróticas, e a angioplastia com balão, para lesões fibrodisplásicas.
Quais são CORRETAS?
a) apenas I.
b) apenas II.
c) apenas III.
d) apenas I e III.
e) I, II e III.

Título de Especialista em Cardiologia – 2010
22. Afrodescendente de 55 anos consultou por hipertensão e hipopotassemia. A função renal era normal,

e a tomografia computadorizada do abdome não mostrava aumento das adrenais. Qual a conduta a seguir?
a) verificar a relação aldosterona/atividade de renina plasmática (A/R).
b) realizar teste de sobrecarga hídrica (2L/4 horas) e verificar a relação A/R.
c) coletar amostra de sangue de veias renais para dosagem de aldosterona e renina.
d) iniciar inibidor da enzima conversora da angiotensina como teste terapêutico.
e) realizar ressonância magnética, pois cerca de 50% dos adenomas tem menos de 1 cm e podem não ser visualizados a tomografia computadorizada.

Título de Especialista em Cardiologia – 2008
23. Mulher de 50 anos, diabética desde a infância, faz adequado controle com dieta apropriada e insulina. Os exames laboratoriais atuais mostram proteinúria (2,5 g/24 horas) e hipercolesterolemia. Ao exame físico, a pressão arterial é de 148/98 mmHg. Para adequado controle dos níveis pressóricos e lentificação do comprometimento renal, os melhores resultados são vistos com:
a) inibidores da enzima conversora da angiotensina II.
b) tiazídicos em altas doses.
c) vasodilatadores diretos.
d) betabloqueadores adrenérgicos.
e) antagonistas dos canais de cálcio.

Título de Especialista em Cardiologia – 2008
24. A mortalidade por doença cardiovascular aumenta progressivamente com a elevação da pressão arterial a partir de:
a) 110/60 mmHg.
b) 115/75 mmHg.
c) 120/80 mmHg.
d) 135/85 mmHg.
e) 140/90 mmHg.

Título de Especialista em Cardiologia – 2008
25. Avalie os cuidados para a aferição da pressão arterial em consultório propostos a seguir:
I. Considerar a pressão aferida na posição supina para fins de diagnóstico e classificação.
II. Recomendar que o paciente não pratique exercícios físicos nos 60 minutos antecedentes à aferição.
III. Determinar a pressão diastólica pela fase IV dos sons de Korotkoff.
Quais deles devem ser obrigatoriamente adotados para o diagnóstico de hipertensão arterial?
a) apenas I.
b) apenas II.
c) apenas III.
d) apenas II e III.
e) I, II e III.

Título de Especialista em Cardiologia – 2008
26. Considere os achados a seguir:
I- Hipertensão resistente.
II- Hipopotassemia independentemente do uso de diuréticos.
III- Hipertensão e tumor abdominal.
Em quais deles o rastreamento de hiperaldosteronismo primário deve ser realizado?
a) apenas em I.
b) apenas em II.
c) apenas em III.
d) apenas em II e III.
e) em I, II e III.

Título de Especialista em Cardiologia – 2008
27. Acerca da hipertensão arterial em idosos, assinale a assertiva CORRETA:
a) betabloqueadores devem ser usados somente em associação.
b) o diagnóstico deve se basear em pressão arterial sistólica superior a 160 mmHg.
c) a pressão-alvo do tratamento é de 160/90 mmHg.
d) diuréticos devem ser evitados.
e) o tratamento pode produzir déficit cognitivo.

Título de Especialista em Cardiologia – 2008
28. Que fármacos anti-hipertensivos estão contraindicados na gestação?
a) Diuréticos.
b) Antagonistas dos canais de cálcio (tipo diidropiridínicos).
c) Antagonistas dos canais de cálcio (tipo verapamil).
d) Betabloqueadores.
e) Antagonistas dos receptores da angiotensina.

Título de Especialista em Cardiologia – 2008
29. Homem de 74 anos, sem manifestações de doença cardiovascular, se consultou para revisão do tratamento anti-hipertensivo. Fazia uso de clortalidona (25 mg pela manhã). Trouxe relatório de MAPA. Informou estar seguindo adequadamente as medidas não medicamentosas. A pressão arterial no consultório, em média de duas aferições, era de 168/78 mmHg, e a média de 24 horas na MAPA, de 142/72 mmHg, com atenuação do descenso noturno. O IMC era de 26,7 kg/m, e não havia outras anormalidades relevantes ao exame físico. Qual a conduta adequada para este paciente?
a) Aumentar a dose de clortalidona para 50 mg pela manhã.
b) Manter o tratamento em vista do bom controle da pressão diastólica e do pequeno risco decorrente da elevação isolada da sistólica.

c) Prescrever um antagonista diidropiridínicos de longa ação, como anlodipino.
d) Prescrever um betabloqueador seletivo, como atenolol.
e) Prescrever um bloqueador dos receptores da angiotensina, como losartano.

Título de Especialista em Cardiologia – 2008
30. Sobre as emergências hipertensivas e as complicações da hipertensão arterial, pode-se afirmar que:
I. No evento isquêmico agudo cerebral, não se deve administrar anti-hipertensivos, a não ser em condições específicas ou com níveis de pressão extremamente elevados (PAS > 220 mmHg ou PAD > 120 mmHg).
II. O nitroprussiato de sódio é o agente anti-hipertensivo parenteral mais indicado na maioria das emergências hipertensivas.
III. A causa de morte mais frequente em hipertensos não tratados é a doença arterial coronariana.
a) Apenas I está correta.
b) Apenas II está correta.
c) Apenas III está correta.
d) I e II estão corretas.
e) Todas estão corretas.

Título de Especialista em Cardiologia – 2008
31. Mulher de 29 anos atendida com queixa de cansaço aos esforços apresentava pressão arterial elevada e sopro abdominal audível no flanco esquerdo. Segundo ela, seu médico havia detectado pressão alta seis meses antes. A hipótese diagnóstica mais provável para essa paciente é:
a) displasia fibromuscular – estenose de artéria renal.
b) obstrução aterosclerótica – estenose de artéria renal.
c) coarctação da aorta.
d) hiperaldosteronismo primário.
e) trombose arterial crônica.

Título de Especialista em Cardiologia – 2008
32. Assinale a assertiva CORRETA em relação aos procedimentos para a medida adequada da pressão arterial, segundo as Diretrizes Brasileiras de Hipertensão Arterial:
a) a medida da pressão arterial em crianças é recomendada em toda avaliação clínica após os sete anos de idade ou, em circunstâncias especiais de risco, antes dessa idade.
b) no idoso, em razão da maior frequência de hiato auscultatório, tal achado pode superestimar a verdadeira pressão sistólica ou subestimar a pressão diastólica.
c) em gestantes, recomenda-se que a medida da pressão arterial seja feita na posição deitada.
d) a medida nas posições ortostática e supina deve ser feita pelo menos na primeira avaliação em todos os indivíduos e em todas as avaliações em idosos, diabéticos e pacientes em uso de medicação anti-hipertensiva.
e) na primeira avaliação, as medidas devem ser obtidas em ambos os membros superiores e, em caso de diferenças, utilizar sempre a medida do braço com o menor valor de pressão.

Título de Especialista em Cardiologia – 2008
33. Homem de 51 anos etilista, tabagista e sedentário apresenta diversas medidas ambulatoriais de pressão arterial em torno de 160 × 95 mmHg. Em sua última consulta, apresentava peso = 85 kg e estatura = 1,70 m, sem alterações ao exame de fundo de olho e nos valores plasmáticos de ureia, creatinina e glicose, além de não apresentar alterações na radiografia de tórax e no ECG de repouso. Foi-lhe prescrita dieta hipocalórica, hipossódica e rica em potássio, recomendando-se atividade física, abstenção do fumo e redução no consumo de álcool. Não recebeu medicamentos anti-hipertensivos, tendo sido solicitado retorno após três meses. Com base nesse relato, pode-se dizer que a conduta tomada:
a) está correta.
b) estaria correta, caso fosse orientada dieta hipocalórica e rica em potássio, acompanhada da prescrição de um diurético tiazídico.
c) estaria correta, se fosse introduzido um inibidor da ECA.
d) estaria correta, se fosse introduzida uma combinação de betabloqueador e diurético tiazídico.
e) está incorreta, pois o paciente não pode fazer nenhuma atividade esportiva com esses níveis pressóricos sem um anti-hipertensivo associado.

Título de Especialista em Cardiologia – 2008
34. Homem de 65 anos com diabetes de longa duração, dependente de insulina, apresenta PA de 160/95 mmHg. Na ocasião de sua primeira consulta, a creatinina e a ureia plasmáticas eram, respectivamente, de 1,6 mg/dL e 30 mg/dL, tendo recebido a prescrição de triantereno-hidroclorotiazida. Ao retornar, duas semanas depois, o nível de potássio estava elevado, sem alteração significativa da ureia e da creatinina. Qual seria a explicação mais provável?
a) hipoaldosteronismo hiporreninêmico.
b) hiperaldosteronismo primário.
c) síndrome de Cushing.
d) consumo excessivo de frutas e legumes.
e) recente infecção do trato urinário.

Título de Especialista em Cardiologia – 2008
35. Sobre a monitorização da pressão arterial (MAPA) em idosos:
I. O prejuízo do descenso noturno, a pressão de pulso aumentada e a elevação abrupta da pressão arterial matutina relacionam-se ao aumento do risco cardiovascular.

II. Aceitam-se para os idosos os mesmos valores de normalidade da MAPA adotados para os adultos não idosos.

III. Os estudos com MAPA mostram que os idosos apresentam grande variabilidade da pressão arterial.

a) apenas I está correta.
b) apenas II está correta.
c) apenas III está correta.
d) I e II estão corretas.
e) todas estão corretas.

Título de Especialista em Cardiologia – 2007
36. Mulher de 70 anos, branca, hipertensa há seis anos, com perda do controle há três meses. Admitida em serviço de emergência por quadro de dispneia intensa há 6 horas e dois episódios de dor precordial em pontada com duração de 5 minutos. Ao exame: taquidispneica, PA = 190/130 mmHg, frequência cardíaca = 120 bpm; ausculta pulmonar com estertores em terço inferior de ambos hemitóraxes; creatinina sérica = 1,7 mg/dL e potássio sérico = 3,1 mEq/L. Qual é o diagnóstico e o quadro clínico mais provável?

a) urgência hipertensiva (insuficiência cardíaca descompensada) – hipertensão arterial primária com insuficiência renal.
b) emergência hipertensiva (edema agudo dos pulmões) – hipertensão arterial associada a hiperaldosteronismo primário.
c) emergência hipertensiva (edema agudo dos pulmões) – hipertensão arterial renovascular.
d) urgência hipertensiva (insuficiência cardíaca descompensada) – hipertensão arterial primária com insuficiência renal e insuficiência coronariana.
e) emergência hipertensiva (edema agudo dos pulmões) – hipertensão arterial secundária a feocromocitoma.

Título de Especialista em Cardiologia – 2007
37. Segundo as V Diretrizes Brasileiras de Hipertensão Arterial, qual a meta de valores de pressão arterial a serem obtidos em um paciente com hipertensão arterial estágio 3 e diabetes *mellitus* não complicado?

a) valores abaixo de 130/85 mmHg.
b) valores abaixo de 140/90 mmHg.
c) valores abaixo de 130/80 mmHg.
d) valores abaixo de 120/75 mmHg.
e) valores iguais a 120/80 mmHg.

Título de Especialista em Cardiologia – 2007
38. Em relação à avaliação complementar do paciente com hipertensão arterial, assinale a afirmativa INCORRETA:

a) em pacientes com síndrome metabólica, recomenda-se pesquisa de microalbuminúria.
b) a MAPA é indicada quando o paciente hipertenso não apresenta lesões de órgãos-alvo.
c) em pacientes com glicemia de jejum entre 100 e 125 mg/dL, recomenda-se determinar a glicemia 2 horas após sobrecarga oral de glicose.
d) o ecocardiograma é recomendado em hipertensos estágio 1, sem hipertrofia ao ECG, com três ou mais fatores de risco, e naqueles com suspeita clínica de insuficiência cardíaca.
e) o índice tornozelo braquial deve ser determinado se houver forte suspeita de doença arterial periférica.

Título de Especialista em Cardiologia – 2007
39. Homem de 55 anos, assintomático, relata que há 1 ano, em consulta de rotina, foi diagnosticada hipertensão arterial. Pai faleceu aos 51 anos por infarto agudo do miocárdio. Tabagista (20 cigarros/dia) há mais de 20 anos e sedentário. Peso = 82 kg; estatura = 1,70 m. Toma, em média, duas garrafas de cerveja por dia. Ao exame: pulsos periféricos palpáveis e simétricos; PA = 148/100 mmHg; frequência cardíaca = 88 bpm; ECG = normal; colesterol total = 240 mg/dL; HDL-c = 45 mg/dL; triglicérides =180 mg/dL; urina = normal. Com base nas orientações das IV e V Diretrizes Brasileiras de Hipertensão, qual o estágio de hipertensão arterial e o risco cardiovascular do paciente, respectivamente?

a) I – médio.
b) I – alto.
c) II – médio.
d) II – alto.
e) III – muito alto.

Título de Especialista em Cardiologia – 2007
40. Ainda em relação ao paciente da questão anterior, a conduta inicial a ser adotada é:

a) Tratamento não medicamentoso isolado por até três meses, buscando atingir a meta de PA menor que 140/90 mmHg.
b) Tratamento não medicamentoso + tratamento medicamentoso, buscando atingir a meta de PA menor que 130/85 mmHg.
c) Tratamento medicamentoso, buscando atingir a meta de PA menor que 130/80 mmHg.
d) Tratamento não medicamentoso ou medicamentoso, desde que se atinja a meta de PA menor que 140/90 mmHg em três meses.
e) Tratamento não medicamentoso + tratamento medicamentoso, desde que se atinja a meta de PA menor que 140/90 mmHg em seis meses.

Título de Especialista em Cardiologia – 2007
41. São consideradas medidas de comprovada eficácia no controle da pressão arterial:

a) redução da ingestão de sal; redução do peso; redução da ingestão de bebidas alcoólicas; prática de atividade física; dieta com maior ingestão de frutas, vegetais, alimentos com baixa densidade calórica e pouca gordura saturada.
b) redução da ingestão de sal; redução do peso; redução do estresse; prática de atividade física; suplementação de cálcio e magnésio.
c) redução da ingestão de sal; prática de atividade física; redução do peso; interrupção do tabagismo; dieta rica em cálcio; redução de bebidas alcoólicas.
d) redução da ingestão de sal; redução da ingestão de bebidas alcoólicas; redução de peso; prática de atividade física; aumento da ingestão de cálcio e magnésio; diminuição do estresse.
e) Redução do peso; redução da ingestão de sal; redução da ingestão de bebidas alcoólicas; redução do estresse; aumento da ingestão de frutas e vegetais; interrupção do tabagismo.

Título de Especialista em Cardiologia – 2007
42. Mulher assintomática, com hipertensão arterial essencial estágio I, sem lesão de órgão-alvo e sem fator de risco associado. Após seis meses de tratamento não medicamentoso, decidiu iniciar a terapia medicamentosa. De acordo com as IV e V Diretrizes Brasileiras de Hipertensão, pode-se dizer que a prescrição inicial mais adequada para esse caso seria:
a) inibidores da ECA ou bloqueadores do receptor AT.
b) diuréticos em baixas doses.
c) monoterapia com qualquer anti-hipertensivo, exceto vasodilatadores de ação direta e alfaloqueadores.
d) associação de medicamentos.
e) monoterapia com doses crescentes até a dose máxima e só então fazer associação de medicamentos.

Título de Especialista em Cardiologia – 2007
43. Em relação aos medicamentos usados no tratamento da hipertensão arterial, é CORRETO afirmar que:
I. Os inibidores da ECA e os antagonistas dos receptores de angiotensina II estão indicados no tratamento de hipertensos com diabetes.
II. Os bloqueadores dos canais de cálcio reduzem a morbidade e a mortalidade cardiovascular de pacientes hipertensos.
III. Os efeitos anti-hipertensivos dos diuréticos após quatro a seis semanas de uso são devidos a uma redução persistente da resistência vascular periférica.
a) somente I está correta.
b) somente II está correta.
c) somente III está correta.
d) I e II estão corretas.
e) todas estão corretas.

Título de Especialista em Cardiologia – 2007
44. São considerados bloqueadores beta-adrenérgicos, com ação alfa e beta, as substâncias:
a) bisoprolol e labetalol.
b) labetalol e carvedilol.
c) bisoprolol e carvedilol.
d) atenolol e carvedilol.
e) atenolol e bisoprolol.

Título de Especialista em Cardiologia – 2007
45. Homem branco de 34 anos, 94 kg e 1,59 m, PA = 150/106 mmHg, com os seguintes exames laboratoriais: glicemia = 135 mg/dL, potássio sérico = 3,9 mEq/L e triglicérides = 260 mg/dL. Qual das seguintes drogas ou grupo de drogas poderia ser prejudicial ao perfil metabólico no tratamento da hipertensão desse paciente?
a) inibidores da ECA.
b) tiazídicos.
c) simpaticolítico de ação central.
d) diidropiridínico.
e) diltiazem.

Título de Especialista em Cardiologia – 2007
46. Homem de 49 anos, negro, encaminhado por dificuldade de controle da pressão arterial, apesar do uso CORRETO das medicações. Em uso de hidroclorotiazida (25 mg/dia), propranolol (160 mg/dia), captopril (150 mg/dia), anlodipino (10 mg/dia) e alfametildopa (1.000 mg/dia). Ao exame: PA = 170/102 mmHg, frequência cardíaca = 60 bpm. Qual seria a melhor conduta terapêutica, com base nos mecanismos mais comuns da hipertensão arterial refratária?
a) associação de furosemida (40 mg/dia) e espironolactona (25 mg/dia).
b) associação de losartana (100 mg/dia).
c) associação de hidralazina (100 mg/dia).
d) aumentar a dose de anlodipino para 20 mg/dia.
e) trocar a alfametildopa por clonidina (0,6 mg/dia).

Título de Especialista em Cardiologia – 2007
47. Assinale a alternativa que relaciona CORRETAmente a droga e um de seus efeitos colaterais mais comuns:
a) inibidores da ECA – edema angioneurótico.
b) inibidores da ECA – mãos frias.
c) alfametildopa – trombocitose.
d) alfametildopa – anemia hipocrômica.
e) alfametildopa – sialorreia.

Título de Especialista em Cardiologia – 2007
48. São dados estimados da prevalência de hipertensão arterial, tabagismo, hipercolesterolemia, diabetes e obesidade no Brasil:

a) hipertensão arterial – 15%, tabagismo – 24%, hipercolesterolemia – 38 a 42%, diabetes – 7,6% e obesidade – 8%.
b) hipertensão arterial – 45%, tabagismo – 24%, hipercolesterolemia – 12 a 38%, diabetes – 15% e obesidade – 52%.
c) hipertensão arterial – 15%, tabagismo – 54%, hipercolesterolemia – 38 a 42%, diabetes – 7,6% e obesidade – 32%.
d) hipertensão arterial – 45%, tabagismo – 24%, hipercolesterolemia – 12 a 38%, diabetes – 7,6% e obesidade – 52%.
e) hipertensão arterial – 15%, tabagismo – 54%, hipercolesterolemia – 38 a 42%, diabetes – 15% e obesidade – 32%.

Título de Especialista em Cardiologia – 2007
49. No tratamento da hipertensão arterial, algumas classes terapêuticas apresentam indicações específicas, de acordo com a presença de certas condições clínicas. Entre as alternativas a seguir, qual delas corresponde à associação CORRETA entre condições clínicas e classe terapêutica?
a) diuréticos – insuficiência cardíaca, diabetes *mellitus*.
b) inibidores da ECA – insuficiência cardíaca, gravidez, nefropatia.
c) antagonistas de cálcio – hipertensão sistólica isolada, idosos.
d) betabloqueadores – idosos, insuficiência coronariana.
e) bloqueadores dos receptores da angiotensina – diabetes *mellitus*, hipercalemia.

Título de Especialista em Cardiologia – 2006
50. Para uma adequada aferição da pressão arterial, a única medida das listadas a seguir que não deve ser recomendada ao paciente é:
a) esvaziar a bexiga.
b) não ingerir alimentos 15 minutos antes.
c) posicionar o braço na altura do coração.
d) solicitar ao paciente que não fale durante o procedimento.

Considerando-se o caso clínico apresentado a seguir, responda às perguntas 51 e 52.
Mulher de 68 anos, hipertensa há 16 anos, dislipidêmica, em uso de enalapril 20 mg duas vezes ao dia e hidroclorotiazida 25 mg/dia, sem outros antecedentes cardiovasculares. Nega tabagismo, etilismo, e é sedentária. Ao exame, apresenta quarta bulha, cintura de 92 cm, IMC = 30,8 kg/m², PA = 162/104 mmHg (média de três medidas). Exames complementares: glicemia de jejum = 108 mg/dL; colesterol total = 227 mg/dL; HDL-c = 46 mg/dL; TG = 142 mg/dL; LDL-c = 153 mg/dL; creatinina = 1,0 mg/dL; ácido úrico = 4,5 mg/dL; potássio sérico = 4,8 mEq/L; urina tipo I sem alterações; ECG = bloqueio divisional anterossuperior.

Título de Especialista em Cardiologia – 2006
51. A meta pressórica a ser alcançada com o tratamento é:
a) PA < 140/90.
b) PA < 130/85.
c) PA < 120/75.
d) PA < 130/80.

Título de Especialista em Cardiologia – 2006
52. Para a paciente do caso clínico descrito, o tratamento a ser realizado será:
a) aumentar as doses das drogas anti-hipertensivas em uso.
b) substituir o esquema terapêutico em uso, pois não houve resposta anti-hipertensiva.
c) acrescentar uma terceira medicação anti-hipertensiva para atingir maior redução da pressão arterial.
d) não fazer ajustes nas doses dos medicamentos até que a MAPA confirme o controle terapêutico inadequado.

Sobre o caso clínico descrito a seguir, responda às questões 53 e 54.
Homem de 51 anos, tabagista, sem uso de medicação, com pai diabético, falecido por IAM aos 65 anos, apresenta cintura abdominal de 93 cm, IMC = 23,4 kg/m² e PA de 156/103. O exame cardiovascular não mostrou alterações relevantes. Exames complementares: glicemia de jejum = 118 mg/dL; colesterol > total = 198 mg/dL; HDL-c = 52 mg/dL; LDL-c = 123 mg/dL; triglicerídeos = 115 mg/dL; creatinina = 0,8 mg/dL; potássio sérico = 4,3 mEq/L; urina tipo 1 sem alterações; ECG = alterações difusas da repolarização ventricular.

Título de Especialista em Cardiologia – 2006
53. Sobre a pressão arterial do paciente, é CORRETO afirmar que:
a) a PA está elevada, entretanto este comportamento alterado deve ser confirmado no prazo de seis meses.
b) a PA está elevada e a MAPA de 24 horas deve ser solicitada para excluir o diagnóstico de hipertensão mascarada.
c) o paciente é hipertenso, pois os valores de PA encontrados são elevados, não havendo necessidade de confirmação diagnóstica.
d) a elevação da PA deve ser confirmada por novas medidas da PA em outras ocasiões ou através da realização da MAPA ou MRPA.

Título de Especialista em Cardiologia – 2006
54. Para este caso, os exames complementares que devem ser solicitados são:
a) Insulinemia de jejum e teste ergométrico.
b) Glicemia de 2 horas pós-sobrecarga oral de glicose, ácido úrico.

c) *Clearence* de creatinina e proteinúria de 24 horas, ecocardiograma.
d) glicemia de 2 horas pós-sobrecarga oral de glicose, relação albumina/creatinina na urina.

Título de Especialista em Cardiologia – 2006
55. Avalie o traçado da MAPA a seguir e, considerando-se que o paciente tem a PA de consultório 153/92 mmHg (média de três medidas), o diagnóstico provável é:

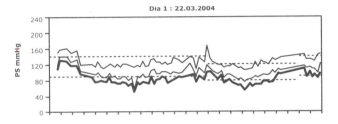

a) normotensão.
b) hipertensão mascarada.
c) hipertensão do avental branco.
d) hipertensão com efeito do avental branco.

Título de Especialista em Cardiologia – 2006
56. Tomando por base as assertivas a seguir, pode-se afirmar que:
a) o edema maleolar que ocorre em pacientes tratados com nifedipina decorre de uma intensa ação relaxadora sobre as veias dos membros inferiores.
b) o efeito hipotensor dos bloqueadores de canais de cálcio, como nifedipina e verapamil, é acompanhado de redução reflexa da frequência cardíaca.
c) no tratamento da crise hipertensiva, os bloqueadores dos canais de cálcio, como a nifedipina aplicada pela via sublingual, constitui-se na primeira escolha terapêutica.
d) em paciente cardiopata tratado cronicamente com propranolol, a suspensão abrupta desta medicação pode induzir intensa ativação cardíaca, com risco para o paciente.

Título de Especialista em Cardiologia – 2006
57. Entre as opções a seguir, a única CORRETA é:
a) os bloqueadores dos receptores da angiotensina II do subtipo ATI aumentam a renina plasmática.
b) os inibidores da ECA são medicamentos de primeira escolha no tratamento da hipertensão da gravidez.
c) o aumento do tônus simpático para o rim reduz a liberação de renina devido ao efeito vasoconstritor sobre a arteríola eferente.
d) o efeito anti-hipertensivo do IECA depende principalmente da redução da síntese de angiotensina II e praticamente independe da menor metabolização da bradicinina.

Título de Especialista em Cardiologia – 2006
58. Sobre diuréticos, é CORRETO afirmar que:
a) o efeito diurético da furosemida é potencializado pelos inibidores da ciclo-oxigenase.
b) o efeito diurético da furosemida é acompanhado de eliminação de urina com alta densidade.
c) a associação de betabloqueador com hidroclorotiazida tende a reduzir a hipocalemia induzida pelo diurético.
d) a administração de hidroclorotiazida induz a uma redução da hiperosmolaridade da medula renal e maior eliminação de cálcio na urina.

Título de Especialista em Cardiologia – 2006
59. Consideram-se indícios de causa secundária de hipertensão arterial, EXCETO:
a) hipocalemia.
b) perda de peso.
c) aumento de mãos e pés.
d) níveis elevados de pressão arterial em membros inferiores.

Título de Especialista em Cardiologia – 2005
60. Homem de 42 anos faz tratamento há seis meses para hipertensão arterial sistêmica (HAS) primária com hidroclorotiazida (HCTZ) em doses adequadas, após um período em que apenas medidas anti-hipertensivas não medicamentosas foram utilizadas. Refere ter boa adesão ao tratamento, apesar da diminuição da libido. Traz resultados de exames feitos para controle (glicemia de jejum, creatinina sérica, potássio sérico, eletrocardiograma), os quais se mostram normais. Continua assintomático. A pressão arterial (média das medidas em dois momentos da consulta) é de 160/112 mmHg. Devido ao não controle da HAS, foi acrescentado um inibidor da enzima conversora da angiotensina (IECA) ao diurético usado. A respeito da atual prescrição, assinale a assertiva CORRETA:
a) a pressão diastólica deve chegar a 80 mmHg.
b) a associação de HCTZ e IECA obriga a suplementar potássio.
c) além de controlar a pressão arterial, o tratamento objetiva reduzir em um terço eventos cardiovasculares maiores.
d) tosse não é esperada por ser efeito adverso que só acomete mulheres.
e) devido à instituição de dois fármacos ao tratamento, as medidas não medicamentosas devem ser suspensas.

Título de Especialista em Cardiologia – 2005
61. Cotejando-se a pressão arterial aferida no consultório e fora dele (por MAPA ou aferição residencial), observa-se que:
a) a pressão arterial é sempre mais elevada no consultório.

b) praticamente todos os pacientes sob tratamento com três fármacos com pressão elevada no consultório também a têm elevada fora dele.
c) pacientes sob o efeito do "jaleco branco" apresentam maior incidência de eventos cardiovasculares em seguimento de até dez anos.
d) a pressão arterial costuma ser mais elevada na MAPA do que na aferição residencial.
e) somente a MAPA identifica risco independente atribuído ao comportamento da pressão arterial durante o sono.

Título de Especialista em Cardiologia – 2005
62. A avaliação da associação entre valores usuais de pressão arterial e incidência de desfechos cardiovasculares, feita com base em muitos estudos de coorte, permitiu estabelecer que:
a) o risco relativo duplica a cada 20 mmHg de pressão sistólica ou a cada 10 mmHg de pressão diastólica.
b) a despeito dos riscos relativos constantes em amplas faixas de pressão arterial, os riscos absolutos são mais elevados quando os valores de pressão arterial encontram-se na faixa intermediária.
c) riscos absolutos e relativos só aumentam substancialmente a partir de 140 mmHg de pressão sistólica ou 90 mmHg de pressão diastólica.
d) os riscos associados à elevação da pressão diastólica são mais consistentes do que os relativos à pressão sistólica, em todas as faixas etárias.
e) o risco é maior para doença arterial coronariana do que para doença cerebrovascular.

Título de Especialista em Cardiologia – 2005
63. No rastreamento clinicolaboratorial de hipertensão arterial sistêmica secundária, justifica-se o emprego de todas as medidas abaixo, EXCETO:
a) a determinação rotineira dos níveis plasmáticos de potássio e de creatinina e a avaliação de sedimento urinário.
b) o rastreamento de hipertensão renovascular em pacientes com aparecimento abrupto de hipertensão arterial após os 50 anos de idade.
c) a pesquisa de feocromocitoma ante variações acentuadas de pressão arterial, acompanhadas de sintomas somáticos.
d) a determinação rotineira da atividade da renina plasmática.
e) a observação da resposta à suspensão de contraceptivos hormonais.

Título de Especialista em Cardiologia – 2005
64. Hipertensão arterial sistêmica associa-se a risco de complicações. A causa de morte mais frequente em hipertensos não tratados é:
a) doença cerebrovascular.
b) insuficiência renal crônica.
c) hipertrofia ventricular esquerda.
d) doença arterial coronariana.
e) nefrosclerose.

Título de Especialista em Cardiologia – 2005
65. Considere as assertivas abaixo acerca da gênese da hipertensão arterial primária:
I. Retenção de sódio, aumento do débito cardíaco e desenvolvimento de hipertrofia arteriolar constituem a sequência mais plausível de mecanismos explanatórios.
II. Déficit na síntese de óxido nítrico endotelial pode ser o mecanismo principal em muitos pacientes.
III. Déficit de insulina pode promover retenção de sódio e elevação da pressão arterial.
Quais são CORRETAS?
a) apenas I.
b) apenas II.
c) apenas III.
d) apenas II e III.
e) I, II e III.

Título de Especialista em Cardiologia – 2005
66. Pressão arterial persistentemente elevada em adolescentes deve-se, mais frequentemente, a:
a) estenose de artéria renal.
b) hipertensão arterial primária.
c) doença parenquimatosa renal adquirida.
d) comprometimento renal por doença reumática.
e) hiperaldosteronismo relativo.

Título de Especialista em Cardiologia – 2005
67. Assinale a condição que, segundo o último relatório do *Joint National Committee* (JNC-VII, EUA), não justifica o emprego de fármacos anti-hipertensivos em pacientes com pré-hipertensão:
a) insuficiência cardíaca.
b) infarto do miocárdio prévio.
c) Diabetes *mellitus*.
d) hipertrofia ventricular esquerda ao ecocardiograma.
e) acidente vascular cerebral prévio.

Título de Especialista em Cardiologia – 2005
68. As crises hipertensivas requerem rápido tratamento quando acompanhadas de todas as condições abaixo, exceto de uma. Assinale-a:
a) púrpura trombocitopênica trombótica.
b) hipertensão severa pós-transplante renal.
c) queimaduras graves e extensas.
d) glomerulonefrite aguda.
e) acidente vascular cerebral isquêmico em evolução.

Título de Especialista em Cardiologia – 2005

69. Todas as intervenções abaixo, exceto uma, fazem parte das modificações de estilo de vida recomendadas no tratamento anti-hipertensivo não medicamentoso. Assinale-a:
a) redução da ingestão de bebidas alcoólicas.
b) suplementação de potássio.
c) dieta rica em frutas, vegetais e laticínios desnatados.
d) suplementação de magnésio.
e) exercícios físicos aeróbios regulares.

Título de Especialista em Cardiologia – 2005
70. Sobre o ensaio clínico ALLHAT, assinale a assertiva CORRETA:
a) lisinopril superou clortalidona na prevenção de acidente vascular cerebral.
b) anlodipino determinou maior redução da pressão arterial sistólica e, por consequência, foi o medicamento mais eficaz na prevenção de acidente vascular cerebral.
c) a incidência de eventos coronarianos maiores foi similar entre os pacientes tratados com clortalidona, anlodipino e lisinopril.
d) anlodipino mostrou-se mais eficaz que os outros fármacos em pacientes negros.
e) lisinopril superou clortalidona na prevenção de insuficiência cardíaca.

Título de Especialista em Cardiologia – 2004
71. Paciente de 38 anos, obeso, etilista, relata ser portador de hipertensão arterial sistêmica, estando em tratamento medicamentoso. Vem à consulta com queixa de dor e aumento articular no primeiro pododátilo direito. Frente ao diagnóstico de artrite gotosa aguda, o médico decide reavaliar o tratamento anti-hipertenwsivo empregado, tendo em vista o possível risco associado ao uso de:
a) diurético tiazídico.
b) inibidor da enzima conversora da angiotensina.
c) betabloqueador seletivo.
d) bloqueador de canal de cálcio de longa duração.
e) betabloqueador não seletivo.

Título de Especialista em Cardiologia – 2004
72. Menino de 13 anos, obeso, é levado à consulta, pois a mãe está preocupada com os maus hábitos alimentares do filho. Há história familiar de hipertensão arterial sistêmica. Ao exame físico, verificam-se níveis de pressão arterial acima do percentil 95 para idade e altura, avaliados em condições padronizadas e corroborados em nova consulta. A investigação subsequente não detecta outras alterações. Para esse paciente, a conduta indicada é:
a) exclusivamente expectante, com avaliações periódicas para acompanhamento.
b) prescrição de medidas não medicamentosas, com mudanças de hábitos de vida.
c) prescrição de medidas não medicamentosas e de diurético tiazídico.
d) prescrição de medidas não medicamentosas e de associação de diurético tiazídico com inibidor da enzima conversora da angiotensina.
e) prescrição de medidas não medicamentosas e de associação de diurético tiazídico, betabloqueador e inibidor da enzima conversora da angiotensina.

Título de Especialista em Cardiologia – 2004
73. Para paciente hipertenso e com disfunção sistólica após infarto agudo do miocárdio, qual o agente anti-hipertensivo preferencial?
a) betabloqueador adrenérgico.
b) bloqueador de canais de cálcio.
c) inibidor da enzima conversora da angiotensina.
d) bloqueador de receptores da angiotensina.
e) vasodilatador de ação direta.

Título de Especialista em Cardiologia – 2004
74. Homem de 39 anos, de cor preta, foi trazido à emergência por um colega, vindo diretamente do trabalho. Queixava-se de cefaleia de início súbito e manifestava alguma confusão mental. A medida da pressão arterial revelou níveis de 220/140 mmHg, e o exame de fundo de olho mostrou hemorragias, exsudatos e papiledema. A decisão foi por instalar rápido tratamento. Assinale, dentre os fármacos abaixo, aquele que tem início de efeito mais imediato ao ser administrado intravenosamente:
a) nitroprussiato de sódio.
b) nitroglicerina.
c) hidralazina.
d) nicardipino.
e) enalapril.

Título de Especialista em Cardiologia – 2004
75. Assinale a assertiva CORRETA em relação aos procedimentos para medida adequada da pressão arterial:
a) o manguito deve cobrir 80% do comprimento do braço e 40% de seu perímetro.
b) em pacientes idosos, diabéticos ou em uso de anti-hipertensivos, deve-se medir a pressão arterial em posição ortostática, pelo menos na avaliação inicial.
c) manguito pequeno para o perímetro braquial de obesos subestima a pressão arterial
d) a pressão arterial deve ser rotineiramente aferida nas posições deitada e sentada.
e) dispositivos eletrônicos não têm validade para medir a pressão arterial.

Título de Especialista em Cardiologia – 2004
76. Assinale a condição que não se associa à hipertensão arterial:
a) obesidade.
b) sedentarismo.
c) ansiedade.
d) hábito de fumar.
e) hiperuricemia.

Título de Especialista em Cardiologia – 2004
77. Considere as assertivas abaixo sobre possíveis riscos cardiovasculares decorrentes de elevação da pressão arterial:
I. Iniciam com níveis de 140/90 mmHg em não diabéticos.
II. Aumentam em idosos, quer tenham hipertensão sistólica isolada, quer tenham elevação combinada das pressões arteriais sistólica e diastólica.
III. São mais bem estimados pelos valores da pressão arterial diastólica.
Quais são CORRETAS?
a) apenas I.
b) apenas II.
c) apenas III.
d) apenas II e III.
e) I, II e III.

Título de Especialista em Cardiologia – 2004
78. Diferentes situações clínicas geram uma classificação de graus de suspeita de hipertensão renovascular, condicionando variadas modalidades de investigação diagnóstica. Assinale, dentre as situações abaixo, a que privilegia a realização de testes não invasivos em lugar de avaliação direta por arteriografia renal:
a) hipertensão moderada com sopro na região das artérias renais.
b) hipertensão severa com perda progressiva da função renal.
c) hipertensão com aumento recente da creatinina sérica induzido por uso de inibidores da enzima conversora da angiotensina.
d) hipertensão severa refratária a tratamento agressivo.
e) hipertensão moderada com assimetria do tamanho dos rins detectada em ultrassonografia abdominal.

Título de Especialista em Cardiologia – 2004
79. Assinale os medicamentos que, em ensaios clínicos randomizados, superaram o placebo na redução de eventos cardiovasculares em pacientes idosos com hipertensão arterial sistólica isolada:
a) diurético tiazídico e betabloqueador.
b) diurético tiazídico e antagonista do cálcio.
c) diurético tiazídico e inibidor da enzima conversora da angiotensina.
d) inibidor da enzima conversora da angiotensina e antagonista do cálcio.
e) betabloqueador e antagonista do cálcio.

Título de Especialista em Cardiologia – 2004
80. As diretrizes para diagnóstico e conduta em hipertensão arterial concordam sobre a indicação de imediato tratamento medicamentoso em pacientes com hipertensão limítrofe e comorbidade. Que situação, dentre as abaixo, não exige esse procedimento?
a) diabetes *mellitus*.
b) insuficiência cardíaca.
c) acidente vascular encefálico recorrente.
d) doença coronariana de alto risco.
e) dislipidemia isolada.

Título de Especialista em Cardiologia – 2004
81. Ensaios clínicos randomizados demonstraram a eficácia anti-hipertensiva de algumas medidas não farmacológicas. A intervenção que não tem eficácia demonstrada é:
a) suplementação de potássio.
b) suplementação isolada de magnésio.
c) dieta rica em frutas, verduras, leite desnatado e derivados.
d) restrição de bebidas alcoólicas.
e) redução do peso corporal.

Título de Especialista em Cardiologia – 2004
82. Quanto ao manejo de hipertensão arterial em pacientes com diabetes *mellitus* tipo 2, assinale a assertiva INCORRETA:
a) a pressão-alvo é inferior a 130/85 mmHg.
b) antagonistas dos canais de cálcio têm efeitos deletérios nesses pacientes.
c) inibidores da enzima conversora da angiotensina e antagonistas de receptores da angiotensina II previnem a progressão de nefropatia em pacientes com microalbuminúria.
d) a associação de dois ou mais anti-hipertensivos é usualmente necessária.
e) o controle intensivo da pressão arterial associa-se com menor incidência de eventos decorrentes do diabete.

Título de Especialista em Cardiologia – 2004
83. Sobre os efeitos adversos de fármacos anti-hipertensivos, considere as assertivas abaixo:
I. Intolerância a carboidratos e elevação de triglicerídios são eventos transitórios associados a diuréticos e não têm importância clínica comprovada.
II. Frequência cardíaca de 60 bpm é contraindicação absoluta para uso de betabloqueadores.

III. Inibidores da enzima conversora da angiotensina podem aumentar a creatinina em pacientes com hipertensão renovascular bilateral.
Quais são CORRETAS?
a) apenas I.
b) apenas II.
c) apenas I e II.
d) apenas I e III.
e) I, II e III.

Título de Especialista em Cardiologia – 2003
84. Traçados de monitorização ambulatorial de pressão arterial (MAPA) são abaixo reproduzidos. Assinale, dentre as alternativas numéricas, a sequência que corresponde, respectivamente, aos diagnósticos de síndrome do jaleco branco, hipertensão sistólica-diastólica, e hipertensão diastólica.

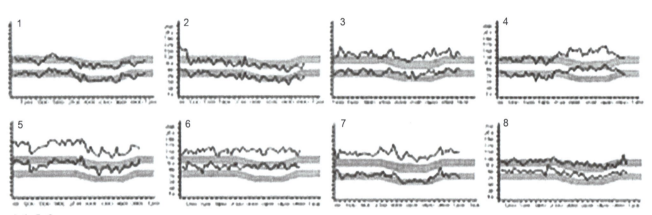

a) 1-5-6.
b) 1-6-8.
c) 2-4-7.
d) 2-5-8.
e) 3-4-6.

Título de Especialista em Cardiologia – 2003
85. A elevação da pressão arterial durante a vida de indivíduos predispostos geneticamente para doença hipertensiva está intimamente associada a:
a) hiperatividade do sistema renina-angiotensina.
b) quantidade de cloreto de sódio ingerido na dieta.
c) déficit de síntese de óxido nítrico.
d) hiperatividade do sistema simpático.
e) disfunção endotelial.

Título de Especialista em Cardiologia – 2003
86. Muitos dos casos de hipertensão reconhecida como primária podem ser atribuídos aos fatores de risco listados a seguir, EXCETO a:
a) hiperuricemia.
b) apneia do sono.
c) obesidade.
d) ingestão pobre de cálcio.
e) ingestão exagerada de álcool.

Título de Especialista em Cardiologia – 2003
87. Sobre a hipertensão arterial no idoso é CORRETO afirmar que:
a) deve ser tratada com anti-hipertensivos em menores doses que as prescritas aos adultos mais jovens.
b) o tratamento medicamentoso no idoso propicia maior benefício absoluto (número de eventos cardiovasculares prevenidos por pacientes tratados) do que o verificado em indivíduos mais jovens.
c) inibidores da enzima conversora da angiotensina mostraram-se eficazes em prevenir eventos coronarianos.
d) não deve ser tratada se a elevação sistólica originar-se de enrijecimento de grandes vasos
e) só deve ser tratada quando houver elevação dos níveis sistólico e diastólico.

Título de Especialista em Cardiologia – 2003
88. A hipertensão induzida pela gestação não pode ser tratada com:

a) bloqueadores de receptores de angiotensina II.
b) betabloqueadores adrenérgicos.
c) diuréticos.
d) bloqueadores dos canais de cálcio.
e) antagonistas adrenérgicos centrais.

Título de Especialista em Cardiologia – 2003
89. Com base na IV Diretriz Brasileira de Hipertensão, considere as assertivas a respeito da concomitância de hipertensão arterial em qualquer estágio e diabetes *mellitus* tipo 2:
I. Categoriza o paciente portador das duas condições em grupo de risco B.
II. Estabelece limites superiores toleráveis de pressão arterial em 130/85 mmHg.
III. Requer a instituição de tratamento medicamentoso anti-hipertensivo.
Quais são CORRETAS?
a) apenas I.
b) apenas II.
c) apenas III.
d) apenas II e III.
e) I, II e III.

Título de Especialista em Cardiologia – 2003
90. A ocorrência de hipertensão renovascular é maior nos pacientes com as seguintes características, à EXCEÇÃO de:
a) queda acentuada de pressão arterial com inibidor da enzima conversora da angiotensina.
b) sopro abdominal.
c) insuficiência renal aguda.
d) aumento da creatinina com inibidor da enzima conversora da angiotensina.
e) início de hipertensão antes dos 30 anos.

Título de Especialista em Cardiologia – 2003
91. A abordagem não medicamentosa eficaz em reduzir a pressão arterial e que independe da restrição de sal na dieta é:
a) dieta hiperproteica.
b) suplementação isolada de cálcio.
c) suplementação isolada de magnésio.
d) dieta rica em frutas, verduras e produtos de leite desnatado.
e) dieta pobre em carboidratos.

Título de Especialista em Cardiologia – 2003
92. Paciente masculino, de 52 anos, com pressão arterial de 162/94 mmHg (média de aferições em três consultas) e estreitamento arteriolar difuso à oftalmoscopia, sem doenças graves prévias, assintomático, sem diabetes *mellitus* ou hipercolesterolemia, com sedimento urinário normal e discretas alterações de repolarização ventricular no eletrocardiograma, deve ser classificado como hipertenso em:
a) estágio I e grupo de risco A.
b) estágio I e grupo de risco B.
c) estágio I e grupo de risco C.
d) estágio II e grupo de risco B.
e) estágio II e grupo de risco C.

Título de Especialista em Cardiologia – 2003
93. O diagnóstico de emergência hipertensiva deve ser cuidadosamente firmado pelo risco que excessiva redução da pressão arterial possa propiciar em algumas situações. Assinale a condição clínica em que o emprego de betabloqueadores está particularmente indicado:
a) encefalopatia hipertensiva.
b) hipertensão maligna acelerada.
c) dissecção aórtica.
d) acidente vascular encefálico isquêmico.
e) edema agudo de pulmão.

Título de Especialista em Cardiologia – 2003
94. Considere as seguintes assertivas sobre hipertensão arterial em crianças:
I. Há forte associação dos valores pressóricos com o índice de massa corporal.
II. Muitas crianças mudam de patamar diagnóstico após a adolescência.
III. Os limites de normalidade foram estabelecidos por percentis de pressão arterial por altura.
Quais são CORRETAS?
a) apenas I.
b) apenas II.
c) apenas III.
d) apenas II e III.
e) I, II e III.

Título de Especialista em Cardiologia – 2003
95. Paciente de 48 anos, de cor preta, chegou à emergência com intensa e progressiva falta de ar, iniciada uma hora antes. Estava bem lúcido, informando ter pressão alta há vários anos, para o que fazia tratamentos irregulares. Suspendera os medicamentos da última prescrição há 36 horas porque um deles (não lembrava o nome) lhe causava muito sono, boca seca e problemas no desempenho sexual. Revelou ter familiares com hipertensão arterial. Ao exame físico, os níveis pressóricos eram de 234/150 mmHg, havia taquicardia (110 bpm) e taquipneia (34 mpm), o íctus encontrava-se desviado e propulsivo, e auscultavam-se ritmo de galope e estertores em ambos os campos pulmonares. Avaliando a intensidade e a repercussão imediata do quadro, a melhor conduta terapêutica é administrar:

a) nitroprussiato de sódio em infusão intravenosa.
b) captopril sublingual.
c) nitroglicerina em infusão intravenosa.
d) nifedipina sublingual.
e) propranolol oral.

Título de Especialista em Cardiologia – 2003
96. Paciente de 60 anos, com história de hipertensão arterial sistêmica e diabetes *mellitus* tipo 2, apresenta nefropatia diabética (proteinúria de 2,5 g em 24 horas). Para adequado controle dos níveis tensionais e lentificação de perda da função renal, é recomendada a prescrição de:
a) diurético tiazídico em associação a diurético poupador de potássio.
b) betabloqueador não seletivo.
c) inibidor da enzima conversora da angiotensina.
d) antagonista de canal de cálcio.
e) diurético de alça.

Instrução – para as questões de números 97 e 98, considere o caso abaixo:

Paciente de 55 anos, fumante e obeso, em tratamento medicamentoso para hipertensão arterial sistêmica, consulta com queixa de claudicação intermitente e pequena lesão pós-trauma em membro inferior, de lenta cicatrização. Frente ao diagnóstico de doença vascular periférica (estágio III pela classificação de Fontaine), o médico decide reavaliar a medicação anti-hipertensiva empregada:

Título de Especialista em Cardiologia – 2003
97. Assinale o anti-hipertensivo com potencial risco para a condição apresentada pelo paciente:
a) inibidor da enzima conversora da angiotensina.
b) diurético tiazídico.
c) betabloqueador.
d) clonidina.
e) verapamil.

Título de Especialista em Cardiologia – 2003
98. Após a avaliação do grau de obstrução vascular, foi proposta cirurgia de revascularização. Sobre a terapia antiplaquetária instituída em casos como este, considere as assertivas abaixo:
I. Clopidogrel reduz a taxa de desfechos cardiovasculares adversos em pacientes com doença vascular periférica.
II. Ácido acetilsalicílico, isoladamente ou em associação com dipiridamol, apresenta efeito benéfico em doença arterial oclusiva periférica.
III. Uso de antiplaquetários não previne oclusão de circulação periférica após procedimento de revascularização.
Quais são CORRETAS?
a) apenas I.
b) apenas II.
c) apenas III.
d) apenas I e II.
e) I, II e III.

Título de Especialista em Cardiologia – 2003
99. Paciente de 69 anos compareceu à consulta para avaliação clínica prévia ao ingresso em plano de saúde privado. Pressão arterial de 170/82 mmHg foi confirmada em consultas subsequentes, sob condições padronizadas. Exame físico completo e avaliação laboratorial posterior não apresentaram alterações significativas. Qual a conduta preferencial?
a) prescrever nitrendipina associada à modificação de hábitos de vida.
b) prescrever antagonista de angiotensina II associado à modificação de hábitos de vida.
c) prescrever propranolol associado à modificação de hábitos de vida.
d) empregar apenas medidas não medicamentosas.
e) tranquilizar o paciente, pois se trata de indivíduo hígido.

Título de Especialista em Cardiologia – 2003
100. No tratamento de hipertensão arterial sistêmica de paciente com nível de creatinina sérica de 2,8 mg/dL e depuração de creatinina endógena de 20 mL/min, o diurético recomendado é:
a) hidroclorotiazida.
b) espironolactona.
c) amilorida.
d) clortalidona.
e) furosemida.

Título de Especialista em Cardiologia – 2003
101. Primigesta de 28 anos, na 32ª semana de gestação, apresentou nas últimas consultas pré-natais pressão arterial entre 140/96 mmHg e 150/98 mmHg. Não relatou história prévia de hipertensão arterial sistêmica. A conduta mais adequada é:
a) não instituir tratamento medicamentoso, acompanhando a evolução da gestação.
b) prescrever metildopa para controle da pressão arterial.
c) prescrever hidroclorotiazida em baixas doses para controle da pressão arterial.
d) prescrever hidralazina e realizar cesariana assim que possível.
e) prescrever sulfato de magnésio e corticosteroide e realizar cesariana após a 34ª semana de gestação.

Instrução – o seguinte caso clínico fornece as informações para responder às questões de números 102 e 103.

Paciente masculino, de 43 anos, fez revisão de rotina na empresa em que trabalha, quando uma medida de pressão arterial mostrou 150/110 mmHg. Nunca havia aferido a pressão arterial anteriormente. Estava assintomático. Referiu história familiar de hipertensão arterial. Ao exame físico, constataram-se índice de massa corporal de 28 kg/m², quarta bulha e discreta hiperfonese de segunda bulha. Foram-lhe agendadas reconsultas para obter a pressão arterial classificatória, ao mesmo tempo em que realizava alguns exames complementares. Após esse período, a pressão arterial classificatória foi de 152/96 mmHg, e os exames, normais, com exceção do eletrocardiograma que mostrou anormalidades de repolarização; foi-lhe, então, solicitada ecocardiografia que revelou discreta hipertrofia concêntrica de ventrículo esquerdo.

Título de Especialista em Cardiologia – 2002
102. Com base em comitês normativos que valorizam estágios de pressão arterial, estratificação de risco e doença em órgão-alvo, classifique este hipertenso:
a) estágio 1, grupo de risco A.
b) estágio 1, grupo de risco B.
c) estágio 1, grupo de risco C.
d) estágio 2, grupo de risco A.
e) estágio 2, grupo de risco B.

Título de Especialista em Cardiologia – 2002
103. A conduta terapêutica adequada para este paciente é recomendar:
a) tratamento medicamentoso imediato associado a mudança de estilo de vida.
b) mudança do estilo de vida e confirmar o diagnóstico em dois meses.
c) mudança do estilo de vida por seis meses.
d) mudança do estilo de vida por 12 meses.
e) mudança de estilo de vida e reavaliar em um ano.

Título de Especialista em Cardiologia – 2002
104. Considere as situações a seguir:
I. Hipertensão arterial episódica.
II. Episódios de síncope durante o tratamento.
III. Diagnóstico de hipertensão arterial em pacientes com arritmia cardíaca.
Quais delas constituem indicações para a monitorização ambulatorial da pressão arterial (MAPA)?
a) apenas I.
b) apenas II.
c) apenas III.
d) apenas I e II.
e) I, II e III.

Título de Especialista em Cardiologia – 2002
105. Entre as abordagens não medicamentosas, usualmente aplicáveis ao manejo da hipertensão arterial sistêmica, considere as abaixo apresentadas:
I. Restrição de sal na dieta.
II. Aumento da ingesta alimentar de potássio.
III. Diminuição de peso.
Quais se demonstraram eficazes para reduzir a pressão arterial em ensaios clínicos randomizados?
a) apenas I.
b) apenas II.
c) apenas III.
d) apenas II e III.
e) I, II e III.

Título de Especialista em Cardiologia – 2002
106. A suspeita clínica de hipertensão renovascular determina que se solicitem exames de imagem e funcionais para confirmar o diagnóstico, tais como renograma radioisotópico com teste do captopril ou ultrassonografia com Doppler de artérias renais. Considere os achados clínicos listados abaixo:
I. Hipertensão refratária ao tratamento convencional.
II. Hipertensão com elevação recente de creatinina em tratamento com inibidores da enzima conversora da angiotensina II.
III. Hipertensão com papiledema.
Quais deles são sinais tão sugestivos de hipertensão renovascular que justifiquem a realização de arteriografia renal sem testes prévios?
a) apenas I.
b) apenas II.
c) apenas III.
d) apenas II e III.
e) I, II e III.

Título de Especialista em Cardiologia – 2002
107. O diagnóstico de emergência hipertensiva deve ser cuidadosamente firmado pelo risco que a excessiva redução de pressão arterial apresenta em algumas situações. Assinale a condição clínica em que a redução da pressão arterial pode ser eventualmente desnecessária:
a) encefalopatia hipertensiva.
b) dissecção aórtica.
c) acidente vascular encefálico isquêmico.
d) hipertensão maligna acelerada.
e) edema agudo de pulmão.

Título de Especialista em Cardiologia – 2002
108. Primigesta de 28 anos, na trigésima semana da gestação, vem à consulta devido à detecção de cifras

tensionais de 150/96 mmHg em consulta pré-natal, realizada há 45 dias. Está assintomática. Tem história familiar (pai e um tio paterno) de hipertensão arterial. Diz que, em função da demora de marcação da consulta clínica, resolveu tomar o mesmo medicamento receitado para seu pai – captopril –, o que vem fazendo há 30 dias. O exame clínico confirma a hipertensão (146/96 mmHg, como média de 2 medidas), sendo normal nos demais aspectos. O exame qualitativo de urina trazido pela paciente não mostra anormalidades. A respeito deste caso, considere as assertivas abaixo:

I. Devem ser recomendadas restrição absoluta de atividade física (repouso no leito) e redução de estresse até o momento do parto.
II. O inibidor da enzima conversora da angiotensina II deve ser imediatamente suspenso.
III. Não deve ser recomendado tratamento anti-hipertensivo medicamentoso, pois a hipertensão é leve, e o tratamento não melhora desfechos peri-natais e pode associar a retardo de crescimento fetal.

Quais são CORRETAS?
a) apenas I.
b) apenas II.
c) apenas III.
d) apenas II e II.
e) I, II e III.

Título de Especialista em Cardiologia – 2002
109. Mulher de 50 anos, diabética desde a infância, faz adequado controle com dieta apropriada e insulina. Traz exames laboratoriais atuais, constatando-se proteinúria e hipercolesterolemia. Sua pressão arterial (média de seis aferições em três dias distintos) é de 164/104 mmHg. Esta paciente tem indicação primária para usar:
a) tiazídicos em altas doses.
b) inibidores da enzima conversora da angiotensina II.
c) tiazídicos em baixas doses.
d) betabloqueadores adrenérgicos.
e) antagonistas dos canais de cálcio.

Título de Especialista em Cardiologia – 2002
110. Sobre a hipertensão arterial em pacientes idosos, são propostas as seguintes assertivas:
I. O risco absoluto por ela causado é menor do que o da elevação da pressão arterial em não idosos.
II. A hipertensão sistólica, frequente nessa faixa etária, determina risco pelo menos equivalente ao da hipertensão combinada sistólica e diastólica.
III. Pode apresentar-se como pseudo-hipertensão, por esclerose arterial.

Quais são CORRETAS?
a) apenas I.
b) apenas II.
c) apenas III.
d) apenas II e III.
e) I, II e III.

Título de Especialista em Cardiologia – 2002
111. Mulher de 80 anos, hipertensa leve, com raras extrassístoles ventriculares, é de longa data tratada com baixa dosagem diária de uma associação de hidroclorotiazida e triantereno, obtendo adequado controle para a hipertensão arterial. Investigações sequenciais regulares não têm detectado alterações clínicas ou laboratoriais. Assinale a assertiva INCORRETA em relação ao uso desta associação medicamentosa:
a) triantereno objetiva efeito corretivo de hipopotassemia, o que tem importância, sobretudo em pacientes com prévias alterações eletrocardiográficas.
b) em hipertensos idosos, tiazídico mostra-se superior a placebo e atenolol na prevenção de eventos coronarianos e cerebrovasculares.
c) a esta associação medicamentosa deve ser acrescentado suplemento de potássio.
d) em pacientes idosos e com calemia normal, tiazídico em baixas doses demonstra efeito benéfico sobre morbimortalidade.
e) calculou-se ser necessário tratar 40 a 50 pacientes idosos com baixa dose de diurético por cinco anos para prevenir um evento cardiovascular maior, e tratar 71 pacientes, por cinco anos, para prevenir uma morte.

Título de Especialista em Cardiologia – 2002
112. Mulher de 32 anos, com 28 semanas de gestação, procura o cardiologista por ter sido detectada hipertensão arterial (152/98 mmHg) em consulta pré-natal há 15 dias. Não apresenta nenhuma queixa. O exame clínico confirma a hipertensão arterial (140/88 mmHg, como média de 2 medidas), sendo normal nos demais aspectos. O exame qualitativo de urina trazido pela paciente não mostra anormalidades. O médico, levando em conta os níveis tensionais e a repercussão farmacológica sobre crescimento fetal e eventos perinatais, decide:
a) prescrever metildopa.
b) empregar nifedipina.
c) receitar hidralazina oral.
d) prescrever pindolol.
e) recomendar tratamento não medicamentoso.

Título de Especialista em Cardiologia – 2002
113. Paciente de 37 anos, de cor preta, atendida na sala de emergência do hospital, mostrava-se obnubilada. Um familiar revelou que ela se queixara de cefaleia occipital intensa, dificuldade visual e escotomas, e tivera dois episódios de vômitos nas últimas 6 horas.

Sabia-se hipertensa, mas não seguia o tratamento anteriormente prescrito. O exame físico revelou hipertensão (236/154 mmHg), taquicardia, íctus desviado e impulsivo, ocupando uma polpa digital. O ritmo cardíaco era normal, a quarta bulha, audível, e a segunda, hiperfonética. O exame do fundo de olho mostrou edema de papila. Assinale, dentre os medicamentos abaixo, o que é eficaz e rapidamente reduz a pressão arterial, sem risco de hipotensão, pois sua concentração sérica pode ser facilmente controlada:
a) nifedipina sublingual.
b) furosemida intravenosa.
c) reserpina intramuscular
d) nitroprussiato de sódio em infusão intravenosa.
e) captopril oral.

Título de Especialista em Cardiologia – 2002
114. Homem de 70 anos, de cor preta, tem diagnósticos de hipertensão arterial moderada, insuficiência cardíaca classe II e hipertrofia ventricular esquerda. Trata-se, diariamente, com 0,25 mg de digoxina e 25 mg de hidroclorotiazida. Ao contrário do que se preconiza a partir de resultados de ensaios clínicos randomizados, não recebe fármaco eficaz em reduzir a mortalidade. Qual dos medicamentos abaixo deve ser acrescentado ao esquema terapêutico deste paciente por ter se mostrado o mais capaz em melhorar o prognóstico de insuficiência cardíaca em todos os estágios?
a) furosemida.
b) hidralazina.
c) ácido acetilsalicílico.
d) enalapril.
e) amiodarona.

Título de Especialista em Cardiologia – 2002
115. Diversos ensaios clínicos compararam diferentes esquemas anti-hipertensivos em pacientes com prévia perda da função renal e acentuada proteinúria. Dentre as diferentes classes testadas, a que ocasionou menor progressão na perda de função renal, menor proteinúria diária, e melhor controle dos níveis tensionais foi a dos:
a) antagonistas do cálcio.
b) inibidores da enzima de conversão da angiotensina II.
c) vasodilatadores diretos.
d) betabloqueadores adrenérgicos.
e) alfabloqueadores adrenérgicos.

Instrução – Para responder às questões de números 116 e 117, considere o caso clínico abaixo:

Homem de 62 anos foi encaminhado ao cardiologista pelo oftalmologista, que suspeitou de pressão arterial elevada com base nos achados do exame oftalmoscópico (estreitamento arteriolar difuso). O paciente estava assintomático e desconhecia sua pressão arterial. Não havia dados relevantes na história médica pregressa e familiar. Ao exame físico, observou-se apenas sobrepeso (índice de massa corporal de 29 kg/m^2). A pressão arterial foi de 160/96 mmHg e de 160/90 mmHg, respectivamente, na primeira e na segunda medidas, tomadas na posição sentada. O eletrocardiograma foi normal. O ecocardiograma revelou septo e parede posterior com 1,0 cm e discreto aumento da onda *a*. Radiografia de tórax, glicemia em jejum e determinações séricas de colesterol e frações, ácido úrico, potássio, sódio, reserva alcalina, ureia e creatinina foram normais. A prescrição constou de medidas não medicamentosas (dieta hipocalórica, com redução de sal e gorduras saturadas, e caminhadas de 30 minutos, três vezes por semana) e de um bloqueador de receptores de angiotensina em doses usuais.

Título de Especialista em Cardiologia – 2001
116. À luz das Diretrizes Nacionais e Internacionais de Diagnóstico e Manejo de Hipertensão Arterial, o cardiologista agiu corretamente quando:
a) aferiu a pressão arterial por duas vezes antes de estabelecer o diagnóstico.
b) mediu a pressão arterial com o paciente sentado.
c) solicitou ecocardiografia.
d) iniciou tratamento medicamentoso.
e) solicitou todos os exames complementares recomendados para pacientes com hipertensão arterial.

Título de Especialista em Cardiologia – 2001
117. Assinale a alternativa que preenche corretamente as lacunas da frase abaixo:
Tendo sido confirmados os valores pressóricos iniciais em consultas subsequentes (em média 158/92 mmHg), o paciente foi adequadamente classificado como hipertenso em estágio____ e grupo de risco____.
a) I-A.
b) I-B.
c) I-C.
d) II-A.
e) II-B.

Título de Especialista em Cardiologia – 2001
118. Considere as assertivas abaixo sobre o manejo medicamentoso de hipertensão arterial:
I. Somente diuréticos e betabloqueadores foram testados em ensaios clínicos com desfechos clínicos.
II. Bloqueadores dos receptores da angiotensina são substitutivos dos inibidores da enzima conversora da angiotensina em pacientes intolerantes a estes últimos.

III. Inibidores da enzima conversora da angiotensina têm indicação preferencial para pacientes com diabetes *mellitus*.
Quais delas constituem recomendações atuais de diretrizes nacionais e internacionais?
a) apenas II.
b) apenas III.
c) apenas I e II.
d) apenas II e III.
e) I, II e III.

Título de Especialista em Cardiologia – 2001
119. A respeito da pressão arterial aferida por monitorização ambulatorial (MAPA), considere as assertivas abaixo:
I. Associa-se mais consistentemente com dano em órgão-alvo.
II. Não mostra valor prognóstico para eventos cardiovasculares que ocorrem cedo, pela manhã.
III. Não substitui a pressão de consultório na rotina diagnóstica de hipertensão arterial.
Quais são CORRETAS?
a) apenas I.
b) apenas III.
c) apenas I e II.
d) apenas I e III.
e) I, II e III.

Título de Especialista em Cardiologia – 2001
120. A suspeita clínica de hipertensão renovascular determina que se solicitem exames de imagem e funcionais para diagnóstico, tais como renograma radioisotópico com teste do captopril ou ultrassonografia com Doppler de artérias renais. Considere os achados clínicos listados abaixo:
I. Hipertensão refratária ao tratamento convencional.
II. Elevação de creatinina, em tratamento com inibidores da enzima conversora da angiotensina.
III. Hipertensão com papiledema.
Quais deles são sinais altamente sugestivos de hipertensão renovascular que justifiquem a realização de arteriografia renal sem testes prévios?
a) apenas I.
b) apenas II.
c) apenas III.
d) apenas II e III.
e) I, II e III.

Título de Especialista em Cardiologia – 2001
121. A primeira escolha de anti-hipertensivos baseia-se, hoje, nos resultados de inúmeros ensaios randomizados, controlados, com desfechos clínicos (proteção de acidente vascular encefálico e cardiopatia isquêmica, por exemplo), que empregaram diuréticos em alta (I) e baixa (II) doses e betabloqueadores (III) como primeira opção. O gráfico abaixo expressa a redução do risco relativo (em relação ao grupo controle) evidenciada por uma metanálise daqueles estudos.

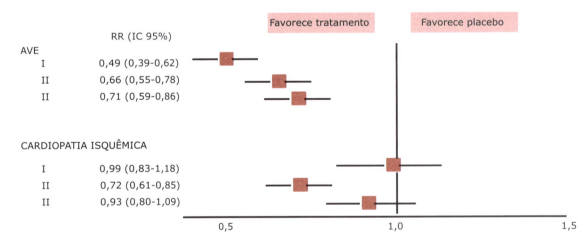

RR= risco relativo; IC= intervalo de confiança

Assinale a alternativa que inclui a sequência de eficácia (em ordem decrescente) dos fármacos avaliados na proteção contra os eventos de cardiopatia isquêmica:
a) I, III e II.
b) I, II e III.
e) II, III e I.
d) II, I e III.
e) III, I e II.

Título de Especialista em Cardiologia – 2001
122. A modificação do estilo de vida (tratamento não medicamentoso) e consensualmente indicada a todos os pacientes que puderem adotá-la. Dentre as diferentes intervenções recomendadas, assinale a que não demonstrou consistente efeito anti-hipertensivo em ensaios clínicos randomizados:
a) técnicas de relaxamento.
b) dieta rica em fibras e laticínios.
c) dieta com restrição de cloreto de sódio.
d) dieta enriquecida em potássio.
e) dieta hipocalórica.

Título de Especialista em Cardiologia – 2001
123. Há inúmeros ensaios clínicos em andamento em que se compara o efeito de anti-hipertensivos sobre a incidência de cardiopatia isquêmica, doença cerebrovascular e outros desfechos clínicos. Entre os resultados já publicados, um grande ensaio randomizado, duplo-cego e realizado em pacientes mais velhos (> 55 anos) demonstrou que certo anti-hipertensivo associou-se significativamente a maiores riscos para acidente vascular encefálico e insuficiência cardíaca congestiva quando comparado a clortalidona, motivo que levou à interrupção deste braço do estudo. O fármaco em questão pertence ao grupo dos:
a) bloqueadores alfa-adrenérgicos.
b) antagonistas do cálcio diidropiridínicos.
c) antagonistas do cálcio não diidropiridínicos.
d) bloqueadores de receptores da angiotensina II.
e) antagonistas adrenérgicos centrais.

Título de Especialista em Cardiologia – 2001
124. O diagnóstico de emergência hipertensiva deve ser cuidadosamente firmado, pelo risco que a excessiva redução de pressão arterial apresenta em algumas situações. Assinale a condição clínica em que a redução da pressão arterial deve ser mais cuidadosa e eventualmente desnecessária:
a) encefalopatia hipertensiva.
b) acidente vascular encefálico isquêmico.
c) dissecção aórtica.
d) hipertensão maligna acelerada.
e) edema agudo de pulmão.

Título de Especialista em Cardiologia – 2001
125. Ensaios clínicos randomizados que arrolaram hipertensos idosos mostraram que os benefícios absolutos com o uso de medicamentos anti-hipertensivos são proporcionais à intensidade de risco dos pacientes e à queda pressórica obtida. Assinale a condição clínica para a qual ocorreu a maior proteção com tal tratamento:
a) insuficiência renal.
b) insuficiência cardíaca congestiva.
c) acidente vascular encefálico isquêmico.
d) acidente vascular encefálico hemorrágico.
e) dissecção da aorta.

Título de Especialista em Cardiologia – 2001
126. Em pacientes hipertensos idosos submetidos a terapia diurética, a forma menos desejável de manejar a hipocalemia é:
a) usar a menor dose de hidroclorotiazida.
b) usar preferencialmente clortalidona.
c) administrar suplemento de potássio.
d) aumentar a ingestão de alimentos ricos em potássio.
e) associar hidroclorotiazida com diurético retentor de potássio.

Título de Especialista em Cardiologia – 2000
127. Mulher de 26 anos, primigesta, normotensa até o presente, desenvolve na trigésima semana da gestação hipertensão arterial (154/110 mmHg), acompanhada de edema de membros inferiores e proteinúria. A respeito deste caso, considere as afirmações abaixo:
I. Deve ser recomendada restrição absoluta de atividade física (repouso no leito) e redução de estresse até o momento do parto.
II. Dentre os fármacos anti-hipertensivos, inibidores da enzima conversora da angiotensina não podem ser usados.
III. Tratamento medicamentoso seguramente beneficia a mãe, mas seu impacto sobre eventos perinatais é menos conclusivo.
Quais são CORRETAS?
a) apenas I.
b) apenas II.
c) apenas I e II.
d) apenas II e III.
e) I, II e III.

Título de Especialista em Cardiologia – 2000
128. Considere as situações abaixo:
I. Normalização da pressão arterial sob uso de inibidor da enzima conversora da angiotensina em paciente com hipertensão arterial moderada a severa de início recente.
II. Hipertensão acelerada ou maligna.
III. Hipertensão com elevação recente da creatinina sérica, reversivelmente induzida por inibidor da enzima conversora da angiotensina.
Diante de quais delas está indicada realização direta de arteriografia renal para rastreamento de hipertensão arterial secundária a doença renovascular?
a) apenas diante de I.
b) apenas diante de II.
c) apenas diante de III.
d) apenas diante de II e III.
e) diante de I, II e III.

Título de Especialista em Cardiologia – 2000
129. Considere as situações abaixo:
I. Suspeita de hipertensão do avental branco.
II. Episódios de síncope durante o tratamento.
III. Diagnóstico de hipertensão arterial limítrofe.
Quais delas constituem indicações aceitas para a monitorização ambulatorial da pressão arterial (MAPA)?
a) apenas I.
b) apenas II.
c) apenas I e II.
d) apenas II e III.
e) I, II e III.

Título de Especialista em Cardiologia – 2000
130. O aumento sustentado da resistência periférica em pacientes hipertensos pode dever-se à expansão de volume, com consequente aumento de débito cardíaco, ou a fatores tróficos vasculares diretos. A obesidade, fator de risco importante para hipertensão arterial, atua provavelmente por meio de:
a) expansão de volume, secundário à alta ingestão de carboidratos.
b) expansão de volume, secundário à alta ingestão de sódio.
c) fatores tróficos, secundários ao aumento da atividade simpática.
d) fatores tróficos, secundários à alta ingestão de proteínas.
e) fatores tróficos, secundários à hiperinsulinemia.

Título de Especialista em Cardiologia – 2000
131. Algumas medidas não farmacológicas são documentadamente eficazes na redução da pressão arterial, devendo fazer parte das recomendações de mudança de estilo de vida aplicáveis a pacientes hipertensos. A intervenção isolada que não tem eficácia demonstrada é:
a) suplementação de potássio.
b) suplementação de cálcio.
c) redução da ingestão de cloreto de sódio.
d) restrição de bebidas alcoólicas.
e) redução do peso corporal.

Título de Especialista em Cardiologia – 2000
132. Em emergências hipertensivas, a excessiva redução da pressão arterial pode propiciar riscos. Daí o cuidado com drogas capazes de induzir quedas acentuadas e indesejáveis da pressão arterial. Assinale, dentre as abaixo, a droga não recomendada no manejo dessas emergências de acordo com o último Consenso Brasileiro de Hipertensão Arterial (CBHA):
a) nifedipina sublingual.
b) diurético por via oral.
c) betabloqueador por via oral.
d) inibidor da enzima conversora da angiotensina por via oral.
e) nitroprussiato de sódio por via intravenosa contínua.

Título de Especialista em Cardiologia – 2000
133. Sobre a hipertensão arterial em pacientes idosos, fazem-se as seguintes afirmações:
I. O risco absoluto por ela causado é menor do que o da elevação da pressão arterial em não idosos.
II. A hipertensão sistólica, frequente nessa faixa etária, determina risco pelo menos equivalente ao da hipertensão combinada sistólica e diastólica.
III. Pode apresentar-se como pseudo-hipertensão, por esclerose arterial.
Quais são CORRETAS?
a) apenas I.
b) apenas II.
c) apenas III.
d) apenas II e III.
e) I, II e III.

Título de Especialista em Cardiologia – 2000
134. Homem negro, de 64 anos, tem diagnósticos de hipertensão arterial moderada, insuficiência cardíaca classe II e hipertrofia ventricular esquerda, pelo que recebe diariamente 0,25 mg de digoxina e 80 mg de furosemida. Há 15 dias suspendeu captopril devido a tosse muito persistente. Presentemente queixa-se de anorexia, cãibras e astenia. A ausculta do precórdio revela bradicardia e extrassistolia. Laboratorialmente, evidenciam-se os seguintes níveis séricos: creatinina de 2,1 mg%, potássio de 3,0 mg%, magnésio de 2,3 mg%, sódio de 130 mEq/l e cloretos de 92 mEq/l. Face a esses dados, qual a primeira medida a tomar no controle deste paciente?
a) administrar digoxina em dias alternados.
b) substituir furosemida por hidroclorotiazida.
c) instituir terapia antiarrítmica com amiodarona.
d) substituir captopril por losartam.
e) suplementar potássio.

Título de Especialista em Cardiologia – 2000
135. Homem negro, com 60 anos, obeso, fumante, diabético tipo 2, tem pressão arterial classificatória de 160/106 mmHg, sem repercussão em órgão-alvo. Para ele, recomenda-se início imediato de tratamento farmacológico e medidas não medicamentosas. Em relação aos anti-hipertensivos que podem ser indicados a este paciente, assinale a afirmação CORRETA:
a) inibidor da enzima conversora da angiotensina agrava a evolução de eventual nefropatia diabética.
b) nifedipina tem uso irrestrito, pois não apresenta risco aumentado de infarto agudo do miocárdio (IAM).

c) diurético tiazídico em monoterapia, e dose baixa, é o agente de escolha.
d) diurético em alta dose associado a betabloqueador não acarreta riscos a este paciente.
e) em paciente de raça negra, um betabloqueador é mais eficaz que um tiazídico.

Título de Especialista em Cardiologia – 2000
136. A respeito do manejo da hipertensão arterial sistêmica, assinale a afirmação CORRETA:
a) diuréticos e betabloqueadores são agentes de escolha para tratamento de hipertensão leve e moderada, pois comprovadamente reduzem a mortalidade.
b) a terapêutica anti-hipertensiva objetiva primordialmente à redução dos sintomas do paciente e o retorno da pressão arterial aos níveis normais.
c) a associação de inibidores da enzima conversora da angiotensina com diuréticos poupadores de potássio é racional.
d) furosemida é mandatória na emergência hipertensiva.
e) comparativamente a diuréticos, betabloqueadores demonstraram maior efeito protetor em relação a risco de derrame cerebral.

Instrução: Para responder às questões de números 137 e 138, considere o caso clínico abaixo:

Paciente de 78 anos, fumante, obeso, tem hipertensão arterial leve há muitos anos, mas sem repercussão em órgão-alvo. Tem usado medicamentos de forma muito irregular, fundamentalmente por falta de adesão, motivada por esquecimento. Um eletrocardiograma mostrou extrassístoles ventriculares isoladas, achado casual, pois o paciente está assintomático. O médico prescreveu-lhe captopril, amilorida e quinidina.

Título de Especialista em Cardiologia – 2000
137. Com relação aos erros medicamentosos cometidos, considere as seguintes afirmações:
I. Há risco de hiperpotassemia, pelo que o diurético, se necessário, deveria ser de outro tipo.
II. A quinidina é desnecessária, pois o paciente não tem sintomas, nem doença estrutural cardíaca.
III. Os anti-hipertensivos usados não constituem tratamento de eleição para este paciente.
Quais são CORRETAS?
a) apenas I.
b) apenas II.
c) apenas III.
d) apenas I e II.
e) I, II e III.

Título de Especialista em Cardiologia – 2000
138. Na prescrição para este paciente, foi desconsiderado o valor das medidas não medicamentosas, apesar de haver evidências (TONE – *Trial of Non-pharmacologic Interventions in the Elderly*) de que sua instituição capacita um número substancial de idosos a suspender o tratamento farmacológico. Assinale, dentre as abaixo, as medidas consideradas eficazes no controle da hipertensão do idoso:
a) exercício físico aeróbico regular e cessação do hábito de fumar.
b) leve restrição de sal e perda de peso.
c) moderada ingestão alcoólica e redução de proteínas na dieta.
d) redução da ingestão de gorduras e aumento da ingestão de cálcio.
e) aumento da ingestão de magnésio e redução do teor de cafeína diário.

Título de Especialista em Cardiologia – 2000
139. Homem negro, de 72 anos, chega ao serviço de emergência com queixas de cefaleia e alterações visuais. Familiares referem ser o paciente hipertenso de longa data, tendo há dois dias suspendido abruptamente tratamento com clonidina. Apresenta discreta obnubilação mental e níveis pressóricos de 186/124 mmHg. O plano terapêutico é tratá-lo com medicação anti-hipertensiva por via oral, pelo que se prescreve:
a) diazóxido.
b) hidralazina.
c) captopril.
d) nitroglicerina.
e) nitroprussiato de sódio.

1. De acordo com a tabela abaixo, das VI Diretrizes Bra-

Gabarito comentado

sileiras de Hipertensão, devemos reavaliar pacientes com risco adicional baixo, 6 meses após início de tratamento não-farmacológico.

DECISÃO TERAPÊUTICA	
Categoria de risco	**Considerar**
Sem risco adicional	Tratamento não-medicamentoso isolado.
Risco adicional baixo	Tratamento não-medicamentoso isolado por até 6 meses. Se não atingir a meta, associar tratamento medicamentoso.

| Risco adicional médio, alto e muito alto | Tratamento não-medicamentoso + medicamentoso. |

Resposta b.

2. Vamos comentar cada uma das alternativas separadamente:

a) Para hipertensos que não possuem o hábito de ingerir bebida alcoólica, pode-se sugerir o uso de quantidades pequenas de álcool diariamente (< 30g etanol/dia, ou seja, 1 taça de 300mL de vinho/dia) com o objetivo de baixar a pressão arterial. – **Errado** - As próprias diretrizes contêm a frase quando comentam do álcool – "para aqueles que não têm o hábito, não justifica recomendar que o façam" - ou seja, o risco de abuso do álcool é muito maior que qualquer benefício que ele possa conferir em indivíduos abstêmios.

b) Todo paciente hipertenso deve realizar exercícios físicos, isotônico e resistido, desde que suas pressões arteriais sistólica e diastólica estejam < 160 mmHg e/ou < 105 mmHg, respectivamente. **Correto** - autoexplicativo.

c) Nem todos os hipertensos são beneficiados com a diminuição da ingestão de sódio no tratamento da hipertensão arterial, por isso, para alguns casos, tolera-se o uso de mais de 5g de sal de cozinha/dia. **Errado** - A relação entre PA e a quantidade de sódio ingerido é heterogênea. Este fenômeno é conhecido como sensibilidade ao sal. Indivíduos normotensos com elevada sensibilidade à ingestão de sal apresentaram incidência cinco vezes maior de HAS, em 15 anos, do que aqueles com baixa sensibilidade. Alguns trabalhos demonstraram que o peso do indivíduo, ao nascer, tem relação inversa com a sensibilidade ao sal e está diretamente relacionado com o ritmo de filtração glomerular e HAS na idade adulta. Uma dieta contendo cerca de 1 g de sódio promoveu rápida e importante redução de PA em hipertensos resistentes. Apesar das diferenças individuais de sensibilidade, mesmo modestas reduções na quantidade de sal são, em geral, eficientes em reduzir a PA. Tais evidências reforçam a necessidade de orientação a hipertensos e "limítrofes" quanto aos benefícios da redução de sódio na dieta. A necessidade nutricional de sódio para os seres humanos é de 500 mg (cerca de 1,2 g de sal), tendo sido definido recentemente, pela Organização Mundial de Saúde, em 5 g de cloreto de sódio ou sal de cozinha (que corresponde a 2 g de sódio) a quantidade considerada máxima saudável para ingestão alimentar diária. O consumo médio do brasileiro corresponde ao dobro do recomendado.

d) A cessação do tabagismo é fundamental por garantir claramente a diminuição dos níveis de pressão arterial em indivíduos hipertensos. **Errado (será?)** – Apesar da cessação do tabagismo constituir medida fundamental na prevenção primária e secundária das doenças cardiovasculares e de diversas outras doenças, não há evidências que a cessação do tabagismo contribua para o controle da pressão. Esta pesquisa foi patrocinada pela *British American Tobacco*, obviamente sem nenhum conflito de interesse.

e) Técnicas de controle do estresse como meditação, ioga e musicoterapia não promovem qualquer benefício. **Correto, mas considerado Errado pela SBC** - A maioria das evidências a favor de ioga, terapia de cristais, meditação transcedental, etc é bastante ruim, mas as diretrizes acolhem as parcas evidências para não parecerem impérvios à chamada "medicina alternativa". A verdade é que a evidência que estas condutas tenham algum efeito é bastante ruim. Sugiro ao leitor interessado em dissecar melhor a evidência sobre medicina "alternativa" a ler o livro "*Trick or Treatment*" do médico Edzard Ernst. Resposta b.

3. Clássica "pegadinha" de hipertensão – Os fatores de risco maiores para hipertensão são tabagismo / diabetes / idade acima de 60 anos / história familiar positiva segundo os critérios de Framingham (parente de primeiro grau com história familiar de doença cardiovascular ou morte súbita, em parentes com menos de 55 anos do sexo masculino e menos de 65 anos do sexo feminino). Etilismo (e não alcoolismo como referido pelo iletrado examinador) não é fator de risco maior ou emergente para hipertensão. Etilismo é sim uma etiologia de hipertensão secundária. Assim resposta b.

4. Sobre o feocromocitoma, é CORRETO afirmar que, conforme pelas VI Diretrizes Brasileiras de Hipertensão, pág. 35, Arq Bras Cardiol 2010; 95(1 supl.1): 1-51:

"Para o diagnóstico topográfico dos tumores e de metástases, os métodos de imagens recomendados são: tomografia computadorizada (TC) e ressonância nuclear magnética (RNM), ambas com sensibilidade próxima a 100% para tumores adrenais."

"O diagnóstico laboratorial do tumor é baseado nas dosagens de catecolaminas e seus metabólitos no sangue e na urina."

PERCENTUAIS DE SENSIBILIDADE E ESPECIFICIDADE COM OS RESPECTIVOS INTERVALOS DE CONFIANÇA DOS TESTES BIOQUÍMICOS PARA DIAGNÓSTICO DO FEOCROMOCITOMA

Plasma		
Teste Bioquímico	Sensibilidade	Especificidade
Metanefrinas livres	99 (96-100)	89 (87-92)
Catecolaminas	84 (78-89)	81 (78-84)

Hipertensão Arterial Secundária

Urina		
Teste Bioquímico	Sensibilidade	Especificidade
Metanefrinas fracionadas	97 (92-99)	69 (64-72)
Catecolaminas	86 (80-91)	88 (85-91)
Metanefrinas – Total	77 (68-85)	93 (89-97)
Ácido vanilmandélico	54 (55-71)	95 (93-97)

Quando perguntado "qual o melhor exame" o examinador não especifica se quer o melhor exame em termos de sensibilidade ou em termos de especificidade, ou seja: se perguntar qual o melhor exame para triagem (o de melhor sensibilidade), a resposta será a metanefrina sérica, e se perguntado qual o melhor exame para diagnóstico (melhor especificidade) a resposta é o ácido vanilmandélico urinário. **Portanto, a falta de clareza do examinador na formulação da questão torna impossível entender a sua real intenção.**
Segundo Braunwald – Tratado de Doenças Cardiovasculares – 8ª Edição, Saunders-Elsevier – Português, "A quantificação das metanefrinas na urina de 24h é o exame mais confiável para triagem" (2°vol.; capítulo 8; p.2045). Portanto a assertiva "c" é a correta.
Ademais, podemos considerar a alternativa "c" correta – as VI Diretrizes Brasileiras de Hipertensão, pág. 35, Arq Bras Cardiol 2010; 95(1 supl.1): 1-51 dizem que:
"Para o diagnóstico topográfico dos tumores e de metástases, os métodos de imagens recomendados são: tomografia computadorizada (TC) e ressonância nuclear magnética (RNM), ambas com sensibilidade próxima a 100% para tumores adrenais."
Assim, por haver duas alternativas corretas e falta de clareza em uma das respostas solicitamos a anulação da questão.

5. Aqui há um paciente hipertenso no pronto-socorro, mas sem nenhum critério diagnóstico para emergência hipertensiva. O paciente não tem dispneia (que poderia indicar edema agudo pulmonar), nem papiledema (sinal de encefalopatia hipertensiva). Também não há sinais e sintomas de síndrome coronária aguda, dissecção de aorta ou AVC. A sobrecarga ventricular esquerda no ECG indica lesão de órgão-alvo, não nenhum tipo de emergência. Desta forma, este paciente não está em uma emergência hipertensiva. Para a urgência hipertensiva acima descrita, a melhor alternativa seria analgesia (por exemplo, dipirona endovenosa. Resposta e.

6. A medida da PA em crianças é recomendada em toda avaliação clínica após os três anos de idade, pelo menos anualmente, como parte do seu atendimento pediátrico primário, devendo respeitar as padronizações estabelecidas para os adultos.
A interpretação dos valores de pressão arterial obtidos em crianças e adolescentes deve levar em conta a idade, o sexo e a altura. Hipertensão arterial nessa população é definida como pressão igual ou maior ao percentil 95 de distribuição da pressão arterial. Crianças também apresentam hipertensão de consultório e efeito do avental branco, mas o papel da MAPA é limitado nessa população especial, sobretudo pela falta de critérios de normalidade. Por fim, Os aparelhos aneroides são indicados, pois os baseados em coluna de mercúrio podem liberar esse metal pesado no ambiente, o que é extremamente tóxico. Resposta a.

7. Os Fatores de risco cardiovascular adicionais nos pacientes com HAS são:

- Idade (homem > 55 e mulheres > 65 anos).
- Tabagismo.
- Dislipidemias: triglicérides > 150 mg/dL.
- LDL colesterol > 100 mg/dL; HDL < 40 mg/dL.
- Diabetes *mellitus*.
- História familiar prematura de doença cardiovascular.
- Homens < 55 anos e mulheres < 65 anos.

As lesões de órgão-alvo pelas VI Diretrizes Brasileiras de HAS são:

- Doença cerebrovascular (AVE, AVEI, AVEH, alteração da função cognitiva).
- Doença cardíaca (infarto, angina, revascularização coronária, insuficiência cardíaca).
- Doença renal: nefropatia diabética, déficit importante de função (*clearance* < 60 ml/min).
- Retinopatia avançada: hemorragias ou exsudatos, papiledema.
- Doença arterial periférica.
- AVE - acidente vascular encefálico; AVEI - AVE isquêmico; AVEH – AVE hemorrágico.

Considerando-se a classificação de HAS pelas VI Diretrizes Brasileiras de Hipertensão de 2010:

VI DIRETRIZES BRASILEIRAS DE HIPERTENSÃO DE 2010

Outros fatores de risco ou doenças	Normotensão			Hipertensão		
	Ótimo PAS < 120 ou PAD < 80	Normal PAS 120-129 ou PAD 80-84	Limítrofe PAS 130-139 ou PAD 85-89	Estágio 1 PAS 140-159 PAD 90-99	Estágio 2 PAS 160-179 PAD 100-109	Estágio 3 PAS ≥ 180 PAD ≥ 110
Nenhum fator de risco	Risco basal	Risco basal	Risco basal	Baixo risco adicional	Moderado risco adicional	Alto risco adicional
1-2 fatores de risco	Baixo risco adicional	Baixo risco adicional	Baixo risco adicional	Moderado risco adicional	Moderado risco adicional	Risco adicional muito alto
≥ 3 fatores de risco, LOA OU SM-DM	Moderado risco adicional	Moderado risco adicional	Alto risco adicional	Alto risco adicional	Alto risco adicional	Risco adicional muito alto
Condições clínicas associadas	Risco adicional muito alto	Risco adicional muito alto	Risco adicional muito alto	Risco adicional muito alto	Risco adicional muito alto	Risco adicional muito alto

LOA = lesão de órgãos-alvos; SM = síndrome metabólica; DM = diabetes *mellitus*.

Temos que o paciente é: Resposta a.

8. A HAS tem alta prevalência e baixas taxas de controle, é considerada um dos principais fatores de risco (FR) modificáveis e um dos mais importantes problemas de saúde pública. A mortalidade por doença cardiovascular (DCV) aumenta progressivamente com a elevação da PA a partir de 115/75 mmHg de forma linear, contínua e independente. Em 2001, cerca de 7,6 milhões de mortes no mundo foram atribuídas à elevação da PA (54% por acidente vascular encefálico - AVE e 47% por doença isquêmica do coração - DIC), sendo a maioria em países de baixo e médio desenvolvimento econômico e mais da metade em indivíduos entre 45 e 69 anos. Em nosso país, as DCV têm sido a principal causa de morte. Em 2007 ocorreram 308.466 óbitos por doenças do aparelho circulatório. Entre 1990 a 2006, observou-se uma tendência lenta e constante de redução das taxas de mortalidade cardiovascular.

As DCV são ainda responsáveis por alta frequência de internações, ocasionando custos médicos e socioeconômicos elevados.

Estudos clínicos demonstraram que a detecção, o tratamento e o controle da HAS são fundamentais para a redução dos eventos cardiovasculares. No Brasil, estudos populacionais realizados nos últimos quinze anos com 14.783 indivíduos (PA < 140/90 mmHg) revelaram baixos níveis de controle da PA (19,6%). Estima-se que essas taxas devem estar superestimadas, devido, principalmente, à heterogeneidade dos trabalhos realizados. A comparação das frequências, respectivamente, de conhecimento, tratamento e controle nos estudos brasileiros com as obtidas em 44 estudos de 35 países, revelou taxas semelhantes em relação ao conhecimento (52,3% vs. 59,1%), mas significativamente superiores no Brasil em relação ao tratamento e controle (34,9% e 13,7% *vs.* 67,3% e 26,1%) em especial em municípios do interior com ampla cobertura do Programa de Saúde da Família (PSF), mostrando que os esforços concentrados dos profissionais de saúde, das sociedade científicas e das agências governamentais são fundamentais para se atingir metas aceitáveis de tratamento e controle da HAS.

Entretanto, a prevalência global de HAS entre homens e mulheres é semelhante, embora seja mais elevada nos homens até os 50 anos, invertendo-se a partir da 5ª década. Resposta c.

9. A ingestão de álcool por períodos prolongados de tempo pode aumentar a PA e a mortalidade cardiovascular em geral. Em populações brasileiras, o consumo excessivo de etanol se associa com a ocorrência de HAS de forma independente das características demográficas.

Ensaios clínicos controlados demonstraram que os exercícios aeróbios (isotônicos), que devem ser complementados pelos resistidos, promovem reduções de PA, estando indicados para a prevenção e o tratamento da HAS. Para manter uma boa saúde cardiovascular e qualidade de vida, todo adulto deve realizar, pelo menos cinco vezes por semana, 30 minutos de atividade física moderada de forma contínua ou acumulada, desde que em condições de realizá-la. A frequência cardíaca (FC) de pico deve ser avaliada por teste ergométrico, sempre que possível, e na vigência da medicação cardiovascular de uso constante. Na falta do teste, a intensidade do exercício pode ser controlada objetivamente pela ventilação, sendo a atividade considerada predominantemente aeróbia quando o indivíduo permanecer discretamente ofegante, conseguindo

Hipertensão Arterial Secundária

falar frases completas sem interrupções. Embora haja possibilidade de erros com a utilização de fórmulas que consideram a idade, na impossibilidade de utilização da ergometria pode-se usar a fórmula FC máxima = 220 – idade, exceto em indivíduos em uso de betabloqueadores e/ou inibidores de canais de cálcio não-diidropiridínicos. A recomendação é de que inicialmente os indivíduos realizem atividades leves a moderadas. Somente após estarem adaptados, caso julguem confortável e não haja nenhuma contraindicação, é que devem passar às vigorosas. As fibras são classificadas em solúveis e insolúveis. As solúveis são representadas pelo farelo de aveia, pectina (frutas) e pelas gomas (aveia, cevada e leguminosas: feijão, grão de bico, lentilha e ervilha). As fibras insolúveis são representadas pela celulose (trigo), hemicelulose (grãos) e lignina (hortaliças). A recomendação de ingestão de fibra alimentar total para adultos é de 20 a 30 g/dia, 5 a 10 g devendo ser solúveis. O betaglucano, presente na aveia, determina discreta diminuição da PA em obesos, efeito não observado em indivíduos com peso normal.

De fato, o uso do CPAP (pressão positiva contínua nas vias aéreas) está indicado em pacientes com diagnóstico de apneia obstrutiva do sono, pois pode contribuir para o controle da PA, queda do descenso da pressão durante o sono e redução dos desfechos cardiovasculares.

Entretanto, há poucos dados que correlacionem dieta rica em potássio com redução de PA. Dieta hipossódica também pode ter eficácia questionável. A relação entre PA e a quantidade de sódio ingerido é heterogênea. Este fenômeno é conhecido como sensibilidade ao sal. Indivíduos normotensos com elevada sensibilidade à ingestão de sal apresentaram incidência cinco vezes maior de HAS, em 15 anos, do que aqueles com baixa sensibilidade. Alguns trabalhos demonstraram que o peso do indivíduo ao nascer tem relação inversa com a sensibilidade ao sal e está diretamente relacionado com o ritmo de filtração glomerular e HAS na idade adulta. Uma dieta contendo cerca de 1 g de sódio promoveu rápida e importante redução de PA em hipertensos resistentes.

Apesar das diferenças individuais de sensibilidade, mesmo modestas reduções na quantidade de sal são, em geral, eficientes em reduzir a PA. Tais evidências reforçam a necessidade de orientação a hipertensos e "limítrofes" quanto aos benefícios da redução de sódio na dieta. A necessidade nutricional de sódio para os seres humanos é de 500 mg (cerca de 1,2 g de sal), tendo sido definido recentemente, pela Organização Mundial de Saúde, em 5 g de cloreto de sódio ou sal de cozinha (que corresponde a 2 g de sódio) a quantidade considerada máxima saudável para ingestão alimentar diária. O consumo médio do brasileiro corresponde ao dobro do recomendado. Pelo VI Consenso Brasileiro de Hipertensão, a dieta hipossódica é grau de recomendação IIb e nível de evidência B. Resposta d.

10. As lesões subclínicas de órgãos-alvo segundo o VI Consenso Brasileiro de Hipertensão são:
- ECG com HVE (Sokolow-Lyon > 35 mm; Cornell > 28 mm para homens (H); > 20 mm para mulheres (M).
- ECO com HVE (índice de massa de VE > 134 g/m² em H ou 110 g/m² em M).
- Espessura médio-intimal de carótida > 0,9 mm ou presença de placa de ateroma;
- Índice tornozelo braquial < 0,9.
- Depuração de creatinina estimada < 60 mL/min/1,72 m².
- Baixo ritmo de filtração glomerular ou clearance de creatinina (< 60 mL/min).
- Microalbuminúria 30-300 mg/ 24h ou relação albumina/creatinina > 30 mg por g.
- Velocidade de onda de pulso (se disponível) > 12 m/s.

Assim, resposta d.

11. Em idosos, ocorre redução de morbidade e mortalidade com diferentes agentes: diuréticos tiazídicos, betabloqueadores em combinação, antagonistas de canais de cálcio de ação longa, IECA e BRA. O tratamento da hipertensão no idoso reduz a incidência de déficit cognitivo e demência.

O tratamento de hipertensos com idade acima de 79 anos por meio da associação de IECA e diurético reduziu o desenvolvimento de AVC e das taxas de insuficiência cardíaca. As evidências disponíveis sugerem redução de eventos sem impacto sobre a mortalidade. Os idosos portadores de comorbidades múltiplas não-cardiovasculares devem ter seu tratamento cuidadosamente individualizado.

Assim, tanto os betabloqueadores, quanto o nitrendipino têm pouco impacto em AVC em idosos – a escolha da alternativa correta só é possível por convicções pessoais do examinador, não baseadas em evidência. Resposta b.

12. Em indivíduos sadios, a pressão arterial diastólica não se altera significativamente durante o esforço, ocorrendo aumento da pressão arterial sistólica no exercício com posterior retorno às condições basais. A hipotensão após exercício não ocorre mais frequentemente em indivíduos propensos a ter doença arterial coronariana, podendo ser apenas uma reação vagal. A minoria dos indivíduos sadios com menos de 55 anos apresenta hipotensão após exercício no teste ergométrico.

Não se deve confundir esse fenômeno com a hipotensão DURANTE exercício, que pode indicar doença coronária grave, como lesão de tronco ou tronco-equivalente. De maneira semelhante, a incapacidade de aumentar a pressão arterial sistólica para pelo menos 120 mmHg ou uma redução na pressão arterial sistólica abaixo do valor de repouso durante o exercício é anormal.

Ensaios clínicos controlados demonstraram que os exercícios aeróbios (isotônicos), que devem ser complementados pelos resistidos, promovem reduções de PA, estando indicados para a prevenção e o tratamento da HAS. Para manter uma boa saúde cardiovascular e qualidade de vida, todo adulto deve realizar, pelo menos cinco vezes por semana, 30 minutos de atividade física moderada de forma contínua ou acumulada, desde que em condições de realizá-la. A frequência cardíaca (FC) de pico deve ser avaliada por teste ergométrico, sempre que possível, e na vigência da medicação cardiovascular de uso constante. Na falta do teste, a intensidade do exercício pode ser controlada objetivamente pela ventilação, sendo a atividade considerada predominantemente aeróbia quando o indivíduo permanecer discretamente ofegante, conseguindo falar frases completas sem interrupções. Embora haja possibilidade de erros com a utilização de fórmulas que consideram a idade, na impossibilidade de utilização da ergometria pode-se usar a fórmula FC máxima = 220 - idade, exceto em indivíduos em uso de betabloqueadores e/ou inibidores de canais de cálcio não-diidropiridínicos. A recomendação é de que, inicialmente, os indivíduos realizem atividades leves a moderadas. Somente após estarem adaptados, caso julguem confortável e não haja nenhuma contraindicação, é que devem passar às vigorosas. Resposta b.

13. Se para a medida da pressão arterial for utilizado um manguito de menor proporção do que o indicado, a pressão arterial pode ser superestimada, enquanto manguitos muito grandes em braços pequenos subestimam a pressão.

Manguitos mais longos e largos são necessários em pacientes obesos, para não haver superestimação da pressão arterial. Em braços com circunferência superior a 50 cm, onde não há manguito disponível, pode-se fazer a medida no antebraço e o pulso auscultado deve ser o radial. Há, entretanto, restrições quanto a essa prática, recomendando-se que sejam usados manguitos apropriados. Especial dificuldade ocorre em braços largos e curtos, em forma de cone, onde esses manguitos maiores não se adaptam. Resposta c.

14. Segundo as VI Diretrizes Brasileiras de Hipertensão, os objetivos da avaliação clínica e laboratorial são:
- Confirmar o diagnóstico de HAS por medida da PA.
- Identificar fatores de risco para doenças cardiovasculares.
- Pesquisar lesões em órgãos-alvo, clínicas ou subclínicas.
- Pesquisar presença de outras doenças associadas.
- Estratificar o risco cardiovascular global.
- Avaliar indícios do diagnóstico de hipertensão arterial secundária.

Resposta E.

15. Os feocromocitomas, em geral, produzem catecolaminas e se associam a quadro clínico de hipertensão arterial sistêmica (HAS) paroxística (30% dos casos) ou sustentada com ou sem paroxismos (50% a 60%). Para o diagnóstico topográfico dos tumores e de metástases, os métodos de imagens recomendados são a tomografia computadorizada (TC) e a ressonância nuclear magnética (RNM), ambas com sensibilidade próxima a 100% para tumores adrenais. Entretanto, a RNM mostra-se superior na identificação dos paragangliomas (tumores extra-adrenais e que correspondem a 10% dos feocromacitomas). Entre as vantagens da RM para diagnóstico do feocromocitoma estão: alta sensibilidade (93% a 100%) em detectar doença adrenal; a não necessidade de injeção IV do contraste iodado, minimizando assim o risco de uma crise hipertensiva; e a presença de hipersinal em T2 (em comparação com o fígado), em pelo menos 75% dos FEO. Lesões brilhantes (sinal da "lâmpada acesa") podem também ser observadas em casos de hemorragia ou hematomas, adenomas, carcinomas e lesões metastáticas, mas em geral com menor intensidade. Uma RM de corpo inteiro tem sido considerada por muitos autores como o melhor modo de visualizar os paragangliomas (PGL), sendo particularmente útil em demonstrar lesões intracardíacas. Pode também visualizar e confirmar metástases ósseas, sugeridas pela cintilografia com MIBG. A RM é, portanto, superior à TC na detecção dos PGL, além de ser o procedimento de escolha em crianças, gestantes e indivíduos com alergia aos contrastes iodados.

O mapeamento de corpo inteiro com cintilografia metaiodobenzilguanidina (MIBG) tem sensibilidade de 56% para os tumores malignos e 85% para os tumores benignos, com especificidade aproximada de 100%.

Em média, a sensibilidade do exame de dosagem do ácido vanilmandélico urinário na pesquisa de feocromocitoma é de 64%, sendo que as metanefrinas urinárias e as catecolaminas apresentam sensibilidade de 97% a 86%, respectivamente. Os análogos da somatostatina (octreoscan), mapeamento ósseo e tomografia por emissão de pósitrons (PET) com diferentes marcadores podem ser decisivos quando os exames de localização como TC e RNM são negativos ou na necessidade de investigação de doença maligna.

Apesar de ser simples e barata, a dosagem do VMA é pouco confiável devido à alta frequência de resultados falso-negativos (sensibilidade de 64% a 81%). Assim, mesmo com especificidade relativamente alta (88% a 96%), sua utilização não deve mais ser recomendada. Resultados falso-positivos podem decorrer da ingestão de catecolaminas, clorpromazina, levodopa, broncodiltadores, ácido nalidíxico ou alimentos, como café (mesmo descafeinado), chá, chocolate, baunilha, abacaxi e banana. Resultados falso-negativos podem ser provocados por clorofibrato, metildopa, dissulfiram e inibidores da MAO.

SENSIBILIDADE E ESPECIFICIDADE DOS EXAMES PLASMÁTICOS E URINÁRIOS PARA O DIAGNÓSTICO DO FEOCROMOCITOMA*		
Exame	Sensibilidade	Especificidade
Metanefrinas livres urinárias	100%	94%
Catecolaminas urinárias	84%	99%
Catecolaminas plasmáticas	76%	88%
VMA	72%	96%

*A análise incluiu 159 pacientes, dos quais 25 tiveram o diagnóstico confirmado de feocromocitoma. VMA: ácido vanilmandélico.

Resposta a.

16. A característica clínica mais marcante do feocromocitoma é a crise de paroxismo (cefaleia, sudorese e palpitações). A doença renal policística, herança autossômica dominante com penetrância variável, expressa doença clínica com HAS, massa abdominal, eritrocitose e evolução para IRC na idade adulta. Paraganglioma é feocromocitoma extramedular.

A discrepância de valores de pressão arterial (PA) entre os membros superiores e inferiores em jovens, estando elevada nos primeiros e reduzida nos últimos, decorre de obstrução ao fluxo sanguíneo na aorta, geralmente localizada após a emergência da artéria subclávia esquerda. Associada à ausculta de sopro mesossistólico audível na região interescápulovertebral esquerda, ou até mesmo na parede anterior do tórax, configura um quadro clínico de coarctação.

O quadro clínico do paciente com dissecção aguda da aorta é representado por dor torácica aguda muito intensa com irradiação da região retroesternal para dorso ou algumas vezes para o abdome, de início súbito associado a níveis pressóricos elevados, associado a sintomas adrenérgicos (palidez, sudorese, taquicardia). Ao exame físico observa-se assimetria entre pulsos nos membros superiores, regurgitação aórtica na ausculta cardíaca, abafamento de bulhas cardíacas. Por apresentar altos níveis de mortalidade, a dissecção aguda de aorta deve estar sempre entre os diagnósticos diferenciais e ser tratado como uma emergência hipertensiva.

A dissecção inicia-se com pequena lesão na íntima da artéria aorta devido à alta pressão de pulso aórtico, que está relacionada à FC, contratilidade miocárdica e PA. Os principais fatores de riscos são a arteriosclerose avançada, doença do colágeno (síndrome de Marfan, Ehlers-Danlos) e coarctação da aorta. Resposta e.

17. A hipertensão arterial (HA) é uma condição clínica multifatorial caracterizada por níveis pressóricos elevados e sustentados por pressão arterial. Associa-se frequentemente à alterações funcionais e/ou estruturais dos orgãos-alvo (coração, encéfalo, rins e vasos sanguíneos), que podem ser identificados pela clínica (nível pressórico, índice tornozelo-braquial, fundoscopia), por exames laboratoriais (*clearance* de creatinina, presença de microalbuminuria, relação albumina/creatinina) ou por exames específicos (eletrocardiograma, ecocardiograma, Doppler de carótidas, análise de velocidade de onda de pulso). Entre os fatores de risco para a ocorrência de HA, incluem-se idade, gênero, etnia, sobrepeso ou obesidade, tabagismo, sedentarismo e ingestão de sal e álcool. Portanto, o excesso de peso e a obesidade são fatores de risco para HA e não indicadores, *per se*, de lesão subclinica de orgão-alvo.

A circunferência abdominal > 92 cm no homem deve se somar a outros critérios que podem caracterizar a definição de síndrome metabólica. Critérios diagnósticos para a síndrome metabólica:

CRITÉRIO DA ATP III
Presença de 3 ou mais dos seguintes critérios:
Obesidade abdominal: cintura > 102 cm em homens e > 88 cm em mulheres. Hipertrigliceridemia ≥ 150 mg/dL. Colesterol HDL baixo: < 40 mg/dL em homens e < 50 mg/dL em mulheres. Pressão arterial elevada: ≥ 130/85 mmHg. Glicemia de jejum elevada: ≥ 110 mg/dL.

CRITÉRIO DA *INTERNATIONAL DIABETES FEDERATION* (IDF)
Obesidade central, definida conforme aspectos étnicos, ** associada a, pelo menos, 2 dos seguintes critérios:
Triglicérides ≥ 150 mg/dL (ou tratamento específico para dislipidemia). Colesterol HDL baixo: ≤ 40 mg/dL em homens e 50 mg/dL em mulheres. Pressão arterial elevada: ≥ 130/85 mmHg (ou tratamento específico para hipertensão) Glicemia de jejum elevada: ≥ 100 mg/dL.

> **CRITÉRIO DA ORGANIZAÇÃO MUNDIAL DE SAÚDE (WHO)**
>
> Presença de diabetes *mellitus*, intolerância glicídica ou resistência insulínica associada a 2 ou mais dos seguintes critérios:
> - Pressão arterial elevada: ≥ 160/90 mmHg.
> - Hiperlipidemia: triglicérides ≥ 150 mg/dL e/ou colesterol HDL < 35 mg/dL em homens e < 39 mg/dL em mulheres.
> - Obesidade central: relação cintura/quadril > 0,90 em homens e > 0,85 em mulheres e/ou IMC > 30 kg/m².
> - Microalbuminúria: excreção urinária de albumina ≥ 20 µg/min ou relação albumina/creatinina ≥ 20 mg/g.

Após as mudanças propostas pela *American Diabetes Association* (ADA), a maioria dos autores considera o ponto de corte como 100 mg/dL.**Em homens: > 94 cm em europeus; > 90 cm em sul-americanos, africanos, chineses e sul-asiáticos; > 85 cm em japoneses. Em mulheres: > 80 cm em europeias; africanas, chinesas e sul-asiáticas; > 90 cm em japonesas. Resposta e.

18. A síndrome de Cushing caracteriza-se pela produção excessiva de cortisol, que estimula intensamente os receptores mineralocorticoides, retendo sódio e expandindo o volume plasmático, ocasionando a elevação da pressão arterial. O cortisol também estimula a produção do substrato de renina plasmática e a expressão de receptores da angiotensina I, o que também contribui para o efeito pressor. A presença de hipertensão arterial acompanhada de ganho de peso, fadiga, fraqueza, hirsutismo, amenorreia, face de "lua cheia", "giba" dorsal, estrias purpúricas (≥ 1 cm), obesidade central e alcalose metabólica hipopotassêmica são características dessa síndrome. A hipertensão arterial resistente ao tratamento e/ou hipocalemia e/ou com nódulo adrenal é sugestiva de hiperaldosteronismo primário (aldosteronoma, síndrome de Conn). A ausculta de sopro abdominal sistólico/diastólico, a piora da função renal com medicamentos que bloqueiam a ação do sistema renina-angiotensina e a presença de edema pulmonar súbito sem causa aparente são mais sugestivos de estenose da artéria renal e consequente hipertensão renovascular. O ganho de peso com fraqueza, fadiga e perda de cabelo são mais característicos da hipertensão provocada pelo hipotireoidismo. O hipertireoidismo pode se apresentar com taquicardia, palpitações, hipertensão sistólica, tremores, perda de peso, labilidade emocional e intolerância ao calor; também são sinais importantes a exoftalmia (quando a etiologia é doença de Graves) e reflexos exaltados. Resposta e.

19. Após os 60 anos, a diminuição da elasticidade leva a um enrijecimento da aorta, provocando um retorno mais rápido da onda de pulso, que se reflete na periferia, causando uma elevação isolada da pressão arterial sistólica. A hipertensão sistólica isolada do jovem decorre do aumento do débito cardíaco e da rigidez da aorta, resultados da hiperatividade simpática. A elevação da pressão diastólica relaciona-se com o aumento da resistência periférica ocasionada pela vasoconstrição arteriolar.

Os rins são, ao mesmo tempo, culpados e vítimas da hipertensão, participando de um ciclo em que sua disfunção pode levar à hipertensão e vice-versa. Em muitas formas de hipertensão humana, a anormalidade básica consiste em uma dificuldade dos rins em excretar a carga excessiva de cloreto de sódio das dietas modernas. A retenção de sódio aumenta o volume plasmático e o débito cardíaco e dispara respostas autorregulatórias, que aumentam a resistência vascular sistêmica. A retenção de sódio aumenta a contração dos músculos lisos produzida por todos os vasoconstritores endógenos.

Na hipertensão, os barorreceptores são reajustados para neutralizar o nível de PA mais elevado. O controle barorreflexo da função do nódulo sinusal esta alterado mesmo na hipertensão leve, mas o controle barorreflexo da resistência vascular sistêmica e da PA está bem preservado. A implantação cirúrgica de marca-passos barorreceptores carotídeos provoca reduções mantidas na PA em modelos de hipertensão em cachorros, e estudos clínicos multicêntricos paralelos estão em andamento em pacientes com hipertensão refratária ao tratamento clínico. A ausência total do barorreflexo é uma causa rara de hipertensão lábil, observada com mais frequência em sobreviventes de câncer de laringe como uma complicação tardia da radioterapia, que causa a destruição gradual dos nervos barorreceptores. Por outro lado, a disfunção parcial dos barorreceptores é comum em idosos hipertensos e apresenta-se tipicamente como uma tríade: hipotensão ortostática, hipertensão supina e hipotensão sintomática pós-prandial, esta última iniciada pelo represamento esplâncnico após refeições ricas em carboidratos. Resposta b.

20. Ativação simpática está associada a diversas formas de hipertensão arterial sistêmica, como aquelas relacionadas à obesidade, apneia do sono, diabetes *mellitus* tipo 2, insuficiência renal crônica, insuficiência cardíaca e uso de imunossupressores com inibidores de calcineurina, como a ciclosporina. No entanto, são os pacientes portadores de apneia obstrutiva do sono que apresentam os maiores níveis de catecolaminas no plasma, semelhantes às taxas de pacientes portadores de feocromocitoma. A desnaturação arterial repetida durante os períodos de apneia desencadeia a ativação dos receptores do corpo carotídeo, causando não só importante alterações pressóricas durante a noite, mas também reajustando o reflexo quimiorreceptor.

A normoxia diurna e mal interpretada como hipóxia, produzindo um reflexo sustentado de ativação simpática e de hipertensão, mesmo durante o período de vigília. A pressão positiva continua das vias aéreas melhora a hipertensão diurna assim como a noturna, com queda da PA geralmente paralela à redução da atividade simpática. A apneia obstrutiva do sono predispõe não somente a hipertensão, mas também acelera o risco de diversas complicações hipertensivas (por exemplo, AVC, fibrilação atrial e morte cardiovascular), além do que seria justificada isoladamente pela elevação da PA. Resposta a.

21. A medicação mais efetiva para o tratamento clínico de pacientes portadores de hipertensão renovascular é, na maioria das vezes, o inibidor de enzima conversora da angiotensina, devendo-se ter cautela em lesões bilaterais da artéria renal, em que o uso crônico deve ser evitado, pois quase sempre há piora reversível da função renal por queda da filtração glomerular. Os betabloqueadores adrenérgicos, tiazídicos e antagonistas de canais de cálcio são fármacos também utilizados nessa situação.

As indicações clínicas para a correção da estenose das artérias renais por via percutânea ou revascularização cirúrgica são: hipertensão resistente, acelerada ou maligna, e com intolerância à medicação; e perda progressiva da função renal, com estenose bilateral ou estenose em rim único.

Tratamento percutâneo (angioplastia isolada de *stent*) é o mais indicado para lesões ostiais ateroscleróticas. O implante de *stent* é considerado superior, desde que atenda aos critérios clínicos para intervenção, especialmente em comparação ao balão no tratamento da estenose de artérias renais de etiologia aterosclerótica. As angioplastias somente com balão são reservadas aos casos de fibrodisplasia.

Um recente estudo prospectivo utilizou o Doppler como método preditivo de resultado de revascularização renal baseado no índice de resistividade intrarrenal. Observou-se que índices elevados (≥ 80) constituíram um marcador sensível de mau resultado, sugerindo a utilização deste índice como critério para indicar ou contraindicar uma intervenção de revascularização renal. Resposta d.

22. HAS com hipocalemia deve levantar a suspeita para hiperaldosteronismo primário. As duas principais etiologias são: aldosteronoma e hiperaldosteronismo idiopático. Sua abordagem inclui quatro etapas principais: rastreamento, confirmação do diagnóstico, diagnóstico diferencial entre hiperplasia e adenoma de suprarrenais e tratamento. O rastreamento deve ser realizado em todo hipertenso com hipocalemia (espontânea ou provocada por diuréticos), nos indivíduos com hipertensão resistente e nos hipertensos com tumor adrenal, por meio da determinação da relação aldosterona sérica/atividade da renina plasmática (A/R). Se essa relação for > 25 a 30 ng/dL, com aldosterona sérica superior a 15 ng/dL, é achado positivo e sugestivo de hiperaldosteronismo primário.

A investigação por exame de imagem após o rastreamento, por intermédio da tomografia computadorizada e da ressonância magnética, visa a confirmar a presença ou ausência de tumor; entretanto, 20% dos adenomas são muito pequenos (0,5 cm) e podem não ser visualizados. Para estes casos, é pouco provável que a RNM venha a acrescentar na investigação. O próximo passo é o cateterismo das veias adrenais (CVA). O CVA está particularmente indicado nas seguintes situações: casos em que os testes bioquímicos indicam o diagnóstico de um APA, cuja presença não pôde ser definida pela TC ou por outros exames de imagem; HAP associado à presença de massas adrenais uni ou bilaterais, na TC ou RM. Alguns centros submetem todos os pacientes com diagnóstico de HAP ao CVA, ao passo que outros advogam seu uso seletivo (por exemplo: CVA pode não ser necessário em pacientes com idade < 40 anos e um aparente nódulo adrenal solitário unilateral à TC).

A recente diretriz da *Endocrine Society* recomenda que, quando a cirurgia for exequível e desejada pelo paciente, a distinção entre doenças adrenal unilateral e bilateral deve ser feita pelo CVA, desde que se disponha de um radiologista com larga experiência nesse procedimento. Os critérios utilizados para determinar a lateralização da hipersecreção de aldosterona dependem da amostra sanguínea ter sido coletada ou não sob a administração de consintropina. Para melhor interpretação dos resultados, a concentração de aldosterona deve ser sempre correlacionada com a do cortisol, obtidas de ambas as veias adrenais. Além disso, é indispensável que o paciente não faça uso de espironolactona e que a hipocalemia tenha sido corrigida, condições que podem alterar a resposta da adrenal normal. Com a administração contínua de cosintropina (250 µg em 500 mL de solução glicosada a 5% dextrose, na taxa 100 mL/h), uma razão aldosterona/cortisol > 4:1 entre ambos os lados é utilizada para indicar excesso unilateral de aldosterona. Uma relação < 3:1 indica hipersecreção bilateral de aldosterona. Com esses *cut-offs*, o CVA tem sensibilidade e especificidade de 95% e 100%, respectivamente, na detecção de hipersecreção unilateral de aldosterona (APA ou HPAr). Se o cosintropina não for utilizado durante o CVA, uma relação > 2:1 é considerada indicativa de doença unilateral. O teste de sobrecarga de solução salina consiste na infusão intravenosa (IV) de 2,5 L de solução fisiológica (NaCL a 0,9%) durante 4 horas (até 6 h em pacientes com risco de descompensação cardíaca) com determinação da CAP antes e ao final da infusão. CAP pós-infusão salina < 5 ng/dL, torna improvável o HAP, ao passo que valores > 10 ng/dL são um forte indicativo desse diagnóstico. Valores entre 5 e 10 ng/dL são considerados indeterminados. São contraindicações ao teste: HAS grave com controle difícil, ICC, arritmias cardíacas, insuficiência renal, hipocalemia grave, além de AVC ou infarto do miocárdio prévios. Resposta a.

TEC – Título de Especialista em Cardiologia

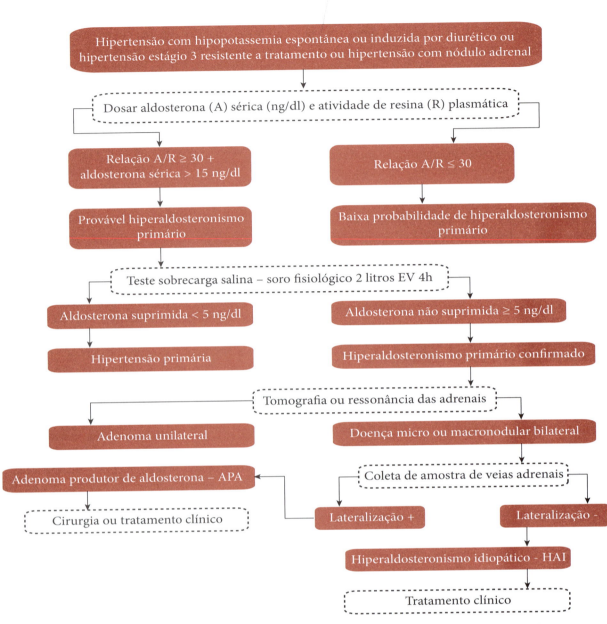

Fluxograma para investigação e tratamento do hiperaldosteronismo primário (HAP)

23. Aqui temos uma paciente diabética, com proteinúria importante: esta paciente tem indicação formal de IECA, que diminui a pressão de ultrafiltração glomerular (assim diminuindo a microalbuminúria) por promover vasodilatação da arteríola eferente do glomérulo. Resposta a.

24. Questão péssima, de pura decoreba: em estudos populacionais, a mortalidade cardiovascular aumenta com níveis pressóricos acima de 115 × 75 mmHg. Resposta b.

25. A medida da pressão arterial na posição sentada deve ser realizada de acordo com os procedimentos descritos na tabela abaixo, com manguitos de tamanho adequado à circunferência do braço, respeitando a proporção largura/comprimento de 1:2. Embora a maioria dos fabricantes não siga essas orientações, a largura da bolsa de borracha do manguito deve corresponder a 40% da circunferência do braço, e seu comprimento a pelo menos 80%. Manguitos pequenos superestimam a pressão arterial de obesos. Os aparelhos eletrônicos evitam erros relacionados ao observador e podem ser empregados quando validados de acordo com recomendações específicas, inclusive em estudos epidemiológicos. Não é necessário, em idosos, medir a PA em posição ortostática rotineiramente, a não ser que haja suspeita de sintomas de hipotensão postural. Resposta d.

Hipertensão Arterial Secundária

FATORES DE RISCO (FR)	PRESSÃO ARTERIAL				
	Normal	Limítrofe	HAS Estágio 1	HAS Estágio 2	HAS Estágio 3
Sem fator de risco	Sem risco adicional		Risco baixo	Risco médio	Risco alto
1 ou 2 fatores de risco	Risco baixo	Risco baixo	Risco médio	Risco médio	Risco muito alto
3 ou mais FR ou lesão de órgão ou DM	Risco médio	Risco alto	Risco alto	Risco alto	Risco muito alto
Doença CV	Risco alto	Risco muito alto	Risco muito alto	Risco muito alto	Risco muito alto

26. Três fatos nos fazem pensar no diagnóstico de hiperaldosteronismo primário: hipertensão com hipocalemia espontânea, hipertensão de difícil controle ou hipertensão com tumor adrenal. Assim, todas estão corretas. Resposta e.

27. Questão pertinente, para lembrar que não há níveis diferentes de diagnóstico ou de terapêutica da hipertensão em idosos. Mesmo em pacientes muito idosos há evidências de que o tratamento da hipertensão produz melhora na qualidade de vida, redução de eventos cardiovasculares e preserva a capacidade cognitiva. Só devemos lembrar que, em idosos, os betabloqueadores sozinhos têm maior incidência de hipotensão postural. Resposta a.

28. Dos fármacos listados, os antagonistas dos receptores da angiotensina (assim como os IECAs) são contraindicados na gestação. Resposta e.

29. Temos aqui um paciente idoso com PA ainda além do objetivo terapêutico: o objetivo terapêutico é de PA menor que 140 x 90 mmHg em uma medida, ou menor que 130 x 80 mmHg na média das 24 horas no MAPA. Assim, há a necessidade de prescrevermos mais um anti-hipertensivo para este paciente. Poderíamos prescrever betabloqueadores sem problemas, assim como poderíamos prescrever amlodipina ou losartan. Aqui tudo vai muito da preferência individual do examinador: estas últimas questões do TEC foram feitas por examinadores que adoram bloqueadores de canais de cálcio (apesar de em alguns estudos estas drogas aumentarem mortalidade) e odeiam betabloqueadores em velhinhos (que nem são tão ruins assim). Neste estilo de questão, devemos lembrar que os examinadores do TEC têm verdadeiro fetiche em ministrar anlodipina a velhinhos, no lugar dos temíveis betabloqueadores. Assim, devemos seguir o estilo das questões atuais do TEC e preferir o bloqueador de canais de cálcio. Resposta c.

30. Vamos analisar as alternativas:

I. No evento isquêmico agudo cerebral, não se deve administrar anti-hipertensivos, a não ser em condições específicas ou com níveis de pressão extremamente elevados (PAS > 220 mmHg ou PAD > 120 mmHg). Correto. Só se intervém em AVCI com PA acima de 220 × 120 mmHg ou maior que 180 × 110 mmHg em caso de AVCH.
II. O nitroprussiato de sódio é o agente anti-hipertensivo parenteral mais indicado na maioria das emergências hipertensivas. Correto. O nitroprussiato é o protótipo do agente vasodilatador endovenoso usado nas emergências hipertensivas.
III. A causa de morte mais frequente em hipertensos não tratados é a doença arterial coronariana. Errado. Na verdade, a maior causa de morte são eventos cerebrovasculares. Resposta d.

31. Aqui uma paciente jovem, com sintomas clássicos de hipertensão renovascular, sopro em flanco esquerdo e hipertensão. Pacientes jovens, especialmente mulheres, em geral têm hipertensão por displasia fibromuscular (embora esta etiologia seja responsável por apenas 10% dos casos de hipertensão renovascular, 90 % dos casos têm etiologia aterosclerótica). Resposta a.

32. A medida da pressão arterial na posição sentada deve ser realizada de acordo com os procedimentos descritos na tabela abaixo, com manguitos de tamanho adequado à circunferência do braço, respeitando a proporção largura/comprimento de 1:2. Embora a maioria dos fabricantes não siga essas orientações, a largura da bolsa de borracha do manguito deve corresponder a 40% da circunferência do braço, e seu comprimento a pelo menos 80%. Manguitos pequenos superestimam a pressão arterial de obesos. Os aparelhos eletrônicos evitam erros relacionados ao observador e podem ser empregados quando validados de acordo com recomendações específicas, inclusive em estudos epidemiológicos. Não é necessário, em idosos, medir a PA em posição ortostática rotineiramente, a não ser que haja suspeita de sintomas de hipotensão postural. Resposta d.

PROCEDIMENTO DE MEDIDA DA PRESSÃO ARTERIAL

Preparo do paciente para a medida da pressão arterial

1. Explicar o procedimento ao paciente.
2. Repouso de pelo menos 5 minutos em ambiente calmo.
3. Evitar bexiga cheia.
4. Não praticar exercícios físicos 60 a 90 minutos antes.
5. Não ingerir bebidas alcoólicas, café ou alimentos e não fumar 30 minutos antes.
6. Manter pernas descruzadas, pés apoiados no chão, dorso recostado na cadeira e relaxado.
7. Remover roupas do braço no qual será colocado o manguito.
8. Posicionar o braço na altura do coração (nível do ponto médio do esterno ou 4° espaço intercostal), apoiado, com a palma da mão voltada para cima e o cotovelo ligeiramente fletido.
9. Solicitar para que não fale durante a medida.
10. Medir a circunferência do braço do paciente.
11. Selecionar o manguito de tamanho adequado ao braço.
12. Colocar o manguito sem deixar folgas acima da fossa cubital, cerca de 2 a 3 cm.
13. Centralizar o meio da parte compressiva do manguito sobre a artéria braquial.
14. Estimar o nível da pressão sistólica (palpar o pulso radial e inflar o manguito até seu desaparecimento, desinflar rapidamente e aguardar 1 minuto antes da medida).
15. Palpar a artéria braquial na fossa cubital e colocar a campânula do estetoscópio sem compressão excessiva.
16. Inflar rapidamente até ultrapassar 20 a 30 mmHg o nível estimado da pressão sistólica.
17. Proceder à deflação lentamente (velocidade de 2 a 4 mmHg por segundo).
18. Determinar a pressão sistólica na ausculta do primeiro som (fase I de Korotkoff), que é um som fraco seguido de batidas regulares, e, após, aumentar ligeiramente a velocidade de deflação.
19. Determinar a pressão diastólica no desaparecimento do som (fase V de Korotkoff).
20. Auscultar cerca de 20 a 30 mmHg abaixo do último som para confirmar seu desaparecimento e depois proceder à deflação rápida e completa.
21. Se os batimentos persistirem até o nível zero, determinar a pressão diastólica no abafamento dos sons (fase IV de Korotkoff) e anotar valores da sistólica/diastólica/zero.
22. Esperar 1 a 2 minutos antes de novas medidas.
23. Informar os valores de pressão arterial obtidos para o paciente.
24. Anotar os valores e o membro.

---

33. Aqui temos um paciente hipertenso estágio I (PA entre 140 × 90 e 160 × 100 mmHg) sem fatores de risco maiores e sem lesões de órgãos-alvo. Este paciente pode tentar medidas não farmacológicas para hipertensão por seis meses, depois dos quais se não tiver sua PA nas metas estabelecidas (< 140 × 90 mmHg) deve iniciar tratamento farmacológico. Resposta a.

34. Em pacientes com diabetes de longa evolução, hipercalemia e insuficiência renal, a entidade que mais frequentemente está presente é o hipoaldosteronismo hiporreninêmico. Há diminuição da liberação de renina por atrofia do aparelho justaglomerular, podendo levar a hipercalemia e acidose metabólica. Resposta a.

35. Vamos analisar as alternativas:
I. O prejuízo do descenso noturno, a pressão de pulso aumentada e a elevação abrupta da pressão arterial matutina relacionam-se ao aumento do risco cardiovascular. Correto. O idoso, pela rigidez arterial, por falhas nos mecanismos de autorregulação da PA e do reflexo baroceptor podem ter este comportamento pressórico.
II. Aceitam-se para os idosos os mesmos valores de normalidade da MAPA adotados para os adultos não idosos. Correto.
III. Os estudos com MAPA mostram que os idosos apresentam grande variabilidade da pressão arterial. Correto.
Idosos podem ter pressão arterial mais lábil e maior incidência de hipotensão postural. Resposta e.

36. Aqui temos uma paciente hipertensa, em clássico quadro de edema agudo dos pulmões, típica de paciente hipertensa com disfunção diastólica de VE. O examinador nos dá apenas uma pista da etiologia do pior controle pressórico da paciente: a presença de hipocalemia, que fala muito a favor de hiperaldosteronismo, isto se a paciente não for usuária de diuréticos. O início tardio da hipertensão (após os 60 anos) pode também levantar como hipótese diagnóstica a presença de hipertensão renovascular. Então, ficaríamos entre as alternativas mais plausíveis, a B e a C. Ocorre que a alternativa B está descartada, pois fala que a paciente tem uma urgência hipertensiva, quando na verdade nossa paciente tem uma emergência hipertensiva. Assim, deduzimos que o examinador não quer que pensemos em hiperaldosteronismo, e sim em hipertensão renovascular. Resposta c.

37. Para respondermos a esta questão basta vermos as tabelas abaixo:

Hipertensão Arterial Secundária

FATORES DE RISCO (FR)	PRESSÃO ARTERIAL				
	Normal	Limítrofe	HAS Estágio 1	HAS Estágio 2	HAS Estágio 3
Sem fator de risco	Sem risco adicional	Sem risco adicional	Risco baixo	Risco médio	Risco alto
1 ou 2 fatores de risco	Risco baixo	Risco baixo	Risco médio	Risco médio	Risco muito alto
3 ou mais FR ou lesão de órgão ou DM	Risco médio	Risco alto	Risco alto	Risco alto	Risco muito alto
Doença CV	Risco alto	Risco muito alto	Risco muito alto	Risco muito alto	Risco muito alto

A meta pressórica e orientação inicial sobre o tratamento seguem abaixo:

METAS DE VALORES DA PRESSÃO ARTERIAL A SEREM OBTIDAS COM O TRATAMENTO	
Categorias	Meta (no máximo)*
Hipertensos estágios 1 e 2 com risco cardiovascular baixo e médio	< 140 x 90 mmHg
Hipertensos e limítrofes com risco cardiovascular alto	< 130 x 85 mmHg
Hipertensos e limítrofes com risco cardiovascular muito alto	< 130 x 80 mmHg
Hipertensos nefropatas com proteinúria > 1 g/l	< 125 x 75 mmHg

* Se o paciente tolerar, recomenda-se atingir com o tratamento valores de pressão arterial menores que os indicados como metas mínimas, alcançando, se possível, os níveis da pressão arterial considerada ótima (≤ 120 x 80 mmHg).

Resposta c.

38. Questão bastante malfeita e polêmica. Vamos analisar as alternativas uma a uma:
a) Em pacientes com síndrome metabólica, recomenda-se pesquisa de microalbuminúria – **Correto**.
b) A MAPA é indicada quando o paciente hipertenso não apresenta lesões de órgãos-alvo – **Correto**. – **as indicações de MAPA pelo consenso brasileiro de hipertensão são hipertensão do avental branco, avaliação da eficácia da terapêutica anti-hipertensiva ou quando a pressão arterial no consultório está controlada, mas existem evidências de progressão de lesões de órgãos-alvo**. Assim, o MAPA pode ser solicitado em pacientes com ou sem lesão de órgãos-alvo. O gabarito dá esta alternativa como **errada**, mas pela diretriz ela está **correta**;.
c) Em pacientes com glicemia de jejum entre 100 e 125 mg/dL, recomenda-se determinar a glicemia 2 horas após sobrecarga oral de glicose – **Correta**;
d) O ecocardiograma é recomendado em hipertensos estágio 1, sem hipertrofia ao ECG, com três ou mais fatores de risco, e naqueles com suspeita clínica de insuficiência cardíaca – **Correta, conforme a diretriz;**
e) O índice tornozelo braquial deve ser determinado se houver forte suspeita de doença arterial periférica – **Errada**. Esta alternativa é dada como correta pelo gabarito oficial, mas se analisarmos cuidadosamente, ela está errada! O índice tornozelo-braquial deve ser feito em todos os pacientes como triagem de doença arterial periférica, e não apenas naqueles com forte suspeita!
Resposta b.

39. Temos um paciente com antecedente familiar positivo, tabagista, dislipidêmico e com pressão arterial estágio I. Analisando a tabela abaixo, do Consenso Brasileiro de Hipertensão, vemos que o paciente é de alto risco (estágio I, 3 fatores de risco maiores). Resposta d.

FATORES DE RISCO (FR)	PRESSÃO ARTERIAL				
	Normal	Limítrofe	HAS Estágio 1	HAS Estágio 2	HAS Estágio 3
Sem fator de risco	Sem risco adicional	Sem risco adicional	Risco baixo	Risco médio	Risco alto
1 ou 2 fatores de risco	Risco baixo	Risco baixo	Risco médio	Risco médio	Risco muito alto
3 ou mais FR ou lesão de órgão ou DM	Risco médio	Risco alto	Risco alto	Risco alto	Risco muito alto
Doença CV	Risco alto	Risco muito alto	Risco muito alto	Risco muito alto	Risco muito alto

40. Em um paciente estágio I, de alto risco, devemos iniciar tratamento não medicamentoso + tratamento medicamentoso, com meta de PA menor que 130/85 mmHg. Resposta b.

FATORES DE RISCO (FR)	PRESSÃO ARTERIAL				
	Normal	Limítrofe	HAS Estágio 1	HAS Estágio 2	HAS Estágio 3
Sem fator de risco	Sem risco adicional	Sem risco adicional	Risco baixo	Risco médio	Risco alto
1 ou 2 fatores de risco	Risco baixo	Risco baixo	Risco médio	Risco médio	Risco muito alto
3 ou mais FR ou lesão de órgão ou DM	Risco médio	Risco alto	Risco alto	Risco alto	Risco muito alto
Doença CV	Risco alto	Risco muito alto	Risco muito alto	Risco muito alto	Risco muito alto

41. Os principais fatores ambientais modificáveis da hipertensão arterial são os hábitos alimentares inadequados, principalmente ingestão excessiva de sal e baixo consumo de vegetais, sedentarismo, obesidade e consumo exagerado de álcool, podendo-se obter redução da pressão arterial.

Controle de peso: é a medida não farmacológica mais eficaz para o controle da pressão arterial. A meta é alcançar índice de massa corporal inferior a 25 kg/m².

Padrão alimentar: os alimentos ricos em sódio e gorduras saturadas devem ser evitados, ao passo que os ricos em fibras e potássio são permitidos. A dieta preconizada pelo estudo DASH (*Dietary Approachs to Stop Hypertension*) mostrou benefícios no controle da pressão arterial. Enfatiza o consumo de frutas, verduras, alimentos integrais, leite desnatado e derivados, quantidade reduzida de gorduras saturadas e colesterol, maior quantidade de fibras, potássio, cálcio e magnésio e redução do consumo de sal.

Suplementação de potássio: A suplementação de potássio promove redução modesta da pressão arterial. É razoável a recomendação de níveis de ingestão de potássio de 4,7 g/dia.

Suplementação de cálcio e magnésio: não existem dados suficientes para recomendar suplementação de cálcio ou magnésio como medida para baixar a pressão arterial.

Redução do consumo de sal: inúmeras evidências mostram benefícios na restrição do consumo de sal.

Há evidências de que a pressão arterial varia diretamente com o consumo de sal tanto em normotensos como em hipertensos. A dieta habitual contém de 10 a 12 g/dia de sal. **É saudável uma pessoa ingerir até 6 g de sal por dia (100 mmol ou 2,4 g/dia de sódio), correspondente a quatro colheres de café (4 g) rasas de sal adicionadas aos alimentos, que contêm 2 g de sal.**

Moderação no consumo de bebidas alcoólicas: o álcool em pequenas doses apresenta efeito protetor cardiovascular, com efeito antioxidante e inibitório da aterogênese, no entanto, em grandes quantidades se correlaciona com aumento pressórico e com aumento de risco cardiovascular. Recomenda-se limitar o consumo de bebidas alcoólicas a, no máximo, 30 g/dia de etanol para homens e 15 g/dia para mulheres ou indivíduos de baixo peso.

Exercício físico e abandono do tabagismo são medidas importantes nos hipertensos. Resposta a.

42. Em uma mulher estágio I, sem fatores de risco, podemos iniciar o tratamento farmacológico com monoterapia. Em pacientes sem comorbidades, devemos iniciar a terapia com diuréticos tiazídicos em baixas doses, conforme o VII *Joint National Comiteee* (Consenso Americano de Hipertensão). Assim, a resposta B também está correta. O examinador deu como correta a resposta C só para ser contra a recomendação americana. A verdade é que diuréticos tiazídicos estariam muito bem indicados para esta paciente. Resposta c.

43. Vamos analisar individualmente as alternativas:

I. Os inibidores da ECA e os antagonistas dos receptores de angiotensina II estão indicados no tratamento de hipertensos com diabetes. Correto. IECAs e BRA têm efeitos nefroprotetores, estando formalmente indicados em hipertensos diabéticos.

II. Os bloqueadores dos canais de cálcio reduzem a morbidade e a mortalidade cardiovascular de pacientes hipertensos. Polêmica: há dúvidas se bloqueadores de cálcio realmente reduzem mortalidade. Alguns estudos, como com Amlodipina no estudo ALLHAT mostraram redução de mortalidade, enquanto que outros mostraram até aumento de mortalidade.

A verdade é que bloqueadores de cálcio não são primeira escolha no tratamento de um hipertenso – são medicações muito úteis em associação, mas não primeira escolha.

III. Os efeitos anti-hipertensivos dos diuréticos após quatro a seis semanas de uso são devidos a uma redução persistente da resistência vascular periférica. Correto. O efeito máximo dos diuréticos pode levar até seis semanas pelo motivo supradescrito. Resposta e.

44. Os betabloqueadores listados com ação alfa e beta-adrenérgica são o labetalol (não disponível no Brasil) e o carvedilol, que além de ação beta-1 e beta-2 bloqueadores, tem ação alfa-1-bloqueadora. Resposta b.

45. Questão um pouco mal intencionada: o examinador quer que, ao nos depararmos com um paciente com hiperglicemia e provável diabetes e dislipidemia, nos lembremos que diuréticos tiazídicos em altas doses podem alterar os perfis glicídico e lipêmico: entretanto, no estudo ALLHAT, doses baixas de diuréticos tiazídicos (clortalidona), apesar de aumentar a glicemia basal, não provocaram qualquer maior morbidade por este fato, e foram as medicações que mais diminuíram a incidência de ICC. Devemos nos lembrar de que este efeito colateral dos diuréticos tiazídicos é mais observado em doses altas: em doses baixas esses efeitos colaterais são bem mais modestos. Resposta b.

46. A melhor conduta para este paciente seria, em primeiro lugar, usar medicações que levem a uma melhor aderência à medicação: o uso de medicação três vezes ao dia (como captopril e metildopa, e o propranolol mencionados) dificulta o uso correto da medicação. Devemos nos lembrar de que uma causa frequente de hipertensão refratária é sobrecarga de sódio/volume e/ou potência diurética inadequada. Então, a melhor conduta para este paciente seria passar as medicações para drogas semelhantes de uso uma vez ou, no máximo, duas vezes ao dia (como por exemplo clonidina, ramipril, anlodipina e atenolol) e aumentar a potência dos diuréticos. O examinador, entretanto, só considerou esta última conduta. Resposta a.

47. O único efeito colateral plausível é o do inibidor da ECA: edema angioneurótico. A metildopa dá inúmeros efeitos colaterais, entre os quais sonolência, anemia hemolítica, impotência e rebote (aumento súbito da pressão arterial quando o paciente para o uso da medicação), embora nenhum dos efeitos colaterais mencionados seja observado com a metildopa. Resposta a.

48. Questão que absolutamente não avalia o aluno. Qual é o mérito de se saber valores de prevalência? Esta questão pode ser resolvida por dois métodos: com bom senso e valores estimados ou com a estratégia da "prevalência mais comum", que frequentemente dá certo em questões como esta. Assim, vejamos a prevalência de HAS: três alternativas falam em 15% e duas em 45%, portanto 15% deve estar correto. No caso do tabagismo, três alternativas falam em 24% e duas em 54%, assim 24% deve estar correto. Selecionando a alternativa que associa 15% de HAS com 24% de tabagismo encontramos a alternativa correta. Resposta a.

49. Abaixo, seguem as indicações do VII JNC (Consenso Americano de Hipertensão) para as medicações que devem ser usadas preferencialmente em cada condição clínica:

- **ICC** – betablock, IECA, IAT1, antagonistas da aldosterona e tiazídicos.
- **Pós-IAM** – betablock, IECA, antagonistas da aldosterona.
- **Alto risco cardiovascular** – Beta Blocker, IECA, bloqueadores de cálcio e tiazídicos.
- **Diabetes** – IECA, IAT1, Tiazídicos, Bloqueadores de Cálcio.
- **Doença renal crônica** – IECA, IAT1.
- **Prevenção de AVCI recorrente** – IECA, tiazídicos.

Se analisarmos as alternativas, veremos que há algumas contraindicações relativas ou absolutas às drogas mencionadas (destaque em negrito):

a) Diuréticos – insuficiência cardíaca, **diabetes *mellitus*.**
b) Inibidores da ECA – insuficiência cardíaca, **gravidez**, nefropatia.
c) Antagonistas de cálcio – hipertensão sistólica isolada, idosos.
d) Betabloqueadores – idosos, insuficiência coronariana.
e) Bloqueadores dos receptores da angiotensina – diabetes *mellitus*, **hipercalemia.**

Então, ficamos entre as alternativas C e D. Os que gostam de bloqueadores de canais de cálcio sempre mencionam que estas drogas podem ser úteis na hipertensão sistólica isolada do idoso, e assim vai o gabarito da questão. Devemos lembrar que betabloqueadores não estão de forma nenhuma contraindicados em idosos e que têm indicação formal em insuficiência coronariana. Resposta c.

50. A medida da pressão arterial na posição sentada deve ser realizada de acordo com os procedimentos descritos na tabela abaixo, com manguitos de tamanho adequado à circunferência do braço, respeitando a proporção largura/comprimento de 1:2. Embora a maioria dos fabricantes não siga essas orientações, a largura da bolsa de borracha do manguito deve corresponder a 40% da circunferência do braço, e seu comprimento a pelo menos 80%. Manguitos pequenos superestimam a pressão arterial de obesos. Os aparelhos eletrônicos evitam erros relacionados ao observador e podem ser empregados quando validados de acordo com recomendações específicas, inclusive em estudos epidemiológicos. Não é necessário, em idosos, medir a PA em posição ortostática rotineiramente, a não ser que haja suspeita de sintomas de hipotensão postural. **Resposta b.**

PROCEDIMENTO DE MEDIDA DA PRESSÃO ARTERIAL
Preparo do paciente para a medida da pressão arterial
1. Explicar o procedimento ao paciente.
2. Repouso de pelo menos 5 minutos em ambiente calmo.
3. Evitar bexiga cheia.
4. Não praticar exercícios físicos 60 a 90 minutos antes.
5. Não ingerir bebidas alcoólicas, café ou alimentos e não fumar 30 minutos antes.
6. Manter pernas descruzadas, pés apoiados no chão, dorso recostado na cadeira e relaxado.
7. Remover roupas do braço no qual será colocado o manguito.
8. Posicionar o braço na altura do coração (nível do ponto médio do esterno ou 4° espaço intercostal), apoiado, com a palma da mão voltada para cima e o cotovelo ligeiramente fletido.
9. Solicitar para que não fale durante a medida.
Procedimento de medida da pressão arterial
1. Medir a circunferência do braço do paciente.
2. Selecionar o manguito de tamanho adequado ao braço.
3. Colocar o manguito sem deixar folgas acima da fossa cubital, cerca de 2 a 3 cm.
4. Centralizar o meio da parte compressiva do manguito sobre a artéria braquial.
5. Estimar o nível da pressão sistólica (palpar o pulso radial e inflar o manguito até seu desaparecimento, desinflar rapidamente e aguardar 1 minuto antes da medida).
6. Palpar a artéria braquial na fossa cubital e colocar a campânula do estetoscópio sem compressão excessiva.
7. Inflar rapidamente até ultrapassar 20 a 30 mmHg o nível estimado da pressão sistólica.
8. Proceder à deflação lentamente (velocidade de 2 a 4 mmHg por segundo).
9. Determinar a pressão sistólica na ausculta do primeiro som (fase I de Korotkoff), que é um som fraco seguido de batidas regulares, e, após, aumentar ligeiramente a velocidade de deflação.
10. Determinar a pressão diastólica no desaparecimento do som (fase V de Korotkoff).
11. Auscultar cerca de 20 a 30 mmHg abaixo do último som para confirmar seu desaparecimento e depois proceder à deflação rápida e completa.
12. Se os batimentos persistirem até o nível zero, determinar a pressão diastólica no abafamento dos sons (fase IV de Korotkoff) e anotar valores da sistólica/diastólica/zero.
13. Esperar 1 a 2 minutos antes de novas medidas.
14. Informar os valores de pressão arterial obtidos para o paciente.
15. Anotar os valores e o membro.

51. Devemos, primeiramente, classificar o risco desta paciente de acordo com o VI Consenso Brasileiro de Hipertensão (abaixo). Nossa paciente é estágio II (PA acima de 160 x 100 mmHg), tem ao menos um dos fatores de risco maiores (idade acima de 60 anos e dislipidemia). Mas a grande questão está na descrição do exame físico: o examinador menciona a presença de quarta bulha, o que pode ser interpretado como presença de doença cardiovascular, ou hipertrofia cardíaca, fazendo com que a nossa paciente tenha agora lesão de órgão-alvo, sendo classificada como risco alto e tendo objetivo pressórico abaixo de 130 x 85 mmHg. Devemos nos lembrar de que nesta paciente apenas uma

Hipertensão Arterial Secundária

glicemia de jejum alterada não é suficiente para diagnóstico de diabetes e mesmo se a paciente fosse portadora de síndrome metabólica esta não alteraria a conduta para hipertensão. Resposta b.

FATORES DE RISCO (FR)	PRESSÃO ARTERIAL				
	Normal	Limítrofe	HAS Estágio 1	HAS Estágio 2	HAS Estágio 3
Sem fator de risco	Sem risco adicional		Risco baixo	Risco médio	Risco alto
1 ou 2 fatores de risco	Risco baixo	Risco baixo	Risco médio	Risco médio	Risco muito alto
3 ou mais FR ou lesão de órgão ou DM	Risco médio	Risco alto	Risco alto	Risco alto	Risco muito alto
Doença CV	Risco alto	Risco muito alto	Risco muito alto	Risco muito alto	Risco muito alto

A meta pressórica e orientação inicial sobre o tratamento seguem abaixo:

METAS DE VALORES DA PRESSÃO ARTERIAL A SEREM OBTIDAS COM O TRATAMENTO	
Categorias	Meta (no máximo)*
Hipertensos estágios 1 e 2 com risco cardiovascular baixo e médio	< 140 x 90 mmHg
Hipertensos e limítrofes com risco cardiovascular alto	< 130 x 85 mmHg
Hipertensos e limítrofes com risco cardiovascular muito alto	< 130 x 80 mmHg
Hipertensos nefropatas com proteinúria > 1 g/l	< 125 x 75 mmHg

* Se o paciente tolerar, recomenda-se atingir com o tratamento valores de pressão arterial menores que os indicados como metas mínimas, alcançando, se possível, os níveis da pressão arterial considerada ótima (≤ 120 x 80 mmHg).

52. Como nossa paciente já está com doses máximas de anti-hipertensivos eficazes, a melhor conduta é manter os anti-hipertensivos que a paciente está usando e acrescentar um terceiro anti-hipertensivo. Resposta c.

53. Aqui temos um paciente com um fator de risco maior (tabagismo), sem história familiar. A história é caracterizada como familiar de primeiro grau falecido por doença cardiovascular ou morte súbita, ou doença aterosclerótica cardíaca sintomática, antes dos 55 anos se este parente for um homem ou antes dos 65 anos, se mulher. Assim, o ocorrido com o pai de nosso paciente não caracteriza história familiar pelos critérios de Framingham. Este paciente tem hipertensão estágio II (PA acima de 160 x 100 mmHg) – nível elevado, mas ainda aquém dos níveis necessários para preconizar intervenção imediata. Assim, devemos confirmar a elevação pressórica através da MAPA/MRPA ou de novas medidas, em até dois meses. Resposta d.

54. Os exames que devem ser solicitados a todos os hipertensos são os seguintes:
- Análise de urina.
- Potássio plasmático.
- Creatinina plasmática.*
- Glicemia de jejum.
- Colesterol total,** triglicérides plasmáticos.
- Ácido úrico plasmático.
- Eletrocardiograma convencional.

* Calcular a taxa de filtração glomerular estimada pela fórmula de Cockroft-Gault.
** O LDL-c é calculado pela fórmula LDL-c = colesterol total – HDL-c – triglicérides/5 (quando a dosagem de triglicérides for abaixo de 400 mg/dl).

Devemos solicitar estes exames para todos os pacientes que estejam em investigação inicial de hipertensão: analisando os exames que já foram solicitados ao paciente, vemos que falta solicitar ácido úrico (exame de utilidade duvidosa, mas que está no Consenso Brasileiro de Hipertensão). Além disso, temos que investigar o porquê da elevação da glicemia do paciente, de forma mais importante, devemos fazer o diagnóstico de diabetes *mellitus* ou intolerância à glicose. A melhor maneira de fazer isso é dosando proteínas glicosiladas, como hemoglobina glicosilada ou frutosaminas. Como o examinador não nos dá nenhuma destas alternativas, mas cômodas para o paciente e o médico, somos levados a pedir o medieval teste de tolerância oral à glicose. Resposta b.

55. No registro da MAPA, vemos que o paciente inicia o exame hipertenso, mas que logo os níveis pressóricos voltam aos níveis normais, dados pelas duas faixas pontilhadas. Assim, está caracterizada a hipertensão do avental branco. Resposta c.

56. Realmente o edema maleolar ocorre em pacientes que usam bloqueadores de canais de cálcio diidropiridínicos, como nifedipina e amlodipina, mas isto ocorre por vasodilatação do território arterial. O verapamil diminui a frequência cardíaca, mas a nifedipina aumenta a frequência cardíaca, pois provoca taquicardia reflexa. A nifedipina é proscrita no tratamento de hipertensão no pronto-socorro por causar rápida hipotensão com consequências desastrosas, como AVCs e infartos. Por fim, realmente a suspensão abrupta de betabloqueadores causa taquicardia reflexa, pelo aumento da densidade de receptores beta-adrenérgicos na superfície do miócito de pacientes em uso crônico de betabloqueadores. Resposta d.

57. Realmente os inibidores dos receptores de angiotensina II tipo AT1 podem causar elevação na renina plasmática por diminuição de mecanismos de *feedback*. Os IECA são teratogênicos e não podem ser usados na gestação. A descarga simpática no rim libera renina através de ação direta em receptores beta-1 no aparelho justa-glomerular. Por fim, devemos lembrar que os IECA têm um duplo mecanismo anti-hipertensivo: aumentam a meia-vida da bradicinina, importantíssimo vasodilatador endógeno, e diminuem a conversão de angiotensina I em angiotensina II. Resposta a.

58. Os diuréticos ativam o sistema nervoso simpático e o sistema renina-angiotensina-aldosterona (SRAA), reduzem o volume circulante e tornam a pressão arterial mais dependente da angiotensina. Assim, realmente a associação de betabloqueadores com diuréticos pode diminuir a hipocalemia por diuréticos por aumentar a atividade do sistema renina-angiotenina-aldosterona. Inibidores da ciclo-oxigenase produzem vasoconstrição da arteríola aferente por diminuição da produção local de prostaglandinas, assim diminuindo o fluxo plasmático renal e diminuindo o efeito dos diuréticos. O furosemide libera fluido hipotônico, com mais água que sódio – por isso seu uso continuado pode causar hipernatremia. Resposta c.

59. Abaixo temos os indícios clássicos de hipertensão secundária:
- HA antes dos 30 ou após os 50 anos.
- HA grave (estágio 3) e/ou resistente à terapia.
- Tríade do feocromocitoma: palpitações, sudorese e cefaleia em crises.
- Uso de fármacos e drogas que possam elevar a PA.
- Fácies ou biotipo de doença que cursa com hipertensão.
- Doença renal, hipertireoidismo, acromegalia, síndrome de "Cushing".
- Presença de massas ou sopros abdominais.
- Assimetria de pulsos femorais.
- Aumento de creatinina sérica.
- Hipopotassemia espontânea (< 3,0 mEq/l).
- Exame de urina anormal (proteinúria ou hematúria).

Assim, aumento da pressão em membros inferiores não é indício de hipertensão secundária. Resposta d.

60. Este paciente pode ser considerado de risco médio pela tabela de risco do Consenso Brasileiro de Hipertensão (estágio II, sem fatores de risco a princípio). Assim, tem como objetivo valores de PA abaixo de 140 x 90 mmHg. A associação de IECA com tiazídicos é ótima para o potássio, pois os tiazídicos espoliam potássio, enquanto que os IECA tendem a reter potássio. Não há um nível predeterminado de prevenção de eventos com o tratamento da HAS, mas estima-se que, por exemplo, o tratamento da HAS reduza em mais de 50% o aparecimento de insuficiência cardíaca. Assim, há uma redução de risco bem maior que 1/3 com o tratamento da HAS.
Os IECA mais antigos podem ocasionar tosse, sendo que IECAS mais novos de dose única diária tendem a ter menos este efeito colateral. O tratamento não farmacológico deve persistir por todo o tratamento do indivíduo. Nunca devemos suspender medidas não farmacológicas para controle da HAS. O gabarito oficial deu como incorreta a resposta C, mas a alternativa E está também totalmente incorreta!

61. A hipertensão pode ser mais elevada fora do consultório, como ocorre em pacientes com hipertensão mascarada. Pacientes em uso de medicações anti-hipertensivas podem ter PA mais elevada na consulta médica por ansiedade, que é o chamado efeito do avental branco. Pacientes com "efeito do avental branco" não apresentam maior incidência de eventos se tiverem a PA controlada adequadamente. A PA na MAPA e na MRPA (medida residencial da pressão arterial) têm valores semelhantes.
Pelo fato de somente a MAPA medir a pressão arterial durante o sono, só ela pode detectar alterações de PA durante o sono. Resposta e.

62. Como podemos observar no gráfico abaixo, do estudo MRFIT, o risco cardiovascular se eleva acima de 140/90 mmHg, mas níveis de PA mais baixos que este já estão relacionados a aumento do risco cardiovascular. Tanto aumentos da PA sistólica quanto da diastólica implicam em aumento de risco, assim idosos com hipertensão sistólica isolada não têm risco menor. Quanto maiores os níveis de PA, maior o risco de eventos. Quando falamos em risco, incluímos doença coronariana e cerebrovascular igualitariamente. Resposta a.

63. Todas as medidas relacionadas na questão estão indicadas na investigação de pacientes com HAS, exceto a medida da renina plasmática. A renina plasmática colhida na periferia pode ter origem em vários órgãos diferentes, e tem pouca utilidade diagnóstica. A hipertensão é entre duas e três vezes mais comum em usuárias de anticoncepcionais orais, especialmente entre as que possuem mais de 35 anos de idade e são obesas. Em mulheres hipertensas, com mais de 35 anos e fumantes, o anticoncepcional oral está contraindicado. Deve também ser evitado em portadoras de síndrome metabólica, pelo aumento potencial do risco cardiovascular. O aparecimento de hipertensão arterial durante o uso de anticoncepcional oral impõe a interrupção imediata da medicação, o que, em geral, normaliza a pressão arterial em alguns meses. Outro método contraceptivo deverá ser rapidamente instituído para evitar gravidez indesejada. Resposta d.

64. Questão bastante mal elaborada. Para respondê-la, nem é necessário pensar particularmente em hipertensos, mas na população em geral. As doenças cardiovasculares são a maior causa de morte entre todas as doenças e, entre elas, a que mais mata é a doença arterial coronária. Resposta d.

65. Como vemos na figura abaixo, a HAS é doença multifatorial, e todas as condições listadas na questão hoje podem ser relacionadas à HAS.
Algumas afirmações como a II são especialmente difíceis de comprovar, pois não existe estudo populacional de hipertensos estudando a síntese de óxido nítrico. A única alternativa que com certeza podemos considerar incorreta é a alternativa III – insulina não está relacionada à retenção de sódio. Assim, por exclusão, resposta a.

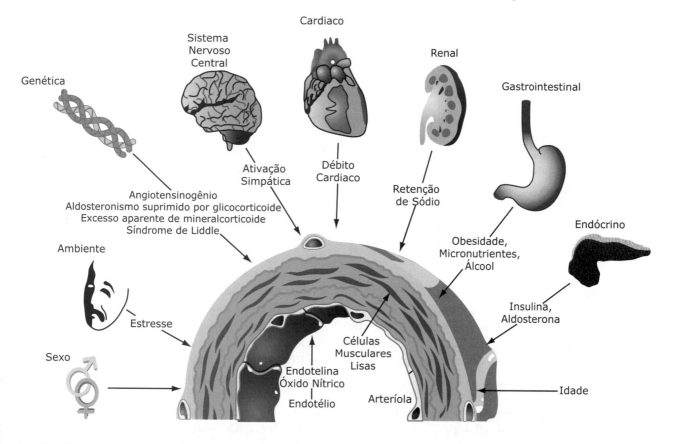

66. Em adolescentes e crianças, quanto mais altos forem os valores da pressão arterial, e mais jovem o paciente, maior a possibilidade de a hipertensão arterial ser secundária, com maior prevalência das causas renais. A ingestão de álcool, o tabagismo, o uso de drogas ilícitas e a utilização de hormônios esteroides, hormônio do crescimento, anabolizantes e anticoncepcionais orais devem ser considerados possíveis causas de hipertensão. Entretanto, como em todas as faixas etárias, a hipertensão primária essencial é sempre a mais frequente, mesmo em crianças e adolescentes. Resposta b.

67. Hipertensos com risco médio, alto ou muito alto devem receber terapia farmacológica de imediato. Como podemos verificar abaixo, na tabela de risco do Consenso Brasileiro de Hipertensão Arterial (CBHA) de 2006, quase todas as alternativas representam pacientes de alto risco, mesmo que portadores de pré-hipertensão. Insuficiência cardíaca, doença coronária ou IAM prévio são considerados doença cardiovascular, enquanto que diabetes *mellitus*, sobrecarga ventricular esquerda ao ECG e AVC. O gabarito considerou como não indicativo de tratamento farmacológico o paciente com sobrecarga ventricular esquerda ao ECG, mas pelo Consenso Brasileiro de HAS esta é uma

lesão de órgão-alvo e assim necessita de tratamento. Gabarito oficial D, mas pelos *guidelines* brasileiros (e pelo VII *Joint*) atuais, não há resposta.

FATORES DE RISCO (FR)	PRESSÃO ARTERIAL				
	Normal	Limítrofe	HAS Estágio 1	HAS Estágio 2	HAS Estágio 3
Sem fator de risco	Sem risco adicional		Risco baixo	Risco médio	Risco alto
1 ou 2 fatores de risco	Risco baixo	Risco baixo	Risco médio	Risco médio	Risco muito alto
3 ou mais FR ou lesão de órgão ou DM	Risco médio	Risco alto	Risco alto	Risco alto	Risco muito alto
Doença CV	Risco alto	Risco muito alto	Risco muito alto	Risco muito alto	Risco muito alto

68. Mais uma questão mal elaborada pela banca examinadora. Muitas das situações listadas não são causadas por elevação da pressão arterial. Por exemplo, no grande queimado é muito mais importante a analgesia e outras medidas no controle da HAS do que o controle farmacológico da hipertensão. Sem contar que em pacientes com PTT, glomerulonefrite ou queimados, o controle da HAS não é prioridade, sendo importante de modo geral, mas não prioritário. O gabarito da questão saiu como alternativa E, mas devemos lembrar que um paciente com AVCI em evolução e muito hipertenso necessita de medicação. A alternativa parte do pressuposto de que não devemos reduzir a PA de pacientes com AVCI, mas está muito mal formulada.

69. Os principais fatores ambientais modificáveis da hipertensão arterial são os hábitos alimentares inadequados, principalmente ingestão excessiva de sal, baixo consumo de vegetais, sedentarismo, obesidade e consumo exagerado de álcool, podendo-se obter redução da pressão arterial:
Controle de peso: é a medida não farmacológica mais eficaz para o controle da pressão arterial. A meta é alcançar índice de massa corporal inferior a 25 kg/m².
Padrão alimentar: os alimentos ricos em sódio e gorduras saturadas devem ser evitados, ao passo que os ricos em fibras e potássio, são permitidos. A dieta preconizada pelo estudo DASH (*Dietary Approachs to Stop Hypertension*) mostrou benefícios no controle da pressão arterial. Enfatiza o consumo de frutas, verduras, alimentos integrais, leite desnatado e derivados, quantidade reduzida de gorduras saturadas e colesterol, maior quantidade de fibras, potássio, cálcio e magnésio e redução do consumo de sal.
Suplementação de potássio: a suplementação de potássio promove redução modesta da pressão arterial. É razoável a recomendação de níveis de ingestão de potássio de 4,7 g/dia.
Suplementação de cálcio e magnésio: não existem dados suficientes para recomendar suplementação de cálcio ou magnésio como medida para baixar a pressão arterial.
Redução do consumo de sal: inúmeras evidências mostram benefícios na restrição do consumo de sal.
Há evidências de que a pressão arterial varia diretamente com o consumo de sal tanto em normotensos como em hipertensos. A dieta habitual contém de 10 a 12 g/dia de sal. **É saudável uma pessoa ingerir até 6 g de sal por dia (100 mmol ou 2,4 g/dia de sódio), correspondente a quatro colheres de café (4 g) rasas de sal adicionadas aos alimentos, que contêm 2 g de sal.**
Moderação no consumo de bebidas alcoólicas: o álcool em pequenas doses apresenta efeito protetor cardiovascular, com efeito antioxidante e inibitório da aterogênese, no entanto, em grandes quantidades se correlaciona com aumento pressórico e com aumento de risco cardiovascular. Recomenda-se limitar o consumo de bebidas alcoólicas a, no máximo, 30 g/dia de etanol para homens, e 15 g/dia para mulheres ou indivíduos de baixo peso.
Assim, das medidas listadas, apenas a suplementação isolada de magnésio não tem eficácia demonstrada. Resposta b.

70. No estudo ALLHAT, clortalidona, amlodipina e lisinopril tiveram efeito similar no controle das complicações da HAS em sete anos, mas a cloralidona se relacionou à diminuição do risco de AVC, provavelmente por melhor controle da PA. A clortalidona também foi o fármaco que mais preveniu o aparecimento de ICC, superando lisinopril e amlodipino. Como podemos ver no gráfico abaixo, a incidência de eventos cardiovasculares foi semelhante nos três grupos. Resposta c.

Hipertensão Arterial Secundária

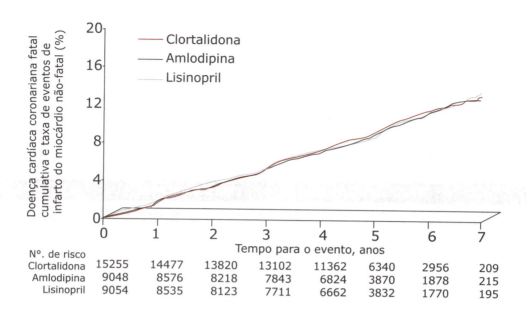

Desfecho primário por grupo de tratamento (ALLHAT)

71. Aqui temos um paciente com diagnóstico provável de artrite gotosa. Os diuréticos tiazídicos podem causar hiperuricemia e precipitar crises de gota em pacientes sucetíveis. Resposta a.

72. A medida da pressão arterial deve ser avaliada em toda consulta médica a partir de três anos de idade, e nas crianças abaixo dessa idade, quando houver antecedentes ou condições clínicas de risco, tais como prematuridade e nefropatia.
Quanto mais altos forem os valores da pressão arterial e mais jovem o paciente, maior é a possibilidade de a hipertensão arterial ser secundária, com maior prevalência das causas renais. Há importante relação da PA com índice de massa corpórea. A ingestão de álcool, o tabagismo, o uso de drogas ilícitas e a utilização de hormônios esteroides, hormônio do crescimento, anabolizantes e anticoncepcionais orais devem ser considerados possíveis causas de hipertensão.
O objetivo do tratamento é atingir valores de pressão arterial sistólica e diastólica abaixo do percentil 95 para sexo, altura e faixa etária na hipertensão arterial não complicada, e abaixo do percentil 90 na hipertensão complicada por comorbidades. O tratamento não medicamentoso deve ser recomendado a partir do percentil 90 de pressão arterial sistólica ou diastólica (hipertensão limítrofe).
O emprego de anti-hipertensivos deve ser considerado nos que não respondem ao tratamento não medicamentoso, naqueles com evidência de lesão em órgãos-alvo ou fatores de risco conhecidos, como diabetes, tabagismo e dislipidemia, e na hipertensão sintomática ou hipertensão secundária (assim, antes de medicação, devemos, neste paciente, primeiro realizar mudanças do estilo de vida). Não há estudos em longo prazo sobre o uso de anti-hipertensivos na infância ou na adolescência. A escolha dos medicamentos obedece aos critérios utilizados para adultos. A utilização de inibidores da ECA ou de bloqueadores do receptor AT1 deve ser evitada em adolescentes do sexo feminino, exceto quando houver indicação absoluta, em razão da possibilidade de gravidez. Resposta b.

73. Temos aqui dois fármacos formalmente indicados para disfunção sistólica após infarto agudo do miocárdio: primeiro os inibidores da enzima conversora de angiotensina (IECAs), com eficácia comprovada nesta situação. Foi em estudos como o SAVE (*N Engl J Med* 1992;327:669), em disfunção ventricular esquerda pós-IAM que os IECA comprovaram sua eficácia neste grupo de pacientes. Betabloqueadores também são indicados formalmente neste subgrupo de pacientes, mas com uma ressalva: temos que usar betabloqueadores específicos para disfunção ventricular, de preferência o carvedilol, como segunda escolha podendo ser usados o metoprolol de ação prolongada ou o bisoprolol. Como todos os IECAs são benéficos, enquanto que somente alguns betabloqueadores o são, ficamos com a resposta c.

74. Aqui temos paciente com sintoma clássico (quadro neurológico sem sintomas localizatórios) e exame físico clássico (papiledema) de encefalopatia hipertensiva. Assim, temos o diagnóstico de emergência hipertensiva, e devemos normalizar a pressão arterial com o uso de anti-hipertensivos endovenosos, sendo o fármaco de escolha o nitroprussiato de sódio. Resposta a.

75. A medida da pressão arterial na posição sentada deve ser realizada de acordo com os procedimentos descritos na tabela a seguir, com manguitos de tamanho adequado à circunferência do braço, respeitando a proporção largura/comprimento de 1:2. Embora a maioria dos fabricantes não siga essas orientações, a largura da bolsa de borracha do manguito deve corresponder a 40% da circunferência do braço, e seu comprimento a pelo menos 80%. Manguitos pequenos superestimam a pressão arterial de obesos. Os aparelhos eletrônicos evitam erros relacionados ao observador e podem ser empregados quando validados de acordo com recomendações específicas, inclusive em estudos epidemiológicos. Não é necessário, em idosos, medir a PA em posição ortostática rotineiramente, a não ser que haja suspeita de sintomas de hipotensão postural. Resposta b.

PROCEDIMENTO DE MEDIDA DA PRESSÃO ARTERIAL
Preparo do paciente para a medida da pressão arterial
1. Explicar o procedimento ao paciente.
2. Repouso de pelo menos 5 minutos em ambiente calmo.
3. Evitar bexiga cheia.
4. Não praticar exercícios físicos 60 a 90 minutos antes.
5. Não ingerir bebidas alcoólicas, café ou alimentos e não fumar 30 minutos antes.
6. Manter pernas descruzadas, pés apoiados no chão, dorso recostado na cadeira e relaxado.
7. Remover roupas do braço no qual será colocado o manguito.
8. Posicionar o braço na altura do coração (nível do ponto médio do esterno ou 4° espaço intercostal), apoiado, com a palma da mão voltada para cima e o cotovelo ligeiramente fletido.
9. Solicitar para que não fale durante a medida.
Procedimento de medida da pressão arterial
1. Medir a circunferência do braço do paciente.
2. Selecionar o manguito de tamanho adequado ao braço.
3. Colocar o manguito sem deixar folgas acima da fossa cubital, cerca de 2 a 3 cm.
4. Centralizar o meio da parte compressiva do manguito sobre a artéria braquial.
5. Estimar o nível da pressão sistólica (palpar o pulso radial e inflar o manguito até seu desaparecimento, desinflar rapidamente e aguardar 1 minuto antes da medida).
6. Palpar a artéria braquial na fossa cubital e colocar a campânula do estetoscópio sem compressão excessiva.
7. Inflar rapidamente até ultrapassar 20 a 30 mmHg o nível estimado da pressão sistólica.
8. Proceder à deflação lentamente (velocidade de 2 a 4 mmHg por segundo).
9. Determinar a pressão sistólica na ausculta do primeiro som (fase I de Korotkoff), que é um som fraco seguido de batidas regulares, e, após, aumentar ligeiramente a velocidade de deflação.
10. Determinar a pressão diastólica no desaparecimento do som (fase V de Korotkoff).
11. Auscultar cerca de 20 a 30 mmHg abaixo do último som para confirmar seu desaparecimento e depois proceder à deflação rápida e completa.
12. Se os batimentos persistirem até o nível zero, determinar a pressão diastólica no abafamento dos sons (fase IV de Korotkoff) e anotar valores da sistólica/diastólica/zero.
13. Esperar 1 a 2 minutos antes de novas medidas.
14. Informar os valores de pressão arterial obtidos para o paciente.
15. Anotar os valores e o membro.

76. Questão que hoje pode ser considerada sem resposta correta. Como vemos na figura a seguir, a HAS é doença multifatorial, e todas as condições listadas na questão hoje podem ser relacionadas à HAS. Obesidade, sedentarismo e tabagismo estão diretamente relacionados com resistência à insulina e aterosclerose, enquanto que vários estudos epidemiológicos relacionam hiperuricemia e hipertensão. Na época, a resposta correta foi dada como alternativa C (ansiedade), mas hoje sabemos que a ansiedade é fortemente correlacionada com o desenvolvimento de HAS. Não há resposta hoje para esta questão.

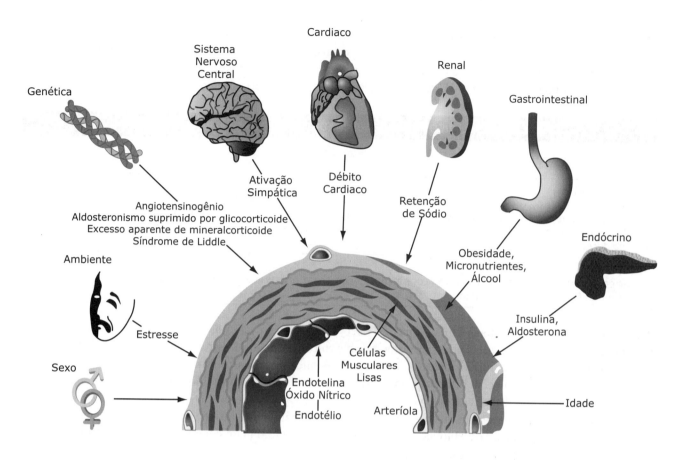

77. Como podemos observar no gráfico abaixo, do estudo MRFIT, o risco cardiovascular se eleva acima de 140/90 mmHg, mas níveis de PA mais baixos que este já estão relacionados a aumento do risco cardiovascular. Tanto aumentos da PA sistólica quanto da diastólica implicam em aumento de risco, assim idosos com hipertensão sistólica isolada não têm risco menor. Resposta b.

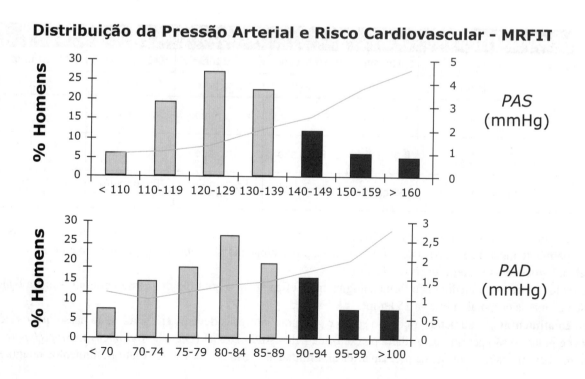

78. Na investigação para HAS renovascular devem ser submetidos diretamente à arteriografia com provável angioplastia pacientes com alto risco de HAS renovascular, enquanto pacientes com médio/baixo risco podem realizar testes não invasivos. Das situações listadas, todas poderiam ser consideradas de alto risco, exceto a alternativa D, na qual não deve ser investigada apenas HAS renovascular, mas sim qualquer causa de HAS secundária.

INDICADORES CLÍNICOS DE PROBABILIDADE DE HIPERTENSÃO RENOVASCULAR
Baixa (0,2%) Hipertensão estágio 1 sem complicações.
Média (5% a 15%) Hipertensão estágios 2 ou 3 refratária; hipertensão antes dos 30 ou após os 55 anos; sopros abdominais ou lombares, doença ateromatosa evidente em coronárias, carótidas ou vasos de extremidade em fumantes; assimetria de pulsos, insuficiência renal mal definida, edema pulmonar agudo sem causa aparente, hipotensão arterial importante com o uso de inibidores da ECA.
Alta (25%) Hipertensão arterial maligna ou refratária com insuficiência renal progressiva; elevação da creatinina sérica com uso de inibidor da ECA, assimetria de tamanho ou função renal.

79. Grande parte dos idosos tem outros fatores de risco, lesão de órgão-alvo ou doença cardiovascular associada, fatores que devem nortear a escolha do anti-hipertensivo inicial. A maioria, porém, necessita de terapia combinada, principalmente para o controle adequado da pressão sistólica. Estudos controlados demonstraram melhora da morbidade e da mortalidade com diferentes agentes: diuréticos tiazídicos, betabloqueadores em combinação, bloqueadores de canais de cálcio de ação longa, inibidores da ECA e bloqueadores do receptor AT. Evidências sugerem que o tratamento da hipertensão no idoso reduz a incidência de déficit cognitivo e demência. Na época da questão pensava-se que apenas tiazídicos e bloqueadores dos canais de cálcio tinham benefícios em HAS sistólica isolada, mas esta não é a visão atual. Resposta (na época) b.

80. Hipertensos com risco médio, alto ou muito alto devem receber terapia farmacológica de imediato. Como podemos verificar abaixo, na tabela de risco do Consenso Brasileiro de Hipertensão de 2006, quase todas as alternativas representam pacientes de alto risco, mesmo que portadores de pré-hipertensão. Insuficiência cardíaca, doença coronária (seja ela de alto ou baixo risco) são consideradas doenças cardiovasculares, enquanto que diabetes *mellitus* e AVC (seja ele isolado ou recorrente) representam lesões de órgão-alvo. Assim, apenas a dislipidemia isolada (que é fator de risco maior) sozinha não define um hipertenso como alto risco. Resposta e.

FATORES DE RISCO (FR)	PRESSÃO ARTERIAL				
	Normal	Limítrofe	HAS Estágio 1	HAS Estágio 2	HAS Estágio 3
Sem fator de risco	Sem risco adicional	Sem risco adicional	Risco baixo	Risco médio	Risco alto
1 ou 2 fatores de risco	Risco baixo	Risco baixo	Risco médio	Risco médio	Risco muito alto
3 ou mais FR ou lesão de órgão ou DM	Risco médio	Risco alto	Risco alto	Risco alto	Risco muito alto
Doença CV	Risco alto	Risco muito alto	Risco muito alto	Risco muito alto	Risco muito alto

81. Os principais fatores ambientais modificáveis da hipertensão arterial são os hábitos alimentares inadequados, principalmente ingestão excessiva de sal, baixo consumo de vegetais, sedentarismo, obesidade e consumo exagerado de álcool, podendo-se obter redução da PA.
Controle de peso: é a medida não farmacológica mais eficaz para o controle da pressão arterial. A meta é alcançar índice de massa corporal inferior a 25 kg/m².
Padrão alimentar: os alimentos ricos em sódio e gorduras saturadas devem ser evitados, ao passo que os ricos em fibras e potássio são permitidos. A dieta preconizada pelo estudo DASH (*Dietary Approachs to Stop Hypertension*) mostrou benefícios no controle da pressão arterial. Enfatiza o consumo de frutas, verduras, alimentos integrais, leite

desnatado e derivados, quantidade reduzida de gorduras saturadas e colesterol, maior quantidade de fibras, potássio, cálcio e magnésio, e redução do consumo de sal.
Suplementação de potássio: a suplementação de potássio promove redução modesta da pressão arterial. É razoável a recomendação de níveis de ingestão de potássio de 4,7 g/dia.
Suplementação de cálcio e magnésio: não existem dados suficientes para recomendar suplementação de cálcio ou magnésio como medida para baixar a pressão arterial.
Redução do consumo de sal: inúmeras evidências mostram benefícios na restrição do consumo de sal.
Há evidências de que a pressão arterial varia diretamente com o consumo de sal tanto em normotensos como em hipertensos. A dieta habitual contém de 10 a 12 g/dia de sal. **É saudável uma pessoa ingerir até 6 g de sal por dia (100 mmol ou 2,4 g/dia de sódio), correspondente a quatro colheres de café (4 g) rasas de sal adicionadas aos alimentos, que contém 2 g de sal. Moderação no consumo de bebidas alcoólicas**: O álcool em pequenas doses apresenta efeito protetor cardiovascular, com efeito antioxidante e inibitório da aterogênese, no entanto, em grandes quantidades se correlaciona com aumento pressórico e com aumento de risco cardiovascular. Recomenda-se limitar o consumo de bebidas alcoólicas a, no máximo, 30 g/dia de etanol para homens e 15 g/dia para mulheres ou indivíduos de baixo peso. Assim, das medidas listadas na questão, apenas a suplementação isolada de magnésio não tem eficácia demonstrada. Resposta b.

82. O controle da HAS é especialmente importante nos diabéticos, sendo que a PA deve ficar em 130 x 85 em casos de diabéticos de alto risco e abaixo de 130 x 80 mmHg em diabéticos de risco muito alto, segundo classificação do Consenso Brasileiro de Hipertensão Arterial (CBHA). Os IECA são fármacos de preferência nos diabéticos por preservarem a função renal e diminuírem a microalbuminúria, podendo ser usados também os BRA. O controle da PA relaciona-se a menor incidência de eventos macro e microvasculares do diabetes. Não há evidência de que bloqueadores dos canais de cálcio tenham efeitos deletérios nos diabéticos, embora tais fármacos não sejam de primeira escolha nestes pacientes. Resposta b.

83. Intolerância a carboidratos e elevação de triglicerídios são efeitos colaterais relacionados a doses altas de diuréticos tiazídicos, e podem sim ter importância clínica principalmente em pacientes intolerantes à glicose ou com hipertrigliceridemia prévia. Estes efeitos colaterais não são transitórios, e sim relacionados à dose do diurético.
Não se usam betabloqueadores em pacientes muito bradicárdicos, a não ser que sejam portadores de marca-passo definitivo, quando podem ser usados sem restrição. Os IECA podem aumentar a creatinina em HAS renovascular, mas este é um efeito colateral benéfico, pois permite suspeitar de HAS renovascular e indicar arteriografia de artéria renal nestes pacientes. Resposta d.

84. No esquema apresentado na questão, os valores normais de pressão arterial na MAPA estão representados pela faixa cinza, enquanto que as linhas escuras representam as medidas de PA do paciente. Assim, só precisamos procurar nos gráficos três padrões: um, em que há apenas uma ocasião na qual os valores de sistólica e diastólica acima da faixa cinza (curva 2), medida que geralmente ocorre no início do traçado, que é quando o paciente está no hospital; na hipertensão sistólica-diastólica as duas medidas estão acima da faixa cinza (figura 5); e na hipertensão diastólica só uma das medidas está acima da faixa cinza (figura 8). Resposta d.

85. Esta é uma questão mal formulada, mas com resposta possível se entendermos o enunciado da questão – todos os fatores listados na questão são determinados geneticamente, com exceção da quantidade de sódio ingerida na dieta. O que o examinador quis dizer é que independentemente da predisposição genética, uma dieta hipersódica irá piorar a evolução do paciente. Hiperatividade do sistema renina-angiotensina, déficit de síntese do óxido nítrico, hiperatividade simpática e disfunção endotelial são mecanismos postulados na gênese da hipertensão primária ou essencial. Resposta b.

86. Todos os fatores listados na questão podem ocasionar aumento dos níveis tensionais, com exceção da ingesta pobre em cálcio. Os mecanismos citados estão envolvidos na HAS pelos seguintes mecanismos:

- **Hiperuricemia** – pouco se sabe da fisiopatologia, mas estudos em homens jovens demonstraram que portadores de hiperuricemia estão em maior risco para desenvolver HAS.
- **Apneia do sono** – hoje é considerada causa de hipertensão secundária. Aumenta o tônus adrenérgico e o tratamento desta doença melhora independentemente a HAS.
- **Obesidade** – por vários mecanismos causa HAS, principalmente por aumento da resistência à insulina.
- **Ingestão exagerada de álcool** – O álcool causa diretamente hipertensão.

Resposta d.

87. Pacientes idosos devem ser tratados com as mesmas metas (objetivos) que pacientes jovens. Mesmo a hipertensão sistólica isolada deve ser tratada para as metas definidas no Consenso Brasileiro de Hipertensão. Por terem relativamente maior probabilidade de eventos clínicos, temos maior redução de risco com o tratamento de idosos do que de jovens.

Estudos controlados em idosos demonstraram melhora da morbidade e da mortalidade com diferentes agentes: diuréticos tiazídicos, betabloqueadores em combinação, bloqueadores de canais de cálcio de ação longa, inibidores da ECA e bloqueadores do receptor AT. Evidências sugerem que o tratamento da hipertensão no idoso reduz a incidência de déficit cognitivo e demência. O tratamento de hipertensos com mais de 80 anos sem comorbidades cardiovasculares deve ser individualizado, considerando estado clínico e motivação do paciente. As evidências disponíveis, oriundas da análise de subgrupos, sugerem redução de eventos sem impacto sobre a mortalidade. Assim, o idoso tratado para HAS pode não viver mais, mas vai viver com melhor qualidade de vida. Outro grupo que deve ter seu tratamento cuidadosamente individualizado é o dos idosos portadores de múltiplas comorbidades não cardiovasculares, situação não representada nos grandes ensaios clínicos. Resposta b.

88. Dos fármacos listados, os inibidores da ECA e os bloqueadores do receptor AT1 da angiotensina II são teratogênicos, e assim formalmente contraindicados na gestação. Resposta a.

89. Como podemos ver na tabela do Consenso Brasileiro de Hipertensão a seguir, o paciente diabético, mesmo com PA limítrofe é considerado de alto risco, devendo ser tratado com medicação (de preferência IECA) para PA objetivo abaixo de 130 x 80 mmHg. Devemos lembrar que o diabético tem risco equivalente ao paciente com três fatores de risco maiores. Resposta d.

FATORES DE RISCO (FR)	PRESSÃO ARTERIAL				
	Normal	Limítrofe	HAS Estágio 1	HAS Estágio 2	HAS Estágio 3
Sem fator de risco	Sem risco adicional	Sem risco adicional	Risco baixo	Risco médio	Risco alto
1 ou 2 fatores de risco	Risco baixo	Risco baixo	Risco médio	Risco médio	Risco muito alto
3 ou mais FR ou lesão de órgão ou DM	Risco médio	Risco alto	Risco alto	Risco alto	Risco muito alto
Doença CV	Risco alto	Risco muito alto	Risco muito alto	Risco muito alto	Risco muito alto

90. Abaixo, as categorias de risco para hipertensão renovascular:

INDICADORES CLÍNICOS DE PROBABILIDADE DE HIPERTENSÃO RENOVASCULAR
Baixa (0,2%) Hipertensão estágio 1 sem complicações.
Média (5% a 15%) Hipertensão estágios 2 ou 3 refratária; hipertensão antes dos 30 ou após os 55 anos; sopros abdominais ou lombares, doença ateromatosa evidente em coronárias, carótidas ou vasos de extremidade em fumantes, assimetria de pulsos, insuficiência renal mal definida, edema pulmonar agudo sem causa aparente, hipotensão arterial importante com o uso de inibidores da ECA.
Alta (25%) Hipertensão arterial maligna ou refratária com insuficiência renal progressiva, elevação da creatinina sérica com uso de inibidor da ECA, assimetria de tamanho ou função renal.

Devemos lembrar que insuficiência renal *per se* não é indicativa de HAS renovascular. A insuficiência renal após IECA, esta sim está relacionada à HAS renovascular. Resposta c.

91. Os principais fatores ambientais modificáveis da hipertensão arterial são os hábitos alimentares inadequados, principalmente ingestão excessiva de sal, baixo consumo de vegetais, sedentarismo, obesidade e consumo exagerado de álcool, podendo-se obter redução da pressão arterial.

Controle de peso: é a medida não farmacológica mais eficaz para o controle da pressão arterial. A meta é alcançar índice de massa corporal inferior a 25 kg/m².

Padrão alimentar: os alimentos ricos em sódio e gorduras saturadas devem ser evitados, ao passo que os ricos em fibras e potássio, são permitidos. A dieta preconizada pelo estudo DASH (*Dietary Approachs to Stop Hypertension*) mostrou benefícios no controle da pressão arterial. Enfatiza o consumo de frutas, verduras, alimentos integrais, leite desnatado e derivados, quantidade reduzida de gorduras saturadas e colesterol, maior quantidade de fibras, potássio, cálcio e magnésio e redução do consumo de sal.

Suplementação de potássio: a suplementação de potássio promove redução modesta da pressão arterial. É razoável a recomendação de níveis de ingestão de potássio de 4,7 g/dia.

Suplementação de cálcio e magnésio: não existem dados suficientes para recomendar suplementação de cálcio ou magnésio como medida para baixar a pressão arterial.

Redução do consumo de sal: inúmeras evidências mostram benefícios na restrição do consumo de sal.

Há evidências de que a pressão arterial varia diretamente com o consumo de sal tanto em normotensos como em hipertensos. A dieta habitual contém de 10 a 12 g/dia de sal. **É saudável uma pessoa ingerir até 6 g de sal por dia (100 mmol ou 2,4 g/dia de sódio), correspondente a quatro colheres de café (4 g) rasas de sal adicionadas aos alimentos, que contêm 2 g de sal.**

Moderação no consumo de bebidas alcoólicas: o álcool em pequenas doses apresenta efeito protetor cardiovascular, com efeito antioxidante e inibitório da aterogênese, no entanto, em grandes quantidades se correlaciona com aumento pressórico e com aumento de risco cardiovascular. Recomenda-se limitar o consumo de bebidas alcoólicas a, no máximo, 30 g/dia de etanol para homens, e 15 g/dia para mulheres ou indivíduos de baixo peso. Assim, resposta d.

92. Segundo a classificação do Consenso Brasileiro de Hipertensão, de 2006, este paciente tem HAS estágio II, com grupo de risco C (a lesão em fundo de olho é considerada lesão de órgão-alvo). Resposta e.

FATORES DE RISCO (FR)	PRESSÃO ARTERIAL				
	Normal	Limítrofe	HAS Estágio 1	HAS Estágio 2	HAS Estágio 3
Sem fator de risco	Sem risco adicional	Sem risco adicional	Risco baixo	Risco médio	Risco alto
1 ou 2 fatores de risco	Risco baixo	Risco baixo	Risco médio	Risco médio	Risco muito alto
3 ou mais FR ou lesão de órgão ou DM	Risco médio	Risco alto	Risco alto	Risco alto	Risco muito alto
Doença CV	Risco alto	Risco muito alto	Risco muito alto	Risco muito alto	Risco muito alto

93. Os betabloqueadores estão particularmente indicados em duas situações de emergências hipertensivas: nas síndromes isquêmicas agudas (a fim de aumentar o tempo de diástole, aumentando o tempo de perfusão coronariana e oferta de O_2 ao miocárdio e diminuindo o consumo miocárdico de O_2) e na dissecção da aorta, em que este fármaco diminui a dP/dT (primeira derivada da pressão), diminuindo assim a força com que o coração rasga a aorta. Resposta c.

94. A medida da pressão arterial deve ser avaliada em toda consulta médica a partir de três anos de idade e, nas crianças abaixo dessa idade, quando houver antecedentes ou condições clínicas de risco, tais como prematuridade e nefropatia.

Quanto mais altos forem os valores da pressão arterial e mais jovem o paciente, maior é a possibilidade de a hipertensão arterial ser secundária, com maior prevalência das causas renais. Há importante relação da PA com índice de massa corpórea. A ingestão de álcool, o tabagismo, o uso de drogas ilícitas e a utilização de hormônios esteroides, hormônio do crescimento, anabolizantes e anticoncepcionais orais devem ser considerados possíveis causas de hipertensão.

O objetivo do tratamento é atingir valores de pressão arterial sistólica e diastólica abaixo do percentil 95 para sexo, altura e faixa etária na hipertensão arterial não complicada, e abaixo do percentil 90 na hipertensão complicada por comorbidades. O tratamento não medicamentoso deve ser recomendado a partir do percentil 90 de pressão arterial sistólica ou diastólica (hipertensão limítrofe).

O emprego de anti-hipertensivos deve ser considerado nos que não respondem ao tratamento não medicamentoso, naqueles com evidência de lesão em órgãos-alvo ou fatores de risco conhecidos, como diabetes, tabagismo e dislipidemia, e na hipertensão sintomática ou hipertensão secundária. Não há estudos em longo prazo sobre o uso de anti-hipertensivos na infância ou na adolescência.

A escolha dos medicamentos obedece aos critérios utilizados para adultos. A utilização de inibidores da ECA ou de bloqueadores do receptor AT1 deve ser evitada em adolescentes do sexo feminino, exceto quando houver indicação absoluta, em razão da possibilidade de gravidez. Resposta e.

95. Temos aqui emergência hipertensiva caracterizada por um provável edema agudo dos pulmões. Neste caso, a terapêutica indicada inclui oxigênio/acesso venoso/monitorização, ventilação não invasiva com CPAP, morfina para vasodilatação e diminuição da ansiedade, normalização da PA inicialmente com nitroglicerina e em caso de níveis tensionais muito elevados, nitroprussiato de sódio endovenoso. Quando houver dúvida, como nesta questão, entre nitroglicerina e nitroprussiato, sempre preferir a alternativa do nitroprussiato, com exceção dos pacientes com insuficiência coronariana, pelo risco teórico de roubo de fluxo com o nitroprussiato. Pela gravidade do caso descrito, resposta a.

96. Em paciente diabético com proteinúria, e mesmo com microalbuminúria, os IECA são a primeira escolha. Ao reduzir a pressão de ultrafiltração glomerular, vasodilatando a arteríola eferente do glomérulo melhoram a proteinúria e são nefroprotetores para estes pacientes. Convém lembrar que, se houver alteração de função renal, devemos monitorar cuidadosamente níveis de creatinina e potássio após introdução dos IECA. Resposta c.

97. Aqui temos paciente com insuficiência arterial periférica com lesão trófica em membro inferior, sendo para este paciente formalmente contraindicada terapêutica com betabloqueadores. Em pacientes com claudicação a grandes distâncias, sem lesão trófica, podemos até tentar usar pequenas doses de betabloqueadores beta-1 seletivos. Esta utilização se justifica pela alta associação de doença vascular periférica com doença arterial coronária. Resposta c.

98. O uso de antiplaquetários, sejam mais novos como o clopidogrel, sejam mais antigos como o dipiridamol, em associação ao AAS não mostrou efeitos benéficos adicionais em doença vascular periférica. Resposta c.

99. Como podemos ver na tabela de risco do Consenso Brasileiro de Hipertensão de 2006, este paciente tem HAS estágio II, e mesmo que não tenha nenhum fator de risco ou lesão de órgão-alvo é de risco médio, devendo ser instituído tratamento farmacológico para PA abaixo de 140 x 80 mmHg. Este paciente tem que realizar medidas de modificação de hábitos de vida e tem indicação de medicação. A medicação mais indicada, como estágio II, seria a associação em baixa dose de dois fármacos, como IECA e tiazídicos ou betabloqueadores com tiazídicos. Como não há nenhuma resposta na questão com associação em dose baixa de dois fármacos, as respostas b e c são válidas.

FATORES DE RISCO (FR)	PRESSÃO ARTERIAL				
	Normal	Limítrofe	HAS Estágio 1	HAS Estágio 2	HAS Estágio 3
Sem fator de risco	Sem risco adicional		Risco baixo	Risco médio	Risco alto
1 ou 2 fatores de risco	Risco baixo	Risco baixo	Risco médio	Risco médio	Risco muito alto
3 ou mais FR ou lesão de órgão ou DM	Risco médio	Risco alto	Risco alto	Risco alto	Risco muito alto
Doença CV	Risco alto	Risco muito alto	Risco muito alto	Risco muito alto	Risco muito alto

100. Os diuréticos tiazídicos não têm boa ação em paciente com *clearance* de creatinina muito rebaixado, pois precisam ser secretados pelo glomérulo para que tenham ação via luminal. Diuréticos poupadores de potássio também são contraindicados pelo risco de hipercalemia. A melhor escolha para estes pacientes recai sob os diuréticos de alça. Resposta e.

101. Duas formas de hipertensão podem complicar a gravidez: hipertensão preexistente (crônica) e hipertensão induzida pela gravidez (pré-eclâmpsia/eclâmpsia).
Hipertensão arterial crônica: hipertensão presente antes da gravidez ou diagnosticada até a vigésima semana da gestação.
A alfametildopa é a droga preferida por ser a mais bem estudada e não haver evidência de efeitos deletérios para o feto. Os inibidores da ECA e os bloqueadores do receptor AT1 são contraindicados durante a gravidez.

Pré-eclâmpsia/eclâmpsia: a pré-eclâmpsia/eclâmpsia ocorre geralmente após vinte semanas de gestação. Caracteriza-se pelo desenvolvimento gradual de hipertensão e proteinúria. A interrupção da gestação e o tratamento definitivo na pré-eclâmpsia devem ser considerados em todos os casos com maturidade pulmonar fetal assegurada. Se não houver maturidade pulmonar fetal pode-se tentar prolongar a gravidez, mas a interrupção deve ser indicada se houver deterioração materna ou fetal. A hipertensão arterial grave é frequentemente tratada com hidralazina endovenosa e sulfato de magnésio (previne convulsões).

Duas formas de hipertensão podem complicar a gravidez: hipertensão preexistente (crônica) e hipertensão induzida pela gravidez (pré-eclâmpsia/eclâmpsia).

Hipertensão arterial crônica: hipertensão presente antes da gravidez ou diagnosticada até a vigésima semana da gestação.

Pressão arterial em níveis maiores que 160 x 100 mmHg requerem tratamento medicamentoso. Esta paciente está como PA limítrofe para tratamento, devendo ser acompanhada com frequência, e por enquanto, com medidas não farmacológicas. Resposta a.

102. Trata-se de paciente HAS grau II, com lesão de órgão-alvo, com risco cardiovascular alto.

FATORES DE RISCO (FR)	PRESSÃO ARTERIAL				
	Normal	Limítrofe	HAS Estágio 1	HAS Estágio 2	HAS Estágio 3
Sem fator de risco	Sem risco adicional	Risco baixo	Risco médio	Risco alto
1 ou 2 fatores de risco	Risco baixo	Risco baixo	Risco médio	Risco médio	Risco muito alto
3 ou mais FR ou lesão de órgão ou DM	Risco médio	Risco alto	Risco alto	Risco alto	Risco muito alto
Doença CV	Risco alto	Risco muito alto	Risco muito alto	Risco muito alto	Risco muito alto

103. A meta pressórica e orientação inicial sobre o tratamento seguem abaixo:

METAS DE VALORES DA PRESSÃO ARTERIAL A SEREM OBTIDAS COM O TRATAMENTO	
Categorias	Meta (no máximo)*
Hipertensos estágios 1 e 2 com risco cardiovascular baixo e médio	< 140 x 90 mmHg
Hipertensos e limítrofes com risco cardiovascular alto	< 130 x 85 mmHg
Hipertensos e limítrofes com risco cardiovascular muito alto	< 130 x 80 mmHg
Hipertensos nefropatas com proteinúria > 1 g/l	< 125 x 75 mmHg

* Se o paciente tolerar, recomenda-se atingir com o tratamento valores de pressão arterial menores que os indicados como metas mínimas, alcançando, se possível, os níveis da pressão arterial considerada ótima (≤ 120 x 80 mmHg).

DECISÃO TERAPÊUTICA DA HIPERTENSÃO ARTERIAL SEGUNDO O RISCO CARDIOVASCULAR	
Categoria de risco	Estratégia
Sem risco adicional	Tratamento não medicamentoso isolado.
Risco adicional baixo	Tratamento não medicamentoso isolado por até seis meses. Se não atingir a meta, associar tratamento medicamentoso.
Risco adicional médio	Tratamento não medicamentoso + medicamentoso.
Risco adicional alto	Tratamento não medicamentoso + medicamentoso.
Risco adicional muito alto	Tratamento não medicamentoso + medicamentoso.

Resposta a.

104. São indicações da MAPA/MRPA:

Indicações da MRPA segundo a IV Diretriz Brasileira de MRPA
Identificação e seguimento do hipertenso do avental branco.
Identificação do efeito do avental branco.
Identificação de hipertensão mascarada.
Avaliação da terapêutica anti-hipertensiva.
Indicações da MAPA segundo a IV Diretriz Brasileira de MAPA
Suspeita de hipertensão do avental branco.
Avaliação da eficácia terapêutica anti-hipertensiva:
a) Quando a pressão arterial casual permanecer elevada, apesar da otimização do tratamento anti-hipertensivo para diagnóstico de hipertensão arterial resistente ou efeito do avental branco.
b) Quando a pressão arterial casual estiver controlada e houver indícios da persistência ou da progressão de lesão de órgãos-alvo.
Avaliação de normotensos com lesão de órgãos-alvo.
Avaliação de sintomas, principalmente hipotensão.

Resposta d.

105. Os principais fatores ambientais modificáveis da hipertensão arterial são os hábitos alimentares inadequados, principalmente ingestão excessiva de sal, baixo consumo de vegetais, sedentarismo, obesidade e consumo exagerado de álcool, podendo-se obter redução da pressão arterial.
Controle de peso: é a medida não farmacológica mais eficaz para o controle da pressão arterial. A meta é alcançar índice de massa corporal inferior a 25 kg/m².
Padrão alimentar: os alimentos ricos em sódio e gorduras saturadas devem ser evitados, ao passo que os ricos em fibras e potássio, são permitidos. A dieta preconizada pelo estudo DASH (*Dietary Approachs to Stop Hypertension*) mostrou benefícios no controle da pressão arterial. Enfatiza o consumo de frutas, verduras, alimentos integrais, leite desnatado e derivados, quantidade reduzida de gorduras saturadas e colesterol, maior quantidade de fibras, potássio, cálcio e magnésio e redução do consumo de sal.
Suplementação de potássio: a suplementação de potássio promove redução modesta da pressão arterial. É razoável a recomendação de níveis de ingestão de potássio de 4,7 g/dia.
Suplementação de cálcio e magnésio: não existem dados suficientes para recomendar suplementação de cálcio ou magnésio como medida para baixar a pressão arterial.
Redução do consumo de sal: inúmeras evidências mostram benefícios na restrição do consumo de sal.
Há evidências de que a pressão arterial varia diretamente com o consumo de sal tanto em normotensos como em hipertensos. A dieta habitual contém de 10 a 12 g/dia de sal. **É saudável uma pessoa ingerir até 6 g de sal por dia (100 mmol ou 2,4 g/dia de sódio), correspondente a quatro colheres de café (4 g) rasas de sal adicionadas aos alimentos, que contêm 2 g de sal.**
Moderação no consumo de bebidas alcoólicas: o álcool em pequenas doses apresenta efeito protetor cardiovascular, com efeito antioxidante e inibitório da aterogênese, no entanto, em grandes quantidades se correlaciona com aumento pressórico e com aumento de risco cardiovascular. Recomenda-se limitar o consumo de bebidas alcoólicas a, no máximo, 30 g/dia de etanol para homens, e 15 g/dia para mulheres ou indivíduos de baixo peso.
Exercício físico e abandono do tabagismo são medidas importantes nos hipertensos. Resposta e.

106. A realização de arteriografia renal ou Angio RNM de artérias renais sem nenhum método de *screening* prévio está indicado na população com alta probabilidade (> 25%) para hipertensão renovascular:
- Hipertensão acelerada/maligna.
- Hipertensão refratária com insuficiência renal progressiva.
- Elevação de creatinina com IECA/IAT1.
- Assimetria de tamanho ou função renal.

Resposta d.

107. No AVC ocorre aumento de pressão intracraniana e o aumento da PAM ocorre para manter o fluxo sanguíneo preservado. Devemos nos lembrar de que o fluxo sanguíneo cerebral é dado pela seguinte fórmula: Fluxo Sanguíneo Cerebral = PAM – Pressão Intracraniana. Desta forma, no AVCi só devemos intervir na pressão arterial nos seguintes níveis:

O paciente com AVC **NÃO é candidato a receber t-PA**, mas tem pressão arterial alta.	
NÍVEL DA PA*	TRATAMENTO PROPOSTO
Aparecem PA altas: PAS entre 180 e 220 mmHg ou PAD entre 105 e 140 mmHg	Observação da PA.
Aparecem PA muito altas: PAS > 220 mmHg ou PAD entre 121 e 140 mmHg ou PAM > 130 mmHg	Labetalol: infusão IV de 10 a 20 mg, durante 1 a 2 minutos. É possível repetir ou dobrar a infusão IV de labetalol durante 1 a 2 minutos, a cada 20 minutos (no máximo 150 mg) ou Labetalol: infusão IV de 10mg, seguida de infusão de labetalol na taxa de 2 a 8 mg/min ou Enalapril: infusão IV de 0,625 a 1,25 mg
Aparecem PA extremamente altas: PAD > 140 mmHG	Nitroprussiato de sódio: infusão IV na taxa de 0,5 µg/kg por minuto. Procurar atingir uma redução de 10% a 20% na PAD.

Resposta c.

108. Duas formas de hipertensão podem complicar a gravidez: hipertensão preexistente (crônica) e hipertensão induzida pela gravidez (pré-eclâmpsia/eclâmpsia).
Hipertensão arterial crônica: Hipertensão presente antes da gravidez ou diagnosticada até a vigésima semana da gestação.
A alfametildopa é a droga preferida por ser a mais bem estudada e não haver evidência de efeitos deletérios para o feto. Os inibidores da ECA e os bloqueadores do receptor AT1 são contraindicados durante a gravidez.
Pré-eclâmpsia/eclâmpsia: A pré-eclâmpsia/eclâmpsia ocorre geralmente após vinte semanas de gestação. Caracteriza-se pelo desenvolvimento gradual de hipertensão e proteinúria. A interrupção da gestação e o tratamento definitivo na pré-eclâmpsia devem ser considerados em todos os casos com maturidade pulmonar fetal assegurada. Se não houver maturidade pulmonar fetal pode-se tentar prolongar a gravidez, mas a interrupção deve ser indicada se houver deterioração materna ou fetal. A hipertensão arterial grave é frequentemente tratada com hidralazina endovenosa e sulfato de magnésio (previne convulsões).
Neste caso clínico estamos diante de pré-eclâmpsia, sendo indicado tratamento anti-hipertensivo pelos níveis pressóricos, não havendo necessidade de restrição ao leito. Todo anti-hipertensivo pode apresentar impacto negativo sobre o feto, como retardo de crescimento intrauterino, sendo que o mais seguro é a alfametildopa. Resposta d.

109. Nesta paciente diabética, HAS com proteinúria, devemos utilizar IECa ou IAT1, diminuindo proteinúria e, assim, retardando a progressão da nefropatia diabética. Resposta b.

110. A hipertensão arterial no idoso apresenta alta associação com AVC e eventos cardiovasculares, apresentando risco absoluto maior do que a população não idosa (alternativa I incorreta). A hipertensão sistólica isolada determina risco semelhante à sua combinação (alternativa II correta). Na medida da pressão arterial do idoso, existem três aspectos importantes: maior frequência de hiato auscultatório, que consiste no desaparecimento dos sons na ausculta durante a deflação do manguito, geralmente entre o final da fase I e o inicio da fase II dos sons de Korotkoff. Tal achado pode subestimar a verdadeira pressão sistólica ou superestimar a pressão diastólica; pseudo-hipertensão, caracterizada por nível de pressão arterial superestimado em decorrência do enrijecimento da parede da artéria. Pode ser detectada por meio da manobra de Osler, que consiste na inflação do manguito no braço até o desaparecimento do pulso radial. Se a artéria for palpável, após esse procedimento, sugerindo enrijecimento, o paciente é considerado Osler positivo; a hipertensão do avental branco é mais frequente no idoso (alternativa III correta). Resposta d.

111. O triantereno é um diurético poupador de potássio, sendo que utilizado em associação com hidroclortiazida diminui a espoliação de potássio. Com esta associação não se torna necessária suplementação de potássio. Resposta c.

112. Devemos iniciar tratamento medicamentoso na gestação naquelas pacientes com PA > 160/100 mmHg. Nas pacientes com níveis pressóricos menores está indicado tratamento não farmacológico. Resposta e.

113. Trata-se de paciente com emergência hipertensiva, encefalopatia hipertensiva, que deve ser tratada com nitroprussiato de sódio em bomba de infusão, sendo vasodilatador arterial e venoso potente e de fácil controle. Resposta d.

114. Os IECA são indicados nos pacientes estágios B, C e D e naqueles estágios A vasculopatas e diabéticos. Também são indicados em todos pacientes com insuficiência cardíaca classe funcional I, II, III e IV. Resposta d.

115. Os IECA dilatam a arteríola eferente glomerular, reduzindo pressão de filtração glomerular e proteinúria, sendo indicado para pacientes diabéticos e nefropatas. Resposta b.

116. A medida da pressão arterial deve ser na posição sentada, sendo recomendadas três medidas de pressão arterial em pelo menos duas consultas para se definir hipertensão arterial. Neste caso, devemos marcar retorno em um mês para reavaliação, sendo realizados os seguintes exames complementares: ácido úrico, ECG, urina I, creatinina, potássio, glicemia e perfil lipídico. O ecocardiograma deve ser solicitado nos pacientes com sinais e sintomas de ICC ou nos pacientes HAS estágios I ou II, sem SVE no ECG, com três ou mais fatores de risco maior (idade > 60 anos, nefropatia, DM, tabagismo, DLP e antecedente familiar positivo). O tratamento inicial deste paciente é não medicamentoso até o retorno. Resposta b.

117. Trata-se de questão desatualizada. Atualmente devemos caracterizar este paciente como HAS grau II, com um fator de risco (idade > 60), sendo de risco cardiovascular médio. Questão desatualizada.

118. Além dos diuréticos e dos betabloqueadores, IECA, IAT1 e bloqueadores de canal de cálcio foram testados em ensaios clínicos com desfecho clínico (alternativa I incorreta). Os IAT1 são indicados para pacientes com angioedema ou tosse seca intratável nos pacientes usuários de IECA (alternativa II correta). Os IECA apresentam efeito antiproteinúria e nefroprotetor nos pacientes diabéticos (alternativa III correta). Resposta d.

119. A MAPA não substitui a medida da pressão arterial do consultório; apresenta melhor correlação com lesão de órgão-alvo, quando comparada com a medida do consultório e apresenta valor prognóstico para eventos cardiovasculares independentemente do horário de registro. Resposta d.

120. A realização de arteriografia renal ou Angio RNM de artérias renais sem nenhum método de *screening* prévio está indicado na população com alta probabilidade (> 25%) para hipertensão renovascular:

- Hipertensão acelerada/ maligna (presença de papiledema).
- Hipertensão refratária com insuficiência renal progressiva.
- Elevação de creatinina com IECA/IAT1.
- Assimetria de tamanho ou função renal.

Resposta d.

121. O medicamento mais eficaz para proteção cardíaca é o medicamento II, em que seu intervalo de confiança não atinge o número 1 e está mais afastado deste. O segundo melhor medicamento é o medicamento III, que pega o número 1, mas em menor proporção que o medicamento I. Resposta c.

122. Os principais fatores ambientais modificáveis da hipertensão arterial são os hábitos alimentares inadequados, principalmente ingestão excessiva de sal, baixo consumo de vegetais, sedentarismo, obesidade e consumo exagerado de álcool, podendo-se obter redução da pressão arterial.

Controle de peso: é a medida não farmacológica mais eficaz para o controle da pressão arterial. A meta é alcançar índice de massa corporal inferior a 25 kg/m².

Padrão alimentar: os alimentos ricos em sódio e gorduras saturadas devem ser evitados, ao passo que os ricos em fibras e potássio, são permitidos. A dieta preconizada pelo estudo DASH (*Dietary Approachs to Stop Hypertension*) mostrou benefícios no controle da pressão arterial. Enfatiza o consumo de frutas, verduras, alimentos integrais, leite desnatado e derivados, quantidade reduzida de gorduras saturadas e colesterol, maior quantidade de fibras, potássio, cálcio e magnésio e redução do consumo de sal.

Suplementação de potássio: a suplementação de potássio promove redução modesta da pressão arterial. É razoável a recomendação de níveis de ingestão de potássio de 4,7 g/dia.

Suplementação de cálcio e magnésio: não existem dados suficientes para recomendar suplementação de cálcio ou magnésio como medida para baixar a pressão arterial.

Redução do consumo de sal: inúmeras evidências mostram benefícios na restrição do consumo de sal.

Há evidências de que a pressão arterial varia diretamente com o consumo de sal tanto em normotensos como em hipertensos. A dieta habitual contém de 10 a 12 g/dia de sal. **É saudável uma pessoa ingerir até 6 g de sal por dia (100 mmol ou 2,4 g/dia de sódio), correspondente a quatro colheres de café (4 g) rasas de sal adicionadas aos alimentos, que contêm 2 g de sal.**

Moderação no consumo de bebidas alcoólicas: o álcool em pequenas doses apresenta efeito protetor cardiovascular, com efeito antioxidante e inibitório da aterogênese, no entanto, em grandes quantidades se correlaciona com

Hipertensão Arterial Secundária

aumento pressórico e com aumento de risco cardiovascular. Recomenda-se limitar o consumo de bebidas alcoólicas a, no máximo, 30 g/dia de etanol para homens, e 15 g/dia para mulheres ou indivíduos de baixo peso.
Exercício físico e abandono do tabagismo são medidas importantes nos hipertensos. Resposta a.

123. No estudo ALLHAT, que incluiu 42 mil pacientes com mais de 55 anos, os pacientes foram randomizados para uso de clortalidona, amlodipina, doxazozina e lisinipril. O *end point* primário foi composto por IAM fatal e não fatal. Não houve diferença de *end point* primário nos grupos da clortalidona, lisinopril e amlodipina. O grupo doxazozina foi interrompido precocemente, por aumento de mortalidade por ICC e AVC. Resposta a.

124. No AVC ocorre aumento de pressão intracraniana e o aumento da PAM ocorre para manter o fluxo sanguíneo preservado. Devemos lembrar que o fluxo sanguíneo cerebral é dado pela seguinte fórmula: Fluxo Sanguíneo Cerebral = PAM – Pressão Intracraniana. Desta forma, no AVCi só devemos intervir na pressão arterial nos seguintes níveis:

O paciente com AVC **NÃO é candidato a receber t-PA**, mas tem pressão arterial alta.	
NÍVEL DA PA*	**TRATAMENTO PROPOSTO**
Aparecem PA altas: PAS entre 180 e 220 mmHg ou PAD entre 105 e 140 mmHg	Observação da PA.
Aparecem PA muito altas: PAS > 220 mmHg ou PAD entre 121 e 140 mmHg ou PAM > 130 mmHg	Labetalol: infusão IV de 10 a 20 mg, durante 1 a 2 minutos. É possível repetir ou dobrar a infusão IV de labetalol durante 1 a 2 minutos, a cada 20 minutos (no máximo 150 mg) ou Labetalol: infusão IV de 10mg, seguida de infusão de labetalol na taxa de 2 a 8 mg/min ou Enalapril: infusão IV de 0,625 a 1,25 mg.
Aparecem PA extremamente altas: PAD > 140 mmHG	Nitroprussiato de sódio: infusão IV na taxa de 0,5 µg/kg por minuto. Procurar atingir uma redução de 10% a 20% na PAD.

Resposta b.

125. Alternativa correta:
O principal impacto de redução de lesão de órgão-alvo com o tratamento anti-hipertensivo se refere à diminuição da insuficiência cardíaca. Com o tratamento da HAS, diminuímos para cerca de 50% a evolução para ICC diastólica e sistólica. Indivíduos HAS têm seis vezes mais chances de evoluir para ICC que os normotensos.

126. Para se evitar hipocalemia nos pacientes que fazem uso de diuréticos devemos:
- Usar menor dose possível do diurético.
- Restringir ingesta de sódio para menos que 100 mmol/dia.
- Aumentar ingesta de potássio ou uso de suplementos.
- Combinar diurético espoliador de potássio com diurético poupador de potássio. Exemplo: clortalidona com espironolactona.
- Combinar diuréticos com drogas que aumentem K como, IECA, IAT1 e betabloqueadores.

A clortalidona também leva à hipocalemia. Resposta c.

127. Duas formas de hipertensão podem complicar a gravidez: hipertensão preexistente (crônica) e hipertensão induzida pela gravidez (pré-eclâmpsia/eclâmpsia).
Hipertensão arterial crônica: hipertensão presente antes da gravidez ou diagnosticada até a vigésima semana da gestação.
A alfametildopa é a droga preferida, por ser a mais bem estudada e não haver evidência de efeitos deletérios para o feto. Os inibidores da ECA e os bloqueadores do receptor AT1 são contraindicados durante a gravidez.
Pré-eclâmpsia/eclâmpsia: a pré-eclâmpsia/eclâmpsia ocorre geralmente após vinte semanas de gestação. Caracteriza-se pelo desenvolvimento gradual de hipertensão e proteinúria. A interrupção da gestação e o tratamento definitivo na pré-eclâmpsia devem ser considerados em todos os casos com maturidade pulmonar fetal assegurada. Se não

houver maturidade pulmonar fetal pode-se tentar prolongar a gravidez, mas a interrupção deve ser indicada se houver deterioração materna ou fetal. A hipertensão arterial grave é frequentemente tratada com hidralazina endovenosa e sulfato de magnésio (previne convulsões). No caso clínico acima estamos diante de pré-eclâmpsia, sendo indicado tratamento anti-hipertensivo pelos níveis pressóricos, não havendo necessidade de restrição ao leito. Todo anti-hipertensivo pode apresentar impacto negativo sobre o feto, como retardo de crescimento intrauterino, sendo que o mais seguro é a alfametildopa. Resposta d.

128. A realização de arteriografia renal ou Angio RNM de artérias renais sem nenhum método de *screening* prévio está indicado na população, com alta probabilidade (> 25%) para hipertensão renovascular:
- Hipertensão acelerada/ maligna.
- Hipertensão refratária com insuficiência renal progressiva.
- Elevação de creatinina com IECA/IAT1.
- Assimetria de tamanho ou função renal.

Resposta d.

129. São indicações de MRPA e MAPA as seguintes indicações:

INDICAÇÕES DA MRPA SEGUNDO A IV DIRETRIZ BRASILEIRA DE MRPA
Identificação e seguimento do hipertenso do avental branco.
Identificação do efeito do avental branco.
Identificação de hipertensão mascarada.
Avaliação da terapêutica anti-hipertensiva.
Suspeita de hipertensão do avental branco.
Avaliação da eficácia terapêutica anti-hipertensiva: a) Quando a pressão arterial casual permanecer elevada, apesar da otimização do tratamento anti-hipertensivo para diagnóstico de hipertensão arterial resistente ou efeito do avental branco. b) Quando a pressão arterial casual estiver controlada e houver indícios da persistência ou da progressão de lesão de órgãos-alvo.
Avaliação de normotensos com lesão de órgãos-alvo.
Avaliação de sintomas, principalmente hipotensão.

Resposta e.

130. Os indivíduos obesos, frequentemente, são pacientes com resistência à insulina. Esta tem papel importante na fisiopatologia da hipertensão destes pacientes. A resistência à insulina pode resultar em retenção crônica de sódio, e em indivíduos obesos leva a menor vasodilatação arterial quando comparada com indivíduos normotensos, levando a alterações tróficas vasculares. Resposta e.

131. Os principais fatores ambientais modificáveis da hipertensão arterial são os hábitos alimentares inadequados, principalmente ingestão excessiva de sal, baixo consumo de vegetais, sedentarismo, obesidade e consumo exagerado de álcool, podendo-se obter redução da pressão arterial.

Controle de peso: é a medida não farmacológica mais eficaz para o controle da pressão arterial. A meta é alcançar índice de massa corporal inferior a 25 kg/m².

Padrão alimentar: os alimentos ricos em sódio e gorduras saturadas devem ser evitados, ao passo que os ricos em fibras e potássio são permitidos. A dieta preconizada pelo estudo DASH (*Dietary Approachs to Stop Hypertension*) mostrou benefícios no controle da pressão arterial. Enfatiza o consumo de frutas, verduras, alimentos integrais, leite desnatado e derivados, quantidade reduzida de gorduras saturadas e colesterol, maior quantidade de fibras, potássio, cálcio e magnésio e redução do consumo de sal.

Suplementação de potássio: a suplementação de potássio promove redução modesta da pressão arterial. É razoável a recomendação de níveis de ingestão de potássio de 4,7 g/dia.

Suplementação de cálcio e magnésio: não existem dados suficientes para recomendar suplementação de cálcio ou magnésio como medida para baixar a pressão arterial.

Redução do consumo de sal: inúmeras evidências mostram benefícios na restrição do consumo de sal.

Há evidências de que a pressão arterial varia diretamente com o consumo de sal tanto em normotensos como em hipertensos. A dieta habitual contém de 10 a 12 g/dia de sal. **É saudável uma pessoa ingerir até 6 g de sal por dia (100 mmol ou 2,4 g/dia de sódio), correspondente a quatro colheres de café (4 g) rasas de sal adicionadas aos alimentos, que contêm 2 g de sal.**

Moderação no consumo de bebidas alcoólicas: o álcool em pequenas doses apresenta efeito protetor cardiovascular, com efeito antioxidante e inibitório da aterogênese, no entanto, em grandes quantidades se correlaciona com aumento pressórico e com aumento de risco cardiovascular. Recomenda-se limitar o consumo de bebidas alcoólicas a, no máximo, 30 g/dia de etanol para homens e 15 g/dia para mulheres ou indivíduos de baixo peso.

Exercício físico e abandono do tabagismo são medidas importantes nos hipertensos. Resposta b.

132. A nifedipina sublingual pode levar a queda brusca de pressão arterial, podendo levar isquemia cerebral naqueles pacientes hipertensos crônicos que apresentam curva de autorregulação cerebral desviada para a direita, sendo então droga proscrita. Resposta a.

133. A hipertensão arterial no idoso apresenta alta associação com AVC e eventos cardiovasculares, apresentando risco absoluto maior do que a população não idosa (alternativa I incorreta). A hipertensão sistólica isolada determina risco semelhante a sua combinação (alternativa II correta). Na medida da pressão arterial do idoso, existem três aspectos importantes: maior frequência de hiato auscultatório, que consiste no desaparecimento dos sons na ausculta durante a deflação do manguito, geralmente entre o final da fase I e o início da fase II dos sons de Korotkoff. Tal achado pode subestimar a verdadeira pressão sistólica ou superestimar a pressão diastólica; pseudo-hipertensão, caracterizada por nível de pressão arterial superestimado em decorrência do enrijecimento da parede da artéria. Pode ser detectada por meio da manobra de Osler, que consiste na inflação do manguito no braço até o desaparecimento do pulso radial. Se a artéria for palpável após esse procedimento, sugerindo enrijecimento, o paciente é considerado Osler positivo; a hipertensão do avental branco é mais frequente no idoso (alternativa III correta). Resposta d.

134. Neste caso, o paciente IC CF II está recebendo digoxina 0,25 mg e lasix 80 mg. Este paciente evolui com sintomas de hipocalemia, como câimbras e astenia, sendo comprovado com laboratório (K= 3 mg), provavelmente secundário ao uso de diurético – lasix. Devemos, como primeira medida, repor potássio de forma oral, e também temos de nos lembrar de que hipocalemia predispõe a intoxicação digitálica e arritmias. Resposta e.

135. Os IECA vasodilatam arteríola eferente glomerular, reduzindo pressão de filtração glomerular e proteinúria, retardando a nefropatia diabética (alternativa A incorreta). A nifedipina de ação rápida leva a vasodilatação, taquicardia reflexa e aumenta mortalidade em pacientes com síndrome coronariana aguda (alternativa B incorreta). Diuréticos em altas doses podem levar a hipocalemia, hipomagnesemia e arritmias, apresentando riscos relacionados à dose (alternativa D incorreta). Os indivíduos da raça negra não respondem bem aos IECA, no entanto respondem de forma boa aos diuréticos, sendo drogas muito eficazes nesta população (alternativa E incorreta). Pela diretriz atual, trata-se de paciente HAS grau II, diabético, de risco cardiovascular alto, sendo indicado tratamento farmacológico inicial com duas drogas, uma delas um diurético. A melhor alternativa seria IECA + tiazídico. Resposta c.

136. Os diuréticos e os betabloqueadores são as drogas mais antigas e com maior número de estudos, sendo drogas de comprovada eficácia (alternativa A correta). A terapêutica hipertensiva tem o objetivo de reduzir a PA, reduzindo lesão de órgão-alvo. A maioria dos pacientes é assintomática (alternativa B incorreta). A associação de IECA e diuréticos poupadores de K é utilizada na ICC CF III-IV, apresentando riscos de hipercalemia (alternativa C incorreta). Lasix é mandatório nas emergências hipertensivas, com sinais de congestão como edema agudo de pulmão (alternativa D incorreta). Os bloqueadores de canal de cálcio e os diuréticos são as drogas com maior efeito protetor de AVC (alternativa E incorreta). Resposta a.

137. A associação de IECA e diurético poupador de potássio como amilorida levam a hipercalemia (alternativa I correta). Não há indicação de se utilizar antiarrítmicos em pacientes com extrassístole assintomáticos sem alteração cardíaca estrutural (alternativa II correta). Neste paciente provavelmente o melhor esquema anti-hipertensivo fosse monoterapia com diurético tiazídico (alternativa III correta). Resposta e.

138. Os principais fatores ambientais modificáveis da hipertensão arterial são os hábitos alimentares inadequados, principalmente ingestão excessiva de sal e baixo consumo de vegetais, sedentarismo, obesidade e consumo exagerado de álcool, podendo-se obter redução da pressão arterial.
Controle de peso: é a medida não farmacológica mais eficaz para o controle da pressão arterial. A meta é alcançar índice de massa corporal inferior a 25 kg/m².
Padrão alimentar: os alimentos ricos em sódio e gorduras saturadas devem ser evitados, ao passo que os ricos em fibras e potássio, são permitidos. A dieta preconizada pelo estudo DASH (*Dietary Approachs to Stop Hypertension*) mostrou benefícios no controle da pressão arterial. Enfatiza o consumo de frutas, verduras, alimentos integrais, leite desnatado e derivados, quantidade reduzida de gorduras saturadas e colesterol, maior quantidade de fibras, potássio, cálcio e magnésio e redução do consumo de sal.
Suplementação de potássio: a suplementação de potássio promove redução modesta da pressão arterial. É razoável a recomendação de níveis de ingestão de potássio de 4,7 g/dia.
Suplementação de cálcio e magnésio: não existem dados suficientes para recomendar suplementação de cálcio ou magnésio como medida para baixar a pressão arterial.
Redução do consumo de sal: inúmeras evidências mostram benefícios na restrição do consumo de sal.

Há evidências de que a pressão arterial varia diretamente com o consumo de sal tanto em normotensos como em hipertensos. A dieta habitual contém de 10 a 12 g/dia de sal. **É saudável uma pessoa ingerir até 6 g de sal por dia (100 mmol ou 2,4 g/dia de sódio), correspondente a quatro colheres de café (4 g) rasas de sal adicionadas aos alimentos, que contêm 2 g de sal.**

Moderação no consumo de bebidas alcoólicas: o álcool em pequenas doses apresenta efeito protetor cardiovascular, com efeito antioxidante e inibitório da aterogênese, no entanto, em grandes quantidades se correlaciona com aumento pressórico e com aumento de risco cardiovascular. Recomenda-se limitar o consumo de bebidas alcoólicas a, no máximo, 30 g/dia de etanol para homens, e 15 g/dia para mulheres ou indivíduos de baixo peso.

Exercício físico e abandono do tabagismo são medidas importantes nos hipertensos. Resposta b.

139. Trata-se de paciente com encefalopatia hipertensiva, sendo uma emergência hipertensiva. Este paciente deve ser tratado em UTI, com nitroprussiato de sódio, com redução de 20-25% da PAM nas primeiras horas. Resposta e.

Insuficiência Cardíaca 13

Victor Sarli Issa

Definição e epidemiologia

A insuficiência cardíaca é uma síndrome em que o coração torna-se incapaz de ofertar oxigênio aos tecidos em taxa adequada às suas demandas, ou o faz à custa de elevação da sua pré-carga. A insuficiência cardíaca pode ocorrer por redução da capacidade cardíaca de perfundir os diferentes órgãos, ou por modificação das necessidades metabólicas dos tecidos. Portanto, existem condições tanto cardíacas como extracardíacas capazes de ser causa de insuficiência cardíaca. São causas extracardíacas o beribéri, anemia, hipertireoidismo, sepse. No coração, diferentes estruturas podem ser acometidas, desde doenças do pericárdio até afecções endocárdicas. Trataremos neste capítulo das miocardiopatias.

Nos EUA, aproximadamente 5 milhões de pacientes apresentam insuficiência cardíaca, sendo diagnosticados mais de 550 mil novos casos por ano. A incidência e a prevalência da insuficiência cardíaca aumentam com o crescimento da população acima dos 65 anos[1]. No Brasil, aproximadamente 350 mil internações ocorrem devido à insuficiência cardíaca, consumindo quase 250 milhões de reais por ano, sendo a primeira causa de internação pelo SUS nos pacientes acima de 60 anos[2]. A etiologia isquêmica é responsável por aproximadamente dois terços dos casos[1]. Estudo em nosso meio com 1.220 pacientes com insuficiência cardíaca teve como principais etiologias a miocardiopatia dilatada idiopática (37%), cardiopatia da doença de Chagas (20%), miocardiopatia isquêmica (17%) e miocardiopatia hipertensiva (14%)[3]. Outras etiologias são descritas nas tabelas 13.1 e 13.2. A insuficiência cardíaca diastólica é responsável por aproximadamente 50% dos casos (de acordo com a população estudada) acomete preferencialmente mulheres, faixas etárias mais elevadas e hipertensos[4].

Classificação

Classificações para pacientes com insuficiência cardíaca baseiam-se em sua maior parte em variáveis clínicas. Estas categorizações têm valor fisiopatológico, diagnóstico, prognóstico e terapêutico, e podem tomar como referência: a) duração da doença - aguda quando inferior a 6 meses, e crônica quando superior a 6 meses; b) débito cardíaco - alto ou baixo débito; c) fase do ciclo cardíaco predominantemente acometida - diastólica ou sistólica; d) câmara cardíaca predominantemente acometida - ventrículo direito ou ventrículo esquerdo. Tais categorizações têm limites imprecisos, encontrando-se comumente formas associadas.

Correntemente utilizada na prática clínica, a classificação proposta pela *New York Heart Association* (NYHA) avalia a presença e intensidade da dispneia em pacientes com insuficiência cardíaca. Tal classificação é útil na prática diária por ser de fácil aplicação e apresentar valor prognóstico (tabela 13.3).

Mais recentemente foi proposto novo sistema de estadiamento baseado na evolução e progressão da insuficiência cardíaca. Esta forma de categorização reflete modelo fisiopatológico da insuficiência cardíaca que considera esta síndrome como a via final comum a diferentes doenças cardíacas em indivíduos com fatores de risco. Esta representação da insuficiência cardíaca com caráter contínuo possui implicações preventivas, prognósticas e também terapêuticas[5] (tabela 13.3).

Por fim, para pacientes com quadro de descompensação de insuficiência cardíaca foi proposta classificação que prevê quatro situações clínicas distintas, que refletem diferentes padrões hemodinâmicos. Tal categorização tem implicação terapêutica e prognóstica em pacientes com insuficiência cardíaca descompensada (tabela 13.4)[6].

Quadro clínico

Em pacientes com insuficiência cardíaca os achados de história e exame físico são de grande valor por fornecerem além do diagnóstico da síndrome, informações sobre a etiologia, prognóstico e causas de descompensação (tabelas 13.4 e 13.5).

O sintoma mais comum e característico da insuficiência cardíaca é a dispneia de esforço; tal achado, entretanto, é pouco específico, podendo ser encontrado em outras condições clínicas, como outras formas de cardiopatias (valvopatias, isquemia miocárdica, pericardiopatias), pneumopatias, obesidade, inaptidão física, depressão. O mesmo vale para a presença de tosse noturna e edema vespertino dos membros inferiores. Por outro lado, a presença de ortopneia e dispneia paroxística noturna, apesar de não serem patognomônicas, são sintomas mais específicos de insuficiência cardíaca. Dor torácica e palpitação são também queixas comuns. A dor torácica pode ser de característica anginosa ou ventilatório-dependente; são importantes diagnósticos diferenciais a isquemia miocárdica e a embolia pulmonar. Os antecedentes pessoais e familiares, bem como o interrogatório sobre os demais aparelhos, podem acrescentar dados fundamentais para inferência sobre a etiologia e existência de comorbidades.

Ao exame físico os achados de insuficiência cardíaca podem incluir desvio do *ictus cordis* para baixo e para esquerda, elevação de pressão venosa jugular (especialmente se for superior a 4 cm do ângulo esternal), edema de membros inferiores, hepatomegalia dolorosa, refluxo hepatojugular, estertores pulmonares, derrame pleural, ascite, taquicardia, galope de terceira ou quarta bulha, pulso alternante, tempo de enchimento capilar lentificado, taquipneia e cianose. A persistência de terceira bulha e de pressão venosa central elevadas em pacientes tratados com insuficiência cardíaca confere pior prognóstico[7].

Os critérios de Framingham são atualmente usados para o diagnóstico de insuficiência cardíaca. A existência de dois critérios maiores (dispneia paroxística noturna, estase jugular, estertores pulmonares, cardiomegalia à radiografia, edema agudo de pulmão, galope de terceira bulha, pressão venosa central > 16 cmH$_2$O, refluxo hepatojugular, edema pulmonar, congestão visceral ou cardiomegalia à necropsia, perda de peso superior a 4,5 Kg em 5 dias em resposta a tratamento), ou presença de um critério maior e dois menores (edema bilateral de membros inferiores, tosse noturna, dispneia aos esforços habituais, hepatomegalia, derrame pleural, taquicardia) confirmam o diagnóstico[8].

Fisiopatologia

O primeiro modelo a descrever os fenômenos existentes na insuficiência cardíaca tomava como base a existência de retenção hidrossalina secundária a hipoperfusão renal **(modelo cardiorrenal)**, sendo a terapêutica baseada na administração de diuréticos e restrição hídrica. Em um segundo momento observou-se que havia, associada à diminuição do débito cardíaco, elevação da pré e pós-carga (refletidos pelo aumento do retorno venoso e da resistência vascular periférica, respectivamente), o que motivou a utilização de vasodilatadores e inotrópicos **(modelo hemodinâmico)**. Entretanto, ambas as estratégias pouco acrescentaram para evitar a progressão da insuficiência cardíaca. Nas últimas décadas houve uma revolução no entendimento da síndrome sendo observado papel fundamental da ativação neuro-hormonal na sua progressão, permitindo o desenvolvimento de terapêutica medicamentosa mais eficiente com efeitos sobre a mortalidade **(modelo neuro-hormonal)**[9].

Na presença de um distúrbio primário da contratilidade miocárdica ou de sobrecarga hemodinâmica, o coração depende de mecanismos adaptativos para manutenção de sua função como bomba, que incluem: a) o mecanismo de Frank-Starling; b) ativação de sistemas neuro-hormonais; c) remodelamento miocárdico. Os dois primeiros mecanismos ocorrem rapidamente após o evento agressor, já o remodelamento ocorre lentamente. A capacidade de cada mecanismo de manter a performance cardíaca frente à sobrecarga hemodinâmica e neuro-hormonal, entretanto, é finita e quando mantida cronicamente torna-se desadaptada.

Mecanismo de Frank-Starling: prevê que quanto maior o estiramento das fibras miocárdicas no final da diástole (reflexo da pré-carga), maior a contratilidade miocárdica, ocorrendo elevação progressiva da performance cardíaca até que se atinja um platô de adaptação a partir do qual não ocorre mais intensificação da resposta miocárdica.

Sistemas neuro-hormonais: ocorrem secundariamente à redução do débito cardíaco e elevação das pressões de enchimento das câmaras cardíacas. Incluem a ativação do sistema adrenérgico[10], sistema renina-angiotensina-aldosterona (SRAA)[11], o aumento da liberação de vasopressina, endotelina, citocinas inflamatórias e peptídeos natriuréticos (ANP e BNP)[10]. Em conjunto, os sistemas adrenérgico e SRAA são responsáveis pela preservação da volemia e manutenção da perfusão de órgãos centrais (rim, coração e cérebro) em estados de hipovolemia. Promovem aumento da contratilidade miocárdica, taquicardia, retenção de sódio e água e vasoconstrição sistêmica. Cronicamente, entretanto, as catecolaminas, assim o como a angiotensina II e aldosterona, promovem aumento do gasto energético miocárdico, aumento de pós-carga, aumento de apoptose de cardiomiócitos, aumento da deposição de colágeno no miocárdio, e induzem arritmias. A vasopressina e a endotelina são potentes vasoconstritores associados à ativação do sistema adrenérgico e SRAA. O componente inflamatório da IC também tem importância na sua fisiopatologia através da produção de fator de necrose tumoral, interleucina 1 e 6, interferon gama promovendo catabolismo proteico sendo relacionados ao surgimento de caquexia cardíaca[12]. Os peptídeos natriuréticos (tipo A e tipo B, secretados pelos átrios e ventrículos, respectivamente, mediante sobrecarga pressórica ou volumétrica), promovem vasodilatação periférica e natriurese buscando contrabalançar os efeitos do SRAA e adrenérgico, entretanto são invariavelmente insuficientes[13].

Remodelamento Cardíaco: é a via final das agressões hemodinâmicas (sobrecarga pressórica e/ou volumétrica), neuro-hormonais (catecolaminas, angiotensina II, aldosterona, endotelina) e inflamatórias (liberação de citocinas). Do ponto de vista macroscópico, o remodelamento significa a dilatação e perda da conformação cardíaca. O ventrículo esquerdo perde a forma elíptica a adquire forma esferoide, dilata-se e tem suas paredes adelgaçadas. Do ponto de vista microscópico, ocorre no miocárdio morte de cardiomiócitos por necrose e apoptose, com deposição de colágeno e fibroblastos; há hipertrofia dos cardiomiócitos remanescentes[14,15].

Outra questão aventada recentemente na patogenia da insuficiência cardíaca é o desbalanço entre morte celular e regeneração tecidual, uma vez que foi demonstrada a capacidade de regeneração do músculo cardíaco[16]. A partir desta observação, abriu-se uma nova perspectiva de pesquisa para o tratamento da insuficiência cardíaca, que é a utilização de células pluripotentes. Apesar de promissora, a terapia celular ainda encontra-se em fase investigacional, sendo necessários mais dados para determinar seu real benefício[17].

Exames Complementares

Apesar do diagnóstico de insuficiência cardíaca poder ser realizado, na maior parte dos pacientes, com base em dados de anamnese e de exame físico, exames complementares são importantes, pois além de confirmarem o diagnóstico, fornecem dados sobre o grau de remodelamento cardíaco, prognóstico, pesquisar etiologia, existência de comorbidades, presença de disfunção sistólica e diastólica. A indicação para realização de exames complementares em pacientes com insuficiência cardíaca foi revista por diferentes sociedades médicas. Dentre os exames complementares existentes são de especial valor:

a) eletrocardiograma (ECG): não revela alterações específicas que sejam indicativas da existência de disfunção ventricular; entretanto, um ECG normal torna pouco provável o diagnóstico de insuficiência cardíaca. Alguns achados podem sugerir etiologias específicas: presença de ondas Q, ausência de progressão de R nas derivações precordiais e alterações de repolarização, especialmente do segmento ST, sugerem isquemia; a associação de bloqueio de ramo direito e bloqueio divisional anterossuperior esquerdo sugere doença de Chagas; baixa voltagem no plano frontal sugere doença de depósito e derrame pericárdico.

A presença de bloqueio de ramo esquerdo, além de apresentar valor prognóstico, é fator de risco para a presença de dissincronia interventricular. As bradiarritmias e taquiarritmias podem ser a causa da insuficiência cardíaca, contribuindo para seu agravamento com implicações prognósticas.

b) radiografia do tórax: permite definir a forma do coração, bem como sugerir as câmaras envolvidas e mais acometidas; além disso, fornece informações sobre o parênquima e vasculatura pulmonar (presença de doença pulmonar primária, grau de congestão); a presença de índice cardiotorácico > 0,50 define cardiomegalia e favorece o diagnóstico de disfunção sistólica. O achado de área cardíaca normal sugere insuficiência cardíaca com função sistólica preservada (insuficiência cardíaca diastólica).

c) eletrocardiografia de 24 horas (método de Holter): método importante para investigação de pacientes com queixa de palpitações ou história de síncope. Permite diagnosticar arritmias intermitentes (atriais ou ventriculares), apresentando implicação terapêutica e prognóstica. O achado de extrassístoles ventriculares, especialmente acima de 10 horas, aumenta o risco de morte súbita, assim como presença de taquicardia ventricular não sustentada ou sustentada. Permite avaliar a variabilidade da frequência cardíaca (marcador de equilíbrio autonômico, que se encontra reduzido na insuficiência cardíaca) que apresenta valor prognóstico principalmente nos isquêmicos (risco de arritmias ventriculares)[18,19]. Seu uso rotineiro na insuficiência cardíaca não está recomendado.

d) ecocardiograma: método de eleição para documentação da disfunção cardíaca, uma vez que fornece informações anatômicas e funcionais, além de ser de fácil acesso, rápido e seguro. Permite definir o tamanho das câmaras (na sístole e diástole), espessura das paredes, massa ventricular, contração segmentar, presença de trombos, pericárdio, definição das disfunções valvares de maneira anatômica e funcional, medida indireta da pressão sistólica do ventrículo direito, avaliação da fração de ejeção. O Doppler Pulsátil com medida do fluxo de enchimento do ventrículo esquerdo define disfunção diastólica que, associada aos sintomas de insuficiência cardíaca e função sistólica normal, proporciona o diagnóstico de insuficiência cardíaca diastólica. De acordo com o padrão de fluxo pela valva mitral durante diástole ventricular, a disfunção diastólica pode ser graduada em leve (onda E<A), moderada (padrão pseudonormal) e acentuada (padrão restritivo)[20]. O ecocardiograma pode apresentar limitações técnicas relacionadas à janela acústica inadequada, principalmente em pacientes com alterações de conformação torácica, obesos e com hiperinsuflação pulmonar. O método transesofágico pode ser utilizado nos pacientes com limitação técnica ao ecocardiograma convencional, e em especial nos pacientes com cardiopatias congênitas e valvares complicadas (prótese, endocardite) e também para avaliar a presença de trombos atriais. Mais recentemente, o ecocardiograma com Doppler Tecidual tem sido utilizado para definição

de dissincronia intra e interventricular, informação que pode ser utilizada para indicação de terapia de ressincronização ventricular[21]. Para avaliação de coronariopatia, incluindo extensão de isquemia e viabilidade miocárdica existe a opção do estresse com dobutamina. O ecocardiograma é recomendado para seguimento dos pacientes com IC apenas quando existe alteração significativa do quadro clínico sugerindo melhora pronunciada ou piora da função cardíaca[19].

e) medicina nuclear: a ventriculografia radioisotópica (*Gated Blood-Pool*) permite estimar de maneira altamente reprodutível as funções ventriculares esquerda e direita bem como a motilidade regional (pode ser um método alternativo ao ecocardiograma para definição de função ventricular nos pacientes com janela acústica inadequada). A cintilografia de perfusão miocárdica (Tálio ou Sestamibi-Tc) com estresse físico ou farmacológico (adenosina, dipiridamol ou dobutamina) permite avaliar a presença de coronariopatia. Além disso, Tálio e PET (Tomografia de Emissão de Prótons) podem ser utilizados também para pesquisa de viabilidade miocárdica. A cintilografia com Gálio permite avaliar a presença de inflamação, sendo indicada para pesquisa de miocardite[22].

f) ressonância magnética: método de grande acurácia e reprodutibilidade para avaliação da anatomia cardíaca, incluindo função biventricular, contratilidade segmentar (áreas de discinesia, acinesia ou hipocinesia), espessura miocárdica, dissincronia intra e interventricular, cavidades e pericárdio. Pode ser utilizada para pesquisa de isquemia e viabilidade [23].

g) ergoespirometria: método de avaliação da capacidade funcional através da análise de gases respiratórios. Define os limiares ventilatórios, resposta ventilatória e o pico de consumo de oxigênio (VO_2). Tem valor prognóstico, sendo que pacientes com VO_2 abaixo de 10 mL/Kg/min. têm alta mortalidade[24,25]. Além disso, permite diferenciar a causa da dispneia (cardíaca ou pulmonar), avaliar a resposta a intervenções terapêuticas e auxiliar na prescrição de exercício. Outro parâmetro que parece demonstrar valor prognóstico é a inclinação da curva (*slope*) da relação ventilação minuto e consumo máximo de CO_2 (VM/VCO^2)[26].

h) avaliação hemodinâmica e coronariografia: permite a análise direta das pressões intracardíacas e intravasculares, oximetria, ventriculografia e cineangiocoronariografia. Dessa forma, fornece dados importantes para definição etiológica e também orientação da terapêutica. Suas indicações específicas incluem: definição da anatomia coronariana, na suspeita de etiologia isquêmica, avaliação de presença de doença arterial coronariana obstrutiva quando os métodos não invasivos não permitiram o diagnóstico; avaliação de pacientes candidatos a transplante cardíaco; discriminação da disfunção diastólica (especialmente nas doenças pericárdicas e de depósito). A avaliação hemodinâmica pode também ser realizada à beira do leito com o cateter de artéria pulmonar, e pode ser utilizada para manuseio de pacientes com choque cardiogênico e avaliação da resistência vascular pulmonar para indicação de transplante cardíaco. Não se recomenda avaliação hemodinâmica rotineira para seguimento, bem como para tratamento da insuficiência cardíaca descompensada[24,27].

i) biópsia endomiocárdica: pode ser útil em casos de insuficiência cardíaca de etiologia indefinida, particularmente doenças de depósito e inflamatórias (amiloidose, hemocromatose, sarcoidose, miocardite). Não está indicado o seu uso rotineiro em pacientes com insuficiência cardíaca. Utilizada para o diagnóstico e controle de rejeição em pacientes transplantados[24].

j) peptídeo natriurético tipo B (BNP): produzido pelos ventrículos, é liberado mediante a expansão do volume ventricular e sobrecarga de pressão. Está elevado na insuficiência sistólica e diastólica, hipertrofia ventricular esquerda, valvopatias, isquemia aguda ou crônica, hipertensão e embolia pulmonar[24,28,29,30]; relaciona-se diretamente ao prognóstico e gravidade da doença e pode ser utilizado para monitorizar a resposta ao tratamento1,[31]. Uma concentração de BNP normal ou baixa torna pouco provável o diagnóstico de IC sendo método interessante para o diagnóstico diferencial de dispneia na sala de emergência. Seu uso rotineiro para o seguimento de pacientes com insuficiência cardíaca parece promissor, porém não está definitivamente recomendado.

k) outros exames laboratoriais: a avaliação laboratorial inicial dos pacientes com IC tem por objetivo identificar a gravidade e a presença de condições clínicas associadas (anemia, policitemia, dislipidemia, sobrecarga de ferro, insuficiência renal, diabete, tireoidopatias). Rotineiramente, recomenda-se a coleta de hemograma, eletrólitos, função renal, glicemia, função hepática, uroanálise e perfil lipídico; perfil tireoidiano (especialmente em idosos e na presença de fibrilação atrial). A sorologia para doença de Chagas deve ser realizada em pacientes com epidemiologia positiva, uso prévio de hemoderivados e possível transmissão vertical. O seguimento do tratamento medicamentoso com diuréticos, inibidores da ECA, antagonistas dos receptores da angiotensina, antagonistas da aldosterona e betabloqueadores deve incluir a avaliação periódica de eletrólitos (em especial o potássio) e função renal.

Tratamento

Por tratar-se de doença crônica de alta prevalência, com repercussões intensas sobre a qualidade de vida, alta morbidade, mortalidade e custo elevado para os sistemas de saúde (principalmente pelas frequentes hospitalizações por descompensação), o tratamento da insuficiência cardíaca deve ser intensivo e incluir informações detalhadas ao paciente sobre a necessidade da aderência à terapêutica com a modificação do estilo de vida e uso correto das medicações.

Tratamento não farmacológico

Dieta: recomenda-se para pacientes com insuficiência cardíaca restrição hídrica e salina. Em relação ao sal não existe definição do grau de restrição, que está intimamente relacionada ao grau de descompensação (dieta de aproximadamente 3 a 4 g por dia de cloreto de sódio para pacientes com insuficiência cardíaca leve a moderada e 2 g para IC grave); também é variável o grau de restrição hídrica, sendo orientado na prática clínica conforme a gravidade da IC (600 a 1000 mL/dia para pacientes mais graves). Uma vez que o álcool deprime a contratilidade miocárdica sua utilização deve ser evitada[24].

Atividade física: promove aumento da atividade vagal e diminuição da atividade simpática[32,33]. A realização de um programa regular de exercícios físicos apresenta efeitos benéficos principalmente sobre tolerância ao esforço e qualidade de vida. São ainda incertos os efeitos do exercício em relação à diminuição de eventos cardiovasculares, internações e mortalidade[34,35].

Vacinação: nos pacientes com insuficiência cardíaca, recomenda-se a profilaxia contra influenza (anualmente) e pneumococo (a cada três anos)[24].

Clínicas de insuficiência cardíaca: grande parte das causas de descompensação de pacientes com insuficiência cardíaca são condições preveníveis, como irregularidades na tomada de medicação, prescrição de doses insuficientes de medicamentos, restrição hídrica e salina inadequadas. As clínicas de insuficiência cardíaca são unidades especializadas no tratamento de pacientes com insuficiência cardíaca, e são constituídas por cardiologista, enfermeiro especializado em insuficiência cardíaca, equipe multidisplinar (nutrição, psicologia, fisiologia do exercício, psicologia e assistência social) e tem por objetivo o seguimento intensivo do paciente mediante orientação continuada sobre a própria doença e a importância do tratamento, além de permitir contato facilitado do paciente com os integrantes da equipe valorizando os primeiros sintomas de descompensação. Estudos têm demonstrado melhora pronunciada da aderência ao tratamento, melhora da qualidade de vida e diminuição no número de internações e, possivelmente, redução de mortalidade com esta forma de seguimento[36].

Tratamento Medicamentoso

Inicialmente o tratamento da insuficiência cardíaca era baseado nos modelos cardiorrenal e hemodinâmico, e restringia-se ao uso de restrição hidrosalina, diuréticos e vasodilatadores. Entretanto, nas duas últimas décadas ocorreu uma revolução no tratamento da insuficiência cardíaca com o surgimento de drogas com atuação sobre os eixos neuro-hormonais incluindo os inibidores da Enzima Conversora da Angiotensina (IECA), Betabloqueadores (BB), Bloqueadores dos receptores AT-I da Angiotensina II (BRA) e antagonistas dos receptores da aldosterona que promoveram considerável redução da morbidade e mortalidade da insuficiência cardíaca[9].

Diuréticos: não existem trabalhos controlados que demonstrem redução de mortalidade com diuréticos, entretanto sua utilização é indiscutível para melhora dos sintomas de congestão. Mediante a espoliação de sódio e água promovem redução do volume intravascular, vasodilatação (pela redução do sódio arteriolar) e aumento na secreção renal de prostaglandinas (vasolatadoras). Estão indicados nos pacientes sintomáticos. Existem três classes de diuréticos: de alça, tiazídicos e poupadores de potássio.

- **Alça:** inibem o transporte de sódio e cloro para o intracelular na alça de Henle. Apresentam início de ação rápido e meia-vida curta. A forma intravenosa é interessante nos quadros de edema agudo de pulmão (pelo aumento da capacitância venosa com consequente diminuição da pré-carga, mesmo antes do efeito diurético) e em pacientes descompensados com congestão esplâncnica (absorção inadequada de diurético via oral). Seus efeitos colaterais incluem hipocalemia, hipomagnesemia, hipocalcemia; a utilização de diuréticos de alça, mesmo em doses baixas, em pacientes sem hipervolemia, pode levar a desidratação com consequente piora da função renal e alcalose metabólica (devido a intensificação do hiperaldosteronismo secundário já presente na insuficiência cardíaca), devendo ser evitada.

- **Tiazídicos:** inibem o transporte de sódio e cloro para o intracelular no túbulo contornado distal. Demonstram potência inferior, início de ação mais tardio e meia-vida mais prolongada quando comparados aos diuréticos de alça. Não devem ser utilizados nas situações de descompensação aguda, e apresentam efeito reduzido nos pacientes com taxa de filtração glomerular diminuída. Em pacientes com insuficiência cardíaca avançada, uso de altas doses de diurético de alça e baixa resposta diurética, a associação de um tiazídico mostra-se geralmente efetiva. Os efeitos colaterais dos tiazídicos são principalmente eletrolíticos (hipocalemia, hipomagnesemia, hipercalcemia) e metabólicos (hiperuricemia, hipertriglicereridemia, hiperglicemia e hipercolesterolemia), sendo estes reduzidos com a utilização de doses mais baixas.

- **Poupadores de potássio:** a amilorida e o triantereno inibem diretamente a secreção de potássio no túbulo distal, já a espironolactona é um antagonista da aldosterona. Apresentam baixo poder diurético, início de ação tardio e duração de ação mais prolongada. São geralmente utilizados em associação com outros diuréticos. O efeito colateral mais frequente é a hipercalemia principalmente em pacientes com alteração da função renal e na associação com IECA e/ou BRA. A ginecomastia é relativamente frequente com a espironolactona.

Digitálicos: apresentam efeito inotrópico promovendo aumento do cálcio intracelular mediante a inibição da bomba Na-K-AT*Pase*. Modulam a ativação neuro-hormonal através da redução da atividade simpática, estimulando a ação vagal e aumentando a sensibilidade dos reflexos barorreceptores e cardiopulmonares com consequente diminuição no consumo de oxigênio. Apresentam janela terapêutica estreita (níveis terapêuticos próximos aos tóxicos) e seus efeitos colaterais incluem sintomas gastrointestinais, neurológicos, arritmias atriais, ventriculares e bloqueios atrioventriculares. Nos pacientes com insuficiência renal a digoxina deve ser utilizada com cautela, bem como na presença de arritmias ventriculares, bradiarritmias, bloqueios atrioventriculares, em idosos, e no infarto do miocárdio. O estudo DIG,[37] realizado na era pré-betabloqueador, demonstrou que a digoxina não apresenta impacto sobre a mortalidade, porém reduziu hospitalizações por descompensação. No subgrupo do sexo feminino do estudo DIG houve maior mortalidade nas pacientes que receberam digoxina e que faziam reposição hormonal quando comparado ao placebo, sugerindo que possa haver interação entre reposição hormonal e níveis séricos de digoxina[38]. Não houve diferença na evolução dos pacientes com ou sem digoxina em análises de estudos de betabloqueadores na insuficiência cardíaca[39,40]. A bradicardia associada ao uso dos betabloqueadores pode limitar a utilização dos digitálicos. Atualmente, são preconizadas doses menos elevadas de digoxina (0,125 a 0,25 mg/dia). Os digitálicos estão indicados para pacientes sintomáticos com insuficiência cardíaca sistólica e nos assintomáticos com fibrilação atrial e resposta ventricular elevada[24].

Betabloqueadores: seus efeitos benéficos em pacientes com insuficiência cardíaca confirmam a hipótese da influência adrenérgica na progressão da insuficiência cardíaca[41]. O tratamento com betabloqueadores resulta em melhora da função ventricular e sintomas, redução das hospitalizações, reverte o remodelamento miocárdico e diminui mortalidade[41]. Os betabloqueadores constituem uma classe heterogênea de medicamentos devido a inúmeras particularidades (seletividade do bloqueio – relação beta-1/2, atuação sobre os receptores alfa-1, atividade simpaticomimética intrínseca - ASI, farmacocinética, farmacodinâmica, efeitos pleotrópicos, possíveis efeitos diferentes em raças distintas) e por este motivo não podemos considerar que exista um efeito de classe.

O estudo BEST[42] que utilizou o Bucindolol (agente não seletivo, com discreto efeito alfa-1 bloqueador, sem ASI) foi suspenso precocemente por ausência de benefício e revelou aumento de mortalidade no subgrupo de negros, ratificando a hipótese da heterogeneidade dos betabloqueadores para o tratamento da insuficiência cardíaca. Existem três betabloqueadores disponíveis para o tratamento da insuficiência cardíaca com efetividade comprovada: succinato de metoprolol, bisoprolol e carvedilol. (tabela 13.5)

- **Succinato de Metoprolol:** apresenta seletividade para o bloqueio do receptor beta-1, sem ASI. O succinato de metoprolol apresenta liberação prolongada com posologia de uma tomada diária e dose alvo de 200 mg/dia. Seu benefício na IC ficou estabelecido no estudo MERIT-HF[43]. Pela seletividade beta-1 e ausência de efeito alfabloqueador, o metoprolol pode ser interessante nos pacientes com antecedente de broncoespasmo e níveis pressóricos mais reduzidos.
- **Bisoprolol:** também apresenta alta seletividade para o bloqueio do receptor beta-1, sem ASI; sua dose alvo é de 10 mg, podendo ser utilizado uma vez ao dia. Benefício na insuficiência cardíaca estabelecido no estudo CIBIS II[44].
- **Carvedilol:** betabloqueador não seletivo de terceira geração com propriedade vasodilatadora moderada (alfabloqueio), sem ASI. Deve ser utilizado em 2 tomadas com dose alvo de 50 mg/dia. É o betabloqueador mais estudado, reduzindo a mortalidade de pacientes com insuficiência cardíaca em diferentes classes funcionais[45,46] e após o infarto agudo do miocárdio[47]. O estudo COMET[48] comparou o carvedilol com o tartarato de metoprolol (medicação de liberação imediata, devendo ser utilizado em duas tomadas diárias e apresentando maior biodisponibilidade que o succinato, sendo sua dose alvo, por isso, menor - 150 mg/dia) demonstrando uma redução absoluta de 5,7% de mortalidade beneficiando o carvedilol, entretanto, muitas críticas existem em relação a este trabalho em especial a dose de tartarato de metoprolol que foi comparativamente menor que a dose de carvedilol (85 mg/dia de tartarato de metoprolol x 41,8 mg/dia carvedilol), e esta apresentação de metoprolol (tartarato) não havia sido estudada previamente na IC, desta maneira não sendo estabelecida comparação definitiva entre as drogas[41].

A introdução dos betabloqueadores na insuficiência cardíaca deve ocorrer na ausência de descompensação clínica, em pacientes normovolêmicos, sem necessidade de inotrópico[24]. Devem ser iniciados em doses baixas, com titulação lenta e progressiva, conforme a tolerância e resposta clínica (dobrar a dose a cada duas semanas até atingir as doses-alvo) devido a possibilidade de piora da função cardíaca ao início do tratamento[24]. Em pacientes com maior massa corpórea, podem ser utilizadas doses maiores que as preconizadas, sendo a frequência cardíaca um parâmetro de resposta clínica. Anteriormente os betabloqueadores eram iniciados após otimização prévia com IECA, diuréticos e digitálicos, entretanto, o estudo CIBIS III demonstrou não haver diferença em iniciar o tratamento com IECA ou betabloqueador e na prática tem se utilizado a introdução simultânea sendo priorizada uma das classes conforme o perfil do paciente[49]. As contraindicações aos betabloqueadores incluem bloqueios atrioventriculares avançados, doença arterial periférica grave, asma brônquica e doença pulmonar obstrutiva graves. Nos pacientes em uso de betabloqueador que apresentam descompensação aguda da insuficiência cardíaca tem-se recomendado buscar a manutenção ou redução da dose do betabloqueador, uma vez que existe evidência de efeito rebote e possível aumento de mortalidade por morte súbita com a suspensão abrupta[50,51]. Os pacientes com cardiopatia da doença de Chagas apresentam maior incidência de bradicardia, bloqueios e insuficiência cardíaca direita, dificultando a utilização dos betabloqueadores. Entretanto, atualmente tem-se recomendado a tentativa de utilização dos betabloqueadores nos pacientes com cardiopatia da doença de Chagas sintomáticos com disfunção ventricular[50]. De maneira resumida os betabloqueadores: succinato de metoprolol, bisoprolol e carvedilol são indicados para o tratamento da insuficiência cardíaca sistólica em todos os pacientes sintomáticos (CF II a IV) e também nos assintomáticos (CF I), em especial nos pacientes com disfunção ventricular esquerda pós-IAM.

baseia-se na inibição da enzima conversora de angiotensina, que propicia a diminuição da síntese de angiotensina II e elevação de bradicininas gerando alterações hemodinâmicas (redução da pré e pós-carga, vasodilatação da arteríola eferente renal) e neuro-hormonais (redução de aldosterona, endotelina, vasopressina, atividade simpática) com consequente redução do remodelamento ventricular e de eventos cardiovasculares. Inúmeros trabalhos com IECA, utilizando diferentes drogas (enalapril, captopril, ramipril, trandolapril), em pacientes com disfunção ventricular revelaram benefício de redução de mortalidade e hospitalização conferindo um efeito de classe aos IECAs[52,53,54,55,56,57]. Deve ser ressaltado que os maiores benefícios foram obtidos utilizando doses elevadas dos IECAs, sendo fundamental alcançar as doses preconizadas pelos estudos (tabela 13.6). É interessante observar na prática clínica, que mesmo pacientes hipotensos (PA sistólica < 100 mmHg) conseguem tolerar inclusive as doses preconizadas pelos grandes estudos mediante progressão gradual, evitando principalmente a hipovolemia. Efeitos colaterais mais frequentes dos IECAs incluem tosse seca, hipotensão, piora da função renal e hipercalemia. Para tosse seca (10-20% dos pacientes) orienta-se trocar o IECA por bloqueador dos receptores da angiotensina II (BRA); na hipotensão, deve-se reavaliar a dose de diurético e se necessário reduzir a dose de IECA buscando manter a maior dose tolerada (pacientes idosos, com sódio baixo e mais hipotensos apresentam maior risco de hipotensão com início dos IECAs); na piora da função renal, em elevações menores que 50% nos níveis de creatinina deve-se manter a dose do IECA, entre 50-100% reduzir a dose pela metade, acima de 100% suspender o IECA e utilizar vasodilatador sem efeito renal (hidralazina/nitrato)1; a hipercalemia com uso de IECA é geralmente discreta, porém pode se intensificar na piora da função renal, em idosos, diabéticos e na associação com antagonista da aldosterona e BRA. Outros efeitos colaterais menos frequentes, porém mais graves e que geralmente indicam a suspensão dos IECAs incluem edema angioneurótico, hepatite e neutropenia. Contraindicações formais aos IECAs incluem: gravidez (teratogenia) e estenose bilateral das artérias renais.

Inibidores dos Receptores da Angiotensina II (BRA): são drogas com perfil terapêutico muito semelhante aos IECAs. Seu mecanismo de ação está relacionado ao antagonismo dos receptores AT1 da angiotensina II, sem atividade sobre a produção de bradicinina. Apesar de menor número de trabalhos em relação aos IECAs[58,59,60,61,62] os BRAs demonstram resultados semelhantes em relação a redução de morbidade e mortalidade na insuficiência cardíaca, sendo opção interessante para os pacientes que não toleram IECA (principalmente devido à tosse). À semelhança dos IECAs, o benefício está na utilização das maiores doses (tabela 13.7). Apresentam efeitos colaterais semelhantes aos IECAs de piora da função renal e hipercalemia; também são contraindicados na gestação. Em relação à associação de IECA e BRA existe controvérsia na literatura[61,63]. Em pacientes que já recebem IECA e betabloqueador, o candesartan foi capaz de melhorar sintomas e reduzir internações, sem efeito sobre a mortalidade[63]. Metanálise[64] demonstrou que em pacientes que não podem receber betabloqueador a associação é segura e eficaz (redução de hospitalizações), entretanto não houve benefício na associação nos pacientes em uso de betabloqueador.

Antagonistas da Aldosterona: o bloqueio da aldosterona promove a redução da síntese e deposição de colágeno miocárdica e também da retenção de sódio e água. No estudo RALES[65], a administração de 25–50 mg de espironolactona demonstrou redução de morbidade e mortalidade em pacientes com insuficiência cardíaca nas classes funcionais III e IV. O eplerenone foi estudado em pacientes assintomáticos com disfunção ventricular após o infarto agudo do miocárdio[66].

Vasodilatadores diretos: a associação de hidralazina/nitrato é capaz de reduzir a mortalidade de pacientes com insuficiência cardíaca em comparação a placebo e outros vasodilatadores[67], porém o estudo VHeft II demonstrou maior redução de mortalidade com IECA em comparação à hidralazina/nitrato[54]. A hidralazina é um vasodilatador arterial direto que propicia redução da resistência vascular periférica e consequentemente aumento do débito cardíaco, diminuindo as pressões de enchimento e aumentando discretamente a frequência cardíaca. A dose pode chegar até 100 mg três vezes ao dia e seus efeitos colaterais incluem rubor, cefaleia, edema, síndrome lúpus-simile. Os nitratos promovem redução principalmente da pré-carga sendo drogas interessantes nos pacientes com descompensação aguda da insuficiência cardíaca devido a hipervolemia. Entre as limitações destaca-se a ocorrência de tolerância (minimizada com maior número de horas livres do uso – dinitrato de isossorbida 10–40 mg às 8–14–20h, mononitrato de isossorbida 20–40 mg às 8–17h) e hipotensão postural, principalmente em hipovolêmicos. A associação de hidralazina/nitrato é indicada em pacientes que apresentam contraindicação a IECA ou BRA principalmente por hipercalemia e insuficiência renal; torna-se interessante em pacientes que apresentam potencial de vasodilatação após dose máxima de IECA ou BRA. O estudo Aheft demonstrou que a associação hidralazina/nitrato adicionada ao esquema padrão de IECA, betabloqueador e antagonista da aldosterona foi benéfica em pacientes de origem afro-americana[68].

Anticoagulação: está indicada como prevenção em pacientes com trombos intracavitários, fibrilação atrial e infarto anterior extenso, ou evento embólico pregresso[1,19]. Apesar do maior risco de eventos embólicos, não está definido o papel de anticoagulantes como prevenção primária em pacientes com miocardiopatia dilatada, na ausência das condições acima. Metanálise[69,70,71] de estudos recentes em prevenção primária de eventos embólicos na insuficiência cardíaca comparando varfarin e AAS demonstra não haver diferença de mortalidade, entretanto houve aumento no número de internações por descompensação da insuficiência cardíaca nos pacientes em uso de AAS.

Antiarrítmicos: os de classe I são contraindicados na insuficiência cardíaca. Na era pré-betabloqueador, o estudo GESICA[72] demonstrou benefício em relação à mortalidade na insuficiência cardíaca com o uso da amiodarona, por seu provável efeito betabloqueador. Após a introdução dos betabloqueadores (drogas com eficácia comprovada na redução de morte súbita na insuficiência cardíaca) estudos subsequentes não confirmaram o benefício da amiodarona e o grande estudo SCD-Heft[73] em prevenção primária de morte súbita na insuficiência cardíaca (CF II-IV), comparando amiodarona, CDI e placebo, não demonstrou benefício com o uso de amiodarona e inclusive houve aumento de mortalidade comparado ao placebo na CF III. Atualmente o uso de amiodarona na insuficiência cardíaca se restringe a manutenção de ritmo sinusal e controle de frequência em pacientes com fibrilação atrial e na prevenção secundária de morte súbita geralmente associada a CDI (reduzindo a frequência de choques).

Inotrópicos: classificados em agentes que aumentam o cálcio intracelular (dobutamina e milrinone) e agentes sensibilizadores do cálcio (levosimendan).

Dobutamina: agente agonista beta-adrenérgico promovendo efeito inotrópico e cronotrópico através do aumento do cálcio intracelular. Seu efeito de melhora de performance miocárdica está relacionado a aumento de consumo de oxigênio sendo associado a aumento de mortalidade, principalmente por arritmias. Está indicada no paciente apresentando má perfusão periférica e congestão pulmonar. No paciente hipotenso por disfunção miocárdica grave seu uso geralmente promove melhora hemodinâmica sem a necessidade de vasopressores (dopamina e noradrenalina). Dose de manutenção de 2,5 a 20 mcg/Kg/min.

Milrinone: agente inibidor da fosfodiesterase promove aumento do cálcio intracelular (independente dos receptores beta-adrenérgicos). Pode ser interessante em pacientes usuários de betabloqueador, entretanto estudo demonstrou aumento de mortalidade nos pacientes isquêmicos. Devido à vasodilatação periférica, deve ser utilizado com cuidado em pacientes hipotensos. Dose de manutenção de 0,25 a 0,75 mcg/kg/min.

Levosimendan: droga com ação dupla, inotrópica e vasodilatadora. Efeito inotrópico aumentando a sensibilidade ao cálcio já existente no intracelular. Sua infusão ocorre durante 24 horas, gerando metabólitos com atividade orgânica prolongada por até 1 semana. Pode ser utilizado com segurança em pacientes em uso de betabloqueadores. Deve ser evitado ou utilizado com cuidado em pacientes hipotensos. Dose de ataque tem sido evitada pelo risco de hipotensão e a dose de manutenção habitual é de 0,1 mcg/kg/min., por 24 horas.

Anemia: é um fator de risco independente de mortalidade na insuficiência cardíaca e sua prevalência aumenta conforme a gravidade da classe funcional, associada principalmente a insuficiência renal (síndrome cardiorrenal), ativação inflamatória e também deficiência de ferro. Estudos têm sugerido benefício em relação à melhora da função ventricular, classe funcional, função renal e diminuição de internações com o tratamento da anemia na insuficiência cardíaca através da utilização de eritropoietina (na ausência de deficiência de ferro) ou eritopoietina + ferro parenteral (nos pacientes com deficiência de ferro)[74,75,76]. Muitos trabalhos estão em andamento para confirmar esta hipótese e inclusive definir valores de hemoglobina que indiquem o tratamento.

Apneia do Sono: a apneia central (*Cheyne-Stockes*) acomete aproximadamente 40% dos pacientes com insuficiência cardíaca e está associada a aumento de mortalidade[77,78]. O tratamento com pressão positiva noturna (CPAP, BiPAP) demonstra melhora de distância percorrida e fração de ejeção[79], entretanto faltam resultados consistentes em relação a mortalidade.

Tratamento cirúrgico

Terapêutica de Ressincronização: sabe-se que no bloqueio de ramo esquerdo (BRE) existe dissincronia de ativação ventricular com consequente perda de eficiência cardíaca. Inúmeros trabalhos, desde a década de 90, têm demonstrado benefício em relação a melhora de classe funcional, fração de ejeção, refluxo mitral, qualidade de vida e redução de internações na insuficiência cardíaca com a utilização de marca-passo com estimulação ventricular multissítio (biventricular), em pacientes com bloqueio de ramo esquerdo[80,81,82,83]. O estudo CARE-HF[84] comparou ressincronização e tratamento clínico em pacientes com disfunção ventricular (FE < 35%), CF III e IV e BRE com documentação de dissincronia ventricular. Confirmou os benefícios da ressincronização comparada ao tratamento clínico em relação à morbidade e qualidade de vida e, além disso, redução de mortalidade (redução de 36% no risco relativo). Com base nesses trabalhos, a ressincronização está indicada em pacientes com disfunção ventricular (FE < 35%), CF III e IV persistentes, na vigência de tratamento clínico otimizado, na presença de bloqueio de ramo esquerdo e documentação de dissincronia. Não existe definição de benefício em pacientes dependentes de droga vasoativa, fibrilação atrial, cavidades ventriculares muito grandes (diâmetro diastólico do VE acima de 80 mm) e na presença de dissincronia na ausência de BRE.

Cardiodesfibriladores implantáveis (CDI): nos pacientes com insuficiência cardíaca e disfunção ventricular o CDI está indicado como prevenção secundária da taquicardia ventricular sustentada ou morte súbita revertida. Na prevenção primária de pacientes otimizados clinicamente tanto em isquêmicos (40 dias pós-IAM) como em não isquêmicos, os trabalhos demonstram benefício de redução de mortalidade[73,85], entretanto, uma vez que não existe estratificação de risco para morte súbita bem estabelecida[18], o custo-efetividade deste procedimento é questão fundamental que aguarda melhor definição[86]. Não há benefício do CDI na fase aguda (40 dias) após o infarto do miocárdio[87].

Revascularização Miocárdica e Aneurismectomia: é indicada na presença de angina de peito e anatomia favorável. Pode ser considerada na ausência de angina de peito, quando há evidência por método complementar de áreas significativas de isquemia e viabilidade[1,19,50,88,89]. Em pacientes com miocardiopatia isquêmica e áreas discinéticas ventriculares com sintomas de insuficiência cardíaca refratários ao tratamento clínico ou recorrência de arritmias ventriculares, a aneurismectomia, associada ou não à revascularização miocárdica, tem sido preconizada[90].

Correção da Insuficiência Mitral: a insuficiência da valva mitral nas miocardiopatias dilatadas ocorre principalmente devido à dilatação do anel atrioventricular. Foram propostas algumas técnicas de correção da insuficiência como a anuloplastia, troca valvar com suspensão do aparelho subvalvar[91,92,93]. Os resultados deste procedimento na insuficiência cardíaca demonstram principalmente a melhora da classe funcional, entretanto resultados mais consistentes em relação à sobrevida são escassos e estudo retrospectivo revelou não haver benefício neste sentido[94].

Dispositivos de assistência ventricular: estão indicados como ponte para transplante (em pacientes em que o suporte medicamentoso, incluindo drogas vasoativas, não é suficiente para manutenção do estado circulatório), ponte para recuperação do miocárdio (por exemplo: miocardites, periparto) ou terapia de destino (insuficiência cardíaca terminal sem perspectiva de outro tratamento)[95]. Os dispositivos incluem o balão intra-aórtico (BIA) e os ventrículos artificiais. As contraindicações ao BIA são insuficiência valvar aórtica, dissecção aórtica e ausência de perspectiva de outro tratamento definitivo (transplante ou ventrículo artificial). Os ventrículos artificiais podem ser implantados por mais tempo quando comparados ao BIA e suas complicações estão relacionadas principalmente a fenômenos trombo-hemorrágicos e infecção.

Transplante Cardíaco: é a melhor forma de tratamento cirúrgico capaz de aumentar a sobrevida de pacientes com insuficiência cardíaca avançada e choque cardiogênico[1], sendo sobrevida média de pacientes submetidos a transplante cardíaco de aproximadamente 10 anos[96]. Suas indicações incluem: CF III e IV refratárias, com tratamento medicamentoso otimizado, VO_2 < 10 mL/Kg/min., na ausência de contraindicações (hipertensão pulmonar, idade acima de 65 anos, insuficiência renal, diabete com lesão de órgãos-alvo, entre outras)[97]. Suas limitações estão relacionadas principalmente a falta de doadores. Após o transplante as complicações mais frequentes são a rejeição aguda, infecção, doença vascular do enxerto e neoplasias.

Tratamento insuficiência cardíaca diastólica

Existe pouca evidência embasando o tratamento da insuficiência cardíaca diastólica comparada à sistólica. O racional para o tratamento da insuficiência cardíaca diastólica está relacionado ao controle de congestão pulmonar, da pressão arterial e frequência cardíaca. O estudo de maior relevância na insuficiência cardíaca diastólica foi o CHARM *Preserved* que demonstrou benefício do candesartan. Trabalhos menores com antagonista de canal de cálcio (verapamil), betabloqueador e digitálico sugerem benefício destas drogas no tratamento da insuficiência cardíaca diastólica. Análise retrospectiva do uso de estatina demonstrou redução de mortalidade na insuficiência cardíaca diastólica. Outros estudos com IECA, antagonistas da aldosterona, inibidores de fosfodiesterase e mesmo BRA aguardam resultados[98].

ETIOLOGIA DAS MIOCARDIOPATIAS SEGUNDO ORGANIZAÇÃO MUNDIAL DA SAÚDE
Cardiomiopatia dilatada (idiopática).
Cardiomiopatia hipertrófica.
Cardiomiopatia restritiva (endomiocardifibrose, pericardite constrictiva).
Cardiomiopatia arritmogênica do ventrículo direito. Cardiomiopatias não classificadas: Fibroelastose. Disfunção sistólica sem dilatação. Cardiomiopatia mitocondrial.
Cardiomiopatias específicas: Isquêmica. Valvar. Hipertensiva. Inflamatória (linfocítica, eosinofílica, miocardite de célula gigante). Infecciosa (Chagas, HIV, enterovírus, adenovírus, CMV, bacteriana ou fúngica). Metabólica. Endócrina (tireoidopatias, insuficiência adrenal, feocromocitoma, acromegalia, diabete). Doença de depósito familiar (hemocromatose, depósito de glicogênio, síndrome de Hurler, doença de Fabry-Anderson). Síndromes de deficiência eletrolítica (hipocalemia, hipomagnesemia). Distúrbios nutricionais (Kwashiorkor, anemia, beribéri, selênio). Amiloidose. Febre familiar do Mediterrâneo.
Doenças associadas a outros sistemas e situações: Doenças do tecido conjuntivo (LES, poliarterite nodosa, artrite reumatoide, esclerodermia, dermatomiosite, polimiosite, sarcoidose). Distrofias musculares (Duchenne, Becker, miotônica). Neuromuscular (ataxia de Friedrich, doença de Noonan). Toxinas (álcool, catecolaminas, cocaína, antraciclinas, outros quimioterápicos, irradiação). Cardiomiopatia periparto.

Tabela 13.1

CLASSIFICAÇÃO DAS CARDIOMIOPATIAS[99]

Cardiomiopatias primárias

Genéticas: cardiomiopatia hipertrófica, displasia arritmogênica de ventrículo direito, miocárdio não compactado, miopatias mitocondriais, doenças do sistema de condução (doença de Lenegre, doença do nó sinusal), doenças de canais iônicos (QT longo, QT curto, brugada, taquicardia ventricular polimórfica catecolaminérgica, fibrilação ventricular idiopática).

Mistas: cardiomiopatia dilatada (familiar, infecciosas, alcoólica, quimioterapia, metais, autoimunes, feocromocitoma, doenças neuromusculares, metabólicas, endócrinas, nutricionais), restritiva idiopática não hipertrófica.

Adquiridas:

- Cardiomiopatia inflamatória (miocardite) – toxinas, drogas, hipersensibilidade, células gigantes, fibroelastose, infecções (virais, bacterianas, rickettsioses, fúngicas, parasitárias, Whipple).
- Estresse (Takotsubo).
- Outras (periparto, taquicardiomiopatia).

Cardiomiopatias secundárias

Infiltrativas: amiloidose, doença de Gaucher, doença de Hurler, doença de Hunter.

Depósito: hemocromatose, doença de Fabry, doença de depósito de glicogênio (tipo II), doença de Niemann-Pick.

Toxicidade: drogas, metais pesados, agentes químicos.

Endomiocárdica: endomiocárdio fibrose, síndrome hipereosinofílica (Löeffler).

Inflamatória (granulomatosa): sarcoidose.

Endócrina: diabetes *mellitus*, hipertireoidismo, hipotireoidismo, hiperparatireoidismo, feocromocitoma, acromegalia.

Cardiofacial: síndrome de Noonan, lentiginose.

Neuromuscular/Neurológica: ataxia de Friedrich, distrofia muscular de Duchenne, Becker, Emery-Dreifuss, distrofia miotônica, neurofibromatose, esclerose tuberosa.

Deficiência nutricional: beribéri (tiamina), pelagra, selênio, carnitina, Kwashiorkor.

Autoimune/colágeno: lúpus eritematoso sistêmico, dermatomiosite, artrite reumatoide, escleroderma, poliarterite nodosa.

Distúrbio eletrolítico

Terapia de câncer: antraciclinas, ciclofosfamida, radiação.

Tabela 13.2

CATEGORIZAÇÕES PARA PACIENTES COM INSUFICIÊNCIA CARDÍACA

Classe	Descrição	Mortalidade
NYHA		
I	Paciente com doença cardíaca, porém sem limitação para atividades físicas habituais.	5%
II	Paciente com leve limitação para atividades físicas habituais; assintomáticos em repouso.	10%
III	Paciente com limitação proeminente para atividades físicas habituais; assintomáticos em repouso.	30%
IV	Paciente sintomático inclusive ao repouso.	50-60%
Hemodinâmico		**Mortalidade**
A	Congestão pulmonar ausente e boa perfusão periférica (seco e quente).	39%
B	Congestão pulmonar presente e boa perfusão periférica (úmido e quente).	52%
C	Congestão pulmonar presente e má perfusão periférica (seco e frio).	66%
L	Congestão pulmonar presente e boa perfusão periférica (úmido e frio).	56%

Estágio		Exemplo
A Alto risco	Paciente com risco para ter IC; sem lesão miocárdica estrutural ou funcional.	Hipertensão arterial, coronariopatia, etilismo.
B Disfunção Assintomática	Pacientes com agressão miocárdica estabelecida, sem sintomas atuais ou pregressos de IC.	Infarto agudo do miocárdio, hipertrofia ventricular.
C Disfunção Sintomática	Pacientes com agressão miocárdica estabelecida, com sintomas atuais ou pregressos de IC.	Insuficiência cardíaca.
D Refratário	Pacientes com sintomas intensos, apesar de terapia clínica máxima; requerem intervenções.	Classe funcional IV, choque cardiogênico.

Tabela 13.3

FATORES DE MAU PROGNÓSTICO EM PACIENTES COM INSUFICIÊNCIA CARDÍACA	
Idade maior que 65 anos	Hiponatremia
Classes funcionais III e IV	Alto nível de BNP
Cardiomegalia acentuada	Elevação de IL-6 e TNFα
Fração de ejeção inferior a 30%	Baixo débito cardíaco
Dilatação ventricular progressiva	Hipertensão pulmonar
Diabetes *mellitus*	Caquexia
Doença pulmonar associada	Nível elevado de noradrenalina
Anemia	Múltiplas internações
Insuficiência renal	Má aderência ao tratamento
Fibrilação atrial	Síncope
Taquicardia ventricular não sustentada	Choque cardiogênico
Taquicardia ventricular sustentada	$VO_2 < 14$ mL/Kg/min.
Etiologia isquêmica e Chagas	Apneia central

Tabela 13.4

CAUSAS DE DESCOMPENSAÇÃO DE PACIENTES COM INSUFICIÊNCIA CARDÍACA	
Ingesta de sal e água	Intoxicação digitálica
Má aderência	Drogas inotrópicas negativas
Dose baixa de medicação	Anti-inflamatórios
Arritmias	Depressão
Hipertensão arterial	Insuficiência renal
Embolia pulmonar	Gravidez
Isquemia miocárdica	Consumo de álcool
Infecções	Anemia

Tabela 13.5

DIURÉTICOS

Diurético	Dose
Tiazídicos	
Hidroclorotiazida (VO)	25 – 100 mg
Clorotiazida (VO)	250 – 2000 mg
Clortalidona (VO)	12,5 – 50 mg
Indapamida (VO)	2,5 – 5 mg
Diuréticos de alça	
Furosemida (IV)	20 – 160 mg
(VO)	20 – 160 mg
Bumetanida (IV)	0,5 – 2 mg
(VO)	0,5 – 2 mg
Poupadores de potássio	
Espironolactona (VO)	25 – 200 mg
Amilorida (VO)	5 – 20 mg
Triantereno (VO)	100 – 300 mg

Tabela 13.6 – VO: via oral; IV: via intravenosa

DOSES DE IECA RECOMENDADAS

Droga	Dose Inicial	Manutenção
Benazepril	2,5 mg/dia	5 a 10 mg 12/12 h
Captopril	6,25 mg 8/8 h	25 a 50 mg 8/8 h
Enalapril	2,5 mg/dia	10 mg 12/12 h
Lisinopril	2,5 mg/dia	5 a 20 mg/dia
Quinapril	2,5 a 5 mg/dia	5 a 10 mg/dia
Perindopril	2 mg/dia	4 mg/dia
Ramipril	1,25 a 2,5 mg/dia	2,5 a 5 mg 12/12 h
Cilazapril	0,5 mg/dia	1 a 2,5 mg/dia
Fosinopril	10 mg/dia	20 mg/dia
Trandolapril	1 mg/dia	4 mg/dia

Tabela 13.7

DOSES DE BETABLOQUEADORES RECOMENDADAS

Droga	Dose Inicial	Progressão	Dose-Alvo
Bisoprolol	1,25 mg	2,5-3,75-5-7,5-10 mg	10 mg/dia
Metoprolol (succinato)	12,5/25 mg	25-50-100-200 mg	200 mg/dia
Carvedilol	3,125 mg	6,25-12,5-25-50 mg	25 mg 12/12 h

Tabela 13.8

DOSES DE BRA RECOMENDADAS	
Droga	Dose Diária
Candesartan	4 – 32 mg
Valsartan	80 – 320 mg
Losartan	50 – 100 mg
Irbesartan	150 – 300 mg
Telmisartan	40 – 80 mg

Tabela 13.9

Referências bibliográficas

1. Hunt SA, Abraham WT, Chin MH et al. ACC/AHA 2005 Guideline Update for the Diagnosis and Management of Chronic Heart Failure in the Adult. A Report of the American College of Cardiology/American Heart Association Task Force on Practice Guidelines (Writing Committee to Update the 2001 Guidelines for the Evaluation and Management of Heart Failure) - www.acc.org.

2. DATASUS - Ministério da Saúde - www.datasus.gov.br.

3. Freitas HFG. Prognóstico em portadores de insuficiência cardíaca encaminhados para avaliação de tratamento cirúrgico. São Paulo, 2002. Tese (doutorado) Faculdade de Medicina, Universidade de São Paulo.

4. Owan TE, Redfield MM. Epidemiology of diastolic heart failure. Prog Cardiovasc Dis 2005, 47 (5): 320-32.

5. Hunt SA, Baker DW, Chin MH et al. ACC/AHA Guidelines for the evaluation and management of chronic heart failure in the adult: executive summary: a report of ACC/AHA Task Force on Practice Guidelines (Committee to Revise the 1995 Guidelines for the Evaluation and Management of Heart Failure). J Am Coll Cardiol 2001, 38: 2101-13.

6. Nohria A, Tsang SW, Fang JC et al. Clinical assessment identifies hemodynamic profiles that predict outcomes in patients admitted with heart failure. J Am Coll Cardiol. 2003, 41 (10):1797-804.

7. Drazner MH, Rame JE, Stevenson LW, Dries DL. Prognostic importance of elevated jugular venous pressure and a third heart sound in patients with heart failure. N Engl J Med 2001, 345: 574-81.

8. Ho KL, Pinsky JL, Kannel WB, Levy D. The epidemiology of heart failure: The Framingham Study. J Am Coll Cardiol 1993, 22: 6A.

9. Mann DL, Bristow MR. Mechanisms and models in heart failure: the biomechanical model and beyond. Circulation 2005, 111: 2837-49.

10. Flora JS. Clinical aspects of sympathetic activation and parasympathetic withdrawal in heart failure. J Am Coll Cardiol 1993; 22: 72A.

11. Volpe M, Savoia C, Paolis P et al. The renin-angiotensin system as a risk factor and therapeutic target for cardiovascular and renal disease. J Am Soc Nephrol 2002, 13: S173-S78.

12. Anker SD, Sharma R. The syndrome of cardiac cachexia. Int J Cardiol 2002, 85: 51-66.

13. Abassi Z, Karram T, Ellaham S et al. Implications of the natriuretic peptide system in the pathogenesis of heart failure: diagnostic and therapeutic importance. Pharmacology and Therapeutics 2004, 102: 223-41.

14. Francis GS, McDonald KM. Left ventricular hypertrophy: an initial response to myocardial injury. Am J Cardiol 1992, 69: 3G-9G.

15. Garg S, Narula J, Chandrashekhar Y. Apoptosis and heart failure: clinical relevance and therapeutic target. J Mol Cell Cardiol 2005, 38: 73-79.

16. Beltrami AP, Urbanek K, Kajstura J et al. Evidence that human cardiac myocytes divide after myocardial infarction. N Engl J Med 2001, 344: 1750-57.

17. Wollert KC, Drexler H. Clinical applications of stem cells for the heart. Circ Res 2005, 96: 151-63.

18. Lane RE, Cowie MR, Chow AWC. Prediction and prevention of sudden cardiac death in heart failure. Heart 2005, 91: 674-80.

19. Swedberg K, Cleland J, Dargie et al. Guidelines for the diagnosis and treatment of chronic heart failure: executive summary (update 2005). The Task Force for the Diagnosis and Treatment of Chronic Heart Failure of the European Society of Cardiology. Eur Heart J 2005, 26: 1115-140.

20. Sohn DW, Chai IH, Lee DJ et al. Assesment of mitral annulus velocity by Doppler tissue imaging in the evaluation of left ventricular diastolic function. J Am Coll Cardiol 1997, 30: 474-80.

21. Bax JJ, Bleeker GB, Marwick TH et al. Left ventricular dyssynchrony predicts response and prognosis after cardiac resynchronization therapy. J Am Coll Cardiol 2004, 44: 1834-40.

22. I Diretriz da Sociedade Brasileira de Cardiologia sobre cardiologia nuclear. Arq Bras Cardiol 2002, 78 (supl III): 1-42.

23. Pennel DJ, Sechtem UP, Higgins CB et al. Clinical indications for cardiovascular magnetic resonance. Consensus panel report. Eur Heart J 2004; 25: 1940-65.

24. III Diretrizes da Sociedade Brasileira de Cardiologia de insuficiência cardíaca crônica. Arq Bras Cardiol 2009, 79 (supl IV): 1-30.

25. Stelken AM, Younis LT, Jennison SH et al. Prognostic value of cardiopulmonary exercise testing using percent achieved of predicted peak oxygen uptake for patients with ischemic and dilated cardiomyopathy. J Am Coll Cardiol 1996, 27: 345-52.

26. Reindl I, Wernecke K, Optiz C et al. Impaired ventilatory efficiency in chronic heart failure: possible

role of pulmonary vasoconstriction. Am Heart J 1998, 136: 778-85.

27. The ESCAPE Investigators. Evaluation study of congestive heart failure and pulmonary artery catheterization effectiveness (The ESCAPE Trial). JAMA 2005; 294: 1625-33.

28. Luchner A, Burnett JC, Jougasaki M et al. Evaluation of brain natriuretic peptide as marker of left ventricular dysfunction and hypertrophy in the population. J Hypertens 2000, 18: 1121-28.

29. Tsutamoto T, Wada A, Maeda K et al. Attenuation of compensation of endogenous cardiac natriuretic peptide system in chronic heart failure: prognostic role of plasma brain natriuretic peptide concentration in patients with chronic symptomatic left ventricular dysfunction. Circulation 1997, 96: 509-16.

30. Krüger S, Graf J, Merx MW et al. Brain natriuretic peptide predicts right heart failure in patients with acute pulmonary embolism. Am Heart J 2004, 147: 60-65.

31. Doust JA, Pietrzak E, Dobson A, Glasziou PP. How well does B-type natriuretic peptide predict death and cardiac events in patients with heart failure: systematic review. BMJ 2005, 330: 625-33.

32. Coats AJ, Adamopoulos S, Radaelli A et al. Controlled trial of physical training in chronic heart failure: exercise performance, hemodynamic, ventilation, and autonomic function. Circulation 1992, 85: 2119-31.

33. Adamopoulos S, Coats AJ, Piepoli M. Experience from controlled trials of physical training in chronic heart failure. Protocol and patients factors in effectiveness in the improvement in exercise tolerance. European Heart Failure Group. Eur Heart J 1998, 19: 466-75.

34. Belardinelli R, Ceorgiou D, Cianci G et al. Randomized, controlled trial of long-term moderate exercise training in chronic heart failure: effects on functional capacity, quality of life, and clinical outcome. Circulation 1999, 99: 1173-82.

35. Piepoli MF, Davos C, Francis DP et al. Exercise training meta-analysis of trials in patients with chronic heart failure (ExTraMATCH). BMJ 2004, 328: 189.

36. Bocchi EA. Heart failure clinics: the brazilian experience. Rev Port Cardiol 2004; 23: 47-55.

37. The Digitalis Investigation Group. The effect of digoxin on mortality and morbidity in patients with heart failure. N Engl J Med 1997, 336:525-33.

38. Rathore SS, Wang Y, Krumholz HM. Sex-based differences in the effect of digoxin for the treatment of heart failure. N Engl J Med 2002, 347: 1403-11.

39. Eichhorn EJ, Lukas MA, Wu B, Shusterman N. Effect of concomitant digoxin and carvedilol on mortality and morbidity in patients with chronic heart failure. Am J Cardiol 2000, 86: 1032-35.

40. Miller AB, O'Connor C, Coats AJ et al. Does digitalis influence the response to beta-blockade in patients with severe chronic heart failure? Results of COPERNICUS study. J Am Coll Cardiol 2002, 39: 166.

41. Reiter MJ. Cardiovascular Drug Class Specificity: Beta-blockers. Prog Cardiov Dis 2004, 47: 11-33.

42. The Beta-Blocker Evaluation of Survival Trial (BEST) Investigators. A trial of the beta-blocker bucindolol in patients with advanced chronic heart failure. N Engl J Med 2001, 344: 1659-1667.

43. MERIT-HF Study Group. Effect of metoprolol CR/XL in chronic heart failure: Metoprolol CR/XL Randomised Intervention Trial in Congestive Heart Failure (MERIT-HF). Lancet 1999, 353:2001-7.

44. The CIBIS-II Investgators and Committees. The cardiac insufficiency bisoprolol study II (CIBIS-II): a randomized trial. Lancet 1999, 353:9-13.

45. Packer M, Bristow MR, Cohn JN et al. The effect of carvedilol on morbidity and mortality in patients with chronic heart failure. N Engl J Med 1996, 334:1349-55.

46. Packer M, Fowler MB, Roecker EB et al. Effect of carvedilol on the morbidity of patients with severe chronic heart failure: results of the carvedilol prospective randomized cumulative survival (COPERNICUS) study. Circulation 2002, 106: 2194-9.

47. The CAPRICORN Investigators. Effect of carvedilol on outcome after myocardial infarction in patients with left ventricular dysfunction: the CAPRICORN randomized trial. Lancet 2001, 357: 1385-90.

48. Wilson PAP, Swedberg K, Cleland JGF et al. Comparison of carvedilol and metoprolol on clinical outcomes in patients with chronic heart failure in the Carvedilol or Metoprolol European Trial (COMET). Lancet 2003, 362: 7-13.

49. Willenheimer R, van Veldhuisen DJ, Silke B et al. Effect on survival and hospitalization of initiating treatment for chronic heart failure with bisoprolol followed by enalapril, as compared with the opposite sequence: results of the randomized Cardiac Insufficiency Bisoprolol Study (CIBIS) III. Circulation 2005; 112 (16): 2426-35.

50. I Diretriz Latino-Americana para avaliação e conduta na insuficiência cardíaca descompensada. Arq Bras Cardiol 2005, 85 (supl III): 1-48.

51. Aronson D, Burger AJ. Concomitant beta-blocker therapy is associated with a lower occurrence of ventricular arrhythmias in patients with decompesated heart failure. J Card Fail 2002, 8: 79-85.

52. The CONSENSUS Trial Study Group. Effects of enalapril on mortality in severe congestive heart failure: results of the Cooperative North Scandinavian Enalapril Survival Study (CONSENSUS). N Engl J Med 1987; 316: 1429-35.

53. The SOLVD Investigators. Effect of enalapril on survival in patients with reduced left ventricular ejection

fraction and congestive heart failure. N Engl J Med 1991; 325: 293-302.

54. Cohn JN, Johnson G, Ziesche S et al. A comparison of enalapril with hydralazine-isossorbide dinitrate in the treatment of chronic congestive heart failure. N Engl J Med 1991; 325: 303-10.

55. Pfeffer MA, Braunwald E, Moye LA et al. Effect of captopril on mortality and morbidity in patients with left ventricular dysfunction after myocardial infarction. Results on the survival and ventricular enlargement trial (SAVE). N Engl J Med 1992; 327: 669-77.

56. The Acute Infarction Ramipril Efficacy (AIRE) Study Investigators: Effect of ramipril on mortality and morbidity of survivors of acute myocardial infarction with clinical evidence of heart failure. Lancet 1993; 342: 821-28.

57. Kober L, Torp-Pedersen C, Carlsen JE et al. A clinical trial of the angiotensin-converting-enzyme inhibitor trandolapril in patients with left ventricular dysfunction after myocardial infarction. Trandolapril Cardiac Evaluation (TRACE) Study Group. N Engl J Med 1995; 333: 1670-76.

58. Pitt B, Segal R, Martinez FA et al. Randomized trial of losartan versus captopril in patients over 65 with heart failure (Evaluation of Losartan in the Elderly Study, ELITE). Lancet 1997; 349: 747-752.

59. Pitt B, Poole-Wilson PA, Segal R etal. Effect of losartan compared with captopril on mortality in patients with symptomatic heart failure: Randomised trial – The Losartan Heart Failure Survival Study ELITE II. Lancet 2000; 355: 1582-1587.

60. McKelvie RS, Yusuf S, Pericak D et al. Comparison of candesartan, enalapril, and their combination in congestive heart failure: Randomized evaluation of strategies for left ventricular dysfunction (RESOLVD) pilot study. The RESOLVD Pilot Study Investigators. Circulation 1999; 100: 1056-1064.

61. Cohn JN, Tognoni G. A randomized trial of the angiotensin-receptor blocker valsartan in chronic heart failure (Val-HeFT). N Engl J Med 2001; 345:1667-75.

62. Pfeffer MA, Swedberg K, Granger CB et al. Effects of candesartan on mortality and morbidity in patients with chronic heart failure: the CHARM-Overall programme. Lancet 2003; 362: 759-66.

63. McMurray JJV, Östergren J, Swedberg K et al. Effects of candesartan in patients with chronic heart failure and reduced left ventricular systolic function taking angiotensin-converting-enzyme inhibitors: the CHARM-added trial. Lancet 2003; 362-767-71.

64. Dimopoulos K, Salukhe TV, Coats AJS et al. Meta-analyses of mortality and morbidity effects of an angiotensin receptor blocker in patients with chronic heart failure already receiving an ACE inhibitor (alone or with a beta-blocker). Int J Cardiol 2004; 93: 105-11.

65. Pitt B, Zannad F, Remme WJ et al. The effect of spironolactone on morbidity and mortality in patients with severe heart failure. N Engl J Med 1999; 341: 709-17.

66. Pitt B, Remme WJ, Zannad F et al. Eplerenone, a selective aldosterona blocker, in patients with left ventricular dysfunction after myocardial infarction. N Engl J Med 2003; 348: 1309-21.

67. Cohn JN, Archibald DG, Ziesche S et al: Effect of vasodilator therapy on mortality in chronic congestive heart failure. Results of a Veterans Administration Cooperative Study. N Engl J Med 1986; 314: 1547.

68. Taylor AI, Ziesche S, Yancy C et al: Combination of isosorbide dinitrate and hydralazine in blacks with heart failure. N Engl J Med 2004; 351: 2049-57.

69. Cleland JG, Ghosh J, Freemantle N et al. Clinical trials update and cumulative meta-analyses from the American College of Cardiology: WATCH, SCD-HeFT, DINAMIT, CASINO, INSPIRE, STRATUS-US, RIO-Lipids and cardiac resynchronisation therapy in heart failure. Eur J Heart Fail 2004; 6: 501-508.

70. Cleland JG, Findlay I, Jafri S et al. The Warfarin / Aspirin Study in Heart Failure (WASH): a randomized trial comparing antithrombotic strategies for patients with heart failure. Am Heart J 2004; 148: 157-164.

71. Massie BM, Krol WF, Ammon SE et al. The warfarin and antiplatelet therapy in heart failure trial (WATCH): rationale, design and baseline patient characteristics. J Card Fail 2004; 10: 101-12.

72. Doval HC, Nul DR, Grancelli HO et al. Grupo de Estudio de la Sobrevida en la Insuficiencia Cardiaca en Argentina. Randomized trial of low dose amiodarone in severe congestive Heart failure. Lancet 1994; 44: 493-8.

73. Bardy GH, Lee KL, Mark DB et al. Amiodarone or an Implantable Cardioverter–Defibrillator for Congestive Heart Failure (SCD-HeFT). N Engl J Med 2005; 352: 225-237.

74. Silverberg DS, Wexler D, Blum M et al. The use of subcutaneous erythropoietin and intravenous iron for the treatment of the anemia of severe, resistant congestive heart failure improves cardiac and renal function and functional class, and markedly reduces hospitalizations. J Am Coll Cardiol 2000; 35: 1737-44.

75. Horwich TB, Fonarow GC, Hamilton MA et al. Anemia is associated with worse symptoms, greater impairment in functional capacity and a significant increase in mortality in patients with advanced heart failure. J Am Coll Cardiol 2002; 39: 1780-86.

76. Volpe M, Tritto C, Testa U et al. Blood levels of erythropoietin in congestive Herat failure and correlation with clinical, hemodinamic and hormonal profiles. Am J Cardiol 1994; 74: 468-73.

77. Bradley TD, Floras JS. Sleep apnea and heart failure. Part II: Central sleep apnea. Circulation 2003; 107: 1822-26.

78. Sin DD, Logan AG, Fitzgerald FS et al. Effects of continuous positive airway pressure on cardiovascular outcomes in Herat failure patients with and without Cheyne-Stokes respiration. Circulation 2000; 102; 61-66.

79. Bradley TD, Logan AG, RJ Kimoff et al. Continuous positive airway pressure for central sleep apnea and heart failure. N Engl J Med 2005; 353: 2025-33.

80. Cazeau S, Leclercq C, Lavergne T et al. Effects of multisite biventricular pacing in patients with heart failure and intraventricular conduction delay (MUSTIC). N Engl J Med 2001; 344: 873-80.

81. Abraham WT, Fischer WG, Smith AL et al. Cardiac resynchronization in chronic heart failure (MIRACLE). N Engl J Med 2002; 346: 1845-53.

82. Young JB, Abraham WT, Smith AL et al. Combined cardiac resynchronization and implantable cardioversion defibrillation in advanced chronic heart failure (MIRACLE-ICD). JAMA 2003; 289: 2685-94.

83. Bristow MR, Saxon LA, Boehmer J et al. Cardiac-resynchronization therapy with or without an implantable defibrillator in advanced chronic heart failure (COMPANION). N Engl J Med 2004; 350: 2140-50.

84. Cleland JG, Daubert J-C, Erdmann E et al. The effect of cardiac resynchronization on morbidity and mortality in heart failure (CARE-HF). N Engl J Med 2005; 352:1539-1549.

85. Moss AJ, Zareba W, Hall WJ et al. MADIT II Investigators. Prophylactic implantation of a defibrillator in patients with myocardial infarction and reduced ejection fraction. N Engl J Med 2002; 346: 877-83.

86. Sanders GD, Hlatky MA, Owens DK. Cost-effectiveness of implantable cardioverter-defibrillators. N Engl J Med 2005; 353: 1471-80.

87. Hohnloser SH, Kuck KH, Dorian P et al. DINAMIT Investigators. Prophylactic use of an implantable cardioverter-defibrillator after acute myocardial infarction. N Engl J Med 2004; 351: 2481-88.

88. Di Carli MF, Asgarzadie F, Schelbert HR et al. Quantitative relation between myocardial viability and improvement in heart failure symptoms after revascularization in patients with ischemic cardiomyopathy. Circulation 1995; 92: 3436-44.

89. Alderman EL, Fisher LD, Litwin P et al. Results of coronary artery surgery in patients with poor left ventricular function (CASS). Circulation 1983; 68: 785-95.

90. Athanasuleas CL, Stanley AWJr, Buckberg GD, Dor V, DiDonato M, Blackstone EH. Surgical anterior ventricular endocardial restoration (SAVER) in the dilated remodeled ventricle after anterior myocardial infarction: RESTORE Group: Reconstructive Endoventricular Surgery, returning Torsion Original Radius Elliptical Shape to the LV. J Am Coll Cardiol 2001; 37: 1199-209.

91. Badwhar V, Bolling SF. Mitral valve surgery: when is it appropriate? Congest Heart Fail 2002; 8: 210-13.

92. Bishay ES, McCarthy PM, Cosgrove DM et al. Mitral valve surgery in patients with severe left ventricular dysfunction. Eur J Cardiothorac Surg 2000; 17: 213-21.

93. Buffolo E, de Paula IM, Aguiar LF, Branco JN. End-stage cardiomyopathy and secondary mitral insufficiency surgical alternative with prosthesis implant and left ventricular remodeling. J Card Surg 2003; 18: 201-05.

94. Wu AH, Aaronson KD, Bolling SF et al. Impact of mitral valve annuloplasty on mortality risk in patients with mitral regurgitation and left ventricular systolic dysfunction. J Am Coll Cardiol 2005; 45:381-7.

95. Rose EA, Gelijns AC, Moskowitz AJ et al. Randomized evaluation of mechanical assistance for the treatment of congestive heart failure (REMATCH) Study Group. Long-term mechanical left ventricular assistance for end-stage heart failure. N Engl J Med 2001;345: 1435-43.

96. Taylor DO, Edwards LB, Bowcek MM et al. The Registry of the International Society for Heart and Lung Transplantation: Twenty-fourth Official Adult Heart Transplant Report – 2007. J Heart Lung Transplant 2007; 26: 769-81.

97. I Diretrizes da Sociedade Brasileira de Cardiologia para transplante cardíaco. Arq Bras Cardiol 1999; 73: 1-57.

98. Hogg K, McMurray J. The treatment of heart failure with preserved ejection fraction ("diastolic heart failure"). Heart Fail Rev 2006; 11: 141-146.

99. Maron BJ, Towbin JA, Thiene G, Antzelevitch C, Corrado D, Arnett D, Moss AJ, Seidman CE, Young JB. American Heart Association; Council on Clinical Cardiology, Heart Failure and Transplantation Committee; Quality of Care and Outcomes Research and Functional Genomics and Translational Biology Interdisciplinary Working Groups; Council on Epidemiology and Prevention. Contemporary definitions and classification of the cardiomyopathies. An American Heart Association Scientific Statement from the Council on Clinical Cardiology, Heart Failure and Transplantation Committee; Quality of care and outcomes research and functional genomics and translational biology interdisciplinary working groups, and council on epidemiology and prevention. Circulation (2006) 113:1807–1816.

Questões de Treinamento

Para as questões 1 e 2, considerar o caso clínico a seguir:

Paciente do sexo masculino, 45 anos com diagnóstico de cardiomiopatia dilatada chagásica e internações por descompensações cardíacas frequentes, deu entrada no pronto-socorro com queixa de dispneia, mal-estar e edema de membros inferiores iniciados há 20 dias e com piora nas últimas 48 horas. Fazia uso de carvedilol, 25 mg/dia, enalapril, 20 mg/dia, espironolactona, 25 mg/dia e furosemida, 40 mg/dia, irregularmente. Encontrava-se orientado, tempo de enchimento capilar maior que 3 segundos, PA=80x60 mmHg, FC=78 bpm, presença de terceira bulha e estase jugular importante. Exames de entrada: ureia=110 mg/dL; creatinina=1,9 mg/dL; BNP=1800 pg/mL; ECG em ritmo sinusal, bloqueio divisional anterossuperior esquerdo e bloqueio do ramo direito.

Título de Especialista em Cardiologia - 2015
1. Como este paciente pode ser classificado em relação ao perfil clínico-hemodinâmico na sala de emergência?
a) Insuficiência cardíaca aguda nova (perfil B).
b) Insuficiência cardíaca aguda nova (perfil C).
c) Insuficiência cardíaca crônica agudizada (perfil B).
d) Insuficiência cardíaca crônica agudizada (perfil C).
e) Insuficiência cardíaca crônica agudizada (perfil L).

2. Qual é a melhor conduta neste caso?
a) Ventilação não invasiva com pressão positiva; avaliar volemia; vasodilatador endovenoso e/ou dobutamina ou levosimendana; furosemida endovenosa; suspender carvedilol e enalapril.
b) Ventilação não invasiva com pressão positiva; avaliar volemia; vasodilatador endovenoso e/ou dobutamina; furosemida endovenosa; manter carvedilol e suspender enalapril.
c) Ventilação não invasiva com pressão positiva; avaliar volemia; dobutamina; furosemida endovenosa; suspender ou reduzir carvedilol; suspender enalapril.
d) Ventilação não invasiva com pressão positiva; avaliar volemia; morfina; dobutamina e/ou norepinefrina; suspender carvedilol e manter enalapril.
e) Intubação orotraqueal; avaliar volemia; morfina; dobutamina e/ou norepinefrina; suspender carvedilol e enalapril.

Título de Especialista em Cardiologia – 2008
3. Qual(quais) manifestação(ões) eletrocardiográfica(s) relaciona(m)-se à intoxicação digitálica?
I. Prolongamento da condução atrioventricular.
II. Lentificação da resposta ventricular à fibrilação atrial.
III. Aceleração do marca-passo juncional.
a) Somente I está correta.
b) Somente II está correta.
c) Somente III está correta.
d) I e II estão corretas.
e) Todas estão corretas.

Título de Especialista em Cardiologia – 2007
4. Dos citados a seguir, qual não é considerado um critério principal segundo os critérios de Framingham para o diagnóstico de insuficiência cardíaca?
a) Turgência jugular.
b) Dispneia paroxística noturna.
c) Ritmo de galope com terceira bulha.
d) Refluxo hepatojugular.
e) Edema de membros inferiores.

Título de Especialista em Cardiologia – 2007
5. Há um mês, paciente com insuficiência cardíaca e área cardíaca aumentada usa diariamente 0,25 mg de digoxina e 80 mg de furosemida, após ter suspendido captopril em virtude de tosse persistente. Neste momento, queixa-se de anorexia, cãibras e astenia. Ao exame: bradicardia e extrassístoles frequentes. Creatinina = 1,2 mg/dL; potássio = 3,0 mEq/L; magnésio = 2,3 mEq/L; sódio = 135 mEq/L; cloretos = 92 mEq/L. Dentre as seguintes, a primeira medida a ser tomada seria:
a) Repor magnésio por via oral.
b) Acentuar a restrição de sódio na dieta.
c) Prescrever a associação hidralazina + dinitrato de isossorbida.
d) Aumentar a dose de digoxina.
e) Repor potássio.

Título de Especialista em Cardiologia – 2007
6. Qual dos achados de exames complementares a seguir ocorre em pacientes com insuficiência cardíaca descompensada (ICD)?
a) Na congestão hepática aguda por ICD, os exames laboratoriais podem simular os da hepatite viral.
b) A hipernatremia observada na ICD é devida à elevação de vasopressina circulante, tratada com diuréticos e restrição alimentar de sódio.
c) O aspartato aminotransferase não aumenta com a hepatomegalia na ICD.
d) Os valores dos eletrólitos no sangue estão usualmente aumentados nos pacientes com ICD.

Título de Especialista em Cardiologia – 2007
7. Homem de 63 anos com quadro de insuficiência cardíaca descompensada (ICD) vem ao pronto-socorro

pela terceira vez em um mês, com queixa de dispneia aos mínimos esforços e limitação aos afazeres diários. Qual dos fármacos a seguir, neste estágio da evolução da ICD, ainda é capaz de reduzir a mortalidade?
a) Diuréticos.
b) Inibidores da ECA.
c) Dobutamina.
d) Levosimendam.
e) Digoxina.

Título de Especialista em Cardiologia – 2006
8. São marcadores prognósticos de insuficiência cardíaca, exceto:
a) Os níveis elevados de BNP, a fibrilação atrial, a classe funcional da NYHA > III.
b) O diabetes *mellitus*, as múltiplas internações hospitalares e a elevação das pressões pulmonares.
c) A idade > 60 anos, a hiponatremia (sódio < 135 mEq/L) e a insuficiência renal (creatinina > 1,5 mg/dL).
d) A anemia (hemoglobina < 11 g/dL), a fração de ejeção baixa (< 30%) e a cardiomegalia acentuada (índice cardiotorácico > 0,55).

Médico de 61 anos, portador de cardiopatia isquêmica há mais de vinte anos, com história de várias internações devido a edema agudo dos pulmões (EAP) e angina instável, foi submetido a cirurgia de revascularização miocárdica em 1987 e angioplastia coronária com implante de *stent* em 2005. Desde janeiro de 2006, passou a ter dispneia aos mínimos esforços, ortopneia e episódios frequentes de dispneia paroxística noturna, sendo internado com novo quadro de EAP. Está em uso regular de medicação (mononitrato de isossorbida 80 mg/dia, captopril 50 mg/dia, amiodarona 200 mg/dia, furosemida 120 mg/dia, digoxina 0,125 mg/dia, varfarina 5 mg/dia e carvedilol 12,5 mg/dia) e nega infecções ou transgressão dietética.
Exame físico: FC= 90 bpm; PA= 118 x 60 mmHg; FR= 20 ipm; peso= 98 kg; altura= 1,75 m; hipocorado +/4+; presença de turgência jugular a 45°; murmúrio vesicular diminuído em bases com estertores nos dois terços inferiores bilateralmente; *ictus* desviada para a esquerda; RCI, B3, SS 2+/6+ em foco mitral; macicez móvel a percussão; fígado aumentado, refluxo hepatojugular presente; peristalse presente; membros inferiores com edema 3+/4 até joelhos; panturrilhas livres.
Radiografia de tórax: congestão venocapilar pulmonar, índice cardiotorácico= 0,65.
ECG de admissão: ritmo de fibrilação atrial, área inativa de parede anterior. Ecocardiograma: AE = 55 mm; VD = 19 mm; VEd = 68 mm; VEs = 57 mm; SIV = 08 mm; PPVE = 08 mm; FE (Simpsom) = 23%; PSAP = 60 mmHg; disfunção sistólica grave do VE; insuficiência mitral leve a moderada; acinesia anterosseptal e da parede inferior; hipocinesia da parede anterior; derrame pleural bilateral.
Laboratório: Ht = 27%; Hb = 8,9 g/dL; leucócitos = 6.100; Pqt = 148.000; glic = 178 mg/dL; U = 85 mg/dL; C = 1,8 mg/dL; Na$^+$ = 128 mEq/L; K$^+$ = 4,9 mEq/L; Mg^{++} = 1,5 mEq/L; RNI = 1,62; BNP = 1.250 pg/mL.

Tomando por base o caso apresentado anteriormente, responda às questões 9 a 12.

Título de Especialista em Cardiologia – 2006
9. Em relação aos critérios maiores de Framingham para diagnóstico da insuficiência cardíaca, aqueles que estão presentes neste caso são:
a) Galope de B3, hepatomegalia, refluxo hepatojugular e cardiomegalia.
b) Refluxo hepatojugular, galope de B3, edema pulmonar agudo e estertores.
c) Edema de tornozelos, edema pulmonar, cardiomegalia e turgência jugular.
d) Estertores, derrame pleural, edema pulmonar agudo e dispneia paroxística noturna.

Título de Especialista em Cardiologia – 2006
10. Utilizamos a classificação da NYHA (*New York Heart Association*) e o estadiamento para nos guiar na abordagem dos pacientes com insuficiência cardíaca. Nestes pacientes, podemos classificá-la e estagiá-la com as seguintes finalidades:
a) Classe III da NYHA (guia terapêutico) e estágio D (guia diagnóstico).
b) Classe IV da NYHA (guia prognóstico) e estágio C (guia terapêutico).
c) Classe III da NYHA (guia prognóstico) e estágio C (guia diagnóstico).
d) Classe IV da NYHA (guia diagnóstico) e estágio D (guia prognóstico).

Título de Especialista em Cardiologia – 2006
11. Os exames adicionais que devem ser solicitados para a melhor definição prognóstica e terapêutica são:
a) Coronariografia e ultrassonografia abdominal.
b) Ressonância cardíaca e angiotomografia de tórax com estudo das coronárias.
c) Cintilografia miocárdica com pesquisa de isquemia e viabilidade de coronariografia.
d) Ecocardiograma colorido com Doppler e angiotomografia de tórax com estudos das coronárias.

Título de Especialista em Cardiologia – 2006
12. O tratamento ideal, na fase aguda da insuficiência cardíaca, é:

a) Iniciar dobutamina e dopamina, usar diurético por via intravenosa e manter todos os medicamentos prévios nas mesmas doses.
b) Suspender todos os medicamentos, iniciar dopamina em dose dopaminérgica, diurético intravenoso, fazer reposição de sódio e concentrado de hemácias.
c) Suspender medicamentos prévios, iniciar diurético e vasodilatador intravenosos, não fazer inotrópicos intravenosos e reiniciar carvedilol em metade da dose prévia assim que possível.
d) Suspender o captopril e a digoxina devido à insuficiência renal, administrar o diurético por via intravenosa, iniciar levosimendam e dobutamina e manter demais medicamentos nas mesmas doses prévias.

Título de Especialista em Cardiologia – 2006
13. Em relação à digoxina, pode-se afirmar que:
a) De acordo com o estudo clínico DIG *(Digitalis Investigation Group)*, o emprego de digoxina em pacientes com insuficiência cardíaca deve ser feito visando obter níveis plasmáticos de digoxina entre 0,5 e 1,0 ng/mL.
b) O efeito inotrópico positivo da digoxina implica ativação do cotransporte Na^+/Ca^{2+} em decorrência da inibição do transporte ativo de K^+ para o exterior da célula do miócito.
c) Em pacientes com insuficiência renal, a dose de digoxina deve ser aumentada devido à maior secreção renal de digoxina nestes pacientes.
d) A digoxina é medicamento indicado no tratamento de pacientes com insuficiência cardíaca classe I da NYHA.

Título de Especialista em Cardiologia – 2006
14. Homem de 74 anos é portador de cardiopatia isquêmica, com FEVE = 36% e classe funcional II da NYHA (*New York Heart Association*). Das drogas a seguir, a que não é capaz de reduzir mortalidade é:
a) IECA.
b) Diurético.
c) Betabloqueador.
d) Nitrato + hidralazina.

Título de Especialista em Cardiologia – 2005
15. Vasodilatadores intravenosos visam reduzir pré e/ou pós-carga. Assinale, dentre os abaixo, aquele que pode ser usado no tratamento desse paciente por produzir predominantemente venodilatação:
a) Nitroprussiato de sódio.
b) Hidralazina.
c) Nitroglicerina.
d) Minoxidil.
e) Nicardipino.

Título de Especialista em Cardiologia – 2005
16. Com relação à história natural da miocardiopatia dilatada idiopática, considere as assertivas a seguir:
I. Até 25% dos pacientes podem evoluir espontaneamente para a cura.
II. Comprometimento do ventrículo direito correlaciona-se com mau prognóstico.
III. Atraso de condução intraventricular é um achado de mau prognóstico.
Quais são CORRETAS?
a) Apenas I.
b) Apenas II.
c) Apenas III.
d) Apenas II e III.
e) I, II e III.

Título de Especialista em Cardiologia – 2005
17. O diagnóstico de insuficiência cardíaca:
a) É essencialmente radiológico, sendo importantes os achados de hipertensão venocapilar pulmonar.
b) Não pode ser realizado sem uma medida adequada da fração de ejeção.
c) É essencialmente ecocardiográfico, método pelo qual a definição de disfunção sistólica ou diastólica pode ser feita.
d) É essencialmente clínico.
e) É facilitado pela avaliação eletrocardiográfica.

Título de Especialista em Cardiologia – 2005
18. Todos os parâmetros abaixo aumentam em casos de descompensação clínica de insuficiência cardíaca esquerda, exceto:
a) Pressão e volume diastólicos finais do ventrículo esquerdo.
b) Pressão e volume biatriais.
c) Contratilidade atrial esquerda, como manifestação da lei de Starling.
d) Pressão das redes venosa e capilar pulmonares, retrógradas.
e) Transudação de fluido capilar pulmonar ou sistêmico para o espaço intersticial.

Título de Especialista em Cardiologia – 2005
19. Sob que forma a insuficiência cardíaca (IC) mais frequentemente se manifesta?
a) Combinação de disfunção sistólica com diastólica.
b) IC global, com edema generalizado e disfunção diastólica isolada.
c) IC esquerda, com edema alveolar e disfunção sistólica isolada.
d) Hipocinesia difusa.
e) Arritmia ventricular, responsável por morte súbita.

Insuficiência Cardíaca

Título de Especialista em Cardiologia – 2005
20. Assinale a assertiva CORRETA em relação à anemia, achado comum na insuficiência cardíaca (IC):
a) É decorrente de hemólise.
b) Frequentemente determina IC em pacientes sem anormalidades estruturais cardíacas.
c) A correção da anemia pela administração de eritropoetina comprovadamente diminui a morbidade e a mortalidade por IC.
d) Não é influenciada por deficiência de ferro.
e) Associa-se a débito cardíaco elevado quando a hemoglobina está em torno de 8 g/dL.

Título de Especialista em Cardiologia – 2005
21. Em relação ao prognóstico da insuficiência cardíaca, assinale a assertiva INCORRETA:
a) Em 5 anos, a mortalidade geral é de aproximadamente 50% em todos os pacientes.
b) Em 1 ano, a mortalidade pode chegar a 75% nos pacientes em estágio final da doença.
c) A sobrevida independe do grau de disfunção sistólica.
d) Mais de 90% das mortes devem-se a causas cardiovasculares.
e) Presença de terceira bulha audível e aumento de pressão venosa jugular associam-se a aumento da mortalidade.

Título de Especialista em Cardiologia – 2005
22. Dentre os grupos farmacológicos abaixo, assinale o que apenas melhora os sintomas e a capacidade funcional de pacientes com insuficiência cardíaca crônica estável:
a) Diuréticos tiazídicos.
b) Inibidores da enzima conversora da angiotensina.
c) Antagonistas competitivos de aldosterona.
d) Betabloqueadores.
e) Bloqueadores dos receptores da angiotensina II.

Título de Especialista em Cardiologia – 2004
23. Em relação à fisiopatologia da insuficiência cardíaca, assinale a assertiva INCORRETA:
a) A quantidade e o tipo de colágeno da matriz extracelular são determinados pelo balanço entre sua síntese e degradação, esta dependendo das ações das metaloproteinases de matriz (MMPs) e de seus inibidores teciduais (TIMPs).
b) Tanto a vasodilatação de extremidades induzida por isquemia quanto a induzida por exercício estão aumentadas, fato relacionado em parte à disfunção endotelial.
c) A apoptose (morte celular programada) pode ser induzida por catecolaminas, citocinas e radicais livres.
d) Tanto o potencial de ação quanto o trânsito de cálcio intracelular estão alterados nos miócitos cardíacos.
e) Os ventrículos apresentam redução da densidade de receptores betadrenérgicos e da resposta contrátil ao agonismo beta-adrenérgico.

Título de Especialista em Cardiologia – 2004
24. Sobre a diferenciação entre a insuficiência cardíaca de origem sistólica e a de origem diastólica, é CORRETO afirmar que:
a) Essas condições não ocorrem simultaneamente.
b) História clínica de hipertensão, quarta bulha ao exame clínico e sinais de hipertrofia ventricular ao eletrocardiograma são dados sugestivos de insuficiência cardíaca de origem sistólica.
b) Pressão diastólica final elevada é achado que ajuda nessa diferenciação.
d) Volumes cardíacos normais ou levemente reduzidos apontam para insuficiência cardíaca de origem diastólica.
e) Essa diferenciação pode ser feita somente do ponto de vista clínico, porque os achados são diferentes nas referidas insuficiências.

Título de Especialista em Cardiologia – 2004
25. Há cerca de três meses, homem de 50 anos apresentou infarto agudo do miocárdio anterior. Não foi submetido a reperfusão miocárdica, tendo o quadro evoluído para disfunção sistólica grave. Atualmente não apresenta limitação funcional ao repouso, consegue tomar banho sozinho sem interrupções, veste-se sem dificuldades, mas sente dispneia ao pentear-se e ao caminhar no plano em passo normal. Como classificar o estado cardíaco desse paciente, de acordo com a classificação da NYHA?
a) Classe funcional I.
b) Classe funcional II.
c) Classe funcional III.
d) Classe funcional IV.
e) Os dados da história não permitem classificá-lo segundo a NYHA.

Título de Especialista em Cardiologia – 2004
26. Em relação aos achados clínicos na insuficiência cardíaca, assinale a assertiva CORRETA:
a) Ausência de crepitações pulmonares exclui a possibilidade de elevação significativa da pressão capilar pulmonar.
b) Presença de edema periférico tem boa correlação com incrementos da pressão venosa sistêmica.
c) Presença de cardiomegalia é achado sensível e específico para o diagnóstico de insuficiência cardíaca por disfunção sistólica.
d) Hiponatremia que ocorre na insuficiência cardíaca pode ser dilucional ou hipervolêmica.
e) Pressões capilares pulmonares elevadas estão quase sempre associadas a sinais radiológicos de congestão pulmonar em pacientes com disfunção ventricular esquerda crônica.

Título de Especialista em Cardiologia – 2004
27. Em relação ao tratamento farmacológico da insuficiência cardíaca, assinale a assertiva CORRETA:
a) No estudo DIG, a mortalidade não teve relação com os níveis séricos da digoxina.
b) Levosimendano é fraco agonista beta-1 adrenérgico que aumenta a sensibilidade ao cálcio, causando efeitos inotrópicos positivos e vasodilatação periférica.
c) Os inibidores da enzima conversora da angiotensina exercem efeito direto sobre essa enzima e também sobre a protease quinase.
d) No ensaio clínico ELITE-II, demonstrou-se maior benefício quanto à mortalidade com o uso de antagonista dos receptores da angiotensina II em comparação com o uso de inibidor da enzima conversora da angiotensina.
e) Os ensaios clínicos MERIT-HF e CIBIS-II evidenciaram efeito benéfico de metropolol e bisoprolol sobre a mortalidade, com redução de risco relativo de 34 e 32%, respectivamente.

Título de Especialista em Cardiologia – 2004
28. Para fazer diagnóstico diferencial entre edema agudo de pulmão e asma brônquica, é importante detectar achados patognomônicos de asma brônquica. Assinale-os dentre os abaixo relacionados:
a) Dispneia extrema e cianose periférica.
b) Sudorese profusa e pulso paradoxal.
c) Pulso paradoxal e cianose central.
d) Uso da musculatura acessória e sibilância de alta frequência.
e) Demanda por posição de pé e tórax sem hiperexpansão.

Título de Especialista em Cardiologia – 2004
29. Dentre as alternativas abaixo, assinale a que não corresponde a fatores prognósticos em insuficiência cardíaca:
a) Sexo masculino.
b) Respiração de Cheyne-Stokes.
c) Elevação dos níveis plasmáticos de cálcio iônico e albumina sérica.
d) Taquicardia ventricular em repouso.
e) Frequentes extrassístoles ventriculares.

Título de Especialista em Cardiologia – 2004
30. Segundo a Diretriz da Sociedade Brasileira de Cardiologia para o Diagnóstico e Tratamento da Insuficiência Cardíaca, considera-se, consensualmente, como indicação de classe I:
a) Biópsia endomiocárdica para avaliação de rejeição aguda pós-transplante.
b) Biópsia endomiocárdica para diagnóstico de miocardite aguda em pacientes com rápida progressão da miocardiopatia.
c) Uso de cateter de Swan-Ganz no pós-operatório de transplante cardíaco.
d) Estudo hemodinâmico com cineangiocoronariografia em pacientes com miocardiopatia sem definição etiológica.
e) Mensuração do BNP (peptídeo natriurético cerebral B) para monitorização do tratamento e avaliação da resposta terapêutica.

Título de Especialista em Cardiologia – 2004
31. Em relação à descompensação de insuficiência cardíaca, assinale a assertiva CORRETA:
a) Não é comum a identificação de fatores que a precipitem.
b) O estudo clínico RADIANCE sugere não ser ela associada à suspensão de digoxina em pacientes com insuficiência cardíaca de classes II e III.
c) Raramente ocorre por redução súbita do tratamento estabelecido.
d) Pode ser causada por taquiarritmias, que aumentam o tempo de enchimento ventricular e o consumo de oxigênio.
e) Associa-se a taquiarritmias, bradiarritmias, dissociação atrioventricular e defeitos de condução intraventricular.

Título de Especialista em Cardiologia – 2003
32. Assinale achados patognomônicos de asma brônquica grave que a distinguem de edema agudo de pulmão:
a) Dispneia extrema e ortopneia.
b) Uso proeminente da musculatura acessória durante a respiração e sibilância de alta frequência.
c) Sudorese profusa e cianose acentuada.
d) Tórax sem hiperexpansão, roncos e estertores bolhosos.
e) Sibilância difusa e pulso paradoxal.

Título de Especialista em Cardiologia – 2003
33. Paciente de 72 anos foi hospitalizado com diagnóstico de insuficiência cardíaca (estágio B, classe III) e fibrilação atrial com alta resposta ventricular (124 bpm), decorrentes de miocardiopatia dilatada. Havia abandonado o uso de dinitrato de isossorbida e hidralazina, prescritos anteriormente. Pelo prontuário, constatou-se que a fibrilação atrial era crônica. Para manejo da arritmia cardíaca está indicada a prescrição de:
a) Digoxina.
b) Diltiazem.
c) Propranolol.
d) Verapamil.
e) Procainamida.

Título de Especialista em Cardiologia – 2003
34. Paciente de 73 anos tem história compatível com insuficiência cardíaca grave (estágio D, classe NYHA

III ou IV), sendo frequentemente hospitalizado por quadro de descompensação. Em casos como este, o único tratamento que se tem mostrado eficaz na redução de mortalidade é:
a) Diurético tiazídico em associação a diurético poupador de potássio.
b) Diurético de alça.
c) Antagonista de canal de cálcio.
d) Inibidor da enzima conversora da angiotensina.
e) Digoxina.

Título de Especialista em Cardiologia – 2002
35. Em relação aos achados semiológicos observados em paciente com insuficiência cardíaca, assinale a assertiva INCORRETA:
a) O pulso venoso jugular normalmente declina com a inspiração (sinal de Kussmaul).
b) Derrame pleural, quando unilateral, é usualmente confinado ao lado direito do tórax.
c) A presença de pulso alternante significa doença miocárdica avançada.
d) Estertores pulmonares são em geral auscultados em ambos os campos pulmonares; quando unilaterais, estão presentes no hemitórax direito.
e) Em pacientes restritos ao leito, edema ocorre mais frequentemente na região sacra.

Título de Especialista em Cardiologia – 2002
36. Assinale a assertiva CORRETA em relação à classificação funcional da insuficiência cardíaca proposta pela *New York Heart Association*:
a) Não se aplica a pacientes com insuficiência cardíaca diastólica.
b) Constitui fator preditivo independente para mortalidade dos pacientes com disfunção ventricular esquerda.
c) Apesar de útil para avaliação sintomática, possui fraca correlação com a sobrevida dos pacientes com insuficiência cardíaca.
d) Pacientes da classe I apresentam limitação funcional nas atividades do cotidiano.
e) Permite a comparação entre diferentes pacientes, mas não possibilita a avaliação do mesmo paciente em momentos clínicos distintos.

Título de Especialista em Cardiologia – 2002
37. Qual dos achados laboratoriais não é comumente encontrado em pacientes com insuficiência cardíaca?
a) Hiperazotemia pré-renal.
b) Proteinúria e aumento de densidade urinária.
c) Aumento de desidrogenase láctica (LDH).
d) Aumento da osmolaridade plasmática.
e) Hiponatremia.

Título de Especialista em Cardiologia – 2002
38. Que dado clínico se constitui em melhor fator preditivo de mau prognóstico em relação à sobrevida de um ano em pacientes com insuficiência cardíaca?
a) Pressão de pulso acima de 60 mmHg.
b) Presença de terceira e quarta bulhas.
c) Sexo masculino e idade superior a 70 anos.
d) Frequência cardíaca de repouso acima de 92 bpm.
e) Classe funcional IV *(NYHA)*.

Título de Especialista em Cardiologia – 2002
39. Com relação à classificação etiopatogênica da insuficiência cardíaca, associe as doenças com os mecanismos determinantes daquela falência:
1 - Sobrecarga de volume.
2 - Sobrecarga de pressão.
3 - Disfunção sistólica.
4 - Disfunção diastólica.

( ) Coarctação da aorta.
( ) Doença de Paget.
( ) Amiloidose.

A sequência numérica CORRETA, de cima para baixo, da coluna da direita, é:
a) 2-1-4.
b) 2-4-1.
c) 3-2-4.
d) 4-1-3.
e) 4-2-1.

Título de Especialista em Cardiologia – 2002
40. Paciente de 72 anos, hipertenso de longa data, em uso irregular de anti-hipertensivos, apresenta progressiva dispneia aos esforços (subir escadas, tomar banho, pentear-se), fadiga fácil, sensação de peso nas pernas e palpitações. Nega ortopneia ou dispneia paroxística noturna. Ao exame físico, observam-se níveis pressóricos elevados, íctus desviado e propulsivo e edema de extremidades inferiores. Eletrocardiograma e ecocardiograma confirmam hipertrofia ventricular esquerda. Para essa doença, neste estágio, há evidência de que um diurético diminui a mortalidade associada. Assinale-o:
a) Espironolactona.
b) Amilorida.
c) Hidroclorotiazida.
d) Furosemida.
e) Indapamida.

Título de Especialista em Cardiologia – 2002
41. Paciente feminina, com 67 anos, queixa-se de palpitações, dispneia progressiva aos esforços, ortopneia e dispneia paroxística noturna. Há muitos anos sabe-

-se hipertensa e tem angina aos esforços. O eletrocardiograma em repouso mostra sobrecarga ventricular esquerda. O radiograma de tórax revela achados de congestão pulmonar. Tais informações permitem concluir pela presença de insuficiência cardíaca predominantemente diastólica. Assinale a assertiva CORRETA em relação ao uso de betabloqueadores adrenérgicos nesta paciente:
a) Esses medicamentos estão contraindicados em pacientes com a classe funcional evidenciada no presente caso.
b) Carvedilol é o único representante com comprovada eficácia nesta situação.
c) Tais fármacos melhoram a capacidade funcional, reduzem o número de re-hospitalizações e diminuem a mortalidade global.
d) O benefício desta estratégia depende da etiologia da miocardiopatia.
e) O estudo MERIT-HF evidenciou aumento da mortalidade com o uso de metoprolol em pacientes com a mesma classe funcional do caso descrito.

Título de Especialista em Cardiologia – 2001
42. Assinale a assertiva CORRETA em relação à classificação funcional da insuficiência cardíaca proposta pela *New York Heart Association*:
a) Não se aplica a pacientes com insuficiência cardíaca diastólica.
b) Apesar de útil para avaliação sintomática, possui fraca correlação com a sobrevida dos pacientes com insuficiência cardíaca.
c) Constitui fator preditivo independente para mortalidade dos pacientes com disfunção ventricular esquerda.
d) Pacientes da classe I apresentam limitação funcional nas atividades do cotidiano.
e) Permite a comparação entre diferentes pacientes, mas não possibilita a avaliação do mesmo paciente em momentos clínicos distintos.

Título de Especialista em Cardiologia – 2001
43. Assinale a assertiva CORRETA em relação a betabloqueadores na insuficiência cardíaca congestiva:
a) Estão contraindicados em pacientes com disfunção sistólica do ventrículo esquerdo, por aumentarem a mortalidade.
b) Carvedilol é o único representante com comprovada eficácia, sendo metoprolol contraindicado nesta situação.
c) No estudo *US CARVEDILOL TRIALS PROGRAM*, o fármaco reduziu significativamente (em até 65%) a mortalidade destes pacientes em comparação ao placebo.
d) Somente devem ser indicados a pacientes em que cardiopatia isquêmica for a etiologia da insuficiência cardíaca.
e) O estudo *MERIT-HF* evidenciou aumento da mortalidade com o uso de metoprolol em pacientes com insuficiência cardíaca grave.

Título de Especialista em Cardiologia – 2001
44. Mulher branca, de 69 anos, refere ter hipertensão arterial sistêmica e angina aos esforços. Recentemente, passou a apresentar palpitações, dispneia progressiva aos esforços, ortopneia e dispneia paroxística noturna. O eletrocardiograma em repouso e o radiograma de tórax realizados em um posto de saúde revelaram, respectivamente, sobrecarga ventricular esquerda e achados de congestão pulmonar com área cardíaca normal. Este conjunto de informações permite concluir que:
a) A paciente apresenta quadro clássico de disfunção sistólica do ventrículo esquerdo complicada por congestão pulmonar.
b) A paciente apresenta insuficiência cardíaca predominantemente diastólica.
c) A presença de hipertrofia ventricular esquerda no eletrocardiograma exclui a possibilidade de disfunção sistólica do ventrículo esquerdo.
d) A paciente tem cardiopatia hipertensiva e, portanto, sua fração de ejeção é necessariamente normal.
e) A ausência de cardiomegalia no radiograma de tórax afasta o diagnóstico de insuficiência cardíaca diastólica.

Título de Especialista em Cardiologia – 2001
45. Assinale a assertiva CORRETA em relação às indicações e contraindicações para a realização de transplante cardíaco:
a) Pacientes com endocardite bacteriana têm recebido transplante cardíaco com sucesso.
b) Diabetes *mellitus* tipo 1, sem envolvimento de órgãos-alvo, constitui contraindicação absoluta para o transplante cardíaco.
c) Consumo de oxigênio (VO_2), de 18 mL/kg/min., já é considerado forte indicação para transplante cardíaco.
d) Sarcoidose não é considerada contraindicação para realização de transplante cardíaco.
e) Hipertensão arterial pulmonar e gradiente transpulmonar elevado são contraindicações para transplante cardíaco, independentemente da resposta aos vasodilatadores.

Título de Especialista em Cardiologia – 2001
46. Qual dos resultados abaixo, relativos ao uso de digoxina em insuficiência cardíaca de classes I a III, não foi evidenciado no ensaio clínico realizado pelo DIG (*The Digitalis Intervention Group*) e publicado em 1997?
a) Redução do número total de internações por paciente.
b) Redução do número de pacientes hospitalizados em razão da doença.
c) Emprego de doses que originam níveis séricos mantidos entre 0,5 e 1,0 ng/mL.
d) Forte recomendação para pacientes com insuficiência cardíaca avançada e ritmo sinusal.

e) Ausência de aumento da mortalidade em insuficientes cardíacos crônicos.

Título de Especialista em Cardiologia – 2001
47. Homem de 65 anos foi atendido na emergência do hospital relatando que acordara há 1 hora com intensa falta de ar, que o deixara com a sensação de que iria morrer. Referiu também palpitações, mas não dor torácica. Após um segundo infarto no passado, começou a ter dispneia aos esforços, com acentuação nas duas últimas semanas, o que o obrigou a dormir com dois travesseiros. Atualmente não faz uso de qualquer medicação. Ao exame clínico, apresentava cianose de lábios e extremidades, taquipneia, tiragem intercostal, estertores pulmonares nas bases e ritmo de galope. Recebeu tratamento de urgência. A qual dos seguintes fármacos se atribui a mais decisiva eficácia em controlar o quadro descrito?
a) O oxigênio.
b) A furosemida.
c) A digoxina.
d) A morfina.
e) O nitroprussiato de sódio.

Instrução: para responder às questões de números 48 e 49, considere o caso clínico abaixo.

Homem negro, de 38 anos, queixa-se de fadiga, fraqueza, dispneia progressiva e ortopneia. Na história pregressa, o único achado digno de nota foi um episódio gripal há dois anos, marcado pela presença de dispneia. O exame físico mostra pressão arterial de 116 x 42 mmHg, frequência cardíaca de 94 bpm, ritmo cardíaco regular, presença de sopro holossistólico de regurgitação e galope com terceira bulha.

Título de Especialista em Cardiologia – 2001
48. A propósito da doença que acomete este paciente, assinale a assertiva CORRETA:
a) A presença de sintomas sugere piora clínica progressiva e mortalidade de 25% em um ano.
b) O comprometimento da condução atrioventricular é incomum.
c) Sinais e sintomas cardiovasculares desta doença são muito específicos, e seu curso clínico, muito previsível.
d) A presença de insuficiência cardíaca direita costuma ser precoce, e sem maiores implicações prognósticas.
e) Dentre as alterações eletrocardiográficas, raras e transitórias, ondas Q são as mais frequentemente vistas.

Título de Especialista em Cardiologia – 2001
49. Aponte o exame subsidiário que não se deve solicitar por ser destituído de valor diagnóstico e prognóstico:

a) Eletrocardiografia em repouso.
b) Arteriografia coronária.
c) Teste de esforço cardiovascular.
d) Biópsia endomiocárdica.
e) Radiografia de tórax.

Título de Especialista em Cardiologia – 2000
50. Com relação à classificação etiopatogênica da insuficiência cardíaca, associe as doenças com os mecanismos determinantes daquela falência:

1 - Sobrecarga de volume.
2 - Sobrecarga de pressão.
3 - Disfunção sistólica.
4 - Disfunção diastólica.

( ) Coarctação da aorta.
( ) Doença de Paget.
( ) Amiloidose.

A sequência numérica CORRETA, de cima para baixo, da coluna da direita, é:
a) 2-1-4.
b) 2-4-3.
c) 3-2-4.
d) 4-1-3.
e) 4-2-1.

Título de Especialista em Cardiologia – 2000
51. Pacientes com insuficiência cardíaca têm reduzida sobrevida. Assinale, entre os abaixo, o fator preditivo de mau prognóstico:
a) Arritmia ventricular complexa.
b) Hipertireoidismo.
c) Sexo feminino.
d) Fração de ejeção superior a 30%.
e) Sódio plasmático superior a 130 mEq/L.

Título de Especialista em Cardiologia – 2000
52. Considere as afirmações abaixo:
I. Fração de ejeção inferior a 20% é fator isolado para indicação de transplante cardíaco.
II. Arritmia ventricular prévia em paciente com insuficiência cardíaca severa constitui indicativo para transplante cardíaco.
III. Resistência vascular pulmonar elevada contraindica transplante cardíaco.
Quais são CORRETAS?
a) Apenas I.
b) Apenas II.
c) Apenas III.
d) Apenas I e II.
e) I, II e III.

Título de Especialista em Cardiologia – 2000

53. O prognóstico da insuficiência cardíaca com sintomas de leves a moderados é reservado, com risco anual de morte de 5 a 10%. Conforme evidenciado em ensaios clínicos randomizados (SOLVD, por exemplo), devem-se administrar fármacos eficazes em reduzir a mortalidade. Qual das alternativas abaixo associa-se à definida melhora no prognóstico de pacientes em todos os níveis de insuficiência cardíaca?

a) Digitálicos.
b) Diuréticos.
c) Inibidores da enzima conversora da angiotensina.
d) Espironolactona.
e) Amiodarona e anticoagulantes.

Título de Especialista em Cardiologia – 2017

54. Uma paciente do sexo feminino, 45 anos, procura a emergência com quadro de anasarca agravado há cinco dias. Apresenta edema de membros inferiores há seis meses, mas não havia procurado o médico. No antecedente pessoal e familiar, nada a registrar. Ao exame físico com a paciente sentada, observava-se taquipneia, fácies de muita apreensão, ausência de estertores crepitantes, ritmo cardíaco regular, frequência cardíaca de 103bpm e pressão arterial de 140 x 70mmHg, estase jugular, fígado há 2cm abaixo do rebordo costal direito. Eletrocardiograma com inversão de onda T nas precordiais direitas. Diante do quadro, é INCORRETO afirmar que:

a) a cintilografia com gálio teria benefício significante no esclarecimento diagnóstico.
b) a RMC vem demonstrando grande valor, especialmente com a técnica de realce tardio com gadolínio.
c) a avaliação estrutural e funcional do ventrículo direito na ecocardiografia tem importância diagnóstica e também prognóstica.
d) a avaliação criteriosa da função ventricular direita e esquerda é importante para o diagnostico diferencial desta cardiomiopatia.
e) na ressonância magnética cardíaca (RMC) a técnica do realce global precoce avalia as áreas mais acometidas pela injúria inflamatória.

Título de Especialista em Cardiologia – 2017

55. Leia a citação a seguir e analise os itens abaixo, identificando os CORRETOS:

Os exames de imagem na disfunção ventricular esquerda, sintomáticas ou não, são de grande utilidade.

I. A regurgitação mitral configura um dos mais importantes preditores de morbimortalidade na insuficiência cardíaca;
II. No ecocardiograma, o aumento do volume do átrio esquerdo auxilia no diagnóstico da Insuficiência cardíaca com fração de ejeção preservada;
III. O ecocardiograma transesofágico não tem indicação formal na Insuficiência cardíaca, sendo apenas solicitado em situações especiais.

a) I
b) II
c) I e II
d) I e III
e) I, II, III

Título de Especialista em Cardiologia – 2017

56. Paciente com 52 anos, sexo masculino, natural de Montes Claros – MG, procura o ambulatório com queixa de episódios de palpitações frequentes. Realizou ressonância magnética cardíaca abaixo:

Esse quadro sugere o seguinte diagnóstico:

Insuficiência Cardíaca

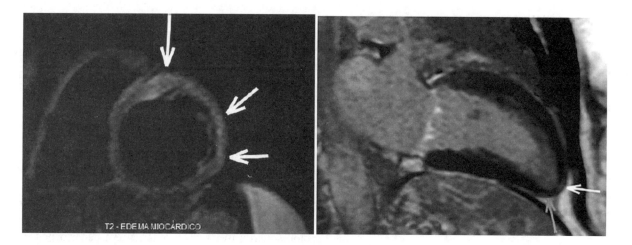

a) amiloidose.
b) cardiopatia chagásica.
c) miocardiopatia dilatada.
d) miocardiopatia hipertrófica.
e) miocárdio não compactado.

Título de Especialista em Cardiologia – 2017
57. O peptídeo natriurético do tipo B (BNP) é um importante biomarcador para o diagnóstico diferencial de insuficiência cardíaca, tornando-se elevado na presença de descompensações. Entretanto, algumas situações também podem elevar esse marcador sem significar piora da insuficiência cardíaca, EXCETO:
a) sepse.
b) hipotiroidismo.
c) cirrose hepática.
d) piora da função renal.
e) síndrome coronariana aguda

Título de Especialista em Cardiologia – 2017
58. Paciente masculino, 63 anos, natural e procedente de Porto Alegre, assintomático, procura cardiologista para realização de avaliação pré-operatória de cirurgia proctológica. Refere ser sedentário e portador de hipertensão arterial sistêmica com controle irregular. O cardiologista solicitou ecocardiograma. Através das imagens, é possível sugerir a presença de:

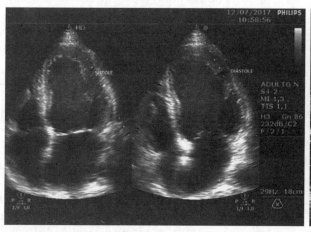
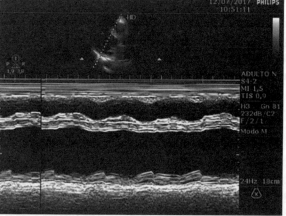

a) coração de atleta.
b) tetralogia de Fallot.
c) hipertrofia septal assimétrica.

d) dilatação do ventrículo direito.
e) dilatação e disfunção ventricular esquerda.

Título de Especialista em Cardiologia – 2017
59. No tratamento de pacientes com insuficiência cardíaca descompensada, todas as medidas farmacológicas abaixo estão indicadas, EXCETO:
a) o diurético tiazídico (hidroclorotiazida) deve ser empregado nos casos de pacientes com sobrecarga de volume e refratariedade aos diuréticos de alça.
b) o betabloqueador intravenoso (esmolol) pode ser considerado, em pacientes com fibrilação atrial com alta resposta ventricular, como fator desencadeante da descompensação.
c) um vasodilatador intravenoso, como a nitroglicerina ou o nitroprussiato de sódio, pode ser usado na presença de congestão ou edema pulmonar associado a PAS>90mmHg.
d) a milrinona, um inodilatador, é o agente de escolha na presença de síndrome coronariana aguda como causa da insuficiência cardíaca aguda, devido ao seu efeito inotrópico e vasodilatador concomitante.
e) a noradrenalina pode ser usada como agente de resgate nos pacientes com hipotensão arterial intensa, para manter a pressão arterial até que outras terapias que melhorem a função cardíaca sejam instituídas.

Título de Especialista em Cardiologia – 2017
60. Em relação aos estágios de insuficiência cardíaca (IC), é INCORRETO afirmar que:
a) o estágio D caracteriza-se por doença cardíaca estrutural avançada e sintomas de IC em repouso, apesar de tratamento otimizado.
b) o estágio C caracteriza-se pela presença de doença estrutural cardíaca e com a presença de sintomas atuais e/ou prévios de IC.
c) o estágio D caracteriza-se por pacientes que podem ser candidatos a transplante cardíaco e ou uso de dispositivos de suporte circulatório.
d) o estágio B caracteriza-se pela presença de doença estrutural cardíaca em indivíduos assintomáticos, mas associado à presença de sintomas prévios de IC.
e) o estágio A caracteriza-se por alto risco de desenvolvimento de IC associado à ausência de anormalidade estrutural ou funcional como, por exemplo, pacientes com hipertensão arterial sistêmica.

Título de Especialista em Cardiologia – 2017
61. Dentre as alternativas abaixo, considera-se uma contraindicação relativa nos pacientes candidatos a transplante cardíaco a presença de:
a) doença cerebrovascular grave.
b) amiloidose/sarcoidose/hemocromatose.
c) incompatibilidade AB0 na prova cruzada prospectiva entre receptor e doador.
d) resistência vascular pulmonar fixa > 5 Wood, mesmo após provas farmacológicas.
e) doença psiquiátrica grave, dependência química e não adesão às recomendações da equipe.

Título de Especialista em Cardiologia – 2018
62. Sobre o tratamento da Insuficiência Cardíaca com Fração de Ejeção Reduzida (ICFEr), assinale a alternativa CORRETA.
a) Os antagonistas da aldosterona têm indicação terapêutica para ICFEr em pacientes com disfunção de ventrículo esquerdo (VE) assintomática em cenário pós-infarto agudo do miocárdio.
b) O uso de betabloqueadores (BB) em cenário de ICFEr deve ser limitado clinicamente, pelo risco de hipotensão, bradicardia e por retenção hídrica secundária ao bloqueio adrenérgico.
c) Diurético de alça claramente não tem impactos na mortalidade em ICFEr baseados em evidências oriundas de estudos randomizados prospectivos.
d) A furosemida intravenosa na dose entre 0,5 e 1,0 mg/kg gera efeito diurético baseado em natriurese, também tem ação na redução de pressão do átrio direito e na pressão encunhada de artéria pulmonar (capilar pulmonar), mas tem efeito neutro na venodilatação.
e) A resistência a diuréticos se dá pela redução à natriurese dependente da redução de volume de fluido extracelular; entretanto, o efeito da contração vascular não gera ativação simpática.

Título de Especialista em Cardiologia – 2018
63. No diagnóstico da insuficiência cardíaca (IC), com relação aos achados no exame físico, qual a alternativa CORRETA:
a) Ausência de estertores pulmonares ao exame exclui a presença de pressão capilar pulmonar elevada.
b) O derrame pleural na insuficiência cardíaca é mais frequentemente bilateral, mas quando unilateral em geral é restrito ao lado direito do tórax.
c) A hepatomegalia em geral se segue ao desenvolvimento de edema periférico evidente.
d) A ausência de edema periférico indica a falta de sobrecarga de volume e congestão venosa sistêmica.
e) Na insuficiência ventricular esquerda, P2 é frequentemente reduzida.

64. No paciente com insuficiência cardíaca com fração de ejeção preservada, qual terapia medicamentosa demonstrou REDUÇÃO na mortalidade?
a) Nenhuma terapia reduziu a mortalidade.
b) Diuréticos.
c) Betabloqueadores.

d) Inibidores da enzima de conversão da angiotensina.
e) Espironolactona.

Título de Especialista em Cardiologia – 2018
65. Das combinações abaixo, a opção terapêutica que tem como objetivo a redução da mortalidade de pacientes com insuficiência cardíaca crônica são:
a) Nitrato, hidralazina e digoxina.
b) Anlodipino, espironolactona e ivabradina.
c) Enalapril, carvedilol e espironolactona.
d) Telmisartana, hidroclorotiazida e varfarina.
e) Candesartana, espironolactona e amiodarona.

Título de Especialista em Cardiologia – 2018
66. Conforme a Diretriz Brasileira de Insuficiência Cardíaca (IC) Crônica, NÃO é classe de recomendação I para o tratamento não farmacológico de indivíduos com insuficiência cardíaca (IC):
a) Orientação laborativa para pacientes em classes funcionais I-III (NYHA).
b) Vacina contra influenza e pneumococo.
c) Acompanhamento ambulatorial para melhor adesão ao tratamento.
d) Dieta saudável com adição de até 6 g de sódio, individualizada conforme as características do paciente.
e) Reabilitação Cardiovascular para pacientes com IC crônica estável em classe funcional II-III (NYHA) para melhorar qualidade de vida e capacidade de exercício.

Gabarito comentado

1. Abaixo temos os perfis de insuficiência cardíaca segundo a classificação hemodinâmica.

Analisando o paciente acima temos sinais de má perfusão tecidual (enchimento capilar maior que 3 segundos) e congestão em repouso (dispnéia, edema de MMII, estase jugular) – desta maneira podemos classificá-lo como IC perfil C.

2. Abaixo temos um fluxograma do atendimento de pacientes com IC perfil C.

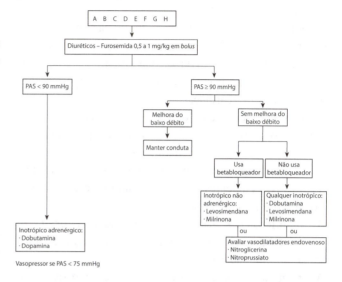

Certamente este paciente irá necessitar de um inotrópico, de ventilação com pressão positiva e diuréticos, conforme o fluxograma. Agora, há controvérsias sobre a suspensão ou não do Carvedilol - esta dose deve ser idealmente reduzida, mas não suspensa, pois diversos *trials* mostraram aumento na mortalidade quando da suspensão abrupta dos betabloqueadores em pacientes com IC descompensada.

Esta questão pode ser resumida apenas em uma única questão - a diferença apreciável entre as alternativas (que são quase idênticas) é a de suspender ou não o Carvedilol e o Enalapril. O ideal neste caso seria mesmo suspender o Enalapril (e introduzir vasodilatadores de meia-vida mais curta se necessário) e diminuir, mas não retirar o Carvedilol. Desta maneira, a conduta menos inadequada pode ser resumida pela alternativa C.

3. O mais importante problema associado ao uso dos glicosídeos cardíacos é a estreita margem de segurança, ou seja, a dose que produz efeito terapêutico está muito próxima à dose mínima tóxica. Com isso, o aparecimento da intoxicação digitálica é muito frequente.
A variação individual da sensibilidade do coração aos digitálicos torna difícil atingir uma dose correta de manutenção para o paciente, especialmente quando as concentrações da droga próximas à toxicidade são necessárias para preencher as necessidades terapêuticas. Além disso, diversas outras condições predispõem o aparecimento de intoxicação. Entre elas:
- Idade avançada, porque diminui a reserva da bomba Na^+/K^+.
- Hipercalcemia e hipomagnesemia porque aumentam a sobrecarga de Ca^{++}.
- Hipocalemia, já que a deficiência de K^+ no líquido extracelular facilita a combinação glicosídeo/Na^+ K^+ – ATPase, inibindo a função da bomba Na^+/K^+.

- Problemas cardíacos como infarto do miocárdio, miocardite e cirurgias cardíacas recentes.
- Insuficiência renal.

As manifestações da intoxicação digitálica compreendem alterações neurológicas, gastrointestinais, cardiovasculares e outros efeitos adversos. Geralmente as alterações neurológicas e gastrointestinais precedem o aparecimento das alterações cardíacas.

As manifestações neurológicas estão relacionadas com percepção sensorial. Entre estas, estão as do paladar, da percepção de cores (principalmente verde e amarelo) e no campo visual com uma vista turva são as mais frequentes. Os pacientes também relatam cefaleias, tonturas, fraqueza, inquietação e fadiga.

As manifestações gastrointestinais podem ocorrer em concentrações não tóxicas e as alterações mais comuns são anorexia, náuseas e vômitos.

As manifestações cardiovasculares são diversas e de maior importância, pois podem provocar a morte do paciente se não identificadas e tratadas a tempo.

As alterações mais comuns são modificações da frequência e do ritmo cardíaco. A intoxicação digitálica também produz taquiarritmias. O aumento da atividade elétrica pela hiperpolarização da célula miocárdica pelo acúmulo de cálcio pode provocar extrassístoles que são das arritmias mais frequentes da intoxicação digitálica. Os digitálicos também aumentam o tônus vagal, diminuindo a condução atrioventricular e aumentando a frequência do marca-passo juncional. Resposta e.

4. Devemos nos lembrar dos critérios de Framingham para o diagnóstico de ICC. Os critérios de Framingham permitem o diagnóstico de ICC com dois critérios maiores ou um critério maior e dois menores. Ao contrário do que diz o enunciado da questão, não existem critérios "principais" e sim critérios maiores e menores. Resposta e.

CRITÉRIOS MAIORES	CRITÉRIOS MENORES
Dispneia paroxística noturna	Edema de membros
	Tosse noturna
Distensão das veias do pescoço	Dispneia de esforço
Estertores	Hepatomegalia
Cardiomegalia	Derrame pleural
Edema agudo de pulmão	Capacidade de exercício reduzida a 1/3 da normal ou prévia
Galope B3	
Pressão venosa aumentada (> 16 cm H$_2$O)	Taquicardia (> 120 bpm)
Refluxo hepatojugular positivo	

5. Este paciente tem sintomas de hipocalemia, como cãibras e também sintomas de intoxicação digitálica, como anorexia, bradicardia e extrassístoles frequentes. Devemos nos lembrar de que o digital age inibindo a bomba sódio-potássio ATPase, e que tanto o digital quanto o potássio ligam-se ao mesmo sítio de ligação nesta proteína. Desta forma, há uma competição de digital e potássio pelo mesmo sítio de ligação, e assim, quando há hipocalemia, mesmo com digoxinemia normal, podem haver sintomas de intoxicação digitálica. Desta forma, a melhor medida para este paciente seria reposição de potássio. Resposta e.

6. Na insuficiência cardíaca, a congestão hepática pode provocar aumentos importantes de transaminases e bilirrubinas. Devemos ressaltar que tais alterações podem ocorrer tanto por congestão aguda hepática quanto por baixo débito cardíaco, e que tais alterações, quando ocorrem, são indicadores de mau prognóstico. Na ICC descompensada, a hiponatremia é achado frequente e indica maior atividade do sistema arginina-vasopressina, com retenção de água pura. Resposta a.

7. Tema recorrente em perguntas do TEC. As medicações que demonstraram aumento de sobrevida em insuficiência cardíaca sistólica de baixo débito foram, em ordem cronológica: a combinação hidralazina/nitrato, os inibidores da ECA, inibidores da aldosterona (espironolactona e eplerenone) e os betabloqueadores tipo carvedilol/metoprolol. Inotrópicos não demonstraram melhora de sobrevida em pacientes com ICC – na verdade a maioria dos *trials* com inotrópicos proporcionou aumento de mortalidade. Resposta b.

8. Abaixo, listamos fatores prognósticos para insuficiência cardíaca:

Clínicos
Etiologia da miocardiopatia.
Classe funcional.
Capacidade de exercício.
Frequência cardíaca em repouso.
Presença de B3.
Tamanho da cavidade ventricular.
Pressão arterial.

Hemodinâmicos
FEVE.
FEVD.
pD2 VE.
Pressão átrio direito.
Consumo máximo O$_2$ (VO$_2$ máx).
Índice cardíaco.
Resistência vascular sistêmica.
Pressão arterial média.

Bioquímicos
Noradrenalina plasmática.

Renina plasmática.
BNP.
Sódio sérico.
Potássio sérico.

Eletrofisiológicos
TV.
Frequência de arritmias ventriculares.
Períodos de assistolia.
FA/*flutter*.

A idade, entretanto, não é fator prognóstico para ICC. Resposta c.

9. Vamos relembrar os critérios de Framingham para ICC. Devemos lembrar que o examinador está querendo saber só os critérios **maiores**. Resposta b.

CRITÉRIOS MAIORES	CRITÉRIOS MENORES
Dispneia paroxística noturna	Edema de membros
Distensão das veias do pescoço	Tosse noturna
Estertores	Dispneia de esforço
Cardiomegalia	Hepatomegalia
Edema agudo de pulmão	Derrame pleural
Galope B3	Capacidade de exercício reduzida a 1/3 da normal ou prévia
Pressão venosa aumentada (> 16 cm H₂O)	Taquicardia (> 120 bpm)
Refluxo hepatojugular positivo	

10. Aqui o examinador quer que usemos a classificação de insuficiência cardíaca, que já era familiar aos homens de Cro-Magnon: a classificação da *New York Heart Association* (NYHA), e a mais moderna classificação em estágios da *American Heart Association* (AHA). Lembrando as duas classificações:

Classificação funcional da *American Heart Association* (AHA)

Estágio A
Alto risco para ICC.
Sem doença cardíaca estrutural.
Estágio B
Anormalidades estruturais assintomáticas.
Estágio C
Anormalidades funcionais e estruturais com sintomas atuais ou prévios de ICC.
Estágio D
ICC em fase final, refratária a tratamento.

A dúvida nesta questão é se esse paciente pode ser considerado em estágio final, refratário. Considerando que o paciente está utilizando doses modestas de medicações (1/3 da dose máxima de IECA, dose baixa de betabloqueadores, ainda com frequência cardíaca elevada), não podemos considerar este paciente estágio D. Assim, por esta classificação, ele é estágio C. Abaixo a classificação milenar da *American Heart Association* (AHA):
Classe I - Assintomático
Classe II - Dispneia a esforços extra-habituais
Classe III - Dispneia a esforços habituais
Classe IV - Dispneia ao repouso
Resposta b.

11. Em um paciente com miocardiopatia isquêmica, é fundamental verificar a presença ou não de miocárdio viável: se houver miocárdio viável, há grande possibilidade de melhora da função miocárdica com a revascularização da área isquêmica, mas viável. Tradicionalmente, os melhores exames para avaliar viabilidade são a cintilografia miocárdica (com redistribuição tardia) e a avaliação tradicional da anatomia coronária é realizada pela cinecoronariografia. Com os dois exames, poderíamos facilmente tomar uma decisão terapêutica.
Devemos chamar a atenção para a alternativa B: há protocolos atualmente que permitem a detecção de miocárdio viável por ressonância cardíaca, e com a melhora contínua dos exames de angiotomografia logo poderemos usar esses dois exames para tomar as mesmas decisões que faríamos com as tradicionais cintilografia e CATE. Ainda não podemos dizer que esses exames são a primeira escolha neste caso, mas sem dúvida serão em alguns anos. Resposta c.

12. Analisando o caso clínico, não parece que este paciente necessite de inotrópicos ou vasoconstritores (o que elimina as alternativas A, B e D. Além do mais, não se associa levosimedam à dobutamina), pois apresenta congestão importante, mas não sinais de baixo débito, além de estar pouco medicado de base. A melhor conduta aqui seria iniciar vasodilatadores, que podem ser hidralazina e nitrato por via oral, ou em caso de paciente mais instável, vasodilatadores endovenosos como o nitroprussiato. O IECA teria que ser suspenso pela insuficiência renal aguda, e o carvedilol poderia ter sua dose mantida ou pouco reduzida. Seria prudente evitar a suspensão do carvedilol, mesmo na fase aguda da ICC, pela taquicardia reflexa induzida pela suspensão do carvedilol nestes pacientes. Devemos corrigir a anemia do paciente e pesquisar fatores de descompensação, como TEP, nova isquemia miocárdica etc. Muitas condutas importantes não são mencionadas na resposta correta, mas o importante neste caso é que este paciente não tem, em princípio, indicação de inotrópicos e/ou vasoconstritores. Só este fato já nos leva à resposta correta. Resposta c.

13. A digoxina age inibindo a bomba sódio/potássio ATPase, com diminuição do gradiente de sódio do extra para o intracelular. A diminuição do gradiente de sódio diminui o cotransporte passivo Na/Ca na membrana do miócito, diminuindo esta troca e assim aumentando os níveis de cálcio intracelular. Em pacientes com insuficiência renal, os digitálicos devem ser suspensos pelo alto risco de intoxicação, já que a excreção é renal e o índice terapêutico é baixo. A digoxina é medicamento útil no tratamento de pacientes com insuficiência cardíaca sintomática decorrente de disfunção sistólica, como visto no estudo DIG, não tendo efeito sobre a mortalidade, mas melhorando sintomas e qualidade de vida. No estudo DIG, realmente níveis entre 0,5 e 1,0 ng/mL tiveram menor incidência de efeitos colaterais com benefício semelhante. Por este motivo, a dose atual do digital é de 0,125 mg ao dia (meio comprimido ao dia). Resposta a.

14. Tema recorrente em perguntas do TEC. As medicações que demonstraram aumento de sobrevida em insuficiência cardíaca sistólica de baixo débito foram, em ordem cronológica: a combinação hidralazina/nitrato, os inibidores da ECA, inibidores da aldosterona (espironolactona e eplerenone) e os betabloqueadores tipo carvedilol/metoprolol. Assim, na lista apresentada na questão, os diuréticos não proporcionam aumento na sobrevida. Resposta b.

15. Todos os medicamentos listados nas alternativas são predominantemente arteriolodilatadores (com exceção do nitroprussiato, que também é venodilatador). O único venodilatador puro listado é a nitroglicerina. Resposta c.

16. Até ¼ dos pacientes com miocardiopatia dilatada pode apresentar melhora espontânea, até com normalização da função ventricular; essa melhora ocorre, por exemplo, após miocardite viral aguda e em síndromes como a de Takotsubo. O comprometimento do ventrículo direito se correlaciona sim com mau prognóstico, assim como atraso na condução interventricular. Terapêuticas como a ressincronização ventricular em pacientes com bloqueio de ramo esquerdo reforçam a importância prognóstica do atraso de condução interventricular. Resposta e.

17. Os achados de hipertensão venocapilar pulmonar são importantes, mas não suficientes para o diagnóstico de insuficiência cardíaca. Nos pacientes com falência crônica do ventrículo esquerdo, altas pressões venocapilares pulmonares podem ser acomodadas, resultando em poucos sinais clínicos e radiológicos. Estes achados podem ocorrer na insuficiência cardíaca. A fração de ejeção (função sistólica) é dependente das condições da pré e pós-carga, podendo não refletir a contratilidade miocárdica. Perde grande parte do seu valor na presença de lesões valvares regurgitantes, mesmo na presença de insuficiência cardíaca. É importante que seja considerada para o diagnóstico dos casos de insuficiência cardíaca ventricular esquerda em pacientes assintomáticos. O ecocardiograma pode distinguir a função sistólica da diastólica, porém isto não significa que possa ser usado isoladamente para o diagnóstico de ICC. O ECG não é capaz de diferenciar disfunção sistólica de diastólica, por exemplo, apesar de ser importante para o diagnóstico diferencial. O diagnóstico de ICC é essencialmente clínico, servindo os outros métodos complementares para auxiliar no diagnóstico, definição da etiologia e prognóstico. Resposta d.

18. A pressão diastólica final aumenta na descompensação da ICC, e esse aumento pode ser acompanhado por aumento de volumes. Aqui há uma famosa "pegadinha": na insuficiência cardíaca esquerda há aumento da pressão e do volume do átrio esquerdo, e não biatrial. A contratilidade atrial esquerda pode estar diminuída, as pressões capilares pulmonares aumentadas, aumentando a transudação de líquido para o intestício e os alvéolos pulmonares. Resposta b.

19. A insuficiência cardíaca se manifesta mais frequentemente sob a forma de disfunção sistólica e diastólica do VE. Etiologias frequentes de ICC como a hipertensão e a insuficiência coronariana apresentam substrato fisiopatológico para causar insuficiência sistólica ou diastólica. Arritmia ventricular com morte súbita é responsável por muitos eventos na ICC, mas certamente não é a manifestação mais frequente desta. Resposta a.

20. Na insuficiência cardíaca a anemia pode ser por hemodiluição, mas não por hemólise. Anemia raramente determina insuficiência cardíaca em pacientes com coração normal – em geral quando isso ocorre há cardiopatia associada. A eritropoietina pode melhorar as manifestações clínicas, mas não existem estudos clínicos comprovando diminuição de morbimortalidade. A deficiência de ferro e a desnutrição podem colaborar para a anemia da ICC. Abaixo de 8 g/dL há associação de anemia com aumento do débito cardíaco. Resposta e.

21. A insuficiência cardíaca é doença de altíssima mortalidade, com mortalidade maior que muitas neoplasias. A sobrevida em cinco anos é de 50%, e a sobrevida em dez anos é de 20-30%. Em pacientes em classe funcional IV a mortalidade pode ser de 60 a 80% em um ano. É fato que quanto pior a função sistólica, maior a mortalidade, mas hoje cada vez mais atenção é dada a outros fatores prognósticos. Cumpre ressaltar que a fração de ejeção não é fator prognóstico em todas as etiologias de ICC, não tendo valor, por exemplo, na insuficiência cardíaca sistólica.

Na ICC a mortalidade cardiovascular chega a mais de 90% dos pacientes. Abaixo os fatores clínicos correlacionados a maior mortalidade por ICC:

História
Idade menor que 65 anos.
Tempo de duração dos sintomas.
Etiologia da ICC (pior para isquêmica).
Classe funcional III ou IV.
Diabete.
Doença pulmonar associada.
Múltiplas internações hospitalares.
Má aderência ao tratamento.
Anemia.

Exame físico
B3 persistente.
Frequência cardíaca de repouso elevada.
Baixa pressão arterial sistêmica.
Pressão de pulso rebaixada (PAS-PAD/PAD < 25%).
Ascite.
Hálito cetônico.
Caquexia.
Perfil clínico/ hemodinâmico tipo B ou C.
Resposta c.

22. A resposta desta questão está no enunciado: o examinador pergunta, na verdade, qual das medicações listadas não melhora a sobrevida ("apenas melhora os sintomas..."). Todas as drogas listadas melhoram a sobrevida da ICC, com exceção dos diuréticos tiazídicos. Resposta a.

23. Na verdade, os betabloqueadores de uso preferencial na ICC são carvedilol, e como alternativas o metoprolol e bisoprolol. Assim, não há uma preferência de classe, e sim uma preferência específica por droga. As doses dos betabloqueadores devem ser aumentadas gradual e cuidadosamente, até o efetivo betabloqueio. O estudo COMET comparou metoprolol e carvedilol, e apresentou desfecho com vantagem do carvedilol. Pacientes com ICC leve a moderada devem também receber betabloqueadores (devem ser usados mesmo em pacientes assintomáticos com disfunção ventricular). No estudo COPERNICUS, no grupo tratado com carvedilol, houve redução de 35% do risco de morte no grupo de pacientes da classe funcional IV. O estudo MERIT-HF usou metoprolol, e foi interrompido precocemente pelo alto benefício clínico observado no grupo em cf IV (11% de mortalidade no grupo placebo, e 7,2% no grupo metoprolol). O estudo CIBIS-II também mostrou benefício com o uso de bisoprolol. Resposta d.

24. Na insuficiência cardíaca há diminuição da vasodilatação, tanto induzida por exercício quanto a induzida por isquemia. Isto ocorre por aumento da inativação do óxido nítrico e também pela grande quantidade de vasopressores na ICC, como a vasopressina e endotelina, este último vasopressor produzido pelo próprio endotélio. As outras afirmativas estão corretas. Resposta b.

25. A insuficiência cardíaca diastólica pode ocorrer concomitantemente com a insuficiência cardíaca sistólica. Mesmo pacientes com disfunção sistólica importante frequentemente exibem parâmetros ecocardiográficos de disfunção diastólica associada. A insuficiência cardíaca diastólica ocorre em pacientes com história clínica de hipertensão, quarta bulha ao exame clínico e sinais de hipertrofia ventricular ao eletrocardiograma. Tanto a insuficiência cardíaca sistólica quanto a diastólica tem aumento da pressão diastólica final do ventrículo esquerdo (qualquer insuficiência cardíaca tem aumento da PD2 do VE – está na definição de ICC – quando o coração não consegue suprir as necessidades da periferia ou o faz à custa do aumento da pressão diastólica final do ventrículo esquerdo). Ventrículos pequenos, com função normal, sugerem o diagnóstico de insuficiência cardíaca diastólica. Resposta d.

26. A classificação da NYHA recebe muitas críticas, entre elas ser subjetiva e variar de acordo com o sintoma atual do paciente (o mesmo paciente pode ser classificado como classe IV em uma descompensação e um mês depois em cf I, medicado adequadamente). Mesmo assim, tem ampla utilização clínica, podendo ser utilizada para qualquer etiologia de ICC (sistólica, diastólica, secundária a valvopatias etc.), pois é uma classificação de sintomas, que não leva em conta a etiologia da doença. A classe funcional III ou IV tem correlação com maior mortalidade de pacientes com ICC, principalmente sistólica. A classificação é a seguinte:
Classe I – Pacientes com doença cardíaca, mas sem limitação para atividades físicas. Atividade física usual não causa fadiga, dispneia, palpitações ou angina.
Classe II – Pacientes com doença cardíaca, mas limitação leve à atividade física. Atividade usual pode resultar em fadiga, dispneia ou palpitações.
Classe III – Pacientes com doença cardíaca, com acentuada limitação às atividades físicas, sendo ainda confortáveis ao repouso. Atividade física menor que a usual causa dispneia, palpitações etc.
Classe IV – Pacientes com doença cardíaca, resultando em inabilidade para executar qualquer atividade física sem desconforto. Sintomas de insuficiência cardíaca ou de angina podem estar presentes mesmo em repouso. Se qualquer atividade é realizada, o desconforto aumenta. Resposta c.

27. Crepitações pulmonares só se manifestam quando ocorre inundação alveolar, sendo um indicador pouco sensível, mas específico, de aumento da pressão capilar pulmonar. Antes deste estágio de congestão pulmonar temos a congestão peri-hilar, a congestão peribrônquica, a congestão intersticial para finalmente ocorrer a inundação alveolar e o aparecimento de estertores crepitantes. Os sinais radiológicos têm o mesmo problema dos estertores – aparecem relativamente tarde na fisiopatologia da congestão pulmonar. O edema periférico é inespecífico, podendo ser causado por várias doenças diferentes, e assim é pouco correlacionável com pressão venosa sistêmica. A estase jugular tem melhor correlação com a PVC. Devemos lembrar que cardiomegalia não quer dizer disfunção sistólica. Por exemplo, as maiores cardiomegalias da cardiologia são observadas na insuficiência aórtica, na qual a função ventricular é geralmente normal. A afirmação correta é a que relaciona o aumento da atividade do sistema arginina-vasopressina com hiponatremia diluicional, por aumento da absorção de água livre. Resposta d.

28. O achado clínico do edema agudo dos pulmões (EAP) pode ser muito semelhante à asma brônquica, ainda mais quando consideramos que a congestão pulmonar pode causar brocoespasmo, principalmente por congestão peribrônquica. A asma brônquica se caracteriza por aprisionamento de ar (*air-trapping*), com hiperinsuflação pulmonar e uso de musculatura acessória. O uso de musculatura acessória também pode ser observado no edema agudo dos pulmões, embora, em geral, no edema agudo não hajam sibilos de alta frequência característicos da asma brônquica. A asma brônquica, assim como algumas etiologias de insuficiência cardíaca, pode causar pulso paradoxal. Tórax sem hiperinsuflação, roncos e estertores bolhosos são mais característicos de congestão pulmonar. Devemos ressaltar que, contrariamente ao que afirma a questão, os quadros de asma brônquica e edema agudo dos pulmões podem ser, principalmente em situação de emergência, indistinguíveis. Assim, muitas vezes, é necessária terapêutica para as duas entidades para depois, retrospectivamente, fazermos o diagnóstico. Na prática, especialmente na emergência, não existe sinal patognomônico de asma brônquica. Resposta d.

29. Os seguintes fatores (listados abaixo) estão relacionados a pior prognóstico em pacientes com insuficiência cardíaca:

História
Idade menor que 65 anos.
Tempo de duração dos sintomas.
Etiologia da ICC (pior para isquêmica).
Classe funcional III ou IV.
Diabete.
Doença pulmonar associada.
Múltiplas internações hospitalares.
Má aderência ao tratamento.
Anemia.

Exame físico
B3 persistente.
Frequência cardíaca de repouso elevada.
Baixa pressão arterial sistêmica.
Pressão de pulso rebaixada (PAS-PAD/PAD < 25%).
Ascite.
Hálito cetônico.
Caquexia.
Perfil clínico/hemodinâmico tipo B ou C.

Radiografia de tórax
Cardiomegalia acentuada (índice cardiotorácico > 0,55).

Funcionais
Menor distância percorrida em 6 min.
Consumo máximo de oxigênio < 14 mL/kg/min.
Aumento da relação Ve/VCO_2 na ergoespirometria.

Dados laboratoriais
Sódio sérico < 130 mEq/l.
Creatinina > 2,5 mg%.
Hemoglobina < 11 g%.
Linfócitos < 22%.
Níveis elevados de BNP.
Níveis elevados de noradrenalina.
Elevação de TNF e interleucina-6, endotelina, vasopressina, renina, enzimas hepáticas e bilirrubinas, ácido úrico.

Eletrocardiograma
Fibrilação atrial.
Taquicardia ventricular sustentada e não sustentada.
Bloqueio de ramo esquerdo.
Diminuição da variabilidade da frequência cardíaca.

Ecocardiograma
Fração de ejeção menor que 30%.
Dilatação progressiva do ventrículo esquerdo.
Diâmetro diastólico e sistólico do ventrículo esquerdo.

Hemodinâmica
Pressão arterial pulmonar elevada.
Pressão capilar pulmonar elevada.
Débito e índice cardíaco rebaixados.
Resistência vascular pulmonar aumentada.

Resposta c (esse é o gabarito – a alternativa A também não é fator prognóstico).

30. Pacientes com miocardite aguda não têm benefício comprovado de biópsia endomiocárdica ou estudo hemodinâmico para definição etiológica (nenhum destes exames, em geral, consegue definir a etiologia da miocardite/miocardiopatia). O BNP é cada vez mais utilizado para diagnóstico de ICC, mas ainda não há evidências fortes o suficiente para recomendá-lo para seguimento de pacientes. Assim, a biópsia endomiocárdica para avaliação de rejeição aguda pós-transplante é a única intervenção útil e eficaz das listadas na questão. Resposta a.

31. Em geral, conseguimos identificar o fator que levou à descompensação da ICC, sendo que mais frequentemente esta ocorre por falta de aderência à medicação e/ou à restrição hidrossalina. O estudo RADIANCE mostrou aumento do número de internações em pacientes que suspenderam o uso de digoxina. Devemos, por fim, lembrar que bradicardia **reduz** o consumo miocárdico de oxigênio. Resposta e.

32. O achado clínico do edema agudo dos pulmões (EAP) pode ser muito semelhante à asma brônquica, ainda mais quando consideramos que a congestão pulmonar pode causar brocoespasmo, principalmente por congestão peribrônquica. A asma brônquica se caracteriza por aprisionamento de ar (*air-trapping*), com hiperinsuflação pulmonar e uso de musculatura acessória. O uso de musculatura acessória também pode ser observado no edema agudo dos pulmões, embora, em geral, no edema agudo não hajam sibilos de alta frequência característicos da asma brônquica. A asma brônquica, assim como algumas etiologias de insuficiência cardíaca, pode causar pulso paradoxal. Tórax sem hiperinsuflação, roncos e estertores bolhosos são mais característicos de congestão pulmonar. Devemos ressaltar que, contrariamente ao que afirma a questão, os quadros de asma brônquica e edema agudo dos pulmões podem ser, principalmente em situação de emergência, indistinguíveis. Assim, muitas vezes, é necessária terapêutica para as duas entidades para depois, retrospectivamente, fazermos o diagnóstico. Na prática, especialmente na emergência, não existe sinal patognomônico de asma brônquica. Resposta b.

33. A digoxina é especialmente indicada para controle da frequência ventricular em pacientes com fibrilação atrial, especialmente na presença de disfunção ventricular esquerda. Hoje sabemos que neste paciente, após a compensação inicial, é importantíssimo o uso de beta-bloqueadores tipo carvedilol para controle da frequência cardíaca e melhora no prognóstico a longo prazo do paciente. Resposta a.

34. Questão bastante fácil, pois das alternativas da questão a única que aumenta a sobrevida na insuficiência cardíaca sistólica são os IECA. Resposta d.

35. Normalmente o pulso jugular diminui com a inspiração, mas este não é o sinal de Kussmaul. O sinal de Kussmaul, visto em situações como pericardite constritiva, se caracteriza por aumento da estase jugular com a inspiração. O restante das afirmações está correto. Resposta a.

36. A classificação da NYHA recebe muitas críticas, entre elas ser subjetiva e variar de acordo com o sintoma atual do paciente (o mesmo paciente pode ser classificado como classe IV em uma descompensação e um mês depois em cf I, medicado adequadamente). Mesmo assim, tem ampla utilização clínica, podendo ser utilizada para qualquer etiologia de ICC (sistólica, diastólica, secundária a valvopatias etc.), pois é uma classificação de sintomas, que não leva em conta a etiologia da doença. A classe funcional III ou IV tem correlação com maior mortalidade de pacientes com ICC, principalmente sistólica. A classificação é a seguinte:
Classe I – pacientes com doença cardíaca, mas sem limitação para atividades físicas. Atividade física usual não causa fadiga, dispneia, palpitações ou angina.
Classe II – pacientes com doença cardíaca, mas limitação leve à atividade física. Atividade usual pode resultar em fadiga, dispneia ou palpitções.
Classe III – pacientes com doença cardíaca, com acentuada limitação às atividades físicas, sendo ainda confortáveis ao repouso. Atividade física menor que a usual causa dispneia, palpitações etc.
Classe IV – pacientes com doença cardíaca, resultando em inabilidade para executar qualquer atividade física sem desconforto. Sintomas de insuficiência cardíaca ou de angina podem estar presentes mesmo em repouso. Se qualquer atividade é realizada, o desconforto aumenta. Resposta b.

37. Nesta questão temos alguns termos pouco usados. Hiperazotemia é sinônimo de insuficiência renal, termo usado até a década de 1950 (provavelmente esta alternativa diz algo sobre a idade do examinador que fez a questão), e está presente comumente na ICC. Pode haver aumento da densidade urinária e proteinúria pelo aumento da reabsorção de água livre por aumento da atividade do sistema arginina-vasopressina. O aumento da absorção de água livre diminui a osmolaridade plasmática (alternativa D errada) e causa hiponatremia, que é fator associado ao pior prognóstico na ICC. Na ICC pode-se observar aumento da DHL, mas sem importância prognóstica. Resposta d.

38. Os seguintes fatores clínicos estão relacionados a pior prognóstico em pacientes com insuficiência cardíaca:

História
Idade menor que 65 anos.
Tempo de duração dos sintomas.
Etiologia da ICC (pior para isquêmica).
Classe funcional III ou IV.
Diabete.
Doença pulmonar associada.
Múltiplas internações hospitalares.

Má aderência ao tratamento.
Anemia.

Exame físico
B3 persistente.
Frequência cardíaca de repouso elevada.
Baixa pressão arterial sistêmica.
Pressão de pulso rebaixada (PAS-PAD/PAD < 25%).
Ascite.
Hálito cetônico.
Caquexia.
Perfil clínico/hemodinâmico tipo B ou C.

Nas alternativas da questão deixamos em negrito os quesitos que não são fatores prognósticos para ICC:
a) **Pressão de pulso acima de 60 mmHg.**
b) Presença de terceira e **quarta bulhas.**
c) **Sexo masculino** e idade superior a 70 anos.
d) **Frequência cardíaca de repouso acima de 92 bpm.**
e) Classe funcional IV (NYHA).
Resposta e.

39. A coarctação da aorta é uma sobrecarga de pressão ao ventrículo esquerdo, similar à hipertensão. Esta sobrecarga ocasiona hipertrofia concêntrica ao ventrículo esquerdo e disfunção diastólica de VE (as alternativas 2 e 4 são aplicáveis à coarctação da aorta). A doença de Paget provoca fístulas arteriovenosas, o que causa insuficiência cardíaca de alto débito e sobrecarga de volume. A amiloidose é uma causa clássica de disfunção diastólica do ventrículo esquerdo. Resposta a.

40. Questão bastante fácil sobre o protocolo RALES, no qual 25 mg diários de espironolactona aumentaram a sobrevida de pacientes com insuficiência cardíaca classe funcional III e IV. Devemos lembrar que esse benefício só está comprovado na ICC sistólica de baixo débito, como é o caso do paciente. Resposta a.

41. O uso de betabloqueadores é bastante útil em pacientes com insuficiência cardíaca diastólica, por diminuir a frequência cardíaca e assim aumentar o tempo de enchimento diastólico. Entretanto, há poucos estudos clínicos envolvendo pacientes com insuficiência cardíaca diastólica. A grande maioria dos estudos clínicos de ICC envolveu pacientes com ICC sistólica, e podemos dizer que o tratamento da ICC diastólica é pouco investigado, sendo empírico na grande maioria dos casos. Além disso, há grande heterogeneidade nesta população de pacientes, o que dificulta a realização de estudos clínicos. Um dos únicos estudos que envolveram pacientes com ICC diastólica foi o CHARM-*preserved*, que comparou cansedartana e placebo em pacientes com ICC e fração de ejeção maior que 40%, com diminuição significativa de internações e melhora de sobrevida no grupo tratado. Em princípio, podemos usar qualquer betabloqueador nestes pacientes, não só os tipos carvedilol e metoprolol. Devemos lembrar que estudos com betabloqueadores na ICC, como o MERIT-HF estudaram pacientes com disfunção ventricular esquerda, e fração de ejeção preservada era critério de exclusão nestes estudos. Resposta c (gabarito oficial).

42. A classificação da NYHA recebe muitas críticas, entre elas ser subjetiva e variar de acordo com o sintoma atual do paciente (o mesmo paciente pode ser classificado como classe IV em uma descompensação e um mês depois em cf I, medicado adequadamente). Mesmo assim, tem ampla utilização clínica, podendo ser utilizada para qualquer etiologia de ICC (sistólica, diastólica, secundária a valvopatias etc.), pois é uma classificação de sintomas, que não leva em conta a etiologia da doença. A classe funcional III ou IV tem correlação com maior mortalidade de pacientes com ICC, principalmente sistólica. A classificação é a seguinte:

Classe I – pacientes com doença cardíaca, mas sem limitação para atividades físicas. Atividade física usual não causa fadiga, dispneia, palpitações ou angina.
Classe II – pacientes com doença cardíaca, mas limitação leve à atividade física. Atividade usual pode resultar em fadiga, dispneia ou palpitações.
Classe III – pacientes com doença cardíaca, com acentuada limitação às atividades físicas, sendo ainda confortáveis ao repouso. Atividade física menor que a usual causa dispneia, palpitações etc.
Classe IV – pacientes com doença cardíaca, resultando em inabilidade para executar qualquer atividade física sem desconforto. Sintomas de insuficiência cardíaca ou de angina podem estar presentes mesmo em repouso. Se qualquer atividade é realizada, o desconforto aumenta.
Resposta c.

43. Os betabloqueadores hoje estão consagrados como drogas úteis e eficazes no tratamento de insuficiência cardíaca sistólica, de baixo débito. De preferência, devemos usar o carvedilol, podendo ser usado o metoprolol de ação prolongada ou bisoprolol. O estudo MERIT-HF, com metoprolol também demonstrou benefício, embora menor que o carvedilol. Resposta c.

44. Esta paciente hipertensa tem a história e os achados típicos de insuficiência cardíaca diastólica. Nesta etiologia de insuficiência cardíaca a complacência do ventrículo esquerdo está diminuída, em geral em consequência de hipertrofia ventricular esquerda (como ocorre em pacientes hipertensos). Os achados típicos são sobrecarga atrial esquerda e sobrecarga ventricular esquerda no ECG, radiografia de tórax com área cardíaca normal, podendo haver congestão pulmonar e ecocardiograma com função normal e frequentemente aumento da espessura do septo e da parede posterior do VE. Hoje o diagnóstico pode ser facilitado pelos índices de função diastólica realizados por ecocardiografia. Resposta b.

45. A seguir temos as indicações e contraindicações para transplante cardíaco (retirado da Conferência de Bethesda, 1993):
Indicações absolutas para o transplante (após otimização da terapêutica)
Consumo máximo de oxigênio < 10 mL/min., tendo alcançado o limiar anaeróbico.
Classe funcional IV da NYHA.
Hospitalizações recorrentes por insuficiência cardíaca.
Isquemia miocárdica limitante e não suscetível de revascularização, com FE < 20%.
Arritmias ventriculares recorrentes e refratárias a tratamento clínico.
Pacientes em situação de prioridade (suporte inotrópico ou mecânico).

Indicações relativas para transplante (após otimização terapêutica)
Consumo máximo de oxigênio < 14 mL/min., com limitação significativa da atividade física.
Classe III-IV (NYHA).
Hospitalizações recorrentes por insuficiência cardíaca; aumento hídrico por hipoperfusão renal.
Isquemia miocárdica limitante e não suscetível a revascularização, com FE < 30%.

Indicações inadequadas para transplante cardíaco
Fração de ejeção < 20%, isolada.
Classe I-II (NYHA).
Angina estável, com fração de ejeção > 20%.
Arritmias ventriculares prévias.
Consumo máximo de oxigênio > 14 mL/kg/min., sem outros fatores.
Resposta d.

46. O DIG trial foi o maior estudo envolvendo o digital na insuficiência cardíaca. Embora realizado antes do uso rotineiro de betabloqueadores na insuficiência cardíaca, chegou a várias conclusões importantes, entre elas: o uso de digital diminuiu hospitalizações por descompensação de ICC, sem impacto na mortalidade. Doses que levam a níveis séricos maiores que 0,1 ng/mL foram acompanhadas de maior mortalidade do que níveis séricos mais baixos. Devemos nos lembrar de que a digoxina é especialmente indicada para controle de frequência cardíaca em pacientes com fibrilação atrial. Resposta d.

47. Questão muito mal formulada, pois não fornece dados hemodinâmicos básicos como pressão arterial, frequência cardíaca e saturação de oxigênio. Se estivéssemos diante de um paciente com miocardiopatia isquêmica (como é o caso do paciente citado) e PA pinçada ou pressão de pulso diminuída, certamente a droga mais importante seria o nitroprussiato, enquanto que se estivesse hipotenso e congesto, um inotrópico seria a primeira escolha. A questão descreve um quadro de edema agudo dos pulmões e/ou choque cardiogênico. Nesta situação, fica claro que morfina, oxigênio e furosemide são fármacos fundamentais para o atendimento inicial, enquanto que inibidores da ECA, betabloqueadores e espironolactona são mandatórios para o tratamento ambulatorial após a emergência. Resposta e (gabarito oficial).

48. O quadro clínico descrito é de paciente que apresentou provável miocardite viral, evoluindo com insuficiência cardíaca congestiva classe funcional III/IV. A taxa de mortalidade de pacientes internados com ICC oscila em torno de 6 a 7% para pacientes não selecionados, e de 30 a 40% para pacientes em classe funcional IV. Na miocardite viral pode haver bloqueios atrioventriculares, geralmente na fase aguda da miocardite e frequentemente há alterações no ECG, com presença de ondas Q e alterações de repolarização ventricular. Como sabemos, pela prática clínica, o curso das miocardites é pouco previsível, há pacientes que recuperam totalmente a função ventricular enquanto que muitos têm rápida piora da função ventricular, requerendo até suporte circulatório mecânico e transplante cardíaco de urgência. Todas as alternativas desta questão são ruins, mas a "menos pior" é a alternativa A.

49. Apenas resultados da biópsia endomiocárdica não se associam ao pior prognóstico de ICC. Os seguintes fatores listados abaixo estão relacionados ao pior prognóstico em pacientes com insuficiência cardíaca:

História
Idade menor que 65 anos
Tempo de duração dos sintomas
Etiologia da ICC (pior para isquêmica)
Classe funcional III ou IV
Diabete
Doença pulmonar associada
Múltiplas internações hospitalares
Má aderência ao tratamento
Anemia

Exame físico
B3 persistente
Frequência cardíaca de repouso elevada
Baixa pressão arterial sistêmica
Pressão de pulso rebaixada (PAS-PAD/PAD < 25%)
Ascite
Hálito cetônico
Caquexia
Perfil clínico/hemodinâmico tipo B ou C

Radiografia de tórax
Cardiomegalia acentuada (índice cardiotorácico > 0,55)
Funcionais Menor distância percorrida em 6 min.
Consumo máximo de oxigênio < 14 mL/kg/min.
Aumento da relação Ve/VCO$_2$ na ergoespirometria

Dados laboratoriais
Sódio sérico < 130 mEq/l
Creatinina > 2,5 mg%
Hemoglobina < 11 g%
Linfócitos < 22%
Níveis elevados de BNP
Níveis elevados de noradrenalina
Elevação de TNF e interleucina-6, endotelina, vasopressina, renina, enzimas hepáticas e bilirrubinas, ácido úrico

Eletrocardiograma
Fibrilação atrial
Taquicardia ventricular sustentada e não sustentada
Bloqueio de ramo esquerdo
Diminuição da variabilidade da frequência cardíaca

Ecocardiograma
Fração de ejeção menor que 30%
Dilatação progressiva do ventrículo esquerdo
Diâmetro diastólico e sistólico do ventrículo esquerdo

Hemodinâmica
Pressão arterial pulmonar elevada
Pressão capilar pulmonar elevada
Débito e índice cardíaco rebaixados
Resistência vascular pulmonar aumentada
Resposta d.

50. A coarctação da aorta é uma sobrecarga de pressão ao ventrículo esquerdo, similar à hipertensão. Esta sobrecarga ocasiona hipertrofia concêntrica ao ventrículo esquerdo e disfunção diastólica de VE (as alternativas 2 e 4 são aplicáveis à coarctação da aorta). A doença de Paget provoca fístulas arteriovenosas, o que causa insuficiência cardíaca de alto débito e sobrecarga de volume. A amiloidose é uma causa clássica de disfunção diastólica do ventrículo esquerdo. Resposta a.

51. Os seguintes fatores listados abaixo estão relacionados ao pior prognóstico em pacientes com insuficiência cardíaca:

História
Idade menor que 65 anos
Tempo de duração dos sintomas
Etiologia da ICC (pior para isquêmica)
Classe funcional III ou IV
Diabete
Doença pulmonar associada
Múltiplas internações hospitalares
Má aderência ao tratamento
Anemia

Exame físico
B3 persistente
Frequência cardíaca de repouso elevada
Baixa pressão arterial sistêmica
Pressão de pulso rebaixada (PAS-PAD/PAD < 25%)
Ascite
Hálito cetônico
Caquexia
Perfil clínico/ hemodinâmico tipo B ou C

Radiografia de tórax
Cardiomegalia acentuada (índice cardiotorácico > 0,55)

Funcionais
Menor distância percorrida em 6 min.
Consumo máximo de oxigênio < 14 mL/kg/min.
Aumento da relação Ve/VCO$_2$ na ergoespirometria

Dados laboratoriais
Sódio sérico < 130 mEq/L
Creatinina > 2,5 mg%
Hemoglobina < 11 g%
Linfócitos < 22%
Níveis elevados de BNP
Níveis elevados de noradrenalina
Elevação de TNF e interleucina-6, endotelina, vasopressina, renina, enzimas hepáticas e bilirrubinas, ácido úrico

Eletrocardiograma
Fibrilação atrial
Taquicardia ventricular sustentada e não sustentada
Bloqueio de ramo esquerdo
Diminuição da variabilidade da frequência cardíaca

Ecocardiograma
Fração de ejeção menor que 30%
Dilatação progressiva do ventrículo esquerdo
Diâmetro diastólico e sistólico do ventrículo esquerdo

Hemodinâmica
Pressão arterial pulmonar elevada
Pressão capilar pulmonar elevada

Débito e índice cardíaco rebaixados
Resistência vascular pulmonar aumentada
Resposta a.

52. Abaixo temos as indicações e contraindicações para transplante cardíaco (da conferência de Bethesda, 1993):

Indicações absolutas para o transplante (após otimização da terapêutica)
Consumo máximo de oxigênio < 10 mL/min., tendo alcançado o limiar anaeróbico
Classe funcional IV da NYHA
Hospitalizações recorrentes por insuficiência cardíaca
Isquemia miocárdica limitante e não suscetível de revascularização, com FE < 20%
Arritmias ventriculares recorrentes e refratárias a tratamento clínico
Pacientes em situação de prioridade (suporte inotrópico ou mecânico)

Indicações relativas para transplante (após otimização terapêutica)
Consumo máximo de oxigênio < 14 mL/min., com limitação significativa da atividade física
Classe III-IV (NYHA)
Hospitalizações recorrentes por insuficiência cardíaca. Aumento hídrico por hipoperfusão renal
Isquemia miocárdica limitante e não suscetível à revascularização, com FE < 30%

Indicações inadequadas para transplante cardíaco
Fração de ejeção < 20%, isolada
Classe I-II (NYHA)
Angina estável, com fração de ejeção > 20%
Arritmias ventriculares prévias
Consumo máximo de oxigênio > 14 mL/kg/min., sem outros fatores.
Resposta c.

53. As drogas que comprovadamente aumentam a sobrevida na ICC **sistólica de baixo débito** são os inibidores da ECA, bloqueadores dos receptores de aniotensina, betabloqueadores específicos para ICC (de preferência carvedilol) e bloqueadores dos receptores de aldosterona (espironolactona, eplerenone). A particularidade desta questão é que o estudo RALES, com a espironilactona, só incluiu pacientes em classe funcional III e IV, assim este fármaco só é eficaz nestas classes funcionais. Hoje, entretanto, há evidências crescentes de que os bloqueadores da aldosterona sejam úteis desde a classe funcional I/II. Resposta c.

54. Aqui temos uma questão baseada em caso clínico, que facilita em muito a análise. Esta paciente jovem começou com quadro de insuficiência cardíaca direita, progressiva, progredindo para insuficiência cardíaca esquerda. Ou seja, é um quadro de insuficiência cardíaca de recente início. Analisando cuidadosamente as alternativas podemos ver que o examinador gosta muito de avaliar a função ventricular direita (as alternativas c e d versam só sobre isso) e adora o exame de ressonância magnética. Ou seja, para achar quem fez esta questão é só consultar teses sobre função de VD avaliadas pela ressonância.
A única alternativa que destoa desta balada de ressonância/VD é a alternativa a – mesmo em pacientes como suspeita de miocardite ou transplante a cintilografia com gálio não é indicação classe IIb – como está destoando das outras, a alternativa a é a incorreta.
Resposta a.

55. Vamos analisar as alternativas uma a uma:

I. A regurgitação mitral configura um dos mais importantes preditores de morbimortalidade na insuficiência cardíaca;
Controverso – Dentre os fatores prognósticos para IC, a insuficiência mitral não é citada de forma recorrente – ela realmente é marcadora de pacientes com função ventricular muito ruim (nestes há dilatação do VE e insuficiência mitral secundária) – mas é difícil que este seja um fator de risco independente, pois geralmente a insuficiência mitral secundária, observada na insuficiência cardíaca, é correlacionada à geometria e função do VE.
Como exemplo de fatores prognósticos podemos citar o trabalho de Rassi e cols (Arquivos Brasileiros de Cardiologia - Volume 84, Nº 4, Abril 2005, p309) que mostrou na tabela abaixo os fatores independentes de prognóstico da IC

TEC – Título de Especialista em Cardiologia

EFEITOS INDEPENDENTES DA CLASSE FUNCIONAL, ETIOLOGIA, PRESSÃO ARTERIAL SISTÓLICA, FREQUÊNCIA CARDÍACA, TERCEIRA BULHA E CREATININA SÉRICA NA MORTALIDADE CARDIOVASCULAR ATRAVÉS DO MODELO DE RISCOS PROPORCIONAIS DE COX			
	Análise univariada RR (IC 95%)	Valor de P	Análise multivariada RR (IC 95%)	Valor de P
Classe funcional III e IV vs II (86 vs 118)	5,51 (3,11 - 9,76)	< 0,001	2,66 (1,36 - 5,19)	0,004
Etiologia				
CCC (57)	4,12 (1,56 - 10,89)	0,008	10,62 (3,46 - 32,60)	< 0,001
DAC (65)	4,35 (1,67 - 11,31)		1,81 (0,67 - 4,91)	
HAS (37)	2,08 (0,68 - 6,37)		4,84 (0,86 - 27,25)	
CMD (45)	1,00	< 0,001	1,00	
Pressão arterial sistólica (cada incremento de 10 mmHg)	0,75 (0,66 - 0,86)	<0,001	0,75 (0,60 - 0,93)	0,005
3ª bulha (sim X não)	9,32 (5,54 - 15,70)	< 0,001	3,02 (1,55 - 5,90)	0,002
Frequência cardíaca (cada incremento de 10 bpm)	1,61 (1,31 - 1,99)	< 0,001	1,58 (1,23 - 2,04)	< 0,001
Creatina sérica (cada incremento de 0,25 mg/dL)	1,64 (1,44 - 1,87)	< 0,001	1,60 (1,33 - 1,92)	< 0,001

CCC- cardiopatia chagástica crônica, CMD - cardiomiopatia dilatada, DAC - doença arterial coronariana, HAS - hipertensão arterial sistêmica, RR - risco relativo

II. No ecocardiograma, o aumento do volume do átrio esquerdo auxilia no diagnóstico da Insuficiência cardíaca com fração de ejeção preservada; **Correto** – pacientes com ventrículos pequenos e ártros muito grandes sugerem doença restritiva.

III. O ecocardiograma transesofágico não tem indicação formal na Insuficiência cardíaca, sendo apenas solicitado em situações especiais. **Correto** – Realmente para a maioria dos pacientes a avaliação de parâmetros necessários para avaliação de pacientes com IC pode ser feito com ecocardiografia transtorácica ou outros métodos para avaliação de função de VE como a ressonância magnética. O eco esofágico realmente apenas está indicado em situações especiais, como suspeita de endocardite infecciosa.

Aqui como temos certeza que as alternativas II e III estão corretas podemos escolher tranquilamente a alternativa e.
Resposta e.

56. "Viram como podemos ser bondosos?" – é o que disseram os examinadores do TEC quando fizeram esta questão. Claro, aqui estamos diante de um dos maiores clichês da cardiologia – qualquer paciente nascido em Montes Claros – MG é portador de Doença e Chagas até que se prove o contrário. Ainda mais a ressonância magnética mostra aneurisma apical de VE (seta laranja no eixo longo do VE), típico de cardiopatia chagásica. As três setas na primeira imagem da ressonância (eixo curto) não mostram nada de mais, servido apenas para despistar o candidato.
Resposta b.

57. Os peptídeos natriuréticos – peptídeo natriurético tipo B (BNP) e fração amino terminal do proBNP (NT-proBNP) – são considerados biomarcadores padrão na insuficiência cardíaca (IC) descompensada. Um valor de BNP < 100 pg/mL praticamente exclui IC em pacientes com dispneia aguda1. Acima de 400 pg/mL, o diagnóstico é provável. Outras situações (síndrome isquêmica aguda, insuficiência renal, fibrilação atrial, doença pulmonar obstrutiva crônica, embolia pulmonar, idosos) podem cursar com BNP dentro da "zona cinzenta", onde o exame é menos preciso. O corte de NT-proBNP para excluir o diagnóstico é 300 pg/mL e os cortes para diagnosticar a IC para as faixas etárias < 50 anos, 50-75 e > 75 anos são, respectivamente, 450, 900 e 1800 pg/mL. Os peptídeos natriuréticos sofrem influência da função renal. Em pacientes com clearance < 60 mL/min, esses cortes devem ser mais altos. De modo inverso, pacientes obesos (índice de massa corporal > 35) devem ter cortes mais baixos.

Mesmo em situações não-cardíacas que ocorre aumento de BNP este em geral motram que há algo errado no coração e daí levam a pior prognóstrico – esta situação é verdade para sepse, síndrome coronária aguda e piora de função renal (que aumenta a meia-vida do BNP e por isso aumenta sua concentração – mas como toda insuficiência renal é ruim,

Insuficiência Cardíaca

isso piora qualquer prognóstico do paciente) – mesmo caso da cirrose hepática. Destas doenças a única que não leva a piora de prognóstico é o hipotiroidismo.
Resposta b.

58. Para surpresa dos velhinhos examinadores que fazem as questões do TEC, atualmente dispomos de uma ferramenta maravilhosa para interpretar essas imagens estáticas de ecocardiograma – chama-se **laudo médico**. É um resumo do exame, redigido por um especialista no assunto que, geralmente, é o médico que realizou o exame em questão. A leitura do laudo faz com que a interpretação de imagens estáticas do ecocardiograma fique desnecessária e ainda provê importantes dados numéricos de diâmetros e função ventricular esquerda, que podem ser comparados com exames futuros.
O ecocardiograma é exame que deve ser interpretado por médicos treinados e, mais importante, a interpretação do exame é feita com imagens em movimento – imagens estáticas só servem para documentação do exame e provém simpáticas imagens ilustrativas do laudo médico. A questão quer que o candidato interprete função ventricular a partir de duas imagens estáticas, ainda mais, sem nenhuma medida de diâmetro sistólico ou diastólico de VE. A interpretação subjetiva de função ventricular é algo que só ecocardiografistas muito experientes conseguem fazer, ainda assim o fazem a partir da análise de imagens em movimento. Desta forma esta questão serve principalmente para avaliar a mediunidade dos candidatos, avaliando sua capacidade em adivinhar a resposta correta.
A única pista da questão é que parece que esse ventrículo não se mexe muito – tanto no modo bidimensional (primeira figura) quanto no modo M. Desta forma apostaria em disfunção ventricular esquerda.
Resposta e.

59. Vamos analisar cada uma das alternativas:

a) o diurético tiazídico (hidroclorotiazida) deve ser empregado nos casos de pacientes com sobrecarga de volume e refratariedade aos diuréticos de alça. **Correto**, a hidroclorotiazida faz o bloqueio sequencial do néfron, diminuindo a absorção de sódio no túbulo distal e restaurando o efeito pleno do Furosemide em pacientes resistentes a este fármaco.
b) o betabloqueador intravenoso (esmolol) pode ser considerado, em pacientes com fibrilação atrial com alta resposta ventricular, como fator desencadeante da descompensação. **Correto**, mas discutível. A II diretriz de insuficiência cardíaca aguda diz que "O controle da frequência ventricular poderá ser realizado com beta-bloqueadores, digoxina e amiodarona. Os bloqueadores do canal de cálcio são contraindicados na IC aguda com função sistólica deprimida, podendo ser utilizados nos pacientes com função preservada." – Desta maneira teoricamente poderíamos usar beta-bloqueadores em pacientes com IC descompensada e F.A. de alta resposta, e o fato do esmolol ser um beta-bloqueador de vida ultra-curta tornaria seu uso mais seguro para esta situação. Entretanto, o uso de beta-bloqueador em pacientes descompensados ainda é temerário e algo controverso – alternativas como o Lanatosídeo C (Cedilanide®) ou mesmo Amiodarona seriam mais seguros.
c) um vasodilatador intravenoso, como a nitroglicerina ou o nitroprussiato de sódio, pode ser usado na presença de congestão ou edema pulmonar associado a PAS > 90mmHg. **Correto**, o nitroprussiato está indicado como vasodilatador em edema agudo de pulmão hipertensivo – esta é uma indicação clássica
d) a milrinona, um inodilatador, é o agente de escolha na presença de síndrome coronariana aguda como causa da insuficiência cardíaca aguda, devido ao seu efeito inotrópico e vasodilatador concomitante. **Errado** – não há nada que dê preferência à Milirona para pacientes com insuficiência coronariana aguda.
e) a noradrenalina pode ser usada como agente de resgate nos pacientes com hipotensão arterial intensa, para manter a pressão arterial até que outras terapias que melhorem a função cardíaca sejam instituídas. Correto - em pacientes com importante disfunção ventricular e hipotensão o uso de vasopressores pode ser a última alternativa a ser feita. Geralmente a noradrenalina nesta situação é usada concomitante à Dobutamina.
Assim, resposta d.

60. Os estágios da IC são divididos em:
Estágio A – Alto risco para desenvolvimento de IC
Estágio B – Anormalidades anatômicas assintomáticas
Estágio C – Alterações anatômicas com sintomas atuais ou prévios de IC
Estágio D – Paciente em estágio final, internado, dependente de drogas vasoativas
Assim a alternativa incorreta é a alternativa d.

61. São contraindicações absolutas de transplante cardíaco pela atualização da diretriz de insuficiência cardíaca crônica:

- Resistência vascular pulmonar fixa > 5 Wood, mesmo após provas farmacológicas
- Doenças cerebrovascular e/ou vascular periférica graves
- Insuficiência hepática irreversível, doença pulmonar grave, ou doença sistêmica que comprometa o prognóstico
- Incompatibilidade ABO na prova cruzada prospectiva entre receptor e doador
- Doença psiquiátrica grave, dependência química e não aderência às recomendações da equipe

São contraindicações relativas para transplante cardíaco pela mesma diretriz:

- Idade maior que 70 anos
- Megacólon ou megaesôfago com repercussão clínica
- Diabetes insulino-dependente com lesões graves de órgãos-alvo
- Comorbidades com baixa expectativa de vida
- Obesidade mórbida
- Infecção sistêmica ativa
- Úlcera péptica em atividade
- Embolia pulmonar com menos de três semanas
- Neoplasia com liberação do oncologista
- Diabetes melito de difícil controle
- Insuficiência renal com clearance abaixo de 30 ml/min/1,73 m2
- Amloidose/sarcoidose/hemocromatose
- Hepatite B ou C
- Síndrome de imunodeficiência adquirida
- Painel linfocitário > 10%

Assim, resposta b.

62. Vamos analisar cada uma das alternativas :

a) Os antagonistas da aldosterona têm indicação terapêutica para ICFEr em pacientes com disfunção de ventrículo esquerdo (VE) assintomática em cenário pós-infarto agudo do miocárdio. – **Correto**, indicação clássica dos bloqueadores da aldosterona como a espironolactona.
b) O uso de betabloqueadores (BB) em cenário de ICFEr deve ser limitado clinicamente, pelo risco de hipotensão, bradicardia e por retenção hídrica secundária ao bloqueio adrenérgico. **Errado** – O beta-bloqueador específico para insuficiência cardíaca (Carvedilol preferencialmente ou metoprolol) mostrou melhora de prognóstico e não ocasiona retenção hídrica. A bradicardia geralmente não é obstáculo ao uso destas medicações , já que o paciente com insuficiência cardíaca geralmente é taquicárdico pelo alto tônus adrenégico.
c) Diurético de alça claramente não tem impactos na mortalidade em ICFEr baseados em evidências oriundas de estudos randomizados prospectivos. **Errado** – na maioria dos estudos, quanto maior a dose de diuréticos maior a mortalidade cardiovascular.
d) A furosemida intravenosa na dose entre 0,5 e 1,0 mg/kg gera efeito diurético baseado em natriurese, também tem ação na redução de pressão do átrio direito e na pressão encunhada de artéria pulmonar (capilar pulmonar), mas tem efeito neutro na venodilatação. **Errado** – Classicamente a Furosemida endovenosa tem efeito venodilatador, por isso antes da diurese o paciente já sente alívio sintomático por diminuição da pré-carga logo após a administração da medicação.
e) A resistência a diuréticos se dá pela redução à natriurese dependente da redução de volume de fluido extracelular; entretanto, o efeito da contração vascular não gera ativação simpática. **Errado** – A resistência a diuréticos de alça se dá por hipertrofia do túbulo distal, com maior reabsorção de sódio nesta localidade, diminuindo assim o efeito dos diuréticos de alça. Medicamentos que bloqueiam a reabsorção de sódio no túbulo distal, como a Hidroclorotiazida, revertem esta resistência aos diuréticos de alça.
Resposta A.

63. Vamos analisar cada uma das alternativas :
a) Ausência de estertores pulmonares ao exame exclui a presença de pressão capilar pulmonar elevada. **Errado** – a presença de estertores crepitantes só ocorre quando há inundação alveolar. Antes disso temos ao menos 3 fases da congestão pulmonar - o edema perihilar, depois o edema peribrônquico, depois o edema insrsticial e só daí o edema alveolar que provoca a ausculta típica de congestão. Portanto um paciente com ausculta limpa pode sim estar congesto.
b) O derrame pleural na insuficiência cardíaca é mais frequentemente bilateral, mas quando unilateral em geral é restrito ao lado direito do tórax. **Errado** – Classicamente o derrame pleural na insuficiência cardíaca ocorre mais frequentemente em hemitórax direito. O derrame só se torna bilateral em congestão pulmonar verdadeiramente pornográfica. Só quem nunca viu um paciente com insuficiência cardíaca na prática acha que o derrame pleural bilateral é mais frequente que o localizado em hemitórax D.
c) A hepatomegalia em geral se segue ao desenvolvimento de edema periférico evidente. **Errado** – Hepatomegalia é sinal de congestão sistêmica, e pode ocorrer bem antes do edema periférico se tornar evidente.
d) A ausência de edema periférico indica a falta de sobrecarga de volume e congestão venosa sistêmica. **Errado** – Edema periférico é um péssimo preditor do estado volêmico do paciente. Se a estase jugular já é um preditor ruim, quem dirá o edema periférico...
e) Na insuficiência ventricular esquerda, P2 é frequentemente reduzida. **Errado** – quando há hipertensão pulmonar há aumento da intensidade de P2, assim esta bulha pode estar aumentada na IC e não diminuída.
Não há resposta correta – gabarito B (mas incorreto).

64. Cuidado – aqui estamos falando de pacientes com insuficiência cardíaca com fração de ejeção normal. Este grupo de pacientes foi muito menos estudado do que

aqueles com fração de ejeção diminuída, e o número de estudos é muito menor. O número de estudos randomizados também é muito pequeno com esta população de pacientes - talvez por isso ainda não temos evidência de que qualquer tratamento reduz mortalidade neste grupo de pacientes.
Resposta A.

65. Como o pobre postulante ao TEC sofre – acabamos de responder uma pergunta que realça a importância da diferenciação da insuficiência cardíaca de fração de ejeção (FE) normal da de fração de ejeção reduzida. Agora, de repente, o nosso querido examinador tem um ataque agudo de esquecimento e não mencionou se estamos falando de FE normal ou reduzida! Só este fato é suficiente para fazermos recursos e anularmos a questão.
Aqui temos que fazer um salto de fé e assumir que o examinador está se referindo aos pacientes com FE reduzida. Vamos assim analisar as alternativas. Em negrito estão as medicações que redizem mortalidade em pacientes com IC de fração de ejeção reduzida:
a) **Nitrato, hidralazina** e digoxina.
b) Anlodipino, **espironolactona** e ivabradina.
c) **Enalapril, carvedilol e espironolactona.**
d) Telmisartana, hidroclorotiazida e varfarina.
e) Candesartana, **espironolactona** e **amiodarona**

Assim resposta C.
(A finalidade principal desta questão é avaliar as capacidades do candidato de ler a mente do examinador.)

66. Abaixo vemos as recomendações para tratamento não-farmacológico da IC segundo a Diretriz Brasileira de IC crônica de 2018.

RECOMENDAÇÕES	CLASSE	NÍVEL DE EVIDÊNCIA
Programas de manejo de IC, para melhor adesão, autocuidado e qualidade de vida, e reduzir hospitalizações, mortalidade e custos hospitalares.	I	A
Reabilitação cardiovascular (exercício aeróbico regular), para ICFEr em classes funcionais II a III (NYHA), para melhor qualidade de vida e capacidade funcional.	I	A
Vacina contra *influenza*, para prevenção de fatores agravantes na IC.	I	B
Vacina contra pneumococos. Para prevenção de fatores agravantes da IC.	I	C
Reabilitação cardiovascular (exercício aeróbico regular) para ICFEp em classes funcionais II a III (NYHA), para melhorar capacidade funcional e função diastólica.	IIA	B
Suplemento alimentar com ácidos graxos poli-insaturados n-3, para redução de mortalidade e internações cardiovascular.	IIA	B
Evitar a injesta excessiva de sal (> 7 g por dia).	IIA	B
Exercícios físicos para pacientes com IC instável clinicamente, com miocardite agura ou processos infecciosos agudos sistêmicos	III	C

Desta forma resposta A.

Síndromes Coronarianas Agudas

14

Cesar Augusto Caporrino Pereira

Introdução

O infarto agudo do miocárdio com ou sem elevação do segmento ST (IAM C/SST ou IAMSSST) é uma emergência cardíaca comum, com potencial para morbidade e mortalidade substanciais. O manejo do infarto agudo do miocárdio melhorou drasticamente nas últimas três décadas e continua a evoluir. A síndrome coronária aguda (SCA) clássica (tipo 1 como será descrita adiante) resulta da ruptura ou erosão de uma placa coronariana vulnerável, complicada pela formação de trombo intraluminal, embolização e obstrução coronária em graus variáveis. A SCA inclui uma série de apresentações clínicas. Pacientes com oclusão total podem apresentar infarto agudo do miocárdio (IAM) com supradesnivelamento do segmento ST. Obstrução parcial de um vaso pode resultar em um IAM sem supradesnivelamento do segmento ST ou angina instável (AI), que irá exigirá estabilização clínica precoce; seguida por uma estratificação de risco criteriosa para a definição das estratégias terapêuticas (invasivas ou conservadoras). Desde 1987, a taxa de incidência ajustada de hospitalização para infarto agudo do miocárdio ou doença arterial coronária fatal nos Estados Unidos diminuiu 4 a 5% ao ano, mesmo assim aproximadamente 550.000 primeiros episódios e 200.000 episódios recorrentes de infarto agudo do miocárdio ocorrem anualmente. A maioria das mortes por IAM ocorre nas primeiras horas de manifestação da doença, sendo 40 a 65% na primeira hora e, aproximadamente, 80% nas primeiras 24 horas. Dessa forma, a maior parte das mortes por IAM acontece fora do ambiente hospitalar e, geralmente, é desassistida pelos médicos.

Definição e classificação das síndromes coronarianas agudas

Pacientes com síndrome isquêmica miocárdica típica, mas sem elevação de marcadores de necrose, são diagnosticados como AI. Existe a classificação de Braunwald para angina instável como pode ser vista abaixo:

CLASSIFICAÇÃO DE BRAUNWALD PARA ANGINA INSTÁVEL
1. Gravidade dos sintomas
Classe I – Angina de início recente (menos de dois meses), frequente ou de grande intensidade (três ou mais vezes ao dia), acelerada (evolutivamente mais frequente ou desencadeada por esforços progressivamente menores)
Classe II – Angina de repouso subaguda (um ou mais episódios em repouso nos últimos 30 dias, o último episódio ocorrido há mais de 48 horas).
Classe III – Angina de repouso aguda (um ou mais episódios em repouso nas últimas 48 horas).
2. Circunstâncias das manifestações clínicas
Classe A – Angina instável secundária (anemia, febre, hipotensão, hipertensão não controlada, emoções não rotineiras, estenose aórtica, arritmias, tireotoxicoses, hipoxemia etc.).
Classe B – Angina instável primária
Classe C – Angina pós-infarto do miocárdio (mais de 24 horas e menos de duas semanas).
3. Intensidade do tratamento
Classe 1 – Sem tratamento ou com tratamento mínimo.
Classe 2 – Terapia antianginosa usual.
Classe 3 – Terapia máxima

Tabela 14.1

A definição de IAM consiste em aumento e/ou diminuição de biomarcadores cardíacos juntamente com evidência de isquemia miocárdica de acordo com a presença de ao menos um dos seguintes: sintomas de isquemia, alterações do ECG indicativas de isquemia recente, desenvolvimento de ondas Q patológicas no ECG, exame de imagem evidenciando perda de miocárdio viável nova ou alteração de motilidade miocárdica regional nova. Em relação ao ECG, o IAM C/SST é uma nova ou supostamente nova, elevação do segmento ST em 2 ou mais derivações contíguas de no mínimo 1 mm no ponto J ou bloqueio de ramo esquerdo novo.

A apresentação do IAMSSST representa um verdadeiro desafio diagnóstico. Nestes casos, o ECG pode apresentar depressão do segmento ST, inversão das ondas T, ou até mesmo alterações mínimas da onda T e traçado normal. A diferenciação entre IAM SSST e AI se baseia em elevação dos indicadores de necrose miocárdica exclusivamente no IAM.

Em 2012 saiu a nova definição do infarto agudo do miocárdio como consta abaixo:

	CLASSIFICAÇÃO DE INFARTO DO MIOCÁRDIO SEGUNDO A TERCEIRA REDEFINIÇÃO UNIVERSAL:
1	Infarto do miocárdio espontâneo (ruptura de placa, erosão ou dissecção)
2	Infarto do miocárdio secundário por desequilíbrio isquêmico (espasmo, embolia, taquiarritmia, hipertensão e anemia)
3	Infarto do miocárdio resultando em morte, sem biomarcadores coletados
4a	Infarto do miocárdio relacionado à intervenção coronariana percutânea
4b	Infarto do miocárdio relacionado a trombose de stent
5	Infarto do miocárdio relacionado a cirurgia de revascularização miocárdica

Tabela 14.2

Com base no IAM tipo 4b temos a seguinte classificação:

TROMBOSE DE STENT (ACADEMIC RESEARCH CONSORTIUM)
Período de Tempo após o Implante
• Aguda*: 0-24 h
• Subaguda*: > 24 h-30 dias
• Tardia: > 30 dias até 1 ano
• Muito Tardia: > 1 ano
Categorias de Evidência
• Definitiva: sintomas sugestivos de SCA com confirmação angiográfica ou por meio de necropsia de trombose no vaso-alvo.
• Provável: qualquer óbito não explicado nos primeiros 30 dias após o procedimento ou qualquer infarto do miocárdio no território relacionado ao vaso tratado, sem confirmação angiográfica.
• Possível: qualquer óbito não explicado após 30 dias do implante.

Tabela 14.3 – Definição de trombose de stent segundo a *Academic Research Consortium*
*aguda e subaguda pode ser agrupada como trombose precoce de stent.

Tratamento específico para infarto do miocárdio com elevação do segmento ST

Reperfusão

A reperfusão da artéria relacionada ao infarto é a base terapêutica para o IAM C/SST. A fibrinólise e intervenção coronária percutânea (ICP) são opções bem conhecidas e eficazes, porém a ICP, de modo geral, tem sido o tratamento mais eficiente. A reperfusão coronária deve ser feito o quanto antes para minimizar a lesão miocárdica.

A eficácia da restauração e a manutenção do fluxo ideal (TIMI 3), estão diretamente relacionadas ao prognóstico do infarto do miocárdio. Uma metanálise recente de 23 estudos aleatórios, controlados comparando ICP à fibrinólise demonstrou que a ICP reduz a mortalidade em curto prazo, re-infarto não fatal e derrame cerebral em comparação à fibrinólise.

A opção pela terapia de reperfusão depende de vários fatores: intervalo de tempo até ICP primária (tempo porta-balão ideal < 90 minutos) tempo pré-hospital, tempo até terapia trombolítica no hospital (tempo porta-agulha ideal < 30 minutos), contra-indicações e riscos da terapia trombolítica, localização e extensão do IM, presença de insuficiência cardíaca ou choque cardiogênico (IM de alto risco). Contudo, o fator principal para determinar a escolha da reperfusão é TEMPO, inclusive o tempo desde aparecimento dos sintomas, tempo de demora para o transporte e tempo de demora até a ICP primária.

Segundo as diretrizes ACC/AHA 2004 não é possível afirmar que uma modalidade seja superior para todos os pacientes em todos os quadros. Há também, a preocupação que os resultados obtidos com a ICP no âmbito de pesquisas clínicas possa não ser reproduzível no mundo real, sobretudo porque pesquisas aleatórias, controladas, em geral incluem um grupo selecionado de pacientes, atendidos por especialistas em centros de grande volume.

Fibrinolíticos

Por causa de sua disponibilidade universal, a fibrinólise continua a ser o esteio da terapia de reperfusão. A terapia fibrinolítica, administrada de forma precoce, preferencialmente nas primeiras três horas após o aparecimento dos sintomas, pode resultar em até 50% de redução da mortalidade.

O primeiro trombolítico testado no IAM foi a estreptoquinase (SK), mostrando uma redução da mortalidade de 18%. Em 1993, o estudo GUSTO 1 provou a supremacia da alteplase combinada com heparina sobre a estreptoquinase, reduzindo a taxa de mortalidade em 30 dias de 7,2% para 6,3%, mantendo esta vantagem por até um ano. A alteplase permitiu uma reperfusão mais eficaz com fluxo TIMI grau 3 em 54% dos casos. Desde então outros estudos com novos trombolíticos fibrino-específicos como reteplase (r-PA) e tenecteplase (TNK) demonstraram eficiência similar à da alteplase.

Estes novos agentes podem ser administrados como injeções em bolus minimizando a demora no ambiente pré-hospitalar ou de pronto socorro. No estudo ASSENT 2 (administração do bolus de TNK-tPA e a infusão acelerada de rt-PA no tratamento do IAM) na análise em 30 dias não houve diferença na mortalidade entre os grupos (6,2 vs 6,2), a taxa de AVE foi de 1,8 vs 1,7, sendo hemorragia intracerebral 1% para os dois grupos. A taxa de sangramento não cerebral e a necessidade de transfusão foi menor no grupo TNK-tPA. A mortalidade em 1 ano permaneceu a mesma com os dois agentes (10,2%). Entretanto na análise dos 30 dias e de 1 anos foi verificado que entre os pacientes tratados com mais de 4 horas até 6 horas de evolução do quadro, a mortalidade foi menor no grupo TNK-tPA (7 vs 9% e 12 vs 14%). Resumindo, a terapia trombolítica é, em geral, opção equivalente à angioplastia para pacientes com apresentação precoce (< 3 horas desde aparecimento dos sintomas), sendo boa opção quando houver uma demora até uma estratégia invasiva.

CONTRAINDICAÇÕES ABSOLUTAS	CONTRAINDICAÇÕES RELATIVAS
Qualquer sangramento intracraniano prévio	História de AVC isquêmico > 3 meses ou doenças intracranianas não listadas nas contraindicações absolutas
AVC isquêmico nos últimos 3 meses	Gravidez
Dano ou neoplasia no sistema nervoso central	Uso atual de antagonistas da vitamina K: quanto maior o INR maior o risco de sangramento
Trauma significante na cabeça ou rosto nos últimos 3 meses	Sangramento interno recente < 2-4 semanas
Sangramento ativo ou diátese hemorrágica (exceto menstruação)	Ressuscitação cardiopulmonar traumática e prolongada ou cirurgia de grande porte < 3 semanas
Qualquer lesão vascular cerebral conhecida (malformação arteriovenosa)	Hipertensão arterial não controlada (pressão arterial sistólica > 180 mmHg ou diastólica > 110 mmHg)
Dissecção aguda de aorta	Punções não compressíveis
Discrasia sanguínea	História de hipertensão arterial crônica importante e não controlada
	Úlcera péptica ativa
	Exposição prévia à estreptoquinase (somente para estreptoquinase)

Tabela 14.4 – Contraindicações aos fibrinolíticos

Fibrinólise pré-hospitalar

Em quadros selecionados a terapia trombolítica pré-hospitalar parece proporcionar uma vantagem na mortalidade em relação à sua administração em hospital. Em metanálise contendo 6 pesquisas com 6.434 pacientes, encontrou uma redução na mortalidade hospitalar por todas as causas (razão de chance 0,83, 95% CI 0,70 – 0,98) com terapia trombolítica pré-hospitalar.

O estudo CAPTIM aleatorizou pacientes tratados no prazo de seis horas de IAMC/SST para angioplastia (ATC) primária ou terapia trombolítica pré-hospitalar (rt-PA) com transferência imediata para um centro com instalações intervencionistas. Este estudo encontrou incidência semelhante do desfecho primário de morte, IM recorrente, ou acidente vascular cerebral aos 30 dias com as duas estratégias.

O estudo PRAGUE 2 randomizou pacientes com IAMC/SST no prazo de 12 horas do início dos sintomas para fibrinólise pré-hospitalar (SK) ou angioplastia primária. O desfecho primário de mortalidade em 30 dias foi semelhante entre os dois grupos, havendo análise do desfecho secundário quanto ao tempo do início dos sintomas e mortalidade, evidenciando que houve redução de mortalidade em quem foi angioplastado precocemente com IAM há mais de 3 horas, já no grupo com menos de 3 horas não houve diferença de mortalidade entre os grupos. Análise posterior evidenciou que em pacientes com IAMC/SST, a transferência para ATC primária é superior à realização de fibrinólise imediata na evolução de 5 anos, devendo-se esse benefício à menor taxa de reinfarto e necessidade de revascularização.

*Para a fibrinólise pré-hospitalar, o fibrinolítico de eleição é a Tenecteplase (TNK-tPA) que é utilizada em dose única (bólus 5 a 10 segundos).

**Contato médico (dor)-fibrinólise ou porta-agulha = 30 minutos; contato médico (dor)-ICP primária ou porta-balão = 90 minutos (hospital com hemodinâmica) ou 120 minutos (hospital sem serviço hemodinâmica-incluindo tempo da transferência). Lembrando que em casos onde esses tempos de porta balão sejam maiores que os citados deve-se optar pela fibrinólise.

Limitações e riscos da terapia fibrinolítica

Uma reperfusão mal-sucedida (ausência de fluxo TIMI 3 nas primeiras horas após fibrinólise) pode variar de 40% com o uso de estroptoquinase a 20%-30% com agentes fibrino-específicos. O principal risco continua a ser sangramento intracerebral: em geral 3,9 sangramentos por 1.000 pacientes tratados, nas primeira 24 horas. Idade avançada, sexo feminino, peso corporal baixo, hipertensão, acidente cerebrovascular anterior e uso de alteplase (rt-PA) constituem fatores de risco para hemorragias intracranianas.

Readministração dos fibrinolíticos

Na evidência de reoclusão ou de reinfarto com nova elevação do segmento ST, ou bloqueio de ramo ao ECG associado a quadro clínico compatível, devemos idealmente encaminhar o paciente para cateterismo imediato, porém quando não houver esta opção podemos lançar mão do fibrinolítico novamente, obviamente respeitando e sabendo de alguns fatores:

- Estreptoquinase (não fibríno-específico): não deve ser repetida em um intervalo entre 5 dias a 10 anos, a partir de sua última administração, uma vez que, após sua utilização inicial, ocorre a produção de anticorpos que persistem por até 10 anos.
- Alteplase e Tenecteplase (fibríno-específicos): não levam à formação de anticorpos, assim, podem ser readministrados em qualquer tempo após a última dose, lembrando sempre que se feito em menos de 24 horas, qualquer que seja o fibrinolítico, haverá aumento do risco de sangramento.

*Lembrar que nessas situações de reinfarto, após infusão de fibrinolítico, a readministração de fibrinolíticos tem pouco sucesso e ainda aumenta risco de sangramento.

**Na última diretriz de IAM com supradesnivelamento há a denominação de infarto recorrente para aquele que ocorre após 28 dias do último infarto e de reinfarto para aquele que ocorre com 28 dias ou menos após o último evento agudo.

ICP primária, transferência para ICP e ICP de resgate

Em pacientes com IAMC/SST, o tratamento de escolha deve ser a ICP primária para pacientes que chegam ao hospital equipado para ICP e uma equipe experiente ou em presença de contra-indicações para terapia trombolítica. No choque cardiogênico, uma ICP de emergência deve ser considerada até 36 horas do início dos sintomas. A supremacia da ICP sobre a fibrinólise parece relevante para o intervalo de tempo entre 3 e 12 horas após aparecimento dos sintomas e em pacientes de alto risco (choque cardiogênico, grupo Killip >3) dada sua capacidade de melhor preservar o miocárdio. Nas primeiras três horas dos sintomas, as duas estratégias são igualmente eficazes para conseguir reperfusão, reduzir a extensão do IAM e a mortalidade.

Pesquisas comparando a trombólise precoce (pré-hospital) e transferência para um centro terciário com instalações para ICP registraram melhores resultados

Síndromes Coronarianas Agudas

clínicos no grupo submetido à ICP. Todavia, o tempo de transferência pode comprometer a eficácia da estratégia. Quando a trombólise falha (uma redução inferior a 50% do supradesnivelamento do segmento ST e dor persistente) a ICP de resgate pode ser útil, se feita precocemente.

ICP facilitada

Apesar da lógica convincente da administração precoce de um agente trombolítico (em geral em dose baixa) seguida imediatamente por uma reperfusão mecânica mais completa com ICP, esta estratégia não tem se mostrado favorável. O recente e precocemente interrompido estudo ASSENT 4 (ICP primária facilitada por TNK versus ICP primaria com inibidor Gp IIb/IIIa), mostraram maior número de eventos adversos no grupo de ICP facilitada. Atualmente não há recomendação que endosse esta estratégia.

Angioplastia fármaco-invasiva

Com base no estudo STREAM, pacientes com diagnóstico feito em até 3 horas do início dos sintomas e que não puderem ser encaminhados ao cateterismo para angioplastia primária em 60 minutos, podem ser trombolisados com fármaco fibríno-específico (TNK-tPA), se não houver redução de mais de 50% evidenciada na derivação com maior supra prévio ou evidência clínica de dor persistente, esse paciente ia para angioplastia de resgate, por outro lado aqueles que responderam bem ao fibrinolítico com melhora desses parâmetros citados, podem seguir para angioplastia entre 6 a 24 horas. Nesse estudo houve maior abortamento do IAMCST com reperfusão precoce e ausência ou mínima elevação de marcadores de necrose no grupo fármaco-invasivo, embora não tenha havido diferença quanto ao desfecho primário (morte, choque, insuficiência cardíaca descompensada ou reinfarto em 30 dias). Após ajuste de dose (75 anos ou mais com metade da dose de TNK), não houve aumento de sangramento estatisticamente significativo no grupo fármaco-invasivo em relação ao grupo controle (angioplastia primária).

Terapia adjuvante para IAM C/SST

Ao reduzir as complicações trombóticas iniciais, os agentes anti-plaquetários se mostram valiosos adjuvantes para a reperfusão mecânica. A terapia adjuvante também é importante após a administração de trombolíticos. Considera-se que agentes fibrino-específicos, enquanto promovem lise de coágulos locais, podem, de fato, ter um efeito sistêmico pró-coagulante através de uma maior atividade da trombina e possivelmente, por meio de uma maior agregação das plaquetas.

Terapia antiplaquetária para IAM C/SST

O **estudo ISIS-2** foi a maior pesquisa com aspirina para IAM C/SST; fornece a melhor evidência que a aspirina (AAS) reduz a mortalidade de tais pacientes. O AAS deveria ser administrado quanto antes possível, em doses de 162-325 mg e continuado indefinidamente em doses mais baixas de manutenção (75 a 162 mg). Clopidogrel ou ticlopidina é indicado quando houver alergia à aspirina.

Em relação ao clopidogrel no IAMC/SST, **o estudo Clarity** demonstrou benefícios e segurança no uso de clopidogrel em pacientes tratados com trombolíticos e aspirina, mostrando melhor patência coronariana por prevenção de re-oclusão e menos eventos adversos. Evidências vieram também do **estudo COMMIT-CCS 2**, contando com mais de 45 mil pacientes, este mostrou redução de morte por todas as causas e reinfarto com a adição de clopidogrel. Nos dois estudos citados anteriormente o clopidogrel foi usado em média de 15 a 30 dias, porém, por extrapolação do **estudo CURE** (clopidogrel em IAM sem supra), há a orientação de manter dupla antiagregação por 1 ano após IAM.

Em relação aos novos antiagregantes plaquetários, temos o prasugrel (tienopiridínico de terceira geração) que é hidrolisado no trato gastrintestinal, apresenta mais rápido início de ação e maior habilidade para inibição plaquetária, em comparação ao clopidogrel. Deve ser utilizado apenas após conhecer a anatomia coronariana, não sendo recomendável para grupos com maiores chances de sangramento : aqueles com antecedente de AVC ou Ataque Isquêmico Transitório (AIT) (benefício líquido favorável ao clopidogrel), idade ≥ 75 anos e peso < 60 kg, como evidenciado no **estudo TRITON–TIMI 38**, este analisou prasugrel vs clopidogrel em pacientes com SCA em que já se conhecia a anatomia coronariana e seriam submetidos a angioplastia. O resultado foi de redução do desfecho composto (morte cardiovascular, infarto não fatal e AVC não fatal), trombose de stent e necessidade de revascularização de urgência do vaso alvo, embora tenha aumentado significativamente também o número de sangramento. O desfecho primário foi reduzido apenas às custas de redução de infarto (não reduziu mortalidade). Outro novo antiagregante é o ticagrelor, antagonista reversível, não tienopiridínico, que inibe diretamente o receptor P2Y12 da superfície das plaquetas, tem mais rápido início de ação do que o clopidogrel. Apesar de atuar no mesmo receptor dos tienopiridínicos, pertence à classe química das ciclopentiltriazolopirimidinas. De forma semelhante ao prasugrel, o tratamento com ticagrelor induz à maior inibição plaquetária em relação ao clopidogrel. No **estudo PLATO**, onde houve a comparação entre ticagrelor e clopidogrel, o primeiro mostrou redução de desfecho primário (morte cardiovascular, infarto não fatal e AVC não fatal) às custas de redução de morte cardiovascular e infarto não fatal, reduzindo também trombose de stent.

O único dentre clopidogrel, ticagrelor e prasugrel que pode ser usado na situação de IAMCEST com utilização de fibrinólise é o clopidogrel (único estudado para tal situação).

*Cangrelor: opção endovenosa de antiagregante plaquetário, porém não comercializado no Brasil.

Veja na Tabela 14.5 resumo dos antiplaquetários inibidores da adenosina difosfato (ADP)

	Clopidogrel	Prasugrel	Ticagrelor	Cangrelor
Classe medicamentosa	Tienopiridinico	Tienopiridinico	Ciclopentiltriazolpirimidina	Análogo do ATP estabilizado
Administração	Oral	Oral	Oral	Venoso
Dose	300-600mg ataque* Manutenção 75mg diário	60mg ataque 10mg manutenção	180mg ataque 90mg manutenção	30 mcg/kg bolus 4mcg/kg/min infusão
Dose em DRC				
Estágio 3 (TFG 30-59 ml/min/1,73cm²)	Sem ajuste de dose	Sem ajuste de dose	Sem ajuste de dose	Sem ajuste de dose
Estágio 4 (TFG 15-29 ml/min/1,73cm²)	Sem ajuste de dose	Sem ajuste de dose	Sem ajuste de dose	Sem ajuste de dose
Estágio 5 (TFG < 15 ml/min/1,73cm²)	Casos selecionados (ex. prevenção de trombose de stent)	Não recomendado	Não recomendado	Sem ajuste de dose
Reversibilidade	Irreversível	Irreversível	Reversível	Reversível
Ativação.	Pró-droga com metabolismo hepático variável	Pró-droga com metabolismo hepático previsível	Droga ativa, com metabólito ativo adicional	Droga ativa
Tempo de início de efeito após dose de ataque.[a]	2-6h	30 min	30 min	2 min
Duração do efeito.	3-10 dias	7-10 dias	3-5 dias	1-2 h
Retirada antes da cirurgia.	5 dias[c]	7 dias[c]	5 dias[c]	1 h

TFG = Taxa de filtração glomerular; DRC = Doença renal crônica
a: 50% da inibição da agregação plaquetária induzida pelo ADP.
b: Início do efeito pode ser retardado se a absorção intestinal estiver lentificada (ex. opióides).
c: Reduzir tempo até cirurgia pode ser feito com base em testes de função plaquetária e baixo risco de sangramento.
*Dose de ataque de clopidogrel de 300 mg em idosos com 75 anos ou mais submetidos à terapia trombolítica **é classe III, nos demais cenários com ATC primária ou tratamento clínico pode ser feita esta dose de ataque.**

Tabela 14.5 – **Adaptado:** ESC Guidelines for the management of acute coronary syndromes in patients presenting without persistent ST-segment

Estudos apresentaram resultados controversos no que diz respeito ao uso de inibidores Gp IIb/IIIa no IAM C/SST. Benefícios angiográficos e clínicos são possíveis, sobretudo durante a ICP primária, em situações de alta carga de trombos, no reflow ou outras complicações trombóticas, pode ser considerado a despeito da ausência de fortes evidências, sendo considerada classe IIa de recomendação.

Anticoagulação no IAM C/SST

Heparina não fracionada: 60 UI/kg (ataque) EV, máximo de 5.000 UI, seguido por infusão contínua de 12 UI/kg/hora, máximo inicial de 1.000 UI/hora, durante um período mínimo de 48 horas. Manter TTPa de 1,5 a 2,5 vezes o valor de controle.

Heparina de baixo peso molecular (enoxaparina): Enoxaparina 1mg/kg SC 12/12 horas (se >75 anos, 0,75mg/kg SC 12/12 horas; se ClCr < 30ml/min, 1mg/kg SC 1x/dia). Durante 8 dias ou até a alta hospitalar.

Fondaparinux: 2,5mg SC 1x/dia, nos estudos, quando comparado com a enoxaparina foi não inferior e obteve menores taxas de sangramento.

- deve ser feita infusão de bolus de heparina não fracionada antes do ICP (risco de trombose de cateter).

- Normalmente em unidades de emergência iniciamos fondaparinux para paciente que pontuem como sendo de alto risco de sangramento. Em pacientes que permanecerão em tratamento clínico, manter anticoagulação por 8 dias ou até a alta hospitalar.

- O estudo Synergy mostrou que mais importante que a escolha de qual heparina usar na IAM C/SST, é não alterar o tipo de heparina durante a internação (aumento de sangramento).

*Devemos ter em mente que quando um trombolítico está sendo realizado há inicialmente um efeito pró-trombótico devido à lise do coágulo, assim, faz-se necessário o uso concomitante do anticoagulante.

Outras medicações adicionais

Beta bloqueadores são benéficos nas SCA, reduzindo a extensão do infarto e reinfarto quando administrados com trombolíticos e reduzindo a mortalidade (era pré reperfusão). Beta-bloqueadores por via oral com início já nas primeiras 24 horas é medicação com **recomendação classe-I da ACC-AHA, assim como da SBC,** no quadro de IAM, desde que, não haja tais situações: PAS < 120mmHg, FC > 110bpm, idade > 70 anos, Killip > I.. Beta-bloqueador por via venosa pode ser considerado em situações especiais como taquicardia ou hipertensão, mas deve ser evitado em pacientes com congestão pulmonar, hipotensos, ou com alto risco de choque cardiogênico, sendo que possui classe III se for indicado de rotina. Atualmente há divergência quanto ao benefício em relação a redução de mortalidade no pós IAM com fração de ejeção preservada na era da reperfusão (mecânica ou química), porém mantém benefício quanto a redução de angina, reinfarto e arritmias. Para pacientes com disfunção ventricular com FE < 40% há indicação de manter betabloqueador indefinidamente, salvo contraindicações, como visto no **estudo CAPRICORN.**

Outra medicação com recomendação classe-I são os **inibidores da ECA/BRA.** O benefício desses agentes fundamenta-se nos efeitos sobre a remodelação do miocárdio pós-infarto. Devem ser administrados por via oral nas primeiras 24 horas pós-infarto para pacientes que tenham apresentado disfunção ventricular esquerda documentada por quadro clínico compatível com insuficiência cardíaca ou somente por FEVE < 40%, ou infartos extensos, especialmente de parede anterior.

Bloqueador do receptor de angiotensina pode ser considerado como alternativa para os inibidores da ECA em pacientes com disfunção sistólica. **No estudo VALIANT** ficou comprovado que o valsartan não é inferior ao captopril. Em pacientes de alto risco (FEVE < 40% + insuficiência cardíaca (clínica e/ou radiológica) e/ou diabete melito) o bloqueio em longo prazo de aldosterona deve ser considerado (eplerenone ou espiranolactona), como visto no **estudo EPHESUS** (follow up médio de 16 meses), com evidência de redução de mortalidade.

Em relação ao colesterol, a **recente atualização** da diretriz de dislipidemia considera pacientes com doença arterial coronariana severa, com ou sem eventos clínicos, como de **muito alto risco** e a terapêutica deve ter como meta o LDL colesterol **menor que 50 mg/dl** ou não HDL menor que 80 mg/dl, com estatinas de alta potência (rosuvastatina 20-40mg, atorvastatina 40-80mg ou até sinvastatina 40mg associado a ezetimiba 10mg).

Complicações

Infarto de ventrículo direito (VD): pode se apresentar desde choque cardiogênico, geralmente de início precoce, ou mesmo assintomático, devido a oclusão da coronária direita, especialmente em seu terço proximal. Na maioria dos pacientes há reversão do quadro de disfunção de VD, sugerindo mais atordoamento que necrose. Isquemia ventricular direita pode ser demonstrada em até um terço dos pacientes com IAM de parede inferior, embora em somente 10 a 15% dos pacientes possam ser observadas alterações hemodinâmicas clássicas **(Tríade clássica : hipotensão, pulmões limpos, turgência jugular).** Há piora no prognóstico do IAM inferior quando se associa a isquemia de VD (mortalidade em 31%). A elevação do segmento ST na derivação precordial direita V4R é o achado eletrocardiográfico de maior valor preditivo em pacientes com isquemia do VD. Esse achado pode ser transitório: em 50% dos pacientes, desaparece após algumas horas do início dos sintomas.

O **tratamento** do infarto do VD inclui manutenção precoce da pré-carga (contraindicados nitratos e morfina), redução da pós-carga do VD, suporte inotrópico para o VD e reperfusão precoce (mecânica ou química).

Angina pós-infarto: a presença de isquemia miocárdica pós IAM leva a piora do prognóstico, pelo maior risco de eventos futuros. É de extrema importância o diagnóstico diferencial com pericardite pós-infarto pelas diferentes orientações terapêuticas e conotações prognósticas. O diagnóstico de reinfarto baseia-se na recorrência da dor isquêmica, embora não seja imprescindível, na elevação do segmento ST ≥ 0,1 mV, em pelo menos duas derivações contíguas do ECG e em nova elevação de CK-MB e/ou troponina de alta sensibilidade acima do limite superior considerado normal ou pelo menos 50% acima do valor prévio. Não se deve utilizar a troponina clássica para diagnóstico de reinfarto devido à sua meia-vida longa.

Pericardite: quando ocorre precocemente no pós infarto (primeiras 24 horas) é considerada aguda ou chamada de pericardite epistenocárdica e a inflamação ocorre por acometimento do epicárdio e pericárdio adjacente, já a pericardite tardia (síndrome de Dressler) ocorre de 2 a 12 semanas após o IAM (mecanismo imunológico) e tem bom prognóstico em longo prazo. Os sintomas são dor torácica ventilatório-dependente, agravada por inspiração profunda, tosse e deglutição, e aliviada quando o paciente flete o tórax anteriormente. **Tratamento para ambas**, no geral, aspirina 500mg de 4/4 horas, podendo utilizar em conjunto colchicina, paracetamol, reservando corticoide apenas para a pericardite tardia, já que há risco de complicações com seu uso em fase precoce (aumentarem o risco de ruptura cardíaca, desenvolvimento de aneurisma de VE e de recorrência dos sintomas após sua suspensão). No caso da forma tardia ainda podemos lançar mão de pericardiocentese (raramente) quando houver comprometimento hemodinâmico.

Choque cardiogênico: Quando não há obstrução coronária definitiva, a isquemia miocárdica causa déficit contrátil transitório (miocárdio atordoado). Entretanto, nos casos de oclusão arterial coronária definitiva e sem reperfusão, a necrose miocárdica, com consequente fibrose e déficit da contração miocárdica, tem como sua principal consequência o desenvolvimento de insuficiência cardíaca, que está associada a maior morbimortalidade, tanto na fase aguda quanto em longo prazo, os principais sintomas são: elevação da FC, hipotensão arterial, pele fria pegajosa, estertores crepitantes à ausculta pulmonar. Define-se choque cardiogênico como estado de hipoperfusão tecidual generalizado, com PAS < 90mmHg, índice cardíaco <1,8L/min/m² e pressões de enchimento elevadas. Pacientes em choque cardiogênico apresentam elevada mortalidade em cerca de 60 a 70%, apenas com tratamento clínico, porém, com a implementação da revascularização precoce, percutânea ou cirúrgica, associado ao tratamento medicamentoso otimizado (inotrópicos- dobutamina associados a vasodilatadores ou vasopressores como a noradrenalina ou dopamina, lembrando que levosimendan e vasopressina não alteraram a mortalidade nesse grupo), a mortalidade pode diminuir para cerca de 20 a 40%. O emprego da classificação de Killip,

descrita no tabela 2, permite avaliar a condição clínica na admissão hospitalar e no prognóstico do paciente, já a classificação de Forrester pode ser feita em casos selecionados, através da instalação do cateter de Swan-Ganz, a partir dos valores fornecidos, como mostra a tabela 3.

PARÂMETROS	CLASSE	ÓBITO (%)
Sem sinais de IC	I	2-3
IC discreta (estertor bibasal, B3, turgência jugular patológica)	II	8-10
Edema agudo de pulmão	III	20-25
Choque cardiogênico	IV	45-70

Tabela 4 – Classificação de Killip e Kimball

CLASSIFICAÇÃO HEMODINÂMICA DE FORRESTER		
Subgrupo	Pressão capilar pulmonar (mmHg)	Índice Cardíaco (l/min/m²)
I – Sem congestão pulmonar e normoperfusão periférica	< 18	> 2,2
II – Com congestão pulmonar e normoperfusão periférica	> 18	> 2,2
III – Sem congestão pulmonar e hipoperfusão periférica	< 18	< 2,2
IV – Com congestão pulmonar e hipoperfusão periférica	> 18	< 2,2

Tabela 14.5 – Classificação de Forrester (Perfil III – IAM de VD, Perfil IV – Choque cardiogênico clássico)

Complicações mecânicas

Aparecem com maior frequência após IAM C/SST. Considerando-se todos os tipos de ruptura, seja de septo, parede livre ou músculo papilar como um grupo único, são responsáveis por aproximadamente 15% de todas as mortes ocorridas no infarto agudo. Em relação ao tempo de aparecimento, as rupturas geralmente ocorrem nos primeiros 14 dias de evolução do IAM, com dois picos de incidência: nas primeiras 24 horas e entre o terceiro e quinto dias de evolução. Pacientes de alto risco para complicações mecânicas: idosos (> 60 anos), Killip II-IV, DAC triarterial, IAM de parede anterior, tempo de isquemia prolongada.

Baseado em dados de literatura constatou-se, também, que o método de reperfusão tem influência importante, pois a reperfusão por fibrinolítico leva a maior hemorragia no local do infarto, maior injúria de reperfusão e menor patência do vaso envolvido. Esses fatos poderiam explicar a maior incidência de ruptura encontrada com terapia fibrinolítica, em relação à ICP primária, porém há redução na incidência de complicações mecânicas quando se compara reperfusão (química ou mecânica) do que sem reperfusão.

- **Ruptura completa ou incompleta do músculo papilar:** ocorre em 1-3% dos IAM, músculo papilar mais acometido é o posteromedial, devido a irrigação única de coronária direita (ramo descendente posterior) ou pela circunflexa. O quadro clínico se dá pela súbita apresentação de congestão pulmonar, dispnéia aguda, deterioração hemodinâmica, ao exame físico pode ocorrer ou não sopro devido a insuficiência mitral aguda, sendo que o ecocardiograma confirmará o diagnóstico. Pelo Swan-Ganz há presença de onda V gigante na pressão capilar pulmonar e não há salto oximétrico de AD para VD. Tratamento é a pronta estabilização clínica com inotrópicos (dobutamina), vasodilatadores endovenosos (nitroglicerina ou nitroprussiato) para redução da pós-carga, diuréticos endovenosos, balão intra-aórtico (BIA) como ponte para a cirurgia.

- **Ruptura do septo interventricular:** incidência de 1 a 3%, com redução para 0,2 a 0,3% na era da reperfusão coronariana. Ocorre com maior frequência entre o 3° e o 5° dia pós infarto sem reperfusão. Nos pacientes tratados com fibrinolítico há maior precocidade na sua apresentação (primeiras 24 horas). O quadro clínico se dá por dor torácica, dispneia, hipotensão, apresentando no exame físico sopro holossistólico rude (principalmente na BEE baixa), frêmito, edema agudo pulmonar. Ao ecocardiograma doppler há presença de shunt esquerda-direita através do septo, sendo confirmado pelo cateterismo, podendo também evidenciar salto oximétrico do AD para o VD no CATE de câmaras direitas. Tratamento deve ser feito com estabilização clínica (inotrópicos, vasodilatadores, BIA) e cirurgia o mais precoce possível (evolução mais favorável quanto antes for feita a correção cirúrgica).

- **Ruptura de parede livre:** a ruptura da parede livre do ventrículo tem incidência de 0,8 a 6,2% dos IAM, e está presente em cerca de 10% dos pacientes que morrem de IAM na fase hospitalar. É mais frequentemente observada em idosos, mulheres, em pacientes que cursam com hipertensão arterial sistêmica durante a fase aguda inicial do IAM, naqueles com circulação colateral ausente e quando se utilizou a terapia fibrinolítica com mais de 14 horas de evolução do início dos sintomas. É sete vezes mais frequente no VE que no VD, e na maioria dos casos está associada a infarto transmural extenso, com envolvimento da parede anterior ou da lateral, cuja área de irrigação vem da artéria coronária descendente anterior. A ruptura pode levar a hemopericárdio e morte por tamponamento cardíaco. A atividade elétrica sem pulso (AESP) em pacientes com IAM pela primeira vez e sem insuficiência cardíaca prévia tem alta acurácia preditiva (95%) para o diagnóstico de ruptura da parede livre do VE. O ecocardiograma à beira leito faz o diagnóstico de ruptura ou evidencia a presença de derrame pericárdico, com ou sem tamponamento. O tratamento é cirurgia de emergência e quanto mais precoce melhor o prognóstico.

- **Aneurisma de VE:** aneurisma do VE é encontrado em menos de 5% pós-IAM, sendo mais frequente em infartos de parede anterior, aparecendo mais frequentemente em pacientes com pouca circulação colateral e infartos mais extensos. O ECG costuma apresentar persistência do supradesnivelamento do ST. A ecocardiografia é um ótimo exame para identificar a presença do aneurisma e detectar ou não trombo cavitário. O tratamento cirúrgico do aneurisma do VE encontra indicação basicamente em situações como: arritmia ventricular refratária ao tratamento farmacológico ou ablação por radiofrequência, no tromboembolismo recorrente, apesar da terapêutica anticoagulante adequada e choque cardiogênico refratário à terapêutica clínica.

Estratificação do risco após IAMC/SST

A estratificação do risco após IAM é feita durante a internação hospitalar. Pacientes tratados com angioplastia primária podem ter alta sem estratificação adicional, pois já realizaram cineangiocoronariografia. Pacientes tratados com trombolíticos ou sem tratamento por reperfusão deveriam ser investigados em conformidade com a tabela 2.

Tratamento específico para pacientes COM AI/ IA SSST

Estratificação de risco precoce

O tratamento de pacientes com AI/IAM SSST exige estratificação de risco precoce para evitar resultados adversos (morte, infarto, reinfarto, acidente vascular, revascularização urgente e re-internação para SCA). Este processo é essencial para a definição das melhores estratégias terapêuticas. Foram desenvolvidos vários instrumentos para a estratificação de risco desses pacientes, como os **escores GRACE** (Tabela 3), **PURSUIT e TIMI** (Tabela 4) e a classificação da *American Heart Association/American College of Cardiology* (Tabela 5).

ESTRATIFICAÇÃO DO RISCO APÓS IAM C/SST

Estratificação	Invasiva	Não-invasiva
,	Opcional	Ideal
Pacientes de alto risco*	Ideal	Inadequada
Tempo	Primeiros dias	Teste de esforço (sub-máximo ou restrito a sintomas) ou teste por imagem, antes da alta (5 a 7 dias)

*Isquemia recorrente, disfunção ventricular (FE < 40%), teste não-invasivo positivo para isquemia, complicação mecânica, instabilidade hemodinâmica ou elétrica (disritmias ventriculares sustentadas etc.) revascularização prévia ou diabete.

Tabela 14.6 – Estratificação do risco após IAM C/SST

ESTRATIFICAÇÃO PRECOCE DO RISCO EM AI/IAMSSST OU IAM C/SST (GRACE)

Idade
Frequência cardíaca (FC)
Desvio do segmento ST
Creatinina
Parada cardíaca na admissão
Pressão arterial sistólica
Alteração dos marcadores de necrose miocárdica
Insuficiência cardíaca (IC) – KILLIP

Tabela 14.7 - Escore de risco Grace, serve tanto para estratificar risco em síndrome coronariana com supra como sem supra de ST, sendo superior ao TIMI na SCA sem supra de ST. Estratifica o risco de mortalidade intra hospitalar e também de morte e infarto em 6 meses. Risco de morte intra hospitalar: ≤ 108 (baixo risco); 109-140 (intermediário risco); > 140 (alto risco).

*Frase para memorizar: Ida frequenta eSTa creche para pressionar marcando In Cima.

VARIÁVEIS DO ESCORE TIMI DE RISCO

Idade superior a 65 anos
Presença de pelo menos 3 fatores de risco tradicionais para DAC (sexo masculino, história familiar, hiperlipidemia, diabetes, tabagismo, hipertensão, obesidade).
Estenose coronária prévia > 50%
Uso de aspirina nos 7 dias anteriores
Presença de desnivelamento do segmento ST quando do ECG na admissão
Pelo menos 2 episódios de angina nas últimas 24 horas
Marcadores cardíacos séricos bioquímicos elevados

Tabela 14.8 – Cada variável acima recebeu 1 ponto. O escore de risco é igual à somatória de pontos (0-7). Pacientes que obtêm um escore de risco TIMI ≥ 3, aqueles que se encaixam na coorte de intermediário a alto risco (AHA/ACC), Grace > 140, são os pacientes que dada a gravidade de seu quadro exigem um tratamento mais agressivo por estratégia invasiva precoce.

Síndromes Coronarianas Agudas

ESTRATIFICAÇÃO PRECOCE DO RISCO EM AI/ IAMSSST				
Características	**Baixo risco**	**Risco intermediário**	**Alto risco**
História		IM anterior, doença vascular periférica, ponte de safena ou uso anterior de AAS	Tempo acelerado dos sintomas de isquemia nas 48 horas precedentes
Dor e achados clínicos	Novo episódio ou dor progressiva (CSS CF III ou IV*) nas últimas duas semanas com alta ou moderada probabilidade de DAC	Idade = 70-75 anos Dor em repouso > 20 minutos, revertida. Dor em repouso < 20 minutos.	Idade > 75 anos Dor em repouso prolongada, continuada (>20 min). Edema pulmonar; B3 ou crepitação, hipotensão, bradicardia ou taquicardia. Novo sopro ou piora de regurgitação mitral.
Alterações ECG	ECG normal	Inversão da onda T > 0.2 mV Ondas Q patológicas	Angina em repouso com desnivelamento temporário do segmento ST de 0,5 mm. Novo ou suposto, bloqueio de ramo. Taquicardia ventricular sustentada.
Marcadores bioquímicos CKMB, troponina	Normal	Levemente elevada	Elevada

Tabela 14.9 – Risco de morte/IM – Basta um dos fatores descritos para determinar a classificação mais grave ¬ adaptado de AHA/ACC).

Estratégia invasiva precoce *versus* conservadora

A estratégia invasiva precoce consiste em fazer um cateterismo cardíaco nas primeiras 24 a 48 horas após aparecimento dos sintomas. O seu benefício foi observado em pacientes de risco intermediário e nos de alto risco (escore de risco TIMI ≥ 3, ou alto risco na classificação AHA/ACC) com redução nos desfechos adversos quando comparados com a estratégia conservadora. O **estudo TACTICS-TIMI 18** demonstrou que morte, IAM não fatal ou re-internação por SCA diminuía de 19,4% para 15,9%, com a estratificação invasiva (4 a 48 horas), lembrando que nesse estudo o benefício foi encontrado para os grupos TIMI ≥ 3 (intermediário e alto risco). A estratégia conservadora consiste em uma avaliação inicial não-invasiva, que compreende um ecocardiograma para determinação da função do ventrículo esquerdo, seguida de uma prova de isquemia miocárdica (teste ergométrico, cintilografia do miocárdio ou ecocardiograma com dobutamina). Caso a prova de isquemia seja positiva, o paciente é submetido à cineangiocoronariografia.

Meta-análise com os **estudos TIMI-IIIB, VANQWISH, MATE, FRISC II, TACTICS-TIMI 18, RITA 3 e VINO**, evidenciou redução de re-hospitalização e reinfarto fatal e não fatal, para o braço de estratégia invasiva.

Apesar das controvérsias, as atuais diretrizes sugerem estratégia invasiva imediata em pacientes com isquemia recorrente refratária a medicação, complicações mecânicas, instabilidade hemodinâmica, arritmias que estejam levando a risco de vida ou PCR, recorrentes alterações dinâmicas em onda T e segmento ST, principalmente supradesnivelamento intermitente de ST, insuficiência cardíaca aguda associada a angina.

Pacientes de baixo risco podem ser estratificados com testes estressores não invasivos como teste ergométrico, cintilografia do miocárdio ou ecocardiograma com dobutamina.

Conforme as diretrizes brasileiras os critérios de alta para pacientes de baixo risco nas primeiras 12 horas de estratificação são: sem dor, clinicamente estável, ECG normal ou sem alterações agudas, marcadores bioquímicos não elevados. Caso seja submetido a teste provocativo de isquemia, este deve se mostrar negativo.

A angiotomografia de coronárias cresceu muito nos últimos anos, nas diretrizes já é possível encontrar sua indicação no **cenário de suspeita de síndrome coronariana aguda de baixo/intermediário risco, eletrocardiograma normal ou não diagnóstico e marcadores de necrose miocárdica negativos**.

*Importante quanto aos exames estressores teste ergométrico, cintilografia do miocárdio ou ecocardiograma com dobutamina: devem ser realizados com pelo menos 48 horas de estabilidade hemodinâmica, ausência de isquemia ativa clínica ou eletrocardiográfica, ausência de novas ondas Q, ausência de sinais clínicos de insuficiência cardíaca, enzimas cardíacas normais. Lembrar que a cintilografia miocárdica apenas de repouso pode ser utilizada para casos em que o paciente se apresenta com dor torácica no pronto socorro, evidenciando ECG seja normal ou não-diagnóstico e de preferência que não haja histórico de IAM prévio (pois em caso de hipocaptação poderia ser por cicatriz de IAM antigo). A injeção do radiofármaco (de preferência sestamibi) deve ser realizada em repouso, enquanto o paciente está sintomático (excepcionalmente após o término dos sintomas), e as imagens obtidas até seis horas após, assim em caso de resultado negativo para isquemia, já que o teste possui alto valor preditivo negativo, será alta a probabilidade de o paciente não estar tendo síndrome coronariana aguda. O objetivo desta cintilografia em repouso é dar diagnóstico e conduta em menos de 12 horas da chegada do paciente no hospital.

Inibidores de agregação plaquetária

O estudo CURE avaliou a eficiência e segurança da combinação de clopidogrel e AAS, comparando com AAS mais placebo em 12.562 pacientes com AI/IAM SSST. Essa associação reduziu em 20% o risco do desfecho composto (morte cardiovascular, IAM e AVC), se devendo a redução de IAM. Pacientes submetidos a angioplastia com implante de stent tiveram redução de 30% no risco. No estudo CURE o clopidogrel/placebo era dado de 3 a 12 meses (média de 9 meses). Sabe-se também que houve aumento no número de sangramento no grupo AAS + clopidogrel em comparação ao AAS + placebo.

Em relação ao ticagrelor e o prasugrel, os estudos **PLATO E TRITON** respectivamente, incluíram também pacientes com AI/IAMSSST, evidenciando os benefícios já citados.

Estudos prévios com iGpIIb/IIIa confirmaram redução significativa de eventos adversos nos pacientes de alto risco com AI/IAMSSST (níveis altos de troponina, isquemia persistente e escore de risco TIMI > 4). O maior benefício ocorreu em pacientes submetidos à angioplastia (cerca de 40% de redução do risco de IAM ou morte). **O estudo CAPTURE** avaliou o efeito de abciximab em pacientes com angina instável. Abciximab reduziu o desfecho combinado de mortalidade, infarto do miocárdio ou revascularização urgente de 15,9% para 11,3% em 30 dias. Da mesma forma, o **PRISM e PRISM-PLUS** demonstraram uma redução de cerca de 43% no risco de eventos adversos após AI/IAMSSST (morte ou IAM não fatal) no período de 7 dias, com base nessas evidências o uso de iGpIIb/IIIa apresenta classe I de recomendação nessas situações: abciximabe ou tirofiban em pacientes de alto risco quando se opta por não ministrar tienopiridínicos, assim como, adição de um inibidor da GP IIb/IIIa em pacientes com baixo risco hemorrágico, sob dupla antiagregação plaquetária, submetidos à ICP de alto risco (presença de trombos, complicações trombóticas da ICP).

Anticoagulação em IAMSSST: HNF, HBPM e outras medicações

Uma meta-análise comparando heparina não fracionada (HNF) associada ao AAS versus AAS isolado mostrou redução de 33% em óbito e infarto agudo do miocárdio nos pacientes após AI/IAMSSST. A HBPM tem biodisponibilidade aumentada e vida media mais longa do que a HNF. Nas **pesquisas ESSENCE e TIMI 11B** a enoxaparina foi superior à HNF e é a HBPM de escolha para AI/IAM SSST. Heparina não fracionada: 60 UI/kg (ataque) EV, máximo de 5.000 UI, seguido por infusão contínua de 12 UI/kg/hora, máximo inicial de 1.000 UI/hora, durante um período mínimo de 48 horas. Manter TTPa de 1,5 a 2,5 vezes o valor de controle, no caso da enoxaparina 1mg/kg SC 12/12 horas (se >75 anos, 0,75mg/kg SC 12/12 horas; se ClCr < 30ml/min, 1mg/kg SC 1x/dia), lembrando que a dose de 30mg EV é feita em casos selecionados A enoxaparina também é feita por 8 dias ou até a alta hospitalar ou angioplastia da artéria culpada. No caso do fondaparinux 2,5mg SC 1x/dia, quando comparado com a enoxaparina foi não inferior e obteve menores taxas de sangramento, como observado no estudo OASIS 5.

- Deve ser feita infusão de bolus de heparina não fracionada antes do ICP (risco de trombose de cateter).
- Normalmente em unidades de emergência iniciamos fondaparinux para paciente que pontuem como sendo de alto risco de sangramento. Em pacientes que permanecerão em tratamento clínico, manter anticoagulação por 8 dias ou até a alta hospitalar ou até angioplastia da lesão culpada.
- O estudo Synergy mostrou que mais importante que a escolha de qual heparina usar na SCASEST, é não alterar o tipo de heparina durante a internação (aumento de sangramento).

Escolha de heparina para combinação com inibidor GP IIB/IIIA

Até o momento, terapias múltiplas são usadas no tratamento de pacientes com AI/IAMSSST. A segurança e eficácia da HBPM ou da HNF combinada com GpIIb/IIIa foi recentemente comprovada. O **estudo SYNERGY** comprovou que HNF e enoxaparina reduzem desfechos adversos (morte/IAM/ isquemia do miocárdio) nesse cenário, de modo semelhante.

Conclusão

Nas últimas décadas, a compreensão da fisiopatologia da SCA e de seu tratamento evoluiu de maneira substantiva. Esforços para melhorar a sobrevida no IAM C/SST fundamentaram-se em estratégias de reperfusão. Um diagnóstico precoce e uma estratificação de risco adequada foram considerados os pontos principais do tratamento para pacientes com AI/IAMSSST.

Questões de Treinamento

Título de Especialista em Cardiologia – 2013
1. Paciente do sexo masculino, 65 anos, inicia quadro de dor torácica típica, no domicílio, de forte intensidade, associada à irradiação para membro superior esquerdo e sudorese, porém só procura atendimento médico 14 horas após o quadro, quando a dor já havia cessado.
ECG revela supradesnivelamento do segmento ST de aproximadamente 1mm nas derivações D2, D3 e aVF, com inversão de onda T e onda Q patológica nas mesmas derivações. O exame cardíaco inicial não mostrou alterações significativas. No segundo dia, leve sopro sistólico tardio é ouvido no ápice e, no terceiro dia, esse sopro aumentou até 3/6. O paciente iniciou quadro de dispneia, e a radiografia de tórax mostrou redistribuição vascular pulmonar. A explicação mais provável para o quadro deve ser:
a) rompimento do músculo papilar anterior.
b) rompimento das cordas tendíneas.
c) infarto do músculo papilar posterior.
d) infarto do músculo papilar anterior.
e) infarto de ventrículo direito.

Título de Especialista em Cardiologia – 2013
2. Paciente do sexo masculino, 48 anos, diabético, hipertenso e tabagista. Atendido em emergência com quadro de precordialgia intensa. O ECG demonstrava supradesnível nas paredes anterior e lateral. Evoluiu com hipotensão arterial. Encaminhado ao setor de hemodinâmica com duas horas de evolução, a angiografia demonstrava suboclusão proximal com lesão longa em artéria descendente anterior. Foi submetido à angioplastia primária com implantes de *stent* farmacológico, com sucesso. No que se refere a este caso, pode-se afirmar que:
a) o implante de *stent* farmacológico apresenta resultado tardio com menor taxa de revascularização do vaso alvo do que os *stents* não farmacológicos.
b) o implante de *stent* não farmacológico seria uma estratégia mais segura no que se refere à trombose tardia, e com necessidade de dupla antiagregação plaquetária por um período de tempo menor.
c) devido ao alto potencial de trombogenicidade com o uso dos *stents* farmacológicos, sobretudo em pacientes diabéticos, o emprego de trombólise prévia está indicado para diminuição de fenômenos embólicos tardios.
d) neste caso, o infarto agudo do miocárdio apresenta fisiopatologia com evidência de placas ateromatosas com menor grau de estenose e calcificação, não implicando menor reestenose com uso de *stents* farmacológicos.
e) devido ao alto potencial de trombogenicidade com o uso dos *stents* farmacológicos, sobretudo em pacientes diabéticos, o uso de trombólise prévia, associada aos inibidores da glicoproteína, contribui na diminuição de fenômenos embólicos tardios.

Título de Especialista em Cardiologia – 2013
3. Paciente do sexo masculino, 73 anos, atendido no serviço de emergência cardiológica, com o diagnóstico firmado de infarto agudo sem supradesnível do segmento ST. O escore de risco classificou-o como sendo de risco alto. No que se refere à recomendação da estratégia invasiva precoce, nas primeiras 24 horas, é INCORRETO afirmar que os candidatos a esta abordagem são pacientes com:
a) instabilidade hemodinâmica.
b) níveis elevados de troponina.
c) alterações no segmento ST nas primeiras 24 horas.
d) histórico prévio de revascularização no período de seis meses.
e) diabetes e angina progressiva relacionada aos mínimos esforços.

Título de Especialista em Cardiologia – 2013
4. O fármaco que reduz mortalidade no infarto agudo do miocárdio (IAM) é:
a) bloqueador do canal de cálcio.
b) trimetazidina.
c) clopidogrel.
d) hidralazina.
e) nitrato.

Título de Especialista em Cardiologia – 2012
5. Considere as seguintes afirmações em relação à tirofibana e assinale a alternativa CORRETA:
I. É um peptídeo sintético, que se liga de forma não competitiva às integrinas específicas do fibrinogênio.
II. Trombocitopenia é uma complicação incomum, mas que pode ser clinicamente importante.
III. Após finalizar infusão de tirofibana, o efeito antiplaquetário costuma reverter-se em cerca de quatro horas.

a) Apenas I e II estão corretas.
b) Apenas I e III estão corretas.
c) Apenas II e III estão corretas.
d) Todas estão corretas.
e) Todas estão erradas.

Título de Especialista em Cardiologia – 2012
6. Sobre o ácido acetilsalicílico (AAS), considere as seguintes afirmações e assinale a alternativa CORRETA:
I. A vida média das plaquetas é cerca de dez dias e a reação do AAS com a ciclo-oxigenase é irreversível.
II. As doses atualmente recomendadas de AAS em pacientes com síndrome coronariana aguda é de 300 mg na admissão e durante o período de internação hospitalar.
III. Evidências sustentando a utilização do AAS como alternativa à anticoagulação na fibrilação atrial foram observadas com doses mínimas de 300 mg.
a) apenas I e II estão corretas.
b) apenas I e III estão corretas.
c) apenas II e III estão corretas.
d) todas estão corretas.
e) todas estão erradas.

Título de Especialista em Cardiologia – 2012
7. Todas as condições abaixo constituem contraindicações absolutas para trombólise em infarto do miocárdio, EXCETO:
a) sangramento interno em atividade (salvo menstruação).
b) dissecção aguda da aorta.
c) ressuscitação cardiorrespiratória não traumática.
d) traumatismo craniano recente.
e) acidente vascular encefálico hemorrágico.

Título de Especialista em Cardiologia – 2012
8. São verdadeiras as afirmativas sobre a intervenção coronária percutânea no infarto agudo do miocárdio com supradesnivelamento do segmento ST, EXCETO:
a) devem ser submetidos à ICP pacientes com sintomas iniciados há menos de 12 horas e com a viabilidade de efetivar o procedimento com retardo de menos de 90 minutos após o diagnóstico.
b) devem ser submetidos à ICP pacientes com sintomas iniciados há menos de três horas e com a viabilidade de efetivar o procedimento com retardo de menos de 150 minutos após o diagnóstico.
c) devem ser transferidos para um centro de cardiologia intervencionista os pacientes infartados com contraindicação formal à fibrinólise, com retardo superior a três horas do início dos sintomas, expectativa de realizar ICP primária em menos de 90 minutos e com disponibilidade logística, com retardo de deslocamento entre o centro diagnóstico e o intervencionista inferior a 120 minutos.
d) é desaconselhável submeter pacientes infartados a transferência para um centro de cardiologia intervencionista sem a devida preparação logística para a execução dessa prescrição e/ou diante de expectativa de retardo superior a 120 minutos.
e) devem ser submetidos à ICP de resgate pacientes que receberam fibrinólise e que exibem falência ventricular ou edema pulmonar ou arritmias que promovam o comprometimento hemodinâmico.

Título de Especialista em Cardiologia – 2012
9. Considere as seguintes afirmações em relação à tirofibana e assinale a alternativa CORRETA:
I. É um peptídeo sintético, que se liga de forma não competitiva às integrinas específicas do fibrinogênio.
II. Trombocitopenia é uma complicação incomum, mas que pode ser clinicamente importante.
III. Após finalizar infusão de tirofibana, o efeito antiplaquetário costuma reverter-se em cerca de quatro horas.
a) apenas I e II estão corretas.
b) apenas I e III estão corretas.
c) apenas II e III estão corretas.
d) todas estão corretas.
e) todas estão erradas.

Título de Especialista em Cardiologia – 2012
10. Nas síndromes coronarianas agudas, considere os fármacos e o uso proposto para cada um deles:
I. Antagonistas do cálcio diidropiridínicos em pacientes de risco intermediário com contraindicação ao emprego de betabloqueadores.
II. Clopidogrel em adição ao ácido acetilsalicílico.
III. Abciximabe pode ser usado em pacientes durante intervenção coronária percutânea.
Quais deles representam recomendação de grau I para manejo de síndromes coronárias agudas sem elevação do segmento ST?
a) apenas I.
b) apenas II.
c) apenas I e II.
d) apenas II e III.
e) I, II e III.

Título de Especialista em Cardiologia – 2012
11. Assinale a alternativa CORRETA em relação a pacientes com síndrome coronária aguda na sala de emergência:
a) eletrocardiograma sem alterações do segmento ST e onda T descarta síndrome coronária aguda.
b) presença de dor típica tem o maior valor preditivo de doença coronária aguda.
c) mioglobina é o atual padrão-ouro de necrose miocárdica.

d) teste ergométrico está indicado para pacientes com baixa probabilidade de doença, devido a seu alto valor preditivo positivo.
e) teste ergométrico está recomendado para pacientes com bloqueio de ramo esquerdo supostamente agudo.

Título de Especialista em Cardiologia – 2012
12. Há diversas medidas terapêuticas comuns às síndromes coronárias agudas com e sem elevação do segmento ST. Dentre as abaixo listadas, assinale a que NÃO contempla essa afirmativa:
a) angioplastia.
b) betabloqueadores.
c) trombolíticos.
d) ácido acetilsalicílico.
e) inibidores da enzima conversora da angiotensina.

Título de Especialista em Cardiologia – 2011
13. Quais das situações a seguir devem ser avaliadas como diagnóstico diferencial de síndrome coronariana aguda?
I. Miopericardite e tromboembolismo pulmonar.
II. Colecistite e pancreatite.
III. Espasmo esofagiano e pneumotórax.
a) apenas a opção I está correta.
b) apenas as opções I e II estão corretas.
c) apenas as opções I e III estão corretas.
d) apenas as opções II e III estão corretas.
e) as opções I, II e III estão corretas.

Título de Especialista em Cardiologia – 2010 Especial
14. Em relação à doença aterosclerótica, qual dos critérios seguintes isoladamente não é levado em consideração para a identificação de pacientes com alto risco de eventos coronarianos?
a) doença arterial cerebrovascular (acidente vascular cerebral isquêmico ou ataque isquêmico transitório).
b) diabetes *mellitus* tipo 1 ou 2.
c) doença arterial periférica.
d) espessamento intimal de carótidas.
e) doença aneurismática ou estenótica da aorta abdominal ou de seus ramos.

Título de Especialista em Cardiologia – 2010 Especial
15. Assinale a alternativa incorreta sobre infarto agudo do miocárdio complicado com insuficiência ventricular e choque cardiogênico.
a) o uso do cateter de monitorização hemodinâmica da artéria pulmonar (Swan-Ganz) está indicado em alguns casos, embora não seja esperado um efeito direto na mortalidade.
b) diuréticos de alça não devem ser utilizados nesta condição, pois então relacionados a hipotensão e piora da perfusão.
c) agentes inotrópicos positivos estão indicados para casos com pressões de enchimento elevadas, índice cardíaco baixo e hipotensão.
d) balão de contrapulsação aórtico pode auxiliar pacientes com choque refratário e angina persistente apesar da terapia farmacológica.
e) revascularização miocárdica pode ser instituída até 18 horas do início do choque, mas o benefício é maior se for realizada nas primeiras 6 horas.

Título de Especialista em Cardiologia – 2010 Especial
16. A característica da dor torácica é parte importante da avaliação de casos com suspeita de síndrome coronariana aguda. Assinale a alternativa em que todos os achados estão associados com maior probabilidade de a dor ser de origem isquêmica.
a) dor em opressão, irradiação para membro superior esquerdo, reproduzida à palpação.
b) dor em facada, irradiação para membros superiores e alívio com inclinação do tórax para frente.
c) dor em opressão, irradiação para ombro direito e náuseas.
d) dor semelhante à de infarto prévio e irradiação para região epigástrica e membros inferiores.
e) dor em queimação, piora com decúbito dorsal e alívio com ingestão de líquidos.

Título de Especialista em Cardiologia – 2010 Especial
17. Inúmeros estudos compararam os efeitos de diferentes fibrinolíticos nos desfechos clínicos de pacientes com infarto agudo do miocárdio com supradesnivelamento do segmento ST. Em relação à escolha dos fibrinolíticos, assinale a alternativa CORRETA:
a) os ensaios clínicos não mostraram diferença entre estreptoquinase e fibrinolíticos fibrino-específicos na mortalidade e em eventos hospitalares.
b) para pacientes com maior risco de sangramento, estreptoquinase seria o agente de escolha.
c) os agentes fibrino-específicos têm menor patência do vaso após 6 horas do início dos sintomas em comparação com a estreptoquinase.
d) apesar da menor incidência de sangramento, os agentes fibrinolíticos de segunda geração têm maior antigenicidade.
e) para pacientes com infarto inferior, sem marcadores de alto risco, tenecteplase teria relação custo/benefício mais favorável do que estreptoquinase.

Título de Especialista em Cardiologia – 2010 Especial
18. Considere as condições listadas a seguir para intervenção coronariana percutânea em pacientes com angina estável ou isquemia miocárdica silenciosa conforme as diretrizes da Sociedade Brasileira de Hemo-

dinâmica e Cardiologia Intervencionista. Para quais delas ha indicação da intervenção?

I. Angina limitante a despeito de tratamento medicamentoso otimizado em pacientes uni ou multiarteriais, com anatomia favorável a intervenção e com baixo risco de complicações.

II. Arritmia ventricular potencialmente maligna inequivocamente associada a isquemia miocárdica em pacientes uni ou multiarteriais, com anatomia favorável a intervenção e com baixo risco de complicações.

III. Angina limitante a despeito de tratamento medicamentoso otimizado em pacientes com estenose grave de tronco da coronária esquerda, não elegíveis para cirurgia de revascularização miocárdica.

a) apenas para I.
b) apenas para II.
c) apenas para III.
d) apenas para I e II.
e) para I, II e III.

Título de Especialista em Cardiologia – 2010 Especial
19. Considere as condições a seguir. Quais delas constituem indicação de angiocoronariografia para pacientes com angina estável?

I. Sintomas ou isquemia refrataria a despeito de tratamento medicamentoso otimizado.

II. Cintilografia miocárdica com isquemia inferobasal e fração de ejeção de 55%.

III. Eletrocardiograma de esforço sugestivo de isquemia miocárdica e com escore de Duke de 10.

a) apenas I.
b) apenas II.
c) apenas III.
d) apenas I e II.
e) I, II e III.

Título de Especialista em Cardiologia – 2008
20. Homem de 68 anos, com quadro de síndrome coronariana aguda, chegou à emergência com a seguinte apresentação clínica: eletrocardiograma com infradesnivelamento de 1 mm na parede anterior, marcadores miocárdicos normais (duas dosagens) e três episódios de dor desde o despertar. Referiu ser tabagista, hipertenso e dislipidêmico (controle apenas com dieta). A probabilidade de morte, infarto ou revascularização de urgência em 14 dias:

a) cai para menos de 2% com marcadores miocárdicos normais.
b) situa-se entre 5 e 10%.
c) é de 20%.
d) é de 40%.
e) é superior a 50%.

Título de Especialista em Cardiologia – 2008
21. Qual das medidas a seguir para o tratamento inicial de síndrome coronariana aguda sem supradesnivelamento do segmento ST demonstrou claramente, em ensaios clínicos, ser eficaz em diminuir eventos coronarianos?

a) uso intravenoso de nitrato nas primeiras horas do início da dor.
b) associação de clopidogrel e ticlopidina.
c) utilização de bloqueadores do cálcio (verapamil ou diltiazem).
d) uso de heparina de baixo peso molecular.
e) utilização de inibidores da enzima conversora da angiotensina II.

Título de Especialista em Cardiologia – 2008
22. Qual dos critérios bioquímicos a seguir estabelece o diagnóstico de necrose miocárdica na síndrome isquêmica miocárdica instável?

a) dosagem de CK-MB atingindo 1,5 vez o limite de normalidade em apenas uma amostra nas primeiras 24 horas.
b) dosagem de troponina T ou I acima dos valores de normalidade necessariamente em duas amostras nas primeiras 24 horas.
c) dosagem de mioglobina acima dos valores de normalidade em apenas uma amostra nas primeiras 8 horas.
d) dosagem de CK-MB (mass**a**) acima dos limites de normalidade necessariamente em duas dosagens nas primeiras 12 horas.
e) na ausência de dosagem de CK-MB ou de troponinas, valores de CPK total acima da normalidade em apenas uma amostra nas primeiras 6 horas.

Título de Especialista em Cardiologia – 2008
23. Homem de 52 anos chegou à emergência de um hospital comunitário com infarto agudo do miocárdio (IAM) na parede inferior. Clinicamente, apresentava-se em Killip I. Os sintomas haviam iniciado há 40 minutos. Qual a estratégia de tratamento mais adequada, considerando-se que o centro de referência para hemodinâmica encontra-se a 120 minutos de viagem?

a) encaminhar o paciente imediatamente ao centro capacitado para realização de angioplastia primária.
b) administrar trombolíticos e providenciar a imediata transferência do paciente ao centro capacitado para realização de angioplastia primária.
c) utilizar inibidor da glicoproteína IIb/IIIa e encaminhar o paciente ao centro capacitado para realização de angioplastia facilitada.
d) por ser o IAM de baixo risco para complicações, tratar o paciente sem estratégia de reperfusão, evitando-se os riscos do uso de trombolítico em local com poucos recursos ou os riscos de transporte.

e) administrar trombolítico imediatamente, com posterior estratificação de risco conforme a evolução do paciente.

Título de Especialista em Cardiologia – 2008
24. Homem de 48 anos recebeu alta após cinco dias de internação por infarto da parede inferior sem complicações, tendo sido tratado com reperfusão mecânica e colocação de *stent* na coronária direita. Vinha fazendo uso de medicações para prevenção secundária. Qual a orientação para a retomada das atividades sexuais?
a) restringir a atividade sexual por um período de 30 dias.
b) restringir o uso de sildenafil devido a interações com as medicações utilizadas para prevenção secundária.
c) por ser o quadro clínico estável e de baixo risco, liberar o paciente para atividades sexuais
d) considerando que a resposta hemodinâmica à atividade sexual usual equivale a 8 METS, realizar teste ergométrico submáximo antes da liberação.
e) aguardar a evolução e a próxima consulta para abordar essa questão, evitando, assim, o aumento do estresse no período imediato após a alta.

Título de Especialista em Cardiologia – 2008
25. No que se refere à indicação da angioplastia primária para reperfusão no infarto agudo do miocárdio, considere as assertivas a seguir:
I. Em comparação com a trombólise, a angioplastia primária proporciona maior possibilidade de restabelecimento do fluxo coronariano, sendo a estratégia com implante de *stents* a preferencial.
II. O uso adjunto de inibidores da glicoproteína IIb/IIIa confere resultados superiores na redução das taxas de mortalidade.
III. A transferência do paciente para tratamento em centros especializados e dotados de serviços de hemodinâmica deve ser considerada, independentemente do tempo de evolução dos sintomas.
Quais são corretas?
a) apenas I.
b) apenas II.
c) apenas III.
d) apenas I e III.
e) I, II e III.

Título de Especialista em Cardiologia – 2008
26. Em relação ao choque cardiogênico após infarto agudo do miocárdio, considere as assertivas a seguir:
I. É a principal causa de morte após terapia fibrinolítica em pacientes com infarto agudo do miocárdio com supradesnivelamento do segmento ST.
II. A necrópsia mostra comprometimento severo de uma única coronária na maioria dos pacientes.
III. Ocorre independentemente do sucesso da terapia trombolítica no infarto agudo do miocárdio.

Quais são corretas?
a) apenas I.
b) apenas II.
c) apenas III.
d) apenas I e II.
e) I, II e III.

Título de Especialista em Cardiologia – 2008
27. Paciente com insuficiência renal dependente de hemodiálise vem ao pronto-socorro com queixa de dor torácica tipo isquêmica e infradesnivelamento do segmento ST ao ECG. Como deve ser a prescrição de antitrombínicos e antitrombóticos para esse paciente?
a) o clopidogrel não está indicado, por ser um paciente de baixo risco.
b) o uso do clopidogrel implica ajuste da dose de ataque para 75% menor que a habitual.
c) por falta de evidências, não é necessário um ajuste na dose de heparina não fracionada.
d) deve-se optar por enoxaparina, por ser mais segura em pacientes com insuficiência renal.
e) a dose inicial de ácido acetilsalicílico deve ser dobrada.

Título de Especialista em Cardiologia – 2008
28. Segundo a Diretriz da Sociedade Brasileira de Cardiologia (SBC) sobre IAM qual(ais) das afirmativas a seguir constitui(em) indicação(ões) classe I para o uso de balão intra-aórtico?
I. Choque cardiogênico que não reverte rapidamente com medicamentos para estabilização do paciente antes de procedimentos intervencionistas.
II. Arritmia ventricular de difícil controle, com instabilidade hemodinâmica.
III. Em pacientes com grande área de miocárdio acometida, com ou sem isquemia residual.
a) somente I está correta.
b) somente II está correta.
c) somente III está correta.
d) I e II estão corretas.
e) todas estão corretas.

Título de Especialista em Cardiologia – 2008
29. O exame ecocardiográfico pode ser utilizado para avaliação das complicações do infarto agudo do miocárdio. Das alternativas a seguir, qual não representa uma complicação tardia do infarto observada ao ecocardiograma?
a) ruptura miocárdica.
b) expansão do infarto.
c) aneurisma do ventrículo esquerdo.
d) derrame pericárdico.
e) insuficiência mitral funcional.

Título de Especialista em Cardiologia – 2008
30. Mulher de 55 anos chega ao pronto-socorro com dor precordial iniciada há 8 horas.
O ECG demonstra elevação de 3 mm do segmento ST em derivações inferolaterais. A paciente está hemodinamicamente estável e, após receber medidas iniciais de tratamento, refere melhora significativa do desconforto precordial. O hospital não dispõe de laboratório de hemodinâmica. Qual a conduta mais adequada nesse caso?

a) havendo possibilidade de transferi-la para um local onde possa ser feita angioplastia primária e desde que o tempo de transferência seja inferior a 90 minutos, o tratamento percutâneo é a melhor opção.
b) angioplastia primária não é a melhor opção de tratamento, uma vez que a paciente encontra-se assintomática e já se passaram mais de 6 horas desde o início da dor precordial.
c) enquanto não for completamente afastada a possibilidade de dissecção aguda da aorta, nenhuma forma de revascularização miocárdica deve ser tentada.
d) feita a opção pela transferência da paciente para a realização de cateterismo cardíaco de urgência, é altamente indicada a administração prévia de trombolítico por via intravenosa, o que facilitará a angioplastia coronariana e poderá trazer importantes benefícios clínicos.
e) por se tratar de um caso de infarto agudo do miocárdio inferolateral com 8 horas de evolução, em hospital que não dispõe de angioplastia transluminal coronariana primária, não se justifica uma perda adicional de tempo, devendo-se iniciar terapia fibrinolítica imediatamente.

Título de Especialista em Cardiologia – 2008
31. Mulher de 78 anos, hipertensa e diabética, apresentou quadro súbito de náuseas, dispneia e leve dor precordial, iniciado há 1 hora, após carregar um balde com água. Ao exame físico: DA = 150/80 mmHg, frequência cardíaca = 112 bpm. O ECG pode ser visto na figura a seguir. A melhor conduta a ser tomada neste caso é:

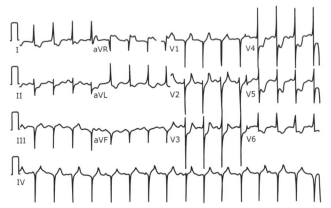

a) observação clínica até se verificar o resultado de duas dosagens de marcadores cardíacos e realizar ECG seriados.
b) internar a paciente em unidade coronariana e realizar trombólise imediata.
c) internar a paciente em unidade coronariana e medicá-la com betabloqueador, ácido acetilsalicílico e heparina de baixo peso molecular.
d) internar a paciente em unidade coronariana e medicá-la com betabloqueador, ácido acetilsalicílico, heparina de baixo peso molecular e clopidogrel.
e) internar a paciente em unidade coronariana e medicá-la com betabloqueador, ácido acetilsalicílico, heparina de baixo peso molecular e clopidogrel, solicitando coronariografia em até 48 horas.

Título de Especialista em Cardiologia – 2008
32. Homem de 68 anos procura o pronto-socorro com quadro de dor torácica epigástrica irradiada para o pescoço, acompanhada de dispneia e tontura, desencadeado após descarregar as compras do supermercado. A duração foi de 30 minutos e só melhorou com o repouso. Refere hipertensão e diabetes e que, há um ano, teve um acidente vascular cerebral sem sequelas. No momento, refere que a dor retornou com menor intensidade e já dura 20 minutos. Ao exame: PA = 150x100 mmHg; frequência cardíaca = 92 bpm. ECG pode ser visto na figura a seguir. Respectivamente, qual a hipótese diagnóstica mais provável e o risco de esse paciente morrer ou apresentar um infarto futuramente?

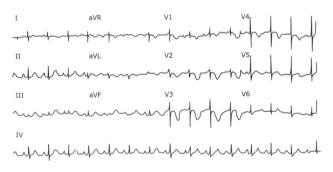

a) infarto agudo do miocárdio com supradesnivelamento – alto risco.
b) espasmo de esôfago – baixo risco.
c) angina instável – alto risco.
d) infarto agudo do miocárdio sem supradesnivelamento – risco moderado.
e) dissecção aguda de aorta – alto risco.

Título de Especialista em Cardiologia – 2008
33. Paciente tabagista, com quadro de dor torácica prolongada, tipo isquêmica, iniciada há 2 horas, chega ao pronto-socorro com sudorese. Refere hipertensão e

hipercolesterolemia em tratamento com ácido acetilsalicílico, sinvastatina e betabloqueador, tendo apresentado AVC isquêmico há dois meses. Realizou ECG, o qual pode ser visto na figura a seguir. Qual a conduta mais indicada em relação à terapia de reperfusão?

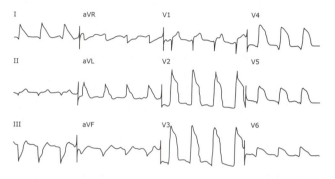

a) uso de fibrinolítico intravenoso.
b) realizar angioplastia primária, se disponível em menos de 60 minutos; caso contrário, optar pelo uso de fibrinolítico.
c) fazer angioplastia primária, mesmo que demore mais de 90 minutos.
d) utilizar fibrinolítico e fazer angioplastia de resgate.
e) não há indicação de terapia de reperfusão.

Título de Especialista em Cardiologia – 2008
34. O diagnóstico perioperatório de infarto do miocárdio, após uma cirurgia cardíaca, é considerado definitivo quando:
I. Novas ondas Q persistirem em ECG seriados.
II. Detectar-se uma nova anormalidade na contração segmentar do ventrículo esquerdo ao ecocardiograma.
III. Ocorrer elevação da CKMB acima de 20 UI/L.
a) apenas I está correta.
b) apenas II está correta.
c) apenas III está correta.
d) I e II estão corretas.
e) todas estão corretas.

Título de Especialista em Cardiologia – 2008
35. Homem de 56 anos, diabético, hipertenso e com dislipidemia é atendido com história de dor precordial intensa, irradiada para membro superior esquerdo, de início há 14 horas e com 2 horas de duração. ECG de admissão: ritmo sinusal, supradesnivelamento do segmento ST em derivações V1-V6 e bloqueio completo do ramo direito (BRD) novo. Ao exame físico: PA = 100/60 mmHg, frequência cardíaca = 98 bpm, ritmo cardíaco regular, sem sopros; ausência de ruídos adventícios. Qual deve ser a conduta mais apropriada neste caso?
a) iniciar tratamento clínico com ácido acetilsalicílico, betabloqueador e inibidor da ECA e contraindicar a reperfusão miocárdica.
b) a indicação da reperfusão coronária é classe I, devido à presença de BRD no ECG de admissão.
c) a indicação da reperfusão coronária é classe IIb e pode ser benéfica.
d) o tratamento medicamentoso é o único indicado neste caso, devido à demora do paciente em procurar atendimento.
e) o implante de um marca-passo provisório está indicado antes de se iniciar qualquer tratamento.

Título de Especialista em Cardiologia – 2007
36. Segundo a Diretriz da SBC (Sociedade Brasileira de Cardiologia) sobre infarto agudo do miocárdio, quais afirmativas seguintes constituem indicações classe I para o uso do balão intra-aórtico?
I. Choque cardiogênico que não reverte rapidamente com medicamentos; para estabilização do paciente antes de procedimentos intervencionistas.
II. Arritmia ventricular de difícil controle, com instabilidade hemodinâmica.
III. Em pacientes com grande área de miocárdio sob risco, com ou sem isquemia.
a) somente I está correta.
b) somente II está correta.
c) somente III está correta.
d) I e II estão corretas.
e) todas estão corretas.

Título de Especialista em Cardiologia – 2007
37. Em relação ao processo de aterogênese, pode-se afirmar que:
a) a disfunção endotelial ocorre apenas nas fases mais adiantadas da aterosclerose.
b) nos estágios iniciais, os macrófagos formam as células espumosas pela captação de triglicérides livres no espaço subendotelial.
c) o processo de oxidação da LDL no espaço subendotelial é fundamental para a formação da placa aterosclerótica.
d) placas ateroscleróticas com a capa fibrosa rica em colágeno estão mais propensas à instabilização.
e) a aterosclerose é uma doença de origem endotelial, decorrente de uma doença inflamatória aguda, como resposta a múltiplos mecanismos de agressão.

Título de Especialista em Cardiologia – 2007
38. Mulher de 78 anos, hipertensa e diabética, apresentou quadro súbito de náuseas, dispneia e leve dor precordial, iniciado há uma hora, após carregar balde com água. Sem sudorese ou quadro semelhante prévio. Ao exame: PA = 150/80 mmHg, frequência cardíaca = 112 bpm. ECG pode ser visto na figura a seguir. O melhor procedimento a ser seguido é:

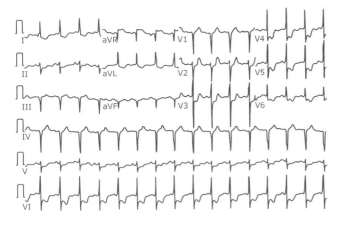

a) observação clínica até chegar o resultado de duas dosagens de marcadores cardíacos e realizar ECG seriados.
b) internar em unidade coronariana e realizar trombólise imediata.
c) internar em unidade coronariana e medicar com betabloqueador, ácido acetilsalicílico e heparina de baixo peso molecular.
d) internar em unidade coronariana e medicar com betabloqueador, ácido acetilsalicílico, heparina de baixo peso molecular e clopidogrel.
e) internar em unidade coronariana e medicar com betabloqueador, ácido acetilsalicílico, heparina de baixo peso molecular e clopidogrel, solicitando cinecoronariografia em até 48 horas.

Título de Especialista em Cardiologia – 2007
39. Em relação ao infarto do ventrículo direito (IVD), é correto afirmar que:
a) a elevação do segmento ST nas derivações eletrocardiográficas direitas é altamente específica e pouco sensível para o seu diagnóstico.
b) o diagnóstico diferencial do IVD inclui embolia pulmonar, pericardite constritiva e infarto agudo do miocárdio com insuficiência mitral.
c) o tratamento medicamentoso do IVD inclui terapia fibrinolítica, infusão de líquidos, ácido acetilsalicílico, morfina e drogas vasoconstritoras.
d) o estudo ecocardiográfico permite o diagnóstico diferencial entre o infarto do ventrículo direito e o tamponamento cardíaco.
e) a utilização de nitroglicerina intravenosa não é contraindicada nessa situação.

Título de Especialista em Cardiologia – 2006
40. Considerando as narrativas a seguir, sobre a síndrome coronariana aguda, é correto afirmar que:
a) os inibidores da glicoproteína IIb/IIIa orais representam uma estratégia terapêutica adequada nesta síndrome clínica
b) pacientes com síndrome coronariana aguda e proteína C reativa titulável elevada na admissão apresentam maior mortalidade hospitalar e pacientes que apresentam PCR-t elevada na alta hospitalar apresentam maior incidência de reinternação por angina ou infarto agudo do miocárdio em um ano
c) o estudo TIMI III evidenciou que pacientes com síndrome coronariana sem supra de segmento ST, que apresentavam bloqueio de ramo esquerdo (risco relativo 2,9), desnível de segmento ST de 0,5 mm (risco relativo 2,5) e inversão de onda T (risco relativo 1,8), tinham incidência elevada de morte e reinfarto em um ano
d) os ensaios clínicos ESSENCE (*The Efficacy and Safety of Subcutaneous Enoxaparin in Non-Q-wave Coronary Events*) e TIMI 11B (*Thrombolysis in Myocardial Infarction*) demonstraram que a enoxaparina 1 mg/kg duas vezes ao dia é superior à heparina não fracionada, com redução do risco relativo de eventos combinados de 15 a 20% em 15 dias, mas este efeito não permanece até a sexta semana após o evento

Paciente de 68 anos com desconforto em hemitórax esquerdo há uma semana, durante estresse no trabalho. Há 24 horas, apresentou desconforto mais intenso (5+/10+), com cerca de 10 minutos de duração. Nessa madrugada (5h30), foi acordado com intenso desconforto retroesternal (8+/10), acompanhado de mal-estar e náuseas. Utilizou atenolol 50 mg, com melhora parcial dos sintomas. Fatores de risco: HAS, dislipidemia, tabagista e com pai falecido por AVC aos 74 anos. Às 8h10, é atendido com desconforto em hemitórax esquerdo (2+/10) e são realizados ECG de repouso e coleta de amostra de sangue. O exame físico revela quarta bulha, ausência de sopros, pulmões limpos. PA = 165/88 mmHg; peso = 87 kg; altura = 1,73 m.

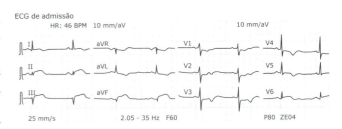

Tomando por base o caso apresentado, responda às questões de 2 a 4.
Título de Especialista em Cardiologia – 2006
41. Em relação ao quadro clínico descrito, pode-se afirmar que:
a) a história clínica e o ECG são suficientes para o diagnóstico e a conduta terapêutica iniciais.
b) a descrição clínica é compatível com angina estável, com evolução para síndrome coronariana aguda.
c) a estratificação no momento da admissão é compatível com grupo de alto risco para eventos adversos na fase intra-hospitalar.

d) a realização de ecocardiograma é necessária para o diagnóstico diferencial entre as diversas apresentações das síndromes coronarianas agudas e orientará a terapêutica inicial.

Título de Especialista em Cardiologia – 2006
42. Levando-se em consideração o ECG de admissão, a conduta terapêutica considerada incorreta é:
a) a manutenção do desconforto torácico e o ECG de admissão orientam para o início de terapia de reperfusão.
b) face às apresentações clínica e eletrocardiográfica, o tratamento independe da estratificação do risco para eventos adversos.
c) o uso de ácido acetilsalicílico está indicado nas síndromes coronarianas agudas com supradesnível e com infradesnível de ST.
d) a redução da intensidade da dor e o tempo decorrido desde o início do último episódio anginoso recomendam terapia antitrombótica simples com ácido acetilsalicílico até o resultado dos marcadores de necrose miocárdica.

Título de Especialista em Cardiologia – 2006
43. Considerando-se o caso descrito, é correto afirmar que:
a) os níveis tensionais contraindicam o uso de trombolíticos pelo risco de hemorragia intracerebral.
b) a realização de angioplastia como conduta inicial na admissão é superior ao tratamento clínico.
c) o uso de inibidores da glicoproteína IIb/IIIa está recomendado, pois reduz a morbimortalidade intra e extra-hospitalar.
d) a realização de coronariografia durante a internação é obrigatória para a estratificação do risco de eventos após a alta hospitalar.

Título de Especialista em Cardiologia – 2006
44. Infarto agudo do miocárdio, em indivíduos jovens, é uma complicação cardiovascular aguda que deve sempre incluir o abuso de cocaína no rol das possíveis etiologias. Dentre os mecanismos farmacológicos envolvidos na gênese da vasoconstrição coronariana induzida por esse alcaloide, inclui-se:
a) estimulação de receptores alfa-adrenérgicos.
b) aumento da síntese de oxido nítrico.
c) produção reduzida de endotelina.
d) recaptação ativa de serotonina.

Título de Especialista em Cardiologia – 2006
45. No contexto das síndromes coronarianas agudas (SCA), considere as seguintes afirmativas:
I. Na SCA sem supradesnível de ST, o uso de clopidogrel e de inibidores da glicoproteína IIb/IIIa é obrigatório.
II. Na SCA sem supradesnível de ST, a realização de coronariografia e revascularização miocárdica é benéfica, especialmente para os pacientes de alto risco.
III. Na SCA com supradesnível de ST, o uso de beta-bloqueadores, nitrato e inibidores da enzima de conversão da angiotensina está indicado, pois estas drogas reduzem a mortalidade hospitalar.
IV. Na SCA com supradesnível de ST, o uso de heparina é obrigatório na presença de fibrilação atrial, choque ou trombólise com estreptoquinase.
Pode-se afirmar que:
a) somente uma afirmativa está correta
b) todas as afirmativas estão corretas
c) duas afirmativas estão corretas
d) três afirmativas estão corretas

Título de Especialista em Cardiologia – 2005
46. A respeito do tratamento do infarto agudo do miocárdio com betabloqueadores intravenosos para pacientes sem contraindicações para seu uso, considere os benefícios abaixo:
I. Redução do tamanho do infarto, com menores níveis séricos dos biomarcadores cardíacos.
II. Redução da dor torácica e do desenvolvimento de arritmias ventriculares.
III. Diminuição dos níveis circulantes de ácidos graxos livres por antagonismo aos efeitos lipolíticos das catecolaminas.
Quais deles ocorrem quando o tratamento é instituído nas três primeiras horas após o início dos sintomas?
a) apenas I.
b) apenas II.
c) apenas III.
d) apenas I e III.
e) I, II e III.

Título de Especialista em Cardiologia – 2005
47. Na fisiopatogenia das síndromes coronarianas agudas, o elemento predominante é:
a) vasoespasmo decorrente da liberação de tromboxano A2 por plaquetas.
b) trombose decorrente da ruptura de placas de ateroma.
c) trombose decorrente da erosão superficial de placas de ateroma.
d) vasoespasmo por diminuição da síntese endotelial de acetilcolina.
e) oclusão arterial por trombose no interior de ateromas.

Título de Especialista em Cardiologia – 2005
48. Em pacientes com angina instável e infarto do miocárdio sem supradesnivelamento do segmento ST,

o *TIMI III Registry* identificou sete fatores de risco independentes. Dentre os fatores abaixo, assinale o que não se inclui nesse estudo:
a) diabete *mellitus*.
b) infradesnivelamento do segmento ST superior a 0,5 mm ao eletrocardiograma admissional
c) idade superior a 65 anos.
d) uso de ácido acetilsalicílico na semana anterior.
e) mais de dois episódios de angina nas últimas 24 horas.

Título de Especialista em Cardiologia – 2005
49. Inúmeros ensaios clínicos compararam as estratégias conservadora e invasiva em síndromes coronarianas agudas sem supradesnivelamento de segmento ST. Na presença de qual dos marcadores de risco abaixo há definida vantagem da terapia percutânea em termos de prevenção de desfecho composto por morte, infarto e re-hospitalização por síndrome coronariana aguda?
a) bloqueio do ramo direito.
b) diabete *mellitus*.
c) elevação de troponina nas primeiras 24 horas após a admissão hospitalar.
d) episódios de dor prolongada antes da chegada do paciente ao hospital.
e) presença de alterações em ondas T com mais de 0,1 mV.

Título de Especialista em Cardiologia – 2005
50. Um achado frequente ao exame cardiovascular de paciente na fase aguda de infarto do miocárdio é:
a) hiperfonese de segunda bulha.
b) hipofonese de primeira bulha.
c) desdobramento fixo de segunda bulha.
d) *ictus cordis* impulsivo.
e) terceira bulha.

Título de Especialista em Cardiologia – 2005
51. Quanto à conduta pré-hospitalar de infarto agudo do miocárdio, considere as assertivas abaixo:
I. Idade mais avançada, sexo feminino, baixo nível socioeconômico e história de angina estão entre os fatores que retardam a procura de recursos médicos.
II. Fibrinólise pré-hospitalar aumenta discretamente a sobrevida, mas é de difícil implementação.
III. Unidades de emergência bem equipadas e com pessoal treinado para este tipo de atendimento favorecem a evolução, mas a medida prioritária é a rapidez no transporte do paciente ao hospital.
Quais são corretas?
a) apenas I.
b) apenas II.
c) apenas I e II.
d) apenas II e III.
e) I, II e III.

Título de Especialista em Cardiologia – 2005
52. Assinale a assertiva incorreta em relação à trombólise no tratamento do infarto agudo do miocárdio:
a) agentes fibrinolíticos apresentam diferenças de eficácia muito discretas, por isso a vantagem econômica de estreptoquinase é fator ponderável na sua escolha para indivíduos com baixo risco de morte (mais jovens, com infartos de menor extensão).
b) o tempo transcorrido entre o início dos sintomas e a implementação do procedimento de reperfusão é fator crítico para os resultados obtidos.
c) hemorragia intracraniana é a mais séria complicação da terapia fibrinolítica, tendo frequência variável em função do agente prescrito.
d) pacientes com mais alto risco de morte são os que mais se beneficiam da trombólise
e) quando já transcorreram 4 a 12 horas do início dos sintomas, prefere-se reperfundir com alteplase acelerada, apesar do mais alto custo.

Título de Especialista em Cardiologia – 2005
53. Homem de 62 anos chega à sala de emergência com quadro sugestivo de infarto agudo do miocárdio. É realizada uma angiografia coronariana (imagem reproduzida a seguir). De acordo com a imagem, identifique o vaso comprometido:

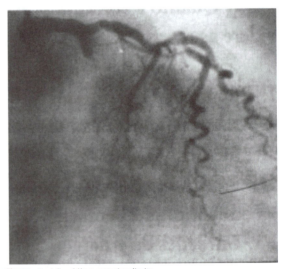

Figura – Posição oblíqua anterior direita.

a) artéria descendente anterior esquerda.
b) artéria coronária direita.
c) artéria circunflexa.
d) artéria coronária principal esquerda.
e) artéria descendente posterior.

Título de Especialista em Cardiologia – 2005
54. Em pacientes com dor torácica ou suspeita de infarto agudo do miocárdio, há indicação de dosagem de marcadores séricos de lesão miocárdica. Acerca

dos marcadores bioquímicos disponíveis, é correto afirmar que:
a) a determinação de atividade de CK-total e CK-MB é padrão-ouro para o diagnóstico de infarto agudo do miocárdio.
b) por questão de custo-efetividade, as medidas de troponinas cardíacas ou de CK-MB podem ser obtidas alternativamente a cada 8 ou 12 horas nas primeiras 24 horas do início dos sintomas para detecção de infarto agudo do miocárdio.
c) a troponina I apresenta meia-vida mais prolongada que a troponina T, sendo, portanto, o marcador de escolha para o diagnóstico tardio de infarto do miocárdio.
d) elevação nas dosagens de troponinas, CK-MB ou mioglobina acima do percentil 99 para população adulta normal é considerada anormal e compatível com diagnóstico de infarto agudo do miocárdio.
e) somente os níveis de mioglobina, mas não os das troponinas, sofrem alteração com o uso de terapia de reperfusão.

Título de Especialista em Cardiologia – 2004
55. Acerca dos mecanismos da trombose sobre placas instáveis que desencadeiam síndromes coronarianas agudas, está estabelecido que:
a) a trombose ocorre predominantemente sobre erosão endotelial superficial.
b) interferon-gama liberado por células T promove síntese de colágeno, inibindo o processo de ruptura de placa.
c) placas fibrosadas têm maior tendência à ruptura.
d) ruptura de placa é seguida por eventos clínicos na maioria dos casos.
e) metaloproteinases sintetizadas por macrófagos degradam colágeno, favorecendo a ruptura de placa.

Título de Especialista em Cardiologia – 2004
56. Assinale a assertiva correta em relação a pacientes que se apresentam com dor torácica na sala de emergência:
a) eletrocardiograma normal descarta síndrome coronariana aguda.
b) presença de dor típica tem o maior valor preditivo de doença coronariana aguda.
c) mioglobina é o atual padrão-ouro de necrose miocárdica.
d) teste ergométrico está indicado para pacientes com baixa probabilidade de doença, devido a seu alto valor preditivo positivo.
e) a maioria dos algoritmos para manejo dos casos de dor torácica recomenda observação de pelo menos 24 horas para pacientes com baixa probabilidade de doença coronariana.

Título de Especialista em Cardiologia – 2004
57. Há diversas medidas terapêuticas comuns às síndromes coronarianas agudas com e sem supra-desnivelamento do segmento ST. Dentre as abaixo listadas, assinale a que não modifica a recorrência de eventos isquêmicos na segunda condição (sem supradesnivelamento):
a) angioplastia.
b) betabloqueadores.
c) trombolíticos.
d) ácido acetilsalicílico.
e) inibidores da enzima conversora da angiotensina.

Título de Especialista em Cardiologia – 2004
58. Considere os fármacos e o uso proposto para cada um deles:
I. Antagonistas do cálcio di-hidropiridínicos em pacientes de risco intermediário com contraindicação ao emprego de betabloqueadores.
II. Clopidogrel ou ticlopidina em pacientes com contraindicação para ácido acetilsalicílico.
III. Abciximab em pacientes em pré-tratamento para intervenção coronariana percutânea.
Quais deles representam recomendação de grau A para manejo de síndromes coronarianas agudas sem supradesnivelamento do segmento ST?
a) apenas I.
b) apenas II.
c) apenas I e II.
d) apenas II e III.
e) I, II e III.

Título de Especialista em Cardiologia – 2004
59. Na maioria dos ensaios clínicos controlados por placebo que avaliaram o benefício de trombolíticos sobre a mortalidade associada a infarto agudo do miocárdio, a análise de subgrupos mostrou efeito homogêneo. O risco relativo e o intervalo de confiança para mortalidade, assinalados em cinza na figura a seguir, correspondem ao subgrupo de pacientes que apresentam:

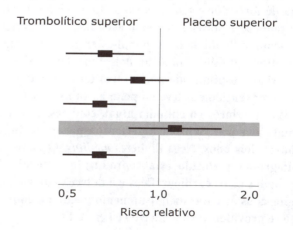

a) diabetes *mellitus*.
b) supradesnivelamento do segmento ST em parede inferior.
c) pressão sistólica inferior a 100 mmHg.
d) idade inferior a 55 anos.
e) infradesnivelamento do segmento ST.

Título de Especialista em Cardiologia – 2004
60. Considere as assertivas abaixo, relativas à análise conjunta dos diversos ensaios clínicos que compararam reperfusão por trombólise com reperfusão por cateter:
I. Pacientes tratados com terapia percutânea tiveram menor recorrência de infarto em seis meses.
II. Houve menor incidência de acidente vascular encefálico hemorrágico com reperfusão por cateter, mas incidência similar de acidentes vasculares encefálicos totais.
III. Houve tendência à redução de mortalidade antes da alta hospitalar com o tratamento percutâneo, mas sem significância estatística formal.
Quais são corretas?
a) apenas I.
b) apenas I e II.
c) apenas I e III.
d) apenas II e III.
e) I, II e III.

Título de Especialista em Cardiologia – 2004
61. Todas as condições abaixo constituem contraindicações absolutas para trombólise em infarto do miocárdio, exceto:
a) sangramento interno em atividade (salvo menstruação).
b) dissecção aguda da aorta.
c) ressuscitação cardiorrespiratória não traumática.
d) traumatismo craniano recente.
e) acidente vascular encefálico hemorrágico.

Título de Especialista em Cardiologia – 2003
62. Homem de 56 anos chega à emergência com queixa de forte dor constritiva no peito, iniciada durante o repouso 2 horas antes, com acentuação progressiva e acompanhada de intenso mal-estar geral. Informou ter tido episódio similar há dois anos, tendo sido, na ocasião, hospitalizado por infarto do miocárdio. Relata ter sentido dor leve no peito ao subir escadas nos dias anteriores ao episódio atual, com cessação imediata ao parar. Sabia-se hipertenso e parara de fumar havia dois anos. Nega diabetes *mellitus*. O eletrocardiograma realizado está reproduzido a seguir. Os achados eletrocardiográficos e a detecção de enzimas alteradas orientaram o tratamento imediato, enquanto se providenciava a internação em CTI.

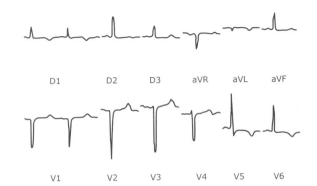

As condutas abaixo são fundamentadas por evidências de classe I quanto à redução da probabilidade de morte durante o atendimento hospitalar, exceto:
a) infusão intravenosa de trombolítico.
b) administração oral de ácido acetilsalicílico.
c) administração subcutânea de heparina de baixo peso molecular.
d) infusão intravenosa de heparina não fracionada.
e) realização de angioplastia coronariana com implante de *stent*, se possível.

Título de Especialista em Cardiologia – 2003
63. Ruptura de placa é o fenômeno central no desencadeamento da oclusão coronariana que leva à instalação de síndrome coronariana aguda. A esse respeito, considere as seguintes assertivas:
I. É fenômeno mais frequente nas primeiras horas da manhã, provavelmente em decorrência do ritmo circadiano de fatores associados, como pressão sistólica e níveis séricos de epinefrina e cortisol.
II. Trombos formados após a fissura, com menor quantidade de fibrina, tendem a associar-se com síndromes coronarianas agudas sem supradesnivelamento do segmento ST.
III. Ruptura de placas suboclusivas associa-se a menor dano miocárdico, na presença de circulação colateral.
Quais são corretas?
a) apenas I.
b) apenas II.
c) apenas III.
d) apenas I e III.
e) I, II e III.

Título de Especialista em Cardiologia – 2003
64. Atualmente se considera que rápida transferência para centros especializados e realização de angioplastia primária possam conferir melhor prognóstico a pacientes acometidos por infarto do miocárdio. Na impossibilidade de oferecer este tratamento, analise as seguintes abordagens:
I. Educação comunitária para pronto reconhecimento de síndromes coronarianas e busca imediata de atendimento.

II. Uso de trombolítico e ácido acetilsalicílico ainda no atendimento pré-hospitalar por equipe de saúde treinada em reconhecer infarto do miocárdio.
III. Administração intravenosa de lidocaína ainda no atendimento domiciliar.
Quais delas provavelmente diminuiriam a mortalidade por infarto do miocárdio na fase aguda?
a) apenas I.
b) apenas II.
c) apenas III.
d) apenas I e II.
e) I, II e III.

Título de Especialista em Cardiologia – 2003
65. Inúmeros ensaios clínicos randomizados, meta-análises e revisões sistemáticas evidenciaram benefício de inibidores da enzima conversora da angiotensina II (IECA) na fase aguda do infarto do miocárdio (IAM) e no período pós-infarto.
Com respeito a essa terapia, assinale o que os estudos foram incapazes de mostrar:
a) diferentes representantes desta classe farmacológica comportam-se de modo diverso em relação aos desfechos buscados.
b) há redução de mortalidade por IAM, devendo os IECAs serem administrados a todos os pacientes nas primeiras 24-36 horas.
c) no período após IAM, pacientes com insuficiência cardíaca ou disfunção ventricular esquerda (FE < 40%) têm benefício definido com o uso de IECA por tempo prolongado.
d) na fase aguda, o benefício maior foi observado no primeiro e segundo dias (1/3 das vidas salvas), sendo mais evidente nos pacientes de risco mais alto: Killip classes II e III.
e) os efeitos sobre mortalidade são aditivos aos de ácido acetilsalicílico e betabloqueadores.

Título de Especialista em Cardiologia – 2002
66. Mulher de 57 anos, fumante, obesa, com diabetes tipo 2, apresentou-se com quadro de angina instável de alto risco, adequadamente estabilizado com tratamento medicamentoso durante a hospitalização. Para controle da crise dolorosa, foi usado um nitrato. Assinale a assertiva incorreta em relação à indicação de nitratos nesta situação:
a) nitratos têm definido benefício na morbimortalidade de angina de peito instável.
b) nitratos podem ser administrados por vias sublingual e oral.
c) dinitrato de isossorbida demora mais a atuar por ser primeiramente biotransformado em mononitrato.
d) nitroglicerina é o representante de escolha, pois alia pronto início de ação à eficácia

e) apesar da vantagem farmacocinética, mononitrato não apresenta diferença de resposta clínica quando comparado a dinitrato de isossorbida.

Título de Especialista em Cardiologia – 2002
67. Paciente feminina, com 80 anos, apresentou angina instável grave. Hospitalizou-se, sendo então programada angioplastia com inserção de *stent* coronariano. Em função da análise conjunta de estudos que avaliaram especificamente pacientes em fase aguda de síndromes isquêmicas sem supradesnivelamento do segmento ST e submetidos a revascularização percutânea (EPIC, EPILOG e EPISTENT), decidiu-se utilizar o medicamento mais eficaz em reduzir morte, reinfarto e revascularização de urgência do vaso culpado em 30 dias, qual seja:
a) ácido acetilsalicílico.
b) clopidogrel.
c) heparina não fracionada.
d) abciximab.
e) tirofibam.

Título de Especialista em Cardiologia – 2002
68. Betabloqueadores adrenérgicos devem ser administrados intravenosamente nas primeiras 24 horas do infarto agudo do miocárdio em todos os pacientes, desde que não haja contraindicações. Se bem tolerados, devem ser mantidos por mais dois a três anos. A esse respeito, considere os seguintes desfechos:
I. Redução das taxas de mortalidade intra-hospitalar.
II. Redução da recorrência de infarto do miocárdio não fatal.
III. Redução do risco relativo para mortalidade total.
Quais deles se observam com o uso de betabloqueadores na fase aguda do infarto de miocárdio?
a) apenas I.
b) apenas II.
c) apenas III.
d) apenas I e II.
e) I, II e III.

Instrução: para responder às questões de números 48 a 50, considere o caso clínico a seguir.
Homem de 62 anos foi atendido na emergência do hospital por dor no peito, iniciada há 1 hora e que aumentara progressivamente de intensidade, acompanhando-se por desconforto geral e náuseas. Informou que nos dias antecedentes apresentara cansaço e aperto no peito ao subir escadas, atribuídos a despreparo físico. Também relatou ser fumante e andar bebendo muito líquido e urinando muito. Disse ter familiares diabéticos. Nunca aferira glicemia, colesterol ou correlatos. O exame físico mostrou pressão arterial de 106/64 mmHg, frequência cardíaca de 100 bpm,

frequência respiratória de 18 mrm, ritmo cardíaco regular e ausência de sopros e de terceira e quarta bulhas. A ausculta pulmonar evidenciou murmúrio vesicular uniformemente audível, mas pouco intenso, sem estertores. Coletou-se sangue para dosar enzimas cardíacas e providenciou-se a rápida realização de um exame eletrocardiográfico, cujo traçado é mostrado abaixo.

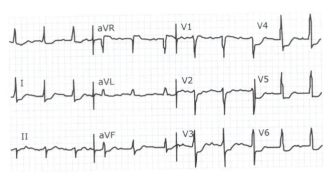

Título de Especialista em Cardiologia – 2001
69. O diagnóstico, nesse momento, é de:
a) angina instável.
b) infarto do miocárdio.
c) infarto do miocárdio sem onda Q.
d) pericardite aguda.
e) síndrome coronariana aguda sem supradesnivelamento de ST.

Título de Especialista em Cardiologia – 2001
70. Quer para promover alívio sintomático quer para aumentar a probabilidade de sobrevivência, vários medicamentos devem ser prescritos antes do recebimento dos resultados da dosagem das enzimas. Dentre os abaixo, qual não deve ser administrado por não atingir nenhum dos objetivos terapêuticos comentados?
a) ácido acetilsalicílico.
b) betabloqueador.
c) trombolítico.
d) nitrato.
e) morfina.

Título de Especialista em Cardiologia – 2001
71. O paciente evoluiu favoravelmente, com o desaparecimento da dor torácica. As enzimas miocárdicas denotaram dano miocárdico. A equipe de cardiologistas discutiu sobre o benefício de realizar cateterismo cardíaco nesse momento (24 horas após o início da dor). Debateram-se os resultados não consensuais dos ensaios clínicos que arrolaram pacientes semelhantes ao do caso em questão, comparando as estratégias invasiva e conservadora (cateterismo orientado por sintomas). A respeito desses estudos, considere as assertivas a seguir:

I. O estudo VANQWISH incluiu predominantemente pacientes com infarto não Q e não mostrou superioridade da estratégia invasiva.
II. O estudo FRISC-II incluiu pacientes com angina instável e infarto não Q e demonstrou superioridade da abordagem invasiva implementada 48 horas após o início da dor.
III. Em ambos os estudos, os pacientes com evidência de isquemia miocárdica no grupo controle foram submetidos a cateterismo cardíaco.
Quais são corretas?
a) apenas I.
b) apenas II.
c) apenas I e II.
d) apenas II e III.
e) I, II e III.

Título de Especialista em Cardiologia – 2001
72. A dosagem de troponinas está progressivamente se incorporando à rotina diagnóstica de necrose miocárdica. Abaixo são apresentadas possíveis razões que fundamentam a solicitação deste exame.
I. Tem grande especificidade para diagnosticar dano miocárdico.
II. Tem valor prognóstico independente de outros fatores de risco, alterações eletrocardiográficas e medidas de outros marcadores.
III. Mostra a elevação dos valores mais precocemente do que os demais marcadores.
Quais delas estão confirmadas?
a) apenas I.
b) apenas II.
c) apenas III.
d) apenas I e II.
e) I, II e III.

Instrução: para responder às questões de números 52 e 53, considere o caso clínico abaixo.
Homem de 54 anos foi internado pela manhã no CTI com intensa dor em aperto na face anterior do tórax, surgida durante a madrugada e acompanhada de sudorese, náuseas e mal-estar. Referiu não ter apresentado nada semelhante anteriormente, embora tivesse sentido desconforto no peito ao subir escadas na semana anterior. Em medidas eventuais da pressão arterial, fora-lhe dito ter níveis acima do normal, mas nunca se tratara. Fumava 20 cigarros por dia. O eletrocardiograma evidenciou supradesnivelamento de ST, de V2 a V5. A CK-MB estava levemente elevada. As demais enzimas e os exames de rotina mostraram-se normais. O paciente foi adequadamente tratado, evoluindo, sem complicações, até a alta, 8 dias após, quando se planejou instituir medidas de prevenção secundária.

Título de Especialista em Cardiologia – 2001
73. Além de receber analgesia e oxigenoterapia, o paciente fez uso de outros medicamentos cabíveis. Considere os abaixo listados:
I. Ácido acetilsalicílico.
II. Metoprolol.
III. Nitrato sublingual.
Quais deles estão corretamente indicados no controle imediato do paciente?
a) apenas I.
b) apenas II.
c) apenas III.
d) apenas I e II.
e) I, II e III.

Título de Especialista em Cardiologia – 2001
74. Por ser um paciente elegível (presença de elevação do segmento ST) e não apresentar contraindicações, foi efetuada trombólise, esperando-se que o procedimento:
a) conduzisse a mais rápida reperfusão, pois não havia angina instável pré-infarto
b) reduzisse a possibilidade de morte, recuperasse a função ventricular sistólica e melhorasse a função diastólica por ter-se refeito precocemente o fluxo sanguíneo
c) impedisse, pela reperfusão bem sucedida, a disfunção contrátil pós-isquêmica (miocárdio atordoado)
d) produzisse arritmias com indicador de alta especificidade do sucesso da reperfusão
e) impedisse completamente a reoclusão nos próximos 3 meses

Título de Especialista em Cardiologia – 2001
75. Assinale a assertiva incorreta em relação aos inibidores IIb/IIIa da glicoproteína plaquetária no tratamento da angina instável de pacientes de alto risco:
a) diminuem significativamente a incidência de morte e infarto do miocárdio em 30 dias em pacientes submetidos a tratamento medicamentoso.
b) os agentes orais, atualmente disponíveis e testados, mostram-se mais eficazes que os injetáveis.
c) são especialmente eficazes quando administrados durante intervenções coronarianas percutâneas.
d) têm efeito sinérgico com heparina não fracionada.
e) a administração em período não superior a 6 horas do início da dor acarretou o maior benefício nos eventos de interesse.

Título de Especialista em Cardiologia – 2001
76. Homem branco, de 52 anos, normotenso, apresentou-se com infarto agudo do miocárdio e supradesnivelamento do segmento ST de 2,5 mm em V2 a V4, tendo recebido trombolítico intravenoso 4 horas após o início dos sintomas. Uma hora depois da terapia de reperfusão, houve alívio da dor, mas o eletrocardiograma não mostrou alterações significativas. Sobre o caso, assinale a assertiva correta:
a) o paciente deve ser encaminhado ao laboratório de hemodinâmica para angioplastia de resgate, pois a probabilidade de a artéria responsável pelo infarto estar ocluída é superior a 80%
b) a trombólise efetuada garante a maior taxa de sobrevida de longo prazo para este paciente, como foi demonstrado no estudo GISSI
c) a ausência de dor após terapia trombolítica é altamente específica de reperfusão
d) este paciente apresenta características que o tornam mais suscetível ao risco de hemorragia intracraniana após o uso de terapia trombolítica
e) os achados clínicos que neste paciente sugerem a não patência da artéria responsável pelo infarto não constituem indicação absoluta de angioplastia de resgate nas primeiras 24 horas, pois ensaios clínicos randomizados demonstraram que seu uso de rotina pode aumentar a incidência de eventos adversos e de mortalidade

Título de Especialista em Cardiologia – 2001
77. Paciente feminina, de 68 anos, internada com infarto agudo do miocárdio com 8 horas de evolução (Killip I), recebeu tratamento trombolítico sem intercorrências, obtendo alívio da dor e cessação das alterações eletrocardiográficas. No terceiro dia de internação, ainda no CTI, foi documentado episódio de taquicardia ventricular não sustentada assintomática. Segundo as diretrizes da Sociedade Brasileira de Cardiologia (SBC), qual dos procedimentos está indicado na avaliação inicial desta paciente?
a) teste não invasivo de isquemia.
b) cateterismo cardíaco.
c) estudo eletrofisiológico.
d) Holter de 24 horas.
e) pesquisa de potenciais tardios.

Título de Especialista em Cardiologia – 2000
78. Em relação ao tratamento das taquiarritmias no infarto agudo do miocárdio, é correto afirmar que:
a) reposição de potássio não está indicada a menos que o nível sérico desse íon esteja abaixo de 3 mEq/l.
b) betabloqueador diminui o risco de fibrilação ventricular e de mortalidade.
c) lidocaína profilática diminui a mortalidade.
d) ritmo idioventricular acelerado deve ser tratado prontamente, pelo risco de desencadear fibrilação ventricular.
e) o tratamento inicial para fibrilação ventricular é cardioversão elétrica sincronizada.

Título de Especialista em Cardiologia – 2000

79. Novos medicamentos vêm sendo propostos como alternativas aos antitrombóticos classicamente usados para controle de angina instável. A respeito de alguns deles, fazem-se as afirmações abaixo:

I. Heparinas de baixo peso molecular podem ser administradas por via subcutânea, sem necessidade de monitorização laboratorial.

II. Abciximab, administrado previamente à angioplastia em pacientes com angina instável refratária a tratamento-padrão, reduz a incidência de morte, infarto do miocárdio e necessidade de reintervenção em 30 dias, e modifica a história natural em seis meses.

III. Lamifibam, em doses eficazes, aumenta o tempo de sangramento para mais de 25 minutos.

Quais são corretas?

a) apenas I.
b) apenas II.
c) apenas III.
d) apenas I e II.
e) I, II e III.

Instrução: para responder às questões de números 45 a 47, considere o caso clínico abaixo.

Paciente de 44 anos foi internado na UTI com dor retroesternal iniciada subitamente há 3 horas, duradoura, acompanhada de sudorese e sensação de morte. O eletrocardiograma mostrou corrente de lesão subepicárdica em parede anterior do ventrículo esquerdo e salvas de extrassístoles ventriculares. Fez trombólise e utilizou outras medicações, em esquemas adequados para o manejo agudo do quadro. No entanto, evoluiu mal. Monitorização posterior evidenciou mais de dez extrassístoles ventriculares por hora e fração de ejeção de 35%.

Título de Especialista em Cardiologia – 2000

80. Dentre os medicamentos cabíveis para tratar este paciente, que grupo farmacológico diminui a mortalidade associada ao quadro original e à complicação surgida?

a) trombolíticos.
b) nitratos.
c) inibidores da enzima conversora da angiotensina.
d) antiarrítmicos.
e) bloqueadores dos canais de cálcio.

Título de Especialista em Cardiologia – 2000

81. Para este paciente, escolheu-se estreptoquinase como trombolítico. Assinale, dentre as abaixo, a afirmação correta a respeito deste fármaco:

a) é mais eficaz em desobstruir a coronária do que alteplase, quando ambas são administradas nas mesmas condições.
b) associada a ácido acetilsalicílico, causa aumento do risco de sangramento.
c) sua maior eficácia é evidenciada quando o procedimento é realizado nas três primeiras horas pós-infarto.
d) em uso conjunto com ácido acetilsalicílico, reduz em mais de 50% a mortalidade cardiovascular de pacientes infartados.
e) a trombólise pré-hospitalar tem-se mostrado muito benéfica, pelo que deveria ser considerada como rotina em todas as circunstâncias.

Título de Especialista em Cardiologia – 2000

82. Levando em conta o efeito pró-arrítmico e os resultados de ensaios clínicos randomizados, que antiarrítmico se poderia administrar a este paciente com o intuito de diminuir risco de fibrilação ventricular e morte por arritmia?

a) digoxina.
b) verapamil.
c) bretílio.
d) propranolol.
e) atropina.

Título de Especialista em Cardiologia – 2017

83. Homem de 65 anos de idade apresenta-se à Emergência com queixa de dor precordial retroesternal constritiva, irradiada para o membro superior esquerdo, de forte intensidade (9+/10+) e acompanhada de náuseas e vômitos, com evolução de três horas. A pressão arterial aferida é de 124/82mmHg, a frequência cardíaca é de 62bpm e a perfusão periférica está normal. O paciente está eupneico e a ausculta pulmonar é normal. O ECG mostra elevação do segmento ST em D2, D3 e aVF. Para essa forma de síndrome coronariana, está indicado:

a) o uso de betabloqueadores por via venosa.
b) o fondaparinux, pois é a heparina preferencial nesse cenário.
c) a fibrinólise sistêmica com tenecteplase, está associada a uma menor taxa de mortalidade em relação a alteplase.
d) inibidores da enzima conversora da angiotensina devem ser iniciados e mantidos por tempo indefinido.
e) ácido acetilsalicílico e clopidogrel que devem ser iniciados tão cedo quanto possível e mantidos por pelo menos um ano.

Título de Especialista em Cardiologia – 2017

84. Pacientes de alto risco com síndrome coronariana aguda, sem elevação do segmento ST, devem ser internados em Unidade de Terapia Intensiva. A terapia antitrombótica deve ser utilizada conforme o perfil

clínico e a estratégia implementada deve ser conservadora ou invasiva. Nesse cenário podemos afirmar que:
a) inibidores da glicoproteína IIbIIIa como o abciximab está recomendado quando a estratégia planejada for conservadora.
b) clopidogrel deve ser administrado na dose de ataque de 75mg para a estratégia conservadora e de 300mg para estratégia invasiva.
c) ticagrelor foi comparado com um grupo semelhante tratado com prasugrel demonstrando que haveria redução de 14 mortes, 11 infartos e 6 a 8 casos de trombose.
d) ácido acetilsalicílico após a dose inicial de 162 a 325mg, em doses de 75 ou 81mg diária, parecem ser eficazes e causam menos irritação gastrointestinal ou sangramento do que doses mais altas.
e) enoxaparina é mais benéfica que a heparina não fracionada em pacientes tratados conservadoramente e que recebem a droga por pelo menos 48 horas, e também naqueles submetidos a tratamento invasivo em 24 horas.

Título de Especialista em Cardiologia – 2017
85. Em relação a terapia para pacientes admitidos por síndrome coronariana aguda sem elevação do segmento ST, podemos afirmar que são medidas Classe I de recomendação, EXCETO:
a) nitroglicerina intravenosa nas primeiras 48 horas para tratamento de isquemia persistente, insuficiência cardíaca ou hipertensão arterial.
b) betabloqueadores por via oral a cada 24 horas sem uma contraindicação (p. ex., insuficiência cardíaca) independente da intervenção coronariana percutânea.
c) antagonistas dos canais de cálcio diidropiridínicos devem ser utilizados em pacientes com frequência cardíaca não controlada, na contraindicação ao uso de betabloqueadores.
d) bloqueadores dos receptores da angiotensina devem ser administrados a pacientes que não tolerem IECA e apresentem sinais de insuficiência cardíaca ou FEVE ≤ 40%.
e) inibidor da enzima conversora da angiotensina (IECA) nas primeiras 24 horas, com congestão pulmonar ou fração de ejeção do ventrículo esquerdo (FEVE) ≤ 40% na ausência de hipotensão arterial ou outras contraindicações conhecidas.

Título de Especialista em Cardiologia – 2017
86. A época da alta hospitalar, após a síndrome coronariana aguda sem supradesnível de segmento ST, é um "momento de educação" para o paciente, quando o médico e a equipe do hospital podem rever e melhorar o regime clínico para o tratamento de longo prazo e prevenção secundária destes indivíduos. Nesse cenário, NÃO é recomendado:
a) redução intensiva do LDL-C com altas doses de estatinas.
b) adesivos ou chiclete de nicotina, bupropiona ou vareniclina em programas de aconselhamento para parar de fumar.
c) bloqueadores dos canais de cálcio como terapia anti-hipertensiva para reduzir os fatores desencadeantes de novo infarto do miocárdio.
d) inibidores da enzima conversora da angiotensina para o tratamento de longo prazo, pois podem estabilizar a placa ou retardar a progressão da aterosclerose.
e) aspirina em doses baixas e um inibidor do P2Y12, por pelo menos um ano, para a prevenção ou redução da gravidade de qualquer trombose que ocorra e reduz a trombose se um STENT tiver sido implantado.

Título de Especialista em Cardiologia – 2017
87. Em pacientes com síndrome coronariana aguda, sem supradesnível de segmento ST, os critérios abaixo indicam a seleção da estratégia invasiva inicial de estratificação, EXCETO:
a) taquicardia ventricular sustentada.
b) história de revascularização do miocárdio.
c) sinais ou sintomas de insuficiência cardíaca.
d) biomarcadores cardíacos elevados (TnT ou TnI).
e) angina de início nas últimas duas semanas aos médios esforços.

Título de Especialista em Cardiologia – 2017
88. No tratamento inicial das síndromes coronarianas agudas com elevação do segmento ST está indicado:
a) amiodarona profilática.
b) morfina para analgesia.
c) betabloqueador IV de rotina.
d) AINES ou inibidores da COX-2.
e) ticagrelor com ácido acetilsalicílico após o uso de trombolítico.

Título de Especialista em Cardiologia – 2017
89. Em relação à classificação de infarto do miocárdio segundo a terceira redefinição universal, a assertiva abaixo que está INCORRETA é:
a) Tipo 4b: Infarto do miocárdio relacionado à trombose de stent.
b) Tipo 2: Infarto do miocárdio secundário por desequilíbrio isquêmico.
c) Tipo 4a: Infarto do miocárdio relacionado à intervenção coronariana percutânea.
d) Tipo 1: Infarto do miocárdio espontâneo (ruptura de placa, erosão ou dissecção).
e) Tipo 3: Infarto do miocárdio relacionado à cirurgia de revascularização miocárdica.

Título de Especialista em Cardiologia – 2017
90. Os pacientes que sobrevivem à fase aguda do infarto agudo do miocárdio com supradesnível do seg-

mento ST (IAMCSST) devem iniciar o planejamento de prevenção secundária (Classe I, nível de evidência A). As recomendações contemporâneas para a prevenção secundária pós-IAMCSST incluem as seguintes orientações, EXCETO:
a) cessação completa do tabagismo.
b) cessação completa do consumo de álcool.
c) índice de massa corporal entre 18,5 - 24,9.
d) atividade física de 30 minutos, 3-4 dias/semana, melhor diariamente.
e) pressão arterial com o objetivo < 140x90mmHg (a não ser que o diabetes ou a doença renal crônica esteja presente pressão arterial <130x90mmHg).

Título de Especialista em Cardiologia – 2017
91. Qual das causas listadas abaixo NÃO é causa de angina secundária ao aumento do consumo ou diminuição da oferta de oxigênio ao miocárdio?
a) hipotermia.
b) uso de cocaína.
c) hipertireoidismo.
d) anemia falciforme.
e) fístulas arteriovenosas.

Título de Especialista em Cardiologia – 2017
92. Paciente de 52 anos, portador de hipertensão, diabetes e dislipidemia, chega ao consultório com queixa de dor torácica em queimação, irradiando para o braço esquerdo, associada a dispneia, sudorese e náuseas, durante sua corrida diária de 5km, nos últimos 30 dias. Os sintomas aliviam completamente, cerca de 10 minutos após a cessação do exercício. Além disso, o paciente se queixava de edema de membros inferiores e de tosse seca ao deitar, também iniciados nesse período. O exame físico no consultório não mostrava alterações, exceto pela presença de turgência jugular a 45°. FC=84bpm. PA=130x80mmHg. O paciente já fazia uso de losartana 50mg/dia, hidroclorotiazida 12,5mg/dia, metformina 1000mg/dia e sinvastatina 40mg/dia. Radiografia do tórax mostrava silhueta cardíaca discretamente aumentada. ECG evidenciava ritmo sinusal, com eixo desviado para a esquerda e bloqueio de ramo esquerdo. Das medicações abaixo, qual NÃO DEVE ser prescrita nesse momento para o controle dos episódios anginosos?
a) diltiazem.
b) bisoprolol.
c) ivabradina.
d) trimetazidina.
e) dinitrato de isossorbida.

Título de Especialista em Cardiologia – 2017
93. Paciente masculino, 55 anos, portador de dislipidemia e tabagismo. Procurou o ambulatório de cardiologia com Angina do peito estável de início há 120 dias. Exame físico e eletrocardiograma normais. Apesar do tratamento clínico otimizado, o médico realizou uma coronariografia que evidenciou obstrução de 70% em 1/3 médio da artéria Descendente Anterior, 80% no 1/3 distal da coronária direita e 90% no 1/3 proximal da artéria Circunflexa.
Relacionado a indicação de Angioplastia coronariana (ATC) nesse caso, marque a alternativa CORRETA:
a) ATC não demonstrou melhorar a sobrevivência de pacientes estáveis.
b) ATC melhora o prognóstico deste paciente em curto e longo prazos.
c) ATC aumenta o risco de infarto do miocárdio em curto prazo.
d) ATC diminui o risco de infarto do miocárdio em longo prazo.
e) ATC não reduz a incidência de Angina do peito.

Título de Especialista em Cardiologia – 2017
94. Baseado no caso anterior, esse paciente retornou ao ambulatório de cardiologia questionando a indicação da Angioplastia coronariana (ATC). Ele perguntou sobre a indicação da Revascularização Cirúrgica do Miocárdio (RM).
Assinale a afirmação CORRETA do cardiologista:
a) durante a ATC será realizada a Reserva de Fluxo Fracionada (FFR), que é a medida da diferença de fluxo proximal e distal à obstrução.
b) se você (paciente) tivesse Diabetes Mellitus a RM teria um benefício de mortalidade comparada a ATC.
c) a ATC demonstrou melhora da sobrevivência global comparada com a RM.
d) a RM no seu caso (paciente), não melhora a qualidade de vida.
e) um escore de SYSTAX > 22 indica revascularização com ATC.

Título de Especialista em Cardiologia – 2017
95. Marcadores bioquímicos são fundamentais para auxiliar tanto no diagnóstico quanto no prognóstico de pacientes com síndrome coronariana aguda com supradesnível de segmento ST (SCACSST). A dosagem desses marcadores que é Classe III de recomendação está expressa na seguinte alternativa:
a) SCACSST com fins diagnósticos.
b) SCACSST com fins prognósticos.
c) biomarcador para diagnóstico de reinfarto.
d) todo paciente com suspeita de SCACSST.
e) na admissão desses pacientes e repetidos pelo menos uma vez.

Título de Especialista em Cardiologia – 2015
96. Sobre os efeitos cardiovasculares das drogas ilícitas, é CORRETO afirmar:

a) A maconha desencadeia aumento da pressão arterial e taquicardia. Pode causar hipotensão em altas doses.
b) Após o consumo de maconha, o risco de infarto para cardiopatas é duas vezes maior após 60 minutos do seu consumo.
c) O uso agudo da cocaína pode levar a complicações cardiovasculares graves, até fatais, para o usuário crônico. Não ocorre em usuários primários.
d) O betabloqueador adrenérgico é o fármaco de escolha no tratamento da síndrome coronariana aguda desencadeada pela cocaína.
e) O usuário crônico de cocaína pode apresentar uma forma de cardiomiopatia dilatada por vasodilatação e trombose local.

Título de Especialista em Cardiologia – 2015
97. Paciente masculino, com 24 anos, usuário de cocaína, apresentou quadro de síndrome coronariana aguda sem elevação do segmento ST no eletrocardiograma (ECG) associado à elevação dos níveis de troponina e remissão completa da dor com a terapêutica instituída. Qual é a alternativa CORRETA?

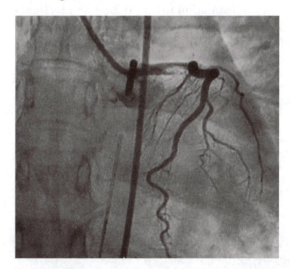

I. Os usuários de cocaína apresentam maior chance de síndromes coronarianas agudas. No caso ao lado existe uma imagem radioluscente no tronco da coronária esquerda, são indicados betabloqueador e trombolítico endovenoso.
II. A cocaína pode servir como gatilho para o desencadeamento de espasmos coronarianos causando redução súbita do fluxo sanguíneo, distúrbios do ritmo cardíaco e formação de trombo.
III. A cocaína induz à isquemia por efeitos diretos sobre a musculatura lisa do vaso e pelo aumento fisiológico dos efeitos das catecolaminas. A cocaína promove uma aterosclerose acelerada e trombose, aumenta a ativação e a agregabilidade plaquetária, promove anomalias da barreira celular endotelial aumentando a permeabilidade à LDL.

a) Todas estão corretas.
b) Somente a sentença I está correta.
c) Somente as sentenças I e II estão corretas.
d) Somente as sentenças II e III estão corretas.
e) Todas estão incorretas.

Título de Especialista em Cardiologia – 2015
98. Um homem de 50 anos procurou o pronto-socorro com dor torácica em aperto de forte intensidade em região retroesternal iniciada há 30 minutos. Foi realizado eletrocardiograma de repouso e coletados marcadores de necrose miocárdica que não evidenciaram indícios de isquemia miocárdica. Foi então realizada cintilografia de perfusão do miocárdio (CPM), sendo administrado sestamibi somente em repouso ainda na vigência de dor. Neste caso pode-se afirmar que:
a) A CPM sem a fase de estresse não tem valor para a conduta desse caso.
b) É alta a probabilidade de esse paciente não estar tendo um infarto do miocárdio se as imagens da CPM no repouso forem normais.
c) Está confirmado infarto agudo do miocárdio se aparecerem regiões de hipocaptação na CPM de repouso.
d) A CPM não está indicada para investigação de dor torácica aguda.
e) A CPM para investigação de dor torácica aguda apresenta melhores resultados quando realizada com tálio-201.

Título de Especialista em Cardiologia – 2015
99. Em relação à farmacologia dos antiplaquetários, assinale a alternativa CORRETA.
a) O clopidogrel apresenta metabolismo hepático via citocromo P450 a fim de ser transformado em seu metabólito ativo, enquanto o prasugrel já é um fármaco ativo que não necessita de ativação hepática para atingir o efeito terapêutico.
b) O ticagrelor bloqueia de maneira irreversível o receptor P2Y12 plaquetário, enquanto o prasugrel o faz de maneira reversível.
c) O clopidogrel e o ticagrelor devem ser suspensos idealmente pelo menos cinco dias antes de procedimentos cirúrgicos eletivos, enquanto o prasugrel deve ser suspenso no mínimo sete dias antes.
d) Os inibidores de bomba de prótons não apresentam qualquer interação com esses medicamentos.
e) Variabilidades na resposta ao clopidogrel podem ser explicadas por interações medicamentosas, porém fatores genéticos não foram implicados até o momento.

Título de Especialista em Cardiologia – 2015
100. Na escolha da melhor estratégia de reperfusão coronariana a ser implementada em um paciente com infarto agudo do miocárdio com supradesnivelamento

do segmento ST, escolha a alternativa ERRADA em relação aos fatores que o médico deve analisar.
a) Tempo de início dos sintomas.
b) Risco de morte.
c) Localização do infarto.
d) Risco de sangramento.
e) Tempo de transporte para um centro de hemodinâmica.

Título de Especialista em Cardiologia – 2015
101. Em relação aos escores de risco para estratificação prognóstica dos pacientes portadores de angina instável/infarto agudo do miocárdio sem supradesnivelamento do segmento ST, pode-se afirmar que:
a) O escore de risco TIMI não leva em conta o uso de medicamentos nos últimos sete dias.
b) Entre as variáveis utilizadas no escore de risco TIMI estão a idade do paciente e o clearance de creatinina sérica.
c) O escore de risco CRUSADE apresenta superioridade sobre os escores de risco comumente utilizados na avaliação de novo infarto ou morte dos portadores de angina instável/infarto agudo do miocárdio sem supradesnivelamento do segmento ST.
d) O escore de risco GRACE permite uma estratificação mais acurada tanto na admissão quanto na alta hospitalar, incorporando outras variáveis prognósticas, entre as quais: frequência cardíaca, nível de creatinina, parada cardíaca na admissão hospitalar.
e) Idade > 75 anos, dor precordial prolongada (> 20 minutos), surgimento de sopro em foco mitral e/ou estertoração pulmonar, alterações dinâmicas de ST/T caracterizam os pacientes como de moderado risco para o desenvolvimento de morte ou infarto nas síndromes coronarianas sem supradesnivelamento do segmento ST.

Título de Especialista em Cardiologia – 2015
102. Paciente masculino, 65 anos, internado em unidade coronariana devido a infarto agudo do miocárdio de parede inferior, foi submetido à terapia fibrinolítica com sete horas do início dos sintomas. No terceiro dia de evolução, nota-se sopro sistólico no precórdio e instabilidade hemodinâmica, levando à suspeita clínica de complicação mecânica pós-evento. Qual é a afirmativa CORRETA?
a) As complicações mecânicas são mais frequentes nos infartos sem supradesnivelamento do segmento ST quando comparados aos com supradesnivelamento do segmento ST.
b) Pacientes submetidos à terapia fibrinolítica apresentam menor probabilidade de ruptura cardíaca que os submetidos à angioplastia primária como forma de reperfusão durante o infarto.
c) Ruptura de músculo papilar é mais encontrada nos infartos de parede inferior e o músculo papilar mais acometido é o posteromedial, irrigado pela coronária direita ou artéria circunflexa.
d) Ruptura do septo ventricular ocorre entre os terceiro e quinto dias de evolução pós-infarto. Pacientes submetidos à terapia fibrinolítica têm tendência a apresentar esse tipo de complicação mais tardiamente, entre os sétimo e décimo dias de evolução.
e) A utilização da ecodopplercardiografia dentro da unidade coronariana não tornou possível o diagnóstico precoce impossibilitando o tratamento mais adequado para essas complicações.

Título de Especialista em Cardiologia – 2015
103. Mulher, 77 anos, 80 kg, hipertensa, sem disfunção renal e com história de acidente vascular encefálico há quatro anos, comparece ao pronto-socorro com dor retroesternal de forte intensidade em aperto há 30 minutos, associada a náuseas. Na chegada, PA=154x96mmHg, FC=116bpm, afebril, saturação de oxigênio, 96%, em ar ambiente e sem alterações cardiopulmonares no exame físico. O eletrocardiograma realizado na sala de emergência está a seguir. Devido à dor, foram administrados 2mg de morfina, com melhora completa. Com relação ao tratamento desta paciente, neste momento, é CORRETO afirmar:

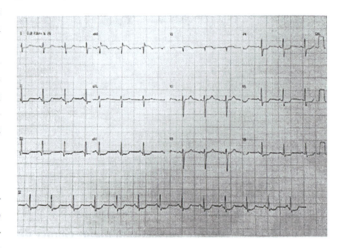

a) A paciente deve ser internada com monitoração contínua e receber ácido acetilsalicílico 200mg inicialmente, seguido por 100mg nos demais dias; prasugrel 60mg de ataque e 10mg nos dias subsequentes e enoxaparina 60mg, 12/12 horas.
b) A paciente deve ser internada com monitoração contínua e receber ácido acetilsalicílico 200mg, seguido de 100mg nos demais dias; ticagrelor 180mg de ataque e depois 90mg, 12/12 horas, e enoxaparina 60mg, 12/12 horas.
c) A paciente deve receber ácido acetilsalicílico 200mg, seguido de 100mg nos demais dias; enoxaparina 80mg, 12/12 horas, ticagrelor 180mg de ataque e depois 90mg 12/12 horas, e ser encaminhada imediatamente para cineangiocoronariografia.

d) A paciente deve permanecer em observação e realizar o protocolo de dor torácica, com eletrocardiograma, dosagem de marcadores cardíacos e reavaliação clínica a cada três horas por 9 a 12 horas do início da dor.
e) A paciente deve ser internada com monitoração contínua e deve receber ácido acetilsalicílico 200mg inicialmente, seguido de 100mg ao dia, clopidogrel 600mg de ataque e depois 75mg ao dia e enoxaparina 80mg 12/12 horas.

Título de Especialista em Cardiologia – 2016
104. Com relação aos critérios utilizados para definir a reperfusão pós-administração de trombolíticos, no infarto agudo com supradesnivelamento do segmento ST (IAMcSST), pode-se AFIRMAR:
a) Há melhora lenta e gradativa do desconforto torácico ou do equivalente.
b) Há aparecimento de fibrilação atrial.
c) A instabilização hemodinâmica, como a hipotensão observada no uso de estreptoquinase, pode ser preditora de reperfusão.
d) Ocorre resolução do supradesnivelamento do segmento ST ou redução de 20% na derivação com maior supradesnivelamento.
e) Os critérios clínicos e eletrocardiográficos de recanalização, quando utilizados em conjunto, apresentam boa sensibilidade/especificidade para o diagnóstico de reperfusão.

Título de Especialista em Cardiologia – 2016
105. Das seguintes afirmações, qual é a mais adequada no cenário do infarto agudo com supradesnivelamento do segmento ST (IAMcSST)?
a) A fibrinólise deve ser realizada com o tempo "porta-agulha" até 120 minutos.
b) A angioplastia primária é procedimento preferencial de reperfusão se realizada antes de 240 minutos após chegada do paciente ao hospital de referência.
c) A estratégia fármaco-invasiva, ou seja, trombólise química + cateterismo sistemático após 3-24 horas (mais cedo se "resgate necessário") parece não ser estratégia eficiente e bem documentada em ensaios clínicos para locais sem redes organizadas para a angioplastia primária.
d) A maior utilização de tenecteplase (TNT) permitiu o aumento das taxas de reperfusão rápida, mesmo em ambiente pré-hospitalar.
e) A reperfusão coronariana é um processo independente do tempo e do método utilizado.

Título de Especialista em Cardiologia – 2016
106. Na estratificação de risco pós-infarto agudo do miocárdio (pós-IAM), qual dos seguintes parâmetros clínicos e laboratoriais NÃO caracteriza um paciente de alto risco?

a) Depressão do segmento ST maior que (>) 3 mm durante o exercício.
b) Capacidade funcional de 7 MET.
c) Disfunção ventricular esquerda em repouso.
d) História prévia de dois ou mais infartos do miocárdio.
e) Queda da pressão da artéria sistólica durante o exercício.

Título de Especialista em Cardiologia – 2016
107. Sobre o uso de antiagregantes plaquetários no infarto agudo do miocárdio com elevação do segmento ST (IAMcSST), é CORRETO afirmar que:
a) Ácido acetilsalicílico (AAS) (162-300mg em dose de ataque, com dose de manutenção de 81-100mg/dia) deve ser utilizado apenas para terapia de reperfusão à base de trombolíticos.
b) Clopidogrel 150mg, em adição ao AAS, para pacientes submetidos à terapia trombolítica há mais de 24 horas, seguindo a estratégia invasiva e intervenção coronariana percutânea.
c) Clopidogrel 75mg/dia para pacientes com menos de 75 anos submetidos à terapia trombolítica ou não.
d) Prasugrel 60mg de ataque, em adição ao AAS, seguido por 10mg, 1 vez ao dia para pacientes virgens de tratamento com clopidogrel, com anatomia coronariana conhecida, submetidos à intervenção coronariana percutânea primária e sem fatores de risco para sangramento (maior ou igual a 75 anos de idade, menos de 60kg, acidente vascular encefálico ou ataque isquêmico transitório prévios).
e) Ticagrelor 90mg, em adição ao AAS, em pacientes submetidos à intervenção coronariana percutânea primária.

Título de Especialista em Cardiologia – 2016
108. Em relação a infartos com supradesnivelamento do segmento ST que ocorrem em mulheres, assinale a alternativa CORRETA:
a) A reposição hormonal diminui a incidência de síndromes coronárias agudas.
b) As lesões encontradas no estudo hemodinâmico são mais graves que as dos pacientes do sexo masculino.
c) É um evento raro que não influencia na sobrevida esperada para cada faixa etária.
d) Mulheres são sub-representadas na maioria dos estudos clínicos publicados.
e) O quadro clínico é semelhante àquele encontrado em pacientes do sexo masculino.

Título de Especialista em Cardiologia – 2016
109. ALG, 38 anos, mulher, previamente hígida, sem história familiar para doença arterial coronária, deu entrada no serviço de emergência de um hospital de atenção terciária relatando quadro dor torácica opressiva iniciada há 4 horas. Um eletrocardiograma

realizado na admissão se encontra abaixo. Assinale a alternativa CORRETA:

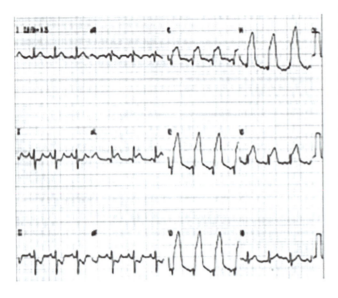

a) Trata-se de infarto do miocárdico de parede inferior, sendo a angioplastia primária a primeira indicação para a paciente.
b) Pela alta probabilidade de dissecação espontânea de coronária, a paciente deve ser encaminhada imediatamente para avaliação da angiotomografia de coronária.
c) Trata-se de infarto do miocárdio de parede anterior, sendo a terapia fibrinolítica a conduta de primeira escolha neste momento.
d) Quando há infradesnivelamento de ST na parede inferior, em mulher jovem, se torna necessária a dosagem de marcadores de necrose para confirmar o diagnóstico de infarto do miocárdio.
e) Trata-se de provável oclusão trombótica da artéria descendente anterior; paciente deve ser encaminhada para angioplastia primária.

Título de Especialista em Cardiologia – 2016
110. Assinalar a alternativa CORRETA:
a) A HBPM deve ser administrada a pacientes que apresentam síndrome coronariana aguda até a alta hospitalar, independentemente da realização de intervenção coronariana percutânea ou cirurgia de revascularização miocárdica.
b) Para melhora de sintomas de angina estável, a cirurgia de revascularização miocárdica ou a intervenção coronária percutânea é benéfica para pacientes (i) com uma ou mais artérias envolvidas com lesão significativa (estenose maior que 70%), (ii) que sejam passíveis de tratamento e (iii) que apresentem angina refratária, apesar do tratamento medicamentoso otimizado.
c) O uso do ticagrelor no infarto agudo do miocárdio com elevação do segmento ST está indicado em casos de pacientes com síndrome coronariana aguda com ou sem elevação do segmento ST, dependendo do conhecimento da anatomia coronariana.
d) Em pacientes com síndrome coronariana aguda sem elevação do segmento ST que permanecem em tratamento clínico, manter heparina de baixo peso molecular (HBPM) por dois dias.
e) O emprego do fondaparinux se mostra uma alternativa similar em eficácia, porém com perfil de segurança inferior ao da enoxaparina em pacientes com síndrome coronariana aguda sem elevação do segmento ST, sendo não obrigatória a utilização concomitante de bolo de heparina não fracionada (HNF) em pacientes submetidos à intervenção coronariana percutânea.

Título de Especialista em Cardiologia – 2016
111. Recomendações para utilização de antiagregantes/antitrombóticos em pré-operatório de cirurgia não cardíaca:
a) Em prevenção secundária, quando o risco de sangramento for alto, deve-se manter o clopidogrel no perioperatório.
b) Pacientes em uso crônico de dabigatrana devem ter a medicação suspensa 72 horas antes da cirurgia. Nos casos de disfunção renal moderada (depuração de creatinina menor que 50 mL/minuto) ou de operações de alto risco de sangramento, como neurocirurgias, a dabigatrana deve ser suspensa pelo menos 24 horas antes da operação.
c) Pacientes que usam o clopidogrel como prevenção primária devem ter a medicação suspensa um dia antes do procedimento cirúrgico.
d) Para realização de exame de colonoscopia, quando pode haver necessidade de biópsia de pólipos de maior dimensão (maior que 1,2cm de comprimento) não há necessidade de suspender varfarina antes da intervenção.
e) As heparinas não fracionada e de baixo peso molecular são estratégias efetivas e seguras como profilaxia de tromboembolismo venoso no perioperatório de operações não cardíacas.

Título de Especialista em Cardiologia – 2016
112. Assinalar a opção que não é uma CONTRAINDICAÇÃO absoluta para terapia fibrinolítica:
a) Acidente vascular encefálico isquêmico nos últimos três meses.
b) Trauma significativo na cabeça nos últimos três meses.
c) Gravidez.
d) Neoplasia no sistema nervoso central.
e) Qualquer sangramento intracraniano prévio.

Título de Especialista em Cardiologia – 2016
113. No cenário de infarto agudo do miocárdio com supradesnivelamento do segmento ST (IAMcSST)), assinalar a alternativa CORRETA:

a) O uso profilático de lidocaína é recomendado para reduzir a incidência de fibrilação ventricular.
b) A recomendação atual é utilizar um betabloqueador por via endovenosa nas primeiras 24 horas, reservando-se a via oral para casos selecionados, como em pacientes hipertensos e taquicárdicos.
c) Os nitratos não podem ser utilizados na formulação sublingual para reversão de eventual espasmo e/ou para alívio da dor anginosa.
d) Os nitratos estão contraindicados na presença de pressão arterial sistólica menor que 90mmHg, uso prévio de sildenafil ou similares nas últimas 24 horas e quando houver suspeita de comprometimento do ventrículo direito.
e) Recomenda-se iniciar o betabloqueador e titular a dose para um alvo de 80bpm.

Título de Especialista em Cardiologia – 2016
114. São exemplos de angina instável secundária:
a) Hipoxemia, anemia e hipotensão arterial.
b) Emoções não rotineiras, estenose aórtica e pericardite.
c) Anemia, febre e pericardite.
d) Hipotensão arterial, hipertensão arterial e dissecção aguda de aorta tipo B.
e) Insuficiência mitral, anemia e tireotoxicose.

Título de Especialista em Cardiologia – 2016
115. O tratamento clínico adjuvante de pacientes com infarto do miocárdio na fase aguda envolve a utilização de diversos medicamentos. Assinalar a alternativa CORRETA:
a) Oxigênio suplementar por cateter nasal nas primeiras 48 horas.
b) Betabloqueadores por via endovenosa nos pacientes Killip II e III, pois a reversão da isquemia com a utilização da medicação impede a piora da insuficiência cardíaca.
c) Profilaxia com amiodarona endovenosa para prevenção de fibrilação ventricular.
d) Dupla antiagregação plaquetária por no mínimo 12 meses, mesmo para pacientes que não foram submetidos a estudo hemodinâmico.
e) Nitratos, inicialmente por via venosa ou sublingual, pois estes medicamentos diminuem a mortalidade.

Título de Especialista em Cardiologia – 2016
116. Ruptura da parede livre é uma das complicações mais letais do infarto agudo do miocárdio (IAM), podendo ocasionar hemopericárdio e tamponamento cardíaco. Assinale a alternativa INCORRETA:
a) É mais comum em hipertensos.
b) É mais provável que ocorra em pacientes com infarto prévio do miocárdio.
c) Ocorre em aproximadamente 10% dos pacientes que morrem de IAM na fase hospitalar.
d) É mais frequente no ventrículo esquerdo que no direito.
e) É mais comum em mulheres e idosos.

118. Sobre o aneurisma do ventrículo esquerdo (VE) que surge após o infarto agudo do miocárdio (IAM), é INCORRETO afirmar:
a) A ecocardiografia é um ótimo exame para identificar aneurismas.
b) O aneurisma do VE é encontrado em menos de 5% pós-IAM.
c) Inicialmente, o tratamento é clínico.
d) O eletrocardiograma costuma apresentar persistência do supradesnivelamento do segmento ST. **e)** O aneurisma do VE é encontrado mais frequentemente em infartos de parede inferior.

Título de Especialista em Cardiologia – 2016
117. Na alta hospitalar, após um infarto agudo do miocárdio (IAM), sobre o tratamento farmacológico, é INCORRETO afirmar:
a) Após os primeiros 30 dias, a terapia hipolipemiante deve ser ajustada para adequar a meta terapêutica de LDL-c menor do que 70 mg/dL.
b) Recomenda-se o bloqueio da aldosterona para todo paciente pós-IAM, que não tolere inibidores da enzima conversora de angiotensina.
c) Em pacientes pós-IAM com comprometimento significativo da função sistólica do ventrículo esquerdo ou com alterações da condução atrioventricular (AV), os antagonistas dos canais de cálcio devem ser evitados, mesmo quando usados isoladamente.
d) Os estudos em longo prazo de nitratos no pós-IAM não mostraram benefício na diminuição da mortalidade cardiovascular.
e) Os estudos atuais disponíveis sugerem o uso dos betabloqueadores sob administração oral em todos os pacientes com IAM, independentemente da administração concomitante de fibrinolíticos ou da realização de intervenção percutânea primária, respeitando-se suas contraindicações.

Gabarito comentado

1. No caso descrito, existe a documentação eletrocardiográfica de um infarto agudo do miocárdio com supradesnivelamento do segmento ST (1mm) em derivação concordantes (D2, D3 e AVF), que correspondem classicamente à parede inferior. A documentação de onda Q descrita como "patológica" nessas mesmas derivações caracteriza a corrente de lesão na parede acometida. A evolução temporal, segundo dia após o infarto agudo do miocárdio, com rápida deterioração clínica-hemodinâmica do paciente em questão, e pelos achados propedêuticos e radiológico, torna a explicação mais provável para o caso insuficiência mitral aguda (IMA) associada ao comprometimento ventricular (CV), segmentar e/ou global, esquerdo e direito, sendo essa associação, IMA e CV, secundária à isquemia, necrose ou ruptura de músculo papilar (MP).

O período para IMA após infarto agudo do miocárdio e as paredes geralmente acometidas estão claramente descritos na Diretriz Brasileira de Valvopatias – SBC 2011 - I Diretriz Interamericana de Valvopatias – SIAC 2011, Arq Bras Cardiol 2011; 97(5 supl.1):1-67, página 16:

> **DIRETRIZES**
>
> A IMA caracteriza-se clinicamente por deterioração hemodinâmica aguda e rápida, em geral entre o 2° e o 7° dias após IAM envolvendo a parede inferior ou ínfero-posterior do VE.

A explicação para o quadro descrito e sua provável etiologia também estão documentadas na Diretriz Brasileira de Valvopatias – SBC 2011 - I Diretriz Interamericana de Valvopatias – SIAC 2011, Arq Bras Cardiol 2011; 97(5 supl.1):1-67, página 16:

> As principais causas de IM após IAM incluem isquemia, necrose ou ruptura de Músculo Papilar (MP) e dilatação global ou segmentar do VE (...) Nesses pacientes, o quadro clínico dependerá do grau de regurgitação mitral e do grau de comprometimento da função do VE.

E, tendo em vista que a ruptura parcial do MP, também descrita no texto acima, pode causar graus "*variáveis*" e quase sempre significantes de IM, torna a assertiva "a" uma opção correta e deve ser considerada.

2. Esta questão possui duas alternativas corretas. A alternativa "a" (gabarito da questão) e a alternativa "b". Pois, **no que se refere** à trombose tardia, o implante de *stent* **não**-farmacológico **realmente** seria uma estratégia mais segura e com necessidade de dupla antiagregação plaquetária por um período de tempo menor.

Se a alternativa "b" relatasse que o implante de *stent* não-farmacológico seria uma estratégia mais segura em geral, estaria errada, mas como ela diz "**no que se refere à trombose tardia**" torna-se indubitável a vantagem do *stent* não-farmacológico em relação ao farmacológico, novamente, **no que se refere à trombose tardia**.

- Em metanálise exposta pela diretriz da SBC de intervenção coronária percutânea de 2008, com 38 ensaios e 18.023 pacientes, os *stents* eluídos com paclitaxel apresentaram taxas de trombose tardias definitivas (> 30 dias) mais elevadas que os *stents* não-farmacológicos (página 42 da diretriz).
- A diretriz ainda destaca (página 44): Contudo, a manifestação observada do risco existente para a ocorrência de fenômenos trombóticos tardios dessas endopróteses (*stents* farmacológicos) promoveu a recomendação formal por parte do FDA, em dezembro de 2006, de que deve-se estender por um ano, de modo indiscriminado, a prescrição da dupla terapia antiplaquetária, principalmente do clopidogrel. Isso **confirma** que está correto dizer que *stent* não-farmacológico tem necessidade de dupla antiagregação plaquetária por um período de tempo menor.
- No tratado do Braunwald (8ª edição), na página 1.430, ele afirma que o implante de *stents* farmacológicos requer terapia prolongada (até um ano) com a combinação de aspirina e clopidogrel para prevenir a trombose de *stent*.
- O mesmo tratado, na página 1.440, cita que relatos recentes sugerem um aumento no risco ao ano de trombose de *stent* muito tardia, ocorrendo um ano ou mais após o implante do *stent* eluído em droga. Cita, ainda, o motivo que faz com que esses *stents* causam mais trombose tardia: a inibição da endotelização causada pelo potente efeito antiproliferativo das drogas liberadas pelos *stents* eluídos em drogas pode prolongar significativamente o período de risco para que os pacientes apresentem trombose de *stents*.

3. • Pela terceira definição universal de infarto, é necessário termos elevação de marcadores cardíacos, como troponina. Portanto, por se tratar de um paciente já com diagnóstico de infarto agudo sem supradesnivelamento do segmento ST pelo enunciado da questão, é sabido que ele possui marcadores cardíacos elevados, sendo, assim, candidato a estratégia invasiva precoce, independente de qualquer outro critério que venha a se somar.
- No tratado do Braunwald (8ª edição) na página 1.334, o autor cita como critérios para estratégia invasiva precoce: alterações do segmento ST e/ou troponina **positiva**, isquemia recorrente ou insuficiência cardíaca, choque cardiogênico e implante de *stent* em menos de 6 meses. A característica da angina e o fato de ser diabético (alternativa "e") não torna este paciente do caso NÃO candidato à estratégia invasiva precoce, pois ele tem diagnóstico firmado de infarto agudo do miocárdio, logo, possui troponina positiva e critério para tal estratégia.
- Na alternativa "b" fica entendido que se refere a níveis MAIS elevados de troponina, uma vez que o paciente do caso possui NECESSARIAMENTE níveis elevados de troponina. Não há qualquer menção na literatura de que níveis MAIS elevados que outros são critérios para estratégia invasiva precoce. O que importa é se

troponina positiva ou não. Ou seja, o fato, por exemplo, de o paciente ter troponina igual a 40 não tem mais alto risco do que o paciente que apresenta troponina de 5. Por tratar-se de paciente (no caso) já com troponina positiva (pois tem diagnóstico de infarto agudo), os níveis MAIS elevados de troponina não alteram o momento ideal da estratégia invasiva.

4. • Essa questão não possui resposta correta. O gabarito da questão indica a alternativa "c" – clopidogrel. No enunciado, a questão está se referindo à mortalidade no infarto agudo do miocárdio, não fazendo distinção da entidade do infarto, se com supradesnivelamento do segmento ST ou se sem supra de ST, logo entende-se que são consideradas ambas as entidades de infarto agudo.
• Porém, o clopidogrel reduziu a mortalidade de forma INDEPENDENTE apenas no infarto com supradesnível de ST, como demonstrado no estudo COMMIT (8,1% no grupo placebo X 7,5% no grupo clopidogrel, com p = 0,03). Já no infarto sem supra de ST, o estudo CURE com 12.562 pacientes com síndrome coronariana aguda sem supra de ST (angina instável e infarto agudo sem supra de ST) demonstrou que o uso de clopidogrel reduziu o desfecho COMPOSTO de morte por causa cardiovascular, mais infarto não fatal, mais acidente vascular cerebral (9,3% no clopidogrel X 11,4% no grupo placebo, com p = 0,001). Não reduziu a morte de forma INDEPENDENTE, portanto, não nos permite afirmar que clopidogrel reduz mortalidade no infarto agudo do miocárdio.

5. (Retirado da Diretrizes da Sociedade Brasileira de Cardiologia sobre Angina Instável e Infarto Agudo do Miocárdio sem Supradesnível do Segmento ST, 2ª edição, 2007).
O tirofiban é um derivado sintético, não-peptídeo, de molécula pequena, que possui em sua estrutura molecular a sequência RGD (arginina-glicina-aspartato), sítio de reconhecimento das integrinas, presente nas proteínas adesivas do tipo fibrinogênio, fator von Willebrand e vetronectina, entre outras. A capacidade da GP IIb/IIIa de enlaçar as proteínas adesivas é decorrente da presença dessa sequência comum. Age competitivamente no receptor celular IIb/IIIa, impedindo sua ligação ao fibrinogênio. A dose recomendada é a de 0,4 µg/kg/min por 30 minutos, seguida da dose de manutenção de 0,1 µg/kg/min por 48-96 horas. No caso de se iniciar a utilização do medicamento na sala de hemodinâmica, deve-se iniciar com a dose de 10µg/kg administrada em *bolus* em 3 minutos, seguida de 0,15µg/kg/min durante 48-96 horas. Resposta c.

6. Questão feita por um examinador para o qual o AAS ainda é uma droga nova e cheia de mistérios. Sim, o AAS, liga-se irreversivelmente à ciclo-oxigenase plaquetária e a única maneira de reverter seu efeito é fazendo uma nova plaqueta, que tem meia-vida de 7-10 dias. Em ICO aguda, usa-se 300mg apenas na dose de ataque. Doses subsequentes podem ser de 100mg, portanto esta alternativa está errada. O examinador pouco informado pode achar que apenas doses de 300mg foram usadas como alternativa à anticoagulação na FA, mas está ignorando um trabalho importantíssimo brasileiro de Lavítola e cols (Arq. Bras. Cardiol. 2010; 95(6)) que utilizaram 200mg de aspirina nesta situação em pacientes reumáticos – assim o examinador acha que esta alternativa está correta, mas na verdade não está! Como não há alternativas com apenas 1 correta, não há problema com este dilema na resolução da questão! Resposta b.

7. As contraindicações de fibrinolíticos no IAM são:
Contraindicações absolutas
AVC hemorrágico;
AVCI < 3 m;
Neoplasia intracraniana;
Malformação artério-venosa cerebral;
Sangramento interno ativo (exceto menstruação);
Trauma fechado de crânio ou de face < 3 m;
Suspeita de dissecção de aorta.
Contraindicações relativas
HAS > 180X110 mm Hg e não controlável;
História de HAS grave mal controlada;
AVCI > 3 m ou outras afecções cerebrais;
Uso atual de anticoagulantes (INR > 2-3);
Sangramento interno recente (2-4 semanas);
RCP prolongada (> 10 minutos) e traumática;
Cirurgia de grande porte (< 3 semanas);
Punção vascular não compressível;
Gravidez;
Úlcera péptica ativa;
Uso de estreptoquinase > 5 dias ou alergia.
Resposta c.

8. No IAM com supra de ST, a angioplastia primária deve ser tentada em pacientes com dor típica e supra de ST com até 12 horas de evolução, desde que o intervalo porta-balão (da chegada do paciente à insuflação do balão de angioplastia na artéria) seja inferior a 90 minutos – se houver demora maior, é preferível a trombólise farmacológica.
Observação: A primeira alternativa está errada, o retardo máximo não é de 90 minutos após o diagnóstico, é de 90 minutos após a entrada do paciente no hospital. Resposta b.

9. Vamos analisar as alternativas:
I. É um peptídeo sintético, que se liga de forma não competitiva às integrinas específicas do fibrinogênio.

– Errada, a tirofibana é um inibidor de molécula pequena, não-peptídico.

II. Trombocitopenia é uma complicação incomum, mas que pode ser clinicamente importante. – Correto, não é saudável ter plaquetopenia com tríplice inibição plaquetária.

III. Após finalizar infusão de tirofibana, o efeito antiplaquetário costuma reverter-se em cerca de quatro horas. – Verdadeiro, este é o tempo médio de reversão do efeito da tirofibana, podendo ser maior em pacientes com insuficiência renal.

Resposta c.

10. Vamos analisar as alternativas:

I. Antagonistas do cálcio diidropiridínicos em pacientes de risco intermediário com contraindicação ao emprego de betabloqueadores. – Em qualquer paciente com síndrome coronária aguda, pode-se usar bloqueadores de canais de cálcio não-diidropiridínicos em pacientes com contraindicação aos betabloqueadores. Bloqueadores de cálcio diidropiridínicos causam taquicardia reflexa e matam o paciente.

II. Clopidogrel em adição ao ácido acetilsalicílico. – Hoje deve ser usado em todas as SCAs, com e sem supra de ST.

III. Abciximabe pode ser usado em pacientes durante intervenção coronária percutânea. – Correto, se durante o CATE há a percepção de que o procedimento será complicado e o paciente ainda não está usando inibidores da glicoproteína IIbIIIa.

Resposta d.

11. Um eletrocardiograma normal não descarta SCA. Ela pode ser até de alto risco, mas ter um eletrocardiograma comum. A questão da dor típica é relativa – cada paciente tem uma percepção e por isso é difícil uniformizar experiências e relatos que podem ser bem diferentes e assegurar que esse é o melhor valor preditivo de SCA – essa é uma afirmação antiga e com certeza uma crença pessoal do examinador.

A mioglobina tem uma ótima sensibilidade, mas uma péssima especificidade – só tem valor preditivo negativo. O teste ergométrico, na sala de emergência, deve ser usado em pacientes com SCA com eletro normal, enzimas negativas e alguma suspeita que afaste o paciente do baixo risco – senão o paciente teria alta sem realizar o exame.

Obviamente, um paciente com bloqueio de ramo esquerdo supostamente agudo está com infarto agudo, e teste ergométrico só deve ser realizado se for um indivíduo absolutamente insuportável. Resposta b.

12. Questão clássica e previsível – até o clopidogrel, que era exclusivo das SCAs sem supra, hoje pode ser usado nas SCAs com supra. Atualmente, o grande exemplo de medicação exclusiva às síndromes coronárias com supra de ST são os trombolíticos, mais adequadamente chamados de fibrinolíticos. Resposta c.

13. No diagnóstico diferencial da síndrome coronariana aguda (SCA), devem-se avaliar as seguintes possibilidades:

- Doenças do pericárdio, principalmente a pericardite infecciosa, com envolvimento frequente da pleura, que pode levar a dores desencadeadas pela respiração, tosse ou mudança de posição. Também podem estar presentes dores no ombro esquerdo e no pescoço, pelo envolvimento do diafragma, que recebe inervação do nervo frênico. Dores do tipo "esmagamento" na porção subesternal podem ser confundidas com infarto do miocárdio. O envolvimento da parte mais lateral do diafragma pode provocar sintomas nas costas e na parte superior do abdome: que pode levar ao diagnóstico de pancreatite ou colecistite.
- Embolia pulmonar pode causar início súbito de dispneia e dor tica. Embolias muito grandes tendem a causar dor subesternal grave e persistente, associada à instabilidade hemodinâmica, síncope e falência do ventrículo direito. A hipertensão pulmonar também pode causar dor torácica semelhante à angina, provavelmente em decorrência da hipertrofia do ventrículo direito e da isquemia.
- Irritação do esôfago com refluxo gastroesofágico pode causar dor e queimação torácica. Os espasmos esofágicos cursam com o aperto no peito semelhante à angina. A úlcera péptica pode causar dor epigástrica que irradia para o tórax e ombros.
- Doenças musculoesqueléticas, como costocondrites, doença cervical, herpes zoster e traumas pós-exercícios podem produzir dores torácicas que se confundem com angina.
- Síndrome de pânico é uma das maiores causas de desconforto torácico, sensação de peso no peito, ansiedade e dispneia em salas de emergência.

Resposta e.

14. Nas IV Diretrizes de Prevenção a Aterosclerose, da Sociedade Brasileira de Cardiologia, está claramente definido como pacientes de alto risco aqueles que já possuem doença aterosclerótica cerebrovascular ou periférica estabelecidas. Da mesma forma, a presença de diabetes *mellitus*, pelas suas graves consequências vasculares a médio e longo prazo, caracteriza os seus portadores como de alto risco para eventos coronarianos futuros. O espessamento intimal das carótidas tem valor apenas como fator agravante de risco, que, quando presente, aumentaria o risco no caso do paciente estar ainda enquadrado em baixo ou médio risco. Isoladamente, não constitui elemento para considerar um alto risco cardiovascular. Resposta d.

15. Vários estudos de monitorização hemodinâmica invasiva vêm tentando mostrar benefícios na redução da mortalidade em pacientes instáveis, com resultados desapontadores. A despeito disso, é inegável que o método facilita, em casos selecionados, o manuseio de volumes e o uso de vários fármacos em situações críticas. Os pacientes com pressões de enchimento elevadas, hipotensão e índice cardíaco baixo vão se beneficiar da utilização de inotrópicos positivos. Apesar de pouco lembrado, o cateter-balão de contrapulsação aórtica é uma boa alternativa naqueles pacientes com complicações mecânicas ou com choque refratário, como ponte para estabilizar o quadro e criar condições para um procedimento de revascularização miocárdica definitiva. A cirurgia deve ser tentada o quanto antes possível, de preferência nas primeiras 6 horas, mas nos pacientes instáveis com diagnóstico clínico de choque cardiogênico pode ser realizada em até 18 horas com benefícios clinicamente comprovados. Os diuréticos de alça são uma arma fundamental nesses pacientes, com atuação primariamente na redução da pré-carga, e devem ser usados quando necessários. Resposta b.

16. Dentre as características importantes que não nos fazem aumentar a probabilidade de que os sintomas sejam consequência de uma síndrome coronariana aguda (SCA), pode-se considerar o fato de que a dor seja reprodutível à palpação, há alívio com a inclinação do tórax para a frente, há irradiação para membros inferiores ou de que modifica com o decúbito e a ingestão de líquidos. Das alternativas oferecidas, a única que contempla sintomas que aumentam a probabilidade de uma SCA é a que descreve a dor típica, com irradiação para ombro, acompanhada de náuseas. Resposta c.

17. A estreptoquinase é isolada a partir de estreptococo hemolítico e, dessa forma, apresenta potencial antigênico, já que a maioria dos indivíduos desenvolve anticorpos contra esta bactéria por contato prévio. A antigenicidade não está presente em agentes fibrinolíticos de segunda geração. Dados dos estudos GUSTO-I e GUSTO-III sugerem que a alteplase e reteplase possuem vantagens na redução de mortalidade sobre a estreptoquinase, com maior custo e um discreto aumento na incidência de sangramento intracraniano. Assim, quando comparadas à estreptoquinase, há um maior custo-benefício em favor da alteplase ou reteplase nos pacientes que se apresentam precocemente com dor no peito, possuem uma grande área de injúria como infarto anterior e baixo risco de sangramento intracraniano. As taxas de patência do vaso são também maiores nos fibrinolíticos de segunda geração. Dessa forma, para pacientes com maior risco de sangramento, a estreptoquinase seria a opção mais adequada. Resposta c.

18. De acordo com as Diretrizes da Sociedade Brasileira de Hemodinâmica e Cardiologia Intervencionista, a intervenção percutânea (ICP) em pacientes com angina estável e/ou assintomáticos, com evidências obtidas por exames complementares de detecção de isquemia miocárdica, está indicada e promove, na maioria dos casos, melhora clínica dos sintomas e da qualidade de vida, bem como a redução do uso de fármacos antianginosos, desde que a anatomia coronária seja favorável. No entanto, a ICP tem menor impacto na redução de desfechos maiores, como óbito, evolução para infarto do miocárdio fatal e não fatal e a necessidade de cirurgia de revascularização. Dessa forma, o conjunto de evidências obtido pelos estudos clínicos até o momento demonstra que a ICP está indicada na angina estável para melhora dos sintomas em todas as situações apresentadas nas assertivas, com níveis de recomendação e evidência bem fundamentados. Resposta e.

19. A isquemia inferobasal demonstra, na cintilografia miocárdica, acometimento da artéria coronária direita com área de risco pequena, estando ainda sujeito a um resultado falso-positivo. Uma fração de ejeção de 55% revela um desempenho sistólico, que autoriza a continuidade da conduta clínica conservadora.
O teste ergométrico positivo com escore de Duke de 10 demonstra boa performance e reserva miocárdica satisfatória. A presença de sintomas e/ou isquemia, a despeito do tratamento clínico otimizado, pode indicar investigação de lesão coronária com miocárdio em sofrimento isquêmico. Resposta a.

20. O fato de o examinador questionar a probabilidade de IAM/óbito ou RM de urgência em 14 dias é revelador: ele quer que apliquemos o TIMI escore para este paciente. Nosso paciente tem 1 ponto por idade acima de 65 anos, 1 ponto por mais que três fatores de risco (hipertenso/tabagista/dislipidêmico), 1 ponto por desvio de ST maior que 0,5 mm e 1 ponto por duas crises de angina há menos de 24 horas, fazendo assim um escore TIMI de 4, relacionado a 20% de eventos em 14 dias. Resposta c.

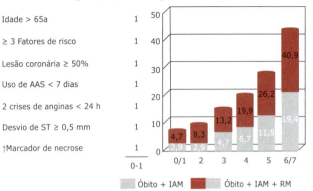

21. Das medidas citadas, apenas a heparina de baixo peso molecular demonstrou benefício nas SCA (estudos TIMI 11B e ESSENCE). Resposta d.

22. Aqui o autor usa o termo incorreto: o termo correto seria "síndromes coronárias agudas sem supra de ST". O diagnóstico de necrose miocárdica é demonstrável por uma dosagem de troponina I ou T elevada nas primeiras 24 horas ou duas dosagens de CKMB acima da normalidade nas primeiras 12 horas, de preferência na ausência de CPK elevada e de preferência com ensaios de CKMB mais específicos, como CKMB massa. Resposta d.

23. Este examinador não deixa muita margem para dúvidas: sabemos que abaixo de três horas a eficácia dos fibrinolíticos é comparável à eficácia da angioplastia primária. Além disso, o centro de hemodinâmica mais próximo fica a duas horas de viagem (!!!). Ninguém imagina, então, o tempo porta-balão, que certamente será bem mais prolongado. Assim, neste caso, a melhor conduta é a trombólise no local. Resposta e.

24. Em geral, em infartos não complicados (dica: quando o examinador diz IAM de parede inferior ele subentende que foi um IAM não complicado e que não deve ter havido grandes consequências à função ventricular), a atividade sexual pode ser reiniciada de 7-10 dias pós-IAM segundo o consenso de IAM da SBC de 2009. A literatura apresenta dados limitados e as recomendações são conflitantes no que tange ao reinício das atividades sexuais após IAM recente. Em 2000, o *Princeton Consensus Panel* sobre atividade sexual e risco cardíaco publicou recomendações sobre o retorno às atividades sexuais e o manejo da disfunção sexual em pacientes portadores de doença cardiovascular. Pacientes que apresentaram IAM não complicado foram considerados de baixo risco. Tais pacientes devem ser encorajados a reassumir ou iniciar suas atividades sexuais em curto espaço de tempo. IAM recente (inferior a seis semanas) é classificado como de risco intermediário e necessita de avaliação cardiológica suplementar, com teste ergométrico e ecocardiografia para melhor definição do risco. Ainda nesse mesmo painel, foi definido alto risco para os pacientes com menos de duas semanas de IAM. Inicialmente, esses pacientes devem ser estabilizados com terapêutica apropriada antes da reavaliação adequada de seu risco real. O segundo consenso de Princeton (*Second Princeton Consensus Conference*) referendou as observações anteriores, tendo assinalado que no grupo considerado de alto risco, atenção especial deve ser dedicada aos pacientes previamente sedentários que vão reiniciar atividade sexual após o evento agudo. Resposta c

25. Vamos analisar as assertivas:
I. Em comparação com a trombólise, a angioplastia primária proporciona maior possibilidade de restabelecimento do fluxo coronariano, sendo a estratégia com implante de *stents* a preferencial. Correto, especialmente para IAM acima de 3 horas de duração – para IAM com até 3 horas, as taxas são comparáveis.
II. O uso adjunto de inibidores da glicoproteína IIb/IIIa confere resultados superiores na redução das taxas de mortalidade. Errado, nenhum *trial* de angioplastia facilitada demonstrou benefício e muitos mostraram aumento de sangramento.
III. Transferência do paciente para tratamento em centros especializados e dotados de serviços de hemodinâmica deve ser considerada independentemente do tempo de evolução dos sintomas. Errado. A transferência somente deve ser considerada quando o tempo total de transferência até a angioplastia for inferior a 90 minutos ou quando houver contraindicação absoluta à trombólise. Em pacientes com IAM com menos de 3 horas de evolução a trombólise imediata é preferível. Resposta a.

Síndromes Coronarianas Agudas

26. Analisemos as alternativas:

I. É a principal causa de morte após terapia fibrinolítica em pacientes com infarto agudo do miocárdio com supradesnivelamento do segmento ST. Controverso. Alguns registros ainda mostram que arritmias da fase aguda são a maior causa de morte, mas pode-se falar que está entre as principais causas de morte de IAM após fibrinólise.

II. A necrópsia mostra comprometimento severo de uma única coronária na maioria dos pacientes. Errado. A maior parte dos pacientes que evolui para choque cardiogênico tem faixa etária mais avançada e mais frequentemente são triarteriais.

III. Ocorre independentemente do sucesso da terapia trombolítica no infarto agudo do miocárdio. Errado. Um dos maiores benefícios da terapia fibrinolítica, em quase todos os *trials* do início da era fibrinolítica, foi a diminuição da incidência de choque cardiogênico pós-AM. Resposta a.

27. A insuficiência renal aumenta o risco em diversas doenças, inclusive nas SCAs. Devemos lembrar que nas SCAs o clopidogrel deve ser ministrado a todos os pacientes, e não só àqueles com SCA sem supra de alto risco. O clopidogrel não necessita de redução da dose na insuficiência renal, mas está contraindicado, devemos lembrar, na insuficiência hepática. Para pacientes com *clearance* de creatinina menor que 30 ml/min a dose de enoxaparina deve ser reduzida para 1 mg/kg apenas 1 vez ao dia, não sendo, entretanto, necessário ajuste na dose de heparina não fracionada. Não há evidências para aumentar dose de AAS em insuficiência renal. Resposta c.

28. As indicações de balão intra-aórtico, segundo o consenso da SBC de 2009, são:

PROCEDIMENTO – BALÃO INTRA-AÓRTICO	CLASSE
Choque cardiogênico que não reverte rapidamente com medicamentos; para estabilização do paciente antes de procedimentos intervencionistas	I
Insuficiência mitral aguda ou CIV, como terapêutica adjuvante para cinecoronariografia e cirurgia	I
Arritmia ventricular de difícil controle, com instabilidade hemodinâmica	I
Angina de difícil controle pós-IAM	I
Sinais e sintomas de instabilidade hemodinâmica, disfunção ventricular grave e/ou isquemia persistente em pacientes com grande extensão de miocárdio sob risco	IIa
Angioplastia de salvamento com sucesso ou em triarteriais, para reduzir a chance de reoclusão	IIb
Grande área de miocárdio sob risco, com ou sem isquemia	IIb

Assim, pacientes com grande área de miocárdio sob risco, com ou sem isquemia (assertiva III) e apenas indicação IIb de BIA. Resposta d.

29. Questão muito polêmica. A solução para esta questão é que o ECO não consegue ver a rotura da parede livre do VE, e sim as suas consequências, ou seja, tamponamento cardíaco. Resposta a.

30. Temos aqui uma paciente com SCA com supra do segmento ST, mas tem uma apresentação tardia (8 horas de dor), que favorece a angioplastia primária, se puder ser realizado em até 90 minutos. Assim, nesta situação totalmente fictícia (transferência e angioplastia em até 90 minutos), a conduta de transferir a paciente é correta. Esta paciente não tem características clínicas que permitam pensar em dissecção de aorta, na qual a dor é mais intensa e não cede facilmente. Também, como já dissemos, não há nenhuma evidência de benefício de angioplastia facilitada e evidência de aumento de sangramento. Resposta a.

31. Aqui temos uma paciente com pelo menos uma característica clínica definidora de SCA de alto risco pela classificação de Braunwald (idade maior que 75 anos) com dor precordial e ECG alterado (infradesnivelamento do segmento ST em derivações anteriores e laterais). Desta forma, pela classificação de Braunwald, (abaixo) esta paciente tem SCA sem supra de ST e é pelo menos de alto risco (idade > 75 anos, ECG alterado). A melhor conduta para esta paciente seria a alternativa E, com o acréscimo de inibidor da GP IIb/IIIa, já que a paciente é de alto risco. Resposta e.

ESTRATIFICAÇÃO DE RISCO (AMERICAN HEART ASSOCIATION – AHA)

	Risco alto	Risco intermediário	Risco baixo
História	Agravamento dos sintomas nas últimas 48 h Idade > 75 anos	IAM, RM, doença cerebrovascular ou periférica prévios, uso prévio de AAS Idade: 70-75 anos	
Tipo de dor	Dor prolongada em repouso (> 20 min)	Angina de repouso > 20 min, resolvida, com probabilidade de DAC moderada a alta Angina em repouso < 20 min, com alívio espontâneo ou com nitrato	Aparecimento de angina: Classe III ou IV da CCS nas últimas 2 semanas, sem dor prolongada em repouso, mas com probabilidade de DAC moderada a alta
Achados clínicos	Edema pulmonar Piora ou surgimento de IM B3, hipotensão, bradicardia, taquicardia, novos estertores		
ECG	Angina em repouso, com alterações dinâmicas de ST > 0,05 mV Bloqueio de ramo novo ou, supostamente novo. TV sustentada	Inversão de onda T > 0,2 mV Ondas Q patológicas ou ondas T antigas	Normal ou sem alteração, durante o episódio de dor
Marcadores de necrose	Troponina I ou T ou CKMB elevada (ex. TT > 0,1 ng/mL)	Marcadores em faixa duvidosa (p. ex.: TT entre 0,03 e 0,1 ng/mL)	Normais

32. Temos aqui um paciente com SCA sem supra de ST, que pela classificação de Braunwald/AHA é pelo menos de risco moderado (diabetes e ECG alterado). Uma curiosidade: o termo "infarto fulminante" já não é usado há bastante tempo, e de certa forma denuncia a idade do examinador. A melhor resposta para esta questão seria "síndrome coronariana aguda sem supra de ST de risco moderado", mas como estamos diante de um examinador mais idoso, que costumava chamar SCA de "angina instável", vamos à resposta c como mais adequada.

33. O ponto-chave desta questão é o fato de o paciente ter tido AVCi há menos de três meses. Os consensos indicam AVCi há menos de três meses ou AVCH em qualquer tempo como contraindicação absoluta para fibrinólise. Resposta c.

34. Critérios das sociedades americana e europeia para a definição de IAM (ESC/AHA) – 2006. Qualquer um dos critérios a seguir permite o diagnóstico de infarto agudo do miocárdio:

  1. Detecção de níveis elevados dos marcadores de necrose (preferencialmente troponina) acima do percentil 99 da curva normal, junto com pelo menos uma das evidências de isquemia miocárdica:
  a) sintomas isquêmicos.
  b) alterações eletrocardiográficas compatíveis com nova isquemia (alterações do segmento ST ou bloqueio de ramo esquerdo novo).
  c) desenvolvimento de ondas Q patológicas no ECG.
  d) evidências em exames de imagem de novas perdas de miocárdio viável ou novas áreas de comprometimento da contração segmentar.

  2. Morte súbita cardíaca, com sintomas sugestivos de isquemia miocárdica acompanhada de recente elevação do segmento ST ou bloqueio do ramo esquerdo novo, ocorrendo antes da obtenção de amostras de sangue para a dosagem de marcadores de necrose ou no período no qual estes marcadores não estão elevados.

3. Na angioplastia, pacientes com valores basais de troponina normais que apresentem valores elevados pós-procedimento, três vezes acima do percentil 99 na curva normal.

4. Na cirurgia de revascularização miocárdica, quando ocorre elevação dos marcadores de necrose cinco vezes o percentil 99 da curva normal, além do aparecimento de novas ondas Q patológicas ou bloqueio de ramo esquerdo novo, documentação angiográfica de oclusão do enxerto ou da artéria nativa, ou ainda evidência em exame de imagem de perda de miocárdio viável.

5. Achados patológicos, *post-mortem* de infarto agudo do miocárdio.

Assim, a definição não inclui aumento de CKMB, e sim de troponina acima de 5 vezes os valores normais. Resposta d.

35. Este paciente tem diagnóstico de SCA com supra de ST, mas com mais de 12 horas de evolução. As indicações para abrir uma artéria ocluída com mais de 12 horas são:

Classe I – Choque cardiogênico, especialmente se a parede afetada for a parede anterior.

Classe IIb – Angioplastia de estenose hemodinamicamente significante em uma artéria patente > 24 horas após IAM com supra pode ser considerada.

Angioplastia de uma artéria totalmente ocluída com mais de 24 horas após IAM com supra não é recomendável em pacientes assintomáticos bi ou uniarteriais estáveis hemodinamicamente e sem evidência de isquemia importante. Resposta c.

36. As indicações de balão intra-aórtico após IAM, segundo as diretrizes de 2009 da SBC, são:

PROCEDIMENTO –BALÃO INTRA-AÓRTICO	CLASSE
Choque cardiogênico que não reverte rapidamente com medicamentos; para estabilização do paciente antes de procedimentos intervencionistas.	I
Insuficiência mitral aguda ou CIV, como terapêutica adjuvante para cinecoronariografia e cirurgia.	I
Arritmia ventricular de difícil controle, com instabilidade hemodinâmica.	I
Angina de difícil controle pós-IAM.	I
Sinais e sintomas de instabilidade hemodinâmica, disfunção ventricular grave e/ou isquemia persistente em pacientes com grande extensão de miocárdio sob risco.	IIa
Angioplastia de salvamento com sucesso ou em triarteriais, para reduzir a chance de reoclusão.	IIb
Grande área de miocárdio sob risco, com ou sem isquemia.	IIb

Assim, pacientes com grande área de miocárdio sob risco, com ou sem isquemia (assertiva III) e apenas indicação IIb de BIA. Resposta d.

37. A aterosclerose pode ser considerada uma doença inflamatória crônica, da camada íntima e média das artérias. A disfunção endotelial está presente desde as primeiras fases da aterogênese, pois para que o LDL oxidado atinja o subendotélio é necessário que haja lesão ou disfunção endotelial. Isto explica a preferência das lesões ateroscleróticas por bifurcações e áreas em que há maior estresse de cizalhamento, com consequente disfunção endotelial. Os macrófagos, então, fagocitam o LDL-oxidado, reconhecido como estranho, e iniciam o processo inflamatório, com atração de linfócitos, plaquetas e células musculares lisas. Desta forma, a oxidação do LDL é fundamental para a aterogênese, pois o LDL não oxidado não é reconhecido e fagocitado por macrófagos. Placas ateroscleróticas mais ricas em lipídeos e com capas fibrosas mais finas estão mais propensas à instabilidade. Resposta c.

38. Aqui temos uma paciente com pelo menos uma característica clínica definidora de SCA de alto risco pela classificação de Braunwald (idade maior que 75 anos) com dor precordial e ECG alterado (infradesnivelamento do segmento ST em derivações anteriores e laterais). Desta forma, pela classificação de Braunwald, (abaixo) esta paciente tem SCA sem supra de ST e é pelo menos de alto risco (idade > 75 anos, ECG alterado). A melhor conduta para esta paciente seria a alternativa E, com o acréscimo de inibidor da GP IIb/IIIa, já que a paciente é de alto risco. Resposta e.

ESTRATIFICAÇÃO DE RISCO (*AMERICAN HEART ASSOCIATION* – AHA)			
	Risco alto	**Risco intermediário**	**Risco baixo**
História	Agravamento dos sintomas nas últimas 48 h Idade > 75 anos	IAM, RM, doença cerebrovascular ou periférica prévios, uso prévio de AAS Idade: 70-75 anos	
Tipo de dor	Dor prolongada em repouso (> 20 min)	Angina de repouso > 20 min, resolvida, com probabilidade de DAC moderada a alta Angina em repouso < 20 min., com alívio espontâneo ou com nitrato	Aparecimento de angina: Classe III ou IV da CCS nas últimas 2 semanas, sem dor prolongada em repouso, mas com probabilidade de DAC moderada a alta
Achados clínicos	Edema pulmonar Piora ou surgimento de IM B3, hipotensão, bradicardia, taquicardia, novos estertores		
ECG	Angina em repouso, com alterações dinâmicas de ST > 0,05 mV Bloqueio de ramo novo ou, supostamente novo. TV sustentada	Inversão de onda T > 0,2 mV Ondas Q patológicas ou ondas T antigas	Normal ou sem alteração, durante o episódio de dor
Marcadores de necrose	Troponina I ou T ou CKMB elevada (ex. TT > 0,1 ng/mL)	Marcadores em faixa duvidosa (por exemplo.: TT entre 0,03 e 0,1 ng/mL)	Normais

39. A demonstração de elevação do segmento ST de pelo menos 1,0 mm na derivação precordial direita V4R é o achado eletrocardiográfico de maior valor preditivo em pacientes com isquemia do ventrículo direito. Esse achado pode ser transitório: em 50% dos pacientes, desaparece após dez horas do início dos sintomas. O achado tem boa sensibilidade e especificidade para IAM de VD, embora possa ser transitório.

Doenças que causem a tríade clínica de hipotensão, campos pulmonares limpos e elevação da pressão venosa jugular entram no diagnóstico de IAM de VD, e incluem pericardite constritiva, tamponamento cardíaco, embolia pulmonar, mas não incluem insuficiência mitral pós-IAM, pois neste caso há ausculta clara de sopro sistólico regurgitativo em foco mitral e há habitualmente congestão pulmonar. O eco auxilia no diagnóstico diferencial, permitindo diferenciar, por exemplo, o IAM de VD de tamponamento cardíaco.

Pela sua influência na pré-carga, as drogas utilizadas rotineiramente no manuseio de infarto do ventrículo esquerdo, tais como nitratos e diuréticos, podem reduzir o débito cardíaco e provocar hipotensão grave se o ventrículo direito estiver isquêmico. Na verdade, a hipotensão arterial grave após o uso de nitratos sublinguais é uma manifestação comum do infarto de ventrículo direito, sendo o grau da hipotensão geralmente desproporcional à gravidade eletrocardiográfica do infarto. Nessas situações, geralmente uma carga volêmica com solução salina fisiológica normaliza a hipotensão e melhora o débito cardíaco. Em outros casos, porém, a sobrecarga de volume pode ocasionar elevação acentuada da pressão de enchimento do ventrículo direito e o consequente agravamento da dilatação ventricular, com redução do débito cardíaco. Embora a carga volêmica seja o primeiro passo no manuseio da hipotensão associada à isquemia ventricular direita, o suporte inotrópico (dobutamina) deve ser iniciado imediatamente caso o débito cardíaco não melhore após a administração de 500-1.000 ml de carga volêmica. Resposta d.

40. Inibidores dos receptores IIb e IIIa orais falharam, em vários *trials*, em demonstrar diminuição de eventos e/ou mortalidade. Inibidores IIbIIIa endovenosos, especialmente os de molécula pequena, atualmente estão indicados apenas em pacientes com SCA sem supra de ST de alto risco, em associação com aspirina, clopidogrel e heparina de baixo peso molecular.

O uso de PCR ultrassensível em SCAs foi abordado em alguns estudos, nos quais se previu aparecimento de ICC (HR = 2.6, P = 0.04) e morte (HR = 2.7, P = 0.02) após IAM (*J Am Coll Cardiol* 2006, 47:962-968). PCR elevada na fase aguda de IAM esteve relacionada com complicações mecânicas (*Circulation* 1997, 96:778-784). Entretanto, há críticas quanto à utilidade da PCR no pós-infarto, pois além de inespecífica, parece só se elevar quando há necrose miocárdica.

O estudo TIMI III teve como objetivo avaliar os efeitos ativadores do plasminogênio tecidual (rt-PA) adicionado à terapia convencional sobre os achados angiográficos coronarianos (TIMI IIIA) e determinar os efeitos da terapia trombolítica e da estratégia invasiva precoce sobre o acompanhamento clínico (TIMI IIIB). Foram ministrados alteplase 20 mg IV em bolo, seguido por 0.8 mg/kg com dose total máxima de 80 mg ou placebo em pacientes sem supra de ST.

Os ensaios clínicos ESSENCE e TIMI 11B avaliaram enoxaparina contra heparina não fracionada, e demonstraram vantagem da enoxaparina não só na mortalidade e taxa de eventos em trinta dias. Este estudo também mostrou benefício sustentado, a longo prazo, do uso da enoxaparina. Resposta b.

41. Este paciente apresenta história compatível com síndrome coronária aguda de alto risco, com dor progressiva, em crescendo (inicialmente a esforços, depois progressivamente mais prolongada e até ao repouso, característica de SCA de alto risco pela classificação da AHA/Braunwald. Assim mesmo, se o ECG fosse normal já poderíamos classificar este paciente apenas pela história clínica. O ECG demonstra supradesnivelamento do segmento ST nas derivações inferiores, fazendo o diagnóstico de síndrome coronária aguda com supra de ST/IAM inferior. Desta forma, apenas a história e o ECG inicial podem nortear toda a conduta inicial. Resposta a.

42. Este paciente foi atendido com pouco menos de três horas de dor precordial, e com supradesnivelamento do segmento ST, de modo que a estratégia no momento não depende de nenhuma estratificação de risco: o tratamento trombolítico assim que possível está indicado, com o objetivo de tempo porta-droga de até 30 minutos. Deve ser ministrado o MONABC conforme o quadro clínico e realizada terapia trombolítica, como já dissemos. Resposta d.

43. O consenso é que o trombolítico só não deve ser ministrado com níveis pressóricos acima de 180 x 110 mmHg pelo risco de hemorragia cerebral, devendo, nesses casos, primeiro proceder ao controle pressórico e posteriormente infusão de trombolítico. A afirmativa B é polêmica nesta questão, pois em SCA com supra de ST com duração de até três horas, a trombólise tem eficácia próxima à angioplastia primária. Este paciente chegou com quase três horas de dor, assim para este paciente, sem nenhuma complicação hemodinâmica aparente ou contraindicação para trombólise, podemos dizer que a trombólise seria comparável à angioplastia primária. Na falta de melhor alternativa, esta pode ser considerada a correta.

O uso de GP IIbIIIa está contraindicado nas SCA com supra de ST. A coronariografia não é obrigatoriamente necessária antes da alta hospitalar, sendo que vários métodos de estratificação não invasivos foram validados para pacientes com SCA com supra, como miniteste ergométrico, cintilografia ou ecocardiograma de estresse. Resposta b.

44. A cocaína além de produzir vasoconstrição por estimulação de receptores alfa-1 adrenérgicos, produz disfunção endotelial, fazendo diminuir a produção de óxido nítrico e aumenar a produção de endotelina-1, além de provocar hipercoagulabilidade, assim aumentando a possibilidade de fenômenos pró-trombóticos. A cocaína age como adrenérgico e vasoconstritor, não tendo efeito na recaptação de serotonina. Resposta a.

45. Vamos analisar as afirmativas da questão:

I– Na SCA sem supradesnível de ST, o uso de clopidogrel e de inibidores da glicoproteína IIb/IIIa é obrigatório. Incorreta. – O uso de clopidogrel está indicado em todas as SCA sem supra, mas os GP IIb/IIIa só nos casos de SCA sem supra de alto risco.

II– Na SCA sem supradesnível de ST, a realização de coronariografia e revascularização miocárdica é benéfica, especialmente para os pacientes de alto risco. Correto – As estratégias invasivas em geral têm se mostrado vantajosas com relação às estratégias não invasivas. Assim, quanto maior o risco do paciente, maior o benefício de cateterismo com provável angioplastia da artéria culpada.

III– Na SCA com supradesnível de ST, o uso de betabloqueadores, nitrato e inibidores da enzima de conversão da angiotensina está indicado, pois estas drogas reduzem a mortalidade hospitalar. Incorreto. – Betabloqueadores diminuem mortalidade, se usados em pacientes sem contraindicações, nitratos são indicados em algumas situações (hipertensão, congestão pulmonar, grandes infartos de parede anterior e isquemia persistente) e os IECA demonstraram benefício em pacientes com SCA com supra nos seguintes casos: IAM anterior, sintomas de ICC ou disfunção ventricular ao ECO.

IV– Na SCA com supradesnível de ST, o uso de heparina é obrigatório na presença de fibrilação atrial, choque ou trombólise com estreptoquinase. Incorreto. – Não é necessário o uso de heparina com estreptoquinase. Resposta a.

46. Os betabloqueadores nas SCAs reduzem o tamanho do infarto, a incidência de arritmias e os níveis de CKMB. Várias ações experimentais foram descritas nos betabloqueadores como a diminuição de níveis de ácidos graxos circulantes e outros. Devemos, entretanto, lembrar que não devem ser ministrados em pacientes bradicárdicos, com instabilidade hemodinâmica ou congestão pulmonar. Resposta e.

47. O vasoespasmo pode ocorrer e contribuir para a gênese das SCAs, mas não é o fator principal. Ruptura ou erosão da placa com posterior trombose são as duas formas habitualmente descritas como causadoras de SCAs. Deve haver exposição do material do interior da placa para desencadear o processo de agregação plaquetária, assim a simples erosão não é suficiente. Resposta b.

48. Apesar de o diabetes constituir um subgrupo de pacientes de alto risco, a presença deste não constitui fator de risco independente no TIMI escore. Os fatores de risco identificados neste estudo foram:
- Idade superior a 65 anos.
- Mais que três fatores de risco para DAC.
- DAC documentada no cateterismo.
- Infradesnivelamento do segmento ST superior a 0,5mm no ECG admissional.
- Mais que dois episódios de angina nas últimas 24 horas.
- Uso de aspirina na semana precedente;
- Marcadores de necrose elevados.

Resposta a.

49. As alterações eletrocardiográficas relacionadas a pior prognóstico são alterações dinâmicas da repolarização ventricular, infradesnivelamento do segmento ST e bloqueio de ramo esquerdo. Apesar da presença do diabetes ser considerada fator de risco (50% a mais de eventos que os não diabéticos) ela isoladamente não justifica uma estratégia invasiva precoce. Segundo múltiplos estudos randomizados, uma estratégia invasiva precoce é fortemente recomendada para pacientes com SCA e troponina positiva. O marcador não é a dor prolongada, mas sim o fato de ocorrer dor em repouso ou ser reentrante, além disso a alternativa não especifica quanto tempo antes da internação o paciente teve dor. Alterações de onda T menores que 0,3 mV também não são indicativas do risco. Resposta c.

50. Um dos achados propedêuticos mais frequentes no IAM não está listado nas alternativas: a presença de B4 por perda aguda da complacência miocárdica pela isquemia. Geralmente na fase aguda do IAM os bulhas podem estar hipofonéticas, podendo estar pouco audíveis na fase hiperaguda do IAM. O desobramento paradoxal da segunda bulha ocorre em pacientes com bloqueio de ramo esquerdo, hipertensão pulmonar ou disfunção importante de VE. A palpação do precórdio é geralmente normal nos pacientes com IAM. A terceira bulha reflete a presença de disfunção ventricular esquerda, e não ocorre em geral na fase aguda do IAM. Resposta b.

51. Está demonstrado que fatores socioeconômicos, idade avançada, sexo feminino, baixa percepção somática ou emocional, história de angina ou diabetes se correlacionam com o tempo mais longo para a decisão de procurar ajuda. Apesar de nenhum isolado estudo ter demonstrado redução significativa da mortalidade com a trombólise pré-hospitalar, meta-análises demonstraram uma redução de 17% na mortalidade. O tempo de instalação da terapia de reperfusão é o fator mais importante na redução de mortalidade do IAM. Resposta e.

52. Sabemos que há vantagens significantes do t-PA e outros fibrinolíticos novos sobre a estreptoquinase (SK), como comprovaram o estudo GUSTO e outros, mas o NNT é bastante alto, o que justifica o uso rotineiro da estreptoquinase para pacientes de baixo risco. Além disso, o t-PA no estudo GUSTO esteve associado a maior incidência de hemorragia intracerebral. O TNK foi comparado com o t-PA no estudo ASSENT-II, com 17 mil pacientes, e foi tão efetivo quanto o t-PA com menor incidência de hemorragia e necessidade de transfusão sanguínea. A reperfusão com fibrinolíticos é extremamente tempo-dependente, sendo que abaixo de três horas os resultados são comparáveis à angioplastia primária.

Em todos os estudos a hemorragia intracraniana foi a maior complicação do uso de trombolíticos. Pacientes de mais alto risco têm mais benefício da tombólise se esta for precoce – se houver instabilidade hemodinâmica ou outra complicação está indicada a angioplastia primária. Em pacientes com mais de três horas de apresentação, não há diferença em qual trombolítico usar – a única terapêutica que oferece vantagens nestes pacientes é a angioplastia primária. Resposta e.

53. Na figura, vemos claramente o coto da artéria circunflexa (veja figura abaixo). A DA é reconhecível por seus ramos septais, e apresenta lesão proximal grave. Resposta c.

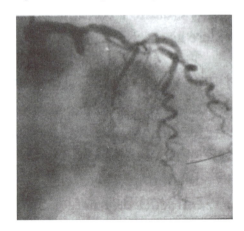

54. Para o diagnóstico de IAM é preferível a dosagem de CKMB pelo método de massa ou através da dosagem das troponinas. A relação CKMB/CK total pode variar conforme o fabricante do *kit* de teste. Na SCA, a dosagem das enzimas deve ser realizada à admissão, e seis horas após o início da dor. Em pacientes com marcadores iniciais duvidosos ou com alguma outra dúvida diagnóstica, devemos dosar os marcadores a cada seis horas. Entretanto, em pacientes com elevação confirmada de enzimas, as dosagens de CKMB para realização de curva podem ser realizadas a cada oito horas ou mais, sendo que não é necessário realizar dosagens repetidas de troponina, pois este marcador tem meia-vida mais longa que a CKMB. A da troponina T permanece elevada por até 14 dias, enquanto que a troponina I fica elevada por até sete dias. Os níveis de todas as enzimas cardíacas se elevam após a reperfusão, pelo efeito de *wash-out*. A elevação isolada de enzimas não é suficiente para o diagnóstico de IAM, como podemos ver na definição dos critérios das Sociedades Americanas e europeias para a definição de IAM (ESC/AHA), 2006.

Qualquer um dos critérios a seguir permite o diagnóstico de infarto agudo do miocárdio:

1. Detecção de níveis elevados dos marcadores de necrose (preferencialmente troponina) acima do percentil 99 da curva normal, junto com pelo menos uma das evidências de isquemia miocárdica: sintomas isquêmicos; alterações eletrocardiográficas compatíveis com nova isquemia (alterações do segmento ST ou bloqueio de ramo esquerdo novo); desenvolvimento de ondas Q patológicas no ECG; e evidências em exames de imagem de novas perdas de miocárdio viável ou novas áreas de comprometimento da contração segmentar.

2. Morte súbita cardíaca, com sintomas sugestivos de isquemia miocárdica acompanhada de recente elevação do segmento ST ou bloqueio do ramo esquerdo novo, ocorrendo antes da obtenção de amostras de sangue para a dosagem de marcadores de necrose ou no período no qual estes marcadores não estão elevados.

3. Na angioplastia, pacientes com valores basais de troponina normais que apresentem valores elevados pós--procedimento, três vezes acima do percentil 99 na curva normal.

4. Na cirurgia de revascularização miocárdica, quando ocorre elevação dos marcadores de necrose cinco vezes o percentil 99 da curva normal, além do aparecimento de novas ondas Q patológicas ou bloqueio de ramo esquerdo novo, documentação angiográfica de oclusão do enxerto ou da artéria nativa, ou ainda evidência em exame de imagem de perda de miocárdio viável.

5. Achados patológicos, *post-mortem* de infarto agudo do miocárdio.

Critérios para infarto do miocárdio prévio:

1. Novas ondas Q patológicas, com ou sem sintomas.

2. Evidência em exame de imagem de uma região de perda de miocárdio viável, e com alteração de contração na ausência de causa não isquêmica.

3. Achados patológicos, *post-mortem* de IAM cicatrizado ou em cicatrização.
Resposta b.

55. O vasoespasmo pode ocorrer e contribuir para a gênese das SCAs, mas não é o fator principal. Ruptura ou erosão da placa com posterior trombose são as duas formas habitualmente descritas como causadoras de SCAs. Deve haver exposição do material do interior da placa para desencadear o processo de agregação plaquetária, assim a simples erosão não é suficiente. As placas mais sucetíveis a rotura são aquelas mais jovens, ricas em lipídeos e com capa fibrosa fina. Entretanto, a maioria da rotura das placas não é seguida de eventos clínicos. A atividade inflamatória no interior e no exterior da placa contribui para a ativação de macrófagos intraplaca, via TNF, interferon-gama, entre outros. Os macrófagos ativados secretam colagenases e gelatinases (metaloproteinases) que agem na capa fibrosa da placa aterosclerótica, afinando-a e tornando-a mais sucetível à rotura. Por isso, marcadores inflamatórios como a proteína C reativa ultrassensível estão relacionados à mortalidade cardiovascular. Resposta e.

56. A presença de dor típica é dos fatores mais importantes na definição de um paciente com síndrome coronária aguda. O tipo, intensidade, duração da dor e presença de recorrência é fator de risco independente na maioria dos escores de risco, como o TIMI escore e o escore da AHA (Braunwald). Devemos lembrar que o teste ergométrico nas SCAs tem alto valor preditivo negativo. Em pacientes com ECG normal, enzimas com tempo hábil normais e baixo risco não é necessária a observação por 24 horas. Resposta b.

57. Os trombolíticos estão contraindicados em pacientes sem elevação do segmento ST. Nestes pacientes podem paradoxalmente aumentar a agregabilidade plaquetária e assim piorar o prognóstico. Resposta c.

58. Em pacientes com contraindicação aos betabloqueadores podem ser usados antagonistas dos canais de cálcio, mas apenas os não di-hidropiridínicos como verapamil e diltiazem. Os tiendopiridínicos podem ser usados no lugar do AAS em pacientes com contraindicação a este fármaco e bloqueadores dos receptores IIbIIIa podem ser utilizados como pré-tratamento em pacientes que vão a angioplastia primária, especialmente em angioplastias complicadas. Entretanto, os inibidores da glicoproteína IIbIIIa nunca devem ser utilizados juntamente com fibrinolíticos. Resposta d.

59. O trombolítico é útil e eficaz nas síndromes coronárias agudas com supra de ST. Os *trials* clássicos mostraram que não há benefício de trombolítico em pacientes com mais de 12 horas de apresentação e naqueles sem supradesnivelamento do segmento ST. Como só um destes fatores é citado nas alternativas, resposta E.

60. Vários estudos demonstraram vantagens da angioplastia primária sobre a trombólise no IAM. Entretanto, a decisão entre os dois métodos de reperfusão é uma questão de tempo: com menos de três horas de dor, a trombólise farmacológica é tão boa quanto a angioplastia primária, e em centros que não estão preparados para a angioplastia primária, a trombólise é melhor. A angioplastia primária está relacionada à menor incidência de hemorragia intracraniana (sem redução de eventos totais neurológicos). Estudos mais recentes demonstram que há redução da mortalidade com intervenção percutânea. Resposta a.

61. Todas as outras contraindicações listadas são contraindicações absolutas para a tombólise. Podemos pensar que a RCP prolongada, mesmo que traumática, não é contraindicação aos trombolíticos, pois na parada o máximo que pode acontecer é o paciente permanecer em óbito. Reposta c.

62. Aqui temos novamente uma síndrome coronária aguda, sem supra de ST, não havendo, portanto, a indicação de fibrinolíticos. Atenção: este é um tema recorrente nas questões do TEC. Resposta a.

63. A rotura da placa aterosclerótica é o fenômeno central de todas as síndromes coronárias agudas, com ou sem supra de ST. Ocorre mais pela manhã, em pacientes que realizaram exercícios físicos, mudanças posturais, que fumaram ou foram expostos ao frio. Devemos ressaltar que hoje a famosa lenda das "colaterais" está algo desacreditada. Claro que a presença de colaterais diminui dano miocárdico; mais importante que isso, são fenômenos como o pré-condicionamento isquêmico. Resposta e.

64. Todas as medidas relacionadas são consideradas eficazes para as SCAs com supra, como vemos na figura abaixo, dos *guidelines* da AHA. A única medida listada que não tem indicação é a lidocaína profilática. Resposta d.

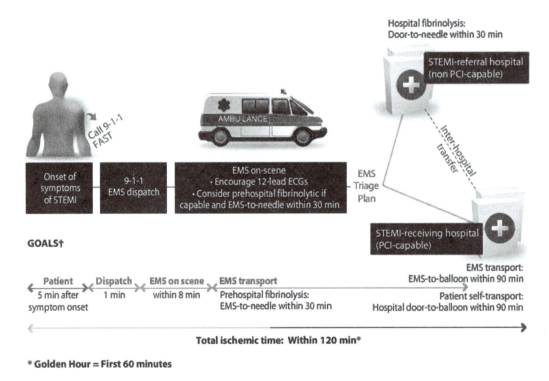

65. Parece haver um efeito de classe com os IECA, *trials* com diferentes fármacos mostraram benefícios semelhantes. Devemos lembrar que na fase aguda (primeiras 24 horas) os IECAS só demonstraram benefício em pacientes com disfunção ventricular clínica (ICC) ou laboratorial (eco com disfunção de VE) e IAM anterior. Após o estudo HOPE, sabemos que todos os pacientes sobreviventes de SCAs, especialmente com supra, devem usar IECA ambulatorialmente, indefinidamente. Resposta a.

66. O nitrato reduz mortalidade e eventos principalmente em pacientes hipertensos, congestos, com IAM anterior ou disfunção de VE. É medicação que deve ser ministrada na maioria dos pacientes com SCA sem contraindicação, embora o benefício só tenha sido demonstrado em populações específicas. Podem ser ministrados por via sublingual, oral ou endovenosa. O fármaco de escolha desta classe é a nitroglicerina. Resposta a.

67. Todos os estudos descritos, ou seja, EPIC, EPILOG e EPISTENT usaram o inibidor da glicoproteína IIb/IIIa ambiximab. Estudos como o PRISM e o PRISM-PLUS utilizaram tirofibam. Todos estes estudos mostraram benefício dos inibidores IIbIIIa nos pacientes de alto risco, com terapia invasiva. Resposta d.

68. A conduta atual é que temos que manter os betabloqueadores indefinidamente, não apenas por dois a três anos. Os betabloqueadores têm inúmeros benefícios, entre os quais redução de mortalidade total e recorrência de SCA.

Indicação classe I de betabloqueador: *Beta-block* oral deve ser iniciado nas primeiras 24 horas para pacientes sem os seguintes fatores de risco: 1) sinais de ICC; 2) sinais de baixo débito; 3) risco aumentado de choque cardiogênico; ou 4) outras contraindicações relativas ao uso de betabloqueadores (PR > 240 mS, BAV de 2º ou 3º graus, asma ou DPOC com broncoespasmo).
Devemos lembrar que betabloqueadores não devem ser ministrados para: 1) sinais de ICC; 2) sinais de baixo débito; 3) risco aumentado de choque cardiogênico (ICC, idade acima de 70 anos, PA sistólica < 120 mmHg, taquicardia sinusal > 110 bpm, apresentação tardia de IAM com tempo de sintomas prolongado); ou 4) outras contraindicações relativas ao uso de betabloqueadores (PR > 240 mS, BAV de 2º ou 3º graus, asma ou DPOC com broncoespasmo). Resposta e.

69. Como o ECG não mostra supradesnivelamento do segmento ST, esta é uma síndrome coronariana aguda, sem supradesnivelamento de ST. Resposta e.

70. Hoje sabemos que todo paciente com síndrome coronariana aguda deve ser saudado pelo MONABC (Morfina, Oxigênio, Nitrato, AAS, Betabloqueador e Clopidogrel). Muitos componentes do MONABC só reduzem morbimortalidade em populações específicas (por exemplo: o nitrato reduz mortalidade e eventos principalmente em pacientes hipertensos, congestos, com IAM anterior ou disfunção de VE). Entretanto, como não há supra de ST, não há indicação de trombolíticos. Resposta c.

71. Abaixo temos uma figura resumindo todos os estudos sobre terapêutica invasiva ou não invasiva.

O estudo VANQUISH foi o único que demonstrou vantagem para a terapia não invasiva, enquanto que quase a totalidade dos restantes mostrou melhora com a terapia invasiva. Em todos os estudos, pacientes com evidência de isquemia ou instabilidade eram submetidos a terapia invasiva. Resposta e.

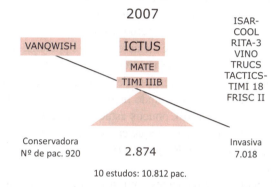

Figura Avaliação de todos os estudos recentes sobre a estratificação invasiva versus conservadora de pacientes com síndromes coronárias agudas sem supradesnível do segmento ST.

72. As troponinas são muito mais específicas do que a CKMB para dano miocárdico, têm valor prognóstico documentado e meia-vida longa, permanecendo elevadas até sete dias (troponina I) ou até 14 dias (troponina T) após IAM. Entretanto, a troponina tem a mesma janela de seis horas entre a dor e sua elevação. O marcador de elevação mais precoce é a mioglobina, que é bastante inespecífico. Resposta d.

73. Temos aqui um paciente com síndrome coronária aguda com supra do segmento ST. Como todo paciente com síndrome coronariana aguda, deve ser saudado pelo MONABC (morfina, oxigênio, nitrato, AAS, betabloqueador e clopidogrel), desde que não haja contraindicações. O caso clínico, apesar de detalhado, não fornece dados como frequência cardíaca, pressão arterial ou presença de congestão pulmonar com a qual poderíamos contraindicar ou não algum dos componentes do MONABC. Resposta e.

74. A fibrinólise tem inúmeros benefícios, devendo ser realizada o mais precocemente possível. A fibrinólise reduz mortalidade, preserva a função ventricular e é de benefício incontestável nas SCA com supra, ainda mais se for realizada dentro de três horas do início do quadro. Ela não impede a disfunção contrátil pós-isquêmica, não previne reoclusão (os *stents* são melhores neste quesito). Devemos lembrar que as arritmias de reperfusão acontecem apenas em uma pequena porcentagem dos pacientes e não são critério de reperfusão. Resposta b.

75. Nenhum agente inibidor da glicoproteína IIb/IIIa mostrou eficácia em estudos clínicos, motivo pelo qual persistimos utilizando os inibidores IIbIIIA endovenosos como o tirofiban. As outras alternativas estão corretas. Resposta b.

76. Hoje sabemos que as únicas indicações classe I de realização de angioplastia de resgate são as seguintes:
a) Choque cardiogênico em pacientes < 75 anos e que são candidatos a revascularização.
b) ICC e/ou congestão pulmonar importante (Killip III).
c) Arritmias graves com repercussão hemodinâmica.
A angioplastia de resgate é classe IIa para pacientes ≥ 75 anos, que receberam fibrinolítico, estão em choque cardiogênico e sejam suscetíveis de revascularização. Para pacientes como o apresentado na questão, a angioplastia de resgate é classe IIb, poucos estudos mostraram benefício em pacientes sem choque cardiogênico ou instabilidade hemodinâmica. Resposta e (na época).

77. Sabemos que pacientes com instabilidade hemodinâmica ou arritmias graves se beneficiam de estratificação invasiva pós-IAM. Entretanto, para justificar cateterismo em situação na qual não se faça estudo hemodinâmico para todos os pacientes, seria necessário TVNS de duração algo maior – apenas três extrassístoles juntas, tecnicamente uma TVNS, não justificariam estratificação invasiva. Resposta b.

78. A reposição de potássio em síndrome coronária aguda só deve ser realizada se houver hipocalemia documentada (K < 3,5 mEq/l). Estudos de lidocaína e outros antiarrítmicos profiláticos no IAM mostraram ineficiência em prevenir a FV e ainda alguns demonstraram aumento de mortalidade. O ritmo idioventricular acelerado (RIVA) pode ser apenas um ritmo associado à reperfusão, não necessitando de tratamento imediato. Como sabemos, a FV deve ser desfibrilada imediatamente. Os betabloqueadores demonstraram, em diversos estudos, diminuir a mortalidade, a área infartada, a incidência de arritmias e muitos outros benefícios. Resposta b.

79. O tratamento das síndromes coronarianas agudas foi das áreas da cardiologia que mais evoluiu na última década. Hoje, em vez do termo "angina instável", preferimos "síndrome coronariana aguda sem supra do segmento ST". As afirmações da questão vêm da época do início do uso clínico das heparinas de baixo peso molecular. Como sabemos, as heparinas de baixo peso molecular podem ser ministradas por via subcutânea, sem necessidade de monitoração. Abciximab e lamifiban são inibidores dos receptores IIbIIIA plaquetários. O abciximab realmente é eficaz, mas em pacientes submetidos a tratamento invasivo e seu benefício se mantém por mais de seis meses (estudo CAPTURE). Lamifiban é outro inibidor IIb/IIIa que foi analisado nos estudos PARAGON-A e PARAGON-B. Este inibidor em altas doses não mostrou vantagem, enquanto que em baixas doses reduziu a morbimortalidade (figura a seguir). Em doses altas, este inibidor mostrou aumento de eventos hemorrágicos (embora nenhum estudo mencione para quantos minutos vai o tempo de sangramento). Resposta e (na época).

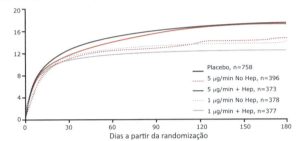

Estimativa de Kaplan-Meier da probabilidade de morte ou infarto não fatal reinfarto (infarto do miocárdio) durante 6 meses de acompanhamento, de acordo com a indicação do tratamento

80. Aqui temos alguns termos antigos, com os quais muitos não estão mais familiarizados. O termo "corrente de lesão subepicárdica" equivale ao infradesnivelamento do segmento ST, hoje conhecido como "síndrome coronária aguda sem supra do segmento ST". Neste caso, um paciente sem supra recebeu fibrinolítico, conduta contraindicada, pois o fibrinolítico aumenta o número de sítios de fibrina disponíveis para a agregação plaquetária, causando um aumento paradoxal da agregação plaquetária pós-fibrinólise. Devemos lembrar que o número de extrassístoles não tem nenhum valor prognóstico. A questão não detalha o que é "evoluir mal" – o paciente ficou congesto? Teve arritmias ventriculares graves, dor recorrente? Se sim, este paciente tem indicação formal de cateterismo de emergência, com provável angioplastia (ICC, arritmias ou instabilidade clínica + síndrome coronária aguda). Não sabemos o tipo de complicação deste paciente, mas sabemos que dificilmente irá melhorar sem terapia invasiva. Nenhum fármaco dentre os listados pode ajudar nosso paciente, ainda mais porque não sabemos a pressão arterial, a frequência cardíaca, se está congesto etc. Resposta c (gabarito da época).

81. Devemos ressaltar que este paciente não tinha indicação de fibrinolítico, pois não tinha supra-desnivelamento do segmento ST. Como sabemos, a alteplase é discretamente mais eficaz que a estreptoquinase em mesmas condições, a trombólise tem seu maior benefício (não para este paciente) nas primeiras três horas, quando é tão ou mais eficaz que a angioplastia primária e o uso conjunto de AAS é obrigatório, como foi comprovado pelo estudo ISIS-2, mas não reduz em mais de 50% a morbimortalidade. Na época, os estudos de trombólise pré-hospitalar não demonstraram benefício, mas hoje sabemos que, especialmente com trombolíticos em bolo tipo tenecteplase, há vantagens para a trombólise pré-hospitalar e ela é preconizada pelas principais sociedades de cardiologia. Resposta c (na época).

82. Na verdade, nenhum antiarrítmico diminui mortalidade quando usado profilaticamente em síndromes coronarianas agudas, com ou sem supradesnivelamento do segmento ST. Das drogas eficazes nas SCAs, a única listada nas alternativas é o betabloqueador (propranolol). Entretanto, seu uso está contraindicado neste paciente pela presença de disfunção ventricular. Resposta d (na época).

83. Aqui estamos diante de um clássico infarto da parede inferior, aparentemente Killip I com os clássicos sintomas relacionados a infarto nesta parede, como náuseas e vômitos. A prioridade neste caso é a abertura da artéria ocluída, com fibrinólise ou angioplastia primária (já que até 3 horas o resultado de ambas estratégias de reperfusão é comparável). Do MONABC, vamos dispensar os beta-bloqueadores (paciente já está bradicárdico pelo reflexo de Bezold-Jarisch).
Das alternativas, não há nenhum sentido no fondaparinux (que deve ser dado a pacientes com maior risco de hemorragia e que pode causar trombose de cateter), não há evidências que tenecteplase leve a menor mortalidade que alteplase, IECA devem ser iniciados preferencialmente para pacientes com hipertensão, insuficiência cardíaca ou grandes infartos da parede anterior, que não é o caso aqui. Assim, por exclusão, alternativa E.

84. Resposta - Vamos analisar cada alternativa:
a) inibidores da glicoproteína IIbIIIa como o abciximab está recomendado quando a estratégia planejada for conservadora. – **Errado** – Em diversos estudos os inibidores da glicoproteína IIbIIIa só mostraram superioridade em pacientes que realizaram procedimentos invasivos, aumentando sangramento sem vantagem de morbimortalidade naqueles que realizaram tratamento conservador.

b) clopidogrel deve ser administrado na dose de ataque de 75mg para a estratégia conservadora, e de 300mg para estratégia invasiva. – **Errado** – Na verdade a dose sem ataque de clopidogrel (75mg) é classe I e deve ser usada para pacientes acima de 75 anos, enquanto que a dose de ataque (300 ou 600mg) é classe IIa e deve ser usada em pacientes com menos de 75 anos.

c) ticagrelor foi comparado com um grupo semelhante tratado com prasugrel demonstrando que haveria redução de 14 mortes, 11 infartos e 6 a 8 casos de trombose. **Errado** – O estudo PRAGUE-18 (Circulation. 2016;CIRCULATIONAHA.116.024823), uma comparação cabeça-a-cabeça de ticagrelor e prasugrel não demonstrou que nenhum destes fármacos é mais eficaz ou mais seguro que o outro em prevenir eventos isquêmicos e sangramento em pacientes na fase aguda do infarto do moiocárdio tratados com angioplastia primária.

d) Ácido acetilsalicílico após a dose inicial de 162 a 325mg, em doses de 75 ou 81mg diária, parecem ser eficazes e causam menos irritação gastrointestinal ou sangramento do que doses mais altas. **Correto mais polêmico** - Em relação à posologia preconizada, o AAS deve ser administrado na dose de ataque de 150 a 300 mg, seguido por uma dose de manutenção de 75 a 100 mg ao dia. O estudo CURRENT OASIS testou, em um de seus braços, a hipótese do uso de dose alta de manutenção do AAS em pacientes com SIMI (cerca de 70% de pacientes com SIMISSST). Não houve diferença entre a dose de manutenção habitual (75 a 100 mg ao dia) e a dose elevada (300 a 325 mg/dia) na ocorrência de eventos cardiovasculares graves (mortalidade, IAM não fatal ou AVE, p = 0,61). Também não houve diferença em relação à ocorrência de sangramentos graves (p = 0,90).
Recomendação classe I
- Uso de AAS (162-300 mg em dose de ataque, com dose de manutenção de 81-100 mg/dia) em todos os pacientes, salvo contraindicações, independente da estratégia de tratamento, continuando por tempo indeterminado (assim a afirmação vai contra as diretrizes atuais)

A questão se baseia em uma análise a posteriori (post-hoc) do estudo CHARISMA (Ann Intern Med. 2009;150:379-386) – Esta análise post hoc de dados do CHARISMA indica que doses diárias de aspirina de 100 mg ou maiores não estão associadas a benefícios claros e podem causar danos em comparação com doses mais baixas (75 ou 81 mg/d). A taxa de sangramento grave ou com risco de vida de acordo com os critérios de GUSTO-I também foram menores nos pacientes que doses iniciais mais baixas de aspirina. No geral, esses resultados sugerem que doses diárias de aspirina não superiores a 81 mg são eficazes, bem como seguras em pacientes que recebem aspirina para prevenção primária e secundária a longo prazo. Este pode ser especialmente verdadeiro em pacientes que recebem dupla antiagregação plaquetaria.
Sugiro também consultar as recomendações correntes do American College of Cardiology aonde as doses preconizadas são de 75 a 100mg – não há nenhuma categoria que preconize a dose de 75 a 81mg (https://www.acc.org/latest-in-cardiology/articles/2016/03/29/10/08/for-cad-what-is-the-recommended-dose-of-aspirin-and-why)
A coisa interessante que os examinadores do TEC não pensam é que essas doses mais baixas em geral não estão disponíveis aos pacientes brasileiros. Bom, como diria Maria Antonieta, "se não tem pão, que comam brioches"...

e) enoxaparina é mais benéfica que a heparina não fracionada em pacientes tratados conservadoramente e que recebem a droga por pelo menos 48 horas, e também naqueles submetidos a tratamento invasivo em 24 horas. – **Errado** – Em geral terapias anticoagulantes mais agressivas mostram maior eficácia quando o tratamento invasivo é feito. Nos pacientes que não são tratados adequadamente (a chamada terapia conservadora) a vantagem da enoxaparina não é tão clara.
Resposta d (muito discutível).

85. Vamos analisar cada uma das alternativas à luz das diretrizes de síndromes coronárias sem supra, de 2014:

a) nitroglicerina intravenosa nas primeiras 48 horas para tratamento de isquemia persistente, insuficiência cardíaca ou hipertensão arterial. **Correto**.
Recomendação classe I
- Uso de nitrato em pacientes com risco intermediário e alto (nível de evidência C).

b) betabloqueadores por via oral a cada 24 horas sem uma contraindicação (ex., insuficiência cardíaca) independente da intervenção coronariana percutânea. **Correto**.
Recomendação classe I
- Administrar betabloqueadores VO a pacientes de risco intermediário e alto (nível de evidência B)

c) antagonistas dos canais de cálcio diidropiridínicos devem ser utilizados em pacientes com frequência cardíaca não controlada, na contraindicação ao uso de betabloqueadores. – **Errado** – os antagonistas do cálcio que podem ser utilizados para controle de frequência cardíaca em pacientes com contraindicação aos betabloqueadores são os não-diidropiridínicos (diltiazem e verapamil) - os diidropiridínicos como a anlodipina causam taquicardia reflexa e não tem ação sobre a condução cardíaca.

d) bloqueadores dos receptores da angiotensina devem ser administrados a pacientes que não tolerem IECA e apresentem sinais de insuficiência cardíaca ou FEVE ≤ 40%. **Correto**.

Recomendação classe I
- Administrar inibidores da enzima de conversão da angiotensina (IECAs) a pacientes de risco intermediário e alto com disfunção ventricular esquerda, hipertensão ou diabetes melito (nível de evidência: A).
- Administrar bloqueadores dos receptores da angiotensina II a pacientes de risco intermediário e alto com contraindicação aos IECAs (nível de evidência: C).

e) inibidor da enzima conversora da angiotensina (IECA) nas primeiras 24 horas, com congestão pulmonar ou fração de ejeção do ventrículo esquerdo (FEVE) ≤ 40% na ausência de hipotensão arterial ou outras contraindicações conhecidas. **Correto**.
Recomendação classe I
- Administrar inibidores da enzima de conversão da angiotensina (IECAs) a pacientes de risco intermediário e alto com disfunção ventricular esquerda, hipertensão ou diabetes melito (nível de evidência: A).

Resposta c.

86. Novamente a questão do TEC começa pelo lado negativo – devemos lembrar que condutas não recomendadas podem ser as mais diversas e sádicas possíveis.
Vamos analisar as alternativas uma a uma:

a) redução intensiva do LDL-C com altas doses de estatinas. **Correto** – Recomendação classe I Para pacientes com SIMISSST e LDL-C ≥ 100 mg/dl, as estatinas devem ser utilizadas na ausência de contraindicações, visando alcançar uma meta de LDL-C < 100 mg/dl (nível de evidência: A).

b) adesivos ou chiclete de nicotina, bupropiona ou vareniclina em programas de aconselhamento para parar de fumar. **Correto** – qualquer coisa que faça o paciente parar de fumar é recomendado.

c) bloqueadores dos canais de cálcio como terapia anti-hipertensiva para reduzir os fatores desencadeantes de novo infarto do miocárdio. **Errado** – Ao contrário dos beta-bloqueadores bloqueadores de canas de cálcio não se associaram a diminuição de mortalidade em pacientes que tiveram alta por SCA.

d) inibidores da enzima conversora da angiotensina para o tratamento de longo prazo, pois podem estabilizar a placa ou retardar a progressão da aterosclerose. **Correto** – Estudos como o HOPE, que utilizou o Ramipril, mostram que realmente os IECA podem diminuir eventos cardiovasculares, diminuir progressão da aterosclerose e até diminuir a incidência de novos casos de diabetes.

e) aspirina em doses baixas e um inibidor do P2Y12, por pelo menos um ano, para a prevenção ou redução da gravidade de qualquer trombose que ocorra e reduz a trombose se um STENT tiver sido implantado. **Correto** – Dupla anti-agregação plaquetária com aspirina e mais um inibidor tipo clopidogrel/prasugrel/ticagrelor devem ser mantidos por pelo menos um ano, especialmente em pacientes que implantaram stents farmacológicos.
Resposta c.

87. Aqui temos que procurar marcadores de alto risco – pelas diretrizes de IAM sem supra, de 2014, é recomendação classe I a realização precoce de estudo hemodinâmico e cineangiocardiográfico de contraste radiológico em pacientes com risco intermediário e alto (nível de evidência: A). Desta forma temos que identificar nas alternativas situações que não caracterizem pacientes de risco intermediário ou alto. De cara já temos vários marcadores de alto risco – taquicardia ventricular sustentada, sinais de IC, elevação de troponinas. Temos um marcador de risco intermediário – o antecedente de revascularização miocárdica. E até por exclusão, ficamos com a alternativa E, que é início de angina há 2 semanas, que sem dor em repouso e dependendo dos antecedentes do paciente seria até de baixo risco – a não ser que ele seja diabético ou tenha mais de 75 anos... (pois questões de uma linha não conseguem capturar a complexidade da prática clínica...) Resposta e.

88. Aqui temos uma questão bem fácil – basta lembrar do MONABC que saúda a todos os pacientes com síndrome coronariana aguda. Algumas alternativas são bastante absurdas, como a amiodarona profilática e anti-inflamatórios ou inibidores de COX-2, estes últimos aumentam mortalidade em síndromes coronárias e na coronariopatia crônica. Duas alternativas podem gerar dúvidas – betabloqueadores são usados de rotina, mas via oral em pacientes de risco baixo e intermediário e endovenoso nos pacientes de alto risco. E para pacientes que usaram trombolítico o único antiplaquetário que deve ser associado á aspirina é o Clopidogrel. Resposta b.

89. Abaixo apresentamos a III definição universal de infarto agudo do miocárdio (European Heart Journal (2012) 33, 2551-2567) :

Tipo 1: Infarto do miocárdio espontâneo
Infarto do miocárdio espontâneo relacionado com ruptura da placa ateroesclerótica, ulceração, erosão, ou dissecção com o consequente trombo intraluminal em uma ou mais artérias coronárias, dando origem a uma diminuição do luxo sanguíneo do miocárdio ou êmbolos plaquetários distais com necrose dos miócitos daí resultante. O doente pode sofrer de doença coronária grave subjacente mas, ocasionalmente, de doença coronária não obstrutiva ou nenhuma doença coronária.

Tipo 2: Infarto do miocárdio decorrente de um desequilíbrio isquêmico
Casos de lesão do miocárdio com necrose, nos quais uma doença que não a doença coronária aterosclerótica, contribui para um desequilíbrio entre o fornecimento de oxigênio ao miocárdio e/ou a necessidade do mesmo, designadamente: disfunção endotelial coronária, espasmo da artéria coronária, embolia coronária, taqui/ bradiarritmia, anemia, insuficiência respiratória, hipotensão ou hipertensão com ou sem HVE.

Tipo 3: Infarto do miocárdio que resulta em morte sem valores dos biomarcadores disponíveis
Morte cardíaca com sintomas que sugerem isquemia do miocárdio e alterações de ECG isquêmico presumivelmente novas ou novo bloqueio do ramo esquerdo, mas em que a morte ocorre antes da obtenção de amostras de sangue, antes da elevação dos biomarcadores cardíacos ou, mais raramente, não tendo sido feita análise aos biomarcadores cardíacos.

Tipo 4a: Infarto do miocárdio relacionado com intervenção coronária percutânea (ICP)
O Infarto do miocárdio associado a ICP é arbitrariamente definido pela elevação dos valores troponina > 5 X percentil 99 do limite de referência em doentes com valores basais normais (≤ percentil 99 do valor de referência) ou pela subida dos valores troponina > 20% se os valores basais forem elevados, estáveis ou decrescentes. Além disso, são necessários: (I) sintomas que sugiram isquemia do miocárdio, ou (II) novas alterações isquêmicas no ECG ou novo BCRE, ou (III) resultados angiográicos que revelem perda de patência de uma artéria coronária importante ou de um ramo lateral ou luxo inexistente ou persistentemente reduzido ou embolização, ou (iv) evidência imagiológica de nova perda de miocárdio viável ou nova anomalia regional na motilidade segmentar.

Tipo 4b: Infarto do miocárdio relacionado com trombose do stent
O Infarto do miocárdio relacionado com trombose de stent, é detetado por meio de uma angiograia coronária ou autópsia, num quadro de isquemia do miocárdio e subida e/ou descida de biomarcadores cardíacos, com pelo menos um valor superior ao percentil 99 do limite superior de referência.

Tipo 5: Infarto do miocárdio relacionado com bypass da artéria coronária (CAGB)
O Infarto do miocárdio associado a *bypass* coronário (CABG) é arbitrariamente definido pela elevação de va-

lores troponina > 10 × percentil 99 do limite superior em doentes com valores troponina basais normais (≤ percentil 99 do limite superior de referência). Além disso, ou (I) ondas Q patológicas novas ou novo BCRE, ou (II) nova oclusão de enxerto ou de artéria coronária nativa documentado por angiograia, ou (III) evidência imagiológica de nova perda de miocárdio viável ou nova anomalia regional na motilidade segmentar.
Resposta e.

90. Esta questão já caiu em anos anteriores e é um patrocínio do grupo britânico de bebidas Diageo, fabricante de uísques e coisas exóticas que tostam o seu miocárdio como hambúrguer em uma chapa quente – Toste seu miocárdio, continue bebendo após o infarto, este é o slogan deles.
De novo é um absurdo uma questão que cobra o conhecimento que o paciente pode continuar bebendo como uma esponja após ter um infarto – álcool é diretamente miocardiotóxico, causa fibrilação atrial, miocardiopatia alcoólica e uma série de outras doenças – o ideal para o paciente que teve um IAM é cessar o uso de álcool, a não ser que culturalmente ele beba uma taça de vinho tinto às refeições e viva na costa do mediterrâneo, de preferência na riviera francesa ou na Cinque Terre italiana...
Todas as medidas listadas são recomendáveis em pacientes pós-infarto, com a extremamente discutível abstenção do álcool conforme discutido acima. Resposta b.

91. Questão bastante fácil, só exigindo uma leitura atenta – das listadas a condição que não aumenta o consumo miocárdico que oxigênio ou diminui a oferta e oxigênio para o coração é a hipotermia. De fato, a hipotermia é tão eficiente para diminuir o consumo miocárdico de oxigênio que usamos para transportar corações destinados a transplante. Resposta a.

92. Mais uma vez uma questão de negativos – o que não deve ser prescrito? Cloreto de potássio EV em *bollus*, estricnina, veneno de rato... as opções são múltiplas. Perguntar o que deveria ser prescrito seria muito mais pertinente ao paciente.
Para início de conversa este paciente portador de diabetes, e ainda mais com angina, não poderia estar usando Sinvastatina, uma estatina que tem um efeito fraco e risível. Ele deveria estar recebendo uma estatina de alta potência em dose adequada, ou seja, Atorvastatina 40 ou 80mg ou Rosuvastatina 20 ou 40mg.
Em segundo lugar além da adequação da medicação este paciente teria que ser submetido a uma investigação mínima para entender porque ele está iniciando sintomas de insuficiência cardíaca (dispneia a esforços habituais, tosse noturna, edema de membros inferiores e estase jugular) – será que ele teve um infarto no período e está evoluindo com disfunção ventricular pós-IAM? Será que ele **está** com uma isquemia pornograficamente extensa que deve ser diagnosticada (talvez com uma cintilografia?) e tratada de acordo? Isso é muito mais importante que pensar qual medicação dar – parece até que o examinador quer que nos conformemos que o paciente está com insuficiência cardíaca de início recente e não quer fazer nada sobre isso além de dar mais algumas medicações.
Aqui, a *raison d'etre* da questão é que o examinador quer que saibamos qual das medicações das alternativas está contraindicada em paciente com insuficiência cardíaca provavelmente sistólica (dado o aumento da área cardíaca na radiografia de tórax) – a única medicação listada contraindicada em pacientes com disfunção sistólica é o diltiazem. Assim, resposta a.

93. Em pacientes biarteriais ou triarteriais muitos estudos como o famoso estudo COURAGE e mais recentemente o corajoso estudo ORBITA mostraram que doença coronária se trata com medicamentos, e não com medidas mecânicas que apenas tratam obstruções e não tratam a doença de base. Desta forma, em pacientes estáveis a angioplastia com stent não melhora mortalidade, mesmo em pacientes com isquemia demonstrável. Resposta a.

94. Finalmente um lampejo de criatividade em uma questão do TEC! A fala do cardiologista é tão verossímil quanto uma nota de 3 reais, mas vamos lá – a única afirmação verdadeira é que diabéticos representam a única população em que houve melhora de sobrevida em pacientes submetidos à revascularização miocárdica cirúrgica – nas outras situações não há diminuição de mortalidade.
Só uma curiosidade – na alternativa E o examinador já esqueceu que era um médico falando a um paciente, e já despeja uma sigla bizarra (SYNTAX) sem nem falar o que é nem para que serve... Resposta b.

95. Aqui temos uma questão que é tão malfeita que requer que estejamos atentos às siglas. Sim, caro candidato ao TEC, aqui a gloriosa comissão do TEC joga sujo se escondendo por trás de siglas e fazendo a mais rélis pegadinha. SCACSST = síndrome coronária com supra. Ou seja, infarto com supra para bom entendedor. Em pacientes com infarto com supra não devemos usar biomarcadores para fins diagnósticos – afinal nesta situação clínica temos que abrir a artéria ocluída o mais breve possível, fazendo o diagnóstico apenas com o quadro clínico de desconforto torácico mais o supra de ST em duas derivações consecutivas do ECG – não devemos nesta situação esperar resultado de enzimas para a conduta. Resposta a.

96. Letra B errada, o risco para cardiopatas é cinco vezes maior nos primeiros 60 minutos após o seu consumo. Letra C errada, a toxicidade cardiovascular pode ocorrer pelo seu uso por qualquer via, tanto no usuário crônico da

cocaína como também no usuário primário ou ocasional, e também não dependeria de doses maciças. Tanto o uso agudo como crônico da cocaína pode levar a complicações cardiovasculares graves e até fatais. Letra D, betabloqueador adrenérgico deve ser evitado no tratamento da síndrome coronariana aguda desencadeada pela cocaína. Letra E está incorreta, pois pode haver cardiomiopatia dilatada por vasoconstricção e trombose local.
Resposta: letra a.
Referência: Livro texto. p. 1665-69.

97. Afirmação I incorreta, pois como exposto acima o betabloqueador deve ser evitado, nesta situação.
Afirmativas II e III corretas.
Resposta: letra D.
Referência: Livro texto. p. 1665-69.

98. Como já exposto em nosso texto a principal finalidade deste exame em repouso é afastar a possibilidade de dor torácica com origem isquêmica no pronto-socorro, a dor nesse caso seria o estressor, na suspeita de dor torácica de causa coronariana. Nesse tipo de exame os melhores resultados são obtidos com sestamibi (utilizado no **estudo ERASE Chest Pain**). No caso de positividade do exame, não define como doença coronariana aguda, pela possibilidade de ser cicatriz de IAM prévio. A resposta correta é a B, pelo alto valor preditivo negativo.
Resposta: b.
Referência: Diretrizes da Sociedade Brasileira de Cardiologia sobre Angina Instável e Infarto Agudo do Miocárdio sem Supradesnível do Segmento ST (II Edição, 2007) – Atualização 2013.

99. Questões de farmacologia em especial de antiplaquetários, são muito comuns, dessa forma colocamos uma tabela com resumo (tabela 3). Na letra A tanto o clopidogrel quanto prasugrel tem metabolismo hepático, ambos são pró-drogas, o prasugrel tem metabolismo mais simples com uma passagem apenas para gerar metabólito ativo. Na letra B tanto o ticagrelor como o cangrelor bloqueiam o receptor P2Y12 reversívelmente. Letra D, incorreta, pois o clopidogrel para se tornar ativo depende do metabolismo do citocromo P450 (CYP2C19 e CYP3A4), e os IBP principalmente omeprazol e esomeprazol reduzem atividade da CYP2C19, reduzindo a formação de metabólito ativo do clopidogrel, porém em relação ao prasugrel e ao ticagrelor não há interferência. Letra E, estudos genéticos revelam grande variabilidade na resposta populacional ao clopidogrel, podendo chegar a 30% a resistência ao fármaco como apontam estudos in vitro
Resposta: c
Referência: Livro texto. p. 1018-28.

100. Questão sem muito o que raciocinar para responder corretamente, pois ao se deparar frente a uma SCA devemos sempre nos questionar há quanto tempo iniciou a sintomatologia, pois podemos iniciar uma estratégia fármaco-invasiva, se o quadro começou há menos de 3 horas. Escores de risco de sangramento (Roxana, Crusade) e de risco (Timi Risk, Grace) devem sempre ser calculados. No texto deste capítulo está presente a orientação quanto aos tempos de transferência. Letra C incorreta, pois não interfere na decisão terapêutica se o infarto é inferior ou anterior.
Resposta: c
Referência: V Diretriz da Sociedade Brasileira de Cardiologia sobre Tratamento do Infarto Agudo do Miocárdio com Supradesnível do Segmento ST.

101. Questão que exige conhecimento nos mais variados escores de risco e escores de risco de sangramento, porém com exceção ao TIMI Risk da SCA sem supra de ST que é de fácil memorização, o Grace, assim como os demais são extensos e pouco usados, não exigindo raciocínio e sim decoreba.
Para conhecimento do Crusade (escore de risco de sangramento maior intra-hospitalar), inicialmente apenas utilizado para SCA sem supra de ST, mas já validado para com supra de ST, possui oito variáveis: quatro dicotômicas (sexo feminino, sinais de insuficiência cardíaca, diabetes e doença arterial periférica) e quatro semiquantitativas (hematócrito basal, clearance de creatinina, frequência cardíaca, pressão arterial sistólica, todas analisadas como variáveis numéricas).
Resposta: d
Referência: Diretrizes da Sociedade Brasileira de Cardiologia sobre Angina Instável e Infarto Agudo do Miocárdio sem Supradesnível do Segmento ST (II Edição, 2007) – Atualização 2013.

102. Questão com tema muito frequente nas provas de título de especialista. Como consta em nosso livro texto, o IAM que mais leva a complicações mecânicas é o com supra de ST (letra A incorreta). Na letra B, também incorreta, preste atenção, a reperfusão qualquer que seja reduziu a incidência de complicações mecânicas, porém entre os dois tipos de reperfusão, a fibrinólise tem maior incidência do que a angioplastia. Letra D incorreta, a fibrinólise leva a uma maior precocidade (primeiras 24 horas). Letra E errada, pois o ecocardiograma permite o diagnóstico à beira leito, levando assim, a uma abordagem terapêutica mais precoce. Letra C correta, sendo que o músculo posteromedial é irrigado apenas pela artéria circunflexa ou coronária direita, em contrapartida, o músculo papilar anterolateral é irrigado pelas artérias descendente anterior e circunflexa.
Resposta: c

Referência: V Diretriz da Sociedade Brasileira de Cardiologia sobre Tratamento do Infarto Agudo do Miocárdio com Supradesnível do Segmento ST.

103. Não pode ir para a prova com dúvida quanto às doses de antiplaquetários e suas indicações. Letra A incorreta, pois prasugrel é feito após conhecimento da anatomia coronariana. Letra C incorreta e é uma pegadinha quanto a correção da dose, pois para pacientes com mais de 75 anos deverá ajustar para 0,75mg/kg de 12/12h, assim deveria ser 60mg de 12/12h neste caso.
Letra D incorreta, paciente de alto risco, com história clínica típica e ECG com alterações sugestivas de isquemia aguda, deve ser tratada com dupla antiagregação, anticoagulação. Letra E incorreta, pois novamente a dose da enoxaparina está incorreta, dose de clopidogrel de 600mg de clopidogrel é preferencial para pacientes que vão para a angioplastia primária, já 300mg pode ser feito para pacientes que foram trombolisados há menos de 24horas (600mg se mais de 24horas) e seguem para estratégia invasiva. Letra B correta, com dose correta de enoxaparina, de AAS (ataque de 162 a 300mg e manutenção de 81 a 100mg/dia), ticagrelor de 180mg de ataque e 90mg 12/12h de manutenção.
Importante leitor, em pacientes de 75 anos ou mais a dose de clopidogrel de 75mg deve ser feita sem ataque de 300 a 600mg, na situação onde ele foi tratado ou será tratado com trombólise, nas demais poderá ser feita dose de ataque (se será 300 ou 600mg cabe ao médico – ponderar o risco de sangramento, não há dose padronizada, em geral ficamos com 300mg pelo alto risco de sangramento).
Resposta: b.
Referência: V Diretriz da Sociedade Brasileira de Cardiologia sobre Tratamento do Infarto Agudo do Miocárdio com Supradesnível do Segmento ST.

104. Revisão sobre avaliação da reperfusão após a trombólise. Letra A incorreta, pois deve haver melhora súbita do desconforto ou do seu equivalente. Letra B incorreta, já que quem apresenta arritmia de reperfusão, o mais esperado seria RIVA. Letra C incorreta, pois hipotensão pode ocorrer durante a infusão mas não é critério de reperfusão. Letra D incorreta, deve haver redução de 50% ou mais do supradesnível do segmento ST na derivação do ECG de 12 derivações que mostre a maior elevação. Letra E correta e autoexplicativa.
*Interessante e pouco comentado é que além dos critérios do ECG, da resolução da dor e arritmias de reperfusão, há também o de pico precoce enzimático definido como: o pico da creatinofosfoquinase ocorrendo até 12h após o início da infusão endovenosa do trombolítico ou até 15h após o início da dor – dar preferência ao primeiro já que é mais objetivo. A presença associada de 2 dos quatro critérios fornece um valor preditivo positivo entre 84 e 90% de 3 critérios de 96 a 100% e dos 4 critérios de 100%, quando há apenas um critério esse valor gira em torno de 77 a 89%.
Resposta: e.
Referência: Livro texto. p. 1035.

105. No texto deste capítulo estão presentes os tempos como porta-agulha de 30 minutos e porta-balão = 90 minutos (hospital com hemodinâmica) ou 120 minutos (hospital sem serviço hemodinâmica - incluindo tempo da transferência), assim letra A e letra B incorretas. Letra C incorreta, é estratégia eficiente e bem documentada, na V diretriz de infarto com supradesnivelamento o tempo citado para cateterismo é este mesmo 3 a 24 horas, porém no principal estudo (**STREAM**) foi de 6 a 24 horas.
Resposta: d.
Referência: V Diretriz da Sociedade Brasileira de Cardiologia sobre Tratamento do Infarto Agudo do Miocárdio com Supradesnível do Segmento ST.

106. As afirmativas A/C/D/E, figuram entre os fatores de alto risco nos pacientes em estratificação para reabilitação cardíaca. A letra B é a resposta correta, caracterizando paciente de baixo risco.
Resposta: b.
Referência: V Diretriz da Sociedade Brasileira de Cardiologia sobre Tratamento do Infarto Agudo do Miocárdio com Supradesnível do Segmento ST.

107. Letra A incorreta, usar esta dose para qualquer tipo de reperfusão, exceto se houver contraindicações absolutas. Letra B incorreta, como já comentado em questão anterior, nessa situação a dose é de 600mg de ataque e se fosse menos de 24 horas da infusão do trombolítico seria de 300mg. Letra C incorreta, pois 75mg/dia deve ser feita para pacientes com mais de 75 anos submetidos à terapia trombolítica ou não (lembrando que dose de ataque com 300-600mg só não deve ser feita para idosos quando realizada trombólise). Letra E incorreta, a dose de ataque do ticagrelor é 180mg com 90mg duas vezes ao dia de manutenção. Letra D é o próprio resumo do uso correto do prasugrel.
Resposta: d.
Referência: Diretrizes brasileiras de antiagregantes plaquetarios e anticoagulante em cardiologia, p. 4-5

108. Na esmagadora maioria dos estudos ao observarmos a tabela de características basais da população incluída, é nítido o predomínio masculino.
Resposta: d.
Referência: V Diretriz da Sociedade Brasileira de Cardiologia.

109. Trata-se de IAM C/SST de parede anterior extensa (supradesnivelamento de ST em V1 a V6 + DI e AVL) com imagem espelho de parede inferior (infra de ST em DII,

DIII e AVF), com provável artéria culpada a descendente anterior, devendo ser iniciado imediatamente o tratamento, seja com fibrinólise ou com angioplastia primária (de preferência), não devendo ser retardada a recanalização para realização de dosagem de enzimas ou realização de exame para apenas diagnóstico. Paciente jovem apresentando IAM, e sem histórico familiar ou comorbidades deve ser investigada, quanto a possibilidade do uso prévio de cocaína. Outras hipóteses que devem ser aventadas: coagulopatia, avaliar LDL sérico nas primeiras 24 horas, pois nem sempre a paciente sabe ter dislipidemia.
Resposta: e.
Referência: Livro da SBC, 2 ed., Manole, 2015, p. 1383-4.

110. Afirmativa A e D erradas, a HBPM deve ser mantida até 8 dias ou alta hospitalar (o que vier antes), no caso de tratamento clínico ou para quem recebeu apenas fibrinólise, porém se realizou o tratamento da artéria culpada seja por angioplastia ou cirurgia, aí não há mais indicação de anticoagulação plena na sequência. Letra C errada, na verdade essas são as recomendações do prasugrel. Letra E errada, como discutimos ao longo do capítulo o fondaparinux foi testado nessa situação no OASIS 5, e demonstrou ser tão eficaz quanto a enoxaparina e mais seguro, ao submeter o paciente a ICP deve-se realizar bolus de HNF 85U/Kg ou 60U/Kg EV (se estiver em uso de GP IIb/IIIa) - reduziu incidência de trombose de cateter.
Resposta: b.
Referência: Diretriz de Doença Coronária Estável. Arq. Brasil Cardio, p. 36, Diretrizes brasileiras de antiagregantes plaquetários e anticoagulantes em cardiologia, p. 4,17.

111. Letra A errada, deve-se suspender o clopidogrel cinco dias antes do procedimento, quando o risco de sangramento for moderado a alto para o paciente que faz uso por prevenção secundária. Letra B errada, quando o paciente faz uso de dabigatrana e irá se submeter a cirurgia cardíaca eletiva deverá suspender o uso por 48h, se for procedimento de baixo risco de sangramento a suspensão é de 24 horas, já se o paciente tem comprometimento da função renal (depuração de creatinina < 50ml/min) o período de interrupção do agente varia de 4 a 6 dias. Letra C errada, pois deve suspender o clopidogrel por 5 dias. Letra D errada, procedimento de alto risco de sangramento deve ser suspensa anticoagulação com varfarina. Letra E correta.
Resposta: e.
Referência: Diretrizes brasileiras de antiagregantes plaquetários e anticoagulantes em cardiologia, pp. 62-7.

112. Questão decoreba, muito repetida nas provas. Colocamos um quadro no texto que evidencia que a gravidez é contraindicação relativa, as demais são absolutas.
Resposta: c.
Referência: V Diretriz do Tratamento do IAMcSST.

113. Letra A errada, lidocaína de forma profilática é contraindicada. Letra B errada, betabloqueador via endovenosa deve ser feito em casos selecionados, já pela via oral a recomendação é de se utilizar nas primeiras 24 horas. Letra C errada, pois mediante um IAMcSST, se não houver contraindicação, o nitrato SL ou EV deve ser realizado, pois pode reverter o espasmo, tornando o até então infarto com supra de ST em um infarto com infra de ST com alteração dinâmica de eletrocardiograma (lembrar que IAM com supra é aquele com supra persistente). Letra E errada, recomenda-se iniciar o betabloqueador e titular sua dose para um alvo de 60 batimentos por minuto. Letra D correta e autoexplicativa.
Resposta: d.
Referência: V diretriz do tratamento do IAMcSST.

114. Em nosso livro texto consta a tabela de Braunwald para angina instável secundária (anemia, febre, hipotensão, hipertensão não controlada, emoções não rotineiras, estenose aórtica, arritmias, tireotoxicoses, hipoxemia etc.). Pericardite, dissecção do tipo B, insuficiência mitral, não são exemplos de angina instável secundária. Letras B, C, D e E erradas.
Resposta: a.
Referência: Diretrizes da sociedade brasileira de cardiologia sobre angina instável e infarto agudo do miocárdio sem supradesnivel do segmento ST (II edição, 2007), atualização 2013, pp. 16.

115. Questão muito fácil, pois por exclusão encontramos a resposta certa. Letra A errada, não existe recomendação de ficar com oxigênio por 48 horas, É indicada sua administração rotineira em pacientes com saturação de oxigênio < 94%, congestão pulmonar ou na presença de desconforto respiratório. Quando utilizada de forma desnecessária, a administração de oxigênio por tempo prolongado pode causar vasoconstrição sistêmica, e aumento da resistência vascular sistêmica e da pressão arterial, reduzindo o débito cardíaco, sendo, portanto, prejudicial. Letra B errada, este é justamente o grupo de risco evidenciado no estudo COMMIT. Letra C errada, não existe essa recomendação. Letra E errada, sabemos que nitratos não reduzem mortalidade. Letra D correta, independente do tratamento realizado, esses pacientes ficam com dupla antiagregação por 1 ano, no mínimo.
Resposta: d.
Referência: Diretrizes de IAM.

116. Questão pontual, cobrando detalhes de complicação mecânica do IAM. Na discussão deste tema há um resumo que responde a questão, a letra B é a resposta, pois a ruptura de parede livre é mais comum em quem não tem circulação colateral, já as outras afirmativas fazem parte desta complicação.

Resposta: b.
Referência: V diretriz da SBC sobre IAMcSST, seção 6.6.3.

117. Letra E é a resposta, pois o aneurisma de VE é mais comum após infarto de parede anterior, as demais afirmativas estão corretas.
Resposta: e.
Referência: V diretriz SBC sobre IAMcSST, seção 6.6.4.

118. Na época em que esta questão foi feita havia apenas uma resposta, porém hoje seriam duas. Afirmativa A, hoje a meta seria de 50mg/dl (pacientes de risco muito alto). Afirmativa B, o uso da espironolactona consta na diretriz de IAMcSST, ou seja em pacientes pós IAMcSST com FE ≤ 40% com DM e/ou congestão (clínica e/ou radiológica), lembrar que o fármaco testado no **estudo EPHESUS** foi a eplerenona (não disponível no Brasil). As demais afirmativas estão corretas.
Resposta: b (pela nova diretriz de dislipidemia A também),
Referência: diretriz SBC sobre IAMcSST, seção 6.6.4; Atualização da Diretriz Brasileira de Dislipidemias e Prevenção da Aterosclerose – 2017.

Doença Arterial Coronária Crônica 15

Márcio Sommer Bittencourt

Introdução

A forma clínica de apresentação habitual da doença arterial coronária crônica é a **angina estável**. A angina ocorre quando **a demanda de oxigênio pela musculatura cardíaca é maior do que a oferta disponível pelas artérias coronárias**.

Este desequilíbrio da oferta e demanda pode ocorrer tanto por aumento da demanda consequente ao aumento da massa miocárdica (como ocorre em hipertrofias graves) quanto por diminuição da oferta secundária à obstrução (parcial ou total) de uma ou mais artérias coronárias principais e/ou seus ramos.

A etiologia mais comum de angina é a doença arterial coronária (DAC) caracterizada por estenoses em graus variáveis das artérias coronárias por placas ateroscleróticas e, consequentemente, redução luminal. Assim, tem-se limitação ao aumento da oferta de oxigênio ao miocárdio em situações de consumo aumentado, levando ao desbalanço entre oferta e demanda, o que determina o aparecimento da angina. Outras causas de angina encontram-se na tabela abaixo:

CAUSAS NÃO ATEROSCLERÓTICAS DE ANGINA	
Anomalias congênitas de artérias coronárias	Angina variante de Prinzmetal
Arterite coronária	Estenose aórtica
Radioterapia	Miocardiopatia hipertrófica
Síndrome X	Espasmo coronariano

Tabela 15.1

Epidemiologia

- 13,2 milhões de norte-americanos são portadores de doença arterial coronária, dos quais 6,5 milhões com angina estável.
- Segundo os Estudos de Framingham, o risco de desenvolver doença arterial coronariana após os 40 anos de idade é de 49% para homens e 32% para mulheres.
- A DAC é responsável por 53% de todas as mortes nos EUA.

Sintomas

A descrição clássica de angina é uma **sensação de peso, pressão, aperto, constrição ou dor, muitas vezes de difícil caracterização.** A localização inicial costuma ser retroesternal, podendo irradiar-se para a face ulnar do membro superior esquerdo, mandíbula, epigástrio e região cervical. Sua duração é variável, mas costuma ficar entre 1 e 5 minutos em cada episódio.

A angina é considerada estável quando a gravidade dos sintomas é previsível e a sua piora é lenta e progressiva. Normalmente, ela é desencadeada por esforços físicos ou emocionais e aliviada com o uso de nitratos ou com o repouso. Pode ser agravada no frio ou após a alimentação.

Muitos pacientes apresentam dispneia aos esforços ou mal-estar inespecífico como manifestação do quadro de isquemia miocárdica. Nestes casos, o sintoma é denominado **equivalente isquêmico**. Idosos, diabéticos e mulheres são grupos de maior probabilidade de apresentar sintomas atípicos.

Eventualmente, alguns pacientes podem ser completamente assintomáticos e apresentar isquemia documentada apenas em exames funcionais. Essa apresentação clínica é denominada **isquemia silenciosa.**

Exame Físico

A maior parte dos pacientes com angina estável tem exame físico completamente normal.

Apesar disso, no exame físico podemos identificar fatores de risco para aterosclerose (hipertensão arterial/obesidade), sinais de doença aterosclerótica em outros territórios (sopros carotídeos/diminuição ou ausência de pulsos arteriais), além de consequências da doença isquêmica crônica do coração como sinais de insuficiência cardíaca.

Ainda, o exame físico é essencial no diagnóstico diferencial de outras causas de angina como estenose aórtica e miocardiopatia hipertrófica.

Exames Complementares

Laboratoriais

- Nenhum exame laboratorial é utilizado para diagnóstico de angina estável. No entanto, recomenda-se a dosagem rotineira do perfil lipídico, glicemia de jejum, hemoglobina e creatinina para avaliação de fatores de risco e comorbidades associadas.
- Outros marcadores bioquímicos como a dosagem de Lp(a), apoB, homocisteína e a proteína C-reativa ultrassensível podem ser quantificados em casos selecionados.

Eletrocardiograma de repouso (ECG)

- Deve ser realizado rotineiramente em todos os pacientes. No entanto, pelo menos 50% dos pacientes com angina estável têm ECG normal. As alterações mais comuns são alterações inespecíficas do segmento ST e de onda T. Outras alterações incluem presença de áreas eletricamente inativas (ondas Q), distúrbios de condução intraventricular (como bloqueio de ramo esquerdo) etc.

Eletrocardiograma de esforço

- É o método diagnóstico mais utilizado na investigação de angina estável, tanto para avaliação diagnóstica como para avaliação prognóstica dos pacientes.
- Sua sensibilidade e especificidade para o diagnóstico de DAC são de 70% e 85%, respectivamente. Dentre os vários critérios eletrocardiográficos utilizados para o diagnóstico de DAC, destacam-se o infradesnivelamento do segmento ST ≥ 1 mm. Devemos, ainda, sempre atentar para os critérios de alto risco desse exame, pois estes definem pacientes que podem se beneficiar de estratificação e/ou tratamento invasivos.

Testes não invasivos funcionais de imagem

- Incluem-se neste grupo a cintilografia de perfusão miocárdica com sestamibi e tálio, o ecocardiograma de estresse e a ressonância nuclear magnética. Todos esses exames estão indicados para os mesmos pacientes em que o teste ergométrico estaria indicado, mas nos quais este último não pode ser realizado por alterações no eletrocardiograma de base, como o bloqueio de ramo esquerdo, ou pela incapacidade do paciente de realizar esforço físico.
- A cintilografia e o ecocardiograma podem ser realizados acoplados ao esforço físico, na maior parte dos pacientes. Para os pacientes que não podem realizar esforço, a cintilografia pode ser realizada sob estresse farmacológico, mais comumente o dipiridamol, a adenosina ou a dobutamina. O ecocardiograma costuma ser realizado com dobutamina/atropina nos pacientes incapazes de realizar esforço físico. A ressonância magnética é sempre realizada sob estresse farmacológico com dipiridamol, adenosina ou dobutamina.
- Além da avaliação de isquemia, os métodos de imagem têm particular indicação na pesquisa de viabilidade miocárdica de pacientes com DAC e disfunção ventricular.
- A sensibilidade e especificidade dos 3 métodos é acima de 80%, e a escolha entre eles depende mais da disponibilidade, custo e experiência do serviço.

Cineangiocoronariografia

- É o exame considerado "padrão-ouro" na investigação de doença coronária. No entanto, é um exame de mais alto custo, invasivo e de risco ao paciente. Por isso, seu uso fica restrito a pacientes de maior risco, nos quais a avaliação da anatomia coronariana resultará em provável intervenção para melhora da qualidade de vida ou da sobrevida do paciente. A coronariografia não está indicada para pacientes que respondem a tratamento clínico e que não apresentem critérios de alto risco na avaliação funcional não invasiva.

Classificação

CLASSIFICAÇÃO FUNCIONAL DE ANGINA ESTÁVEL DE ACORDO COM A *CANADIAN CARDIOVASCULAR SOCIETY* (CCS)	
Classe I	Angina apenas em atividades vigorosas.
Classe II	Atividade moderada, como subir mais de um lance de escadas, provoca angina.
Classe III	Atividade discreta, como subir menos de um lance de escadas, provoca angina.
Classe IV	Em qualquer atividade, eventualmente até mesmo em repouso, ocorrem episódios de angina.

Tabela 15.2

Estratificação de Risco

A taxa de infarto agudo do miocárdio e de morte em pacientes com DAC estável é extremamente variável. Por esse motivo, após o diagnóstico de angina estável, **sempre é necessária a estratificação de risco de eventos futuros para todos os pacientes.**

A principal indicação da estratificação de risco dos pacientes é definir quais pacientes terão provável benefício de intervenção (percutânea ou cirúrgica).

De forma geral, todos os pacientes que não têm contraindicações ou limitações à realização de teste ergométrico devem realizá-lo como avaliação prognóstica inicial.

Pacientes que não podem realizar o teste ergométrico simples devem realizar algum teste funcional não invasivo de imagem.

Pacientes com teste não invasivo de baixo ou moderado risco (ver detalhes dos critérios de risco no capítulo de cada um dos testes funcionais), devem ser medicados de forma adequada para controle de isquemia e reavaliados com relação ao prognóstico posteriormente.

Pacientes com angina classe III ou IV a despeito de terapia medicamentosa, pacientes com síndromes coronarianas agudas, paciente sobreviventes de morte súbita e pacientes com testes não invasivos de alto risco devem realizar coronariografia para estratificação anatômica de risco, pois nesses casos a probabilidade de DAC significativa e de benefício de intervenção coronária é maior.

Tratamento

O tratamento da angina estável crônica tem como fundamento atuar tanto sobre diminuição da demanda de oxigênio (dependente da frequência cardíaca, pressão arterial sistólica [pós-carga], contratilidade e estresse da parede ventricular esquerda) quanto sobre o aumento de sua oferta (dependente do fluxo sanguíneo e da pressão de perfusão coronária).

Idealmente, qualquer estratégia terapêutica terá como objetivo a redução de mortalidade e eventos cardiovasculares, incluindo o infarto do miocárdio (IM) e/ou a melhora na qualidade de vida por redução dos sintomas associados à isquemia e por prevenção ou diminuição da progressão da doença. Cinco aspectos devem ser considerados conjuntamente em cada paciente:

- Identificação e tratamento de doenças associadas que podem precipitar e/ou agravar episódios anginosos.
- Educação e modificação dos fatores de risco coronário.
- Aplicação de terapêutica geral e não farmacológica, com atenção particular às mudanças do estilo de vida.
- Terapia farmacológica.
- Revascularização, por técnicas percutâneas baseadas em cateter ou cirúrgicas.

Tratamento de doenças associadas e causa de angina secundária

MEDICAÇÕES E DROGAS	DOENÇAS CARDÍACAS	DOENÇAS NÃO CARDÍACAS
Vasoconstritores	Taquiarritmias	Anemia grave
Reposição excessiva de hormônios tireoidianos	Doenças valvares (estenose aórtica, em especial)	Hipertireoidismo
Vasodilatadores	Bradiarritmias	Hipoxemia
Cocaína	Miocardiopatia hipertrófica	Obesidade importante
	Hipertensão arterial não controlada	Febre
	Insuficiência cardíaca	Infecção

Tabela 15.3

Educação e modificação dos fatores de risco coronariano

- Educação adequada leva a um melhor entendimento da própria doença, das complicações, da eficácia e efeitos adversos da terapia utilizada e do prognóstico da doença, ocasionando melhor aderência do paciente ao tratamento proposto e mudanças do estilo de vida.

- Orientação sobre a conduta quando do início dos sintomas de uma possível síndrome coronária aguda e a associação perigosa entre inibidores da fosfodiesterase e nitratos são particularmente importantes.

Redução dos fatores de risco

ESTRATÉGIAS PARA REDUÇÃO DE RISCO CARDIOVASCULAR EM PACIENTES COM ANGINA ESTÁVEL	
Tabagismo	
Interrupção do tabagismo e evitar exposição a ambientes de fumantes no trabalho e em casa. Seguimento, encaminhamento para serviços de referência e/ou farmacoterapia (incluindo substitutos da nicotina) são recomendados, como estratégias graduadas.	I (B)
Controle da pressão arterial	
Pacientes devem iniciar e/ou manter modificações do estilo de vida – controle de peso, aumentar atividade física, moderado consumo de álcool, limitar ingesta de sódio e manter dieta rica em frutas frescas, vegetais e produtos lácteos com baixo teor de gorduras.	I (B)
Controle dos níveis pressóricos de acordo com *VII Joint National Conference Guidelines* (ou seja, PA < 140x40 mmHg ou 130x80 mmHg para pacientes com DM e doença renal crônica).	I (A)
Para pacientes com doença arterial coronária estabelecida, é útil adicionar medicações para controle dos níveis pressóricos quando toleradas, iniciando com betabloqueadores e/ou iECA, com adição de outras drogas o quanto tolerado para atingir os alvos pressóricos.	I C
Manejo de lípides	
Dieta para os pacientes deve incluir redução da ingesta de gorduras saturadas (< 7% do total de calorias) de ácidos graxos trans e de colesterol (< 200 mg/d).	I (B)
A adição de fitosterois (2 g/d) e/ou fibras (> 10 g/dia) é razoável para diminuir ainda mais LDL.	IIa (A)
Atividade física diária e controle do peso são recomendados para todos os pacientes.	I (B)
Para todos os pacientes, encorajar consumo de Ômega-3 na forma de peixe ou em cápsulas (1 g/d) para redução do risco pode ser razoável. Para tratamento de triglicérides elevados, altas doses são geralmente necessárias para redução do risco.	IIb (B)
Recomendações para manejo de lípides incluem avaliação de perfil lipídico:	I (A)
LDL deve ser < 100 mg/dl.	I (A)
LDL < 70 mg/dl ou altas doses de estatinas é razoável.	IIa (A)
Se LDL basal é ≥ 100mg/dl, drogas redutoras de LDL devem ser iniciadas em conjunto com mudanças do estilo de vida. Quando medicações redutoras de LDL são utilizadas em pessoas com moderado a alto risco, é recomendado que a intensidade da terapia seja suficiente para atingir redução de 30-40% dos níveis de LDL.	I (A)
Se LDL durante o tratamento é ≥ 100 mg/dl, terapia deve ser intensificada	I (A)
Se LDL encontra-se entre 70-100 mg/dl, é razoável atingir LDL < 70 mg/dl.	IIa (B)
Se triglicérides (TG) encontram-se entre 200-499 mg/dl, não HDL deve ser menor que 130 mg/dl.	I (B)
Redução do não HDL abaixo 100 mg/dl é razoável se triglicérides encontram-se entre 200-499 mg/dl.	IIa (B)
Opções terapêuticas para diminuir não HDL:	
Niacina pode ser útil para diminuir não HDL (depois da redução do LDL).	
Fibratos como opção terapêutica pode ser útil para reduzir não HDL (depois da redução do LDL).	IIa (B)
Se triglicérides ≥ 500 mg/dl, opções terapêuticas para reduzir TG a fim de diminuir o risco de pancreatite são fibratos e niacina; estes devem ser iniciados antes da terapia redutora de LDL. O objetivo é conseguir não HDL < 130 mg/dl, se possível.	I C
A seguinte estratégia pode ser benéfica: se LDL < 70 mg/dl é o alvo escolhido, considerar titulação medicamentosa a fim de atingir este nível e minimizar efeitos colaterais e custos. Quando LDL < 70 mg/dl não é atingido devido a altos níveis basais, é geralmente possível conseguir reduções > 50% nos níveis de LDL por estatinas ou combinação de drogas redutoras de LDL.	II a C

Combinações de medicamentos são benéficas para pacientes que são incapazes de atingir LDL < 100 mg/dl.	I C
Atividade física	
Atividade física, de 30-60 minutos, 7 dias por semana (mínimo de 5 dias por semana) é recomendada. Todos os pacientes devem ser encorajados a obter 30-60 minutos de atividade física aeróbia de moderada intensidade, tais como caminhadas, preferencialmente todos os dias da semana, acompanhada de aumento das atividades diárias (caminhadas pausadas no trabalho, jardinagem, trabalhos domésticos).	I (B)
O risco do paciente deve ser avaliado com uma história da atividade física. Quando apropriado, TE é útil para guiar a prescrição de exercícios.	I (B)
Programas médicos supervisionados (reabilitação cardíaca) são recomendados para pacientes de alto risco (SCA recente ou revascularização, IC).	I (B)
Expandir atividades físicas para incluir treinamento de resistência 2 dias por semana pode ser razoável.	IIb C
Manejo de peso	
Índice de massa corpórea (IMC) e circunferência abdominal devem ser avaliadas regularmente. Em cada visita, é útil encorajar consistentemente manutenção da perda de peso/redução do peso através de um apropriado balanço de atividade física, da ingesta calórica e de programas de comportamento quando indicado para atingir e manter IMC entre 18,5 e 24,9.	I (B)
Se circunferência abdominal é ≥ 89 cm em mulheres e ≥ 102 cm em homens, é benéfico iniciar mudanças no estilo de vida e considerar estratégias de tratamento para síndrome metabólica, quando indicado. Alguns pacientes masculinos podem desenvolver múltiplos fatores de risco quando a circunferência abdominal é apenas limítrofe (94-102 cm). Tais pessoas podem ter forte contribuição genética à resistência a insulina. Eles podem ter benefícios das mudanças nos hábitos de vida, similarmente a homens com aumento categórico na circunferência abdominal.	I (B)
O objetivo da perda de peso deve ser redução gradual do peso a aproximadamente 10% do basal. Com o sucesso, perda de peso adicional pode ser tentada se indicado através de avaliações adicionais.	I (B)
Diabetes	
Manejo de diabetes deve incluir mudanças no estilo de vida e farmacoterapia para atingir hemoglobina glicosilada próxima do normal.	I (B)
Modificação vigorosa em outros fatores de risco (isto é, atividade física, controle pressórico e manejo do colesterol) quando recomendado deve ser iniciado e mantido.	I (B)

Tabela 15.4 – Medidas para o controle dos fatores de risco para pacientes com DAC. Modificado da referência: 2007 *Chronic angina focused update of the ACC/AHA 2002 Guidelines for the Management of Patients with Chronic Stable Angina*. J Am Coll Cardiol 2007; 50: 2264-2274.

Terapia farmacológica

Antiplaquetários

Todos os pacientes com coronariopatia crônica devem receber doses baixas de AAS (81-325 mg/d), na ausência de contraindicações (Classe I, Evidência A). Pacientes que apresentam sangramento gastrointestinal com baixas doses de AAS, depois de controlado o episódio, devem ser tratados com baixa dose de AAS (81 mg/dia) associado a inibidores da bomba de prótons. Clopidogrel é uma alternativa naqueles pacientes com absoluta contraindicação ao AAS (Classe IIa, Evidência B).

- O ÁCIDO ACETILSALICÍLICO (AAS) exerce efeito antiplaquetário por inibição da síntese da ciclo-oxigenase e do tromboxane A_2 plaquetário. O *Antiplatelets Trialists' Colaboration* incluiu 195 estudos com mais de 135 mil pacientes de alto risco cardiovascular, dos quais 3 mil eram pacientes com diagnóstico de angina estável. O uso de AAS levou a uma redução de 15% na mortalidade total, 34% na incidência de morte ou IM não fatal e 25% na possibilidade de acidente cerebrovascular.
- O CLOPIDOGREL, derivado tienopiridínico, previne ativação plaquetária mediada pela adenosina difosfato (ADP). Diversos estudos avaliaram seu benefício nas síndromes coronarianas agudas. Por outro lado, no estudo CHARISMA, que incluiu pacientes com DAC crônica, não houve diferença nos desfechos compostos primários de IM, AVE e morte cardiovascular entre os grupos clopidogrel e AAS (75-162 mg/dia) vs. Placebo e AAS (6,8% x 7,3%; P = 0,22).

Estatinas

> Pacientes com doença coronária estabelecida devem receber terapia com estatinas com objetivo de LDL < 100 mg/dl (Classe I, Evidência A) ou LDL < 70 mg/dl (Classe IIa, Evidência B).

- As ESTATINAS, inibidores da HMG-CoA redutase, atuam diminuindo os níveis de LDL-colesterol. Além destes efeitos, essa classe de drogas reduz os níveis de proteína C reativa, diminui a trombogenicidade e altera componentes inflamatórios do ateroma arterial. Não obstante, seu uso foi associado com menor progressão, maior estabilização e maior regressão de placas ateromatosas.
- Meta-análise de 37 estudos demonstrou que reduções no colesterol estão significativamente associadas a reduções na mortalidade cardiovascular e mortalidade total.
- O estudo TNT comparou ATORVASTATINA 10 mg/d a 80 mg/d em 10.001 pacientes com doença coronária estável, com seguimento médio de 5 anos. Houve redução do LDL para 77 mg/dl com 80 mg/d e 101 mg/d com 10 mg/d de atorvastatina. Observou-se redução de eventos primários combinados (morte por doença coronariana, ressuscitação depois de parada cardíaca, IM não fatal não relacionada a procedimento e AVE fatal e não fatal) de cerca de 22% com a maior dose de atorvastatina (8,7% x 10,9%).

Inibidores da enzima conversora do angiotensina (ECA)

> Inibidores da ECA são recomendados para pacientes com angina estável com infarto do miocárdio, disfunção ventricular (Fração de ejeção do ventrículo esquerdo (FEVE) < 40%), hipertensão, diabetes ou doença renal crônica (Classe I, Evidência A). Podem ser utilizados em todos os pacientes com DAC ou outras doenças cardiovasculares (Classe IIa, Evidência B).

- Os potenciais benefícios dos inibidores DA ECA incluem redução da hipertrofia ventricular esquerda, da hipertrofia vascular, da progressão de aterosclerose, da ruptura de placas de ateroma, e da trombose. Influenciam na função vasomotora endotelial coronária em pacientes com DAC e podem reduzir sinais de inflamação.
- Dois grandes estudos demonstraram que os INIBIDORES DA ECA são eficazes em reduzir morbimortalidade em pacientes de alto risco cardiovascular. O estudo HOPE e o estudo EUROPA. Observou-se redução de eventos primários combinados no grupo tratado com iECA.
- No PEACE, 8.290 pacientes com doença cardiovascular e fração de ejeção > 40% foram randomizados a trandolapril ou placebo, seguidos por 5 anos. Não se observou diferenças significantes nos desfechos primários e compostos (morte cardiovascular, IM não fatal ou revascularização).

β-bloqueadores

> Os β-bloqueadores devem ser utilizados em todos pacientes após evento coronário agudo ou disfunção ventricular (Classe I, Evidência A).

- Na avaliação de 54.234 pacientes em uso de β-BLOQUEADORES após infarto do miocárdio (IM), observou-se redução do risco de morte em 23%, porém apenas uma redução de 4% nos estudos em curto prazo. O número necessário para tratar (NNT) para se evitar um evento fatal foi de 42. Apesar disso, os BETABLOQUEADORES têm indicação precisa no controle dos sintomas anginoso.
- Os efeitos benéficos dos BETABLOQUEADORES em pacientes com angina estável são mediados pela redução na demanda de oxigênio miocárdio, através da diminuição da frequência cardíaca (FC), da contratilidade e do estresse da parede ventricular esquerda.
- Melhora a capacidade de exercício, reduz a depressão ST induzida pelo exercício, diminui a frequência de episódios de angina e diminui a necessidade de uso de nitratos.
- Entretanto, há ausência de evidências do uso de β-BLOQUEADORES para melhorar sobrevida ou reduzir incidência de IM em pacientes com angina estável na ausência de infarto do miocárdio prévio ou insuficiência cardíaca.
- O objetivo do tratamento é atingir frequência cardíaca de repouso entre 55-60 bpm. Além disso, a frequência cardíaca durante o exercício não deve exceder 75% da FC máxima para a idade, estando associada com início de isquemia.
- Os efeitos colaterais comuns a esta classe incluem diminuição da FC, da contratilidade e da condução nó AV; broncoconstricção; agravamento dos sintomas de doença vascular periférica ou fenômeno de Raynaud; fadiga, insônia, pesadelos, alucinações e disfunção sexual.

Bloqueadores dos canais de Ca^{2+}

- Os BLOQUEADORES DOS CANAIS DE Ca^{2+} podem ser utilizados como terapia inicial para redução de sintomas quando β-bloqueadores são contraindicados e/ou em combinação com estes quando terapia inicial não é satisfatória ou substituindo os β-bloqueadores, quando estes ocasionam efeitos colaterais inaceitáveis.
- Há classes de BLOQUEADORES DOS CANAIS DE Ca^{2+} com diferentes mecanismos de ação, efeitos

cardiovasculares e perfil de tolerabilidade. Os diidropiridínicos (nifedipina, anlodipino) bloqueiam os canais de cálcio com maior seletividade para a musculatura lisa vascular, levando a vasodilatação de artérias coronárias. Apresentam como efeitos colaterais edema periférico, rubor facial, cefaleia.
- O verapamil apresenta efeito antianginoso por diminuir a demanda de O_2 através dos efeitos cronotrópicos e inotrópicos negativos e diminuição da pressão arterial. Apresenta potência vasodilatadora menor comparado aos diidropiridínicos, com menor incidência dos efeitos colaterais relatados acima. Entretanto, pode ocasionar bloqueios cardíacos, principalmente naqueles pacientes em uso de β-bloqueadores. O diltiazem apresenta ação intermediária entre o verapamil e os diidropiridínicos. É potente vasodilatador coronário, porém discreto vasodilatador arterial periférico. Apresenta efeito cronotrópico negativo, porém menos pronunciado que o verificado com verapamil.

Nitratos

- Os NITRATOS podem ser utilizados como terapia inicial para redução de sintomas quando β-bloqueadores estão contraindicados e/ou em combinação com estes quando terapia inicial não é satisfatória ou em substituição aos β-bloqueadores, quando estes ocasionam efeitos colaterais inaceitáveis. O nitrato sublingual permanece o tratamento de escolha em ataques agudos de angina ou para profilaxia de atividades previamente conhecidas em desencadear angina.

Os nitratos são vasodilatadores potentes. Apesar de os nitratos dilatarem as artérias coronárias e aliviarem isquemia, a importância clínica é incerta, uma vez que arteríolas em pacientes com estenose de coronária fluxo-limitante já se encontram dilatadas para manter o fluxo em repouso. Dessa forma, muito da eficácia anti-isquêmica advém da habilidade em diminuir a demanda de O_2 miocárdica pela vasodilatação sistêmica, da diminuição do retorno venoso e da diminuição do estresse da parede ventricular ao invés de vasodilatação coronária.

Terapia intervencionista

- Entre os pacientes com angina estável, a idade do paciente, a função ventricular esquerda, a gravidade da aterosclerose e os sintomas associados à isquemia miocárdica influenciam a escolha de uma estratégia particular de manejo, quer seja terapia medicamentosa otimizada isolada ou associada à terapia de revascularização (percutânea ou cirúrgica).
- Três grupos de pacientes têm indicação de procedimentos invasivos: a) aqueles com sintomas limitantes a despeito de terapia medicamentosa otimizada; b) pacientes que optam por intervenção para melhorar qualidade de vida comparada à terapia medicamentosa isolada; e c) aqueles pacientes com anatomia coronariana na qual revascularização tem demonstrado melhora na sobrevida.

RECOMENDAÇÕES DE TERAPIA MEDICAMENTOSA		
Condições	Recomendações (e alternativas)	Evitar
Condições Médicas		
Hipertensão sistêmica	Betabloqueadores (antagonista dos canais de cálcio)	
Migrânea ou cefaleia vasculares	Betabloqueadores (verapamil ou diltiazem)	
Asma ou DPOC com broncoespasmo	Verapamil ou diltiazem	Betabloqueadores
Hipertireoidismo	Betabloqueadores	
Síndrome de Raynaud	Antagonista dos canais de cálcio de liberação lenta de longa ação	Betabloqueadores
Diabetes *mellitus* Insulino-dependente	Betabloqueadores (particularmente se IM prévio) ou antagonista dos canais de cálcio de liberação lenta de longa ação	
Diabetes *mellitus* não Insulino-dependente	Betabloqueadores ou antagonista dos canais de cálcio de liberação lenta de longa ação	
Depressão	Antagonista dos canais de cálcio de liberação lenta de longa ação	Betabloqueadores

Doença vascular periférica leve	Betabloqueadores ou antagonista dos canais de cálcio	
Doença vascular periférica grave com isquemia em repouso	Antagonista dos canais de cálcio	Betabloqueadores
Arritmias cardíacas ou distúrbios da condução		
Bradicardia sinusal	Antagonista dos canais de cálcio de liberação lenta de longa ação que não diminuam FC	Betabloqueadores, Diltiazem, Verapamil
Taquicardia sinusal (não devido a IC)	Betabloqueadores	
Taquicardia supraventricular	Verapamil, diltiazem, betabloqueadores	
Bloqueio atrioventricular	Antagonista dos canais de cálcio de liberação lenta de longa ação que não diminuam a condução A-V	Betabloqueadores, Diltiazem, Verapamil
Fibrilação atrial com alta resposta ventricular	Verapamil, diltiazem, betabloqueadores	
Arritmias ventriculares	Betabloqueadores	
Disfunção ventricular esquerda		
Insuficiência Cardíaca		
* Leve (FEVE >= 40%)	Betabloqueadores	
* Moderada a importante (FEVE < ou =)		
Doença cardíaca valvar lado esquerdo		
* Estenose aórtica discreta	Betabloqueadores	
* Insuficiência aórtica	Di-hidropiridínicos dos canais de cálcio de liberação lenta de longa ação	
* Regurgitação mitral	Di-hidropiridínicos dos canais de cálcio de liberação lenta de longa ação	
* Estenose mitral	Betabloqueadores	
Cardiomiopatia hipertrófica	Betabloqueadores, antagonista dos canais de cálcio não di-hidropiridínicos	

Tabela 15.5 – Recomendações de terapia medicamentosa (β-bloqueadores vs. bloqueadores dos canais de Ca^{2+}) em pacientes com angina estável e condições associadas. Modificado da referência: **2007** Chronic angina focused update of the ACC/AHA 2002 Guidelines for the Management of Patients with Chronic Stable Angina. J Am Coll Cardiol 2007; 50: 2264-2274.

Terapia de revascularização cirúrgica *versus* terapia medicamentosa

- A cirurgia de revascularização miocárdica está principalmente indicada em pacientes com persistência de angina a despeito de terapia medicamentosa otimizada, lesão significativa de tronco de coronária esquerda e doença coronária proximal dos principais vasos coronarianos, principalmente quando existe disfunção ventricular esquerda (FEVE < 50%) concomitante.
- No estudo CASS, houve benefício de permanência livre de sintomas favorecendo a cirurgia de revascularização em 1 ano (66 x 30%) e em 5 anos (63 x 38 %), desaparecendo esta diferença em 10 anos (47 x 42%) devido à recorrência de sintomas. Esta limitação pode ser devida à progressão de aterosclerose em outros vasos ou ao desenvolvimento de doença aterosclerótica nos enxertos, reforçando a importância do controle agressivo dos fatores de risco em todos os pacientes submetidos à revascularização.
- Meta-análise publicada em 1994 sugere redução do risco absoluto com a cirurgia de revascularização de 4,1% na mortalidade em 10 anos. Análise de subgrupos identifica pacientes que apresentam maior benefício de sobrevida: lesão de tronco de coronária esquerda > 50%, envovimento de artéria descendente anterior e disfução ventricular esquerda.

Doença Arterial Coronária Crônica

- De maneira resumida, os resultados de todos estudos e registros indicam que quanto maior a gravidade e extensão da doença coronária, maior o benefício da cirurgia de revascularização sobre a terapia medicamentosa.

Terapia de intervenção percutânea versus terapia medicamentosa

- Os resultados dos estudos publicados têm demonstrado melhor controle de angina, melhora da capacidade de exercício e melhora da qualidade de vida em pacientes tratados com intervenção percutânea em relação àqueles tratados com terapia medicamentosa. No entanto, nenhum estudo randomizado tem demonstrado redução de morte ou infarto do miocárdio em pacientes com DAC tratados com intervenção percutânea.
- O estudo COURAGE, recentemente publicado, incluiu 2.287 pacientes com DAC estável com lesão acima de 70% em região proximal de grandes artérias coronárias com evidência de isquemia, ou lesão ≥ 80% e *angina pectoris* sem necessidade de evidência de isquemia, randomizando-os para terapia medicamentosa otimizada apenas ou esta associada à intervenção percutânea, seguidos por pouco menos de 5 anos. Comparando-se terapia intervencionista à terapia medicamentosa, não houve diferença no desfecho combinando morte, IM ou AVE (20% *vs*. 19,5%), hospitalização por SCA (12,4% *vs*. 11,8%) ou IM (13,2% *vs*. 12,3%).

Terapia de intervenção percutânea *versus* intervenção cirúrgica

- Trabalhos clínicos randomizados publicados em meados dos anos 1990 compararam intervenção percutânea e cirúrgica. Os maiores achados nesses estudos foram de que sobrevida semelhante foi obtida com ambas as estratégias, porém a necessidade de repetição das intervenções foi mais frequente na intervenção percutânea no primeiro ano, embora tenham se tornado mais comuns na intervenção cirúrgica após 7-8 anos de seguimento devido à perda da patência dos enxertos. Exceção feita a pacientes diabéticos que fazem uso de insulina, que apresentaram maior sobrevida quando realizada intervenção cirúrgica.
- A escolha entre intervenção percutânea e cirúrgica dependerá principalmente da localização e número de vasos envolvidos. Intervenção percutânea é geralmente preferida em pacientes uni ou biarteriais, enquanto intervenção cirúrgica é o procedimento de escolha quando há grande área de miocárdio viável em risco, como em lesões de TCE, doença coronária triarterial difusa e disfunção ventricular esquerda.

Intervenção percutânea *versus* intervenção cirúrgica em doença multiarterial

- Vários estudos compararam essas intervenções. O maior estudo randomizado completo comparando intervenção percutânea e cirúrgica e único com poder estatístico para detectar diferença importante na mortalidade foi o BARI. Foram randomizados 1.829 pacientes sintomáticos, bi ou triarteriais. Não se evidenciou diferença de sobrevida entre intervenção cirúrgica e percutânea no seguimento em 5, 7 e 10 anos (89% *vs*. 86%, 84% vs. 81% e 73% *vs*. 71%, respectivamente) ou sobrevida cardíaca nos dois grupos, com exceção de pacientes diabéticos.
- Uma meta-análise publicada em 2003 não encontrou diferença entre esses dois procedimentos em todas as causas de mortalidade ou morte cardíaca em 1 e 3 anos. A análise de eventos não fatais revelou que intervenção cirúrgica foi inicialmente associada com melhora significativa em angina, que parece ser proporcional a mais completa revascularização em pacientes multiarteriais.
- As principais indicações de tratamento cirúrgico para pacientes com angina estável estão sumarizadas na Tabela 15.6.

REVASCULARIZAÇÃO CIRÚRGICA PARA ANGINA ESTÁVEL CRÔNICA

Assintomáticos ou angina leve

1. Classe I
* Cirurgia de revascularização miocárdica (CRM) para pacientes com significativa lesão de TCE.
* CRM para pacientes com equivalência de TCE: estenose ≥ 70% proximal de ADA e ACX.
* Pacientes triarteriais (beneficio é maior em pacientes com alteração da fração de ejeção do ventrículo esquerdo [FEVE] [< 50%] ou grandes áreas de isquemia).

2. Classe IIa
* Pacientes uni ou biarteriais com envolvimento de artéria descendente anterior (ADA) proximal (se FEVE < 50% ou isquemia extensa – Classe I).

3. Classe II b
* Pacientes uni ou biarteriais sem envolvimento de ADA proximal (se grande área de miocárdio viável e critérios de alto risco em teste não invasivo – Classe I).

Angina estável

1. Classe I
* CRM para pacientes com significativa lesão de TCE.
* CRM para pacientes com equivalência de TCE: estenose > 70% proximal de ADA e ACX.
* Pacientes triarteriais (beneficio é maior em pacientes com alteração da FEVE [<50%]).
* Pacientes biarteriais com envolvimento de ADA proximal e/ou FEVE < 50% ou presença de isquemia.
* Pacientes uni ou biarteriais sem envolvimento de ADA proximal e presença de grande
área de miocárdio viável e critérios de alto risco em teste não invasivos.
* Angina incapacitante a despeito de terapia medicamentosa otimizada, quando cirurgia pode ser realizada
com aceitáveis riscos. Se presença de angina atípica, evidência objetiva de isquemia deve ser obtida.

2. Classe IIa
* Estenose proximal de ADA (se FEVE < 50% ou isquemia extensa – Classe I).
* Pacientes uni ou biarteriais sem envolvimento de ADA proximal, mas com área moderada de miocárdio viável e presença de isquemia.

3. Classe III
* Pacientes uni ou biarteriais sem envolvimento de ADA proximal, sintomas leves que são improváveis de ser isquêmicos ou pacientes que não recebem terapia medicamentosa otimizada e:
A. apresenta somente pequena área de miocárdio viável.
B. não apresenta isquemia demonstrável.
* Pacientes com lesão coronária limítrofe (50-60% de lesão outras que TCE) e ausência de isquemia.
* Pacientes com lesão coronária não significativa (estenose 50%).

REVASCULARIZAÇÃO PERCUTÂNEA PARA ANGINA ESTÁVEL CRÔNICA

Isquemia assintomática ou angina CCSC I ou II

1. Classe IIa
* Pacientes com uma ou mais lesões coronárias significativas, com alta probabilidade de sucesso e baixo risco de morbimortalidade. O vaso para ser dilatado deve subentender moderada a grande área de miocárdio viável ou estar associada de moderada a importante isquemia
* Pacientes com estenose recorrente após PCI com grande área de miocárdio viável e critérios de alto risco em teste não invasivo.
* Pacientes com lesão de TCE > 50%, candidatos à revascularização e não passíveis de revascularização cirúrgica.

2. Classe IIb
* A efetividade para pacientes bi ou triarteriais com envolvimento de ADA proximal que são elegíveis para cirurgia CRM com um enxerto arterial e que apresentem diabetes ou disfunção ventricular não é bem-estabelecida
* Pacientes com ADA não proximal que se subentende moderada área de miocárdio viável e isquemia.

3. Classe III
* Ausência de critérios Classe II ou que apresentem um ou mais dos seguintes:
A. apresenta somente pequena área de miocárdio viável.
B. não apresenta isquemia demonstrável.
C. lesões com baixa probabilidade de sucesso.
D. sintomas discretos provavelmente não relacionados à isquemia.
E. fatores associados com aumento do risco de morbimortalidade.
F. TCE e elegíveis para CRM.
G. lesão coronária não significativa (estenose < 50%).

Angina CCSC III

1. Classe IIa
* Pacientes uni ou multiarteriais que estão em terapia medicamentosa e que apresentem uma ou mais lesões coronárias adequadas para PCI com alta probabilidade de sucesso e baixo risco de morbimortalidade.
* Pacientes uni ou multiarteriais que estão em terapia medicamentosa e lesões focais em enxertos venosos ou múltiplas lesões e que são pobres candidatos para nova CRM
* Pacientes com lesão de TCE > 50%, candidatos à revascularização e não passíveis de revascularização cirúrgica.

2. Classe IIb
* Pacientes uni ou multiarteriais que estão em terapia medicamentosa e que apresentem uma ou mais lesões que podem ser dilatadas reduzindo probabilidade de sucesso.
* Pacientes sem evidências de isquemia ou que estão em terapia medicamentosa e que possuem lesões bi ou triarteriais com envolvimento proximal de ADA e diabetes ou disfunção ventricular.

3. Classe III
* Pacientes uni ou multiarteriais, sem evidência de injúria cárdica ou isquemia, e sem terapia medicamentosa, ou que apresentem um ou mais dos seguintes:
A. pequena área de miocárdio em risco.
B. elevado risco de morbimortalidade relacionada ao procedimento.
C. lesões com baixa probabilidade de sucesso.
D. TCE e elegíveis para CRM.
E. lesão coronária não significativa (estenose < 50%).

Tabela 15.6 – Indicações de tratamento cirúrgico em pacientes com angina estável.

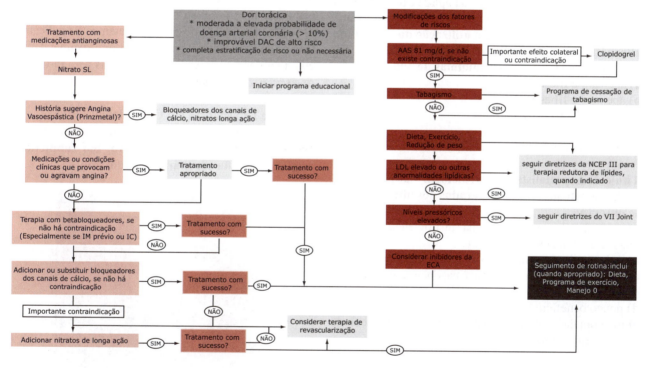

Figura 15.1

Questões de Treinamento

Título de Especialista em Cardiologia – 2015
1. Em pacientes com angina estável, qual, dentre os medicamentos abaixo, NÃO constitui um medicamento de primeira linha?
a) ácido acetilsalicílico.
b) estatinas.
c) inibidores da enzima conversora da angiotensina.
d) betabloqueadores.
e) nitratos de ação prolongada.

Título de Especialista em Cardiologia – 2012
2. Sobre o ácido acetilsalicílico (AAS), considere as seguintes afirmações e assinale a alternativa CORRETA:
I. A vida média das plaquetas é cerca de dez dias e a reação do AAS com a ciclo-oxigenase é irreversível.
II. As doses atualmente recomendadas de AAS em pacientes com síndrome coronariana aguda é de 300 mg na admissão e durante o período de internação hospitalar.
III. Evidências sustentando a utilização do AAS como alternativa à anticoagulação na fibrilação atrial foram observadas com doses mínimas de 300 mg.
a) apenas I e II estão corretas.
b) apenas I e III estão corretas.
c) apenas II e III estão corretas.
d) todas estão corretas.
e) todas estão erradas.

Título de Especialista em Cardiologia – 2012
3. Dos benefícios clínicos esperados dos nitratos, NÃO se observa:
a) redução da mortalidade na insuficiência cardíaca quando associados à hidralazina.
b) redução da mortalidade na síndrome coronária aguda.
c) redução da carga isquêmica na doença coronariana crônica.
d) pouco benefício na redução da pressão arterial.
e) melhora da capacidade ao exercício quando associado à hidralazina na insuficiência cardíaca crônica.

Título de Especialista em Cardiologia – 2012
4. Considere as seguintes afirmações a respeito da angina variante (angina de Prinzmetal) e escolha a alternativa CORRETA:
I. É produzida por espasmo coronariano e pode ocorrer na ausência ou na presença de placas ateroscleróticas obstrutivas.
II. Os episódios de angina frequentemente podem despertar os pacientes durante a madrugada, pois são comuns neste horário.
III. Os espasmos ocorrem mais frequentemente na artéria coronária direita.
a) apenas I e II estão corretas.
b) apenas I e III estão corretas.
c) apenas II e III estão corretas.
d) todas estão corretas.
e) todas estão erradas.

Título de Especialista em Cardiologia – 2012
5. São indicações da intervenção coronária percutânea na angina estável e na isquemia miocárdica silenciosa, EXCETO:
a) pequena a moderada área de isquemia ou miocárdio em risco em pacientes uni ou multiarteriais assintomáticos ou com sintomas anginosos aceitáveis após tratamento medicamentoso otimizado.
b) angina limitante, a despeito de tratamento medicamentoso otimizado em pacientes uni ou multiarteriais, com anatomia favorável à intervenção coronária percutânea.
c) arritmia ventricular potencialmente maligna associada à isquemia miocárdica em pacientes uni ou multiarteriais, com anatomia favorável à intervenção coronária percutânea.
d) grande área de isquemia ou miocárdio em risco em pacientes uni ou multiarteriais assintomáticos.
e) angina limitante, a despeito de tratamento medicamentoso otimizado em pacientes com estenose grave de tronco da coronária esquerda, não elegíveis para cirurgia de revascularização miocárdica.

Título de Especialista em Cardiologia – 2011
6. Paciente de 65 anos com dor torácica atípica e cintilografia miocárdica inconclusiva. Foi submetido à angiotomografia coronária que mostrou:

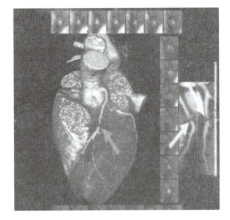

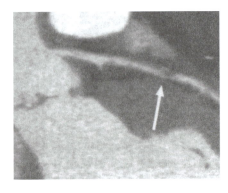

a) vasoespasmo coronário na artéria descendente anterior esquerda.
b) lesão grave no tronco da artéria coronária esquerda.
c) lesão grave no terço proximal da artéria descendente anterior esquerda.
d) lesão no terço médio da artéria diagonal, de grau importante.
e) lesão discreta no terço distal da artéria descendente anterior esquerda.

Título de Especialista em Cardiologia – 2011
7. Paciente masculino, 67 anos, historia de infarto do miocárdio prévio. Relata cansaço aos esforços e ausência de angina. ECG: ritmo sinusal e zona eletricamente inativa na parede anterior. Realizado estudo para viabilidade miocárdica com 18F-FDG (figura B) e estudo de perfusão miocárdica de repouso com Sestamibi (figura A). Qual o diagnostico?

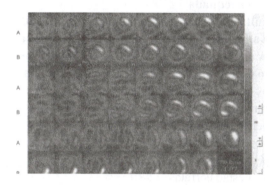

a) ausência de viabilidade miocárdica.
b) presença de áreas de miocárdio metabolicamente viáveis nos segmentos septoapical, anterosseptal (médio), lateroapical e inferolateral (médio).
c) presença de isquemia miocárdica nos segmentos lateroapical, anterolateral (basal e médio) e no ápice.
d) presença de áreas de isquemia nos segmentos lateroapical e anterosseptal (basal).
e) presença de áreas de miocárdio metabolicamente viáveis nos segmentos apical e anterosseptal (basal).

Título de Especialista em Cardiologia – 2011
8. Nos pacientes submetidos à revascularização miocárdica cirúrgica, após 10 anos, é comum observar, exceto:
a) cerca de metade dos enxertos venosos estarão ocluídos.
b) a grande maioria dos enxertos das artérias mamárias estará pérvia.
c) a progressão da lesão aterosclerótica nas artérias não enxertadas é menor do que a nas artérias enxertadas.
d) redução das taxas de infarto do miocárdio.
e) fumo, níveis séricos elevados de LDL e baixos de HDL influenciam na perda tardia dos enxertos.

Título de Especialista em Cardiologia – 2011
9. A cirurgia de revascularização miocárdica deverá ser considerada como a primeira opção na cardiopatia isquêmica crônica, EXCETO:
a) na doença de tronco da coronária esquerda > 50% de obstrução da luz vascular.
b) na doença trivascular proximal com fração de ejeção menor que 50%.
c) na presença de estenose focal nos enxertos de veia safena, estando o enxerto da mamária pérvio, associado à isquemia no teste provocativo e à função ventricular esquerda preservada.
d) na doença bivascular com lesão significativa da artéria descendente anterior proximal e disfunção do ventrículo esquerdo.
e) na doença com lesão de tronco de coronária esquerda significativa e disfunção do ventrículo esquerdo.

Título de Especialista em Cardiologia – 2010
10. Na estratificação de risco da doença arterial coronariana crônica, pacientes com alto risco de eventos ou morte devem ser encaminhados para avaliação da anatomia coronariana. É(são) considerado(s) critério(s) não invasivo(s) de alto risco.
a) escore de Duke em teste ergométrico entre 11-15.
b) disfunção leve de ventrículo esquerdo em repouso (fração de ejeção entre 45% a 50%).
c) defeito perfusional envolvendo um segmento em parede anterior à cintilografia miocárdica.
d) defeito perfusional fixo em parede septal e apical à cintilografia miocárdica.
e) defeito perfusional reversível e aumento da captação pulmonar do tálio-201 à cintilografia miocárdica

Título de Especialista em Cardiologia – 2010
11. Em relação ao desempenho diagnóstico dos testes não invasivos de doença arterial coronariana, os que apresentam maior sensibilidade e especificidade são, respectivamente:
a) eletrocardiografia de esforço e ecocardiografia de estresse com dobutamina.
b) ecocardiografia de estresse com dobutamina e cintilografia miocárdica com tálio.
c) ecocardiografia de estresse com exercício e com adenosina.
d) cintilografia miocárdica com exercício SPECT e ecocardiografia de estresse com exercício.
e) cintilografia miocárdica com estresse farmacológico SPECT e eletrocardiografia de esforço.

Título de Especialista em Cardiologia – 2008
12. Mulher de 57 anos, obesa, com diabetes *mellitus* tipo 2 iniciado há dois anos e controlado com metformina, teve infarto agudo do miocárdio há seis meses, após o

que permaneceu com sintomas isquêmicos compatíveis com angina estável. Dentre outras condutas terapêuticas cabíveis, assinale o fármaco para tratamento de manutenção da angina estável que evidencia aumento de sobrevida em doença coronariana associada a diabetes *mellitus* e que não apresenta contraindicação para esta paciente:
a) dipiridamol.
b) nifedipino
c) nitrato de longa ação.
d) hidroclorotiazida.
e) propranolol

Título de Especialista em Cardiologia – 2008
13. Paciente com sinais e sintomas de insuficiência cardíaca classe funcional I/II NYHA e antecedente de infarto prévio do miocárdio traz uma angiocoronariografia evidenciando padrão triarterial de obstrução e disfunção ventricular esquerda importante. O médico anterior contraindicou revascularização cirúrgica por não acreditar que pudesse haver redução na mortalidade. Qual a melhor conduta para esse caso?
a) um exame de viabilidade miocárdica que mostrasse músculo viável reforçaria a indicação de cirurgia, pois esta poderia reduzir em até cinco vezes a taxa de mortalidade anual.
b) mesmo que um exame de viabilidade não mostrasse músculo viável, a cirurgia estaria indicada por ter efeito comprovado na redução da mortalidade.
c) independentemente da presença de viabilidade miocárdica, a cirurgia está contraindicada pelo alto risco de mortalidade cirúrgica.
d) neste caso, não é necessária a avaliação de viabilidade miocárdica para indicar cirurgia.
e) um exame positivo de viabilidade reforçaria a indicação de cirurgia, mesmo que não haja redução comprovada da mortalidade.

Título de Especialista em Cardiologia – 2008
14. Homem de 46 anos vem ao consultório com queixa de palpitação eventual, sem fatores desencadeantes específicos. Tabagista, tem história de pai falecido aos 54 anos por infarto agudo do miocárdio e irmão revascularizado aos 48 anos. Em Holter solicitado por outro médico há três meses, verificaram episódios assintomáticos de infradesnivelamento de ST durante certas atividades. Com base nesses achados, qual o diagnóstico mais provável e qual o risco de morte desse paciente?
a) isquemia silenciosa tipo I – com aumento de quatro a cinco vezes na mortalidade cardíaca em relação a quem não apresenta esse tipo de alteração.
b) isquemia silenciosa tipo I – com o dobro de mortalidade cardíaca em relação a quem não apresenta esse tipo de alteração.
c) isquemia silenciosa tipo II – com aumento de quatro a cinco vezes na mortalidade cardíaca em relação a quem não apresenta esse tipo de alteração.
d) isquemia silenciosa tipo II – com o dobro de mortalidade cardíaca em relação a quem não apresenta esse tipo de alteração.
e) isquemia silenciosa tipo III – com aumento de dez vezes na mortalidade cardíaca em relação a quem não apresenta esse tipo de alteração.

Título de Especialista em Cardiologia – 2008
15. Em relação à abordagem dos pacientes com angina crônica estável, pode-se afirmar que:
I. A modificação dos fatores de risco com prática de exercícios físicos, dieta e mudança no estilo de vida é sempre adequada.
II. A nitroglicerina sublingual pode ser utilizada tanto para alívio dos sintomas quanto para a profilaxia.
III. A angiografia coronariana visando à revascularização está indicada em pacientes com sintomas refratários ou que apresentem isquemia, apesar da terapia farmacológica.
a) apenas I está correta.
b) apenas II está correta.
c) apenas III está correta.
d) I e II estão corretas.
e) todas estão corretas

Título de Especialista em Cardiologia – 2008
16. Qual dos seguintes critérios clínicos não representa um prognóstico ruim para os pacientes com angina crônica estável?
a) hipertensão.
b) idade avançada.
c) infarto do miocárdio prévio.
d) insuficiência cardíaca.
e) sexo feminino

Título de Especialista em Cardiologia – 2007
17. Em relação à abordagem dos pacientes com angina crônica estável, qual das afirmações a seguir está INCORRETA?
a) a angiografia coronariana está indicada a todos os pacientes sintomáticos, apesar de estarem recebendo terapia medicamentosa adequada.
b) a nitroglicerina sublingual pode ser utilizada tanto para alívio dos sintomas como para profilaxia.
c) os inibidores da ECA devem ser considerados como terapia de primeira linha em todos os pacientes com doença arterial coronariana crônica.

d) deve-se identificar e tratar todos os fatores precipitantes de angina.
e) se a angina persistir, apesar do uso de dois antianginosos, deve-se acrescentar um terceiro.

Título de Especialista em Cardiologia – 2007
18. Em relação às complicações perioperatórias das cirurgias de revascularização, podemos dizer que:
I. A maioria dos casos de fibrilação atrial reverte espontaneamente para ritmo sinusal, apenas com o uso de fármacos para controlar a resposta ventricular.
II. A aterosclerose da aorta proximal é um fator preditivo de acidente vascular cerebral no pós-operatório, tanto quanto o uso do balão intra-aórtico.
III. Apesar de não aumentar a mortalidade intra-hospitalar, a reoperação por sangramento pode ser necessária em cerca de 2 a 6% dos pacientes.
a) somente I está correta.
b) somente II está correta.
c) somente III está correta.
d) I e II estão corretas.
e) todas estão corretas.

Título de Especialista em Cardiologia – 2007
19. Homem de 69 anos vem ao consultório referindo ter tido um infarto do miocárdio há oito meses. Queixa-se de dispneia aos médios esforços e dor somente aos grandes esforços. ECG = ritmo sinusal com extensa área eletricamente inativa em parede anterior. Radiografia de tórax pode ser vista na figura a seguir. Em relação aos riscos cirúrgicos desse paciente, podemos dizer que:
I. A presença de angina, em vez de dispneia como sintoma pré-operatório dominante, está associada a menor mortalidade.
II. A taxa de mortalidade cirúrgica varia de 2 a 19%.
III. A mortalidade tardia após a cirurgia independe se a revascularização for completa ou não.

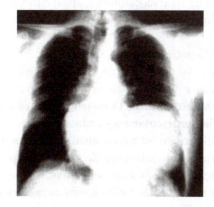

a) somente I está correta.
b) somente II está correta.
c) somente III está correta.
d) I e II estão corretas.
e) todas estão corretas.

Título de Especialista em Cardiologia – 2007
20. Em relação às novas abordagens terapêuticas para a insuficiência coronariana crônica, podemos afirmar que:
I. Estudos com terapia gênica demonstraram benefícios na redução dos sintomas de angina, embora apenas com uma tendência de melhora nos resultados do teste de esforço.
II. Fora do contexto da pesquisa, não há evidências, até o momento, que justifiquem o uso da terapia gênica ou celular para o tratamento da doença arterial coronariana.
III. A revascularização por *laser* é considerada uma intervenção de evidência classe IIb para pacientes com angina refratária e com impossibilidade anatômica de serem revascularizados.
a) somente I está correta.
b) somente II está correta.
c) somente III está correta.
d) I e II estão corretas.
e) todas estão corretas

Título de Especialista em Cardiologia – 2007
21. Mulher de 38 anos vem ao consultório, encaminhada por seu psiquiatra, com dor torácica desencadeada aos esforços, embora surgindo também em repouso, causando limitação funcional. ECG: ritmo sinusal e alteração difusa da repolarização ventricular. Por não conseguir realizar o teste de esforço em virtude de fadiga, realizou um ecocardiograma sob estresse com dobutamina, o qual foi negativo para isquemia miocárdica e não evidenciou alterações da função ventricular. Em relação a essa paciente, qual das orientações a seguir estaria CORRETA?
a) não é necessária terapia antianginosa, apesar do prognóstico da paciente ser ruim, com alto índice de mortalidade.
b) mesmo sem evidências de isquemia, deve-se iniciar o uso de nitratos e betabloqueadores.
c) os inibidores da ECA podem ser promissores nessa situação.
d) o uso da imipramina e de uma intervenção psicológica adequada não têm demonstrado efeitos benéficos.
e) a sobrevida em longo prazo dessa paciente é melhor do que naqueles pacientes com lesão coronariana documentada, mas pior do que a da população em geral.

Título de Especialista em Cardiologia – 2006
22. Dentre os sinais a seguir, obtidos pela cintilografia miocárdica, aquele(s) que melhor avalia(m) a indicação de terapia de revascularização miocárdica em pa-

ciente com lesão coronariana obstrutiva pós-infarto do miocárdio, em que se caracteriza a presença de acinesia da parede irrigada pela artéria "culpada", é (são):

I. Presença de defeito fixo de perfusão na região afetada.
II. Presença de defeito de perfusão na região afetada durante o repouso e que cede com o esforço.
III. Presença de miocárdio viável na região afetada, avaliado pelo tálio-201.
IV. Presença de defeito de perfusão na região afetada durante o esforço e que cede com o repouso.

A resposta CORRETA é:
a) I
b) II
c) I e II
d) III e IV

Título de Especialista em Cardiologia – 2006
23. Operador da bolsa de valores, de 47 anos, hipertenso, em tratamento clínico otimizado, mantendo precordialgia típica, angina de recente começo e cintilografia evidenciando isquemia anterior e lateral. A coronariografia evidenciou as imagens a seguir.

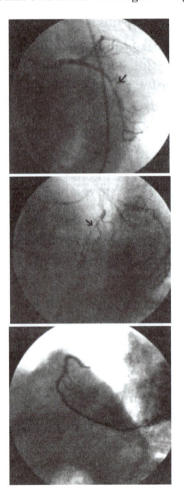

Neste caso, a indicação terapêutica classe I é:
a) realizar intervenção percutânea com implante de stent farmacológico e/ou convencional.
b) realizar intervenção percutânea com implante de stents farmacológicos.
c) indicar cirurgia de revascularização miocárdica.
d) todos os procedimentos citados estão corretos

Título de Especialista em Cardiologia – 2006
24. Em relação aos nitratos, pode-se afirmar que está CORRETA a seguinte opção:
a) a tolerância que aparece com o uso crônico de nitratos piora em pacientes tratados com vitamina E e/ou com N-acetilcisteína.
b) o efeito benéfico dos nitratos em pacientes com angina estável depende principalmente do grande aumento do fluxo coronariano total.
c) o efeito benéfico dos nitratos em pacientes com angina estável é dependente da formação de óxido nítrico dentro da célula muscular lisa vascular.
d) o uso crônico de nitratos aplicados na pele de pacientes com angina estável pode induzir tolerância ao efeito vasodilatador do nitrato que, todavia, não é cruzada para nitratos aplicados pela via oral.

Título de Especialista em Cardiologia – 2005
25. Para paciente com lesão obstrutiva de 70% no tronco da coronária esquerda e obstrução unilateral da carótida de 50%, que conduta deve ser adotada?
a) cirurgia de carótida e revascularização miocárdica em um único tempo.
b) cirurgia de revascularização miocárdica e seguimento da doença carotídea por ultrassonografia.
c) cirurgia de revascularização miocárdica e cirurgia de carótida durante a mesma internação.
d) cirurgia de revascularização miocárdica e implante de *stent* na carótida.
e) implante de *stent* na carótida e, após, cirurgia de revascularização miocárdica

Título de Especialista em Cardiologia – 2003
26. Mulher de 62 anos tem angina estável, hipercolesterolemia e hipertensão arterial bem controladas por tratamento clínico. O eletrocardiograma sugere hipertrofia ventricular esquerda. A cogitação de tratamento cirúrgico ou percutâneo para esta paciente, com o objetivo de aumento de sobrevida, passa pela identificação das lesões coronarianas. A esse respeito, considere as seguintes lesões e suas características:
I. Lesão de 95% na artéria descendente anterior esquerda, antes da emergência da primeira diagonal.
II. Lesões de 95%, proximais, nas artérias coronárias direita e circunflexa.

Doença Arterial Coronária Crônica

III. Lesão de 95%, proximal, na artéria coronária direita não dominante.

Apresentando quais dessas lesões, a paciente não teria a sobrevida substancialmente modificada por tratamento cirúrgico e percutâneo?

a) apenas I.
b) apenas II.
c) apenas III.
d) apenas I e II.
e) I, II e III.

Título de Especialista em Cardiologia – 2003
27. A angiografia coronariana abaixo é de um paciente masculino, de 52 anos, com angina de peito progressiva, em classe funcional III, sendo por isso internado. Referiu ser hipertenso e ter história familiar de doença arterial coronariana, mas não ser portador de diabete melito. A fração de ejeção estimada por cineventriculografia foi de 60%, e a artéria coronária direita era normal. A dosagem de colesterol total foi de 182 mg/dl. O paciente apresentou boa resposta ao tratamento clínico com betabloqueador e ácido acetilsalicílico. A deambulação no hospital não se acompanhou de dor, pelo que o paciente não fez uso do nitrato prescrito para aliviar crise de angina instalada. Qual, dentre as abordagens terapêuticas a seguir, acrescentada à prescrição em uso, confere maior probabilidade de o doente estar vivo e livre de sintomas em cinco anos?

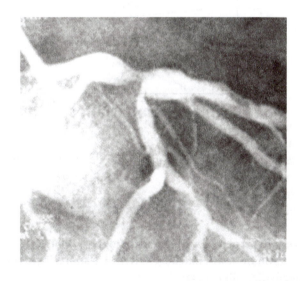

a) angioplastia coronariana e colocação de stent com rapamicina.
b) administração de sinvastatina (40 mg/dia).
c) administração de sinvastatina (40 mg/dia) e clopidogrel (75 mg/dia).
d) programa de reabilitação cardiovascular e administração de sinvastatina (40 mg/dia).
e) cirurgia de revascularização miocárdica, com artéria mamária para a descendente anterior e safena para a circunflexa, seguida de administração de sinvastatina (40 mg/dia).

Título de Especialista em Cardiologia – 2003
28. Vendedora de loja de calçados, de 49 anos, vem à consulta ambulatorial por episódios repetidos de dor torácica de localização atípica, com alívio espontâneo, de duração de 5 a 10 minutos, desencadeada por pesadelos ou durante o trabalho quando o esforço é realizado com as mãos acima da cabeça. Relata ter refluxo gastroesofágico (RGE), para o que usa eventual e irregularmente omeprazol. O exame físico é normal, e seu índice de massa corporal é 29 kg/m². Assinale a assertiva CORRETA a respeito da dor torácica desta paciente:

a) a doença do RGE costuma aumentar o limiar da dor anginosa.
b) pesadelos e trabalhos manuais como os descritos não são fatores desencadeantes de dor anginosa.
c) não é comum coexistirem doença do RGE e angina.
d) o tipo e sobretudo a duração da dor permitem a hipótese diagnóstica de pericardite.
e) o sintoma descrito é semelhante a um quadro de angina, pois dor atípica é mais comum em mulheres, e estas têm maior prevalência de angina vasoespástica e microvascular.

Título de Especialista em Cardiologia – 2002
29. Homem de 58 anos, fumante, refere dor torácica na região submamária esquerda, em peso, de breve duração e intensidade moderada, que surge quando pratica esporte e melhora em repouso. Este quadro tem-se tornado mais frequente nos últimos dois meses. Com relação ao diagnóstico diferencial de dor torácica neste paciente, assinale a assertiva CORRETA:

a) a queixa é característica de comprometimento musculoesquelético.
b) a localização da dor não é compatível com dor de origem cardíaca.
c) a história clínica não permite distinguir se o desconforto torácico é de causa coronariana.
d) dor torácica associada com a respiração define a origem respiratória.
e) há razoável chance de a dor ser isquêmica

Título de Especialista em Cardiologia – 2002
30. Pela presença simultânea de dois dos três achados – dor torácica característica, alteração eletrocardiográfica e curva enzimática –, estabelece-se o diagnóstico de infarto do miocárdio, sobre o qual são formuladas as seguintes assertivas:

I. As dosagens das troponinas cardíacas são mais úteis do que a da creatinoquinase – MB, pela maior especificidade e acurácia para diagnosticar dano miocárdico.
II. Os valores das troponinas I e T elevam-se mais precocemente do que os da mioglobina.
III. Os níveis séricos das troponinas têm valor prognóstico independente de outros fatores de risco, alterações eletrocardiográficas e medidas de outros marcadores.
Quais são CORRETAS?
a) apenas I.
b) apenas II.
c) apenas III.
d) apenas I e III.
e) I, II e III

Título de Especialista em Cardiologia – 2002
31. Assinale a assertiva CORRETA sobre isquemia miocárdica silenciosa:
a) na de tipo I, há evidência de isquemia e lesão coronariana, mas completa ausência de dor anginosa.
b) ocorre mais comumente em pacientes com cardiopatia isquêmica (tipo I).
c) pacientes com a de tipo III têm documentado infarto de miocárdio prévio.
d) é mais frequente no período da tarde.
e) em pacientes com isquemia silenciosa, a monitorização eletrocardiográfica ambulatorial contínua (Holter) tem mais valor para determinação de prognóstico adverso do que o teste ergométrico.

Título de Especialista em Cardiologia – 2002
32. Paciente de 52 anos tem diabetes tipo 1 controlado com insulina e dieta. Há dois anos foi-lhe diagnosticada angina de peito estável, tendo sido prescrito nitrato sublingual para controle de eventuais crises de dor e medidas não medicamentosas (cessação do fumo, dieta hipocalórica e exercício). Há três meses o paciente vem apresentando mais frequentemente dor anginosa, com limitação da atividade física. É, no momento, proposto a ele tratamento de manutenção com a finalidade de melhorar sintomas, reduzir a frequência das crises de dor e prolongar a tolerância ao exercício. O medicamento mais adequado para este paciente é:
a) nifedipina de curta ação.
b) verapamil.
c) mononitrato de isossorbida oral.
d) ácido acetilsalicílico.
e) dinitrato de isossorbida oral.

Título de Especialista em Cardiologia – 2000
33. Homem de 55 anos, fumante, refere dor torácica na região submamária esquerda, em peso, de breve duração, que surge na vigência de exercício físico (aula de tênis pela manhã), melhora com a cessação desse e piora com a respiração profunda. Os episódios têm-se repetido com maior frequência. Com relação ao diagnóstico diferencial de dor torácica neste paciente, assinale a afirmação CORRETA:
a) há razoável chance de ser dor isquêmica.
b) essa dor é muito provavelmente secundária à síndrome de Mallory-Weiss.
c) a história clínica não permite distinguir se o desconforto torácico é de causa coronariana.
d) a associação da dor com a respiração define a origem respiratória.
e) o sintoma é característico de comprometimento musculoesquelético.

Título de Especialista em Cardiologia – 2000
34. Após tratamento medicamentoso ou cirurgia, a taxa de mortalidade de angina instável é modificada pela influência por eles exercida em diversos fatores. Que fator – representado no eixo horizontal da figura abaixo – está mais fortemente associado com a mudança de evolução determinada pelas intervenções feitas, segundo alguns estudos randomizados?

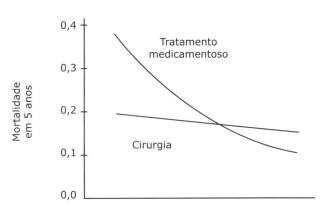

a) pressão arterial.
b) nível sérico de colesterol.
c) tempo decorrido até o surgimento de angina no teste ergométrico.
d) fração de ejeção.
e) número de fatores presentes de risco coronariano.

Título de Especialista em Cardiologia – 2000
35. Assinale a afirmação CORRETA sobre isquemia miocárdica silenciosa:
a) ocorre mais comumente em pacientes sem outras manifestações de cardiopatia isquêmica (tipo I).
b) no estudo ACIP (*Asymptomatic Cardiac Ischemia Pilot*), a incidência de eventos clínicos sob tratamento foi similar tanto em pacientes alocados sob diagnóstico de isquemia miocárdica silenciosa como naqueles alocados pela ocorrência de angina de peito.

c) pacientes com manifestação clínica típica (angina) não costumam apresentar isquemia silenciosa, por seu baixo limiar à dor.
d) é mais frequente no período da tarde.
e) em pacientes com isquemia silenciosa assintomática, a monitorização eletrocardiográfica ambulatorial contínua (Holter) tem mais valor para determinação de prognóstico adverso do que o teste ergométrico.

Título de Especialista em Cardiologia – 2000
36. Assinale a característica típica do miocárdio atordoado comparativamente ao miocárdio hibernado:
a) fluxo coronariano normal ou aumentado.
b) função miocárdica reduzida.
c) recuperação funcional mais lenta.
d) metabolismo miocárdico reduzido.
e) recuperação somente ante restauração do fluxo coronariano.

Título de Especialista em Cardiologia – 2000
37. Mulher de 57 anos, fumante, obesa, com diabete tipo 2, apresentou-se com quadro de angina instável de alto risco, adequadamente estabilizado com tratamento medicamentoso durante a hospitalização. Para prevenção secundária de eventos cardiovasculares (morte, infarto do miocárdio e acidente cerebrovascular), além da prescrição de fármacos, houve recomendação de medidas não farmacológicas (abstinência de fumo, dieta apropriada e exercícios físicos regulares) e controle do diabetes. Dentre os medicamentos abaixo, assinale o que comprovadamente reduz o surgimento daqueles eventos em pacientes com alto risco de recorrência ou de progressão da doença coronariana:
a) anticoagulante oral.
b) estrogênio oral.
c) inibidor da enzima conversora da angiotensina.
d) vitamina E.
e) inibidor de receptor de glicoproteína IIb/IIIa.

Título de Especialista em Cardiologia – 2000
38. Paciente em fase de pós-infarto do miocárdio deve fazer prevenção secundária de reinfarto e morte, baseada fundamentalmente na mudança do estilo de vida. No entanto, também se recomendam fármacos que demonstrem eficácia em aumentar sua sobrevida. Assinale, dentre os abaixo, o fármaco que não apresenta tal capacidade:
a) amiodarona.
b) pravastatina.
c) enalapril.
d) ácido acetilsalicílico.
e) propranolol.

Título de Especialista em Cardiologia – 2000
39. Há dois meses, homem de 56 anos passou a sentir pressão no peito, relacionada com subir escadas, correr ou caminhar muito depressa. A cessação desses exercícios conferia-lhe imediato alívio. Referiu ser sedentário, sofrer de asma desde a infância e ter história familiar de cardiopatia isquêmica. Não apresentou quaisquer alterações ao eletrocardiograma convencional. O teste ergométrico, utilizando-se protocolo de Bruce, confirmou a suspeita clínica inicial. Presentemente, o paciente refere aumento na frequência dos episódios de dor anginosa, pelo que se decide fazer terapia para prevenção de crises. Assinale, dentre os abaixo, o fármaco contraindicado para este paciente:
a) dinitrato de isossorbida.
b) verapamil.
c) ácido acetilsalicílico.
d) propranolol.
e) anlodipina.

Título de Especialista em Cardiologia – 2000
40. Paciente de 79 anos relatou crises recorrentes de dor no peito, iniciadas há dois meses, associadas a esforço, mas também surgidas em repouso, progressivamente mais frequentes (agora com pelo menos um episódio diário). Hipertensa de longa data, apresentava bom controle com inibidor da enzima conversora da angiotensina e diurético tiazídico. Ante a história clínica sugestiva de angina instável, fez cintilografias em repouso e sob estresse farmacológico que demonstraram isquemia miocárdica em dois territórios vasculares. A paciente foi hospitalizada para fazer cateterismo cardíaco que revelou lesão em posição ostial na artéria descendente anterior, caracterizando cardiopatia isquêmica grave. Foi, então, submetida a angioplastia com implante de *stent* coronariano, ocorrendo satisfatória reperfusão do território comprometido. No hospital, foram-lhe administrados dois outros fármacos que têm definida eficácia (graus de evidência A) na morbimortalidade desta situação e um antianginoso para a vigência de dor. Assinale a alternativa que, respectivamente, os contém:
a) ácido acetilsalicílico - nifedipina - morfina intravenosa.
b) ticlopidina - estreptoquinase - nitroglicerina oral.
c) metoprolol - diltiazem - dinitrato de isossorbida oral.
d) ácido acetilsalicílico - heparina - dinitrato de isossorbida sublingual.
e) mononitrato de isossorbida - nifedipina - nitroglicerina intravenosa.

Título de Especialista em Cardiologia – 2000
41. Paciente com cardiopatia isquêmica realizou cirurgia de revascularização do miocárdio há cinco anos. Refere que há quatro meses passou a ter dor

anginosa aos médios esforços, a qual alivia com nitrato sublingual. Em relação à avaliação e ao manejo deste paciente:
a) é provável que alguma das pontes de safena esteja com lesão, devendo ele ser encaminhado para cintilografia miocárdica com atropina.
b) é improvável que a dor seja de origem isquêmica, pois estudos envolvendo casos semelhantes demonstraram que a patência média das pontes de safena é de sete a dez anos, devendo-se investigar outras causas para a dor.
c) é provável que a dor tenha origem isquêmica, devendo ele ser de imediato encaminhado para cateterismo cardíaco.
d) o prognóstico é muito reservado, sendo, atualmente, limitadas as opções terapêuticas intervencionistas para casos como este.
e) Devem ser iguais aos utilizados em pacientes com angina estável ou suspeita clínica de cardiopatia isquêmica.

Título de Especialista em Cardiologia – 2000
42. Mulher de 65 anos, com dor torácica não sugestiva de isquemia miocárdica e com dispneia aos grandes esforços, apresenta o eletrocardiograma em repouso ilustrado abaixo. Na avaliação da origem destes sintomas, que procedimento diagnóstico deve ser considerado?

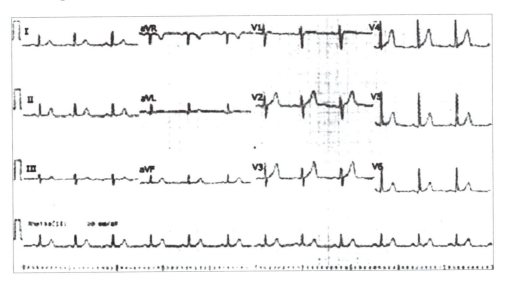

a) teste ergométrico.
b) cintilografia miocárdica porque o eletrocardiograma basal apresenta alterações que não permitem interpretação adequada de ergometria.
c) cateterismo cardíaco esquerdo.
d) cintilografia miocárdica por ser a paciente de sexo feminino e estar em faixa etária em que a taxa de falso-positivo da ergometria é muito elevada.
e) ecocardiografia

Gabarito comentado

1. Aqui há uma questão cuja finalidade é apenas burocrática e sem sentido; temos aqui listados medicamentos com comprovada ação na doença arterial coronariana e na aterosclerose em geral – AAS, betabloqueadores, IECA e estatinas. Dos medicamentos listados nas alternativas, o único que não tem comprovadamente melhora de sobrevida associada ao seu uso são os nitratos, os quais só servem como medicação de alívio sintomático para estes pacientes. Resposta ?

2. Vamos analisar as alternativas:
I. A vida média das plaquetas é cerca de dez dias e a reação do AAS com a ciclo-oxigenase é irreversível.
– Correto

II. As doses atualmente recomendadas de AAS em pacientes com síndrome coronariana aguda é de 300 mg na admissão e durante o período de internação hospitalar. – Errado – Textualmente, as diretrizes da SBC de IAM com supra de 2009, idênticas às de IAM sem supra, dizem que "O ácido acetilsalicílico deve ser administrado a todos os pacientes com IAM, tão rápido quanto possível, após o diagnóstico ser considerado provável, na dose de 160-325 mg/dia (o AAS deve ser mastigado para facilitar sua absorção). No Brasil, recomenda-se o uso da dose de 200 mg, a formulação mais encontrada no país. A terapia deve ser mantida sem interrupção, na dose diária de 100 mg por dia"
III. Evidências sustentando a utilização do AAS como alternativa à anticoagulação na fibrilação atrial foram observadas com doses mínimas de 300 mg. – Errado – Embora a maioria dos estudos mais antigos como SPAF II e SPINAF tenham usado doses de 300 mg, um grande estudo brasileiro com 229 pacientes, publicado nos Arquivos Brasileiros de Cardiologia (Arq Bras Cardiol. 2010 Dec;95(6):749-55. Epub 2010 Oct 22.), em fibrilação atrial com doença valvar usou a dose de 200 mg ao dia, assim não pode-se dizer que esta afirmação é verdadeira. Resposta b.

3. De fato, nitratos reduzem a mortalidade, e até aumentam capacidade ao exercício quando associados à hidralazina na ICC (uma das poucas situações em que os nitratos mostraram redução de mortalidade). No entanto, não reduzem mortalidade em nenhuma outra situação, seja doença coronária aguda ou crônica ou na hipertensão arterial. Os nitratos reduzem carga isquêmica na doença coronária crônica por diminuição da pré-carga. Resposta b.

4. Vamos analisar as alternativas:
I. É produzida por espasmo coronariano e pode ocorrer na ausência ou na presença de placas ateroscleróticas obstrutivas. – A verdade é, cada vez menos autores acreditam que as artérias coronárias têm espasmos espontâneos – praticamente todos os episódios de angina vasoespástica têm uma placa aterosclerótica envolvida, que pode ser visível ou não à cineangiocoronariografia. O autor da questão pensa que existem vasoespasmos sem placa porque realmente há casos em que as placas relacionadas ao vasoespasmo não são observáveis à cine, apenas a métodos como o ultrassom intracoronário. Assim, esta fase é verdade só para placas obstrutivas – para placas em geral isto não é verdade.
II. Os episódios de angina frequentemente podem despertar os pacientes durante a madrugada, pois são comuns neste horário. – De fato, pacientes com placas ateroscleróticas e vasoespasmos secundários a estas podem ter crises durante a noite ou quando pisam em um chão frio – todos devem ser tratados como síndromes coronárias agudas, em princípio.
III. Os espasmos ocorrem mais frequentemente na artéria coronária direita. – Não há nada na literatura que embase esta afirmação – o examinador tira esta conclusão do fato de que as angioplastias de coronária direita são mais problemáticas e tem maior incidência de vasoespasmo – não é possível relacionar isso aos Prinzmetal. Resposta d.

5. É uma questão problemática, se considerado o estudo Courage, que mostrou que, em pacientes multiarteriais sintomáticos, a angioplastia coronária não melhorou a sobrevida nem sintomas em 5 anos. Portanto, talvez o único paciente elegível para angioplastia, e ainda assim após discussão, seria o da alternativa E. É uma questão contestável, mas, de fato, o paciente da alternativa A não tem outra indicação que não seja tratamento clínico. Resposta a.

6. Em pacientes com dor torácica atípica e cintilografia miocárdica (CINT) inconclusiva, a tomografia coronária (TC) pode ser uma alternativa para a detecção de doença arterial coronária (DAC); entretanto, vale ressaltar que este procedimento apresenta uma alta sensibilidade, porém, há especificidade moderada para detectar ou descartar estenoses funcionalmente importantes. Além disso, se o segmento coronário investigado é muito calcificado, torna-se difícil descartar ou quantificar a estenose. Quando comparada à cinecoronariografia, a gravidade das estenoses coronárias tende a ser um pouco pior e com modesta correlação com o método invasivo. Segundo os critérios de adequação (*appropriateness criteria*) para utilização da TC, esta é considerada apropriada em casos envolvendo baixa ou intermediária probabilidade de DAC e também nos casos de realização de CINT com resultados duvidosos. Esse parece ser o caso em questão. É importante, no entanto, lembrar que a detecção da estenose anatômica é apenas moderadamente preditiva de presença de isquemia. A presença de estenoses ≥ 50% na TC se associa a uma probabilidade de 30% a 50% de demonstrar isquemia em imagens de perfusão miocárdica. Dessa forma, qualquer decisão sobre revascularização miocárdica nessas situações deve ser sempre bem ponderada e provavelmente requer outros métodos adjuntos para uma decisão mais adequada do caso. Por outro lado, em decorrência de seu alto valor preditivo negativo, a TC é um método bastante interessante para descartar a presença de coronariopatia em pacientes com dor torácica aguda. Resposta c.

7. Questão inapropriada. Avaliar uma cintilografia cardíaca apenas com uma imagem estática em preto e branco em uma prova é tão apropriado quanto pedir a um estudante de engenharia que construa um Boeing 777 usando peças de Lego. Pela avaliação da viabilidade miocárdica, existe a perfusão em repouso com sestamibi e a análise com a fluordeoxiglicose (FDG), que identifica áreas metabolicamente ativas pelo metabolismo ativos nos segmentos septoapical, anterosseptal (médio), lateroapical e inferolateral (médio), além de imagem de captação pela FDG nas regiões inferomedial e inferoapical. Resposta b.

8. Nos pacientes submetidos à revascularização miocárdica cirúrgica, após 10 anos, cerca de metade dos enxertos venosos estarão ocluídos e aproximadamente 80% dos enxertos das artérias mamárias estarão pérvios. Além disso, a progressão da lesão aterosclerótica nas artérias não enxertadas é menor do que nas artérias enxertadas. Para a manutenção da patência dos enxertos, o hábito de fumar, níveis séricos elevados de LDL e baixos de HDL influenciam na sua perda tardia, assim como a não aderência às terapias básicas, como os antiplaquetários e as estatinas, que contribuem sobremaneira para a preservação dos enxertos. A alternativa D contém uma informação incorreta, pois, além de não haver redução das taxas de infarto do miocárdio, elas podem ser até maiores, em razão da aderência do paciente ao tratamento clínico. Resposta d.

9. A cirurgia de revascularização miocárdica deverá ser considerada como a primeira opção na cardiopatia isquêmica crônica, com bom nível de evidência; na doença de tronco da coronária esquerda com mais de 50% de obstrução da luz vascular; na doença trivascular proximal com fração de ejeção menor que 50%; na doença bivascular com lesão significativa da artéria descendente anterior proximal; doença com lesão de tronco de coronária esquerda significativa, ambas com disfunção do ventrículo esquerdo. Na presença de estenose focal nos enxertos de veia safena, estando o enxerto da mamária pérvio, associado a isquemia no teste provocativo e a função ventricular esquerda preservada, não existe evidência de benefício da cirurgia. As reintervenções cirúrgicas têm maior morbidade e mortalidade que um primeiro procedimento. A função ventricular normal determina que o tratamento clínico possa ter o mesmo resultado do cirúrgico. Resposta c.

10. Em pacientes com doença arterial coronariana (DAC) crônica, são considerados critérios não invasivos de alto risco (com mortalidade maior que 3% ao ano): disfunção ventricular severa ao repouso (fração de ejeção [FE] inferior a 35%); escore de Duke no teste ergométrico ≤ -11; disfunção ventricular severa ao exercício (FE inferior a 35%); defeito perfusional induzido por estresse (principalmente de parede anterior); múltiplos defeitos perfusionais de tamanho moderado; grande defeito perfusional irreversível com dilatação de ventrículo esquerdo ou aumento da captação pulmonar (tálio-201); defeito perfusional moderado induzido pelo estresse com dilatação de ventrículo de ventrículo esquerdo ou aumento da captação pulmonar (tálio-201); anormalidades de movimento de parede no ecocardiograma, envolvendo mais do que dois segmentos, aparecendo com baixa dose de dobutamina (≤10 mg/kg/min) ou com baixa frequência cardíaca (< 120 bpm); e ecocardiograma sob estresse demonstrando isquemia extensa. Dessa forma, defeitos perfusionais reversíveis na cintilografia, com aumento da captação pulmonar com tálio-201, são critérios de alto risco. Resposta e.

11. A sensibilidade e a especificidade do eletrocardiograma de esforço são sabidamente inferiores às dos exames de imagem, principalmente em pacientes com baixa probabilidade pré-teste, como jovens com dor classicamente não anginosa. Comparando-se o ecocardiograma sob estresse com a cintilografia, o primeiro possui maior especificidade, versatilidade, disponibilidade e custo inferior, ao passo que a última possui maior sensibilidade, maiores índices de exames tecnicamente adequados e melhor acurácia para avaliar isquemia, principalmente quando existem múltiplas áreas com anormalidades de parede ao repouso. Dentre as alternativas elencadas, excluímos aquelas que citam o eletrocardiograma de esforço e encontramos apenas uma alternativa que cita a cintilografia como exame de maior sensibilidade e o ecocardiograma com estresse com maior especificidade. Resposta d.

12. Questão relativamente simples: das medicações listadas nas alternativas, apenas o propranolol demonstrou melhora de sobrevida em doença coronária. Apesar de ser diabética, não há necessariamente contraindicação para betabloqueadores. Devemos lembrar que há muitas medicações fundamentais para seu tratamento que não foram mencionadas, como CAs, AAS, eventualmente estatinas etc. Resposta e.

13. Um paciente triarterial, com disfunção de ventrículo esquerdo, está no pequeno grupo de pacientes que com certeza melhoram com revascularização cirúrgica. Este benefício é maior se houver demonstração da existência de miocárdio viável e isquemia demonstrável, pois mostra que há miocárdio que pode ter melhora de função com revascularização. Resposta a.

14. A isquemia miocárdica silenciosa pode ser dividida em três tipos:
- Tipo 1: ocorre em pacientes assintomáticos com coronariopatia obstrutiva. Estes pacientes nunca sentem angina.
- Tipo 2: é a forma que ocorre em pacientes com infarto prévio documentado.
- Tipo 3: é a forma mais comum. Ocorre em pacientes com coronariopatia crônica, angina instável e angina de Prinzmetal. Estes pacientes apresentam episódios sintomáticos de isquemia intercalados com isquemia assintomática.

Na isquemia silenciosa pode-se usar o Holter, que flagra isquemia principalmente no período da manhã, sendo o período em que a pressão arterial é mais alta e a isquemia é maior. No entanto, o exame que determina melhor o prognóstico são os testes provocativos de isquemia como teste ergométrico, ecostress e cintilografia.
O prognóstico da isquemia miocárdica é semelhante nos pacientes sintomáticos e nos assintomáticos. No estudo ACIP, a isquemia miocárdica detectada por teste ergométrico ou Holter em pacientes assintomáticos foram associados a eventos adversos (preditor de morte ou infarto). Resposta a.

15. Vamos analisar as afirmativas da questão:
I. A modificação dos fatores de risco com prática de exercícios físicos, dieta e mudança no estilo de vida é sempre

adequada. Correto. A terapia não farmacológica está indicada a todos os pacientes com angina crônica estável.
II. A nitroglicerina sublingual pode ser utilizada tanto para alívio dos sintomas quanto para a profilaxia. Correto, mas a via sublingual, por ser de ação rápida, é mais adequada a alívio de sintomas do que à profilaxia.
III. A angiografia coronariana visando à revascularização está indicada em pacientes com sintomas refratários ou que apresentem isquemia, apesar da terapia farmacológica. Parcialmente correto. Realmente pacientes com sintomas refratários, apesar de terapia otimizada, devem ser revascularizados, mas pacientes assintomáticos em tratamento clínico que não têm sintomas e apresentam apenas isquemia em exames, não devem necessariamente ser revascularizados. Resposta e.

16. Os fatores que estão associados a pior prognóstico em doença coronária estável são: idade avançada (por apresentarem doença mais extensa e em mais vasos), hipertensão (quanto mais hipertenso o indivíduo, maior a tensão na parede miocárdica e maior o consumo miocárdico de oxigênio), aqueles com isquemia prévia e nos com disfunção miocárdica clínica ou laboratorial. A presença de grandes áreas de hipocaptação à cintilografia também é associada com pior prognóstico. Mulheres não têm prognóstico melhor que homens em DAC estável, e tendem a se apresentar mais idosas e com maior incidência de doenças associadas como diabetes. Resposta e.

17. Um paciente com angina refratária a tratamento clínico otimizado realmente tem indicação de CATE para avaliação de sua anatomia coronária e posterior decisão da melhor estratégia terapêutica. Aqui nesta afirmativa a palavra que está tornando-a incorreta é *todos*. Se o paciente não tem condições clínicas ou não quer realizar revascularização clínica ou cirúrgica, não há indicação de coronariografia. A mera visualização das artérias coronárias não é terapêutica. A nitroglicerina sublingual é de ação curta, assim é bastante indicada para alívio dos sintomas anginosos, mas não para a profilaxia destes na maioria dos pacientes. O tratamento da angina crônica estável deve ser progressivo, com aumento das medicações até alívio dos sintomas, não nos esquecendo que drogas como os IECA, apesar de não serem diretamente anti-isquêmicos, têm propriedades que melhoram o prognóstico de pacientes com doença arterial coronária, mesmo não hipertensos. Resposta a.

18. A fibrilação atrial é complicação comum no pós-operatório, ocorrendo em até 40% dos pacientes após revascularização. Entretanto, a grande maioria tem reversão da FA sem terapia específica, apenas com controle de frequência e medidas gerais. A aterosclerose da aorta ascendente é classicamente um fator preditor de AVC e outras complicações após cirurgia cardíaca. A manipulação de uma aorta muito doente aumenta muito a incidência de tomboembolismo, tanto para SNC quanto para outros órgãos. Por fim, a última afirmação está incorreta: a reoperação por sangramento aumenta a mortalidade em até três vezes. Resposta d.

19. Aqui temos um paciente com clássico aneurisma de VE pós-infarto (devemos lembrar que a reconstrução geométrica, no estudo STITCH, não demonstrou melhora de sobrevida ou sintomas nestes pacientes). Vamos analisar as alternativas:
I. A presença de angina, em vez de dispneia como sintoma pré-operatório dominante, está associada a menor mortalidade. Correto. A presença de angina é forte indicador da presença de miocárdio viável, portanto tem benefício de revascularização miocárdica: fibroblastos não se queixam de isquemia: miócitos cardíacos sim!
II. A taxa de mortalidade cirúrgica varia de 2 a 19%. Correto. Aqui basta usar o bom senso: 2 a 19% parece uma faixa de taxa de mortalidade compatível com reconstrução geométrica de VE.
III. A mortalidade tardia após a cirurgia independe se a revascularização for completa ou não. Errado. Sempre os pacientes com revascularização completa têm melhor prognóstico do que aqueles que não realizaram revascularização completa nos estudos clássicos de revascularização cirúrgica.
Resposta d.

20. Vamos analisar as alternativas que a questão propõe:
I. Estudos com terapia gênica demonstraram benefícios na redução dos sintomas de angina, embora apenas com uma tendência de melhora nos resultados do teste de esforço. Possivelmente correto. A verdade é que tanto terapia gênica quanto com células-tronco estão em estágio muito inicial para podermos concluir se são úteis ou não – parece haver alguma melhora na angina nas terapias, mas talvez muito seja decorrente de efeito placebo. A única coisa mais estabelecida é que as terapias com células-tronco parecem aumentar arritmias ventriculares.
II. Fora do contexto da pesquisa, não há evidências, até o momento, que justifiquem o uso da terapia gênica ou celular para o tratamento da doença arterial coronariana. Correto, como dissemos acima.
III. A revascularização por *laser* é considerada uma intervenção de evidência classe IIb para pacientes com angina refratária e com impossibilidade anatômica de serem revascularizados. A revascularização com *laser* apresentou alguns resultados bons a curto prazo, mas resultados controversos a longo prazo – é terapêutica que tende a ser descontinuada. Resposta e.

21. Aqui temos uma paciente jovem, em que cabe o diagnóstico diferencial entre doença psiquiátrica e doença cardíaca. Não existe nenhum estudo clínico em pacientes nestas condições, e devemos fazer um alerta: questões como estas dependem fundamentalmente das crenças do examinador, do que ele acha que está correto.
Podemos encarar esta paciente como uma paciente na qual não se sabe nem se a dor é cardíaca ou uma pacien-

te com síndrome X – isquemia miocárdica com artérias coronárias normais. Nosso examinador, nesta questão, encarou a paciente como portadora de síndrome X, que pode se beneficiar com IECA, e não tem mortalidade maior que a população em geral.

Provavelmente, a melhor conduta para esta paciente seria uma melhor investigação para nos certificarmos se ela possui ou não doença coronária: para casos como este um escore de cálcio coronário seria muito útil, com ou sem coronariografia por tomografia – o valor preditivo negativo deste exame é muito bom. Resposta c.

22. A presença de miocárdio viável associado a defeitos reversíveis de perfusão induzidos por estresse caracteriza a região miocárdica que mais se beneficiará de terapia de revascularização. Uma parede com defeito fixo de perfusão pode bem já estar morta, enquanto que um defeito perfusional em repouso que cede com esforço não caracteriza isquemia miocárdica por lesão obstrutiva. Resposta d.

23. Aqui temos um paciente que tem conduta altamente discutível. Hoje, com dados dos diversos estudos, inclusive do estudo COURAGE, sabemos que há necessidade de mais dados antes de tomar uma decisão terapêutica para este paciente. Antes de tudo, o paciente deve receber terapia clínica otimizada: esta é a intervenção mais importante, comparável à revascularização no estudo COURAGE. Para este paciente uniarterial de Cx, provavelmente o tratamento clínico otimizado seria uma boa conduta.

Entretanto, vejamos as alternativas da questão: o examinador só nos dá opções de revascularização. Assim, para este paciente, considerando o ponto de vista do examinador, angioplastia coronária seria uma conduta aceitável. Não há indicação precisa de *stent* farmacológico neste paciente, pois é um vaso de bom calibre e uma lesão bastante curta. Lesões mais longas em vasos de calibre menor favorecem a indicação de *stents* farmacológicos. Resposta a.

24. Os nitratos agem principalmente como venodilatadores, diminuindo a pré-carga para o coração. Com isso, há diminuição da tensão na parede miocárdica, e como o consumo miocárdico de oxigênio é proporcional à tensão da parede, há diminuição no consumo miocárdico de oxigênio. Os nitratos agem aumentando a disponibildade de NO, que via GMP cíclico é vasodilatador. A tolerância a nitratos é mediada pelo uso crônico, seja VO, seja EV, relacionado à depleção de grupos sulfidrila. Espaçar o uso de nitratos, deixando ao menos um intervalo de 12 horas sem nitrato, reduz a tolerância. Não há relação de piora do efeito do nitrato com vitamina E e acetilcisteína. Resposta c.

25. Este paciente tem indicação de revascularização miocárdica pela lesão importante em tronco de coronária esquerda, aliás, uma das poucas indicações anatômicas de revascularização miocárdica que são adotadas hoje. A lesão de 50% na carótida não necessariamente deve ser abordada. Geralmente, as lesões de carótidas que merecem intervenção são as maiores de 70%, especialmente se bilaterais e sintomáticas (ou seja, associadas a AVCi prévio). Desta forma, a melhor conduta seria a resposta b.

26. Esta questão tem interpretação bem diferente da época em que foi concebida (2003). Hoje, após vários estudos, comparando-se tratamento clínico otimizado e intervenção percutânea ou cirúrgica, sabemos que a necessidade de revascularização não passa necessariamente pelo tipo e localização anatômicas das lesões. Hoje, a única lesão anatômica que tem indicação inquestionável de revascularização são as lesões de tronco de coronária esquerda ou lesões troncoequivalentes (óstio de DA e óstio de CX). Sabemos que os eventos coronários agudos e a morte súbita decorrem de instabilização e rotura de placas ateroscleróticas jovens, ricas em lipídios, que não fazem obstrução coronariana significativa. Estudos como o protocolo COURAGE provaram esta hipótese e mostraram que realmente a anatomia da lesão não consiste em informação decisiva na revascularização ou não de uma artéria. Desta forma, o paciente terá infarto ou morte súbita não pelo fechamento da placa de 95%, e sim pela instabilização de uma lesão que não faz obstrução significante.

Hoje valorizamos mais outras características do paciente, como intolerância ao teste de esforço (com hipotensão e/ou arritmias graves ao esforço) e a função ventricular esquerda antes de indicar a revascularização miocárdica. Podemos dizer que, em paciente com função ventricular normal, nenhuma das lesões acima descritas (lembramos que acima não há descrição de nenhuma lesão de tronco ou tronco-equivalente) teria indicação precisa de revascularização.

Pensando no conhecimento da época, podemos descartar uma das lesões como indicativa de revascularização, que seria a lesão de 95% na coronária direita. A lesão com maior indicação de revascularização, pelo conhecimento da época, seria a lesão de 95% na DA antes da primeira septal. A lesão de CD e CX teria indicação cirúrgica discutível, já que o enunciado da questão não diz se são artérias dominantes. Resposta a.

27. A coronariografia do paciente revela lesão crítica na porção distal do tronco de coronária esquerda. Este paciente tem uma das poucas indicações absolutas de revascularização miocárdica cirúrgica, ou seja, a lesão em tronco de coronária esquerda ou troncoequivalente, que é a lesão de óstios de CX e DA. O motivo pelo qual devemos revascularizar pacientes com lesões de tronco é que há uma área isquêmica muito extensa, que pode gerar eventualmente disfunção miocárdica por miocárdio hibernante. Desta forma, cirurgia de revascularização miocárdica é mandatória para este paciente. Quanto à necessidade do uso de estatinas, não há dados suficientes na questão para justificar seu uso. Pelo Consenso Brasileiro de Dislipidemias, um paciente com doença aterosclerótica deve manter LDL-colesterol abaixo de 70 mg/dl. Como não temos a dosagem das frações do colesterol, dificilmente teríamos como justificar o uso da estatina (um paciente com colesterol total de 182 pode eventualmente ter HDL de 80 e LDL de 70, que tornaria desnecessário o uso de estatinas). Resposta e.

28. A doença do refluxo gastroesofágico (RGE) tem fatores de risco em comum com a doença coronária, em especial a obesidade abdominal. Este tipo de obesidade aumenta a resistência à insulina, aumentando assim o risco cardiovascular, e também aumenta a pressão intra-abdominal, predispondo o paciente ao refluxo gastroesofágico. O RGE costuma ocorrer durante exercícios isométricos ou que aumentem a pressão intra-abdominal, como no quadro descrito pela paciente. A presença de RGE pode aumentar o limiar de dor anginosa, também porque o paciente pode confundir a dor do RGE com a dor da angina típica.
Estresse físico ou mental (como pesadelos) podem, sim, ser desencadeantes de dor anginosa, como a descrita pela paciente. Não podemos dizer que a descrição da paciente seja atípica, apesar de a localização não ser referida como típica (o examinador não diz qual é esta localização); a característica da dor pode ser considerada típica (piora com estresse mental e físico). A dor da pericardite é completamente diferente da referida pela paciente, piorando com o decúbito, piorando com a inspiração profunda e melhorando quando o paciente movimenta o tórax para a frente. Assim, a melhor alternativa seria a resposta e.

29. Trata-se de paciente com dor definitivamente anginosa, apresentando as três características:
• Dor precordial;
• Relacionado com exercício físico ou estresse;
• Aliviado pelo repouso ou nitrato.
Resposta e.

30. A alternativa I está correta. A troponina tanto I quanto T apresentam maior sensibilidade e especificidade para dano miocárdico do que a CKMB. No entanto, devemos lembrar que existem outras situações que aumentam a troponina como TEP, insuficiência renal, miocardite.
A alternativa II está errada. A mioglobina é o primeiro marcador a se elevar, sendo detectado com duas horas, enquanto que a troponina é detectada com três horas.
A alternativa III está correta. Os níveis séricos aumentados de troponina se correlacionam com prognóstico adverso, independentemente de outras variáveis. Resposta d.

31. A isquemia miocárdica silenciosa pode ser dividida em três tipos:
• **Tipo 1:** ocorre em pacientes assintomáticos com coronariopatia obstrutiva. Estes pacientes nunca sentem angina.
• **Tipo 2:** é a forma que ocorre em pacientes com infarto prévio documentado.
• **Tipo 3:** é a forma mais comum. Ocorre em pacientes com coronariopatia crônica, angina instável e angina de Prinzmetal. Estes pacientes apresentam episódios sintomáticos de isquemia intercalados com isquemia assintomática.

Na isquemia silenciosa pode-se usar o Holter, que flagra isquemia principalmente no período da manhã, sendo o período em que a pressão arterial é mais alta e a isquemia é maior. No entanto, o exame que determina melhor o prognóstico são os testes provocativos de isquemia como teste ergométrico, ecostress e cintilografia.
O prognóstico da isquemia miocárdica é semelhante nos pacientes sintomáticos e nos assintomáticos. No estudo ACIP, a isquemia miocárdica detectada por teste ergométrico ou Holter, em pacientes assintomáticos, foram associados a eventos adversos (preditor de morte ou infarto). Resposta a.

32. Este paciente necessita que seja instituída a terapia clínica otimizada, pois está recebendo, ao que parece, apenas nitrato (o examinador não menciona nem que o paciente está utilizando AAS). Assim, para este paciente é muito necessária a introdução de IECA e de betabloqueador ou bloqueador de canais de cálcio não di-hidropiridínicos. Das alternativas propostas, a única que tem alguma eficiência para reduzir crises de dor é o verapamil – devemos lembrar que o AAS é fundamental, mas principalmente para prevenir eventos futuros. Resposta b.

33. Trata-se de paciente com idade e fator de risco (tabagismo) para coronariopatia. Na avaliação da dor precordial devemos avaliar três itens:
• Localização da dor (dor retroesternal);
• Fatores desencadeantes (exercício físico ou estresse);
• Fatores de melhora (nitrato ou repouso).
Se o paciente apresentar as três características, é uma dor definitivamente anginosa. Se apresentar duas características, é uma dor possivelmente anginosa. Se apresentar uma característica, é uma dor não anginosa. Neste caso, estamos diante de uma dor definitivamente anginosa. Resposta a.

34. O fator que determina melhor prognóstico no tratamento cirúrgico da coronariopatia quando comparado com tratamento clínico é a fração de ejeção. Os pacientes que mais se beneficiam de tratamento cirúrgico são os pacientes triarteriais com disfunção ventricular. Resposta d.

35. A isquemia miocárdica silenciosa pode ser dividida em três tipos:
• Tipo 1: ocorre em pacientes assintomáticos com coronariopatia obstrutiva. Estes pacientes nunca sentem angina.
• Tipo 2: é a forma que ocorre em pacientes com infarto prévio documentado.
• Tipo 3: é a forma mais comum. Ocorre em pacientes com coronariopatia crônica, angina instável e angina de Prinzmetal. Estes pacientes apresentam episódios sintomáticos de isquemia intercalados com isquemia assintomática.
Na isquemia silenciosa pode-se usar o Holter, que flagra isquemia principalmente no período da manhã, sendo o

período em que a pressão arterial é mais alta e a isquemia é maior. No entanto, o exame que determina melhor o prognóstico são os testes provocativos de isquemia como teste ergométrico, ecostress e cintilografia.

O prognóstico da isquemia miocárdica é semelhante nos pacientes sintomáticos e nos assintomáticos. No estudo ACIP, a isquemia miocárdica detectada por teste ergométrico ou Holter, em pacientes assintomáticos, foram associados a eventos adversos (preditor de morte ou infarto). Resposta b.

36. Miocárdio atordoado refere-se à situação em que, após oclusão aguda de coronária e restabelecimento de fluxo sanguíneo, o miocárdio "demora" para recuperar sua função normal. Este fato foi primeiramente demonstrado em estudo no qual a obstrução de fluxo sanguíneo por 15 minutos levou seis horas para recuperar a função miocárdica.

O miocárdio hibernado é situação na qual há obstrução e diminuição crônica do fluxo sanguíneo, estando a função miocárdica deprimida. A principal diferença entre as dus situações é que no miocárdio atordoado o fluxo sanguíneo já foi restabelecido, enquanto que no miocárdio hibernado permanece o baixo fluxo sanguíneo. Resposta a.

37. O IECA apresenta a seguinte recomendação na SCA:
• Classe I: pacientes HAS, pacientes com disfunção sistólica e pacientes com DM.
• Classe IIa: todos os pacientes pós-SCA.

O IECA – captopril e enalapril reduziram recorrência de IAM e necessidade de revascularização em estudos como SAVE e SOLVD. No entanto, o uso de ramipril e perindopril nos estudos HOPE e EUROPA não confirmaram os benefícios dos estudos previamente citados. O estudo VALIANT mostrou benefício em pacientes intolerantes a IECA que fizeram uso de Valsartan. O uso de antioxidantes, vitamina E e reposição hormonal não demonstrou benefício em redução de eventos. Resposta c.

38. Na coronariopatia crônica, o uso de IECA, estatinas, betabloqueador e AAS demonstram redução de isquemia, reinfarto e mortalidade. No entanto, não existe benefício com o uso de amiodarona. Resposta a.

39. Este paciente apresenta coronariopatia crônica, sendo indicado AAS, nitrato e betabloqueador. No entanto, este paciente apresenta contraindicação para uso de betabloqueadores, sendo então utilizado bloqueador de cálcio não diidropiridínico como verapamil ou diltiazem. As contraindicações absolutas para betabloqueadores são: FC < 60, PA sistólica < 90 mmhg, BAV segundo e terceiro graus, DPOC/asma. São relativas claudicação intermitente e DM. Resposta d.

40. Os medicamentos que possuem ação reduzindo morbimortalidade neste caso são: AAS, heparina e clopidogrel. Fármacos com ação antianginosa que poderíamos utilizar: betabloqueador e nitratos. A alternativa que compreende a ordem correta é a letra D.

41. Trata-se de paciente com dor precordial típica, sendo quadro de angina estável. Devemos lembrar que cerca de 50% das pontes de safena estão patentes em um período de dez anos, sendo que a maioria fecha no primeiro ano. Cerca de 90% das mamárias estão patentes neste mesmo período. O quadro clínico pode ser responsabilizado por lesão nova de artéria nativa ou por lesão de ponte de safena, no entanto a pesquisa deste paciente deve ser igual à daqueles com angina estável, priorizando-se métodos que unam isquemia e imagem como: cintilografia miocárdica (de preferência com exercício físico) ou ecostress. Como não se trata de AE classe funcional III/IV, não se justifica realizar cateterismo de imediato. Resposta e.

42. Trata-se de paciente com idade compatível com coronariopatia, que se apresenta com dor precordial atípica e dispneia. Devemos lembrar que idosos, diabéticos e mulheres podem apresentar quadros coronarianos atípicos.

O ECG basal é normal, não apresenta limitações que interfiram na interpretação do teste ergométrico como BRE, marca-passo, uso de digital e alterações da repolarização ventricular. Sendo assim, podemos realizar teste ergométrico para elucidar o quadro clínico em questão. Resposta a.

Tromboembolismo Pulmonar 16

André Luiz Dresler Hovnanian

Epidemiologia

- Trombose venosa profunda (TVP) e tromboembolismo pulmonar (TEP): espectros da mesma doença. 40% dos casos de TVP apresentam TEP; 30% dos casos de TEP têm diagnóstico concomitante de TVP.
- Importância mundial: 500 mil casos novos/ano nos EUA, 100 mil casos novos/ano na França. No Brasil, dados do DATASUS (Departamento de Informática do Sistema Único de Saúde) apontam 6.700 hospitalizações por TEP em 2004.
- Condições que resultam em lesão endotelial, estase venosa e/ou hipercoagulabilidade constituem-se em fator de risco para ocorrência de TVP-TEP: idade avançada, trombofilias, neoplasias, tabagismo, obesidade, insuficiência cardíaca, gestação/puerpério, imobilização, pós-operatório, entre outros.
- Em estudo recente (RIETE) com mais de 15 mil pacientes, 4 fatores de risco foram identificados como preditores de evento fatal: tipo (TEP maciço), imobilização > 4 dias por doença neurológica, câncer e idade avançada.
- Dez por cento dos casos cursam com infarto pulmonar.
- Mortalidade de 30% em casos não tratados. Redução de mortalidade para 2% a 8% naqueles adequadamente tratados.

Sintomas

- Pouco sensíveis e específicos para o diagnóstico, mas importantes para guiar a investigação.
- **Dispneia:** sintoma mais comum, presente em até 80% dos casos. De instalação aguda, geralmente súbita. Relacionada ao distúrbio ventilação-perfusão por ocasião da obstrução de parte do território vascular pulmonar.
- **Dor torácica:** em geral, ventilatório-dependente. Via de regra, associada a eventos periféricos com inflamação da pleura parietal.
- **Outros:** hemoptise, tosse, síncope (que pode sugerir acometimento maciço do território vascular pulmonar).

Exame físico

- Também pouco acurado para o diagnóstico.
- **Taquipneia (frequência respiratória > 20):** sinal mais comum, encontrado em até 70% dos casos.
- **Taquicardia:** presente em até 50% dos casos.
- **Outros:** estertores crepitantes, atrito pleural, estase jugular, presença de quarta bulha e aumento do componente pulmonar da segunda bulha. Febre é incomum.

Diagnóstico

- Difícil. Os achados clínicos, bem como boa parte dos exames complementares, são inespecíficos.
- Por estes motivos, o primeiro passo para o diagnóstico adequado de TEP é estimar a probabilidade clínica (ou pré-teste) de um evento tromboembólico.
- Wells validou escala para estimativa da probabilidade clínica de TEP (Tabela 16.1).
- A modificação do *score* de Wells em 2008 por Gibson para TEP improvável (menos de 4 pontos) ou TEP provável (mais de 4 pontos) trouxe simplificação e maior custo-efetividade na sequência diagnóstica.

Exames complementares

Gasometria arterial

- Podem ser encontradas hipoxemia ($pO_2 < 80$ mmHg) e alcalose respiratória (pH > 7,45 e $pCO_2 < 35$ mmHg).
- Alargamento do gradiente alveoloarterial ($DAaO_2$) para valores maiores do que 15 mmHg pode ocorrer. Normal em até 20% dos casos.

Eletrocardiograma

- Normal em 13 a 30% dos casos.
- Achado mais frequente: taquicardia sinusal, seguido por inversão de onda T nas derivações precordiais.
- Típico, mas pouco frequente, o achado de S1Q1T3 (S profundo na derivação I, Q proeminente e onda T invertida na III) indica sobrecarga ventricular direita.

Radiografia de tórax

- Quando analisada por especialistas, apresenta-se normal em apenas 12% dos casos.
- Achados mais comuns: atelectasias e infiltrados pulmonares (50%), derrame pleural (até 40%).
- Sinal de **Hampton**: área de opacidade em cunha com elevação de cúpula diafragmática. Presente em 20% dos casos.
- Sinal de **Westermark** (oligemia): área com pobreza vascular. Presente em 8% dos casos.
- Sinal de **Palla**: dilatação da artéria descendente anterior direita. Presente em 19% dos casos.
- Outros: aumento da área cardíaca (27%), derrame pleural (23%).

D-dímero

- Produto de degradação da fibrina. Quando em títulos aumentados denota ativação da fibrinólise.
- De grande importância diagnóstica nos casos de probabilidade clínica baixa e moderada (ou de TEP improvável).
- Nos casos de alta probabilidade pré-teste (ou TEP provável), o método não tem valor. Aproximadamente 10% dos pacientes com TEP provável e D-dímero negativo têm diagnóstico de TEP.
- O encontro de resultado negativo nos pacientes com TEP improvável (quando realizado o método ELISA, valor menor do que 500 ng/mL) praticamente exclui o diagnóstico de TEP, dada sua alta sensibilidade e seu alto valor preditivo negativo. Nesta população, o risco de um evento tromboembólico encontra-ser perto de 1%.
- Por outro lado, sua baixa especificidade e seu baixo valor preditivo positivo fazem um resultado positivo (> 500 ng/mL) não ter valor diagnóstico, tornando-se necessária complementação com uma segunda modalidade diagnóstica.
- Pouco útil quando empregada metodologia por látex.

Ecodopplercardiograma

- Oferece imagem do ventrículo direito (VD) e estimativa da pressão sistólica da artéria pulmonar.
- Estima a magnitude do efeito da obstrução da circulação pulmonar sobre o VD.
- O encontro de VD dilatado e disfuncional tem valor prognóstico.
- Em recente revisão sistemática, observou-se risco relativo para predição de morte de 2,5 (IC 95% 1,2-5,5) quando do achado de disfunção de VD.
- O método identifica um subgrupo de pacientes de alto risco para complicações (disfunção de VD), mas estáveis do ponto de vista hemodinâmico à admissão.

Cintilografia de ventilação-perfusão

- Analisa o acoplamento ventilação-perfusão (V/Q) por meio da administração de radioisótopos.
- Negativa, afasta o diagnóstico de TEP, ainda que em situações de alta probabilidade clínica.
- Em sugerindo alta probabilidade, pode ser considerada diagnóstica, mesmo no contexto de baixa probabilidade pré-teste.
- Limitação: inconclusivo em até 50% dos casos, especialmente em pneumopatas.

Ultrassonografia (USG) com doppler de membros inferiores

- Sensibilidade e especificidade acima de 90% para pacientes com sinais clínicos de TVP.
- Valores inferiores a 40% em pacientes sem achados clínicos.
- O método é útil se usado em conjunto com outros exames, se positivo em paciente com alta probabilidade clínica ou se utilizado em um paciente com sinais de TVP.
- Pode ser utilizada na avaliação inicial de pacientes gestantes (pela ausência de radiação) e em pacientes graves internados em unidades de terapia intensiva (UTI), pela facilidade de uso à beira-leito.

Angiotomografia de artérias pulmonares

- O desenvolvimento da tecnologia *multislice* fez da tomografia de tórax um método tão acurado quanto a arteriografia pulmonar.
- É o exame de maior importância na avaliação do TEP. Diversos estudos colocam-no como a primeira modalidade diagnóstica na investigação de TEP.
- Fornece imagem com grande precisão anatômica do tronco da artéria pulmonar (TAP).
- O encontro de diâmetro do TAP acima de 29 mm sugere a presença de hipertensão pulmonar.
- Permite avaliação da massa, do tamanho e da função do VD.

- Em recente revisão sistemática, observou-se risco relativo para predição de morte de 2,3 (IC 95% 0,9-5,98) quando do encontro de disfunção de VD.
- O achado de diâmetro diastólico do VD sobre diâmetro diastólico do VE (VD/VE) maior do que 0,90 correlaciona-se fortemente com disfunção de VD ecocardiográfica e com maior número de complicações e mortalidade.
- Graças à alta resolução espacial e aos algoritmos de reconstrução é possível visualizar falhas de enchimento em ramos subsegmentares de até 2 a 3 mm, trazendo grande sensibilidade ao método. Fato é que um exame negativo pode indicar suspensão de terapia anticoagulante com segurança desde que tecnicamente bem realizado e interpretado.
- Cuidados: (I) artefatos de movimento em pacientes taquipneicos; (II) intervalo de tempo entre a injeção do contraste e a aquisição da imagem; (III) ocorrência do fenômeno de vasoconstrição hipóxica em regiões mal-aeradas.

Arteriografia

- Em desuso. Praticamente substituída pela angiotomografia de artérias pulmonares.
- Reservada aos pacientes sem diagnóstico nos exames não invasivos com alta suspeita clínica e naqueles portadores de TEP crônico em avaliação pré-operatória de trombendarterectomia.
- Morbidade de até 5%; mortalidade em torno de 1%.

Marcadores biológicos

- **BNP:** o peptídeo atrial natriurético tipo B em concentrações elevadas (> 400 pg/ml) denota aumento de tensão na parede do VD por ocasião do aumento da resistência vascular pulmonar. Associa-se à disfunção ventricular direita e tem poder preditivo para complicações, hospitalização prolongada e mortalidade. Valores baixos (< 50 pg/ml), por outro lado, apontam para curso clínico benigno.
- **Troponina:** as troponinas T e I encontram-se elevadas em até 50% dos casos de embolia maciça, representando fator de mau prognóstico.

Classificação

- O TEP pode ser classificado em maciço e não maciço a depender do tamanho da obstrução da circulação pulmonar e consequente repercussão hemodinâmica.
- Esta última correlaciona-se fortemente com maior número de complicações e mortalidade, servindo de guia prognóstico e terapêutico.
- O TEP maciço define-se pela presença de instabilidade hemodinâmica, ora definida como PAs < 90, ora < 100 mmHg, ou por encontro de *shock index* (frequência cardíaca dividida pela PAs) ≥ 1. Os pacientes apresentam alta taxa de mortalidade, de 25 a 65%.
- No não maciço, o evento tromboembólico não se associa à repercussão hemodinâmica.
- Um grupo intermediário de pacientes apresenta disfunção ventricular direita sem hipotensão. Sabidamente, apresentam maior recorrência e maior taxa de mortalidade, perto de 13%. 10% evolui com choque cardiogênico, atribuído em 50% dos casos a recorrência.

Tratamento medicamentoso

Anticoagulação

- Tratamento padrão no TEP.
- Relacionada à redução de mortalidade.
- Podem ser usados a heparina não fracionada (HNF), heparinas de baixo peso molecular (HBPM) e os dicumarínicos.
- **HBPM:** no mínimo tão efetivas e seguras quanto a HNF no tratamento do TEP. Menor incidência de trombocitopenia. Maior custo-efetividade.
- **Tempo de tratamento:** variável. Nos pacientes com fator de risco transitório, indicada anticoagulação convencional com dicumarínico (alvo de INR 2,0-3,0) por 3 a 6 meses. Naqueles com recorrência, mínimo de 12 meses. Nos eventos idiopáticos ou associados a trombofilias, duração estendida (estudo mais longo, seguimento de 4 anos).

Terapia trombolítica

- Recomendada nos pacientes com embolia maciça, embora com grau de evidência 2B.
- A trombólise pode aumentar o índice cardíaco em até 15% nas primeiras 2 horas e em até 80% três dias após sua administração.
- Por esse motivo, parece ter impacto na mortalidade.
- Entretanto, evidência recente não demonstrou diferença de mortalidade nem redução de recorrência em 90 dias com emprego da terapia trombolítica nos casos maciços.
- Ainda mais controversa nos pacientes com disfunção de VD sem repercussão hemodinâmica: alta taxa de sangramento, inclusive intracraniano, sem impacto na mortalidade.
- Pode ser utilizada até 14 dias após o evento agudo.
- **Trombólise por cateter venoso central:** evidência insuficiente para recomendação.

- **Estreptoquinase:** 250.000 UI iv em 30 minutos, seguidas de 100.000 UI/hora em infusão contínua por 24 horas.
- **Alteplase (rt-PA):** 100 mg iv em 2 horas.
- **Uroquinase:** 4400 UI/kg/hora em 10 minutos, seguidas de infusão contínua de 4.400 UI/kg/hora por 12 a 24 horas. Muito pouco usada no Brasil.
- Contraindicações apresentadas na Tabela 16.2.

Tratamento cirúrgico

Embolectomia cirúrgica

- Pouco empregada. Grau de evidência 2C.
- Indicada nos pacientes com evento maciço que apresentem contraindicação à terapia trombolítica.

Fragmentação e aspiração

- Pouco estudada. Alternativa à embolectomia cirúrgica.
- Consiste em fragmentação do êmbolo e aspiração por meio de cateterismo venoso.

Filtro de veia cava

- Evidência insuficiente para recomendação.
- Em estudo com seguimento de 5 anos, não se observou redução da incidência de TEP, mas risco dobrado para TVP.
- Associado à anticoagulação, discreta redução em sintomas. Quando empregado isoladamente, sem dados na literatura.

ESCORE DE PROBABILIDADE CLÍNICA DE TEP	
Variável	Pontos
Sinais clínicos e sintomas de TVP	3
Taquicardia (FC > 100)	1,5
Imobilização ou cirurgia nas últimas 4 semanas	1,5
TVP ou TEP prévios	1,5
Hemoptise	1
Malignidade (recebendo tratamento, tratada nos últimos 6 meses ou sob tratamento paliativo)	1
Diagnóstico alternativo menos provável do que TEP	3

Tabela 16.1 – Wells: probabilidade pré-teste: baixa (< 2 pontos), intermediária (2-6 pontos), alta (> 6 pontos); Gibson: TEP improvável (< 4 pontos); provável (> 4 pontos).

CONTRAINDICAÇÕES À TERAPIA TROMBOLÍTICA
Absolutas
Acidente vascular cerebral hemorrágico
Neoplasia do sistema nervoso central
Trauma ou neurocirurgia há menos de 2 meses
Sangramento interno ativo ou há menos de 6 meses
Uso prévio de estreptoquinase (apenas para a estreptoquinase)
Relativas
Hipertensão arterial não controlada (PAs > 180 ou Pad > 110)
Parada cardiorrespiratória com ressuscitação
Acidente vascular cerebral isquêmico há menos de 2 meses
Cirurgia, biópsia ou punção de vasos não compressíveis há menos de 10 dias
Sangramento GI há menos de 10 dias
Plaquetas < 100.000/mm³

Tabela 16.2

Referências bibliográficas

1. Cavallazi R, Nair A, Vasu T, Marik PE. Natriuretic peptides in acute pulmonary embolism: a rewiew. Intensive Care Med 2008; Jul 15 [Epub ahead of print].
2. Eid-Lidt G, Gaspar J, Sandoval J, et al. Combined clot fragmentation and aspiration in patients with acute pulmonary thromboembolism. Chest 2008; 134-54-60.
3. Fedulo PF, Tapson VF. The evaluation of suspected pulmonary embolism. NEJM. 2003; 349:1247-1254.
4. Gibson NS, Sohne M, Gerdes VEA, et al. The importance of clinical probability assessment in interpreting a normal d-dimer in patients with suspected pulmonary embolism. Chest 2008; 184: 789-93.
5. Gibson NS Sohne M, Kruip MJ et al. Further validation and simplification of the Wells clinical decision rule in pulmonary embolism. Thromb Haemost 2008; 99: 229-34.
6. Goodman LR, Lipchik RJ, Kuso RS et al. Subsequent pulmonary embolism: risk after a negative helical CT-angiogram – prospective comparison with scintigraphy. Radiology 2000; 215: 535-42.
7. Goldhaber SZ. Pulmonary thromboembolism. NEJM 1998; 339:93-104.
8. Goldhaber SZ, Visani R, de Rosa M, for ICOPER. Acute pulmonary embolism: clinical outcomes in the International Cooperative Pulmonary registry (ICOPER). Lancet 1999; 353: 1386-9.

9. Kasper W, Konstantinides S, Geibel A, et al. Management strategies and determinants of outcome in acute major pulmonary thromboembolism: results of a multicenter registry. J Am Coll Cardiol 1997; 30:1165-71.

10. Kearon C, Kahn SR, Agnelli G, et al. Antithrombotic therapy for venous thromboembolic disease: American College of Chest Physicians evidence-based clinical practice guidelines (8th edition). Chest 2008; 133: 454S-545S.

11. Kuscher N, Rossi E, de Rosa M, et al. Massive pulmonary embolism. Circulation 2006; 113: 577-82.

12. Laporte S, Mismetti P, Hervé D, et al. Clinical predictors for fatal pulmonary embolism in 15520 patients with venous thromboembolism: Findings from the Registro Informatizado de la Enfermidad TromboEmbolica venosa (RIETE) registry. Circulation 2008; 117: 1711-6.

13. Otero R, Trujillo-Santos J, Cayuela A, et al. Haemodinamically unstable pulmonary embolism in the RIETE registry: systolic blood pressure or shock index? Eur Respir J 2007; 30:1111-6.

14. Rashke R, Hirsh J, Guidry JR. Suboptimal monitoring and dosing of unfractionated heparin in comparative studies with low-molecular-weight heparin. Ann Intern Med 2003; 138: 720-3.

15. Remy-Jardin M, Remy J, Deschildre F, et al. Diagnosis of acute pulmonary embolism with spiral CT: comparison with pulmonary angiography and scintigraphy. Radiology 1996; 200: 699-706.

16. Remy-Jardin M, Remy J. Spiral CT angiography of the pulmonary circulation. Radiology 1999; 212: 615-36.

17. Sanchez O, Trinquart L, Colombet I, et al. Prognostic value of right ventricular dysfunction in patients with haemodynamically stable pulmonary embolism: a systematic review. Eur Heart J 2008; 29: 1569-77.

18. Schoepf UJ, Kucher N, Kipfmueller, et al. Right ventricular enlargement on chest computed tomography: a predictor of early death in acute pulmonary thromboembolism. Circulation 2004; 110: 3276-80.

19. Snow V, Qaseem A, Barry P, et al. Management of venous thromboembolism: a clinical practice guideline from the American College of Physicians and the American Academy of Family Physicians. Ann Intern Med 2007; 146: 204-10.

20. Sugimoto K, Hofmann LV, Razavi MK, et al. The safety, efficacy and pharmocoeconomics of low-dose alteplase compared with urokinase for catheter-directed thrombolysis of arterial and venous occlusions. J Vasc Surg 2003; 37: 512-7.

21. The PIOPED investigators. Value of Ventilation/Perfusion Scan in Acute Pulmonary Embolism: Results of the Prospective Investigation of Pulmonary Embolism Diagnosis (PIOPED). JAMA 1990; 263:2753-9.

22. Wells PS, Anderson DR, Rodger M, et al. Derivation of a simple clinical model to categorize patients probability of pulmonary embolism: increasing the models utility with the simpliRED d-dymer. Thromb Haemost 2000; 83: 416-20.

Doenças do Pericárdio

17

Antonio Carlos Bacelar
Murillo de Oliveira Antunes
Igor Ribeiro de Castro Bienert

Introdução

O pericárdio é um saco fibroelástico composto por duas camadas, o pericárdio visceral e parietal, separadas por um espaço virtual conhecido como cavidade pericárdica. Em indivíduos saudáveis a cavidade contém de 15 a 50 ml de líquido seroso. O pericárdio visceral é composto de uma simples camada de células mesoteliais aderidas ao epicárdio. O pericárdio parietal é uma estrutura fibrosa, com espessura menor que 2 mm, e é composta primariamente de colágeno e, em menor grau, de elastina.

As principais funções do pericárdio são: restrição do volume cardíaco durante a diástole, particularmente das câmaras direitas, além da estabilização do coração no mediastino e da proteção mecânica contra a disseminação de infecção de órgãos contíguos.

Neste capítulo iremos discutir as principais formas de apresentação das doenças pericárdicas: pericardite aguda, tamponamento cardíaco e pericardite constritiva.

Pericardite Aguda

A pericardite aguda é uma doença comum e pode ocorrer como uma entidade isolada ou secundária a uma doença sistêmica. Estudos epidemiológicos são escassos e a exata incidência e prevalência são desconhecidas. Estudos de necropsia sugerem que a incidência de pericardite varia de 1% a 6%. Entretanto, apenas 0,1% dos pacientes hospitalizados e 5% dos pacientes admitidos nos serviços de emergência com dor torácica não relacionadas a infarto agudo do miocárdio (IAM) são diagnosticados como pericardite aguda. Em um estudo observacional do Norte da Itália, a incidência de pericardite aguda foi de 27/100 mil casos por habitantes.

Etiologia

Aproximadamente 90% dos casos de pericardite aguda são secundários à infecção viral ou de etiologia idiopática. Os restantes são devidos às inúmeras outras doenças como: infecções bacterianas, fúngicas, tuberculose, neoplasias (principalmente pulmão, mama, leucemia e linfoma), após radiação do mediastino, trauma (penetrante ou fechado), doenças autoimunes (lúpus eritematoso sistêmico, artrite reumatoide, vasculites, espondilite anquilosante, granulomatose de Wegener, entre outras), hipotireoidismo, uremia (relacionadas à insuficiência renal terminal ou diálise), drogas (hidralazina, isoniazida, fenitoína, procainamida, doxorrubicina, dantrolene) e IAM.

ETIOLOGIA E TERAPÊUTICA DAS CAUSAS MAIS COMUNS DE PERICARDITE AGUDA

Condição	Incidência	Testes diagnósticos	Tratamento usual
Idiopática	85-90%	Diagnóstico de exclusão	Aspirina, AINES
Neoplasias	7%	Sintomas constitucionais, linfadenopatia, RX sugestivo, células neoplásicas no líquido pericárdico	AINES, corticoides
Doenças inflamatórias ou autoimunes	3 a 5%	Complemento, Fator reumatoide, FAN	Aspirina, AINES, corticoides
Infecciosa			
Tuberculose	4%	RX tórax sugestivo de TB, PPD, exame histológico do pericárdio e culturas, ADA sérico e do fluido pericárdico	Terapia antituberculose e prednisona
Viral	1-2%	Convalescência de quadros virais, culturas virais, teste para HIV	Aspirina, AINES
Bacteriana	1-2%	Febre, leucocitose, exame do fluido pericárdico	Antibióticos e drenagem pericárdica
Outras causas			
Infarto agudo do miocárdio	Ocorre em 5% a 10% dos IAMS	ECG, troponina, CKMB, ecocardiograma	Aspirina (evitar AINES)
Uremia	Ocorre em 5% dos pacientes renais crônicos pré-diálise e 13% após a mesma	Ureia e creatinina séricas	Iniciar ou intensificar diálise
Trauma	Rara	História clínica	AINES (evitar aspirina)
Radiação torácica	Rara	História clínica	AINES

Tabela 17.1

Pericardite e IAM

São duas as apresentações: a pericardite epistenocárdica e a síndrome de Dressler.

1. A pericardite epistenocárdica ou pós-IAM ocorre do 1º ao 10º dia do IAM (pico 1º- 3º dia), provavelmente relacionada à interação da necrose epicárdica com o pericárdio. Está relaciona com infartos extensos, transmurais, sendo um sinal indireto de mau prognóstico.

2. A síndrome de Dressler ocorre semanas a meses após o IAM, com aparecimento de um quadro de pleuropericardite, com febre baixa. É de natureza autoimune, desencadeada pela lesão epicárdica. Autolimitada com incidência < 5% de após era trombolítica.

Manifestações clínicas

As principais manifestações clínicas da pericardite aguda são dor torácica, atrito pericárdico, alterações eletrocardiográficas e derrame pericárdico. Pelo menos duas destas manifestações devem estar presentes para se fazer o diagnóstico. É importante observar que a ausência de derrame pericárdico não excluiu o diagnóstico de pericardite.

A presença de pericardite também deve ser suspeitada em pacientes com derrame pericárdico e febre prolongada. É comum a presença de febre baixa, no entanto temperaturas > 38 ºC sugere a possibilidade de pericardite purulenta.

Dor torácica

A dor torácica é o sintoma mais frequente nas pericardites agudas e, embora possa estar ausente em alguns casos (tipicamente artrite reumatoide), é secundária à inflamação do pericárdio ou das estruturas adjacentes. Geralmente de início súbito, com frequência ventilatório-dependente, piora com inspiração profunda e tosse (dor tipo pleurítica), tipo perfurante ou em peso, com localização principalmente na região retroesternal. Intensifica-se pela posição supina e pelo decúbito dorsal e diminui quando o indivíduo senta-se com o tronco inclinado para a frente. Pode irradiar para o pescoço, costas, ombro esquerdo e, mais raramente, para o braço esquerdo e epigástrio. Dor na região do músculo trapézio esquerdo ou ambos devida à irritação do nervo frênico é considerada patognomônica de irritação pericárdica.

Atrito pericárdico

O atrito pericárdico é altamente específico para pericardite aguda. Aproximadamente 85% dos pacientes apresentam o atrito durante o curso da doença. Acreditava-se que o atrito ocorresse simplesmente pela fricção entre os pericárdios parietal e visceral, sendo característico da inflamação pericárdica. Entretanto, o atrito pode ser encontrado em pacientes com derrame pericárdico importante. Portanto, esta pode ser uma visão simplificada do mecanismo.

O atrito ocorre durante a máxima movimentação do coração dentro do saco pericárdico. Desta maneira, o atrito pericárdico clássico é composto por três fases, correspondendo ao movimento do coração na sístole atrial (componente ausente em pacientes com fibrilação atrial), sístole ventricular e no enchimento ventricular rápido na protodiástole, podendo, assim, ser classificado como monofásico (15%), bifásico (33%) ou trifásico (56%).

O atrito pericárdio é definido como um ruído estridente e superficial, mais audível no mesocárdio e bordo esternal esquerdo, variando com a intensidade dos movimentos respiratórios, sendo maior no final da expiração e com o paciente sentado para a frente. Visto que o atrito pode variar de intensidade em curto espaço de tempo, pacientes com suspeita de pericardite devem ser examinados com frequência.

O atrito pericárdico pode ser confundido com atrito pleural. A melhor forma de diferenciá-los é pedindo para o paciente parar com a respiração, pois nesta situação apenas o atrito pericárdico deve ser audível.

Diagnóstico

Eletrocardiograma

O eletrocardiograma (ECG) de 12 derivações nos pacientes com pericardite aguda mostra, tipicamente, elevação difusa do segmento ST com concavidade voltada para cima e depressão do segmento PR, observada em cerca de 80% dos pacientes. As alterações eletrocardiográficas podem evoluir com 4 estágios:

Estágio I: fase aguda – no momento da dor, apresenta elevação difusa do segmento ST, com formato côncavo, com onda T positiva, exceto em aVR e V1, e depressão do segmento PR.

Estágio II: ocorre após dias, segmento ST retorna à linha de base e onda T achatada ou isoelétrica.

Estágio III: 1-2 semanas após, apresenta inversão da onda T.

Estágio IV: representa a reversão das anormalidades da onda T, pode ocorrer em semanas ou até meses.

A instituição do tratamento pode alterar a evolução eletrocardiográfica.

O diagnóstico diferencial entre a pericardite aguda e síndrome coronariana aguda (SCA) pode se tornar difícil. O supradesnivelamento do segmento ST típico da pericardite apresenta concavidade superior, enquanto na SCA com a concavidade está voltada para baixo. A inversão da onda T, vista no estágio III, ocorre depois do segmento retornar à linha de base, enquanto na SCA frequentemente acompanha a elevação do ST. Na pericardite aguda, não ocorrem perda de voltagem da onda R nem aparecimento de onda Q de fibrose.

Ecocardiograma

O ecocardiograma é normal na maioria dos pacientes com pericardite aguda, entretanto a presença de derrame pericárdico corrobora o diagnóstico. O exame também ajuda a avaliar a presença de tamponamento cardíaco associado e, consequentemente, a necessidade de drenagem pericárdica. É útil também na avaliação prognóstica, pois maiores derrames estão associados a pior prognóstico. É importante lembrar que a ausência de derrame pericárdico não excluiu o diagnóstico de pericardite aguda.

Radiografia de tórax

A radiografia de tórax é normal na maioria dos pacientes com pericardite, a não ser naqueles pacientes com derrame pericárdico importante (pelo menos 200 ml). Ajuda na avaliação de alterações do mediastino ou pulmões, em busca de etiologia específica (por exemplo tuberculose ou neoplasia de pulmão).

Exames laboratoriais

Pacientes com pericardite aguda geralmente apresentam evidência de inflamação sistêmica, incluindo leucocitose, velocidade de hemossedimentação (VHS) aumentada e elevação de proteína C reativa (PCR). Entretanto, estes testes trazem pouca informação sobre o diagnóstico etiológico específico.

Ocorre aumento nas concentrações da troponina sérica em 35% a 50% dos pacientes com pericardite. Pode ocorrer também aumento da CPK total e CK-MB, no entanto possuem menor sensibilidade. Ocorre normalização da troponina em até duas semanas. Acredita-se que esta elevação seja decorrente da inflamação do epicárdio adjacente e não de necrose miocárdica. O aumento da troponina sérica não está relacionado a um pior prognóstico, entretanto elevações prolongadas (que durem mais que duas semanas) sugerem associação com miocardite, que possui pior prognóstico.

A apresentação clínica deve nortear a solicitação de exames adicionais como sorologias, anticorpos antinucleares, fator reumatoide, teste da tuberculina, entre outros. Pois, a solicitação de rotina para a investigação de todos os pacientes com pericardite aguda ajuda pouco no esclarecimento da etiologia específica e não é custo-efetiva. A maioria dos doentes com pericardite idiopática é provavelmente decorrente de infecção viral, no entanto a solicitação para culturas e sorologias virais têm pouca importância na prática clínica e a documentação de infecção viral recente não altera o tratamento.

Pericardiocentese e biópsia

A pericardiocentese é recomendada em poucas situações, sendo que o *guideline* da Sociedade Europeia de Cardiologia (ESC) de 2004 recomenda: na presença de tamponamento cardíaco moderado ou severo, na suspeita de pericardite purulenta, tuberculosa ou neoplásica.

Nos pacientes com derrame pericárdico pequeno a moderado, de etiologia desconhecida, a realização de pericardiocentese e biópsia de rotina acrescenta pouco ao diagnóstico etiológico.

Em pacientes com forte suspeita clínica de pericardite tuberculosa a realização de testes como reação da polimerase em cadeia e da adenosina deaminase (ADA) aumentam a sensibilidade diagnóstica.

DIFERENCIAÇÃO DE PERICARDITE X ISQUEMIA MIOCÁRDICA X EMBOLIA PULMONAR			
Sintoma ou achado clínico	**Isquemia miocárdica ou IAM**	**Pericardite**	**Embolia pulmonar**
Dor torácica			
Localização	Retroesternal	Retroesternal	Anterior, posterior ou lateral
Início	Súbito, por vezes progressivo e remitente	Súbito	Súbito
Característica	Opressiva, em peso	Em pontada, em facada	Em pontada, em facada
Mudança com respiração	Não	Piora com inspiração	Piora com respiração, melhora com apneia
Mudança com posição	Não	Piora à posição supina e melhora sentado com projeção do tórax para a frente	Não
Irradiação	Mandíbula, pescoço, ombros e braços	Mandíbula, pescoço, ombros e braços, músculo trapézio	Ombro
Duração	Minutos (angina) a horas (infarto)	Horas a dias	Horas a dias
Exame físico			
Atrito pericárdico	Ausente (até o desenvolvimento de pericardite)	Presente (85% dos pacientes)	Raro (atrito pleural – não pericárdico – em 3% dos pacientes)
B3, congestão pulmonar	Pode estar presente	Ausente	Ausente
Eletrocardiograma			
Elevação de segmento ST	Localizada e convexa	Côncava e difusa	Limitada a D3, V1 e aVF
Depressão de segmento PR	Rara	Frequente	Não
Ondas Q	Podem estar presentes	Ausentes	Podem existir em D3 e/ou aVF
Ondas T	Invertidas enquanto segmento ST ainda está elevado	Invertidas após normalização de segmento ST	Invertidas em D2, aVF ou V1 a V4, enquanto ST ainda está elevado
Bloqueio AV, arritmias ventriculares	Frequentes	Ausentes	Ausentes
Fibrilação atrial	Pode ocorrer	Pode ocorrer	Pode ocorrer

Tabela 17.2

Tratamento

Pacientes que apresentam diagnóstico etiológico definido devem receber terapia específica para a doença de base, como exemplo, a pericardite urêmica é tratada com diálise adequada.

A pericardite viral ou idiopática é geralmente benigna e autolimitada. Nenhum tratamento se mostrou eficaz na prevenção das complicações graves como tamponamento, pericardite constritiva ou pericardite recorrente. Portanto, o principal objetivo do tratamento é o alívio dos sintomas.

A terapia padrão para pericardite idiopática ou viral são os anti-inflamatórios não esteroidais (AINES). Em estudos observacionais, estas drogas são eficazes na resolução dos sintomas em 85% a 90% dos pacientes. Os pacientes refratários à terapia com AINES apresentam pior prognóstico, com aumento da incidência de pericardite recorrente e pericardite constritiva. A falência terapêutica sugere a presença de outra etiologia que não seja viral ou idiopática.

Os agentes de escolha são o ácido acetilsalicílico (AAS, aspirina) e o ibuprofeno. O *guideline* europeu recomenda o Ibuprofeno como primeira opção devido à menor incidência de efeitos colaterais e o impacto favorável no fluxo arterial coronariano. A posologia varia de 1.600 a 3.200 mg/dia até resolução dos sintomas com desmame gradual para evitar recorrência. O AAS deve ser o agente de escolha nos pacientes com IAM recente na dose de 2 a 4 g/dia, pois estudos sugerem que os outros AINES interferem com a cicatrização do miocárdio.

Nos pacientes que apresentam falência ao tratamento ou que apresentam recorrência dos sintomas, a colchicina pode ser uma boa opção terapêutica. O uso rotineiro da colchicina no manejo primário da pericardite aguda em associação com AINES foi avaliado no estudo COPE, publicado recentemente. Esse foi um estudo randomizado, prospectivo, aberto, que incluiu 120 pacientes com primeiro episódio de pericardite aguda (84% de etiologia idiopática, média de idade de 57 anos). Os pacientes foram alocados em dois grupos: um grupo utilizou aspirina de forma isolada e outro aspirina em combinação com colchicina (1 a 2 mg no primeiro dia, seguido por 0,5 a 1 mg/dia por três meses). O desfecho primário (taxa de recorrência em 18 meses) foi significativamente menor no grupo da colchicina – 10,7 x 32,3%. A colchicina também reduziu o desfecho secundário (taxa de sintomas persistentes em 72 horas) – 11,7 x 36,7%. A utilização da colchicina foi bem tolerada, sendo suspensa em apenas 8% dos doentes devido à diarreia.

A colchicina também é considerada como droga de primeira linha no tratamento da pericardite recorrente como demonstrado no estudo CORE. A utilização da colchicina deve ser evitada nos pacientes que utilizam macrolídeos, em pacientes com disfunção hepatobiliar, insuficiência renal grave, desordens gastrointestinais e alterações hematológicas.

O uso de glicocorticoides deve ser reservado para pacientes refratários à terapia com AINES e colchicina e quando uma causa específica de pericardite tenha sido descartada. Estudos observacionais sugerem que a utilização de corticoide no manejo inicial está associada a uma maior recorrência dos sintomas. No estudo COPE, uma análise de regressão logística multivariada, mostrou que o uso de glicocorticoide é um importante preditor de recorrência (odds ratio 4,3). Postula-se que este aumento seja devido a um aumento da replicação viral. O *guideline* europeu de 2004 recomenda a utilização de corticoide (prednisona 1 mg/Kg/dia) nas seguintes situações: pericardite aguda secundária a doenças do colágeno, pericardite autorreativa (imunomediada) e pericardite urêmica. Esta dose deve ser mantida por 1 mês, seguida de um desmame lento e gradual para evitar recorrências.

A maioria dos pacientes com pericardite aguda tem um curso benigno e autolimitado, com duração dos sintomas menor que duas semanas e boa resposta ao tratamento com AINES. Entretanto, existem alguns preditores de mau prognóstico: febre > 38 °C e leucocitose; evidência de tamponamento cardíaco; derrame pericárdico importante; início subagudo (algumas semanas); imunodeprimidos; uso de anticoagulante oral; trauma agudo; falência terapêutica com AINES. Num estudo que incluiu 300 pacientes com pericardite aguda, 254 (85%) não apresentavam nenhuma característica de alto risco e não tiveram nenhuma complicação num acompanhamento médio de 39 meses. Dentre os pacientes de baixo risco, 221 (87%) foram tratados ambulatorialmente e os restante (13%) foram hospitalizados quando não responderam ao tratamento com aspirina. Portanto, a maioria dos pacientes de baixo risco não precisa de hospitalização e pode ser avaliada e tratada ambulatorialmente. No entanto, na presença de fatores de alto risco, apresentam elevado risco de complicações a curto prazo e, portanto, devem ser tratados em ambiente hospitalar.

Prognóstico

Tamponamento cardíaco raramente ocorre em pacientes com pericardite aguda idiopática ou viral e é mais comum em pacientes com etiologias específicas como pericardite neoplásica, tuberculosa ou purulenta, ocorrendo em até 68% dos casos. Pericardite constritiva ocorre em cerca de 1% dos casos de pericardite idiopática, sendo maior com outras etiologias.

Aproximadamente 15% a 30% dos pacientes com pericardite aguda idiopática não tratada com colchicina evoluem com pericardite recorrente ou doença incessante. Fatores de risco para tal evolução incluem: falência à terapêutica com AINES; uso de corticoide e pericardiectomia inapropriada.

TRATAMENTO DA PERICARDITE AGUDA
1- Primeira escolha com uso até alívio dos sintomas (3-4 semanas)
Ibuprofeno 300-800 mg a cada 6-8 horas.
AAS 1 g a cada 6-8 horas.
2- Casos refratários ou recorrentes a AINE
Colchicina 1 mg 12/12h, no primeiro dia, seguido por 0,5 mg 12/12h por 3 meses.
Pode ser associada à AINE conforme gravidade do caso.
3- Glicorticoides
Pericardite secundária a doenças do colágeno, pericardite autorreativa (imunomediada) e pericardite urêmica.
Prednisona 1 mg/kg/dia, por 2-4 semanas (ou normalização da PCR), com desmame progressivo.

Tabela 17.3

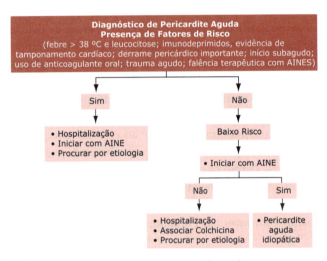

Figura 17.1 – Manejo clínico do paciente com pericardite aguda.

Tamponamento Cardíaco

Fisiopatologia

O tamponamento cardíaco acontece quando o acúmulo de líquido na cavidade pericárdica é suficiente para elevar a pressão ao redor do coração, ocasionando diminuição do enchimento ventricular e compressão das câmaras cardíacas. A compressão do coração pelo pericárdio pressurizado causa importante aumento da pressão venosa central e redução do débito cardíaco, levando ao choque que pode ser rapidamente fatal se não tratado adequadamente. O aumento da pressão intrapericárdica depende da velocidade de instalação do derrame, do volume e das características do saco pericárdico, que, em condições normais, apresenta distensibilidade suficiente para acomodar de 80 a 200 ml de líquido sem que haja aumento importante na pressão intrapericárdica e comprometimento de enchimento ventricular. Isto ocorre devido às propriedades biomecânicas do pericárdio. Em geral, a pressão entre as lâminas do pericárdio é de 5 mmHg, variando normalmente com a respiração. Por apresentar relação pressão-volume em curva "J", a complacência do saco pericárdico diminui conforme aumenta o volume de líquido no seu interior. Portanto, é de se esperar que o aumento do volume de líquido pericárdico instalado rapidamente leve a uma grande elevação da pressão intrapericárdica com consequente aumento da tensão no coração. Portanto, pequenos aumentos no volume de líquido pericárdico (100 a 200 ml) poderão elevar a pressão intrapericárdica acima de 30 mmHg, levando ao tamponamento cardíaco.

Por outro lado, derrames pericárdicos que se instalam de forma insidiosa podem acomodar volumes superiores a um litro sem grande aumento na pressão intrapericárdica. Este fenômeno se deve ao fato de o pericárdio responder de forma diferente ao estiramento agudo e crônico. O aumento gradual do volume do líquido pericárdico aumenta a complacência do saco pericárdico, desviando a curva "J" para a direita com lentificação da sua porção ascendente.

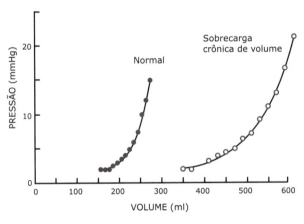

Figura 17.2 – Relações pressão x volume pericárdicas obtidas a partir de experimentos animais. A curva é desviada para a direita na sobrecarga volêmica crônica, demonstrando que o pericárdio pode dilatar para acomodar uma sobrecarga lenta de volume. Adaptado de: Freeman GL, LeWinter MM. *Pericardial adaptations during chronic cardiac dilation in dogs. Circ Res. 1984;54:294 - 300.*

Devido às suas baixas pressões, as câmaras direitas são mais vulneráveis à compressão pelo derrame pericárdico, e alteração do seu enchimento é o sinal mais precoce de comprometimento hemodinâmico importante. Sob essas circunstâncias, o enchimento adequado das câmaras direitas requer um aumento compensatório do retorno venoso sistêmico, que ocorre devido à venoconstrição e aumento da retenção hidrossalina.

O aumento da pressão intrapericárdica no tamponamento cardíaco acentua a interdependência ventricular. Ou seja, o aumento do volume de uma câmara cardíaca está condicionado à diminuição de volume da outra câmara. Nesta situação, o efeito normal da respiração está acentuado, pois, devido à queda da pressão intratorácica durante a inspiração, ocorre aumento do retorno venoso para as cavidades direitas com consequente abaulamento do septo interventricular para esquerda, levando à diminuição do enchimento ventricular esquerdo e do débito cardíaco. Portanto, no tamponamento, o enchimento das câmaras esquerdas acontece preferencialmente durante a expiração, quando é menor o enchimento do ventrículo direito. Esta é a base fisiopatológica para o pulso paradoxal.

Etiologia

As causas de tamponamento incluem todas as causas de pericardite com derrame pericárdico e hemorragia na cavidade pericárdica (IAM com ruptura de parede livre, dissecção de aorta tipo A). Numa série, o tamponamento ocorreu em 14% dos pacientes com pericardite idiopática e 61% dos pacientes com pericardite de etiologia neoplásica, tuberculosa ou purulenta.

Manifestações clínicas

O tamponamento cardíaco é uma causa tratável de choque cardiogênico que pode ser rapidamente fatal, se não diagnosticado a tempo. Portanto, tamponamento deve ser sempre considerado como diagnóstico diferencial nos pacientes com choque ou atividade elétrica sem pulso.

Pacientes com tamponamento apresentam-se bastante ansiosos com dispneia e dor torácica.

A presença de taquicardia sinusal é vista na maioria dos pacientes, sendo uma resposta compensatória para manutenção do débito cardíaco. A presença de taquicardia, mesmo na ausência de hipotensão, pode indicar comprometimento hemodinâmico importante.

O aumento da pressão venosa central pode ser visto através da turgência jugular e pode estar associado à distensão das veias da região cefálica. No traçado da pressão atrial direita, a presença de perda do descenso Y (abertura da válvula tricúspide e esvaziamento atrial – diástole) com preservação do descenso X (correspondente ao relaxamento atrial) é sugestivo de tamponamento cardíaco. Nos tamponamentos cardíacos de instalação muito rápida, como nos casos de tamponamento hemorrágico, pode não haver tempo para um aumento compensatório da pressão venosa e, portanto, não ocorrer turgência jugular. As bulhas cardíacas são tipicamente hipofonéticas, principalmente se o derrame pericárdico for volumoso.

O principal achado no exame físico é a presença do pulso paradoxal: queda na pressão sistólica durante a inspiração > 10 mmHg. Quando severo, o pulso paradoxal pode ser comprovado através da ausência do pulso radial durante a inspiração. O pulso paradoxal pode estar ausente nas seguintes situações: choque importante, insuficiência aórtica, comunicação interatrial ou hipertrofia ventricular esquerda. É importante lembrar que o pulso paradoxal não é patognomônico de tamponamento, podendo estar presente nos pacientes com asma, doença pulmonar obstrutiva crônica e choque hipovolêmico.

Tríade de Beck: turgência jugular, hipotensão arterial e abafamento das bulhas.

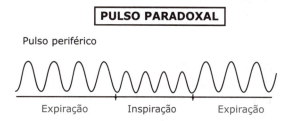

Figura 17.3 – Relações da pressão de pulso durante a fase inspiratória da respiração: pulso paradoxal.

Exames complementares

Eletrocardiograma

O ECG em pacientes com tamponamento normalmente apresenta-se com taquicardia sinusal e QRS de baixa voltagem. A presença de alternância elétrica do eixo QRS também pode ser encontrada e possui boa especificidade, porém baixa sensibilidade, para o diagnóstico de tamponamento.

Radiografia de tórax

Nos tamponamentos agudos a área cardíaca usualmente é normal, pois a presença de cardiomegalia denota acúmulo de pelo menos 200 ml na cavidade pericárdica. Já nos tamponamentos crônicos ocorre aumento da área cardíaca e campos pulmonares sem congestão.

Ecocardiograma

Embora o diagnóstico de tamponamento cardíaco seja eminentemente clínico, o ecocardiograma desempenha papel fundamental na avaliação dos pacientes com suspeita de tamponamento, identificando o derrame pericárdico e avaliando as repercussões hemodinâmicas. O ecocardiograma avalia a presença de derrame pericárdico através de um espaço livre de eco ao redor do coração. Derrames pericárdicos grandes o suficiente para produzir tamponamento são quase sempre circunferências (vistos nas região anterior e posterior do coração). Exceto nos casos muito agudos, derrames de moderado a importante estão presentes, podendo-se encontrar ainda o *swinging heart*.

Na presença de tamponamento cardíaco ocorre colapso diastólico das câmaras direitas (átrio e/ou ventrículo). Isto acontece devido à compressão destas cavidades de baixa pressão pelo derrame pericárdico. O colapso é mais importante durante a expiração, quando é menor o retorno venoso às câmaras direitas. O colapso atrial é mais sensível para o diagnóstico de tamponamento e geralmente ocorre no final da diástole (momento da contração atrial). Mas o colapso do ventrículo direito durante mais de um terço da diástole é mais específico (mais comum na protodiástole). É importante lembrar que o colapso do ventrículo direito pode ocorrer na presença de derrames pleurais importantes na ausência de derrame pericárdico. O colapso atrial esquerdo é visto em cerca de 25% dos pacientes e é altamente específico para tamponamento.

Existem outros achados que são sugestivos do comprometimento hemodinâmico: a distensão da veia cava inferior e ausência da redução de seu diâmetro com a inspiração é uma manifestação do aumento da pressão venosa no tamponamento; e importante variação recíproca nos fluxos das valvas mitrais e tricúspides com a respiração, refletindo a acentuada interdependência ventricular que é o mecanismo do pulso paradoxal. O colapso das câmaras direitas é mais sensível para o diagnóstico de tamponamento, entretanto as alterações do enchimento ventricular são mais específicas.

Tratamento

O tratamento do tamponamento cardíaco é a drenagem do derrame pericárdico. O tratamento medicamentoso é geralmente ineficaz. A expansão volêmica pode ter efeito transitório se o paciente está desidratado. O uso de agentes inotrópicos é de pouca valia, pois existe aumento importante da estimulação adrenérgica endógena. A ventilação mecânica com pressão positiva nos pacientes com tamponamento geralmente piora a hemodinâmica do paciente, pois a pressão positiva diminui o enchimento ventricular. Nos pacientes com tamponamento e parada cardiorrespiratória, o benefício das com pressões externas é mínimo, devendo-se proceder a pericardiocentese com a máxima rapidez.

Na ausência de achados clínicos de tamponamento, a evidência de colapso das câmaras direitas ao eco não é indicativo de pericardiocentese de emergência. No entanto, o paciente deve ser reavaliado com frequência, pois a piora hemodinâmica pode ocorrer de forma súbita.

A drenagem do derrame pericárdico pode ser feita através de pericardiocentese guiada por ecocardiograma ou fluoroscopia na sala de hemodinâmica. A pericardiocentese guiada por eco é segura, efetiva e pode ser realizada à beira-leito.

Na necessidade de biópsia pericárdica para diagnóstico, ou nos casos de pericardite purulenta ou recorrente e hemopericárdio, a drenagem cirúrgica é a melhor opção.

Derrames pericárdicos de etiologia neoplásica são geralmente recorrentes. Para diminuir esta possibilidade pode-se criar uma janela pericárdica cirurgicamente, possibilitando a drenagem do líquido pericárdico para a cavidade pleural.

Pericardite Constritiva

É uma alteração pós-inflamatória do pericárdio, incomum, caracterizada por um pericárdio espesso, fibrótico e muitas vezes calcificado que frequentemente limita o enchimento diastólico dos ventrículos. Ocorre uma síndrome congestiva restritiva.

Fisiopatologia

A constrição é resultado da inflamação crônica do pericárdio, levando à cicatrização, espessamento, fibrose e calcificação. A constrição pericárdica ocorre quando um pericárdio espessado e muitas vezes calcificado impede o enchimento cardíaco, limitando o volume cardíaco total. A principal característica fisiopatológica da pericardite constritiva é a equalização da pressão diastólica final das quatro câmaras. Isto ocorre porque o enchimento das cavidades é determinado pelo pericárdio e não pela complacência das câmaras em si.

O enchimento ventricular na protodiástole é ainda mais importante nos pacientes com constrição. Depois, rapidamente ocorre limitação do enchimento diastólico pelo pericárdio espessado e pouco elástico. Isto resulta na característica curva de pressão ventricular em raiz quadrada ("*dip and plateau*"). O pericárdio espessado isola as câmaras cardíacas das alterações pressóricas intratorácicas relacionadas com à respiração. Isto é a base fisiopatológica do sinal de Kussmaul.

Etiologia

A pericardite constritiva pode ocorrer virtualmente após qualquer doença pericárdica. A etiologia depende da população estudada. Nos países em desenvolvimento, uma das principais causas ainda continua sendo a tuberculose. Outras causas importantes incluem pericardite idiopática ou viral, após cirurgia cardíaca, radiação do mediastino, doenças do colágeno, pós-infecciosas (purulenta) e miscelâneas (neoplasias, trauma, drogas, uremia).

Manifestações clínicas

Os pacientes com pericardite constritiva se apresentam tipicamente com sinais de aumento da pressão venosa sistêmica e baixo débito cardíaco. Devido à equalização das pressões cardíacas, a congestão sistêmica é muito mais importante que a pulmonar. Classicamente, observa-se turgência jugular, hepatomegalia congestiva, ascite e edema periférico. O baixo débito cardíaco se manifesta através de dispneia aos esforços, fadiga, astenia e, na fase terminal, caquexia importante. Nos estágios mais avançados observa-se derrame pleural, anasarca e disfunção hepática importante. O derrame pleural quando presente é mais comum à esquerda ou bilateral.

No pulso venoso, a característica mais importante é o descenso Y acentuado. O sinal de Kussmaul que é caracterizado pelo aumento ou não redução da pressão venosa (turgência jugular) com a inspiração devido à restrição do retorno venoso ao coração direito pode ser encontrado. Este sinal não é patognomônico de constrição, podendo ser observado em pacientes com disfunção de VD, principalmente se associado à insuficiência tricúspide importante.

Na ausculta o achado característico é o *knock* pericárdico, um ruído protodiastólico muito semelhante à terceira bulha. Apresenta boa especificidade para o diagnóstico.

Exames complementares

Radiografia de tórax

A presença do anel de calcificação ao redor do coração, melhor visualizado na incidência lateral, é muito sugestiva de pericardite constritiva, principalmente se o paciente apresentar sinais de insuficiência cardíaca direita.

Eletrocardiograma

Achados inespecíficos de alterações da repolarização, QRS de baixa voltagem, achatamento ou inversão de onda T.

Ecocardiograma

O ecocardiograma com Doppler é um importante exame na avaliação dos pacientes com suspeita de constrição. Pode mostrar o pericárdio espessado e calcificado, sendo este melhor visualizado no ecocardiograma transesofágico. A fração de ejeção encontra-se preservada, com aumento das dimensões atriais. Existe uma importante variação respiratória durante a inspiração, com diminuição das velocidades de fluxo ao *Doppler* da onda E mitral > que 25% e diminuição expiratória na velocidade de fluxo diastólico da veia hepática.

Tomografia e ressonância

Estes exames apresentam uma maior acurácia diagnóstica quando comparados ao ecocardiograma. Eles podem medir a espessura do pericárdio (normal < 2 mm). O espessamento pericárdico > 4 mm é muito sugestivo de constrição. É importante lembrar, entretanto, que até 18% dos pacientes que apresentam pericardite constritiva confirmada por cirurgia têm espessamento pericárdico normal (< 2mm). Nestes casos, considera-se o diagnóstico de epicardite.

Diagnóstico diferencial

A pericardite constritiva deve ser lembrada em qualquer paciente que se apresente com quadro de congestão venosa sistêmica. O ecocardiograma é útil neste contexto, pois ajuda a diferenciar os casos de constrição daqueles de insuficiência de ventrículo direito associado à insuficiência tricúspide importante e/ou hipertensão pulmonar.

O diagnóstico diferencial mais difícil é com as cardiomiopatias restritivas. A presença de congestão pulmonar, terceira bulha, hipertensão pulmonar, peptídeo natriurético atrial (BNP e NT-pro-BNP) aumentado (geralmente > 600) e pericárdio com espessura normal favorecem o diagnóstico de cardiomiopatia restritiva. A melhor forma de diferenciá-los é através do ecocardiograma Doppler. A variação dos fluxo da valva mitral durante a respiração (> 25%) é o melhor parâmetro. No cateterismo observa-se equalização das pressões nas quatro câmaras e a variação recíproca com a respiração nos casos de constrição.

Tratamento

Alguns pacientes com início recente de constrição podem apresentar reversão com tratamento medicamentoso, com agentes anti-inflamatórios e colchicina.

Nos casos crônicos, o tratamento definitivo é a pericardiectomia, com ressecção extensa dos pericárdios visceral e parietal. É considerada uma operação de alto risco com mortalidade acima de > 6% (mesmo nos centros com maior experiência).

A maioria dos pacientes tem alívio dos sintomas após a cirurgia. Entretanto, em alguns pacientes, a recuperação da função cardíaca normal pode durar vários meses.

Referências bibliográficas

1. Le Winter. Pericardial Disease. In: Braunwald's heart disease: a textbook of cardiovascular medicine. Libby P, Bonow RO, Mann DL, Zipes DP; eds. 8th ed. Philadelphia, PA: Elsevier Suanders; 2008: 1829-1853.

2. Meneghini A, Breda JR, Ferreira C. (eds). Pericardite aguda. In: Tratado de Cardiologia SOCESP. Serrano Jr. CV, Timerman A, Stefanini E. 2° ed. Manole; 2009:1961-78.

3. Fernandes F, Ianni BM, Mady C. Pericardites crônicas. In: Tratado de Cardiologia SOCESP. Serrano Jr. CV, Timerman A, Stefanini E. 2° ed. Manole; 2009:1979-86.

4. Maisch B, Seferovic PM, Ristic AD, Erbel R, Rienmuller R, Adler Y, Tomkowski WZ, Thiene G, Yacoub MH. For the Task Force on the Diagnosis and Management of Pericardial Diseases of the European Society of Cardiology. Guidelines on the diagnosis and management of pericardial diseases: executive summary. Eur Heart J. 2004; 25:587-610.

5. Lange RA, Hillis D. Acute pericarditis. N Engl J Med. 2004;351:2195-2202.
6. Roughton RW, Asher CR, Klein AL. Pericarditis. Lancet 2004; 363:717-727.
7. Little WC, Freeman GL. Pericardial disease. Circulation 2006; 113:1622-32.
8. Spodick DH. Acute cardiac tamponade. N Engl J Med. 2003; 349:684-90.
9. Imazio M, Bobbio M, Cecchi E, Demarie D, Demichelis B, Pomari F, Moratti M, Gaschino G, Giammaria M, Ghiso A, Belli R, Trinchero R. Colchicine in addition to conventional therapy for acute pericarditis (COPE) Trial. Ciruclation. 2005; 112:2012-16.
10. Imazio M, Bobbio M, Cecchi E, Demarie D, Demichelis B, Pomari F, Moratti M, Gaschino G, Giammaria M, Ghiso A, Belli R, Trinchero R. Colchicine as frist-choice therapy for recurrent pericarditis: Results of the CORE Trial. Arch Intern Med. 2005;165:1987.
11. Fernandes F, Almeida IJA, Ramires FJS, Buck PC, Salemi VMC, Ianni BM, Mady C. NT-proBNP levels in pericardial disease and how they are used as complementary evaluation method of diastolic restriction. Initial experience: 25 cases. Arq Bras Cardiol. 2006; 86(3):175-180.

Questões de Treinamento

Título de Especialista em Cardiologia – 2015
1. Paciente iniciou quadro febril, com mialgia e sintomas de gastroenterite há 3 dias. Após o início desses sintomas, surgiu dor torácica de forte intensidade, ventilatória-dependente, irradiando para pescoço e membros superiores. Ao exame físico, o paciente apresentava febre e taquicardia. Na ausculta, sons rudes e irregulares, audíveis na borda esternal esquerda. Ao eletrocardiograma apresentava inversão de onda T generalizada. Quais são o diagnóstico e a conduta?
a) pericardite aguda, tratamento com corticoterapia.
b) pericardite aguda, tratamento com colchicina e anti-inflamatórios não esteroidais.
c) pericardite constritiva, tratamento com pericardiectomia.
d) pericardite constritiva, tratamento com colchicina e anti-inflamatórios não esteroidais.
e) pericardite crônica.

Título de Especialista em Cardiologia - 2015
2. Paciente, 60 anos, em tratamento de câncer de mama, chega ao hospital com quadro de mal-estar e sudorese fria. Presença de turgência jugular e pulso paradoxal. PA 70x40 mmHg. Realiza o ecocardiograma ao lado, qual é o diagnóstico provável?

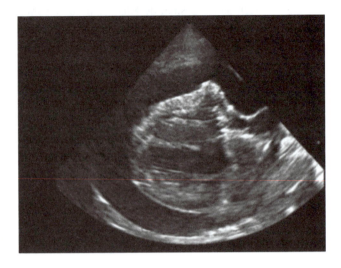

a) embolia pulmonar.
b) infarto agudo do miocárdio.
c) tamponamento cardíaco.
d) toxicidade pelos quimioterápicos.
e) pericardite constrictiva.

Título de Especialista em Cardiologia – 2008
3. Em relação aos aspectos hemodinâmicos da pericardite constritiva e da cardiomiopatia restritiva, pode-se afirmar que:
a) na cardiomiopatia restritiva, há um aumento de 5 mmHg na pressão diastólica do ventrículo esquerdo (VE) em relação ao ventrículo direito (VD).
b) a hipertensão pulmonar é mais frequente na cardiomiopatia restritiva e mais rara na pericardite constritiva.
c) uma elevação acima de 60 mmHg na pressão sistólica do VD é indicativa de cardiomiopatia restritiva.
d) o aumento da pressão diastólica do VE acima de 25 mmHg é mais sugestivo de uma cardiomiopatia restritiva.
e) todas as informações anteriores estão corretas.

Título de Especialista em Cardiologia – 2008
4. Considere as assertivas a seguir sobre derrames pericárdicos em indivíduos infectados pelo HIV:
I. A maior parte dos derrames pericárdicos produz sintomas e ocorre independentemente da fase clínica da infecção.
II. Infecção pelo HIV deve ser suspeitada em pacientes jovens com derrame pericárdico ou tamponamento cardíaco.
III. As micobactérias são os agentes infecciosos mais frequentemente identificados nos derrames pericárdicos sintomáticos.
Quais são corretas?

a) apenas I.
b) apenas II.
c) apenas III.
d) apenas II e III.
e) I, II e III.

Este caso clínico serve como base para as questões 5 e 6.
Homem de 52 anos vem encaminhado ao consultório por um oncologista, após diagnóstico recente de linfoma. Prestes a iniciar a quimioterapia, refere atualmente astenia, mal-estar e cansaço. Ao exame físico, pulso paradoxal e hipofonese de bulhas. O ECG inicial pode ser visto na figura apresentada:

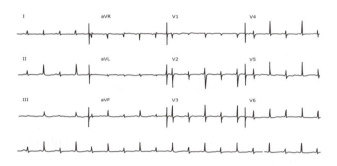

Título de Especialista em Cardiologia – 2008
5. O ECG do paciente apresenta:
a) ritmo sinusal com alternância elétrica total.
b) bigeminismo atrial.
c) bigeminismo ventricular.
d) baixa voltagem com alternância elétrica parcial.
e) Ritmo atrial ectópico com baixa voltagem.

Título de Especialista em Cardiologia – 2008
6. A hipótese diagnóstica mais provável, assim como o próximo passo para confirmar tal hipótese, seriam:
a) derrame pericárdico com tamponamento e punção pericárdica.
b) derrame pericárdico com tamponamento e ecocardiograma.
c) derrame pericárdico sem tamponamento e ecocardiograma.
d) miocardiopatia restritiva e ressonância nuclear magnética.
e) pericardite constritiva e ressonância nuclear magnética.

Título de Especialista em Cardiologia – 2008
7. Em relação ao derrame pericárdico, assinale a assertiva correta:
a) Colapso diastólico precoce do ventrículo direito é um achado ecocardiográfico tardio no tamponamento cardíaco.
b) Exame do líquido pericárdico é sensível para estabelecer o diagnóstico etiológico.
c) Drenagem com tórax aberto está indicada quando a etiologia for hipotireoidismo.
d) Alternância elétrica ao eletrocardiograma tem alta especificidade para derrames pericárdicos volumosos com tamponamento cardíaco.
e) Pericardiocentese por punção subxifoidiana é o procedimento de eleição para tamponamento cardíaco com derrame pericárdico loculado após cirurgia cardíaca.

Título de Especialista em Cardiologia – 2008
8. Homem negro, de 25 anos, previamente hígido, procurou atendimento no ambulatório por apresentar emagrecimento de 4 kg nos últimos três meses, cansaço, anorexia e suores noturnos. O radiograma de tórax e o ecocardiograma indicaram volumoso derrame e pequeno espessamento pericárdico. O teste tuberculínico foi não reator. Foram feitas pericardiocentese e biópsia de pericárdio. A ADA era de 50 U/L, e as proteínas, de 4 g/dL. O exame citológico revelou 90% de linfócitos. A pesquisa do bacilo de Koch foi negativa. O estudo anatomopatológico mostrou inflamação crônica no pericárdio, sem formação de granuloma. Considerando o diagnóstico etiológico da pericardite, assinale a assertiva correta:
a) A ausência de granuloma à biópsia pericárdica exclui tuberculose como etiologia.
b) O teste tuberculínico não reator exclui tuberculose como etiologia.
c) ADA superior a 40 U/L no líquido pericárdico tem elevada especificidade para o diagnóstico de pericardite tuberculosa.
d) Pesquisa direta e cultura para bacilo de Koch no líquido pericárdico negativas excluem tuberculose como etiologia.
e) O achado de granuloma no pericárdio não ocorre em outras doenças além da tuberculose.

Título de Especialista em Cardiologia – 2008
9. Mulher de 34 anos apresentou dispneia aguda duas semanas após quadro viral. Ao exame físico, foram constatados pulmões limpos, pulso paradoxal e pressão venosa central elevada. Qual o diagnóstico mais provável?
a) Miocardite viral.
b) Endocardite infecciosa.
c) Tamponamento cardíaco.
d) Insuficiência mitral aguda.
e) Insuficiência tricúspide aguda.

Título de Especialista em Cardiologia – 2006
10. Mulher, 49 anos, portadora de artrite reumatoide há 15 anos, encontra-se sem tratamento regular. Nesta paciente, o envolvimento pericárdico, se ocorrer, deverá se manifestar mais comumente com:

a) Derrame pericárdico assintomático.
b) Dispneia por tamponamento cardíaco.
c) Congestão venosa por pericardite constritiva.
d) Dor precordial relacionada a pericardite aguda.

Título de Especialista em Cardiologia – 2006
11. Na pericardite constritiva, pode-se afirmar que:
a) Há movimento anômalo do septo interventricular.
b) O espessamento pericárdico é facilmente determinado.
c) O fluxo hepático revela padrão multifásico característico.
d) Não há variação respiratória dos fluxos mitral e tricúspide.

Título de Especialista em Cardiologia – 2005
12. Homem de 28 anos chega à emergência com intensa dor subesternal, de início abrupto, com irradiação para a região do trapézio, sem outras manifestações concomitantes. Na história pregressa, apenas refere que há duas semanas apresentou quadro gripal. Diante desses dados, qual o sinal esperado à ausculta do precórdio, estando o paciente inclinado para a frente e apoiado nos joelhos e cotovelos?
a) Sopro holossistólico.
b) Atrito pericárdico.
c) Segunda bulha hiperfonética.
d) Sopro protossistólico.
e) Presença de terceira e quarta bulhas.

Título de Especialista em Cardiologia – 2003
13. Paciente masculino, de 48 anos, foi atendido na emergência com queixa de dor no peito. Referiu sentir indisposição geral e febre há dois dias. Duas horas antes do atendimento, iniciara dor no precórdio, aguda, intensa e que aliviava um pouco mediante repouso absoluto. Era a primeira vez que apresentava tal quadro. Seu pai falecera em razão de um infarto aos 62 anos. Referiu fumar até há três anos e desconhecer níveis pressóricos e de colesterol. O exame físico sumário identificou um paciente apreensivo, taquicárdico, discretamente taquipneico (22 mrm), com temperatura axilar de 37,8 °C, sem outras anormalidades relevantes. O eletrocardiograma realizado no momento da consulta está a seguir reproduzido.

A conduta mais adequada para este paciente consiste em:

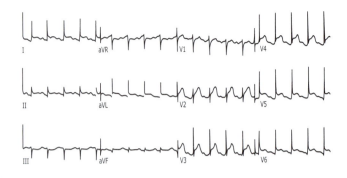

a) Prescrever anti-inflamatório não esteroide e reavaliar em 24 horas.
b) Encaminhar para cateterismo cardíaco com vistas à confirmação diagnóstica e fazer tratamento de infarto por angioplastia primária.
c) Administrar de imediato betabloqueador e ácido acetilsalicílico.
d) Solicitar cintilografia miocárdica.
e) Administrar trombolítico e ácido acetilsalicílico.

Título de Especialista em Cardiologia – 2002
14. Considere as assertivas abaixo sobre tamponamento cardíaco:
I. Taquicardia é a regra, salvo em pacientes com hipotireoidismo ou uremia.
II. Alternância elétrica do complexo QRS, raramente incluindo a onda T, é achado eletrocardiográfico que ajuda no diagnóstico desta situação.
III. Taquipneia, dispneia aos esforços e ocasionalmente ortopneia são sintomas comuns, refletindo aumento de líquido pulmonar intersticial.
Quais delas permitem o reconhecimento desta situação?
a) Apenas I.
b) Apenas II.
c) Apenas III.
d) Apenas I e III.
e) I, II e III.

Título de Especialista em Cardiologia – 2002
15. Queixas de fadiga e dispneia associadas aos achados de exame físico de turgência venosa jugular, ascite, hepatomegalia e edema de membros inferiores podem corresponder ao diagnóstico clínico de pericardite constritiva. As patologias abaixo devem constar no diagnóstico diferencial desta situação, exceto:
a) Miocardiopatia restritiva.
b) Insuficiência renal.
c) Síndrome nefrótica.
d) Amiloidose.
e) Cirrose hepática.

Título de Especialista em Cardiologia – 2000
16. Em relação à pericardite constritiva, é CORRETO afirmar que:
a) Mais frequentemente se observa espessamento pericárdico localizado.
b) Mesmo em estágio crônico, hepatomegalia e alterações em provas de função hepática são achados raros.
c) Pode ser causada por tuberculose e infecção viral.
d) É mais comum em crianças do que em adultos.
e) Pulso paradoxal é mais comum nesta situação do que em tamponamento cardíaco.

Gabarito comentado

1. Acima temos a descrição clássica de um quadro de pericardite aguda, provavelmente pós-infecção viral. Nestes casos devemos evitar corticoterapia (que pode levar à cronificação do quadro e dificultar a resolução) e tratar o paciente com colchicina e AINH. Resposta b.

2. Aqui o ecocardiograma é apenas decorativo – o diagnóstico da paciente pode ser feito pela tríade de Beck, clássica manifestação de bulhas hipofonéticas, estase jugular e pulso paradoxal. A bela imagem ecocardiográfica mostra apenas enorme derrame pericárdico com sinais de colapso de câmaras direitas, ou seja, derrame pericárdico importante com sinais de restrição – a conduta é drenagem pericárdica imediatamente seguida de janela pericárdica em um segundo tempo, para evitar a recoleção de líquido. A presença de derrame neoplásico geralmente está associada a péssimo prognóstico e denota estágio final da doença oncológica. Resposta c.

3. A alteração fisiopatológica mais marcante é a disfunção diastólica decorrente da rigidez das paredes ventriculares que impedem o seu enchimento. Deste modo, são necessárias elevadas pressões de enchimento ventricular que, por sua vez, se transmitem retrogradamente aos átrios e assim na circulação venocapilar, pulmonar e sistêmica.
O estudo hemodinâmico, através da análise das curvas de pressões ventricular e atrial, reflete as alterações fisiopatológicas características da CMR. A elevação das pressões diastólicas ventriculares nos fornece um aspecto de curva característico "em raiz quadrada", enquanto que a análise da curva atrial nos fornece um aspecto em "W" ou em "M". Este aspecto de curvatura também é encontrado na pericardite constritiva.
A curva em raiz quadrada é resultante da queda das pressões atrial e ventriculares no início da diástole ventricular, levando a um descenso rápido, profundo, seguida por uma parada súbita deste enchimento e aumento abrupto das pressões em um patamar acima dos limites normais.

As alterações da curva de pressão atrial, em "W" ou em "M", se dão devido à proeminência da Onda A, pela contração atrial vigorosa, com a intensificação do Descendo Y (alteração mais característica da síndrome restritiva), que ocorre pelo esvaziamento atrial no início da diástole que está intensificada pelo gradiente pressórico atrioventricular. O Descenso X e a Onda V são morfologicamente normais.
A diferenciação entre cardiopatia restritiva e pericardite constritiva pode ser difícil. A tabela abaixo mostra as características das duas patologias. Resposta e.

CARACTERÍSTICA	PERICARDITE CONSTRITIVA	CARDIOMIOPATIA RESTRITIVA
História de doença prévia	Pericardite, trauma, cirurgia cardíaca, Radioterapia	Ausente
Pulso jugular: X Y	Queda breve	Queda lenta
Pulso paradoxal	Presente	Ausente
Ausculta cardíaca	Precoce / Terceira bulha	Tardia / Quarta bulha
Insuficiência mitral ou tricúspide	Ausente	Presente
Eletrocardiograma: onda P	Larga e baixa amplitude	De sobrecarga de volume ou hipertrofia
Raio X: calcificação pericárdica	Presente em 20% a 30%	Ausente
Cateterismo: curva de pressão do VD queda-*plateau*	Pressão diastólica final mais de 1/3 da pressão sistólica	Pressão diastólica final menos que 1/3 da pressão sistólica
Ressonância magnética mostra espessamento pericárdico	Frequentemente	Raramente
Biópsia endomiocárdica	Normal	Pode mostrar depósitos

Características úteis na diferenciação entre a pericardite constritiva e a cardiomiopatia restritiva.

4. Vamos analisar as alternativas:
I. A maior parte dos derrames pericárdicos produz sintomas e ocorre independentemente da fase clínica da infecção. Errado – a maioria dos derrames pericárdicos em pacientes com HIV é pequena e assintomática, e mais comum na fase aguda da doença.
II. Infecção pelo HIV deve ser suspeitada em pacientes jovens com derrame pericárdico ou tamponamento cardíaco. Correto. Hoje para quase todos os quadros clínicos pouco usuais para pacientes de qualquer faixa etária cabe o diagnóstico diferencial com infecção por HIV.
III. As micobactérias são os agentes infecciosos mais frequentemente identificados nos derrames pericárdicos sintomáticos. Certo. Em grandes derrames peri-

cárdicos sintomáticos, quando corretamente investigados com pericardioscopia e biópsia, a tuberculose pericárdica é das etiologias mais frequentes em pacientes com HIV. Resposta d.

5. Este paciente com tumor mediastinal (linfoma) apresenta sinais clássicos de tamponamento cardíaco: pulso paradoxal, hipofonese de bulhas e sinais de baixo débito (astenia, mal-estar e cansaço). Assim, clinicamente podemos fazer diagnóstico de derrame pericárdico importante, com sinais de tamponamento cardíaco. O eletrocardiograma só vem reforçar esta hipótese, mostrando uma clássica alternância elétrica, típica de derrames pericárdicos importantes com o fenômeno do *swinging heart*, no qual o coração muda continuamente de localização pelo derrame pericárdico importante. Resposta a.

6. Para a confirmação diagnóstica, o melhor exame a ser feito é o ecocardiograma simples – permite o diagnóstico de derrame pericárdico com certeza, e a presença ou não de sinais de tamponamento cardíaco como colabamento diastólico de ventrículo direito. Resposta b.

7. Embora o diagnóstico de tamponamento cardíaco seja eminentemente clínico, o ecocardiograma desempenha papel fundamental na avaliação dos pacientes com suspeita de tamponamento, identificando o derrame pericárdico e avaliando as repercussões hemodinâmicas. O ecocardiograma avalia a presença de derrame pericárdico através de um espaço livre de eco ao redor do coração. Derrames pericárdicos grandes o suficiente para produzir tamponamento são quase sempre circunferências (vistos na região anterior e posterior do coração). Exceto nos casos muito agudos, derrame moderado a importante está presente, podendo-se encontrar ainda o *swinging heart*, que se manifesta ao eletrocardiograma como alternância elétrica.

Na presença de tamponamento cardíaco ocorre colapso diastólico das câmaras direitas (átrio e/ou ventrículo). Isto acontece devido à compressão dessas cavidades de baixa pressão pelo derrame pericárdico. O colapso é mais importante durante a expiração, quando é menor o retorno venoso às câmaras direitas. O colapso atrial é mais sensível para o diagnóstico de tamponamento e geralmente ocorre no final da diástole (momento da contração atrial). Mas o colapso do ventrículo direito, durante mais de um terço da diástole, é mais específico (mais comum na protodiástole). É importante lembrar que o colapso do ventrículo direito pode ocorrer na presença de derrames pleurais importantes, na ausência de derrame pericárdico. O colapso atrial esquerdo é visto em cerca de 25% dos pacientes, e é altamente específico para tamponamento. Existem outros achados que são sugestivos do comprometimento hemodinâmico: a distensão da veia cava inferior e ausência da redução de seu diâmetro com a inspiração é uma manifestação do aumento da pressão venosa no tamponamento; e importante variação recíproca nos fluxos das valvas mitrais e tricúspides com a respiração, refletindo a acentuada interdependência ventricular que é o mecanismo do pulso paradoxal. O colapso das câmaras direitas é mais sensível para o diagnóstico de tamponamento, entretanto, as alterações do enchimento ventricular são mais específicas.

Por fim, o simples exame do líquido pericárdico não é suficiente para estabelecer a etiologia do derrame pericárdico. A pericardioscopia, com biópsia, é o melhor exame para se estabelecer a etiologia do derrame pericárdico. A pericardiocentese por punção subxifoidiana é indicada em casos de emergência, e não eletivos, muito menos quando está presente derrame pericárdico loculado. Resposta d.

8. Temos aqui um paciente com derrame pericárdico importante, que foi investigado corretamente (pericardioscopia com biópsia). Este paciente tem sintomas típicos de tuberculose, com anorexia e sudorese noturna. A biópsia de pericárdio revelou inflamação sem granulomas tuberculoides, e o paciente possui adenosina deaminada (DA) elevada no líquido pericárdico. Assim, o que o examinador quer avaliar nesta questão é: podemos fechar o diagnóstico de tuberculose mesmo sem o achado da micobactéria? E a resposta é sim, pois o quadro clínico é típico e nem sempre a micobactéria é achada histologicamente. Em casos como este, um exame com sensibilidade bem maior para micobactéria seria um PCR (reação de polimerase em cadeia) para micobactéria, que certamente acharia evidência de micobactérias.

Podemos fechar o diagnóstico mesmo sem granulomas? Na verdade, aqui temos um achado muito sugestivo de etiologia tuberculosa, que é a presença de ADA elevado. A ausência do bacilo ou dos granulomas, ou o teste cutâneo negativo não são suficientes para excluir tuberculose. Resposta c.

9. Esta paciente apresentou dispneia aguda e sintomas compatíveis com tamponamento cardíaco (embora entre os sintomas relatados faltem os sinais de baixo débito cardíaco, a paciente apresenta apenas pulso paradoxal e pressão venosa central elevada). Um quadro de tamponamento cardíaco após infecção viral é típico de pericardite viral, embora a questão seja um pouco malfeita: se a paciente teve pericardite viral, deve ter apresentado dor precordial em algum momento, na evolução da doença. Em todo caso, uma questão que mostra apenas partes de uma história, com exame físico inadequado e incompleto (onde está a ausculta cardíaca?) só pode ser considerada muito malfeita. Resposta c.

10. Em portadores de doenças autoimunes, em geral, o acometimento pericárdico se manifesta como achado de exames, ou seja, a constatação de derrame pericárdico em exame de imagem. Em casos mais raros, pode ocorrer pericardite aguda sintomática, inclusive com complicações como tamponamento cardíaco. Em alguns pacientes, o tamponamento cardíaco pode ser a primeira manifestação da doença autoimune. Resposta a.

11. A constrição é resultado da inflamação crônica do pericárdio, levando a cicatrização, espessamento, fibrose e calcificação. A constrição pericárdica ocorre quando um pericárdio espessado e muitas vezes calcificado impede o enchimento cardíaco, limitando o volume cardíaco total. A principal característica fisiopatológica da pericardite constritiva é a equalização da pressão diastólica final das quatro câmaras. Isto ocorre porque o enchimento das cavidades é determinado pelo pericárdio e não pela complacência das câmaras em si.

O enchimento ventricular na protodiástole é ainda mais importante nos pacientes com constrição. Depois, rapidamente, ocorre limitação do enchimento diastólico pelo pericárdio espessado e pouco elástico. Isto resulta na característica curva de pressão ventricular em raiz quadrada (*dip and plateau*). O pericárdio espessado isola as câmaras cardíacas das alterações pressóricas intratorácicas relacionadas à respiração. Isto é a base fisiopatológica do sinal de Kussmaul.

O ecocardiograma com Doppler é um importante exame na avaliação dos pacientes com suspeita de constrição. Pode mostrar o pericárdio espessado e calcificado, sendo este mais bem visualizado no ecocardiograma transesofágico. A fração de ejeção encontra-se preservada, com aumento das dimensões atriais. Existe uma importante variação respiratória durante a inspiração, com diminuição das velocidades de fluxo ao Doppler da onda E mitral > que 25% e diminuição expiratória na velocidade de fluxo diastólico da veia hepática.

O espessamento pericárdico pode ser bastante difícil de ser caracterizado, e é encontrado ocasionalmente em exames de tomografia computadorizada ou ressonância magnética. Resposta a.

12. Paciente jovem, com quadro clínico clássico de pericardite aguda. O paciente tem dor precordial após provável quadro de IVAS, que melhora com inclinação do tórax para a frente e piora com decúbito e inspiração profunda. Dos achados propedêuticos descritos, o mais provável de ser encontrado é o atrito pericárdico. Resposta b.

13. A questão descreve paciente com quadro clínico de dor precordial após provável quadro de IVAS, sugerindo o diagnóstico de pericardite viral. Não é descrita a característica postural da dor da pericardite, que melhora com inclinação do tórax para a frente e piora com decúbito e inspiração profunda. O ECG mostra supradesnivelamento difuso do segmento ST em todas as derivações, sugerindo pericardite aguda. O achado de febre também fala a favor de pericardite aguda. Neste homem, de 48 anos, com antecedentes familiares e tabagista, cabe o diferencial de síndromes coronárias agudas. Neste caso, o ecocardiograma facilitaria bem o diagnóstico, revelando espessamento e derrame pericárdico, no caso de pericardite aguda. Devemos nos lembrar de que sem exames complementares não é possível afastar a hipótese de síndrome coronária aguda e fechar o diagnóstico de pericardite aguda. Resposta a.

14. O tamponamento cardíaco é caracterizado por dor precordial, sinais de congestão venosa sistêmica, sinais de baixo débito cardíaco e pulso paradoxal. Em geral, leva à taquicardia, com a notada exceção do hipotireoidismo, e ocasionalmente uremia. A alternância elétrica pode estar presente, se bem que raramente tem valor diagnóstico (o quadro clínico e a ecocardiografia são bem mais importantes). Resposta e.

15. A diferenciação entre cardiopatia restritiva e pericardite constritiva pode ser difícil. A tabela a seguir mostra as características das duas patologias. Resposta a.

CARACTERÍSTICA	PERICARDITE CONSTRITIVA	CARDIOMIOPATIA RESTRITIVA
História de doença prévia	Pericardite, trauma, cirurgia cardíaca Radioterapia	Ausente
Pulso jugular: X Y	Queda breve	Queda lenta
Pulso paradoxal	Presente	Ausente
Ausculta cardíaca	Precoce Terceira bulha	Tardia Quarta bulha
Insuficiência mitral ou tricúspide	Ausente	Presente
Eletrocardiograma: onda P	Larga e baixa amplitude	De sobrecarga de volume ou hipertrofia
Raio X: calcificação pericárdica	Presente em 20% a 30%	Ausente
Cateterismo: curva de pressão do VD queda-*plateau*	Pressão diastólica final mais de 1/3 da pressão sistólica	Pressão diastólica final menos que 1/3 da pressão sistólica
Ressonância magnética mostra espessamento pericárdico	Frequentemente	Raramente
Biópsia endomiocárdica	Normal	Pode mostrar depósitos

Características úteis na diferenciação entre a pericardite constritiva e a cardiomiopatia restritiva.

16. Para ocorrer pericardite constritiva, o acometimento do pericárdio não pode ser localizado, e sim difuso. Os achados clínicos mais frequentes da pericardite constritiva são sinais de congestão venosa sistêmica (hepatomegalia, ascite, estase jugular), sinal de Kussmaul (aumento da estase jugular com a inspiração), e sinais de baixo débito cardíaco. Na pericardite constritiva não é encontrado, em geral, o pulso paradoxal; costuma ocorrer em adultos, especialmente após pericardite tuberculosa, e em menor grau, após pericardites virais. Resposta c.

Fibrilação Atrial 18

Igor Ribeiro de Castro Bienert
Antonio Carlos Bacelar
Ricardo Casalino Sanches de Moraes

Introdução

Atualmente a população mundial vem em uma progressiva curva de aumento de expectativa de vida. Assim, progressivamente vem aumentando também as doenças que atingem a faixa etária mais idosa, e dentro do grupo das arritmias, a que vem progressivamente destacando-se por sua prevalência, dificuldade de manejo e riscos associados é a fibrilação atrial.

A fibrilação atrial (FA) é a arritmia cardíaca mais comum na prática clínica, em especial nos idosos, atingindo 10% dos indivíduos acima de 80 anos. É uma arritmia supraventricular caracterizada pela ausência de atividade sincronizada elétrica ou mecânica atrial. Desde sua descrição por Lewis (Sir Thomas Lewis) em 1909, a FA vem sendo estudada e classificada de acordo com a implicação na programação terapêutica quanto a seu mecanismo (focal *vs* reentrante), causa (exemplo: pós-operatória) e principalmente quanto à duração (paroxística, persistente ou permanente).

A classificação da FA pode ser assim descrita:
- **FA paroxística** – FA episódica com duração até 7 dias e que se converte a ritmo sinusal espontaneamente.
- **FA persistente** – FA episódica que se converte a sinusal apenas após intervenção ou com duração maior de 7 dias.
- **FA permanente** – FA que não reverte a ritmo sinusal após intervenção ou quando decidido pela não tentativa de reversão.

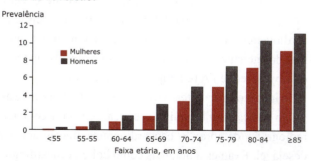

Figura 18.1. Incidência de fibrilação atrial - Análise de estudo com aproximadamente 1.9 milhões de pacientes onde a prevalência de FA aumenta com a idade, de 0.1% na faixa menor que 55 anos até 9 % na faixa > 85 anos. A prevalência em todas as idades foi maior em mulheres. Adaptado de: Go, AS, Hylek, EM, Phillips, K, et al, JAMA 2001; 285:2370.

Fisiopatologia

É crescente o consenso de que a FA é desencadeada por focos de disparo rápido nos átrios, mais frequentemente nas junções das veias pulmonares. A condução fibrilatória desses estímulos impede o átrio de contrair, e no ECG de superfície torna-se demonstrável um ritmo de ativação atrial desorganizado. Com o evoluir da desorganização elétrica, a própria FA perpetua alterações anatômicas e fisiológicas como dilatação atrial, fibrose e desarranjo miofibrilar, além de redução do período refratário atrial, gerando um remodelamento elétrico e anatômico, fechando um ciclo de progressão de FA paroxística a FA permanente.

FA é geralmente associada a doença cardíaca estrutural subjacente (de praticamente qualquer causa), que resulta em insuficiência cardíaca e aumento atrial. O *Framingham Heart Study* avaliou a incidência de FA em pacientes na ausência de doença reumática. Nesse estudo, o aumento atrial esquerdo mostrou-se preditor de FA, assim como a redução da fração de ejeção e a espessura da parede ventricular esquerda.

Uma causa predisponente muito comum de FA no Brasil é a doença mitral, notadamente a doença mitral reumática, sequela da febre reumática ainda endêmica em nosso país. Pacientes com FA em corações estruturalmente normais podem ter FA desencadeada por estímulos do sistema nervoso autônomo, parassimpático (após cessação de exercício, durante a noite ou após as refeições) e simpático (exemplo: durante exercícios ou pós-operatório, em especial quando associada à pericardite). Essa forma de apresentação é conhecida como FA isolada ou "Lone Atrial Fibrillation."

Pacientes com FA inexplicada, especialmente jovens, devem sempre ter excluídas as condições de tromboembolismo pulmonar e tireotoxicose. História de uso de drogas catecolaminérgicas (exemplos: cocaína, crack, anfetaminas e álcool) deve ser investigada.

Apresentação clínica

A apresentação de pacientes com FA é muito variável. Pode ser apresentada em quadros desde assintomáticos (em especial pacientes idosos), quadros de palpitações taquicárdicas irregulares de início agudo, até quadros francos de instabilidade e evidente descompensação clínica em pacientes previamente portadores de outras cardiopatias, como insuficiência cardíaca ou insuficiência coronariana crônica, demonstrando sintomas associados de dispneia importante, síncope ou angina.

A gravidade da FA à apresentação clínica depende basicamente de seu reflexo na hemodinâmica do paciente, e isso depende basicamente de sua resposta ventricular e da presença ou não de doença cardíaca estrutural associada. Além da perda da contração atrial que auxilia ao final da diástole no enchimento ventricular, ocorre a diminuição do tempo de enchimento ventricular passivo diastólico pelo aumento da frequência cardíaca.

Ao exame físico do paciente com FA, nota-se a irregularidade das bulhas e do pulso arterial periférico. É ausente a onda A no pulso jugular. Deve-se rapidamente verificar presença de critérios de instabilidade (dispneia, dor torácica, redução do nível de consciência ou instabilidade hemodinâmica).

Diagnóstico eletrocardiográfico

O ECG do paciente com FA é tipicamente exemplificado pela ondulação irregular da linha de base e ausência de atividade organizada elétrica (onda P), mantendo-se irregularidades de pequena amplitude de frequência > 400 batimentos por minuto (ondas f). O intervalo de disparo do QRS (intervalo RR) é irregular e alterações de repolarização ventricular são comuns.

Abordagem da fibrilação atrial

A abordagem da FA na sala de emergência depende de alguns fatores
- Duração da FA.
- Estado hemodinâmico do paciente.
- Estado de anticoagulação do paciente.
- A chance de manutenção de ritmo sinusal.

A primeira avaliação do paciente que apresenta-se ao pronto-socorro com FA deve ser focada em exclusão da instabilidade hemodinâmica. Não deve ser esquecido de providenciar o suporte básico de vida, incluindo levar o paciente instável à sala de emergência, suplementar oxigênio, acesso venoso e monitorização eletrocardiográfica, bem como dispor de um carrinho de parada cardíaca próximo.

Pacientes com hemodinâmica descompensada em FA presumivelmente nova (em especial com frequência de resposta ventricular > 150 bpm) devem ser imediatamente submetidos a cardioversão elétrica sincronizada com 200 joules. Deve ser colhida uma rotina de exames bioquímicos, marcadores de necrose e uma anamnese (em especial quanto a medicações – exemplos: drogas de abuso, diuréticos, anfetaminas, medicações para emagrecer, álcool e hormônios) e exame físico focado à procura de causas potencialmente reversíveis de descompensação.

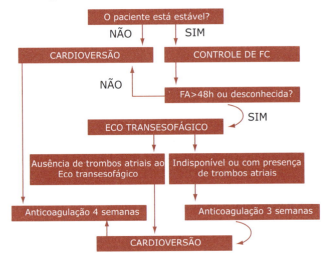

Figura 18.2. Roteiro de abordagem inicial da FA em pronto-socorro. Obs. Critérios de instabilidade: dispneia, dor torácica, redução do nível de consciência, hipotensão, insuficiência respiratória.

Nos pacientes sem instabilidade, deve ser tomada a decisão de cardioverter o paciente a ritmo sinusal ou mantê-lo apenas com controle de frequência cardíaca e anticoagulação para diminuição de risco de eventos tromboembólicos. Como fatores de auxílio na decisão de cardioverter ou não um paciente, consideramos os sintomas do paciente, a identificação de uma causa de indução ou reversível de FA (exemplo: infecção ativa).

Ainda nos pacientes não emergenciais, uma investigação básica com bioquímica sérica, função tireoidiana, radiografia de tórax e ecocardiograma transtorácico é desejável. Exames adicionais como holter, ecocardiograma transesofágico, eletrocardiograma de alta resolução e estudo eletrofisiológico podem ser solicitados em casos específicos ou dúvida diagnóstica.

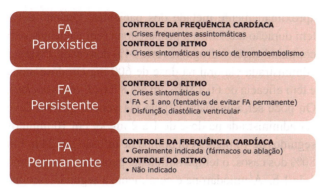

Figura 18.3. Fatores de consideração para decisão do manejo de paciente com FA. Adaptado de Dalmo e Cols. Rev Soc Cardiol Estado de São Paulo. 2008;3:205-20.

Fibrilação atrial paroxística

A FA paroxística, definida classicamente como a FA com duração até 7 dias, reverte-se espontaneamente e tem como conduta a utilização de fármacos de ação antiarrítmica para a prevenção de recorrências.

O tratamento de manutenção para prevenção de recorrências não envolve somente medicações antiarrítmicas. O controle de fatores desencadeantes e a prevenção do remodelamento miocárdico em pacientes de risco para ICC deve ser instituído com a utilização de inibidores de enzima conversora de angiotensina (IECA). O tratamento adequado de isquemia ativa com betabloqueadores, bloqueadores de canais de cálcio, nitratos, estatinas ou mesmo procedimentos de revascularização percutânea ou cirúrgica podem ser indicados em casos selecionados. Tratamento adequado de distúrbios tireoidianos, se existentes, deve igualmente ser instituído, caso contrário a possibilidade de recorrência de FA é grande.

O uso de fármacos antiarrítmicos é indicado na prevenção de recorrências, sendo os mais utilizados e seguros na prática clínica a propafenona, a amiodarona e o sotalol. Dentre estes, o mais eficaz na manutenção de ritmo sinusal foi a amiodarona (60% dos pacientes no estudo AFFIRM, resultados favoráveis também no estudo CTAF). Deve-se ter em mente contudo, que o uso de medicações antiarrítmicas deve ser controlado quanto à possibilidade de desenvolvimento de efeitos colaterais, os principais pontos a serem lembrados são os seguintes:

- Pacientes jovens onde não foi identificada uma causa para a arritmia e refratários ou recorrentes à terapêutica antiarrítmica devem ser avaliados quanto à possibilidade de procedimentos de ablação. Em pacientes que serão submetidos a procedimentos cirúrgicos cardíacos deve ser discutida com o cirurgião a possibilidade de ablação direta endocárdica e/ou epicárdica da arritmia.
- Pacientes em FA inicial (primeiro episódio) sem qualquer fator desencadeante identificado e sem fatores de risco (em especial estenose mitral, miocardiopatias, hipertireoidismo, síncope, edema agudo de pulmão ou extrassistolia atrial frequente) podem ser mantidos apenas com antiarrítmicos por 30 dias.

Fibrilação atrial persistente

Pacientes portadores de FA persistente são aqueles onde a FA tem duração maior que 7 dias e a interrupção requer intervenção, ou seja, nos quais é optada a realização de cardioversão. Tais pacientes devem ser avaliados quanto ao risco de tromboembolismo e à escolha do procedimento de cardioversão.

Inicialmente, procede-se ao controle de resposta ventricular e anticoagulação da FA. Pacientes com risco aumentado de não resposta à cardioversão ou recorrência pós-procedimento são aqueles com FA maior que 2 anos, FA com baixa resposta ventricular espontânea (evidenciando doença do sistema de condução), pacientes com contraindicação ou baixa adesão ao tratamento antiarrítmico.

Pacientes com recorrência precoce (até 6 meses) pós-cardioversão, em especial com cardiopatia estrutural e/ou sem fator causal corrigível devem idealmente ser mantidos em controle de frequência, embora não haja estudo estabelecendo número ideal de tentativas de reversão ao paciente portador de FA. O tamanho aumentado atrial, embora seja um fator de pior prognóstico para reversão a ritmo sinusal, não contraindica a tentativa, visto que após restabelecimento do ritmo pode ser conseguida redução do tamanho do mesmo.

Anticoagulação pré-cardioversão

Pacientes com FA < 48 h estáveis e sem fatores de risco podem ser submetidos a cardioversão sem anticoagulação prévia. Os pacientes estáveis com FA maior do que 48 horas OU de início indeterminado OU com fatores de risco (insuficiência cardíaca, evento embólico prévio, valvopatia mitral, prótese biológica ou mecânica) nos quais é planejado a reversão a ritmo sinusal devem ser anticoagulados pelo risco de tromboembolismo. A estimativa de tromboembolia em pacientes submetidos a cardioversão sem anticoagulação prévia oscila entre 1 a 7%, sendo esta taxa reduzida a menos de 1% quando adequadamente anticoagulados.

A anticoagulação com cumarínicos deve ser normatizada em relação ao coeficiente internacional normatizado (INR) no intervalo entre 2 a 3 semanas antes (contadas a partir da anticoagulação efetiva) e 4 semanas após o procedimento (este período importante para retorno do atordoamento atrial, independente da inexistência de trombos no ecotransesofágico pré-cardioversão ou da modalidade de cardioversão escolhida). Pacientes com

FA < 48 h e sem fatores de risco podem ser submetidos a cardioversão dispensando o período de anticoagulação por 3 semanas.

A duração da anticoagulação em pacientes > 48 h pode ser reduzida pela realização de ecocardiograma transesofágico (ETE) demonstrando ausência de trombos intracavitários. Nessa situação, pode-se efetuar a cardioversão precedida de bolus de heparina não fracionada IV (ajustado o TTPA a 2x o basal) ou heparina de baixo peso molecular em dose plena (1 mg/kg) seguida de anticoagulação oral com cumarínicos por 4 semanas pós-cardioversão. Caso haja trombos visíveis ao ETE, a anticoagulação por 3 semanas pré-cardioversão deve ser instituída.

Ainda no contexto da manutenção do ritmo sinusal, visto que pacientes com reversão bem sucedida podem experimentar episódios assintomáticos de FA paroxística, tendo este risco de tromboembolia semelhante a pacientes com FA crônica. Os estudos AFFIRM e SPAF sugerem manter anticoagulação por tempo indefinido em pacientes com probabilidade elevada de recorrências e que tenham risco aumentado de embolia (CHADS2 ≥ 2). Em pacientes com causas secundárias (exemplo: FA e crises tireotóxicas) recomenda-se igualmente a anticoagulação até que o distúrbio tenha sido corrigido e a FA não persista após controle.

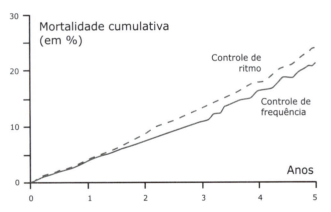

Figura 18.4. Resultados do estudo AFFIRM: 4.060 pacientes com FA recorrente randomizados a controle do ritmo ou da frequência cardíaca. Houve tendência a menor mortalidade no grupo designado a controle do ritmo, estatisticamente não significante (21.3 versus 23.8%, RR 0.87, 95% IC 0.75 to 1.01). Adaptado de: Wyse, DG, Waldo, AL, DiMarco, JP, et al. N Engl J Med 2002; 347:1825.

Cardioversão

A cardioversão pode ser efetuada por duas modalidades: elétrica (choque sincronizado) ou química (drogas antiarrítmicas). A sincronização na cardioversão elétrica (CVE) é importante para evitar o fenômeno "R sobre T" onde a não sincronização pode desencadear a ocorrência de fibrilação ventricular após o choque inicial.

A cardioversão química é efetuada pela administração de fármacos antiarrítmicos, obtendo sucesso em aproximadamente metade dos pacientes. Quando a FA tem duração até 7 dias a propafenona (em pacientes sem contraindicação à droga) reverte 94% dos casos. Pode ser administrada via oral na dose de 600 mg em dose única e tem eficácia de 60 a 80% em até 8 h (*pill-in-th-pocket*). Ou pode ser administrada pela via venosa quando deve ser administrada na dose de 1 a 2 mg/kg em 10 minutos seguidos de 10 mg/kg em bomba de infusão por 24 h. Em 80% dos casos, o tempo suficiente para reversão do rimo é de 1 h. A amiodarona é geralmente a segunda escolha, com a vantagem de poder ser utilizada em pacientes portadores de disfunção ventricular. A dose de amiodarona é de um ataque de 300 mg em 30 minutos seguido de 20 mg/kg (até 900 mg) em bomba de infusão por 24 h. Nesse protocolo, a taxa de sucesso beira 90% dos casos.

DROGA	ATAQUE	COMENTÁRIOS
Propafenona	1 a 2 mg/kg IV em 10 minutos +10 mg/kg por 24 h	Uso na FA sem cardiopatia estrutural. Melhores resultados na FA < 7 dias. Em ambulatório pode ser utilizada na dose de 600 mg (*pill-in-the-pocket*)
Amiodarona	300 mg IV em 30 minutos + 20 mg/kg por 24 h (max. 1.200 mg)	Pode ser administrada em pacientes com disfunção ventricular

Tabela 18.4. Drogas de utilização na cardioversão química a ritmo sinusal da FA. Adaptado de:ACC / AHA / ESC guidelines for the management of patients with atrial fibrillation. J Am Coll Cardiol.2006;48:e-196.

A cardioversão elétrica (CVE) é eficaz em mais de 90% dos pacientes, desde que seguindo a técnica correta e as indicações adequadas. Sempre devemos lembrar que a CVE é contraindicada na presença de hipocalemia e intoxicação digitálica pelo risco de degeneração em fibrilação ventricular. Está indicada na falha da cardioversão química, e deve, ao contrário desta, ser conduzida em ambiente hospitalar. Preferencialmente, deve o paciente já estar em uso de antiarrítmico para estabilização elétrica atrial.

A dose de energia utilizada pode ser instituída com 100 joules (em pacientes com FA aguda) a 200 joules (na FA > 48 h) no modo monofásico, ou metade da energia no modo bifásico. Os choques devem ser aumentados progressivamente a 100, 200, 300 e 360 joules até reversão a ritmo sinusal ou término do protocolo de quatro choques. A taxa de sucesso da cardioversão elétrica oscila entre 70 a 90% é melhor em pacientes já em uso de antiarrítmicos.

Controle do ritmo sinusal

Mesmo em pacientes submetidos a cardioversão elétrica, a terapêutica antiarrítmica de manutenção deve ser instituída de forma crônica, exceto, conforme citado, em pacientes com FA aguda sem fatores de risco onde esta deve ser mantida por 30 dias, sendo associada a bom prognóstico.

A manutenção do ritmo sinusal pode ser tentada com antiarrítmicos de atividade atrial, excluídas suas contraindicações e monitorizando periodicamente a ocorrência de efeitos adversos. A propafenona é uma boa escolha em pacientes sem cardiopatia estrutural. Amiodarona, se possível em baixas doses, 200 mg ao dia após fase precoce de reversão de FA (Um protocolo sugerido de 200 mg/3 x ao dia por 7 dias, seguida de 200 mg/ 2x ao dia por 7 dias, mantendo 200 mg ao dia por diante) pode ser considerada em pacientes com insuficiência coronariana e/ou disfunção ventricular.

De acordo com comorbidades do paciente, outras drogas como sotalol, e (caso disponível) dofetilida podem ser utilizadas, monitorizando-se o intervalo QT, em especial na presença de insuficiência renal (são excretadas na urina). Quinidina e procainamida, muito utilizadas no passado, tem sido habitualmente utilizadas como exceção visto a incidência de efeitos colaterais.

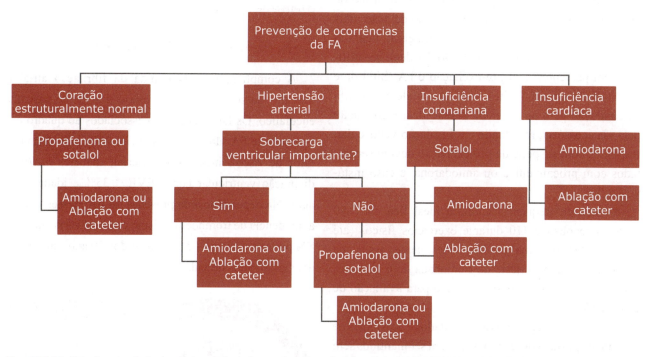

Figura 18.5. Estratégias de prevenção de recorrência e escolha de drogas após cardioversão. Adaptado de: ACC/AHA/ESC 2006 *Guidelines for the Management of Patients With Atrial Fibrillation*. *J Am Coll Cardiol*. 2006;48:e-196.

DROGA	DOSE DIÁRIA	EFEITOS COLATERAIS MAIS COMUNS
Amiodarona	100 a 400 mg	Fotossensibilidade, toxicidade pulmonar, polineuropatia, bradicardia, intolerância gastrointestinal, disfunção tireoidiana, toxicidade hepática, *torsade de pointes* (raro), distúrbios oftalmológicos.
Propafenona	450 a 900 mg	Taquicardia ventricular, ICC, conversão a *flutter* atrial.
Sotalol	160 a 320 mg	*Torsade de pointes*, ICC, bradicardia, piora de DPOC prévio.
Flecainida*	200 a 300 mg	Taquicardia ventricular, ICC, conversão a *flutter* atrial.
Disopiramida*	400 a 750 mg	*Torsade de pointes*, ICC, glaucoma, retenção urinária, boca seca.
Dofetilida*	500 a 1000 mg	*Torsade de pointes*.

Tabela 18.6. Drogas de utilização mais comum na manutenção do ritmo sinusal pós-cardioversão da FA. ICC: Insuficiência cardíaca congestiva. DPOC: Doença pulmonar obstrutiva crônica.

Fibrilação atrial permanente

FA permanente é definida naqueles pacientes onde não se consegue ou opta-se pela não tentativa da reversão ao ritmo sinusal. Estes pacientes devem ser controlados com fármacos para estabilização da frequência cardíaca além de anticoagulação crônica de acordo com o risco. Em geral, as evidências atuais com essa terapia obtêm resultados comparáveis quanto à sobrevida e qualidade de vida, principalmente em pacientes > 60 anos.

Controle da frequência cardíaca

Diltiazem, verapamil, metoprolol, propranolol ou digoxina intravenosos conseguem um rápido controle de FC. Dos citados, a digoxina tem o início de ação mais lento e a menor efetividade. De maneira geral, nenhum dos agentes de redução de condução AV deve ser utilizado em pacientes com pré-excitação e FA (Síndrome de Wolff-Parkinson-White), visto que o alentecimento da condução pelo nó AV pode desencadear a condução pela via acessória, resultando em fibrilação ventricular. Pacientes com suspeita de pré-excitação devem ser tratados com procainamida ou amiodarona, e caso instáveis, CVE.

A faixa de frequência cardíaca ideal fica entre 80 bpm no repouso e 110 durante exercícios físicos (até 85% da FC máxima predita), idealmente associada ao bom resultado no teste de caminhada de 6 minutos, teste de esforço ou ergoespirométrico para avaliação de capacidade funcional.

Pacientes com episódios autolimitados e ocasionais de FA com resposta ventricular alta podem ser mantidos sem drogas para alentecimento da condução AV, especialmente se a tolerância aos sintomas for satisfatória. O bloqueio AV é utilizado para evitar a taquicardiomiopatia e reduzir os sintomas na FA. Em geral, betabloqueadores e bloqueadores de canal de cálcio não di-hidropiridínicos (verapamil e diltiazem) são as drogas de escolha, exceto em disfunção ventricular, onde devem ser evitados pelo seu efeito inotrópico negativo e assume um papel preponderante a digoxina, ressaltando-se que o controle adequado da FC com apenas esse fármaco é baixo durante o exercício.

Digoxina isolada ou em combinação com betabloqueadores ou bloqueadores de canal de cálcio são escolhas razoáveis em idosos sedentários, visto baixo requerimento de controle de resposta ao esforço.

DROGA	DOSE AGUDA (IV)	DOSE CRÔNICA (VO)
Diltiazem	0,25 a 0,35 mg	120 a 180 mg/dia.
Cedilanide	0,4 a 0,8 mg	Digoxina 0,125 a 0,25 mg/dia.
Verapamil	5 a 10 mg	160 a 240 mg/dia.
Metoprolol	5 a 15 mg	Metoprolol 50 a 100 mg/dia ou atenolol 50 a 100 mg/dia ou propranolol 80 a 320 mg/dia.
Amiodarona	150 a 300 mg	100 a 400 mg/dia.

Tabela 18.7. Drogas de utilização no controle da resposta ventricular da FA em pronto-socorro. A escolha deve-se primariamente ao perfil de efeitos adversos em relação ao paciente.

Anticoagulação a longo prazo

A complicação mais temida da fibrilação atrial é sem dúvida seu risco de embolia e o acidente vascular encefálico. Os fatores de risco associados ao quadro em vigência de FA são: a ocorrência de AVE prévio (maior fator de risco), hipertensão arterial, diabetes *mellitus*, disfunção ventricular com FEVE < 35% e idade > 75 anos. Na dependência da presença ou não desses fatores a incidência de tromboembolismo cerebral varia entre 3 e 8% por ano, indo de 1,5% a partir dos 50 anos até 23,5% após os 80 anos de vida.

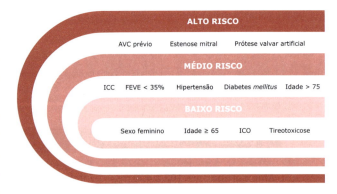

Figura 18.8. Fatores de consideração para decisão do manejo de paciente com FA. AVC: Acidente vascular cerebral; ICC: Insuficiência cardíaca congestiva; ICO: Insuficiência coronariana. Adaptado de Dalmo e Cols. Rev Soc Cardiol Estado de São Paulo. 2008;3:205-20.

A estratificação do risco de evento cerebral foi mapeada em um escore simples denominado CHADS2. Nessa classificação mnemônica, define-se a pontuação da seguinte maneira:

Fibrilação Atrial

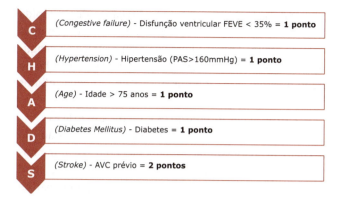

Figura 18.9. Escore de risco CHADS2. Adaptado de: Gage BF et cols. JAMA. 2001;285:2864-70.

A avaliação do CHADS2 foi desenhada para pacientes com FA não reumáticos (*per si* um indicador de alto risco). Quanto maior a pontuação, maior o risco de embolia cerebral. Varfarina é indicada quando o CHADS2 é ≥ 2, com controle de INR entre 2 a 3. Nestes casos, em pacientes adequadamente controlados o risco de tromboembolia torna-se menor que 1% (redução de aprox. 68% de risco de AVE comparado ao placebo). Orientação dietética quanto ao controle da ingesta de alimentos ricos em vitamina K deve ser fornecida.

Aspirina é considerada um substituto aceitável à Varfarina quando o escore é ≤ 1, na dose de 81 a 325 mg. Deve-se pesar ainda no uso crônico dos anticoagulantes as condições de suporte psíquico e social do paciente, visto o risco de sangramentos ou de eventos embólicos aumentar de forma importante no paciente com adesão inadequada ao tratamento.

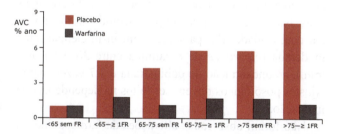

Figura 18.10. A incidência de AVC (% pacientes/ano) na FA de acordo com fatores de risco (idade, hipertensão, ICC, evento embólico prévio e *diabetes mellitus*). O tratamento com varfarina reduz em média 68 % a incidência de AVC em todas as faixas etárias comparadas ao placebo, exceto naqueles pacientes < 65 anos e sem fatores de risco ("lone" FA) onde o risco de AVC com ou sem varfarina é < 1% ao ano. Adaptado de: *Atrial Fibrillation Investigators*, Arch Intern Med 1994; 154:1449.

Novos anticoagulantes orais na fibrilação atrial

Embora eficazes, os antagonistas da vitamina K têm uma série de inconvenientes que dificultam o seu uso. Há grande variabilidade inter e intraindividual de sua ação e potencial de interação desses fármacos com alimentos e outra drogas, levando a flutuações do nível de anticoagulação que são potencialmente perigosas. Os antagonistas da vitamina K têm um início e final da ação demorados o que prolonga o tempo de hospitalização e aumenta os custos do tratamento. Existe ainda a necessidade de monitorização rigorosa dos níveis de INR em uma janela terapêutica restrita, que limita seu uso em pacientes pouco motivados ou que tenham difícil acesso aos serviços médicos.

Na busca de um anticoagulante oral com perfil ideal a inibição de várias etapas da cascata da coagulação foi estudada, incluindo a inibição direta da trombina e do fator Xa. O ximelagatran, primeiro inibidor direto da trombina que tinha potencial real de ser uma alternativa a varfarina, mostrou-se eficaz, porém a toxicidade hepática que vinha de seu uso prolongado impediu sua aprovação nos Estados Unidos e motivou a sua retirada do mercado na União Europeia. A seguir veio a dabigatrana, a segunda molécula da classe que inaugurou uma nova era no tratamento e prevenção do tromboembolismo. Quase que concomitantemente três novas moléculas, inibidoras diretas do fator Xa, chamadas de apixaban, rivaroxaban e edoxaban foram estudadas para uso clínico.

Apresentamos a farmacologia dos principais anticoagulantes orais não varfarínicos e os principais estudos clínicos que justificam o seu uso.

1. Etixilato de Dabigatrana

O etixilato de dabigatrana é uma pró-droga de inibidor direto da trombina que é absorvida oralmente e convertida rapidamente por esterases plasmáticas e hepáticas em sua forma ativa, a dabigatrana. A dabigatrana interage diretamente com o sítio ativo da molécula da trombina, proporcionando uma inibição competitiva e reversível da mesma. Bloqueia tanto a trombina livre quanto ligada a coágulos, impedindo a conversão do fibrinogênio em fibrina, a ativação plaquetária e o *up-regulation* dos fatores de coagulação V, VIII e XI (Figura 18.9).

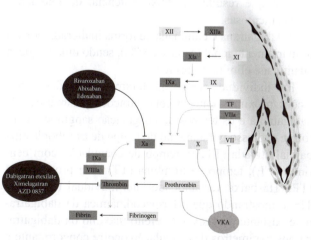

Figura 18.11. Mecanismo de ação dos principais anticoagulantes orais. Adaptado de Stefeel J e Braunwald E. *European Heart Journal* 2011; 32:1968-1976.

1.1 Farmacocinética e Farmacodinâmica

A biodisponibilidade absoluta da dabigatrana após administração oral é de aproximadamente 6,5%. Em indivíduos saudáveis, a concentração plasmática máxima (Cmax) da droga é atingida dentro de 0,5 a 2 horas após a administração. A coadministração com alimentos retarda a absorção da pró-droga e posterga a Cmax para 2 a 4 horas, mas não reduz a biodisponibilidade da mesma.

Depois de atingir a Cmax, as concentrações plasmáticas de dabigatrana reduzem de maneira bifásica, com uma fase de distribuição rápida que resulta em queda da concentração da droga para menos de 30% da Cmax em 4 a 6 horas e uma fase de eliminação prolongada, com meia vida terminal da dabigatrana de 12 a 17 horas. Não foram observadas alterações tempo dependentes no perfil farmacocinético da dabigatrana após dosagens múltiplas. Concentrações plasmáticas mínimas estáveis foram atingidas após 2 a 3 dias após o inicio de administração da pró-droga.

Também foi estudado o perfil farmacocinético da dabigatrana após artroplastia total de quadril. No estudo BISTRO I pacientes que foram submetidos à artroplastia total de quadril receberam uma dose única de etixilato de dabigatrana entre 1 a 3 horas após a cirurgia. Esses pacientes ortopédicos exibiram uma absorção relativamente mais lenta da primeira dose do etixilato de dabigatrana com início da ação após 1 a 3 horas da administração. A Cmax foi atingida em aproximadamente 6 horas e a meia-vida foi ligeiramente estendida para 14 a 17 horas. Este atraso da absorção só foi observado na primeira dose e deve-se provavelmente a efeitos anestésicos e cirúrgicos, como a paresia gastrointestinal.

Observa-se baixa ligação da dabigatrana com proteínas plasmáticas humanas (34 a 35%). O metabolismo da pró-droga é feito por esterases plasmáticas e hepáticas, que convertem o etixilato de dabigatrana em sua forma ativa. O citocromo P450 (CYP450) não participa da metabolização do etixilato de dabigatrana ou de sua forma ativa, o que resulta em baixo potencial de interações medicamentosas.

A dabigatrana é eliminada de forma inalterada por via primariamente renal (cerca de 85%), sendo uma pequena quantidade eliminada nas fezes.

Em indivíduos saudáveis, foram encontradas correlações próximas entre asconcentrações plasmáticas de dabigatrana e os tempos de coagulação sanguínea, conforme expresso por aumento do tempo de tromboplastina parcial ativada (TTPa), tempo de coagulação com ecarina (TCE), tempo de trombina (TT) e de protrombina (TP). Há baixa variabilidade interindividual (entre 6 e 11%), mostrando que a farmacodinâmica da dabigatrana é bastante previsível. O efeito máximo da dabigatrana nos parâmetros de coagulação ocorre concomitante a Cmax da droga, com pico de alteração do coagulograma ocorrendo após 2 horas da administração, redução rápida deste efeito em 4 a 6 horas, seguido de uma redução mais lenta do efeito. Após 12 horas da administração a coagulação sanguínea havia recuado aproximadamente 50% do efeito máximo. Em 24 horas observam-se apenas efeitos residuais mínimos.

1.2 Interações alimentares e medicamentosas

Como foi exposto anteriormente, a ingestão do etixilato de dabigatrana juntamente com os alimentos retarda o tempo para atingir a Cmax do metabólito ativo para 2 a 4 horas, porém como não há diminuição da biodisponibilidade da droga com os alimentos, a pró-droga pode ser tomada independente da alimentação.

O etixilato de dabigatrana é um substrato do transportador de efluxo glicoproteínico P (P-gp). É previsível que a administração concomitante com fortes inibidores da P-gp, tais como amiodarona, verapamil, quinidina, cetoconazol e claritromicina, resulte em aumento das concentrações plasmáticas de dabigatrana. O uso com cetoconazol sistêmico, ciclosporina, itraconazol e tacrolimus é contraindicado. A amiodarona aumenta a Cmax e a área sobre a curva (AUC) da dabigatrana em 50 e 60% respectivamente. Considerando a longa meia-vida da amiodarona esta interação pode permanecer por semanas após suspensão da mesma. Os indutores da P-gp, tais como rifampicina, erva-de-são-joão (*Hypericum perforatum*), carbamazepina e fenitoína, por outro lado, diminuem as concentrações plasmáticas da dabigatrana e o uso concomitante deve ser evitado.

1.3 Uso em populações especiais

Em comparação com indivíduos jovens, os idosos apresentam concentrações plasmáticas 1,7 a 2 vezes mais altas. Isto pode ser explicado pelo declínio da função renal com a idade. Em pacientes com insuficiência renal moderada (*clearance* de creatinina entre 30 e 50 mL/min.), a concentração de dabigatrana é 2,7 vezes maior. Ajustes posológicos devem ser feitos na dependência da indicação.

Não foram observadas alterações da farmacocinética em pacientes com insuficiência hepática moderada (Child Pugh B). Vale lembrar que os estudos clínicos excluíram pacientes com elevação de transaminases superiores a duas vezes o normal, de tal forma que o uso da dabigatrana nessa população não é recomendável.

Não há dados referentes ao uso em gestantes. Os efeitos sobre o bebê durante a lactação não foram investigados. Se for necessário o uso durante a amamentação, esta deverá ser suspensa.

1.4 Estudos clínicos e orientações de uso

A dabigatrana está aprovada para prevenção de trombose venosa profunda (TVP) em cirurgias ortopédicas de joelho e quadril, prevenção de acidente vascular encefálico (AVE) em pacientes com fibrilação atrial (FA) de origem não valvar e tratamento do tromboembolismo venoso agudo (TEV).

Dois grandes estudos compararam a segurança e eficácia do etixilato de dabigatrana contra a varfarina. O estudo RE-LY randomizou 18.113 pacientes que tinham fibrilação atrial não valvar e algum fator de risco para AVE para receber dabigatrana 110 e 150 mg duas vezes ao dia ou varfarina. O desfecho primário foi AVE ou embolização sistêmica. Os autores concluíram que a dose de 110 mg de dabigatrana é tão eficaz quanto a varfarina, com menor incidência de sangramento. A dose de 150 mg foi superior à varfarina na prevenção de AVE (redução de risco de 44%), com taxas de sangramento semelhantes a varfarina. O estudo RE-COVER comparou 150 mg de dabigatrana duas vezes ao dia à varfarina para tratamento de TEV com ou sem tromboembolismo pulmonar (TEP). O desfecho primário foi recorrência de TEV sintomático e morte. A conclusão do estudo foi que a dose de 150 mg de dabigatrana duas vezes ao dia é tão eficaz quanto a varfarina para tratamento de TEV, com taxas de sangramento semelhantes e sem a necessidade de monitorização laboratorial do coagulograma.

Baseados nestes dois estudos recomenda-se o uso de dabigatrana para prevenção de AVE em pacientes com FA de origem não valvar ou TEV, na dose de 150 mg duas vezes ao dia, em pacientes com *clearance* de creatinina maior ou igual a 30 mL/min. Nos pacientes com *clearance* entre 15 e 30 mL/min. a recomendação é utilizar a dose de 75 mg duas vezes ao dia. O medicamento não é indicado para pacientes com *clearance* de creatinina menor que 15 mL/min.

Segundo a Agência Europeia de Medicamentos, algumas considerações sobre as doses de dabigatrana devem ser feitas em populações especiais. Nos pacientes entre 75 e 80 anos a dose de dabigatrana é de 150 mg duas vezes ao dia. Nos casos em que o risco de tromboembolismo for baixo e o risco de sangramento for elevado deve-se considerar a dose de 110 mg duas vezes ao dia. Nos pacientes com 80 anos ou mais a dose preconizada é de 110 mg duas vezes ao dia.

Os pacientes que receberem concomitantemente dabigatrana e verapamil devem utilizar a dose de 110 mg duas vezes ao dia. Atualmente não se recomenda ajuste de dose com o uso de outros inibidores da P-gp como amiodarona e quinidina. A utilização concomitante com AAS, clopidogrel, anti-inflamatórios não hormonais (AINE), assim como a presença de esofagite, gastrite ou refluxo-gastroesofágico que requerem tratamento com inibidores de bomba de prótons ou antagonistas H2 aumenta o risco de hemorragia gastrointestinal. Em tais pacientes deve-se considerar a dose de 110 mg duas vezes ao dia. Nestes casos é recomendada a monitorização clínica rigorosa à procura de sinais de hemorragia ou anemia.

Cinco estudos randomizados compararam o uso de etixilato de dabigatrana para profilaxia de TVP em cirurgias ortopédicas de joelho e quadril. Doses diárias entre 100 e 450 mg de dabigatrana foram comparadas a enoxiparina 30 mg duas vezes ao dia ou 40 mg uma vez ao dia. A maioria dos estudos demonstrou não inferioridade, contudo em um estudo a dabigatrana foi pior, quando comparado ao regime de enoxiparina de 30 mg duas vezes ao dia e em outro melhor, na dose de 300 mg ou mais. As taxas de sangramento foram semelhantes quando utilizada a dabigatrana na dose de 220 mg ao dia ou menor, com um caso de sangramento retroperitoneal fatal no braço da dabigatrana. Doses de 300 mg ao dia ou maiores aumentam a incidência de sangramento não fatal, principalmente nos sítios cirúrgicos.

A dabigatrana é considerada alternativa à profilaxia com enoxiparina para prevenção de TVP em pacientes em pós-operatório de cirurgias ortopédicas de joelho ou quadril. A dose recomendada é de 220 mg uma vez ao dia. Nos casos de cirurgia de joelho deve-se iniciar com uma cápsula de 110 mg no primeiro dia, entre 1 a 4 horas após o término da mesma. Nos demais dias, a dose é de 220 mg uma vez ao dia até perfazer um total de 10 dias. Para cirurgias de quadril o período de tratamento deve ser estendido para 28 a 35 dias. A grande vantagem da dabigatrana nesses casos é a possibilidade de uso via oral, o que frequentemente pode abreviar o tempo de interação hospitalar e reduzir custos.

2. Rivaroxaban

O rivaroxaban é um inibidor direto altamente seletivo e reversível do fator Xa, uma enzima situada em um ponto chave da cascata de coagulação. Inibe tanto o fator Xa livre, quanto ligado à fibrina e ao complexo protrombinase. Por consequência, o rivaroxaban interrompe tanto as vias intrínsecas quanto extrínsecas da coagulação, bloqueando a formação de trombina e o desenvolvimento de coágulos. Estudos *in vitro* em plasma pobre e rico em plaquetas demonstraram que o rivaroxaban posterga a geração de trombina na fase de iniciação e reduz a produção em larga escala da trombina durante a fase de amplificação da coagulação. O fator Xa é a principal molécula relacionada à amplificação da cascata de coagulação, sendo que cada molécula de fator Xa gera aproximadamente mil moléculas de trombina. O rivaroxaban não atua diretamente na trombina ou na função das plaquetas. (Figura 18.1)

2.1 Farmacocinética e Farmacodinâmica

O rivaroxaban possua ótima biodisponibilidade oral, situando-se entre 80 a 100% após uma dose de 10 mg. Em indivíduos saudáveis a Cmax é atingida entre 2 a 4 horas após a administração oral. A ingestão de alimentos não interfere na farmacocinética da droga.

Na dose de 15 mg, administrada oralmente a indivíduos saudáveis, o rivaroxaban apresenta farmacocinética quase linear, com tempo de meia vida situado entre 7 e 11 horas para indivíduos jovens e ausência acumulo significativo após múltiplas dosagens. Em indivíduos idosos o tempo de meia-vida é mais prolongado, situando-se entre 11 e 13 horas. A ligação a proteínas plasmáticas situa-se entre 92 e 95%, sendo portanto não dialisável.

Também foi estudada a farmacocinética do rivaroxaban em indivíduos com insuficiência renal. A AUC é aumentada em 44% em pacientes com insuficiência renal crônica (IRC) discreta, 52% em IRC moderada e 64% em IRC grave. O tempo para atingir a Cmax e o tempo de meia-vida foi discretamente prolongado nestes indivíduos.

O rivaroxaban tem um duplo modo de eliminação. Dois terços da droga são metabolizados no fígado pelas enzimas CYP3A4 e CYP2J2, sendo que destes, metade é excretado por via renal e metade por via hepatobiliar. Um terço é eliminado de forma inalterada na urina. O rivaroxaban não possui metabólitos ativos conhecidos.

Em indivíduos saudáveis a farmacodinâmica do rivaroxaban é bastante previsível, com prolongamento do TP e TTPa dose dependente. Estudos demonstraram que a inibição dose dependente do fator Xa correlaciona-se satisfatoriamente com o prolongamento do TP e consequentemente com a geração de trombina. A variabilidade interindividual é moderada, variando entre 30 e 40%.

2.2 Interações alimentares e medicamentosas

Não há interações alimentares conhecidas. A administração com ou sem alimentos não afeta a farmacocinética do rivaroxaban.

A coadministração do rivaroxaban 15 mg e AAS 500 mg não teve efeito adicional na agregação plaquetária induzida por colágeno se comparada ao AAS isoladamente. Além disso, o AAS não alterou a farmacocinética do rivaroxaban e os tempos de coagulação não foram alterados quando comparados ao uso de rivaroxaban isoladamente. O tempo de sangramento foi prolongado, mas este efeito foi discreto e não foi considerado clinicamente relevante. A coadministração com naproxeno revelou resultados semelhantes. O uso associado com clopidogrel não afetou a farmacocinética da droga, mas houve aumento relevante no tempo de hemorragia em um subgrupo de doentes, não relacionado à antiagregação plaquetária. Apesar disso, o uso concomitante de rivaroxaban e AINEs (incluindo AAS) e clopidogrel deve ser feito com cautela, pois pode levar a aumento na incidência de sangramentos. Pacientes com risco aumentado de sangramento gastrointestinal devem ser considerados a receber inibidores de bomba de prótons ou antagonistas H2.

O rivaroxaban é um substrato do CYP3A4 e do transportador do efluxo P-gp. Consequentemente, o uso de rivaroxaban não é recomendado em conjunto com antimicóticos azólicos sistêmicos, como cetoconazol e itraconazol e com inibidores de protease como o ritonavir. Aparentemente o fluconazol tem menor influência na farmacocinética do rivaroxaban e pode ser utilizado com cautela. O uso com indutores da P-gp como rifampicina, carbamazepina e fenitoína deve ser evitado.

2.3 Uso em populações especiais

O sexo não interfere significativamente na farmacocinética da droga. Os extremos de peso tiveram apenas uma pequena influência sobre as concentrações plasmáticas do rivaroxaban. Não são necessários ajustes nessas condições. Pacientes idosos apresentam AUC 1,5 vezes maior após o uso de rivaroxaban. Tal efeito deve-se provavelmente ao declínio da função renal nesta faixa etária. Porém, este aumento não foi considerado clinicamente relevante e não são recomendados ajustes posológicos.

Não existem dados de uso em pacientes com *clearance* de creatinina menor que 15 mL/min. O uso nesta condição não é indicado. Nos pacientes com *clearance* entre 15 e 29 mL/min. o uso deve ser feito com cautela.

O rivaroxaban pode ser utilizado em pacientes com insuficiência hepática discreta (Child Pugh A). Em pacientes com insuficiência hepática moderada (Child Pugh B) a exposição à droga é significativamente aumentada, podendo ser utilizado com cuidado desde que não haja coagulopatia associada.

O uso em gestantes e durante a amamentação não foi estudado, de tal forma que a droga é contraindicada nestas situações.

2.4 Estudos clínicos e orientações de uso

O rivaroxaban está aprovado para prevenção de AVE em pacientes com FA de origem não valvar, prevenção de TVP em pós-operatório de cirurgias ortopédicas e tratamento de TVP sintomática.

O estudo ROCKET AF randomizou 14.247 pacientes com FA não valvar e risco moderado a alto de AVE para receber rivaroxaban 20 mg ao dia (15 mg em pacientes com *clearance* de creatinina entre 30 e 49 mL/min.) ou varfarina. O desfecho primário foi AVE ou embolização sistêmica. Os resultados demonstraram não inferioridade do rivaroxaban quando comparado à varfarina nos desfechos primários e nas taxas de sangramento. Contudo, epistaxe e sangramento que necessitou transfusão foram mais frequentes no grupo rivaroxaban e os sangramentos mais graves, isto é, sangramento fatal e hemorragia intracraniana foram mais frequentes no grupo da varfarina.

No estudo EINSTEIN-DVT 3449, pacientes com TVP sintomática proximal sem TEP sintomático foram randomizados para receber rivaroxaban 15 mg duas vezes ao dia nas primeiras 3 semanas, seguido por 20 mg ao dia ou enoxiparina por um período não inferior a 5 dias, seguido de varfarina por um período de 3, 6 ou 12 meses (a critério do clínico). O desfecho primário foi TEV sintomático. O rivaroxaban demonstrou não inferioridade quando comparado à varfarina com taxas de sangramento similares. Está em andamento o estudo EINSTEIN-PE que avaliará o uso de rivaroxaban no tratamento do TEP sintomático.

O rivaroxaban foi avaliado para profilaxia de TEV em pós-operatório de cirurgias ortopédicas nos estudos RECORD 1, 2, 3 e 4. Estes estudos arrolaram um total de 12.729 pacientes em pré-operatório de prótese total de quadril ou joelho, para receber rivaroxaban 10 mg ao dia de 6 a 10 horas após a cirurgia ou enoxiparina 40 mg uma vez ao dia ou 30 mg duas vezes ao dia. O desfecho primário foi a incidência de TEV total (composto por TVP sintomática ou assintomática, TEP ou mortalidade por qualquer causa). O tempo total de tratamento com rivaroxaban foi de 31 a 39 dias para prótese total de quadril e de 10 a 14 dias para prótese de joelho. Os autores concluíram que o rivaroxaban foi superior à enoxiparina para prevenção de TEV nestes pacientes, com uma redução de risco relativo (RRR) entre 31 e 79%. O risco de sangramento foi semelhante em ambos os grupos. O estudo MAGELLAN, ainda não publicado, comparou ainda 10 mg de rivaroxaban à enoxiparina em pacientes clinicamente enfermos, internados e com risco aumentado de TEV. Os resultados deste estudo serão conhecidos em breve.

3. Apixaban

O apixaban é um inibidor oral altamente seletivo e reversível do fator Xa. Assim como o rivaroxaban, liga-se ao fator Xa livre e ligado à fibrina e ao complexo protrombinase, bloqueando as vias intrínseca e extrínseca da coagulação. Difere do rivaroxaban por suas propriedades farmacocinéticas, especialmente pela via de eliminação predominantemente fecal, o que teoricamente confere vantagens de seu uso em pacientes com IRC.

3.1 Farmacocinética e Farmacodinâmica

A biodisponibilidade do apixaban é de aproximadamente 50% para doses diárias de até 10 mg. Após a ingestão do comprimido o princípio ativo é rapidamente absorvido atingindo a Cmax em 3 a 4 horas. A farmacocinética da droga não é alterada pela administração concomitante de alimentos.

Apresenta farmacocinética linear com o aumento da dose. O tempo de meia-vida em indivíduos saudáveis situa-se entre 8 e 13 horas. A ligação a proteínas plasmáticas é alta, cerca de 87%, portanto não se espera que seja dialisável.

A farmacocinética também foi estudada em indivíduos com IRC. Em indivíduos com IRC discreta, moderada e grave, a AUC foi aumentada em 16, 29 e 44 % respectivamente, quando comparados a indivíduos com função renal normal.

O apixaban tem múltiplas vias de eliminação. A excreção renal corresponde a cerca de 25% da eliminação da droga, sendo o restante, 65%, eliminada por via hepática. É metabolizado maioritariamente via CYP3A4/5, com contribuições menores da CYP1A2, 2C8, 2C9, 2C19 e 2J2.

A farmacocinética da droga reflete o mecanismo de ação. Como resultado da inibição do fator Xa, há o prolongamento do TP, INR e TTPa. No entanto, as alterações observadas nestes testes de coagulação, são pequenas e sujeitas a um grau elevado de variabilidade. Portanto, estes testes não são recomendados para monitorizar os efeitos farmacodinâmicos do apixaban. A inibição do fator Xa exibe uma correlação direta e linear com as concentrações plasmáticas do apixaban, atingindo valores máximos nos momentos de pico da concentração da droga. A variabilidade interindividual é moderada, e se situa em torno de 30%.

3.2 Interações alimentares e medicamentosas

Não há interações alimentares significativas. O apixaban pode ser ingerido com ou sem alimentos.

Assim como o rivaroxaban, o apixaban também é um substrato do CYP3A4 e do transportador do efluxo P-gp. As mesmas interações medicamentosas com antifúngicos sistêmicos azólicos e inibidores de protease são esperadas. O uso concomitante com rifampicina, carbamazepina e fenitoína não é recomendado.

Não foram visíveis alterações da farmacocinética e farmacodinâmica quando coadministrado com AAS 325 mg. A coadministração do apixaban com clopidogrel 75 mg ao dia ou AAS 162 mg ao dia e clopidogrel 75 mg ao dia, em estudos de fase 1, não alterou significativamente os testes de coagulação e a antiagregação plaquetária em comparação com a administração de antiplaquetários sem apixaban. O naproxeno levou a um aumento de 1,5 vezes e de 1,6 vezes na AUC e Cmax do apixaban, respectivamente. Apesar disso, não foi observado aumento significativo do tempo de hemorragia no uso concomitante de apixaban e naproxeno. Embora estes estudos indiquem segurança, pode haver indivíduos com respostas farmacodinâmicas mais pronunciadas com a associação do apixaban com AINEs (incluindo AAS) e clopidogrel. Recomenda-se cautela na associação.

3.3 Uso em populações especiais

A exposição ao apixaban foi discretamente aumentada em indivíduos do sexo feminino, nos extremos de peso e em idosos. Apesar disso não são recomendados ajustes posológicos.

O uso em pacientes com IRC com *clearance* de creatinina menor que 15 mL/min. não foi investigado e não é recomendado. Os dados são escassos em pacientes com *clearance* entre 15 e 29 mL/min. É recomendado cautela nesta população.

Um estudo comparou o uso em pacientes com insuficiência hepática leve a moderada (Clild Pugh A e B) e indivíduos saudáveis. A farmacocinética e farmacodinâmica do apixaban não foram alteradas. As alterações no fator Xa e no INR foram comparáveis entre os indivíduos com doença hepática e os indivíduos saudáveis. O uso pode ser feito com cautela em tais situações. Não é recomendável o uso em pacientes com insuficiência hepática grave ou quando existem alterações de transaminases superiores a duas vezes o limite da normalidade.

3.4 Estudos clínicos e orientações de uso

O apixaban está aprovado para prevenção de AVE em pacientes com FA de origem não valvar e prevenção de TVP em pós-operatório de cirurgias ortopédicas.

O estudo AVERROES randomizou 5.599 pacientes com FA de origem não valvar, não elegíveis para receber antagonistas da vitamina K, e com algum fator de risco para desenvolvimento de AVC para receber 5 mg de apixaban duas vezes ao dia ou AAS. O desfecho primário foi ocorrência de AVC ou embolização sistêmica. O estudo foi terminado precocemente devido à grande evidência de benefício com o uso do apixaban. Após um ano de seguimento a incidência de AVC ou embolização sistêmica foi de 1,6% no grupo apixaban e de 3,7% no grupo AAS (HR 0,45; 95% CI 0,32–0,62; P < 0.001). Não houve aumento na incidência de sangramento maior ou hemorragia intracraniana. Houve uma tendência a redução de mortalidade no grupo apixaban (3,5%/ano vs 4,4%/ano, HR 0,79, P=0,07).

No estudo ARISTOTLE, 18.201 pacientes com FA não valvar e pelo menos um fator de risco para AVC foram randomizados na proporção de 1:1 para receber apixaban 5 mg duas vezes ao dia ou varfarina. O desfecho primário foi ocorrência de AVC ou embolização sistêmica. O estudo foi desenhado para testar não inferioridade, com objetivo secundário de testar superioridade. O seguimento médio foi de 1,8 anos. Os autores concluíram que o apixaban foi superior à varfarina, com menor incidência de fenômenos embólicos, sangramentos maiores e menor risco de mortalidade.

O apixaban foi estudado para prevenção de TVP em pós-operatório de cirurgias ortopédicas de quadril e joelho em três grandes estudos chamados ADVANCE 1, 2 e 3. O estudo ADVANCE-1 falhou em alcançar critérios estatísticos de não inferioridade do apixaban 2,5 mg duas vezes ao dia contra enoxaparina 30 mg duas vezes ao dia após prótese de joelho. Os autores julgaram que isto ocorreu possivelmente devido a taxa de TVP sintomática, assintomática, TEP e morte que foi muito menor que o esperado, diminuindo o poder estatístico da amostra testada. Os estudos ADVANCE-2 e ADVANCE-3, feitos com maior número de pacientes, mostraram superioridade do apixaban 2,5 mg duas vezes ao dia contra enoxaparina 40 mg ao dia para prevenção de episódios tromboembólicos em pacientes em pós-operatório de prótese de quadril e joelho. A primeira dose do apixaban foi ministrada 12 a 24 horas após a cirurgia e mantida por 10 a 14 dias em caso de prótese de joelho e 32 a 38 dias se prótese de quadril. Em todos os estudos houve menor incidência de sangramento no grupo do apixaban.

Os estudos para tratamento de TVP sintomática e TEP estão em andamento.

Perspectivas futuras e dúvidas atuais

Os novos anticoagulantes orais foram suficientemente testados contra a terapêutica padrão para indicar seu uso como profilaxia ou tratamento de fenômenos tromboembólicos, destacando-se seu uso em pacientes com FA de origem não valvar. Estas novas drogas possuem várias características desejáveis em um anticoagulante oral, que incluem alta segurança, baixa variabilidade interindividual e ausência de necessidade de controle laboratorial da anticoagulação. O primeiro efeito direto destas características é a possibilidade de aumentar consideravelmente o número de pacientes anticoagulados de forma adequada, que muitas vezes não eram anticoagulados por seus médicos pelos mais variados motivos. Estas drogas têm potencial de impactar significativamente as futuras diretrizes, ampliando a indicação ou o tempo de duração da anticoagulação. E, por fim, existe um potencial uso futuro na prevenção secundária de pacientes com histórico de síndrome coronária aguda, que atualmente só recebem anticoagulantes em situações clínicas muito restritas.

Apesar destas drogas mostrarem-se inicialmente seguras, o seu uso em larga escala, por tempo prolongado, em pacientes com muitas comorbidades ou que tomem muitos remédios, necessita ainda de dados sobre eficácia e segurança. Considerando que pacientes sobre ou subtratados podem ter sérias consequências, pode ser necessário algum tipo de monitorização do nível de anticoagulação. Um outro problema sério é o fato de nenhum destes novos anticoagulantes possuírem antídotos. Atualmente se desconhece a melhor forma de tratamento dos pacientes que sangram em uso destes novos anticoagulantes.

Ablação da Fibrilação atrial

A ablação da FA é realizada via percutânea ou aberta (cirurgia de Maze), e deve ser aventada especialmente em pacientes jovens, sintomáticos e sem controle adequado com drogas antiarrítmicas. As indicações de acordo com as evidências atuais para o procedimento podem ser assim detalhadas de acordo com as diretrizes das Sociedades Americana e Europeias de Cardiologia para ablação por cateter e cirúrgica na FA:
– FA paroxística ou persistente sintomática refratária ou intolerante a no mínimo uma droga antiarrítmica da classe I ou III;
– FA sintomática associada a insuficiência cardíaca e/ou reduzida fração de ejeção em pacientes selecionados;

– em raras situações, pode ser considerada terapia de primeira linha em pacientes com episódios frequentes e sintomáticos de fibrilação atrial.

Pacientes refratários ou intolerantes à terapêutica medicamentosa para controle de frequência e que não são candidatos ou onde não foi conseguido sucesso na tentativa de ablação da FA, podem ser submetidos para controle de frequência cardíaca à ablação do nó AV e implante de marca-passo definitivo. Em pacientes com disfunção ventricular, a estimulação biventricular deve ser considerada como tentativa de evitar a dissincronia. Esses pacientes preferencialmente devem ser encaminhados a centros terciários especializados para avaliação individualizada com o arritmologista.

Referências bibliográficas

1. Fuster V, Rydén LE, Cannon DS, et al. ACC/AHA/ESC 2006 Guidelines for the Management of Patients With Atrial Fibrillation. A Report of the American College of Cardiology/American Heart Association Task Force on Practice Guidelines and the European Society of Cardiology Committee for Practice Guidelines (Writing Committee to Revise the 2001 Guidelines for the Management of Patients With Atrial Fibrillation). J Am Coll Cardiol. 2006;48:e-196.

2. AFFIRM First Antiarrhythmic Drug Investigators. Maintenance of sinus rhythm in patients with atrial fibrillation: an AFFIRM substudy of the first antiarrhythmic drug. J Am Coll Cardiol. 2003;42:20-9.

3. Benjamin EJ, Wolf PA, D'Agostino RB, Silbershatz H, Kannel WB, Levy D. Impact of atrial fibrillation on the risk of death: the Framingham Heart Study. Circulation. 1998;98:946-52.

4. Hohnloser SH, Kuck KH, Lilienthl J. Rhythm or rate control in atrial fibrillation – Pharmacological Intervention in Atrial Fibrillation (PIAF): a randomized trial. Lancet. 2000;356:1789-94.

5. Van Gelder IC, Hagens VE, Bosker HA, et al. A comparison of rate control and rhythm control in patients with recurrent persistent atrial fibrillation. N Engl J Med. 2002;347:1834-40.

6. Goette A, Honeycutt C, Langberg JJ. Electrical remodeling in atrial fibrillation. Time course and mechanisms. Circulation. 1996;94:2968-74.

7. Moreira DAR. Estratégias para o tratamento da fibrilação atrial – reversão química, elétrica ou controle da resposta ventricular. In: Moreira DAR, Figueiredo MJOF, Borges JL, editors. Fibrilação Atrial: O que os grandes estudos nos ensinaram. São Paulo: AC Farmacêutica; 2008. p. 57-70.

8. Moreira DAR, HABIB RG, ANDALAFT R, et al. Abordagem clínica da fibrilação atrial. Rev Soc Cardiol Estado de São Paulo. 2008;3:205-20.

9. Martinelli Filho M, Moreira DAR, Lorga A, et al. Diretriz de Fibrilação Atrial. Arq Bras Cardiol. 2003;81 Supl VI:1-24.

10. Martinelli Filho M, Zimerman LI, Lorga AM, et al. Diretrizes brasileiras de dispositivos cardíacos eletrônicos implantáveis. Arq Bras Cardiol. 2007;89:e210-e238.

11. Opolski G, Stanisawska J, Górecki A, Swiecicka G, Torbicki A, Kraska T. Amiodarone in restoration and maintenance of sinus rhythm in patients with chronic atrial fibrillation after unsuccessful direct-current cardioversion. Clin Cardiol. 1997;20:337-40.

12. Singh B, Singh SN, Reda DJ, et al. Amiodarone versus sotalol for atrial fibrillation. N Engl J Med. 2005;352:1861-72.

13. Gage BF, Waterman AD, Shannon W, et al. Validation of clinical classification schemes for predicting stroke: results from the National Registry of Atrial Fibrillation. JAMA. 2001;285:2864-70.

Questões de Treinamento

Título de especialista em cardiologia – 2013
1. A repolarização atrial, normalmente, ocorre durante:
a) Onda P.
b) Complexo QRS.
c) Segmento ST.
d) Onda T.
e) Período isoelétrico.

Título de especialista em cardiologia – 2013
2. Paciente do sexo feminino, 42 anos com diagnóstico de cardiomiopatia dilatada idiopática, FE = 28%, deu entrada no pronto-socorro com queixa de dispneia, palpitações e lipotímia.
Eletrocardiograma evidenciou taquicardia de complexo largo (traçado a seguir).

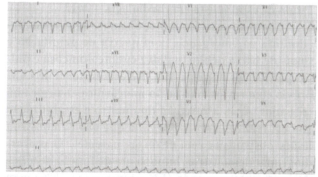

Para este paciente, escolha a afirmativa CORRETA:

a) Paciente com indicação de CDI para prevenção secundária.
b) É comprovado que a amiodarona nestes casos reduz a mortalidade total.
c) Não há benefício do implante de CDI nestes casos.
d) Paciente tem indicação de CDI para prevenção primária.
e) Paciente com indicação de amiodarona para prevenção secundária.

Título de especialista em cardiologia – 2012
3. Para um paciente com fibrilação atrial permanente e angina de difícil controle, qual dos medicamentos não teria efeito terapêutico:
a) Bisoprolol.
b) Verapamil.
c) Trimetazidina.
d) Atenolol.
e) Ivabradina.

Título de especialista em cardiologia – 2012
4. Quanto à indicação de ablação da fibrilação atrial para manutenção do ritmo sinusal, escolha a afirmativa CORRETA:
a) É classe I para indivíduos de qualquer idade com coração estruturalmente normal, com ou sem sintomas e sem resposta após uso de pelo menos duas drogas antiarrítmicas.
b) É classe I para indivíduos de qualquer idade com coração estruturalmente normal, sintomático e sem resposta após uso de pelo menos uma droga antiarrítmica.
c) É classe I para indivíduos de qualquer idade com coração estruturalmente normal ou pouco alterado, sintomático e sem resposta após uso de pelo menos duas drogas antiarrítmicas.
d) É classe I para indivíduos jovens com coração estruturalmente normal, com ou sem sintomas e sem resposta após uso de pelo menos uma droga antiarrítmica.
e) É classe I para indivíduos jovens com coração estruturalmente normal, sintomáticos e sem resposta após uso de pelo menos duas drogas antiarrítmicas.

Título de especialista em cardiologia – 2012
5. Paciente do sexo feminino, 62 anos, hipertensa, foi admitida na emergência com queixa de palpitação e sinais de baixo débito (palidez cutâneo-mucosa e pulsos periféricos impalpáveis). Referia história de IAM prévio com revascularização miocárdica cirúrgica há três anos. Após a reversão do quadro e estabilização clínica, realizou coronariografia que não demonstrou lesões obstrutivas com enxertos patentes. O ecocardiograma demonstrou importante disfunção sistólica do ventrículo esquerdo (FE - Simpson = 30%) com átrio esquerdo = 45 mm e pressão sistólica da artéria pulmonar (PSAP) estimada de 51 mmHg. Não apresentava outras comorbidades. Função renal preservada. O ECG de admissão encontra-se a seguir.

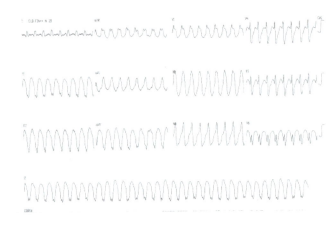

Qual o diagnóstico eletrocardiográfico, a conduta na emergência e a programação terapêutica após compensação clínica?
a) Taquicardia ventricular monomórfica sustentada. Amiodarona venosa. Iniciar amiodarona oral seguida de alta hospitalar.
b) Taquicardia ventricular monomórfica sustentada. Amiodarona venosa. Indicado implante de CDI (cardioversor-desfibrilador implantável).
c) Taquicardia supraventricular com aberrância. Adenosina. Cintilografia miocárdica.
d) Taquicardia ventricular monomórfica sustentada. Cardioversão elétrica. Indicado implante de CDI.
e) Taquicardia supraventricular com aberrância. Cardioversão elétrica. Iniciar amiodarona oral seguida de alta hospitalar.

Título de especialista em cardiologia – 2012
6. Paciente do sexo masculino, 74 anos, hipertenso e diabético não insulino-dependente, com história de crises de palpitação de início recente. Coração estruturalmente normal (ecocardiograma: função sistólica preservada com FE = 68%/ AE = 38 mm). Cintilografia miocárdica de repouso e esforço normal. Não apresentava nenhuma evidência de arteriopatia periférica. Foi solicitado Holter de 24 horas, que documentou um episódio sintomático e sustentado de fibrilação atrial. Foi iniciado uso de propafenona e o paciente manteve-se assintomático. Qual a conduta recomendada para profilaxia de fenômeno tromboembólico neste paciente?
a) Não é necessário adotar nenhuma medida profilática, por tratar-se de paciente de muito baixo risco tromboembólico.
b) Iniciar varfarina (meta de RNI: 2,0-3,0) por apresentar escore CHADS2: 2 e CHA2DS2VASc: 3.

c) Iniciar varfarina (meta de RNI: 2,5-3,5) por apresentar escore CHADS2: 2 e CHA2DS2VASc: 4.
d) Iniciar ácido acetilsalicílico (81 a 325 mg) por apresentar escore CHADS2: 1 e CHA2DS2VASc: 2.
e) Iniciar ácido acetilsalicílico e varfarina (meta de RNI: 2,0-3,0) por apresentar escore CHADS2: 3 e CHA2DS2VASc: 4.

Título de especialista em cardiologia – 2012
7. Paciente do sexo masculino, 28 anos, procurou avaliação médica após dois episódios de síncope sem pródromos e grave lesão corporal nos últimos três meses. O exame físico, ecocardiograma e *tilt-test* foram normais. Não havia cardiopatia estrutural nem fazia uso de qualquer medicação regular. O eletrocardiograma basal encontra-se a seguir.

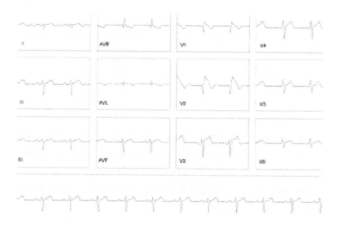

Qual o diagnóstico e qual a conduta médica?
a) Atraso de condução pelo ramo direito. Indicado Holter de eventos implantável para elucidação diagnóstica da síncope.
b) Síndrome do QT longo congênito. Indicado implante de CDI (cardioversor-desfibrilador implantável) – Classe IIa/ NE B.
c) Síndrome de Brugada. Indicado implante de CDI – Classe IIa/ NE C.
d) Origem anômala de coronária. Coronariografia.
e) Síndrome do QT longo congênito. Indicado implante de CDI – Classe I/ NE A.

Título de especialista em cardiologia – 2012
8. Em relação ao mecanismo das arritmias cardíacas, escolha a afirmativa CORRETA:
a) Nas arritmias, cujo mecanismo é atividade deflagrada por pós-potenciais precoces, os pós-potenciais ocorrem durante as fases 2 e 3 da repolarização ventricular e são taquicardia-dependentes.
b) Nas arritmias por automatismo anormal ocorrem oscilações do potencial de membrana durante ou após o potencial de ação.

c) As arritmias da fase aguda do infarto e arritmias ventriculares idiopáticas do trato de saída do ventrículo direito ocorrem por pós-potenciais precoces.
d) A atividade deflagrada por pós-potenciais tardios está relacionada ao aumento do cálcio intracelular e é o mecanismo responsável pelas arritmias da intoxicação digitálica.
e) O principal mecanismo responsável pelas arritmias cardíacas é o automatismo anormal.

Gabarito comentado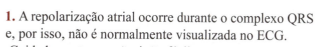

1. A repolarização atrial ocorre durante o complexo QRS e, por isso, não é normalmente visualizada no ECG.
Cuidado - esta questão é tão fácil que parece uma pegadinha, é a típica questão em que se marca a alternativa correta, depois vemos alguma coisa "escondida", mudamos a resposta e erramos a questão. Resposta b.

2. Tem-se aqui mais um paciente com taquicardia instável de QRS largo e cardiopatia estrutural. A indicação imediata é de cardioversão elétrica sincronizada e quanto à indicação de CDI, devem-se consultar as diretrizes:
Diretrizes Brasileiras de Dispositivos Cardíacos Eletrônicos Implantáveis (DCEI) de 2007:
Recomendações para Implante de CDI na Prevenção Secundária de MSC em pacientes com cardiopatia estrutural
Classe I
1. Parada cardíaca por TV/FV de causa não-reversível, com FE ≤ 35% e expectativa de vida de pelo menos um ano (NE A).
2. TVS espontânea com comprometimento hemodinâmico ou síncope, de causa não reversível com FE ≤ 35% e expectativa de vida de pelo menos um ano (NE A).
Classe IIa
1. Sobreviventes de Parada Cardíaca, por TV/FV de causa não reversível, com FE ≥ 35% e expectativa de vida de pelo menos um ano (NE B).
2. Pacientes com TVS espontânea, de causa não reversível, com FE≥ 35%, refratária a outras terapêuticas e expectativa de vida de pelo menos um ano (NE B).
3. Pacientes com síncope de origem indeterminada com indução de TVS hemodinâmicamente instável e expectativa de vida de pelo menos um ano (NE B).
Classe III
1. TV incessante (NE C).
Assim, resposta a.

3. No paciente acima, é necessária uma droga com ação no nó AV, que diminua a condução dos estímulos através do nó e, dessa forma, diminua a frequência cardíaca na vigência da FA. Assim, o medicamento que não terá efeito terapêutico no paciente será o que não tem ação no nó AV.

Primeiramente, devem-se excluir três medicamentos com ação conhecida no nó AV- betabloqueadores (Bisoprolol e Atenolol) e bloqueadores de canais de cálcio não-diidropiridínicos (Verapamil). Ao diminuir a frequência cardíaca, estas medicações aumentam o tempo de diástole, aumentando o tempo de perfusão coronária e, assim, melhorando a isquemia.

Já a trimetazidina (nome comercial Vastarel®) tem uma ação mais complexa: em situações de isquemia, a trimetazidina mantém o metabolismo energético da célula miocárdica, de preferência até a via oxidativa da glicose, que é a mais rentável em termos de produção de energia (ATP) por molécula de oxigênio utilizada. A trimetazidina diminui a oxidação dos ácidos graxos nas mitocôndrias cardíacas e, deste modo, obtém-se a manutenção da piruvato desidrogenase (PDH), cuja atividade é imprescindível para a manutenção da via oxidativa da glicose. As investigações para determinar se a trimetazidina age inibindo uma ou várias enzimas da betaoxidação ou as enzimas que permitem a entrada dos ácidos graxos na mitocôndria continuam. Também poderia modular a atividade da piruvato desidrogenase através do cálcio intramitocondrial. As outras propriedades da trimetazidina estão relacionadas com a proteção que confere diante da citólise ou a extensão de uma região de necrose em situações de agressão aguda como a isquemia aguda ou a sequência isquemia-reperfusão. Essa proteção é exercida diretamente sobre a célula miocárdia, diante da acidose ou dos efeitos tóxicos dos radicais livres e de forma indireta ao diminuir a reação inflamatória (migração e ativação dos polimorfonucleares). Favorece a via oxidativa da glicose ao diminuir a oxidação dos ácidos graxos, portanto, é muito provável que com trimetazidina a atividade da piruvato desidrogenase (PDH) se mantenha apesar da isquemia. A trimetazidina exerce sua ação antianginosa através de um mecanismo de ação antiisquêmico citoprotetor.

Assim, a trimetazidina não afetaria a frequência cardíaca, mas por mecanismos meio que esotéricos diminuiria a angina do paciente. Desta maneira, não seria totalmente inútil, apesar de que, especialmente em um paciente com FA e alta frequência cardíaca, a prioridade não é melhorar o metabolismo de ácidos graxos, e sim controlar a frequência (apesar da questão ser mal formulada e não explicitar a frequência cardíaca do paciente).

Já a Ivabradina bloqueia os canais If do nó sinusal, diminuindo a frequência cardíaca – como o paciente está em FA, será inútil nesta situação e não tendo nenhum efeito mirabolante anti-isquêmico, não irá melhorar os sintomas do paciente. Resposta e.

4. As recomendações para ablação de FA segundo a diretriz de FA da SBC de 2009 são:
Classe I
FA sintomática em paciente jovem com coração estruturalmente normal sem resposta ou com efeitos colaterais pelo uso de pelo menos duas drogas antiarrítmicas na ausência de condições metabólicas potencialmente correlacionadas à arritmia (NE B).
Classe IIa
1. Pacientes com qualquer idade com FA paroxística, sintomática, frequente, coração estruturalmente normal, com evolução de pelo menos seis meses, refratária a pelo menos uma droga antiarrítmica de classe IC ou Sotalol, e na ausência de condições metabólicas potencialmente correlacionadas à arritmia (NE: B).
2. Pacientes com FA paroxística, com as mesmas características do item acima, com cardiopatia estrutural e refratária a amiodarona (NE C).
3. Pacientes com FA persistente, sintomática e recorrente, refratária a pelo menos uma droga antiarrítmica da classe IC ou Sotalol, se não houver cardiopatia estrutural, ou à amiodarona, caso haja cardiopatia estrutural, tendo sido afastadas condições clínicas potencialmente deflagradoras da FA (NE: C).
4. Ablação de FA permanente em pacientes jovens com átrio esquerdo pouco aumentado, principalmente quando a resposta ventricular é mal controlada ou há progressiva dilatação e/ou redução da fração de ejeção do VE (NE C).
Classe IIb
1. Ablação por cateter na FA permanente com cardiopatia associada e átrio esquerdo aumentado (> 50 mm), quando há progressiva piora da classe funcional, devido a controle inadequado da FC ou apesar de aparente controle farmacológico da FC (NE C).
Classe III
1. Pacientes com trombo em átrio esquerdo (NE C).
2. Pacientes com causas reversíveis para a FA (NE C).
3. Após o primeiro episódio de FA (NE C).
Resposta e.

5. Esta paciente deu entrada no PS com uma taquicardia de QRS largo instável (com sinais de baixo débito – palidez e pulsos periféricos não palpáveis). A conduta em taquicardia instável de QRS largo, com pulso é a cardioversão elétrica sincronizada (devemos lembrar que o examinador disse que os pulsos periféricos não eram palpáveis, mas provavelmente de acordo com o quadro clínico descrito os pulsos centrais eram sim palpáveis). Só com essa conduta já eliminamos 3 alternativas e ficamos com as últimas 2 alternativas, que diferem na indicação de desfibrilador implantável (CDI) – a alternativa D indica CDI e a E fala que não há indicação. Vamos então consultar as Diretrizes Brasileiras de Dispositivos Cardíacos Eletrônicos Implantáveis (DCEI) de 2007:

Recomendações para implante de CDI na Prevenção Secundária de MSC em pacientes com cardiopatia estrutural.
Classe I
1. Parada cardíaca por TV/FV de causa não-reversível, com FE ≤ 35% e expectativa de vida de pelo menos um ano (NE A).
2. TVS espontânea com comprometimento hemodinâmico ou síncope, de causa não reversível com FE ≤ 35% e expectativa de vida de pelo menos um ano (NE A).
Classe IIa
1. Sobreviventes de parada cardíaca, por TV/FV de causa não reversível, com FE ≥ 35% e expectativa de vida de pelo menos 1 ano (NE B).
2. Pacientes com TVS espontânea, de causa não reversível, com FE≥ 35%, refratária a outras terapêuticas e expectativa de vida de pelo menos um ano (NE B).
3. Pacientes com síncope de origem indeterminada com indução de TVS hemodinamicamente instável e expectativa de vida de pelo menos um ano (NE B).
Classe III
1. TV incessante (NE C).
Vendo os critérios acima e o quadro da paciente, há indicação de CDI. Resposta d.

6. Abaixo podemos ver o escore de risco CHADS2 e CHADS2VasC.

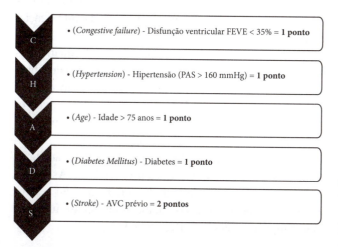

Figura 1 Escore de risco CHADS2 e CHA2DS2-VASC SCORE

	DIAGNÓSTICO	PONTOS
C	Insuficiência cardíaca ou disfunção ventricular esquerda.	1
H	Hipertensão arterial superior 140 × 90 ou tratada com medicamentos.	1
A$_2$	Age – Idade igual ou superior a 75 anos.	2
D	Diabetes Mellitus.	1
S$_2$	Stroke – Acidente vascular cerebral ou ataque isquêmico transitório ou tromboembolismo.	2

V	Vascular Disease – Doença vascular (doença arterial periférica ou infarto do miocárdio ou placa na aorta).	1
A	Age – Idade entre 65-74anos.	1
Sc	Sex – Sexo feminino.	1

Adaptado de 2009 *Birmingham Schema*, CHA2DS-2-VASc *Scoring System*, *Refining clinical risk stratification for predicting stroke and thromboembolism in atrial fibrillation using a novel risk factor based approach*: The Euro Heart Survey on Atrial Fibrillation, Chest
Legenda: C = Insuficiência cardíaca ou disfunção ventricular esquerda; H = Hipertensão arterial superior 140 × 90 ou tratada com medicamentos; A2 = Idade igual ou superior a 75anos; D = Diabetes; S2 = Acidente vascular cerebral ou ataque isquêmico transitório ou tromboembolismo; V = doença vascular (doença arterial periférica ou infarto do miocárdio ou placa na aorta); A = Idade entre 65-74anos; Sc = Sexo feminino
O CHADS2VasC é uma tentativa de aumentar a sensibilidade do escore CHADS2
A necessidade de anticoagulação oral após o cálculo do escore CHA2DS2VASc ou CHADS2 é determinada segundo o esquema abaixo:

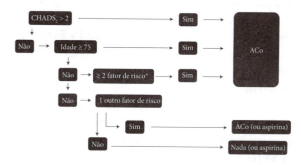

Figura 2 Conduta após cálculo de CHADS2 para pacientes com FA não-valvar. (3). ACo = anticoagulante oral. *= outros fatores de risco do CHA2DS2VASc – sexo feminino, doença vascular e idade entre 65 e 74 anos

Fazendo o cálculo, o paciente tem CHADS2: 2 e CHA2DS2VASc: 3, e tem indicação de anticoagulação oral para INR 2,0 – 3,0. Uma última observação: Não é necessário calcular os dois escores, basta calcularmos o CHA2DS2VASc. Resposta b.

7. O eletrocardiograma mostrado na questão é um clássico exemplo de síndrome de Brugada, caracterizada por padrão debloqueio de ramo direito com elevação do segmento ST em sela ou côncavo nas derivações eletrocardiográficas precordiais direitas (V1-V3) e uma predisposição para arritmias ventriculares e MSC152. O padrão do ECG, em alguns casos só é visível após a administração de drogas bloqueadoras dos canais de sódio (usualmente Procainamida, Flecainamida ou Ajmalina).

A doença, que tem um padrão de transmissão hereditária autossômica dominante, afeta predominantemente homens (90%), é causada por mutação do gene SCN5A154 que codifica os canais de sódio e se manifesta principalmente na terceira e quarta décadas de vida por meio de síncopes e MSC. Os eventos clínicos também podem ocorrer em neonatos ou crianças e a febre é um importante fator predisponente. A quinidina e a hidroquinidina têm apresentado resultados satisfatórios no tratamento farmacológico da SB. A despeito dos resultados encorajadores com farmacoterapia, não existem evidências suficientes para recomendá-la isoladamente. O Implante de CDI permanece sendo o único tratamento efetivo estabelecido para SB. Nesses pacientes, entretanto, antiarrítmicos e ablação por cateter podem ter papel coadjuvante importante, na presença de choques apropriados recorrentes.

Recomendações para Implante de CDI em pacientes com SB pelas Diretrizes Brasileiras de Dispositivos Cardíacos Eletrônicos Implantáveis (DCEI) de 2007

Classe I
1. Pacientes com SB, sobreviventes de parada cardíaca e expectativa de vida de pelo menos um ano (NE C).

Classe IIa
1. Pacientes com SB e alterações eletrocardiográficas espontâneas, síncope e expectativa de vida de pelo menos um ano (NE C).
2. Pacientes com SB e documentação de TVS espontânea que não provocou parada cardíaca e expectativa de vida de pelo menos um ano (NE C).

Classe IIb
1. Pacientes com SB e alterações eletrocardiográficas induzidas por fármacos, síncope de origem indeterminada e expectativa de vida de pelo menos um ano (NE C).

Classe III
1. Pacientes com SB assintomáticos e sem fatores de risco documentados.
Observação: pode-se resolver esta questão só fazendo o diagnóstico da síndrome de Brugada, sem a necessidade de saber as diretrizes de implante de CDI nesta doença. Resposta c.

8. As arritmias cardíacas são originadas por um ou mais dos seguintes mecanismos:

1. Automatismo anormal: células que adquirem a capacidade de automatismo devido a despolarização da fase 4 do potencial de ação (diástole). Essas alterações podem ocorrer em células localizadas nos átrios, ventrículos, na junção AV e nos vasos que se comunicam diretamente com os átrios (veia cava e veias pulmonares). Lembrar: as fibras do nó sinusal e atrioventricular que normalmente apresentam atividade automática podem apresentar uma condição anormal de automatismo aumentado, que dá origem à taquicardia sinusal inapropriada e a taquicardia juncional não paroxística.

2. Atividade deflagrada: esse mecanismo está associado às oscilações do potencial de membrana (pós-potencias) que atingem o limiar de disparo e deflagram uma sequência de potenciais de ação. Podem ser diferenciados em pós-potenciais precoces ou tardios em relação a fase do potencial em que ocorrem. Os pós-potenciais precoces ocorrem na fase 2 ou 3 do potencial de ação, dão origem ao intervalo QT longo que sob estímulos subliminares podem induzir taquicardias polimórficas. Nos pós-potenciais tardios a oscilação ocorre na fase 4 do potencial de ação gerada pela entrada anormal de cálcio intracelular e são responsáveis pelas arritmias da intoxicação digitálica.

3. Circuito de reentrada: mecanismo mais frequente das taquicardias clínicas, mantido por um conjunto de fibras miocárdicas capazes de sustentar uma ativação elétrica em movimento circular. Estes circuitos podem envolver um grupo restrito de fibras (microcircuito) ou uma área extensa de miocárdio (macrocircuito).

Observação: As taquicardias automáticas não são interrompidas pela cardioversão elétrica (CVE). As taquicardias por atividade deflagrada podem ou não ser interrompidas pela CVE. As taquicardias reentrantes são interrompidas pela CVE. Resposta d.

Cardiopatias Congênitas (CC) 19

Guilherme S. Spina

Introdução

Nas últimas décadas, houve muitos avanços na área de cardiopatias congênitas (CC) e muitos destes pacientes têm chegado à idade adulta. Logo, esta área tem ganhado maior importância não só na pediatria como também na cardiologia de adultos. Estima-se que nos Estados Unidos exista ao redor de um milhão de pessoas portadoras de CC e que este grupo de pacientes aumente em 5% ao ano.

As CC costumam ser divididas entre as que não apresentam cianose (acianóticas) e as que cursam com cianose (cianóticas). Neste capítulo, abordaremos as cardiopatias congênitas mais comuns no dia a dia.

Etiologia

A maior parte das CC não tem etiologia conhecida. No entanto, algumas doenças genéticas têm grande relação com as CC:

1. Síndrome de Down (trissomia do cromossomo 21): 50% dos pacientes apresentam alguma CC.
2. Síndrome de Edwards (trissomia do cromossomo 18): 90% dos pacientes apresentam alguma CC.
3. Inúmeras outras doenças genéticas podem cursar com cardiopatias congênitas.

Dentre as outras causas de CC, podemos destacar o uso de drogas com efeito teratogênico durante a gestação e a presença de doenças maternas que predispõem a CC, como a rubéola congênita, o lúpus eritematoso sistêmico, entre outras.

Cardiopatias congênitas acianóticas

Comunicação interatrial (CIA)

É responsável por um terço das cardiopatias congênitas diagnosticadas em adultos. É duas vezes mais comum em mulheres do que em homens. É a cardiopatia mais comum em pacientes com **síndrome de Holt-Oram** (caracteriza-se por um defeito do tipo *ostium secundum* associado a anormalidades ósseas dos antebraços e das mãos).

Classificação

Pode ser dividida anatomicamente em três tipos:

1. **Tipo *ostium secundum***: quando ocorre na região da fossa *ovalis*. É a forma mais comum, correspondendo a 75% dos casos. Pode estar associado ao prolapso de valva mitral.
2. **Tipo *ostium primum***: quando ocorre na parte baixa do septo interatrial. Corresponde a 15% dos casos. Pode associar-se à insuficiência mitral, por defeito no folheto anterior da valva mitral.
3. **Tipo seio venoso**: quando ocorre na parte alta do septo interatrial. Responsável por 10% dos casos. Pode estar associado à drenagem anômala parcial das veias pulmonares para o átrio direito ou para a veia cava superior.

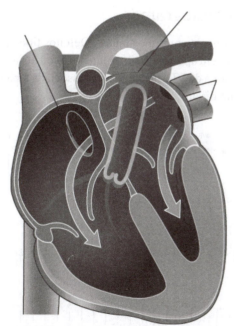

Figura 19.1 – Representação de uma CIA.

Fisiopatologia

Fisiopatologicamente, a CIA resulta num *shunt* de sangue entre os átrios (*shunt* AE – AO). A direção e o tamanho do *shunt* variam de acordo com a anatomia e o tamanho da CIA e de acordo com a complacência ventricular.

CIAs menores do que 0,5 cm levam a *shunts* pequenos sem significado hemodinâmico importante. **Já as CIAs acima de 2 cm costumam causar *shunt* importante, deixando sequelas hemodinâmicas significativas.**

Como a maior parte dos adultos tem um ventrículo direito (VD) muito complacente, o *shunt* costuma ser, inicialmente, da esquerda para a direita (vide Figura 19.1), levando a um aumento do fluxo sanguíneo pulmonar, dilatação biatrial, aumento do VD e das artérias pulmonares. Quando o VD se tornar insuficiente ou pouco complacente, o *shunt* diminui e pode eventualmente inverter-se na evolução mais tardia dos casos graves.

Quadro clínico

Normalmente o paciente é assintomático. Quando apresenta sintomas, esses costumam ser inespecíficos.

No exame físico, quando a CIA é grande e há sobrecarga de VD, este pode ser palpável. Normalmente há **desdobramento fixo da segunda bulha cardíaca**, pois com a CIA ocorre equalização das pressões atriais independentemente do ciclo respiratório. Pode ocorrer um sopro sistólico ejetivo suave no segundo espaço intercostal esquerdo. O fluxo pela CIA não causa sopro.

Diagnóstico

Eletrocardiograma

- Normalmente em ritmo sinusal. Defeitos tipo seio venoso podem apresentar ritmo juncional ou atrial baixo.
- Sobrecarga de VD, podendo estar associada a bloqueio do ramo direito.

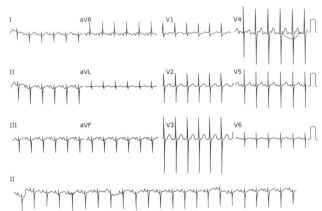

Figura 19.2 – ECG de uma criança com CIA.

Radiografia de tórax

- Aumento da trama vascular pulmonar com abaulamento do tronco da artéria pulmonar (padrão vascular de *shunt*).
- Aumento da área cardíaca, à custa de aumento de VD e AD.

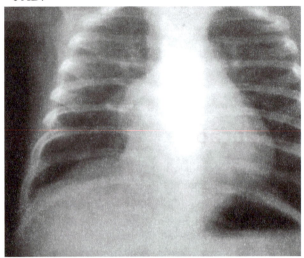

Figura 19.3 – Radiografia de tórax de uma criança com CIA.

Ecocardiograma

- Mostra dilatação biatrial e dilatação de VD.
- Costuma identificar diretamente a localização, o tamanho e o fluxo da CIA.
- Nos casos de defeito tipo seio venoso, pode ser necessária a realização de ecocardiograma transesofágico para melhor definição anatômica.

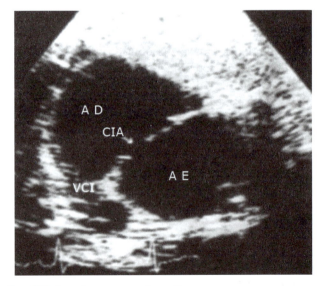

Figura 19.4 – Ecocardiograma mostrando uma CIA.

Cateterismo cardíaco

- Restrito aos casos duvidosos, já que nos dias de hoje a maioria deles pode ser resolvida apenas com o ecocardiograma.

Evolução clínica e tratamento

Como a maioria dos casos é assintomática e com exame físico pouco expressivo, grande parte dos casos só é diagnosticada na idade adulta.

Os casos em que a relação de fluxo pulmonar dividida pelo fluxo sistêmico é menor do que 1,5 não costumam ter repercussão importante e não necessitam de tratamento. Nos casos de CIAs moderadas ou grandes (com relação de fluxo acima de 1,5), os pacientes costumam ficar assintomáticos até a terceira ou quarta década de vida, quando ocorre disfunção de VD e os pacientes começam a apresentar sinais e sintomas de insuficiência cardíaca direita. A evolução clínica para síndrome de Eisenmenger é rara.

Os pacientes sintomáticos costumam queixar-se de cansaço ou dispneia. Raramente, podem apresentar sintomas relacionados a arritmias supraventriculares, insuficiência cardíaca direita ou quadros de embolização.

Nos casos em que a relação do fluxo for maior do que 1,5 deve-se realizar cirurgia para fechamento da CIA para prevenção das complicações descritas acima. A cirurgia está contraindicada nos casos em que a hipertensão pulmonar for muito importante e irreversível.

Não há necessidade de profilaxia para endocardite infecciosa, exceto nos pacientes em que há outras lesões associadas.

De um modo geral, a orientação para tratamento fica assim discriminada:

- **Clínico:** controle da ICC e das arritmias, quando presentes.
- **Percutâneo:** fechamento da CIA com dispositivo de Amplatzer. Indicação:
  - maiores de 3 anos com peso superior a 15 kg: CIA *ostium secundum* com repercussão hemodinâmica (Qp/Qs > 1,5) (*shunt* significativo da esquerda para a direita; Qp = fluxo pulmonar; Qs = fluxo sistêmico).

Cirúrgico: atriosseptoplastia com retalho de pericárdio bovino. Indicações:
- menores de 1 ano: pacientes muito sintomáticos;
- entre 1 e 2 anos: CIA de qualquer tipo (exceto *ostium secundum*), assintomáticos, com Qp/Qs > 1,5;
- entre 2 e 4 anos: CIA *ostium secundum*, assintomáticos, com Qp/Qs > 1,5.

Comunicação interventricular (CIV)

A CIV é a CC mais comum, quando excluída a valva aórtica bicúspide, correspondendo a 20%-25%. Tem prevalência semelhante em homens e mulheres. Cerca de 20% a 40% delas fecham espontaneamente antes dos dois anos de idade e 90% fecham-se até os 10 anos.

Classificação

Podemos dividir as CIVs em 4 tipos:

1. Membranosa: 70% dos casos. Envolve a região membranosa do septo interventricular.
2. Muscular: 20% dos casos.
3. Do tipo via de entrada: 8%.
4. Do tipo via de saída: 5% a 7%.

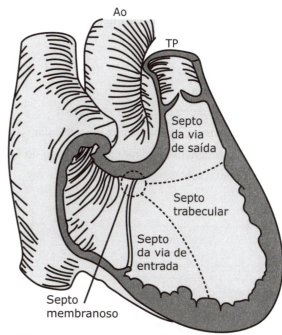

Figura 19.5 – Tipos anatômicos da comunicação interventricular.

Fisiopatologia

O comprometimento fisiopatológico da CIV depende do tamanho e da resistência vascular pulmonar. Em todos os casos, inicialmente há um *shunt* da esquerda para a direita (ver Figura 19.5). A CIV pode ser dividida conforme sua gravidade:

1. CIV pequena: relação de fluxo pulmonar dividido pelo fluxo sistêmico menor do que 1,5 e CIV menor do que 1/3 da raiz da aorta. Nestes casos, normalmente não há comprometimento hemodinâmico.

2. CIV moderada: relação de fluxo até 2, com resistência vascular pulmonar normal e CIV até ¾ da raiz da aorta.

3. CIV grande: hiperfluxo pulmonar com CIV de tamanho igual ou maior que a raiz da aorta. Nestes casos, há equalização de pressões ventriculares, com equalização progressiva das resistências. Quando a resistência pulmonar ultrapassa a sistêmica, há diminuição do fluxo até inversão do *shunt*.

Quadro clínico

As CIVs pequenas normalmente são assintomáticas. Nas CIVs maiores os pacientes costumam apresentar dispneia, taquicardia, sudorese e insuficiência cardíaca.

No exame físico, as CIVs mais importantes costumam apresentar *ictus* hiperdinâmico e desviado para a esquerda. Há um **sopro holossistólico evidente no**

bordo esternal esquerdo baixo, comumente associado a frêmito. Se CIV grande, a P2 é hiperfonética.

O sopro sistólico diminui e pode até desaparecer quando há equalização das pressões ventriculares pelo aumento da resistência vascular pulmonar. O paciente costuma apresentar cianose e baqueteamento digital. **As infecções respiratórias como broncopneumonia de repetição são comuns.**

Diagnóstico

Eletrocardiograma

- Quando a CIV é pequena, pode ser normal.
- Nas CIVs maiores, há sobrecarga biventricular.
- Quando há hipertensão pulmonar, há desvio do QRS para a direita e sobrecarga de AD.

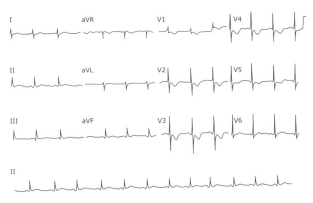

Figura 19.6 – ECG de uma criança com CIV.

Radiografia de tórax

- Pode ser normal em CIVs pequenas.
- Nas CIVs maiores, há aumento da área cardíaca.
- Pode ocorrer abaulamento do tronco da pulmonar e edema pulmonar (padrão vascular de *shunt*).

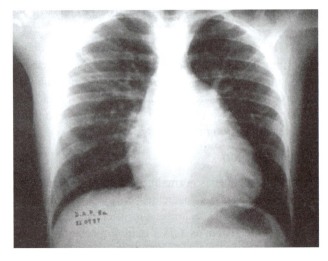

Figura 19.7 – Radiografia de tórax de uma criança com CIV.

Ecocardiograma

- Útil para identificar a CIV e quantificar seu tamanho. Com o auxílio do *Doppler*, identifica a direção e tamanho do *shunt*.

Cateterismo cardíaco

- Pouco utilizado nos dias de hoje, pois o ecocardiograma costuma definir a CIV de forma precisa. Nos casos duvidosos, ajuda a quantificar a CIV e sua repercussão hemodinâmica.

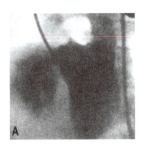
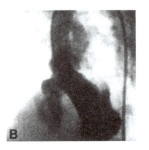
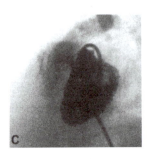
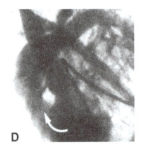

Figura 19.8 – Diversos tipos anatômicos de CIV: A – perimembranoso; B – perimembranoso com formação de aneurisma; C – subpulmonar; D – trabecular muscular.

Evolução clínica e tratamento

A evolução natural da CIV depende do seu tamanho e da resistência vascular pulmonar. **Em adultos** assintomáticos com CIVs pequenas, há pouco risco de piora clínica e não há indicação de fechamento da CIV.

Pacientes com CIVs maiores podem evoluir com disfunção de VE e/ou hipertensão pulmonar associada à disfunção de VD. Nestes casos, há indicação de fechamento da CIV, desde que a magnitude da doença vascular pulmonar não seja proibitiva. Quando a relação da resistência vascular pulmonar dividida pela sistêmica ultrapassa 0,7, o risco cirúrgico torna-se proibitivo.

Todos os pacientes, mesmo os que apresentam CIVs sem indicação cirúrgica, devem receber profilaxia para endocardite infecciosa.

RESUMO DA ORIENTAÇÃO TERAPÊUTICA
Clínico: controle da ICC; profilaxia para EB. **Cirúrgico (paliativo):** cerclagem da artéria pulmonar.
Indicação: Bebês de baixo peso, com ICC grave, considerados de alto risco para correção definitiva ou portadores de comunicações múltiplas apicais.
Cirúrgico (definitivo): ventriculosseptoplastia com retalho de pericárdio bovino.
Indicações: Menores de 6 meses: ICC de difícil controle. Entre 6 e 24 meses: Qp/Qs – sinais de HAP ou sintomas significativos. Maiores de 24 meses: Qp/Qs > 1,5 ou ocorrência de EB ou presença de insuficiência aórtica.

Tabela 19.1

Persistência do canal arterial (PCA)

O canal arterial conecta a aorta descendente logo após a saída da artéria subclávia esquerda à artéria pulmonar esquerda (ver figura). No feto, ele é responsável pelo *bypass* dos pulmões ainda não expandidos, levando o sangue para a aorta para oxigenação na placenta. Normalmente ele fecha espontaneamente logo após o nascimento. Quando isso não ocorre, há fluxo da esquerda para direita, da aorta para a artéria pulmonar, através dele.

A PCA é responsável por 10% das cardiopatias congênitas, e sua incidência é aumentada nas gestações complicadas por hipoxemia perinatal ou por rubéola materna e em gestações em grandes altitudes, além de partos prematuros. **Predominância de 3:1 no sexo feminino.**

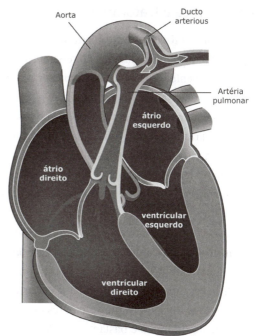

Figura 19.9 – Representação de PCA.

Quadro clínico

Quando o *shunt* pelo canal arterial é moderado ou grande, o paciente apresenta pulsos amplos, pressão arterial divergente e um *ictus* hiperdinâmico.

A primeira bulha é normal, e um **sopro contínuo "em maquinaria"** pode ser ouvido no segundo espaço intercostal anterior. Quando o *shunt* é importante, pode-se ouvir um sopro diastólico mitral e um sopro sistólico aórtico secundários ao hiperfluxo através destas valvas.

Diagnóstico

Eletrocardiograma e radiografia de tórax

Quando o canal arterial é pequeno, o ECG e a radiografia de tórax costumam ser normais. Quando o canal é grande e o *shunt* é importante, há sobrecarga significativa de AE e VE tanto no ECG quanto na radiografia de tórax. A radiografia também costuma evidenciar dilatação proximal da artéria pulmonar e aorta ascendente proeminente. A PCA pode, em alguns casos, ser vista como uma opacidade na confluência da aorta descendente e do arco aórtico.

Ecocardiograma

Na maior parte dos casos, o canal arterial é facilmente identificado, e o uso do *Doppler* permite quantificar e avaliar a direção do fluxo dentro dele. Se a relação de tamanho do átrio esquerdo/raiz da aorta for maior do que 1,5/1, o *shunt* deve ser considerado importante.

Cateterismo cardíaco

Muito pouco utilizado atualmente, permite a visualização direta do canal, além da avaliação das pressões e resistências pulmonar e sistêmica.

Evolução clínica e tratamento

O canal arterial raramente fecha após a infância. Quando o canal é pequeno, não existe repercussão hemodinâmica importante, o paciente costuma ser assintomático e com expectativa de vida normal.

O canal de tamanho moderado pode ser assintomático na infância e apresentar sintomas somente na adolescência ou na idade adulta. Os sintomas costumam ser inespecíficos. Além disso, com o tempo, o canal pode tornar-se calcificado e com aneurismas, aumentando o risco de ruptura.

Em casos com canal arterial de fluxo importante há risco de insuficiência cardíaca esquerda. Um terço dos pacientes com PCA não operados evoluiu com insuficiência cardíaca, hipertensão pulmonar e endarterite antes dos 40 anos, e dois terços morrem antes dos 60 anos.

O tratamento cirúrgico é bastante simples, já que não é necessária circulação extracorpórea, exceto nos casos em que já há calcificação e aneurisma do canal. Como a cirurgia é de baixa complexidade, sempre há indicação de cirurgia para correção do PCA, mesmo nos casos de PCAs pequenos. Nas crianças prematuras, o uso da indometacina costuma ter bons resultados para o fechamento da PCA.

Independentemente do tamanho, todos os PCAs são de alto risco para endocardite infecciosa e devem receber a profilaxia quando indicada.

RESUMO TERAPÊUTICO

Clínico: controle da ICC

Farmacológico: indometacina (Indocid®) cápsulas de 25 e 50 mg, suspensão 1 mL = 5 mg; ampolas = 1 mg; 0,2 a 0,3 mg/kg/dose por sonda naso-gástrica (SNG) ou via intravenosa (IV), no total de 3 ou 4 doses, em intervalos de 8, 12 ou 24 horas, ou infusão contínua da dose total, em 24 horas.

Indicação:

RN prematuros até a 4ª semana de vida;

Contraindicações:

coagulopatias;

oligúria ou insuficiência renal aguda;

plaquetopenia < 60.000/mm³;

hiperbilirrubinemia indireta em níveis de fototerapia;

hepatopatia grave.

Percutâneo: fechamento do canal arterial pela liberação de dispositivos por meio de cateterismo cardíaco.

Indicação:

lactentes com peso superior a 8 kg ou maiores de 1 ano.

Cirúrgico: clampeamento do canal arterial com grampo cirúrgico em neonatos; secção e sutura do canal arterial em crianças maiores.

Indicações:

menores de 1 mês: RN prematuros contraindicados ou não responsivos ao uso da indometacina, com repercussão hemodinâmica;

RN a termo muito sintomáticos;

entre 1 e 6 meses: lactentes sintomáticos;

6 e 12 meses: lactentes assintomáticos;

maiores de 1 ano: casos considerados desfavoráveis para o tratamento percutâneo.

Tabela 19.2

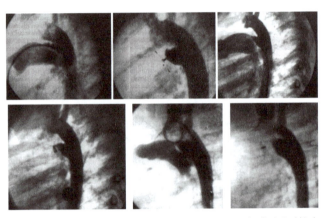

Figura 19.10 – Oclusão de PCA por diferentes próteses: A e B – umbrella de Rashkind; C e D – mola helicoidal de Gianturco; E e F – prótese Amplatzer.

Janela aortopulmonar (JAP)

É uma anomalia rara. Refere-se a uma comunicação, semelhante a uma janela, entre a aorta ascendente e a artéria pulmonar, como resultado de uma falha na septação conotroncular embriológica (Figura 19.11). Os aspectos fisiopatológicos e clínicos assemelham-se aos dos amplos canais arteriais persistentes, promovendo um grande *shunt* E-D e transmissão da pressão aórtica para a circulação pulmonar, com aparecimento de HRVP mais precocemente. Os sinais físicos, radiológicos e eletrocardiográficos são semelhantes àqueles da PCA.

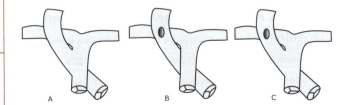

Figura 19.11 – Janela aortopulmonar em diferentes localizações.

Tratamento

- Clínico: controle da ICC.
- Cirúrgico: fechamento da comunicação com retalho de pericárdio bovino ou placa de Dácron.

Estenose aórtica

Nas pessoas com menos de 65 anos com estenose aórtica sintomática, a causa mais comum é a valva aórtica bicúspide, que pode ser encontrada em até 3% da população. É quatro vezes mais comum em homens. Pode estar associada com outras lesões, como PCA ou coarctação, em até 20% dos casos.

As formas supravalvares têm apresentação familiar e não familiar. Quando não familiar, podem estar associadas com retardo mental e facial característico da hipercalcemia infantil (síndrome de Williams).

Tipos anatômicos

- **Subvalvar:** membrana ou diafragma, anel fibroso, túnel fibromuscular.
- **Valvar:** valva unicúspide (acomissural ou unicomissural), valva bicúspide, valva tricúspide (hipoplásica ou displásica), valva quadricúspide.
- **Supravalvar:** ampulheta, membrana ou diafragma, hipoplasia segmentar.

Classificação (quanto ao grau de obstrução)

- Leve: gradiente sistólico máximo até 50 mmHg.
- Moderada: gradiente entre 50 e 75 mmHg.
- Importante: acima de 75 mmHg.

Fisiopatologia

Ao nascer, a valva aórtica bicúspide não é estenótica. No entanto, com a fusão de comissuras, o jato de sangue através da valva é excêntrico, o que leva ao espessamento e à calcificação da valva.

Os critérios para caracterização de gravidade da valvopatia são os mesmos já descritos no Capítulo de Doenças Valvares.

Quadro clínico

Os pacientes podem permanecer assintomáticos por muito tempo. Quando sintomáticos, a mortalidade é extremamente alta. **A tríade de sintomas clássicos inclui angina, síncope e insuficiência cardíaca.**

Da mesma forma que nas estenoses adquiridas, a estenose aórtica congênita causa pulso de ascensão lenta, segunda bulha hipofonética em foco aórtico, quarta bulha e um sopro sistólico em crescendo-decrescendo em foco aórtico, com irradiação para o pescoço.

Diagnóstico

Eletrocardiograma

Costuma apresentar sobrecarga evidente de ventrículo esquerdo.

Radiografia de tórax

Pode ser normal em grande parte dos casos. Nos casos mais avançados, pode haver dilatação ventricular e a área cardíaca pode estar aumentada na radiografia.

Ecocardiograma

Com o uso do *Doppler*, é possível calcular o fluxo através da valva e estimar sua área, além de avaliar a função ventricular.

Cateterismo cardíaco

Não é indicado de rotina. Pode ajudar a definir a conduta em casos duvidosos. Fornece informações com relação à gravidade da lesão e da função ventricular. Deve ser realizado nos pacientes com mais de 45 anos, para a avaliação de coronariopatia associada.

Evolução e tratamento

Todos os pacientes com estenose aórtica significativa devem receber profilaxia para endocardite infecciosa.

Pacientes assintomáticos têm expectativa de vida normal e não têm indicação cirúrgica de rotina. Após o aparecimento de qualquer dos sintomas da tríade clássica, a mortalidade é alta e normalmente os pacientes recebem indicação de correção cirúrgica da valvopatia.

Valvoplastia com cateter-balão (percutânea) está indicada em lesões valvares e supravalvares moderadas e importantes em pacientes favoráveis.

Estenose pulmonar

A estenose pulmonar é responsável por 10% das CC. Em 90% dos casos de obstrução de via de saída do VD, a causa é valvar. Nos outros casos, a etiologia pode ser supra ou subvalvar.

As estenoses supravalvares podem ocorrer na artéria pulmonar propriamente dita ou em um de seus ramos. É comum sua associação com outras lesões, como estenose pulmonar valvar, CIA, CIV, PCA e Tetralogia de Fallot. Também são comuns na **síndrome de Williams** (dismorfismo facial, retardo mental, estrabismo, estenose aórtica supravalvar e hipercalcemia). As estenoses subvalvares são lesões do infundibulares ou subinfundibulares e costumam associar-se à CIV. Já as estenoses valvares costumam ser lesões isoladas. As estenoses valvares ocorrem em 2/3 dos pacientes com **síndrome de Noonan** (doença genética autossômica dominante caracterizada por baixa estatura, dimorfismo craniofacial, pescoço curto, criptorquidismo em pacientes do sexo masculino, diátese hemorrágica, anormalidades cardíacas e esqueléticas).

Fisiopatologia

Os folhetos da valva pulmonar apresentam fusão comissural. A porcentagem de 10%-15% dos casos possuem folhetos displásicos, espessados e imóveis.

A área valvar pulmonar normal é de 2 cm² por m² de superfície corpórea. Quando há estenose, há aumento de pressão sistólica do VD e gradiente de pressão entre o VD e a artéria pulmonar. A gravidade varia de acordo com a área valvar, o gradiente e a pressão sistólica do VD, conforme tabela abaixo:

GRAU	ÁREA (CM2/M2 SC)	GRADIENTE (MMHG)	PRESSÃO SISTÓLICA DO VD
Leve	> 1,0	< 50 mmHg	< 75
Moderada	0, 5-1,0	50-80	75-100
Grave	< 0,5	> 80	> 100

Tabela 19.3

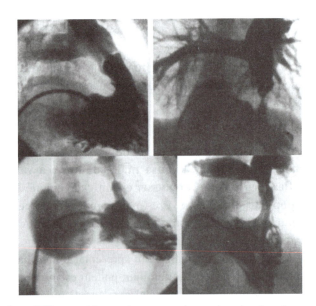

Figura 19.12 – Tipos diferentes de estenose pulmonar: A – valvar; B – valvar com grande hipertrofia infundibular; C – estenose crítica do neonato; D – por hipoplasia de anel pulmonar.

Quadro clínico

Os sintomas dependem da gravidade do quadro. A maior parte dos adultos é assintomática, sendo o diagnóstico realizado apenas na ausculta. Nos casos mais graves, há dispneia e cansaço aos esforços. Ocasionalmente, há síncope ou dor precordial aos esforços. Na evolução, os pacientes podem apresentar disfunção de VD. Nestes casos, há evolução do quadro com edema de membros inferiores, ascite e hepatomegalia.

Nos casos mais graves, o VD costuma ser palpável. O sopro sistólico em crescendo-decrescendo é bastante audível no bordo esternal esquerdo, podendo até apresentar frêmito. Ocasionalmente, um clique de ejeção pode ser percebido antes do sopro.

Diagnóstico

Eletrocardiograma

Nos casos moderados ou graves, há desvio do eixo para a direita e sobrecarga evidente de VD.

Radiografia de tórax

Dilatação pós-estenótica da artéria pulmonar e trama vascular pulmonar diminuída, associada à área cardíaca normal. O aumento da área cardíaca ocorre em casos de disfunção de VD com insuficiência tricúspide.

Ecocardiograma

Hipertrofia e dilatação de VD. Pode haver movimentação paradoxal do septo interventricular na sístole. O aspecto da valva, o grau de obstrução e o fluxo transvalvar permitem graduar a gravidade da lesão.

Cateterismo cardíaco

É um exame de exceção, indicado apenas nos casos complexos, em que há dúvidas na avaliação ecocardiográfica.

Evolução e tratamento

Nos pacientes com estenose leve assintomáticos, não há indicação de intervenção, pois a sobrevida nestes casos é excelente. Nos pacientes com estenose moderada, a intervenção costuma ser indicada, pois, apesar do bom prognóstico, muitos pacientes tornam-se sintomáticos na evolução. Nas estenoses graves sempre há indicação de intervenção, pois a maioria torna-se sintomática, e a evolução com disfunção de ventrículo direito não é incomum.

O procedimento de escolha é a intervenção percutânea com cateter balão, realizada de maneira bastante semelhante aos casos de estenose mitral; os resultados a longo prazo costumam ser excelentes. A cirurgia está indicada apenas nos casos em que os folhetos já estão espessados e calcificados, ou nos casos em que a insuficiência é importante. Todos os pacientes têm indicação de profilaxia de endocardite infecciosa.

Coarctação de aorta

A coarctação de aorta (CoA) é um estreitamento da aorta que envolve mais comumente a junção do arco aórtico com a aorta descendente, logo abaixo da saída da artéria subclávia esquerda. Costuma ser até 5 vezes mais comum em homens. Sua associação com síndrome de Turner, valva aórtica bicúspide, CIV, PCA e lesões valvares mitrais é comum. Também pode estar associada com aneurismas do polígono de Willis.

Tipos anatômicos

- Pré-ductal ou tipo infantil.
- Justaductal.
- Pós-ductal ou tipo adulto.

Fisiopatologia

A estenose costuma causar hipertensão arterial nos membros superiores e diferença de pressão arterial entre os membros superiores e os inferiores.

Casos mais raros podem apresentar coarctação antes da saída da subclávia esquerda, levando à hipertensão apenas no braço direito e à diferenciação de pressão entre os membros superiores.

Como há diminuição de fluxo sanguíneo para os membros inferiores, forma-se uma extensa rede de colaterais através das artérias torácicas internas, subclávias, intercostais e escapulares.

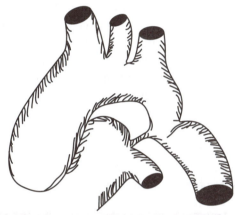

Figura 19.13 – Coarctação da aorta pós-ductal.

Quadro clínico

A maior parte dos pacientes é assintomática e o diagnóstico é feito durante o exame de rotina, pela presença de hipertensão arterial e diminuição de pulsos femorais.

O quadro clínico mais comum é de tonturas e palpitações. Ocasionalmente, os pacientes podem apresentar claudicação de membros inferiores, por diminuição de fluxo sanguíneo. Os sintomas também podem iniciar com um quadro de dissecção aguda de aorta, particularmente em mulheres durante a gestação.

Ao exame, a pressão arterial sistólica em membros superiores costuma ser maior do que em membros inferiores, com pressão arterial diastólica semelhante. Os pulsos femorais costumam estar diminuídos ou ausentes. Em alguns casos há frêmito palpável em região supraesternal.

Na ausculta, há hiperfonese de segunda bulha, com sopro sistólico no bordo esternal esquerdo e irradiação para a região dorsal.

Diagnóstico

Eletrocardiograma e radiografia de tórax

Há hipertrofia de VE no ECG. A radiografia de tórax pode evidenciar erosão de arcos costais (3ª a 9ª costelas) pelo aumento das artérias intercostais. O "sinal do 3" pode ser visto em alguns casos. Ele é formado pelas dilatações pré e pós-estenóticas da CoA.

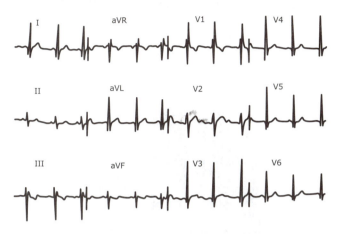

Figura 19.14 – Eletrocardiograma de paciente mostrando ritmo sinusal, bloqueio de ramo direito e sobrecarga ventricular esquerda.

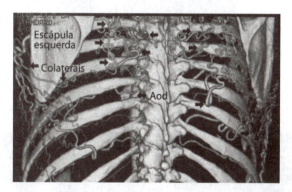

Figura 19.15 – Coarctação da aorta. As extensas colaterais (esquerda) sob as costelas e na região periescapular são mostradas na incidência posterior de uma angio-TC tridimensional computadorizada e são responsáveis pela escavação nas costelas, observadas na radiografia simples de tórax. Aod: aorta descendente.

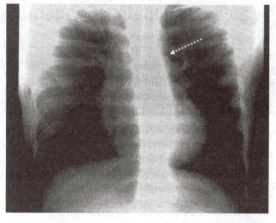

Figura 19.16 – Radiografia de tórax de paciente mostrando uma área cardíaca de tamanho normal, bem como a trama vascular pulmonar. Observa-se tortuosidade na aorta descendente (sinal do 3, seta clara).

Ecocardiograma

A CoA pode ser vista no ecocardiograma. Com o auxílio do *Doppler*, é possível quantificar e graduar a estenose por ela causada.

Angiotomografia de Aorta, Ressonância Nuclear Magnética e Aortografia contratada

Qualquer um destes exames é capaz de identificar e quantificar de forma adequada a extensão e a gravidade da CoA. Além disso, a aortografia permite avaliar a presença e a extensão da circulação colateral.

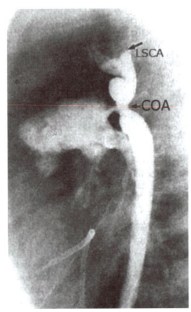

Figura 19.17 – Aortografia de um paciente com coarctação de aorta. CoA – coarctação da aorta.

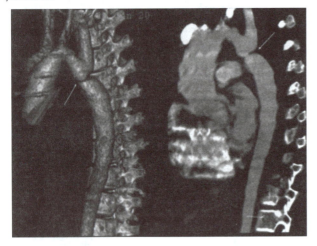

Figura 19.18 – Angiotomografia computadorizada de aorta torácica mostrando coarctação localizada após emergência da artéria subclávia esquerda (setas) e redução do diâmetro do istmo aórtico.

Evolução e tratamento

O tratamento desta entidade deve sempre ser indicado antes que o paciente evolua com hipertensão arterial acentuada. Idealmente, **a correção deste defeito deve ser feita antes dos cinco anos de idade.** Existem várias técnicas cirúrgicas para correção da coarctação: ressecção com anastomose terminoterminal ou interposição de tubo, aortoplastia com retalho ou utilização de segmento da artéria subclávia etc. A escolha da técnica depende da anatomia do arco aórtico, da idade do paciente e da experiência do cirurgião. A mortalidade operatória varia na literatura entre 3% e 32%; é maior em recém-nascidos e em situações de coarctação complexa.

Complicações tardias após correção da coarctação de aorta podem ocorrer. A recoarctação ocorre entre 7% e 60% dos casos, a depender da idade no momento da cirurgia e do tempo de seguimento. Aneurismas da região do istmo aórtico podem ser encontrados na evolução em até 4% dos pacientes.

Outra forma de tratamento da coarctação de aorta tem o cateterismo intervencionista, com a realização de angioplastia com cateter-balão ou implante de *stent*. A dilatação da recoarctação tem mostrado bons resultados nas séries de literatura, porém o tratamento percutâneo da coarctação nativa ainda é controverso. Em adolescentes e adultos, a angioplastia com implante de *stent* mostrou bons resultados, com uma mortalidade inferior a 1% e índice de reestenose e aneurismas semelhante aos resultados com tratamento cirúrgico.

Não raramente, esses pacientes, mesmo após a correção, permanecem hipertensos. Todos os pacientes devem ser estudados por métodos de imagem periodicamente no pós-operatório tardio, para se detectar a formação de aneurismas na região abordada.

RESUMO TERAPÊUTICO
Clínico: controle da ICC; profilaxia para EB; controle da hipertensão arterial sistêmica (HAS) com inibidor da enzima de conversão da angiotensina (ECA), betabloqueador (propranolol – Inderal® – na dose de 1 a 4 mg/kg/dia) e diuréticos
Percutâneo: aortoplastia com cateter-balão em casos favoráveis. **Indicações:** coarctação moderada ou importante em pacientes maiores de 1 ano; recoarctação aórtica após correção cirúrgica; aortoplastia com cateter-balão e colocação de *stent* em pacientes maiores de 15 anos.
Cirúrgico: correção da coarctação + ligadura e secção do canal arterial, se estiver pérvio. **Indicações:** neonatos e menores de 1 ano com ICC; maiores de 1 ano considerados desfavoráveis para o tratamento com cateter-balão.

Tabela 19.4

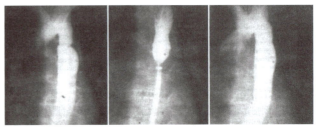

Figura 19.19 – Coarctação de aorta em adolescente submetida a aortoplastia com balão e implante de *stent*.

Cardiopatias congênitas cianóticas (CCC)

Pacientes com CCC têm hipoxemia arterial pelos *shunts* venosos sistêmicos na circulação arterial. O grau de hipoxemia depende do tamanho dos *shunts*. Todas as CCC são graves e apenas uma minoria dos pacientes sobrevive até a idade adulta sem correção cirúrgica.

Tetralogia de Fallot (T4F)

A T4F **é a cardiopatia cianogênica mais comum**, com mortalidade de 75 % nos primeiros 5 anos, com tratamento clínico. **Os quatro defeitos clássicos são:** CIV importante, aorta cavalgando os ventrículos, obstrução da via de saída do VE (sub, supra ou valvar) e hipertrofia de VD.

A T4F associa-se a arco aórtico à direita em 25% dos pacientes, CIA em 10% e anomalias coronarianas em 10% dos casos.

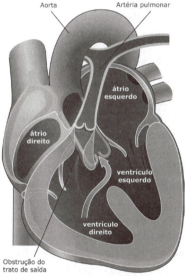

Figura 19.20 – Representação de tetralogia de Fallot.

Fisiopatologia

A maior parte dos pacientes tem *shunt* da direita para a esquerda, causando cianose. Como a CIV é importante, os ventrículos possuem pressão semelhante e há *shunt*, pois há resistência aumentada na via de saída do VD.

Como a resistência causada pela via de saída do VD é fixa, o tamanho do *shunt* depende da resistência vascular sistêmica. Quanto maior a resistência, menor o *shunt*, e vice-versa.

Quadro clínico

A maior parte dos pacientes apresenta **cianose importante desde o primeiro ano de vida.** Durante a infância, os pacientes apresentam quadros de hipoxia súbita (denominados *tet spells*), que são quadros de taquipneia e hiperpneia seguidos de cianose, perda de consciência e até mesmo AVCs e morte. Esses quadros são limitados à infância e podem ser desencadeados pelo choro.

Adultos costumam apresentar dispneia e intolerância ao exercício. Também são comuns complicações crônicas como cianose, policitemia, hiperviscosidade, alterações de hemostasia, AVCs e endocardite.

Ao exame, os pacientes apresentam cianose e baqueteamento digital. O VD costuma ser palpável. A primeira bulha é normal. **A segunda bulha é única, pois o componente pulmonar é inaudível.** Há um **sopro sistólico no bordo esternal esquerdo,** ocasionalmente com frêmito, causado pela obstrução da via de saída do VD.

Durante o crescimento do paciente, observa-se uma exacerbação da cianose com aparecimento de baqueteamento digital. As crianças que já caminham procuram, instintivamente, a posição de cócoras quando a estenose infundibulovalvar já é importante. Após esforço, o baixo débito pulmonar melhora quando aumenta a resistência sistêmica e diminui o retorno venoso. Nas crises de hipoxia, mais frequentes dos 6 aos 12 meses, dispneia e palidez cutânea estão presentes, com exacerbação da cianose e desaparecimento do sopro; a seguir, pode haver letargia e sonolência durante 1 a 5 minutos, mas pode estender-se por até 30 minutos a 1 hora. Tais episódios têm regressão espontânea na maioria das vezes, mas alguns deles necessitam de tratamento médico especializado.

Diagnóstico

O diagnóstico é clínico, acompanhado de exames complementares simples, como a radiografia de tórax e ecocardiograma hipofluxo pulmonar, com tronco da artéria pulmonar escavado. Há desvio do eixo para a direita, associado à sobrecarga de VD.

Radiografia de tórax

A área cardíaca é normal ou até reduzida, com coração em forma de "tamanco holandês", com um ápice para cima.

Ecocardiograma

É o exame de escolha para o diagnóstico. É muito útil para avaliar a presença de outras lesões, quantificar a CIV e a obstrução da via de saída. Com auxílio do *Doppler*, é possível quantificar o *shunt*.

Cateterismo cardíaco

Útil para confirmar o diagnóstico em casos complexos e avaliar detalhes hemodinâmicos, incluindo a localização e tamanho do *shunt* e o grau de obstrução da via de saída do VD.

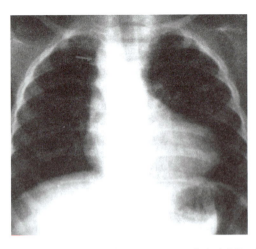

Figura 19.21 – Radiografia de tórax de paciente com tetralogia de Fallot. Coração para a direita e para cima, dando aspecto de tamanco holandês. A seta mostra arco aórtico cursando à direita da traqueia.

Evolução e tratamento

O tratamento em geral é cirúrgico, para aliviar a obstrução pulmonar e ocluir o defeito septal, já corrigindo a dextroposição aórtica. Entretanto, há o tratamento paliativo, que visa principalmente aliviar a hiper-reatividade infundibular. Para isso, utilizam-se betabloqueadores, como o propranolol, na dose de 2 a 3 mg/kg/dia, além de medidas preventivas, como diagnosticar e tratar anemias – a carencial é muito frequente em nosso meio –, infecções e, sobretudo, detectar precocemente os pacientes que têm crises de hipoxia para indicar o tratamento cirúrgico de correção total ou paliativo o mais rápido possível. O tratamento das crises pode ser iniciado com medidas simples, como colocar a criança na posição genupeitoral, retirá-la de ambientes quentes em demasia, aliviar a causa de obstipação intestinal, tratar a anemia, o foco infeccioso ou a febre. O tratamento medicamentoso específico deve ser feito inicialmente com betabloqueadores endovenosos – Seloken® (metoprolol) 0,05 mg/kg/dose, morfina 0,01 mg/kg/dose –, sedação e suporte ventilatório em casos extremos, nos quais se faz necessário o uso de adrenalina endovenosa na dose de 0,005 a 0,02 ug/kg/min. Devem ser evitadas drogas inotrópicas, como dobutamina e noradrenalina.

Sem intervenção cirúrgica, a maioria dos pacientes morre ainda na infância. A sobrevida é de 66% com 1 ano de idade e 6% aos 30 anos.

Todos os pacientes têm indicação cirúrgica, tanto para alívio de sintomas quanto para melhora da sobrevida. Nos pacientes com menos de 6 meses, ou mais velhos com anatomia desfavorável, está indicada a cirurgia de Blalock-Taussig (anastomose da artéria subclávia com a artéria pulmonar) para alívio dos sintomas e da cianose.

Nos pacientes acima de 6 meses, a conduta atual é a correção cirúrgica completa, que consiste no alívio da obstrução da via de saída do VD e fechamento da CIV. Alguns centros têm realizado a correção total mesmo em crianças muito jovens.

Todos os pacientes com T4F, mesmo após a correção, têm risco de endocardite infecciosa, e há indicação de profilaxia.

Após a correção, a maioria dos pacientes torna-se assintomática. Mesmo assim, estes pacientes têm mortalidade maior do que a população em geral, por aumento de morte súbita. Além disso, estes pacientes possuem risco de evoluírem com insuficiência pulmonar após a cirurgia. Em alguns casos, esta insuficiência pode levar à dilatação do VD, e pode ser necessária a troca valvar.

Anomalia de Ebstein

Definição

A anomalia de Ebstein é considerada uma anomalia complexa, pois acomete não somente a valva tricúspide (VT), mas também os ventrículos direito e esquerdo. Dentro desse cenário, tem-se um amplo espectro de graus de acometimento de tais estruturas anatômicas, resultando em várias formas de apresentação clínica. **As principais características da anomalia de Ebstein são a aderência dos folhetos septal e posterior da VT às paredes do VD, em direção ao ápice, e vários graus de malformação do folheto anterior.**

Fisiopatologia

Tais alterações anatômicas da VT levam à insuficiência (IT) e/ou à estenose desta, que podem ser lesões com discreta a relevante repercussão hemodinâmica. A região do VD entre o anel valvar deslocado inferiormente (pelo acolamento das válvulas) e o anel verdadeiro forma a porção "atrializada" do VD. Esse território, por possuir tecido muscular de VD, mantém suas propriedades eletrofisiológicas. Assim, a sua contração e o relaxamento ocorrem simultaneamente ao restante do tecido muscular da câmara ventricular direita, ou seja, em momento distinto à contração atrial. Essa contração discordante leva a um acúmulo do sangue no AD. Por isso, o AD apresenta-se dilatado e com paredes finas. O VD também pode ter paredes dilatadas e afiladas em decorrência da sobrecarga de volume, da diminuição do número absoluto de fibras miocárdicas e do aumento de tecido fibroso nas paredes livres.

Esses achados de histopatologia foram também encontrados nas paredes do ventrículo esquerdo (VE).

Em resumo, pode-se inferir que **a disfunção do VD correlaciona-se basicamente a três desarranjos anatômicos:** ao aparelho valvar tricuspídeo anormal, à presença de porção "atrializada" do VD e à capacidade de bombeamento reduzida. Por sua vez, a dilatação das câmaras direitas leva ao abaulamento do septo ventricular para a esquerda, ocasionando a compressão e o achatamento desse ventrículo, fato tido como uma das possíveis causas da disfunção de VE e de prolapso da valva mitral.

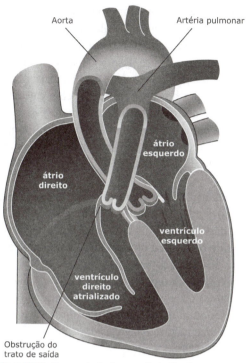

Figura 19.22 – Representação de anomalia de Ebstein.

Quadro clínico

Quando diagnosticada durante a vida fetal, em presença de hidropsia, a anomalia de Ebstein possui alto índice de mortalidade intrauterina. Os neonatos sintomáticos, que apresentam insuficiência cardíaca (IC) e cianose, têm também prognóstico reservado; um índice de 20% a 40% não completa o primeiro mês de vida e 50% não atingem os 5 anos de idade. Durante a infância, é comum o paciente ser assintomático, mas os adolescentes e os adultos apresentam-se frequentemente com taquiarritmia, ICC, cianose e intolerância aos esforços físicos.

O defeito cardíaco mais comum em associação com a anomalia de Ebstein é o septo interatrial (comunicação interatrial = CIA ou forame oval pérvio), presente em 80% a 94% dos casos. O *shunt* ocorre no sentido da direita para a esquerda, pois a pressão em AD encontra-se aumentada por causa da insuficiência da VT. Dessa forma, algum grau de hipoxia poderá se manifestar. Na presença de CIA, os riscos de embolia paradoxal e abscesso cerebral são elevados. Neste relato, o aparecimento de cianose só foi correlacionado aos esforços físicos. Nessa situação, pelo aumento da pressão pulmonar, ocorre maior refluxo valvar tricúspide e elevação da pressão em AD, ocasionando *shunt* para o átrio esquerdo.

Episódios de taquicardia ocorrem em 20% a 30% desses pacientes e são uma causa comum de morbidade e mortalidade. Além das vias de condução anômalas, em especial a síndrome de Wolff-Parkinson-White, as taquicardias atriais, a fibrilação e *flutter* atriais e as taquicardias ventriculares também podem ocorrer. Neste relato, aventou-se a hipótese de algum tipo de arritmia como causa da palidez e pré-síncope. A taquiarritmia não foi evidenciada pelo vetocardiograma e Holter, entretanto, para a assertiva da sua presença, impõe-se a realização do estudo eletrofisiológico em tempo oportuno.

Tratamento

Na anomalia de Ebstein, o momento da realização da cirurgia ainda permanece um tema em discussão, porém a tendência atual é a indicação cada vez mais precoce, antes que haja disfunção ventricular importante, o que eleva o risco do procedimento. A abordagem cirúrgica abrange o tratamento das lesões valvares, anormalidades do AD e VD, correção de lesões associadas, procedimentos paliativos como ponte para cirurgia definitiva (nas lesões graves no neonato) e o tratamento cirúrgico de arritmias. Ainda não foi demonstrado qual procedimento tem melhor evolução a longo prazo, a plástica ou a troca valvar, porém, quando factível, dá-se preferência à primeira, pelo maior potencial de durabilidade da valva nativa. Os critérios de indicação cirúrgica são: agravamento dos sintomas e/ou índice cardiotorácico > 0,65 em pacientes com classe funcional da *New York Heart Association* (CF NYHA) I e II; CF III da NYHA; cianose significativa com saturação arterial de $O_2 \leq 80\%$ e/ou policitemia (Hb ≥ 16 g/dL); história de embolia paradoxal e de arritmias refratárias ao tratamento medicamentoso e à ablação por radiofrequência. Os pacientes em CF IV da NYHA devem ser considerados para transplante cardíaco.

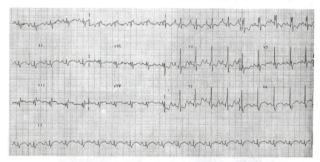

Figura 19.23 – Eletrocardiograma: ritmo sinusal, FC 115 bpm, eixo do QRS perpendicular ao plano frontal, sobrecarga atrial direita, QRS alargado com duração de 0,12 segundos e retardo final de condução (bloqueio completo de ramo direito), onda QR em V_1 a V_5, onda T negativa de V_1 a V_5.

Transposição das grandes artérias (TGA)

A TGA é a principal cardiopatia do período neonatal. Na TGA, a aorta tem origem no ventrículo direito e a artéria pulmonar no ventrículo esquerdo. Com isso, há separação completa da circulação sistêmica e pulmonar. Para o paciente permanecer vivo, é necessária a presença de alguma comunicação entre as circulações. Em 2/3 dos pacientes, isso é feito pelo canal arterial e o forame oval. Os outros pacientes apresentam outras CC associadas. Dessa forma, denomina-se:

- Transposição das grandes artérias (TGA) simples aquelas sem defeitos associados ou com pequena CIV, sem efeito funcional;
- TGA com CIV, quando esta for maior e funcionalmente presente;
- TGA complexa, quando associada a outros defeitos, sendo os mais comuns a presença de obstrução da via de saída do VE e do VD e coarctação da aorta.

Quadro clínico

O grau de sintomas depende do tamanho do *shunt* entre as circulações. Pacientes que dependem de CIA ou da PCA costumam ser extremamente sintomáticos e apresentam cianose desde o nascimento. Os pacientes com outros *shunts* associados têm menos cianose e são menos graves.

Ao exame, as crianças apresentam cianose a taquipneia importante. A primeira bulha é hiperfonética. Nos casos em que há CIV associada, pode-se ouvir seu sopro.

Diagnóstico

Eletrocardiograma

Há desvio do eixo para a direita e hipertrofia de VD. Se o paciente apresenta CIV ou PCA com *shunt* importante, pode haver também sobrecarga de VE.

Radiografia de tórax

Há aumento da trama vascular pulmonar e cardiomegalia. A descrição clássica é de área cardíaca em **"ovo deitado"**.

Ecocardiograma

É essencial para definição do diagnóstico de transposição e avaliação dos *shunts* presentes.

meses. Mesmo pacientes com grandes CIVs associadas evoluem com doença vascular pulmonar.

A conduta inicial é criar um *shunt* intracardíaco importante para reduzir a cianose. Isso pode ser feito com o uso de prostaglandina E, para manter o canal arterial aberto, ou através da abertura do septo interatrial com cateter-balão **(procedimento de Rashkind).** Também deve-se oferecer oxigênio para reduzir a resistência vascular pulmonar.

O tratamento cirúrgico consiste na correção completa da transposição. Existem duas técnicas que permitem tal resultado:

1. *Switch* atrial (cirurgia de Senning ou cirurgia de Mustard): o fluxo sanguíneo é invertido dentro dos átrios (ver parte B da figura). A maior complicação desta cirurgia é que o VD fica na circulação sistêmica, acarretando risco de evolução para disfunção de VD.

2. Cirurgia de Jatene: é realizada a inversão da artéria pulmonar com a aorta, logo acima de suas valvas, e as coronárias são reimplantadas na nova aorta. Desta forma, o VE permanece na circulação sistêmica.

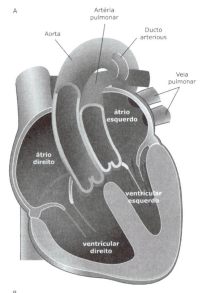

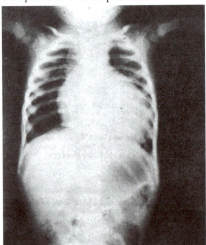

Figura 19.24 – Radiografia de tórax de paciente com TGA, aspecto em ovo deitado.

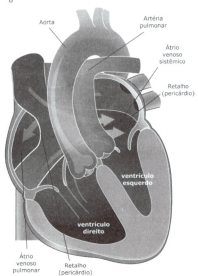

Evolução e tratamento

Todos os pacientes, se não operados, têm péssimo prognóstico, chegando a 90% de mortalidade em 6

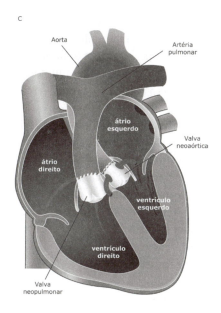

Figura 19.25 – Representação de TGA. A: defeito original; B: correção com *switch* atrial; C: correção com Jatene.

Síndrome de Eisenmenger

A síndrome de Eisenmenger resulta da inversão do hiperfluxo pulmonar causado por um *shunt* esquerda-direita. Este hiperfluxo causa lesão vascular pulmonar e hipertensão pulmonar irreversível. Esta, por sua vez, acaba ultrapassando as pressões sistêmicas e levando à inversão do *shunt*.

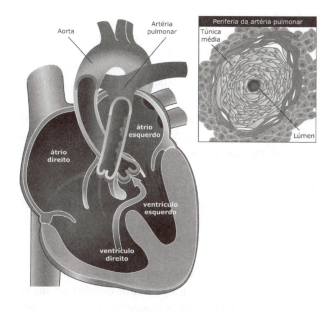

Figura 19.26 – Representação de síndrome de Eisenmenger.

Quadro clínico

O quadro clínico é variável, de acordo com a cardiopatia que leva à síndrome de Eisenmenger. De forma geral, ao início do quadro de síndrome de Eisenmenger, o sopro do *shunt* desaparece. O paciente começa a se tornar cianótico e a apresentar limitação aos esforços.

O paciente também apresenta dessaturação arterial, eritrocitose compensatória, sintomas de hiperviscosidade (cansaço, cefaleia, parestesias). Alguns pacientes apresentam hemoptise por infarto pulmonar. Quadros de AVC por embolização paradoxal e trombose de vasos cerebrais não são incomuns. Estes pacientes também têm risco de formação de abscessos cerebrais e morte súbita.

Ao exame, pacientes apresentam baqueteamento digital, cianose, jugulares ingurgitadas. Quando há insuficiência tricúspide, apresentam ondas V gigantes no pulso venoso. O VD pode ser palpável e há hiperfonese de P2.

Diagnóstico

Eletrocardiograma

Há hipertrofia de VD. Podem ser encontradas arritmias atriais.

Radiografia de tórax

Há abaulamento do tronco da artéria pulmonar, com redução da trama vascular periférica. A área cardíaca é normal, exceto nos casos em que a cardiopatia de base leva à cardiomegalia.

Ecocardiograma

Há hipertrofia de VD e aumento de sua pressão, com sinais evidentes de hipertensão pulmonar.

Cateterismo cardíaco

Deve ser realizado em todos os pacientes com Eisenmenger, para avaliar o grau de lesão vascular pulmonar e quantificar o *shunt* intracardíaco. Também é útil para avaliação da reversibilidade da hipertensão pulmonar.

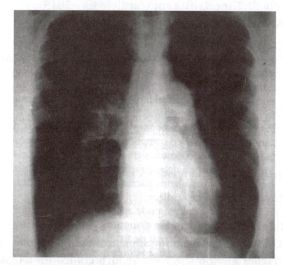

Figura 19.27 – Radiografia de tórax em paciente portador de síndrome de Eisenmenger.

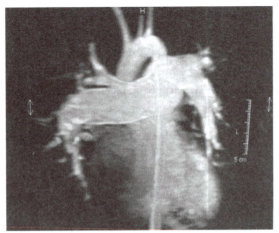

Figura 19.28 – Ressonância magnética torácica mostrando artérias pulmonares centrais muito dilatadas e afilamento dos ramos periféricos.

Evolução e tratamento

A sobrevida é de 80% aos 10 anos e 40% aos 25 anos de idade. A causa mais comum de óbito é a morte súbita por arritmias. Clinicamente, os pacientes devem evitar esforços, depleção intravascular, altas altitudes e o uso de vasodilatadores. A gestação está contraindicada por seu altíssimo risco.

A hemodiluição está indicada nos casos de sintomas de hiperviscosidade. Não há indicação em pacientes assintomáticos, independentemente do valor do hematócrito.

O transplante combinado coração/pulmão é uma opção para esses pacientes. No entanto, devido à sobrevida limitada do transplante e da boa sobrevida dos pacientes com Eisenmenger, sua indicação é rara.

Questões de Treinamento

Título de Especialista em Cardiologia - 2015
1. Adolescente, 12 anos de idade, com queixa de cefaleia e fadiga nas pernas, em investigação diagnóstica para hipertensão arterial sistêmica. Na radiografia de tórax, observa-se aumento da artéria subclávia esquerda e dilatação da aorta descendente (sinal do 3 invertido). Logo, o diagnóstico deste caso é:
a) persistência de canal arterial.
b) drenagem anômala de veias pulmonares.
c) estenose aórtica valvar.
d) coarctação da aorta.
e) estenose de veias pulmonares.

Título de Especialista em Cardiologia – 2008
2. Que anormalidade fundamental contribui para as variações anatômicas e do quadro clínico da tetralogia de Fallot?
a) dextroposição da aorta.
b) tamanho do defeito do septo interventricular.
c) desvio anterior e superior do septo de saída.
d) presença de estenose infundibular pulmonar.
e) grau de hipertrofia ventricular direita.

Título de Especialista em Cardiologia – 2008
3. Qual(ais) do(s) sinal(ais) a seguir diagnostica(m) uma estenose de valva pulmonar de maior gravidade?
I- Sopro sistólico +++/4 em foco pulmonar.
II- Presença de quarta bulha.
III- Clique de ejeção com P2 hiperfonética.
a) somente I está correta.
b) somente II está correta.
c) somente III está correta.
d) I e II estão corretas.
e) todas estão corretas.

Título de Especialista em Cardiologia – 2008
4. Jogador profissional de futebol em negociação com clube esportivo de uma cidade grande teve o diagnóstico de comunicação interventricular grave, com sinais de hipertensão pulmonar. Realizou cirurgia de correção com ótima evolução pós-operatória imediata e tardia. Em relação a casos como esse, pode-se afirmar que:
a) o atleta deverá abandonar a carreira esportiva de maneira absoluta.
b) o atleta deverá submeter-se a um programa de reabilitação cardíaca não inferior a 12 meses antes de retornar à prática esportiva.
c) atletas com correção completa do defeito e ausência de evidências de hipertensão pulmonar, arritmias ou disfunção ventricular podem participar de todas as modalidades após 6 meses da correção.
d) atletas com defeitos residuais (moderados a importantes) após correção da anomalia e ausência de hipertensão pulmonar não podem participar de nenhuma atividade esportiva.
e) nos atletas com ótimos resultados cirúrgicos e ausência de hipertensão pulmonar, caso haja queda do desempenho esportivo, este, em geral, se deve a complicações cardiopulmonares residuais.

Título de Especialista em Cardiologia – 2008
5. Prematuro de 1.345 g apresenta quadro de insuficiência respiratória moderadamente grave, secundário à doença da membrana hialina. A evolução inicial é satisfatória, com diminuição dos parâmetros do respirador. No quinto dia de vida, porém, constata-se súbita piora, com aumento da necessidade de oxigênio, aparecimento de estertores crepitantes bilaterais, sopro sistólico (++/4) na região infraclavicular esquerda e perfusão periférica diminuída. O exame físico mos-

tra pulso amplo e fígado a 4 cm da borda costal direita. Este quadro é sugestivo de:
a) persistência do canal arterial.
b) comunicação interatrial.
c) transposição dos grandes vasos da base.
d) tetralogia de Fallot.
e) atresia tricúspide.

Título de Especialista em Cardiologia – 2008
6. A principal complicação observada em crianças com comunicação interventricular (CIV) é:
a) trombose cerebral.
b) infecção respiratória de repetição.
c) endocardite bacteriana.
d) derrame pleural serofibrinoso.
e) crise cianótica.

Título de Especialista em Cardiologia – 2008
7. Em relação ao prognóstico das cardiopatias congênitas, pode-se afirmar que:
a) a minoria dos pacientes com comunicação interventricular e correção cirúrgica na infância sobrevive, levando uma vida adulta normal.
b) os pacientes com comunicação interatrial tipo *ostium secundum* não corrigidos sobrevivem geralmente até a idade adulta, com expectativa de vida normal; aproximadamente 90% sobrevivem além dos 40 anos de idade.
c) a história natural do tratamento clínico da estenose pulmonar leve ou moderada é excelente, com um índice de sobrevida em 25 anos de 95%.
d) mesmo com tratamento, a transposição dos grandes vasos da base isolada carrega uma taxa de mortalidade acima de 90% no primeiro ano.
e) apenas 30% dos pacientes com tetralogia de Fallot sobrevive sem cirurgia paliativa além dos 20 anos de idade; apenas 15% ultrapassam a idade de 40 anos.

Título de Especialista em Cardiologia – 2008
8. Sobre a tetralogia de Fallot, qual das seguintes afirmações está INCORRETA?
a) trata-se da cardiopatia congênita cianótica mais comum em crianças.
b) sem intervenção cirúrgica, a maioria morre ainda na infância.
c) é a segunda causa mais comum de insuficiência cardíaca na infância.
d) nesta cardiopatia, a gravidade da estenose pulmonar determina a pressão sistólica do ventrículo direito e, assim, o grau de *shunt* da direita para a esquerda.
e) em geral, o ecocardiograma mostra hipertrofia do ventrículo direito, acavalgamento da aorta, grande defeito do septo ventricular perimembranoso e obstrução do trato de saída do ventrículo direito.

Título de Especialista em Cardiologia – 2007
9. Um recém-nascido apresenta exame clínico normal, exceto pela presença de sopro sistólico rude na borda esternal inferior esquerda. As investigações eletrocardiográfica e radiológica não mostram alterações. Um ecocardiograma com *Doppler* revela uma comunicação interventricular de pequeno tamanho no segmento perimembranoso. A conduta mais CORRETA nesse momento é:
a) manter o recém-nascido sob cuidadoso acompanhamento.
b) realizar cateterismo cardíaco imediatamente.
c) realizar correção intracardíaca do defeito septal.
d) realizar bandagem cirúrgica da artéria pulmonar.
e) comunicar à família que a correção cirúrgica deverá ser feita entre 3 e 5 anos de idade.

O caso clínico a seguir deve ser utilizado para responder às questões 10 e 11.

Mulher de 38 anos procura o cardiologista com queixa de dispneia aos esforços e palpitações nos últimos meses. O exame do precórdio revelou impulsões sistólicas na borda esternal esquerda, segunda bulha com desdobramento amplo e fixo acompanhada de sopro sistólico ejetivo +/4 na área pulmonar. A figura a seguir mostra a radiografia de tórax.

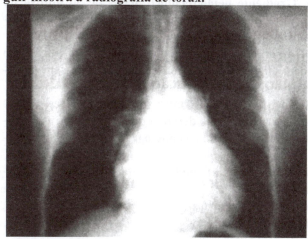

Título de Especialista em Cardiologia – 2007
10. Qual a hipótese diagnóstica mais provável?
a) estenose congênita da valva pulmonar associada a bloqueio de ramo direito.
b) miocardiopatia dilatada.
c) hipertensão pulmonar idiopática.
d) comunicação interatrial.
e) pericardite crônica constritiva.

Título de Especialista em Cardiologia – 2007
11. Qual a melhor conduta terapêutica?

a) otimizar o tratamento da insuficiência cardíaca com diuréticos, inibidores da enzima conversora, digital e carvedilol.
b) valvoplastia pulmonar percutânea.
c) iniciar drogas vasodilatadoras, como sildenafil e bosentan.
d) pericardiectomia.
e) correção cirúrgica do defeito.

Título de Especialista em Cardiologia – 2007
12. Lactente cianótico é submetido a investigação cardiovascular. ECG: hipertrofia ventricular direita. RX de tórax: coração de tamanho normal, proeminência do ventrículo direito *(coeur en sabot)* e dilatação da aorta. Ecocardiograma: descontinuidade aórtico-septal. Esses dados conduzem ao diagnóstico de:
a) tetralogia de Fallot.
b) estenose pulmonar.
c) atresia tricúspide.
d) fístula arteriovenosa pulmonar.
e) transposição completa de grandes artérias.

Título de Especialista em Cardiologia – 2006
13. O termo "coarctação significativa da aorta" é utilizado com frequência para definir quais pacientes com essa anomalia vascular congênita devem ser tratados e pode ter como definição(ões):
I. Gradiente hemodinâmico maior de 50 mmHg no local angiográfico da coarctação, com ou sem hipertensão sistêmica proximal.
II. Gradiente hemodinâmico maior de 20 mmHg no local angiográfico da coarctação, com ou sem hipertensão sistêmica proximal.
III. Hipertensão sistêmica proximal na presença de zona de coarctação definida por ecocardiografia, ressonância magnética ou angiografia.

Em relação às afirmativas anteriores, pode-se afirmar que:
a) todas estão erradas.
b) todas estão corretas.
c) somente uma está correta.
d) somente duas estão corretas.

Título de Especialista em Cardiologia – 2006
14. O principal determinante anatômico para a apresentação clínica dos pacientes com tetralogia de Fallot é:
a) defeito do septo interatrial associado.
b) grau de obstrução ao fluxo pulmonar.
c) "acavalgamento" da aorta sobre o septo interventricular.
d) alteração do relaxamento do ventrículo direito devido à hipertrofia ventricular direita.

Título de Especialista em Cardiologia – 2002
15. Na patência do dueto arterioso, exceto em prematuros, a indicação de intervenção cirúrgica ou percutânea depende da presença de:
a) sintomas.
b) sopro contínuo em área pulmonar.
c) sobrecarga volumétrica das cavidades esquerdas.
d) evidências, mesmo incipientes, de hipertensão arterial pulmonar.
e) fluxo de sangue aórtico-pulmonar.

Título de Especialista em Cardiologia – 2002
16. Lactente com quadro clínico de insuficiência cardíaca recebe o diagnóstico de miocardiopatia, sugerido por ausculta, eletrocardiograma e estudo radiológico de tórax. No entanto, tais achados podem ocorrer em algumas cardiopatias congênitas, como em caso de coronária anômala. Outra cardiopatia que simula miocardiopatia no lactente é:
a) comunicação interventricular muscular múltipla.
b) coarctação da aorta.
c) doença de Ebstein acianótica.
d) comunicação interatrial tipo aurícula única.
e) atresia tricúspide sem estenose pulmonar e comunicação interventricular restritiva.

Título de Especialista em Cardiologia – 2002
17. O tipo mais frequente de atresia tricúspide é o associado à estenose pulmonar e vasos normalmente relacionados. Pode-se suspeitar dessa cardiopatia, que simula a tetralogia de Fallot, quando o eletrocardiograma mostrar:
a) sobrecarga de cavidades direitas e bloqueio atrioventricular de segundo grau.
b) sobrecarga de cavidades direitas, eixo elétrico em + 90° no plano frontal e bloqueio atrioventricular de segundo grau.
c) sobrecarga de átrio direito, eixo elétrico em - 90° no plano frontal e sobrecarga ventricular esquerda.
d) bloqueio atrioventricular completo.
e) bloqueio de ramo direito associado à sobrecarga do ventrículo esquerdo.

Título de Especialista em Cardiologia – 2002
18. O edema pulmonar, alveolar e intersticial, das cardiopatias congênitas com acentuado hiperfluxo pulmonar é resultante do aumento da pressão no átrio esquerdo. Em qual das cardiopatias abaixo esse mecanismo não costuma ocorrer?
a) em comunicação interatrial.
b) em comunicação interventricular.
c) em defeito septal atrioventricular.
d) em persistência do canal arterial.
e) em atresia tricúspide sem estenose pulmonar.

Título de Especialista em Cardiologia – 2002
19. Qual o momento ideal para correção cirúrgica da tetralogia de Fallot que evolui sem maiores complicações?
a) em torno do primeiro ano de vida.
b) nos primeiros 3 meses de vida.
c) após o terceiro ano de idade.
d) quando a criança atingir 12 ou mais quilogramas de peso corporal, independentemente da idade.
e) quando a criança atingir 10 ou mais quilogramas de peso corporal e após o terceiro ano de idade.

Título de Especialista em Cardiologia – 2002
20. Criança com 15 dias de vida, pesando 3.250 g, apresenta taquipneia moderada em repouso, sudorese ao mamar e leve cianose intensificada com o choro. À ausculta, detecta-se sopro sistólico, ejetivo, em área pulmonar, com padrão não obstrutivo, além de nítido ruído protomesodiastólico em área do ventrículo direito e segunda bulha com dois componentes sempre audíveis. Estudo radiológico de tórax indica hiperfluxo pulmonar e crescimento do ventrículo direito. O eletrocardiograma revela taquicardia sinusal e crescimento de câmaras direitas. O ecocardiograma mostra aurícula esquerda pequena e não evidencia fluxo venoso pulmonar nessa câmara. Neste caso, a conduta mais indicada é:
a) tratamento clínico para a insuficiência cardíaca e cirurgia corretiva após 6 meses de idade.
b) cirurgia corretiva imediata.
c) cirurgia paliativa.
d) cateterismo cardíaco para definir a anatomia do defeito, avaliar o prognóstico e só depois julgar o tipo e o momento de cirurgia.
e) prescrição de prostaglandina intravenosa a fim de evitar cirurgia paliativa.

Título de Especialista em Cardiologia – 2001
21. Criança com 11 meses, assintomática, é investigada por sopro cardíaco já referido em atendimentos anteriores.
O exame clínico e os subsidiários são compatíveis com estenose valvar aórtica congênita.
Assinale a alternativa que contém o mais fidedigno indicador de gravidade da obstrução, visando à tomada de decisão quanto à terapêutica invasiva:
a) ausência de sintomas.
b) sopro sistólico ejetivo rude, precedido de estalido de abertura, e frêmito em área aórtica.
c) sopro diastólico de insuficiência aórtica associada.
d) eletrocardiograma com voltagem de R aumentada e diminuição com retificação do vetor de repolarização nas derivações esquerdas.
e) nítida dilatação da aorta ascendente no estudo radiológico do tórax.

Título de Especialista em Cardiologia – 2001
22. Recém-nascido apresenta, na primeira semana de vida, quadro de insuficiência cardíaca precoce, mantendo-se acianótico. Chama a atenção seu aspecto sindrômico, no qual se destaca acentuada micrognatia, sugerindo síndrome de DiGeorge. Com base nestes dados, a maior probabilidade diagnóstica é:
a) tetralogia de Fallot.
b) comunicação interventricular isolada.
c) interrupção do arco aórtico.
d) dupla via de saída do ventrículo direito sem estenose pulmonar.
e) drenagem venosa anômala total subdiafragmática.

Título de Especialista em Cardiologia – 2001
23. Abaixo está reproduzida, de maneira esquemática, uma das mais frequentes cardiopatias congênitas, definida como cianótica com hipofluxo pulmonar. Visando à CORRETA indicação de cirurgia paliativa no período de recém-nascido, é importante também definir:

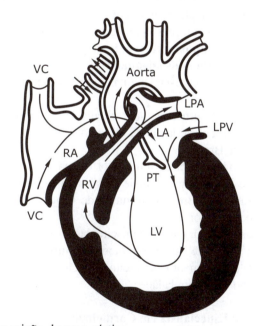

a) a posição do arco aórtico.
b) o tamanho da câmara residual do ventrículo direito.
c) o gradiente da via de saída do ventrículo direito.
d) a presença e o tamanho do defeito septal atrial.
e) o fluxo do canal arterial.

Título de Especialista em Cardiologia – 2001
24. Lactente de 6 meses com 5,8kg é atendido por crise de cianose, rapidamente resolvida. Por meio de exames recentes, especialmente um ecocardiograma, já se diagnosticara tetralogia de Fallot, com ramos da

artéria pulmonar confluentes e de bom calibre para a idade. Não recebe medicamentos para a cardiopatia. Qual a conduta de eleição a seguir?
a) cirurgia corretiva precoce.
b) uso de betabloqueador adrenérgico e estudo hemodinâmico, visando à cirurgia corretiva antes do primeiro ano.
c) uso de betabloqueador adrenérgico, visando à cirurgia corretiva após o primeiro ano.
d) cirurgia paliativa.
e) dilatação da via de saída do ventrículo direito com cateter por balão.

Título de Especialista em Cardiologia – 2001
25. Recém-nascido apresenta discreta cianose e extenso e intenso sopro sistólico ejetivo em área pulmonar. A segunda bulha é encoberta pelo sopro, e ausculta-se somente o componente aórtico. O eletrocardiograma mostra crescimento atrial direito com acentuado predomínio de vetores da ativação do ventrículo direito. O estudo radiológico do tórax é pouco alterado, mas sugere redução da circulação pulmonar. O ecocardiograma evidencia valva pulmonar espessada e pouco móvel, com gradiente acima de 70 mmHg na via de saída do ventrículo direito. Há fluxo direita-esquerda no septo atrial. O ventrículo direito é hipertrófico, com suas três porções bem definidas. A insuficiência tricúspide é importante, sem fluxo pelo canal arterial. Qual a conduta mais adequada?
a) prescrição de prostaglandina, visando à reabertura do canal arterial.
b) cirurgia de urgência, sem circulação extracorpórea, visando à abertura da via de saída do ventrículo direito: cirurgia de Brock.
c) cateterismo para definir a morfologia do ventrículo direito e julgar a necessidade de cirurgia paliativa: apenas cirurgia de Brock ou cirurgia de Brock mais *shunt* sistêmico-pulmonar.
d) cirurgia de urgência, com circulação extracorpórea, para correção de estenose pulmonar e insuficiência tricúspide e fechamento do defeito septal atrial.
e) valvoplastia com balão.

Título de Especialista em Cardiologia – 2001
26. A coarctação da aorta costuma estar associada a outros defeitos congênitos, cardíacos ou vasculares. Dentre as anormalidades associadas, assinale a mais frequente e que costuma apresentar repercussão hemodinâmica na evolução tardia dos pacientes portadores de coarctação da aorta corrigida:
a) duplo arco aórtico.
b) comunicação interventricular.
c) valva aórtica bicúspide.
d) persistência do canal arterial.
e) displasia da valva mitral.

Título de Especialista em Cardiologia – 2000
27. O diagrama ilustra as variantes de uma cardiopatia congênita cianótica que evolui com insuficiência cardíaca severa nas primeiras semanas de vida. A sobrevivência até a adolescência é possível, sem intervenção cirúrgica, pela ocorrência de:

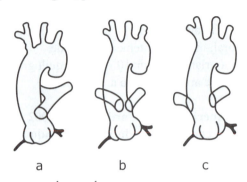

a) estenose valvar pulmonar.
b) estenose infundibular pulmonar.
c) estenose de ramos pulmonares.
d) formação de circulação colateral pulmonar.
e) hipertensão arterial pulmonar.

Título de Especialista em Cardiologia – 2000
28. A imagem cineangiográfica mostra intensa circulação pulmonar colateral a partir da aorta descendente. Tal ocorrência é mais comum na:

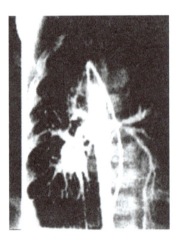

a) tetralogia de Fallot.
b) atresia pulmonar com comunicação interventricular.
c) atresia pulmonar com septo interventricular íntegro.
d) doença de Ebstein.
e) dupla via de saída do ventrículo direito com estenose pulmonar.

Título de Especialista em Cardiologia – 2000
29. O estudo radiológico de tórax auxilia na definição das cardiopatias congênitas não cianóticas com hiperfluxo pulmonar. O achado radiológico aqui apresentado pode associar-se a todas as cardiopatias congênitas a seguir, exceto uma. Assinale-a:

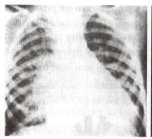
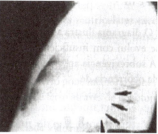

a) comunicação interventricular.
b) persistência do canal arterial.
c) comunicação interatrial.
d) defeito septal atrioventricular.
e) janela aortopulmonar.

Título de Especialista em Cardiologia – 2000
30. Criança com 15 dias de vida, pesando 3.250g, apresenta taquipneia moderada em repouso, sudorese ao mamar e leve cianose intensificada com o choro. À ausculta, detectam-se sopro sistólico, ejetivo, em área pulmonar, com padrão não obstrutivo, nítido ruído protomesodiastólico em área do ventrículo direito e segunda bulha com dois componentes sempre audíveis. O estudo radiológico de tórax indica hiperfluxo pulmonar e crescimento do ventrículo direito. O eletrocardiograma revela taquicardia sinusal e crescimento de câmaras direitas. O ecocardiograma mostra aurícula esquerda pequena e não evidencia fluxo venoso pulmonar nessa câmara. Neste caso, a conduta mais indicada é:
a) cirurgia corretiva imediata.
b) tratamento clínico para a insuficiência cardíaca e cirurgia corretiva após seis meses de idade.
c) cirurgia paliativa.
d) cateterismo cardíaco para definir a anatomia do defeito, avaliar o prognóstico e só depois julgar o tipo e o momento de cirurgia.
e) prescrição de prostaglandina intravenosa a fim de evitar cirurgia paliativa.

Título de Especialista em Cardiologia – 2000
31. Lactente com quadro clínico de insuficiência cardíaca severa pode receber o diagnóstico de miocardiopatia, sugerido por ausculta, eletrocardiograma e estudo radiológico de tórax.
Mesmo o ecocardiograma, realizado sem as condições técnicas ideais ou interpretado por observador inexperiente, pode contribuir para o erro diagnóstico. No entanto, tais achados podem ocorrer em algumas cardiopatias congênitas, como em caso de coronária anômala.
Outra cardiopatia que simula miocardiopatia no lactente é:
a) comunicação interventricular muscular múltipla.
b) comunicação interatrial tipo aurícula única.
c) doença de Ebstein acianótica.
d) coarctação da aorta.
e) atresia tricúspide sem estenose pulmonar e comunicação interventricular restritiva.

Título de Especialista em Cardiologia – 2017
32. Dentre as alterações abaixo, aquela que NÃO faz parte da Tetralogia de Fallot é:
a) cavalgamento da aorta.
b) hipertrofia ventricular direita.
c) defeito do septo atrioventricular.
d) comunicação interventricular de via de saída.
e) obstrução da via de saída do ventrículo direito.

Título de Especialista em Cardiologia – 2017
33. Na Anomalia de Ebstein da valva tricúspide, observa-se:
a) agenesia da valva.
b) hipoplasia do folheto anterior.
c) fusão das comissuras dos folhetos valvares.
d) deslocamento apical do folheto septal da valva com displasia do folheto.
e) redução acentuada da mobilidade das cúspides, com restrição à abertura.

Título de Especialista em Cardiologia – 2017
34. Dentre os citados a seguir, o teste mais sensível para detecção de forame oval patente é:
a) angiotomografia.
b) doppler transcraniano.
c) ecocardiograma transtorácico.
d) ressonância nuclear magnética.
e) ecocardiografia transesofágica com contraste salino.

Título de Especialista em Cardiologia – 2017
35. Na comunicação interatrial, o *shunt* esquerdo-direito pode aumentar nas condições abaixo, EXCETO:
a) estenose mitral.
b) infarto miocárdico.
c) insuficiência mitral.
d) hipertensão pulmonar.
e) hipertensão arterial sistêmica.

Título de Especialista em Cardiologia – 2017
36. A Trissomia 21 (Síndrome de Down) é o defeito mais comum de dosagem cromossômica humana. O acometimento cardíaco é muito frequente. Dentre as anormalidades cardíacas abaixo, a que é mais característica da Síndrome de Down é:
a) cor triatriatum.
b) atresia tricúspide.
c) estenose pulmonar.
d) prolapso valvar mitral.
e) defeitos do canal atrioventricular.

Gabarito comentado

1. Mais uma questão bastante mal elaborada, que visa apenas à repetição de uma "decoreba" – o famoso sinal do 3 invertido (que é notoriamente difícil de ser visualizado em uma radiografia de tórax), característico da coarctação da aorta. Mais que a radiografia o diagnóstico de hipertensão em paciente jovem associado a sintomas de claudicação de MMII sugere bastante o diagnóstico de coarctação de aorta. Cumpre ressaltar que este é um diagnóstico que pode ser feito apenas no exame físico, medindo-se a pressão nos 4 membros – no caso de coarctação notamos hipertensão em membros superiores e hipotensão ou normotensão em membros inferiores.

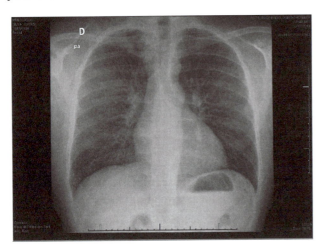

Nesta radiografia de tórax vemos que a sombra da aorta atrás do coração mostra algumas curvaturas que sob influência de drogas psicotrópicas podem ser descritas como um 3 invertido. De maneira mais importante, este paciente apresenta o característico, e facilmente visível, sinal de Roesler, que é a erosão da borda inferior das costelas pelas artérias intercostais, que ficam calibrosas e tortuosas na coarctação da aorta. Resposta ?.

2. Os quatro achados da tetralogia de Fallot se devem a apenas um defeito anatômico: a anteriorização do septo interventricular na fase inicial da embriogênese, antes da septação do *truncus arteriosus*. A anteriorização do septo gera a estenose pulmonar infundibular e atrapalha a septação do *truncus*, resultando uma artéria pulmonar de calibre reduzido e uma aorta grande e dextroposta. Como o septo é malformado, há uma CIV, em geral perimembranosa. Assim o determinante de todas estas alterações anatômicas é a anteriorização do septo interventricular. Resposta c.

3. A intensidade do sopro sistólico em pacientes com estenose pulmonar não é indicativa da gravidade da doença – muitos pacientes com estenose pulmonar podem ter sopros muito audíveis e intensos, mas terem estenoses pulmonares relativamente leves. Contribui para este fenômeno o fato da valva pulmonar estar bem anterior, bem abaixo do esterno, o que facilita a transmissão dos sons por ela gerados. Além disso, a presença de clique de ejeção meramente indica que a valva pulmonar não tem abertura completa, de modo semelhante ao que ocorre quando auscultamos cliques de ejeção em pacientes com valva aórtica bicúspide.

A única alteração propedêutica descrita acima indicativa de gravidade é a presença de B4, pois, primeiramente, sua origem é ventricular, e não valvar, e indica disfunção diastólica do ventrículo direito. Resposta b.

4. Os pacientes submetidos a correção total possuem em geral uma boa tolerância ao exercício e não possuem limitações, podendo participar de atividades esportivas após 6 meses de cirurgia, para portadores de CIA e CIV, e após 3 meses de cirurgia, em caso de portadores de PCA. Nos casos em que estiverem associadas uma ou mais das seguintes condições – evidência de hipertensão pulmonar, presença de arritmias associadas com sintomas e evidência de disfunção miocárdica –, a participação em esportes ficará restrita a atividades leves. A correção do defeito do septo atrial está associada com arritmias supraventriculares, portanto uma avaliação detalhada deverá ser feita nestes pacientes, buscando ritmos anormais. Disfunção ventricular pode persistir **após correção de CIV**. Pacientes portadores de **pequena CIV** ou CIA, mesmo que residuais, poderão participar de atividades competitivas, desde que não apresentem aumento da pressão pulmonar ou aumento de volume cardíaco. Pacientes com defeitos residuais de moderado a grande somente poderão se dedicar a atividades leves.

Como nosso paciente realizou correção total, ele estaria liberado para atividades físicas, ainda mais por não ter limitação física antes da correção, e por isso pode praticar exercícios físicos como vinha realizando anteriormente à correção. Ainda mais como não é uma correção de CIA, não precisamos nos preocupar tanto com arritmias antes do paciente retornar às atividades físicas. Resposta e.

5. Questão recorrente no TEC – esta é a quarta vez que essa questão, sem nenhuma alteração, é usada. A questão inicialmente parece extremamente intimidadora: ao ler "prematuro de 1.345 g" a sensação é de que nunca tratamos ou vimos na carreira médica criaturas com tal peso ou grau de prematuridade; ocorre a nós que tratamos apenas de adultos com peso em Kg e não de prematuros com peso em gramas. Mas se conseguirmos superar o pânico inicial, notamos que a questão até que é simples. Temos um prematuro com insuficiência respiratória e provável hipoxemia, que são os maiores fatores de risco para o não fechamento do canal arterial. A presença de sopro sistólico na região infraclavicular esquerda (o chamado "sopro em maquinaria") e o pulso amplo fazem o diagnóstico de persistência do canal arterial. Resposta a.

6. Pacientes com *shunt* esquerda-direita e hiperfluxo pulmonar têm duas complicações principais, ambas infecciosas: BCPs de repetição e endocardite infecciosa. Destas as mais frequentes são as BCPs de repetição, seguidas por endocardite, e se a doença for de longa evolução, hipetensão pulmonar e até embolia paradoxal. Resposta b.

7. A melhor maneira de comentar esta questão é analisar as alternativas individualmente:
a) a minoria dos pacientes com comunicação interventricular e correção cirúrgica na infância sobrevive, levando uma vida adulta normal. **Errada** – pacientes com correção de CIV têm excelente prognóstico, especialmente se a correção foi precoce e não há hipertensão pulmonar residual.
b) os pacientes com comunicação interatrial tipo *ostium secundum* não corrigidos sobrevivem geralmente até a idade adulta, com expectativa de vida normal; aproximadamente 90% sobrevivem além dos 40 anos de idade. **Errada** – realmente pacientes com CIA tipo *ostium secundum* têm ótimo prognóstico e permanecem assintomáticos frequentemente até a fase adulta, mas se não corrigidos, tem aumento de mortalidade por hipertensão pulmonar e aumento de morbidade pela possibilidade de ocorrência de embolia paradoxal.
c) a história natural do tratamento clínico da estenose pulmonar leve ou moderada é excelente, com índice de sobrevida em 25 anos de 95%. **Correta** – a maioria dos casos de estenose pulmonar leve ou moderada não necessita de correção cirúrgica. Mesmo em casos importantes a valvoplastia por balão da valva pulmonar tem excelente prognóstico.
d) mesmo com tratamento, a transposição dos grandes vasos da base isolada carrega uma taxa de mortalidade acima de 90% no primeiro ano. **Errado** – com tratamento, a mortalidade de pacientes com transposição não é tão alta assim; só em pacientes **NÃO** operados a mortaldiade é de 90% em 6 meses.
e) apenas 30% dos pacientes com tetralogia de Fallot sobrevivem sem cirurgia paliativa além dos 20 anos de idade; apenas 15% ultrapassam a idade de 40 anos. **Errado** – sem intervenção cirúrgica, a maioria dos pacientes com Fallot morre ainda na infância. A sobrevida sem correção é de 66% com 1 ano de idade e 6% aos 30 anos. Resposta c.

8. Realmente, a tetralogia de Fallot é a cardiopatia congênita cianótica mais comum em crianças e, sem intervenção cirúrgica, a maioria morre ainda na infância. A sobrevida sem correção é de 66% com 1 ano de idade e 6% aos 30 anos. Como Fallot causa hipofluxo pulmonar, em geral não há congestão pulmonar e insuficiência cardíaca, sendo mais comuns manifestações de cianose e cansaço. Os quatro achados da tetralogia de Fallot se devem a apenas um defeito anatômico: a anteriorização do septo interventricular na fase inicial da embriogênese, antes da septação do *truncus arteriosus*. A anteriorização do septo gera a estenose pulmonar infundibular, atrapalha a septação do *truncus*, resultando uma artéria pulmonar de calibre reduzido e uma aorta grande e dextroposta. Como o septo é malformado, há uma CIV, em geral perimembranosa. Assim, a determinante de todas estas alterações anatômicas é a anteriorização do septo interventricular. Resposta c.

9. A terapêutica da CIV depende de sua repercussão hemodinâmica e localização: em crianças com pequenas CIVs musculares há uma grande possibilidade de fechamento espontâneo da CIV, e assim apenas o acompanhamento está indicado. As CIVs perimembranosas, entretanto, não se fecham espontaneamente, mas também não necessitam de tratamento cirúrgico imediato se não tiverem grande repercussão hemodinâmica. A cerclagem, ou bandagem cirúrgica da artéria pulmonar, só está indicada em pacientes com CIVs inoperáveis, como pacientes com múltiplas CIVs ou algum outro defeito não anatomicamente corrigível.
A evolução natural da CIV depende do seu tamanho e da resistência vascular pulmonar. Em adultos assintomáticos com CIVs pequenas, há pouco risco de piora clínica e não há indicação de fechamento da CIV.
Pacientes com CIVs maiores podem evoluir com disfunção de VE e/ou hipertensão pulmonar associada a disfunção de VD. Nesses casos, há indicação de fechamento da CIV, desde que a magnitude da doença vascular pulmonar não seja proibitiva. Quando a relação da resistência vascular pulmonar dividida pela sistêmica ultrapassa 0,7, o risco cirúrgico torna-se proibitivo.
Todos os pacientes, mesmo os que apresentam CIVs sem indicação cirúrgica, devem receber profilaxia para endocardite infecciosa. Resposta a.

10. Esta mulher de 38 anos tem alguns aspectos propedêuticos típicos de comunicação interatrial, dos quais o achado mais típico é o desdobramento amplo e fixo de B2. Quando em uma questão menciona-se que o paciente tem um desdobramento "amplo e fixo" de B2, o examinador está dando a dica que muito provavelmente este paciente tem uma comunicação interatrial. As impulsões sistólicas paraesternais, típicas de impulsões sistólicas de VD, e o sopro ejetivo, de hiperfluxo pulmonar, em borda esternal esquerda, corroboram esta hipótese.

A idade da paciente também é um dado importante: a CIA tipo *ostium secundum* pode se manifestar em pacientes adultos e até idosos, sendo frequentemente assintomática durante a infância e adolescência.

A radiografia de tórax revela um coração com ponta um pouco levantada (morfologia sugestiva de VD) e um grande abaulamento da artéria pulmonar. Podemos excluir miocardiopatia dilatada pela pequena área cardíaca, assim como excluímos pericardite constritiva por não haver grande dilatação atrial e por estar presente hipertensão pulmonar, que não é típica desta doença. Como há uma causa provável para a hipertensão pulmonar, ela não é idiopática, e para ser uma estenose pulmonar valvar o sopro teria de ser bem mais rude e a evolução natural provavelmente não seria tão prolongada. Com todos esses dados, podemos fechar o diagnóstico de CIA tipo *ostium secundum*. Resposta d.

11. Nossa paciente possui CIA com importante repercussão hemodinâmica, como vimos pela radiografia de tórax demonstrando hipertensão pulmonar. Assim, é indicada correção cirúrgica da CIA. Resposta e.

12. As alterações descritas neste paciente nos permitem fazer o diagnóstico desta cardiopatia: estamos diante de uma cardiopatia que, além de alterações do ventrículo direito (todas as cardiopatias listadas nas alternativas dão alteração de VD), apresenta uma pista muito boa: dilatação da aorta. Das cardiopatias acima descritas, só Fallot tem dilatação da aorta (na verdade, tem uma dextroposição da aorta por alteração da septação do *truncus arteriosus*, tornando a aorta muito grande e dextroposta e uma pulmonar atrésica). O achado do ecocardiograma ("descontinuidade aórtico-septal") nada mais é que uma comunicação interventricular. Assim temos aqui quase todos os achados da tetralogia de Fallot: estenose pulmonar infundibulovalvar, CIV, dextroposição da aorta e hipertrofia de VD. Resposta a.

13. A coarctação de aorta (CoA) é um estreitamento da aorta que envolve mais comumente a junção do arco aórtico com a aorta descendente, logo abaixo da saída da artéria subclávia esquerda. Costuma ser até 5 vezes mais comum em homens. Sua associação com síndrome de Turner, valva aórtica bicúspide, CIV, PCA e lesões valvares mitrais é comum. Também pode estar associada com aneurismas do polígono de Willis. Vamos analisar as alternativas:
I. Gradiente hemodinâmico maior de 50 mmHg no local angiográfico da coarctação, com ou sem hipertensão sistêmica proximal. – Correto. Um gradiente de 50mmHg com hipertensão sistêmica ou mesmo na ausência deste quadro define coarctação importante de aorta.

II. Gradiente hemodinâmico maior de 20 mmHg no local angiográfico da coarctação, com ou sem hipertensão sistêmica proximal. – Errado. Não podemos dizer que este paciente tem uma coarctação importante, já que o gradiente de 20 mmHg é baixo para uma coarctação, ainda mais se não houver hipertensão sistêmica.
III. Hipertensão sistêmica proximal na presença de zona de coarctação definida por ecocardiografia, ressonância magnética ou angiografia. – Correto. A hipertensão arterial proximal, associada à demonstração anatômica de coarctação importante por exame de imagem, permite classificar a coarctação como importante, já que é suficiente para causar repercussões hemodinâmicas sistêmicas. Resposta d.

14. A tetralogia de Fallot funciona como uma dupla via de saída do ventrículo direito: o sangue que está no ventrículo direito pode ir, via CIV, para a aorta ou pode ir para a artéria pulmonar se conseguir vencer a resistência da estenose pulmonar infundibulovalvar. O grande problema na tetralogia de Fallot é o grau desta estenose: quando a estenose pulmonar infundibulovalvar é pequena, há pouca dificuldade para o sangue ir ao território pulmonar e, assim, há um fluxo pulmonar não muito diminuído e pouca repercussão hemodinâmica.

Em compensação, quanto maior a estenose pulmonar infundibulovalvar, menor a quantidade de sangue para perfundir a circulação pulmonar e maior a quantidade de sangue venoso que vai para a aorta, piorando a cianose e aumentando o *shunt* direita-esquerda. Quanto menor o fluxo pulmonar, menor a quantidade de sangue oxigenado circulante, e assim o quadro clínico de um paciente com Fallot depende fundamentalmente do grau de estenose pulmonar infundibulovalvar. O grau desta estenose é o que classifica os pacientes com Fallot em "anatomia favorável" e "anatomia desfavorável". Resposta b.

15. Na maioria das vezes a persistência do canal arterial é bem tolerada, e pode ser tentada antes da terapêutica invasiva fechar o canal farmacologicamente, com anti-inflamatórios não hormonais. Pela chance de ocorrência de problemas futuros, como endocardite infecciosa, ICC ou hipertensão pulmonar, devemos fechar todos os canais arteriais patentes que não tenham sido fechados espontânea ou farmacologicamente. Resposta e.

16. Algumas cardiopatias congênitas se caracterizam pela súbita e grave manifestação de insuficiência cardíaca no período neonatal. Quando o canal arterial se fecha, há o colapso sistêmico e o agravamento da hipertensão arterial pulmonar, surgindo sinais de baixo débito de ICC direita. Incluem-se neste tipo de manifestação, além dos defeitos obstrutivos esquerdos (coarctação de aorta, estenoses mitral e aórtica, *cor triatriatum* e estenose de veias pulmonares), a temível síndrome do coração esquerdo hipoplásico. Destas cardiopatias, a única citada nas alternativas é a coarctação da aorta. A coarctação de aorta em sua forma pré-ductal pode simular miocardiopatia, causando quadro clínico de insuficiência cardíaca e pulsos debilmente palpáveis. Resposta b.

17. A grande diferença eletrocardiográfica entre a tetralogia de Fallot e a atresia tricúspide é que, na primeira, em geral, há sobrecarga ventricular direita, enquanto na segunda há, em geral, sobrecarga ventricular esquerda associada a bloqueio divisional anterior esquerdo. A alternativa que descreve eletrocardiograma com SVE e BDAS é a C.

18. Na comunicação interatrial não há aumento de pressão no átrio esquerdo, já que este tem *shunt* para o átrio direito. Assim, qualquer pressão aumentada em átrio esquerdo não irá gerar hipertensão venocapilar pulmonar, e sim aumentar o *shunt* para a esquerda. Resposta a.

19. Em pacientes não complicados com tetralogia de Fallot, a correção total é feita em geral entre os 12 e os 24 meses de idade. Resposta a.

20. Temos aqui um paciente com cardiopatia cianogênica com hiperfluxo pulmonar. Neste grupo, temos a transposição das grandes artérias, a hipoplasia do coração esquerdo, a conexão anômala total das veias pulmonares, o *truncus arteriosus* e o ventrículo único. Nestas cardiopatias, geralmente, inexiste a estenose pulmonar, o que acarreta sobrecarga de volume das diferentes cavidades cardíacas, com ICC. Estas cardiopatias constituem as causas principais de evolução fatal precoce. O achado de aurícula pequena e sem fluxo venoso fecha o diagnóstico de drenagem anômala total de veias pulmonares. A propedêutica de sopro sistólico com desdobramento de B2 e ausculta semelhante à CIA corrobora este diagnóstico. O único tratamento para estes pacientes é a cirurgia cardíaca precoce. Resposta b.

21. Aqui há apenas um achado que pode indicar gravidade da valvopatia – o sopro sistólico ejetivo, ou sopro diastólico aspirativo, ou a dilatação da aorta à radiografia de tórax são apenas indicativos da presença da estenose aórtica, e não de sua gravidade. Assim, os únicos achados na questão que apresentam alguma relação com a gravidade da doença são os sinais de sobrecarga ventricular esquerda ao eletrocardiograma. Resposta d.

22. A síndrome de DiGeorge, causada pela deleção de um fragmento do cromossomo 22, causa cardiopatia congênita em 40% dos seus portadores. Em geral, tratam-se de malformações conotruncais, como tetralogia de Fallot, CIV, interrupção de arco aórtico e *truncus arteriosus*. Dessas manifestações, as que podem se apresentar com insuficiência cardíaca precoce são o *truncus arteriosus* e a interrupção de arco aórtico (que também pode ser chamada de coarctação de aorta pré-ductal). Resposta c.

23. As cardiopatias cianóticas com hipofluxo pulmonar incluem a tetralogia de Fallot, a atresia pulmonar, com ou sem comunicação interventricular, a atresia tricúspide e a anomalia de Ebstein. Pelo esquema mostrado, não há comunicação entre o átrio direito e o ventrículo direito, caracterizando atresia tricúspide. Nesta cardiopatia, para sua correção paliativa, é fundamental conhecer o tamanho da comunicação interatrial, o tamanho da CIV e a anatomia das veias pulmonares. Resposta d.

24. Este lactente tem bom peso e desenvolveu um dos quadros mais graves da tetralogia da Fallot, a crise cianótica. Provavelmente, pelos detalhes anatômicos e bom ganho de peso, trata-se de Fallot de anatomia favorável, podendo assim ser realizada cirurgia com correção total da cardiopatia. Pelo bom peso e boa anatomia não há razão para postergar o tratamento cirúrgico deste paciente. Resposta a.

25. Temos aqui paciente com estenose pulmonar valvar, com quadro clínico sugestivo, ausculta típica e exames compatíveis. Este paciente se beneficia de dilatação da artéria pulmonar percutânea, por cateter balão. Resposta e.

26. A coarctação de aorta do adulto (chamada de coarctação de aorta pós-ductal) frequentemente se associa a defeitos da valva aórtica, como a valva aórtica bicúspide. Resposta c.

27. Os desenhos na questão mostram diversas formas de *truncus arteriosus*, nas quais um grande vaso emerge do coração, dando origem tanto à aorta quanto às artérias pulmonares. Há, então, um hiperfluxo pulmonar, gerando quadro inicial de insuficiência cardíaca, mais tarde compensada pelo desenvolvimento de hipertensão pulmonar. A hipertensão pulmonar faz com que haja uma diminuição do fluxo sanguíneo para os pulmões, reduzindo assim o quadro clínico de congestão pulmonar. Resposta e.

28. A vascularização de partes do pulmão pela circulação sistêmica é chamada de sequestro pulmonar. Tal entidade em geral desenvolve-se em cardiopatias com hipofluxo pulmonar. Na atresia pulmonar sem CIV, o sangue é forçado para a árvore pulmonar, de certa forma permitindo ainda alguma vascularização pulmonar, enquanto na atresia pulmonar com CIV praticamente todo o sangue do ventrículo direito é bombeado para o VE e para a aorta, e estes pacientes sobrevivem à custa destas colaterais das artérias sistêmicas para o território pulmonar. Resposta b.

29. A radiografia de tórax mostra área cardíaca aumentada, com aumento de VE e de átrio direito, com retificação do tronco pulmonar. A verdadeira pista para a solução desta questão está na radiografia em perfil, na qual várias setas apontam para uma estrutura que só pode ser o átrio esquerdo (posterior ao coração). Assim, o examinador quer saber qual destas cardiopatias não provoca aumento atrial esquerdo. Das cardiopatias citadas, a que menos provoca alterações em câmaras esquerdas certamente é a comunicação interatrial. Além disso, a CIA causa aumento principalmente de câmaras direitas, enquanto as outras cardiopatias podem evolutivamente causar aumentos ventriculares esquerdos. Resposta c.

30. Temos aqui um paciente com cardiopatia cianogênica com hiperfluxo pulmonar. Neste grupo, temos a transposição das grandes artérias, a hipoplasia do coração esquerdo, a conexão anômala total das veias pulmonares, o *truncus arteriosus* e o ventrículo único. Nessas cardiopatias, em geral, inexiste a estenose pulmonar, o que gera sobrecarga de volume das diferentes cavidades cardíacas, com ICC. Estas cardiopatias constituem as causas principais de evolução fatal precoce. O achado de aurícula pequena e sem fluxo venoso fecha o diagnóstico de drenagem anômala total de veias pulmonares. A propedêutica de sopro sistólico com desdobramento de B2 e ausculta semelhante à CIA corrobora este diagnóstico. A única forma de tratamento para estes pacientes é a cirurgia cardíaca precoce. Resposta a.

31. Algumas cardiopatias congênitas se caracterizam pela súbita e grave manifestação de insuficiência cardíaca no período neonatal. Quando o canal arterial se fecha, há o colapso sistêmico e o agravamento da hipertensão arterial pulmonar, surgindo sinais de baixo débito de ICC direita. Incluem-se neste tipo de manifestação, além dos defeitos obstrutivos esquerdos (coarctação de aorta, estenoses mitral e aórtica, *cor triatriatumm* e estenose de veias pulmonares), a temível síndrome do coração esquerdo hipoplásico. Destas cardiopatias, a única citada nas alternativas é a coarctação de aorta. A coarctação de aorta em sua forma pré-ductal pode simular miocardiopatia, causando quadro clínico de insuficiência cardíaca e pulsos debilmente palpáveis. Resposta d.

32. A tetralogia de Fallot é constituída de 4 achados, sendo que três destes são defeitos anatômicos e o último achado é uma consequência destes defeitos. Os achados são:
- Dextroposição da aorta ("a aorta cavalga o septo interventricular)
- Estenose pulmonar infundíbulo-valvar
- Comunicação interventricular
- Hipertrofia de Ventrículo Direito.

Então a tetralogia de Fallot não acarreta defeito do septo AV, e sim CIV. Resposta c.

33. A anomalia de Ebstein da válvula tricúspide é uma implantação baixa da valva, causando atrialização de uma parte do ventrículo direito. Este defeito está associado a insuficiência tricúspide e também à presença de vias anômalas de condução átrio ventricular, podendo causar pré-excitação ventricular e até a síndrome de Wolff-Parkinson-White.

Assim resposta D (Deslocamento apical dos folhetos – os folhetos estão mais perto do ápice do coração do que deveriam). Resposta d.

34. Sem dúvida o teste mais sensível para a detecção de forame oval patente é o ecocardiograma transesogáfico utilizando contraste de microbolhas. Este contraste de microbolhas (este é o termo correto, e não "contraste salino" utilizado na questão) é feito agitando-se soro fisiológico e injetando via endovenosa no paciente. A solução agitada é facilmente identificável ao ultrassom. Resposta c.

35. Qualquer situação na qual aumenta a pressão atrial esquerda pode haver um aumento no *shunt* esquerda-direita em um paciente com comunicação interatrial (CIA). Das situações citadas acima, a única que não cursa com aumento da pressão atrial esquerda é a hipertensão pulmonar, que causaria um aumento das pressões atriais direitas e diminuiria o *shunt* esquerda-direita. Resposta d.

36. Classicamente o defeito congênito mais presente nos portadores de Síndrome de Down é o defeito do septo atrioventricular, também chamado de atrioventricularis communis. Os defeitos do septo AV são classificados de acordo com sua forma anatômica em Rastelli A, B ou C. A grafia correta é *defeito* do septo AV, e não "defeitos" do septo AV – defeitos podem ser uma CIA e mais uma CIV, que é diferente da entidade clínica que estamos tratando aqui. Resposta e.

Miocardiopatias

20

Murillo de Oliveira Antunes

Cardiomiopatia Hipertrófica

Introdução

A cardiomiopatia hipertrófica (CMH) é uma doença cardíaca primária caracterizada por hipertrofia do ventrículo esquerdo (HVE), sem dilatação, na ausência de doença cardíaca ou sistêmica que justifique a magnitude dessa hipertrofia (como a hipertensão arterial ou valvulopatias).

A hipertrofia é assimétrica na maioria dos casos, acometendo principalmente o septo ventricular e que pode gerar uma obstrução mecânica ao fluxo sanguíneo na via de saída do ventrículo esquerdo (VSVE) em mais de 25% dos casos. A função sistólica em repouso na CMH é normal ou se observa um estado hiperdinâmico. Sua prevalência é de 0,2% (2:1000 habitantes) da população geral e de 0,5% dos pacientes selecionados encaminhados ao exame ecocardiográfico.

A morte súbita cardíaca (MSC) é a manifestação mais temível da doença, sendo que é a CMH constitui a principal causa de MSC entre jovens e atletas.

Etiologia

A CMH é uma doença genética, de caráter familiar e de transmissão autossômica dominante, em 50 a 60% dos casos, sendo a doença cardíaca de origem genética mais comum.

A CMH ocorre devido mutações em genes codificadores das proteínas do sarcômero cardíaco. Já foram identificados 13 genes diferentes relacionados à CMH com mais de 400 mutações descritas, sendo que os genes da cadeia pesada da β-miosina cardíaca, gene da troponina T cardíaca e da proteína C de ligação à miosina respondem por aproximadamente 70% dos casos.

Cada mutação acometida apresenta uma expressão da doença com variabilidade na transmissão familiar, no grau de hipertrofia, na evolução e no prognóstico da doença.

GENES CAUSADORES DE CARDIOMIOPATIA HIPERTRÓFICA	
Cadeia pesada da β miosina	MYH7
Proteína C de Ligação à miosina	MYBPC3
Troponina T	TNNT2
Alfatropomiosina	TPM1
Cadeias leves da miosina essencial	MYL3
Cadeias leves da miosina reguladora	MYL2
Troponina I	TNNI3
Alfa-actina	ACTC
Titanina	TTN
Troponina C	TNTC1
Cadeia pesada da alfamiosina	MYH6
Proteína muscular LIM	CRP3
Teletonina	TCAP

Tabela 20.1

Fisiopatologia

As principais alterações fisiopatológicas são:

Função Diastólica

A função diastólica encontra-se alterada na maioria dos pacientes, em diferentes graus sendo, fundamentalmente, a principal responsável pelos sinais e sintomas de insuficiência cardíaca. As alterações do relaxamento miocárdio e diminuição da complacência ventricular se devem ao desarranjo dos miócitos e à fibrose intersticial respectivamente.

Obstrução na Via de Saída de Ventrículo Esquerdo (VSVE)

A forma obstrutiva – definida como gradiente em repouso na VSVE > 30 mmHg – é encontrada em 30% dos pacientes portadores de CMH e possui implicações prognósticas aumentando o risco de MSC e progressão para dilatação ventricular, quando comparado com os pacientes sem obstrução. Admite-se que seja decorrente do estreitamento na via de saída do ventrículo esquerdo associada a anormalidades da válvula mitral.

Isquêmia Miocárdica

A isquêmia miocárdica na CMH é comum e está relacionada ao desbalanço entre oferta e consumo de O_2, devido ao aumento da massa muscular – HVE e aumento da demanda de oxigênio pelo miocárdio.

Achados Clínicos

A maioria dos pacientes com CMH são assintomáticos ou oligoassintomático. A MSC infelizmente pode ser a primeira manifestação clínica da doença e acomete principalmente adolescentes e adultos antes dos 35 anos. Os principais sintomas são: dispneia, angina, palpitação e síncope ou pré-síncope.

Exame Físico

Em pacientes assintomáticos e sem obstrução da VSVE o exame físico costuma ser normal. O pulso venoso jugular pode apresentar onda "a" elevada pela contração atrial acentuada resultante da diminuição da distensibilidade do ventrículo.

O pulso carotídeo em aspecto de *bisferiens* pode estar presente.

À ausculta cardíaca o achado mais comum é a presença de uma B4, que é explicada por uma vigorosa contração atrial. A B2 pode estar desdobrada, sendo que nos pacientes com obstrução acentuada da VSVE podem apresentar um desdobramento paradoxal.

Um sopro sistólico rude em "crescendo-descrescendo", que se inicia logo após a B1, audível ao longo da borda esternal esquerda baixa resultante do fluxo turbulento na via de saída estreitada do VE. Este sopro é muito semelhante ao encontrado na estenose aórtica, porém não se irradia para o pescoço. Quando a regurgitação mitral está presente, pode-se ouvir um sopro holossistólico no ápice, suave e que se irradia para axila. Algumas manobras modificam a intensidade do sopro e nos auxilia para o diagnóstico clínico da doença.

INTERVENÇÃO	GRADIENTE E SOPRO
Manobra Valsalva	↑
Posição ortostática	↑
Pós-extrassístole	↑
Posição cócoras	↓
Manobra *handgrip*	↓

Tabela 20.2 – Efeitos de intervenções sobre o gradiente da VSVE e o sopro em pacientes com CMH.

Exames Complementares

Eletrocradiograma

Encontra-se alterado em até 95% dos casos e não há um padrão característico da doença. As anormalidades mais comuns são as alterações do segmento ST e ondas T, seguidas pela evidência de sobrecarga ventricular esquerda.

Holter 24 horas

Deve ser solicitado de rotina para os pacientes com CMH, já que a presença de taquicardia ventricular não sustentada tem importância prognóstica revelando um grupo com alto risco para MSC. Fibrilação atrial paroxística é encontrada em uma boa parte dos pacientes.

Ecocardiografia

O ecocardiograma constitui o principal método de diagnóstico da CMH, sendo confirmado o diagnóstico de hipertrofia ventricular com:

Espessura da parede do VE ≥ 15 mm ou em pacientes com história familiar positiva para doença ≥ 13 mm.

Gradiente na VSVE > 30 mmHg determina forma obstrutiva da doença.

Ressonância Magnética

Importante para auxiliar no diagnóstico da CMH, principalmente quando o exame de ecocardiograma é duvidoso. Avalia outros segmentos do coração onde ecocardiografia convencional é limitada (janela, ventrículo direito, formas apicais).

Identifica a presença de fibrose miocárdica, onde estudos iniciais demonstraram que a presença desta está relacionada com maior risco para as arritmias ventriculares, MSC e dilatação do ventrículo esquerdo.

Diagnóstico Genético-Molecular

A análise do DNA constitui o método mais definitivo para a identificação da CMH, possibilitando a realização do diagnóstico na fase pré-clínica da doença e mesmo antes de ocorrerem as alterações estruturais cardíacas. O substrato molecular heterogêneo, representado por centenas de mutações em múltiplos genes, confere complexidade ao diagnóstico genético e limita sua aplicação clínica de rotina.

Atualmente, o custo elevado e a demora na obtenção de resultados têm restringido o diagnóstico genético-molecular apenas a centros de pesquisa.

Estudo Hemodinâmico

Não está indicado de rotina para o diagnóstico de CMH e só deve ser solicitado na suspeita de doença arterial coronária ou nos casos em que se pretende realizar o tratamento invasivo da doença (cardiomiectomia ou alcoolização septal).

Avaliação Eletrofisiológica

A contribuição do estudo eletrofisiológico para avaliação do substrato arritmogênico da CMH não se encontra ainda definida. Embora alguma relação entre indutibilidade e prognóstico tenha sido demonstrada, a acurácia preditiva é discutível com valor limitado e deste modo não deve ser rotineiramente indicado.

História Natural

A CMH possui uma história natural variável, sendo que para a maioria dos pacientes o curso é relativamente benigno mantendo-se assintomáticos ou com sintomas discretos. Cerca de 5 a 10% dos casos têm progressão dos sintomas com dilatação e disfunção ventricular, e uma minoria evolui para uma apresentação clínica restritiva grave.

A taxa de mortalidade anual gira em torno de 3% em adultos selecionados em centros de referências.

A morte súbita cardíaca pode correr em qualquer época da vida, acometendo com maior frequência as crianças entre 8-16 anos e atletas com mortalidade anual em cerca de 6%.

A endocardite infecciosa pode ocorrer em 5% dos pacientes portadores da forma obstrutiva da doença (gradiente > 30 mmHg na VSVE); deste modo, a profilaxia com antibioticoterapia nos procedimentos cirúrgicos ou odontológicos é mandatória.

A fibrilação atrial tem sido documentada em 20 a 25% dos doentes e sua ocorrência está associada à piora da dispneia. Também tem sido relacionada com aumento do risco para MSC, já que funcionaria como um "gatilho" para ocorrência de arritmias ventriculares. Sua presença indica a anticoagulação oral devido alto risco de fenômenos tromboembólicos.

Avaliação do Risco e Prevenção de Morte Súbita Cardíaca

Fatores de risco para MSC em pacientes com CMH

Fatores de risco maior

Prevenção secundária:

- Parada cardíaca (TV ou FV).

Prevenção primária:

- TVS espontânea.
- História familiar de MS (< 50 anos).
- Síncope inexplicada.
- Espessura de parede > 30 mm.
- TV não sustentada.

Fatores de risco possíveis:

- Fibrilação atrial.
- Obstrução de via de saída.
- Mutação de alto risco.

Recomendações das Diretrizes Brasileiras de Dispositivos Cardíacos Eletrônicos Implantáveis para Implante de CDI em pacientes com CMH

Classe I

Pacientes com CMH que tenham apresentado TV/FV sustentada de causa não reversível e expectativa de vida de pelo menos um ano (NE B).

Classe IIa

Pacientes com CMH que apresentam um ou mais fatores de risco maiores para MSC e expectativa de vida de pelo menos 1 ano (NE C).

Classe III

Pacientes com CMH sem fatores de risco (NE C). Amiodarona: estudos prévios não conseguiram demonstrar o benefício da amiodarona na prevenção de morte súbita. A droga mostrou ser capaz de suprimir as arritmias ventriculares complexas, porém não protege contra a MSC. Poderia ser indicada como alternativa ao CDI em pacientes com TV/FV prévia onde o implante de CDI não é factível (Classe IIa) ou em pacientes com algum dos fatores de risco maior e o implante de CDI também não seria possível (Classe IIb).

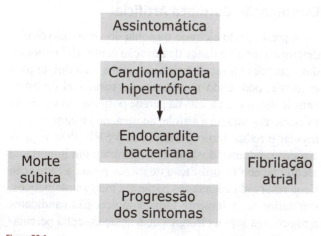

Figura 20.1

Alguns outros achados na CMH ainda que não façam parte dos fatores de riscos estabelecidos atualmente, são importantes na avaliação do paciente e devem ser considerados como: análise genética, fibrose miocárdica, gradiente pressórico na VSVE, fibrilação atrial.

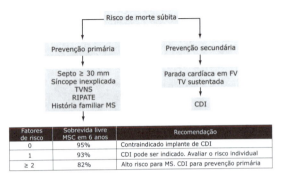

Figura 20.2

Tratamento

O tratamento da CMH está reservado para pacientes sintomáticos e pode ser divido em tratamento farmacológico e intervenções invasivas.

A maioria dos pacientes necessita apenas de terapia farmacológica, sendo que as intervenções invasivas são necessárias em apenas em 5 a 10% dos pacientes.

Os pacientes assintomáticos apresentam evolução clínica benigna e não devem receber nenhum tratamento.

Tratamento Farmacológico

As principais drogas empregadas são os betabloqueadores, os bloqueadores dos canais de cálcio.

- **Atenolol, propranolol e metroprolol:** são as principais drogas no tratamento farmacológico da CMH. Aliviam os sintomas em 2/3 dos pacientes e reduzem obstrução da VSVE durante o esforço físico, sendo, portanto, a droga de escolha nesses pacientes. Os efeitos benéficos são atribuídos à redução do inotropismo, do consumo de oxigênio miocárdico, à melhora do relaxamento e do enchimento ventricular cardíaco.
- **Verapamil:** constituem uma alternativa ao bloqueio betadrenérgico, sendo que não há consenso a respeito de qual droga deve ser primeiramente utilizada: betabloqueadores ou antagonista do cálcio. Em pacientes que respondem inadequadamente à monoterapia, associação das duas drogas pode ser tentada.

Tratamento invasivo

Indicado para pacientes com sintomas importantes de insuficiência cardíaca CFIII, refratários à medicação e que possuem gradiente VSVE > 30. Esse subgrupo corresponde aproximadamente a 5% do total de pacientes com CMH. Para pacientes que não apresentam obstrução na VSVE e em fases avançadas com disfunção sistólica, o transplante cardíaco seria a única opção.

Ablação Alcoólica do Septo

Esse procedimento consiste na oclusão do ramo septal principal da artéria descendente anterior, pela injeção de até 5 mL de álcool absoluto por meio da técnica de cateterismo coronariano percutâneo, causando infarto da região septal. É realizado sob anestesia geral, com marca-passo temporário instalado. Antes da injeção do álcool, é feita a oclusão do ramo septal com cateter-balão e são realizadas medidas pressóricas e ecocardiografia para se ter segurança quanto à artéria a ser abordada. Após o procedimento, o paciente vai para a Unidade de Tratamento Intensivo, para onde é conduzido como pós--infarto do miocárdio.

As complicações são dor precordial, aumento de enzimas cardíacas, arritmias ventriculares complexas, bloqueio atrioventricular total precisando de marca-passo definitivo em 10%, e dissecção ou oclusão da artéria descendente anterior. A mortalidade em serviços com experiência é de 1 a 2%.

É uma alternativa ao procedimento cirúrgico, principalmente em pacientes idosos, pacientes previamente operados ou por livre escolha do paciente.

Cardiomiectomia Transvalvar Aórtica

Consiste na retirada de uma fatia de músculo com aproximadamente 1,5 cm de profundidade e extensão do anel aórtico até próximo à inserção dos músculos papilares.

Método consagrado com mais de 30 anos de acompanhamento, determina diminuição ou até abolição do gradiente da via de saída do ventrículo esquerdo, assim como a normalização das pressões e diminuição do refluxo mitral levando à melhora dos sintomas e da tolerância ao exercício.

A mortalidade operatória é baixa chegando a 0% em centros especializados e tem a vantagem que pode ser combinado com outros procedimentos cirúrgicos, como revascularização do miocárdio. Os resultados cirúrgicos a longo prazo são bons e mostram melhora dos sintomas e capacidade funcional em 70 a 90% dos pacientes.

Estimulação Cardíaca Artificial

A presença do eletrodo na ponta do ventrículo direito determina uma mudança de ativação contrátil do miocárdio, que passa a ser de baixo para cima e da direita para esquerda, ocorrendo movimentação paradoxal do interventricular, que se afasta da parede posterior do ventrículo esquerdo durante a sístole, aumentando a câmara ventricular e reduzindo o gradiente na VSVE. Porém, após estudos randomizados que demonstraram um importante efeito placebo na utilização do marca-passo, a indicação ficou reservada apenas aos pacientes muito sintomáticos, refratários ao tratamento farmacológico, não candidatos à miectomia septal cirúrgica ou à ablação septal percutânea – **Classe IIb**.

TERAPIA	MORTALIDADE	EFETIVIDADE	SEGUIMENTO EM ANOS	COMPLICAÇÕES TIPO	% PACIENTES
Miectomia	< 2 – 3%	> 90%	> 30	- BAVT - Defeito de septo - Insuficiência v. aórtica	< 3 < 1 < 1
Alcoolização	< 2 – 3%	70-80%	< 5	- BAVT - Defeito de septo - IAM extenso	10-40% Desconhecido Desconhecido
Marca-passo	< 1	10-40%	10	- Infecção ou perfuração	< 2

Tabela 20.3

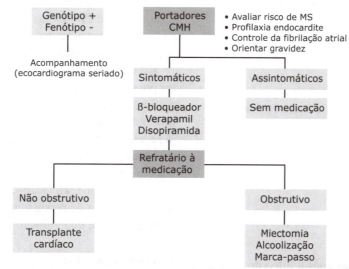

Figura 20.3 –Acompanhamento dos portadores de CMH.

Doença de Chagas

Descrição

Doença infecciosa, causada por protozoário flagelado, tendo totalmente descrito o seu ciclo, suas formas e apresentação clínica pelo brasileiro Carlos Ribeiro Justiniano da Chagas há 100 anos. Possui um curso clínico crônico, que se caracteriza por uma fase inicial aguda, com sinais ou sintomas quase sempre inespecíficos e pouco presentes, e que em cerca de 30% dos acometidos pode evoluir para uma fase crônica com comprometimento cardíaco (cardiopatia chagásica) ou digestivo (megaesôfago e megacólon).

A Doença de Chagas representa a 3ª maior doença parasitária no mundo, após malária e esquistossomose. Estima-se que 10 a 12 milhões de pessoas estão infectadas e 21 a 31% delas irão desenvolver a cardiomiopatia. A doença de Chagas contribui com 15.000 mortes anuais, e aproximadamente 200.000 novos casos por ano. No Estado de São Paulo, em 2006, a etiologia chagásica foi responsável por 0,49% dos óbitos devido a IC.

Com as medidas preventivas que ocorreram no Brasil, casos novos são muito pouco frequentes, com a ocorrência apenas de surtos isolados. Atualmente, estima-se que cerca de 3 milhões pessoas encontram-se infectadas no nosso país.

Diagnóstico laboratorial

Fase Aguda

Parasitológico: – o teste de gota fresca de sangue (positivo quando se encontra o parasito) é mais sensível, sendo método de escolha. Caso o exame seja negativo, devem ser usados os métodos de concentração (micro-hematócrito, teste Strout ou QBC). Teste de PCR (diagnóstico molecular) pode ser usado em casos selecionados, associado a técnicas sorológicas (IgM). O PCR é superior a hemocultura e xenodiagnóstico.

Fase Crônica

Nesta fase o diagnóstico é essencialmente sorológico, sendo utilizado o teste de Elisa associado com Hemaglutinação indireta (HAI) ou Imunofluorescência indireta (IFI), sendo que a Organização Mundial da Saúde preconiza o uso de pelo menos dois testes de diferentes metodologias para o diagnóstico laboratorial da doença de Chagas.

Manifestações clínicas

A doença de Chagas apresenta distintas formas clínicas, podendo ser classificadas da seguinte maneira:

I - Forma aguda II - Forma crônica
- A- Indeterminada.
- B- Cardíaca.
- Arritmias.
- Miocardiopatia dilatada e insuficiência cardíaca.
- Síndrome tromboembólica.
  - C- Digestiva.
- Síndrome de megaesôfago.
- Síndrome de megacólon.
  - D- Forma mista.
  - C- Forma congênita.

Forma Aguda

Período de 8 a 10 semanas após a infecção, com alta parasitemia e inflamação, sendo diagnosticada pelo encontro do parasito no sangue periférico.

Apenas 10 a 30% dos infectados desenvolveram sintomas, sendo a infecção aguda um quadro autolimitado, com duração de 4 a 8 semanas, com mortalidade inferior a 5%, sendo os casos fatais associados a miocardite e a meningoencefalite.

As manifestações gerais são de febre, mal-estar geral, cefaleia, astenia, hiporexia, edema, linfonodomegalia e, frequentemente, ocorre hepatoesplenomegalia. Quando existe porta de entrada aparente, ela pode ser ocular (sinal de Romaña) ou cutânea (chagoma de inoculação). O sinal de Romaña é um edema bipalpebral (que, às vezes, se expande à face), elástico indolor, de início geralmente brusco, coloração róseo-violácea das pálpebras, congestão conjuntival, enfartamento dos linfonodos satélites (pré-auriculares, parotídeos ou submaxilares) e, com menos frequência, secreção conjuntival. O chagoma de inoculação é uma formação cutânea, ligeiramente saliente, arredondada, eritematosa, dura, incolor, quente e circundada por edema elástico, assemelhando-se a um furúnculo que não supura.

Pode ocorrer uma miocardite que, na maioria das vezes é traduzível eletrocardiograficamente e em geral são reversíveis após esta fase da doença.

Os exames de raios X de tórax podem mostrar imagem cardíaca discretamente aumentada logo no início do diagnóstico, achado que pode ser observado apenas após alguns dias de doença.

Forma Crônica

A- Forma Indeterminada

Por definição, estão na forma indeterminada, os indivíduos que possuem duas reações sorológicas positivas para doença (ELISA e imunofluorescência) e são assintomáticos, com ECG, radiografia de tórax, esofagograma e enema opaco normais. A taxa de cronificação é de 2% ao ano, com tempo médio de 10 a 20 anos, mas estima-se que cerca de 50% dos infectados nunca desenvolveram a doença de Chagas.

Esta forma que agrupa a grande maioria dos pacientes possui um excelente prognóstico sem terem comprometimento da sobrevida e da qualidade de vida, apesar de exames complementares (invasivos e não invasivos) já revelarem discretas cardíacas.

Estes pacientes deverão ser atendidos, preferencialmente, nos serviços de Atenção Primária, recomendando-se a realização de consulta médica e eletrocardiograma de repouso uma vez por ano, a não ser que se suspeite de evolução da doença.

B- Forma Cardíaca

Dentre as características mais peculiares da cardiopatia chagásica crônica, destaca-se, de maneira especial, seu caráter fibrosante, considerado o mais expressivo dentre as miocardites, frequência e complexidade das arritmias cardíacas e sua combinação com distúrbios da condução do estímulo atrioventricular e intraventricular, a grande incidência de morte súbita e fenômenos tromboembólicos, assim como de aneurismas ventriculares.

O acometimento cardíaco na forma crônica – cardiomiopatia chagásica crônica, tipicamente produz arritmias ventriculares, bloqueios intracardíacos, anormalidades contráteis regionais e IC, fenômenos tromboembólicos pulmonares e ou sistêmicos, e morte súbita.

A cardiopatia chagásica crônica é a principal responsável pela elevada morbimortalidade da doença de Chagas, sendo que 10% do total dos acometidos desenvolveram uma miocardiopatia grave.

1) Insuficiência cardíaca (IC) por cardiomiopatia dilatada: pode ocorrer um acometimento de forma segmentar (nas fases iniciais – acinesias, hipo e discinesias) ou difusa (fase tardias com disfunção sistólica global), sendo que o ventrículo direito frequentemente está mais comprometido do que o ventrículo esquerdo, fazendo predominar o quadro de congestão sistêmica (edema de membros inferiores, ascite, hepatomegalia, turgência jugular). A lesão anatômica cardíaca mais característica é o aneurisma ventricular apical presente em 52% dos pacientes.

2) Arritmias cardíacas e distúrbios de condução: o achado eletrocardiográfico mais comum é a associação de bloqueio de ramo direito com bloqueio divisional anterossuperior esquerdo. Os bloqueios ao nível do nó atrioventricular (AV) devem ser observados para correta indicação de implante de marca-passo definitivo. Todas as formas de arritmias ventriculares podem ocorrer e, nos pacientes de maior risco – histórico de arritmia ventricular complexa, taquicardia ventricular inexplicada, síncope inexplicada, morte súbita abortada e FE menor que 35% – está indicada à realização do estudo eletrofisiológico (EEF) para avaliação do implante de DI. Morte súbita arrítmica acontece em 55-65% dos pacientes portadores de cardiomiopatia chagásica que por arritmia ventricular ou bloqueio atrioventricular.

3) Eventos tromboembólicos: pulmonares ou sistêmicos, onde trombos murais podem se formar no VD, VE ou átrios, sendo indicação de anticoagulação na presença de: disfunção ventricular grave, CF III e IV, presença trombos intracavitários, fibrilação atrial, aneurisma de VE e fenômenos tromboembólico prévio.

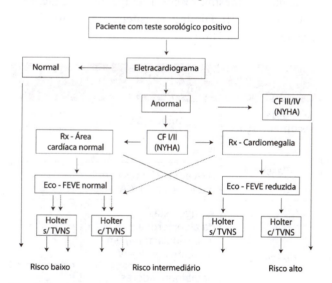

Figura 20.4 – Algoritmo para estratificação do risco na cardiopatia chagásica crônica(*).(*)Adaptado de Rassi A Jr, Rassi A, Rassi SG. Predictors of mortality in chronic Chagas disease. Circulation. 2007;115:1101-8.

Tratamento etiológico

A I Diretriz Latino-Americana para o Diagnóstico e Tratamento da Cardiopatia Chagásica, estabelece as indicações consensuais para a realização de tratamento etiológico:

Recomendações consensuais e níveis de evidência para o tratamento etiológico da cardiopatia chagásica crônica

CLASSE DE RECOMENDAÇÃO	INDICAÇÕES	NÍVEL DE EVIDÊNCIA
I	Fase aguda	B
	Fase crônica em crianças	B
	Contaminação acidental	C
	Reativação da fase crônica	C
III	Forma cardíaca avançada	C

Tabela 20.4

Indicações não consensuais

Fase crônica tardia e forma indeterminada em indivíduos jovens

A OMS e a Organização Pan-Americana de Saúde (OPAS) divulgaram conceitos sobre o tratamento etiológico e recomendaram sua implementação em países onde há pouco controle da DC. O tratamento na fase crônica tardia visa a reduzir os níveis de parasitemia, evitar o aparecimento ou a progressão de lesões viscerais e interromper a cadeia de transmissão. O tratamento nessa fase é indicado para pacientes com a forma indeterminada e com as formas cardíaca e digestiva leves. A indicação para o tratamento parasiticida em pacientes chagásicos crônicos com a forma indeterminada é política de saúde pública em alguns países sul-americanos, e constitui recomendação primordial a partir de seminários conduzidos pelo CDC norte-americano tão logo decisão federal implementou a obrigatoriedade de testes sorológicos para doadores de sangue e de órgãos em todo o território daquele país. Embora não exista comprovação de que o tratamento etiológico altere a história natural a partir da forma indeterminada (estudos randomizados com esse desfecho não foram publicados), deve-se ressaltar que os resultados de estudos observacionais e dos randomizados em crianças (alterando favoravelmente desfechos substitutos) são considerados suficientes, por muitos pesquisadores, para embasar a recomendação, visando a prevenir a instalação de cardiopatia.

Em pacientes com CCC estabelecida, a indicação para o tratamento parasiticida permanece controversa. Diversos pesquisadores entendem ser defensável a conduta de tratar com base em: a) evidências experimentais de que o tratamento etiológico atenua a progressão da cardiopatia, divulgadas por grupos distintos de pesquisadores; b) estudos observacionais em humanos, embora não "definitivos", com desfechos clinicamente relevantes, apontam para a possibilidade de impacto positivamente concreto sobre a história natural da doença, mesmo em fase (não avançada) da CCC; c) a relativa paucidade e pequena gravidade dos efeitos colaterais, em confronto com o potencial de benefício ligado a tratamento de curta duração (dois meses em geral). Para tentar dirimir conclusivamente o dilema, face aos riscos opostos de cometerem-se erros alfa ou beta, está em andamento investigação multicêntrica internacional, randomizada, duplo-mascarada e controlada por placebo, avaliando a evolução clínica por 6 anos de pacientes com CCC tratados com benzonidazol (o estudo BENEFIT).

Os resultados do estudo BENEFIT poderão ser estratégicos no contexto dos pacientes chagásicos já manifestamente cardiopatas. Em ambos os contextos não houve consenso entre os Editores da Diretriz Latino-Americana para o Diagnóstico e Tratamento da Cardiopatia Chagásica quanto à classe de recomendação e nível de evidência para indicação do tratamento para esses grupos de pacientes. Enquanto um percentual dos editores sugere que o tratamento da forma cardíaca não avançada receba recomendação classe IIa com nível de evidência B, e que a forma indeterminada em adultos jovens tenha recomendação classe IIa com nível de evidência C, um outro percentual sugere recomendação IIb, e aguardam os resultados das investigações para uma eventual recomendação definitiva.

Critérios de cura da infecção

O seguimento laboratorial dos pacientes tratados, tanto na fase aguda, como crônica recente ou crônica tardia, visa avaliar se ainda há parasitos no organismo e se ainda estão presentes os anticorpos antitripanosoma. A cura será atestada pela negativação total e permanente da sorologia convencional, o que ocorre entre um e cinco anos nos casos agudos, entre cinco e dez anos em crônicos recentes e de baixa idade, e em até 25 anos em crônicos adultos.

Medicação

- Nifurtimox (120 mg por comprimido, hoje não mais disponível no Brasil)
- Benzonidazol (100 mg por comprimido), período de 60 dias 2-3x dia.

Efeitos Colaterais: dermatite é o efeito colateral mais prevalente, ocorrendo em cerca de um terço dos casos. É precoce (por volta da segunda semana), do tipo urticariforme, sendo na maioria dos casos pruriginoso, o quadro clínico é brando, respondendo bem ao uso de anti-histamínicos ou doses baixas de corticoide. Nos casos de grande comprometimento, a suspensão do medicamento é obrigatória. A polineuropatia pode ocorrer ao redor da quarta semana do tratamento, caracterizando-se por dor e/ou formigamento nos membros inferiores, com pouca resposta a sintomáticos. A dispepsia, quando ocorre, é caracterizada por anorexia e náuseas, geralmente de pouca intensidade. A leucopenia significativa é rara, embora seja comum a diminuição discreta do número de leucócitos circulantes. Quando essa diminuição leva a números inferiores a 3.500/mL, a medicação deve ser interrompida. É necessário o acompanhamento com leucograma, na metade e no final do tratamento. Em gestantes, o uso do benzonidazol está contraindicado.

Tratamento da Insuficiência Cardíaca

Apesar da enorme importância clínico-epidemiológica da cardiopatia chagásica crônica, as definições de conduta clínica referentes ao cuidado desse paciente são derivadas da transposição de conhecimentos adquiridos em outras cardiopatias para a cardiopatia chagásica. O tratamento da IC secundária à doença de Chagas habitualmente segue o mesmo tratamento para outras etiologias. Entretanto, devido às suas particularidades é possível que pacientes com IC e doença de Chagas não tenham a mesma resposta terapêutica. Seguem as orientações da III Diretriz Brasileira de Insuficiência Cardíaca Crônica 2009.

Classe de recomendação	Indicações	Nível de evidência
Classe I	IECA	C
	BRA em pacientes com intolerância a IECA	C
Classe IIa	Antagonistas da aldosterona (espironolactona) em pacientes CF III – IV	C
	Betabloqueadores	C
	Digital	C

Tabela 20.5 – IECA – inibidor de enzima de conversão da angiotensina; BRA – bloqueador do receptor da angiotensina.

Classe III e IV com Disfunção Sistólica do VE

Pacientes com sinais e sintomas de congestão venosa o tratamento deve ser iniciado com diuréticos, para alívio dos sintomas congestivos, inibidores da enzima conversora da angiotensina, e digoxina. Após a compensação clínica, deve-se adicionar um agente betabloqueador.

Morte Súbita e Doença de Chagas

A principal causa de óbito na cardiomiopatia chagásica é a morte súbita (incluindo bradi e taquiarritmias). Em estudo recente, foi responsável por 60% dos óbitos, seguida por insuficiência cardíaca progressiva em 14%, outras causas cardiovasculares (principalmente acidente cardiovascular tromboembólico) em 9%, e causas não cardiovasculares em 12% dos casos.

Não existe um único teste capaz de selecionar o paciente sob risco, sendo necessária análise conjunta de todos os dados clínicos e de exames para se obter um resultado aceitável. A identificação é apoiada principalmente em sintomas, função ventricular e presença de taquicardia ventricular não sustentada no Holter; no entanto, outros dados acrescentam informações relevantes na definição de cada caso.

PREDITORES DE MORTE SÚBITA NA CARDIOPATIA CHAGÁSICA
• Pacientes recuperados de PCR
• Disfunção Ventricular
• TVNS (no teste ergométrico ou Holter e, principalmente, se acompanhado de disfunção de VE)
• Taquicardia ventricular sustentada
• Síncope
• Bradiarritmias graves

Tabela 20.6

Estratégias de Tratamento

1- Pacientes recuperados de MS ou portadores de TVS (profilaxia secundária) – Implante de CDI

2- Pacientes com TVNS e disfunção ventricular (FE < 0,50) – Amiodarona

3- Pacientes com TVNS e disfunção ventricular (FE < 0,50) que não respondem adequadamente, Amiodarona – EEF – sem possibilidade de resolução com ablação - Implante de CDI

RECOMENDAÇÕES PARA ESTUDO ELETROFIOLÓGICO NA DOENÇA DE CHAGAS		
Classe de recomendação	Indicações	Nível de evidência
I	Pacientes com cardiopatia e síncope, cuja etiologia não foi identificada com exames não invasivos.	B
	Pacientes que apresentem recorrência de taquicardia ventricular sustentada (TVS) apesar do tratamento farmacológico, havendo a intenção de ablação da arritmia.	B
IIb	Para estratificação de risco de pacientes em tratamento com amiodarona.	B
	Em pacientes nos quais a indicação de CDI já está definida.	B
IIb	Em pacientes com TVNS e disfunção ventricular, sem evidência de TVS, para estratificação de risco.	C
III	Em pacientes com a forma indeterminada.	C

Tabela 20.7

RECOMENDAÇÕES E NÍVEIS DE EVIDÊNCIA PARA O TRATAMENTO FARMACOLÓGICO DAS ARRITMIAS VENTRICULARES NA CARDIOPATIA CHAGÁSICA CRÔNICA

Classe de recomendação	Indicações	Nível de evidência
I	Amiodarona para pacientes com ectopias ventriculares e TVNS sintomática e disfunção ventricular esquerda.	B
I	Amiodarona para pacientes com TVS sintomática ou não, com ou sem disfunção ventricular esquerda, não tratados com CDI.	C
I	Amiodarona para redução de choques apropriados em pacientes com CDI.	C
IIa	Amiodarona de rotina para pacientes com TVS sintomática que foram tratados com CDI.	C
IIb	Propafenona ou sotalol para pacientes com ectopias ventriculares e TVNS sintomas, mas sem disfunção ventricular esquerda.	C
IIb	Amiodarona para pacientes com ectopias ventriculares e TVNS, assintomáticos com disfunção ventricular esquerda.	C
IIb	Propafenona ou sotalol para redução de choques apropriados em portadores de CDI.	C
III	Antirrítmicos da classe I para pacientes chagásicos com qualquer forma de arritmia e com disfunção ventricular esquerda.	C

Tabela 20.8

INDICAÇÕES DE CDI PARA PREVENÇÃO SECUNDÁRIA DE MSC VENTRICULAR

Classe de recomendação	Indicações	Nível de evidência
I	Recuperados de morte súbita, afastando-se outras causas para o evento.	C
I	Pacientes com taquicardia ventricular sincopal documentada e FEVE < 0,35.	C
IIa	Recuperados de parada cardiorrespiratória com FEVE > 0,35.	C
IIa	Pacientes com taquicardia ventricular sincopal FEVE > 0,35.	C
IIa	Pacientes com síncope inexplicada por outras causas e TVS instável induzida por EEF.	C
III	Taquicardia ventricular incessante.	C

Tabela 20.9

Escore de Rassi para risco-morte em Doença de Chagas

Avalia o risco de morte global por doença de chagas em 5 e 10 anos.

Miocardiopatias

FATORES DE RISCO	PONTOS
Classe III – IV (NYHA)	5
Cardiomegalia	5
Disfunção segmentar ou global ventricular	3
TVNS	3
Baixa voltagem (QRS)	2
Sexo masculino	2

Tabela 20.10

	% DE MORTE 10 ANOS
Baixo (0-6 pontos)	10
Intermediário (7-11 pontos)	44
Alto (12-20 pontos)	84

Tabela 20.11

Cardiomiopatia restritiva

Conceito e epidemiologia

A cardiomiopatia restritiva (CMR) é a mais rara das cardiomiopatias e menos de 1% dos pacientes com ICC são diagnosticados como restritivos. Caracteriza-se por redução do enchimento diastólico e da distensibilidade ventricular, sem haver comprometimento da função sistólica. Normalmente as cavidades ventriculares estão de tamanhos normais ou diminuídas, a espessura das paredes ventricular normal ou aumentada, e os átrios estão quase sempre aumentados.

Nos pacientes com congestão venosa sistêmica e/ou pulmonar, área cardíaca normal e eletrocardiograma com complexos QRS de baixa amplitude a CMR seria a principal hipótese diagnóstica, sendo que o diagnóstico diferencial com a pericardite constritiva é de fundamental importância, porém nem sempre é fácil de fazê-lo, já que o quadro clínico e hemodinâmico são muito parecidos.

A CMR pode resultar de afecções locais ou sistêmicas, que levam através de mecanismos infiltrativos e/ou fibrótico a diminuição da complacência ventricular. Este acometimento que pode ser de toda a espessura miocárdica ou de apenas sua porção endocárdica estendendo-se para o próprio endocárdio.

A endomiocardiofibrose (EMF), na região dos trópicos (partes da Índia, África, América do Sul e Central) e a amiloidose cardíaca e cardiomiopatia restritiva idiopática, nas demais áreas, são as formas mais encontradas da doença.

CLASSIFICAÇÃO DAS CARDIOMIOPATIAS RESTRITIVAS	
Miocárdica	**Endomiocárdica**
• Não infiltrativa	Endomiocardiofibrose
Cardiomiopatia idiopática	Cardiopatia de Loeffler
Esclerodermia	Síndrome carcinoide
Cardiomiopatia familiar	Toxicidade por antraciclina
Pseudoxantoma elástico	Radiação
Cardiomiopatia diabética	Drogas que causam endocardite fibrosa (serotonina, metisergida, ergotamina, agentes mercuriais, bussulfam)
Cardiomiopatia hipertrófica	
• Infiltrativa	
Amiloidose	
Sarcoidose	
Doença de Gaucher	
Doença de Hurler	
Hemocromatose	
Doença de Fabry	
Glicogenose	
Infiltração gordurosa	

Tabela 20.12

Fisiopatologia

A alteração fisiopatológica mais marcante é a disfunção diastólica decorrente da rigidez das paredes ventricular que impedem o seu enchimento. Deste modo, são necessárias elevadas pressões de enchimento ventricular, que por sua vez se transmitem retrogradamente aos átrios e assim circulação venocapilar pulmonar e sistêmica.

O estudo hemodinâmico, através da análise das curvas de pressões ventricular e atrial, reflete as alterações fisiopatológicas características da CMR. A elevação das pressões diastólicas ventriculares nos fornece um aspecto de curva característica "em raiz quadrada", enquanto que a análise da curva atrial nos fornece um aspecto "em W" ou "em M". Este aspecto de curvatura também é encontrado na pericardite constritiva.

A curva em raiz quadrada é resultante da queda das pressões atrial e ventriculares no início da diástole ventricular, levando um descenso rápido profundo, seguida por uma parada súbita deste enchimento e aumento abrupto das pressões em um patamar acima dos limites normais.

As alterações da curva de pressão atrial, "em W" ou "em M", se dão devido à proeminência da onda A, devido contração atrial vigorosa, com a intensificação do descenso Y (alteração mais característica da síndrome restritiva), que ocorre pelo esvaziamento atrial no início da diástole que está intensificada pelo gradiente pressórico

605

átrio ventricular. O descenso X e onda V são morfologicamente normais.

Com a forte vibração da parede ventricular causado pela transição da fase de enchimento rápido para fase de enchimento lento surge o aparecimento da terceira bulha B3, achado característico na ausculta da CMR. A B4, que ocorre pela vibração da parede atrial devido a uma contração vigorosa contra um ventrículo pouco complacente, também pode estar presente.

Cardiomiopatia restritiva idiopática

A CMR idiopática é caracterizada por padrão restritivo hemodinâmico na ausência de alterações endomiocárdicas, pericárdicas ou de cardiopatias específicas. Acomete indivíduos em uma faixa etária mais elevada – 5ª, 6ª e 7ª década de vida, porém na forma familiar a idade de acometimento é mais precoce (2ª e 3ª década) e é de transmissão autonômica dominante.

Clinicamente os sintomas são semelhantes aos das síndromes restritivas, sendo um dado importante na diferenciação com as pericardiopatias a presença de ICC esquerda, achado infrequente nas afecções do pericárdio. Pode estar associada à miopatia esquelética e bloqueios cardíacos.

Ao eletrocardiograma evidenciam-se alterações como fibrilação atrial, alterações de repolarização ventricular, sobrecargas atriais e ventriculares, áreas inativas, bloqueios de ramo e bloqueio atrioventricular total. Os achados ecocardiográficos são compatíveis com aumentos biatriais, disfunção diastólica importante e função sistólica ventricular preservada, hipertrofia ventricular geralmente está presente.

O resultado do tratamento clínico é ruim, sendo que o transplante cardíaco pode ser a única opção a ser adotada nos pacientes sintomáticos em classe funcional III e IV (NYHA).

Amiloidose

A amiloidose é um grupo heterogêneo de desordens hereditárias, inflamatórias, ou neoplásicas que resultam em depósitos de fibrilas amiloides, que são subunidades proteicas de baixo peso molecular derivadas de proteínas séricas normais ou aberrantes, em diversos órgãos, tais como coração, rins e sistema nervoso.

No acometimento cardíaco, à infiltração miocárdica dessas proteínas, manifesta-se clinicamente quando o depósito extracelular altera a arquitetura do tecido normal.

A classificação da amiloidose é baseada na estrutura química das fibrilas amiloides:

Amiloidose primária: é consequência do depósito de imunoglobulinas de cadeia leve (AL), produzidas por células plasmáticas como ocorre, por exemplo, no mieloma múltiplo. É uma doença sistêmica que acomete rins, pele, língua, sistema nervoso periférico e coração com sinais e sintomas de congestão direita.

Amiloidose secundária: decorre de um depósito reativo de proteínas, que não imunoglobulinas, denominado de amiloide A (AA) que está associada a doenças crônicas, infecciosas e inflamatórias.

Amiloidose familiar: as fibrilas amiloides são variações da proteína plasmática transtiretina (pré-albumina), sendo descritas mais de 40 diferentes mutações associadas ao depósito. A maioria é de transmissão autossômica dominante com presença de neuropatia periférica ascendente e amiloidose cardíaca em idades mais avançadas.

Amiloidose senil: com aumento da idade existe incidência elevada de amiloidose senil, sendo relatados três tipos: amiloidose isolada atrial, amiloidose sistêmica senil e amiloidose isoleucina transtiretina. Os pacientes com a forma isolada atrial são mais propensos a desenvolverem arritmias cardíacas, especialmente a fibrilação atrial. Cerca de 50% dos indivíduos acima de 90 anos tem amiloidose cardíaca (forma sistêmica senil), pois outros locais podem também apresentar esses depósitos. Nessa forma de apresentação a sobrevida é melhor do que nos casos primários. A terceira forma é causada pela mutação do gene da transtiretina, que resulta na substituição da isoleucina pela valina, acometendo indivíduos negros afro-americanos.

A amiloidose familiar e senil são entidades distintas não devendo ser confundidas com amiloidoses secundárias.

O envolvimento cardíaco na amiloidose ocorre independente da etiologia da amiloidose, sendo que o deposito amiloide pode ocorrer nos elementos contráteis, sistema de condução, valvas e artérias coronárias.

O acometimento cardíaco ocorre em até 1/3 dos casos de amiloidose, sendo a maioria dos casos do tipo primária.

Quadro clínico

As formas de apresentação clínica são variadas: insuficiência cardíaca congestiva, cardiomiopatia restritiva, cardiomiopatia hipertrófica, fibrilação atrial, distúrbios de condução, taquicardia ventricular, angina, disfunções valvares (insuficiências e estenoses), síncope, embolia pulmonar e sistêmica e até morte súbita por fibrilação ventricular.

Exames complementares

Ao eletrocardiograma observa-se baixa voltagem de complexo QRS, alterações de repolarização, presença de onda Q (pseudoinfarto), pouca progressão de onda R em derivações precordiais e presença de distúrbios de condução.

O ecocardiograma é um método complementar de grande utilidade no diagnóstico, na avaliação do padrão restritivo e prognóstico da amiloidose. A função sistólica do ventrículo esquerdo encontra-se normal em repouso na fase inicial da doença. O diagnóstico pode ser feito pelo achado de pontos de hiper-refringência disseminados pelo músculo cardíaco e aparelhos valvares. A presença de disfunção valvar é consequência do envolvimento cardíaco, sendo a valva mitral a mais acometida (90%), seguida da tricúspide (70%).

A biópsia endomiocárdica de ventrículo direito é o método diagnóstico que permite a caracterização histológica da substância amiloide. Outros locais podem ser utilizados para biópsia como: aspiração de gordura peritoneal, retal, gengiva, medula óssea e renal. Apesar dos diferentes tipos bioquímicos, as substâncias amiloides compartilham características em comum e quando expostas à luz polarizada, após coloração pelo vermelho-congo, aparecem com coloração verde-maçã.

História natural, prognóstico e tratamento

A evolução clínica individual é imprevisível, sendo definida como uma doença de muitas faces e diferentes prognósticos. A deposição de substância amiloide é mais rápida em pacientes jovens com amiloidose primária e lenta nos casos de amiloidose senil, sendo que o prognóstico em pacientes com amiloidose depende do tipo de apresentação clínica, do grau de hipertrofia ventricular e do padrão de relaxamento ventricular.

A avaliação da espessura ventricular ao ecocardiograma é um dado importante que se correlaciona com o prognóstico. Em um estudo, os pacientes com aumento de espessura ventricular também apresentaram outras anormalidades como dilatação de átrio esquerdo, aspecto granular e função sistólica ventricular reduzida. Nos casos de espessura ventricular de 15 mm a sobrevida média foi de 5 meses.

O tratamento da amiloidose baseia-se na detecção da desordem subjacente e controle dos sintomas. O tratamento da forma primária visa diminuir o processo proliferativo celular, podendo ser utilizado melfalan, prednisona e colchicina com resposta favorável nos casos de envolvimento sistêmico, à exceção daqueles nos quais havia acometimento cardíaco e renal; desta forma, concluiu-se que o tratamento da amiloidose primária é insatisfatório e o transplante cardíaco geralmente não é indicado, pois a doença recidiva em curto espaço de tempo.

Com relação ao tratamento dos sintomas, os diuréticos e vasodilatadores devem ser utilizados com cautela, pois pacientes com cardiopatia restritiva necessitam de elevadas pressões de enchimento para manter débito cardíaco. O uso de digoxina e antagonistas dos bloqueadores de cálcio deve ser evitado, pois estas drogas se ligam a substância amiloide causando toxicidade.

Outras doenças restritivas

Outras doenças caracterizam-se pelo acúmulo de determinadas substâncias que infiltram o músculo cardíaco levando a um quadro restritivo. A doença de Gaucher é secundária à deficiência da enzima B glicosidase levando a um acúmulo de cerebrosídeos em vários locais do organismo, entre eles o coração. No miocárdio observam-se células de Gaucher no interstício. Na doença de Hurler ocorre depósito de mucopolissacarídeo no miocárdio, endocárdio, valvas, coronárias e aorta. A doença de Fabry ocorre por desordem de metabolismo glicolipídico, levando a espessamento da parede ventricular. A atividade da enzima alfagalactosidase diminuída confirma o diagnóstico.

A sarcoidose é uma doença granulomatosa de causa desconhecida, cuja característica histopatológica é a presença de granulomas não caseosos. O envolvimento miocárdico é relatado em até 27% dos casos. As manifestações cardíacas incluem insuficiência cardíaca congestiva, distúrbios de condução, arritmias ventriculares, aneurisma, disfunções músculo-papilares com incompetências valvares, dor torácica e morte súbita. O diagnóstico pode ser realizado pelo eletrocardiograma, mapeamento cardíaco com galium[67] e talium[-201], que demonstram captação segmentar anormal. O diagnóstico requer alto grau de suspeita clínica.

A hemocromatose ocorre pelo depósito de ferro em múltiplos órgãos. A forma primária é uma doença genética recessiva localizada no cromossomo[6]. O coração é acometido somente após alguns órgãos estarem saturados – como pâncreas, fígado, tecido conectivo. Com a progressão da doença ocorre dilatação cardíaca.

A doença carcinoide apresenta comprometimento de ventrículo direito em 66% dos casos, sendo o grau de acometimento relacionado aos níveis plasmáticos de neuropeptídeo K, substância P e excreção urinária dos metabólitos da serotonina. As alterações morfológicas e funcionais em valva tricúspide relatadas estão presentes em 52 e 83% respectivamente, com aumento em átrio (53%) e ventrículo direito (30%).

A radiação em fase precoce acarreta pericardite. Tardiamente, ocorre fibrose miocárdica, pancardite, doença do sistema de condução e doença coronariana. A fibrose endocárdica e miocárdica determinará síndrome restritiva.

Endomiocardiofibrose (EMF)

Caracteriza-se por envolvimento fibrótico do endocárdio e miocárdio adjacente, localizada no ápice e via de entrada ventricular. A fibrose acomete o aparelho valvar levando frequentemente à insuficiência mitral e tricúspide.

O aspecto macroscópico do coração é variado, usualmente com ventrículos de tamanho normal e átrios de grandes proporções, sendo que na maioria dos casos os dois ventrículos estão acometidos. Muitas vezes, a fibrose no ápice leva a sua obliteração decorrente da formação de trombo apical.

Após o desenvolvimento da cineangiocardiografia e da ecocardiografia a doença passou a ser diagnosticada com maior facilidade e frequência.

Etiopatogenia

A etiologia da EMF é desconhecida. Já foram considerados como desencadeantes do espessamento fibroso infecções virais, bacterianas, parasitárias, alimentação rica em serotonina e desnutrição. Existem alguns indícios de associação entre eosinofilia e fibrose endomiocárdica, apesar de não se encontrar aumento significativo no número de eosinófilos no sangue periférico. A EMF é semelhante à terceira fase da cardiopatia de Loeffler. Por outro lado, algumas síndromes eosinofílicas, como a síndrome eosinofílica idiopática, desenvolvem as mesmas fases dessa cardiopatia.

A cardiopatia de Loeffler, descrita em 1936, apresenta três fases. A primeira, denominada infiltrativa, caracteriza-se por infiltrado inflamatório agudo com predomínio de eosinófilos. A segunda, denominada de trombótica, é caracterizada pela persistência do infiltrado inflamatório e formação de trombos. A terceira fase, também denominada de fibrótica, é a via final do processo. São descritas diferenças entre a cardiopatia de Loeffler e a EMF: a cardiopatia de Loeffler tem predomínio no sexo masculino, faixa etária mais elevada e frequentemente acomete outros órgãos.

Quadro clínico

Clinicamente, caracteriza-se por síndrome restritiva, com sinais e sintomas ICC de difícil controle. O quadro clínico dependerá do tipo de acometimento, se ventrículo direito (VD), ventrículo esquerdo (VE) ou biventricular (BV). Nos casos de acometimento de ventrículo direito há predominância de ICC direita, sendo um dado propedêutico importante no diagnóstico o predomínio da intensidade da ascite sobre o edema de membros inferiores. Existe também nessa forma maior incidência de derrame pericárdico, edema e hepatomegalia. Na forma ventricular esquerda observa-se dispneia e maior incidência de dor precordial nos casos de maior comprometimento fibrótico. Os sintomas da EMF biventricular são uma mistura dos tipos esquerda e direito. Ao exame clínico observam-se pacientes consumidos devido à má absorção consequente à grande hipertensão venocapilar sistêmica naqueles com comprometimento de VD e precórdio quieto, diferentemente de portadores de dilatações ventriculares. À inspeção das veias jugulares nota-se descenso Y proeminente, à ausculta pode ocorrer estalido protodiastólico que frequentemente é confundido com terceira bulha, mas, ao contrário desta, tem timbre agudo, sopros sistólicos que representam as disfunções atrioventriculares e que comumente são confundidos com valvopatias.

O prognóstico é de uma doença progressiva, sendo a sobrevida nos estágios iniciais, onde a capacidade funcional é boa (CF I-II NYHA), de muitos anos, porém em estágios avançados (CF III-IV NYHA) de apenas 50% em 2 anos.

Estudos não invasivos

O eletrocardiograma não é específico e foram notadas baixa voltagem do complexo QRS no plano frontal, bloqueio incompleto de ramo direito, áreas inativas e alta voltagem nas precordiais esquerdas foram observadas nos casos de envolvimento VE. A fibrilação atrial é um achado frequente.

O estudo radiológico do tórax é um método simples e eficaz, possibilitando a identificação do tipo de comprometimento ventricular. No reconhecimento do tipo VD, observamos trama vascular diminuída, presença de cardiomegalia com forma globosa e grande dilatação de átrio desproporcional ao ventrículo direito, mediastino superior alargado e índice cardiotorácico > 0,7. No grupo VE, na radiologia torácica não há grandes alterações na silhueta cardíaca, a não ser nas formas mais acentuadas. Calcificação ventricular é um achado infrequente, mas auxilia no diagnóstico da doença e da câmara acometida, devendo ser diferenciado da calcificação pericárdica.

No ecocardiograma o achado principal é a presença de fração de ejeção normal, aumento dos átrios direito e esquerdo, com ventrículos de tamanho pequeno ou normal, regurgitação atrioventricular e obliteração apical. A fibrose é mais ecogênica do que a parede miocárdica, permitindo sua diferenciação. A combinação desses achados e padrão restritivo ao "Doppler" é característico dessa doença.

A ressonância magnética é um método complementar recente que pode auxiliar no diagnóstico da EMF. Através desse exame podemos analisar a morfologia ventricular, bem como o grau de acometimento e as repercussões hemodinâmicas. Observa-se preenchimento por fibrose em ponta, cavidades ventriculares de tamanhos normais e átrios aumentados. É de grande importância no diagnóstico diferencial com a pericardite constritiva.

O estudo hemodinâmico foi por muito tempo considerado padrão no diagnóstico. Existem alguns aspectos sugestivos da doença nesse estudo, como mudanças na morfologia ventricular, presença de restrição ou obliteração na via de entrada ou ápice e irregularidades endocárdicas. Regurgitações mitrais e tricúspides podem ser encontradas em todas as formas.

Tratamento

O tratamento clínico é a escolha em pacientes em classe funcional I e II, pois a mortalidade é baixa nesse grupo. Quando a doença se torna refratária à medicação, a cirurgia de endocardiectomia com reparo da valva AV está indicada. O transplante cardíaco pode ser uma opção em casos refratários.

Questões de Treinamento

Título de Especialista em Cardiologia - 2015
1. Dentre os pacientes abaixo, qual não teria indicação consensual para o tratamento etiológico da cardiopatia chagásica?
a) Paciente 60 anos, com diagnóstico de doença de Chagas há 10 anos, portador de cardiomiopatia dilatada, com piora dos sintomas congestivos nos últimos 6 meses.
b) Paciente 28 anos, com quadro de insuficiência cardíaca aguda, secundária à infestação por T. cruzi por ingesta de um caldo de cana.
c) Paciente 10 anos, com diagnóstico de doença de Chagas em sua forma arrítmica.
d) Técnico laboratorial 40 anos, contaminado com material perfurocortante com amostra contaminado com T. cruzi.
e) Paciente 48 anos, portador crônico de doença de Chagas com reativação da doença após contaminação com HIV.

Título de Especialista em Cardiologia – 2012
2. Em relação aos achados semiológicos da cardiomiopatia hipertrófica é CORRETO afirmar:
a) Há acentuação do sopro na fase de esforço da manobra de Valsalva.
b) Posição de agachamento acentua a intensidade do sopro.
c) Pulso paradoxal pode estar presente na forma obstrutiva da doença.
d) A presença de pulso tardus e parvus a diferencia da estenose aórtica.
e) Sopro diastólico surge quando o movimento sistólico anterior da valva mitral está presente.

Título de Especialista em Cardiologia – 2012
3. Paciente do sexo masculino, 47 anos, relata dispneia há seis meses, pior há sete dias. Dispneia, fadiga e edema de MMIIs, sorologia para Chagas positiva. Ao exame físico, bom estado geral, hipocorado+/4+, hidratado, taquipneico, estase jugular onda "v" proeminente, hepatomegalia dolorosa, edema de MMII, pulmões com raros estertores em base, extremidades frias, pulso fino, regular e com variação de amplitude, FC = 112 bpm, PA = 92 x 78 mmHg. Ictus desviado para esquerda e para baixo, 6º/7º EIC, B1 hipo, B2 normo. Sopro holossistólico, platô 2+/6+ BEE – que aumenta à inspiração profunda e mitral, que aumenta em decúbito lateral esquerdo. B3 em ápice. Pode-se AFIRMAR a presença de:
a) Insuficiência cardíaca (IC) com baixo débito com estenose aórtica.
b) Somente IC esquerda com baixo débito e insuficiência mitral.
c) IC com baixo débito e insuficiências mitral e tricúspide.
d) Somente IC direita com alto débito e insuficiência tricúspide.
e) Somente IC esquerda com baixo débito e miocardiopatia.

Título de Especialista em Cardiologia – 2012
4. Em relação à amiloidose cardíaca, é CORRETO afirmar, EXCETO:
a) Apresenta padrão típico na curva de pressão ventricular (sinal da raiz quadrada).
b) A forma mais comum de apresentação é como cardiomiopatia restritiva.
c) Acomete mais mulheres e é rara após os 60 anos de idade.
d) Pode cursar com distúrbios da condução.
e) Hipotensão ortostática pode ocorrer em 10% dos casos.

Título de Especialista em Cardiologia – 2011
5. Paciente de 42 anos, masculino, natural de Lassance, Minas Gerais. Relata cansaço aos pequenos esforços nos últimos 6 meses. Exame físico com sinais de insuficiência cardíaca. ECG: ritmo sinusal, bloqueio de ramo direito de 3º grau e hemibloqueio anterossuperior esquerdo e sinais de sobrecarga das câmaras esquerdas. Todas as afirmativas a seguir, sobre esse caso, são verdadeiras, EXCETO:
a) O diagnóstico clínico provável é de cardiopatia chagásica crônica.
b) A III Diretriz Brasileira de Insuficiência Cardíaca Crônica recomenda, em alguns casos (classe IIa), o emprego do BNP no ambulatório.
c) A II Diretriz Brasileira de Transplante Cardíaco contraindica o transplante para a etiologia desse grupo de paciente.
d) Diretriz sobre indicações de ecocardiografia da SBC recomenda (classe I) a avaliação ecocardiográfica dos pacientes do caso clínico.

e) A terapêutica com diurético inibidor da enzima conversora e betabloqueador deve ser instituída.

Título de Especialista em Cardiologia – 2010
6. Homem de 40 anos, em avaliação de síncope, apresenta sopro sistólico grau 3 (na borda esternal esquerda/região apical) cuja intensidade aumenta quando submetido à manobra de Valsalva e diminui ao acocorar-se. O diagnóstico mais provável é.
a) Coarctação de aorta.
b) Miocardiopatia hipertrófica.
c) Miocardiopatia restritiva.
d) Insuficiência aórtica.
e) Insuficiência mitra.

Título de Especialista em Cardiologia – 2010
7. Paciente de 25 anos, portador de miocardiopatia hipertrófica, assintomático, apresentou taquicardia ventricular não sustentada ao Holter. O ecocardiograma evidenciou espessura septal de 32 mm e gradiente sistólico máximo na via de saída do ventrículo esquerdo de 40 mmHg em repouso. Diante deste quadro, qual a conduta indicada?
a) Administração de betabloqueadores ou verapamil.
b) Administração de amiodarona.
c) Implante de cardioversor-desfibrilador automático.
d) Implante de cardioversor-desfibrilador automático e miectomia.
e) Implante de cardioversor-desfibrilador automático e ablação alcoólica septal.

Título de Especialista em Cardiologia – 2010
8. Assinale a alternativa INCORRETA sobre insuficiência cardíaca de etiologia chagásica.
a) Atiologia chagásica é fator de pior prognóstico em pacientes com insuficiência cardíaca.
b) Apesar da possibilidade de reativação da doença, o transplante cardíaco não está contraindicado para pacientes com esta condição.
c) Bloqueio do ramo direito, isolado ou associado a bloqueio divisional, sugere diagnóstico de etiologia chagásica.
d) Aneurisma apical ao ecocardiograma sugere diagnóstico de etiologia chagásica.
e) Ensaios clínicos randomizados demonstraram redução das taxas de mortalidade com o uso de inibidores da enzima conversora de angiotensina e de betabloqueadores.

Título de Especialista em Cardiologia – 2010
9. Não têm indicação para transplante cardíaco pacientes portadores de insuficiência cardíaca.
a) Refratária na dependência de drogas inotrópicas por mais de 2 semanas.
b) Com VO_2 de pico $\leq$ 10 mL/kg/min.
c) Com resistência vascular pulmonar fica > 5 U Wood, mesmo após provas farmacológicas.
d) Com arritmias ventriculares refratárias.
e) Com doença isquêmica e angina refratária sem possibilidade de revascularização.

Título de Especialista em Cardiologia – 2010
10. Sobre a terapia de ressincronização cardíaca em pacientes com insuficiência cardíaca, assinale a alternativa CORRETA.
a) Os benefícios desta terapia incluem menor número de hospitalizações, remodelamento reverso e melhora da qualidade de vida e da capacidade para o exercício.
b) Deve ser indicada para pacientes com intervalo QRS < 120 ms, uma vez que neles a prevalência de dissincronia é elevada mesmo na ausência de distúrbios da condução intraventricular.
c) Está indicada para pacientes que apresentem fibrilação atrial, por beneficiar a ressincronização atrioventricular e melhorar a sobrevida deste subgrupo.
d) Está recomendada para pacientes com fração de ejeção normal, por reduzir morte súbita nesta população.
e) Deve ter sua indicação restrita a pacientes com boa resposta a tratamento farmacológico ou com tratamento não otimizado, independentemente da presença de distúrbio da condução.

Título de Especialista em Cardiologia – 2010
11. Inibidores da enzima conversora da angiotensina (IECA) são frequentemente indicados para pacientes com insuficiência cardíaca sintomática ou assintomática e fração de ejeção inferior a 40%. Muitas vezes, é necessário o uso de outros fármacos para o manejo de comorbidades. Assinale, dentre as associações medicamentosas seguintes, aquela que reduz o efeito hemodinâmico dos IECA.
a) Captopril + valsartana.
b) Enalapril + diclofenaco.
c) Lisinopril + espironolactona.
d) Ramipril + metoprolol.
e) Fosinopril + hidroclorotiazida.

Título de Especialista em Cardiologia – 2010
12. Para pacientes com insuficiência cardíaca refratária no estágio D (internações frequentes, dependência de fármacos vasoativos), qual das alternativas a seguir não constitui opção terapêutica apropriada?
a) Transplante cardíaco (pacientes com contraindicação).
b) Controle da retenção hídrica com o uso de altas doses de diuréticos.
c) Discussão sobre cuidados de fim de vida (pacientes não candidatos a transplante cardíaco).
d) Cardiodesfibrilador implantável (pacientes sem perspectiva de transplante cardíaco).
e) Cirurgia para ressecção de aneurisma de ventrículo esquerdo.

Título de Especialista em Cardiologia – 2009
13. Paciente com 45 anos apresenta quadro clínico de insuficiência cardíaca direita e esquerda, sem outros concomitantes. A radiografia de tórax mostra cardiomegalia e congestão pulmonar. Ao ecocardiograma, há dilatação das quatro cavidades cardíacas e disfunção sistólica do ventrículo esquerdo. Pelo eletrocardiograma, detectam-se extrassístoles ventriculares frequentes, bloqueio completo de ramo direito, hemibloqueio anterior esquerdo. A alternativa diagnóstica mais provável para este paciente é:
a) Cardiopatia isquêmica.
b) Miocardiopatia restritiva.
c) Cardiopatia hipertensiva.
d) Miocardiopatia chagásica.
e) Miocardiopatia hipertrófica.

Título de Especialista em Cardiologia – 2008
14. Homem de 24 anos, com episódios de síncope, apresentou, ao ecodopplercardiograma, miocardiopatia hipertrófica com espessuras parietais máximas do ventrículo esquerdo de 32 mm e obstrução da via de saída desta câmara com gradiente pressórico de 25 mmHg em repouso. O Holter demonstrou ritmo sinusal e extrassístoles ventriculares isoladas frequentes. Quais fatores, presentes neste caso, evidenciam características compatíveis com alto risco para morte súbita na miocardiopatia hipertrófica?
a) Sexo, obstrução da via de saída do ventrículo esquerdo e extrassístoles ventriculares.
b) Síncope, espessuras parietais máximas do ventrículo esquerdo e obstrução da via de saída do ventrículo esquerdo.
c) Síncope, espessuras parietais máximas do ventrículo esquerdo e extrassístoles ventriculares.
d) Faixa etária, espessuras parietais máximas do ventrículo esquerdo e extrassístoles ventriculares.
e) Faixa etária, síncope e espessuras parietais máximas do ventrículo esquerdo.

Título de Especialista em Cardiologia – 2008
15. Em relação à doença de Chagas, pode-se afirmar que:
a) A reação de Machado-Guerreiro (teste de fixação de complemento) apresenta grande especificidade e baixa sensibilidade.
b) É causada pelo *Trypanosoma cruzi*, cuja patogenia parece estar relacionada, também, a um fenômeno imunológico.
c) As alterações cardíacas, na fase crônica, incluem dilatação das quatro câmaras, formação de aneurisma apical, mas baixo índice de formação de trombo intracavitário.
d) Na fase crônica, a manifestação da falência ventricular é predominantemente direita com sintomas de fadiga, ascite e edema pulmonar.
e) As drogas antiparasitárias, como o benzonidazol, se mostraram efetivas em reduzir o curso da doença, mas não a parasitemia.

Título de Especialista em Cardiologia – 2008
16. Em relação aos aspectos hemodinâmicos da pericardite constritiva e da cardiomiopatia restritiva, pode-se afirmar que:
a) Na cardiomiopatia restritiva, há um aumento de 5 mmHg na pressão diastólica do ventrículo esquerdo (VE) em relação ao ventrículo direito (VD).
b) A hipertensão pulmonar é mais frequente na cardiomiopatia restritiva e mais rara na pericardite constritiva.
c) Uma elevação acima de 60 mmHg na pressão sistólica do VD é indicativa de cardiomiopatia restritiva.
d) O aumento da pressão diastólica do VE acima de 25 mmHg é mais sugestivo de uma cardiomiopatia restritiva.
e) Todas as informações anteriores estão corretas.

Título de Especialista em Cardiologia – 2008
17. Na presença de cardiomiopatia hipertrófica, qual dos critérios a seguir não é um fator de risco para a prevenção primária de morte súbita?
a) Desencadeamento de taquicardia ventricular ao estudo eletrofisiológico.
b) Espessura do septo superior a 3 cm.
c) História de morte súbita precoce em parentes de 1º grau.
d) Episódio de taquicardia ventricular não sustentada ao Holter de 24 horas.
e) Síncope inexplicada, desde que afastada origem neurocardiogênica.

Título de Especialista em Cardiologia – 2008
18. Em pacientes com cardiomiopatia hipertrófica, são considerados fatores prognósticos evolutivos:

I. A magnitude da hipertrofia.
II. O início precoce da doença.

III. A resposta anormal da pressão arterial ao exercício.
a) Apenas I está correta.
b) Apenas II está correta.
c) Apenas III está correta.
d) I e II estão corretas.
e) Todas estão corretas.

Título de Especialista em Cardiologia – 2007
19. Dentro das alterações cardiovasculares associadas à síndrome da imunodeficiência adquirida, não se pode incluir:
a) Aneurisma de aorta.
b) Resistência à insulina.
c) Dislipidemias.
d) Miocardiopatias.
e) Tumores cardíacos.

Título de Especialista em Cardiologia – 2007
20. Em relação à doença de Chagas, podemos afirmar que:
a) O teste de Machado-Guerreiro, teste de fixação de complemento, apresenta grande especificidade e baixa sensibilidade.
b) É causada pelo *Trypanosoma cruzi*, cuja patogenia parece estar relacionada, também, a um fenômeno imunológico.
c) As alterações cardíacas na fase crônica incluem dilatação das quatro câmaras, formação de aneurisma apical, mas baixo índice de formação de trombo intracavitário.
d) Na fase crônica, a manifestação da falência ventricular é predominantemente direita com sintomas de fadiga, ascite e edema pulmonar.
e) As drogas antiparasitárias, como o benzonidazol, mostraram-se efetivas em reduzir o curso da doença, mas não a parasitemia.

Título de Especialista em Cardiologia – 2007
21. Qual dos seguintes não é um fator de pior prognóstico em pacientes com cardiomiopatia hipertrófica?
a) História de síncope.
b) Taquicardia ventricular não sustentada ao estudo de Holter.
c) Obstrução da via de saída do ventrículo esquerdo ao ecocardiograma.
d) Resposta pressórica anormal ao teste ergométrico.
e) Palpitações taquicárdicas.

Título de Especialista em Cardiologia – 2007
22. Qual dos achados não costuma ser observado no ecocardiograma de pacientes com cardiomiopatia restritiva?
a) Dilatação de um ou ambos os átrios.
b) Aumento da espessura miocárdica.
c) Relação elevada entre a velocidade das ondas E e A do fluxo transvalvar mitral.
d) Ausência de variação respiratória exagerada do fluxo transvalvar mitral.
e) Função sistólica ventricular esquerda muito reduzida (fração de ejeção < 30%).

Título de Especialista em Cardiologia – 2007
23. Homem de 50 anos, atendido com quadro clínico de insuficiência cardíaca predominantemente direita. Ao exame: descenso Y acentuado. Ecocardiograma: septo com 15 mm, parede posterior com 15 mm, átrios aumentados e fração de ejeção= 70%; paredes ventriculares com textura granulosa. ECG: pode ser visto na figura a seguir. Qual a hipótese diagnóstica provável?

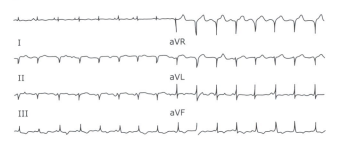

a) Endomiocardiofibrose.
b) Cardiomiopatia hipertrófica.
c) Cardiopatia chagásica.
d) Amiloidose.
e) Cardiomiopatia restritiva idiopática.

Título de Especialista em Cardiologia – 2007
24. Qual ou quais das infecções virais a seguir podem, comumente, causar miocardite?
I. *Influenza*.
II. *Coxsackievirus*.
III. *Citomegalovírus*.
a) Somente I está correta.
b) Somente II está correta.
c) Somente III está correta.
d) I e II estão corretas.
e) Todas estão corretas.

Título de Especialista em Cardiologia – 2006
25. Homem de 28 anos, natural da zona rural da Bahia, iniciou quadro de palpitações, tendo procurado atendimento ambulatorial, quando foi identificado ritmo cardíaco irregular em virtude de apresentar extrassístoles ventriculares frequentes. A segunda bulha apresentava desdobramento amplo e fixo, não sendo auscultados sopros cardíacos. O eletrocardiograma demonstrou desvio do QRS para a esquerda (> 60°), padrão rsR em V1 com ondas S observadas em precordiais esquerdas. O ecocardiograma mostrou área

discinética na ponta do ventrículo esquerdo. O provável diagnóstico é:
a) Cardiomiopatia arritmogênica ventricular.
b) Cardiomiopatia hipertrófica apical.
c) Cardiopatia chagásica crônica.
d) Cardiomiopatia restritiva.

Título de Especialista em Cardiologia – 2006
26. Ao fazer exame pré-admissional, jovem de 24 anos, assintomático, foi submetido a eletrocardiograma que demonstrou ondas T apiculadas e simétricas, com mais de 10 mm de profundidade nas precordiais direitas (VI-V4). Realizou ecocardiograma transtorácico que evidenciou alteração do VE com aspecto de naipe de espada, não sendo detectado no Doppler gradiente intraventricular. O diagnóstico mais provável deste paciente é cardiomiopatia hipertrófica do tipo:
a) Apical.
b) Medioventricular.
c) Septal assimétrica obstrutiva.
d) Septal assimétrica não obstrutiva.

Título de Especialista em Cardiologia – 2006
27. São consideradas características de cardiomiopatia periparto as condições listadas a seguir, EXCETO:
a) Grande incidência de fenômenos tromboembólicos.
b) Existência de disfunção sistólica do ventrículo esquerdo.
c) Sintomas surgidos no último mês da gestação ou nos seis primeiros meses após o parto.
d) Grande incidência de óbito na fase inicial, e somente 10% das pacientes evoluem com normalização da disfunção ventricular e da área cardíaca.

Título de Especialista em Cardiologia – 2006
28. Gestante com 32 anos de idade (gesta I, para 0) é atendida em pronto-socorro cardiológico na 35ª semana de gravidez, queixando-se de palpitações e cansaço ao executar exercícios físicos intensos, sobretudo nas últimas três semanas. Relata ter aumentado cerca de 10 kg desde o início do período gestacional e, no último mês, percebeu inchaço nas pernas. Ao exame físico, apresenta estase jugular discreta, edema de MMII +/4. Precórdio dinâmico com *ictus corais* visível e palpável no quinto EICE/LHCE, com duas polpas digitais de extensão. Ritmo cardíaco regular e em dois tempos, FC= 92 bpm. A primeira bulha é hiperfonética, a segunda bulha também é hiperfonética e com amplo desdobramento, o qual é discretamente variável com os movimentos respiratórios, principalmente ao ser auscultado em decúbito lateral esquerdo. Há sopro mesossistólico suave, audível no quarto e no quinto EICE, próximo ao esterno e na ponta, além de sopro mesossistólico (++/6) no segundo e no terceiro EICE, região paraesternal. Pressão arterial de 9 x 50 mmHg, no braço direito, em decúbito dorsal, e eleva-se para 105 x 65 mmHg em decúbito lateral esquerdo. O eletrocardiograma mostra ritmo sinusal regular, FC= 100 bpm, extrassístoles supraventriculares raras, SAP= +30°, SAQRS= +45°, ondas P negativas em D3 que se positivam com a inspiração profunda, e ondas T negativas em V1 e *plus-minus* em V2. O quadro clínico descrito sugere o diagnóstico de:
a) Cardiomiopatia periparto.
b) Valvopatia mitral com hipertensão pulmonar.
c) Gestação com aparelho cardiovascular normal.
d) Comunicação interatrial tipo *ostium secundum*.

Título de Especialista em Cardiologia – 2006
29. Dentre as causas relacionadas a seguir, a principal causa de morte súbita em atletas jovens é:
a) Síndrome do QT longo.
b) Prolapso de valva mitral.
c) Miocardiopatia hipertrófica.
d) Enfermidade coronária aterosclerótica.

Título de Especialista em Cardiologia – 2006
30. Homem de 39 anos com diagnóstico prévio de síndrome de imunodeficiência adquirida refere dispneia aos esforços e apresenta turgência jugular patológica e hepatomegalia congestiva. Neste caso, pode-se fazer a hipótese de cardiomiopatia relacionada ao HIV, a qual:
a) Está frequentemente associada a infecções oportunistas.
b) Pode ser identificada, com alta sensibilidade, pela radiografia de tórax.
c) Manifesta-se quase sempre com classe funcional III ou IV (classificação NYHA).
d) Está associada à infecção de células intersticiais, mas não dos miócitos cardíacos.

Título de Especialista em Cardiologia – 2005
31. Mulher de 35 anos foi levada à emergência de um hospital no sétimo dia de puerpério, com sinais evidentes de insuficiência cardíaca. Relatou gestação tranquila, parto vaginal e abundante sangramento uterino no pós-parto imediato. Ao exame, apresentava mucosas hipocoradas, pressão arterial de 10 x 70 mmHg e pulso de 90 bpm. O *ictus* estava desviado, e a ausculta cardíaca identificou presença de terceira bulha e sopro mitral holossistólico. Um hemograma realizado na emergência revelou hemoglobina de 10 g/dL. Diante da suspeita de miocardiopatia periparto, qual exame comprovaria o diagnóstico?
a) Radiografia de tórax.
b) Eco-Doppler.
c) Eletrocardiografia.
d) Ressonância nuclear magnética.
e) Teste de esforço.

Título de Especialista em Cardiologia – 2005
32. Qual das manifestações abaixo é frequente na fase inicial da miocardiopatia alcoólica?
a) Insuficiência cardíaca direita.
b) Fibrilação atrial paroxística.
c) Rápida evolução para insuficiência cardíaca classe IV.
d) Insuficiência mitral funcional.
e) *Angina pectoris*.

Título de Especialista em Cardiologia – 2005
33. A despeito de existirem poucos ensaios clínicos comparativos, qual a opção terapêutica mais adequada para pacientes sintomáticos com miocardiopatia hipertrófica não obstrutiva?
a) Marca-passo de dupla câmara.
b) Tratamento medicamentoso.
c) Miomectomia.
d) Ablação septal.
e) Desfibrilador implantável.

Título de Especialista em Cardiologia – 2005
34. Sobre o efeito cardiotóxico dos antineoplásicos, assinale a assertiva CORRETA:
a) Todas as classes de antineoplásicos são potencialmente cardiotóxicas.
b) Antraciclinas apresentam cardiotoxicidade correlacionada a dose cumulativa, não ocorrendo complicações na primeira aplicação.
c) Crianças em uso de antraciclinas apresentam menor risco de cardiotoxicidade comparativamente aos adultos.
d) As manifestações clínicas de cardiotoxicidade por antraciclinas incluem arritmias cardíacas ou insuficiência cardíaca.
e) Em pacientes sem doença cardíaca prévia, o tratamento prolongado com interferon não induz arritmias ou isquemia.

Título de Especialista em Cardiologia – 2004
35. Morte súbita é a manifestação mais grave de miocardiopatia hipertrófica, sendo de difícil predição. Assinale o achado que não se associa com maior probabilidade de ocorrência dessa complicação:
a) Idade inferior a 30 anos na ocasião do diagnóstico.
b) Taquicardia ventricular não sustentada na monitorização por Holter.
c) Presença de gradiente na via de saída do ventrículo esquerdo.
d) Acentuada hipertrofia ventricular esquerda.
e) Acentuada dilatação do átrio esquerdo.

Título de Especialista em Cardiologia – 2004
36. Considere as assertivas abaixo sobre manejo terapêutico de amiloidose primária, causa frequente de miocardiopatia restritiva.

I. Digitálicos podem levar a arritmias graves.
II. O uso de antagonistas do cálcio pode exacerbar insuficiência cardíaca.
III. Transplante cardíaco é a terapêutica para casos irreversíveis, apresentando boas taxas de sobrevida em 5 anos.
Quais são CORRETAS?
a) Apenas I.
b) Apenas II.
c) Apenas I e II.
d) Apenas I e III.
e) I, II e III.

Título de Especialista em Cardiologia – 2003
37. Dentre as alternativas abaixo apresentadas, assinale a que não constitui objetivo para realização de biópsia endomiocárdica:
a) Monitoramento de rejeição cardíaca após transplante.
b) Detecção e monitoramento de miocardite.
c) Diferenciação entre doença cardíaca restritiva e constritiva.
d) Monitoramento de cardiotoxicidade por antraciclina.
e) Avaliação prognóstica de miocardiopatia dilatada idiopática.

Título de Especialista em Cardiologia – 2003
38. Sobre a miocardiopatia alcoólica, assinale a assertiva CORRETA:
a) A ingestão de álcool resulta em dano miocárdico por ação tóxica direta, déficits nutricionais associados e efeitos danosos de aditivos encontrados nas bebidas alcoólicas.
b) A arritmia mais frequentemente encontrada é a taquicardia sinusal.
c) Os achados patológicos são característicos e específicos, incluindo fibrose intersticial e miocitólise.
d) Ao exame físico é comum encontrar pressão de pulso alargada, com elevação da pressão sistólica decorrente da vasoconstrição periférica.
e) A maioria dos pacientes apresenta cirrose hepática associada.

Título de Especialista em Cardiologia – 2003
39. Acerca da miocardiopatia chagásica, é INCORRETO afirmar que:
a) A tripanossomíase aguda causa sintomas agudos em menos de 10% dos casos, podendo ser fatal em aproximadamente 10% destes.
b) Existe boa correlação entre os níveis de parasitemia e as manifestações clínicas da doença na sua fase crônica.
c) Arritmias ventriculares são achados proeminentes, particularmente durante e após exercício.

d) Em casos avançados, a ecocardiografia pode demonstrar hipocinesia de parede posterior, preservação relativa da contratilidade septal e aneurismas apicais.
e) Disfunção autonômica é um achado concomitante comum.

Título de Especialista em Cardiologia – 2003
40. Assinale a assertiva CORRETA sobre amiloidose:
a) A forma primária se deve à produção de proteína amiloide composta de cadeias leves de imunoglobulinas monoclonais, frequentemente associada com mieloma múltiplo.
b) A forma familiar se dá por herança autossômica recessiva.
c) Manifestações clínicas cardíacas ocorrem em aproximadamente 50% dos casos de amiloidose secundária.
d) A forma de apresentação clínica mais comum da amiloidose cardíaca é a insuficiência cardíaca por disfunção sistólica.
e) A amiloidose cardíaca é causa relativamente comum de miocardiopatia restritiva em adolescentes.

Título de Especialista em Cardiologia – 2003
41. Considere os seguintes achados no ecocardiograma com Doppler.
I. Diminuição da fração de ejeção do ventrículo esquerdo.
II. Colapso diastólico tardio do átrio direito.
III. Diminuição do fluxo transmitral durante a inspiração.
Quais deles são sinais de tamponamento cardíaco?
a) Apenas I.
b) Apenas II.
c) Apenas III.
d) Apenas II e III.
e) I, II e III.

Título de Especialista em Cardiologia – 2002
42. O tratamento da miocardiopatia hipertrófica é focado em alívio de sintomas, prevenção de complicações e redução do risco de morte. Considere as assertivas abaixo sobre opções terapêuticas nesta situação.
I. Betabloqueadores e bloqueadores dos canais de cálcio, notadamente verapamil, constituem drogas de escolha no manejo dessa entidade. Disopiramida e amiodarona são opções terapêuticas também úteis para melhorar sintomas.
II. Fibrilação atrial, arritmia que ocorre com alguma frequência, aumenta o risco de embolia sistêmica, exigindo anticoagulação continuada.
III. O tratamento cirúrgico (miectomia septal) deve ser considerado nos pacientes severamente sintomáticos, com obstrução e gradiente igual ou acima de 50 mmHg.

Quais alternativas estão CORRETAS?
a) Apenas I.
b) Apenas II.
c) Apenas III.
d) Apenas II e III.
e) I, II e III.

Título de Especialista em Cardiologia – 2002
43. Homem de 60 anos queixa-se de dispneia, fadiga e episódios de síncope. Suspeita-se de que apresente miocardiopatia hipertrófica. Qual dos achados abaixo mais corroboram tal diagnóstico?
a) Ausência de sintomas durante exercício vigoroso.
b) Sopro sistólico aumentado por manobra de Valsalva, exercício isotônico e hipovolemia.
c) Eletrocardiograma sistematicamente normal.
d) Ausência de taquicardia ventricular ao estudo eletrofisiológico.
e) Estudo angiográfico normal.

Título de Especialista em Cardiologia – 2002
44. Em miocardiopatia restritiva:
a) O sinal da raiz quadrada manifesta-se no traçado de pressão atrial como ondas *y e x* proeminentes, cuja combinação lembra uma onda em forma de M ou W.
b) A pressão arterial pulmonar costuma estar abaixo de 50 mmHg.
c) Os achados hemodinâmicos são semelhantes aos do tamponamento pericárdico.
d) Ao contrário da pericardite constritiva, existe aumento e equalização das pressões diastólicas dos ventrículos esquerdo e direito.
e) O ecocardiograma com Doppler costuma revelar diminuição da pressão de enchimento do ventrículo esquerdo e aumento do período de relaxamento isovolumétrico.

Título de Especialista em Cardiologia – 2002
45. Consumo abusivo de álcool é considerado importante causa secundária de miocardiopatia dilatada não isquêmica. A respeito de possíveis condutas nessa doença, assinale a INCORRETA:
a) A suspensão imediata e completa do consumo de álcool no curso inicial da miocardiopatia alcoólica pode limitar a progressão ou mesmo reverter a disfunção contrátil do ventrículo esquerdo.
b) Em alcoolistas com insuficiência cardíaca grave, é prudente administrar tiamina, na eventualidade de haver beribéri associado.
c) Repouso prolongado no leito determina melhora funcional, talvez devido à abstinência alcoólica.
d) A disfunção hepática não limita o uso de varfarina nesses pacientes.

e) É importante estimular a adesão do paciente à abstinência alcoólica, pois, se continuar a beber, terá de 40 a 50% de chance de morrer num período de 3 a 6 anos.

Título de Especialista em Cardiologia – 2002
46. A respeito das diferenças entre miocardiopatias dilatada e hipertrófica, considere as assertivas a seguir.
I. O volume sistólico final do ventrículo esquerdo é marcadamente aumentado na miocardiopatia dilatada e diminuído na hipertrófica.
II. A relação massa/volume do ventrículo esquerdo está diminuída na miocardiopatia dilatada e aumentada na hipertrófica.
III. Com relação à função sistólica, o encurtamento miocárdico está reduzido na miocardiopatia dilatada e aumentado na hipertrófica.
Quais são CORRETAS?
a) Apenas I.
b) Apenas II.
c) Apenas III.
d) Apenas I e II.
e) I, II e III.

Título de Especialista em Cardiologia – 2002
47. Assinale a assertiva CORRETA em relação ao tratamento das miocardiopatias metabólicas:
a) Corticosteroides e imunossupressores não apresentam nenhum benefício no manejo da sarcoidose cardíaca.
b) Antagonistas do cálcio são particularmente úteis na amiloidose cardíaca.
c) Drogas citotóxicas, como a hidroxiureia, não afetam o prognóstico da endocardite de Löffler.
d) O tratamento cirúrgico da endomiocardiofibrose, além de conferir benefício sintomático, costuma ser curativo.
e) Na síndrome carcinoide do coração, o uso de análogos da somatostatina oferece melhora sintomática e confere maior sobrevida aos pacientes.

Título de Especialista em Cardiologia – 2001
48. Assinale a assertiva CORRETA em relação à miocardiopatia chagásica:
a) Durante a fase de tripanossomíase aguda, as manifestações de insuficiência cardíaca congestiva não são frequentes.
b) Pacientes que evoluem para a forma crônica da doença não costumam apresentar o chamado período latente de infecção.
c) Pacientes em fase terminal da doença geralmente apresentam níveis elevados de antígenos circulantes.
d) Dor anginosa, insuficiência cardíaca predominantemente direita e morte súbita são manifestações frequentes da doença.
e) A imunofluorescência direta é útil no diagnóstico da doença.

Título de Especialista em Cardiologia – 2001
49. Assinale a assertiva CORRETA em relação a condutas indicadas em miocardiopatia hipertrófica:
a) Pacientes assintomáticos devem obrigatoriamente receber betabloqueadores adrenérgicos.
b) Pacientes não responsivos a betabloqueadores também não se beneficiam sintomaticamente com verapamil.
c) Amiodarona comprovadamente melhora o prognóstico de pacientes com a doença.
d) O uso de marca-passo DDD é particularmente indicado na forma não obstrutiva da doença.
e) Tratamento cirúrgico é geralmente reservado para pacientes com gradientes em repouso acima de 50 mmHg e não responsivos a tratamento clínico convencional.

Título de Especialista em Cardiologia – 2001
50. Em miocardiopatia restritiva:
a) Os achados hemodinâmicos são semelhantes aos do tamponamento pericárdico.
b) A pressão arterial pulmonar costuma estar abaixo de 50 mmHg.
c) O sinal da raiz quadrada manifesta-se no traçado de pressão atrial como ondas y e x proeminentes, cuja combinação lembra uma onda em forma de M ou W.
d) Ao contrário da pericardite constritiva, existe aumento e equalização das pressões diastólicas dos ventrículos esquerdo e direito.
e) O ecocardiograma com Doppler costuma revelar diminuição da pressão de enchimento do ventrículo esquerdo e aumento do período de relaxamento isovolumétrico.

Título de Especialista em Cardiologia – 2001
51. Assinale a assertiva CORRETA em relação ao tratamento das miocardiopatias metabólicas:
a) Antagonistas do cálcio são particularmente úteis na amiloidose cardíaca.
b) Corticosteroides e imunossupressores não apresentam nenhum benefício no manejo da sarcoidose cardíaca.
c) Drogas citotóxicas, como a hidroxiureia, não afetam o prognóstico da endocardite de Löffler.
d) O tratamento cirúrgico da endomiocardiofibrose, além de conferir benefício sintomático, costuma ser curativo.
e) Na síndrome carcinoide do coração, o uso de análogos da somatostatina oferece melhora sintomática e confere maior sobrevida aos pacientes.

Título de Especialista em Cardiologia – 2000
52. Assinale o exame que não fornece subsídios para diagnóstico diferencial entre pericardite constritiva e miocardiopatia restritiva:
a) Exame clínico.
b) Eletrocardiografia.
c) Radiografia de tórax.

d) Doppler ecocardiografia.
e) Cateterismo cardíaco.

Título de Especialista em Cardiologia – 2000
53. Com relação ao manejo de pacientes com miocardiopatia alcoólica, assinale a afirmativa CORRETA:
a) A resposta a digitálicos, diuréticos e vasodilatadores difere da apresentada por portadores das demais miocardiopatias dilatadas.
b) Abstinência total de álcool nas fases iniciais da doença pode levar à resolução dos sintomas e ao retorno do coração ao tamanho normal.
c) Em pacientes com insuficiência cardíaca severa, a administração de tiamina para tratar possível beribéri concomitante não tem qualquer eficácia.
d) Repouso no leito não determina melhora funcional.
e) O uso contínuo de anticoagulante é recomendável e isento de riscos.

Título de Especialista em Cardiologia – 2000
54. Homem de 57 anos apresenta dispneia, fadiga e episódios de síncope e pré-síncope. Suspeita-se de que tenha miocardiopatia hipertrófica. Assinale, dentre os abaixo, o achado que mais corrobora tal diagnóstico:
a) Sopro sistólico aumentado por manobra de Valsalva, exercício isotônico e hipovolemia.
b) Ausência de sintomas durante exercício vigoroso.
c) Eletrocardiograma sistematicamente normal.
d) Ausência de taquicardia ventricular ao estudo eletrofisiológico.
e) Estudo angiográfico normal.

Título de Especialista em Cardiologia – 2000
55. Com relação às miocardiopatias restritivas, assinale a afirmação INCORRETA:
a) Infiltração amiloide do miocárdio pode mimetizar as pressões de pulso ventricular encontradas em pericardite constritiva crônica.
b) Esclerose sistêmica progressiva, hemocromatose e fibrose endomiocárdica são exemplos dessas patologias.
c) Anormalidade na função diastólica, com paredes ventriculares excessivamente rígidas que se contrapõem ao enchimento cardíaco, caracteriza basicamente essas patologias.
d) Dor torácica ao exercício é o achado clínico mais frequente.
e) Miocardiopatia secundária a sobrecarga de ferro pode melhorar com uso de agentes quelantes ou remoção do excesso de ferro por meio de flebotomias.

Título de Especialista em Cardiologia – 2000
56. Com relação à miocardiopatia associada à doença de Chagas, assinale a afirmação CORRETA:

a) Na fase crônica, há correlação direta entre a severidade da doença e o nível da parasitemia.
b) Na fase crônica, observa-se dilatação das quatro câmaras cardíacas, embora predomine alargamento do lado direito.
c) Fadiga, edema pulmonar e ascite são sintomas comuns associados à falência ventricular esquerda.
d) É curto o período de latência entre a infecção inicial e a detecção de comprometimento cardíaco.
e) Amiodarona parece eficaz no controle das arritmias ventriculares, evidenciando-se que aumenta a sobrevida dos pacientes.

Título de Especialista em Cardiologia – 2017
57. Leia as opções abaixo e marque a correlação correta entre o tipo de quimioterápico com as suas respectivas síndromes clínicas de cardiotoxicidade.

I – Doxorrubicina e Ciclofosfamida
II – Sunitinibe e Sorafenibe
III – Talidomida e Erlotinibe
IV – Fluorouracil e Capecitabina
V – Bevacizumabe e Cisplatina

A – Trombose venosa profunda
B – Síndromes isquêmicas miocárdicas
C – Hipertensão arterial sistêmica e síndromes isquêmicas miocárdicas
D – Hipertensão arterial sistêmica
E – Disfunção ventricular esquerda

A associação CORRETA é:
a) I – B, II – A, III – C, IV – D, V – E.
b) I – A, II – B, III – E, IV – C, V – D.
c) I – E, II – D, III – A, IV – B, V – C.
d) I – D, II – C, III – B, IV – E, V – A.
e) I – C, II – E, III – C, IV – A, V – B.

Título de Especialista em Cardiologia – 2017
58. Em relação ao lúpus eritematoso sistêmico (LES), é correto afirmar, EXCETO:
a) a pericardite é o transtorno cardíaco mais comum.
b) é incomum a ocorrência de hipertensão da artéria pulmonar.
c) a arterite coronária, resultando em síndrome isquêmica, raramente ocorre.
d) a miocardite aguda é pouco frequente, mas pode ser a apresentação inicial.
e) estudos de ecocardiografia transesofágica demonstraram alterações valvulares em mais de 50% dos pacientes.

Título de Especialista em Cardiologia – 2017
59. As miocardiopatias são definidas de forma tradicional com base em fenótipos estruturais e funcionais.

Dos tipos abaixo descritos, a que NÃO é considerada uma dessas formas é a:
a) dilatada.
b) restritiva.
c) isquêmica.
d) hipertrófica.
e) arritmogênica do ventrículo direito.

Título de Especialista em Cardiologia – 2017
60. As miocardiopatias possuem diversas características específicas. Das assertivas abaixo, a que está presente na miocardiopatias hipertrófica é:
a) exame físico com cardiomegalia moderada a importante; B3, B4, insuficiência das valvas atrioventriculares, especialmente mitral.
b) ecocardiograma com movimento anterior sistólico da valva mitral e ventrículo esquerdo pequeno ou de tamanho normal.
c) cateterismo cardíaco com elevadas pressões de enchimento à esquerda ou à direita.
d) sintoma de insuficiência cardíaca congestiva, principalmente à esquerda.
e) radiografia de tórax com hipertensão venosa pulmonar.

Título de Especialista em Cardiologia – 2017
61. Entre as cardiomiopatias especificas com fenótipo dilatado, existe a Takotsubo, uma cardiomiopatia aguda provocada por uma situação de estresse físico ou emocional ou por exposição a altas doses de catecolaminas. Das características abaixo, a que NÃO faz parte do quadro de Takotsubo é:
a) é mais comum em mulheres de meia idade.
b) a coronariografia mostra doença aterosclerótica associada.
c) o eletrocardiograma pode simular um infarto agudo do miocárdio.
d) o ecocardiograma mostra disfunção ventricular regional, sendo a forma apical uma das apresentações encontradas.
e) a ressonância cardíaca mostra presença de miocárdio viável em áreas acinéticas vista na ecocardiografia ou na ventriculografia.

Título de Especialista em Cardiologia – 2017
62. Um dilema diagnóstico pode surgir ao distinguir-se clinicamente a hipertrofia fisiológica do ventrículo esquerdo (como consequência do treinamento atlético), das condições patológicas como a miocardiopatia hipertrófica. Dos parâmetros abaixo descritos, o que mais favorece o diagnóstico de coração de atleta é:
a) presença de um VO_2 máximo < 30mL/Kg/min.
b) arritmias ventriculares frequentes e sustentadas.
c) espessura da parede do ventrículo esquerdo > 20mm.
d) aumento do tamanho da cavidade ventricular esquerda excedendo 55mm.
e) o grau de espessamento em uma ou mais regiões da parede do ventrículo esquerdo ser maior do que em outras áreas.

Título de Especialista em Cardiologia – 2017
63. Em relação à cardiomiopatia arritmogênica do ventrículo direito (CAVD), podemos afirmar que:
a) a biópsia endomiocárdica tem baixa taxa de resultados falso-negativos.
b) a progressão para a insuficiência cardíaca ocorre na maioria dos pacientes.
c) os pacientes costumam apresentar a doença entre a adolescência e os 40 anos de idade.
d) uma minoria dos pacientes que sofrem morte súbita cardíaca apresenta um histórico de síncope, o que faz desta um evento prognóstico importante.
e) é característico que o coração afetado com CAVD apresente uma substituição gordurosa ou fibrogordurosa do miocárdio, em especial no ventrículo esquerdo.

Título de Especialista em Cardiologia – 2017
64. A única alternativa que NÃO corresponde a uma característica clínica e/ou métodos complementares da miocardite fulminante é:
a) a biópsia endomiocárdica não é eficaz para o diagnóstico.
b) tem início abrupto, usualmente no decorrer de duas semanas de uma doença viral.
c) aproximadamente 10% dos pacientes com miocardite demonstrada por biópsia apresentam miocardite fulminante.
d) os pacientes apresentam comprometimento hemodinâmico e hipotensão, necessitando frequentemente de vasoconstritores e suporte mecânico.
e) o ecocardiograma revela hipocinesia global difusa, raramente mostra dilatação cardíaca e tipicamente demonstra espessamento da parede ventricular por edema miocárdico

Título de Especialista em Cardiologia – 2018
65. De acordo com a Diretriz Brasileira de Miocardite e Pericardite, os procedimentos a serem adotados no tratamento da pericardite aguda, mas que NÃO pertencem a classe I de recomendação, são:
a) uso de imunoglobulina na pericardite viral.
b) aspirina ou ibuprofeno por 14 dias no tratamento da pericardite aguda.
c) colchicina por três meses no tratamento da pericardite aguda e seis meses na pericardite recorrente.
d) prednisona na ausência de resposta aos AINH e à colchicina e na ausência de infecção viral ou outro agen-

te etiológico, comprovada por biopsia miocárdica e pericárdica.
e) prednisona na ausência de infecção viral ou outro agente etiológico, comprovada por biópsia miocárdica e pericárdica, associada a pericardite autoimune, doença do tecido conectivo ou pericardite urêmica.

Gabarito comentado

1. Abaixo temos as indicações de tratamento etiológico da doença de Chagas de acordo com a Diretriz Latino-Americana de Cardiopatia Chagásica de 2011

\multicolumn{3}{c}{RECOMENDAÇÕES E NÍVEIS DE EVIDÊNCIA PARA O TRATAMENTO ETIOLÓGICO DA CARDIOPATIA CHAGÁSICA CRÔNICA}		
Classe de recomendação	Indicações	Nível de evidência
I	Fase aguda	B
	Fase crônica em crianças	B
	Contaminação acidental	C
	Reativação na fase crônica	C
III	Forma cardíaca avançada	C

Assim, dos pacientes acima, aquele que não tem indicação de tratamento etiológico da doença de Chagas é o paciente da alternativa A, com forma cardíaca avançada e doença de Chagas crônica. Resposta a.

2. Algumas manobras modificam a intensidade do sopro e auxiliam no diagnóstico clínico da doença (ver tabela a seguir).

EFEITOS DE INTERVENÇÕES SOBRE O GRADIENTE DA VSVE E O SOPRO EM PACIENTES COM CMH	
Intervenção	Gradiente e sopro
Manobra de Valsalva	↑
Posição ortostática	↑
Pós-extrassístole	↑
Posição de cócoras	↓
Manobra handgrip	↓

Resposta a.

3. Trata-se de um quadro de insuficiência cardíaca congestiva com sinais de baixo débito.
A onda v está frequentemente elevada em pacientes com insuficiência tricúspide e é reconhecida também por ser concomitante ao pulso carotídeo, além de estar associada ao sopro sistólico em foco tricúspide que aumenta com inspiração e com pulsação hepática. Pacientes com insuficiência tricúspide importante, porém, com grande dilatação do átrio direito e/ou fibrilação atrial, não apresentam onda v aumentada. O sopro holossistólico que aumenta com a inspiração profunda se associa a insuficiência tricúspide, enquanto o sopro que aumenta em decúbito lateral esquerdo é compatível com insuficiência mitral. Resposta c.

4. A amiloidose cardíaca é uma cardiomiopatia infiltrativa invariavelmente progressiva que apresenta um prognóstico reservado. O envolvimento cardíaco clinicamente aparente está presente em 1/3 dos pacientes com amiloidose primária resultante de discrasia de células plasmáticas. O estudo patológico do coração revela a presença de depósitos de proteína AL na necropsia, mesmo se clinicamente silenciosa durante a vida. A infiltração miocárdica tende a ser menor com amiloidose secundária, na qual os depósitos de proteína AA tendem a ser menores e de localização mais perivascular, onde apresentam menor probabilidade de produzir disfunção miocárdica.
Aproximadamente um quarto dos pacientes com amiloidose induzida por transtiretina (familiar) sofre envolvimento cardíaco clinicamente importante que é frequentemente marcado pelo envolvimento do sistema de condução. O envolvimento neurológico e/ou renal também pode predominar nesta forma de amiloidose. Os pacientes tipicamente apresentarão sintomas clínicos após os 35 anos de idade. Em metade dos casos que envolvem deposição de transtiretina, o modo de morte é cardíaco, seja por insuficiência cardíaca ou por morte cardíaca súbita. Na amiloidose senil, os depósitos variam de envolvimento atrial isolado até infiltração ventricular extensa, causando cardiomiopatia restritiva grave. A amiloidose cardíaca ocorre mais comumente em homens que em mulheres e é rara antes dos 40 anos.
O envolvimento do sistema cardiovascular pela amiloidose ocorre de quatro formas. Há quatro síndromes cardiovasculares que se sobrepõem que pode ocorrer na amiloidose cardíaca: cardiomiopatia restritiva, insuficiência cardíaca sistólica, hipotensão ortostática e distúrbios do sistema de condução.
A infiltração amiloide e as imunoglobulinas circulantes produzem a clássica fisiologia restritiva, aumentando a rigidez diastólica de câmara com o resultado de alterações enchimento ventricular esquerdo. A deficiência de enchimento da câmara leva a retenção de líquido e edema periférico, hepatomegalia e elevação da pressão venosa

jugular. As mensurações hemodinâmicas revelam o sinal clássico da raiz quadrada de queda e platô. Uma característica que diferencia amiloidose da pericardite constritiva é a taxa de enchimento diastólico inicial, o qual é acelerado na doença pericárdica, mas se encontra diminuído na amiloidose.

Aproximadamente 10% dos indivíduos acometidos irão apresentar ortostase (hipotensão postural) causada por infiltração amiloide do sistema nervoso autônomo, vasos sanguíneos, ou de ambos. A infiltração do coração e das glândulas suprarrenais pode contribuir para a patogenia desta variante. A insuficiência renal que resulta em síndrome nefrótica e retenção de volume pode piorar a hipotensão postural. Os pacientes com amiloidose frequentemente sofrem síncope franca com frequência associada a estresse emocional ou físico. A síncope durante esforço representa um prognóstico extremamente ruim, com morte provável em um período de 3 meses. Os distúrbios de condução embora menos frequentes (forma menos comum de amiloidose) pode resultar em morte súbita, sendo comum ser precedida por episódios de síncope. Resposta c.

5. Este paciente oriundo de Minas Gerais, com diagnóstico de insuficiência cardíaca e ECG com BRD + HBAE tem como diagnóstico compatível miocardiopatia chagásica.

O peptídeo natriurético do tipo B (BNP) é um polipeptídeo liberado pelos miócitos ventriculares em resposta à sobrecarga de volume, sobrecarga de pressão e aumento da tensão parietal. Ele é particularmente útil em afastar o diagnóstico de insuficiência cardíaca (IC) pelo seu elevado valor preditivo negativo, mas também pode ser utilizado para o complemento do diagnóstico de IC em ambiente de atenção primária, servindo inclusive como estratificação prognóstica. O BNP sofre a influência de diversos fatores (idade, índice de massa corporal, função renal) que podem interferir na sua acurácia diagnóstica; além disso, pode se apresentar elevado na ausência de IC em condições como hipertensão arterial sistêmica (HAS), valvopatias, isquemia miocárdica, hipertrofia ventricular esquerda (HVE) e embolia pulmonar.

O ecocardiograma é recomendado para avaliação das cardiomiopatias, portanto também da etiologia chagásica. Esta doença exibe caracteristicamente envolvimento das paredes inferior e inferolateral, além de aneurisma que envolve predominantemente a região inferoapical. Resposta c.

6. Só duas situações cardiológicas justificam acentuação do sopro com a manobra de Valsalva: cardiomiopatia hipertrófica e prolapso da válvula mitral (neste caso o sopro torna-se mais longo).

A suspeita clínica inicial de CMH é frequentemente levantada pelo reconhecimento de um sopro cardíaco ao exame. Pacientes com obstrução têm um sopro sistólico de ejeção, de médio tom, ao longo do bordo esternal esquerdo baixo e no ápice, que varia em intensidade com a magnitude do gradiente subaórtico, tanto em repouso (deitado ou em pé), com a manobra de Valsalva, quanto durante e imediatamente após exercício. Muitos pacientes com sopros ruidosos de no máximo 3/6 graus têm gradientes de saída excedendo 30 mmHg. O sopro apical pode ser holossistólico e característico da coexistência de regurgitação mitral. Associados à obstrução do fluxo de saída do VE, pulsos arteriais estão anormalmente agudos e sobem rapidamente, com um contorno distinto bisferiens. Os pulsos carotídeos registrados são bífidos, com um tempo de aceleração encurtado e prolongada ejeção sistólica. Inversamente, achados físicos em pacientes sem obstrução do trato de saída podem ser sutis; o sopro sistólico é caracteristicamente suave, embora um impulso apical evidente do VE possa despertar a suspeita de CMH.

Os sintomas de insuficiência cardíaca na presença de função do VE preservada podem tornar-se evidentes em pessoas de qualquer idade, desde crianças, jovens e idosos, consistindo em limitação aos esforços causada por dispneia e/ou cansaço, e, ocasionalmente, ortopneia ou dispneia paroxística noturna. Tais deficiências funcionais podem ser acompanhadas por dor torácica, angina pectoris mesoesternal típica ou atípica, provavelmente resultando de anormalidades da microvasculatura do VE e isquemia. Os pacientes também podem experimentar pertubações na consciência como síncope (ou pré-síncope) ou tontura a palpitações causadas por vários mecanismos, incluindo arritmias. A gravidade e a natureza dos sintomas podem ser semelhantes em pacientes com ou sem obstrução do trato de saída do VE.

7. A CMH é caracterizada por uma heterogênea expressão clínica, fisiopatologia única e um curso clínico diversificado, incluindo morte cardíaca súbita (MCS) em jovens.

A MCS na CMH pode ocorrer em uma ampla gama de idades, porém mais comumente durante a adolescência e no adulto jovem, com menos de 30-35 anos de idade. Os eventos são baseados em arritmias, causadas por taquicardia ventricular primária (TV) ou fibrilação ventricular (FV), com uma predileção para as primeiras horas da manhã. A MCS é, geralmente, uma manifestação clínica inicial de indivíduos assintomáticos, muitos dos quais não tinham sido diagnosticados durante a vida. Enquanto a morte súbita na maioria dos pacientes estava associada a sedentarismo ou modesta atividade física, uma importante proporção desses eventos é associada a exercício físico vigoroso. A CMH é a causa mais comum de MCS em pessoas jovens, incluindo atletas competitivos.

O maior risco de morte súbita parece estar associado a um dos seguintes marcadores clínicos: história de morte súbita abortada ou taquicardia ventricular sustentada; história familiar de uma ou mais mortes prematuras associadas à CMH; síncope, especialmente em jovens, relacionada com exercício; hipotensão ou resposta pressórica atenuada ao exercício; taquicardia ventricular múltipla e repetitiva ao Holter; e hipertrofia grave do ventrículo esquerdo, com espessamento parietal maior ou igual a 30 mm. Nesses pacientes de alto risco, como é o caso do paciente em questão, o tratamento profilático farmacológico empírico com amiodarona, betabloqueadores ou verapamil é uma estratégia obsoleta, sendo o cardioversor-desfibrilador implantável (CDI) uma terapia preventiva eficaz. Quanto aos tratamentos cirúrgicos, mioectomia e ablação septal alcoólica, devem ser reservados para os casos de sintomas graves de insuficiência cardíaca refratária às drogas, classe funcional III e IV da *New York Heart Association* e associados à obstrução do trato de saída do VE com gradiente maior ou igual a 50 mmHg. No caso apresentado, o implante isolado do CDI constitui a melhor conduta. Resposta c.

8. A morbimortalidade está diretamente relacionada à ocorrência de fenômenos tromboembólicos e arritmias ventriculares, além da classe funcional avançada da insuficiência cardíaca.
Estudos demonstram que estes pacientes reinternam e morrem com maior frequência, em razão da inexorável evolução da própria doença, bem como da subresposta aos principais medicamentos que poderiam reduzir tais eventos. A possibilidade de reativação da DC pelo uso da imunossupressão, com o consequente comprometimento do coração transplantado, pode ser mitigada pelo uso de menores doses de imunossupressores e/ou com a modificação da imunossupressão.
Forma arritmogênica: forma na qual há o surgimento dos bloqueios atrioventriculares, bloqueios de ramo direito (BRD) e esquerdo (BRE), ou dos fascículos anterossuperior esquerdo (BDASE) e póstero-inferior esquerdo (BDPI), extrassistolia ventricular e fibrilação atrial (esta mais observada nas fases terminais da doença). Estes achados são bastantes sugestivos mas não patognomônicos. O achado de aneurisma apical é bem mais sensível para o diagnóstico da miocardiopatia chagásica.
Inibidores da enzima conversora da angiotensina: as indicações são superponíveis àquelas utilizadas nas insuficiências cardíacas de outras causas.
- enalapril: 5-40 mg/dia;
- captopril: 75-150 mg/dia.

Betabloqueadores: comprovadamente reduzem morbimortalidade quando utilizados em insuficiência cardíaca de outras etiologias. Na cardiomiopatia dilatada de etiologia chagásica, estudos já mostraram seu efeito sobre morbidade, o que ainda não ocorreu em relação à redução da mortalidade.
- carvedilol: 6,25-50 mg/dia;
- metoprolol: 25-100 mg/dia.
Resposta e.

9. Todas são indicações para transplante cardíaco em pacientes portadores de insuficiência cardíaca, exceto a opção "c": resistência vascular pulmonar > 5 Wood, gradiente transpulmonar > 16-20 mmHg e pressão sistólica de artéria pulmonar > 60 mmHg sem diminuição com terapia vasodilatadora ou PA sistólica < 85 mmHg, pelo risco de falência hemodinâmica do ventrículo direito do enxerto e maior mortalidade associada ao procedimento. Resposta c.

10. A TRC, quando associada ao tratamento clínico otimizado em pacientes com sintomas persistentes, resulta em melhora significante da qualidade de vida, da classe funcional e da capacidade de exercício (pelo consumo de oxigênio) e em aumento da distância percorrida durante o teste de caminhada de 6 minutos, assim como melhora a fração de ejeção do VE em pacientes designados aleatoriamente para receber TRC isolada ou em combinação com o CDI.
A resposta individual do paciente à TRC é variável, e a maioria dos estudos relata índice de 20 a 30% de falta de resposta ao tratamento. São considerados respondedores à TRC os pacientes que apresentam melhora da sintomatologia, com redução de pelo menos 1 classe funcional de IC e/ou remodelamento cardíaco reverso, caracterizado pela redução dos volumes sistólico e diastólico, assim como aumento da FEVE.
A TRC promove redução de internações hospitalares por IC e redução da mortalidade total.
As principais recomendações são:

Classe I (recomendação clássica)
- Pacientes com FEVE ≤ 35%, duração do QRS ≥ 120 ms e ritmo sinusal; IC CF III ou CF IV em acompanhamento ambulatorial com sintomas refratários à terapêutica medicamentosa otimizada.

Classe IIa (indicação razoável)
- Pacientes com FEVE ≤ 35%, duração do QRS ≥ 120 ms e fibrilação atrial; IC CF III ou CF IV em acompanhamento ambulatorial com sintomas refratários à terapêutica medicamentosa otimizada.
- Portadores de marca-passo definitivo com FEVE ≤ 35%, IC CF III ou CF IV em acompanhamento ambulatorial com sintomas refratários à terapêutica medicamentosa otimizada e que sejam dependentes de estimulação cardíaca artificial.

Classe IIb (TRC pode ser considerada)
- Pacientes com FEVE ≤ 35%, IC CF I ou II recebendo terapêutica medicamentosa otimizada e que serão

submetidos a implante definitivo de marca-passo ou CDI com presumida dependência da estimulação cardíaca artificial.

Classe III (TRC não é indicada)
- Pacientes assintomáticos com FEVE reduzida na ausência de outras indicações de marca-passo.
- Pacientes sem distúrbio de condução intraventricular (QRS estreito com duração < 120 ms).
- Pacientes com expectativa de vida e capacidade funcional limitadas por doença crônica não cardíaca.

Resposta a.

11. A única opção indesejável é a opção "d" uma vez que o diclofenato como AINE aumenta os níveis pressóricos, piora o controle da PA e pode precipitar ou descompensar a insuficiência cardíaca aumentando assim a morbidade e a recorrência hospitalar. Resposta b.

12. Pacientes com insuficiência cardíaca refratária no estágio D sem perspectiva de transplante cardíaco, portanto com pouca expectativa de vida ou aqueles com comorbidades graves não apresentam indicação para o implante de cardiodesfibrilador (CDI). As demais opções contidas na questão são associações ou situações coerentes. Resposta d.

13. Insuficiência cardíaca dilatada com ECG evidenciando BRD+HBAE são dados sugestivos para suspeição de miocardiopatia chagásica. A questão nos oferece esta possibilidade diagnóstica e de posse dos dados consistentes nada mais justo do que elaborar essa hipótese diagnóstica. A miocardiopatia chagásica é essencialmente uma miocardiopatia dilatada em que a inflamação crônica, usualmente de baixa intensidade, mas incessante, provoca destruição tissular progressiva e fibrose extensa no coração. É a primeira causa de IC em áreas endêmicas, e a terceira causa no Brasil. A morte súbita cardíaca acomete aproximadamente 50% dos pacientes com IC secundária à doença de Chagas. O dano cardíaco resulta das alterações fundamentais (inflamação, necrose e fibrose) que o *T. cruzi* provoca, direta ou indiretamente, no tecido especializado de condução, no miocárdio contrátil e no sistema nervoso intramural. O frequente comprometimento do nó sinusal, do nó atrioventricular e do feixe de His, por alterações inflamatórias, degenerativas e fibróticas, pode dar origem à disfunção sinusal e a bloqueios variados atrioventriculares e intraventriculares. Por serem estruturas mais individualizadas, o ramo direito e o fascículo anterior-superior esquerdo são mais vulneráveis e mais frequentemente afetados. Outra consequência das lesões miocárdicas é a disfunção biventricular característica da cardiopatia chagásica crônica (CCC). As alterações eletrocardiográficas constituem, frequentemente, o primeiro indicador do surgimento da CCC. Inicialmente, as alterações são caracterizadas por retardos transitórios ou fixos da condução atrioventricular e da condução no ramo direito, alterações da repolarização ventricular e ectopias ventriculares. Na evolução, são comuns, principalmente, extrassístoles ventriculares polimórficas na presença de disfunção ventricular. Arritmias ventriculares complexas, como a taquicardia ventricular não sustentada ou sustentada, podem existir mesmo em pacientes sem IC, porém, usualmente, ocorrem em casos mais avançados, e sua coexistência é indicativa de pior prognóstico. Resposta d.

14. Fatores de risco para morte súbita em pacientes com miocardiopatia hipertrófica:

Fatores de risco maior
Prevenção secundária:
- Parada cardíaca (TV ou FV).

Prevenção primária:
- TVS espontânea.
- Idade menor que 30 anos no diagnóstico.
- História familiar de MS (< 50 anos).
- Síncope inexplicada.
- Espessura de parede > 30 mm.
- TV não sustentada.

Fatores de risco possíveis
- Fibrilação atrial.
- Obstrução de via de saída.
- Mutação de alto risco.

Assim, este paciente tem como fatores de risco hipertrofia importante (>30 mm), história de síncope e idade. Resposta e.

15. A reação de Machado-Guerreiro apresenta boa sensibilidade, mas baixa especificidade – por isso, utiliza-se o ELISA associado com hemaglutinação indireta (HAI) ou imunofluorescência indireta (IFI), sendo que a Organização Mundial de Saúde preconiza o uso de pelo menos dois testes com metodologias diferentes para o diagnóstico laboratorial da doença de Chagas. O aneurisma apical é típico da doença de Chagas, assim como a alta incidência de fenômenos tromboembólicos. A insuficiência cardíaca pode ser esquerda ou direita, mas esta primeira é bem mais frequente. Por fim, as drogas antiparasitárias reduzem expressivamente a parasitemia, mas não a evolução da doença; por isso, está em avaliação o uso do benzonidazol na fase crônica da doença. Resposta b.

16. A alteração fisiopatológica mais marcante é a disfunção diastólica decorrente da rigidez das paredes ventriculares que impede o seu enchimento. Deste modo, são necessárias elevadas pressões de enchimento ventricular que, por sua vez, se transmitem retrogradamente aos átrios e assim à circulação venocapilar pulmonar e sistêmica.

O estudo hemodinâmico, por meio da análise das curvas de pressões ventricular e atrial, reflete as alterações fisiopatológicas características da CMR. A elevação das pressões diastólicas ventriculares nos fornece um aspecto de curva característica "em raiz quadrada", enquanto a análise da curva atrial nos fornece um aspecto "em W" ou "em M". Este aspecto de curvatura também é encontrado na pericardite constritiva. A curva em raiz quadrada é resultante da queda das pressões atrial e ventriculares no início da diástole ventricular, levando um descenso rápido profundo, seguida por uma parada súbita deste enchimento e aumento abrupto das pressões em um patamar acima dos limites normais.

As alterações da curva de pressão atrial, "em W" ou "em M", se dão devido à proeminência da onda a, devido à contração atrial vigorosa, com a intensificação do descenso Y (alteração mais característica da síndrome restritiva), que ocorre pelo esvaziamento atrial no início da diástole intensificada pelo gradiente pressórico atrioventricular. O descenso X e a onda v são morfologicamente normais.

Diferenciar cardiopatia restritiva e pericardite constritiva pode ser difícil. A tabela abaixo mostra as características das duas patologias.

CARACTERÍSTICA	PERICARDITE CONSTRITIVA	CARDIOMIOPATIA RESTRITIVA
História de doença prévia.	Pericardite, trauma, cirurgia cardíaca, radioterapia.	Ausente.
Pulso jugular: X Y.	Queda breve.	Queda lenta.
Pulso paradoxal.	Presente.	Ausente.
Ausculta cardíaca.	Precoce. Terceira bulha.	Tardia. Quarta bulha.
Insuficiência mitral ou tricúspide.	Ausente.	Presente.
Eletrocardiograma: onda P.	Larga e baixa amplitude.	De sobrecarga de volume ou hipertrofia.
Raio X: calcificação pericárdica.	Presente em 20 a 30%.	Ausente.
Cateterismo: curva de pressão do VD queda em *plateau*.	Pressão diastólica final mais de 1/3 da pressão sistólica.	Pressão diastólica final menos que 1/3 da pressão sistólica.
Ressonância magnética mostra espessamento pericárdico.	Frequentemente.	Raramente.
Biópsia endomiocárdica.	Normal.	Pode mostrar depósitos.

Características úteis na diferenciação entre pericardite constritiva e cardiomiopatia restritiva.

Resposta e.

17. Fatores de risco para morte súbita em pacientes com miocardiopatia hipertrófica:
Fatores de risco maior
Prevenção secundária:
- Parada cardíaca (TV ou FV).
Prevenção primária:
- TVS espontânea.
- Idade menor que 30 anos no diagnóstico.
- História familiar de MS (< 50 anos).
- Síncope inexplicada.
- Espessura de parede > 30 mm.
- TV não sustentada.

Fatores de risco possíveis
- Fibrilação atrial.
- Obstrução de via de saída.
- Mutação de alto risco.

Assim, a taquicardia ventricular espontânea é fator de risco, mas a taquicardia ventricular induzida em estudo eletrofisiológico não é. Resposta a.

18. Fatores de risco para morte súbita em pacientes com miocardiopatia hipertrófica:
Fatores de risco maior
Prevenção secundária:
- Parada cardíaca (TV ou FV).
Prevenção primária:
- TVS espontânea.
- Idade menor que 30 anos no diagnóstico.
- História familiar de MS (< 50 anos).
- Síncope inexplicada.
- Espessura de parede > 30 mm.
- TV não sustentada.

Fatores de risco possíveis
- Fibrilação atrial.
- Obstrução de via de saída.
- Mutação de alto risco.

Nesta questão, não temos dúvida quanto aos dois primeiros fatores de risco: diagnóstico da doença em idade menor que 30 anos e hipertrofia > 30 mm ao eco são fatores de risco, mas a resposta anormal da pressão arterial ao exercício é polêmica. O examinador poderia querer caracterizar esta resposta anormal como evidência de obstrução à via de saída do ventrículo esquerdo ou confirmação laboratorial de quadro sincopal. De qualquer forma, esta não está bem caracterizada como um fator de risco independente. Poderíamos então ficar em dúvida entre as alternativas D e E. O gabarito oficial é E, mas é contestável. Resposta e.

19. No início da epidemia da infecção pelo HIV, a descrição de patologia cardiovascular nos doentes infectados era pouco frequente. Com a generalização das medidas de profilaxia das infecções oportunistas associadas e, sobretudo, o aparecimento da terapêutica antirretroviral de elevada eficácia (HAART), o consequente aumento da sobrevida dos doentes permitiu maior frequência das doenças cardiovasculares. Atualmente, sabe-se que uma grande parte dos infectados pelo HIV apresenta disfunção cardíaca, embora muitas vezes subdiagnosticada devido aos múltiplos sintomas que estes doentes apresentam.

As principais manifestações cardíacas da infecção pelo HIV descritas são: 1) disfunção miocárdica – 14-17% (assintomática ou miocardiopatia com insuficiência cardíaca congestiva devida, inicialmente, a disfunção diastólica e, posteriormente, a disfunção sistólica); 2) miocardite (devida ao HIV, *Toxoplasma gondii*, *Hystoplasma capsulatum*, *Cryptococcus neoformans*); 3) pericardite – 3-27% (*Mycobacterium tuberculosis*, *Mycobacterium avium complex*, *Streptococcus pneumoniae*, *Staphylococcus aureus*; linfoma); 4) doença valvular cardíaca – 8-11% (endocardite marântica, endocardite infecciosa ou prolapso da válvula mitral); 5) acometimento cardíaco tumoral – 1% (sarcoma de Kaposi e linfoma não Hodgkin); 6) *Cor pulmonale* devido à hipertensão pulmonar – 17% (infecções pulmonares de repetição que provocam fibrose progressiva, destruição intersticial e elevação das resistências vasculares pulmonares). Resposta a.

20. A reação de Machado-Guerreiro apresenta boa sensibilidade, mas baixa especificidade – por isso, utiliza-se o ELISA associado com hemaglutinação indireta (HAI) ou imunofluorescência indireta (IFI), sendo que a Organização Mundial de Saúde (OMS) preconiza o uso de pelo menos dois testes com metodologias diferentes para o diagnóstico laboratorial da doença de Chagas. O aneurisma apical é típico da doença de Chagas, assim como a alta incidência de fenômenos tromboembólicos. A insuficiência cardíaca pode ser esquerda ou direita, mas esta primeira é bem mais frequente. Por fim, as drogas antiparasitárias reduzem expressivamente a parasitemia, mas não a evolução da doença; por isso, está em avaliação o uso do benzonidazol na fase crônica da doença. Resposta b.

21. Fatores de risco para morte súbita em pacientes com miocardiopatia hipertrófica:
Fatores de risco maior
Prevenção secundária:
- Parada cardíaca (TV ou FV).

Prevenção primária:
- TVS espontânea.
- História familiar de MS (< 50 anos).
- Síncope inexplicada.
- Espessura de parede > 30 mm.
- TV não sustentada.

Fatores de risco possíveis
- Fibrilação atrial.
- Obstrução de via de saída.
- Mutação de alto risco.

Assim, o achado de palpitações taquicárdicas não é fator de risco para maior mortalidade em miocardiopatia hipertrófica. Resposta e.

22. Nas miocardiopatias restritivas em geral temos grandes dilatações de átrios e ventrículos relativamente normais. Assim esperamos achar grandes dilatações atriais, ventrículos com diâmetro normal, espessura um pouco aumentada, dependendo da etiologia da miocardiopatia e, na maior parte da doença, fração de ejeção normal. O estudo da função diastólica pode mostrar diversos padrões de disfunção, desde ondas A maiores que ondas E no início da doença até padrões pseudonormais em fases mais avançadas. Resposta e.

23. A presença de insuficiência cardíaca predominantemente direita neste paciente associada ao "descenso Y pronunciado" ao exame físico são evidências com as quais o examinador pretende que pensemos em síndromes restritivas (pericardite constritiva/miocardiopatia restritiva). Devemos lembrar que é quase impossível observar um descenso Y acentuado apenas visualizando o pulso jugular: esse fenômeno é mais bem observado em traçados hemodinâmicos de pressão atrial direita. Assim, a menção a "descenso Y acentuado" e a insuficiência cardíaca direita na questão quer dizer, na verdade, "este paciente tem uma síndrome restritiva".

Por ser uma síndrome restritiva, já podemos excluir as alternativas b e c. Endomiocardiofibrose apareceria ao eco como presença de fibrose ocluindo os ápices ventriculares, enquanto a cardiomiopatia restritiva idiopática, por definição, não deve ter nenhuma alteração em exames de imagem.

A associação de síndrome restritiva com alterações ecocardiográficas de hipertrofia ventricular e "paredes com textura granulosa" é típica de amiloidose cardíaca. Resposta d.

24. Os vírus que podem causar miocardite, assim como pericardite, são, em ordem de frequência:
- Coxsackie grupo B.
- Echovirus.
- *Influenza.*
- Mononucleose infecciosa (Epstein-Barr).
- Varicela.
- Rubéola.
- Hepatite B.
- Sarampo.
- Poliomielite.
- HIV.

Assim, a miocardite viral pode ser causada por qualquer uma das espécies de vírus descritas. Resposta e.

25. Aqui temos a questão clássica de paciente proveniente de zona endêmica de Chagas com BRD e BDAS no eletrocardiograma, em manifestação clínica compatível com arritmia ventricular. Em um paciente com tantas características típicas, é difícil não fazer o diagnóstico de doença de Chagas: o examinador traz nesta questão todos os clichês da doença, não esquece nem do característico aneurisma de ponta típico da doença de Chagas. Resposta c.

26. Aqui o examinador já diz que o paciente tem o diagnóstico de miocardiopatia hipertrófica. Assim, toda a introdução à questão fica um pouco sem sentido, porque o diagnóstico já está feito. Há diversos tipos de miocardiopatia hipertrófica, e a que confere com a descrição ecocardiográfica fornecida (ventrículo em "naipe de espada", que é uma descrição de ventriculografia, e não da ecocardiografia) é típica da forma apical, modalidade de miocardiopatia hipertrófica não obstrutiva mais comum em orientais e de bom prognóstico. Resposta a.

27. A cardiomiopatia periparto (CPPM) é uma doença de etiologia desconhecida, caracterizada por disfunção ventricular esquerda severa no final da gestação ou no puerpério. Os fatores de risco incluem história familiar, idade materna avançada, hipertensão arterial, deficiência de selênio, multiparidade, descendência africana e tocólise prolongada. O diagnóstico em geral baseia-se em: 1) desenvolvimento de insuficiência cardíaca no último trimestre da gestação ou até seis meses pós-parto; 2) exclusão de outras causas de insuficiência cardíaca congestiva, como infecções ou toxinas e 3) ausência de cardiopatia prévia (congênita ou adquirida).

A apresentação clínica das pacientes com cardiomiopatia periparto é similar à de outros pacientes com insuficiência cardíaca sistólica. O tratamento também é semelhante à terapia medicamentosa indicada para outras formas de insuficiência cardíaca sistólica. **Cerca de metade das pacientes com cardiomiopatia periparto recupera a função ventricular sem complicações.** O prognóstico é ruim em pacientes com cardiomiopatia persistente, podendo necessitar de transplante cardíaco. A persistência da disfunção ventricular após seis meses indica cardiomiopatia irreversível e piora da sobrevida. Gestações futuras são frequentemente desencorajadas pela alta mortalidade e risco de recorrência.

Assim, a D está incorreta, pois a maioria das pacientes (50%) recupera a função ventricular. Resposta d.

28. Questão extremamente elegante, e realmente um oásis em meio a tantas questões malfeitas do TEC. Temos uma paciente que procurou pronto-socorro de cardiologia por cansaço e, a partir desta história, o examinador abrange uma série de achados propedêuticos e eletrocardiográficos de uma gestante normal. Cansaço, aumento de peso e edema de membros inferiores são típicos de uma gestante no último trimestre. A pressão arterial que melhora quando realizadas manobras redutoras da compressão da veia cava inferior pelo útero também é típica de gestação normal.

A gestação normal pode ser acompanhada por sintomas como fadiga, dispneia, hiperventilação, palpitações, tontura e achados ao exame físico, como aumento do pulso jugular e edema de membros inferiores, que podem conduzir ao diagnóstico errado de insuficiência cardíaca. Entretanto, durante a anamnese, devem ser valorizadas queixas como palpitações, piora da capacidade funcional, tosse seca noturna, ortopneia, dispneia paroxística noturna, hemoptise, dor precordial ao esforço ou síncope, e o exame físico deve considerar os achados que podem ser encontrados em gestantes não cardiopatas.

Outros achados que podem ser encontrados em gestantes sem cardiopatia são pulsos arteriais cheios e colapsantes, impulso ventricular esquerdo hipercinético e rápido e impulso ventricular direito. À ausculta, podem-se detectar uma B1 hiperfonética, com desdobramento exagerado que pode ser interpretado como B4 ou clique sistólico, e B2 hiperfonética e desdobrada (podendo ser interpretada como hipertensão pulmonar ou defeito do septo atrial). Na maioria das pacientes também é possível encontrar uma 3ª bulha (B3). A diferenciação com comunicação interatrial nesta doente ocorre em razão do desdobramento que não é fixo, e sim variável. Também podem ser auscultados sopros sistólicos inocentes, geralmente mesossistólicos e leves, em borda esternal esquerda baixa. Outros sopros benignos possíveis de serem encontrados são o sopro venoso cervical (fossa supraclavicular direita) e o sopro mamário (artérias mamárias com fluxo aumentado), que desaparece com o aumento da pressão sobre o estetoscópio. Resposta c.

29. A causa de morte súbita mais frequente em atletas com menos de 40 anos é a miocardiopatia hipertrófica, enquanto em atletas de mais de 40 anos as síndromes coronarianas agudas são a principal causa de mortalidade. Resposta c.

30. No início da epidemia da infecção pelo HIV, a descrição de patologia cardiovascular nos doentes infectados era pouco frequente. Com a generalização das medidas de profilaxia das infecções oportunistas associadas e, sobretudo, o aparecimento da terapêutica antirretroviral de elevada eficácia (HAART), o consequente aumento da sobrevida dos doentes permitiu maior frequência das doenças cardiovasculares. Atualmente, sabe-se que uma grande parte dos infectados pelo HIV apresentam disfunção cardíaca, embora muitas vezes subdiagnosticada devido aos múltiplos sintomas que estes doentes apresentam.

As principais manifestações cardíacas da infecção pelo HIV descritas são: 1) disfunção miocárdica – 14-17% (assintomática ou miocardiopatia com insuficiência cardíaca congestiva devida, inicialmente, a disfunção diastólica e, posteriormente, a disfunção sistólica); 2) miocardite (devida ao HIV, *Toxoplasma gondii*, *Hystoplasma capsulatum*, *Cryptococcus neoformans*); 3) pericardite – 3-27% (*Mycobacterium tuberculosis*, *Mycobacterium avium complex*, *Streptococcus pneumoniae*, *Staphylococcus aureus*; linfoma); 4) doença valvular cardíaca – 8-11% (endocardite marântica, endocardite infecciosa ou prolapso da válvula mitral); 5) acometimento cardíaco tumoral – 1% (sarcoma de Kaposi e linfoma não Hodgkin); 6) *Cor pulmonale* devido à hipertensão pulmonar – 17% (infecções pulmonares de repetição que provocam fibrose progressiva, destruição intersticial e elevação das resistências vasculares pulmonares).

A disfunção miocárdica tem uma incidência de 14-17%, inicialmente subclínica e predominantemente por disfunção diastólica, tornando-se progressivamente sintomática e evoluindo para disfunção sistólica e diastólica. A importância da disfunção cardíaca está demonstrada pelo seu efeito na sobrevida do doente com HIV. A sobrevida média no doente com HIV e disfunção ventricular esquerda é de 101 dias e de 472 dias em doentes com coração estruturalmente normal por ecocardiografia e no mesmo estágio da infecção. Vários estudos demonstraram que a mortalidade é maior quanto menor for a fração de encurtamento do ventrículo esquerdo (VE), maiores forem as dimensões do VE, maior for a massa/espessura do VE e maior for a frequência cardíaca ou maior for a pressão arterial.

As etiologias da disfunção miocárdica são:

a) **Miocardite:** a miocardite decorrente do HIV 1 tem sido considerada a principal causa de miocardiopatia dilatada no doente infectado pelo HIV, embora não se saiba exactamente o mecanismo pelo qual o HIV atua e que conduz à ativação de citoquinas multifuncionais (TNF, IL1, IL 6, e IL10) que contribuem para a progressiva lesão tecidular. Outros agentes infecciosos são também causas bem conhecidas de miocardite nestes doentes como, por exemplo, *Toxoplasma gondii*, *Hystoplasma capsulatum*, *Cryptococcus neoformans*.

b) **Autoimunidade:** os autoanticorpos específicos cardíacos (antialfamiosina) surgem em mais de 30% dos doentes com miocardiopatia associada ao HIV. Isso sugere que podem ser marcadores precoces de disfunção VE mesmo em doentes com estudos ecocardiográficos normais.

c) **Carências nutricionais/endócrinas:** são comuns no doente infectado pelo HIV particularmente na fase terminal e podem contribuir para induzir disfunção VE independentemente do regime terapêutico com o HAART. No doente infectado pelo HIV é comum o déficit de agentes como selênio, vitamina B_{12}, L carnitina, hormônio do crescimento ou hormônio tireoideo que podem estar associados, por si próprios, à disfunção VE, e a sua reposição pode reverter a miocardiopatia.

d) **Toxicidade dos fármacos:** a zidovudina tem sido associada em numerosos estudos à destruição difusa das mitocôndrias cardíacas e à inibição da replicação do DNA mitocondrial. Isso leva à acidose láctica que agrava mais a disfunção mitocondrial e, consequentemente, a disfunção do miócito.

e) **Hipertensão arterial**

f) **Doença das artérias coronárias**

Resposta d.

31. O ecocardiograma é considerado exame fundamental para o diagnóstico e a estratificação do risco da miocardiopatia periparto. O exame em geral mostra dilatação ventricular esquerda e diminuição da função sistólica ventricular esquerda. Pode haver trombos intracavitários, insuficiência das valvas atrioventriculares secundária à dilatação do anel valvar e derrame pericárdico. Ecocardiogramas seriados poderão sugerir a evolução favorável ou não. Resposta b.

32. Em pacientes com miocardiopatia alcoólica é mais frequente a predominância da insuficiência ventricular esquerda. A fibrilação atrial é relativamente frequente como manifestação inicial da doença, além de outras arritmias supraventriculares. Devemos lembrar que a ingestão de álcool predispõe à FA, mesmo em corações normais. Rápida evolução para classe funcional IV não é comum, geralmente tendo curso mais insidioso. Insuficiência mitral secundária só ocorre em formas avançadas, e angina só em coronariopatia associada. Resposta b.

33. A primeira opção em pacientes sintomáticos com miocardiopatia hipertrófica é o uso de medicação, em geral betabloqueadores, verapamil ou a associação de ambos. Miectomia e ablação septal com álcool são tratamentos reservados para casos muito graves, refratários a tratamento clínico otimizado. O uso do marca-passo DDD é controverso nesta doença, e o desfibrilador implantável é utilizado no caso de arritmias graves ou fatores de risco para morte súbita. Resposta b.

34. Os antineoplásicos mais cardiotóxicos são os antracíclicos, como a adriamicina, daunorrubicina, doxorrubicina, idarrubicina e epirrubicina. O quadro clínico inicial pode ser de insuficiência cardíaca, inclusive ICC aguda e arritmias cardíacas. As complicações aumentam com a dose acumulada, mas pode ocorrer até cardiotoxicidade aguda minutos após a administração da droga. Fatores de risco para a miocardiotoxicidade por estes agentes são doses cumulativas superiores a 500 mg/m^2, idade acima de 70 anos, combinação com outros quimioterápicos (ciclofosfamida, citarabina), hipertensão arterial sistêmica e doença hepática. Resposta d.

35. No tamponamento cardíaco, além do derrame pericárdico importante, encontramos colabamento do átrio direito e ocasionalmente do ventrículo direito além de diminuição do fluxo transmitral durante a inspiração (substrato do pulso paradoxal observado nesta situação). Entretanto, geralmente não ocorre diminuição da fração de ejeção do ventrículo esquerdo. Resposta d.

36. A piora da insuficiência cardíaca com fração de ejeção normal com o uso de bloqueadores de canais de cálcio é típica de amiloidose cardíaca. Assim, se um paciente com miocardiopatia restritiva piora com o uso de verapamil ou diltiazem, devemos pensar neste diagnóstico. Em pacientes sem acometimento de outros órgãos, o transplante cardíaco pode ser cogitado. A sobrevida para pacientes sintomáticos é de aproximadamente 6 meses. Não há menção em literatura ao fato de o digital predispor a arritmias graves nesta população. Resposta c.

37. O tamponamento cardíaco é caracterizado por dor precordial, sinais de congestão venosa sistêmica, sinais de baixo débito cardíaco e pulso paradoxal. Em geral, leva à taquicardia, com a notada exceção do hipotireoidismo e, ocasionalmente, uremia. A alternância elétrica pode estar presente, se bem que raramente tem valor diagnóstico (o quadro clínico e a ecocardiografia são bem mais importantes). Resposta e.

38. A biópsia endomiocárdica está indicada com certeza em pacientes submetidos a transplante cardíaco para seguimento, planejamento e monitoração da imunossupressão destes pacientes. Pode ser útil em algumas etiologias de miocardite e revelar doenças de depósito que sirvam para diferenciar entre doença restritiva e pericardite constritiva. A biópsia miocárdica é o método mais sensível e específico para o diagnóstico precoce da cardiopatia por antracíclicos. Entretanto, a biópsia miocárdica não se mostrou útil em portadores de miocardiopatia dilatada para fins de avaliação prognóstica e tratamento. Resposta e.

39. A fisiopatologia da miocardiopatia alcoólica é complexa e pode ser demonstrada no esquema abaixo. Não há achados patológicos característicos da doença e os achados clínicos são semelhantes aos das outras miocardiopatias. Pressão de pulso alargada só é encontrada em situações de alto débito, como no beribéri. A maioria dos pacientes não apresenta cirrose alcoólica associada, pois a miocardiopatia alcoólica parece ocorrer mais precocemente que a cirrose alcoólica. Resposta a.

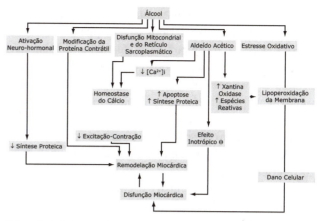

Fisiopatologia da lesão cardíaca induzida pelo uso abusivo de álcool. [Ca2+]i: cálcio intracelular.

40. Questão recorrente do TEC. Não há correlação na doença de Chagas entre a parasitemia e os sintomas ou a severidade da doença. Na histologia da doença de Chagas, na fase crônica avançada, chamam a atenção o intenso processo inflamatório e a pequena quantidade de parasitas. Várias questões do TEC cobram o conhecimento deste fato. A mortalidade da forma aguda da doença de Chagas sintomática realmente chega a 10% dos casos. Resposta b.

41. A amiloidose primária é a forma mais frequente e se caracteriza pela presença de proteína monoclonal de cadeia leve, semelhante à proteína de Bence-Jones do mieloma múltiplo. Geralmente ocorre em homens idosos, sendo rara em jovens. A forma familiar está associada à mutação gênica, com penetração incompleta, da proteína plasmática transtrietina. A forma familiar é mais frequente em negros e portugueses. A amiloidose causa insuficiência cardíaca por disfunção diastólica do ventrículo esquerdo e está associada às seguintes proteínas:
- amiloidose primária – proteína monoclonal de cadeia leve
- amiloidose secundária – proteína A
- amiloidose senil – pré-albumina, transtrietina
- amiloidose familiar – pré-albumina, transtrietina
- amiloidose dos renais crônicos em diálise – beta-2 microglobulina

Resposta a.

42. Ainda é controverso se pacientes assintomáticos com miocardiopatia hipertrófica devem ser tratados com medicação, devido à inexistência de estudos randomizados. Pacientes que não obtiveram resposta com betabloqueadores podem se beneficiar do uso do verapamil, em associação ao betabloqueador ou no lugar deste. Não há evidências de que a associação de betabloqueador com verapamil seja superior ao uso destas drogas isoladamente. A amiodarona não mostrou melhora prognóstica em pacientes com arritmia ventricular, e pacientes com este perfil devem ser referidos para implante de cardio-desfibrilador. A disopiramida pode melhorar sintomas de pacientes com miocardiopatia hipertrófica, entretanto acelera a condução atrioventricular, podendo aumentar muito a resposta ventricular quando ocorre fibrilação atrial. A fibrilação atrial na miocardiopatia hipertrófica pode piorar muito os sintomas do paciente pela diminuição do tempo de diástole e do auxílio atrial ao enchimento ventricular esquerdo.

O uso de marca-passo DDD é controverso na cardiomiopatia hipertrófica, e a cardiomiectomia transvalvar aórtica é indicada em casos de ICC refratária, gradiente sistólico na VSVE. 50 mmHg, gradiente sistólico na VSVE pós-extrassistólico > 50 mmHg ou gradiente > 100 mmHg em pacientes assintomáticos. Resposta e.

43. Na miocardiopatia hipertrófica, o sopro sistólico ejetivo se intensifica com manobras que diminuem o volume do ventrículo esquerdo, como a manobra de Valsalva, e diminui com manobras que aumentam o volume do ventrículo esquerdo, como a posição de cócoras. Pacientes com miocardiopatia hipertrófica costumam ter sintomas de obstrução de via de saída do ventrículo esquerdo, como síncopes de esforço, e podem apresentar complexos QRS de grande amplitude, com marcada representação do septo ao eletrocardiograma, e frequentemente apresentam arritmias ventriculares, tanto no eletro de repouso, quanto no Holter ou estudo eletrofisiológico. O estudo angiográfico destes pacientes demonstra, na forma obstrutiva, gradiente intraventricular, e a ventriculografia tem o aspecto tradicional de "pé de bailarina". Resposta b.

44. As curvas de pressão do cateterismo cardíaco podem ser muito semelhantes na miocardiopatia restritiva e na pericardite constritiva, com ondas de pressão atrial em "raiz quadrada". Entretanto, pacientes com tamponamento cardíaco apresentam comportamento hemodinâmico diferente, com pressões de enchimento elevadas e queda da pressão arterial sistêmica na inspiração. Abaixo, uma representação manométrica da onda de pulso atrial em "raiz quadrada" na pericardite constritiva. Pela importante disfunção diastólica presente nesta patologia, o achado de hipertensão arterial pulmonar é frequente.

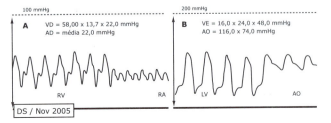

Devemos lembrar que a ecocardiografia com Doppler não pode estimar a pressão de enchimento do ventrículo esquerdo, apenas mostrar medidas indiretas da função diastólica do ventrículo esquerdo. Resposta a.

45. O comportamento clínico e a resposta às medicações na miocardiopatia alcoólica é semelhante às demais miocardiopatias. Em alguns casos, a toxicidade aguda pelo álcool pode piorar a miocardiopatia, e a abstenção total do uso do álcool pode reverter o quadro. Se houver suspeita de insuficiência cardíaca de alto débito por beribéri, o tratamento com tiamina é tão eficaz como em qualquer outro paciente. Nada nestes pacientes advoga o uso rotineiro de anticoagulantes, e esta miocardiopatia, como qualquer outra, melhora com o repouso. Pacientes com insuficiência hepática grave podem necessitar de doses menores de varfarina para obter o efeito anticoagulante, e muitas vezes apresentam alterações basais no tempo de protrombina que inviabilizam o uso de anticoagulação oral. Resposta d.

46. A miocardiopatia hipertrófica normalmente está associada a menores cavidades ventriculares esquerdas e disfunção primariamente diastólica, o que a diferencia da cardiomiopatia dilatada. A relação massa/volume está aumentada na cardiomiopatia hipertrófica, e nesta doença a função ventricular medida pelo percentual de encurtamento da fibra miocárdica está normal ou aumentada. Resposta e.

47. Os antagonistas do cálcio não são úteis na amiloidose primária – o tratamento é feito com prednisona, melfalan e/ou colchicina. Corticoides, como a prednisolona, são úteis para pacientes com sarcoidose cardíaca. A endocardite de Loëffler pode se beneficiar do uso de drogas citotóxicas para controle da eosinofilia. Há melhora dos sintomas, da qualidade de vida e da sobrevida com cirurgia para endomiocardiofibrose, entretanto pode haver recidivas da doença. Análogos da somatostatina podem ser usados na síndrome carcinoide, além de interferon, guanetidinas e ressecção cirúrgica do tumor. Resposta e.

48. Na maioria dos pacientes, a fase aguda da doença de Chagas é assintomática ou oligossintomática. A latência entre a infecção pelo *Trypanossoma cruzi* e os sintomas pode ser de décadas. Não há correlação na doença de Chagas entre a parasitemia e os sintomas ou a severidade da doença. Na histologia da doença de Chagas, na fase crônica avançada, chamam a atenção o intenso processo inflamatório e a pequena quantidade de parasitas. Por este motivo, a imunofluorescência é pouco útil para o diagnóstico da doença. A alternativa D é correta por exclusão — muito frequentemente a doença de Chagas não tem manifestação alguma, a forma indeterminada, que ocorre em aproximadamente 60% dos infectados. Resposta d.

49. Ainda é controverso se pacientes assintomáticos com miocardiopatia hipertrófica devem ser tratados com medicação, devido à inexistência de estudos randomizados. Pacientes que não obtiveram resposta com betabloqueadores podem se beneficiar do uso do verapamil, em associação ao betabloqueador ou no lugar deste. Não há evidências de que a associação de betabloqueador com verapamil seja superior ao uso destas drogas isoladamente. A amiodarona não mostrou melhora prognóstica em pacientes com arritmia ventricular, e pacientes com este perfil devem ser referidos para implante de cardiodesfibrilador. O uso de marca-passo DDD é controverso na cardiomiopatia hipertrófica, e cardiomiectomia transvalvar aórtica é indicada em casos de ICC refratária, gradiente sistólico na VSVE 50 mmHg, gradiente sistólico na VSVE pós-extrassistólico > 50 mmHg ou gradiente > 100 mmHg em pacientes assintomáticos. Resposta e.

50. As curvas de pressão do cateterismo cardíaco podem ser muito semelhantes na miocardiopatia restritiva e na pericardite constritiva, com ondas de pressão atrial em "raiz quadrada". Entretanto, pacientes com tamponamento cardíaco apresentam comportamento hemodinâmico diferente, com pressões de enchimento elevadas e queda da pressão arterial sistêmica na inspiração. A seguir, uma representação manométrica da onda de pulso atrial em "raiz quadrada" na pericardite constritiva. Pela importante disfunção diastólica presente nesta patologia, o achado de hipertensão arterial pulmonar é frequente.

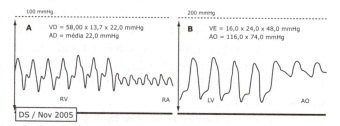

Devemos lembrar que a ecocardiografia com Doppler não pode estimar a pressão de enchimento do ventrículo esquerdo, apenas mostrar medidas indiretas da função diastólica do ventrículo esquerdo. Resposta c.

51. Os antagonistas do cálcio não são úteis na amiloidose primária – o tratamento é feito com prednisona, melfalan e/ou colchicina. Corticoides, como a prednisolona, são úteis para pacientes com sarcoidose cardíaca. A endocardite de Loëffler pode se beneficiar do uso de drogas citotóxicas para controle da eosinofilia. Há melhora dos sintomas, da qualidade de vida e da sobrevida com cirurgia para endomiocardiofibrose, entretanto pode haver recidivas da doença. Análogos da somatostatina podem ser usados na síndrome carcinoide, além de interferon, guanetidinas e ressecção cirúrgica do tumor. Resposta e.

52. O exame clínico da pericardite constritiva pode mostrar o sinal de Kussmaul (aumento de estase jugular durante inspiração), knock pericárdico (idêntico à B3) e sinais de congestão venosa sistêmica, bem diferente da miocardiopatia restritiva, na qual podemos encontrar B4, e o sinal de Kussmaul está ausente. A eletrocardiografia pode estar alterada em algumas etiologias de miocardiopatias restritivas, diferenciando assim do quadro de pericardite constritiva. A radiografia de tórax pode mostrar calcificações pericárdicas na pericardite constritiva, diferenciando-a de uma miocardiopatia restritiva. A ecocardiografia facilmente diferencia processos pericárdicos de miocárdicos restritivos. Entretanto, as curvas de pressão do cateterismo cardíaco podem ser muito semelhantes nas duas patologias, com ondas de pressão atrial em "raiz quadrada". Resposta e.

53. O comportameto clínico e a resposta a medicações na miocardiopatia alcoólica é semelhante às demais miocardiopatias. Em alguns casos, a toxicidade aguda pelo álcool pode piorar a miocardiopatia e a abstenção total do uso de álcool pode reverter o quadro. Se houver suspeita de insuficiência cardíaca de alto débito por beribéri, o tratamento com tiamina é tão eficaz como em qualquer outro paciente. Nada nestes pacientes advoga o uso rotineiro de anticoagulantes e esta miocardiopatia, como qualquer outra, melhora com o repouso. Resposta b.

54. Na miocardiopatia hipertrófica, o sopro sistólico ejetivo se intensifica com manobras que diminuem o volume do ventrículo esquerdo, como a manobra de Valsalva, e diminui com manobras que aumentam o volume do ventrículo esquerdo, como a posição de cócoras. Pacientes com miocardiopatia hipertrófica costumam ter sintomas de obstrução de via de saída do ventrículo esquerdo, como síncopes de esforço, e podem apresentar complexos QRS de grande amplitude, com marcada representação do septo ao eletrocardiograma, e frequentemente apresentam arritmias ventriculares, tanto no eletro de repouso, quanto no Holter ou estudo eletrofisiológico. O estudo angiográfico destes pacientes demonstra, na forma obstrutiva, gradiente intraventricular, e a ventriculografia tem o aspecto tradicional de "pé de bailarina". Resposta a.

55. Os achados clínicos mais frequentes nas miocardiopatias restritivas são sintomas de insuficiência cardíaca, principalmente direita, e arritmias atriais tipo fibrilação atrial. As curvas de pressão do cateterismo cardíaco podem ser muito semelhantes na miocardiopatia restritiva e na pericardite constritiva, com ondas de pressão atrial em "raiz quadrada". As etiologias mais frequentes de miocardiopatias restritivas (lembrando que as miocardiopatias restritivas são raras) são: amiloidose, sarcoidose, doenças de depósito (doença de Gaucher, de Fabry e de Hurley), hemocromatose e outras. Devemos lembrar, entretanto, que a endomiocardiofibrose não é considerada uma miocardiopatia restritiva, e sim uma doença do endocárdio que leva a uma síndrome restritiva. Essencialmente, essas doenças levam a uma grave disfunção diastólica do ventrículo esquerdo, em geral sem prejuízo da função sistólica. A hemossiderose pode ser tratada com flebotomias (sangrias) ou com quelantes de ferro (mesilato de desferroxamina). Resposta d.

56. Não há correlação na doença de Chagas entre a parasitemia e os sintomas ou a severidade da doença. Na histologia da doença de Chagas, na fase crônica avançada, chamam a atenção o intenso processo inflamatório e a pequena quantidade de parasitas. A latência entre a infecção pelo *Trypanosoma cruzi* e os sintomas pode ser de décadas. Alguns autores (o assunto é controverso) dizem que pode haver acometimento predominante de câmaras direitas, o que explicaria a propensão destes pacientes a fenômenos tromboembólicos. Como sabemos, ascite é sinal de insuficiência cardíaca direita, e não esquerda. Recentemente, estudos multicêntricos mostraram benefícios da amiodarona em pacientes com doença de Chagas e arritmia ventricular e disfunção ventricular esquerda. Estes dados não eram conhecidos no ano da questão (2000), mas o assunto ainda é controverso. Hoje a resposta E também poderia ser considerada correta. Resposta b.

57. Aqui temos uma questão que parece complicada, mas na verdade é muito simples. É importante usar esta questão como modelo de como proceder em questões que parecem complicadas mas na verdade se resolvem com apenas um acerto.
Olhando a primeira coluna de alternativas (respostas possíveis ao item I) vemos que as respostas não se repetem - ora, desta forma basta acharmos apenas uma correspondência que iremos acertar a questão, mesmo não tendo ideia do restante das informações ou do que essas drogas exóticas causam. Aqui basta saber o básico do básico da toxicidade dos quimioterápicos – a doxorubicina causa miocardiopatia. Os pobres candidatos não precisam ficar decorando os efeitos colaterais desses venenos em altas doses no sistema cardiovascular – basta lembrar que doxorubicina = miocardiopatia.
Com eta informação vemos que a alternativa I (doxorrubicina) se relaciona com a letra E (miocardiopatia) da 2ª coluna – pronto, I-E e questão resolvida (pois só há uma alternativa com essa resposta). Não perca tempo em memorizar as outras drogas – é um desperdício de tempo e neurônios. Resposta C

58. Vamos analisar cada uma das alternativas dessa questão sobre essa doença tão frequente, se não na prática clínica, no seriado House... O maior problema nesta questão é que provavelmente o examinador não se baseou em literatura, e sim em suas crenças pessoais
a) a pericardite é o transtorno cardíaco mais comum. - **Correto**, mas devemos lembrar que o Lúpus é uma doença bastante rara, e só frequente em seriados ou enfermarias de clínica médica de hospitais-escola, aonde se constitui a causa mais comum de febre.
b) é incomum a ocorrência de hipertensão da artéria pulmonar. – **Correto**, hipertensão pulmonar sintomática é uma complicação rara do Lúpus (podem checar no UpToDate). Pode ser causada por doença intersticial avançada com hipoxemia, doença tromboembólica, doença pulmonar vaso-oclusiva e disfunção ventricular esquerda.
c) a arterite coronária, resultando em síndrome isquêmica, raramente ocorre. **Correto** – mais que arterite coronária o mais frequente no lúpus é a tradicional doença aterosclerótica coronária. No lúpus há aumento da incidência de aterosclerose coronariana, sendo que autópsias de pacientes lúpicos jovens mostra que aterosclerose esteve presente em até metade deles. Uma revisão sistemática de 28 estudos mostrou que o risco de doença cardiovascular aterosclerótica é pelo menos o dobro da população normal.
d) a miocardite aguda é pouco frequente, mas pode ser a apresentação inicial. **Errado/ambíguo** – A miocardite é geralmente assintomática, mas a prevalência em diferentes estudos mostra uma prevalência de 8% a 25% (Rheumatology (oxford). 2008; 47(3): 362 e Semin Arthirtis Rheum. 1987; 17(2): 126), ou seja, **não é rara!!** Agora em termos de medicina, poder tudo pode! Qualquer coisa pode ser a manifestação inicial, ainda mais de uma doença como o Lúpus.
e) estudos de ecocardiografia transesofágica demonstraram alterações valvulares em mais de 50% dos pacientes. **Correto** - Sopros estão presentes em 16 a 44% dos pacientes com lúpus, e estudos com ecocardiografia transesofágica mostraram que espessamento de folhetos eram a anormalidade mais comum, ocorrendo em 51% dos pacientes, vegetações estavam presentes em 43% dos pacientes e insuficiência valvar estava presente em 34% dos pacientes.
Gabarito oficial como resposta B, mas a resposta realmente correta é a D

59. A classificação das cardiomiopatias é uma grande bagunça, que ninguém até hoje conseguiu organizar. A ideia mais disseminada e presente nos livros texto foi tirada de uma tentativa de classificação da Organização Mundial da Saúde, de 1995 (Circulation. 1996;93:841-842)

Definição e Classificação
Cardiomiopatias são definidas como doenças do miocárdio associadas à disfunção cardíaca. São classificados como cardiomiopatia dilatada, cardiomiopatia hipertrófica, cardiomiopatia restritiva e cardiomiopatia ventricular direita arritmogênica.
Nota - por essa classificação a cardiopatia isquêmica não é uma cardiomiopatia reconhecida, motivo pelo qual muitos autores contestam essa classificação – por exemplo, Boffa GM, Tarantini G, Abbasciano A et al, Ischemic cardiomyopathy: lack of clinical applicability of the WHO/ISFC classification of cardiomyopathies. Ital Heart J. 2001 Oct;2(10):778-81., aonde os italianos discutem que essa classificação foi feita por um bando de teóricos que não sabe nada de clínica – por isso o gabarito oficial como resposta C

- **Cardiomiopatia dilatada**
A cardiomiopatia dilatada é caracterizada por dilatação e contração comprometida do ventrículo esquerdo ou de ambos os ventrículos. Pode ser idiopático, familiar / genético, viral ou imune, alcoólico / tóxico ou associado a doença cardiovascular reconhecida, na qual o grau de disfunção miocárdica não é explicado pelas condições anormais de carga ou pela extensão do dano isquêmico. A histologia é inespecífica. A apresentação é geralmente com insuficiência cardíaca, que geralmente é progressiva. Arritmias, tromboembolismo e morte súbita são comuns e podem ocorrer em qualquer estágio.

- **Cardiomiopatia hipertrófica**
A cardiomiopatia hipertrófica é caracterizada por hipertrofia ventricular esquerda e / ou direita, que geralmente é assimétrica e envolve o septo interventricular. Tipicamente, o volume do ventrículo esquerdo é normal ou reduzido. Gradientes sistólicos são comuns. A doença familiar com herança autossômica dominante predomina. As mutações nos genes proteicos contráteis do sarcômero causam doenças. As alterações morfológicas típicas incluem hipertrofia dos miócitos e desordem em torno das áreas de aumento do tecido conjuntivo frouxo. Arritmias e morte súbita prematura são comuns.

- **Miocardiopatia Restritiva**
A cardiomiopatia restritiva é caracterizada por enchimento restritivo e redução do volume diastólico de um ou ambos os ventrículos com função sistólica normal ou quase normal e espessura da parede. Aumento da fibrose intersticial pode estar presente. Pode ser idiopático ou associado a outras doenças (por exemplo, amiloidose; doença endomiocárdica com ou sem hipereosinofilia).

- **Cardiomiopatia Arritmogênica do Ventrículo Direito**
A cardiomiopatia ventricular direita arritmogênica é caracterizada pela substituição progressiva da fibrose pelo miocárdio do ventrículo direito, inicialmente por acometimento regional e posterior direito típico e algum comprometimento ventricular esquerdo, com relativa preservação do septo. A doença familiar é comum, com herança autossômica dominante e penetrância incompleta; uma forma recessiva é descrita. A apresentação com arritmias e morte súbita é comum, principalmente nos jovens.

- **Cardiomiopatias Não Classificadas**
As cardiomiopatias não classificadas incluem alguns casos que não se encaixam facilmente em nenhum grupo (por exemplo, fibroelastose, miocárdio não compactado, disfunção sistólica com dilatação mínima, envolvimento mitocondrial).
Algumas doenças podem apresentar características de mais de um tipo de cardiomiopatia (isto é, amiloidose, hipertensão sistêmica). É reconhecido que arritmias e doença de condução podem ser distúrbios miocárdicos primários. Neste momento, no entanto, foi eleito para não incluí-los como cardiomiopatias.

- **Cardiomiopatias Específicas**
O termo cardiomiopatias específicas é agora usado para descrever doenças do músculo cardíaco associadas a distúrbios cardíacos ou sistêmicos específicos. Estes foram previamente definidos como doenças específicas do músculo cardíaco.

A **cardiomiopatia isquêmica** se apresenta como uma cardiomiopatia dilatada com comprometimento do desempenho contrátil não explicado pela extensão da doença arterial coronariana ou dano isquêmico.

A cardiomiopatia valvar apresenta disfunção ventricular desproporcional às condições anormais de carga.

A **cardiomiopatia hipertensiva** frequentemente apresenta hipertrofia ventricular esquerda associada a características de cardiomiopatia dilatada ou restritiva com insuficiência cardíaca.

A **cardiomiopatia inflamatória** é definida por miocardite associada a disfunção cardíaca. A miocardite é uma doença inflamatória do miocárdio e é diagnosticada por critérios histológicos, imunológicos e imunohistoquímicos estabelecidos. Formas idiopáticas, autoimunes e infecciosas de cardiomiopatia inflamatória são reconhecidas. A doença miocárdica inflamatória está envolvida na patogênese da cardiomiopatia dilatada e outras cardiomiopatias, por exemplo, doença de Chagas, HIV, enterovírus, adenovírus e citomegalovírus.

A **cardiomiopatia metabólica** inclui as seguintes categorias: Endócrino, por exemplo, tireotoxicose, hipotireoidismo, insuficiência cortical supra-renal, feocromocitoma, acromegalia e diabetes mellitus; doença de armazenamento familiar e infiltrações, por exemplo, hemocromatose, doença de armazenamento de glicogênio, síndrome de Hurler, síndrome de Refsum, doença de Niemann-Pick, doença Hand-Schuller-Christian, doença de Fabry-Anderson e doença de Morquio-Ullrich; deficiência, por exemplo, distúrbios do metabolismo do potássio, deficiência de magnésio e distúrbios nutricionais, como kwashiorkor, anemia, beribéri e deficiência de selênio; amilóide, por exemplo, amiloidose cardíaca primária, secundária, familiar e hereditária, febre mediterrânica familiar e amiloidose senil

60. Vamos analisar as alternativas uma a uma
a) exame físico com cardiomegalia moderada a importante; B3, B4, insuficiência das valvas atrioventriculares, especialmente mitral. – **Errado** – a cardiomiopatia hipertrófica cursa em geral com ventrículos pequenos e com função ventricular normal, portanto sem cardiomegalia ou B3.
b) ecocardiograma com movimento anterior sistólico da valva mitral e ventrículo esquerdo pequeno ou de tamanho normal. – **Correto** – a obstrução da via de saída do VE cria, por efeito Venturi, baixa pressão que suga o folheto anterior da valva mitral em direção à via de saída do VE - o que causa o chamado movimento anterior sistólico (SAM na sigla em inglês) da valva mitral. Além disso, como dissemos em geral o VE é pequeno e tem função normal.
c) cateterismo cardíaco com elevadas pressões de enchimento à esquerda ou à direita. – **Errado** – O cateterismo pode ter elevadas pressões de enchimento à esquerda, por conta da disfunção diastólica de VE presente devido à hipertrofia miocardica, mas em geral não há aumento das pressões de enchimento em câmaras direitas. Esta só acontece em fase final da doença.
d) sintoma de insuficiência cardíaca congestiva, principalmente à esquerda. **Errado/ambíguo** – As cardiomiopatias hipertróficas podem ocasionar sintomas devido à arritmia cardíaca (devido à dilatação atrial secundária à disfunção diastólica de VE), arritmia ventricular causando síncope ou morte súbita ou insuficiência cardíaca. Quando a insuficiência cardíaca ocorre, realmente é geralmente à esquerda. Esta alternativa poderia até ser considerada correta nesta questão, mas este é um sintoma comum a todas as cardiopatias – nada específico da miocardiopatia hipertrófica. Ficamos com a alternativa B por apresentar características mais típicas da miocardiopatia hipertrófica, como o movimento anterior da valva mitral.

e) radiografia de tórax com hipertensão venosa pulmonar. – **Errado** – a radiografia de tórax pode em alguns casos até apresentar congestão, mas esta não é tão presente. Assim resposta B

61. Citando literalmente a diretriz brasileira de miocardites e percardites (Arq Bras Cardiol: 2013; 100(4 Supl. 1): 1-36) "A cardiomiopatia neuroadrenérgica (CNA) tem sido progressivamente mais diagnosticada nos pacientes com disfunção ventricular aguda nas salas de emergência. **As mulheres idosas (pós-menopausa)** representam o principal grupo de risco (em torno de 80% dos casos), sendo que a cardiomiopatia é frequentemente desencadeada por intenso estresse físico ou emocional, perdas financeiras, desastres naturais e por vezes secundária a estresse provado por outras doenças. A CNA apresenta bom prognóstico: com mortalidade intra-hospitalar de 2% e, geralmente, usualmente com recuperação da função cardíaca entre 2-4 semanas."
 Os principais achados clínicos são a presença de dor torácica, dispneia e síncope. Alterações eletrocardiográficas são comuns, como supradesnivelamento do segmento ST (34 a 56%), ondas Q patológicas inversão da onda T com QT prolongado, além de alterações inespecíficas da repolarização. A elevação dos níveis de troponinas cardíacas é frequente e o pequeno aumento das troponinas é discrepante com as anormalidades contráteis e hemodinâmicas. A ventriculografia esquerda, ou estudo ecodopplercardiográfico, demonstra abaulamento apical com acinesia ou discinesia acometendo de metade a dois terços do VE associada a hiperdinamia dos segmentos basais. A ressonância cardíaca com gadolíneo é útil para diferenciar o CNA do IAM e da miocardite, por não demonstrar presença de edema miocárdico ou realce tardio. Podemos identificar o acometimento do ventrículo direito em 25% dos casos. As principais complicações agudas são: insuficiência cardíaca, taquicardia ventricular, fenômenos trombo-embólicos, regurgitação mitral e choque cardiogênico.
A CNA apresenta bom prognóstico evolutivo em contraste, por vezes, com a avaliação clínica com importante comprometimento hemodinâmico. O tratamento tem como base manter o suporte clínico-hemodinâmico, para permitir a recuperação espontânea do miocárdio. Na ausência de hipotensão arterial ou sinais de baixo débito cardíaco, podem ser utilizados betabloqueador, inibidor da enzima conversora e diurético. Pacientes que cursam com hipotensão arterial necessitam de suporte hemodinâmico com uso cauteloso de inotrópicos, como dobutamina, e vasopressores na presença de hipotensão refratária. E caso não ocorra melhora clínico-hemodinâmica está indicado o suporte hemodinâmico mecânico com balão intra-aórtico. Em pacientes que estejam evoluindo com choque refratário, o emprego da circulação extracorpórea

(ECMO) pode ser realizado, tendo em vista o perfil transitório da síndrome.

Assim, a resposta incorreta é a alternativa A e a alternativa B. Como toda questão do TEC o grande problema é a falta de precisão nas alternativas – a alternativa A fala que é mais frequente em "mulheres de meia idade", enquanto que a própria diretriz de miocardiopatias e pericardiopatias diz que ocorre mais em mulheres idosas (pós-menopausa). Agora, o que é idosa? Será que a diretriz está errada em considerar toda mulher pós-menopausa idosa (um absurdo, claro) ou será que o examinador idoso (o que fez esta questão estava prestes a completar seu octagésimo sétimo aniversário) considera uma mulher de 72 anos de "meia idade"... Infelizmente a lógica não faz parte das questões do TEC...

62. O coração de atleta é caracterizado em indivíduos que praticam atividades físicas e esportivas de maneira regular e profissional, competindo sistematicamente, com vínculo profissional com o esporte por meio de clubes e/ou patrocinadores de qualquer natureza. Esse grupo submete-se frequentemente a cargas de treinamento de altíssima intensidade, que os colocam invariavelmente sob estresse físico e psíquico intenso, com consequências frequentemente danosas.

Abaixo algumas características que diferencial o coração de atleta de alterações patológicas.

Alterações relacionadas ao treinamento – Bradicardia/arritmia sinusal, Bloqueio atrioventricular de 1o grau, Bloqueio atrioventricular de 2o grau (Mobitz I), Sobrecarga ventricular esquerda isolada, Atraso final de condução do ramo direito, Repolarização precoce

Alterações sugestivas de cardiopatias – Inversão de onda T, depressão do segmento ST, ondas Q patológicas, sobrecarga atrial esquerda, bloqueio atrioventricular de 2o grau (Mobitz II), pré-excitação ventricular, bloqueio de ramo esquerdo ou direito, intervalo QT longo ou curto sugestivo da síndrome de Brugada, hipertrofia ventricular direita, desvio de eixo elétrico.

Assim a única alternativa que sugere coração de atleta, e não doença nas alternativas é a alternativa D.

63. A Displasia Arritmogênica do Ventrículo Direito é uma doença hereditária causada pela mutação de genes que codificam desmossomos, proteínas de adesão celular. Levam à apoptose do músculo cardíaco com posterior substituição por tecido fibrogorduroso. O padrão genético é autossômico dominante, existindo uma forma rara de transmissão autossômica recessiva (Doença de Naxos). A prevalência estimada é de 1 caso para cada 5.000 pessoas. 50% dos indivíduos afetados têm uma história familiar positiva. Há uma maior prevalência e gravidade no sexo masculino.

As manifestações clínicas da displasia arritmogênica do VD geralmente se mostram entre a segunda e quarta décadas de vida. Há uma fase pré-clínica caracterizada pela ausência de alterações estruturais ou alterações mínimas. A morte súbita pode ser a primeira manifestação desta cardiomiopatia.

A apresentação clínica mais comum é de palpitações ou síncope no esforço em adultos jovens. Pode haver inversão de onda T nas derivações precordiais direitas (V1 a V4), arritmias ventriculares com padrão de BRE e alterações estruturais do VD em exames de imagem. Alterações eletrocardiográficas como a onda épsilon podem estar presentes. As arritmias variam desde extrassístoles ventriculares até taquicardia ventricular sustentada que pode degenerar para FV. São classicamente exacerbadas pelo estímulo adrenérgico.

As alterações estruturais do VD podem ser: dilatação global ou disfunção ou alterações regionais da parede. O VE e o septo interventricular podem estar acometidos em menor proporção, embora exista a descrição de uma variante com acometimento exclusivo do VE. A ressonância cardíaca com pesquisa de realce tardio tem se mostrado a melhor ferramenta para avaliação estrutural da doença. Em estágios avançados, pode haver acometimento biventricular.

Assim a alternativa C é a que mais se encaixa nas características da displasia arritmigênica do VD.

64. Classicamente a miocardite fulminante e uma forma mais grave de manifestação da miocardite aguda, caracterizada por um curso agudo de doença, rapidamente progressiva, com ICC CF IV e choque cardiogênico e de alta letalidade quando não tratada com suporte hemodinâmico adequado. Na miocardite fulminante viral usualmente ocorre a persistência de uma alta viremia em indivíduos susceptíveis, com persistência da ativação de linfócitos T e formação de anticorpos responsáveis pela mediação da agressão e destruição miocitária.

A biópsia endomiocárdica permite o estabelecimento de estratégias terapêuticas específicas, como a utilização de imunoglobulina nas miocardites virais e imunossupressão nas autoimunes sem presença viral, ou com o uso de corticoide em pacientes com sarcoidose ou miocardite por células gigantes.

Abaixo temos as indicações classe I em miocardite fulminante:

Classe I - Corticóide na presença de miocardite positiva por células gigantes, doenças autoimunes, sarcoidose e hipersensibilidade

Classe I - Suporte hemodinâmico e com dispositivos de assistência ventricular temporários na suspeita de miocardite em sua forma fulminante, no insucesso terapêutico com drogas vasoativas e balão intra-aórtico.

Classe I - Transplante cardíaco em situação de prioridade, para pacientes que não apresentam melhora clínica e hemodinâmica, a despeito do tratamento instituído.
Classe I - Suporte circulatório com dispositivos de longa permanência, quando não ocorre melhora do quadro clínico e hemodinâmico mesmo com suporte temporário por mais de 10 dias.
Classe I - Realização de biópsia endomiocárdica na apresentação fulminante de miocardite

Assim a afirmação que destoa das afirmações acima é a alternativa A. Resposta a.

65. Vamos comentar uma a uma as afirmações da questão:
a) uso de imunoglobulina na pericardite viral. – **Errado** – Como podemos ver abaixo, iminoglobulina nas pericardites virais é indicação IIa ou IIb.
Abaixo estão as indicações de imuniglobulina na miocardite viral, segundo a Diretriz Brasileira de Miocardite e Pericardite.
Classe IIa
Na presença de miocardite positiva, comprovada por biópsia endomiocárdica e pesquisa positiva para adenovirus, CMV, enterovirus e parvovirus B19, com objetivo de melhora clinica e da função ventricular.
Classe IIb
Na presença de miocardite positiva, comprovada por biópsia endomiocárdica e pesquisa positiva para adenovírus, CMV, enterovírus e parvovírus B19 em pacientes com insuficiência cardíaca crônica, com objetivo de melhora clinica e da função ventricular.
Qual a diferença das duas indicações? A IIa é para miocardite aguda e a IIb para insuficiência cardíaca crônica.

b) aspirina ou ibuprofeno por 14 dias no tratamento da pericardite aguda. – **Correto** – como podemos ver abaixo nas recomendações para tratamento da pericardite:
Classe I
Aspirina ou ibuprofeno por 14 dias no tratamento da pericardite aguda
Classe I
Colchicina por 3 meses no tratamento da pericardite aguda e 6 meses na pericardite recorrente
Classe I
Prednisona na ausência de resposta aos AINH e à colchicina na ausência de infecção viral ou outro agente etiológico, comprovada por biopsia epimiocárdica e pericárdica.
Classe I
Prednisona na ausência de infecção viral ou outro agente etiológico, comprovada por biópsia epimiocárdica e pericárdica nas seguintes situações clínicas: presença de pericardite autoimune, doença do tecido conectivo ou pericardite urêmica
c) colchicina por três meses no tratamento da pericardite aguda e seis meses na pericardite recorrente. – **Correto** – vide recomendações acima
d) prednisona na ausência de resposta aos AINH e à colchicina e na ausência de infecção viral ou outro agente etiológico, comprovada por biopsia miocárdica e pericárdica. – **Correto** – vide recomendações acima
e) prednisona na ausência de infecção viral ou outro agente etiológico, comprovada por biópsia miocárdica e pericárdica, associada a pericardite autoimune, doença do tecido conectivo ou pericardite urêmica. **Correto** – vide recomendações acima.

Bradiarritmias e Marca-passo 21

Carlos Eduardo Batista de Lima

Epidemiologia

A disfunção do nó sinusal (DNS) é uma importante causa de bradiarritmia e sua prevalência é estimada em 1 a cada 600 pacientes em torno de 65 anos de idade, correspondendo a 50% dos implantes de marca-passos nos EUA.[1,2]

A DNS é, portanto, uma entidade nosológica de elevada prevalência nos EUA e relacionada, em nosso meio, à doença de Chagas e à senilidade. Em dados do Ministério da Saúde, o registro brasileiro de marca-passos indica o bloqueio atrioventricular (BAV) total como a principal bradiarritmia na indicação de marca-passo (MP) definitivo, correspondendo a 40% dos casos, seguido por disfunção do nó sinusal e BAV de 2º grau correspondendo a 12% e 10%, respectivamente. A doença de Chagas foi causa da bradiarritmia em 41 % dos casos.[3]

Fisiopatologia

O sistema de condução é formado pelo nó sinusal, nó atrioventricular e sistema His-Purkinge, constituído por células especializadas com propriedade de gerar espontaneamente um estímulo elétrico, sem que haja prévia estimulação, fenômeno chamado de automaticidade.

Os mecanismos principais responsáveis pelas bradiarritmias são desordens na formação e/ou na condução do estímulo elétrico causadas por disfunção intrínseca (dano direto no sistema de condução) ou por uma resposta fisiológica ocasionada por fatores extrínsecos (Tabela 21.1).

Os distúrbios intrínsecos do sistema de condução ocorrem geralmente devido a processo esclerodegenerativo, isquemia ou infarto, infecção e trauma cirúrgico pós-operatório.

As principais alterações do sistema de condução incluem a disfunção do nó sinusal, bloqueios atrioventriculares, bloqueios fasciculares e as síndromes neuromediadas ou reflexas que incluem a hipersensibilidade do seio carotídeo, síndromes situacionais e síncope vasovagal.

O mecanismo das síndromes neuromediadas é complexo e ainda não está totalmente esclarecido. O principal mecanismo ocorre através do estímulo de mecanorreceptores intramiocárdicos que deflagram a reação reflexa caracterizada por acentuada resposta vagal e redução do tônus simpático resultando em vasodilatação periférica, frequentemente associada à bradicardia e assistolia.[2]

Mecanismos de adaptação cardiovascular podem tornar o indivíduo assintomático, principalmente quando a queda da frequência cardíaca (FC) for gradual. Em casos de redução abrupta da FC, o tônus vasomotor fisiológico pode não ser suficiente para evitar a piora hemodinâmica. Os sintomas resultam da hipoperfusão cerebral que ocorre devido à diminuição da FC, baixo débito cardíaco com prejuízo do estado hemodinâmico.

CAUSAS INTRÍNSECAS	CAUSAS EXTRÍNSECAS
Degeneração idiopática: disfunção do nó si-nusal familiar, doença de Lev, doença de Le-nègre	**Síndromes neuromediadas:** síncope neuro-cardiogênica, distúrbios situacionais (tosse, micção, defecação, vômitos)
Infarto ou isquemia	
Doenças infiltrativas: sarcoidose, amiloidose e hemocromatose	**Medicamentos:** bloqueadores beta-adrenérgicos, bloqueadores de canais de cálcio, clonidina, digitálicos e agentes anti-arrítmicos
Colagenoses: LES, AR, Esclerodermia	
Distrofia muscular	
Trauma cirúrgico: troca valvar, correção de cardiopatia congênita, transplante cardíaco	**Hipotireoidismo**
	Hipotermia
	Distúrbios neurológicos: hipertensão intra-craniana
Doenças hereditárias	**Síndrome de apneia obstrutiva do sono**
Doenças infecciosas: doença de Chagas, endocardite infecciosa	**Distúrbios eletrolíticos:** hipo e hipercalemia

Tabela 21.1 – Causas de bradicardia[2]

Classificação

Disfunção do nó sinusal

A DNS inclui bradicardia sinusal, pausas sinusais, bloqueio sinoatrial e síndrome bradicardia-taquicardia (também denominada de síndrome braditaqui). O ritmo juncional e o ritmo atrial ectópico podem estar presentes na DNS, nos quais outros focos atriais ou a junção AV superam o automatismo do nó sinusal.

A bradicardia sinusal ocorre devido à depressão da automaticidade no próprio nó sinusal e apresenta onda p com eixo normal, FC < 50 bpm e cada onda p é seguida por um complexo QRS (Figura 21.1).[2]

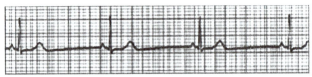

Figura 21.1 – Bradicardia sinusal.

A pausa sinusal ocorre por falha na formação do estímulo elétrico sinusal (Figura 21.2).

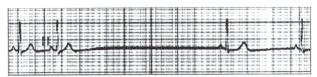

Figura 21.2 – Pausa sinusal.

O bloqueio sinoatrial (BSA) ou bloqueio de saída atrial ocorre por falha na condução do estímulo gerado no nó sinusal através do tecido atrial e pode ser do tipo I ou tipo II.

BSA tipo I: ocorre uma diminuição progressiva no intervalo P-P até que ocorra bloqueio de uma onda p (não formação de onda p no ECG de superfície) sendo reiniciado novo ciclo.

BSA tipo II: há uma falha abrupta na condução do impulso sinusal para o átrio com a pausa sinusal sendo um múltiplo exato do intervalo P-P de base (Figura 21.3).[2]

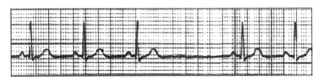

Figura 21.3 – Bloqueio sinoatrial tipo II.

A síndrome braditaqui é caracterizada por episódios paroxísticos de taquicardias supraventriculares (taquicardia, flutter ou fibrilação atrial) seguidos por pausa prolongada (> 3 seg.) após a reversão espontânea a ritmo sinusal, na qual o automatismo sinusal encontra-se suprimido pelo foco ectópico da arritmia atrial que é mais rápido, apresentando parada sinusal ou bloqueio de saída sinoatrial (Figura 21.4).[2]

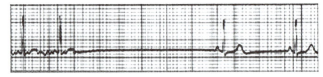

Figura 21.4 – Síndrome bradicardia-taquicardia

Denominamos de doença do nó sinusal quando há clara correlação de sintomas com esses achados eletrocardiográficos.

Distúrbio de condução atrioventricular

O atraso ou bloqueio na condução atrioventricular (BAV) pode ser no nó AV ou no feixe de His, geralmente secundário a processo esclerodegenerativo. Não existe um limite preciso definindo as áreas do nó AV (porção atrionodal, compacta central e nodal-Hissiana). A frequência de despolarização é mais rápida na região atrionodal, em torno de 45-60 bpm e são responsivas ao sistema nervoso autônomo, enquanto que as células da região nodal-Hissiana apresentam uma frequência de despolarização mais lenta, em torno de 40 bpm e geralmente não são responsivas às influências autonômicas. A localização do distúrbio de condução AV pode ser sugerida através do ECG de superfície de 12 derivações. O intervalo PR representa o tempo de condução do estímulo originado no nó sinusal transmitido através do átrio, nó AV e sistema His-Purkinge até o início da despolarização ventricular. O BAV pode ser classificado como de 1º grau, 2º grau e 3º grau ou BAV total.

O BAV de 1º grau apresenta intervalo PR maior que 200 ms com relação atrioventricular 1:1 (Figura 21.5).[2]

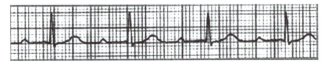

Figura 21.5 – BAV de 1º grau.

O BAV de 2º grau é subdividido em:
• Mobitz tipo I ou Wenckebach, no qual ocorre um prolongamento progressivo do intervalo PR, com intervalo P-P constante. Os incrementos no intervalo PR são progressivamente menores, havendo encurtamento do intervalo R-R até que ocorra o bloqueio AV com uma onda p não conduzida, sendo o próximo intervalo PR igual ao valor inicial (Figura 21.6).

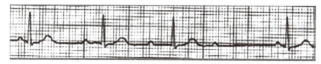
Figura 21.6 – BAV de 2º grau Mobitz I.

• Mobitz tipo II, em que há bloqueio intermitente de algumas ondas p, mantendo intervalo PR constante; é mais associado com doença do sistema His-Purkinge (Figura 21.7).[2]

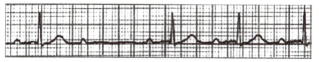
Figura 21.7 – BAV de 2º grau Mobitz II.

• Bloqueio avançado ou de alto grau quando há o bloqueio de duas ou mais ondas p consecutivas (Figura 21.8).[2]

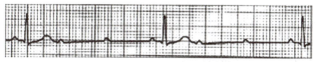
Figura 21.8 – BAV avançado, 3:1.

Quando há BAV 2:1, é inapropriada a denominação de tipo I ou tipo II, pois não permite observar prolongamento do intervalo PR antes da onda p bloqueada. A presença de QRS estreito associado a períodos de BAV tipo Wenckebach ou simultânea redução da frequência sinusal (bloqueio vagotônico) sugere lesão ao nível do nó AV, enquanto que um complexo QRS largo sugere a presença de bloqueio infranodal.[2,4]

O BAV total apresenta dissociação AV com frequência atrial maior que a frequência do ritmo de escape que pode ter origem juncional ou ventricular. O ritmo de escape no BAV total com QRS estreito e frequência entre 40 e 60 bpm sugere lesão ao nível do nó AV, enquanto que ritmo de escape com QRS largo e frequência menor implica em lesão no sistema His-Purkinge (Figura 21.9).[2]

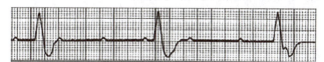
Figura 21.9 – BAVT.

Distúrbio de condução do sistema His-Purkinge ou bloqueios fasciculares

Bloqueios em um ou dois fascículos podem ser identificados por critérios eletrocardiográficos bem estabelecidos. O bloqueio trifascicular pode ser sugerido pela presença de intervalo PR aumentado, associado ao bloqueio bifascicular (BRD + BDAS), porém deve ser identificado através de estudo eletrofisiológico invasivo com a documentação de um intervalo prolongado na condução entre o feixe de His e o miocárdio ventricular (intervalo HV). A presença de síncope com esses achados eletrocardiográficos pode sugerir episódios de BAV total intermi-tente.[4]

Quadro clínico

Síncope é o clássico sintoma de hipoperfusão cerebral devido à bradicardia. Outros sintomas são pré-síncope, lipotímia, tonturas, intolerância aos esforços, piora clínica de insuficiência cardíaca, dentre outros.

Diagnóstico

A história clínica e o exame físico são importantes para o diagnóstico, porém a documentação eletrocardiográfica é essencial para a confirmação diagnóstica.

A história clínica pode auxiliar na identificação da etiologia, incluindo dados de epidemiologia sugerindo doença de Chagas, antecedentes de doença coronariana, uso de medicamentos com ação cronotrópica negativa, história sugestiva de síndromes neuromediadas, dentre outros.

A investigação básica consiste na realização do eletrocardiograma de 12 derivações em repouso. A realização de outros exames complementares deve ser avaliada caso a caso.

Deve ser estabelecida uma correlação entre a sintomatologia e a bradiarritmia, sendo essencial para o correto diagnóstico e orientação terapêutica. Para essa finalidade, podemos utilizar outros exames complementares:
• Monitorização eletrocardiográfica ambulatorial (sistema Holter): é útil quando os sintomas são frequentes e até mesmo para detecção de alterações do ritmo cardíaco assintomáticas. O tempo regular de monitorização é de 24 horas.
• Monitor de eventos sintomáticos (sistema Looper): para sintomas pouco frequentes. O tempo regular de monitorização é de 15 a 30 dias para aparelhos externos e de 1 a 3 anos para aparelhos implantáveis.
• Teste ergométrico: pode identificar incompetência cronotrópica que corresponde à inabilidade de elevação adequada da FC em reposta a estímulos adrenérgicos ou ao exercício. Não existe uma definição universalmente aceita, mas atualmente considera-se a incapacidade de atingir 85% de FC cardíaca máxima prevista para a idade estimada pela fórmula de Karvonen (220-idade) no pico do exercício. Outras definições propostas são falência em atingir 100 bpm ou FC máxima abaixo de 2 desvios-padrão para uma população controle normal.[2] No teste de esforço pode-se também, além da incompetência cronotrópica, demonstrar outros distúrbios intrínsecos no

sistema de condução não evidentes em repouso como o aumento do grau de BAV ao exercício.

Alguns exames laboratoriais podem ser solicitados: hormônios tireoidianos, sorologia para doença de Chagas, marcadores de lesão miocárdica (CK-MB massa, troponina) etc.

As síndromes neuromediadas ou neurocardiogênicas devem ser investigadas através do teste de inclinação ou teste da mesa inclinada (tilt table test).

Estabelecer correlação entre os sintomas e a bradicardia nem sempre é fácil, sendo esse um dos grandes desafios no manejo das bradiarritmias.

Tratamento

Na abordagem inicial ao paciente com bradiarritmia é essencial a exclusão de causas secundárias, pois o tratamento direcionado aos fatores extrínsecos pode ser suficiente para resolução da bradicardia.

Em casos de bradicardia induzida por medicamentos essenciais ao tratamento da doença de base, por exemplo, carvedilol para insuficiência cardíaca, deve-se optar por abordagem terapêutica da bradicardia devido ao benefício de manter a terapêutica medicamentosa.

A abordagem farmacológica para tratamento de disfunção do nó sinusal é desanimadora e não é mais utilizada. Drogas do tipo atropina e beta-adrenérgicos sublinguais apresentavam absorção irregular e efeitos adversos intoleráveis.[1]

O marca-passo definitivo (MP) é o tratamento de primeira escolha e, quando indicado criteriosamente, é terapêutica segura e eficaz.[5,6]

Em casos com instabilidade hemodinâmica deve-se utilizar o MP provisório transcutâneo e, quando possível, o MP transvenoso. Em casos de pacientes com síndrome do QT longo congênito e apresentação de Torsade de pointes secundária a bradiarritmia, o MP temporário também pode ser útil.[7]

A atropina pode ser utilizada como abordagem terapêutica em casos sintomáticos devido à facilidade de administração e nos casos assintomáticos, podemos realizar o teste de atropina que auxilia na avaliação do prognóstico da lesão do sistema de condução.[6] O teste de atropina é contraindicado em BAVT com QRS largo pelo risco de induzir arritmias ventriculares.

Indicações de marca-passo definitivo[5,6]

Disfunção do nó sinusal (DNS)

- DNS espontânea, irreversível ou induzida por fármacos necessários e insubstituíveis, com sintomas de síncopes, pré-síncopes ou tonturas e/ou IC relacionados à bradicardia (bradicardia sinusal, pausas sinusais, ritmo juncional bradicárdico, síndrome braditaqui); intolerância aos esforços claramente relacionada à incompetência cronotrópica.

Não é recomendado o implante de MP definitivo em pacientes assintomáticos ou com sintomas comprovadamente independentes da bradicardia.

BAV 1º grau

- Nenhuma indicação clássica.

BAV 2º grau

- Permanente ou intermitente, irreversível ou causado por drogas necessárias e insubstituíveis, independentemente do tipo e localização, com sintomas definidos de baixo fluxo cerebral e/ou IC consequentes à bradicardia.
- Mobitz tipo II, com QRS largo (infra-His) ou estreito, assintomático, permanente ou intermitente e irreversível.
- Flutter ou FA, com períodos de resposta ventricular baixa, em pacientes com sintomas definidos de baixo fluxo cerebral e/ou IC consequentes à bradicardia.
- Avançado, adquirido, assintomático, permanente ou intermitente e irreversível.
- Persistente após 15 dias de cirurgia cardíaca ou IAM.
- Irreversível, assintomático, associado a arritmias ventriculares que necessitam de tratamento com fármacos insubstituíveis, depressores da condução AV.
- Flutter ou FA, assintomático, com frequência ventricular média < 40 bpm em vigília, irreversível ou por uso de fármaco necessário e insubstituível (suporte terapêutico).

Não é recomendado o implante de MP definitivo em casos de BAV 2º grau Mobitz tipo I, assintomático, com normalização da condução AV ao exercício ou após uso de atropina intravenosa.

BAVT

- Permanente ou intermitente, irreversível, de qualquer etiologia ou local, com sintomas de hipofluxo cerebral e/ou IC consequentes à bradicardia.
- Assintomático, consequente a IAM ou após cirurgia cardíaca, persistente > 15 dias.
- Irreversível, permanente ou intermitente, consequente à ablação da junção atrioventricular.
- Congênito, assintomático, com ritmo de escape de QRS largo ou com FC inadequada para a idade.
- Congênito com sintomas associados à bradicardia ou incompetência cronotrópica.
- Congênito com a presença isolada ou associada de cardiomegalia progressiva, arritmia ventricular bradicardia dependente ou QT longo.
- Não é recomendado o implante de MP definitivo em casos de BAVT congênito, assintomático, QRS estreito, com aceleração adequada ao exercício (ausência de in-

competência cronotrópica) e sem cardiomegalia, arritmia ou QT longo; também não indicado em casos de bradicardia transitória por ação medicamentosa, processo inflamatório agudo, cirurgia cardíaca, ablação ou outra causa reversível.

Bloqueio Intraventricular (BIV)

• Bloqueio de ramo alternante com síncopes, pré-síncopes ou tonturas recorrentes.
• Bloqueio bifascicular, associado ou não a BAV de 1º grau, com episódios sincopais sem documentação de BAVT paroxístico, e afastadas outras causas dos sintomas.
• Bloqueio de ramo alternante, assintomático.
• Ao estudo eletrofisiológico: intervalo HV > 70 ms ou com bloqueio intra ou infra-His induzido por estimulação atrial e/ou teste farmacológico, em pacientes com síncopes, pré-síncopes ou tonturas sem causa determinada. Pacientes assintomáticos com intervalo HV > 100 ms.

Síncope Neurocardiogênica

Hipersensibilidade do seio carotídeo

Em casos de bradiarritmias desencadeadas por síndromes neuromediadas, o MP está bem estabelecido no tratamento da hipersensibilidade do seio carotídeo.[8]

• Síncope recorrente originada por condições que envolvem situações cotidianas que estimulam o seio carotídeo em pacientes com assistolia > 3 s por massagem do seio carotídeo (MSC) na ausência de medicamentos depressores da função sinusal e da condução AV.
• Síncope recorrente sem história clínica sugestiva de hipersensibilidade do seio carotídeo, mas com resposta hipersensível cardioinibidora à MSC.

Não é recomendado o implante de MP definitivo em casos com importante resposta cardioinibidora à MSC na ausência de sintomas clínicos (síncopes ou pré-síncopes).

Síncope vasovagal

• No caso de síncope vasovagal, geralmente não está indicado o MP definitivo, devido ao caráter benigno desta entidade.
• Existe potencial benefício do MP na prevenção de recorrência dos episódios sincopais em pacientes com síncope recorrente refratária às medidas de recomendações gerais (hidratação, atividade física regular e evitar fatores desencadeantes) e ao tratamento farmacológico específico apresentando importante componente cardioinibitório (pausas sintomáticas maiores que 3 segundos ou sem sintomas maiores que 6 segundos) documentado espontaneamente em Holter ou LOOPER implantável.[9,10]

• A resposta cardioinibitória induzida ao teste de inclinação não define a indicação de MP.
• Não é recomendado o implante de MP definitivo em casos com boa resposta ao tratamento clínico.

Referências bibliográficas

1. Kusumoto FM, Goldschlager N. Cardiac pacing. N Engl J Med 1996; 334:89-98.

2. Mangrum JM, DiMarco JP. The Evaluation and Management of Bradycardia. N Engl J Med 2000; 342:703-9.

3. Costa R, et al. Estudo clínico e epidemiológico de pacientes submetidos a implante de marca-passo cardíaco artificial permanente: comparação dos portadores da doença de Chagas com os de doenças degenerativas do sistema de condução. Rev Bras Cir Cardiovasc 2004; 19(2):107-114.

4. Current Diagnosis & Treatment in Cardiology, Second Edition, 2003.

5. Epstein AE, DiMarco JP, Ellenbogen KA, Estes NAM III, Freedman RA, Gettes LS, Gillinov AM, Gregoratos G, Hammill SC, Hayes DL, Hlatky MA, Newby LK, Page RL, Schoenfeld MH, Silka MJ, Stevenson LW, Sweeney MO 2012 ACCF/AHA/HRS focused update incorporated into the ACCF/AHA/HRS 2008 guidelines for device-based therapy of cardiac rhythm abnormalities: a report of the American College of Cardiology Foundation/American Heart Association Task Force on Practice Guidelines and the Heart Rhythm Society. J Am Coll Cardiol 2013;61:e6–75.

6. Martinelli Filho M, Zimerman LI, Lorga AM, Vasconcelos JTM, Rassi A. Jr. Guidelines for Implantable Electronic Cardiac Devices of the Brazilian Society of Cardiology. Arq Bras Cardiol 2007; 89 (6): e210-e238.

7. Lima, CEB. Síndrome do QT longo congênito. Rotinas Ilustradas da Unidade Clínica de Emergência do Institudo do Coração (InCor) HCFMUSP – São Paulo: Editora Atheneu, 2006.

8. Ryan DJ; Steen N; Colette, SM; Roseanne, K. Carotid sinus syndrome, should we pace? A multicenter, randomized control trial (Safepace 2) Heart 2010; 96:5, 347-351.

9. Brignole M, Menozzi C, Moya A, Andresen D, Blanc JJ, Krahn AD, Wieling W, Beiras X, Deharo JC, Russo V, Tomaino M, Sutton R. Pacemaker therapy in patients with neurally mediated syncope and documented asystole: Third Interna-tional Study on Syncope of Uncertain Etiology (ISSUE-3): a randomized trial. Circulation. 2012;125:2566–2571.

10. Lima, CEB. Artigo comentado: o estudo ISSUE-3. Revista Norte-Nordeste de Cardiologia, 2014;v4:(N2) 6-8.

Questões de Treinamento

Título de Especialista em Cardiologia – 2008
1. Homem de 67 anos, sem história prévia de cardiopatia e com recente avaliação cardiológica normal, procura atendimento por desconforto retroesternal. É feito um eletrocardiograma, abaixo mostrado. O distúrbio de condução deste paciente:

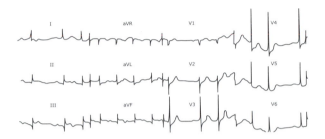

a) Comumente evolui para bloqueio atrioventricular avançado nas primeiras 24 horas.
b) Indica pior prognóstico em longo prazo.
c) Sempre requer implante de marca-passo temporário transvenoso.
d) Está geralmente associado a complexo QRS largo, devido à localização distal do bloqueio.
e) Égeralmente transitório, não perdurando por mais de 72 horas após o infarto.

Título de Especialista em Cardiologia – 2005
2. Homem de 70 anos, sem história de cardiopatia, hipertensão arterial, diabetes *mellitus* ou dislipidemia, faz revisões semestrais de rotina. Na última consulta, estava assintomático, mas apresentava bradicardia. O eletrocardiograma realizado está reproduzido a seguir. A investigação não encontrou causa para tal distúrbio de condução. Qual a conduta mais adequada?

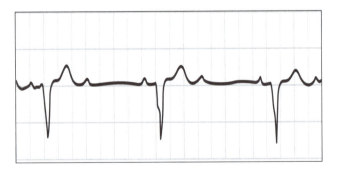

a) Observação e repetição de exames em 6 meses.
b) Prescrição de aminofilina por via oral.
c) Implante de marca-passo VVI.
d) Implante de marca-passo DDD.

e) Implante profilático de cardioversor-desfibrilador.

Título de Especialista em Cardiologia – 2005
3. Atleta profissional de 28 anos vem à consulta de rotina solicitada por um clube para realização de atividades físicas. Ao exame, constatou-se bradicardia sinusal (frequência cardíaca de 48 bpm). O eletrocardiograma revelou bloqueio atrioventricular de 1o grau. O Holter de 24 horas mostrou períodos de bloqueio atrioventricular de 2o grau durante a noite (traçado a seguir). Qual a conduta a ser adotada?

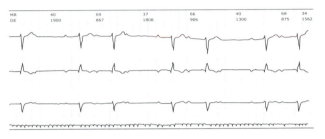

a) Liberar o atleta para as atividades físicas.
b) Indicar repouso de 3 meses para descondicionamento físico.
c) Monitorar o atleta com registrador de eventos.
d) Realizar estudo eletrofisiológico invasivo.
e) Implantar marca-passo DDD.

Título de Especialista em Cardiologia – 2004
4. Homem sem história de cardiopatia isquêmica ou insuficiência cardíaca, mas com episódios de síncope, realizou monitorização por Holter de 24 horas que mostrou bloqueio atrioventricular de 2° grau. Eletrocardiograma de repouso revelou bloqueio atrioventricular de 1o grau e bloqueio completo do ramo direito. Foi submetido a estudo eletrofisiológico invasivo, no qual foram medidos os intervalos de condução atrioventricular (figura a seguir).

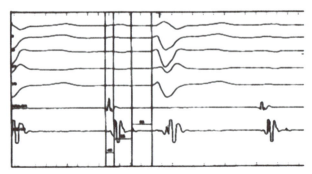

Qual o diagnóstico e qual a conduta mais adequada?
a) Atraso de condução intra-atrial – implante de marca-passo DDD.
b) Atraso de condução na junção atrioventricular – implante de marca-passo VVI.

c) Atraso de condução de localização infra-His – implante de marca-passo DDD.
d) Atraso de condução de localização infra-His – implante de desfibrilador biventricular.
e) intervalos de condução nos limites normais – repetição de monitorização por Holter em 1 mês. **Título de Especialista em Cardiologia – 2004**

5. Mulher de 34 anos, assintomática, realizou estudo eletrocardiográfico em avaliação pré-operatória (figura a seguir). Em razão do traçado apresentado, a cirurgia foi suspensa para realização de novos exames. O ecocardiograma foi normal e o teste ergométrico em esteira rolante apresentou normalização da condução atrioventricular, sem evidências de isquemia. Qual o provável diag-nóstico e qual a conduta mais adequada?

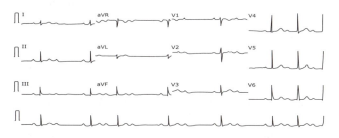

a) Bloqueio atrioventricular de 2° grau tipo I – observação.
b) Bloqueio atrioventricular de 2° grau tipo II – implante de registrador de eventos.
c) bloqueio atrioventricular de 2° grau tipo I – estudo eletrofisiológico invasivo.
d) Bloqueio atrioventricular de 2° grau tipo I – implante de marca-passo VVI.
e) Bloqueio atrioventricular de 2° grau tipo I – implante de marca-passo DDD.

Título de Especialista em Cardiologia – 2003
6. Paciente masculino, 75 anos, com história de infarto agudo do miocárdio, apresentou dois episódios de síncope nos últimos 10 dias, com fratura de mandíbula. O eletrocardiograma mostrou zona inativa anterior, sem alterações agudas, e o ecocardiograma, zona acinética anterior e fração de ejeção do ventrículo esquerdo de 45%. Realizado estudo eletrofisiológico invasivo, foram constatados tempo de recuperação corrigido do nó sinusal de 350 ms, tempo de condução His-ventricular (intervalo HV) de 115 ms, extraestimulação atrial com fibrilação atrial não sustentada e extraestimulação ventricular sem indução de taquiarritmias sustentadas. Qual a causa mais provável das síncopes deste paciente?
a) Disfunção do nó sinusal.
b) Bloqueio atrioventricular.
c) Taquicardia supraventricular por reentrada nodal atrioventricular.
d) Taquicardia/fibrilação ventricular.
e) Fibrilação atrial.

Título de Especialista em Cardiologia – 2003
7. Qual das condições a seguir não é indicação de marca-passo no bloqueio atrioventricular completo congênito?
a) Insuficiência cardíaca congestiva.
b) Frequência cardíaca média de menos de 70 bpm durante o dia.
c) História de síncope.
d) Extrassistolia ventricular significativa.
e) Intolerância ao exercício. **Título de Especialista em Cardiologia – 2003**

8. Paciente masculino, 66 anos, queixa-se de cansaço, fraqueza progressiva e episódios de síncope. Com diagnóstico de disfunção do nó sinusal, foi implantado marca-passo dupla-câmara há 1 mês, e ele passou a sentir-se bem desde então. Há 3 dias, tiveram início palpitações frequentes de curta duração, tendo sido realizada monitorização por Holter de 24 horas. Durante um desses episódios, registrou-se o traçado a seguir. Qual o diagnóstico mais provável?

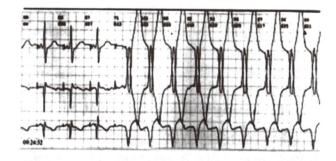

a) Taquicardia ventricular não sustentada com marca-passo normofuncionante.
b) Taquicardia atrial com condução aberrante com marca-passo normofuncio-nante.
c) Flutter atrial com condução aberrante com marca-passo normofuncionante.
d) Undersensing atrial e estimulação dupla-câmara assíncrona.
e) Falha de captura atrial e taquicardia mediada pelo marca-passo.

Título de Especialista em Cardiologia – 2002
9. Paciente masculino, 69 anos, tem marca-passo implantado por apresentar cansaço e episódios de síncope. Recentemente ocorreram dois novos episódios, associados a pequenos esforços. A monitorização por Holter mostrou o traçado a seguir quando o paciente

TEC – Título de Especialista em Cardiologia

colocava um livro no alto de uma prateleira. Qual a conduta mais adequada para este caso?

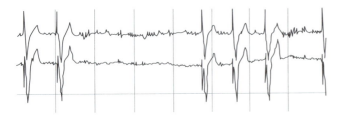

a) Aumentar a amplitude de estimulação ventricular.
b) Diminuir a sensibilidade ventricular.
c) Aumentar a sensibilidade ventricular.
d) Diminuir a amplitude de estimulação ventricular.
e) Aumentar a frequência de estimulação ventricular.

Título de Especialista em Cardiologia – 2002
10. Homem de 74 anos, sem história de cardiopatia, vem apresentando tonturas a cada 10 dias aproximadamente. A monitorização com registrador de eventos, na vigência de episódio sintomático, mostrou o traçado a seguir. Qual a conduta mais adequada para este caso?

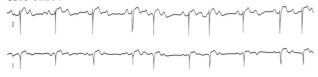

a) Amiodarona por via oral.
b) Ablação por radiofrequência.
c) Implante de marca-passo AAI.
d) Implante de marca-passo DDD.
e) Conduta expectante.

Título de Especialista em Cardiologia – 2001
11. Paciente feminina, 76 anos, apresenta-se à emergência, após síncope, com dor retroesternal e tontura. Foram feitos os diagnósticos de infarto agudo do miocárdio inferior e bloqueio atrioventricular completo, com ritmo de escape de 38 bpm, sendo colocado marca-passo temporário transvenoso. Em relação a este quadro, é CORRETO afirmar que:

a) O marca-passo era desnecessário, já que o bloqueio é de bom prognóstico.
b) A mortalidade provável está próxima de 80%.
c) O prognóstico da paciente seria o mesmo se o bloqueio se desenvolvesse tardiamente pós-infarto agudo do miocárdio.
d) O bloqueio atrioventricular completo em infarto agudo do miocárdio inferior é preditor independente de pior prognóstico a longo prazo
e) O marca-passo definitivo deverá ser implantado no terceiro dia pós-infarto agudo do miocárdio.

Gabarito comentado

1. No ECG em questão o paciente apresenta IAM com supra ST em evolução na parede inferior, acompanhado de bloqueio atrioventricular de segundo grau Mobitz I. Esse bloqueio está acima do nó atrioventricular e está relacionado ao aumento de tônus vagal, não está relacionado com lesão do sistema de condução. Apresenta prognóstico benigno, não sendo necessário o uso de marca-passo transvenoso, sendo geralmente sua duração inferior a 72h. Resposta e.

2. O traçado mostra um bloqueio atrioventricular 2:1 com QRS largo. Como vemos abaixo, nas indicações de marca-passo nos BAVs do 2º grau, esta é indicação de implante de marca-passo.
Classe I
- BAV de 2º grau permanente ou intermitente irreversível, causado por medicamentos necessários e insubstituíveis, independentemente do tipo e localização, com sintomas de baixo fluxo cerebral e/ou insuficiência cardíaca secundários à bradicardia.
- Bloqueio AV do segundo grau tipo II com QRS largo ou intra-His, assintomático, permanente ou intermitente e irreversível.
- *Flutter* ou FA com períodos de resposta ventricular baixa e/ou ICC secundários à bradicardia.

Classe II
- BAV de 2º grau avançado, adquirido, assintomático, permanente ou intermi-tente, irreversível.
- BAV de 2º grau tipo II, com QRS estreito, adquirido, assintomático, permanente ou intermitente, irreversível.
- BAV de 2º grau 2:1 adquirido, assintomático, permanente ou intermitente, irreversível.
- BAV de 2º grau 2:1 com QRS estreito, assintomático, persistente após 15 dias de cirurgia cardíaca ou infarto do miocárdio. Resposta d.

3. Este paciente tem apenas manifestações eletrocardiográficas de aumento do tônus vagal, típicas de indivíduos bem treinados. A presença de bloqueio AV do primeiro grau não implica nenhum aumento de risco cardiovascular, e o bloqueio AV do segundo grau tipo I (visto no traçado eletrocardiográfico) pode ocorrer à noite, durante o sono, em indivíduos vagotônicos, como é o caso deste atleta. Resposta a.

4. No estudo eletrofisiológico vemos que o intervalo entre a onda P e o feixe de His está normal, mas o intervalo entre o feixe de His e o QRS (intervalo HV) está aumentado – 95 ms, para um normal de 35 a 55 ms.

Desta forma, estamos diante de um paciente com BAV de segundo grau que necessita de implante de marca-passo DDD. Nesta questão, apenas pelo caso clínico (ICC e bloqueio AV do segundo grau) já podemos antever que há indicação de marca-passo definitivo. Só as alternativas A, B e C indicam MP definitivo, sendo que a alternativa B indica marca-passo VVI (uma sincronização com o átrio, presente nos marca-passos bicamerais tipo DDD, é interessante em portadores de ICC). Assim, ficamos entre as alternativas A e C. Como é improvável neste paciente atraso intra-atrial (miocardiopata isquêmico com bloqueio de ramo), podemos deduzir a alternativa C, mesmo sem entender o estudo eletrofisiológico.
Resposta c.

5. O traçado eletrocardiográfico mostra aumento progressivo do intervalo PR até uma onda P bloqueada – caracterizando um bloqueio AV do segundo grau, tipo I (fenômeno de Wenckebach). Como a paciente é assintomática, não há qualquer indicação de implante de marca-passo ou investigação adicional (já tem eco e teste ergométrico que mostra normalização da condução AV com o esforço, o que pode mostrar que o BAV de 2º grau tipo I desta paciente não é patológico, e pode sim ser apenas um fenômeno vagal). Resposta a.

6. Este paciente não teve arritmias induzidas pelo estudo eletrofisiológico, assim é pouco provável que tenha síncopes arritmogênicas (eliminadas as alternativas C, D e E). Assim, restam as alternativas A e B. O intervalo HV normal é de 35 a 55ms. Desta forma, pelo grande prolongamento do intervalo HV visto no estudo eletrofisiológico, as síncopes do paciente são provavelmente por BAVT.
Resposta b.

7. As indicações de implante de marca-passo no BAVT congênito são:
Classe I
- BAVT congênito com QRS largo, arritmia ventricular complexa ou disfunção ventricular.
- BAVT congênito em lactentes com frequência cardíaca entre 50 e 70bpm na presença de cardiopatia congênita.

Classe IIa
- BAVT congênito com frequência cardíaca < 50bpm após o primeiro ano, pausas duas a três vezes no ciclo básico ou incompetência cronotrópica.
- **Classe IIb**
- BAVT congênito assintomático em pacientes com QRS estreito, boa frequência cardíaca e função ventricular normal.
Resposta b.

8. O traçado acima mostra que o marca-passo está operando no modo AAI, com uma espícula antes da onda P no início do traçado. Subitamente, uma espícula não é conduzida (falha de captura atrial), e após isso notamos taquicardia de QRS largo. Só esta informação é suficiente para responder a questão – a única alternativa que mostra falha de captura atrial é a alternativa E. Assim, para resolvermos a questão, não é necessário fazer o diagnóstico de taquicardia mediada pelo marca-passo. Resposta e.

9. O traçado mostra uma típica inibição do marca-passo por miopotenciais. Ao levantar o braço, o marca-passo interpretou-os como atividade ventricular, inibindo a espícula ventricular e causando sintomas na paciente. Este problema (*oversensing*) pode ser resolvido diminuindo a sensibilidade do marca-passo.
Resposta b.

10. O traçado eletrocardiográfico deste paciente mostra ritmo sinusal, com períodos de bloqueio atrioventricular 2:1, caracterizando bloqueio atrioventricular do segundo grau tipo Mobitz II. Desta forma, inicia-se o implante de marca-passo atrioventricular tipo DDD. As indicações de implante de marca-passo definitivo no bloqueio AV de segundo grau são:
Classe I
- BAV de 2º grau permanente ou intermitente irreversível, causado por medicamentos necessários e insubstituíveis, independentemente do tipo e localização, com sintomas de baixo fluxo cerebral e/ou insuficiência cardíaca secundários à bradicardia.
- Bloqueio AV do segundo grau tipo II com QRS largo ou intra-His, assintomáti-co, permanente ou intermitente e irreversível.
- *Flutter* ou FA com períodos de resposta ventricular baixa e/ou ICC secundárias à bradicardia.

Classe II
- BAV de 2º grau avançado, adquirido, assintomático, permanente ou intermi-tente, irreversível.
- BAV de 2º grau tipo II, com QRS estreito, adquirido, assintomático, permanente ou intermitente, irreversível.
- BAV de 2º grau 2:1 adquirido, assintomático, permanente ou intermitente, irreversível.
- BAV de 2º grau 2:1 com QRS estreito, assintomático, persistente após 15 dias de cirurgia cardíaca ou infarto do miocárdio. Resposta d.

11. Este paciente tem indicação, sem dúvida, de marca-passo provisório temporário, pelo quadro de IAM e BAVT. Na verdade há indicação de marca-passo no IAM mesmo quando não há bradiarritmia pós-IAM, mas há bloqueio de ramo pós-IAM. Cumpre ressaltar que a indicação de marca-passo definitivo só será feita se o bloqueio persistir 15 dias depois do IAM. O bloqueio AV total em IAM inferior não é preditor de pior evolução, claro, se tratado corretamente. Resposta c.

Taquiarritmias 22

Cristiano Faria Pisani
João Henrique Clasen

Introdução

Pacientes com taquicardia (**frequência cardíaca superior a 100 bpm**) procuram frequentemente a unidade de emergência. As taquicardias podem representar um problema específico do paciente ou ser secundárias a outras condições clínicas presentes. O prognóstico varia de condições benignas até situações com grande potencial de morte súbita, tornando importante não apenas a **terapêutica imediata** – mas, também, o **diagnóstico preciso** da taquicardia e das condições clínicas associadas.

Classificação

As taquicardias são classificadas de acordo com os tecidos miocárdicos responsáveis pela sua manutenção. As **taquicardias supraventriculares** podem ter origem nos átrios, nó atrioventricular ou ser dependentes de vias acessórias da condução atrioventricular. As **taquicardias ventriculares** são mantidas por fibras ventriculares, relacionadas ou não ao sistema de condução intraventricular.

Mecanismos

Antes de discutir cada forma específica de arritmias vale revisar o potencial de ação celular para melhor compreensão das fases do mecanismo fisiológico:

Fase 0 (QRS no ECG): nesta fase a membrana celular está em repouso, com uma diferença de potencial transmembrana de 90mV. Após um estímulo mecânico ou elétrico ocorre abertura dos canais rápidos de sódio (Na) resultando na entrada deste íon na célula alterando o potencial de repouso de -90 para em torno de +30mV, em 1 a 2ms.

Fase 1 (ponto J no ECG): seguindo-se a fase 0, a membrana celular se repolariza rapidamente e de forma transitória, devido a: inativação dos canais de Na e pela ativação de uma corrente transitória de efluxo de potássio (K), esse canal tem sua ativação em uma faixa entre -10 e +30mv.

Fase 2 (ST no ECG): fase de platô (repolarização lenta). A corrente lenta de influxo de Calcio (Ca^{++}) é a maior responsável por esta fase, promovendo lenta e continuamente a entrada de Ca, que mantem o platô por mais de 100ms, em torno de 0mV.

Fase 3 (T no ECG): corresponde á fase de repolarização rápida final. A repolarização ocorre, principalmente, por dois motivos: inativação dos canais de Ca^{++}, com redução do movimento de cargas positivas para o interior da célula e pela ativação das correntes retificadoras tardias de efluxo de K^+. Essas correntes são determinantes para trazer o potencial de ação, novamente, em direção aos níveis de repouso.

Fase 4 (repouso do potencial de membrana): Os canais de K^+ (Ik1) permanecem ativos e a bomba Na^+/K^+ continua retirando 3 íons Na^+ e introduzindo 2 íons K^+ no interior da célula, mantendo assim a céluka em repouso.

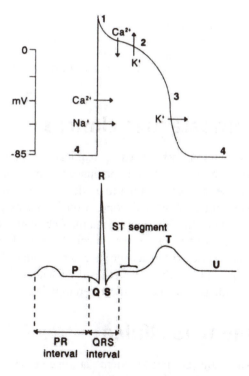

Figura 1 - Fases do potencial de ação e sua correspondência no ECG.

As arritmias cardíacas são originadas por um ou mais dos seguintes mecanismos:

1. Automatismo anormal: células que adquirem a capacidade de automatismo devido à despolarização da fase 4 do potencial de ação (diástole). Essas alterações podem ocorrer em células localizadas nos átrios, ventrículos, na junção AV e nos vasos que se comunicam diretamente com os átrios (veia cava e veias pulmonares). Lembrar: As fibras do nó sinusal e atrioventricular que normalmente apresentam atividade automática podem apresentar uma condição anormal de automatismo aumentado, que dá origem à taquicardia sinusal inapropriada e à taquicardia juncional não paroxística.

2. Atividade deflagrada: esse mecanismo está associado a oscilações do potencial de membrana (pós-potenciais) que atingem o limiar de disparo e deflagram uma sequência de potenciais de ação. Podem ser diferenciados em pós-potenciais precoces ou tardios em relação à fase do potencial em que ocorrem. Os pós-potenciais precoces ocorrem na fase 2 ou 3 do potencial de ação, dão origem ao intervalo QT longo, que sob estímulos subliminares podem induzir taquicardias polimórficas. Nos pós-potenciais tardios a oscilação ocorre na fase 4 do potencial de ação gerada pela entrada anormal de cálcio intracelular e são responsáveis pelas arritmias da intoxicação digitálica.

3. Circuito de reentrada: mecanismo mais frequente das taquicardias clínicas, mantido por um conjunto de fibras miocárdicas capazes de sustentar uma ativação elétrica em movimento circular. Esses circuitos podem envolver um grupo restrito de fibras (microcircuito) ou uma área extensa de miocárdio (macrocircuito).

> **Lembrar:** As taquicardias automáticas não são interrompidas pela cardioversão elétrica (CVE). As taquicardias por atividade deflagrada podem ou não ser interrompidas pela CVE. As taquicardias reentrantes são interrompidas pela CVE.

Manifestações clínicas

Os sintomas associados às taquicardias podem ser bastante variáveis. Além de palpitação, o paciente pode queixar-se de fadiga, lipotimia, desconforto torácico, dispneia, pré-síncope e síncope. A queixa de palpitação cervical também é bastante comum. Entretanto, alguns pacientes não têm percepção do ritmo acelerado e a taquicardia pode ser um achado de exame clínico. O risco destes pacientes é desenvolver insuficiência cardíaca por taquicardia persistente (taquicardiomiopatia).

Avaliação clínica

Na avaliação inicial, além da repercussão hemodinâmica provocada pela taquicardia, é importante se estabelecer o contexto em que ela ocorre; se é um problema isolado do paciente ou se ocorre na vigência de uma doença sistêmica, complicações cirúrgicas ou em consequência de distúrbios tóxicos e metabólicos.

> **Lembrar:** Na unidade de emergência deve-se distinguir a **taquicardia sinusal**, que é um ritmo normal do coração sob influência adrenérgica (**hipovolemia, febre, estresse, drogas estimulantes dos receptores beta-adrenérgicos etc.**), das taquiarritmias cardíacas, que representam mecanismos fisiopatológicos próprios das fibras miocárdicas.

Diagnóstico

Diante de um paciente com taquicardia deve-se aplicar uma estratégia racional para determinar o diagnóstico da taquicardia. Com isso, podemos estabelecer o prognóstico (risco) e adotar a conduta mais específica. Neste sentido, o registro eletrocardiográfico nas 12 derivações é essencial, às vezes auxiliado pela manobra vagal, registro atrial esofágico ou manobras farmacológicas. A aquisição dessas informações dependerá da repercussão hemodinâmica da taquicardia e nos casos de instabilidade hemodinâmica deve-se proceder à terapêutica (CVE) o mais breve possível.

> **Lembrar:** Muitos pacientes que sofrem de taquicardias paroxísticas apresentam crises esporádicas e autolimitadas sem diagnóstico. Não é incomum muitos serem tratados como portadores de distúrbios psiquiátricos, pois a avaliação clínica fora da crise é normal. Portanto, o registro da crise de taquicardia na unidade de emergência é uma condição especial que não deve ser relegada, assim como a documentação que, uma vez obtida, deve ser entregue ao paciente.

Análise do ECG

Um aspecto muito importante no diagnóstico da taquicardia é a análise da **duração do complexo QRS** durante a taquicardia (> ou < 120 ms). As taquicardias com **QRS estreito** (QRS < 120 ms ou < três quadradinhos do ECG) sempre têm **origem supraventricular**. Taquicardias com **QRS largo** (QRS > 120 ms) podem ter origem: **1 – ventricular; 2 – supraventricular com distúrbio de condução intraventricular** (pelo ramo direito ou esquerdo do feixe de His); ou serem mantidas por vias acessórias da condução atrioventricular (síndrome de Wolff-Parkinson-White).

Taquicardias com QRS estreito (< 120 ms)

As taquicardias supraventriculares podem ter as seguintes origens: taquicardia atrial (automática ou reentrante), taquicardia por reentrada nodal, taquicardia por reentrada atrioventricular (envolvendo vias anômalas), *flutter* atrial e fibrilação atrial. O diagnóstico diferencial desses mecanismos é realizado pela análise do ECG, levando em consideração os seguintes aspectos:

1. Análise da **regularidade dos complexos QRS**. A fibrilação atrial caracteristicamente apresenta intervalos R-R irregulares. Ao contrário, as taquicardias supraventriculares envolvendo o nó AV e vias acessórias sempre apresentam o intervalo R-R regular. Algumas taquicardias atriais ou *flutter* atrial podem apresentar o intervalo R-R irregular devido à condução AV variável.

2. Análise da **relação entre as ondas P com os complexos QRS**. As taquicardias que envolvem o nó AV no circuito de reentrada (taquicardia por reentrada nodal e por via acessória) sempre têm relação P/QRS 1:1 e às vezes não é possível identificar a onda P. As taquicardias atriais, *flutter* atrial e fibrilação atrial independem do nó AV para manutenção do circuito e frequentemente se observa mais de uma onda P para cada complexo QRS, observação que pode ser facilitada pela manobra vagal ou infusão de adenosina.

3. Análise do **intervalo da onda P ao complexo QRS**. Quando a relação P/QRS é 1:1, três diagnósticos são mais frequentes: taquicardia por reentrada nodal, taquicardia envolvendo via acessória ou taquicardia atrial. A relação temporal da onda P com o intervalo QRS (intervalo RP-PR) auxilia no diagnóstico diferencial desses mecanismos. **Quando a onda P precede o complexo QRS** (RP>PR), podemos estar diante de uma **taquicardia sinusal** (nesse caso o eixo da onda P é de +60°, DI, DII e aVF positivos) ou **taquicardia atrial** (eixo de P diferente). A forma incomum de taquicardia por reentrada nodal e a taquicardia de Coumel, designação da taquicardia que envolve uma via anômala com condução retrógrada lenta, também apresentam este aspecto ao ECG. São taquicardias raras, aparecem em indivíduos com coração normal, as ondas P são negativas e profundas nas derivações inferiores. Entretanto, o seu diagnóstico é importante, especialmente a taquicardia de Coumel que, devido a seu caráter incessante, apresenta controle bastante difícil na sala de emergência e pode evoluir com taquicardiomiopatia se não tratada adequadamente no seguimento ambulatorial.

As taquicardias regulares que apresentam o intervalo RP menor do que o PR ao ECG (a onda P localiza-se no final do complexo QRS ou no segmento ST) englobam as formas comuns de TRN e de taquicardias mantidas por vias acessórias. Nas TRN, a onda P localiza-se no final do QRS, já nas taquicardias que envolvem uma via acessória de condução retrógrada rápida **(TAV ortodrômica)**, forma mais comum de síndrome de Wolff-Parkinson-White, este intervalo é maior e a onda P é reconhecida no segmento ST.

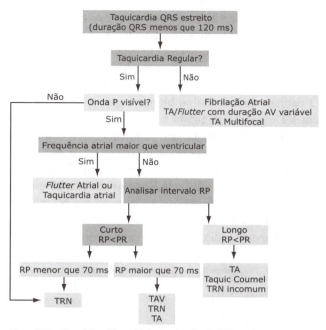

Figura 22.1 – Diagnóstico diferencial das taquicardias de QRS estreito.

Taquicardias com QRS largo (> 120 ms)

Quando o paciente apresenta-se na emergência com taquicardia com QRS largo, a primeira hipótese é que sua origem seja ventricular, principalmente se portador de cardiopatia isquêmica ou chagásica. A estabilidade hemodinâmica é importante para a decisão terapêutica, mas não ajuda no diagnóstico. Vários pacientes com taquicardia ventricular apresentam estabilidade hemodinâmica e este achado não deve ser utilizado para sugerir origem supraventricular. É importante lembrar sempre que as taquicardias que se apresentam com QRS largo podem ter origem **ventricular, supraventricular com distúrbio de condução intraventricular** (bloqueio de ramo funcional ou adquirido) ou ser manifestação de pré-excitação ventricular **(taquicardia AV antidrômica da síndrome de Wolff-Parkinson-White)**.

Brugada e col.(*) elaboraram um algoritmo para estabelecer o diagnóstico diferencial entre as taquicardias ventriculares e supraventriculares com condução aberrante que apresenta sensibilidade e especificidade acima de 95%. Nesta situação são aplicadas quatro perguntas:

1. **Existe complexo RS** em alguma das derivações do plano horizontal (V1-V6)? Se não existir o diagnóstico, é de taquicardia ventricular (TV).

2. Se existir, a segunda pergunta é: qual é a **duração do início da onda R até a porção mais profunda da onda S**? Se este valor for **maior do que 100ms** (2,5 quadradinhos) confirma o diagnóstico de TV.

3. Se não, a terceira pergunta é: **existe dissociação AV** (maior número de QRS que ondas P)? Em caso positivo, confirma-se o diagnóstico de TV.

4. Entretanto, se houver condução VA 1:1 ou a onda P não pode ser identificada, a pergunta é: os critérios morfológicos clássicos para reconhecimento das taquicardias ventriculares estão presentes? Quando o complexo QRS é predominantemente positivo na derivação V1, a taquicardia é dita com morfologia de bloqueio de ramo direito. O padrão monofásico ou bifásico com **R puro ou qR em V1** e padrão rS **(onda r é menor que onda S)** em V6 sugere fortemente origem ventricular. Se o complexo QRS é predominantemente negativo em V1, é dito como morfologia de **bloqueio de ramo esquerdo**. O padrão rS em V1 com duração da onda **R maior do que 30 ms** e a duração da deflexão intrínseca maior do que 60 ms, assim como quando encontramos padrão **QS em V6**, sugerem fortemente o diagnóstico de taquicardia ventricular.

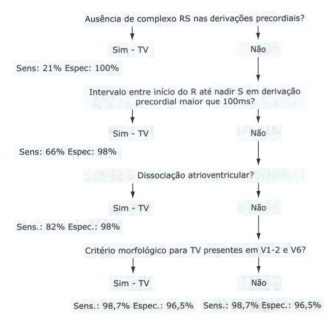

Figura 22.2 – Diagnóstico diferencial de taquicardia ventricular e taquicardia supraventricular com aberrância de condução (algoritmo de Brugada).

Taquicardia de QRS largo e irregular está associada à fibrilação atrial conduzida com aberrância, entretanto pode estar associada à fibrilação atrial conduzida por via anômala. Neste caso, observamos taquicardia geralmente muito rápida, com larguras de QRS variáveis, desde QRS estreito até QRS largo com pré-excitação máxima, sendo muito importante o reconhecimento dessa manifestação porque medidas habituais de controle de frequência cardíaca podem ser deletérias nesses pacientes.

Teste da adenosina

O uso da adenosina na sala de emergência tem seu uso cada vez mais difundido. Essa droga, além de segura, com bom índice de reversão da taquicardia, é uma ferramenta muito útil no diagnóstico diferencial das taquicardias.

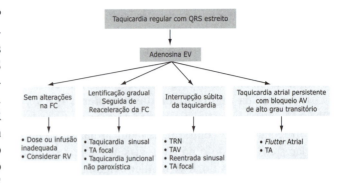

Figura 22.3 – Infusão de adenosina para diagnóstico diferencial das taquicardias.

Arritmias específicas

Taquicardia sinusal

a) **Definição:** é definida como um aumento na frequência sinusal acima de 100 bpm. Está associada a situações de estresse emocional e uso de medicações, mas também pode refletir doença sistêmica grave.

b) **Mecanismo:** influências fisiológicas nas células de marca-passo individual.

c) **Diagnóstico:** eixo de P entre 0° e +90°, isto é onda P positiva e D1, DII e aVF e negativa em aVR. No plano frontal ondas P que podem ser negativas em V1 e V2, mas obrigatoriamente positivas em V3 a V6.

d) **Tratamento:** identificar a causa associada à taquicardia, eliminá-la ou tratá-la. Betabloqueador pode ser extremamente útil em taquicardia sinusal associada a situações de estresse emocional.

Taquicardia sinusal inapropriada

a) **Definição:** aumento persistente na FC de repouso desproporcional a estresse emocional, físico e patológico.

b) **Mecanismo:** (1) automatismo aumentado do nó sinusal, (2) regulação autonômica anormal do nó sinusal.

c) **Apresentação clínica:** sintoma predominante é palpitação, mas o paciente pode queixar-se também de dispneia, desconforto torácico. Comum em profissionais de saúde e mulheres.

d) **Diagnóstico:** critérios – (1) presença de taquicardia sinusal persistente ao Holter, com resposta excessiva ao esforço; (2) taquicardia não paroxística; (3) onda P sinusal; (4) exclusão de doença sistêmica, psiquiátrica e abuso de drogas (síndrome de Munchausen).

e) **Tratamento:** betabloqueador associados ou não a bloqueadores de cálcio. Modificação sinusal por cateter de ablação pode ser alternativa. Risco de taquicardiomiopatia é pequeno.

Taquicardia por reentrada nodal (TRN)

a) **Definição e apresentação clínica:** TPSV mais comum (60% das TPSV em indivíduos com coração normal) e mais prevalente em mulheres. A queixa principal é de palpitação pré-cordial e também cervical (sinal do sapo).

b) Mecanismo: reentrada entre duas vias anatômica e funcionalmente diferentes. A via rápida localizada no ápice do triângulo de Koch e a via lenta que se estende pela margem septal do anel tricuspídeo. (1) TRN comum: via lenta – componente anterógrado e a via rápida componente retrógrado (slow-fast); (2) TRN incomum (5 a 10% casos): via rápida componente anterógrado e via lenta componente retrógrado (fast-slow).

c) Diagnóstico: (1) TRN comum: onda P dentro do QRS ou logo após (máximo 70 ms), negativa nas derivações inferiores (Pseudo s′) e positiva em V1 (Pseudo r′); **(2) TRN incomum:** onda P negativa em DIII e aVF e próximo ao QRS seguinte (RP > PR).

d) Tratamento: (1) Sala de Emergência: **manobra vagal**, adenosina EV 6 mg a 12 mg em *bolus*, **verapamil** 5 mg EV em 5-10 minutos. *Pill-in-the-pocket*: diltiazem 160 mg + propranolol 80 mg dose única; (2) Longo prazo: betabloqueadores e bloqueadores de cálcio são os fármacos de escolha; (3) Ablação por RF: indicada nos casos recorrentes e crises mal toleradas. Também está indicada se o paciente não deseja manter a medicação antiarrítmica. Sucesso ao redor de 98% com baixo risco de BAVT.

e) Necessidade de internação e investigação adicional: pacientes após reversão de taquicardia não necessitam permanecer internados, assim como não é necessário nenhuma investigação adicional. Não é necessário inicialmente encaminhar para arritmologista.

Taquicardia atrioventricular (TAV)

a) Definição: taquicardia que envolve conexões atrioventriculares extranodais **(vias anômalas)**. Essas podem ser ocultas (apenas condução retrógrada) ou manifestas (condução anterógrada e retrógrada – **Síndrome de Wolff-Parkinson-White**). Mais comum em homens na segunda e terceira décadas de vida.

b) Mecanismo: reentrada através de via anômala (VA) atrioventricular. (1) Na **TAV ortodrômica**, forma mais comum de apresentação (> 95%), a VA é utilizada como componente retrógrado do circuito e a junção AV como componente anterógrado; (2) Na **TAV antidrômica** (rara), a VA é utilizada como componente anterógrado do circuito e a junção AV como retrógrado.

c) Diagnóstico: (1) TAV ortodrômica – taquicardia de QRS estreito onde se evidencia onda P logo após o complexo QRS, porém com RP maior do que 70 ms. Podemos encontrar alternância de QRS (pouco específico) e infradesnivelamento do seguimento ST. A morfologia da onda P durante taquicardia sugere localização da VA (negativa em DI – VA LE; negativa em DII, DIII e aVF – posterior); **(2) TAV antidrômica** – taquicardia de QRS largo que ocorre apenas em pacientes com VA manifesta (WPW) onde se evidencia estado de pré-excitação máxima.

d) Tratamento: (1) Sala de emergência – QRS estreito: o tratamento é **idêntico à TRN** – manobra vagal, adenosina 6 a 12 mg em *bolus*, verapamil 5 mg em 5-10 minutos. Nos casos em que não se conhece ECG de base do paciente, a infusão de adenosina e verapamil **é segura desde que se tenha disponível desfibrilador** (risco de indução de FA que poderia ser conduzida por VA). Nos casos de **TAV antidrômica**, se bloquearmos a junção AV (componente retrógrado) como na ortodrômica, interromperemos a taquicardia, porém a TAV antidrômica é extremamente rara e o diagnóstico eletrocardiográfico inicial é de TV. A conduta, portanto, deve ser semelhante à das taquicardias ventriculares. (2) Tratamento a longo prazo: se em ECG em ritmo sinusal, ausência de pré-excitação, o tratamento é igual ao da TRN, entretanto se **presença de VA manifesta**, devemos usar drogas que aumentem o período refratário da VA – propafenona e sotalol, ou de segunda escolha, amiodarona. (3) Ablação por RF: está indicada em todos os casos nas quais se evidencia VA manifesta, tornando-se opcional ou apenas em casos refratários a tratamento nos pacientes sem VA manifesta.

e) Situações Especiais: (1) **Taquicardia de Coumel** – taquicardia na qual o componente retrógrado é uma via anômala posterosseptal com condução decremental, cuja ¬manifestação eletrocardiográfica são de ondas P negativas e profundas em DII, DIII e aVF e intervalo RP longo (RP > PR), além de apresentar caráter incessante podendo levar à taquicardiomiopatia. O tratamento é difícil devendo-se utilizar drogas que diminuam a condução pela junção, porém algumas vezes é necessária a indicação de ablação precoce. Adenosina e CVE são ineficazes nesse tipo de taquicardia. (2) **Fibrilação atrial conduzida por via anômala** (WPW) – alto risco de morte súbita, estando **contraindicado** o uso de drogas que diminuam a condução pela junção AV. Se paciente estável, podemos usar drogas que previnem a condução rápida anterógrada pela via anômala, como a procainamida (ataque: 17 mg/kg, velocidade de infusão 50 mg/min; manutenção: 2-5 mg/min) ou amiodarona (150 mg em *bolus*). A CVE está indicada mesmo nos casos de estabilidade hemodinâmica para interromper mais rapidamente a arritmia, se não houver resposta farmacológica esperada. Ablação por RF da VA é sempre indicada nesses casos.

f) Necessidade de internação e investigação adicional: é necessária internação nos casos em que a arritmia é incessante e nos casos com risco de morte súbita, como FA conduzida com pré-excitação (principalmente se menor RR for menor que 250 ms). Segundo *guideline* da AHA/HRS/ACC, todos os casos com pré-excitação manifesta devem ser encaminhados para arritmologista.

Taquicardia juncional não paroxística

a) Definição: taquicardias originadas no nó AV ou no feixe de His são divididas em Taquicardia Juncional Focal (rara) e Taquicardia Juncional não paroxística mais comum e de importância nos serviços de emergência.

b) Mecanismo: taquicardia juncional não paroxística: automatismo aumentado de foco juncional alto. Fenômeno de aquecimento e **desaquecimento**. A característica mais importante dessa taquicardia é que pode ser **marcador de doença associada grave**, como intoxicação digitálica, hipocalemia, isquêmica miocárdica, doença pulmonar obstrutiva crônica, doença inflamatória sistêmica.

c) Diagnóstico: taquicardia de QRS estreito, frequência ao redor de 70-120 bpm, na qual se observa frequência juncional (QRS) maior que frequência sinusal, podendo-se observar dissociação AV ou onda P retrógrada.

d) Tratamento: corrigir causa sistêmica associada.

e) Necessidade de internação: taquiarritmia de bom prognóstico, sendo indicado internação conforme doença de base associada.

Taquicardia atrial

a) Definição: taquicardia não dependente da junção AV, originada nos átrios, podendo estar localizada em uma região (focal) e se espalhando após, como também pode estar localizada em grandes regiões do átrio, principalmente junto a cicatriz ou barreiras naturais.

b) Apresentação clínica: a apresentação clínica é variável, podendo ser paroxística, sustentada ou não sustentada, na qual a queixa principal do paciente é de palpitação taquicárdica esporádica, com duração variável, algumas vezes podendo ser mal toleradas. A taquicardia atrial persistente apresenta correlação dos sintomas com a resposta ventricular rápida, dependente da condução pela junção AV. Nos casos de resposta ventricular adequada, o paciente pode estar assintomático ou apenas com palpitações aos esforços. Os pacientes com TA persistente e resposta ventricular elevada podem desenvolver taquicardiomiopatia e apresentar sintomas de insuficiência cardíaca.

c) Mecanismo e etiologia:

ETIOLOGIA	MECANISMO	CLASSIFICAÇÃO
Coração normal	Automatismo normal	TA focal automática
Intoxicação digitálica	Atividade deflagrada	TA focal
DPOC	Automatismo anormal ou Atividade deflagrada	TA multifocal
Doença cardíaca orgânica (DAC, valvopatias, cardiomiopatias)	Automatismo anormal ou reentrada	TA paroxística
Pós-operatório tardio de cirurgia cardíaca	Reentrada	TA cicatricial
Displasia atrial	Reentrada	TA paroxística ou persistente
	Macrorreentrada atrial (ICT)	*Flutter* atrial

Tabela 22.1 – Etiologia e mecanismo das taquicardias atriais.

Aumento gradual da FC cardíaca no início da taquicardia (fenômeno de aquecimento) ou diminuição gradual pouco antes do término da taquicardia (fenômeno de desaquecimento) são sugestivos de mecanismo automático. TA automáticas podem ser incessantes e de difícil controle na sala de emergência e podem levar à taquicardiomiopatia.

d) Diagnóstico: taquicardia QRS estreito, geralmente intervalo RP>PR, com morfologia de P diferente da sinusal, podendo esta estar dentro da onda T. Diferencia-se do flutter atrial pela linha isoelétrica entre as ondas P. A infusão de adenosina pode ser uma manobra útil para visualização das ondas P durante taquicardia.

e) Tratamento: (1) tratamento agudo: as drogas antiarrítmicas têm baixa eficácia na reversão das taquicardias atriais. A melhor terapêutica é a **cardioversão elétrica** realizada com choques de baixa intensidade (a partir de 50J). Entretanto, é importante salientar que nos casos de taquicardia atrial automática, a CVE raramente termina a taquicardia, nesses casos o uso de **betabloqueador** e **bloqueadores de canal de cálcio endovenosos** são mais adequados. Essas drogas também podem ser empregadas quando se deseja apenas o controle da resposta ventricular. Não existem estudos sobre o risco de embolização após cardioversão de TA, embora nos pacientes de maior risco com TA incessante, valvopatia mitral, disfunção de VE, tenta-se evitar a cardioversão sem segurança da ausência de trombos nos átrios, podendo-se optar apenas pelo controle de resposta. Nos casos de TA associado a intoxicação digitálica, deve-se aguardar a eliminação da droga. (2) Tratamento a longo prazo: betabloqueadores e bloqueadores de canal de cálcio podem ser tratamento inicial adequado; se houver recorrência, antiarrítmicos das classes Ia, Ic e III devem ser empregados. (3)

Ablação por RF: Independente do mecanismo, ablação por RF pode ser indicada e está associada a um sucesso de 86% e recorrência ao redor de 8%.

f) Necessidade de internação: casos nos quais a taquicardia atrial se torna incessante e não há controle da resposta ventricular porque esses pacientes podem evoluir com taquicardiomiopatia e insuficiência cardíaca congestiva.

Flutter atrial

a) Definição: taquicardia atrial macrorreentrante que apresenta características eletrocardiográficas típicas, que pode existir em indivíduos com coração normal, mas também em pacientes com cardiopatia, especialmente naqueles com **átrio direito aumentado.**

b) Mecanismo: macrorreentrada atrial geralmente associada ao anel da valva tricúspide, mais frequentemente no sentido anti-horário (típico), entretanto a reentrada pode se estabelecer no sentido horário (típico reverso) ou associada a outras estruturas atriais como istmo mitral e veias cavas (Flutter Atípico).

c) Apresentação clínica: os pacientes geralmente se apresentam com sintomas **agudos de palpitação**, dispneia, dor pré-cordial, fadiga, entretanto pode se manifestar também de maneira **insidiosa** com palpitações aos esforços e insuficiência cardíaca progressiva.

d) Diagnóstico: o *flutter* atrial manifesta-se ao ECG como taquicardia atrial na qual não se observa linha isoelétrica entre as ondas P. Quando o *flutter* é chamado de típico, as ondas P são regulares com frequência entre 250 e 350 bpm, com morfologia típica, similar a "serrilhado", com ondas P negativas nas derivações inferiores, geralmente conduzidas para os ventrículos na relação 2:1, com frequência cardíaca de 150 bpm.

e) Tratamento: nos casos de instabilidade hemodinâmica e nos pacientes com início da crise antes de 48 h e sem fatores de risco para desenvolver trombo atrial devem ser submetidos a **CVE sincronizada**, com energia baixa (50J). Nos pacientes estáveis ou com *flutter* atrial por mais de 48 h devemos controlar a resposta ventricular, utilizando-se drogas que diminuam a condução pela junção AV como **diltiazem EV** (0,25 mg/Kg em 2 minutos), **verapamil EV** (5 mg em 2 min) ou **metoprolol EV** (5 mg em 5 minutos). Infusão dessas drogas pode ser repetida se não houver controle da FC. A cardioversão do *flutter* pode ser obtida após demonstração de ausência de trombo atrial ou após três semanas de anticoagulação oral (RNI entre 2 e 3). A sobre-estimulação atrial também pode ser utilizada nos portadores de marca-passo. As drogas antiarrítmicas apresentam baixa taxa de reversão. Após cardioversão nos casos de recorrência, pode-se utilizar antiarrítmicos das **classes Ic e III** para manutenção do ritmo sinusal. Ablação por cateter é um procedimento de alto índice de sucesso e baixo risco que pode ser indicado já após o primeiro episódio.

f) Necessidade de internação e investigação adicional: se estáveis, os pacientes não necessitam de internação após episódio de flutter, devendo ser realizado ecocardiograma ambulatorial, para avaliar a presença e importância da cardiopatia.

Taquicardia atrial multifocal

a) Definição: taquicardia irregular, caracterizada por pelo menos 3 morfologias de onda P e em frequências diferentes.

b) Mecanismo: automatismo ou atividade deflagrada, frequentemente associada à doença pulmonar. Algumas vezes associado a distúrbio metabólico e intoxicação digitálica.

c) Tratamento: correção da descompensação pulmonar ou alteração metabólica. **Não está indicado** o uso de drogas antiarrítmicas e CVE.

Fibrilação atrial

a) Definição: Fibrilação atrial é a arritmia sustentada mais frequente na prática clínica, portanto também é a arritmia mais nos serviços de emergência. Caracteriza-se por ativação atrial desorganizada, sem atividade mecânica atrial efetiva. (É classificada atualmente em FA inicial na primeira detecção da arritmia ou FA crônica que pode se apresentar de três formas: [1] Paroxística: episódios com duração de até 7 dias; [2] persistente: episódios com duração superior a 7 dias; [3] permanente: arritmia documentada há longa data, quando a cardioversão não foi eficaz ou o médico tomou a decisão de não revertê-la.)

b) Mecanismo: estão envolvidos 2 mecanismos na sua origem. Atividade automática rápida de focos principalmente relacionados às veias pulmonares e múltiplas áreas de reentrada, que perpetuam a arritmia.

c) Apresentação clínica: a apresentação clínica inicial é variável. Os pacientes podem queixar-se de palpitações (sensação de irregularidade do ritmo cardíaco) ao repouso ou aos esforços, dispneia, piora da classe funcional da insuficiência cardíaca. Um evento embólico sistêmico também pode ser a primeira manifestação de FA. Devido à sua alta prevalência, pode estar presente em pacientes com outras patologias ou queixas, não sendo o motivo de procura à emergência. No exame físico encontramos irregularidade no pulso e variação na intensidade da primeira bulha.

d) Diagnóstico: ECG – irregularidade de intervalos RR, sem evidência de ativação atrial organizada e regular (ondas f).

e) Investigação complementar: ECG (em ritmo sinusal). Pode nos informar sobre mecanismo associado à sua origem (extrassístoles atriais frequentes), presença de cardiopatia associada (sobrecarga atrial e ventricular, bloqueios de ramo, isquemia). **Radiografia de tórax:** importante na avaliação da circulação pulmonar e na dimensão do átrio esquerdo. **Ecocardiograma transtorácico:** exame importante na avaliação dos pacientes com fibrilação atrial, podendo avaliar a presença e repercussão de cardiopatias. Apresenta baixa sensibilidade para detecção de trombos nos apêndices auriculares. **Exames laboratoriais:** devem ser descartados distúrbios hidroelétrolíticos e disfunção tireoidiana.

INVESTIGAÇÃO CLÍNICA E LABORATORIAL DE PACIENTE COM FIBRILAÇÃO ATRIAL
Avaliação Mínima
1. História e exame físico, **para definir**
• Presença e natureza dos sintomas associados à FA   • Tipo clínico da FA   • Tempo de início do primeiro sintoma ou data do descobrimento da FA   • Frequência, duração, fatores precipitantes e modos de término FA.   • Resposta a fármacos usados previamente   • Presença de doença associada
2. Eletrocardiograma, **para identificar**
• Ritmo (confirmar FA)   • Hipertrofia de VE   • Morfologia e duração de P e morfologia das ondas fibrilatórias   • Pré-excitação   • Bloqueios de ramo   • IAM prévio   • Outras arritmias atriais   • Medir e seguir RR, QRS e QT.
3. Radiografia de Tórax, **para avaliar**
• Parênquima pulmonar   • Vasculatura pulmonar
4. Ecocardiograma, **para identificar**
• Doença valvar   • Tamanho dos átrios   • Tamanho dos ventrículos   • Pressão de VD   • Hipertrofia de VE   • Trombo em AE (baixa sens.)   • Doença pericárdica
5. Testes de função tireoidiana
• Primeiro episódio de FA   • Resposta ventricular com difícil controle   • Recorrência inesperada após CVE
Avaliação Adicional – Um ou vários testes podem ser necessários
1. Teste de esforço
• Para reproduzir FA induzida ao esforço   • Para excluir isquemia antes do início de tratamento com drogas Ic
2. Holter
• Para avaliar controle de resposta
3. Ecocardiograma transesofágico
• Para identificar trombo no AE   • Guiar cardioversão

Tabela 22.2

f) Tratamento: similar ao *flutter* atrial se instabilidade CVE. Nos casos de pacientes estáveis podemos optar por (1) controle de resposta ventricular em pacientes onde o tempo de FA não é bem definido ou nos casos que se opta por não tentar cardioversão (tentativas prévias ineficazes, paciente assintomático em anticoagulação). As drogas utilizadas são: bloqueadores de cálcio, betabloqueador, digital, algumas vezes amiodarona. (2) Reversão para ritmo sinusal: pode-se utilizar drogas antiarrítmicas ou cardioversão elétrica. As **drogas antiarrítmicas** apresentam maior índice de cardioversão se início da FA for menor que sete dias. As drogas mais utilizadas são **amiodarona** (*bolus* 5-7 mg/Kg em 30 minutos), **propafenona** (oral 600 mg) e **quinidina** (0,75-1 g oral dividido doses a cada 6 horas associado a droga para controle de FC). **Cardioversão elétrica** apresenta alto índice de reversão, entretanto envolve a necessidade de jejum e de sedação. Choque deve ser sincronizado com energia inicial de 200J e, nos casos de insucesso, podemos utilizar energia maior, posição AP das pás, uso de atropina, ou infusão de drogas antiarrítmicas que facilitam a cardioversão. Importante **reconhecer a causa do insucesso**: se a recorrência foi imediata ou se houve falha na reversão. Nos casos de FA paroxística, principalmente nos pacientes com **coração normal, o índice de reversão espontânea é alto** (ao redor de 60% em 24hs). Nesses casos, controlar a FC e aguardar é uma das possibilidades. A outra é utilizar drogas antiarrítmicas para encurtar o tempo da crise. A propafenona, utilizada em uma dose de 450 mg via oral (pacientes com < 60 Kg) ou 600 mg (> 60 Kg) apresenta taxa de reversão de 85%. Um ponto importantíssimo quando se planeja a reversão para ritmo sinusal é o **risco de embolia**. Sempre que se desconhece o tempo de início da FA ou esse tempo é maior que 48h devemos **investigar a presença de trombo atrial ou anticoagular o paciente por pelo menos quatro semanas**, para proceder a cardioversão **elétrica ou química**. Outra maneira efetiva para realizar a cardioversão é a realização de **ecocardiograma transesofágico** antes da cardioversão para afastar a presença de trombos e após a CVE o paciente é mantido sob anticoagulação **desde o momento do ecocardiograma até pelo menos quatro semanas após reversão**. Antiarrítmicos das classes Ia, Ic e III podem ser utilizados para manutenção do ritmo sinusal. Na comparação da amiodarona, sotalol e propafenona houve **maior percentagem de manutenção do ritmo sinusal nos pacientes com amiodarona**. Entretanto, devido aos efeitos colaterais do seu uso crônico, prefere-se como tratamento inicial o sotalol e a propafenona. **Não se deve utilizar propafenona em pacientes com cardiopatia isquêmica**, assim como sotalol em pacientes com disfunção de VE e asma. Anticoagulação crônica está indicada em todos os pacientes com fibrilação atrial (crônica ou paroxística) com pelo menos um fator de risco para embolia (Tabela 22.3), desde que não haja contraindicação.

FATORES DE RISCO PARA EMBOLIA EM PACIENTES COM FA	
Idade > 65 anos	Hipertensão arterial
Valvopatia reumática	Fração de ejeção <35%
Insuficiência cardíaca	Diabetes *mellitus*
Evento tromboembólico prévio	Tireotoxicose

Tabela 22.3 – Fatores de risco para embolia em pacientes com FA.

DROGA	BOLUS	DOSE MÁXIMA	MANUTENÇÃO
Metoprolol	5 mg em 5 min	15 mg (pode ser repetida 5mg a cada 5 min)	betabloqueador oral atenolol 25 mg (inicial)
Verapamil	5-10 mg em 5 min	15 mg (pode ser repetido após 30 min)	verapamil oral 80 mg 3x/d
Diltiazem*	0,25 mg/Kg em 2 min	*bolus* de 0,35mg/Kg (pode ser repetido após 5 min)	EV 10 mg/h ou oral 60 mg 3x/d
Cedilanide*	0,2 mg EV	0,4 mg	Digoxina 0,125 a 0,25 mg/d oral

* Drogas que podem ser utilizadas em paciente com disfunção ventricular e/ou congestão pulmonar

Tabela 22.4 – Drogas utilizadas para controle de resposta da fibrilação atrial e *flutter*.

g) Necessidade de internação: a internação está indicada nos casos em que não se consegue bom controle da resposta ventricular e nos casos em que está associada a acidente vascular cerebral, ICC descompensada, isquemia miocárdica, crises de tireotoxicose e em valvopatias graves, especialmente estenose mitral.

Taquicardias ventriculares

a) Definição: taquicardia ventricular (TV) é a sequência de três ou mais batimentos de origem ventricular com frequência entre 100 e 250 bpm. Quando a FC é < 100 bpm, denomina-se de **Ritmo idioventricular acelerado (RIVA)**. Quando a frequência é > 250 bpm e não é possível identificar uma linha isoelétrica entre os complexos QRS, denomina-se de *flutter* **ventricular**. Na **fibrilação ventricular (FV)** os complexos QRS são polimórficos e a frequência superior a 300 bmp.

Várias síndromes clínicas podem se configurar dependendo do tipo de TV, de sua repercussão hemodinâmica e dos mecanismos fisiopatológicos envolvidos.

b) Etiologia: as TVS podem ocorrer em indivíduos com o coração estruturalmente normal (formas idiopáticas), mas em geral ocorrem em pacientes com cardiopatias estruturais. Surgem frequentemente na fase aguda do infarto do miocárdio, em consequência da isquemia miocárdica aguda. São menos frequentes, na fase crônica do infarto do miocárdio, secundárias a circuitos eletrofisiológicos anatômicos formados pelo miocárdio sobrevivente nas áreas de cicatrizes. A cardiopatia chagásica, a cardiopatia dilatada idiopática, as cardiopatias congênitas operadas (tetralogia de Fallot em especial) e a displasia ventricular arritmogênica são outras cardiopatias que apresentam TV em sua evolução.

c) Mecanismos: embora o mecanismo eletrofisiológico da maior parte das TV recorrentes seja por reentrada relacionada com áreas de cicatrizes, em alguns casos a deflagração das crises depende de estimulação simpática intensa, processo inflamatório ou isquêmico, disfunção ventricular acentuada, distúrbios metabólicos ou ação de drogas antiarrítmicas que induzem automatismo anormal e atividade deflagrada.

d) Classificação: a apresentação clínica das taquicardias ventriculares depende das seguintes associações: 1 – Características eletrocardiográficas: A – Morfologia dos complexos QRS: *monomórficas* (uma única morfologia) ou *polimórficas* (duas ou mais morfologias do complexo QRS durante taquicardia); B – Tempo de sustentação: *não sustentadas* (mais de três batimentos e duração menor de 30 segundos) e *sustentadas* (duração maior de 30 segundos, persistentes ou autolimitadas); C – forma de apresentação: *paroxística* (esporádica ou frequente) ou *incessante*. 2 – Presença, tipo de cardiopatia e fase de sua evolução. 3 – Repercussão hemodinâmica: se bem ou mal tolerada. 4 – Presença de possíveis fatores deflagradores transitórios como drogas, medicamentos e distúrbios tóxicos e metabólicos.

e) As manifestações clínicas variam de palpitações taquicárdicas à síncope e parada cardíaca.

f) O prognóstico e a conduta terapêutica dependem do mecanismo fisiopatológico responsável pela taquicardia, de sua repercussão hemodinâmica e dos problemas clínicos associados.

g) Tratamento: deve ser individualizado – principais tipos:

1- Taquicardia ventricular monomórfica sustentada

a) Mal tolerada: (nível de consciência diminuído, PA sistólica < 90 mmHg, Saturação de O2 < 90%) = CVE.

b) Bem tolerada: (paciente consciente, PA sistólica > ou = 90 mmHg e saturação O2> 90%):

1. Lidocaína (2%) – 1 mg/kg IV –infusão rápida. Taxa de reversão é baixa (20%-30%), mas como seu efeito é rápido e não provoca distúrbio hemodinâmico é a primeira droga a ser administrada. No insucesso, três possibilidades:

2. Procainamida – até 15 mg/kg ou queda da PA. (Ampola = 500 mg). Injetar 100 mg IV rápido e 50 mg/min. Melhor taxa de reversão (50%-70%). Principais efeitos colaterais: hipotensão arterial, depressão miocárdica, bloqueio AV total em indivíduos com baixa reserva do sistema de condução (alerta: bloqueio bifacicular e síncopes prévias).

3. Amiodarona – 300 mg IV em 30 minutos (ampola = 150 mg). Taxa de reversão menor que a procainamida (30%-50%). Principais efeitos colaterais: hipotensão arterial, bradicardia sinusal e torsades de pointes (raro).

4. CVE (100 ou 200J). Caso não haja reversão com uma dos esquemas anteriores (lidocaína + procainamida) ou (lidocaína + amiodarona), preparar e realizar a cardioversão. Evitar a associação de outras drogas antiarrítmicas nesta fase.

> **Lembrar:** a taquicardia ventricular idiopática (coração normal) com origem no ventrículo esquerdo (ECG: BRD com D2, D3 e aVF negativos) é sensível ao verapamil e a taquicardia ventricular idiopática com origem no ventrículo direito (V1 negativo e D2, D3, aVF positivos) é sensível a adenosina.

c) Recorrente ou Incessante após a reversão inicial

1. Manter nível sérico do K acima de 4,0 mEq/l – Reavaliar possível infusão excessiva de drogas beta-adrenérgicas

2. Adicionar betabloqueador, se não houver contraindicação

3. Amiodarona – 1.800 mg/dia em infusão contínua, após os 300 mg iniciais

4. Procainamida – 3,0 g/dia em infusão contínua

5. Nos casos refratário está indicado a avaliação eletrofisiológica invasiva e ablação por cateter

2. Taquicardias ventriculares polimórficas

Apresentam-se em surtos recorrentes ou incessantes. Dois tipos com conduta distinta devem ser diferenciados:

a) Síndrome do intervalo QT longo adquirido, secundária a distúrbio metabólico importante (hipopotassemia), bradicardia excessiva ou efeito de drogas (antiarrítmicos, antiestamínicos, antibióticos, neurolépticos). As taquicardias são muito rápidas e mal toleradas e necessitam CVE. A conduta é identificar os possíveis fatores deflagradores, corrigir os distúrbios eletrolíticos, remover as drogas precipitantes e aumentar a FC com atropina ou drogas beta-estimulantes enquanto se implanta um marca-passo ventricular provisório.

b) Síndrome do intervalo QT longo congênito (ausência de agentes causais, história de morte súbita familiar ou de síncope recorrente). Nesses casos, a descarga adrenérgica é o principal deflagrador dos episódios. A sedação e os betabloqueadores são as medidas mais importantes para controle das crises. As drogas antiarrítmicas não são indicadas, exceto a lidocaína que pode ser efetiva em casos especiais.

3. Fibrilação ventricular recidivante

Alguns pacientes apresentam crises recorrentes, às vezes subentrantes de taquicardias ventriculares rápidas e fibrilação ventricular que necessitam CVE de repetição. Em geral, este estado clínico é secundário a distúrbios metabólicos graves como isquemia miocárdica, hipopotassemia e insuficiência cardíaca em fase final. Entretanto, também pode ser secundário a distúrbio da repolarização induzido por drogas. A análise do registro do início da crise pode ser útil ao identificar o intervalo QT longo seguido de taquicardia ventricular polimórfica *(torsades de pointes)*.

Referências bibliográficas

1. Blomstrom-Lundqvist C. ACC/AHA/ESC guidelines for the management of patients with supraventricular arrhythmias – executive summary. J Am Coll Cardiol, Oct 2003; 42: 1493-531.

2. Brugada P, Brugada J, Mont L, et al. A new approach to the differential diagnosis of a regular tachycardia with a wide QRS complex. Circulation, 1991; 83:1649.

3. Crawford MH. Current diagnosis & treatment in cardiology, McGraw-Hill, 2003. Capítulos 19, 20 e 21.

4. Fuster V. ACC/AHA/ESC Guidelines for the Management of Patients With Atrial Fibrillation: Executive Summary. Circulation, Oct 2001; 104: 2118-50.

5. Martinelli Filho M. Diretrizes de fibrilação atrial. Arq. Bras. Cardiol., vol. 8, (suplemento VI), 2003.

6. Scanavacca MI. Diretrizes para avaliação e tratamento dos pacientes com arritmias Cardíacas. Arq. Bras. Cardiol. ,vol 79. Suplemento V, 2002.

7. Singer D. Antithrombotic therapy in atrial fibrillation. The Seventh ACCP Conference on Antithrombotic and Thrombolytic Therapy. Chest, 2004; 126:429S-456S.

8. Zipes D, Jalife J. Cardiac eletrophysiology: from cell to bedside. 4ª ed. Saunders, 2004.

Questões de Treinamento

Título de Especialista em Cardiologia – 2015
1. Homem de 76 anos foi admitido no serviço de emergência com queixa de palpitações taquicárdicas e refere ser portador de insuficiência cardíaca. Foi realizado o eletrocardiograma abaixo:
O diagnóstico eletrocardiográfico e o exame para esclarecimento da causa do ritmo cardíaco apresentado são, respectivamente:

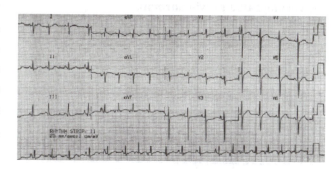

a) Fibrilação atrial, sorologia para Chagas.
b) Taquicardia sinusal, hemoglobina glicada.
c) Taquicardia atrial multifocal, nível sérico de digoxina.
d) Taquicardia sinusal, D-dímero.
e) Taquicardia juncional, sorologia para Chagas.

Título de Especialista em Cardiologia – 2015
2. MOS, 36 anos, masculino, passa em consulta ambulatorial queixando-se de palpitações taquicárdicas intermitentes há cerca de 10 meses, associadas a um leve desconforto torácico. Antecedentes pessoais: reumatismo e sopro na infância. Nega uso regular de medicações. Ao exame físico: ritmo cardíaco irregular, FC = 108 bpm, PA = 118 x 72 mmHg, ausculta cardíaca com sopro diastólico em ruflar e estalido de abertura em foco mitral. Ausculta pulmonar sem alteração significativa. Realizado eletrocardiograma, o qual evidenciou ritmo de fibrilação atrial, com elevada resposta ventricular. Qual é a melhor estratégia antitrombótica para esse paciente?
a) Ácido acetilsalicílico, 300 mg/dia, pelo risco intermediário de tromboembolismo.
b) Varfarina ajustada conforme RNI.
c) Sem necessidade de antitrombótico, por ter CHADS$_2$-VASc de zero.
d) Dabigatrana, 150mg, 2x/dia.
e) Apixabana, 5mg, 12/12 horas.

Título de Especialista em Cardiologia – 2015
3. A onda Épsilon em um traçado eletro-cardiográfico é característica de:

a) Síndrome de Brugada.
b) Hipotermia.
c) Cardiomiopatia hipertrófica.
d) Cardiomiopatia arritmogênica do ventrículo direito.
e) Taquicardia ventricular polimórfica catecolaminérgica.

Título de Especialista em Cardiologia – 2015
4. Paciente masculino, 32 anos, com história prévia de crises de palpitação taquicárdica. Deu entrada na emergência com queixa de palpitação de início há uma hora e sinais e sintomas de baixo débito cardíaco (ECG abaixo). Não apresenta cardiopatia estrutural (ecocardiograma prévio normal).

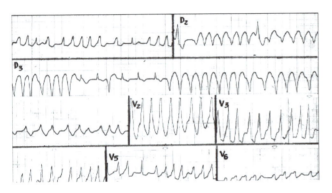

Quais são o diagnóstico e a conduta indicados?
a) Trata-se de taquicardia ventricular polimórfica. Cardioversão elétrica e posterior implante de cardioversor desfibrilador (CDI).
b) Trata-se de fibrilação atrial com aberrância. Cardioversão elétrica de imediato, anticoagulação e posterior ablação por cateter da fibrilação atrial.
c) Trata-se de fibrilação atrial em portador de pré-excitação ventricular. Cardioversão elétrica de imediato e posterior ablação da via acessória.
d) Trata-se de taquicardia ventricular (*Torsades de pointes*) associada à síndrome do QT longo congênito. Cardioversão elétrica e posterior implante de CDI.
e) Trata-se de taquicardia ventricular bidirecional (catecolaminérgica-dependente). Cardioversão elétrica de imediato, betabloqueador venoso e posterior implante de CDI.

Título de Especialista em Cardiologia – 2015
5. Em relação aos anticoagulantes na fibrilação atrial (FA), assinale a alternativa CORRETA.
a) A varfarina deve ser utilizada em doses maiores em pacientes com idade superior a 65 anos devido ao maior risco de tromboembolismo nessa faixa etária.
b) Os novos anticoagulantes orais rivaroxabana e dabigatrana agem reduzindo a síntese de fatores de coagulação não dependentes de vitamina K.
c) Os novos anticoagulantes orais são contraindicados em pacientes portadores de prótese valvar metálica.
d) A apixabana teve taxa de sangramento igual à da varfarina nos estudos randomizados, sendo sua principal vantagem a conveniência de não necessitar de ajuste de dose com base em exames laboratoriais.
e) A dabigatrana age bloqueando o fator Xa e pode ser utilizada em pacientes portadores de FA valvar e não valvar.

Título de Especialista em Cardiologia - 2015
6. Sobre as alterações dos distúrbios hidroeletrolíticos no eletrocardiograma de repouso, pode-se afirmar que:
a) A hipocalcemia não interfere na duração do segmento ST.
b) A hipercalcemia encurta a fase 2 do potencial de ação aumentando o segmento ST.
c) A hiperpotassemia causa alargamento do complexo QRS e aumento da amplitude da onda P.
d) O efeito mais precoce da hiperpotassemia é o desenvolvimento da onda T mais estreita e pontiaguda "em tenda".
e) A hiponatremia pode causar onda J (onda de Osborn).

Título de Especialista em Cardiologia - 2015
7. Mulher, 69 anos, diabética, com infarto há 3 anos, fração de ejeção do ventrículo esquerdo =35%, procura o pronto-socorro por palpitações taquicárdicas iniciadas há quatro horas. Nega dor torácica, síncope ou dispneia. Ao exame físico, PA=144 x 80 mmHg, FC=143bpm, eupneica e afebril; ausculta pulmonar limpa; sem edema ou turgência jugular. O eletrocardiograma está ilustrado a seguir.

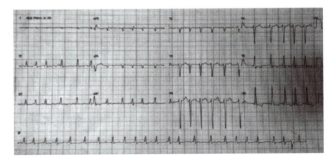

Sobre o seu tratamento é CORRETO afirmar:
a) Independentemente da conduta antiarrítmica escolhida, esta paciente possui indicação de anticoagulação oral para a prevenção de fenômenos cardioembólicos.
b) O tratamento imediato desta paciente é a cardioversão elétrica, de modo a evitar a possibilidade de instabilidade hemodinâmica.
c) Propafenona, antiarrítmico da classe IC, é uma das medicações possíveis de ser utilizada para a reversão farmacológica do ritmo desta paciente.
d) Ablação por cateter de radiofrequência não é uma opção para esta paciente, caso ela se torne refratária às me-

dicações para controle de ritmo, devido ao alto risco do procedimento.
e) Caso seja optado por controle da frequência cardíaca, podem ser utilizadas as seguintes medicações: betabloqueador, inibidor dos canais de cálcio do tipo não di-hidropiridínico, digoxina e ivabradina.

8. Título de Especialista em Cardiologia – 2013
Paciente de 67 anos com antecedentes de angioplastia coronária há dois anos apresenta palpitações de início súbito.

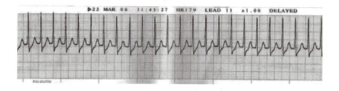

PA: 120 x 80 mmHg, ausculta pulmonar normal, nega síncope. Qual é a intervenção inicial para o paciente com este traçado eletrocardiográfico?
a) Administração intravenosa de verapamil.
b) Manobra de Valsalva.
c) Cardioversão sincronizada.
d) Administração intravenosa de adenosina.
e) Desfibrilação imediata.

9. Título de Especialista em Cardiologia – 2012
Leia as seguintes afirmações sobre a amiodarona e assinale a alternativa CORRETA:
I. A excreção é basicamente hepática, minimamente renal, e a cirrose hepática é incomum, mas pode ser fatal.
II. O início da ação após a administração oral é de dois a três dias e, quando administrada por via intravenosa, é de uma a duas horas.
III. Antagoniza de forma não-competitiva os receptores beta e alfa adrenérgicos e a conversão de tiroxina em triiodotironina.
a) Apenas I e II estão corretas.
b) Apenas I e III estão corretas.
c) Apenas II e III estão corretas.
d) Todas estão corretas.
e) Todas estão erradas.

10. Título de Especialista em Cardiologia – 2012
Em relação às arritmias ventriculares na síndrome do QT longo, escolha a afirmativa CORRETA:
a) Na síndrome do QT longo tipo 1, ocorrem preferencialmente durante atividades físicas, e estes pacientes apresentam menor sobrevida acumulada livre de eventos quando comparada com os outros tipos.
b) Na síndrome do QT longo tipo 2, estão relacionadas a estados emocionais, e estes pacientes apresentam menor sobrevida acumulada livre de eventos quando comparada com os outros tipos.
c) Na síndrome do QT longo tipo 3, ocorrem preferencialmente durante o sono, e estes pacientes apresentam menor sobrevida acumulada livre de eventos quando comparada com os outros tipos.
d) Na síndrome do QT longo tipo 1, ocorrem preferencialmente durante o sono, e estes pacientes apresentam maior sobrevida acumulada livre de eventos quando comparada com os outros tipos.
e) Na síndrome do QT longo tipo 2, ocorrem preferencialmente durante atividades físicas e estes pacientes apresentam menor sobrevida acumulada livre de eventos quando comparada com os outros tipos.

Título de Especialista em Cardiologia – 2008
11. O mecanismo mais comum de desencadeamento de taquiarritmias é a reentrada. Dentre as arritmias a seguir, que forma de macrorreentrada geralmente não é interrompida por manobras vagais ou por administração de adenosina intravenosa?
a) *Flutter* atrial com condução anterógrada por feixe acessório.
b) Taquicardia ortodrômica atrioventricular na síndrome de Wolff-Parkinson-White.
c) Taquicardia antidrômica atrioventricular na síndrome de Wolff-Parkinson-White.
d) Reentrada nodal atrioventricular lenta-rápida típica.
e) Reentrada nodal atrioventricular rápida-lenta atípica.

Título de Especialista em Cardiologia – 2008
12. Em relação ao tratamento da fibrilação atrial aguda, assinale a assertiva CORRETA:
a) Quanto maior o tamanho do átrio esquerdo, menor a chance de sucesso na cardioversão elétrica.
b) Cardioversão elétrica não sincronizada está indicada na presença de QT longo.
c) Administração de amiodarona intravenosa alcança taxas de reversão em torno de 90% em 24 horas.
d) Sotalol por via oral é a droga de escolha para reversão em pacientes com insuficiência cardíaca.
e) Em pacientes diabéticos com sintomas há 1 semana, a melhor opção é a cardioversão sem anticoagulação, devido ao risco de sangramento.

Título de Especialista em Cardiologia – 2008
13. Homem de 67 anos, assintomático, com diagnóstico de miocardiopatia dilatada e em tratamento farmacológico otimizado, chegou à emergência com palpitações. A fração de ejeção do ventrículo esquerdo foi estimada em 40%. O eletrocardiograma mostrou taquicardia ventricular monomórfica sustentada. O estudo eletrofisiológico fez o diagnóstico de taquicar-

dia ventricular por reentrada entre ramos. Qual a conduta mais adequada?
a) Administração de doses elevadas de verapamil por via oral.
b) Ablação por radiofrequência de um dos ramos
c) implante de marca-passo cardíaco ventricular com capacidade de terapia antitaquicardia.
d) Implante de ressincronizador cardíaco atriobiventricular.
e) Implante de cardioversor-desfibrilador.

Título de Especialista em Cardiologia – 2008
14. A amiodarona é um fármaco rico em iodo. Em relação ao seu efeito sobre a tireoide, pode-se afirmar que:
I. A tireotoxicose induzida pela amiodarona ocorre com prevalência de 30%.
II. A prevalência global de hipotireoidismo em pacientes tratados com amiodarona fica entre 45 e 50%.
III. O efeito sobre a função tireoidiana não é dose-dependente e pode ocorrer a qualquer tempo após o início do tratamento.
a) Apenas a I está correta.
b) Apenas a II está correta.
c) Apenas a III está correta.
d) I e II estão corretas.
e) Todas estão corretas.

Título e Especialista em Cardiologia – 2008
15. Em relação à síncope, pode-se afirmar que:
a) Normalmente, a de origem cardíaca tem início rápido e é precedida de pródromos.
b) A de origem cardíaca está associada a movimentos convulsivantes e incontinência urinária.
c) Quando relacionada ao esforço, sugere a presença de estenose mitral.
d) Quando tem duração e recuperação rápidas, afasta uma etiologia neurocardiogênica.
e) Períodos mais longos de inconsciência sugerem estenose aórtica.

Título de Especialista em Cardiologia – 2008
16. No diagnóstico diferencial da palpitação, é CORRETO afirmar que:
I. A palpitação caracterizada por baixa frequência cardíaca pode ser devida ao bloqueio atrioventricular ou à disfunção do nó sinusal.
II. Quando a palpitação começa e termina abruptamente, frequentemente é decorrente de uma arritmia paroxística.
III. Início e término graduais sugerem taquicardia sinusal e/ou estado de ansiedade.
a) Apenas a I está correta.
b) Apenas a II está correta.
c) Apenas a III está correta.
d) I e II estão corretas.
e) Todas estão corretas.

Título de Especialista em Cardiologia – 2008
17. Qual o diagnóstico do ECG (figura) a seguir?

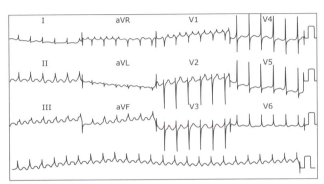

a) Taquicardia paroxística variável.
b) Taquicardia atrioventricular incessante.
c) Taquicardia sinusal com bloqueio atrioventricular variável.
d) *Flutter* atrial.
e) Taquicardia atrial 2:1.

Título de Especialista em Cardiologia – 2008
18. Homem de 75 anos de idade, com história de infarto do miocárdio prévio, sentiu palpitações enquanto dirigia e apresentou uma síncope; ao retomar a consciência, seu carro estava caído em uma vala sem que ele se lembrasse exatamente do que havia acontecido. Qual das seguintes causas da síncope é a mais provável?
a) Epilepsia.
b) Síncope neurocardiogênica.
c) Taquicardia ventricular.
d) Bloqueio atrioventricular de grau avançado.
e) Estenose aórtica grave.

Título de Especialista em Cardiologia – 2008
19. Em relação à investigação e ao tratamento da síncope, qual das seguintes afirmativas está CORRETA?
a) O teste de inclinação ortostática (*tilt test*) deve ser realizado em todos os pacientes com estenose aórtica grave e síncope, para descartar uma etiologia vasovagal.
b) A massagem do seio carotídeo está contraindicada em pacientes acima de 80 anos de idade.
c) Aumento da ingestão de sal e fluidos é o tratamento inicial da hipersensibilidade do seio carotídeo com resposta cardioinibitória.
d) Adotar medidas não farmacológicas e evitar desencadeantes constitui a terapia inicial da síncope vasovagal.
e) A presença de palpitações precedendo a síncope exclui a necessidade de fazer estudo eletrofisiológico para o diagnóstico.

Título de Especialista em Cardiologia – 2008
20. Mulher de 46 anos deu entrada no pronto-socorro com história de palpitações constantes de início há 30 minutos. Ao exame físico: PA = 110/75 mmHg, FC = 200 bpm, ritmo cardíaco regular.
Ao ECG: ritmo regular e taquicárdico, duração do intervalo QRS = 70ms. Realizada manobra vagal, observou-se um curto período de dissociação atrioventricular, não ocorrendo reversão da taquicardia. Dentre as opções a seguir, assinale o provável diagnóstico:
a) Taquicardia por reentrada nodal.
b) Taquicardia por reentrada por via acessória, com condução retrógrada.
c) Taquicardia atrial.
d) Taquicardia ventricular fascicular.
e) Taquicardia reciprocante atrioventricular antidrômica.

Título de Especialista em Cardiologia – 2008
21. Paciente de 21 anos apresentou parada cardiorrespiratória durante jogo de futebol, tendo sido ressuscitado com sucesso após o uso de desfibrilador externo automático. Em avaliação posterior, sem alterações de exame físico, seu ECG apresentava ritmo sinusal, FC = 68bpm, bloqueio de ramo direito e supradesnivelamento do segmento ST nas derivações V1 e V2. Qual a conduta CORRETA a ser tomada?
a) Prescrição de amiodarona.
b) Implante de cardioversor-desfibrilador.
c) Solicitação de estudo eletrofisiológico.
d) Solicitação de Holter de 24 horas.
e) Realização do teste da procainamida.

Título de Especialista em Cardiologia – 2008
22. A ablação por radiofrequência é uma terapêutica efetiva na presença de:
a) Taquicardia ventricular polimórfica.
b) Taquicardia ventricular relacionada com cardiomiopatia dilatada.
c) Taquicardia ventricular ramo a ramo.
d) Taquicardia ventricular monomórfica de frequência elevada.
e) Taquicardia ventricular pós-infarto.

Título de Especialista em Cardiologia – 2008
23. Qual a cardiopatia congênita mais frequentemente associada à síndrome de Wolff-Parkinson-White?
a) Anomalia de Ebstein.
b) Comunicação interatrial.
c) Comunicação interventricular.
d) Tetralogia de Fallot.
e) Transposição dos grandes vasos da base.

Título de Especialista em Cardiologia – 2008
24. Em relação ao emprego de drogas antiarrítmicas, qual das seguintes afirmações está CORRETA?
a) Sotalol é a droga de escolha para o tratamento da síndrome do QT longo tipo I.
b) Por suas propriedades eletrofisiológicas, a amiodarona não pode ser utilizada em pacientes com síndrome de Wolff-Parkinson-White.
c) A adenosina está indicada para cardioversão química de flutter atrial.
d) A propafenona é a droga de escolha para evitar recorrência de fibrilação atrial em pacientes com fração de ejeção menor que 35%.
e) A adenosina é a primeira opção para tratamento agudo de taquicardia supraventricular regular com QRS estreito.

O caso clínico a seguir deve ser utilizado para responder às questões 25 e 26.

Homem de 42 anos vem ao pronto-socorro com queixa de palpitação taquicárdica, tonturas e náuseas. Ao exame, encontra-se com hipotensão postural. O ECG pode ser visto a seguir.

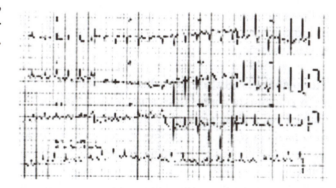

Título de Especialista em Cardiologia – 2007
25. Qual é o tipo de arritmia que esse paciente apresenta?
a) Taquicardia paroxística supraventricular com bloqueio atrioventricular variável.
b) Taquicardia atrioventricular incessante.
c) Taquicardia sinusal com bloqueio atrioventricular variável.
d) *Flutter* atrial.
e) Fibrilação atrial.

Título de Especialista em Cardiologia – 2007
26. Com base no diagnóstico, qual seria a conduta mais adequada?
a) Verapamil intravenoso.
b) Lidocaína intravenosa.
c) Cardioversão elétrica com 75J.
d) Adenosina intravenosa.
e) Desfibrilação elétrica com 100J.

Título de Especialista em Cardiologia – 2007
27. Em relação às alterações eletrocardiográficas causadas pelos antiarrítmicos, qual das seguintes afirmações está CORRETA?
a) Propranolol, verapamil e diltiazem não modificam a frequência cardíaca e não alteram os intervalos PR e QT.
b) Mexiletina, lidocaína e difenilidantoína causam prolongamento da duração do QRS.
c) O sotalol, atualmente utilizado como antiarrítmico do grupo IV, é útil nos pacientes com arritmias secundárias e intervalo QT prolongado, pois reduz esse intervalo.
d) A propafenona encurta o intervalo PR e a duração do QRS.
e) Quinidina, procainamida e amiodarona prolongam a repolarização ventricular e, consequentemente, o intervalo QT.

Título de Especialista em Cardiologia – 2007
28. Em um paciente portador da síndrome de Wolff-Parkinson-White, um episódio de taquicardia paroxística supraventricular não deve ser tratado com:
a) Adenosina.
b) Verapamil.
c) Procainamida.
d) Propafenona.
e) Desfibrilação.

Título de Especialista em Cardiologia – 2007
29. A respeito de alguns tipos específicos de taquicardia ventricular, podemos afirmar que:
a) O *torsades des pointes* ocorre como complicação do uso de antiarrítmicos e também na síndrome do QT longo congênito.
b) No tratamento do *torsades des pointes* secundário ao efeito pró-arrítmico de alguns fármacos, opta-se por infundir procainamida ou propafenona.
c) Os pacientes com síndrome do QT longo congênito e *torsades des pointes* com síncope são considerados de baixo risco quanto à morte súbita, podendo ser tratados somente com betabloqueadores.
d) Na grande maioria dos casos, a taquicardia ventricular monomórfica repetitiva está associada a cardiopatias graves.
e) O ritmo idioventricular acelerado é uma forma grave de arritmia, sendo a principal causa de óbito na fase aguda do infarto do miocárdio.

Título de Especialista em Cardiologia – 2007
30. Em relação à farmacocinética da amiodarona, podemos afirmar que:
I. A concentração da droga no miocárdio é cerca de dez a cinquenta vezes maior do que aquela encontrada no plasma.
II. As doses não precisam ser reduzidas em pacientes com insuficiência renal.
III. Sua absorção, apesar de lenta e variável, é completa.
a) Somente a I está correta.
b) Somente a II está correta.
c) Somente a III está correta.
d) I e II estão corretas.
e) Todas estão corretas.

Título de Especialista em Cardiologia – 2007
31. Homem de 52 anos vem ao pronto-socorro com queixa de dor no peito. Logo após a monitoração, refere escurecimento da visão e mal-estar, apresentando queda da pressão arterial. Nesse momento, o registro do monitor é o apresentado na figura a seguir. Qual seria a hipótese diagnóstica mais provável e a melhor opção terapêutica?

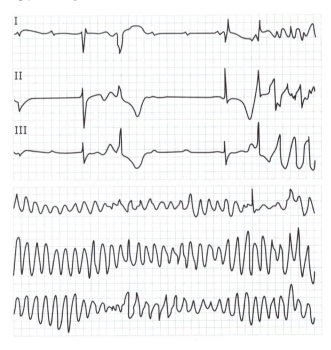

a) Taquicardia secundária à síndrome de Brugada – lidocaína intravenosa.
b) Taquicardia ventricular *(torsade de pointes)* – cardioversão elétrica imediata.
c) Taquicardia ventricular *(torsade de pointes)* – sulfato de magnésio intravenoso.
d) Fibrilação ventricular – cardioversão elétrica imediata.
e) Fibrilação ventricular – desfibrilação elétrica imediata.

Título de Especialista em Cardiologia – 2006
32. Homem de 66 anos de idade, portador de hipertensão arterial sistêmica e diabetes *mellitus*, procurou atendimento médico devido a palpitações que se intensificaram nos últimos 3 dias. ECG revelou fibrilação atrial com frequência ventricular média de 150 bpm

e morfologia normal dos complexos QRS. A pressão arterial era de 110/90 mmHg.
A conduta mais adequada neste caso é:
a) Cardioversão elétrica imediata.
b) Controle da frequência ventricular com amiodarona e prescrição de AAS 325mg/dia.
c) Início de heparinização plena por 12 horas, seguida de cardioversão elétrica e anticoagulação oral por 3 semanas.
d) Controle da frequência ventricular, início de heparinização plena e posterior realização de ecocardiograma transesofágico.

Título de Especialista em Cardiologia – 2006
33. Entre as opções descritas a seguir, é CORRETO afirmar que:
a) A amiodarona oral reduz a ejeção ventricular e o débito cardíaco em pacientes com taquicardia ventricular.
b) A lidocaína reduz a duração do potencial de ação da célula cardíaca (fase 3), possivelmente por aumentar a condutância ao potássio.
c) Devido à curta meia-vida de eliminação da amiodarona, os efeitos colaterais deste antiarrítmico tendem a desaparecer logo após a suspensão da aplicação deste composto.
d) A lidocaína é utilizada em pacientes com arritmias ventriculares, geralmente pela via intravenosa, mas pode induzir significativos efeitos colaterais para o lado do SNC, como tonturas, parestesias e mesmo convulsões.

Título de Especialista em Cardiologia – 2006
34. Paciente de 30 anos, previamente assintomática e apresentando quadro de palpitação sustentada, procura socorro médico, sendo observada frequência cardíaca de 180bpm e pressão arterial de 110/70mmHg. Com base no ECG realizado, dentre as opções a seguir, a conduta mais adequada será propor:

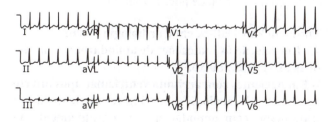

a) Adenosina 6 a 18 mg, IV.
b) Cardioversão elétrica, iniciando com 100J.
c) Verapamil IV, 5 a 10mg, por 1 a 2 minutos.
d) Amiodarona IV, 150mg, em 10 minutos, seguida de 150mg em 20 minutos.

Título de Especialista em Cardiologia – 2006
35. Atleta do sexo masculino, 15 anos de idade, apresentou episódio de síncope durante jogo de futebol. Ausculta cardíaca, eletrocardiograma de repouso e ecocardiograma foram normais. Foi solicitado teste ergométrico que, no nono minuto do protocolo de Bruce, apresentou as alterações documentadas a seguir.

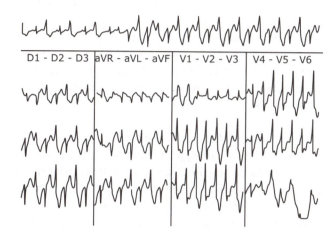

Mediante a análise do caso clínico e do teste ergométrico, é CORRETO afirmar que:
a) O paciente deve ser afastado do esporte e deve ser solicitado estudo eletrofisiológico em razão do bloqueio de ramo induzido pelo esforço.
b) As alterações do ritmo sugerem síndrome de pré-excitação ventricular, e são recomendados afastamento de atividades físicas e estudo eletrofisiológico.
c) O paciente deve ser afastado do esporte e iniciado tratamento com propranolol VO devido à possibilidade de taquicardia ventricular polimórfica catecolaminérgica.
d) Na ausência de cardiopatia estrutural, as alterações do ritmo apresentadas são benignas, não necessitam de tratamento, e o indivíduo pode ser liberado para prática esportiva.

Título de Especialista em Cardiologia – 2006
36. Paciente de 27 anos, portadora de síndrome de Wolff-Parkinson-White, apresentou três episódios de síncope precedidos de palpitação no último ano. A primeira conduta a ser adotada será:
a) Iniciar propafenona por via oral.
b) Considerar fortemente a possibilidade de síncope por taquiarritmia e iniciar betabloqueador oral.
c) Afastar a possibilidade de síncope neurocardiogênica com *tilt-test,* antes de iniciar qualquer tratamento.
d) Solicitar eletrocardiograma dinâmico de 24 horas pelo sistema Holter, para comprovar o diagnóstico de taquiarritmia.

Título de Especialista em Cardiologia – 2006
37. Mulher, 60 anos, com história de episódios recorrentes de fibrilação atrial, há 3 anos em uso de amiodarona 200mg/dia de segunda a sexta-feira. Em relação ao risco de hipotireoidismo nesta paciente, relacionado à amiodarona, a conduta ideal seria:
a) Reduzir o risco em 50%, diminuindo a dose para 100mg/dia.
b) Avaliar a função tireoidiana agora e repetir a cada 3 meses.
c) Avaliar a função tireoidiana e, se normal, considerar risco mínimo devido ao uso da droga há mais de 2 anos.
d) Dosagem seriada do T4 livre, que pode estar baixo mesmo na ausência de manifestações clínicas do hipotireoidismo.

Título de Especialista em Cardiologia – 2006
38. Homem de 35 anos, previamente hígido, apresentou episódio de síncope. Realizou eletrocardiograma (a seguir) 6 horas após o evento clínico. Marcadores de necrose miocárdica realizados após o eletrocardiograma foram normais. O paciente relata um irmão com morte súbita precoce.

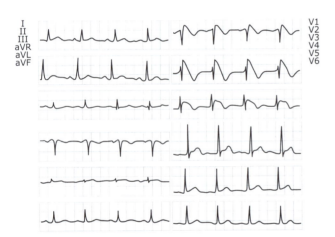

Mediante o caso descrito, todas as alternativas abaixo são pertinentes, exceto:
a) As alterações eletrocardiográficas decorrem, primariamente, de uma mutação do gene SCN5A.
b) A alteração eletrofisiológica, nesses casos, é derivada de uma perda de função dos canais de sódio.
c) A arritmia cardíaca mais comum nesses pacientes é o bloqueio atrioventricular total infra-hisiano.
d) As alterações do segmento ST em precordiais direitas ocorrem devido à dispersão da refratariedade transmural, principalmente no miocárdio ventricular direito.

Título de Especialista em Cardiologia – 2006
39. Dentre as arritmias a seguir, a que não decorre de mecanismo de reentrada, é:

a) *Flutter* atrial comum.
b) Taquicardia atrial multifocal.
c) Taquicardia supraventricular associada a feixe acessório atrioventricular.
d) Taquicardia ventricular monomórfica na fase tardia do infarto do miocárdio.

Título de Especialista em Cardiologia – 2006
40. Dentre as drogas antiarrítmicas a seguir, a que não deve ser utilizada no tratamento de arritmias ventriculares em pacientes com cardiopatia isquêmica e grave disfunção sistólica do ventrículo esquerdo é:
a) Propafenona.
b) Amiodarona.
c) Exiletine.
d) Dl-sotalol.

Título de Especialista em Cardiologia – 2006
41. Adolescente, do sexo masculino, 15 anos de idade, atleta de futebol, apresenta história recente de síncope durante exercício. Mediante o seguinte eletrocardiograma, a opção que indica a conduta imediata mais adequada a ser adotada, além de afastá-lo do esporte, é:

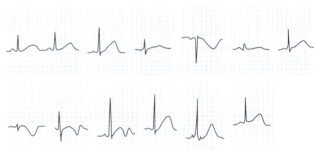

a) Iniciar propranolol via oral.
b) Solicitar parecer neurológico.
c) Solicitar estudo eletrofisiológico.
d) Solicitar dosagem de potássio sérico.

Título de Especialista em Cardiologia – 2005
42. Em relação às indicações de amiodarona, considere as assertivas abaixo.
I- Em pacientes com arritmia ventricular após infarto agudo do miocárdio, a sobrevida foi aumentada sob tratamento com amiodarona comparativamente ao uso de placebo.
II- Em fibrilação atrial recorrente, amiodarona mostra benefício superior ao de antiarrítmicos de classe I e sotalol.
III- Amiodarona está indicada no tratamento de taquiarritmias ventriculares e supraventriculares em adultos e crianças.
Quais são CORRETAS?

a) Apenas I.
b) Apenas II.
c) Apenas III.
d) Apenas I e II.
e) I, II e III.

Título de Especialista em Cardiologia – 2005
43. Homem de 66 anos sofreu um acidente vascular cerebral há seis meses, durante o qual se desenvolveu gradativa paralisia do lado esquerdo do corpo que perdurou por alguns dias. Foi hospitalizado, submetendo-se a tomografia e recebendo tratamento, com recuperação motora completa. Há dois anos sofreu infarto agudo do miocárdio com fibrilação atrial, para a qual se tentou reversão, sem sucesso. No momento, está assintomático. Qual fármaco deve ser preferencialmente usado de maneira contínua para prevenção secundária da doença cerebrovascular?
a) Warfarina (em doses que determinem INR entre 2 e 3).
b) Ácido acetilsalicílico.
c) Ticlopidina.
d) Dipiridamol.
e) Clopidogrel.

Título de Especialista em Cardiologia – 2005
44. Dentre os mecanismos que participam da gênese das arritmias cardíacas, qual o mais comumente observado?
a) Automatismo anormal.
b) Pós-potenciais precoces.
c) Reentrada.
d) Reflexão.
e) Pós-potenciais tardios.

Título de Especialista em Cardiologia – 2005
45. Em relação à cardioversão elétrica eletiva, assinale a assertiva CORRETA:
a) Cardioversão do *flutter* necessita de cargas maiores que cardioversão de fibrilação atrial.
b) Cardioversão de fibrilação atrial não é sincronizada.
c) Sistemas bifásicos necessitam de cargas maiores que sistemas monofásicos.
d) Quando a cardioversão externa falha, pode ser feita cardioversão interna (intracardíaca).
e) Suspensão da digoxina é sempre recomendada.

Título de Especialista em Cardiologia – 2005
46. Homem de 40 anos é encaminhado para avaliação por episódios de palpitação e síncope. O eletrocardiograma de repouso fora das crises está reproduzido a seguir. Qual o diagnóstico mais provável e qual a conduta a ser adotada?

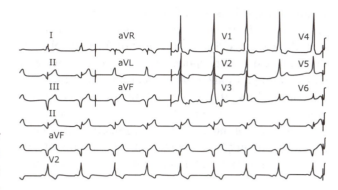

a) Infarto miocárdico posteroinferior – cineangiocoronariografia.
b) Infarto miocárdico posteroinferior – implante de cardioversor-desfibrilador.
c) Infarto miocárdico posteroinferior – administração de amiodarona por via oral.
d) Feixe acessório em anel mitral – ablação por radiofrequência.
e) Feixe acessório em anel mitral – administração de betabloqueador por via oral.

Título de Especialista em Cardiologia – 2005
47. Homem de 66 anos vem apresentando palpitações frequentes. Já realizou duas cardioversões elétricas com sucesso, mas a arritmia retornou em menos de uma semana, mesmo na vigência de tratamento clínico. Com base no estudo eletrocardiográfico a seguir (traçado igual ao do exame realizado antes das cardioversões elétricas), foi submetido à ablação por radiofrequência. Qual o diagnóstico mais provável e qual o objetivo do procedimento?

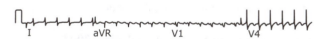

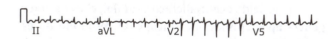

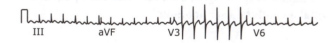

a) *Flutter* atrial típico anti-horário – bloqueio bidirecional em istmo cavotricuspídeo.
b) *Flutter* atrial atípico horário – bloqueio bidirecional em istmo cavotricuspídeo.
c) *Flutter* atrial típico anti-horário – interrupção do *flutter*.
d) *Flutter* atrial atípico horário – interrupção do *flutter*.
e) *Flutter* atrial atípico horário – não reindução do *flutter* após cardioversão elétrica.

Título de Especialista em Cardiologia – 2005
48. Homem de 35 anos veio à consulta por ter apresentado três episódios de síncope nos últimos seis meses, sempre durante repouso. Em sua história pessoal, não há qualquer particularidade; relata, porém, que o pai e um primo faleceram subitamente antes de completar 40 anos. Realizou eletrocardiograma (abaixo), ecocardiograma (normal), teste ergométrico (normal) e teste de inclinação (normal: sem sintomas ou alterações hemodinâmicas). Qual a conduta a ser adotada?

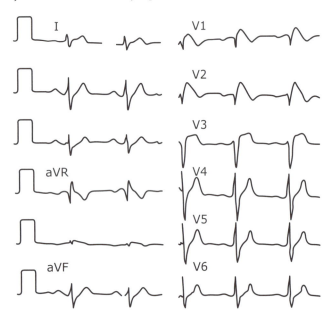

a) Administração de fludrocortisona.
b) Administração de disopiramida.
c) Administração de amiodarona.
d) Implante de marca-passo associado a betabloqueador.
e) Implante de cardioversor-desfibrilador.

Título de Especialista em Cardiologia – 2004
49. Mulher de 79 anos, com palpitações esporádicas, em uso de ácido acetilsalicílico e sotalol, chega à emergência após episódio de síncope. O resultado do estudo eletrocardiográfico realizado está reproduzido na figura a seguir. Qual o diagnóstico mais provável e qual a conduta a ser adotada?

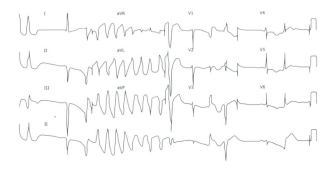

a) Síndrome do QT longo e *torsade de pointes* – suspender sotalol.
b) Fibrilação atrial com condução aberrante – administrar amiodarona por via intravenosa.
c) Síndrome de Wolff-Parkinson-White e fibrilação atrial – administrar amiodarona por via intravenosa.
d) Síndrome de Brugada – administrar esmolol por via intravenosa.
e) Taquicardia ventricular polimórfica catecolaminérgica – aumentar a dose de sotalol.

Título de Especialista em Cardiologia – 2004
50. Homem de 40 anos vem à consulta com queixa de palpitações frequentes. Relata diversas visitas à emergência, eventualmente com acentuado mal-estar. Traz os eletrocardiogramas de seu último episódio, revertido com cardioversão elétrica. A Figura 1 mostra o exame durante a taquicardia, e a Figura 2, o resultado após a reversão. Qual a conduta mais adequada para o tratamento desse paciente?

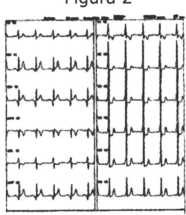

a) Administração de metoprolol (50 mg, por via oral, 2 vezes ao dia).
b) Administração de sotalol (120 mg, por via oral, 2 vezes ao dia).
c) Ablação por radiofrequência do feixe acessório

d) Ablação por radiofrequência da taquicardia ventricular.
e) Implante de cardioversor-desfibrilador.

Título de Especialista em Cardiologia – 2004
51. Em relação ao tratamento da fibrilação atrial aguda com elevada resposta ventricular durante infarto agudo do miocárdio, é CORRETO afirmar que:
a) Cardioversão elétrica não sincronizada é a primeira opção.
b) Administração intravenosa de lidocaína é uma opção para reversão ao ritmo sinusal.
c) Administração intravenosa de 10mg de verapamil é a primeira opção em pacientes com disfunção ventricular.
d) Administração intravenosa de esmolol é uma opção para controle da resposta ventricular.
e) marca-passo transvenoso transitório deve ser colocado para evitar bradicardia pós-reversão.

Título de Especialista em Cardiologia – 2004
52. Mulher de 19 anos apresentou episódio de síncope há dois anos, quando estava em uma fila de banco. Há dez meses e há duas semanas, foi acometida de mais dois episódios. Nos três eventos, teve náuseas antes de desmaiar e abundante sudorese fria após recobrar a consciência. Segundo relato de acompanhante, permaneceu desacordada por menos de 1 minuto. Fora das crises, o exame físico e o eletrocardiograma são normais. Qual dos seguintes exames tem maior chance de fornecer a causa dos episódios sincopais?
a) Monitorização por Holter de 48 horas.
b) Teste de inclinação.
c) Estudo eletrofisiológico invasivo.
d) Teste ergométrico em esteira rolante.
e) Doppler-ecocardiografia e mapeamento de fluxo em cores.

Título de Especialista em Cardiologia – 2004
53. Mulher de 69 anos, hipertensa, obesa e sedentária, mas sem história de cardiopatia isquêmica, apresentou fibrilação atrial persistente. Decidiu-se fazer cardioversão elétrica. Antes, a fim de prevenir embolização sistêmica e risco de acidente vascular encefálico, utilizou-se o fármaco que mais reduziu esse risco, como demonstrado em cinco grandes ensaios clínicos. Assinale-o.
a) Ácido acetilsalicílico.
b) Heparina não fracionada.
c) Warfarina (INR entre 2 e 3).
d) Warfarina (INR acima de 3).
e) Heparina fracionada.

Título de Especialista em Cardiologia – 2003
54. Arritmias cardíacas podem ser causadas por distúrbios em geração e/ou condução dos estímulos. Qual das taquiarritmias abaixo não se deve a mecanismo de reentrada?
a) *Flutter* atrial.
b) Taquicardia atrioventricular ortodrômica usando feixe anômalo.
c) Taquicardia atrioventricular antidrômica usando feixe anômalo.
d) *Torsade de pointes*.
e) Taquicardia ventricular ramo a ramo.

Título de Especialista em Cardiologia – 2003
55. Paciente masculino, 75 anos, com história de infarto agudo do miocárdio, apresentou dois episódios de síncope nos últimos dez dias, com fratura de mandíbula. O eletrocardiograma mostrou zona inativa anterior, sem alterações agudas, e o ecocardiograma, zona acinética anterior e fração de ejeção do ventrículo esquerdo de 45%. Realizado estudo eletrofisiológico invasivo, foram constatados: tempo de recuperação corrigido do nó sinusal de 350ms, tempo de condução His-ventricular (intervalo HV) de 115ms, extraestimulação atrial com fibrilação atrial não sustentada e extraestimulação ventricular sem indução de taquiarritmias sustentadas. Qual a causa mais provável das síncopes deste paciente?
a) Disfunção do nó sinusal.
b) Bloqueio atrioventricular.
c) Taquicardia supraventricular por reentrada nodal atrioventricular.
d) Taquicardia/fibrilação ventricular.
e) Fibrilação atrial.

Título de Especialista em Cardiologia – 2003
56. Em relação à cardioversão elétrica, assinale a assertiva CORRETA:
a) *Flutter* atrial deve ser interrompido por choque sincronizado.
b) Uso de digoxina contraindica cardioversão elétrica.
c) Ritmo idioventricular acelerado deve ser interrompido por choque não sincronizado.
d) Fibrilação ventricular deve ser interrompida por choque sincronizado.
e) Cardioversão interna deve usar as mesmas cargas da cardioversão externa.

Título de Especialista em Cardiologia – 2003
57. Paciente masculino, tabagista, obeso, apresenta fibrilação atrial sintomática há 15 dias, sem resposta ao tratamento farmacológico. Decidida a cardioversão elétrica, iniciou-se anticoagulação plena. Foi feito ecocardiograma transesofágico que mostrou ausência de trombos. As tentativas de interromper a arritmia com choques sincronizados de 100, 200, 300 e 360 joules não lograram êxito. Qual alternativa, dentre as propostas a seguir, poderia aumentar a chance de sucesso de reversão?

a) Usar choques não sincronizados.
b) Administrar fármacos antiarrítmicos para diminuir o limiar de cardioversão.
c) Hiper-hidratar, com suplementação de potássio e cálcio intravenosos.
d) Acrescentar propofol intravenoso ao esquema de sedação.
e) Posicionar as duas pás do cardioconversor no tórax anterior, lado a lado.

Título de Especialista em Cardiologia – 2003

58. Paciente masculino, 85 anos, vem à consulta para avaliação de rotina. Nega tabagismo, diabetes *mellitus*, dislipidemia e história familiar de doença cardíaca. Ao exame físico, só se constatam extrassístoles eventuais. O eletrocardiograma de repouso e o de esforço não mostram anormalidades. Sob monitorização por Holter de 24 horas, ocorreram 331 extrassístoles atriais e 5 episódios de taquicardia atrial não sustentada, todos assintomáticos. Qual o próximo passo a ser seguido?

a) Iniciar amiodarona por via oral, pelo risco de fibrilação atrial.
b) Realizar ablação por radiofrequência.
c) Realizar cateterismo cardíaco diagnóstico.
d) Realizar massagem do seio carotídeo para diagnosticar síndrome braditaquicárdica.
e) Tranquilizar o paciente sobre seu estado cardiovascular, assegurando-lhe que não necessita de tratamento.

Título de Especialista em Cardiologia – 2003

59. Paciente masculino, 22 anos, vem à consulta ambulatorial devido a episódios de pré-síncope. Relata palpitações eventuais desde a infância e, em razão disso, já procurou o serviço de emergência por três vezes. Nessas ocasiões, recebeu medicamento intravenoso que interrompeu a arritmia em segundos. Em outros episódios, interrompeu a taquicardia com manobras ventilatórias. Já usou metoprolol e propafenona, sem a resolução dos sintomas. Refere que a palpitação no atual episódio de pré-síncope foi diferente e mais forte do que nos anteriores. O eletrocardiograma realizado durante a crise está reproduzido a seguir. Qual o diagnóstico e qual a conduta mais apropriados?

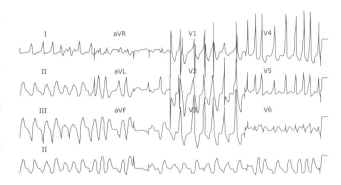

a) Fibrilação atrial e condução com bloqueio de ramo – sotalol por via oral.
b) Reentrada nodal atrioventricular atípica – ablação por radiofrequência.
c) Fibrilação atrial e pré-excitação ventricular – ablação por radiofrequência.
d) Taquicardia ventricular – amiodarona por via intravenosa, seguida de administração por via oral.
e) Taquicardia ventricular – implante de cardioversor-desfibrilador.

Título de Especialista em Cardiologia – 2003

60. Homem de 28 anos procurou atendimento por palpitações, ocorridas em repouso, quando se sentia tranquilo. Isso já lhe acontecera anteriormente, com duração fugaz e resolução espontânea. Ao contrário, o episódio atual foi prolongado. Na revisão dos sistemas, não apresentava qualquer outra manifestação de doença. O exame físico, afora taquicardia (170 bpm, regulares), não evidenciou outras alterações. O eletrocardiograma mostrou taquicardia supraventricular, com frequência ventricular de 170bpm. A manobra de massagem do seio carotídeo não reduziu a frequência cardíaca. Assim, optou-se por verapamil por:

a) Ter maior eficácia que adenosina na reversão de crises instaladas.
b) Ter melhor tolerabilidade aguda do que adenosina.
c) Ter menor potencial arritmogênico, especialmente em pacientes com feixe acessório de condução anterógrada.
d) Não apresentar inotropismo negativo.
e) Poder ser administrado em infusão intravenosa lenta.

Título de Especialista em Cardiologia – 2003

61. Paciente de 62 anos, avaliado ambulatorialmente após um mês de episódio de infarto agudo do miocárdio, queixou-se de palpitações. Cinecoronariografia demonstrou boa função ventricular. Em Holter de 24 horas, detectou-se taquicardia ventricular monomórfica sustentada. Foi instituído tratamento antiarrít-

mico que, segundo ensaios clínicos, melhora a sobrevida de pacientes como este. O agente selecionado foi:
a) Flecainida.
b) Amiodarona.
c) Labetalol.
d) Verapamil.
e) Quinidina.

Título de Especialista em Cardiologia – 2002
62. Paciente de 43 anos vem apresentando taquicardias de início e final súbitos há três anos, com dispneia e sensação de pulsar no pescoço. No presente episódio foi hospitalizada, com frequência cardíaca de 180bpm. A taquicardia foi interrompida com manobras de Valsalva. A monitorização eletrocardiográfica prolongada por registrador de evento mostrou o traçado a seguir (Figura A). Usou propranolol, verapamil e amiodarona, mas permaneceu com episódio de taquicardia. Foi submetida a estudo eletrofisiológico invasivo (Figura B), e a ablação por radiofrequência foi realizada com sucesso. Assinale, dentre os seguintes, o diagnóstico mais provável desta paciente:

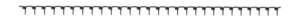

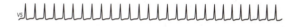

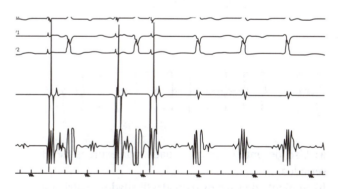

a) Taquicardia ventricular fascicular posterior esquerda.
b) Taquicardia atrial.
c) Reentrada nodal atrioventricular.
d) Reentrada atrioventricular antidrômica.
e) *Flutter* atrial.

Título de Especialista em Cardiologia – 2002
63. Homem de 57 anos, com história de infarto agudo do miocárdio há seis anos, referiu episódio súbito de perda de consciência quando estava deitado, sem pródromos e com recuperação em alguns segundos. Após esse episódio, manteve-se assintomático. O eletrocardiograma e os exames laboratoriais não apresentaram alterações agudas nessa ocasião. Qual a suspeita diagnóstica mais provável, e qual exame tem maiores probabilidades de esclarecer o diagnóstico?
a) Taquiarritmia ventricular – estudo eletrofisiológico invasivo.
b) Síncope vasovagal – teste de inclinação.
c) Taquicardia supraventricular – cardioestimulação transesofágica.
d) Fibrilação atrial – Holter de 24 horas.
e) Isquemia miocárdica – cineangiocoronariografia.

Título de Especialista em Cardiologia – 2002
64. Mulher de 32 anos consultou por palpitações. Há dois anos vem apresentando-as, às vezes relacionadas a exercício físico. Trouxe eletrocardiograma de repouso e esforço e ecocardiograma com resultados normais. O eletrocardiograma realizado durante a presente crise evidenciou taquicardia ventricular monomórfica sustentada, frequência cardíaca de 180 bpm e padrão de bloqueio de ramo esquerdo em V1 e em eixo inferior no plano frontal. A taquicardia foi controlada com manobra vagal. Assinale o diagnóstico e o prognóstico mais prováveis:
a) Síndrome do QTc longo – alto risco de morte súbita.
b) Síndrome de Brugada – alto risco de morte súbita.
c) Taquicardia ventricular idiopática fascicular posterior esquerda – bom prognóstico.
d) Taquicardia ventricular idiopática de via de saída de ventrículo direito – bom prognóstico.
e) Miocardiopatia hipertrófica – alto risco de morte súbita.

Título de Especialista em Cardiologia – 2002
65. Mulher de 57 anos chega à emergência com quadro de palpitações e intenso desconforto iniciado há duas horas. O eletrocardiograma neste momento está reproduzido a seguir. Adenosina (6mg, por via intravenosa, em injeção em bolo) faz cessar a taquicardia, retomando o ritmo sinusal. Qual o diagnóstico mais provável?

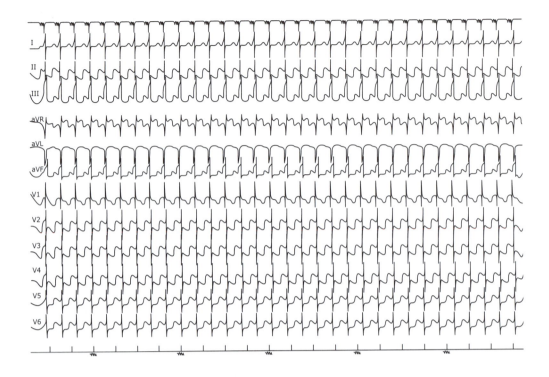

a) Reentrada atrioventricular antidrômica.
b) *Flutter* atrial.
c) Taquicardia atrial.
d) Fibrilação atrial com origem em veia pulmonar superior esquerda.
e) Reentrada nodal atrioventricular típica.

Título de Especialista em Cardiologia – 2002
66. Mulher de 19 anos apresentou três episódios de breve síncope nos últimos dois anos, precedidos de náuseas e sucedidos por abundante sudorese fria. Fora dos episódios, sente-se bem. O exame físico e o eletrocardiograma ora realizados são normais. Qual dos seguintes exames tem maior chance de fornecer a causa dos episódios sincopais?
a) Teste de inclinação.
b) Monitorização por Holter durante 48 horas.
c) Estudo eletrofisiológico invasivo.
d) Teste ergométrico em esteira rolante.
e) Ecocardiografia com Doppler e mapeamento de fluxo em cores.

Título de Especialista em Cardiologia – 2002
67. Paciente de 69 anos tem diagnósticos de infarto agudo do miocárdio no passado e insuficiência cardíaca congestiva com fração de ejeção estimada em 30%. Atualmente apresenta episódios de pré-síncope. Submetido a estudo eletrofisiológico invasivo, foi induzida a taquicardia (figura a seguir) durante estimulação ventricular com um extraestímulo. Além do tratamento de insuficiência cardíaca, qual a conduta mais adequada para diminuir o risco de morte neste paciente?

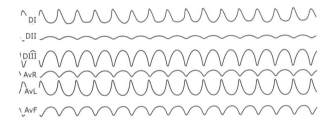

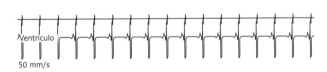

a) Uso de antiarrítmico, guiado por estudos de Holter seriados.
b) Implante de cardioversor-desfibrilador ventricular.
c) Sotalol, 320 mg/dia, em uso empírico.
d) Amiodarona, 200 mg/dia, em uso empírico
e) Uso de antiarrítmico, guiado por estudo eletrofisiológico invasivo.

Título de Especialista em Cardiologia – 2002
68. Mulher de 68 anos, sem história de cardiopatia, tem taquicardia de longa data, cuja frequência vem aumentando, apesar do uso de vários antiarrítmicos. Estudo eletrofisiológico invasivo evidenciou intervalos de condução atrioventricular normais, dupla via de condução nodal atrioventricular e episódios repe-

tidos da taquicardia (figura a seguir). Qual o tratamento não medicamentoso mais adequado para esta paciente?

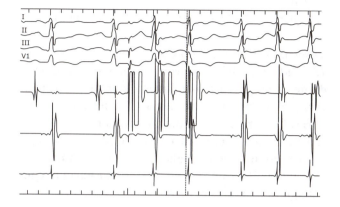

a) Implante de cardioversor-desfibrilador.
b) Cirurgia do labirinto.
c) Implante de marca-passo antitaquicardia.
d) Ablação por radiofrequência do nó atrioventricular e implante de marca-passo DDD.
e) Ablação por radiofrequência da via lenta de condução nodal atrioventricular.

Título de Especialista em Cardiologia – 2002
69. Mulher de 38 anos apresenta palpitações desde a infância, as quais se tornaram mais frequentes nos últimos anos, apesar do tratamento com antiarrítmicos. Isso motivou sua ida à emergência por três vezes nos últimos seis meses. Há uma semana, apresentou síncope. O eletrocardiograma atual está reproduzido a seguir. Qual a mais provável taquicardia e qual o manejo indicado para o caso?

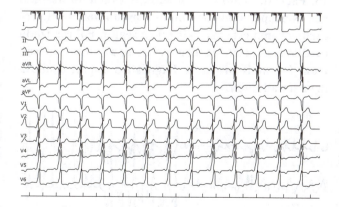

a) Reentrada nodal atrioventricular – ablação por radiofrequência.
b) Reentrada nodal atrioventricular – implante de marca-passo antitaquicardia.
c) Reentrada atrioventricular – ablação por radiofrequência.
d) Reentrada atrioventricular – colocação de cardioversor-desfibrilador implantável.
e) Taquicardia ventricular – colocação de cardioversor-desfibrilador implantável.

Título de Especialista em Cardiologia – 2002
70. Homem de 59 anos, sem história de cardiopatia isquêmica, apresenta repetidos episódios de fibrilação atrial paroxística com alta resposta ventricular (FC média de 180 bpm), já tendo realizado cardioversão elétrica em três oportunidades. Teste ergométrico recente mostrou-se normal. Assinale a opção medicamentosa mais adequada para retardar a recorrência da arritmia e manter o ritmo sinusal após cardioversão:
a) Procainamida.
b) Amiodarona.
c) Sotalol.
d) Propafenona.
e) Quinidina.

Título de Especialista em Cardiologia – 2002
71. Paciente de 72 anos, com diagnósticos de fibrilação atrial crônica, diabetes *mellitus* e hipertensão arterial sistêmica, vem à consulta para revisão de rotina. No momento está assintomático. Ao exame físico apresenta pressão arterial de 140/86 mmHg e frequência cardíaca média de 92 bpm. O ecocardiograma revela átrio esquerdo de 5 cm, fração de ejeção de 60% e hipertrofia ventricular esquerda. Levando em conta fatores clínicos e ecocardiográficos preditivos de eventos tromboembólicos futuros neste paciente, a conduta CORRETA é:
a) Não propor tratamento específico neste momento.
b) Prescrever somente 325mg/dia de ácido acetilsalicílico.
c) Anticoagular plenamente com INR entre 2 e 3.
d) Associar ácido acetilsalicílico e warfarina para atingir INR entre 1,5 e 2.
e) Prescrever enoxaparina subcutânea.

Título de Especialista em Cardiologia – 2001
72. Paciente masculino, de 68 anos, está assintomático no segundo dia pós-infarto do miocárdio em parede anterior. À monitorização cardíaca, observam-se extrassístoles supraventriculares frequentes (10 por minuto). Qual a conduta mais apropriada com relação às extrassístoles?
a) Lidocaína, para diminuir o risco de fibrilação ventricular.
b) Quinidina, para diminuí-las.
c) Amiodarona, para evitar fibrilação atrial.
d) Verapamil, para diminuir a resposta ventricular de uma provável fibrilação atrial.
e) Não necessitam de tratamento.

TEC – Título de Especialista em Cardiologia

Título de Especialista em Cardiologia – 2001
73. Mulher de 22 anos, assintomática, é encaminhada ao cardiologista por seu ginecologista, que detectara arritmias ao exame físico. Foram realizadas eletrocardiografia de repouso (figura a seguir), Holter (extrassístoles ventriculares frequentes isoladas e pareadas, e episódios assintomáticos de taquicardia ventricular), teste ergométrico e ecocardiografia, os dois últimos, normais. Qual o diagnóstico e o prognóstico mais provável?

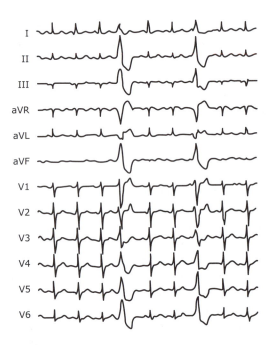

a) Taquicardia ventricular monomórfica repetitiva – prognóstico bom.
b) Displasia arritmogênica do ventrículo direito – prognóstico bom.
c) Doença de Chagas – prognóstico ruim.
d) Miocardiopatia hipertrófica – prognóstico ruim.
e) Cardiopatia isquêmica assintomática – prognóstico bom.

Título de Especialista em Cardiologia – 2001
74. Paciente masculino, 59 anos, com história de infarto agudo do miocárdio há seis anos e em acompanhamento por insuficiência cardíaca, refere episódio súbito de perda de consciência quando estava deitado, sem pródromos e com recuperação em alguns segundos. Após este episódio, manteve-se assintomático. O eletrocardiograma inicial não apresenta alterações isquêmicas agudas, e os exames laboratoriais mostram-se normais. Qual a suspeita diagnóstica mais provável e qual exame tem maiores probabilidades de esclarecer o diagnóstico?
a) Síncope vasovagal – teste de inclinação.
b) Taquiarritmia ventricular – Holter de 24 horas.

c) Taquicardia supraventricular – cardioestimulação transesofágica.
d) Taquiarritmia ventricular – estudo eletrofisiológico invasivo.
e) Isquemia miocárdica – cineangiocoronariografia.

Título de Especialista em Cardiologia – 2001
75. Mulher de 65 anos, com história de palpitações desde os 50, procura atendimento por "aceleração no coração" e "pulsação no pescoço", iniciadas há duas horas. O eletrocardiograma no momento da crise está reproduzido a seguir. Adenosina (6mg, por via intravenosa, em injeção em bolo) faz cessar a taquicardia. O eletrocardiograma em ritmo sinusal é normal. Qual o diagnóstico mais provável?

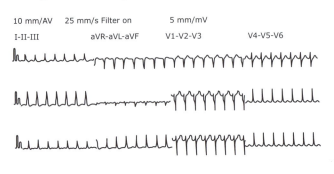

a) Taquicardia atrial.
b) *Flutter* atrial.
c) Reentrada nodal atrioventricular típica.
d) Fibrilação atrial com origem em veia pulmonar superior esquerda.
e) Reentrada atrioventricular antidrômica.

Título de Especialista em Cardiologia – 2001
76. Paciente feminina, 18 anos, é levada ao hospital após síncope, ainda sentindo-se muito mal. O eletrocardiograma está reproduzido a seguir. Foi realizada cardioversão elétrica, com reversão ao ritmo sinusal. Qual é o mais provável diagnóstico e qual conduta deve ser adotada?

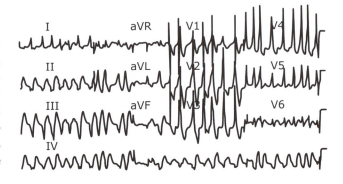

a) Reentrada atrioventricular antidrômica e síndrome de Wolff-Parkinson-White – ablação por radiofrequência.

b) Fibrilação atrial e síndrome de Wolff-Parkinson-White – ablação por radiofrequência
c) Taquicardia ventricular – uso oral de amiodarona.
d) Taquicardia ventricular – implante de cardioversor-desfibrilador ventricular.
e) Taquicardia ventricular – ablação por radiofrequência.

Título de Especialista em Cardiologia – 2001
77. Paciente masculino, 76 anos, apresenta história de fibrilação atrial crônica, diabetes *mellitus* e hipertensão arterial sistêmica. No momento está assintomático, sob uso de 240 mg/dia de verapamil, vindo à consulta para revisão de rotina. O exame físico mostra pressão arterial de 130/80 mmHg e frequência cardíaca média de 90 bpm. Ecocardiograma recente revela átrio esquerdo de 5 cm, fração de ejeção de 64% e hipertrofia ventricular esquerda. Em relação ao risco de embolia neste paciente, assinale a assertiva CORRETA:
a) Não há necessidade de tratamento de manutenção específico.
b) Deve-se iniciar dose diária de 325mg de ácido acetilsalicílico.
c) Deve-se iniciar anticoagulação plena com INR entre 2 e 3.
d) É mais eficaz e seguro associar ácido acetilsalicílico à anticoagulação com INR entre 1,5 e 2.
e) Deve-se realizar ecocardiografia transesofágica para decidir entre antiadesivo plaquetário e anticoagulação plena.

Título de Especialista em Cardiologia – 2001
78. Homem de 28 anos procurou atendimento por palpitações, ocorridas em repouso e persistentes até o momento. Isso já lhe acontecera anteriormente, com duração fugaz e resolução espontânea. Não referiu qualquer doença prévia. Ao exame clínico, só se constatou taquicardia. Um eletrocardiograma feito de imediato mostrou o traçado a seguir. A massagem do seio carotídeo não reduziu a taquicardia. Assim, optou-se pela administração de antiarrítmico. Considere as opções listadas a seguir:

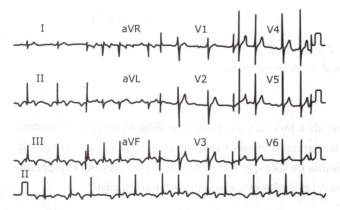

I. Digoxina
II. Propranolol
III. Diltiazem
Quais deles podem ser escolhidos neste caso?
a) Apenas I.
b) Apenas II.
c) Apenas III.
d) Apenas I e II.
e) I, II e III.

Título de Especialista em Cardiologia – 2000
79. Mulher de 34 anos procura atendimento por episódios de palpitações iniciados há dois anos, frequentemente relacionados a exercício físico. A investigação prévia, incluindo eletrocardiograma de repouso e esforço e ecocardiograma, foi normal. Eletrocardiograma realizado durante a crise evidenciou taquicardia ventricular monomórfica sustentada, frequência cardíaca de 180bpm e padrão de bloqueio de ramo esquerdo em V1 e em eixo inferior no plano frontal. A taquicardia foi controlada com manobra vagal. Assinale, entre as alternativas abaixo, o diagnóstico e o prognóstico mais prováveis:
a) Taquicardia ventricular idiopática fascicular posterior esquerda – bom prognóstico.
b) Taquicardia ventricular idiopática de via de saída de ventrículo direito – bom prognóstico.
c) Síndrome do QTc longo – alto risco de morte súbita.
d) Síndrome de Brugada – alto risco de morte súbita.
e) Miocardiopatia hipertrófica – alto risco de morte súbita.

Título de Especialista em Cardiologia – 2000
80. O estudo eletrofisiológico invasivo deve ser considerado:
a) Na diferenciação entre taquicardia supraventricular com aberrância e taquicardia ventricular.
b) No teste seriado de drogas em paciente com miocardiopatia dilatada e taquicardia ventricular.
c) Na avaliação de risco na síndrome do QTc longo.
d) Em paciente que sofreu parada cardiorrespiratória em fase aguda de infarto do miocárdio.
e) Em paciente com frequentes extrassístoles ventriculares, isoladas e pareadas, no pós-infarto do miocárdio.

Título de Especialista em Cardiologia – 2000
81. Mulher de 35 anos, com história de palpitações desde a infância, as quais cessavam com manobra de Valsalva, chega à emergência após episódio de síncope. Está pálida, queixa-se de palpitação e não é possível interromper sua taquicardia com manobra de Valsalva ou massagem de seio carotídeo. O eletrocardiograma realizado (figura a seguir) aponta para o diagnóstico mais provável de:

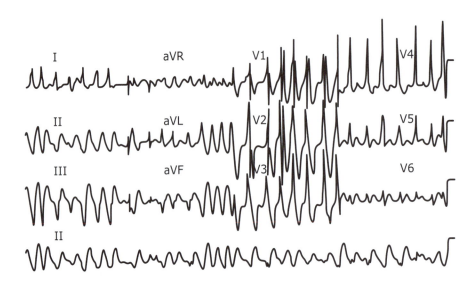

a) Reentrada nodal atrioventricular com condução aberrante.
b) Reentrada atrioventricular antidrômica.
c) Reentrada atrioventricular ortodrômica com condução aberrante.
d) Fibrilação atrial com condução anterógrada por feixe acessório atrioventricular.
e) Taquicardia ventricular monomórfica sustentada.

Título de Especialista em Cardiologia – 2000
82. Mulher de 68 anos, sem história de cardiopatia, apresenta episódios de taquicardia há 20 anos. Estudo eletrofisiológico invasivo realizado no passado evidenciou intervalos de condução atrioventricular normais, dupla via de condução nodal atrioventricular e episódios repetidos de taquicardia (figura a seguir). Apesar de já ter usado propranolol, verapamil, sotalol e amiodarona, a frequência da taquicardia vem aumentando. Qual o tratamento não medicamentoso mais adequado para esta paciente?

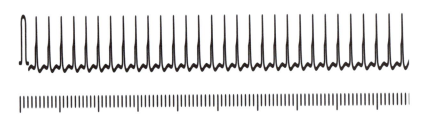

a) Implante de cardioversor-desfibrilador.
b) Cirurgia do labirinto.
c) Implante de marca-passo antitaquicardia.
d) Ablação por radiofrequência do nó atrioventricular e implante de marca-passo DDD.
e) Ablação por radiofrequência da via lenta de condução nodal atrioventricular.

Título de Especialista em Cardiologia – 2000
83. Paciente de 34 anos relata episódios de palpitações desde a infância, os quais, nos últimos anos, se tornaram mais frequentes, mesmo em uso de medicamentos antiarrítmicos, sendo necessárias três visitas à emergência nos últimos seis meses. Há uma semana, apresentou episódio de síncope. Em ritmo sinusal, o eletrocardiograma é o reproduzido a seguir. Qual a taquicardia mais provável e qual o manejo indicado para o caso?

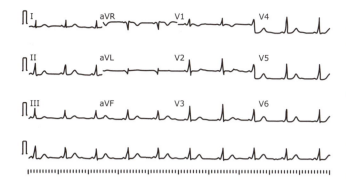

a) Reentrada nodal atrioventricular – ablação por radiofrequência.
b) Reentrada nodal – implante de marca-passo antitaquicardia.
c) Reentrada atrioventricular – ablação por radiofrequência.
d) Reentrada atrioventricular – colocação de cardioversor-desfibrilador implantável.
e) Taquicardia ventricular – colocação de cardioversor-desfibrilador implantável.

Gabarito comentado

1. Vemos no eletrocardiograma a presença de ondas P de variadas morfologias precedendo complexos QRS estreitos e arrítmicos – se todas as ondas P fossem de mesma morfologia, poderíamos fazer o diagnóstico de taquicardia atrial, mas como há grande variação no formato da onda P (como podemos ver na derivação DII), o diagnóstico correto é o de taquicardia atrial multifocal. A taquicardia atrial multifocal com bloqueio AV variável (fenômeno que não ocorre neste traçado eletrocardigráfico) é típica de intoxicação digitálica. Resposta c.

2. Aqui temos um paciente com propedêutica clássica de estenose mitral reumática (sopro diastólico em ruflar com reforço pré-sistólico e estalido de abertura de mitral) com fibrilação atrial – é importante lembrarmos que o escore CHADS$_2$ não deve ser usado para pacientes valvopatas - todo valvopata é de alto risco trombótico e assim deve ser anticoagulado com varfarina.
Devemos lembrar que pela falta de estudos (na verdade também porque o único estudo de novos anticoagulantes em valvopatas teve péssimos resultados) não devemos usar novos anticoagulantes orais em valvopatas. Assim, resposta b.

3. A onda épsilon está associada à Displasia Arritmogênica do Ventrículo Direito (aqui, incorretamente chamada de "Cardiomiopatia arritmogênica do ventrículo direito")

Na prática, a onda Épsilon também pode ser confundida com outras causas de pós-potenciais – as ondas J de Osborne clássicas da hipotermia podem ser bastante semelhantes às onds épsilon no traçado eletrocardiográfico.

4. Aqui temos um paciente com taquicardia instável, caracteriada por complexos QRS arrítmicos com duração variável do QRS- alguns complexos são muito largos e outros mais estreitos. Isto, juntamente com a arritmia observada (a maioria das taquicardias ventriculares são rítmicas) leva ao diagnóstico de fibrilação atrial com condução aberrante ealta resposta ventricular, característico de pacientes com Wolff- -Parkinson-White de alto risco. Resposta c.

5. Vamos comentar cada uma das alternativas:
a) A varfarina deve ser utilizada em doses maiores em pacientes com idade superior a 65 anos devido ao maior risco de tromboembolismo nessa faixa etária. **Errada** – A dose da varfarina deve ser determinada individualmente com o uso do tempo de protrombina (TP) e o índice internacional normatizado (INR). A maioria das fórmulas e generalizações de dose conduz a erros grosseiros no caso da varfarina
b) Os novos anticoagulantes orais, rivaroxabana e dabigatrana, agem reduzindo a síntese de fatores de coagulação não dependentes de vitamina K. **Errado -** A dabigratana é um inibidor direto da trombina (fator II) e a rivarxabana é inibidor do fator X ativado (Xa), assim como a enoxaparina, apixabana e edoxabana
c) Os novos anticoagulantes orais são contraindicados em pacientes portadores de prótese valvar metálica. **Correto** O único estudo de novos anticoagulantes em portadores de próteses metálicas, no caso o dabigratana resultou em aumento de trombose de prótese e de sangramento. Assim os novos anticoagulantes são, por ora, completamente contraindicados nestes pacientes.
d) A apixabana teve taxa de sangramento igual à da varfarina nos estudos randomizados, sendo sua principal vantagem a conveniência de não necessitar de ajuste de dose com base em exames laboratoriais. **Errado -** No estudo ARISTOTLE o grupo que usou apixabana teve menor incidência de sangramentos intracranianos que o grupo varfarina e uma redução de 50% em morte após sangramento maior.
e) A dabigratana age bloqueando o fator Xa e pode ser utilizada em pacientes portadores de FA valvar e não valvar. **Errado**. A dabigratana é um inibidor direto da trombina (Fator II), mecanismo de ação único entre os novos anticoagulantes orais. Isso traz algumas desvantagens, como aumento da afinidade da trombina quando a droga é suspensa (ou esquecida), podendo levando aumento da incidência de infarto do miocárdio segundo os estudos.

6. Vamos analisar detalhadamente as afirmativas para verificar qual a correta:

A hipocalcemia não interfere na duração do segmento ST. **Errado** - A hipocalemia altera o segmento ST-T e o alarga, ao passo que a hipercalcemia diminui o segmento ST.

A hipercalcemia encurta a fase 2 do potencial de ação aumentando o segmento ST. **Errado** - A hipercalemia aumenta a fase 2 do potencial de ação, alterando assim drasticamente a direção do QRS e repolarização ventricular. A fase 2 do potencial de ação é caracterizada pela saída lenta de potássio, o que obviamente é afetado pela hipercalemia. As alterações do eletrocardiograma pelo potássio podem ser resumidas no esquema abaixo.

c) A hiperpotassemia causa alargamento do complexo QRS e aumento da amplitude da onda P. – **Errado** – Causa alargamento do QRS, mas *diminuição* da amplitude da onda P, conforme esquema acima.

d) O efeito mais precoce da hiperpotassemia é o desenvolvimento da onda T mais estreita e pontiaguda "em tenda". – **Correto** - vide esquema acima.

e) A hiponatremia pode causar onda J (onda de Osborn). **Errado** - As ondas J de Osborn são características da hipotermia, e semelhantes às ondas épsilon da displasia arritmogênica de VD. Abaixo um eletrocardiograma com as ondas J de Osborn.

Assim, **resposta D**

7. Esta paciente com miocardiopatia isquêmica apresentou, conforme interpretação do eletrocardiograma mostrado acima, fibrilação atrial aguda. Vamos analisar cada uma das alternativas para determinarmos a melhor conduta para este paciente.

Independentemente da conduta antiarrítmica escolhida, esta paciente possui indicação de anticoagulação oral para a prevenção de fenômenos cardioembólicos. **Correto** – Mesmo se não considerarmos o diagnóstico de insuficiência cardíaca (bastante provável dada a disfunção ventricular esquerda) já teríamos aqui uma paciente com CHADS de pelo menos 2 por conta da idade e diabetes- assim não há dúvida que esta paciente tem indicação de anticoagulação oral crônica, que neste caso pode ser feita tanto com varfarina quanto com novos anticoagulantes orais.

O tratamento imediato desta paciente é a cardioversão elétrica, de modo a evitar a possibilidade de instabilidade hemodinâmica. **Errado** – Reservamos a cardioversão elétrica para pacientes instáveis, neste caso não seria a conduta de primeira escolha em um paciente estável - o ideal seria mesmo ministrar antiarrítmicos apropriados para FA em contexto de disfunção ventricular esquerda, como amiodarona 300mg EV em 1 hora.

Propafenona, antiarrítmico da classe IC, é uma das medicações possíveis a ser utilizada para a reversão farmacológica do ritmo desta paciente. **Errado** - Propafenona é formalmente contra-indicada nesta situação pela presença de disfunção ventricular esquerda.

Ablação por cateter de radiofrequência não é uma opção para esta paciente, caso ela se torne refratária às medicações para controle de ritmo, devido ao alto risco do procedimento. **Errada** - Ablação por cateter é sim uma possibilidade para esta paciente, pois provavelmente não tem dilatação atrial esquerda importante ou outras contra-indicações à ablação por cateter.

Caso seja optado por controle da frequência cardíaca, podem ser utilizadas as seguintes medicações: betabloqueador, inibidor dos canais de cálcio do tipo não diidropiridínico, digoxina e ivabradina – **Errado** - Aqui temos algumas medicações que não devem ser usadas para controle de frequência de F.A. As medicações que devem ser usadas são em primeiro lugar os beta-bloqueadores tipo carvedilol, que além de melhorarem a frequência cardíaca melhoram o prognóstico em pacientes com disfunção ventricular. A digoxina pode ser usada, embora não seja a melhor escolha dada sua toxicidade e por aumentar o consumo miocárdico de oxigênio. Os bloqueadores de canais de cálcio não di-hidropiridínicos (verapamil e diltiazem) não devem ser usados, pois tem efeitos inotrópicos negativos e assim piorariam a função sistólica ventricular. Por fim, a ivabradina é totalmente inútil na FA já que ela age apenas retardando a despolarização do nó sinoatrial. Resposta a.

8. Tem-se aqui um paciente que já é cardiopata isquêmico (angioplastia coronária há 2 anos) com uma taquicardia paroxística supraventricular (TPSV) estável. Neste paciente, a primeira atitude seria a instalação de oxigênio, acesso venoso e monitorização, seguido da reversão da arritmia. Esta reversão poderia ser realizada por três métodos descritos nas alternativas: embora a administração endovenosa de verapamil seja menos usada por se tratar de uma droga de meia-vida longa e risco de interação com outras medicações (como os beta-bloqueadores), seria uma alternativa aceitável.

Mas, fundamentalmente, não é possível entender a preferência da manobra de Valsalva à utilização de adenosina para a reversão da referida tarquicardia. Segundo as Diretrizes para Avaliação e Tratamento de Pacientes com Arritmias Cardíacas, quadro na figura em anexo (Arq. Bras. Cardiol. Volume 79 Suplemento V, 2002), tanto as manobras vagais quanto a adenosina são classe I para a reversão da TPSV, sendo que o nível de evidência é favorável à adenosina (nível de evidência I contra II das manobras vagais). A recente meta-análise (Smith G., Management of supraventricular tachycardia using the Valsalva manoeuvre: a historical review and summary of published evidence. Eur J Emerg Med. 2011 Dec 18. [Epub ahead of print]) demonstra que ainda há controvérsias sobre a utilização da manobra vagal como primeira conduta nestes casos, e que há a necessidade de mais estudos para elucidar o papel da manobra de Valsalva nos departamentos de emergência e em cenários pré-hospitalares.

Em um paciente não-cardiopata, seria possível tentar manobras vagais, já em um portador de cardiopatia isquêmica seria aceitável, se não até mais indicado ministrarmos a terapia com adenosina em primeiro lugar, por ser mais documentada nestes casos que a Manobra Vagal. Portanto, as alternativas B e D seriam válidas.

Taquiarritmias

TPSV – REVERSÃO DAS CRISES	A	B1	B2	C
Cardioversão elétrica em pacientes com instabilidade hemodinâmica	4			
Manobras vagais	2			
Adenosina ou verapamil, se não houver contra-indicações	1			
Procainamida, amidarona, propafenona, sotalol ou betabloqueadores			2	
Nos pacientes com função ventricular comprometida: digital, amiodarona ou diltiazem		2		
Uso parenteral combinado ou seriado de bloqueadores dos canais de cálcio, betabloqueadores ou demais fármacos antiarrítmicos, devidos aos possíveis efeitos hipotensivos, bradicardizantes ou proarrítmicos destas associações				4
Cardioversão elétrica nos casos de taquicardia juncional automática, taquicardial atrial automática ou multifocal				4

IDENTIFICAÇÃO DE LESÕES SUBCLÍNICAS DE ÓRGÃOS-ALVO
ECG com HVE (Sokolow-Lyon > 35 mm; Cornell > 28 mm para homens (H); > 20 mm para mulheres (M)
ECO com HVE (índice de massa VE > 134 g/m² em H ou 110g/m² em M
Espessura médio-intimal de carótida > 0,9 mm ou presença de placa de ateroma
Índice tornozelo braquial < 0,9
Depuração de creatinina estimada < 60 ml/min/1,72 m²
Baixo ritmo de filtração glomerular ou clearance de creatinina (<60 ml/min)
Microalbuminúria 30 – 300 mg/24h ou relação albumina/creatinina > 30 mg por g
Velocidade de onda de pulso (se disponivel) > 12 m/s

9. O metabolismo da amiodarona ocorre essencialmente no nível do fígado e do trato gastro-intestinal, sendo minimamente de excreção renal. De fato, pode ocorrer cirrose hepática por amiodarona, mas é um evento raríssimo (apenas 54 citações no PubMed, sendo a maioria relatos de casos). Toxicidade tireoidiana por amiodarona e fibrose pulmonar, ambas por amiodarona, são mais comuns. A amiodarona é uma droga de meia-vida muito longa: após dose IV é de: 25 dias (9-47 dias, após dose oral de 58 dias (15-142 dias) e a meia-vida do seu metabólito N-desetil-amiodarona é de 36 dias (14-75 dias)). Pode-se pressupor como correto o início do efeito VO em 2-3 dias (embora o pico de concentrações séricas após dosagem VO seja de 2 a 10 horas) e do efeito EV em 1-2 horas, com exceção das doses de amiodarona em efeito é mais rápido. A amiodarona é categorizada como um antiarrítmico classe III e Vaugham-Williams, e prolonga a fase 3 do potencial da ação cardíaca, a fase de repolarização onde é normalmente reduzida a permeabilidade ao cálcio e aumentada a permeabilidade ao potássio. Há, no entanto, outros numerosos efeitos, incluindo as ações que são semelhantes aos das classes de antiarrítmicos da Ia, II, e IV. A amiodarona mostra efeito beta-bloqueador e bloqueador de canais de potássio – também tem ações sobre os nós SA e AV, aumentando o período refratário através de efeitos de bloqueio sódio e canais de potássio.

O efeito da amiodarona nos receptores adrenégicos foi reconhecido mais recentemente, mas ainda não é muito compreendido. Seu efeito nos receptores beta-adrenégicos é devido a uma *down-regulation* da proteína receptora e não devido a uma interação receptor-ligante. Já o efeito alfa-adrenégico da amiodarona também é polêmico: Há relatos de que a amiodarona pode aumentar a resposta de receptores alfa-1-adrenérgicos no coração devido a um aumento na densidade de alfa-1-adrenérgicos em ratos. (J Basic Clin Physiol Pharmacol. 2001;12(1):33-47). Outros estudos experimentais mostram que a amiodarona não alterou a resposta de músculos papilares isolados a estímulos alfa e beta-adrenégicos. (Eur J Pharmacol. 1991 Aug 16;201(1):103-9). Há um relato de 1976 (Biochemical Pharmacology,Volume 25, Issue 2, 15 January 1976, Pages 131–134) demonstrando que, experimentalmente. a amiodarona pode ter efeito antagonista alfa-adrenérgico, mas este estudo é contestado pela literatura científica mais recente. Outros autores são categóricos ao afirmar que a

amidarona inibe de forma não-competitiva os receptores alfa e beta (Int J Clin Pract. 1998 Sep;52(6):432-5).
Desta forma, a ação bloqueadora alfa-adrenégica da amiodarona ainda é polêmica e a maioria dos dados são baseados em trabalhos bastante antigos. Resposta d.

10.
LQT1
LQT1 é o tipo mais comum da síndrome do QT longo, tornando-se cerca de 30% a 35% de todos os casos. O LQT1 gene é KCNQ1, que foi isolado a cromossoma 11p15.5. KCNQ1 codifica para o canal de voltagem-dependentes de potássio KVLQT1 que é altamente expresso no coração. Acredita-se que o produto do gene KCNQ1 produz uma subunidade alfa que interage com outras proteínas (em particular, a subunidade beta) para criar a corrente iônica de K, que é responsável para o potássio retificador retardado atual do potencial da ação cardíaca.

As mutações do gene KCNQ1 podem ser herdadas como autossômica dominante ou um autossômico recessivo padrão na mesma família. Na mutação autossômica recessiva deste gene, as mutações homozigóticas em KVLQT1 levam a um prolongamento grave do intervalo QT (devido a perda completa ou quase completa da corrente de K), e está associada a um maior risco de arritmias ventriculares e surdez congênita. Esta variante de LQT1 é conhecido como síndrome de Jervell e Lange-Nielsen. A maioria dos indivíduos com LQT1 mostram um prolongamento paradoxal do intervalo QT com infusão de adrenalina. Isto também pode desmarcar portadores latentes do gene LQT.

Muitas mutações missense do gene LQT1 foram identificadas. Estes são frequentemente associados com uma alta frequência de síncopes, mas a morte súbita do que menos LQT2.

LQT2
O tipo LQT2 é a localização do segundo gene mais comum que é afetado na síndrome do QT longo, tornando-se cerca de 25% a 30% de todos os casos. Esta forma de síndrome do QT longo mais provável envolve mutações do éter humano-a-go-go gene relacionado (hERG) no cromossomo 7. O hERG gene (também conhecido como KCNH2) faz parte do componente rápido do potássio de retificação de corrente (I Kr). (A I Kr atual é o principal responsável pela extinção do potencial da ação cardíaca, e, portanto, o comprimento do intervalo QT.) O funcionamento normal hERG gene permite a proteção contra cedo após despolarizações (DAE).

A maioria das drogas que causam a síndrome de QT longo fazê-lo, bloqueando a I Kr corrente através do hERG gene. Estes incluem a eritromicina, a terfenadina, e cetoconazol. O canal hERG é muito sensível à droga não intencional e liga-se a dois aromáticos aminoácidos, a tirosina na posição 652 e a fenilalanina na posição 656. Estes resíduos de aminoácidos estão posicionados de modo que um medicamento de ligação que lhes irá bloquear o canal de condução de corrente. Outros canais de potássio não têm esses resíduos nestas posições e estão, portanto, não tão inclinados ao bloqueio.

LQT3
O tipo de LQT3 síndroma de QT longo envolve a mutação do gene que codifica a subunidade alfa da Na + canal iónico. Este gene está localizado no cromossoma 3p21-24, e é conhecido como SCN5A (também HH1 e Na V 1.5). As mutações envolvidas em LQT3 retardam a inativação do Na + canal, resultando num prolongamento da Na + influxo durante a despolarização. No entanto, os canais de sódio mutantes se inativam mais rapidamente, e pode abrir repetitivamente durante o potencial de ação. Um grande número de mutações tem apresentado uma predisposição para LQT3. De cálcio tem sido sugerido como um regulador de SCN5A, e os efeitos do cálcio na SCN5A podem começar a explicar o mecanismo pelo qual algumas mutações causam estas LQT3. Além disso, as mutações em SCN5A podem causar SB, doença de condução cardíaca e cardiomiopatia dilatada. Em casos raros, alguns indivíduos afetados podem ter combinações destas doenças.

LQT5
É uma autossômica dominante forma relativamente rara de SQTL. Trata-se de mutações no gene KCNE1, que codificam para a subunidade de canais de potássio de vison beta. Em suas raras formas homozigóticas, que pode levar a síndrome Jervell e Lange-Nielsen.

LQT6
É uma autossômica dominante relativamente rara de SQTL. Trata-se de mutações no KCNE2 gene, que codificam para a subunidade de canais de potássio beta MiRP1, parte constituinte do I Kr repolarizante K + atual.

LQT7
A síndrome Andersen-Tawil é uma herança autossômica dominante forma de SQTL associados com deformidades esqueléticas. Trata-se de mutação no gene KCNJ2 gene, que codifica para a proteína de canal de potássio Kir 2.1. É caracterizada por síndrome do QT longo com arritmias ventriculares, paralisia periódica e esqueléticos como anomalias de desenvolvimento clinodactilia, baixa de orelhas e micrognatia. As manifestações são altamente variáveis.

LQT8
Síndrome de Timothy é devida a mutações no canal de cálcio Cav1.2 codificada pelo gene CACNA1c. Uma vez que o canal de cálcio Cav1.2 é abundante em muitos te-

cidos, pacientes com síndrome de Timothy têm muitas manifestações clínicas, incluindo doença cardíaca congênita, autismo, sindactilia, e deficiência imunológica.

LQT9
Esta variante recentemente descoberta é causada por mutações na proteína estrutural da membrana, caveolina -3. Caveolins formam domínios específicos de membrana chamadas cavéolas em que entre outros, o Na V 1,5 canal de sódio voltagem dependentes se senta. Similar ao LQT3, essas mutações particulares aumentam o chamado atual de sódio 'atrasado', o que prejudica celular repolarização .

LQT10
Este gene de susceptibilidade para LQT novel é SCN4B que codifica a proteína de Na V β4, um auxiliar de subunidade para a formação de poros de Na V 1.5 (gene: SCN5A) da subunidade do canal de sódio voltagem dependentes do coração. A mutação conduz a uma mudança positiva na inativação da corrente de sódio, aumentando assim a corrente de sódio. Apenas uma mutação em um paciente tem até agora sido encontrada. Resposta b.

11. Das arritmias acima descritas, o *flutter* atrial é notadamente pouco responsivo à terapia farmacológica. Apesar de ser uma macrorreentrada no átrio direito, o *flutter* atrial é reversível com cardioversão elétrica sincronizada. As outras reentradas descritas respondem bem à adenosina endovenosa. Resposta a.

12. Realmente quanto maior o tamanho do átrio esquerdo, menor será a chance de sucesso na cardioversão elétrica, o que explica a difícil cardioversão e manutenção em ritmo sinusal de pacientes valvopatas mitrais com grandes átrios esquerdos. A sincronização em cardioversão elétrica é ainda mais importante na presença de QT longo, justamente pelo risco aumentado de fenômeno R sobre T nesta condição. Na FA, a administração de amiodarona intravenosa alcança taxas de reversão em torno de 65% em 24 horas, dependendo do paciente e do tamanho do átrio esquerdo. O sotalol, por ser também betabloqueador, não deve ser usado em pacientes com disfunção ventricular esquerda. Por fim, não há nenhuma mudança de conduta em FA se o paciente é diabético. Resposta a.

13. A taquicardia ventricular ramo a ramo é uma das formas de taquicardia ventricular de mais fácil ablação por cateter, por se tratar de macrorreentrada facilmente mapeável. Assim, nessa forma de taquicardia a ablação por cateter é a terapia mais indicada. Resposta b.

14. A administração de amiodarona causa inúmeras modificações na função da tireoide, que incluem alterações na síntese, no metabolismo e na ação dos hormônios des-

sa glândula, a tiroxina (T4) e a triiodotironina (T3). A amiodarona tem estrutura semelhante ao T3, com 37% de seu peso molecular constituído por iodo. Como cerca de 10% da droga, administrada em doses variáveis de 200 a 600mg, é desiodada diariamente, os pacientes recebem 7 a 21mg de iodeto/dia, o que causa uma ingesta excessiva de iodo ao longo do tempo. As doses usuais de amiodarona correspondem a uma carga de iodo muito maior do que a recomendada pela Organização Mundial de Saúde, que é de 150 a 200 mg/dia. Desta forma, usar a amiodarona só de 2ª a 6ª feira ou reduzir a dose para 100mg ao dia não trazem qualquer benefício clinicamente comprovado em termos de toxicidade tireoidiana da amiodarona. A conduta, antiga, relatada pelo examinador de usar amiodarona só nos dias úteis também contrasta com a meia-vida muito longa da amiodarona (45 dias). Além disso, a amiodarona inibe a enzima 5´-desiodase tipo I, responsável pela conversão do pró-hormônio T4 no hormônio ativo, o T3, nos diversos tecidos do organismo, assim como inibe a entrada de T4 nos tecidos.
Esses mecanismos contribuem para a elevação dos níveis séricos de T4 e diminuição de T3 nos pacientes eutireoidianos que recebem amiodarona a longo prazo. Quando a dose administrada é > 400 mg, também ocorre elevação do hormônio estimulador da tireoide (TSH), por inibição da enzima 5´-desiodase tipo II, que promove a conversão de T4 em T3 na hipófise. Além desses efeitos nos testes de função, a amiodarona também tem efeitos diretos citotóxicos na tireoide, o que causa o escape do T4 pré-formado na glândula para a circulação, fato que contribui também para a elevação sérica do T4. Finalmente, por sua estrutura semelhante ao T3, a amiodarona e seus metabólitos podem ligar-se aos receptores de T3 que atuam no DNA, aumentando ou inibindo a expressão de diversos genes, apresentando efeito antagonista da ação do T3 em órgãos como o coração, o que promove um efeito símile ao hipotireoidismo.
Apesar das alterações dos testes de função tireodiana serem comuns à maioria dos pacientes que recebem amiodarona, a incidência de disfunção tireodiana induzida por amiodarona é bastante variável, resultando de diferentes critérios diagnósticos utilizados para caracterizar as alterações tireodianas, da dose de amiodarona e da quantidade de iodo ofertado na dieta à população estudada. Assim avaliações frequentes da função tireoidiana são extremamente importantes em usuários crônicos de amiodarona.
A incidência de disfunção tireodiana induzida por amiodarona relatada pela literatura varia de 2 a 24%, com a maioria dos artigos variando de 14 a 18%; a tireotoxicose induzida por amiodarona é mais frequente em áreas deficientes de iodo, enquanto o hipotireoidismo induzido por amiodarona é mais frequente nas áreas com ingestão suficiente de iodo. Dessas disfunções, o hipotireoidismo induzido por amiodarona é fácil de tratar, bastando a in-

trodução do T4 se a amiodarona não puder ser retirada. Resposta c.

15. Abaixo, listamos as características clínicas mais sugestivas de síncope: **Síncope neuromediada**
- Ausência de doença cardiológica
- História longa de síncope
- Após súbita, inesperada e desagradável visão, cheiro ou dor
- Longo período em posição supina ou lugares fechados e quentes
- Náuseas e vômitos associados a síncope
- Durante refeição ou no estado absortivo após a refeição
- Com a rotação da cabeça, pressão sobre o seio carotídeo (tumor, barbear, gola apertada)
- Após exercício

Síncope por hipotensão ortostática
- Após levantar-se
- Relação temporal com o início de medicação que leva à hipotensão ou alterações na dosagem

Síncope cardíaca
- Presença de doença cardíaca estrutural
- Durante exercício ou posição supina
- Precedida por palpitação
- História familiar de morte súbita

Síncope cerebrovascular
- Com exercício do braço
- Diferenças na pressão arterial ou pulso nos dois braços

Vamos comentar cada uma das alternativas:
a) normalmente, a de origem cardíaca tem início rápido e é precedida de pródromos. **Incorreto – geralmente a síncope cardíaca é rápida e sem pródromos, podendo entretanto ocorrer palpitações;**
b) a de origem cardíaca está associada a movimentos convulsivantes e incontinência urinária. **Movimentos tônico-clônicos sugerem etiologia neurológica;**
c) quando relacionada ao esforço, sugere a presença de estenose mitral. **Aqui o examinador quer causar confusão com a estenose aórtica – na estenose aórtica a síncope é tipicamente ao esforço;**
d) quando tem duração e recuperação rápidas, afasta uma etiologia neurocardiogênica. **Errado – síncope neurocardiogênica tem recuperação rápida;**
e) períodos mais longos de inconsciência sugerem estenose aórtica. **Por exceção ficamos com esta alternativa – embora não existam estudos conclusivos que comparem períodos de inconsciência na síncope.** Resposta e.

16. Esta questão avalia principalmente o quadro clínico das palpitações. Vamos analisar as alternativas individualmente:

I. A palpitação caracterizada por baixa frequência cardíaca pode ser devida ao bloqueio atrioventricular ou à disfunção do nó sinusal. **Correto, bradiarritmias podem levar a sensação de palpitações bradicárdicas. Tal fenômeno ocorre pelo aumento do período de enchimento do ventrículo com pré-cargas maiores e sensação de palpitação.**
II. Quando a palpitação começa e termina abruptamente, frequentemente é decorrente de uma arritmia paroxística. **Correto – início e fim súbitos são compatíveis com taquiarritmias paroxísticas.**
III. Início e término graduais sugerem taquicardia sinusal e/ou estado de ansiedade. **Correto – em casos de fobias e ansiedade, há gradual e fisiológico aumento e posterior diminuição da frequência cardíaca.** Resposta e.

17. Aqui a Sociedade Brasileira de Cardiologia faz uma *mea culpa* pela péssima qualidade do ECG da questão 7 do ano de 2007. No eletrocardiograma apresentado, o mesmo daquela questão, mas com melhor resolução, podemos nitidamente ver uma taquicardia regular de QRS estreito com ondas F negativas em DII, DIII e aVF, possibilitando assim o diagnóstico de *flutter* atrial. Resposta d.

18. Uma síncope em paciente com cardiopatia estrutural, até que se prove o contrário, é cardiogênica. Devemos lembrar que pacientes que tiveram episódios prévios de infarto agudo do miocárdio podem ficar com fibrose e circuitos reentrantes no miocárdio, levando a episódios de taquicardia ventricular monomórfica. Assim, de pronto, descartamos epilepsia e síncope neurocardiogênica como causas. A estenose aórtica grave também está descartada – só teria sentido se o médico que atendeu o paciente tivesse hipoacusia severa e o paciente estivesse dirigindo uma Rural Willis, um carro pesado e sem direção hidráulica, ou seja, fazendo esforço físico intenso antes da síncope.

Ficamos então entre TV e BAV avançado. Como o IAM é fator que predispõe a TV mas não predispõe BAV avançado, ficamos com a primeira hipótese. Resposta c.

19. Vamos analisar individualmente cada uma das alternativas:
a) o teste de inclinação ortostática (*tilt test*) deve ser realizado em todos os pacientes com estenose aórtica grave e síncope, para descartar uma etiologia vasovagal. **Errado – apenas a presença de estenose aórtica e síncope típica (síncope de esforço) já é suficiente para atribuirmos a síncope à estenose aórtica;**
b) a massagem do seio carotídeo está contraindicada em pacientes acima de 80 anos de idade. **Não necessariamente – se não houver sopros e sinais de aterosclerose intensa, como artéria muito calcificada, pode ser rea-**

lizada a manobra de massagem do seio carotídeo em idosos;

c) aumento da ingestão de sal e fluidos é o tratamento inicial da hipersensibilidade do seio carotídeo com resposta cardioinibitória. **O aumento da ingestão de líquidos e de sal é tratamento da síncope com resposta vasodepressora, e não cardioinibitória**;

d) adotar medidas não farmacológicas e evitar desencadeantes constitui a terapia inicial da síncope vasovagal. **Correto – em geral a síncope vasovagal responde bem a medidas não farmacológcas e comportamentais**;

e) a presença de palpitações precedendo a síncope exclui a necessidade de fazer estudo eletrofisiológico para o diagnóstico. **A presença de palpitações precendendo a síncope é indicativo fortíssimo da necessidade de realização de estudo eletrofisiológico, pois a síncope pode ser causada, neste caso, por arritmia cardíaca.**

Abaixo o algoritmo de investigação de síncope.

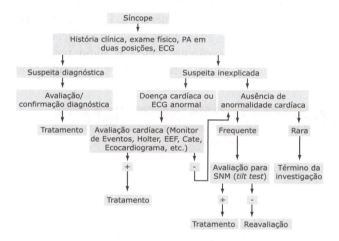

Resposta d.

20. Devemos lembrar que taquicardias instáveis são aquelas que apresentam hipotensão ou choque, alteração no nível de consciência, dor precordial ou dispneia. A presença de qualquer um destes sinais e sintomas indica cardioversão elétrica sincronizada como primeira escolha.

Na ausência desses sinais, como em nossa paciente, preconiza-se terapia medicamentosa. Pela idade e quadro clínico pensaríamos em primeiro lugar em taquicardia por reentrada nodal – só que esse tipo de taquicardia é facilmente reversível com estímulos vagais, pois é uma reentrada.

O fato de ter sido observada dissociação atrioventricular com o estímulo vagal sugere uma arritmia atrial automática – das arritmias listadas, a única automática é a taquicardia atrial. Resposta c.

21. As alterações eletrocardiográficas descritas são típicas da síndrome de Brugada, decorrente de alterações nos canais de sódio por mutação do gene SCN5A. A síndrome de Brugada é a causa mais comum de morte súbita (12% dos casos) em indivíduos sem alterações cardíacas estruturais. Os doentes com essa síndrome têm arritmias ventriculares que originam alterações electrocardiográficas típicas. Os sintomas geralmente aparecem na idade adulta, sendo que os casos de morte súbita aparecem por volta dos 40 anos de idade. A transmissão é autossômica dominante. A prevalência situa-se em 1 a cada 500 indivíduos. Estes pacientes ficam predispostos a arritmias ventriculares malignas e até a morte súbita, por mecanismo arritmogênico semelhante a um QT longo.

No caso de síndrome de Brugada com morte súbita ressuscitada, a melhor conduta é o implante de cardiodesfibrilador. Resposta b.

22. Os melhores resultados na ablação de taquicardias ventriculares são obtidos quando as taquicardias são resultado de macrorreentradas (como as taquicardias ramo a ramo) ou em casos de taquicardias monomórficas bem toleradas, nas quais é possível realizar um mapeamento detalhado do circuito da taquicardia para posterior ablação.

Taquicardias polimórficas (com vários focos de origem), mal-toleradas e relacionadas com cardiopatia dilatada são de difícil mapeamento e resolução, tendo assim resultados piores em ablação por cateter. Das taquicardias listadas, certamente a que tem ablação mais fácil e efetiva é a taquicardia ventricular do tipo ramo a ramo. Resposta c.

23. A cardiopatia congênita mais comumente associada a WPW é a anomalia de Ebstein. Nessa cardiopatia há implantação baixa da valva tricúspide, fazendo com que sejam comuns "curto-circuitos" entre o átrio direito e o ventrículo direito. Resposta a.

24. Abaixo, comentamos cada uma das alternativas da questão:

a) sotalol é a droga de escolha para o tratamento da síndrome do QT longo tipo I. **Errado – para a síndrome do QT longo, especialmente a do tipo I, as melhores drogas são os betabloqueadores, especialmente os de ação longa como o nadolol**;

b) por suas propriedades eletrofisiológicas, a amiodarona não pode ser utilizada em pacientes com síndrome de Wolff-Parkinson-White. **Errado – a amiodarona é antiarrítmico classe III e embora possa aumentar o período refratário do nó AV, age também na via anômala e pode ser usada em casos de WPW**;

c) a adenosina está indicada para cardioversão química de *flutter* atrial. **Errado – o *flutter* atrial é reentrada que classicamente só é interrompida com cardioversão elétrica sincronizada, e não com drogas**;

d) a propafenona é a droga de escolha para evitar recorrência de fibrilação atrial em pacientes com fração de ejeção menor que 35%. **Errado – a propafenona não pode ser utilizada em pacientes com disfunção ventricular esquerda.**
e) a adenosina é a primeira opção para tratamento agudo de taquicardia supraventricular regular com QRS estreito. **Correto.** Resposta e.

25. Pedimos desculpas quanto à qualidade do eletrocardiograma – a questão foi divulgada pela comissão do TEC com o eletrocardiograma com a mesma qualidade (péssima) do descrito acima, tornando a interpretação quase impossível. Não é possível nem ao menos ver se é uma taquicardia regular ou irregular – a única coisa que podemos inferir é que se trata de arritmia de QRS estreito. O examinador quer que cheguemos ao diagnóstico de *flutter* atrial por algum dom mediúnico.
A mesma questão foi repetida na prova de 2008, questão 25, agora com um ECG de boa qualidade, no qual é possível facilmente fazer o diagnóstico de *flutter* atrial. Resposta d.

26. Devemos lembrar que taquicardias instáveis são aquelas que apresentam hipotensão ou choque, alteração no nível de consciência, dor precordial ou dispneia. A presença de qualquer um destes sinais e sintomas indica cardioversão elétrica sincronizada como primeira escolha. Na ausência destes sinais, preconiza-se terapia medicamentosa.
Não só o eletrocardiograma é ilegível como a questão é malfeita: náuseas e tonturas não caracterizam taquicardia instável, tampouco hipotensão postural é critério de instabilidade. Em se tratando de *flutter* atrial, como se trata de uma arritmia que só é reversível com cardioversão elétrica, o fato de o paciente estar instável ou estável provoca menos mudanças de conduta. Para a reversão do *flutter* geralmente é necessária cardioversão elétrica sinconizada com 50 a 100J monofásicos. Resposta c.

27. A farmacologia antiarrítmica é focada primariamente por sua ação bloqueadora dos canais iônicos do coração e dos receptores adrenérgicos. Os antiarrítmicos bloqueadores dos canais iônicos são classificados de acordo com sua atuação nos canais de sódio, potássio e cálcio. Devemos primeiro relembrar a classificação dos antiarrítmicos:

CLASSIFICAÇÃO DOS ANTIARRÍTMICOS SEGUNDO VAUGHAM-WILLIAMS		
Receptor	**Classe**	**Drogas**
Canais de sódio e potássio	IA	Procainamida, quinidina, disopiramida
Canais de sódio	IB	Lidocaína, mexiletine
Canais de sódio	IC	**Propafenona**, flecainida, morizicina
Beta-adrenorreceptor	II	**Metoprolol**, amiodarona, propranolol, atenolol, **esmolol**
Canais de potássio	III	**Amiodarona**, ibutilde, sotalol, dofetilde, azimilde
Canais de cálcio	IV	**Diltiazem**, verapamil, amiodarona
A1		Adenosina
Bomba ATPase Na$^+$/K$^+$		**Lanatosídeo C**, digoxina

Obs.: Os fármacos em negrito são os mais utilizados atualmente.

Virtualmente, os fármacos que modulam a frequência cardíaca através dos receptores adrenérgicos, segundo mensageiro (AMPc), atuam via uma ou mais classes dos canais iônicos, ou ambas. O potencial de ação do ciclo cardíaco é dividido em cinco fases. A fase inicial (fase 0 influxo rápido de sódio através dos canais específicos) começa com o impulso de condução no tecido cardíaco, que é diferente da fase inicial dos nós SA e AV. Portanto, os agentes que bloqueiam os canais de sódio são classificados em classe I, ou seja, diminuem a condução miocárdica e prolongam complexo QRS no ventrículo e a onda P no átrio. Nos nós SA e AV a fase 0 é mediada pelo influxo rápido de cálcio através dos canais específicos. As drogas que suprimem o influxo de cálcio diminuem a frequência atrial (NSA) e prolongam o intervalo PR (NAV). As fases tardias do potencial de ação (fases 1 e 2 e 3) correspondem à repolarização. O platô (fase 2) é mantido pela corrente de cálcio e termina na fase 3, com o início da corrente de potássio (efluxo). Portanto, o tamanho do intervalo QT é determinado pelo delicado balanço da entrada e saída dos íons cálcio e potássio através dos canais. Os fármacos que diminuem o influxo de cálcio são considerados classe II ou classe IV. Eles abreviam o platô do potencial de ação, encurtam o intervalo QT (QTI) e diminuem a entrada de cálcio na célula cardíaca (efeito inotrópico negativo). Contrariamente, os agentes que têm atividade nas classes IA ou III bloqueiam a saída de potássio, prolongando o potencial de ação e o QTI. O aumento deste intervalo pode ser terapêutico, como também ser proarrítmico.

Durante a fase IV, as propriedades dos tecidos dos nós SA e AV são distintas em relação aos do átrio e ventrículo. As células nodais despolarizam espontaneamente (marca-passo), e a ativação dos receptores de adenosina A1 disparam o gatilho de efluxo de potássio que hiperpolariza as células nodais, opondo-se ao marca-passo. Portanto, nos tecidos nodal SA e AV, a adenosina atenua o NSA (reduzindo a frequência sinusal) e bloqueia a condução através do NAV, criando-se transitoriamente um bloqueio AV de terceiro grau. (Os tecidos do átrio e do ventrículo já são hiperpolarizados e a adenosina praticamente não tem nenhuma ação antiarrítmica.)

Assim, vamos analisar novamente as afirmativas:
- propranolol, verapamil e diltiazem não modificam a frequência cardíaca e não alteram os intervalos PR e QT. **Errado, pois agem no nó AV e prolongam intervalo PR.**
- mexiletina, lidocaína e difenilidantoína causam prolongamento da duração do QRS. **Como são classe IB não prolongam o QRS.**
- o sotalol, atualmente utilizado como antiarrítmico do grupo IV, é útil nos pacientes com arritmias secundárias e intervalo QT prolongado, pois reduz esse intervalo. **O sotalol é do grupo III e não do grupo IV (bloqueadores dos canais de cálcio).**
- a propafenona encurta o intervalo PR e a duração do QRS. **Propafenona pode aumentar a duração do QRS.**
- quinidina, procainamida e amiodarona prolongam a repolarização ventricular e, consequentemente, o intervalo QT. **Correto, antiarrítmicos da classe IA e III alongam o QT.** Resposta e.

28. Em caso de taquicardia paroxística supraventricular em paciente com WPW podemos usar algumas das drogas aqui relacionadas: a adenosina seria uma ótima escolha pois, por ter meia-vida curta, poderia interromper o circuito reentrante sem ocasionar indesejáveis aumentos no período refratário do nó AV, ao contrário do verapamil. O verapamil, embora possa reverter a arritmia, não seria droga recomendada, pois aumenta o período refratário do nó AV e assim pode aumentar o grau de pré-excitação em paciente com WPW. Teoricamente procainamida e propafenona agem preferencialmente na via anômala e assim podem ser usadas em pacientes com WPW, mas não para reversão da arritmia.

Como vemos, então, algumas drogas são mais adequadas e outras menos à situação. Entretanto, mais que qualquer droga, existe na questão uma alternativa certamente danosa ao paciente: a desfibrilação, ou seja, um choque não sincronizado. Tal recurso é exclusivo dos pacientes sem pulso, com ritmos chocáveis, como FV e TV. Resposta e.

29. Vamos comentar individualmente as alternativas:
a) o *torsades de pointes* ocorre como complicação do uso de antiarrítmicos e também na síndrome do QT longo congênito. **Correto** – prolongamentos do intervalo QT por drogas ou congênito podem provocar fenômeno R sobre T e *torsades de pointes*.
b) no tratamento do *torsades de pointes* secundário ao efeito pró-arrítmico de alguns fármacos, opta-se por infundir procainamida ou propafenona. **Errado** – estes antiarrítmicos também podem prolongar o intervalo QT.
c) os pacientes com síndrome do QT longo congênito e *torsades des pointes* com síncope são considerados de baixo risco quanto à morte súbita, podendo ser tratados somente com betabloqueadores. **Errado** – a população com QT longo congênito é de alto risco. Tanto os pacientes sintomáticos quanto os assintomáticos necesitam de tratamento, pois a morte súbita pode ser o primeiro sintoma em até 40% dos casos.
d) na maioria dos casos, a taquicardia ventricular monomórfica repetitiva está associada a cardiopatias graves. **Errado** – a taquicardia mais associada a cardiopatias graves é a taquicardia ventricular polimórfica.
e) o ritmo idioventricular acelerado é uma forma grave de arritmia, sendo a principal causa de óbito na fase aguda do infarto do miocárdio. **Errado** – o RIVA é frequentemente encontrado em situações como pós-trombólise ou em pacientes recuperando-se da ação de adenosina, e não é uma forma grave de arritmia – assemelha-se mais a um ritmo de escape ou de suplência. Resposta a.

30. A absorção da amiodarona é lenta, variável e incompleta. O pico plasmático ocorre em 3 a 7 horas após a dose oral. Ocorre mínimo efeito de primeira passagem indicando pequena extração hepática. Eliminação é hepática, com certa quantidade de recirculação entero-hepática. A desetilamiodarona, principal metabólito, ocorre numa constante de 3:2 em relação à droga inicial. Ambas se acumulam no fígado, pulmões, gordura, pele e outros tecidos. A concentração miocárdica é 50 vezes maior que a plasmática. O *clearence* plasmático é pequeno, e a excreção renal, mínima, sendo desnecessário o ajuste de dose na insuficiência renal.

A amiodarona é uma droga altamente lipofílica que possui ampla distribuição tecidual, o que ocorre também com seu principal metabólito ativo, a desetilamiodarona. Uma de suas principais características é a meia-vida longa, excedendo 100 dias. É metabolizada por diferentes vias; entretanto, a desalquilação, que dá origem à desetilamiodarona, é a principal delas. Aproximadamente 66-75% da amiodarona são eliminados pela bile e pelas fezes, não sendo necessária correção da dose em pacientes com insuficiência renal. Resposta d.

31. O traçado do monitor revela que o paciente está bradicárdico e com frequentes extrassístoles muito próximas a ondas T, que acabam por gerar, via fenômeno R sobre T, taquicardia ventricular polimórfica tipo Torsades de pointes. Como se trata de uma taquicardia instável, está indicada a imediata cardioversão elétrica. Em um paciente com frequência cardíaca basal tão baixa, devemos sempre pensar em síndrome braditaqui como causa de base da taquiarritmia. Resposta b.

32. Este paciente possui uma fibrilação atrial de mais de 48 horas de início e, a princípio, não apresenta sinais de instabilidade, que preconizariam cardioversão elétrica sincronizada. Desta forma, a prioridade é o controle da frequência cardíaca, anticoagulação plena (hoje com enoxaparina) e a realização, assim que possível, de ecocardiograma transesofágico para verificar a presença de trombose atrial. Se não houver trombo atrial, pode ser tentada a reversão elétrica ou química da FA.

Este paciente tem ao menos dois fatores de risco CHADS para trombose: hipertensão e diabetes, desta forma não seria um bom candidato a realizar profilaxia antitrombótica apenas com aspirina. Relembrando os fatores de risco CHADS2:
C – ICC (*Congestive heart failure*) – 1 ponto
H – Hipertensão – 1 ponto
A – Idade (Age) > 75 anos – 1 ponto
D – Diabetes – 1 ponto
S – AVC prévio (Stroke) – 2 pontos
Quanto maior o número de pontos, maior a chance de complicação tromboembólica. Para CHADS2 de 0 é adequado o uso de profilaxia com AAS, enquanto pacientes de riscos maiores devem usar anticoagulantes orais. Resposta d.

33. A amiodarona é, talvez, o mais eficaz e seguro fármaco antiarrítmico para o tratamento de arritmias supraventriculares e ventriculares em pacientes com disfunção ventricular. Efeitos colaterais agudos são observados quando se administra a amiodarona em altas doses, por via intravenosa ou oral. No primeiro caso, não raramente o paciente pode apresentar hipotensão arterial (10 a 30% dos casos) e falência ventricular, que são dependentes da velocidade de administração. De acordo com a classificação de Vaugham-Williams, a lidocaína é do grupo I, agindo principalmente nos canais rápidos de sódio. A amiodarona é droga de meia-vida extremamente longa, 45 dias, demorando assim longo período até desaparecerem seus efeitos após a suspensão.

CLASSIFICAÇÃO DOS ANTIARRÍTMICOS SEGUNDO VAUGHAM-WILLIAMS		
Receptor	**Classe**	**Drogas**
Canais de sódio e potássio	IA	Procainamida, quinidina, disopiramida
Canais de sódio	IB	Lidocaína, mexiletine
Canais de sódio	IC	**Propafenona**, flecainida, morizicina
Beta-adrenorreceptor	II	**Metoprolol**, amiodarona, propranolol, atenolol, **esmolol**
Canais de potássio	III	**Amiodarona**, ibutilde, sotalol, dofetilde, azimilde
Canais de cálcio	IV	**Diltiazem**, verapamil, amiodarona
A1		Adenosina
Bomba ATPase Na^+/K^+		**Lanatosídeo C**, digoxina

Obs.: Os fármacos em negrito são os mais utilizados atualmente.

A lidocaína é realmente usada por via intravenosa, embora atualmente existam poucas evidências de sua eficácia, se comparada a antiarrítmicos mais estudados como a amiodarona. Seus efeitos colaterais neurológicos incluem gosto metálico na boca e parestesias. Resposta d.

34. Temos aqui paciente com taquicardia estável de QRS estreito. Devemos lembrar que taquicardias instáveis são aquelas que apresentam hipotensão ou choque, alteração no nível de consciência, dor precordial ou dispneia. A presença de qualquer um destes sinais e sintomas indica cardioversão elétrica sincronizada como primeira escolha.

Na ausência destes sinais, preconiza-se terapia medicamentosa. Em caso de taquicardia com QRS estreito, a primeira escolha é a adenosina, por sua grande eficácia e meia-vida muito curta, em dose de 6mg EV em bolo, podendo o dobro da dose ser repetido mais duas vezes.

Devemos evitar em princípio drogas de meia-vida longa neste caso, como o verapamil e a amiodarona, pois podem ter efeitos inotrópicos negativos e induzir hipotensão. Embora a amiodarona, pelo protocolo do ACLS, possa ser usada nesta situação, a adenosina é preferível. Resposta a.

35. Este paciente jovem apresentou taquicardia polimórfica no teste de esforço e tem história de síncope ao esforço. Apenas estes dois dados mostram que ele deve, em princípio, ser afastado de atividades físicas até investigação complementar. De forma nenhuma as alterações demonstradas são benignas.
O padrão do traçado de esforço não sugere pré-excitação, sendo até semelhante a alguns tipos de taquicardia ventricular como a taquicardia bidirecional.
A taquicardia ventricular polimórfica catecolaminérgica é doença genética, caracterizada por arritmias ventriculares malignas relacionadas a estados adrenérgicos, como exercícios físicos ou estresse mental. A taquicardia nesta doença pode ser polimórfica ou ter um padrão bidirecional, como mostrado no teste de esforço do paciente. Geralmente o ECG de base é normal. A terapia é feita com betabloqueadores e até desfibriladores implantáveis. Resposta c.

36. Nesta situação a melhor conduta não seria nenhuma das descritas na questão: a melhor conduta seria submeter este paciente, o mais brevemente possível, a estudo eletrofisiológico com ablação da via anômala no mesmo procedimento. Este paciente já apresentou três episódios de síncope, e assim já demonstrou ser portador de um WPW de alto risco.
Como a alternativa da ablação não está contemplada nas opções, passemos à terapia farmacológica. Devemos lembrar que no WPW não podemos usar antiarrítmicos que aumentem o período refratário do nó AV, como digitálicos, bloqueadores de canais de cálcio e betabloqueadores, pois podem aumentar o grau de pré-excitação ventricular. Desta forma, eliminamos a alternativa B. Em portador de WPW não é necessário Holter ou *tilt-test* para investigar outras etiologias de síncope. A principal hipótese a ser descartada é que o paciente tenha episódios de fibrilação atrial com condução rápida pelo feixe anômalo, causando alta resposta ventricular e baixo débito cardíaco. Por isso deve preferencialmente, como dissemos, ser submetido a estudo eletrofisiológico com ablação.
Assim, resta a alternativa A como válida. A propafenona é droga que age preferencialmente na via anômala, podendo ser usada em pacientes com WPW. Resposta a.

37. A administração de amiodarona causa inúmeras modificações na função da tireoide, que incluem alterações na síntese, no metabolismo e na ação dos hormônios dessa glândula, a tiroxina (T4) e a triiodotironina (T3). A amiodarona tem estrutura semelhante ao T3, com 37% de seu peso molecular constituído por iodo. Como cerca de 10% da droga, administrada em doses variáveis de 200 a 600 mg, é desiodada diariamente, os pacientes recebem 7 a 21 mg de iodeto/dia, o que causa uma ingesta excessiva de iodo ao longo do tempo. As doses usuais de amiodarona correspondem a uma carga de iodo muito maior do que a recomendada pela Organização Mundial de Saúde, que é de 150 a 200mg/dia. Desta forma, usar a amiodarona só de 2ª a 6ª feira ou reduzir a dose para 100mg ao dia não trazem qualquer benefício clinicamente comprovado em termos de toxicidade tireoidiana da amiodarona. A conduta, antiga, relatada pelo examinador de usar amiodarona só nos dias úteis também contrasta com a meia-vida muito longa da amiodarona (45 dias).
Além disso, a amiodarona inibe a enzima 5′-desiodase tipo I, responsável pela conversão do pró-hormônio T4 no hormônio ativo, o T3, nos diversos tecidos do organismo, assim como inibe a entrada de T4 nos tecidos.
Esses mecanismos contribuem para a elevação dos níveis séricos de T4 e diminuição de T3 nos pacientes eutireoidianos que recebem amiodarona a longo prazo. Quando a dose administrada é > 400 mg, também ocorre elevação do hormônio estimulador da tireoide (TSH), por inibição da enzima 5′-desiodase tipo II, que promove a conversão de T4 em T3 na hipófise. Além desses efeitos nos testes de função, a amiodarona também tem efeitos diretos citotóxicos na tireoide, o que causa o escape do T4 pré-formado na glândula para a circulação, fato que contribui também para a elevação sérica do T4. Finalmente, por sua estrutura semelhante ao T3, a amiodarona e seus metabólitos podem ligar-se aos receptores de T3 que atuam no DNA, aumentando ou inibindo a expressão de diversos genes e apresentando efeito antagonista da ação do T3 em órgãos como o coração, o que promove um efeito símile ao hipotireoidismo.
Apesar das alterações dos testes de função tireodiana serem comuns à maioria dos pacientes que recebem amiodarona, a incidência de disfunção tireodiana induzida por amiodarona é bastante variável, resultando de diferentes critérios diagnósticos utilizados para caracterizar as alterações tireodianas, da dose de amiodarona e da quantidade de iodo ofertado na dieta à população estudada. Assim, avaliações frequentes da função tireoidiana são extremamente importantes em usuários crônicos de amiodarona.
A incidência de disfunção tireoidiana induzida por amiodarona relatada pela literatura varia de 2 a 24%, com a maioria dos artigos variando de 14 a 18%; a tireotoxicose induzida por amiodarona é mais frequente em áreas deficientes de iodo, enquanto o hipotireoidismo induzido por amiodarona é mais frequente nas áreas com ingestão suficiente de iodo. Dessas disfunções, o hipotireoidismo

induzido por amiodarona é fácil de tratar, bastando a introdução do T4 se a amiodarona não puder ser retirada. Resposta b.

38. As alterações eletrocardiográficas mostradas são típicas da síndrome de Brugada, decorrentes de alterações nos canais de sódio por mutação do gene SCN5A. A síndrome de Brugada é a causa mais comum de morte súbita (12% dos casos) em indivíduos sem alterações cardíacas estruturais. Os doentes com esta síndrome têm arritmias ventriculares que originam alterações electrocardiográficas típicas. Os sintomas geralmente aparecem na idade adulta, sendo que os casos de morte súbita aparecem por volta dos 40 anos de idade. A transmissão é autossômica dominante. A prevalência situa-se em 1 a cada 500 indivíduos. Estes pacientes ficam predispostos a arritmias ventriculares malignas e até a morte súbita, por mecanismo arritmogênico semelhante a um QT longo. Resposta c.

39. Das arritmias descritas, apenas a taquicardia atrial multifocal é uma arritmia automática. As outras arritmias são decorrentes de reentrada. O *flutter* atrial é uma macroreentrada no átrio direito, utilizando como estrutura crítica o istmo cavotricuspídeo. A taquicardia supraventricular associada a feixe acessório atrioventricular nada mais é que a síndrome de Wolff-Parkinson-White, exemplo clássico de reentrada. E a taquicardia ventricular monomórfica na fase tardia do infarto do miocárdio também é decorrente de reentrada devido a cicatrizes e regiões com diferentes períodos refratários no miocárdio. Resposta b.

40. Dos antiarrítmicos expostos, o que é formalmente contraindicado em pacientes com disfunção ventricular é a propafenona. A propafenona apresenta efeito inotrópico negativo, em parte devido ao seu efeito betabloqueador. Como vemos na classificação de Vaugham-Williams abaixo, o mexiletine é do grupo IB, semelhante à lidocaína e, teoricamente, pode ser usado em pacientes com disfunção ventricular, embora haja pouquíssima experiência deste antiarrítmico no Brasil. (A simples presença desta alternativa na questão mostra que estamos diante de, provavelmente, uma questão americana traduzida para o TEC.)

Ao contrário de outros betabloqueadores, o sotalol não deprime a contratilidade miocárdica de maneira tão intensa, havendo relatos de aumento da força contrátil muscular secundária ao prologamento da duração do potencial de ação e aumento do influxo de cálcio no miócito. Em pacientes com arritmias ventriculares e que receberam sotalol oral, não se observou redução da fração de ejeção na maioria dos casos. Entretanto, o sotalol pode agravar quadros de insuficiência cardíaca em pacientes com disfunção ventricular, o que requer precaução nesta condição. Resposta a.

CLASSIFICAÇÃO DOS ANTIARRÍTMICOS SEGUNDO VAUGHAM-WILLIAMS		
Receptor	**Classe**	**Drogas**
Canais de sódio e potássio	IA	Procainamida, quinidina, disopiramida
Canais de sódio	IB	Lidocaína, mexiletine
Canais de sódio	IC	Propafenona, flecainida, morizicina
Beta-adrenorreceptor	II	Metoprolol, amiodarona, propranolol, atenolol, esmolol
Canais de potássio	III	Amiodarona, ibutilde, sotalol, dofetilde, azimilde
Canais de cálcio	IV	Diltiazem, verapamil, amiodarona
A1		Adenosina
Bomba ATPase Na+/K+		Lanatosídeo C, digoxina

Obs.: Os fármacos em negrito são os mais utilizados atualmente. te.

41. O eletrocardiograma deste paciente revela intervalo QT extremamente alargado. Nem é necessário fazer a fórmula de Bazet para notarmos que este paciente tem provavelmente síndrome do QT longo. A síndrome do QT longo é doença genética causada por alterações em canais iônicos. A arritmia característica desta doença é a *torsades de pointes*. Tanto os pacientes sintomáticos quanto os assintomáticos necessitam de tratamento, pois a morte súbita pode ser o primeiro sintoma em até 40% dos casos.

Os betabloqueadores são a droga de escolha na síndrome do QT longo congênito. Dados publicados no registro internacional de QT longo congênito demonstram que o uso de betabloqueadores reduz efetivamente a incidência de episódios de morte súbita ou síncope, especialmente para os portadores de síndrome de QT longo do tipo 1. Por sua meia-vida mais longa e maior comodidade posológica, o nadolol é a droga de preferência, até a dose de 4mg/kg/dia, devendo-se visar à uma frequência máxima de 130bpm no teste ergométrico. Resposta a.

42. I. Em pacientes com arritmia ventricular após infarto agudo do miocárdio, a sobrevida foi aumentada sob tratamento com amiodarona comparativamente ao uso de placebo. Numerosos estudos prospectivos mostraram melhora da sobrevida com amiodarona no pós-infarto.
II. Em fibrilação atrial recorrente, amiodarona mostra benefício superior ao de antiarrítmicos de classe I e sotalol. Há diversos estudos confirmando a superioridade da amiodarona na FA recorrente. Entretanto, pelos frequentes efeitos colaterais da amiodarona, como distúrbios tireoidianos e fibrose pulmonar, não é droga de primeira escolha na FA recorrente. Drogas com melhor perfil de toxicidade são geralmente utilizadas como primeira escolha.
III. Amiodarona está indicada no tratamento de taquiarritmias ventriculares e supraventriculares em adultos e crianças. A amiodarona é realmente útil em um amplo espectro de arritmias, mas, pelo seu perfil de toxicidade, raramente é a primeira escolha nestes pacientes. Especialmente em taquiarritmias mais benignas, como supraventriculares, drogas menos tóxicas devem ser utilizadas. Resposta e.

43. Devemos avaliar o uso de anticoagulantes, a fim de reduzir o risco de fenômenos tromboembólicos, aplicando os critérios CHADS2 para indicação de anticoagulação na FA crônica.
• C = ICC
• H = Hipertensão
• A = *Age* (Idade > 75 anos)
• D = Diabetes
• S = AIT/AVC
Cada critério vale 1 ponto, exceto AIT/AVC que valem 2 pontos. Pacientes que não apresentam pontos não necessitam de AAS ou Marevan®. Pacientes com 1 ponto podem ser anticoagulados ou serem tratados com AAS 300 mg/d, enquanto aqueles com 2 ou mais devem ser anticoagulados. Neste caso, o paciente apresenta 2 pontos (AIT ou AVC), e por isso deve ser anticoagulado. Resposta a.

44. Na sarcoidose a apresentação clássica é de insuficiência cardíaca diastólica, e não síncope. A sarcoidose também não tem características hereditárias. A miocardiopatia hipertrófica pode produzir síncopes, mas as alterações eletrocardiográficas são diferentes do ECG mostrado. A síndrome de Brugada mostra ECG com padrão de bloqueio de ramo direito (e não esquerdo, como mostrado no ECG da questão) e supradesnivelamento do segmento ST de V1 a V3.
O ECG mostra intervalo QT bastante aumentado. O intervalo QT corrigido pela fórmula de Bazet é de 601 mS, enquanto o valor normal para mulheres é abaixo de 470 mS. A síndrome do QT longo é geneticamente transmissível, comum entre irmãos. Além do risco de morte súbita, a síndrome do QT longo pode se manisfestar por síncope causada por episódios de *torsades de pointes*. Resposta e.

45. A causa mais comum de taquiarritmias é a reentrada. Ela causa taquiarritmias como a maioria das taquicardias supraventriculares paroxísticas, *flutter* atrial e muitos tipos de taquicardias ventriculares. Resposta c.

46. Por ser mais organizado que a FA, o *flutter* atrial necessita de menores energias para reversão. A reversão elétrica de qualquer taquiarritmia com pulso deve ser sincronizada, para evitar o risco de fenômeno R sobre T e fibrilação ventricular. Os sistemas bifásicos são mais eficientes e por isso usam energias menores que os sistemas monofásicos. A cardioversão interna é realmente mais eficaz que a cardioversão externa por ter menor impedância elétrica. Assim, ela pode ser utilizada, mas na prática raramente é escolhida, por ser uma modalidade invasiva e de difícil utilização. A suspensão do digital não é necessária para a cardioversão, a não ser que se suspeite de intoxicação digitálica. Resposta d.

47. O ECG deste paciente mostra com nitidez intervalo PR curto, com grande onda delta, presente principalmente em derivações precordiais, caracterizando a síndrome de Wolff-Parkinson-White, já que o paciente além da pré-excitação ventricular tem taquicardia. O tratamento de escolha é a ablação por radiofrequência. Devemos nos lembrar de que drogas que agem no nó AV, como beta-bloqueadores, bloqueadores dos canais de cálcio e digitálicos são contraindicadas no WPW por aumentarem a condução pela via anômala. Resposta d.

48. Notamos que o paciente tem taquicardia com QRS estreito, R-R regular e ondas F bem visíveis, negativas em DII, DIII e avF, validando o diagnóstico de *flutter* atrial típico (também chamado de anti-horário). Essa arritmia usa como estrutura crítica o istmo cavotricuspídeo, que pode ser ablacionado por radiofrequência, interrompendo o circuito de reentrada e evitando a recorrência do *flutter*. Resposta a.

49. Esta paciente tem no traçado eletrocardiográfico aumento do intervalo QT, com várias extrassístoles durante a onda T (fenômeno R sobre T) e um episódio de taquicardia ventricular polimórfica tipo *torsades des pointes*. Assim, é necessária a suspensão da droga que aumenta o intervalo QT, no caso o sotalol. Esse é um exemplo do efeito pró-arrítmico de muitos antiarrítmicos comumente utilizados. Resposta a.

50. Este paciente tem episódios de taquicardia com QRS largo, o que poderia ser interpretado inicialmente como taquicardia ventricular (ausência de RS em derivações precordiais já fornece o diagnóstico de taquicardia ventricular). Entretanto, ao analisarmos o ECG sem taquicardia, notamos a presença de PR curto e onda delta em derivações precordiais. Assim, estamos diante de uma taquicardia atrioventricular, com condução antidrômica (o estímulo sobe pelo nó AV e desce pelo feixe acessório), por isso durante a taquicardia há a presença de QRS largo. A melhor terapêutica no caso é a ablação por cateter do feixe acessório. Resposta c.

51. Questão malformulada. Na presença de FA de alta resposta durante IAM, principalmente se for uma FA aguda, a indicação formal é cardioversão elétrica sincronizada, pois se trata de arritmia instável. A desfibrilação (um termo melhor que cardioversão não sincronizada) só deve ser usada em pacientes sem pulso (FV ou TV). A lidocaína não é eficaz para a reversão de FA, apenas tem algum uso nas taquicardias ventriculares, enquanto o verapamil é proscrito em pacientes com provável disfunção ventricular. Não há necessidade de colocação de marca-passo provisório para bradicardia pós-reversão. O esmolol, betabloqueador de ação ultracurta, que deve ser usado em infusão contínua, realmente é opção para controle da frequência, mas não seria a conduta mais adequada nesta situação. Resposta d.

52. Trata-se de paciente com coração estruturalmente normal e típica síncope vasovagal quando permanece em pé por algum período, parada etc.). A presença de náusea e sudorese fria, fenômenos vagais, também sugere síncope vasovagal. Com essa suspeita, o melhor exame para confirmação é o teste da inclinação ou *tilt table test*. Resposta b.

53. Em pacientes com FA, o uso de warfarina comprovadamente reduz o risco de eventos embólicos, tanto na FA crônica quanto em pacientes candidatos a reversão da FA. Devemos lembrar, entretanto, que atualmente não se deve reverter uma FA crônica sem antes realizar pesquisa de trombose atrial esquerda por ecocardiograma transesofágico. Há algum tempo, 3 semanas de anticoagulação efetiva eram suficientes para reverter o ritmo, mas hoje devemos realizar também o eco transesofágico para aumentar a segurança da cardioversão. Devemos também nos lembrar dos critérios CHADS2 para indicação de anticoagulação na FA crônica.
- C = ICC
- H = Hipertensão
- A = *Age* (idade > 75 anos)
- D = Diabetes
- S = AIT/AVC

Cada critério vale 1 ponto, exceto AIT/AVC que valem 2 pontos. Pacientes que não apresentam pontos não necessitam de AAS ou Marevan®. Pacientes com 1 ponto podem ser anticoagulados ou tratados com AAS 300 mg/d, enquanto aqueles com 2 ou mais devem ser anticoagulados. Resposta c.

54. A reentrada é um dos mecanismos mais importantes de taquiarritmia. Ocorre quando uma extrassístole é conduzida por uma via, enquanto é bloqueada em outra paralela. Se a condução anterógrada for suficientemente lenta, ele pode retornar pela via inicialmente bloqueada, formando um circuito elétrico que passa a comandar o ritmo como uma taquiarritmia reentrante. A reentrada pode ser anatômica (circuito morfologicamente formado) como acontece na TRN, síndrome de Wolff-Parkinson-White, *flutter* atrial e TV monomórfica. Também pode ocorrer reentrada sem circuito anatômico formado, como na FV e na FA.
Para que ocorra reentrada são necessários:
a) bloqueio unidirecional
b) área de condução lenta
c) extrassístole ocorrendo em um momento em que o período refratário de apenas uma das vias terminou
O mecanismo de *torsades de pointes* é por atividade deflagrada. Resposta d.

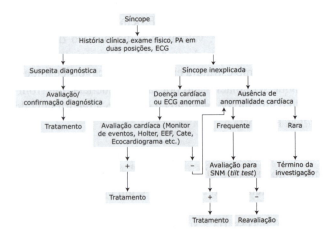

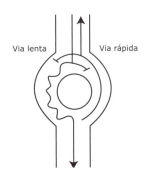

55. Neste caso, estamos diante de paciente com disfunção ventricular e síncope liga-desliga, e no estudo eletrofisiológico podemos observar: ausência de indução de taquicardia ventricular e presença de intervalo de condução His-ventrículo alargado (intervalo H-V normal é de 35-55 ms). Logo, o provável mecanismo de síncope é por bloqueio atrioventricular. Resposta b.

56. O choque não sincronizado é reservado para ritmos chocáveis de PCR, como FV e TV sem pulso, e as taquiarritmias instáveis devem ser tratadas com choque sincronizado com o complexo QRS.
O ritmo idioventricular acelerado é um ritmo de reperfusão pós-IAM, no qual não se indica tratamento específico. O choque da cardioversão parece aumentar a possibilidade de excitabilidade cardíaca por meio da redução abrupta de potássio intracelular do miocárdio. Desta forma, deve-se suspender a digoxina 24-48h antes da cardioversão elétrica.
Na cardioversão interna, as cargas utilizadas são menores em relação à cardioversão externa. Resposta a.

57. A administração de antiarrítmicos, como propafenona e amiodarona, antes da tentativa de cardioversão elétrica diminui o limiar de cardioversão e aumenta a chance de sucesso.
O índice de sucesso de reversão da fibrilação atrial a ritmo sinusal com a cardioversão elétrica varia de 85 a 90%. Um estudo que utilizou propafenona por via oral antes da cardioversão elétrica demonstrou que a intensidade de cargas para o restabelecimento do ritmo sinusal é menor quando a fibrilação atrial se transforma em *flutter* atrial. Resposta b.

58. O tratamento das extrassístoles supraventriculares deve ser individualizado. Nas arritmias secundárias devemos tratar a causa básica (ex.: hipertireoidismo, anemia, uso de estimulantes). No entanto, os pacientes assintomáticos muitas vezes não necessitam de tratamento específico, sendo uma arritmia benigna. Nos pacientes sintomáticos podemos utilizar betabloqueadores ou bloqueadores de canal de cálcio, reservando amiodarona para os casos refratários. Neste caso, devemos tranquilizar o paciente, e não há necessidade de tratamento farmacológico. Resposta e.

59. Neste ECG podemos observar ritmo cardíaco irregular, com QRS larga, padrão de pré-excitação ventricular, o que é característico de FA com síndrome de Wolff-Parkinson-White com descida do estímulo atrial pela via anômala (antidrômica). Essa situação apresenta risco de morte súbita, principalmente em situações de período refratário curto da via anômala e alta frequência da FA, repercutindo em alta frequência ventricular. Na fase aguda, devemos realizar cardioversão elétrica e depois encaminhar para EEF para ablação da via anômala. Resposta c.

60. O fato de o paciente ter as crises de taquicardia quando está tranquilo e em repouso faz pensar que as crises sejam desencadeadas por aumento do tônus vagal. Alguns tipos de fibrilação atrial podem ter este comportamento, manifestando-se quando o tônus vagal é maior. A única vantagem do verapamil sobre a adenosina para esse paciente é a melhor tolerabilidade. Entretanto, o verapamil não é a primeira escolha para a reversão de taquicardias com QRS estreito por ter meia-vida longa e ser inotrópico negativo, portanto é contraindicado a pacientes sob uso de outras medicações cronotrópicas negativas (como betabloqueadores, digital ou amiodarona) e a pacientes com disfunção ventricular esquerda. Resposta b.

61. Nos pacientes coronarianos com episódios de TV, a droga de escolha, com segurança e benefício para esta população, é a amiodarona. Devemos nos lembrar de que esta população apresenta indicação de CDI se TV com instabilidade hemodinâmica após a fase aguda do IAM (40 dias) ou como prevenção primária no caso de disfunção ventricular (FEVE < 35%). No estudo SCD-HEFT com acompanhamento médio de 41 meses, 2.521 pacientes, sendo 51% isquêmicos com ICC e FEVE < 35%, foram divididos em três grupos (placebo, CI e amiodarona). Nesse estudo, o CDI apresentou benefício com redução de 23% na mortalidade total quando comparado com placebo e amiodarona. Resposta b.

62. Mesmo se não soubermos interpretar o estudo eletrofisiológico invasivo, o quadro clínico desta paciente é clássico: episódios de taquicardia, com *frog* positivo (sensação de batimentos no pescoço), em mulher de 35-40 anos, são muito sugestivos de taquicardia por reentrada nodal. O fato de a taquicardia ter sido revertida com manobra de Valsalva exclui diagnósticos tais como taquicardia atrial ou *flutter* atrial. O traçado eletrocardiográfico mostra taquicardia de QRS estreito, o que exclui a presença de reentrada atrioventricular antidrômica ou taquicardia ventricular, o que causaria taquicardia de QRS largo. Resposta c.

63. Trata-se de paciente com coração estruturalmente lesado (pós-IAM, com provável ICC), que apresenta síncope sem pródromos do tipo liga-desliga, compatível com bradiarritmias ou taquiarritmias ventriculares. Dentre as opções listadas, só nos resta assinalar taquiarritmias ventriculares, e o estudo eletrofisiológico é indicado para tentar induzir taquiarritmia ventricular, e o CDI é o tratamento de eleição.
Estudo eletrofisiológico é mais sensível para detecção de taquiarritmias que bradiarritmias, possui certos achados

ditos positivos, como TV monomórfica sustentada induzida, TSV sustentada causando hipotensão, tempo de recuperação do nó sinusal prolongado (maior que 1000 ms), passagem His-ventricular maior que 100 ms, bloqueio infranodal espontâneo ou induzido. Outros achados, como TV não sustentada induzida, TV polimórfica sustentada ou FV, são achados não específicos que dependem de julgamento clínico para valorização. Entre os pacientes com síncope que vão para estudo eletrofisiológico, cerca de 20% são TV induzidos, 15% TSV induzidos, e cerca de 40% possuem sinais sugestivos de bradicardia associada à síncope. Pacientes com síncope com TV induzida por estudo eletrofisiológico possuem a mesma taxa de mortalidade de pacientes com taquiarritmias ventriculares documentadas, tendo indicação de desfibrilador cardíaco implantável, com redução da recorrência da síncope.

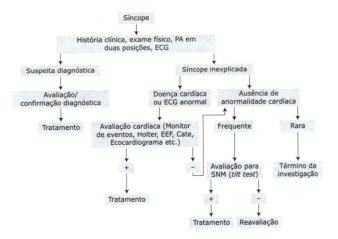

64. Neste caso, estamos diante de paciente jovem, com coração estruturalmente normal, que apresenta episódio de taquicardia com padrão de BRE em V1, com eixo inferior no plano frontal. Assim, temos um quadro de taquicardia ventricular idiopática de via de saída de ventrículo direito inferior (nas EVSVD o eixo é sempre inferior complexos QRS positivos em D2, D3 e aVF), diferenciando-se da displasia arritmogênica de ventrículo direito que pode não ter o eixo do QRS inferior. A taquicardia ventricular idiopática de via de saída de VD raramente apresenta síncope e tem bom prognóstico. O diagnóstico diferencial deve ser feito com displasia arritmogênica do VD, taquicardia por reentrada pelos ramos, e taquicardia atrioventricular antidrômica. Geralmente são sensíveis à adenosina, ao verapamil e aos betabloqueadores. Resposta d.

65. Trata-se de paciente com ECG de crise, com taquicardia supraventricular regular, sem onda p visível, a qual foi abortada com adenosina que bloqueia nó atrioventricular. A adenosina não abortaria FA e *flutter* atrial. A reentrada AV antidrômica apresenta taquicardia com QRS alargado, com padrão de pré-excitação ventricular.

Assim, o diagnóstico é taquicardia por reentrada nodal típica. Essa taquicardia é originada no nó sinusal, secundária à reentrada nodal, com circuito utilizando a via rápida no sentido ascendente e a via lenta no sentido descendente. Se o QRS basal for normal, durante a taquicardia, poderemos notar ondas "s" em parede inferior e "r" primo em V1, as quais refletem a ativação atrial no sentido nó AV/nó sinusal. Essa ativação retrógrada atrial deve ocorrer em até 100ms após o início do QRS, muitas vezes dentro do QRS e, dessa forma, não visualizada no ECG. Resposta e.

66. Trata-se de paciente com coração estruturalmente normal que apresenta síncope com pródromos, que é a causa mais provável de síncope neurocardiogênica, e o exame mais indicado é o *tilt test*. A causa mais comum de síncope, na prática clínica, é a síncope neurocardiogênica ou vasovagal, fazendo parte das síncopes reflexas neuromediadas. Caracteristicamente, esses pacientes são saudáveis, com ECG dentro da normalidade, ausência de arritmias documentadas no Holter de 24h e ausência de doença cardíaca estrutural. O teste de inclinação, ou *tilt table test*, é um recurso diagnóstico bastante utilizado para a comprovação do reflexo vasovagal. Resposta a.

67. Neste caso, de paciente com disfunção ventricular com episódios de pré-síncope em que o estudo eletrofisiológico induziu taquicardia ventricular, devemos indicar o implante de CDI como forma de evitar morte súbita. São indicações de CDI:

Recomendações para implante de CDI na prevenção primária de MSC em pacientes com cardiopatia estrutural.
Classe I
Sobreviventes de IAM há pelo menos 40 dias ou com cardiopatia isquêmica crônica, sob tratamento farmacológico ótimo, sem isquemia miocárdica passível de tratamento por revascularização cirúrgica ou percutânea e expectativa de vida de pelo menos um ano com:
1. FEVE ≤ 35% e CF II-III, ou FEVE ≤ 30% e CF I, II ou III *(NE A)*.
2. FEVE ≤40%, TVNS espontânea e TVS indutível ao EEF *(NE B)*.
Classe IIa
1. Pacientes com cardiomiopatia dilatada não isquêmica, CF II-III, com FEVE ≤ 35% e expectativa de vida de pelo menos 1 ano *(NE A)*.
2. Pacientes com cardiopatia isquêmica ou não isquêmica, CF III-IV, FEVE ≤ 35%, QRS ≥ 120 ms, para os quais tenha sido indicada TRC e expectativa de vida de pelo menos um ano *(NE B)*.
Classe III
1. Pacientes com cardiopatia passível de correção cirúrgica ou percutânea *(NE B)*.

2. Pacientes com cardiopatia isquêmica e FEVE ≥ 35%.

Recomendações para implante de CDI na prevenção secundária de MSC em pacientes com cardiopatia estrutural.
Classe I
1. Parada cardíaca por TV/FV de causa não reversível, com FE ≤ 35% e expectativa de vida de pelo menos 1 ano *(NE A)*.
2. TVS espontânea com comprometimento hemodinâmico ou síncope, de causa não reversível com FE ≤ 35% e expectativa de vida de pelo menos um ano *(NE A)*.
Classe IIa
1. Sobreviventes de parada cardíaca, por TV/FV de causa não reversível, com FE ≥ 35% e expectativa de vida de pelo menos um ano *(NE B)*.
2. Pacientes com TVS espontânea, de causa não reversível, com FE≥ 35%, refratária a outras terapêuticas e expectativa de vida de pelo menos um ano *(NE B)*.
3. Pacientes com síncope de origem indeterminada com indução de TVS hemodinamicamente instável e expectativa de vida de pelo menos um ano *(NE B)*.
Classe III
1. TV incessante *(NE C)*.
Resposta b.

68. Neste caso, o estudo eletrofisiológico evidenciou duas vias de condução no nó atrioventricular, sendo o substrato necessário para a taquicardia por reentrada nodal. O tratamento de escolha para pacientes com episódios frequentes ou aqueles que se apresentam sintomáticos, apesar da terapêutica medicamentosa, é a ablação da via lenta de condução nodal atrioventricular. Resposta e.

69. O ECG de repouso demonstra intervalo PR curto (< 0,12 segundo), com presença de onda delta. Assim, estamos diante de paciente com episódios frequentes de palpitação e síncope com ECG demonstrando pré-excitação ventricular, o que configura o diagnóstico de síndrome de Wolff-Parkinson-White. Essa paciente apresenta risco de morte súbita, principalmente na presença de via de condução anômala com período refratário curto, condução anterógrada do estímulo elétrico, idade < 40 anos e presença de episódios de FA. A principal arritmia a que essa paciente pode evoluir é reentrada atrioventricular antidrômica ou ortodrômica. Assim, ela deve ser encaminhada para EEF e deve ser realizada ablação da via anômala. Resposta c.

70. Há várias opções para manter um paciente com FA em ritmo sinusal, ou seja: nenhuma delas é muito boa para essa situação. Se o paciente for mantido em FA, deve ser mantido com frequência cardíaca abaixo de 85 pelo risco de taquicardiomiopatia. Se o objetivo for a manutenção do ritmo sinusal, especialmente em paciente com cardiopatia estrutural, a medicação indicada é a amiodarona. Entretanto, como a amiodarona apresenta inúmeros efeitos colaterais, não seria descabida uma tentativa inicial com sotalol (que também reduz bem a frequência cardíaca e tem, assim, efeito benéfico na cardiopatia isquêmica) e, se este falhasse, poderia ser substituído por amiodarona. Assim, tanto amiodarona como sotalol seriam respostas possíveis. O fato é que, conceitualmente, a amiodarona é a primeira escolha para FA com cardiopatia estrutural e, portanto, esta seria uma resposta mais "segura". Mas, na prática, poderíamos também usar o sotalol. Resposta b.

71. Devemos avaliar o uso de anticoagulantes, a fim de reduzir o risco de fenômenos tromboembólicos, aplicando os critérios CHADS2 para indicação de anticoagulação na FA crônica.
• C = ICC
• H = Hipertensão
• A = *Age* (Idade > 75 anos)
• D = Diabetes
• S = AIT/AVC
Cada critério vale 1 ponto, exceto AIT/AVC que valem 2 pontos. Pacientes que não apresentam pontos não necessitam de AAS ou Marevan®. Pacientes com 1 ponto podem ser anticoagulados ou tratados com AAS 300 mg/d, enquanto aqueles com dois ou mais devem ser anticoagulados. Neste caso, o paciente apresenta 2 pontos (HAS e DM). Resposta c.

72. Vários estudos têm demonstrado que a presença de extrassístoles ventriculares frequentes ou complexas (extrassístoles ventriculares multimórficas, pares e taquicardia ventricular não sustentada), em pacientes após infarto do miocárdio, levam a aumento no risco de morte súbita. Esse risco aumentado independe da presença de outros fatores associados, inclusive disfunção ventricular esquerda. O estudo GISSI-2 envolveu 8.676 pacientes que receberam tratamento trombolítico pós-infarto do miocárdio. Todos foram submetidos ao Holter de 24 horas e foram seguidos por seis meses após o infarto do miocárdio. A incidência de morte súbita foi três vezes maior nos portadores de extrassístoles ventriculares frequentes (> 10/hora) do que nos pacientes sem arritmia ventricular, independentemente de outros fatores de risco associados. No entanto, nenhuma medicação antiarrítmica (com exceção dos betabloqueadores) conseguiu reduzir a mortalidade total de pacientes com cardiopatia isquêmica, em estudos randomizados. Resposta e.

73. Neste caso, estamos diante de paciente jovem, com coração estruturalmente normal, que apresenta episódio de taquicardia com padrão de BRE em V1, com eixo inferior no plano frontal. Desta forma, temos um quadro de taquicardia ventricular idiopática de via de saída de ventrículo direito inferior (nas EVSVD o eixo é sempre inferior complexos QRS positivos em D2, D3 e aVF), diferenciando-se da displasia arritmogênica de ventrículo direito que pode não ter o eixo do QRS inferior. A taquicardia ventricular idiopática de via de saída de VD apresenta bom prognóstico. Resposta a.

74. Trata-se de paciente com coração estruturalmente lesado, com ICC que apresenta síncope sem pródromos do tipo liga-desliga, compatível com bradiarritmias ou taquiarritmias ventriculares. Entre as opções apresentadas, só nos resta assinalar taquiarritmias ventriculares, sendo o estudo eletrofisiológico indicado para tentar induzir taquiarritmia ventricular, e o CDI o tratamento de eleição. Estudo eletrofisiológico é mais sensível para detecção de taquiarritmias que bradiarritmias, possui certos achados ditos positivos, como TV monomórfica sustentada induzida, TSV sustentada causando hipotensão, tempo de recuperação do nó sinusal prolongado (maior que 1000ms), passagem His-ventricular maior que 100ms, bloqueio infranodal espontâneo ou induzido. Outros achados como TV não sustentada induzida, TV polimórfica sustentada ou FV são achados não específicos que dependem de julgamento clínico para valorização. Entre os pacientes com síncope que vão para estudo eletrofisiológico, cerca de 20% são TV induzidos, 15% TSV induzidos e cerca de 40% possuem sinais sugestivos de bradicardia associada à síncope. Pacientes com síncope com TV induzida por estudo eletrofisiológico possuem a mesma taxa de mortalidade de pacientes com taquiarritmias ventriculares documentadas, tendo indicação de desfibrilador cardíaco implantável, com redução da recorrência da síncope. Resposta d.

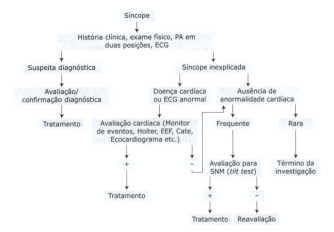

75. Trata-se de paciente com coração estruturalmente normal que apresenta episódios de taquicardia paroxística, com sinal do *frog* (pulsação no pescoço), e ECG de crise com taquicardia supraventricular regular sem onda p visível, a qual foi abortada com adenosina que bloqueia nó atrioventricular. Assim, o diagnóstico é taquicardia por reentrada nodal típica. Essa taquicardia é originada no nó sinusal, secundária à reentrada nodal, com circuito utilizando a via rápida no sentido ascendente e a via lenta no sentido descendente. Se o QRS basal for normal, durante a taquicardia, poderemos notar ondas "s" em parede inferior e "r" primo em V1, as quais refletem a ativação atrial no sentido nó AV/nó sinusal. Essa ativação retrógrada atrial deve ocorrer em até 100ms após o início do QRS, muitas vezes dentro do QRS e, dessa forma, não visualizada no ECG. Resposta c.

76. Trata-se de paciente jovem, com quadro de síncope, e no ECG podemos observar ritmo cardíaco irregular, com QRS largo, visualizado em derivações precordiais, presença de onda delta, sendo característico de síndrome de Wolff-Parkinson-White com fibrilação atrial. Nos pacientes jovens, principalmente com menos de 40 anos com síncope e episódio prévio de FA, está indicada ablação do feixe anômalo. Resposta b.

77. Paciente com miocardiopatia dilatada e FA permanente deve ser avaliado para uso de anticoagulação, reduzindo risco de fenômenos tromboembólicos. Devemos nos lembrar dos critérios CHADS2 para indicação de anticoagulação na FA crônica.
- C = ICC
- H = Hipertensão
- A = Age (Idade > 75 anos)
- D = Diabetes
- S = AIT/AVC

Cada critério vale 1 ponto, exceto AIT/AVC que valem 2 pontos. Pacientes que não apresentam pontos não necessitam de AAS ou Marevan®. Pacientes com 1 ponto podem ser anticoagulados ou tratados com AAS 300 mg/d, enquanto aqueles com 2 ou mais devem ser anticoagulados. Resposta c.

78. Trata-se de paciente com ritmo irregular sem onda p visível, sendo provavelmente fibrilação atrial. Para o controle da frequência cardíaca da fibrilação atrial e do *flutter* atrial, podemos utilizar betabloqueadores, bloqueador de canal de cálcio e digoxina. Resposta e.

79. Neste caso, estamos diante de paciente jovem, com coração estruturalmente normal, que apresenta episódio de taquicardia com padrão de BRE em V1, com eixo inferior no plano frontal. Desta forma, temos um quadro de taquicardia ventricular idiopática de via de saída de ventrículo direito inferior (nas EVSVD o eixo é sempre inferior complexos QRS positivos em D2, D3 e aVF), diferenciando-se da displasia arritmogênica de ventrículo direito que pode não ter o eixo do QRS inferior. A tabela abaixo descreve a atual classificação das arritmias ventriculares sem cardiopatia estrutural demonstrável.

CLASSIFICAÇÃO DAS ARRITMIAS VENTRICULARES SEM CARDIOPATIA ESTRUTURAL
1. Extrassístoles e taquicardia ventricular monomórfica
2. Taquicardias monomórficas sustentadas ou incessantes
• Idiopática em via de saída do ventrículo direito
• Idiopática em ventrículo esquerdo
3. Taquicardias polimórficas associadas a intervalo QT longo
• Síndrome do intervalo QT longo congênito
• Síndrome do intervalo QT longo adquirido
4. Taquicardias polimórficas em pacientes com intervalo QT normal
• Deflagrada por extrassístole, com intervalo de acoplamento curto
• Adrenérgica dependente
• Síndrome de Brugada
5. Fibrilação ventricular idiopática

As extrassístoles ventriculares monomórficas possuem, em geral, bom prognóstico. A origem mais comum dessas extrassístoles ventriculares é a via de saída do ventrículo direito. Cerca de dois terços dos pacientes com essas EVSVD podem ficar assintomáticos ao longo do seguimento clínico, e em 50% dos casos essas EVSVD desaparecem espontaneamente. Em casos mais extremos, alguns pacientes com extrassístoles ventriculares repetitivas, monomórficas, podem se tornar muito sintomáticos e refratários ao tratamento clínico convencional, e a possibilidade de cura pelo método de ablação por radiofrequência tem sido em torno de 80% a 100%. Os casos de extrassístoles ventriculares monomórficas podem ser seguidos sem drogas antiarrítmicas, se assintomáticos. Se forem sintomáticos, podem ser utilizadas, inicialmente, drogas betabloqueadoras. Os casos mais refratários devem ser considerados candidatos a ablação por radiofrequência. Resposta b.

80. O estudo eletrofisiológico deve ser considerado quando há a probabilidade de se encontrar algum substrato anatômico para as taquicardias, especialmente se esses substratos anatômicos puderem ser tratados por meio do estudo eletrofisiológico, como a ablação por cateter (destruição de estruturas intracardíacas através de cateteres aquecidos por radiofrequência). Muitas das alternativas citam situações nas quais o paciente tem arritmia por algum problema congênito de canais iônicos (QT longo) ou por alguma doença que altera as propriedades eletrofisiológicas do miocárdio (fase precoce de IAM, miocardiopatia dilatada, pós-infarto do miocárdio). Nessas situações, o estudo eletrofisiológico não dá maiores informações e nem vai mudar a conduta médica ou permitir o tratamento da arritmia.

Das situações descritas, a que tem maior probabilidade de se beneficiar de estudo eletrofisiológico é a primeira, ou seja: diferenciação entre taqui supra com aberrância ou taquicardia ventricular. Resposta a.

81. O quadro clínico aponta para episódios de taquicardia paroxística com sistema elétrico dependente do nó sinusal, pois com manobra vagal ocorre cessação da arritmia. O traçado abaixo demonstra ritmo irregular, com alguns batimentos com QRS largo, enquanto outros apresentam QRS mais estreito com presença de onda delta (principalmente em V4). Esse padrão é característico de fibrilação atrial (determinando ritmo irregular) com condução anterógrada por via anômala, determinando QRS largo (estímulo desce pela via anômala e sobe pelo nó sinusal). Se a condução fosse retrógrada (estímulo desce pelo nó sinusal e sobe pela via anômala), o QRS seria estreito, e o ECG seria semelhante a TRN. Resposta d.

82. Esta paciente apresenta estudo eletrofisiológico demonstrando duas vias de condução no nó atrioventricular. Uma via de condução lenta, e uma de condução rápida, caracterizando circuito elétrico para taquicardia por reentrada nodal. Apresenta crises frequentes de taquicardia paroxística supraventricular, não apresentando controle adequado com medicamentos. Logo, deve ser indicado EEF com ablação da via lenta de condução nodal atrioventricular. Resposta e.

83. O ECG de repouso demonstra intervalo PR curto (< 0,12 seg) com presença de onda delta. Desta forma, estamos diante de paciente com episódios frequentes de palpitação e síncope com ECG demonstrando pré-excitação ventricular, o que configura o diagnóstico de síndrome de Wolff-Parkinson-White. Esse paciente apresenta risco de morte súbita, principalmente na presença de via de condução anômala com período refratário curto, condução anterógrada do estímulo elétrico e presença de episódios de FA. Assim, ele deve ser encaminhado para EEF e deve ser realizada ablação da via anômala. Resposta c.

Tomografia Cardiovascular 23

Alexandre Volney Villa
Leonardo Fiaschi Zancaner

Tomografia cardiovascular
Histórico e aspectos técnicos

A introdução da tomografia computadorizada (TC) na prática clínica se deu em 1973 com a aplicação em massa a partir da década de 1980. O princípio básico da TC é baseado na emissão de um feixe de raios-X no formato de hélice que passa pelo corpo por diversos ângulos permitindo a criação de imagens seccionais. A projeção destes raios é coletada por detectores na outra ponta do aparelho e estas informações são transformadas em pontos digitais (*pixels*). O valor de cada um destes pontos é medido a partir de uma unidade de referência denominada unidade de Hounsfield (HU), sendo preconizado o valor 0 HU para água, -1000 HU para o ar e +1000 HU para o osso cortical. Assim, baseado nesta escala de 2000 valores distintos, é possível se definir a densidade (atenuação) dos diferentes tecidos atingidos pelos raios-x (Figura 23.1).

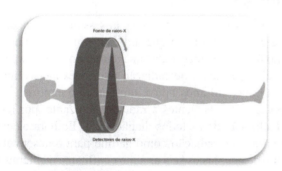
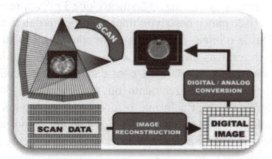

Figura 23.1 – Princípio físico da tomografia computadorizada (acima). As imagens são obtidas através da emissão de raios-X que passam pelo corpo e são captadados na outra extremidade pelo conjunto de detectores; (abaixo) Os dados obtidos passam por processamento computacional, transformando-os em pontos digitais (pixels) que são convertidos em imagem digital e enviados para a estação de trabalho.

A utilização dessa técnica para examinar o coração sempre foi um desafio, devido a urgência no realizar imagens de um órgão em constante movimentação e com estruturas de pequenas dimensões. Para isso, havia a urgência no desenvolvimento de tecnologias com alta resolução temporal (tempo necessário para adquirir uma imagem) e espacial (menor distância possível capaz de discernir dois *pixels* diferentes). Em analogia simples, corresponderia a uma supercâmera fotográfica com um obturador extremamente rápido (resolução temporal) e com muitos *megapixels* (resolução espacial).

Em 1983, desenvolveu-se uma tecnologia empregada para obtenção de imagens baseada em aparelhos que emitiam feixes de elétrons ao redor do paciente produzindo raios X quando atingiam uma circunferência de tungstênio – são os aparelhos de emissão de feixes de elétrons (*Electron beam Tomography - EBCT*). Essa metodologia apresentava uma elevada resolução temporal (até 33 ms), porém com resolução espacial menor (na ordem de 0.8 x 0.8 x 1.5 mm). Inicialmente desenvolvidos para avaliação de função ventricular, os aparelhos de EBCT foram muito utilizados para a detecção e quantificação da calcificação coronária. Entretanto, a menor resolução espacial e baixa utilidade para exames não cardíacos prejudicaram o desenvolvimento e a manutenção desses equipamentos no âmbito comercial.

Por outro lado, os aparelhos de TC convencionais baseiam-se em metodologia que consiste em feixes de raios X emitidos a partir de um gerador (tubo) que gira em torno do paciente, atingindo a coluna de detectores em sua outra extremidade, a 180° no arco, enquanto a mesa se desloca. Inicialmente os aparelhos adquiriam as imagens de forma sequência (corte a corte), ou seja, o tubo girava completamente ao redor do paciente para adquirir dados de um único corte axial. Após isso, movia-se a mesa para coletar o novo corte, processo que demandava muito tempo, impossibilitando estudos angiográficos, por exemplo. A partir de 1989 com a introdução de aquisição helicoidal (aquisição com rotação constante do tubo durante o avanço da mesa "em espiral") o processo de aquisição das imagens se tornou mais rápido e, em

1994, a sincronização com o eletrocardiograma (ECG) levou a TC ao campo da cardiologia. Por fim, a construção de sistemas com múltiplas colunas de detectores permitiu a realização definitiva de imagens do sistema cardiovascular com qualidade diagnóstica.

Atualmente, em função da consistência dos resultados baseados em estudos clínicos, considera-se como fundamental que os estudos cardíacos e coronarianos sejam realizados por tomógrafos de, no mínimo, 64 colunas de detectores. A resolução espacial dos atuais aparelhos está em 0.4 x 0.4 x 0.4 mm, o que resulta em um voxel isotrópico (com medidas semelhantes em ambos os lados), ainda aquém da resolução espacial da angiografia convencional (0.1 a 0.2 mm, com resolução temporal de 8 ms), mas já em níveis que permitem a definição de estenoses coronárias. A resolução temporal dos atuais aparelhos depende não só do número de detectores mas também da velocidade de rotação do tubo gerador, atualmente num máximo de 330 ms, permitindo resoluções de 165 ms, chegando até 100 ms através da utilização de determinados algoritmos de *software*. Com os aparelhos de duas fontes, a resolução espacial chega a 83 ms, muito próximo da resolução espacial ideal de 50 ms para se "congelar" a imagem cardíaca independente da frequência cardíaca.

Assim como na RMC, as imagens adquiridas por TC são sempre ajustadas pelo monitoramento do eletrocardiograma do paciente e dependem de um ritmo regular e, no caso da angiotomografia, de uma frequência cardíaca a mais próxima possível de 60 batimentos por minuto. Para aquisição das imagens de TC cardiovascular também é necessário que o paciente faça pausas respiratórias com duração média de 8 a 10 segundos nos tomógrafos básicos de 64 canais. Na realização de exames para detecção apenas do escore de cálcio, não é necessário o uso de contraste endovenoso, porém no caso da angiotomografia este é fundamental. Também no caso da angiotomografia de coronárias, é rotina na maioria dos serviços a utilização de doses de betabloqueadores utilizados por via oral e/ou endovenosa, para a redução da frequência cardíaca do paciente caso esta esteja acima de 60 a 65 batimentos por minuto. Isto ainda é necessário para a redução dos artefatos relacionados à movimentação coronariana. Alguns serviços também preconizam o uso de nitratos sublinguais previamente ao exame para dilatar as coronárias e aumentar o diâmetro das mesmas, melhorando, potencialmente, a qualidade da imagem.

Novas tecnologias

Com objetivos semelhantes, novas linhas de tomógrafos foram desenvolvidos, porém com aspectos técnicos distintos. Uma linha de desenvolvimento tecnológico optou pela combinação de duas fontes de raios X com dois conjuntos de detectores (*Dual Source CT*) dispostos à 90 graus um em relação ao outro, permitindo aumento na velocidade de aquisição com grande diminuição da dose efetiva de radiação (Figura 23.2). Por outro lado, outro desenvolvedor seguiu a linha de aumento no número de fileiras de detectores com o objetivo de aumentar a área de cobertura anatômica por rotação, permitindo adquirir o exame com apenas um batimento, reduzindo assim a exposição a artefatos na imagem, o tempo de aquisição e reduzindo a dose de radiação. Recentemente, o desenvolvimento de um novo tipo de material no sistema de detectores (*High definition CT*), permitiu a aquisição de imagens com até 0,23 mm de resolução no plano axial.

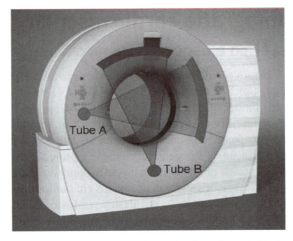

Figura 23.2 – Tomografia computadorizada com duas fontes de energia (*Dual source CT*), uma das mais novas tecnologias disponíveis para uso clínico atualmente (*Eur Radiol* (2006) 16: 256–268).

Radiação

A tomografia, ao contrário da ressonância magnética, é uma metodologia que utiliza a emissão de raios X como base da formação das imagens e, portanto, expõem o paciente a doses de radiação com relevância clínica. Nos últimos 30 anos houve um aumento expressivo da exposição dos pacientes à radiação ionizante, por meio da realização de métodos diagnósticos. Embora os efeitos diretos de radiação como gatilho para o desenvolvimento de neoplasias seja assunto conflitante na literatura, considera-se que a exposição menor que 3 mSv apresente baixo risco para o desenvolvimento de efeitos deletérios[1].

Desde o início de sua aplicação clinica, a TCCor foi alvo de críticas em relação a dose de radiação utilizada nos estudos, ainda mais considerando a potencial do método para o rastreamento ou seguimento de doença coronária. Dessa forma, o foco do desenvolvimento tecnológico dos exames de TCCor tiveram como norte a realização de exames com doses progressivamente menores de radiação.

O desenvolvimento de modulação da corrente do tubo de raios X ao longo do ciclo cardíaco, aquisições prospectivas (limitadas apenas a irradiar a fase diastólica do ciclo cardíaco) ou técnicas de reconstrução iterativa permitiram reduções significativas na dose de radiação em mais de 80% em relação aos primeiros tomógrafos, cuja dose média de radiação girava em torno de 20 mSv. Para se ter uma idéia, atualmente um tomógrafo com modulação de dose convencional realiza exames com cerca de 9 mSv, em média. Com aquisição prospectiva essa média cai para 3 mSv. Técnicas mais modernas como a aquisição *Flash* de tomógrafos *dualsource* ou volumétrica em tomógrafos de 320 canais, permitem a aquisição de exames com dose total de radiação abaixo de 1 mSv.

Apenas como comparação com outras metodologias, os exames de cintilografia miocárdica para avaliação de isquemia apresentam exposição média de 12 mSv (Sestamibi) e 10 mSv (Tetrosfosmim); estudos cintilográficos de estresse/redistribuição de 10 mSv (Rubídio) a 29 mSv (Tálio); cineangiocoronariografia invasiva diagnóstica (7 mSv) e terapêutica (15 mSv) [2,3].

É importante salientar que além das técnicas de redução de dose supracitadas, existem medidas simples, como o ajuste de parâmetros como a voltagem (kV) e a amperagem (mA) do tubo de raios X de acordo com o biotipo do paciente, delimitação adequada da área de estudo, controle adequado da frequência cardíaca, que devem ser realizadas em todo o exame pois contribuem de forma efetiva para redução da dose de radiação. Para tanto, é fundamental o correto treinamento dos tecnólogos / biomédicos que realizam o exame com supervisão rigorosa do médico responsável.

Contraste

Os contrastes em tomografia são todos iodados e podem ser divididos entre aqueles de alta e baixa osmolalidade em relação ao sangue e, também, quanto ao fato de serem iônicos ou não iônicos. Os contrastes com alta osmolalidade tem maior propensão a causarem reações adversas e não são utilizados de rotina nos exames de TCCor. Da mesma forma, os contrastes não-iônicos também causam menores efeitos adversos, sendo o custo o principal fator limitante ao uso indiscriminado dos mesmos.

Os pacientes com maior risco para reações anafilactoides com contrastes iodados são principalmente aqueles com histórico de efeitos adversos prévios (urticária, broncoespasmo, edemas, etc) ou com doenças alérgicas como asma, por exemplo. Em geral, são manifestações leves e, usualmente, autolimitadas, podendo ocorrer em até 3% dos exames que utilizam contrastes não iônicos. Reações graves são mais raras e ocorrem em 0,01 a 0,02% dos pacientes. Reações tardias podem ocorrer em 0,5 a 2% dos pacientes depois de 3 horas a 2 dias após o exame, desaparecendo usualmente com uma semana. Reações fatais são estimadas em 1 para cada 40.000 a 170.000 exames[4,5].

Além disso, deve-se considerar o risco de reações não anafilactoides, das quais destaca-se, em função de sua prevalência, a nefropatia induzida pelo contraste (NIC), sendo considerados como de maior risco para seu desenvolvimento os pacientes com insuficiência renal prévia, insuficiência cardíaca, diabetes, desidratação e idade superior a 70 anos. A nefrotoxicidade dos contrastes iodados é conhecida e é caracterizada quando ocorre uma elevação dos níveis de creatinina em 25% dos valores de base até 3 dias após o exame (pico do efeito nefrotóxico). Geralmente também é autolimitada e a função renal se normaliza em até 10 dias. Na eventualidade do paciente estar utilizando metformina, ela deve ser interrompida com pelo menos 24 horas antes do exame e só reiniciá-la 48 horas após para reduzir o risco de acidose metabólica associado ao uso deste hipoglicemiante oral.

Para a prevenção de efeitos adversos aos contrastes utilizados na TCCor, deve-se sempre preconizar hidratação prévia do paciente (tanto na forma oral quanto endovenosa em casos selecionados). A utilização de corticoides em pacientes com reações anafilactoides anteriores pode ser recomendada, embora de benefício questionável[6,7].

Escore de cálcio

Um dos grandes desafios do cardiologista é predizer eventos cardiovasculares futuros para seus pacientes, e, precocemente, ajustar as metas terapêuticas e motivar modificações no estilo de vida, de maneira a evitar que esses eventos ocorram. A maneira mais prática e fácil é utilizar escores clínicos, como o Escore de Framingham ou Escore de Risco Global que estimam o risco de eventos futuros baseados em características clínicas e fatores de riscos dos pacientes. Entretanto, essas ferramentas são incompletas e imprecisas, uma vez que metade dos indivíduos que apresentam eventos coronários tem, no máximo, um fator de risco.

A calcificação da parede vascular é um marcador bastante específico do processo aterosclerótico. Nesse sentido, o Escore de Cálcio (EC) se apresenta como metodologia de elevada sensibilidade para a detecção de aterosclerose subclínica, capaz de identificar doença coronária muitos anos antes do sua apresentação clínica, além de quantificar sua extensão e distribuição. É um preditor independente de eventos cardiovasculares futuros e aditivo aos fatores de risco tradicionais.

A análise do Escore de Cálcio é definida como uma lesão hiperatenuante acima do limiar de 130 unidades Hounsfield (HU) em uma área de dois ou mais pixels adjacentes, observada no trajeto coronariano. O produto da área total de cálcio por um fator derivado da atenuação máxima é o escore de cálcio publicado por Agatston *et al.* e cuja unidade leva o seu nome. Embora o uso da massa total de cálcio seja considerado o melhor índice segundo estudos recentes, a maior parte dos dados epidemiológicos e de prognóstico foi baseada no Escore de Agatston, sendo, portanto, amplamente utilizado na prática clínica (Figura 23.3).

Os dados obtidos pelo EC são descritos tanto em valores absolutos quanto em percentis populacionais de acordo com a idade, sexo e etnia, como forma de refinar a análise e a sensibilidade do método. Dessa forma, considera-se como um EC significativo quando esse é maior que 100 Agatston em valores absolutos ou se encontra acima do percentil 75 para mesma faixa etária e sexo, devendo-se, a partir de então, rever a classificação de risco do paciente obtida pelos escores tradicionais.

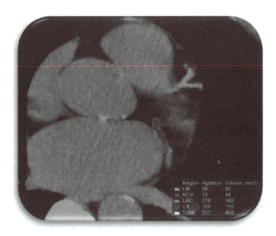

Figura 23.3 Análise e quantificação do escore de cálcio total e regional. A. Em destaque a presença de cálcio no traje da artéria descendente anterior (verde) e circunflexa (azul), com os resultados do escore total e regional (inferior direito). B. Interpretação da carga de aterosclerose de acordo com os valores de escore de cálcio.

```
Interpretação do Escore de Agatston
0-10 : Mínimo
11 – 100: Discreto
101 – 400: Moderado
>400: Elevado

Significativo se > 100 Agatston Ou > percentil 75
para faixa etária e sexo
```

A extensão e quantidade de calcificação coronária detectada pelo EC se correlaciona com a carga de aterosclerose total e risco futuro de eventos. Além disso, até 30% dos pacientes com EC > 400 apresentam isquemia miocárdica[10] e mesmo em pacientes com cintilografia normal, indivíduos com EC elevado apresentam maior probabilidade de eventos em longo prazo[11]. Por outro lado, embora tenha alta sensibilidade, a especificidade do EC para detecção de estenoses coronárias é baixa. Assim, pacientes com elevado EC embora tenham maior probabilidade de possuir uma estenose coronária significativa, essa relação é apenas probabilística e não linear.

Além do potencial diagnóstico e prognóstico, estudos têm demonstrado, utilizando a ferramenta estatística NRI (*Net Reclassification Risk*), que o EC é uma poderosa ferramenta na reclassificação de risco, principalmente nos indivíduos de risco intermediário e de baixo risco com história familiar positiva para DAC. Em um desses estudos[8], analisando indivíduos de risco intermediários pelo ERF, cerca de 20% foram reclassificados como baixo risco e mais de 30% com risco elevado. Ou seja, até 1/3 dos pacientes de alto risco cardiovascular estão "escondidos" no grupo intermediário dos escores tradicionais. Sabe-se, ainda, que um escore de cálcio de zero se traduz, em pacientes assintomáticos, em um risco muito baixo de eventos cardíacos futuros.

Além disso, levar ao conhecimento do paciente o resultado do EC é uma ferramenta adicional no convencimento na adesão terapêutica com o aumento do uso de estatinas entre aqueles indivíduos que sabidamente tinham escores mais elevados. De modo similar, o escore de cálcio não só adicionou novo valor prognóstico ao Escore de Framingham mas também aos valores isolados de proteína C-reativa, um marcador inflamatório também utilizado na avaliação de risco de eventos cardiovasculares.

Em relação aos outros métodos de investigação de aterosclerose subclínica e avaliação prognostica, recente estudo multicêntrico[9] conduzido com mais de 1.330 pacientes de risco intermediário pelo ERF com seguimento médio de

7,6 anos, demonstrou que o EC, além de ser um marcadorer independente de DAC, foi aquele que mais acrescentou acurácia ao ERF em predizer eventos cardiovasculares (demonstrada pela melhor curva ROC – 0,623 vs 0,784) e que melhor reestratificou o risco dos pacientes (65% foram reclassificados em baixo ou alto risco) (Figura 23.4).

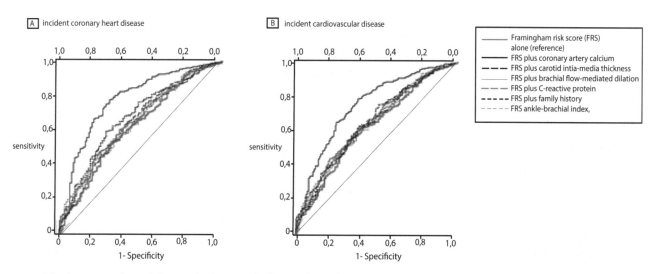

A, Receiver operator characteristic curves showing area under ther curve for FRS alone, 0.623; FRS plus coronary artery calcium, 0.784 (p<.001); FRS plus intima--media thickness, 0.652 (p-01); FRS plus flow-mediated dilation. 0.639(p-0.6); FRS plus higth-sensitivity C- Reactive protein, 0,640 (p-03); FRS plus family history, 0.67 (p-001); and FRS plus ankle-brachial index, 0.650 (p-01) B, Receiver operator characteristic curves showing area under the curve for FRS alone, 0.623; FRS plus C-reactive protein, 0,640(P-03); FRS plus family history. 0,675 (p-0001); and plus-brachial index, 0.650 (p-01). Mesa indicates Multi-Ethnic Study

Figura 23.4 Curvas ROC de diversos marcadores de risco para predição de evento cardiovascular e suas medidas de associação para eventos coronários (JAMA. 2012;308(8):788-95).

Finalmente, sub-análises de grandes estudos como o Core 64[12] e o CONFIRM[13] que, em pacientes sintomáticos, o EC apresenta alto valor preditivo negativo, porém com valor preditivo positivo baixo, sendo inadequado para excluir com segurança a presença de DAC significativa, particularmente em indivíduos mais jovens ou em populações com elevada prevalência de DAC. No âmbito da avaliação de dor torácica aguda, a ausência de calcificação coronária através do EC pode subestimar a carga aterosclerótica do indivíduo, uma vez que um percentual significativo de pacientes que se apresentam com Síndrome Coronária Aguda (SCA) têm EC baixo ou zero, não sendo confiável para a exclusão segura de estenose coronária significativa nesse grupo. Assim, a utilização isolada do EC na sala de emergência é bastante limitada e não recomendada para avaliação rotineira.

Embora alguns estudos demonstrem associação entre progressão da calcificação coronária a um pior prognóstico, ainda não há consenso sobre a indicação de avaliações seriadas com EC. Também não deve ser utilizado para monitoramento dos efeitos terapêuticos, nem nos pacientes com *stents* ou revascularização miocárdica prévia.

Pontos-chave:

- Escore de cálcio ZERO indica uma baixa probabilidade de DAC e de eventos cardiovasculares futuros.
- Escore de cálcio EC > 0 confirma a presença de DAC.
- Valor de escore de cálcio alto (> 400 ou > percentil 75 para a idade e sexo) significa risco moderado a alto de eventos clínicos em 2-5 anos; considerar estudo de isquemia miocárdica.
- EC é preditor independente de eventos e acrescenta valor prognóstico em relação aos fatores de risco tradicionais de Framingham.
- EC significativo (> 100 ou > percentil 75) mudam a conduta clínica, especialmente nos pacientes de risco intermediário e de baixo risco com história familiar positiva de DAC precoce.
- EC não deve ser usado para indivíduos sintomáticos, especialmente naqueles com suspeita de SCA.
- Não é recomendada a avaliação de progressão da aterosclerose.

TEC – Título de Especialista em Cardiologia

RECOMENDAÇÃO PARA A UTILIZAÇÃO DO EC DE CÁLCIO E NÍVEL DE EVIDÊNCIA, SEGUNDO AS DIRETRIZES BRASILEIRAS (REPRODUZIDO DE II DIRETRIZ BRASILEIRA DE TOMOGRAFIA E RESSONÂNCIA CARDIOVASCULAR)		
Indicação	Classe de recomendação	Nível de evidência
Pacientes assintomáticos de risco intermediário pelo ERF (10-20% em 10 anos) ou pelo Escore de Risco Global (homens: 5-20% em 10 anos).	I	A
Pacientes assintomáticos de baixo risco pelo ERF (< 10% em 10 anos) ou pelo ER Global (homens ou mulheres: < 5% em 10 anos) e com antecedente familiar de DAC precoce*.	IIa	B
Pacientes diabéticos assintomáticos de baixo risco (como triagem para pesquisa de isquemia miocárdica).	IIa	B
Pacientes com suspeita de SCA de baixo risco.	IIb	B
Pacientes assintomáticos de baixo risco sem antecedente familiar de DAC precoce.	III	B
Pacientes assintomáticos de alto risco pelo ERF (> 10% em 10 anos) ou pelo Escore de Risco Global (homens: > 20%; mulheres: > 10% em 10 anos) ou DAC já conhecida.	III	B
Seguimento de evolução da calcificação coronária.	III	B
Pacientes sintomáticos.	III	B

Tabela 23.1 Escore de Risco de Framingham; DAC: Doença Arterial Aterosclerótica; SCA: Síndrome Coronariana Aguda; *Parentes de primeiro grau, homens com idade < 55 anos e mulheres com idade < 65 anos).

Angiotomografia cardíaca e das coronárias (TCCor)

Os avanços tecnológicos dos últimos anos, aliado a evidências científicas robustas, consolidaram a Angiotomografia das Artérias Coronárias (TCCor) como método de destaque na avaliação de pacientes com suspeita clínica de DAC com aplicação crescente, permitindo a avaliação da luz e da parede das artérias coronárias de forma rápida, reprodutível e não invasiva, com baixa exposição à radiação e pequeno volume de contraste iodado (Figura 23.5).

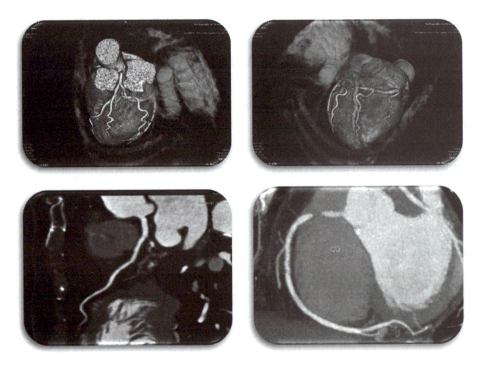

Figura 23.5 TCCor – Representação tridimensional (acima) e análise tomográfica (abaixo) utilizadas para o estudo da anatomia e luminografia coronária e correlação com as demais estruturas cardíacas. Destaque para a artéria descendente anterior sem lesões obstrutivas (abaixo e à esquerda) e estenose grave da artéria coronária direita (abaixo e à direita).

Apresenta elevada acurácia diagnóstica em relação a angiografia invasiva, confirmada por grandes *trials*[14,15] e revisões sistemáticas[13], com sensibilidade variando de 85 a 99% e especificidade de 64 a 96% (mesmo em contexto de prevalência alta de DAC obstrutiva), destacando-se seu alto valor preditivo negativo entre 83 a 100% para exclusão de doença. Esses dados sustentam sua grande aplicabilidade clínica, principalmente num contexto em que encontramos altas taxas de cateterismos cardíacos sem lesões significativas (Tabela 23.2).

PERFORMANCE DIAGNÓSTICA DA TCCOR NOS GRANDES ESTUDOS CLÍNICOS										
			\multicolumn{4}{c}{Patient type}					
	n	CAD prevalence	Stable	Unstable	No known CAD	Known CAD	Sensitivity	Specificity	PPV	NPV
ACCURACY (7)	230	25%	x		x		95%	83%	64%	99%
core64 (8)	291	56%	x		x	x	85%	90%	91%	83%
Meijboom et al. (9)	360	68%	x	x	x		99%	64%	86%	97%

Tabela 23.2 **CAD**: *Coronary Artery Disease*; **CCTA**: *Cardiac Computed Tomography Angiograph*; **NPV**: *Negative Predictive Value*; **PPV**: *Positive Predictive Value*.

Essa metodologia permite também a análise de *stents* coronarianos com boa acurácia em comparação a angiografia digital, especialmente nos segmentos coronários maiores de 3 mm[16]. As características da malha dos *stents* é bastante variável, constituindo, por vezes, uma limitação a análise luminal. Entretanto, o valor preditivo negativo do estudo permanece alto, sendo de grande importância para a exclusão de reestenose intra-*stent* (Figura 23.6).

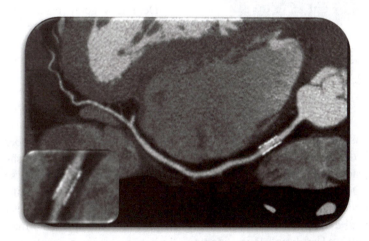

Figura 23.6 Imagem tomográfica da artéria coronária direita com *stent* implantado no segmento proximal (em destaque no canto inferior esquerdo). A borda escura (seta) corresponde a presença de hiperplasia neointimal intra-*stent*.

A TCCor também permite o estudos dos enxertos cirúrgicos de revascularização miocárdica com grande precisão, tanto para a detecção de patência, quanto de estenose dos enxertos[17], principalmente pelo fato dos enxertos sofrerem menor influência da movimentação cardíaca e apresentarem pouca calcificação parietal, especialmente os enxertos venosos (Figura 23.7). Podemos encontrar alguma limitação na análise dos enxertos arteriais relacionada a presença de clipes metálicos e a movimentação coronária junto a anastomose distal, porém sem comprometer, em geral, o desempenho do método.

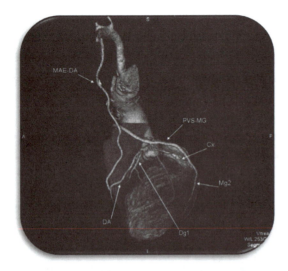

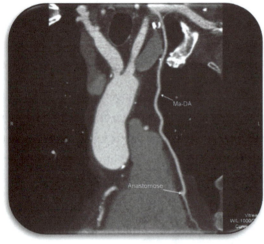

Figura 23.7 – TCCor em paciente com revascularização cirúrgica prévia. Acima a representação tridimensional. Abaixo a imagem tomográfica demonstrando um enxerto de artéria torácica interna (mamária) esquerda para a artéria descendente anterior pérvio e com anastomose distal íntegra.

Vale destacar que apenas tomógrafos de ≥ 64 colunas de detectores apresentam desempenho satisfatório, não sendo, portanto, recomendada a realização desse exame em tecnologias inferiores. Deve-se ter em mente, também, que mesmo com o avanço tecnológico recente dos tomógrafos, as resoluções espacial e temporal continuam inferiores às da angiografia digital. Além disso, alguns fatores ainda podem apresentar limitações técnicas, prejudicando a qualidade das imagens e diminuindo a acurácia do estudo. Assim, destacamos a elevada frequência cardíaca e a presença de movimentos respiratórios durante a aquisição das imagens. Tais problemas podem ser solucionados com a prescrição de drogas cronotrópicas negativas e adequado treinamento do paciente. Outros fatores não modificáveis como irregularidade do ritmo cardíaco (FA), elevado índice de massa corporal, extensa calcificação coronária, *stents* e diâmetros arteriais inferiores a 1,5 mm também podem limitar a análise do estudo.

Após mais de 10 anos de estudos clínicos, atualmente temos disponíveis importantes dados prognósticos relacionados a TCCor. Meta-análises comprovaram que a identificação de doença coronária obstrutiva é um marcador independente de pior prognóstico e maior mortalidade. Além disso, a extensão da doença também é um fator adicional de mal prognóstico, principalmente quando se analisa a presença de doença multiarterial, sendo os pacientes triarteriais de pior prognóstico na comparação aos uniarteriais. Por outro lado e não menos importante, a ausência de DAC identificável pela TCCor implica em excelente prognóstico, com baixíssimos eventos clínicos futuros.

TCCor na dor torácica aguda

É notório que síndromes coronárias agudas são situações clínicas frequentes em nosso meio e com grande morbidade e mortalidade. Por outro lado, apenas uma pequena parcela dos pacientes com dor torácica apresentam SCA, gerando custos elevados ao sistema de saúde. Dessa forma, refinar o diagnóstico dessa doença é um dos grandes objetivos do cardiologista.

Nesse contexto, grandes *trials* foram realizados para a utilização da TCCor na abordagem da dor torácica na emergência. Três grande estudos randomizados (CT-STAT[20]; Acrin-PA[19] e ROMICAT[18]) avaliando pacientes de risco baixo a intermediário, compararam o uso da TCCor nesses contextos clínicos com a abordagem tradicional, tendo como objetivo a avaliação da segurança, acurácia diagnóstica, custos e impacto na predição de eventos clínicos.

De forma geral, esses estudos demonstraram que a utilização da TCCor nesse contexto é segura, reduzindo o número e o tempo de internações, além de custos (Figura 23.8). Assim, a recomendação atual das Diretrizes Brasileiras classifica como classe I (nível de evidência A) a utilização da TCCor para avaliação de pacientes com dor torácica aguda de risco baixo/intermediário com ECG não diagnóstico e marcadores de necrose miocárdica negativos.

Além da SCA, o tromboembolismo pulmonar e as Síndromes Aórticas Agudas são causas frequentes de dor torácica aguda e que podem ser facilmente diagnosticados pela tomografia. Entretanto, embora promissor, o uso da TCCor para o descarte dessas três condições clínicas (*triple rule-out*) apresenta maior exposição a radiação e limitações técnicas na obtenção de imagens adequadas para diferentes leitos arteriais (pulmonar e aorto/coronário), não demonstrando ser superior a uma abordagem direcionada pela suspeita clínica, devendo-se, portanto, ser utilizada de maneira bastante criteriosa.

TCCor – Pontos a lembrar

- Alguns estudos têm demonstrado que a TCCor pode identificar estenoses significativas em até 25% de pacientes assintomáticos de baixo risco pelos critérios clínicos[20]. Além disso, a caracterização de determinados tipos de placas ateroscleróticas parecem ter relação com elevada incidência de SCA futura[21]. Entretanto, ainda faltam dados definitivos para indicar a TCCor no diagnóstico de aterosclerose coronária subclínica em pacientes assintomáticos (Figura 23.8).

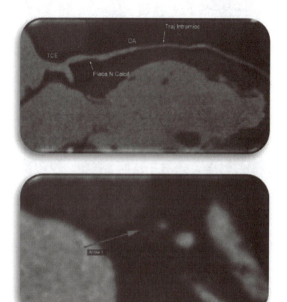

Figura 23.8 – Placa aterosclerótica não calcificada no segmento proximal da artéria descendente anterior determinando estenose importante. Em destaque um corte axial do vaso na região da placa (seta), demonstrando uma placa aterosclerótica com baixa atenuação e remodelamento positivo, características associadas a maior probabilidade de evolução para SCA, demonstrado em estudos observacionais.

- A indicação de TCCor na avaliação de pacientes em pré-operatório de cirurgia não cardíaca ainda é contraditória e por isso não recomendada. O método pode ser utilizado em situações selecionadas, como complementação diagnóstica, principalmente tendo como norte o valor preditivo negativo do método.
- Em função de seu valor preditivo negativo, a TCCor está indicada na avaliação de pacientes com iinsuficiências cardíacas de início recente com o objetivo de excluir a etiologia isquêmica.
- A TCCor pode ser utilizada com excelente acurácia em pacientes com distúrbio de condução (BRE), situação que pode limitar o desempenho de outros métodos diagnósticos na investigação de doença coronária.
- A presença de arritmias (por ex. FA), embora possam comprometer a qualidade de alguns estudos de TCCor devido a irregularidade do ritmo cardíaco, não constituem contraindicação ao método, apresentando boa acurácia diagnóstica e excelente potencial de exclusão de doença coronária nos casos suspeitos. Além disso, a TCCor tem sido utilizada com frequência crescente em pacientes com fibrilação atrial que serão submetidos a ablação por cateter, tanto para a programação do procedimento (identificação da anatomia e variações da drenagem das veias pulmonares

e sua relação com outras estruturas mediastinais), quanto para o seguimento e identificação de complicações (estenose de óstio das veias pulmonares) (Figura 23.9). Destaca-se, ainda, o uso da TCCor para o estudo da drenagem venosa coronária pré implante de eletrodos de ressincronização cardíaca.

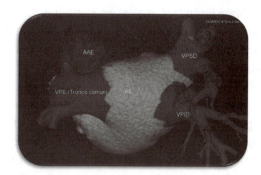

Figura 23.9 – Reconstrução tridimensional do átrio esquerdo e da drenagem venosa pulmonar que pode ser utilizada nos procedimentos de ablação de fibrilação atrial, orientando o mapeamento eletroanatômico para o isolamento dos óstios das veias pulmonares.

- Por ser um método não invasivo com excelente definição da anatomia coronária e sua relação anatômica com outras estruturas cardíacas e mediastinais, a TCCor é indicação precisa nos casos de suspeita de anomalias coronárias, sendo opção à angiografia invasiva para o seguimento de pacientes com doença de Kawasaki (Figura 23.10).

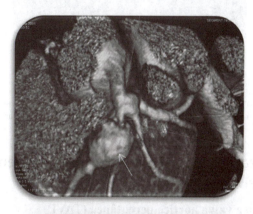

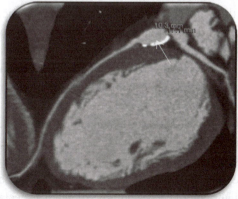

Figura 23.10 – TCCor de paciente em seguimento com doença de Kawassaki, demonstrando os aneurismas coronarianos (setas).

- A TCCor é capaz de analisar a função sistólica ventricular global e segmentar com boa acurácia, podendo ser comparável aos métodos tradicionais (ECO e RM), embora tenha uma resolução temporal inferior e utilize radiação. Dessa forma, deve-se limitar a casos de exceção nos quais os métodos anteriormente citados foram incapazes (janela) ou contra-indicados. Vale lembrar que essa análise deve constar no pedido do exame, pois a técnica de aquisição deve incluir a fase sistólica.
- A TCCor apresenta grande utilidade no estudo de pacientes adultos ou pediátricos com cardiopatias congênitas, tanto no auxílio diagnóstico quanto no planejamento cirúrgico e seguimento pós-operatório. A utilização de técnicas avançadas de aquisição tem permitido a realização de exames com elevada precisão e baixíssima dose de radiação, tornando factível o estudo de crianças e recém-nascidos (Figura 23.11).

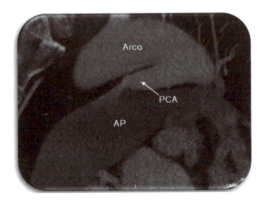

Figura 23.11 – Paciente de 61anos assintomática encaminhada para avaliação devido a achado ecocardiográfico de aumento de câmaras direitas. A TCCor permitiu o diagnóstico de persistência do canal arterial (PCA).

Utilização da TCCor em procedimentos invasivos

• Troca valva aórtica percutânea (TAVI)

A utilização da técnica de troca valvar aórtica percutânea tem demonstrados bons resultados em diversos estudos, especialmente nos pacientes com estenose valvar aórtica e risco elevado de complicações para a troca cirúrgica convencional que ainda é o padrão ouro no tratamento dessa doença.

Nesse sentido, a TCCor tem assumido papel relevante como método de grande utilidade na seleção dos pacientes e no estudo anatômico para programação da técnica de implante e seleção da prótese mais apropriada, com objetivo de diminuir complicações do procedimento, especialmente a presença de refluxo perivalvar (Figura 23.12).

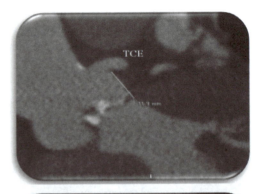
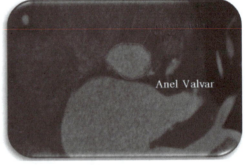

Figura 23.12 – Uso da TCCor para programação de implante de prótese aórtica percutânea (TAVI).

O estudo tomográfico para TAVI deve incluir toda a aorta torácica (desde a raiz) e abdominal até os vasos femorais, com ênfase no estudo da complexa anatomia valvar aórtica, o grau de calcificação valvar e sua relação com os óstios coronarianos, a via de saída do ventrículo esquerdo, os diâmetros da aorta tóraco-abdominal e dos vasos ilíaco-femorais com destaque para a identificação de tortuosidades (*kinking*), calcificações e sinais de trombos ou dissecção.

Novas aplicações da TCCor

Num contexto ideal, a análise anatômica e funcional seria a melhor e mais completa forma de estudar uma determinada lesão coronariana, principalmente se fosse possível realizá-la num mesmo momento e num único exame. Isso permitiria a correlação direta entre a estenose coronária e a respectiva presença de isquemia miocárdica, detectando a lesão que realmente limita o fluxo, e, dessa forma, aumentando o valor preditivo positivo do achado. Baseado nisso, nos últimos anos foram desenvolvidos aplicações promissoras utilizando equipamentos de tomografia de maneira a obter informação de perfusão miocárdica associada a análise luminal anatômica.

Perfusão miocárdica

A perfusão miocárdica por tomografia (PMT) é obtida através da aquisição da imagem durante a primeira passagem do contraste pelo miocárdio de forma estática, como uma fotografia do momento exato em que o contraste iodado se distribui pelo músculo cardíaco. Isso permite a identificação de diferenças perfusionais entre as paredes em função do atraso na chegada do contraste, inferindo assim a presença de estenose significativa limitante de fluxo e fazendo correlação com lesões anatômicas na circulação coronária correspondente ao segmento hipoperfundido (Figura 9).

Vários estudos nos últimos anos demonstraram ser um método viável e com excelente capacidade diagnóstica. Recentemente, o estudo multicêntrico internacional CORE320 analisou a acurácia diagnóstica da TCCor com perfusão miocárdica em comparação à avaliação combinada da cinecoronariografia invasiva com a cintilografia (SPECT), demonstrando área sobre a curva ROC de 0,87 na análise da população geral.

Ainda assim, a ausência de padronização de protocolos para diferentes aparelhos, bem como a definição da melhor estratégia de aquisição inicial (anatômica ou perfusional) limitam a utilização dessa metodologia na prática clínica.

a informação luminal da TCCor (área sob a curva ROC de 0,81).

Embora promissora, a técnica carece ainda de avanços tecnológicos (principalmente relacionados ao tempo prolongado para a análise das imagens) e mais estudos científicos para sua plena validação e incorporação na rotina clínica.

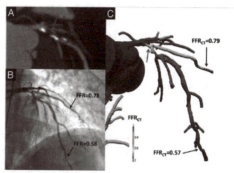

Figura 23.14 – Exemplo comparativo (FFR invasiva x FFR-CT): (A) TCCor demonstrando a presença de placa mista complexa no terço proximal da artéria descendente anterior (ADA); (B) Cinecoronariografia com estudo do reserva de fluxo fracionado (FFR) invasiva; (C) Representação tridimensional do ADA com os valores de FFR obtidos pela tomografia (FFR-CT) – JACC, 2011; 58: 1989 – 97.

Avaliação de fibrose miocárdica

O contraste iodado apresenta dinâmica semelhante ao gadolínio em termos de difusão e clareamento (*wash out*) no espaço extracelular miocárdico. Dessa forma, é possível o estudo de realce tardio também pela TCCor, com a obtenção de imagens sincronizadas cerca de 7 a 10 minutos após a infusão do meio de contraste endovenoso, com boa correlação com os achados de ressonância magnética[26].

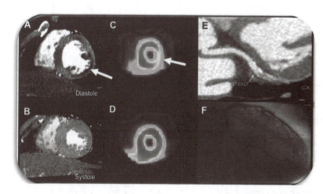

Figura 23.13 – Estudos de perfusão miocárdica e correspondência anatômica: Perfusão miocárdica demonstrando *déficit* perfusional subendocárdico na parede ínfero-lateral pela tomografia (A - estresse e B - repouso) e pela cintilografia (C – estresse e D – repouso). Correspondência anatômica demonstrando estenose importante *intra-stent* na artéria circunflexa (E – TCCor e F – Cinecoronariografia) – reproduzido de *Am J Cardiol* 2010; 106: 310 – 315.

Reserva de Fluxo Fracionada por tomografia (FFR-CT)

Outra metodologia que visa a análise combinada anatômica e funcional das lesões coronarianas é o estudo da reserva de fluxo fracionada por tomografia (FFR-CT). Baseando-se em conceitos de dinâmica dos fluidos, permite a análise e quantificação da FFR utilizando dados de uma única aquisição tomográfica (a mesma já usada para a análise anatômica coronariana). Não necessita, portanto, de estresse farmacológico nem aquisições adicionais, minimizando a exposição à radiação e o uso de contraste iodado (Figura 23.14).

Destacam-se dois grandes estudos que compararam os resultados do FFR-CT à FFR convencional obtida por coronariografia invasiva, demonstrando boa correlação (r = 0,72 com p < 0,001) e boa acurácia quando associada

Embora apresente contraste-ruído bastante inferior ao da ressonância magnética, pode-se lançar mão dessa metodologia em situações clínicas selecionadas, como ausência da técnica preferencial disponível (RM) ou contraindicação à realização desta (portadores de marcapasso não compatível ou desfibriladores). Pode ser utilizada para identificação de fibrose em diversas patologias clínicas além da isquêmica, como por exemplo, as miocardiopatias hipertróficas e as miocardites[27] (Figura 23.15).

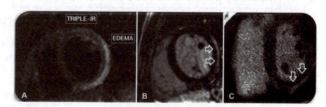

Figura 23.15 – Realce tardio subepicárdico em paciente com miocardite aguda: A – Sequência ponderada em T2 por ressonância magnética cardíaca (RMC) demonstrando hipersinal correspondente a edema miocárdico; B – Realce tardio compatível com fibrose de padrão não isquêmico (seta); C – imagem de TCCor do mesmo paciente demonstrando correspondência do achado de realce tardio pela RMC (seta) – *Journal of Cardiology Cases* (2011) 3, e90 – e93.

Indicações atualizadas da TCCor de acordo com a II Diretriz Brasileira de TC e RM cardiovascular

Doença arterial coronária

INDICAÇÃO	CLASSE DE RECOMENDAÇÃO	NÍVEL DE EVIDÊNCIA
Avaliação de DAC crônica em pacientes sintomáticos com probabilidade pré-teste intermediária (10-90%) calculada pelos critérios de Diamond-Forrester.[991]	I	A
Pacientes com suspeita de DAC crônica: Testes de isquemia prévios conflitantes ou inconclusivos. Sintomas contínuos e testes de isquemia prévios normais ou inconclusivos. Discordância entre a clínica e resultados de testes de isquemia prévios.	I	A
Suspeita de Síndrome Coronariana Aguda de baixo/intermediário risco, eletrocardiograma normal ou não diagnóstico e marcadores de necrose miocárdica negativos.	I	A
Avaliação da patência e enxertos de revascularização miocárdica em indivíduos sintomáticos com probabilidade pré-teste intermediária calculada pelos critérios de Diamond-Forrester.[991]	IIa	B
Avaliação pré-operatória de cirurgia cardíaca não coronária (paciente de risco baixo/moderado).	IIa	B
Opção à angiografia invasiva no seguimento de pacientes com Kawasaki.	IIa	B
Opção à angiografia invasiva na diferenciação entre cardiopatias isquêmicas e não isquêmicas.	IIa	B
Pacientes sintomáticos com probabilidade intermediária de DAC e com testes de isquemia positivos	IIb	C
Pacientes sintomáticos com probabilidade baixa de DAC (< 10% calculada pelos critérios de Diamond-Forrester[991]) com testes de isquemia negativos.	IIb	C
Avaliação de reestenose *intra-stent* em indivíduos sintomáticos com probabilidade pré-teste intermediária (10-90%) calculada pelos critérios de Diamond-Forrester.[991]	IIb	B
Investigação da dor torácica aguda pela técnica do descarte triplo (*triple rule-out*).	IIb	B
Avaliação pré-operatória de cirurgia não cardíaca de moderado a alto risco.	IIb	C
Pacientes sintomáticos com probabilidade alta de DAC (> 90% calculada pelos critérios de Diamond-Forrester[991]).	III	C
Pacientes com suspeita de Síndrome Coronariana Aguda de alto risco.	III	C
Avaliação inicial de DAC em indivíduos assintomáticos com capacidade de realizar exercício físico e têm eletrocardiograma interpretável.	III	C
Seguimento de lesões ateroscleróticas coronárias em indivíduos assintomáticos.	III	C

Tabela 23.3

Cardiopatias congênitas

INDICAÇÃO	CLASSE DE RECOMENDAÇÃO	NÍVEL DE EVIDÊNCIA
Avaliação de coronária anômala	I	B
Avaliação de cardiopatias congênitas complexas, tanto para planejamento cirúrgico quanto para avaliação pós-operatória.	I	B
Avaliação de vias aéreas e parênquima pulmonar.	I	A

Doenças vasculares e procedimentos diagnósticos / terapêuticos

INDICAÇÃO	CLASSE DE RECOMENDAÇÃO	NÍVEL DE EVIDÊNCIA
Avaliação de aneurismas de aorta.	I	B
Avaliação de Síndromes Aórticas Agudas (dissecção, úlceras, hematomas e ruptura).	I	B
Planejamento de abordagem cirúrgica da aorta (aberta ou endovascular).	I	B
Avaliação pós-operatória de implantes de endopróteses aórticas.	I	B
Avaliação das artérias renais (para exclusão de redução luminal significativa).	I	B
Avaliação do tronco celíaco e das artérias mesentéricas (para exclusão de redução luminal significativa).	I	B
Avaliação das artérias dos membros superiores e inferiores	I	B
Diagnóstico de embolia pulmonar.	I	B
Avaliação do átrio esquerdo e das veias pulmonares pré-ablação de fibrilação atrial.	I	B
Planejamento de TAVI.	I	B
Avaliação de estenoses carótidas.	I	B
Arterites.	IIa	B
Avaliação venosa central.	IIa	B
Avaliação venosa periférica (membros).	IIa	B

Tabela 23.3 TAVI: implante transcateter de prótese valvar aórtica

Referências bibliográficas

1. Einstein AJ, Berman DS, Min JK, Hendel RC, Gerber TC, Carr JJ, et al. Patient-centered imaging: shared decision making for cardiac imaging procedures with exposure to ionizing radiation. J Am Coll Cardiol.2014;63(15):1480-9.

2. Efstathopoulos EP, Pantos I, Thalassinou S, Argentos S, Kelekis NL, Zografos T, et al. Patient radiation doses in cardiac computed tomography: comparison of published results with prospective and retrospective acquisition. Radiat Prot Dosimetry. 2012;148(1):83-91.

3. Mark DB, Berman DS, Budoff MJ, Carr JJ, Gerber TC, Hecht HS, et al; American College of Cardiology Foundation Task Force on Expert Consensus Documents.ACCF/ACR/AHA/NASCI/SAIP/SCAI/SCCT 2010 Expert Consensus Document on Coronary Computed Tomographic Angiography: a Report of the American College of Cardiology Foundation Task Force on Expert Consensus Documents. Circulation.2010;121(22):2509-43.

4. Katayama H, Yamaguchi K, Kozuka T, Takashima T, Seez P, Matsuura K. Adverse reactions to ionic and nonionic contrast media. A report from the Japanese Committee on the Safety of Contrast Media. Radiology. 1990;175(3):621-8.

5. Webb JA, Stacul F, Thomsen HS, Morcos SK. Late adverse reactions to intravascular iodinated contrast media. Eur Radiol. 2003;13(1):181-184.

6. Morcos SK, Thomsen HS, Webb JA. Prevention of generalized reactions to contrast media: a consensus report and guidelines. Eur Radiol. 2001;11(9):1720-8.

7. Barrett BJ, Parfrey PS. Clinical practice: preventing nephropathy induced by contrast medium. N Engl J Med. 2006;354(4):379-86.

8. Erbel R, Mohlenkamp S, Moebus S, Schmermund A, Lehmann N, Stang A, et al; Heinz Nixdorf Recall Study Investigative Group. Coronary risk stratification, discrimination, and reclassification improvement based on quantification of subclinical coronary atherosclerosis: the Heinz Nixdorf Recall study. J Am Coll Cardiol. 2010;56(17):1397-406.

9. Yeboah J, McClelland RL, Polonsky TS, Burke GL, Sibley CT, O'Leary D, et al. Comparison of novel risk markers for improvement in cardiovascular risk assessment in intermediate-risk individuals. JAMA. 2012;308(8):788-95.

10. ChangSM, NabiF, XuJ, PetersonLE, AchariA, PrattCM, etal. The coronary artery calcium score and stress myocardial perfusion imaging provide independent and complementary prediction of cardiac risk. J Am Coll Cardiol. 2009;54(20):1872-82.

11. Berman DS, Wong ND, Gransar H, Miranda-Peats R, Dahlbeck J, Hayes SW, et al. Relationship between stress-induced myocardial ischemia and atherosclerosis measured by coronary calcium tomography. J Am Coll Cardiol. 2004;44(4):923-30.

12. Gottlieb I, Miller JM, Arbab-Zadeh A, Dewey M, Clouse ME, Sara L, et al. The absence of coronary calcification does not exclude obstructive coronary artery disease or the need for revascularization in patients referred for conventional coronary angiography. J Am Coll Cardiol. 2010;55(7):627-34.

13. Vanhoenacker PK, Heijenbrok-Kal MH, Van Heste R, Decramer I, Van Hoe LR, Wijns W, et al. Diagnostic performance of multidetector CT angiography for assessment of coronary artery disease: meta-analysis. Radiology. 2007;244(2):419-28.

14. Miller JM, Rochitte CE, Dewey M, Arbab-Zadeh A, Niinuma H, Gottlieb I, et al. Diagnostic performance of coronary angiography by 64-row CT. N Engl J Med. 2008;359(22):2324-36.

15. Budoff MJ, Dowe D, Jollis JG, Gitter M, Sutherland J, Halamert E, et al. Diagnostic performance of 64-multidetector row coronary computed tomographic angiography for evaluation of coronary artery stenosis in individuals without known coronary artery disease: results from the prospective multicenter ACCURACY (Assessment by Coronary Computed Tomographic Angiography of Individuals Undergoing Invasive Coronary Angiography) trial. J Am Coll Cardiol. 2008;52(21):1724-32.

16. Andreini D, Pontone G, Mushtaq S, Pepi M, Bartorelli AL. Multidetector computed tomography coronary angiography for the assessment of coronary in-stent restenosis. Am J Cardiol. 2010;105(5):645-55.

17. Romagnoli A, Patrei A, Mancini A, Arganini C, Vanni S, Sperandio M, et al. Diagnostic accuracy of 64-slice CT in evaluating coronary artery bypass grafts and of the native coronary arteries. Radiol Med. 2010;115(8):1167-78.

18. Hoffmann U, Truong QA, Schoenfeld DA, Chou ET, Woodard PK, Nagurney JT, et al; ROMICAT-II Investigators.Coronary CT angiography versus standard evaluation in acute chest pain. N Engl J Med.2012;367(4):299-308.

19. Litt HI, Gatsonis C, Snyder B, Singh H, Miller CD, Entrikin DW, et al. CT angiography for safe discharge of patients with possible acute coronary syndromes. N Engl J Med.2012;366(15):1393-403.

20. Choi EK, Choi SI, Rivera JJ, Nasir K, Chang SA, Chun EJ, et al. Coronary computed tomography angiography as a screening tool for the detection of occult coronary artery disease in asymptomatic individuals. J Am Coll Cardiol. 2008;52(5):357-65.

21. Motoyama S, Kondo T, Sarai M, Sugiura A, Harigaya H, Sato T, et al. Multislice computed tomographic characteristics of coronary lesions in acute coronary syndromes. J Am Coll Cardiol. 2007;50(4):319-26.

22. Rochitte CE, George RT, Chen MY, Arbab-Zadeh A, Dewey M, Miller JM, et al. Computed tomography angiography and perfusion to assess coronary artery stenosis causing perfusion defects by single photon emission computed tomography: the CORE320 study. Eur Heart J. 2014;35(17):1120-30.

23. Min JK, Leipsic J, Pencina MJ, Berman DS, Koo BK, van Mieghem C, et al. Diagnostic accuracy of fractional flow reserve from anatomic CT angiography. JAMA. 2012;308(12):1237-45.

24. Koo BK, Erglis A, Doh JH, Daniels DV, Jegere S, Kim HS, et al. Diagnosis of ischemia-causing coronary stenoses by noninvasive fractional flow reserve computed from coronary computed tomographic angiograms. Results from the prospective multicenter DISCOVER-FLOW (Diagnosis of Ischemia-Causing Stenoses Obtained Via Noninvasive Fractional Flow Reserve) study. J Am Coll Cardiol. 2011;58(19):1989-97.

25. Min JK, Leipsic J, Pencina MJ, Berman DS, Koo BK, van Mieghem C, et al. Diagnostic accuracy of fractional flow reserve from anatomic CT angiography. JAMA. 2012;308(12):1237-45.

26. Nieman K, Shapiro MD, Ferencik M, Nomura CH, Abbara S, Hoffmann U, et al. Reperfused myocardial infarction: contrast-enhanced 64-Section CT in comparison to MR imaging. Radiology. 2008;247(1):49-56.

27. Azzolini, Ricardo Krieger et al. Acute inferolateral ST-elevation myopericarditis diagnosed by delayed enhancement cardiac computed tomography. Journal of Cardiology Cases, Volume 3, Issue 2, e90 - e93

28. Sara L, Szarf G, Tachibana A et al. II Diretriz de RessonâncIa Magnética e Tomografia Computadorizada Cardiovascular da Sociedade Brasileira de Cardiologia e do Colégio Brasileiro de Radiologia. Arq Bras Cardiol – 103; No 6, Supl 3, Dezembro 2014.

Ressonância Magnética Cardiovascular 24

Alexandre Volney Villa
Leonardo Fiaschi Zancaner

Introdução

Em linhas gerais, a ressonância é um método de imagem, que utiliza um campo magnético potente, para que determinados átomos do corpo (que se comportam como pequenos imãs) se alinhem paralelamente à ele (Figura 24.1). Na prática, as aquisições de imagem cardíaca utilizam campos principais de 1,5T e 3T (T=Tesla unidade de medida de campo magnético, em homenagem ao cientista Nicola Tesla). O átomo de eleição para criar as imagens é o hidrogênio (H+), por ser abundante no organismo e por suas características físicas. Outros átomos podem ser utilizados para outros fins, tal como para a espectroscopia, porém apresentam aplicabilidade clínica limitada e, portanto, não serão tratados aqui.

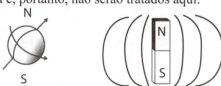

Figura 24.1 – Ilustração esquemática dos prótons de H+ comportando-se como imãs (acima).

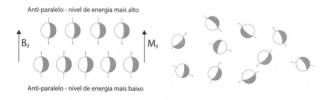

Figura 24.1 – Prótons comportando-se de forma caótica fora do campo principal Bo (acima à esq.) e em paralelo ao campo resultando em um vetor de magnetização Mo (acima à dir).

A formação da imagem se dá pela "perturbação" desses prótons através de pulso de radiofrequência (RF), fazendo com que eles saiam de sua situação inicial em paralelo ao campo principal (eixo "z"), angulando-se no plano perpendicular a ele (plano "x-y"). Utilizando uma sequência sincronizada de pulsos de RF e gradientes eletromagnéticos, oscilações no campo magnético geram nas bobinas detectoras ("antenas") uma corrente elétrica.

Programas específicos de computador decodificam esses sinais e os transformam em imagem (transformação de Fourier).

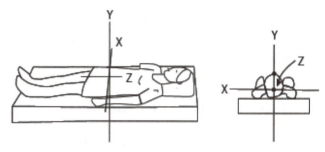

Figura 24.2 – Representação dos planos e eixos utilizados como referencia na RMC.

Uma das grandes vantagens da ressonância é sua capacidade única de diferenciação dos tecidos, assim como sua caracterização. Isso é possível, utilizando as denominadas "sequências de pulso", que valendo-se de parâmetros físicos intrínsecos dos tecidos (constantes de tempo as quais os prótons levam para recuperar sua magnetização no eixo "z" ou perde-la no plano "x-y" – denominados T1 e T2 respectivamente) geram sinais diferentes, determinando imagens com características previsíveis conforme o componente de cada estrutura (Figura 24.3). A utilização de pulsos complementares (de saturação, inversão etc), além de meio de contraste, também auxilia na caracterização dos tecidos.

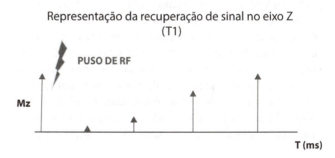

709

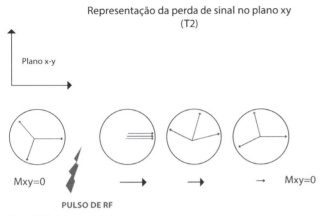

Figura 24.3

O meio de contraste à base de gadolínio (Gd) é usado para alterar o sinal emitido por esses prótons, através de um efeito conhecido como paramagnético. Isso significa que o átomo que continua a emitir sinal para a criação das imagens é o próprio hidrogênio, e não o gadolínio propriamente. Estes compostos são definidos em iônicos ou não-iônicos, lineares ou cíclicos. Resumidamente, essas diferenças interferem na capacidade da molécula em "reter" o Gd dentro dela, evitando que ele seja liberado como íon livre, que seria tóxico.

Vale destacar alguns aspectos relacionados à segurança. Não há dano biológico conhecido causado pela exposição aos campos magnéticos usados na prática clínica. No entanto, algumas precauções devem ser tomadas. Todo material ferromagnético, ou seja, que tenha forte atração pelo campo magnético, deve ser checado antes do paciente entrar na sala de ressonância para evitar possíveis acidentes. Todos os implantes metálicos devem ser avaliados quanto a sua segurança em potentes campos magnéticos. A maioria dos materiais da área médica utilizados nos dias atuais (ex: próteses valvares, stents, fios de sutura de esternorrafia etc) são seguros, porém dependendo do local implantado, podem gerar artefatos, que limitam a análise de estruturas próximas aos mesmos. O site www.mrisafety.com pode ser usado para consulta.

O gadolínio sempre está associado à uma molécula quelante. Ele é bastante seguro, desde de que seguidas algumas observações. As complicações graves são estimadas em 0,01%-0,02% (1-2 casos/ 10.000 infusões). Com as formulações cíclicas, protocolos de baixo volume, evitando a infusão em paciente com lesão renal aguda ou crônica (Clearance de creatinina < 30 ml/min/1,73m²), principalmente se em estado inflamatório (ex. sepse), praticamente eliminaram uma das mais temidas complicações: a esclerose sistêmica nefrogênica. Apesar de reações anafilactóides serem observadas, elas são raras (menos frequentes do que com contrastes à base de iodo).

Com relação à segurança da ressonância em gestantes, a orientação é avaliar se é imprescindível realizar o exame durante a gestação, tendo em vista o diagnóstico e conduta imediata ou se o mesmo poderia aguardar até o final da gestação. Outro ponto, é observar se a ultrassonografia não pode responder a pergunta clínica. Se necessário, o exame pode ser realizado, sempre pesando o risco/benefício. Não há dados evidenciando danos ao feto. Vale lembrar, que o uso de contraste deve ser evitado[24,27].

Aplicação Clínica

Cardiopatia Isquêmica

A doença cardíaca isquêmica está entre as mais importantes causas de complicação cardiovascular e morte em todo o mundo. Dessa forma, a ressonância magnética cardíaca (RMC) é uma valiosa ferramenta, tendo em vista sua utilização na avaliação precisa da função global e regional de ambos ventrículos, pesquisa de isquemia, fibrose (distinguindo infarto de outras causas não isquêmicas), viabilidade miocárdica e possíveis complicações relacionadas ao infarto.

A avaliação da função cardíaca é feita com uma técnica de aquisição, na qual as imagens são sincronizadas ao ciclo cardíaco, de maneira que elas podem ser "organizadas" de forma a criar um "filme" do coração em movimento (cine - SSFP). Com essa mesma técnica, a função, volumes, massa e dados anatômicos podem ser analisados de maneira bastante precisa e reprodutível, sendo por alguns, considerada o padrão-ouro (Figura 24.4).

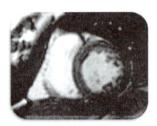 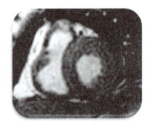

Figura 24.4 – Sequência de SSFP (cine) mostrando os ventrículos no eixo curto. Diástole à esquerda e sístole à direita.

Isquemia Miocárdica

A pesquisa de isquemia miocárdica por RMC vem se estabelecendo como um excelente método para o estudo de isquemia miocárdica, apresentando algumas vantagens em relação aos demais métodos disponíveis, tais como:1. a não utilização de radiação ionizante e de contraste iodado;2. a ausência de limitações quanto ao biótipo (janela acústica inadequada e atenuação diafragmática);3.não é influenciado por distúrbio de condução pré-existente (bloqueio de ramo esquerdo, por exemplo);4. melhor resolução espacial (maior sensibilidade nas alterações subendocárdicas).

Pode-se realizar basicamente de duas maneiras. Uma delas utiliza o mesmo princípio do ecocardiograma sob estresse com dobutamina, no qual a contratilidade de um determinado segmento é avaliada em condições de repouso e estresse farmacológico. Utilizando a técnica de aquisição em cine, alterações contráteis induzidas pelo estresse sugerem isquemia. A outra maneira é através da perfusão de primeira passagem com gadolínio. Nesse processo são utilizadas técnicas de aquisição em *real time*, durante a infusão de contraste, na qual a perfusão do miocárdico pode ser comparado nas aquisições de repouso e sob estresse (adenosina ou dipiridamol). Defeitos de perfusão presentes no estresse e que não são evidenciados ao repouso, nem se sobrepõem ao realce tardio, são compatíveis com isquemia (Figura 24.5). A primeira técnica é mais específica, enquanto a segunda mais sensível. Para citar um exemplo, um estudo comparando a capacidade diagnóstica da ressonância e a cintilografia (SPECT), observou uma área sob a curva ROC de 0,89 (IC95% 0,86 – 0,91) e 0,74 (IC95% 0,70 – 0,78), respectivamente, para lesões ≥ 70% detectados pela coronariografia invasiva[1].

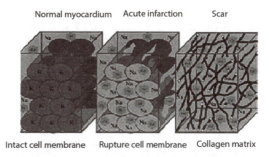

Figura 24.6 – Desenho esquemático mostrando a cinética do gadolínio. (Shah et al, Myocardial Viability. In: Edelman et al, eds. Clinical Magnetic Resonance Imaging (3rd ed.). New York, NY Elsevier; 2006)

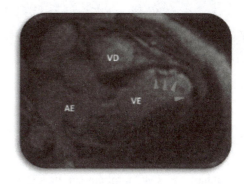

Figura 24.7 – Sequência de realce tardio (RT) mostrando um padrão compatível com infarto (cabeça de seta).

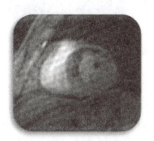 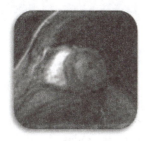

Figura 24.5 – Defeito de perfusão anterior e anterosseptal durante a fase de estresse com dipiridamol (à esq.), com melhora na fase de repouso (à dir.).

Pesquisa de viabilidade e prognóstico

A pesquisa de fibrose secundária ao infarto do miocárdio, e como consequência a avaliação de sua viabilidade, pode ser determinada por uma técnica denominada realce tardio (RT)3. Resumidamente, a aquisição da imagem é adquirida após aproximadamente 10 min da infusão de contraste, o qual não penetra a membrana celular íntegra. Ele se acumula nos locais do coração, onde o volume extracelular se expandiu em decorrência da necrose dos miócitos, que foram substituídos por tecido fibrótico cicatricial (Figura 24.6). Usando uma sequência de pulso com capacidade de anular o sinal do miocárdio (miocárdio normal aparece escuro), as áreas com maior concentração de gadolínio (fibrose) geram muito sinal (ficam brancas). Partindo do princípio fisiopatológico de que a necrose decorrente do infarto parte do subendocárdio para o subepicárdio, e que respeita um território coronariano, pode-se diferenciar uma sequela de infarto de outras injúrias ao miocárdio (Figura 24.7). Além disso, quantificando a porcentagem do segmento que apresenta realce tardio, pode-se predizer a probabilidade de recuperação após ser revascularizado, ou seja, se há ou não viabilidade (Figura 24.6).

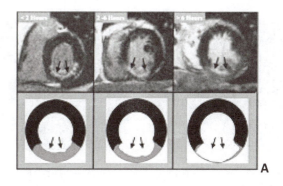

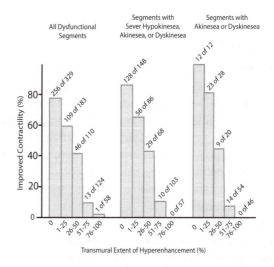

Figura 24.8 – A-Marholdt H et al. European Heart Journal 26, 1461–1474. 2005. B-Raymond J. Kim et al. The New England Journal of Medicine. 343; 1445-53. 2000.

Outro achado relevante, que também pode ser detectado pela RMC durante a técnica de RT, é o fenômeno de obstrução microvascular (no-reflow). Ele é observado através da identificação de zonas sem sinal (negras), no interior da região do infarto (brancas no RT). Em estudo publicado por Wu *et al*, observou-se que sua presença se correlacionava com pior prognóstico[12,13] (Figura 24.9).

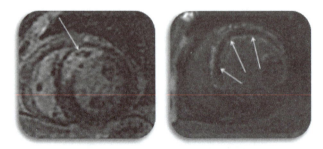

Figura 24.9 – Dois pacientes apresentando o fenômeno de no-reflow (setas).

Em trabalho publicado por Schelbert *et al*, pacientes que apresentaram infartos silenciosos, ou seja, que não haviam sido detectados clinicamente, e que foi evidenciado na RMC, tiveram pior prognóstico que aqueles sem esse achado. A RMC também foi mais sensível que o ECG para identificar esse grupo de pacientes[14] (Figura 24.10).

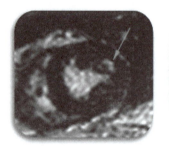 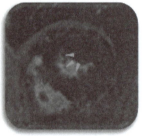

Figura 24.10 – Exemplos de pequeno infarto silencioso detectado pela RMC (seta e cabeça de seta).

Miocardite

Miocardite é o termo genérico, que se refere ao processo inflamatório do miocárdio. A causa mais comum é de etiologia viral, sendo atualmente o Parvovírus B19 o mais comum agente encontrado em trabalhos com pesquisa de genoma viral[6]. A real incidência provavelmente é subestimada, pois além dos sintomas poderem ser confundidos com outras doenças cardíacas, como o infarto, seu diagnóstico continua sendo um desafio, mesmo após biópsia endomiocárdica.

Dentre os métodos não-invasivos, a RMC vem se tornando a ferramenta mais útil no diagnóstico, na orientação do sítio de biópsia e segundo alguns autores, no prognóstico[4,5,6]. Além da avaliação da contratilidade dos ventrículos, a pesquisa de edema miocárdico com sequências ponderadas em T2 (preferencialmente com alguma técnica para anular a gordura) e o realce tardio são os parâmetros mais utilizados. Quando múltiplos parâmetros são utilizados em conjunto, a sensibilidade fica em torno de 83%[6].

Vale destacar o papel do realce tardio (RT) na diferenciação de lesão isquêmica da inflamatória. Estas podem ser subepicárdico, mesocárdica ou mesmo esparsas e multifocais (Figura 24.11).

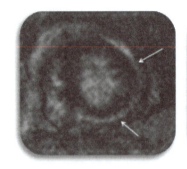 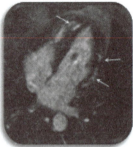

Figura 24.11 – Padrão não isquêmico de realce tardio em paciente com miocardite (setas).

Em estudo recente em pacientes com miocardite diagnosticada por biópsia endomiocárdica guiada por RMC, a presença de RT foi o principal preditor independente de morte por todas as causas (RR 9,4) e de morte cardíaca (RR 12,8), superando a fração de ejeção e classe funcional (NYHA)[6].

Cardiomiopatia Hipertrófica (CMH)

A CMH é a causa mais comum de morte em atletas jovens nos países ocidentais e tem prevalência estimada em de 1:500 pessoas[7]. Trata-se de doença genética, com herança autossômica dominante, com inúmeras mutações identificadas, sendo a maioria na codificação de proteínas do sarcômero.

Apesar de sua evolução geralmente benigna, alguns pacientes podem evoluir com insuficiência cardíaca, arritmias e mesmo morte súbita. Dessa forma, a RMC pode ser usada, tanto para o diagnóstico, como na estratificação do risco de evolução desfavorável.

Embora o ecocardiograma seja o exame inicial na suspeita de CMH, algumas limitações inerentes ao método podem gerar alguns problemas, tais como, janela acústica inadequada ou mesmo dificuldade de visualização de alguns segmentos. Nesse contexto, a RMC pode auxiliar na definição do diagnóstico, principalmente na hipertrofia focal, na forma apical e no segmento anterolateral. Além disso, ela pode ajudar no diagnóstico diferencial, como por exemplo no caso de endomiocardiofibrose e hipertrofia apical (Figura 24.12).

Ressonância Magnética Cardiovascular

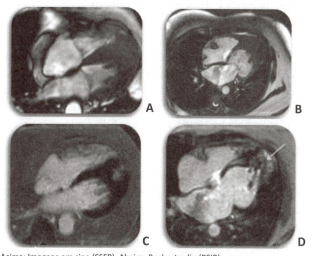

Acima: Imagens em cine (SSFP). Abaixo: Realce tardio (PSIR).
Figura 24.12 – Diagnóstico diferencial entre CMH apical (A e C) e endomiocardiofibrose (B e D). Sinal do "V" muito sugestivo de endomiocardiofibrose (seta). Fibrose apical na CMH (C).

Outra vantagem da RMC é sua avaliação mais precisa e reprodutível dos volumes, função e massa ventricular, além de identificar a hipertrofia do ventrículo direito. Como se trata de um método sem radiação ionizante, pode ser utilizada no acompanhamento destes pacientes com exames seriados.

Com relação à avaliação prognóstica, a RMC tem a capacidade de mensurar, de maneira bastante precisa, a espessura máxima do ventrículo esquerdo, a função sistólica, obstrução na via de saída, assim como seu mecanismo. Além disso, ela se mostra superior ao ecocardiograma na identificação de aneurisma apical, alterações dos músculos papilares (frequentes na CMH) e trombo[8,9].

A presença de realce tardio tem sido relacionada ao aumento da frequência de TVNS avaliada no Holter[10]. Além disso o aumento na massa de realce tardio se correlacionou com aumento da mortalidade total e cardíaca, sendo esta última em mais de 8 vezes[11]. Massa de fibrose acima de 15% da massa total do ventrículo esquerdo foi estabelecido como um fator para morte súbita. Este dado pode auxiliar na decisão do implante de CDI, em paciente de risco, porém sem as indicações classicamente reconhecidas (Figura 24.13).

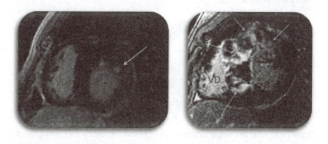

Figura 24.13 – Exemplo de dois paciente com CMH com graus diferentes de realce tardio (setas).

Displasia/Cardiopatia Arritmogênica do Ventrículo Direito (DAVD)

Trata-se de uma doença genética, de herança autossômica dominante, na maioria dos casos causada por mutações nos genes que codificam as proteínas do desmossomo. Observa-se perda dos miócitos com consequente substituição fibro-gordurosa. Apresenta, caracteristicamente, acometimento do ventrículo direito, porém o ventrículo esquerdo também pode ser afetado. Por esse motivo, algumas sociedades de especialistas a denominam cardiopatia arritmogênica.

A apresentação clínica pode ser de insuficiência cardíaca, palpitações, síncope e mesmo morte súbita. Sua prevalência é estimada em 1/1.000 a 1/5.000 na população geral, e está entre as principais causas de morte súbita em jovens e atletas[15].

A RMC tem importante papel na investigação desses pacientes, pois avalia com bastante precisão tanto o ventrículo direito, como o esquerdo. Segundo uma revisão dos critérios diagnósticos, publicada em 2010, alterações contráteis do ventrículo direito (acinesia, discinesia ou dissincronia), associada à FEVD $\leq 40\%$ e/ou volume diastólico do VD acima de 110 ml/m² nos homens ou acima de 100 ml/m² nas mulheres, são identificados como critérios maiores para o diagnóstico. Já estas alterações contráteis concomitantes com FEVD entre 45-40%, volumes diastólicos entre 100-110 ml/m² nos homens ou 90-100 ml/m² nas mulheres são critérios menores[16]. A infiltração gordurosa, outrora considerada patognomônica para DAVD, também pode ser identificada, porém como ocorre em outras patologias do miocárdio, não é considerado critério diagnóstico[17]. Vale ressaltar, que esses critérios são validados em população adulta. Estudando pacientes pediátricos, Deshpande *et al* observaram que estes critérios revisados em 2010 são validados na população adulta, e devem ser vistos com certa ressalva em crianças[18].

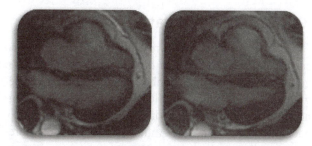

Figura 24.14 – Paciente com DAVD com evidente discinesia na parede livre do VD. Diástole à esquerda e sístole à direita.

Cardiopatia Siderótica

O depósito excessivo de ferro no parênquima de vários órgãos causa toxicidade, podendo resultar em disfunção dos mesmos. Esse acúmulo pode ocorrer devido à doenças genéticas, que desregulam a absorção intestinal de ferro, como na hemocromatose familiar e talassemia, ou pela sobrecarga de ferro (ingesta de excesso de formulações contendo ferro, transfusões frequentes etc). Seu acúmulo no coração leva a quadros de insuficiência cardíaca e arritmia, sendo a principal causa de morte na população de talassêmicos[19-21].

O exame de RMC pode identificar de maneira não invasiva o depósito patológico de ferro no miocárdio, através do cálculo do T2* (lê-se T2 estrela). Esse parâmetro corresponde à uma constante de tempo em que os íons H+ perdem sua magnetização no plano "x-y". Resumidamente, quando os íons de ferro se acumulam no tecido cardíaco, eles exercem uma influência no T2*, reduzindo-o. Isso pode ser previsto por uma equação, que correlaciona o T2* e a concentração de ferro no miocárdio.

O T2* em corações normais é de 37 ± 5 ms (em campo de 1,5 T). Valores abaixo de 20 ms são considerados patológicos. Em talassêmicos com T2* miocárdico < 10 ms, Kirk *et al* reportaram uma sensibilidade de 98% e especificidade de 86% para predizer insuficiência cardíaca em 1 ano, em pacientes com siderose cardíaca secundária à talassemia. O T2* conferiu um risco relativo de 160 (IC 95% 39-653) para o desenvolvimento de insuficiência cardíaca[21].

Outro ponto importante é que o acometimento hepático e os níveis de ferritina sérica, não se correlacionam de modo linear com o comprometimento cardíaco, isto é, pode haver disfunção do miocárdio, mesmo sem doença hepática significativa. A área sob a curva ROC para o desenvolvimento de insuficiência cardíaca foram de 0,948 para o T2* cardíaco, 0,589 para o T2* hepático e 0,629 para a dosagem de ferritina. De modo semelhante, o cálculo do ferro miocárdico pela RMC também foi melhor em predizer arritmia[21].

Como a RMC não expõe o paciente à radiação ionizante, tanto a avaliação precoce de indivíduos sobre risco, como no seguimento da resposta terapêutica.

Cardiopatia Infiltrativa/Restritiva

As doenças infiltrativas/restritivas do miocárdio são causas infrequentes de cardiomiopatia na população geral. No entanto, seu reconhecimento não deve ser negligenciado, devido às implicações terapêuticas e prognósticas específicas de cada patologia. Por exemplo, pacientes com doença de Anderson-Fabry podem apresentar melhora após a reposição da enzima α-galoctosidase A, principalmente se diagnosticados precocemente.

Na sua fisiopatologia, as doenças infiltrativas/restritivas apresentam inicialmente comprometimento do relaxamento ventricular. Dessa forma, a função sistólica está preservada e o comprometimento diastólico é marcante nesses pacientes. Nos estágios mais avançados, observam-se deterioração do desempenho sistólico, evidenciado pela queda da fração de ejeção.

Fazem parte deste grupo um número grande de doenças. Dessa forma, trataremos dos aspectos gerais da RMC. Será dada atenção especial às doenças mais prevalentes deste grupo, e portanto com mais extensa literatura médica. É o caso da amiloidose e doença de Anderson-Fabry.

Amiloidose

A amiloidose é uma doença causada pela deposição de proteínas amiloides no interstício, que pode acometer qualquer órgão. No entanto, para que se torne clinicamente relevante, esse depósito precisa ser extenso a ponto de prejudicar sua função[20]. O acometimento cardíaco é a causa mais frequente de óbito nestes pacientes.

A sua forma AL, também chamada primária, ocorre quando se depositam nos tecidos, proteínas amiloides proveniente das cadeias leves de imunoglobulina. Esta patologia está relacionada à discrasias linfocitárias, sendo o mieloma múltiplo a mais comum. O coração é quase sempre acometido, quando analisado do ponto de vista histopatológico[20].

Como para o estabelecimento do diagnóstico definitivo de amiloidose cardíaca é necessária biópsia miocárdica, que é um procedimento invasivo e com riscos inerentes a ele, a RMC vem se tornando uma ferramenta atrativa na pesquisa diagnóstica e mesmo no acompanhamento desses pacientes.

Nas aquisições em cine, o padrão observado é de hipertrofia ventricular esquerda, que pode ser concêntrica, excêntrica, simétrica ou assimétrica[23]. O aumento da espessura do ventrículo direito também pode ser percebido, assim como da parede atrial e do septo interatrial. Esses achados ajudam no diagnóstico.

Na sequência de RT, o padrão subendocárdico difuso (não respeitando um território coronariano) e mesmo circunferencial são muito sugestivos do diagnóstico (Figura 24.15). Celletti *et al* descreveram, como muito sugestivo de amiloidose, o achado de áreas heterogêneas de baixo sinal no miocárdio ventricular, na sequência *Spin-Echo* (FSE), associado ao espessamento do septo interatrial e da parede livre do átrio direito, como comentado anteriormente[25].

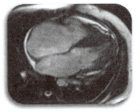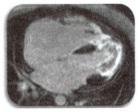

Figura 24.15 – Paciente com amiloidose. À esquerda, sequência SSFP (cine) com evidente aumento dos átrios e da espessura ventricular. Nota-se, também, pequeno derrame pericárdico circunferencial. À direita, sequência de realce tardio com padrão típico de amiloidose.

Fontana *et al* avaliaram o padrão de RT em 250 pacientes com amiloidose (122 do tipo transtiretina, 9 mutações assintomáticas e 119 na forma AL). O padrão transmural conferiu um pior prognóstico durante seguimento médio de 2 anos, quando comparado ao RT subendocárdico ou a ausência de RT. O risco relativo, para o desfecho de mortalidade, foi de 4,1 (IC 95% 1,3-13,1), quando o RT transmural foi comparado à sua ausência. Ele também se correlacionou ao maior volume extracelular, avaliado pela técnica de MAPA T1[26].

Doença de Anderson-Fabry

É uma doença recessiva ligada ao cromossomo X, em que há deficiência na produção da enzima α-Galactosidase A dos lisossomos. Com isso, há o acúmulo de glicolipídios em múltiplos órgãos, causando sua disfunção. Devido ao seu padrão de herança ligada ao X, a incidência no sexo masculino é muito mais frequente e em geral com manifestações clínicas mais graves. Sua prevalência era estimada em 1:60.000 homens, no entanto, estudos mais recentes têm mostrado prevalência bem maior (1:3.100)[28,29].

A doença pode acometer múltiplos órgãos, tais como sistema nervoso, vasos sanguíneos, rins, olhos, pele e o coração. As manifestações cardíacas em geral são dispneia, dor torácica e palpitações. O ECG pode mostrar alterações compatíveis com sobrecarga do ventrículo esquerdo. O ecocardiograma evidencia hipertrofia ventricular, que pode ser simétrica ou não, além de infrequentemente poder haver obstrução da via de saída.

A RMC é um valioso instrumento, quando há suspeita do diagnóstico. Além de mostrar as alterações vistas pelo ecocardiograma, pode evidenciar acometimento do ventrículo direito (incomum) e o mais importante, um padrão bastante sugestivo da doença, que é a presença de RT acometendo o segmento inferolateral do ventrículo esquerdo (Figura 24.14). Uma vez que até 5% dos pacientes com suspeita inicial de CMH apresentam diagnóstico final de doença de Anderson-Fabry, esse achado pode auxiliar na avaliação correta[28].

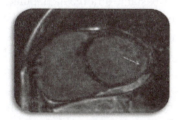

FIG. 24.16 – Técnica de realce tardio mostrando o acometimento do segmento infero-lateral basal do ventrículo esquerdo (seta) em paciente com doença de Anderson-Fabry.

Doenças Pericárdicas

Uma série de doenças podem acometer o pericárdio, desde causas infecciosas, inflamatórias ou neoplásicas. As causas mais frequentes de pericardite aguda são as infecções virais e a idiopática. Porém doenças sistêmicas, como o lúpus ou a artrite reumatoide, podem cursar com inflamação do pericárdio. Em nosso meio, a tuberculose ainda é uma importante causa de pericardite crônica com possível evolução para síndrome constritiva.

A RMC é um excelente método para investigação do pericárdio. Os principais achados patológicos ao exame de ressonância são seu espessamento acima de 4 mm, além de evidências de inflamação e fibrose (Figura 24.16). Sinais de restrição ao enchimento cardíaco também podem ser avaliados. Além disso, a diferenciação entre cardiopatia restritiva e pericardite constritiva pode ser feita pela RMC em grande parte dos casos.

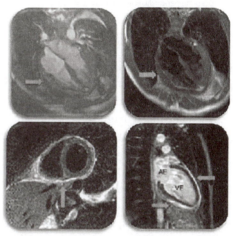

Figura 24.17 – Imagem de paciente com pericardite constritiva. Sequência SSFP (cine) na qual já se pode observar espessamento pericárdico, além de derrame pleural secundário à IC (A). Sequência ponderada em T1 mostra nítido espessamento do pericárdio (medindo 6 mm), mais significativo junto à parede livre do VD (B). Sequência STIR ponderada em T2 para pesquisa de edema (C). Realce tardio no pericárdio compatível com fibrose (D).

Lesões expansivas no pericárdio também são bem avaliadas pela RMC. Lesões císticas são facilmente diferenciadas das sólidas, sendo que sua localização e relação com estruturas próximas podem ser determinadas (Figura 24.18).

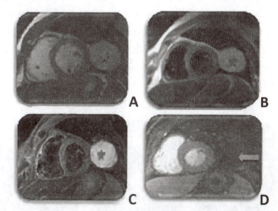

Figura 24.18 – Cisto pericárdico (estrela). Sequência SSFP (cine) (A). FSE IR e T2 STIR (B e C). Note o aumento do sinal no T2 STIR (C). A localização do cisto está apontada pela seta, em sequência de perfusão de primeira passagem com gadolínio, mostrando ausência de perfusão da lesão (D).

Outra situação em que a RMC pode auxiliar é na avaliação de derrame pericárdico. Sua magnitude, localização e sinais de complicações podem ser identificados pelo método de modo acurado (Figura 24.19).

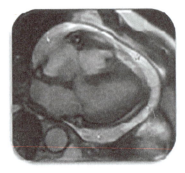

Figura 24.19 – Derrame pericárdico circunferencial (asterisco).

Tumores/massas Cardíacas

Trombos, tumores e cistos são lesões que podem ocorrem no coração, sendo o trombo o achado mais comum dentre elas. Os tumores primários cardíacos são raros, porém seu adequado diagnóstico é fundamental para a decisão terapêutica. Dentre os tumores benignos na infância, o mais prevalente é o rabdomioma. Já na população adulta, quem lidera é o mixoma. Dentre os malignos, felizmente ainda mais raros (em torno de 25% do total), os sarcomas são os mais prevalentes, com destaque para o angiossarcoma. Os cistos, em geral, são menos desafiadores, sendo seu diagnóstico relativamente simples com a RMC.

Apesar de alguns tecidos serem muito bem caracterizados pela RMC, a exemplo da gordura em um lipoma, o papel primordial do método não é chegar a um diagnóstico histológico. Ao invés disso, três perguntas são fundamentais a serem respondidas: 1. A massa trata-se de uma neoplasia ou um trombo? 2. Sendo uma neoplasia, ela é maligna ou benigna? 3. Qual sua relação com as demais estruturas cardíacas e extra-cardíacas?

Não cabe neste momento, fazer um revisão de todos os tumores cardíacos, e sim que o clínico entenda que na diferenciação de massa cardíaca, a RMC pode ser uma ferramenta útil. As imagens abaixo trazem alguns exemplos de neoplasias.

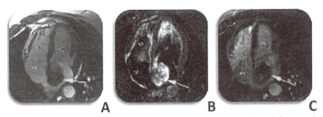

Figura 24.20 – Paciente com mixoma no AE aderido ao septo próximo à fossa oval (setas). Sequência em cine-SSFP (A), hipersinal no T2 STIR (B) e presença de discreto realce tardio (C).

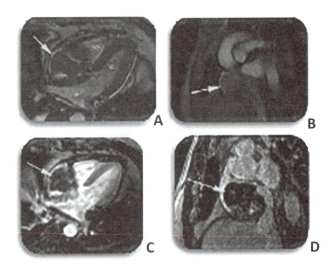

Figura 24.21 – Exemplo de paciente com neoplasia com características de malignidade. Note o caráter invasivo e irregular da lesão. Imagem SSFP (cine) mostrando lesão expansiva e irregular no AD, chegando até o VD (A). Perfusão de primeira passagem mostra massa altamente vascularizada (B). Realce tardio significativo e heterogêneo (C e D). Achados compatíveis com angiossarcoma.

Além disso, a grande definição anatômica dos estudos de RMC e a possibilidade de aquisição de imagens em múltiplos planos permitem identificar estruturas cardíacas ou extra-cardíacas que podem simular tumores, como por exemplo, a valva de Eustáquio, rede de Chiari, a crista *terminalis*, infiltração lipomatosa do septo interatrial ou grandes hérnias hiatais.

Cardiopatias Congênitas e Doença Valvar

Cardiopatias Congênitas

As cardiopatias congênitas formam um grupo muito amplo e heterogêneo de alterações decorrentes de mal formação cardíaca e dos grandes vasos. O objetivo não é descrevê-las individualmente, mas mostrar como a RMC pode ser utilizada de maneira racional nesses pacientes.

Sendo um método de imagem, que não usa radiação ionizante, ele é bastante atrativo na população pediátrica. No entanto, em crianças muito pequenas, em geral menores de 5 anos, ou que apresentem déficits cognitivos, é necessário o uso de algum tipo de sedação. Nesse caso, o exame só deve ser realizado em centros com experiência e com equipe apropriada para esse fim.

As sequências em cine (SSFP) trazem informações anatômicas, funcionais, volumétricas, da massa ventricular e das estruturas valvares. Por ser bastante preciso e reprodutível, pode avaliar a evolução destes pacientes, a fim de determinar o momento mais propício para uma intervenção. Um exemplo do uso rotineiro da RMC são os paciente com tetralogia de Fallot, em que a função e o volume do ventrículo direito, pode determinar o momento de corrigir a insuficiência pulmonar, que eles geralmente apresentam após a correção inicial.

Os fluxos e gradientes pelas válvulas, vasos ou *shunts*, por exemplo, podem ser analisados por uma sequência denominada Phase contrast (PC). Apesar de princípios físicos completamente diferentes, pode-se fazer uma analogia ao Doppler da ecocardiografia. Uma vantagem em relação à este último, é que não há limitação em acessar as estruturas no tórax, mesmo em posições mais complexas, tendo em vista que qualquer plano pode ser programado na RMC.

O PC também pode ser utilizado na avaliação da relação dos fluxos pulmonares e sistêmicos (Qp:Qs). Com isso, a repercussão hemodinâmica do *shunt* intra ou extra-cardíaco pode ser determinada.

Doença Valvar

O método inicial na avaliação valvar é o ecocardiograma. No entanto, em casos de limitações técnicas (ex. janela acústica inadequada) ou discrepância entre o exame e o quadro clínico, a RMC pode auxiliar no diagnóstico.

A técnica empregada na análise de fluxo e gradiente é o *Phase Contrast*, da mesma forma que utiliza-se nas cardiopatias congênitas. Com ela, áreas de interesse são delimitadas na topografia valvar, e dessa forma a velocidade, fluxo e gradiente podem ser estimados de maneira direta. A maior parte dos artigos publicados avaliaram a válvula aórtica. Assim é a valvopatia com maior validação.

As doenças valvares aórticas podem ser avaliadas tanto de maneira funcional, através da análise do fluxo, volume regurgitante e gradiente, como dito anteriormente, como do ponto de vista anatômico, pela planimetria direta. Assim, tanto estenose com regurgitação valvares podem ser quantificadas.

Há também uma forma indireta de avaliação da regurgitação mitral. Nesse método, compara-se o volume ejetado pelo ventrículo esquerdo, calculado pela diferença de seu volume diastólico final e o sistólico final (VDF – VSF), e o volume que efetivamente chegou à aorta. Este último é avaliado pelo PC no plano valvar aórtico. Esses valores devem ser iguais em corações normais, porém quando há regurgitação pela válvula mitral, o primeiro valor (VDF – VSF) é superior ao segundo. Isso ocorre porque ele reflete a soma do sangue que efetivamente chega até a aorta e o que reflui pela insuficiência mitral. Com isso em mente, basta subtrair o volume ejetado (VDF – VSF) do volume obtido com o PC na aorta. Esse método pode ser útil porque a delimitação exata do plano do anel mitral pode ser problemático, devido à sua movimentação na direção apical durante a sístole.

Para as válvulas tricúspide e pulmonar, o mesmo raciocínio pode ser empregado. Como citado anteriormente, a regurgitação pulmonar é muito utilizada para o seguimento de pacientes em pós operatório tardio de tetralogia de Fallot.

Um ponto importante a ser mencionado é que estruturas com movimentos caóticos aderidos às válvulas, como vegetações na endocardite, tem sua análise limitada na RMC. Dessa forma, ela não deve ser utilizada rotineiramente para esse fim. Embora as próteses valvares não sejam uma contra-indicação à RMC, elas podem gerar artefatos próximos ao seu implante, limitando a avaliação das estruturas valvares.

Miocárdio não compactado, doença de Chagas e coração de atleta

Miocárdio Não Compactado

Descrito inicialmente em 1926 por Grant, o miocárdio não-compactado (MNC) foi definido como uma nova cardiopatia pela Sociedade Americana de Cardiologia apenas em 2006. O coração destes pacientes apresentam, caracteristicamente, uma proeminente trabeculação, com recessos entre elas e duas camadas miocárdicas distintas, sendo uma compactada e outra não compactada. Estas alterações são observadas, predominantemente, nos segmentos laterais e apicais do ventrículo esquerdo, porém podem acometer ambos os ventrículos, assim como outros segmentos.

Sua etiologia ainda não é bem estabelecida, apesar de alguns pesquisadores proporem que o defeito deva ocorrer em algum momento na formação do miocárdio, em sua fase de compactação. Porém, essa hipótese não explica todos os achados destes pacientes. Sua apresentação clínica pode se manifestar com insuficiência cardíaca, arritmias ou fenômenos tromboembólicos.

Devido à sua resolução espacial, além do adequado contraste entre o sangue e o miocárdio, a RMC tem sido muito utilizada na avaliação desta patologia. Petersen *et al* publicaram em 2005 o critério diagnóstico mais usado atualmente para o diagnóstico de MNC pela RMC. Segundo seu trabalho, uma relação entre o **miocárdio não compactado/miocárdio compactado** (MNC/MC) acima de 2,3, medidas no eixo longo e em diástole, apresentou sensibilidade, especificidade, valor preditivo positivo e negativo de 86%, 99%, 75% e 99%, respectivamente[31].

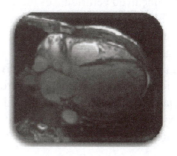

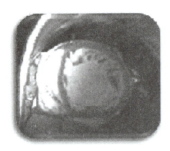

Figura 24.22 – Imagens na sequência SSFP de um paciente com miocárdio não compactado.

Como a capacidade deste critério em determinar o diagnóstico ainda é alvo de alguma controvérsia, Grothoff *et al* analisando pacientes com MNC, cardiopatia hipertrófica, cardiopatia dilatada, doença valvar, atletas e pessoas normais, concluiu que a relação entre as massas de miocárdio não-compactado em relação a massa total do ventrículo esquerdo acima de 25% estabeleceria o diagnóstico de não compactação[32].

Cardiopatia chagásica

Doença de Chagas é uma doença causada pelo *Trypanosoma cruzi*, podendo acometer o trato gastrointestinal, pele, sistema nervoso e o coração. Ainda é uma causa importante de doença cardíaca no Brasil e pode se apresentar de forma arritmogênica, ou como cardiomiopatia dilatada. A maioria das pessoas infectadas pelo parasita não apresentará qualquer manifestação da doença durante a vida (forma indeterminada). Porém, quando há acometimento cardíaco, trata-se de uma doença complexa, pois pode apresentar tanto disfunção progressiva dos ventrículos, como pelo risco de taquiarritmias ou mesmo bradiarritmias. Os eventos cardioembólicos também são importantes na morbidade e mortalidade da doença.

Pode-se utilizar a RMC para avaliar inúmeros parâmetros no paciente chagásico. Desde de a quantificação dos volumes ventriculares, massa, função, em especial do ventrículo direito (cine-SSFP), áreas de fibrose localizada (sequência de RT). A RMC é mais sensível que a ecocardiografia tanto para avaliação de aneurisma apical, como para a detecção de trombo intracavitário.

Mello *et al* analisaram usa série de variáveis em pacientes com doença de Chagas, comparando um grupo que havia apresentado taquicardia ventricular (TV), com um sem TV. Todos, na inclusão, apresentavam comprometimento da função do ventrículo esquerdo ou distúrbio de condução. Eles observaram que o grupo TV apresentava mais áreas de realce tardio transmural em dois segmentos contíguos[33].

Estudando 51 pacientes com Chagas, divididos em 3 grupos (G1: forma indeterminada; G2: cardiopatia chagásica; G3: taquicardia ventricular), Rochitte *et al* observaram uma correlação positiva entre a quantidade de fibrose miocárdica, detectada pelo RT, e a gravidade da doença. Neste estudo, 100% dos paciente com TV possuíam fibrose[34].

Tipicamente, o RT é encontrado nos segmentos inferolateral e apical do ventrículo esquerdo, porém qualquer segmento pode ser acometido. Tanto o padrão isquêmico como o não isquêmico podem estar presentes, sugerindo que fenômenos isquêmicos microvasculares e inflação estejam implicados na fisiopatologia da doença.

Embora a RMC tenha grande valor no paciente chagásico, e o RT venha se mostrando uma ferramenta promissora na identificação dos paciente em risco de morte súbita arrítmica, mais estudos com maior poder científico são necessários para a utilização do método na indicação ou não do implante de cardiodesfibrilador nessa população.

Coração do Atleta

Já em 1975, Morganroth *et al* investigaram alterações no coração de atletas, identificando que as modificações observadas eram diferentes naqueles que praticavam exercícios isotônicos (ex. corrida, natação etc) e os que faziam atividades isométricas (musculação, *werstling* etc)[35]. Prakken *et al*, comparando os parâmetros ecocardiográficos com os da ressonância em atletas de corrida, observaram que os volumes das câmaras cardíacas eram menores no ecocardiograma em relação aos da RMC, enquanto a espessura do miocárdio, assim como sua massa, maiores no ECO que na RMC[36]. Esse conhecimento é importante, pois não se deve comparar os parâmetros iniciais, nem seu acompanhamento, analisando métodos diferentes.

Em um trabalho interessante, realizado em voluntários saudáveis do sexo masculino, Spence *et al* estudaram 23 indivíduos, os quais foram randomizados para realizar treinos supervisionados de resistência (musculação) ou de corrida, seguindo um período de "destreinamento". Eles observaram que aqueles no treino do tipo "corrida" tiveram aumento significativo da massa ventricular, espessura parietal e de volumes do ventrículo esquerdo. Nenhuma dessas alterações foram detectadas no treino de resistência. Após o período de "destreinamento", houve regressão da massa ventricular no grupo "corrida", porém não dos volumes[37].

Alguns pontos que devem ser levados em consideração, quando tenta-se diferenciar o coração do atleta de uma cardiopatia, é que no primeiro, alguns parâmetros (ex. massa ventricular) podem regredir se o paciente interrompe o treinamento por alguns meses. Isso não ocorre nas cardiopatias. A função sistólica, assim como a diastólica, são normais nos atletas, sendo que podem estar alteradas no cardiopata. Outro dado relevante, e que pode auxiliar sobremaneira na diferenciação, é que não se observa, via de regra, realce tardio no coração do atleta. Caso esteja presente, alguma cardiopatia deve ser suspeitada. Além disso, Petersen *et al*, avaliando dados derivados da geometria ventricular esquerda em atletas, indivíduos normais (controle) e pacientes com outras causas de hipertrofia (estenose aórtica, MCH, doença hipertensiva), concluiu que a relação entre a maior espessura ventricular, em diástole, e o índice do volume diastólico final (Esp parietalmax : IVDF) menor que 0,15 mm.m^2·mL^{-1}, obteve uma área sob a curva ROC de 0,993, com especificidade de 99% para diagnóstico do coração do atleta[38].

Assim, a RMC pode ser bastante útil à avaliação desse grupo de pessoas, que tantas vezes tornam a decisão clínica complexa no momento de definir se o indivíduo deve ou não ser afastado de suas atividades esportivas.

- Tabelas com as indicações de ressonância cardiovascular baseada na II Diretriz Brasileira de Ressonância e Tomografia cardíaca[30].

Cardiopatias não isquêmicas

INDICAÇÃO	CLASSE DE RECOMENDAÇÃO	NÍVEL DE EVIDÊNCIA
Cardiomiopatia hipertrófica		
Avaliação diagnóstica.	I	B
Avaliação prognóstica.	IIa	B
Diagnóstico diferencial do coração de atleta.	IIa	B
Cardiomiopatia restritiva /infiltrativa.	IIa	B
Cardiomiopatia dilatada - diagnóstico diferencial com etiologia isquêmica.	I	B
Miocardite (fase aguda ou crônica)		
Diagnóstico.	I	B
Reavaliação/acompanhamento de 4 a 8 semanas após o evento agudo.	IIa	C
Displasia/cardiomiopatia arritmogênica do ventrículo direito.	I	B
Cardiomiopatia siderótica, especialmente secundária à talassemia.	I	A
Miocárdio não compactado.	I	B
Miocardiopatia periparto.	IIa	C
Distrofinopatias.	IIa	B
Cardiomiopatia chagásica.	IIa	B
Cardiomiopatia de Takotsubo.	I	C
Transplantes cardíacos.	IIb	B

Tabela 24.1

Cardiopatia Isquêmica:

INDICAÇÃO	CLASSE DE RECOMENDAÇÃO	NÍVEL DE EVIDÊNCIA
Avaliação da função ventricular global e segmentar (esquerda e direita), volumes ventriculares e massa miocárdica.	I	A
Detecção de isquemia miocárdica		
Avaliação da perfusão miocárdica sob estresse com vasodilatadores.	I	A

Avaliação da contratilidade ventricular sob estresse com dobutamina.	I	B
Infarto do miocárdio (agudo e crônico)		
Detecção e quantificação de fibrose miocárdica e massa enfartada.	I	A
Avaliação da viabilidade miocárdica.	I	A
Diagnóstico de síndrome coronariana na fase aguda.	IIa	B
Angiorressonância de artérias coronárias		
Avaliação de anomalias congênitas.	I	B
Detecção de estenose luminal coronária.	IIb	B
Avaliação de patentes de enxertos.	IIb	C

Tabela 24.2

Avaliação do pericárdio, massas e trombo

INDICAÇÃO	CLASSE DE RECOMENDAÇÃO	NÍVEL DE EVIDÊNCIA
Pericardite constritiva.	IIa	
Tamponamento pericárdico.	IIa	B
Detecção e diagnóstico diferencial de trombos ventriculares.	I	B
Detecção e caracterização de tumores cardíacos e pericárdicos.	I	B
Detecção de trombos atriais e em apêndice atrial.	IIb	B

Tabela 24.3

Cardiopatia Congênita

INDICAÇÃO	CLASSE DE RECOMENDAÇÃO	NÍVEL DE EVIDÊNCIA
Avaliação inicial e segmento de cardiopatia congênita no adulto.	I	C
Anomalias de *situs* e síndromes hetorotáxicas.	I	C
Anomalias de retorno venoso pulmonar e sistêmico.	I	C
Avaliação dos defeitos do septo interatrial.	IIb	C
Avaliação dos defeitos do septo interventricular.	IIa	C
Anomalias de valvas atrioventriculares.	III	C
Avaliação de massa, volumetria e função ventricular.	I	A
Anomalias de valvas ventriculoarteriais		
Estenose subvalvar.	IIb	C
Estenose valvar.	IIa	B
Estenose supravalvar.	IIa	C
Insuficiência valvar.	IIa	B
Coarctação da aorta.	I	B

Anomalias de arco aórtico.	I	C
Anel vascular.	I	C
Interrupção de arco aórtico.	I	C
Persistência do canal arterial isolado	IIb	C
Janela aortopulmonar.	I	C
Anomalias das artérias coronárias.	I	B
Estenose pulmonar central e periférica.	I	C
Tetralogia da Fallot.	I	C
Atresia pulmonar com e sem comunicação interventricular.	I	C
Dupla via de saída de ventrículo direito.	I	C
Transposição das grandes artérias.	I	C
Trasnposição corrigida das grandes artérias.	I	C
Tronco arterial comum.	I	C
Hipoplasia do ventrículo esquerdo.	I	C
Coração univentricular.	I	C
Avaliação pós-operatória		
Transposição das grandes artérias - correção atrial.	I	B
Transposição das grandes artérias - cirurgia de Jatene.	I	C
Tetralogfia de Fallot.	I	C
Fontan.	I	C
Transposição das grandes artérias.	I	C

Tabela 24.4

Doenças valvares

INDICAÇÃO	CLASSE DE RECOMENDAÇÃO	NÍVEL DE EVIDÊNCIA
Avaliação da anatomia e da função ventricular.	I	A
Quantificação da regugirtação valvar.	IIa	B
Quantificação e planimetria de estenose aórtica.	IIa	B
Quantificação e planimetria de estenose mitral.	IIb	C
Avaliação prognóstica de valvopatias.	IIb	B
Avaliação de próteses valvares.	III	C
Avaliação de vegetações.	III	C

Tabela 24.5

Referências bibliográficas

1. Greenwood JP, Maredia N, Younger JF et al. Cardiovascular magnetic resonance and single-photon emission computed tomography for diagnosis of coronary heart disease (CE-MARC): a prospective trial. Lancet. 2012;379(9814):453-60.
2. Cesar LA, Ferreira JF, Armaganijan D et al. Diretriz Brasileira de Doença Coronariana Estável, Arq. Bras. Cardiol, 2014; vol 103, supl 2
3. Raymond J. Kim, David S. Fieno, Todd B. Parrish et al Relationship of MRI Delayed Contrast Enhancement to Irreversible Injury, Infarct Age, and Contractile Function Circulation. 1999;100:1992-2002
4. Heiko Mahrholdt, Anja Wagner, Claudia C. Deluigi et al, Presentation, Patterns of Myocardial Damage, and Clinical Course of Viral Myocarditis, Circulation 2006;114;1581-1590
5. N. Selcuk Yelgec, Steven Dymarkowski, Javier Ganame, Jan Bogaert, Value of MRI in patients with a clinical suspicion of acute myocarditis, Eur Radiol DOI 10.1007/s00330-007-0612-3
6. Grün S, Schumm J, Greulich S et al, Long-Term Follow-Up of Biopsy-Proven Viral Myocarditis - Predictors of Mortality and Incomplete Recovery, Journal of the American College of Cardiology Vol. 59, No. 16, 2012
7. Barry J. Maron, Julius M. Gardin, et al, Prevalence of Hypertrophic Cardiomyopathy in a General Population of Young Adults, Curculation 1995:92:785-789
8. Maron MS, Finley JJ, Bos JM, Hauser TH, Manning WJ, Haas TS, Lesser JR, Udelson JE, Ackerman MJ, Maron BJ. Prevalence, clinical significance, and natural history of left ventricular apical aneurysms in hypertrophic cardiomyopathy. Circulation 2008; 118:1541 – 1549.
9. Weinsaft JW, Kim HW, Crowley AL, Klem I, Shenoy C, Van Assche L, Brosnan R, Shah DJ, Velazquez EJ, Parker M, Judd RM, Kim RJ. LV thrombus detection by routine echocardiography: insights into performance characteristics using delayed enhancement CMR. JACC Cardiovasc Imaging 2011;4:702 – 712.
10. Evan Appelbaum, Barry J. Maron, et al, Intermediate-Signal-Intensity Late Gadolinium Enhancement Predicts Ventricular Tachyarrhythmias in Patients With Hypertrophic Cardiomyopathy, Circ Cardiovasc Imaging. 2012;5:78-85.
11. Oliver Bruder, Anja Wagner et al, Myocardial Scar Visualized by Cardiovascular Magnetic Resonance Imaging Predicts Major Adverse Events in Patients With Hypertrophic Cardiomyopathy, J Am Coll Cardiol 2010;56:875–87
12. Wu KC et al. Prognostic Significance of Microvascular Obstruction by Magnetic Resonance Imaging in Patients With Acute Myocardial Infarction, Circulation 1998
13. Gert Klug, Agnes Mayr, Sonja Schenk et al, Prognostic value at 5 years of microvascular obstruction after acute myocardial infarction assessed by cardiovascular magnetic resonance. Journal of Cardiovascular Magnetic Resonance 2012, 14:46
14. Erik B. Schelbert, Prevalence and Prognosis of Unrecognized Myocardial Infarction Determined by Cardiac Magnetic Resonance in Older Adults. JAMA. 2012;308(9):890-897
15. Basso C, Corrado D, Thiene G. Cardiovascular causes of sudden death in young individuals including athletes. Cardiol Rev 1999;7:127–135.
16. Marcus FI, McKenna WJ, Sherrill D, Basso C, et al. Diagnosis of arrhythmogenic right ventricular cardiomyopathy/dysplasia proposed modification of the task force criteria. Circulation. 2010; 121:1533–41
17. te Riele et al. Arrhythmogenic right ventricular cardiomyopathy (ARVC): cardiovascular magnetic resonance update Journal of Cardiovascular Magnetic Resonance 2014, 16:50
18. Deshpande SR, Herman HK, Quigley PC et al. Arrhythmogenic Right Ventricular Cardiomyopathy/Dysplasia (ARVC/D): Review of 16 Pediatric Cases and a Proposalof Modified Pediatric Criteria. Pediatr Cardiol 2016.
19. John C. Wood. History and Current Impact of Cardiac Magnetic Resonance Imaging on the Management of Iron Overload. DOI: 10.1161/CIRCULATIONAHA.109.907196, 2009
20. Braunwald et al. Tratado de Doenças Cardiovasculares 7a edição.
21. Kirk P, Roughton M, Porter JB et al . Cardiac T2*magnetic resonance for prediction of cardiac complications in thalassemia major. Circulation. 2009;120:1961–1968.
22. A Pepe, V Positano, M Capra. Myocardial scarring by delayed enhancement cardiovascular magnetic resonance in thalassaemia. Heart 2009;95:1688–1693
23. Eduardo Pozo, Anubhav Kanwar, Rajiv Deochand et al. Cardiac magnetic resonance evaluation of left ventricular remodelling distribution in cardiac amyloidosis. Heart 2014;100:1688–1695
24. J. Bogaert . S. Dymarkowski . A. M. Taylor. Clinical Cardiac MRI
25. Celletti F, Fattori R, Napoli G et al. Assessment of restrictive cardiomyopathy of amyloid or idiopathic etiology by magnetic resonance imaging. Am J Cardiol 1999 83:798–801
26. Marianna Fontana, Silvia Pica, Patricia Reant et al. Prognostic Value of Late Gadolinium Enhancement Cardiovascular Magnetic Resonance in Cardiac Amyloidosis. Circulation - 2015;132:1570-1579
27. www.mrisafety.com

28. Sherif F. Nagueh, Anderson-Fabry Disease and Other Lysosomal Storage Disorders. Circulation – 2014:130:1081-1090.

29. Spada M, Pagliardini S, Yasuda M *et al*. High incidence of later-onset fabry disease revealed by newborn screening. Am J Hum Genet. 2006;79:31–40.

30. Sara L, Szarf G, Tachibana A *et al*. II DIretrIz de RessonâncIa MagnétIca e TomografIa ComputadorIzada CardIovascular da SocIedade BrasIleIra de CardIologIa e do ColégIo BrasIleIro de Radiologia. Arq Bras Cardiol – 103; No 6, Supl 3, Dezembro 2014.

31. S E Petersen, J B Selvanayagam, F Wiesmann *et al*. Left Ventricular Non-Comtaction: Insights from Cardiovascular Resonance Imaging. J Am Col 2005 46;101-5.

32. M Grothoff, M Pachowsky, J Hoffmann *et al*. Value of cardiovascular MR in diagnosing left ventricular non-campaaction cardiomyopathy and in discriminating between other cardiomyopathies. Eur Radiol 2012;22:2699-09.

33. De Mello RP, Szarf G, Schvartzman PR *et al*. Delayed Enhancement Cardiac Magnetic Resonance Imaging can Identify the Risk for Ventricular Tachycardia in Chagas' cardiomyopathy. Arq Bras Cardiol 2012;98(5):421-430)

34. Rochitte CE, Oliveira PF, Andrade JM *et al*. Myocardial Delayed Enhancement by Magnetic Resonance Imaging in Patients with Chagas'Disease. J Am Col Cardiology 2005:46;1553-8

35. Morganroth J, Maron BJ, Henry WL *et al*, Comparative letf ventricular dimension in trained athletes, Ann Intern Med – 1975 82; 521-4

36. Prakken HJ, Teske AJ, Cramer MJ *et al*. Head-to-head comparison between echocardiography and cardiac MRI in the evaluation of the athlete's heart. Br J Sports Med 2012;46:348–354

37. Spence AL, Naylor LH, Carter HH. A prospective randomised longitudinal MRI study of left ventricular adaptation to endurance and resistance exercise training in humans. J Physiol 589.22 (2011) pp 5443–5452

38. Petersen SE, Selvanayagam JB, Francis JM *et al*. Differentiation of athlete's heart from pathological forms of cardiac hypertrophy by means of geometric indices derived from cardiovascular magnetic resonance. Journal of Cardiovascular Magnetic Resonance (2005) 7, 551–558 .

Cardiopatia e Gestação

25

Ricardo Casalino Sanches de Moraes
Paulo Cury Rezende
João Ricardo Cordeiro Fernandes

A gestação e o puerpério estão associados a importantes mudanças cardiocirculatórias que podem levar à acentuada deterioração clínica em mulheres com doença cardíaca. A importância do conhecimento das cardiopatias e de sua influência no curso da gestação deve-se à alta incidência de gestantes cardiopatas (4,2% no Brasil)[1] e do fato de que as cardiopatias são a maior causa indireta obstétrica de morte materna no ciclo gravídico-puerperal.[1]

Fisiologia cardiovascular durante a gestação e puerpério

Volemia – aumenta durante a gestação, da 6ª semana até o meio da gestação. O aumento da volemia varia de 20% a 100%. Em multíparas e em gestações múltiplas, o aumento é maior. Como o aumento do volume plasmático é mais rápido que o do hematócrito, ocorre a "anemia fisiológica da gravidez". Essas mudanças são atribuídas à estimulação estrogeniomediada do sistema renina-aldosterona, resultando em retenção de sódio e água. Outros hormônios também estão envolvidos.

Débito Cardíaco (DC), Volume Sistólico (VS) e Frequência Cardíaca (FC) – DC aumenta em 50% durante a gestação, inicialmente por um aumento do VS e no último trimestre por aumento da FC (em média há um aumento de 10 a 20 batimentos por minuto). Durante o 3º trimestre a posição corporal influencia o DC, que aumenta na posição lateral e declina em supina, em virtude da compressão da veia cava pelo útero gravídico.

Pressão Sanguínea (PS) e Resistência Vascular Sistêmica (RVS) – PS diminui no 1º trimestre, atinge o Nadir no meio da gestação e retorna aos níveis pré-gestacionais antes do termo. A pressão diastólica se reduz mais do que a sistólica, aumentando a pressão de pulso. Esta queda é devida à diminuição da RVS, provavelmente por atividade hormonal gestacional.

Síndrome da hipotensão supina da gestação – compressão caval pelo útero gravídico levando à queda da FC e PS, resulta em fraqueza, tontura, náuseas, vertigem e até síncope, com alívio após abandono da posição supina.

Hipercoagulabilidade – a gestação e o puerpério estão associados a um estado de hipercoagulabilidade devido à diminuição relativa da atividade da proteína S, a estase e hipertensão venosa. Além disso, a ação dos estrógenos e de elastases circulantes pode enfraquecer a parede dos vasos, predispondo as pacientes a dissecções arteriais, com ou sem desordens do tecido conjuntivo subjacente. A relaxina, um fator de crescimento insulina-simile, é detectada em soro de gestantes e causa uma diminuição da síntese colágeno, o que pode predispor a dissecção de aorta durante a gestação.

Trabalho de parto e parto – devido à ansiedade, dor e contrações uterinas, ocorre aumento do consumo miocárdico de O_2, do débito cardíaco, das pressões sistólica e diastólica e da RVS.

Mudanças hemodinâmicas no pós-parto – aumento do retorno venoso após o parto, devido ao alívio da cava e desvio do sangue do útero contraído para a circulação sistêmica, pode resultar em elevações substanciais da pressão de enchimento ventricular, volume sistólico e débito cardíaco, podendo ocasionar deterioração clínica em gestantes cardiopatas.

Sintomas e sinais clínicos cardiovasculares encontrados durante a gestação

A gestação normal pode ser acompanhada por sintomas como fadiga, dispneia, hiperventilação, palpitações, tontura, além de achados ao exame físico como aumento do pulso jugular e edema de membros inferiores, que podem conduzir ao diagnóstico errado de insuficiência cardíaca. Entretanto, durante a anamnese devem ser valorizadas queixas como palpitações, piora da capacidade funcional, tosse seca noturna, ortopneia, dispneia paroxística noturna, hemoptise, dor precordial ao esforço ou síncope, e o exame físico deve considerar os achados que podem ser encontrados em gestantes não cardiopatas.

Outros achados que podem ser encontrados em gestantes sem cardiopatia são pulsos arteriais cheios e colapsantes, impulso ventricular esquerdo hipercinético e rápido e impulso ventricular direito. À ausculta, pode-se detectar uma B1 hiperfonética, com desdobramento exagerado que pode ser interpretado como B4 ou clique sistólico, B2 hiperfonética e desdobrada (podendo ser interpretada como hipertensão pulmonar ou defeito do septo atrial) e na maioria das pacientes pode-se encontrar uma 3ª bulha (B3). Também pode-se auscultar sopros sistólicos inocentes, geralmente mesossistólicos e leves, auscultados melhor na borda esternal esquerda baixa. Outros sopros benignos possíveis de serem encontrados são o sopro venoso cervical (fossa supraclavicular direita) e o sopro mamário (artérias mamárias com fluxo aumentado), que desaparece com o aumento da pressão sobre o estetoscópio.

Gestação em mulheres com doença cardíaca valvar

No Brasil, a doença reumática é a causa mais frequente de cardiopatia na gravidez e sua incidência é estimada em 50% das cardiopatias em gestantes.[1]

De modo geral, lesões valvares obstrutivas como a estenose mitral e aórtica apresentam pior evolução clínica, com maiores índices de complicações maternofetais, quando comparadas às lesões regurgitantes como a insuficiência mitral e aórtica. As lesões estenóticas apresentam evolução clínica associada ao grau anatômico da lesão valvar, enquanto que as regurgitantes à preservação da função ventricular.

A dispneia classe funcional I/II (NYHA) não se associam, em todas as pacientes, a boa evolução e prognóstico, especialmente naquelas com valvopatias estenóticas, porém classe funcional III/IV estão associadas à evolução materno-fetal ruim.

Outros parâmetros que se correlacionam com mau prognóstico materno na gravidez em portadoras de valvopatias são: hipertensão pulmonar, fibrilação atrial, antecedentes de tromboembolismo e endocardite infecciosa.

As lesões valvares associadas a mau prognóstico materno-fetal são:[3]

LESÕES VALVARES ASSOCIADAS A MAU PROGNÓSTICO MATERNO-FETAL
1. Estenose aórtica com ou sem sintomas.
2. Insuficiência aórtica com dispneia classe funcional NYHA III – IV.
3. Estenose mitral com dispneia classe funcional NYHA II – IV.
4. Insuficiência mitral com dispneia classe funcional NYHA III – IV.
5. Valvopatia mitral e/ou aórtica resultando em hipertensão pulmonar grave (> 75% pressão sistêmica).
6. Valvopatia mitral e/ou aórtica com disfunção importante de VE (FE menor que 0,40).
7. Valva protética mecânica com necessidade de anticoagulação.

Tabela 25.1

As lesões valvares associadas a bom prognóstico materno-fetal são:[3]

LESÕES VALVARES ASSOCIADAS A BOM PROGNÓSTICO MATERNO-FETAL
1. Estenose aórtica assintomática com gradiente médio baixo (menor que 25 mmHg e área valvar > 1,5 cm²) em presença de função sistólica de VE normal (FE > 0,50).
2. Insuficiência aórtica com dispneia classe funcional NYHA I – II com função normal de VE.
3. Insuficiência mitral com dispneia classe funcional NYHA I – II cmo função normal de VE.
4. Prolapso valvar mitral sem insuficiência mitral (IMi) ou com Imi leve a moderada com função sistólica normal de VE.
5. Estenose mitral leve (área valvar mitral maior que 1,5 cm², gradiente menor que 5 mmHg) sem hipertensão pulmonar grave.
6. Estenose valvar pulmonar leve a moderada.

Tabela 25.2

O aconselhamento individual das pacientes necessita de uma abordagem multidisciplinar, envolvendo questões como contracepção, riscos maternos e fetais e prognóstico.

Intervenções simples que visem a otimizar a volemia e o débito cardíaco como o repouso, a restrição hidrossalina e evitar a posição supina devem ser sempre encorajadas. O manejo atual dessas pacientes com equipe obstétrica e cardiológica com experiência em gestações de alto risco é recomendado. Na medida do possível, o uso de medicações deve ser evitado. As recomendações gerais para essas gestantes valvopatas incluem:[1,3]

RECOMENDAÇÕES GERAIS PARA GESTANTES VALVOPATAS	
Medidas gerais	Restrição de sal, restrição de atividade física, ganho de peso < 10,0 kg, suplementação de Ferro após 20ª semana
Prevenção de doença reumática	Penicilina benzatina 1.200.000 UI a cada 21 dias; estearato de eritromicina 500 mg 12/12h, se houver alergia à penicilina

| Prevenção de endocardite infecciosa | Não há recomendação de rotina para antibioticoterapia profilática. Antibióticos são opcionais em pacientes de alto risco, com valvas protéticas, história prévia de endocardite, cardiopatia congênita complexa ou *shunts* sistêmicos pulmonares cirúrgicos. |

Tabela 25.3

Estenose mitral

Lesão valvar reumática mais frequente na gestação. A maioria das pacientes com estenose moderada a grave demonstra piora importante de classe funcional durante a gestação, devendo-se considerar o reparo cirúrgico antes da concepção. O aumento da volemia e da frequência cardíaca durante a gestação podem elevar de forma importante o gradiente transvalvar mitral. A elevação da pressão atrial esquerda pode resultar em arritmias atriais, levando ao aumento da frequência ventricular e elevação ainda mais pronunciada da pressão de átrio esquerdo. Estas alterações elevam a pressão venocapilar pulmonar, levando à piora da dispneia, com consequentes internações por insuficiência cardíaca descompensada. Altera-se também o prognóstico fetal com aumento das taxas de prematuridade, retardo de crescimento fetal e baixo peso ao nascimento.

O tratamento em casos de estenose mitral leve a moderada inclui a redução da frequência cardíaca e da pressão atrial esquerda. Para tanto, preconiza-se restrição da atividade física, restrição hidrossalina e uso cuidadoso de agentes betabloqueadores e diuréticos, evitando-se a depleção volêmica e a hipoperfusão uteroplacentária. Além do controle da frequência cardíaca e consequentemente do enchimento diastólico ventricular esquerdo, os betabloqueadores são utilizados na prevenção de taquicardias. Apesar do propranolol ser utilizado há décadas, alguns autores recomendam o uso de betabloqueadores cardiosseletivos como o metoprolol ou atenolol para prevenir os potenciais efeitos deletérios do bloqueio adrenérgico sobre a atividade do miométrio.

Em pacientes com fibrilação atrial, a digoxina pode ser útil para o controle da frequência ventricular. Também pode ser utilizada em pacientes com insuficiência do ventrículo direito.

Apesar do tratamento medicamentoso permitir uma gravidez bem-sucedida na maioria das pacientes, aquelas com sintomas graves, a despeito da terapia medicamentosa adequada, podem ser candidatas ao reparo percutâneo ou troca valvar. A valvotomia mitral percutânea por balão tem sido associada à melhora hemodinâmica e sintomática na maioria das pacientes, com poucos efeitos adversos maternos ou fetais, que incluem arritmias maternas, embolização sistêmica, contração uterina, trabalho de parto prematuro ou os efeitos indesejáveis da radiação ionizante. Devido à radiação ionizante, este procedimento está indicado após o primeiro trimestre de gestação. A valvotomia percutânea deve ser realizada em centros experientes e após falha do tratamento clínico medicamentoso otimizado. O procedimento está contraindicado na presença de trombo em átrio esquerdo e insuficiência mitral moderada ou grave associada. Com o aumento da experiência com o tratamento percutâneo, a troca valvar cirúrgica tem sido cada vez mais infrequente durante a gestação.

O parto vaginal pode ser permitido na maioria das gestantes. Naquelas sintomáticas ou com estenose moderada a grave, a monitorização hemodinâmica é recomendada.

Insuficiência mitral

Geralmente é bem tolerada na gestação devido à redução da pós-carga ventricular esquerda consequente à queda fisiológica da resistência vascular sistêmica.

Em gestantes, o prolapso de valva mitral é a causa mais comum de insuficiência mitral. Seus achados propedêuticos podem encontrar-se menos evidentes devido a mudanças fisiológicas da gravidez, como o aumento da volemia (com aumento do volume diastólico final do VE) e a redução da resistência vascular sistêmica. Na presença de insuficiência mitral sintomática deve-se iniciar tratamento medicamentoso, porém, em raras situações, correção cirúrgica é necessária devido à piora importante e aguda da regurgitação por ruptura das cordas tendíneas.

Nas pacientes sintomáticas, devido à congestão pulmonar, o uso de diuréticos está indicado. A digoxina pode ser útil em pacientes com função ventricular esquerda comprometida. Há uma grande experiência no uso da hidralazina e ela é utilizada de forma segura para redução da pós-carga ventricular esquerda e prevenção da piora hemodinâmica associada ao exercício isométrico durante o trabalho de parto. Deve-se utilizá-la com cuidado em pacientes com pressões arteriais sistêmicas mais baixas. Os inibidores da enzima conversora de angiotensina são contraindicados devido ao seu efeito teratogênico. Por causa do risco de perda fetal, a cirurgia deve ser evitada se possível durante a gravidez e considerada apenas em pacientes com insuficiência cardíaca grave e comprometimento hemodinâmico, a despeito do tratamento medicamentoso.

As pacientes com dor torácica ou arritmias devem ser tranquilizadas no sentido de poupar o uso de medicações durante a gestação. Bloqueadores beta-adrenérgicos são as medicações de escolha quando indicado o tratamento de arritmias.

Estenose aórtica

A causa mais comum de estenose aórtica em gestantes é a doença valvar aórtica congênita. Pacientes com estenose aórtica leve e função sistólica ventricular esquerda normal podem ser conduzidas conservadoramente e apresentam prognóstico favorável na gestação. Entretanto, a estenose aórtica moderada à grave está propensa à deterioração sintomática durante a gestação, com aumento da morbimortalidade materna e importantes efeitos no feto, incluindo retardo de crescimento intrauterino, parto prematuro e baixo peso ao nascer. Assim, essas pacientes devem ser orientadas a evitar a concepção até que haja a correção do defeito valvar.

Em gestantes com estenose aórtica moderada ou grave (área valvar < 1,5 cm², gradiente transvalvar médio maior 25), os sintomas geralmente se iniciam no segundo ou terceiro trimestre e surgem como dispneia aos esforços (mais comum), dor torácica, tontura ou síncope. Para as gestantes assintomáticas ou com sintomas leves, deve-se iniciar tratamento com repouso, oxigenoterapia e uso de betabloqueadores. Para pacientes que desenvolvem sintomas graves não controlados pelo tratamento medicamentoso, pode ser indicada a valvuloplastia percutânea por cateter-balão ou intervenção cirúrgica, a depender dos achados anatômicos valvares. Tais procedimentos, contudo, também se associam a complicações maternas e fetais.

Existe uma associação entre valva aórtica bicúspide e dilatação da raiz aórtica, que pode predispor a dissecção aórtica espontânea, usualmente no terceiro trimestre de gestação, especialmente se houve coarctação aórtica associada.

Insuficiência aórtica

Em mulheres jovens, a insuficiência aórtica pode ser secundária à valvopatia congênita bicúspide, doença reumática, endocardite prévia ou ânulo aórtico dilatado. Geralmente é bem tolerada durante a gestação devido à queda fisiológica da resistência vascular sistêmica e do aumento da frequência cardíaca, o que resulta em encurtamento da diástole. Pacientes sintomáticas podem ser conduzidas do ponto de vista medicamentoso com uso de diuréticos e, se necessário, com uso de vasodilatadores, como a hidralazina. Os IECAs são contraindicados durante a gestação. Gestantes com sintomas ou sinais de Insuficiência Cardíaca devem ser monitorizadas durante o trabalho de parto e parto. A correção cirúrgica valvar durante a gestação deve ser contemplada apenas em pacientes com dispneia NYHA classe funcional III ou IV, refratárias ao tratamento clínico. Durante a gestação, não se deve considerar para indicação de tratamento cirúrgico o volume ventricular esquerdo ou função sistólica de VE em pacientes pouco sintomáticas.

Estenose pulmonar

A estenose de valva pulmonar pode existir isoladamente ou ocorrer associada a outras alterações congênitas. Geralmente é bem tolerada na gravidez. Quando possível, a estenose grave deve ser corrigida antes da concepção. Na rara situação de insuficiência ventricular direita progressiva ou sintomática, ou em pacientes com *shunt* atrial ou ventricular com cianose, a valvotomia percutânea com balão deve ser considerada durante a gestação.

Doença valvar tricúspide

A doença valvar tricúspide pode ser congênita (anomalia de Ebstein, atresia tricúspide) ou adquirida (endocardite, proliferação mixomatosa, síndrome carcinoide). A condução do paciente com valvopatia tricúspide associada a outras alterações cardíacas congênitas dependerá das características das lesões associadas. Insuficiência tricúspide isolada não deverá representar um problema durante a gestação, apesar de ser necessário cuidado quanto ao uso de diuréticos, para evitar a hipoperfusão uteroplacentária.

Cirurgia valvar cardíaca durante a gestação

A realização de cirurgia cardíaca valvar em gestantes apresenta características complexas, pois mesmo sob condições ideais, com uso de técnicas de *bypass* cardiopulmonar que promovem altas taxas de fluxo sanguíneo e perfusão com temperatura aquecida, há uma elevada incidência de sofrimento fetal, retardo de crescimento e outras complicações fetais. Sempre que possível deve-se adiar a cirurgia até que o feto encontre-se viável para que se possa realizar uma cesariana concomitante ao procedimento cirúrgico cardíaco. A indicação da cirurgia deve apenas ocorrer em gestantes refratárias ao tratamento medicamentoso otimizado, com congestão pulmonar, especialmente se apresentarem síndrome de baixo débito cardíaco.

Sempre que a anatomia valvar possibilitar, o reparo é preferível à troca da valva. Se a troca for necessária, a escolha do tipo da prótese pode ser problemático. Bioproteses degeneram de forma mais rápida em pacientes jovens e, apesar de não necessitarem de anticoagulação em longo prazo, elas expõem o paciente ao risco de falência precoce da prótese e necessidade de reoperação. Valvas mecânicas são mais duráveis, mas a necessidade de anticoagulação complica o manejo da gestação. Para doença valvar aórtica, homoenxertos ou autoenxertos pulmonares devem ser considerados.

Gestação em mulheres com doença cardíaca congênita não valvar

Em países desenvolvidos, a frequência de cardiopatias congênitas está aumentando em relação às cardiopatias adquiridas. Isto se deve à redução da incidência e ao tratamento precoce da febre reumática.

A evolução materno-fetal em gestantes com cardiopatias congênitas é determinada pelos seguintes fatores: tipo de cardiopatia, correção cirúrgica prévia, hipertensão arterial pulmonar, cianose e função ventricular.

A cianose e a hemoconcentração materna estão associadas à mortalidade fetal. Hematócrito maior que 60% associa-se a 100% de perdas fetais. A correção das cardiopatias congênitas cianogênicas, mesmo que parcial, diminui o risco fetal e melhora suas condições de crescimento intrauterino.

Defeito septal atrial e forame oval patente

Geralmente são bem tolerados na gestação, mesmo em pacientes com grandes *shunts* esquerda-direita. O desenvolvimento de hipertensão pulmonar e arritmias cardíacas raramente ocorrem em mulheres em idade reprodutiva. Recomendações com relação à gestação nessas pacientes devem ser feitas em base individual, considerando lesões associadas, *status* funcional e nível de resistência vascular pulmonar. A embolia paradoxal ocasionando acidente vascular cerebral tem sido relatada.

Defeito septal ventricular

Mulheres com defeito septal ventricular isolado geralmente toleram bem a gestação, apesar de insuficiência cardíaca e arritmias terem sido relatadas.

A evolução clínica materno-fetal é determinada pelo tamanho do defeito septal ventricular e pelo grau de hipertensão pulmonar. Em gestantes com esse defeito, há uma incidência de 50% de cardiopatias em seus fetos.

Ducto arterioso patente

A persistência do canal arterial é menos frequente na gestação, visto que a maior parte das pacientes já passou por correção cirúrgica durante a infância.

Apresenta prognóstico favorável, mas deterioração clínica e insuficiência cardíaca podem ocorrer em algumas pacientes. No pós-parto, pode ocorrer queda da resistência vascular sistêmica e hipotensão em casos de hemorragia grave ou complicações anestésicas, consequentemente pode ocorrer *shunt* reverso em pacientes com hipertensão pulmonar.

Coarctação de aorta

Geralmente apresenta prognóstico materno e fetal favoráveis, porém pode ocorrer hipertensão grave, insuficiência cardíaca congestiva e dissecção de aorta.

Como as incidências de hipertensão e endocardite infecciosa na mãe e de doença cardíaca no feto têm sido relatadas em casos não corrigidos por cirurgia, em relação aos corrigidos, parece aconselhável corrigir a coarctação antes da gravidez.

Deve-se limitar a atividade física e controlar a hipertensão, de preferência com agentes betabloqueadores, para se evitar dissecção de aorta e ruptura de aneurismas cerebrais.

A correção cirúrgica tem sido realizada com sucesso durante a gestação e deve ser indicada em pacientes com hipertensão sistólica grave e incontrolável ou insuficiência cardíaca. Não há informação disponível em gestantes com coarctação aórtica tratadas por dilatação percutânea.

Tetralogia de Fallot

Dentre as cardiopatias congênitas cianogênicas, a tetralogia de Fallot é a mais frequente, pois cerca de 5% das mulheres alcançam a idade reprodutiva sem correção cirúrgica.

Pacientes tratadas com um bom reparo cirúrgico apresentam risco similar ao da população geral. Em vista da melhora do prognóstico materno e fetal, a correção cirúrgica deve ser realizada antes da concepção.

Em gestantes com tetralogia de Fallot, a distribuição do fluxo sanguíneo depende da relação entre a resistência vascular sistêmica e a resistência na via de saída do ventrículo direito. Como a pressão na via de saída do VD é fixa, a queda na pressão vascular sistêmica que ocorre na gravidez pode aumentar o *shunt* direita-esquerda produzindo redução da saturação arterial de O_2 e elevação dos níveis de hematócrito pelo estímulo à eritropoiese, o que explica o aumento da cianose durante a gestação.

Fatores de mau prognóstico são hematócrito materno acima de 60%, saturação arterial de oxigênio abaixo de 80%, hipertensão ventricular direita e episódios de síncope.

Síndrome de Eisenmenger

Está associada a uma das maiores taxas de morbimortalidade materno-fetal (mortalidade materna de 50%). A redução da resistência vascular sistêmica durante a gestação, associada à alta resistência vascular pulmonar, aumenta o *shunt* direita-esquerda, resultando em diminuição do fluxo pulmonar e piora da hipoxemia. O trabalho de parto, o parto e o puerpério são os períodos de maior mortalidade por estarem associados à hemorragia, tromboembolismo e insuficiência cardíaca.

Também associa-se a mau prognóstico fetal.

Devido ao elevado risco, a gestação é contraindicada, devendo ser interrompida no 1º trimestre. Se o abortamento não for possível, interna-se a paciente a partir da 24ª semana de gestação, iniciando-se tratamento com repouso absoluto, oxigenoterapia, digital e diuréticos se necessários, heparinização subcutânea profilática, a partir de 28 semanas até 30 dias do puerpério, e cesárea por indicação obstétrica ou se houver instabilidade hemodinâmica materna sem resposta ao tratamento clínico.

Gestação em mulheres com síndrome de Marfan

Síndrome de Marfan

Desordem hereditária do tecido conjuntivo, geneticamente determinada por alterações no gene da fibrilina no cromossomo 15. É transmitida em um padrão autossômico dominante, sendo caracterizada clinicamente por alterações oculares, esqueléticas e cardiovasculares.

A dissecção ou ruptura aórtica espontâneas são as complicações cardiovasculares mais graves durante a gestação. A dissecção pode ocorrer em qualquer região da aorta, mas ocorre principalmente em sua porção ascendente e em pacientes com raiz aórtica maior que 40 mm. Pode estar associada a diferentes graus de insuficiência da valva aórtica. O prolapso de valva mitral associado à insuficiência também é frequente nesses pacientes.

Todas as mulheres com a síndrome devem ser aconselhadas a não engravidar, visto que a dissecção ou ruptura aórticas podem ocorrer com quaisquer dimensões da raiz aórtica.

Todos os pacientes com síndrome de Marfan devem realizar um ecocardiograma transtorácico para avaliar as dimensões da raiz aórtica. Aumento maior do que 45mm é geralmente considerado uma indicação de cirurgia eletiva antes da concepção.

Alguns autores recomendam interrupção da gestação se qualquer grau de dilatação da raiz aórtica maior que 40 mm for primeiramente detectada durante a gestação. Esta é uma conduta controversa. Gestantes com dilatação progressiva em estudos seriados são candidatas ao reparo cirúrgico (indicação menos controversa).

Dissecção e ruptura aórticas ocorrem mais frequentemente no terceiro trimestre ou próximo do parto. Durante o trabalho de parto, deve-se ter especial atenção à analgesia para se evitar elevações na pressão sanguínea. Técnicas obstétricas para encurtar o segundo estágio do parto são apropriadas. O uso de betabloqueadores profiláticos na gestação é fortemente recomendado, pois diminui a taxa de dilatação da raiz da aorta e reduz a incidência de complicações cardiovasculares. A correção cirúrgica não confere um risco normal em gestações posteriores, pois tais pacientes ainda apresentam risco de dissecção aórtica, apesar de menores em relação aos pacientes não operados.

Gestação em mulheres com miocardiopatias

Miocardiopatia periparto

Inicialmente descrita em 1849, a miocardiopatia periparto (MP) é uma desordem inflamatória de etiologia ainda desconhecida, que afeta mulheres no final da gestação e puerpério com consequências muitas vezes devastadoras. Por definição são quatro os critérios para MP.[6,7]

CRITÉRIOS PARA MIOCARDIOPATIA PERIPARTO
1. Insuficiência cardíaca (IC) no último mês de gestação ou até o quinto mês de puerpério.
2. Ausência de causas identificáveis para IC.
3. Ausência de cardiopatia prévia.
4. Disfunção sistólica de VE (FE <45%).

Tabela 25.4

Algumas pacientes podem iniciar quadros compatíveis com IC em fase precoce da gestação, mas não apresentam diferença de prognóstico.

Etiologia

A causa é desconhecida e muitos fatores estão implicados na patogênese da MP, como o aumento das citocinas TNF alfa e IL-6. Alguns autores têm sugerido que a miocardite é uma possível causa, e outros acreditam em uma resposta imune anormal materna contra células fetais, que eventualmente poderiam desencadear reação autoimune cardíaca.

Fatores de risco

- Idade acima de 30 anos.
- Multiparidade.
- Descendência africana.
- Gestação múltipla.
- Uso de cocaína.
- Uso de beta-agonistas por mais de 4 semanas.
- História de pré-eclâmpsia, eclâmpsia e hipertensão.
- Deficiência de selênio – controverso.

Clínica

As manifestações clínicas raramente ocorrem antes da 36ª semana de gestação. Quando a síndrome clínica aparece precocemente na gravidez deve-se pensar em doenças cardíacas prévias (exemplo.: isquêmicas e valvares). Essas comorbidades tendem a descompensar na época da gestação devido à maior sobrecarga hídrica.

As pacientes apresentam dispneia, tosse, hemoptise, dor abdominal e outros comemorativos de insuficiência cardíaca.

Lembrar que pelo estado de hipercoagulabilidade estão mais predispostas à embolia pulmonar.

Exames complementares

Radiografia de tórax: cardiomegalia e congestão pulmonar.

ECG-taquicardia sinusal, anormalidades do segmento ST-T, podendo apresentar critérios para HVE, Q anterior e PR e QRS prolongados.

Ecocardiograma – critérios definidos em 1992:
- FE < 45%
- Fração de encurtamento < 30% associado VE sistólico > 2,7 cm/m^2

Outros possíveis achados incluem: aumento atrial esquerdo, derrame pericárdico pequeno, regurgitação mitral e tricúspide.

Cateterismo não é necessário, exceto nas pacientes com fatores de risco para doença coronariana.

Biópsia endomiocárdica: não existem achados patognomônicos na biópsia e não há nível de evidência para sua indicação. Alguns pacientes podem demonstrar achados compatíveis com miocardite.

Tratamento

O manejo dos pacientes é similar ao das pacientes não gestantes com insuficiência cardíaca, entretanto, existem peculiaridades:
- Devem ser evitados os inibidores da ECA e antagonistas da angiotensina 2, pois estão associadas à insuficiência renal e morte fetal. O risco é maior quando dado no último trimestre, entretanto, no primeiro trimestre está associado com malformações cardíacas e do sistema nervoso central.
- Diuréticos podem ser usados para alívio dos sintomas; o diuréticos de alça são preferidos em relação aos tiazídicos, que estiveram associados a casos de hiponatremia e sangramentos em neonatos de mães que usaram esses diuréticos.
- Digoxina pode ser usada com mesmos riscos para pessoas sem gravidez, entretanto pode passar para os recém-nascidos pelo leite materno e para o feto de forma transplacentária. Usado para tratar taquiarritmias.
- Hidralazina é o vasodilatador de eleição; caso seja necessário outro vasodilatador a preferência é para nitroglicerina venosa.
- Betabloqueadores são seguros durante a gravidez, os beta-1 seletivos são preferidos por não interferirem com o relaxamento uterino mediado pelos receptores beta-2. Existe uma recomendação de que recém-nascidos de mãe usuárias dessas medicações devam ser observados por um período de 72 a 96h pós-parto pelo risco de apneia, hipotensão, bradicardia e hipoglicemia. É secretado no leite materno.
- Antagonistas da aldosterona não devem ser usados durante a gravidez, pois não há evidência de eficácia e segurança nessas pacientes.
- Inotrópicos em casos refratários e vasoconstritores devem ser evitados ao máximo.
- Niseritide deve ser usado apenas nos casos refratários, pois não está clara sua segurança nos fetos.

Anticoagulação deve ser considerada em pacientes com função ventricular < 30%, pelo estado já mencionado de hipercoagulabilidade durante a gravidez.

O uso de imunossupressores não é recomendado; em casos especiais com biópsia comprovando miocardite e refratariedade ao tratamento clínico, o uso dessas medicações foi testado com resultados incertos.

Imunoglobulina foi testada sem benefício comprovado. Estudo retrospectivo com 6 pacientes que usaram essa medicação demonstrou melhora na fração de ejeção ventricular.

O transplante de coração como última terapia tem efeitos favoráveis na sobrevida em longo prazo. É desaconselhável nova gravidez pela paciente, principalmente as que evoluem com disfunção ventricular.

Prognóstico

Materno – Alguns estudos avaliaram a sobrevida dessas pacientes com resultados similares; a mortalidade pode chegar a 10% em 5 anos e com necessidade de transplante de aproximadamente 4% a 6%. Esses estudos identificaram fatores diretamente relacionados com mortalidade.

FATORES RELACIONADOS À MORTALIDADE
1. Classe funcional ruim
2. Raça negra
3. Multípara

Tabela 25.5

Em relação à fração de ejeção ventricular, aproximadamente 50% irão evoluir com algum grau de disfunção ventricular e outros 50% voltaram a apresentar FE > 50%. O prognóstico é muito parecido ao dos pacientes com miocardite viral.

Obstétrico e neonatal – São limitados os estudos em relação à sobrevida nessa população.

Arritmias na gestação

Diagnóstico

A gestação está associada a uma maior incidência de arritmias e distúrbios de condução nas gestantes e nos fetos, tanto como primeira manifestação quanto como exacerbação de eventos prévios. Mulheres com cardiopatia congênita são mais propensas a desenvolver tais alterações durante a gestação. Entre as mulheres com coração normal, ainda é incerto se a gravidez associa-se a maior incidência de arritmias.

Alterações eletrocardiográficas

Durante a gestação normal, podem ocorrer alterações sutis no eletrocardiograma:
- encurtamento dos intervalos PR e QT associado ao aumento da frequência cardíaca;
- desvio do eixo frontal (raro, mais comumente para a direita);
- anormalidades inespecíficas dos segmentos ST e ondas T (4 a 14% gestantes), que geralmente desaparecem após o parto.

Extrassístoles supraventriculares

As extrassístoles supraventriculares e ventriculares podem estar presentes durante a gestação, porém geralmente não se correlacionam com sintomas. As pacientes assintomáticas ou oligossintomáticas, independentemente da densidade da arritmia, com função ventricular esquerda normal, apresentam um bom prognóstico e não necessitam de tratamento antiarrítmico. Em pacientes com doença cardíaca estrutural, a incidência de tais arritmias também é mais frequente.

Em gestantes com cardiopatia congênita ou nas raras pacientes gestantes coronariopatas com infarto prévio, a presença de extrassístoles ventriculares tem o mesmo significado em relação a mulheres não grávidas, ou seja, aumentam o risco de morte súbita. Contudo, o tratamento antiarrítmico não demonstrou ser eficaz na prevenção de tais eventos nesse grupo de pacientes.

Taquicardias supraventriculares

Taquicardias supraventriculares (TSVs) podem ocorrer em gestantes com ou sem cardiopatia. A gestação raramente associa-se ao primeiro episódio de uma TSV, porém esta arritmia torna-se mais frequente em mulheres com episódios prévios à gestação.

Dentre as TSVs, a mais frequente durante a gestação é a taquicardia por reentrada nodal, tanto em gestantes cardiopatas quanto naquelas com coração normal. As consequências clínicas e hemodinâmicas desta taquiarritmia dependem da presença de cardiopatia estrutural adjacente. Em gestantes com coração normal, geralmente não há complicações para a mulher ou para o feto. Naquelas cardiopatas, pode ocorrer instabilidade hemodinâmica.

A taquicardia por reentrada atrioventricular é a segunda TSV em frequência. A presença do feixe anômalo é mais frequente em pacientes com cardiopatias congênitas, como a anomalia de Ebstein.

O *flutter* atrial típico é raro durante a gestação e quando ocorre está associado a cardiopatias estruturais, geralmente congênitas com envolvimento dos átrios, ou doenças como o hipertireoidismo.

A fibrilação atrial também é rara durante a gestação, ocorrendo principalmente em gestantes cardiopatas ou com tireotoxicose. Em gestantes cardiopatas e principalmente naquelas com estenose mitral reumática, a fibrilação atrial pode desencadear insuficiência cardíaca e acarretar graves consequências à mãe e ao feto. Também é encontrada em gestantes com cardiopatias congênitas, podendo levar a grave instabilidade hemodinâmica.

Taquicardias ventriculares

A taquicardia ventricular (TV) é incomum durante a gestação e relativamente rara em pacientes sem doença cardíaca estrutural. Além de associada à cardiopatia estrutural, também está associada ao uso de drogas, distúrbios eletrolíticos e eclâmpsia. Raramente pode apresentar-se em gestantes sem cardiopatia adjacente, sendo considerada idiopática nessa situação. Geralmente são controladas com terapia medicamentosa e apresentam bom prognóstico. Em algumas pacientes, a taquicardia ventricular sustentada ou não sustentada é a primeira manifestação da cardiomiopatia periparto.

A TV paroxística sustentada pode ocorrer devido à tireotoxicose ou hiperêmese gravídica, sendo corrigida após resolução das alterações metabólicas subjacentes. Também pode ocorrer de forma rara devido à síndrome do QT longo congênito ou em gestantes como a primeira manifestação de um infarto agudo do miocárdio, geralmente causado por espasmo coronariano.

A TV não sustentada ocorre em cerca de 70% das gestantes com crises hipertensivas, sendo causada por altos níveis de catecolaminas ou isquemia miocárdica. O tratamento da hipertensão resulta em resolução da arritmia.

Bradiarritmias

Os bloqueios atrioventriculares são raros na gestação. O bloqueio de primeiro grau está associado a cardiopatias congênitas ou reumáticas. Geralmente não é progressivo e não é associado a risco materno-fetal.

Dentre os bloqueios do segundo grau, o mais prevalente é o bloqueio tipo Wenckebach (alargamento progressivo do intervalo PR), geralmente não associado a sintomas. Está associado à presença de cardiopatia orgânica ou tratamento com digitálico. Na ausência de sintomas ou bradicardia importante, a remoção das causas desencadeantes é o único tratamento a ser instituído.

O bloqueio atrioventricular total pode ser adquirido ou congênito. O bloqueio adquirido é mais frequente em gestantes com cardiopatia congênita, principalmente após cirurgias de correção, sendo então raro durante a gestação.

Os bloqueios totais congênitos apresentam prognóstico favorável em gestantes, principalmente quando o ritmo de escape é estreito. Na ausência de atraso da condução intraventricular ou bradicardia sintomática, o implante de marca-passo durante a gestação é desnecessário.

Tratamento

Apesar de sintomas como palpitações, vertigem e síncope serem comuns durante a gestação, raramente estão associados a arritmias. Por outro lado, mesmo pacientes com função ventricular esquerda normal podem apresentar instabilidade hemodinâmica em vigência de uma arritmia.

Após o diagnóstico de uma arritmia na gestação, o início do tratamento deve considerar a intensidade e tolerabilidade materna aos sintomas, a repercussão hemodinâmica provocada pela arritmia e os riscos decorrentes do uso de antiarrítmicos. Todos os antiarrítmicos apresentam efeitos colaterais potenciais durante a gravidez e não há grandes estudos controlados em relação a seus efeitos deletérios. A maioria das informações é de relatos de casos ou séries de casos pequenos. Portanto, deve-se utilizá-los com critério, com as menores doses possíveis para o controle da arritmia e reavaliar periodicamente a sua indicação.

Deve-se investigar distúrbios eletrolíticos, doença tireoidiana, uso de drogas, álcool, cafeína e tabagismo.

Na presença de arritmias com boa resposta às manobras vagais (TRN, por exemplo), deve-se priorizá-las no intuito de evitar o uso de antiarrítmicos. Se não houver sucesso, passa-se então a outras formas de tratamento.

A Adenosina reverte cerca de 90% das TSVs. Devido ao seu rápido início de ação e curta meia-vida, é utilizada nessas taquiarritmias em caso de insucesso das manobras vagais, sem evidências de efeitos colaterais maternos ou fetais. Não há relatos de bloqueio atrioventricular fetal em decorrência de seu uso.

Os digitálicos são geralmente utilizados no tratamento de taquicardias ventriculares maternas ou fetais ou para o controle da resposta ventricular em gestantes com fibrilação ou *flutter* atriais. Cruzam a barreira placentária e são secretados no leite materno. Há relatos de associação com trabalho de parto prematuro e baixo peso ao nascimento, porém outras séries demonstraram segurança em seu uso.

Os betabloqueadores são geralmente utilizados no tratamento da hipertensão, tireotoxicose, controle de arritmias e para controle da frequência ventricular em pacientes com fibrilação atrial. A segurança desses medicamentos é controversa devido a relatos de retardo de crescimento, bradicardia fetal, hipoglicemia e trabalho de parto prematuro. Não há evidências comparando os betabloqueadores seletivos em relação aos não seletivos durante a gestação. São excretados no leito materno, devendo-se monitorar sinais de betabloqueio nos lactentes.

Os bloqueadores dos canais de cálcio utilizados durante a gestação são o verapamil e o diltiazem, principalmente para o controle da resposta ventricular em fibrilação ou *flutter* atriais, enquanto que o verapamil também é efetivo no tratamento das taquicardias ventriculares idiopáticas. Não há relato de efeitos colaterais sobre o feto; pode ocorrer hipotensão materna.

Os antiarrítmicos da classe IA (procainamida e quinidina) são seguros para serem utilizados durante a gravidez para o tratamento materno ou fetal de arritmias supraventriculares ou ventriculares.

A lidocaína (antiarrítmico da classe IB) é o agente de escolha no tratamento agudo das arritmias ventriculares durante a gestação, sendo bem tolerada e segura.

Em relação aos antiarrítmicos da classe IC, não há relatos de efeitos colaterias com a flecainida e pouca experiência com o uso da propafenona.

Amiodarona, sotalol e ibutilide são os antiarrítmicos de classe III. A Amiodarona é utilizada no tratamento de arritmias maternas ou fetais supraventriculares ou ventriculares, enquanto que o sotalol é utilizado nas taquicardias ventriculares. A amiodarona merece especial atenção pois pode apresentar meia-vida muito longa (26 dias a 6 meses); contém grande quantidade de iodo, podendo levar a distúrbios da função tireoidiana; associa-se a bradicardia fetal, prolongamento do intervalo QT no feto, trabalho de parto prematuro e baixo peso ao nascimento. Como é excretada no leite, pode ocorrer hipotireoidismo no lactente. Deve ser utilizada apenas nos casos de arritmias maternas ou fetais que não responderam a outros antiarrítmicos. Deve-se evitar o uso concomitante com betabloqueadores e não se recomenda a amamentação durante seu uso pela mãe. Há pouca evidência clínica em relação ao uso do sotalol e do ibutilide.

Devido à exposição a radiação ionizante, o estudo eletrofisiológico e a ablação por cateter devem ser realizados, de preferência, após o parto. Se a demora para tais procedimentos for arriscada, deve-se minimizar a exposição à radiação durante o estudo. Outra possibilidade para a ablação é em mulheres com arritmias em uso de antiarrítmicos que desejam engravidar. O controle da arritmia pela ablação evitaria os riscos associados ao uso dos antiarrítmicos.

A cardioversão elétrica sincronizada está indicada em taquiarritmias com grave instabilidade hemodinâmica. É bem tolerada pela gestante e não deve ser retardada se houver indicação clínica.

Hipertensão e gravidez

A incidência de hipertensão arterial sistêmica (HAS) na gestação é de 10%. Independentemente de sua etiologia, é a primeira causa de mortalidade materna no ciclo gravídico puerperal, chegando a 35% dos casos de óbito materno no ciclo gravídico puerperal. Isso decorre das suas inerentes complicações, conforme exposto na tabela abaixo:

COMPLICAÇÕES MATERNAS	COMPLICAÇÕES DO CONCEPTO
Insuficiência cardíaca	Abortamento
Encefalopatia hipertensiva	Prematuridade
Insuficiência renal	Retardo de crescimento intrauterino
Ruptura hepática	Sofrimento fetal agudo e crônico
Dissecção aguda da aorta	Óbito fetal
Descolamento prematuro da placenta	
Óbito materno	

Tabela 25.6

O diagnóstico de hipertensão durante a gravidez depende, em parte, da idade gestacional à apresentação. De uma maneira geral, caracteriza-se HAS na gravidez quando a pressão arterial sistólica (PAS) estiver ≥ 140 mmHg e a diastólica (PAD) ≥ 90 mmHg em duas tomadas, com intervalo de 4h, em repouso, ou quando houver aumento ≥ 30 mmHg na PAS e/ou aumento ≥ 15 mmHg na PAD, em relação a conhecidos níveis prévios à gestação. A hipertensão durante a gestação pode ser classificada da seguinte maneira:

CLASSIFICAÇÃO	CARACTERÍSTICAS
Hipertensão crônica	Hipertensão (PA ≥ 140x90 mmHg em duas ocasiões distintas) presente antes da gravidez ou diagnosticada antes da 20ª semana de gestação
Hipertensão gestacional	Nova hipertensão surgindo após a 20ª semana de gestação Ausência de proteinúria Normalização da PA cerca de 12 semanas após o parto
Pré-eclâmpsia superajuntada a HAS crônica	Elevação da PA acima dos valores basais da paciente Alteração em proteinúria ou evidência de disfunção orgânica
Pré-eclâmpsia/eclâmpsia	Nova hipertensão Proteinúria (> 300 g/24hs ou 2+/4+ em 2 amostras) Se não houver proteinúria, suspeita é feita com aumento da PA associado a cefaleia, visão borrada, dor abdominal, plaquetopenia ou elevação de enzimas hepáticas; eclâmpsia é caracterizada pelo aparecimento de convulsões em paciente com pré-eclâmpsia, sem causa identificável

Tabela 25.7

Pré-eclâmpsia

Ocorre mais comumente em primíparas e em gestações gemelares. Geralmente, não há desenvolvimento de hipertensão franca até a segunda metade da gestação (uma explicação provável é pela disfunção endotelial, a qual leva a remodelamento anormal das artérias espiraladas da placenta).

O tratamento definitivo é a resolução da gestação, o que é sempre benéfico à mãe, sendo que, após o parto, os níveis pressóricos normalizam-se rapidamente. Permanecendo grávida, a mulher com pré-eclâmpsia permanece com risco aumentado de complicações, como convulsões, trombocitopenia, hemorragia cerebral, edema pulmonar, hemorragia hepática e insuficiência renal. O risco dessas complicações desaparece com o parto, uma vez que a pré-eclâmpsia é uma situação completamente reversível. A via de parto é de indicação obstétrica.

O tratamento anti-hipertensivo não é eficaz na sua prevenção, sendo a conduta adequada constituída de repouso, restrição salina e monitorização cuidadosa. Além disso, as indicações de tratamento anti-hipertensivo não são baseadas em revisões sistemáticas, as quais são limitadas. A principal indicação é a prevenção de episódio convulsivo, uma vez que a redução dos níveis pressóricos não altera o curso da pré-eclâmpsia. Sulfato de magnésio é geralmente administrado em um esforço para prevenir a ocorrência de eclâmpsia com suas convulsões e para prolongar a gestação, facilitando assim a maturidade fetal.

Apesar de não haver consenso quanto aos níveis de PA a partir dos quais está indicada a administração de anti-hipertensivos, é sabido que níveis muito aumentados representam um maior risco de hemorragia cerebral. Dessa forma, recomenda-se iniciar o tratamento anti-hipertensivo em mulheres com eclâmpsia ou pré-eclâmpsia quando a PAS for ≥ 150 mmHg e/ou a PAD ≥ 100 mmHg, para a prevenção de complicações vasculares maternas.

Resumidamente, há duas situações em que o tratamento anti-hipertensivo deve ser considerado:
- Manejo agudo de hipertensão grave, situação que pode requerer terapia parenteral.
- Controle pressórico durante manejo expectante de pré-eclâmpsia severa.

Para tratamento agudo, as medicações recomendadas são hidralazina intravenosa e bloqueadores do canal de cálcio, como nifedipina de liberação prolongada e verapamil intravenoso. Posteriormente, como manutenção do tratamento anti-hipertensivo após o controle da crise hipertensiva, têm-se como opções de hipotensores para uso oral: alfametildopa: dose até 2 g/dia; verapamil: dose até 240 mg/dia; nifedipina: dose até 120 mg/dia ou, de ação prolongada, até 60 mg/dia. Devido à controversa ação teratogênica, deve-se evitar no primeiro trimestre: pindolol e hidralazina.

Cabe ainda ressaltar que o nitroprussiato é droga contraindicada nas fases mais tardias da gestação e que os inibidores da enzima de conversão da angiotensia (iECAs), assim como os bloqueadores do receptor da angiotensina II (ARAIIs), são drogas contraindicadas em todos os estágios da gestação, uma vez que são teratogênicas.

Hipertensão gestacional

As indicações de tratamento e as drogas a serem utilizadas na hipertensão gestacional são as mesmas citadas para mulheres com pré-eclâmpsia.

Com o tempo, cerca de 50% das pacientes com hipertensão gestacional irão desenvolver proteinúria, preenchendo, pois, critérios para pré-eclâmpsia.

Hipertensão preexistente

HAS crônica é aquela identificada antes da gravidez ou diagnosticada antes da 20ª semana de gestação ou ainda que aparece pela primeira vez na gravidez e persiste depois do 42º dia após o parto. É importante salientar que este diagnóstico pode ser dificultado pela existência de redução fisiológica da PA no 2º semestre da gravidez, caso a paciente seja vista pela primeira vez nesse período gestacional.

Mulheres com hipertensão crônica preexistente apresentam risco aumentado de complicações na gravidez. Pré-eclâmpsia superajuntada é a complicação mais comum, sendo de 2 a 4 vezes mais comum de ocorrer do que na população obstétrica geral. Outras complicações incluem: morte perinatal, baixo peso ao nascer e crescimento fetal restrito. Outros problemas decorrem dos riscos inerentes à doença hipertensiva, como insuficiência cardíaca, encefalopatia hipertensiva, retinopatia, hemorragia cerebral, insuficiência renal aguda.

Recomendações adicionais

Apesar de amplamente recomendado, não há estudos amplos randomizados avaliando os benefícios e os riscos do repouso no leito para pacientes grávidas com hipertensão de qualquer etiologia. Considerando os efeitos negativos de uma atividade limitada para a maioria das mulheres, como o risco aumentado de problemas tromboembólicos, o repouso no leito não é recomendado para todas as mulheres grávidas com hipertensão. Todavia, ainda é recomendação de rotina algum grau de repouso em decúbito lateral para aumentar o fluxo sanguíneo placentário, em pacientes com suspeita de insuficiência placentária, como aquelas com restrição do crescimento fetal ou pré-eclâmpsia.

Anticoagulação durante a gestação

O manejo de pacientes grávidas que necessitam de anticoagulação para profilaxia ou tratamento de complicações trombóticas é um verdadeiro dilema. Exemplos incluem mulheres com próteses valvares mecânicas, tromboembolismo venoso imediatamente antes ou durante a gravidez, insuficiência cardíaca grave e síndrome do anticorpo antifosfolípide.

Estratégias para se manter uma adequada anticoagulação, ao mesmo tempo em que se evitam danos ao feto ou à mãe pelos agentes antitrombóticos, são baseadas em estudos retrospectivos, uma vez que seria legal e eticamente difícil conduzir grandes estudos prospectivos na população de gestantes.

Os agentes antitrombóticos mais comumente considerados para uso em mulheres grávidas incluem: anticoagulantes orais (ACO), usualmente a warfarina; heparina não fracionada (HNF); e heparina de baixo peso molecular (HBPM).

Recomendações gerais

As diretrizes da ACCP (*American College of Chest Physicians*) para terapia antitrombótica recomendam uma de três estratégias para anticoagulação durante a gestação:

- Uso controlado de HNF com ajuste da dose durante toda a gestação, com aplicação subcutânea a cada 12 horas.
- Uso de HBPM subcutânea com ajuste da dose, durante toda a gestação, atingindo-se o nível recomendado de anti-Xa quatro horas após injeção.
- Uso de HNF ou HBPM (como acima) até a 13ª semana de gestação, substituindo por warfarina até a metade do terceiro trimestre e, após, retomada do uso de HNF ou HBPM até o momento do parto.

Anticoagulação a longo prazo deve ser reiniciada no pós-parto, independentemente do regime utilizado. Heparina pode ser administrada 12 horas após parto cesárea e 6 horas após parto vaginal, se não tiver ocorrido sangramento significativo.

Anticoagulação da gestante com prótese mecânica

Ainda há muita controvérsia e ausência de consenso no manejo dessas pacientes. O fundamental, independentemente da estratégia utilizada, é explicar os riscos para a paciente.

Durante a gestação, o sangue materno é altamente trombogênico, uma vez que há aumento da concentração de fatores de coagulação e da adesividade plaquetária, além de diminuição da fibrinólise. Com isso, há um aumento no risco de trombose valvar e de eventos tromboembólicos.

Agentes antitrombóticos comuns

Heparina não fracionada

Esse tipo de heparina tem um grande peso molecular, não atravessando a barreira placentária. Dessa forma, não leva a anormalidades no desenvolvimento do feto. Pertence à categoria C, quanto à segurança do seu uso para a *Food and Drug Administration* (FDA). Não apresenta risco teratogênico conhecido e não provoca anticoagulação do feto.

Vários são os motivos de preocupação em relação à administração da HNF durante a gestação, como a relativa dificuldade de se manter uma resposta terapêutica estável, a inconveniência da administração parenteral e as complicações induzidas pela heparina, como trombocitopenia e desmineralização óssea em pacientes tratados por mais que sete semanas.

Doses maiores de HNF são necessárias em pacientes gestantes para se atingir níveis terapêuticos adequados, tanto para profilaxia, quanto para tratamento. Isso se deve ao maior número de proteínas que se ligam à heparina e de fatores de coagulação, assim como ao maior volume plasmático, a depuração renal aumentada e à maior degradação da heparina pela placenta durante a gestação.

Quando a anticoagulação plena é desejada, o controle da dose é feito através da relação do TTPa (tempo de tromboplastina parcial ativado), o qual deve ser mantido em pelo menos 2,0.

A HNF tem sido usada por via subcutânea ou via endovenosa e, geralmente, tem seu uso iniciado já no primeiro trimestre da gestação, assim que a gravidez é diagnosticada, para minimizar a exposição do feto à warfarina no período crítico de embriogênese fetal. É usualmente mantida até a 13ª ou 14ª semanas da gestação, quando a embriogênese fetal está praticamente completa, sendo assim substituída pela warfarina.

Alguns médicos optam por manter a heparina durante toda a gestação, para evitar qualquer exposição fetal à warfarina; todavia, como observado anteriormente, a HNF tem-se mostrado um anticoagulante mais fraco durante a gestação.

Mulheres que são anticoaguladas com heparina até o momento do parto geralmente não apresentam sangramento maior que as gestantes não anticoaguladas. A infusão de heparina deve ser interrompida aproximadamente quatro horas antes do parto cesáreo.

Heparina de baixo peso molecular

A HBPM tem como vantagens em relação à HNF a facilidade de uso e uma maior biodisponibilidade. Leva a uma resposta anticoagulante mais previsível, comparada à HNF, com doses fixas 1 ou 2 vezes ao dia. A monitorização laboratorial do seu efeito anticoagulante geralmente não é realizada em pacientes não grávidas; todavia, alguns autores recomendam a mensuração dos níveis de antifator Xa, quatro horas após a injeção em gestantes, mantendo-se o nível em cerca de 1,0 a 1,2 U/ml, com medida semanal. Uma explicação seria a alteração da farmacocinética da droga durante a gestação, tornando essa monitorização laboratorial de vital importância.

A enoxaparina, HBPM mais comumente utilizada nos EUA, é listada pela FDA como categoria B na gravidez. Não é clara a existência de relação entre HBPM e perda óssea materna, como existe para a HNF. O Colégio Americano de Ginecologistas e Obstetras afirma que a HBPM pode ser considerada em mulheres que são candidatas a anticoagulação profilática ou terapêutica durante a gestação.

Para portadores de prótese mecânica, tem sido recomendada a associação de AAS em baixas doses (75 – 162 mg).

Uma revisão sistemática de 64 estudos, envolvendo 2.777 mulheres grávidas, concluiu que a HBPM é segura e efetiva na prevenção e no tratamento de tromboembolismo venoso durante a gestação.

Apesar do exposto acima, o uso da HBPM na gestação ainda é controverso, sem grande estudo prospectivo e sem nível adequado de anti-Xa definido. Mesmo assim, caso seja utilizado, deve ter seu uso descontinuado pelo menos 24 horas antes do parto, no caso de analgesia peridural, pelo risco de hematoma espinhal. Nesse caso, deve ser substituído por HNF.

Warfarina

É o anticoagulante de escolha em pacientes não grávidas; porém, sua grande desvantagem durante a gestação é o fato de atravessar livremente a barreira placentária, em virtude do seu baixo peso molecular, podendo prejudicar o feto.

Os efeitos adversos fetais da warfarina resultam de sua teratogenicidade e de sua propensão de causar sangramento no feto.

A exposição do feto à warfarina no primeiro trimestre de gestação pode associar-se à embriopatia fetal. As anormalidades de crescimento mais comuns afetam ossos e cartilagens. Na sua forma mais grave, pode manifestar-se como hipoplasia nasal, atrofia óptica e retardo mental. O risco exato de embriopatia secundária à warfarina é desconhecida, sendo a melhor estimativa de que o risco encontra-se entre 5% e 7%. Aparentemente, o uso de warfarina aumenta o risco de perda fetal e de aborto espontâneo. O risco de embriopatia fetal parece ser dose-dependente, sendo que doses menores ou iguais a 5 mg/dia têm a melhor margem de segurança.

Hemorragia fetal ou neonatal é motivo de preocupação quando warfarina é administrada no segundo e terceiro trimestres da gestação; porém, essa complicação é raramente observada. O risco parece ser maior durante e imediatamente após o parto.

Dessa forma, a abordagem da mulher com valva mecânica, no que diz respeito à anticoagulação, deve ser individualizada. Se gestante de baixo risco, a opção é terapia com heparina assim que feito o diagnóstico de gravidez, retomando o uso da warfarina com 13-14 semanas de gestação.

A passagem transplacentária da warfarina aumenta o risco de morte hemorrágica fetal durante parto vaginal. Para que esse risco seja minimizado, o uso de warfarina deve ser descontinuado após 34 a 36 semanas de gestação e/ou parto cesariano deve ser considerado.

Referências bibliográficas

1. Consenso Brasileiro sobre Cardiopatia e Gravidez. Diretrizes da Sociedade Brasileira de Cardiologia para Gravidez e Planejamento Familiar a Mulher Portadora de Cardiopatia. 1999.
2. Elkayam U. Gestação e Doença Cardiovascular: Zipes DP, Libby P, Bonow RO, Braunwald E, editores. Tratado de doenças cardiovasculares. 7th ed. Philadelphia, PA: Elsevier; 2005, pp. 1965
3. 2008 Focused Update Incorporated Into the ACC/AHA 2006 Guidelines for the Management of Patients With Valvular Heart Disease. J Am Coll Cardiol, 2008; 52:1-142, doi:10.1016/j.jacc.2008; 05.007
4. www.uptodate.com
5. Reimold SC, Rutherford JD. Clinical practice: valvular heart disease in pregnancy N Engl J Med 2003; 349:52-59.
6. Demakis J, Rahimtoola SH, Sutton GC, et al. Natural course of peripartum cardiomyopathy. Circulation 1971; 44:1053.
7. Pearson G, Veille JC, Rahimtoola S, et al. Peripartum cardiomyopathy: National Heart, Lung, and Blood Institute and Office of Rare Diseases (National Institutes of Health) JAMA 2000; 283:1183.
8. Elkayam U, Gleicher N. Cardiac Problems in Pregnancy: Diagnosis and Management of Maternal and Fetal Disease, Alan R Liss, New York 1990.
9. Braunwald´s Heart Disease: A Textbook of Cardiovascular Medicine, Eighth Edition, Saunders, Philadelphia PA, 2008.

Questões de Treinamento

Titulo de Especialista em Cardiologia – 2017
1. Com relação a gestantes com próteses mecânicas e em uso de tratamento anticoagulante, é INCORRETO afirmar que:
a) a adição de aspirina em dose baixa é também recomendada.
b) a exposição fetal à varfarina no primeiro trimestre pode associar-se a embriopatia.
c) a heparina não fracionada é usada por vias subcutânea e intravenosa, iniciando-se com frequência no primeiro trimestre.
d) a heparina de baixo peso molecular é uma alternativa ao uso da heparina não fracionada por causa de sua facilidade de uso e elevada biodisponibilidade.
e) heparina não fracionada durante toda a gravidez para evitar qualquer exposição do feto à varfarina, pois ela se mostrou ser ótima anticoagulante na gravidez.

Titulo de Especialista em Cardiologia – 2017
2. A pré-eclâmpsia é uma síndrome específica da gravidez. Assinale a opção INCORRETA:
a) plaquetopenia e enzimas hepáticas anormais.
b) proteinúria de início recente (300mg ou mais em 24 horas).
c) cefaleia, turvação visual, edema pulmonar e dor abdominal.
d) mais comumente nas multíparas e naquelas com gestações de alto risco.
e) novo aparecimento de hipertensão arterial (pressão sistólica maior que 140mmHg ou diastólica maior ou igual que 90mmHg).

Gabarito comentado

1. Esta é uma das questões que dá mais margem a duvidas/mais de uma resposta na prova de 2017. NENHUMA diretriz ou livro-texto recomenda Aspirina em próteses mecânicas – alguns papers sugerem que uma dose baixa de Varfarina associada à aspirina seria "menos teratogência", como se a teratogenicidade da Varfarina fosse dose-dependente.
Abaixo, como referência, estão as orientações da diretriz de cardiopatia e gestação da SBC (Arq Bras Cardiol 2009; 93(6 supl.1): e110-e178)
Classificar a paciente em alto ou baixo risco, de acordo com os critérios já descritos, e adotar uma das condutas sugeridas a seguir :

A) Em pacientes de baixo risco:
Próteses de disco duplo e qualquer uma em posição aórtica
• Suspender o anticoagulante oral antes da concepção ou ao ser diagnosticada a gestação;
• Usar HNF SC 12/12h (TTPA 2-3x o basal) ou HBPM SC 12/12h (anti-Xa pré-dose ~ 0,6 ou dose ajustada ao peso) até a 12ª semana;
• Reiniciar com anticoagulante oral (INR entre 2,5-3) e manter até a 35ª-36ª semana;
• Usar novamente HNF ou HBPM nas doses já descritas até o parto;
• Ou manter com HNF ou HBPM SC nas doses descritas, durante toda a gestação.

B) Em pacientes de alto risco:
Próteses de modelo mais antigo em posição mitral, mais de uma prótese, história de tromboembolismo, FA
• Usar anticoagulante oral (INR 2,5-3,5) até a 35ª semana, seguindo com HNF (TTPA > 2,5x o basal) ou HBPM (anti-Xa pré-dose ~ 0,7 ou dose ajustada ao peso) até o parto, em associação com AAS 80-100 mg/dia;
• Ou HNF ou HBPM até a 12ª semana e anticoagulante oral até 35ª semana, seguido por HNF ou HBPM até o parto, associados ao AAS nas doses já descritas.

Aqui analisando as alternativas podemos entender as seguintes como incorretas:

a) a adição de aspirina em dose baixa é também recomendada. – **Errada** – Não há nenhuma diretriz/livro recomendando aspirina em prótese metálica em gestante
b) a exposição fetal à varfarina no primeiro trimestre pode associar-se a embriopatia. – **Correto**
c) a heparina não fracionada é usada por vias subcutânea e intravenosa, iniciando-se com frequência no primeiro trimestre. – **Errado** – A Heparina substituindo a Varfarina deve ser iniciada sempre no primeiro trimestre, e não "com frequência" – nenhuma paciente pode permanecer com Varfarina no primeiro trimestre pelo risco de teratogenicidade.
d) a heparina de baixo peso molecular é uma alternativa ao uso da heparina não fracionada por causa de sua facilidade de uso e elevada biodisponibilidade. – **Correto**
e) heparina não fracionada durante toda a gravidez para evitar qualquer exposição do feto à varfarina, pois ela se mostrou ser ótima anticoagulante na gravidez. – **Errado** – a Heparina de baixo pelo molecular (Enoxaparina) é preferível à heparina normal pela maior biodisponibilidade pela via subcutânea e melhor relação dose-resposta Resposta oficial E, mas a resposta C também é errada.

2. Aqui temos uma questão bastante fácil – ela resume as características da doença hipertensiva da gravidez – só que o examinador confunde os sintomas, sinais e achados, fazendo uma bela mistura de pré-eclâmpsia leve com a pré-eclâmpsia grave e HEELP syndrome. Vamos recordar os conceitos de cada diagnóstico:

Pré-eclâmpsia leve
• PA ≥ 140/90 mmHg após 20 semanas de idade gestacional em paciente normotensa antes da gestação;
• Proteinúria de 1+ em fita (duas amostras de urina com 4-6 horas de intervalo que se correlaciona a 30mg/dl em amostra de urina, quando excluída presença de infecção urinária), mas confirmada com ≥ 0,3 g em urina de 24 horas.
• Sintomas cerebrais (cefaleia, tonturas, visão borrada, escotomas), ou digestivos (dor epigástrica ou no quadrante superior D, náuseas ou vômitos), ou trombocitopenia e alteração de enzimas hepáticas, mesmo na ausência de proteinúria.

Pré-Eclâmpsia grave, se constatado ≥ 1 dos seguintes critérios:
• PA ≥ 160/110 mmHg, em duas aferições com 6 horas de intervalo e com a paciente em repouso;
• Proteinúria de 24h ≥ 5 g ou ≥ 3+ em fita, em duas amostras coletadas com intervalo de 4 horas;
• Oligúria, com volume urinário < 500 ml/24h;
• Insuficiência renal (creatinina sérica ≥ 1,2 mg/dl em paciente com função renal normal prévia);
• Distúrbios visuais ou cerebrais (cefaleia, visão borrada, cegueira, alteração do estado mental) persistentes;
• Edema pulmonar ou cianose;
• Dor epigástrica ou no quadrante superior direito persistente;
• Insuficiência hepática (SGOT ou SGPT > 70 UI//L);
• Trombocitopenia (plaquetas < 100.000/µL) e/ou evidência de anemia hemolítica microangiopática);
• Síndrome HELLP;
• Restrição de crescimento fetal.

Das características narradas nas alternativas, a única que não combina com o quadro acima é a multiparidade – em geral a pré-eclâmpsia ocorre em primigestas ou multíparas que tem um novo parceiro. Resposta d

Doenças cardiovasculares em idosos

26

Ricardo Casalino Sanches de Moraes
Paulo Cury Rezende

Introdução

A distinção entre os conceitos de Senescência – alterações funcionais e estruturais relacionadas ao envelhecimento normal, e Senilidade – alterações causadas por doenças, transforma-se em grande desafio na análise do envelhecimento devido à grande correlação existente entre os dois fenômenos.

O Brasil, como boa parte dos países em desenvolvimento, sofre um gradual processo de envelhecimento populacional. Estima-se que a população com mais de 60 anos que representava 4% em 1940, 8% em 2000, atinja 12% em 2020, totalizando mais de 25 milhões de pessoas.

Com a evolução dos processos diagnósticos e o aumento da sobrevida da população mundial, muito do que se relacionava ao envelhecimento normal adquire *status* patológico e, quando a abordagem precoce e adequada se faz presente, tanto a longevidade quanto a qualidade de vida sofrem alterações.

No entanto, com o aumento da longevidade da população, novos desafios surgem. O tratamento adequado e a prevenção de complicações visam à "compressão" dos processos de morbidade para idades mais avançadas, visando à manutenção da capacidade para atividades de vida diárias e resultando em independência funcional e qualidade de vida.

O envelhecimento, atualmente, consiste em um complexo processo biológico relacionado a fatores intrínsecos como apoptose – morte celular programada – e extrínsecos como doenças e estilo de vida. Estudos epidemiológicos têm demonstrado que alterações genômicas, metabolismo lipídico, diabetes *mellitus* e sedentarismo consistem nos principais fatores de risco para patologias coronarianas. Já a hipertensão arterial, insuficiência cardíaca e acidente vascular cerebral são consideradas as doenças cardiovasculares mais prevalentes. No entanto, a idade consiste no principal fator de risco cardiovascular global.

Tais fatores de risco tornam-se mais prevalentes e mais graves com o aumento da idade, além de ocorrer um maior tempo de exposição aos mesmos com a longevidade. Muitas vezes processos patológicos não são visíveis, mas alterações funcionais e anatômicas atuam modificando a estrutura cardiovascular, proporcionando maior fragilidade a mecanismos fisiopatológicos.

Teorias do envelhecimento cardiovascular

Alterações na matriz proteica extracelular, especialmente no colágeno no coração, e vasos do idoso justificam um aumento progressivo da rigidez pericárdica, valvular, miocárdica e também dos vasos. Os vasos sanguíneos e o coração sofrem alterações morfoteciduais mesmo com o envelhecimento normal, relacionadas mesmo à senilidade não patológica ou "presbicárdia".

Fato é que o complexo cardiovascular sofre redução global de capacidade funcional e tolerabilidade ao esforço com o envelhecimento. Entretanto, em repouso o coração idoso não apresenta redução importante no débito cardíaco. Já em situações de maior demanda, fisiológicas ou patológicas, os mecanismos compensatórios podem falhar, resultando em alterações funcionais clinicamente mais importantes e em eventos isquêmicos.

Diversos fatores são implicados nas modificações sofridas pelo coração senil. Dentre elas, pode-se citar:

1. Dano celular oxidativo direto relacionado a radicais livres.
2. Erros no mecanismo de reparo cromossômico e perda de informação genética devido ao encurtamento telomérico resultando em acúmulo de mutações somáticas e alterações na síntese proteica.
3. Falhas na regulação apoptótica resultando na substituição fibrosa dos miócitos e tecido de condução.
4. Hipertrofia dos miócitos restantes.
5. Acúmulo de agressões ambientais resultando em déficit funcional progressivo.
6. Aterosclerose e enrijecimento vascular global.
7. Substituição fibrosa e calcificação valvar mais evidente em mitral e aórtica.

Envelhecimento Cardiovascular Fisiológico

O envelhecimento cardiovascular fisiológico é caracterizado por uma série de alterações:

1. Aumento progressivo na pressão sanguínea sistólica e, consequentemente, na pressão de pulso.
2. Aumento da velocidade de onda de pulso.
3. Aumento da massa ventricular esquerda.
4. Redução do preenchimento diastólico inicial do ventrículo esquerdo.
5. Diminuição da frequência e débito cardíacos máximos.
6. Redução da capacidade aeróbica máxima ou consumo máximo de O_2 (VO_2 max).
7. Redução do aumento da fração de ejeção induzida pelo exercício.
8. Redução das respostas reflexas da frequência cardíaca e da variabilidade da frequência cardíaca.
9. Menor vasodilatação em resposta a estímulos beta-adrenérgicos ou vasodilatadores mediados pelo endotélio.
10. Incidência aumentada de doença arterial coronariana e fibrilação atrial.

Com o envelhecimento, ocorre migração de células musculares lisas vasculares ativadas para dentro da camada íntima dos vasos arteriais, o que aumenta a produção de matriz extracelular. Estimulada pela angiotensina II, ocorre uma alteração na atividade de metaloproteinases de matriz, resultando em maior produção de colágeno e perda de fibras elásticas. Tais alterações resultam em dilatação e calcificação arterial e aumento da espessura da camada íntima, levando à rigidez vascular aumentada.

Há também redução da produção de óxido nítrico pelo endotélio com o avançar da idade, resultando em resposta vasodilatadora reduzida em vasos coronarianos e periféricos. As respostas vasodilatadoras a compostos não derivados do endotélio, como aos nitratos, estão preservadas.

Em relação ao miocárdio, o envelhecimento leva a mudanças em sua matriz extracelular, com aumento do colágeno e do entrecruzamento de suas moléculas, aumento no diâmetro das fibrilas musculares, maior proporção de colágeno tipo I em relação ao tipo III, redução do conteúdo de elastina e aumento da fibronectina. O equilíbrio entre a produção e a degradação da matriz extracelular pelas metaloproteinases e pelos inibidores das metaloproteinases é alterado, favorecendo a ação dos inibidores e, dessa forma, levando a maior produção de matriz. Além disso, fatores teciduais de crescimento como a angiotensina, o fator de necrose tumoral alfa (TNF-alfa) e o fator de crescimento derivado de plaquetas (PDGF) favorecem a proliferação de fibroblastos.

Todas essas alterações resultam em perda celular e alteração da função celular no miocárdio. Nos átrios, por exemplo, tais alterações predispõem a disfunção do nó sinusal e a fibrilação atrial, com suas respectivas consequências adversas. Quando compromete outras porções do sistema de condução cardíaco como o nó atrioventricular ou os ramos podem levar a anormalidades como os bloqueios atrioventriculares e os bloqueios de ramo; quando envolvem o anel valvar, podem ocasionar calcificações e estenoses valvares.

O ambiente intravascular também sofre alterações. Há aumento das concentrações de fibrinogênio, dos fatores de coagulação V, VIII e IX e outros, sem aumentos concomitantes em proteínas anticoagulantes. Há maior atividade plaquetária devido à maior ligação de PDGF à parede arterial. Há aumento dos níveis do inibidor do ativador de plasminogênio (PAI-1), resultando em fibrinólise prejudicada. Há aumento de citocinas protrombóticas, como a Interleucina-6, podendo esta ter papel na patogênese das síndromes coronarianas agudas.

O sistema nervoso autônomo também sofre alterações com a idade. Há redução do número de receptores beta-adrenérgicos, sinalização alterada da via da proteína G, redução de receptores alfa-adrenérgicos plaquetários, redução da resposta contrátil cardíaca a estímulo dopaminérgico, redução da sensibilidade e resposta a estímulo parassimpático nos tecidos cardíaco e vascular, e redução da função barorreflexa a fatores de estresse fisiológico.

DIFERENCIAÇÃO ENTRE MUDANÇAS RELACIONADAS À IDADE E DCV EM IDOSOS		
Alterações	**Mudanças relacionadas à Idade**	**Doença Cardiovascular**
Vasculatura	Espessamento intimal; Enrijecimento arterial; Pressão de pulso aumentada; Velocidade de onda de pulso aumentada; Vasodilatação mediada pelo endotélio diminuída	Hipertensão sistólica; Obstrução arterial coronariana, Obstrução arterial periférica, Obstrução arterial carotídea
Átrios	Aumento do átrio esquerdo; Complexos prematuros atriais	Fibrilação atrial
Nó sinusal	Batimentos cardíacos máximos diminuídos; Variabilidade dos batimentos cardíacos diminuída	Disfunção do nó sinusal; Doença do nó sinusal

Nó atrioventricular	Tempo de condução aumentado	Bloqueio tipo II, BAVT
Valvas	Esclerose; Calcificação	Estenose; Regurgitação
Ventrículo	Tensão de parede ventricular esquerda aumentada; Contração miocárdica prolongada; Taxa de enchimento diastólico precoce prolongada; Débito cardíaco máximo diminuído; Bloqueio de ramo direito; Complexos ventriculares prematuros	Hipertrofia ventricular esquerda; Insuficiência cardíaca (com ou sem função sistólica preservada); Taquicardia ventricular; Fibrilação ventricular

Tabela 26.1

Tratamento de Doenças Cardiovasculares e suas Particularidades em Idosos

Arritmias e fibrilação atrial

Em idosos, o traçado eletrocardiográfico é de fundamental importância como método complementar para a avaliação cardiovascular. Entretanto, algumas particularidades devem ser consideradas para sua realização e interpretação eficazes. Fatores associados como déficits cognitivos e parkinsonismo demandam implicações técnicas específicas e muita paciência na execução do exame. Diferentemente do adulto jovem, muitas drogas podem alterar significativamente o traçado eletrocardiográfico do indivíduo idoso.

Idosos saudáveis podem apresentar traçados eletrocardiográficos compatíveis com a normalidade, mas a grande maioria apresenta alterações detectáveis relacionadas ao próprio processo de presbicardia ou relacionadas a processos patológicos subjacentes.

Alterações relacionadas ao processo senil dos tecidos de condução elétrica também podem resultar em alterações detectáveis eletrocardiograficamente. Dentre tais alterações, citam-se como mais comuns as bradiarritmias e atrasos na condução atrioventricular (bloqueios atrioventriculares) parciais ou totais, hipertrofia ou sobrecarga ventricular esquerda, alterações de segmento ST e onda T e Fibrilação atrial. Extrassístoles supra e/ou ventriculares também se fazem bastante prevalentes.

O achado isolado de distúrbios de condução e arritmias em idosos não significa necessariamente presença de doença de base concomitante.

A seguir, algumas considerações sobre as particularidades das assim chamadas arritmias nos pacientes idosos.

Arritmias supraventriculares

Toda a gama de arritmias supraventriculares pode ser encontrada em indivíduos idosos e sua frequência aumenta progressivamente com a idade. Estima-se que até 33% dos indivíduos com mais de 75 anos de idade apresentem alguma forma de arritmia supraventricular. A frequência e a complexidade das arritmias supraventriculares nos idosos parecem estar relacionadas ao tamanho do átrio esquerdo e devido às alterações estruturais miocárdicas relacionadas ao envelhecimento cardíaco.

Extrassístoles supraventriculares

Faz-se necessária a eliminação de alguns fatores desencadeantes de extrassístoles como o uso excessivo de cafeína, tabagismo, etilismo, drogas como os inibidores de apetite de ação central e o hipertireoidismo. A presença de extrassístoles supraventriculares em idosos é bastante comum, geralmente benigna e costuma manifestar-se no repouso, desaparecendo durante o exercício físico.

Não está indicado tratamento de extrassístoles supraventriculares que não apresentam manifestações clínicas. Na presença de sintomas a abordagem terapêutica deve ser individualizada podendo-se optar por antiarrítmicos da classe II ou III, devendo-se evitar o uso dos da classe I.

Taquicardia supraventricular

A cardioversão elétrica é o tratamento de escolha para os episódios com repercussão hemodinâmica, hipotensão sintomática, insuficiência cardíaca ou angina persistente. Manobras vagais e uso de betabloqueadores também podem ser considerados caso o paciente não apresente contraindicações. Os antiarrítmicos das classes I, II e III podem ser utilizados com cautela devido ao seu efeito pró-arrítmico.

Arritmias ventriculares

Com a idade, o tratamento das arritmias ventriculares torna-se complexo e com maus resultados. Extrassístoles ventriculares são de alta incidência e suas complicações costumam ser diretamente proporcionais à idade e à associação com patologia cardíaca subjacente.

O tratamento visa ao alívio dos sintomas e à prevenção da degeneração do ritmo cardíaco e morte súbita.

Comorbidades associadas que podem gerar sintomas durante os episódios de arritmias devem ser abordadas com terapêutica específica, assim como a insuficiência cardíaca e os distúrbios eletrolíticos. O risco-benefício da terapêutica medicamentosa deve sempre ser considerado em pacientes idosos.

Extrassístoles ventriculares

Na ausência de sintomas, as extrassístoles isoladas, monomórficas ou não, frequentes ou não, sem associação com cardiopatia de base, não devem ser tratadas. Se sintomáticas, mas sem cardiopatia associada, os betabloqueadores são a melhor opção. Já se houver associação com cardiopatia, pode-se escolher entre os betabloqueadores e a amiodarona, sendo contraindicados os antiarrítmicos da classe I.

Taquicardia ventricular sustentada monomórfica

Se houver repercussão hemodinâmica, está indicada a cardioversão elétrica. Na ausência de repercussão hemodinâmica, procainamida ou amiodarona são as drogas mais indicadas. A amiodarona também está indicada profilaticamente para evitar a recorrência dos episódios.

Técnicas invasivas

Implante de marca-passo, ablação por meio de radiofrequência e laser, ultrassom, micro-ondas e crioterapia são técnicas que têm evoluído muito em segurança e atualmente passam a constituir terapêutica de primeira escolha em muitas circunstâncias entre idosos.

Há no Brasil muitos centros de referência para realização destes procedimentos com baixo índice de complicações.

Fibrilação atrial

A prevalência de fibrilação atrial aumenta progressivamente com a idade. Estima-se que cerca de 4% da população acima de 50 anos e 9% acima de 80 anos apresentem evidências eletrocardiográficas de fibrilação atrial. Nos Estados Unidos representa aproximadamente 34% das hospitalizações relacionadas a arritmias, estando relacionada à alta incidência de redução da função ventricular, intolerância ao exercício e prejuízo da qualidade de vida.

Como fatores de risco para o desenvolvimento da FA pode-se citar a idade, o diabetes *mellitus*, a hipertensão arterial e as valvopatias. Com o envelhecimento da população, a prevalência de FA tende a aumentar proporcionalmente, assim como as cardiopatias estruturais, tornando-se um grande desafio ao médico-assistente.

O risco de fenômenos embólicos em pacientes portadores desta arritmia aumenta de 1,5% aos 50 anos para 23% aos 80. Tais fenômenos estão relacionados frequentemente à incapacidade física, déficits cognitivos, lesões neurológicas graves e à morte. O aumento do risco de embolia em pacientes portadores de FA relaciona-se também a história de hipertensão arterial, insuficiência cardíaca recente, tromboembolismo prévio, tamanho do átrio esquerdo e disfunção ventricular.

Com a anticoagulação nos pacientes idosos, aumenta também o risco de hemorragias, particularmente a intracraniana nos pacientes com mais de 75 anos de idade, em hipertensos e nos pacientes anticoagulados por período prolongado.

A etiologia da fibrilação atrial está relacionada à patologia cardíaca ou extracardíaca precipitante. Dentre elas podem ser citadas a miocardiopatia hipertensiva, especialmente quando acompanhada de hipertrofia ventricular, coronariopatia, disfunção ventricular esquerda, cardiopatia hipertrófica, estenose aórtica, insuficiência mitral, patologias do sistema de condução, miocardite, pericardite, hipertireoidismo, distúrbios hidroeletrolíticos, anemia, infecção, tromboembolismo pulmonar, patologias pulmonares crônicas, apneia do sono, cirurgias e intoxicações. Em idosos, faz-se necessária uma avaliação detalhada na tentativa de se identificar causas de FA devido às frequentes manifestações atípicas de algumas patologias nestes pacientes.

A FA classifica-se em inicial ou novo diagnóstico e refere-se à primeira vez em que é feito o diagnóstico ou ao diagnóstico de novos episódios. Em paroxística que consiste em episódios que terminam espontaneamente, sem ação de fármacos ou necessidade de cardioversão elétrica. Geralmente duram menos de 7 dias, frequentemente menos que 24 horas, podendo ou não apresentar recorrências. Persistente que consiste em episódios que não se interrompem sem cardioversão elétrica ou com fármacos. Normalmente são episódios que duram mais de 7 dias e também podem ou não recorrer. Incluída nesta categoria é a FA com duração superior a 1 ano, chamada de FA persistente de longa duração. E a permanente que é aquela FA onde as tentativas de reversão falharam ou na qual se fez a opção por não tentar a reversão.

As formas descritas acima são independentes, mas os pacientes podem sofrer migração de uma forma para outra.

As manifestações clínicas são multivariadas, desde casos totalmente assintomáticos até quadros de comprometimento hemodinâmico grave. Geralmente manifestações mais intensas são relacionadas à coexistência de patologias cardiovasculares com alterações diastólicas que exigem maior dependência da contração atrial.

Os sintomas relacionam-se muitas vezes com a elevação da frequência cardíaca resultando em sensação de palpitação nos pacientes idosos.

Tratamento

O tratamento deve ser individualizado e visa à prevenção do tromboembolismo. Ao controle da frequência cardíaca e à prevenção das recorrências.

Em pacientes com FA inicial ou em pacientes que apresentem instabilidade hemodinâmica a terapêutica deve ter como alvo a restauração e manutenção do ritmo sinusal. Cerca de 50% destes pacientes podem retomar o ritmo sinusal espontaneamente em até 48 horas e o sucesso da cardioversão depende do tempo de instalação da FA. Em pacientes idosos, devido ao impacto dos sintomas sobre a qualidade de vida, há maior interesse em se recuperar o ritmo sinusal.

A cardioversão pode ser elétrica ou farmacológica. Em pacientes com instabilidade hemodinâmica ou que apresentem pré-excitação ventricular, a cardioversão elétrica é o método de escolha. Devido ao efeito pró-arrítmico das medicações, recomenda-se a hospitalização e monitorização cardíaca, especialmente nos pacientes com comprometimento da função ventricular.

Com o objetivo de melhorar a sintomatologia, prevenir a taquicardiomiopatia e evitar efeitos pró-arrítmicos deve-se controlar a frequência ventricular. Como alvo principal recomenda-se uma frequência ventricular de 60 a 80 batimentos por minuto em repouso e 90 a 115 no exercício.

Quando a aplicação da terapêutica farmacológica é ineficaz ou interrompida devido a efeitos colaterais das drogas, pode-se tentar a ablação da junção átrio-ventricular por cateter com a desvantagem da necessidade de implante de marca-passo permanente.

As principais drogas antiarrítmicas utilizadas para a cardioversão farmacológica da FA e de outras arritmias, assim como seus principais efeitos colaterais em idosos são citadas no Tabela 26.2.

\multicolumn{3}{c}{DROGAS ANTIARRÍTMICAS}
Classes	**Indicações**	**Cuidados em idosos**
I-A		
Quinidina	*Flutter* atrial; fibrilação atrial; TV monomórfica e sustentada; taquicardia nodal	Hipotensão, *tinitus*, vertigens, distúrbios visuais e síncope. Aumenta a concentração plasmática da digoxina. Pode precipitar BAV total e *Torsade de pointes*
Procainamida	Fibrilação atrial; taquicardia supraventricular paroxística; taquicardia ventricular	Pode precipitar alargamento do QRS e BAV total. Hipotensão
Disopiramida	Taquicardia Ventricular; Extrassístoles ventriculares	Retenção urinária; síncope
I-B		
Lidocaína	Taquicardia ventricular	Sonolência; hipotensão
Mexiletina	Taquicardia ventricular	Tonturas; leucopenia
Fenitoína	Arritmia atrial e ventricular por intoxicação digitálica, anestesia geral e cirurgia cardíaca	Confusão mental; discinesias; aplasia medular
I-C		
Flecainida	Taquicardia ventricular; fibrilação atrial; *Flutter* atrial;	Bradicardia; leucopenia
Propafenona	Taquicardia ventricular; extrassístoles ventriculares	Hipotensão; sonolência; bradicardia; broncoespasmo; cãibras
II – Betabloqueadores		
Propranolol, atenolol e metoprolol	Taquicardia reentrante sinusal; taquicardia sinusal; taquicardia atrial multifocal	Depressão mental; bradicardia; broncoespasmo; tonturas; confusão mental
III – Bloqueadores de canais de potássio		
Amiodarona	Fibrilação atrial; *flutter* atrial; taquicardia funcional; taquicardia ventricular	Bradicardia; tremores; ataxia; neurotoxicidade. Hipo ou hipertireoidismo

Sotalol	Taquicardia ventricular; fibrilação atrial; taquicardia atrial	Dispneia; tonturas; bradicardia; hipotensão
IV – Bloqueadores de canais de cálcio		
Diltiazen	Controle de resposta ventricular em FA e *flutter*; Taquicardia atrial; Taquicardia ventricular	Tonturas; hipotensão
Verapamil	Taquicardia por reentrada nodal AV	Edema; bradicardia; hipotensão

Tabela 26.2

Deve-se realizar a terapia anticoagulante três semanas antes da cardioversão elétrica ou farmacológica em todos os pacientes com FA com mais de 48 horas de início e deve ser mantida por quatro semanas após o procedimento. Em casos em que se dispõe de ecocardiograma transesofágico evidenciando ausência de trombo atrial pode-se realizar a cardioversão precoce com heparinização seguida de anticoagulação oral por quatro semanas após o procedimento. A anticoagulação visa ao (RNI) entre 2 e 3 atingindo-se com doses médias de warfarina de 4 mg/semana.

Em idosos os anticoagulantes orais devem ser iniciados em doses baixas devido às alterações de farmacocinética nesta faixa etária.

Hipertensão Arterial em Idosos

Com o avanço da idade ocorre um aumento significativo na prevalência da hipertensão arterial sistêmica (HAS) transformando este diagnóstico em um dos principais fatores de risco cardiovascular desta população. Estima-se uma prevalência de hipertensão, definida como pressão arterial sistólica ≥ 140 mmHg e/ou pressão arterial diastólica ≥ 90 mmHg, de 60% entre brancos e 71% entre negros com mais de 60 anos de idade e que mais de 50% destes pacientes não recebem tratamento adequado.

A associação da HAS e outras patologias cardiovasculares relacionadas ao envelhecimento contribuem ainda mais para o aumento do risco de complicações, exigindo medidas adequadas para prevenção, diagnóstico precoce, controle e prevenção de lesões em órgãos alvo.

Muitos estudos epidemiológicos relacionam direta ou indiretamente a HAS com outras patologias como o acidente vascular encefálico, a doença coronariana, a insuficiência cardíaca congestiva e a insuficiência renal crônica. Evidências sugerem que o tratamento da hipertensão no idoso reduz a incidência de déficit cognitivo e demência. No estudo de Framingham o risco de desenvolvimento de insuficiência cardíaca foi de duas a quatro vezes maior em indivíduos hipertensos que nos normotensos.

A perda da distensibilidade e elasticidade dos vasos de grande capacitância explica o aumento progressivo da pressão sistólica observado em indivíduos idosos. A pressão diastólica tende a permanecer em valores normais ou até mesmo baixos.

Na medida da pressão arterial do idoso, existem três aspectos importantes: maior frequência de hiato auscultatório, que consiste no desaparecimento dos sons na ausculta durante a deflação do manguito, geralmente entre o final da fase I e o início da fase II dos sons de Korotkoff. Tal achado pode subestimar a verdadeira pressão sistólica ou superestimar a pressão diastólica; pseudo-hipertensão, caracterizada por nível de pressão arterial superestimado em decorrência do enrijecimento da parede da artéria. Pode ser detectada por meio da manobra de Osler, que consiste na inflação do manguito no braço até o desaparecimento do pulso radial. Se a artéria for palpável após esse procedimento, sugerindo enrijecimento, o paciente é considerado Osler positivo. A hipertensão do avental branco também é mais frequente no idoso.

A posição em decúbito dorsal é a mais apropriada. Deve-se obter idealmente duas a três medidas com intervalo de tempo de cinco minutos entre elas e a medida deve ser repetida em todas as consultas.

A obtenção da pressão arterial em mais de uma posição pode auxiliar no diagnóstico de hipotensão postural que consiste em queda de 20 mmHg na pressão sistólica e/ou 10mmHg na pressão diastólica.

A hipertensão arterial secundária em idosos não é frequente. No entanto, causas endócrinas, especialmente as relacionadas com a suprarrenal como o feocromocitoma ou com a secreção de aldosterona e de glicocorticoides, devem ser consideradas. A estenose uni ou bilateral de artérias renais pode ser causa de hipertensão arterial secundária em idosos.

Tratamento

A decisão de iniciar o tratamento anti-hipertensivo em pacientes idosos deve levar em consideração não somente os níveis pressóricos, mas também a presença de outros fatores de risco cardiovascular e a presença ou não de lesões em órgãos-alvo. A idade acima de 60 anos, sem distinção entre os sexos, por si só já é considerada um fator de risco. Outros fatores de risco que devem ser considerados são: tabagismo, diabetes, dislipidemia e história familiar de doença cardiovascular.

Como lesões em órgãos-alvo, considera-se a hipertrofia ventricular esquerda, angina ou infarto do miocárdio prévio, revascularização miocárdica prévia, insuficiência cardíaca, nefropatia, doença vascular arterial periférica, episódio isquêmico ou acidente vascular encefálico e retinopatia hipertensiva.

As medidas dietéticas com a redução na ingesta de sal e as mudanças de hábitos de vida devem sempre ser estimuladas em qualquer faixa etária. Tais medidas, em alguns indivíduos podem consistir como estratégia terapêutica única com bons resultados.

As indicações medicamentosas são as mesmas que para os indivíduos adultos jovens cabendo ressaltar a necessidade de titulação cuidadosa de doses para evitar eventos hipotensivos com consequências graves como quedas. Atenção especial deve ser dispensada devido à utilização de múltiplas medicações, potencializando o risco de interações medicamentosas em indivíduos idosos. Os pacientes devem receber orientações quanto aos efeitos colaterais e interações medicamentosas dos anti-hipertensivos.

Atenção especial também deve ser dispensada quanto à utilização de medicações ou alimentos potencialmente hipertensores, destacando-se os anti-inflamatórios não esteroidais, anti-histamínicos e descongestionantes, antidepressivos tricíclicos, corticosteroides, hormônios tireoidianos, antiácidos ricos em sódio e cafeína.

Uma abordagem multiprofissional e a participação ativa da família aumenta as taxas de adesão e eficácia do tratamento. O alvo terapêutico deve ser atingido de forma gradual, observando-se a resposta individual e a manutenção da qualidade de vida.

Mesmo em idades avançadas o tratamento da hipertensão arterial sistólica isolada deve ser considerado necessário.

Todas as classes de medicamentos anti-hipertensivos, com exceção dos vasodilatadores diretos, podem ser consideradas como terapia inicial em monoterapia ou associados em pacientes idosos.

Os percentuais de controle de pressão arterial são muito baixos, apesar das evidências de que o tratamento anti-hipertensivo é eficaz em diminuir a morbidade e a mortalidade cardiovasculares, em razão da baixa adesão ao tratamento. Faz-se necessária uma abordagem eficiente do paciente hipertenso, especialmente do idoso, com estratégias de educação em saúde para que os índices de adesão ao tratamento melhorem. A sensibilização do profissional de saúde quanto à importância do tratamento adequado do idoso hipertenso faz-se necessária para que se inclua a hipertensão arterial entre os processos patológicos do envelhecimento, e não como um processo natural, muitas vezes negligenciado pela equipe de saúde.

Doença Arterial Coronariana

DAC crônica

Tanto a prevalência quanto a gravidade de Doença Arterial Coronariana (DAC) aterosclerótica aumentam com a idade. Após os 60 anos, há aumento de DAC em tronco de coronária esquerda e triarterial. O risco durante a vida de desenvolver DAC sintomática é estimado como 1 em 3 para homens e 1 em 4 para mulheres, com o surgimento dos sintomas 10 anos antes nos homens em relação às mulheres. Aos 80 anos, a frequência de DAC sintomática se equipara em ambos os sexos, sendo de cerca de 20 a 30%.

Diagnóstico

Nos idosos há maior probabilidade de isquemia silenciosa e de sintomas atípicos em relação aos mais jovens. Os sintomas isquêmicos no idoso podem ser dispneia, dor nas costas ou no ombro, fraqueza, fadiga ou desconforto epigástrico. Devido a sua maior restrição física e a alta incidência de diabetes *mellitus*, podem apresentar sintomas isquêmicos pouco associados ao esforço, podendo apresentá-los em repouso ou associados ao estresse emocional. Alterações no sensório podem limitar a precisão da história clínica.

A ausência de sintomas durante evidência de isquemia miocárdica em eletrocardiografia, caracterizando episódios de isquemia silenciosa, foi relatada em 20% a 50% de pacientes com 65 anos ou mais.

A eletrocardiografia de esforço em idosos apresenta menor especificidade para insuficiência coronariana devido à maior frequência de anormalidades no segmento ST-T em repouso. Além disso, muitos idosos são incapazes de se exercitar sobre a esteira, o que dificulta sua indicação para esse grupo de pacientes. Estima-se sensibilidade de 84% e especificidade de 70% para detecção de insuficiência coronariana em pacientes acima de 75 anos pelo teste ergométrico.

Outros métodos que utilizam estresse farmacológico como a cintilografia miocárdica com tálio antes e após uso de adenosina ou dipiridamol e o ecocardiograma sob estresse com dobutamina podem ser utilizados para investigação diagnóstica ou avaliação prognóstica em pacientes impossibilitados de se exercitar sobre a esteira.

A alta incidência de calcificação coronariana sem obstrução significativa ao fluxo é um fator que pode atrapalhar a interpretação da angiotomografia coronariana em idosos.

Tratamento

Os objetivos do tratamento dos pacientes idosos com DAC crônica não diferem de pacientes mais jovens. Tais objetivos, em última análise, são melhorar a sobrevida (com a preservação da função ventricular esquerda), reduzir riscos (diminuir chance de IAM e outros eventos) e aliviar sintomas anginosos.

Não há restrição de idade para o tratamento da DAC, a menos que a expectativa de vida seja inferior a 2 anos. Contudo, procedimentos invasivos devem ser avaliados com cautela, devendo-se pesar os riscos e benefícios das intervenções, como a angioplastia percutânea e principalmente a cirurgia de revascularização do miocárdio.

Em relação ao tratamento clínico da DAC, há poucos estudos que incluem pacientes com mais de 75 anos.

Um desses estudos foi o *Heart Protection Study* que observou os efeitos da sinvastatina em pacientes com DAC de 40 a 80 anos. Demonstrou mortalidade total reduzida em vários subgrupos de pacientes, inclusive naquele com mais de 75 anos. Em relação a estudos de prevenção primária, não há dados publicados sobre esta população.

Há maior frequência de efeitos colaterais com o uso de medicamentos para o tratamento de idosos com DAC.

A idade aumenta a incidência de miopatia induzida por estatina e esta pode ser de difícil reconhecimento nos idosos. A menor dose eficaz de estatina deve ser usada e sinais e sintomas monitorizados, devendo haver baixo limiar para coleta de testes laboratoriais.

Alguns nitratos podem provocar hipotensão postural em idosos, sendo preferidos os mononitratos ou aqueles de formulação transdérmica.

Os betabloqueadores não aumentam a incidência de depressão em estudos randomizados, porém sabe-se que os não lipofílicos (atenolol, nadolol) podem produzir menos efeitos no sistema nervoso central.

Bloqueadores de canais de cálcio, especialmente os di-hidropiridínicos, podem causar edema de membros inferiores com maior frequência nos idosos. Formulações de ação curta devem ser evitadas, pois podem causar hipotensão postural. O verapamil pode exacerbar a constipação. Betabloqueadores e bloqueadores de canais de cálcio devem ser evitados em pacientes com doença do nó sinusal.

As formas de tratamento de revascularização miocárdica, tanto cirúrgica quanto percutânea, têm sido realizadas com frequência cada vez maior em pacientes idosos, sendo que atualmente metade dos pacientes submetidos a tais procedimentos apresentam mais de 65 anos.

As indicações são as mesmas para os mais jovens: lesão grave de tronco de coronária esquerda, DAC triarterial principalmente se houver disfunção ventricular, biarteriais com DA envolvida + disfunção ventricular ou ICo demonstrada por teste não invasivo, teste não invasivo de alto risco (por exemplo, extensa área de miocárdio isquêmico), sobreviventes de PCR ou TVS, ou insucesso no tratamento clínico.

Apesar de presentes em número limitado de estudos, esse grupo de pacientes tem apresentado bons resultados com tais estratégias.

O estudo BARI (*Bypass Angioplasty Revascularization Investigation*) é um dos maiores registros envolvendo pacientes com mais de 75 anos. Pacientes com 65 a 80 anos com DAC multiarterial foram randomizados para revascularização miocárdica cirúrgica (RM) ou angioplastia percutânea (ATC). Pacientes submetidos a RM apresentaram maior morbimortalidade precoces e AVC, porém apresentaram maior alívio de angina e menor número de reintervenções. Contudo, após período de 5 anos, apresentaram taxa de sobrevida semelhante ao grupo ATC (86% para RM x 81,4% para ATC). Precocemente o grupo ATC apresentou mais insuficiência cardíaca e edema pulmonar.

Dados de registro sugerem mortalidade intra-hospitalar para ATC menor que 1% em pacientes com menos de 60 anos, aumentando para 4% naqueles acima de 75 anos. Em relação a RM, a mortalidade intra-hospitalar é de menos de 2% em pacientes com menos de 60 anos e entre 6% a 8% nos pacientes com mais de 75 anos. Acima de 80 anos a mortalidade intra-hospitalar é de quase 10%. Mulheres com mais idade são o subgrupo de maior risco.

Complicações não fatais também são mais frequentes após procedimentos em idosos. AVC ocorre em pouco menos de 1% após ATC e em 3% a 6% após RM em pacientes acima de 75 anos. Além disso, são mais frequentes nos idosos ventilação mecânica mais prolongada, maior necessidade de suporte inotrópico e balão intra-aórtico, maior incidência de sangramentos, *delirium*, insuficiência renal, infarto perioperatório e infecções. Além disso, a duração da incapacidade e reabilitação são mais prolongados nesses pacientes.

O estudo TIME (*Trial of Invasive versus Medical Therapy in Elderly Patients*) comparou tratamento invasivo (ATC ou RM) com terapia clínica otimizada em pacientes com DAC com mais de 75 anos com angina refratária à terapia padrão. Embora tenha mostrado uma vantagem para RM em 6 meses, a vantagem não estava mais presente em 1 ano. A RM apresentou maior risco precoce de morte e complicações, enquanto que com a terapia clínica houve maior chance de eventos posteriores (hospitalização e revascularização), sem uma vantagem entre as duas estratégias.

Tendo em vista procedimentos de revascularização do miocárdio, a idade por si só não deve ser utilizada como critério isolado para a escolha da opção de tratamento. Fatores clínicos e *status* funcional também devem ser levados em consideração, assim como o desejo do paciente e as expectativas da família.

Síndromes coronarianas agudas

Cerca de 60% dos pacientes admitidos em um hospital por IAM apresentam mais de 65 anos de idade. Com o aumento da idade, a proporção entre homens e mulheres se equipara entre as idades de 75 a 84 anos, e acima desta idade há maior prevalência de mulheres com SCAs.

Após os 65 anos há maior incidência de pacientes com limitações funcionais, insuficiência cardíaca, DAC prévia e insuficiência renal. Após os 85 anos, há menor proporção de pacientes que se apresentam com dor torácica ou elevação do segmento ST nas primeiras horas dos sintomas.

A mortalidade é 3 vezes maior em pacientes com mais de 85 anos em relação a pacientes com menos de 65 anos. Dor ou desconforto torácico são os sintomas mais frequentes, porém pacientes idosos podem apresentar outras queixas decorrentes de isquemia coronariana aguda, como dispneia, edema pulmonar, mal-estar ou sintomas neurológicos como síncope, AVC ou confusão mental. A interpretação inicial do ECG também pode ser dificultada por alterações decorrentes de hipertrofia ventricular, alterações de condução intraventricular ou distúrbios do ritmo cardíaco.

Quanto ao tratamento das SCAs, há algumas particularidades nos idosos:
1. poucos estudos em pacientes com mais de 75 anos;
2. até 75 anos há redução da mortalidade com a terapia fibrinolítica em SCAs com supradesnivelamento do segmento ST, como ocorre em pacientes mais jovens;
3. acima de 75 anos há maior risco de sangramentos, sendo o principal a hemorragia intracraniana. Também há maior risco de ruptura cardíaca;
4. aspirina reduz mortalidade em pacientes acima de 70 anos, porém é menos utilizada nesse grupo de pacientes;
5. clopidogrel associado à aspirina reduz eventos em pacientes abaixo e acima de 65 anos; não há dados significativos em pacientes com mais de 75 anos;
6. os inibidores de GP IIb/IIIa parecem eficazes em pacientes acima de 70 anos, embora possam aumentar o risco de sangramentos graves, sendo a hemorragia intracraniana o local mais comum;
7. pacientes idosos com SCA com supradesnivelamento de ST beneficiam-se de angioplastia primária quando comparados ao tratamento fibrinolítico, apesar de haver maior sangramento em local de acesso vascular e maior incidência de insuficiência renal associada ao contraste;
8. betabloqueadores são indicados no tratamento de pacientes idosos com SCAs, mas deve-se atentar para o fato de que os idosos apresentam maior risco de choque cardiogênico, devendo-se portanto ter cautela na introdução e titulação da dose em pacientes com mais de 75 anos. Após alta, utilizar doses apropriadas e de acordo com a tolerabilidade do paciente, evitando assim internações por insuficiência cardíaca e má aderência;
9. os IECAs devem ser introduzidos nas primeiras 24 horas após-IAM, especialmente em pacientes com disfunção ventricular esquerda ou IAM de parede anterior. São recomendados após 24 horas para todos os outros pacientes com IAM, porém são indicadas doses iniciais menores e titulação mais lenta, com monitorização atenta da função renal;
10. terapia de reposição hormonal com formulações combinadas de estrogênio com progesterona ou estrógeno isoladamente não apresentam benefício na morbimortalidade cardiovascular.

Acidente Vascular Cerebral e Doença Arterial Carotídea

O acidente vascular cerebral (AVC) é a principal causa de morte e incapacidade no Brasil, segundo dados epidemiológicos de 2002.

Sua incidência aumenta com a idade. Dados do estudo de Framingham estimam probabilidade de AVC em 10 anos de 11% em homens e 7% em mulheres na idade de 65 anos. Aos 80 anos, a probabilidade aumenta para 22 e 24% para homens e mulheres em 10 anos.

Cerca de 80% dos AVCs são de origem isquêmica. Nesses casos, os principais mecanismos fisiopatológicos são a trombose de grandes artérias, a trombose de pequenas artérias e a embolia de origem cardíaca.

A principal causa de trombose é a aterosclerose. Esta pode envolver tanto os vasos intra quanto extracranianos, porém afeta com maior frequência o bulbo carotídeo, a artéria carótida em sua porção intracraniana (nível do sifão carotídeo), a origem das artérias vertebrais e a transição das vertebrais com a artéria basilar. Estenose carotídea é responsável por cerca de 25% dos AVCs.

Diagnóstico de estenose significativa é realizado quando há comprometimento maior que 70 a 80% do lúmen, identificado por ultrassonografia associada ao Doppler, angiorressonância ou angiotomografia carotídea. Sopros podem estar presentes ou não, e a doença de carótida pode ser assintomática.

O tratamento primário e secundário envolve o controle dos fatores de risco modificáveis relacionados ao processo de aterosclerose, como o controle da hipertensão, redução dos níveis lipídicos, controle do diabete melito, abstinência ao tabagismo, prática de atividades físicas aeróbicas e redução da obesidade.

A terapia antiplaquetária com AAS ou Clopidogrel também está indicada, especialmente em pacientes de alto risco, como aqueles com AITs, AVC prévio ou estenose carotídea grave. As estatinas, independentemente dos níveis de colesterol também devem ser utilizadas visando à estabilização da placa aterosclerótica. Nos pacientes dislipidêmicos, a meta de LDL deve ser inferior a 100, e de preferência inferior a 70.

Para os pacientes sintomáticos e com estenoses maiores que 70%, intervenções como a endarterectomia carotídea ou a angioplastia percutânea com *stent* também estão indicadas, devido ao risco aumentado de recorrência de sintomas mesmo em vigência de tratamento clínico. Em casos de isquemia do sistema vértebro-basilar, com estenose acima de 70% da artéria vertebral, pode-se tentar a angioplastia dessa artéria com implante de *stent*.

Pacientes com cardiopatias associadas a AVC devem ser considerados para o início de terapia anticoagulante.

Insuficiência Cardíaca

Epidemiologia

A prevalência e incidência de insuficência cardíaca (IC) na população acima de 65 anos vêm aumentando. Estima-se que em pacientes acima de 80 anos a incidência possa chegar a 42 casos/1000 idosos ano. É mais comum em homens do que em mulheres, entretanto, pela maior longevidade delas, a descompensação é mais comum no sexo feminino e menos frequentemente tem etiologia isquêmica.

A variável idade é fator independente de pior prognóstico na IC, assim como a disfunção ventricular. Os pacientes com comprometimento sistólico têm pior prognóstico quando comparados àqueles com disfunção diastólica (DD).

Alteração da função ventricular relacionada com a idade

Pacientes tendem a apresentar sinais e sintomas de IC com cavidade ventricular normal e sem disfunção esquerda. Existe disfunção diastólica em até 80% dos casos, na qual a cavidade ventricular não tem a capacidade de acomodar grandes volumes e a pressão diastólica ventricular se eleva rapidamente culminando na síndrome clínica.

Os miócitos dos pacientes com DD apresentam maior densidade de miofibrilas, maior sensibilidade ao cálcio e maiores diâmetros.

Diagnóstico

Os pacientes idosos quando comparados com pacientes mais jovens apresentam maior frequência de sedentarismo e por isso demoram a apresentar sintomas de IC.

Dispneia, fadiga e intolerância ao exercício são as manifestações mais comuns. Entretanto, não devemos esquecer dos diagnósticos diferenciais (Tabela 26.3) e lembrar que alguns sintomas são altamente sugestivos de IC como dispneia paroxística noturna. O edema de membros inferiores pode ser causado por causas secundárias como insuficiência venosa periférica e é frequente em pacientes acamados. Turgência jugular e ritmos de galope com B3 (IC sistólica) e B4 (IC diastólica) podem estar presentes.

Nos pacientes com IC o aparecimento de fibrilação atrial pode levar à descompensação, pois a perda da contração atrial leva à diminuição do enchimento ventricular e do débito cardíaco. A fibrilação atrial é muito frequente na população idosa e com IC diastólica.

Radiografia de tórax demonstra cardiomegalia na IC sistólica e coração de tamanho normal nos pacientes com IC e fração de ejeção normal. Na fase de descompensação observa-se cefalização da trama vascular, derrame pleural e linhas de Kerley.

O uso de BNP tipo B e pro-BNP podem auxiliar no diagnóstico desses pacientes, principalmente naqueles que apresentam em investigação de quadro com dispneia. É importante frisar, que a idade avançada, sexo feminino e disfunção renal estão associados independentemente com elevação do BNP.

DIAGNÓSTICO DIFERENCIAL DE DISPNEIA EM IDOSOS
Anemia
Hipotireoidismo
Depressão
Tromboembolismo Pulmonar
Doenças Pulmonares

Tabela 26.3

Tratamento

IC sistólica

Tratamento não farmacológico
Restrição de sódio, atividade física moderada e cessação de tabagismo.

Tratamento farmacológico
O tratamento medicamentoso pode ser dividido didaticamente em dois: primeiro as medicações de alívio de sintomas e em segundo lugar as medicações que alteram a sobrevida do paciente. Existe uma importante limitação quando estamos falando de idosos; a média de idade dos pacientes incluídos nos estudos está entre 60 e 70 anos com uma minoria de octagenários. Para alívio dos sintomas o principal grupo de medicações são os diuréticos (expostos na Tabela 26.4), que podem

causar distúrbios hidroeletrolíticos, predispor a cálculos de cálcio, dislipidemia e levar à hipotensão ortostática, que é causa comum de queda em idoso. A dose de diurético deve ser a mínima necessária para manter uma classe funcional ótima, mesmo que isso resulte em discreta piora da função (níveis não dialíticos são tolerados – Cr < 2). Os diuréticos de alça são comumente utilizados na fase inicial. Em pacientes com classe funcional avançada e necessidades crescentes de diuréticos opta-se por associação dessas medicações (diuréticos de alça + tiazídico) devido resistência diurética. A digoxina é outra medicação utilizada para controle de sintomas; a limitação para seu uso é em bradiarritmias e intoxicação, que ocorre principalmente em pacientes com disfunção renal. A dose recomendada é meio comprimido ao dia, entretanto, recomenda-se a monitorização da dose sérica; níveis entre 0,5 e 0,9ng/ml demonstraram um possível benefício na mortalidade na subanálise do estudo DIG.

DIURÉTICOS UTILIZADOS NO TRATAMENTO DA INSUFICIÊNCIA CARDÍACA

Medicamento	Dose Inicial	Dose Máxima
Diuréticos de alça		
Furosemida	20 mg	240 mg
Bumetanida	0,5 – 2,0 mg	10 mg
Tiazídicos		
Hidroclorotiazida	25 mg	100 mg
Metolazona	2,5 mg	10 mg
Indapamida	2,5 mg	5 mg
Poupadores de Potássio		
Espironolactona	25 mg	50 mg
Amiloride	2,5 mg	20 mg
Triantereno	25 mg	100 mg

Tabela 26.4

As medicações que alteram a mortalidade são inibidores da ECA (iECA), antagonistas da aldosterona, inibidores do receptor AT1 da angiotensina II, betabloqueadores e a associação de hidralazina e monocordil (Tabela 26.5). Essas medicações devem estar sempre na dose máxima tolerada pelo paciente sem que apareçam os efeitos colaterais da medicação. Para atingir essa dose máxima, a cada retorno ambulatorial, a dose deve ser aumentada progressivamente, em especial os betabloqueadores.

Os iECA estão indicados na fase inicial da doença. Têm efeitos na pré e pós-carga e no remodelamento miocárdico, e as limitações para seu uso são insuficiência renal aguda, hipercalemia e alergia aos componentes do fármaco.

Os betabloqueadores são drogas que da mesma forma irão atuar no remodelamento miocárdico levando ao aumento da expressão dos receptores beta-adrenérgicos e melhoram a atividade contrátil a longo prazo. As medicações dessa classe aprovadas para o uso são bisoprolol, succinato de metoprolol e carvedilol. As contraindicações para seu uso são broncoespasmo, bloqueios atrioventriculares e choque cardiogênico. Na fase aguda de descompensação o usuário crônico de betabloqueadores pode ter sua medicação suspensa ou reduzida 50% da dose, a depender da gravidade na apresentação e a resposta à terapia instituída.

Os inibidores do receptor AT1 da angiotensina II (Tabela 26.5) têm sua principal indicação nos intolerantes a iECA (principalmente por tosse) e possuem a facilidade na aderência medicamentosa pela maioria ser administrada 1xd. Em algumas situações, como insuficiência renal crônica e IC sintomático em uso de medicações pode ser usada a associação com iECA com poucas evidências. As contraindicações são as mesmas do uso de iECA.

Os antagonistas da aldosterona são medicações que alteram a morbimortalidade do paciente, atuando no remodelamento cardíaco. Devem ser iniciados nos pacientes com classes III e IV. As contraindicações são insuficiência renal (Cr > 2,0 mg/dl em mulheres e Cr > 2,5 mg/dl em homens) e hipercalemia K^+ > 5,5.

A associação de hidralazina e monocordil atua na pré e pós-carga, tendo sua principal indicação nos pacientes com insuficiência renal aguda.

MEDICAMENTOS UTILIZADOS NO TRATAMENTO DA INSUFICIÊNCIA CARDÍACA

Medicamento	Dose Inicial / Alvo	Frequência de Uso
I-ECA		
Ramipril	2,5 / 10 mg	1xd

Captopril	6,25 / 50 mg	3xd
Lisinopril	2,5 a 5,0 / 40 mg	1xd
Enalapril	2,5 / 20 mg	2xd
Perindopril	2 / 16 mg	1xd
Betabloqueadores		
Bisoprolol	1,25 / 10 mg	1xd
Nebivolol	1,25 / 10 mg	1xd
Succinato de Metoprolol	12,5 / 200 mg	1xd
Carvedilol	3,125 / 50 mg	2xd
BRA		
Candesartan	4 / 32 mg	1xd
Losartan	25 / 100 mg	1xd
Valsartan	40 / 320 mg	2xd

Tabela 26.5

Outros tratamentos

Ainda é debate de discussão o uso de dispositivos em pacientes idosos. Os grandes estudos envolvendo terapias de ressincronização e cardiodesfibriladores implantáveis (CDI) não conseguiram mostrar evidências suficientes para seu uso na população idosa acima de 75 anos. Como regra geral, o uso do marca-passo multissítio está indicado em pacientes com IC sistólica em uso de medicações em doses máximas toleráveis que possuam QRS acima de 150mm, ou QRS entre 120 e 150 mm na presença de dissincronia intraventricular e interventricular em exames complementares.

O CDI está indicado em todos os pacientes com morte súbita abortada e bem documentada no âmbito da IC sistólica, excluindo-se causas justificáveis para o evento, entretanto, o paciente necessita ter uma sobrevida maior que um ano.

IC diastólica

A terapia na IC diatólica é baseada em 4 pilares:

1. Controle da hipertensão sistólica e diastólica.
2. Controle da frequência cardíaca em pacientes com fibrilação atrial.
3. Controle da congestão pulmonar e edema de membros inferiores.
4. Revascularização miocárdica em pacientes com isquemia.

Durante a terapia devemos estar atentos para reduções na pré-carga, pois o paciente com IC diastólica tem baixa complacência ventricular e necessita de alta pré-carga para bom enchimento ventricular e débito cardíaco.

As medicações utilizadas são betabloqueadores, Inibidores da angiotensina II, antagonistas da aldosterona, iECA, diuréticos e antagonistas de cálcio. Essas medicações não alteraram de forma significativa o desfecho clínico em nenhum dos estudos (Ex.: *CHARM-Preserved* e *I-PRESERVE*) os benefícios foram encontrados apenas com desfechos ecocardiográficos.

Doenças Valvares

Fisiopatologia

O coração sofre alterações estruturais com a idade, estas incluem a degeneração mixomatosa e a esclerose (deposição de colágeno). Essa predomina na valva aórtica e pode estar presente em 30% dos idosos, aumentando sua prevalência a partir dos 65 anos. Além das alterações supracitadas, a calcificação valvar e de suas cúspides podem ajudar na progressão da doença e levar a estenoses valvares com gradientes importantes e causar limitação funcional nos pacientes idosos. A doença esclerótica valvar ocorre em paralelo com a doença aterosclerótica e, por isso, os pacientes estão mais predispostos a síndromes coronarianas. Os fatores de risco para a doença e sua progressão estão na Tabela 26.6.

FATORES DE RISCO PARA DOENÇA VALVAR
Hipertensão
Dislipidemia
Tabagismo
Insuficiência renal crônica
Valva bicúspide
Diabetes *mellitus*
Baixa estatura
Sexo feminino

Tabela 26.6

Fibrose e calcificação são as causas mais comuns de estenose aórtica no idoso. As lesões regurgitativas são secundárias à miocardiopatia hipertensiva e pós evento isquêmico. No lado direito, doenças pulmonares e IC são responsáveis pelo acometimento das valvas pulmonar e tricúspide. No nosso país não podemos esquecer da doença reumática, que com certeza está entre as principais etiologias das lesões valvares.

As lesões valvares são fatores predisponentes para endocardite infecciosa e também podem levar à destruição do aparato valvar com lesões regurgitativas.

Doença aórtica

Estenose aórtica

As consequências fisiopatológicas da elevação da pós-carga incluem hipertrofia ventricular concêntrica em série, elevação da pressão diastólica ventricular e diminuição do débito cardíaco. O coração com essas alterações vai tentando, ao longo do tempo, se adaptar ao novo estado hemodinâmico. Os pacientes mais jovens têm maior capacidade adaptativa, entretanto são mais ativos e por isso podem ser mais sintomáticos. Os idosos têm menor capacidade adaptativa, entretanto são menos ativos e podem não apresentar sintomas mesmo em lesões graves. Metade dos pacientes com estenose grave apresenta doença coronariana.

Diagnóstico

O diagnóstico é dependente do exame físico, visto que a sintomatologia é tardia e só ocorre nos casos de doença avançada. Ao exame, o achado mais comum é o sopro sistólico em borda esternal alta direita com irradiação para o pescoço; já os sinais e sintomas que indicam a gravidade da lesão valvar estão expostos na Tabela 26.7. Nenhum achado no exame físico pode predizer de forma concreta o aparecimento de sintomas, pois este depende da capacidade adaptativa ao novo estado hemodinâmico.

Pela limitação funcional da população idosa, o aparecimento de sintomas pode ser muito tardio e esse é o principal responsável pela indicação cirúrgica.

SINAIS DE ESTENOSE AÓRTICA GRAVE
Sopro sistólico tardio
Fenômeno de Gallavardin (simula insuficiência mitral)
Hipofonese de segunda bulha (componente aórtico)
Pulso *parvus et tardus*
Pressão convergente com sinais de hipoperfusão

Tabela 26.7

O paciente pode evoluir com IC (mais comum), síncope e angina. Existem alguns pacientes nos quais a estenose aórtica é diagnosticada após episódio de hemorragia digestiva baixa por angiodisplasias colônicas. Essa associação é conhecida como síndrome de Heyde e com correção da lesão valvar há regressão do quadro intestinal.

Além das manifestações clínicas, os exames complementares também auxiliam no diagnóstico e podem ajudar no acompanhamento e no momento da decisão cirúrgica.

O ecocardiograma nos fornece a velocidade do jato aórtico, o gradiente VE-Ao e calcula o tamanho da área valvar com análise de sua morfologia. Nos pacientes com disfunção ventricular podemos usar inotrópicos ou vasodilatadores para estimar melhor o gradiente e a gravidade da estenose.

O cateterismo é pouco usado para diagnóstico, entretanto os pacientes são submetidos de rotina para investigação de doença coronariana.

Tratamento

O tratamento proposto na fase inicial é o controle dos fatores de risco que interferem na evolução da doença, entretanto, em um estudo randomizado duplo-cego o uso de hipolipemiante não demonstrou alteração na progressão da estenose aórtica. Quando o paciente não apresenta comorbidades que justifiquem o uso de medicações, não existem evidencias para uso de quaisquer fármacos na doença valvar. Em pacientes sintomáticos e com remodelamento ventricular excessivo o racional para uso de inibidores de ECA e antagonistas de aldosterona ainda não foi comprovado em ensaios clínicos e por isso seu uso não é recomendado de rotina. Ao se medicar portadores de valvopatias, o médico clínico e o paciente devem estar preparados para o procedimento cirúrgico no curto prazo, pois a farmacoterapia pode mascarar os sintomas e fazer com que o clínico perca o "*time*" da indicação cirúrgica, visto que a manifestação clínica é o principal critério utilizado para indicar cirurgia.

Nos pacientes que internam com estenose aórtica e insuficiência cardíaca descompensada, uma opção seria uso de nitroprussiato de sódio associado a drogas inotrópicas e diuréticos; já nos casos graves, refratários e selecionados o uso de valvuloplastia por cateter-balão funciona como ponte cirúrgica, mas nunca como tratamento definitivo, pois a mortalidade do procedimento percutâneo é similar à dos pacientes sintomáticos não submetidos à cirurgia.

O tratamento de eleição é o cirúrgico, pois corrige o problema hemodinâmico e em uma semana já podemos visualizar a recuperação do miocárdio, processo conhecido como remodelamento reverso. Existem inúmeros fatores que interferem na morbimortalidade do procedimento (Tabela 26.8).

FATORES QUE ALTERAM MORBIDADE E MORTALIDADE DA CIRURGIA DE TROCA VALVAR
Grau de hipertrofia miocárdica
Presença de insuficiência cardíaca
Cirurgia de emergência
Presença de insuficiência renal
Concomitância de doença coronariana
Cirurgia combinada

Tabela 26.8

Na decisão sobre a escolha da prótese devemos ter em mente os riscos e os benefícios do uso da anticoagulação oral (ACO), pois sabidamente essas medicações evitam fenômenos embólicos, entretanto, aumentam de forma significativa o risco de sangramento. As próteses metálicas necessitam obrigatoriamente de anticoagulação oral, por isso são preferidas nos pacientes que já possuem indicação de ACO, como portadores de fibrilação atrial crônica. A prótese biológica é a de eleição, pois não há necessidade de ACO contínua e a duração da prótese em pacientes acima de 65 anos é muito boa, podendo ultrapassar 8 anos.

Insuficiência aórtica

A prevalência da Insuficiência aórtica (IAo) mínima em pacientes com idade maior de 80 anos pode chegar a 13%. As lesões valvares discretas não costumam causar repercussão hemodinâmica e só necessitam de acompanhamento. As lesões moderadas e graves costumam causar muita repercussão hemodinâmica com remodelamento cardíaco e a presença de sintomas vai depender do tempo e da adaptação ventricular.

Ao exame encontramos *ictus* desviado, sopro diastólico em foco aórtico, pressão arterial divergente, pulso amplo (pouco frequente nos idosos) e sinais e sintomas compatíveis com IC. Radiografia de tórax com cardiomegalia e sinais de congestão.

O tratamento da lesão valvar está indicado nos casos sintomáticos e a terapia de escolha é a substituição valvar.

Calcificação anular mitral

É um processo degenerativo crônico mais comum em mulheres e pacientes acima de 70 anos de idade. A prevalência está aumentada em portadores de hipertensão arterial, prolapso de valva mitral, estenose aórtica, insuficiência renal crônica, fibrilação atrial e hiperparatireoidismo. As complicações associadas são estenose mitral, insuficiência mitral, endocardite bacteriana e arritmias supraventriculares.

Estenose mitral

No Brasil, uma das principais causas é a estenose mitral reumática, entretanto a evolução da calcificação também é uma causa importante de lesão valvar. Os pacientes apresentam sinais de congestão pulmonar e podem apresentar taquissupra-arritmias e nos casos de etiologia não reumática a hiperfonese de primeira bulha e estalido de abertura da valva mitral estão ausentes. A gravidade da lesão valvar é mensurada clinicamente e através do ecocardiograma com mensuração do gradiente AE-VE e da área valvar.

O tratamento está indicado nos casos sintomáticos, sempre levando em consideração o grau de limitação de cada paciente. O manejo terapêutico ideal depende da interação entre a farmacoterapia e o momento ideal do procedimento invasivo. Os medicamentos não interferem na evolução da doença, apenas controlam os sintomas gerados pela repercussão hemodinâmica. A classe de medicamentos obrigatória nos portadores de estenose mitral, salvo contraindicação, são os betabloqueadores, que aumentam o tempo de enchimento ventricular e favorecem o débito cardíaco. Os diuréticos muitas vezes são associados nos pacientes com quadros de congestão.

O tratamento invasivo percutâneo tem sua grande aplicação nos pacientes jovens, pois nos idosos os índices de complicações podem chegar a 50% dos casos devido ao alto grau de calcificação e acometimento do aparelho subvalvar. A substituição da valva mitral é o tratamento de eleição. Deve-se, como sempre, pesar o risco de complicações da cirurgia.

Insuficiência mitral

Pode ocorrer por degeneração mixomatosa secundária ao prolapso, secundária à doença arterial coronariana e isquemia de músculo papilar, acometimento mitral reumático e secundária a endocardite infecciosa. As manifestações clínicas e os achados no exame físico irão nos direcionar para o diagnóstico; já os sintomas dependerão da gravidade do acometimento valvar e do tempo de instalação da doença.

O prolapso com degeneração mixomatosa costuma evoluir por longos períodos assintomático e só é detectado com manobras (Valsalva) durante exame físico, no qual encontramos estalido de abertura e um sopro mesotelessistólico no foco mitral. A irradiação do sopro vai depender do folheto acometido. No folheto anterior à irradiação é para o dorso e ápice. Já no posterior, a irradiação é anterior e para base. Quando o paciente piora agudamente deve-se excluir ruptura do folheto e endocardite infecciosa, visto que a piora deve ser lenta e progressiva. As medicações usadas aliviam sintomas e são basicamente diuréticos e vasodilatadores. O tratamento de eleição é cirúrgico. A substituição valvar é preferencial quando existe acometimento do folheto anterior, e a plástica valvar é preferencial quando o acometimento é posterior.

Na doença reumática o paciente vai sofrendo remodelamento do miocárdio até perda da capacidade de suportar o novo estado hemodinâmico e começa a ficar sintomático. A partir daí, está indicada cirurgia da troca valvar. No exame físico encontramos os sinais e sintomas de congestão e sopro holossistólico, com irradiação para axila, e é frequente o acometimento concomitante da valva aórtica ou dupla lesão mitral.

Na doença isquêmica o acometimento valvar é agudo e, como não existe tempo de adaptação para novo estado hemodinâmico, o paciente fica muito sintomático e tem indicação de cirurgia combinada de emergência, o que aumenta muito a morbimortalidade do procedimento. Tanto na doença coronariana como na endocardite bacteriana o grau de acometimento da válvula pode variar de leve a importante e a presença de sintomas é que vai definir o tempo da cirurgia.

Na endocardite bacteriana o paciente apresenta o quadro infeccioso com indicação de antibioticoterapia por tempo prolongado. Se estável em vigência de medicação, o ideal é aguardar término de ATB e avaliar o grau de acometimento valvar, caso disfunção significativa indique tratamento cirúrgico. Se o paciente estiver instável na apresentação, está indicado o procedimento cirúrgico independentemente do término do antibiótico.

Tratamento percutâneo

Essa modalidade de tratamento está cada vez mais difundida pelo mundo. Na América Latina a curva de aprendizado está em fase inicial e atualmente é uma opção para os pacientes com risco cirúrgico elevado e que não são bons candidatos para cirurgia. Complicações como bloqueios atrioventriculares, acidente vascular e ruptura de aorta são complicações descritas.

Referências bibliográficas

1. Braunwald E, Zipes DP, Libby P, Bonow RO, Braunwald. Tratado de doenças cardiovasculares, 7º ed; 2006 Ed. Elsevier.
2. Heart Protection Study Collaborative Group: MRC/BHF Heart Protection Study of cholesterol lowering with simvastatin in 20.536 high-risk individuals: A randomized placebo-controlled trial. Lancet: 7, 2002.
3. Mullany C, Mock M, Brooks M et al. Effect of age in the Bypass Angioplasty Revascularization Investigation (BARI) randomized trial. Ann Thorac Surg 67: 396, 1999.
4. Pfisterer M, Buser P, Osswald S, et al. For the trial of invasive versus medical therapy in elderly patients (TIME) Investigators: Outcome of elderly patients with chronic symptomatic coronary artery disease with an invasive vs. optimized medical treatment strategy. One-year results of the randomized TIME trial. JAMA 289:1117, 2003.
5. Zimerman LI, Fenelon G, Martinelli Filho M, Grupi C, Atié J, Lorga Filho A. e cols.
6. Sociedade Brasileira de Cardiologia. Diretrizes Brasileiras de Fibrilação Atrial. Arq Bras Cardiol 2009;92(6 supl.1):1-39.
7. Pastore CA, Pinho C, Germiniani H, Samesima N, Mano R, et al. Sociedade Brasileira de Cardiologia. Diretrizes da Sociedade Brasileira de Cardiologia sobre Análise e Emissão de Laudos Eletrocardiográficos (2009). Arq Bras Cardiol 2009;93(3 supl.2):1-19.
8. Mion D, Kohlmann O, Machado CA, Amodeo C. V Diretrizes Brasileiras de Hipertensão Arterial (2006). Arq Bras Cardiol 2006; 82 (suppl. 4): 7-22.
9. Freitas EV, Py L, Cançado FAX. Tratado de Geriatria e Gerontologia 2ª Edição 2006 Ed. Guanabara Koogan
10. Whelton SP, Chin A, Xin X, He J. Effect of aerobic exercise on blood pressure: a meta-analysis of randomized, controlled trials. Ann Intern Med 2002;136:493–503.
11. European Society of Hypertension Working Group on Blood Pressure Monitoring. Practice guidelines of the European Society of Hypertension for clinic, ambulatory and self blood pressure measurement. J Hypertens 2005;23:697-701
12. Sgambatti MS, Pierin A, Mion Jr. D. A medida da pressão arterial no idoso. Rev Bras Hipertensão 2000;7:65-70.
13. Lessa I, Fonseca J. Raça, aderência ao tratamento e/ou consultas e controle da hipertensão arterial. Arq Bras Cardiol 1997;68: 443–9.
14. Feinberg WM, Blackshear JL, Laupacis A, et al. Prevalence, age distribution, and gender of patients with atrial fibrillation. Analysis and implications. Arch Intern Med 1995;155:469-73.
15. Furberg CD, Psaty BM, Manolio TA, et al. Prevalence of atrial fibrillation in elderly subjects (the Cardiovascular Health Study). Am J Cardiol 1994; 74:236-41.
16. Psaty BM, Manolio TA, Kuller LH, et al. Incidence of and risk factors for atrial fibrillation in older adults. Circulation 1997; 96:2455- 61.
17. Wolf PA, Abbott RD, Kannel WB. Atrial fibrillation: a major contributor to stroke in the elderly. The Framingham Study. Arch Intern Med 1987; 147:1561- 4.

Doenças da Aorta 27

Ricardo Casalino Sanches de Moraes
Paulo Cury Rezende
Antonio Carlos Bacelar

Introdução

Histologia

A aorta é o principal vaso do corpo humano, sendo responsável, junto com a bomba cardíaca, por manter a perfusão distal do organismo.

Histologicamente a aorta possui três camadas. A íntima, mais interna e delicada, que pode facilmente ser traumatizada; a camada média, que é rica em fibras elásticas e musculatura lisa, tem a função de suportar o volume sistólico e favorecer o débito cardíaco por sua capacidade de retração elástica e distensibilidade; por último, a adventícia, mais externa, com função de ancorar a aorta ao corpo, além de possuir os *vasa vasorum* que suprem a metade externa da camada média.

Fisiologia

A cada sístole ventricular, parte da energia gerada é transmitida para a parede do vaso e durante a diástole essa energia é convertida em energia cinética, favorecendo o fluxo anterógrado de sangue. Contudo, além de funcionar como bomba e conduto do sangue, a aorta possui receptores de pressão em sua parte ascendente, os quais, via nervo vago, enviam informações para os centros cerebrais vasomotores. Assim, quando a pressão está baixa, a resposta reflexa aumenta a frequência cardíaca e eleva a resistência vascular sistêmica e vice-versa.

Com a idade essa propriedade elástica é perdida, ocorrendo substituição das fibras elásticas por colágeno, sendo esse processo acelerado em portadores de hipertensão arterial e hipercolesterolemia. Uma das explicações é a diminuição do fluxo arterial através dos vasa vasorum. Essa alteração de complacência leva a aumento da pressão de pulso e pode aumentar o consumo de oxigênio pelo miocárdio em até 40% para manter o mesmo débito sistólico.

Anatomia

A aorta ascendente é composta por dois segmentos e mede aproximadamente 5 cm. O segmento inferior compreende a raiz da aorta até a junção sinotubular. Essa porção é considerada a mais larga (podendo medir 3,5 cm) e contém os três seios de Valsalva, dos quais emergem as duas artérias coronárias. O segmento superior vai da junção até o arco.

As artérias braquiocefálica, carótida e subclávia emergem do arco aórtico e são responsáveis pela irrigação de braços e cabeça.

A aorta descendente começa no mediastino posterior e se localiza à esquerda da coluna vertebral, emitindo ramos intercostais e espinhais anteriores. A transição do Arco para aorta descendente é chamada de istmo aórtico. Esse ponto tem importância clínica visto ser uma região muito vulnerável a trauma devido a sua mobilidade e ser local frequente de coarctação.

A aorta abdominal vai do diafragma até a bifurcação das ilíacas; nesse trajeto emergem as artérias mesentéricas e renais.

Dissecção de Aorta

Epidemiologia

A incidência da dissecção é de aproximadamente 2.000 casos por ano nos EUA. A frequência de acometimento homem: mulher é 2:1 com pico de incidência entre a sexta e sétima décadas de vida. Aproximadamente 75% dos pacientes são hipertensos.

Aproximadamente 65% das dissecções se originam na aorta ascendente, 20% na aorta descendente, 10% Arco e o restante na aorta abdominal (Tabela 27.1).

A mortalidade nas dissecções agudas é de 1% por hora nas primeiras 24h.

EPIDEMIOLOGIA DA DISSECÇÃO DE AORTA	
Incidência	2.000 casos/ano
Aorta Ascendente	65% dos casos
Aorta Descendente	20% dos casos
Arco aortico	10% dos casos
Aorta abdominal	5% dos casos
Mortalidade	1% por hora nas 1as 48h

Tabela 27.1

Etiologia e fisiopatologia

A dissecção se inicia após lesão da íntima, com exposição da camada média, e formação de uma falsa luz separando a camada mais interna da parede do vaso. Existe um enfraquecimento da parede do vaso por inúmeros fatores como expostos pela Tabela 27.2.

Outro mecanismo envolvido em uma minoria dos casos é a ruptura dos *vasa vasorum* que pode levar inicialmente a hematoma de aorta e a posterior dissecção.

A degeneração cística da camada média é fator predisponente para dissecção e está presente em hipertensos, em pacientes com idade avançada e nos portadores de doenças do tecido conectivo.

Existe uma relação da dissecção com a gravidez, principalmente em portadoras de síndrome de Marfan com dilatações de arco aórtico. Os casos, em sua maioria, ocorrem no 3º trimestre e pós-parto.

FATORES DE RISCO
1- Idade avançada.
2- Hipertensão arterial descontrolada.
3- Tabagismo.
4- Dislipidemia.
5- Uso de cocaína.
6- Doenças do tecido conectivo (Marfan e Ehlers-Danlos).
7- Doenças congênitas (Valva ao bicúspide e coarctação).
8- Doenças inflamatórias (Takayasu, Behçet, sífilis e Art. céls. gigantes).

Tabela 27.2 – Fatores de risco diretamente relacionados com aparecimento de dissecção de aorta.

Manifestação clínica

Sintomas

O sintoma mais prevalente de forma isolada é a dor súbita de alta intensidade. Na dissecção tipo A, a dor se localiza no tórax, mandíbula e pescoço, enquanto que na lesão tipo B a dor é dorsal e abdominal. As frequências de acometimentos estão expostas na Tabela 27.3. A qualidade da dor é descrita em mais da metade dos casos como "rasgando" ou como se estivessem "enfiando uma faca no meu tórax", entretanto essa descrição é bem menos frequente em idosos com mais de 70 anos e em mulheres. Outra característica importante da dor é sua intensidade, que diferentemente da dor do infarto, tende a ser importante desde o início e migratória em aproximadamente 17% dos casos. Em casos de ruptura da aorta para a cavidade pericárdica a dor é secundária à pericardite causada pelo sangue.

Cerca de 10% dos pacientes não se apresentam com sintomas típicos de dor torácica ou déficits de pulso.

Outras apresentações menos comuns são sintomas de insuficiência cardíaca congestiva (ICC)-7% dos casos, síncope-13%, acidente vascular cerebral (AVC)-6%, isquemia arterial periférica, paraplegia e parada cardíaca. A ICC é secundária à insuficiência aórtica, tamponamento cardíaco ou a dissecção de coronárias, neste caso sendo mais comum o envolvimento da artéria coronária direita, todas presentes na dissecção proximal; a síncope pode ocorrer secundariamente a tamponamento ou AVC.

MANIFESTAÇÕES CLÍNICAS		
Achados clínicos	**Ao proximal**	**Ao distal**
Hipertensão	70%	36%
Hipotensão	25%	4%
Anormalidade de pulsos	30%	15%
IAM	1 a 2%	-
Insuficiência aórtica	16 a 67%	-
Achados neurológicos	6 a 19%	3 a 6%

Tabela 27.3

Exame físico

Hipertensão é duas vezes mais comum na dissecção distal e tem sua base na isquemia renal por acometimento da artéria renal.

A hipotensão segue mais a lesão proximal e pode ser explicada pelo acometimento aórtico ou tamponamento cardíaco. Entretanto, quando a dissecção acomete a artéria braquiocefálica, esta pode ocluir e levar aferição inadequada, quadro conhecido como pseudo-hipotensão.

Os achados típicos da dissecção de aorta são:
1- Déficits de pulsos.
2- Ausculta de Insuficiência Aórtica.
3- Manifestações neurológicas.

As anormalidades de pulsos são secundárias principalmente ao envolvimento das artérias femorais e subclávia esquerda podendo levar a isquemias de membros. O acometimento da artéria renal leva à insuficiência renal aguda e hipertensão de difícil controle e o envolvimento da artéria mesentérica com isquemia intestinal é raro, mas letal.

Regurgitação Aórtica é encontrada em torno de 50% dos casos de dissecção proximal secundária a dilatação do anel com falha na coaptação dos folhetos ou prolapso diástolico de um único folheto. A insuficiência aórtica aguda pode levar a ICC.

Achados neurológicos são os mais variados, desde acidentes vasculares hemisféricos por acometimento de artérias carótidas, achados neurológicos periféricos devido à isquemia de membros e até paraplegia por acometimento medular.

O envolvimento coronariano é mais comum à direita, devido à anatomia do seio coronariano. A parede inferior é mais acometida, entretanto o ventrículo direito também pode ser comprometido. O uso de fibrinolítico nesses pacientes é catastrófico, com índices de mortalidade de 71%.

Outras manifestações clínicas menos comuns são envolvimento pleural secundário ao processo inflamatório aórtico que predomina à esquerda. A dissecção pode se estender para as vias aéreas e levar à hemoptise ou para o esôfago e levar a hematêmese e disfagia. Outras formas raras de apresentação estão expostas na Tabela 27.4.

1- Síndrome de veia cava.
2- Massas cervicais pulsáteis.
3- Síndrome de Horner.
4- Febre de origem indeterminada.
5- Hemoptise.

Tabela 27.4

Diagnóstico

O diagnóstico de dissecção deve sempre estar na cabeça do médico que faz emergência, pois o diagnóstico e tratamento precoces mudam o prognóstico do paciente, visto que a mortalidade aumenta 1% por hora durante as primeiras 24 horas.

Exames

A radiografia de tórax em 81 a 90% dos casos de dissecção pode demonstrar alargamento de mediastino. Em pacientes com calcificação do arco aórtico, podemos encontrar uma separação > 1cm entre o cálcio da íntima e a borda externa da aorta, sinal radiográfico conhecido como "sinal do cálcio". A análise comparativa com exames prévios ajuda no diagnóstico do paciente. Derrame pleural é mais comum à esquerda e está associado à dissecção descendente. A presença de radiografia normal não descarta o diagnóstico.

O eletrocardiograma pode apresentar sinais de hipertrofia ventricular secundária à hipertensão de longa data e serve para diagnóstico diferencial de síndrome coronariana aguda.

Alguns trabalhos vêm demonstrando que o D-dímero tem uma boa sensibilidade para o diagnóstico de dissecção. Algumas séries com cortes > 400ng/ml obtiveram sensibilidade de 99% e especificidade de 34%, ou seja, quando obtivermos um exame negativo, a chance de doença é muito baixa.

Métodos mais específicos

O ecocardiograma é o exame de menor custo, pode ser realizado à beira-leito, porém é examinador-dependente. Para o diagnóstico de dissecção é necessário ver o *flap* intimal ou a falsa luz trombosada. Permite quantificar o grau de IAo e complicações pericárdicas. O ecocardiograma apresenta limitação para o diagnóstico das dissecções descendentes.

A tomografia tem os inconvenientes do contraste, exposição à radiação e a necessidade de deslocar o paciente até o tomógrafo, mas permite avaliar a altura da dissecção, a falsa luz e o pericárdio. Tem que ser complementada pelo ECO para avaliar a valva aórtica.

A ressonância não usa contraste e não tem exposição à radiação ionizante. Necessita de certa estabilidade clínica para realização e aquisição de imagem. É contraindicada em usuários de marca-passo e em pacientes entubados. Além de detectar o *flap* intimal e a falsa luz, pode quantificar o grau de insuficiência aórtica.

Arteriografia é o método mais invasivo, necessita de contraste e tem a limitação de não diagnosticar os hematomas de parede, nos casos em que a falsa luz está trombosada. Tem a vantagem de poder avaliar as coronárias no ato do procedimento, quantificar IAo e avaliar ramos aórticos. A Tabela 27.5 resume a sensibilidade e especificidade dos métodos complementares.

EXAMES	SENSIBILIDADE	ESPECIFICIDADE
ECO transtorácico	59 a 85%	63 a 96%
ECO transesofágico	98 a 99%	94 a 97%
Angiotomografia	96 a 100%	96 a 100%
Ressonância nuclear magnética	98%	98%
Aortografia	88%	94%

Tabela 27.5

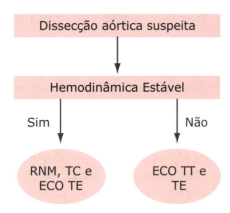

Figura 27.1 – Algoritmo proposto para diagnóstico.

Dissecção de aorta atípica

Hematoma intramural pode ser causado por ruptura dos *vasa vasorum* ou por pequenas lacerações na íntima não visualizadas nos exames convencionais. Apresenta quatro formas de evolução clínica:

1- Persistir sem alterar tamanho.
2- Ser reabsorvido.
3- Pode evoluir para aneurisma.
4- Evoluir para dissecção de aorta.

O manejo do hematoma é similar ao da dissecção de aorta.

Úlcera aterosclerótica penetrante se localiza mais comumente na aorta descendente e apresenta 4 formas de apresentação clínica:

1- Evoluir para pseudoaneurisma (não acomete adventícia).
2- Aneurisma verdadeiro (transmural) com altas chances de ruptura.
3- Dissecção de aorta clássica.
4- Formação de aneurisma sacular ou fusiforme.

Os pacientes são mais predispostos a aneurismas aórticos e doenças cardiovasculares.

Classificação

Em relação ao tempo, a dissecção pode ser dividida em: aguda – quando presente há menos de duas semanas – e crônica, quando o tempo excede duas semanas.

As demais classificações existentes baseiam-se no fato de que, na maioria das vezes, as dissecções ocorrem em duas localizações principais: aorta ascendente, próximo a valva aórtica, e aorta descendente, logo após a origem da artéria subclávia esquerda, no local do *ligamentum arteriosum*. Dessa forma, são utilizados três sistemas de classificação principais para definir a localização e a extensão do envolvimento aórtico: classificação de DeBakey, Stanford e anatômica.

Estudos de imagem recentes de alta resolução têm demonstrado alterações patológicas intimais e intramurais na aorta, como as úlceras ateroscleróticas e os hematomas intramurais, relacionando-os ao desenvolvimento das dissecções aórticas. Nesse sentido, foi criada mais recentemente uma classificação fisiopatológica envolvendo tais entidades (classificação de Svensson).

CLASSIFICAÇÕES DAS DISSECÇÕES AÓRTICAS	
Tipo	
DeBakey	
Tipo I	Aorta ascendente até arco aórtico ou, em muitos casos, além dele.
Tipo II	Origina-se e é restrito à aorta ascendente.
Tipo III	Origina-se na aorta descendente e estende-se distalmente ou, em poucos casos, retrogradamente atinge o arco aórtico e a aorta ascendente.
Stanford	
Tipo A	Dissecções envolvendo a aorta ascendente, independente da origem.
Tipo B	Dissecções que não envolvem a aorta ascendente.
Descritivo	
Proximal	Inclui os tipos DeBakey I e II ou Stanford tipo A.
Distal	Inclui os tipos DeBakey III ou Stanford tipo B.
Svensson	
Classe I	Dissecção clássica com presença de lúmen verdadeiro e falso.
Classe II	Hematoma ou hemorragia intramurais
Classe III	Dissecção súbita sem hematoma.
Classe IV	Úlcera penetrante aterosclerótica.
Classe V	Dissecção traumática ou iatrogênica.

Tabela 27.6

Tratamento

O tratamento objetiva evitar a progressão do hematoma dissecante, pois as complicações letais provêm do curso tomado pela aorta em dissecção, como o comprometimento vascular ou a ruptura aórtica. Sem tratamento, a dissecção apresenta alta taxa de mortalidade, sendo de 25% nas primeiras 24 horas após o início da dissecção, mais de 50% na primeira semana, mais de 75% em 1 mês e 90% em 1 ano.

Tratamento clínico imediato

Todos os pacientes nos quais a dissecção aórtica aguda é fortemente suspeita devem ser imediatamente encaminhados a uma unidade de cuidados intensivos para monitorização da pressão arterial, frequência e ritmo cardíacos e débito urinário. Os objetivos terapêuticos iniciais são:

1- Eliminação da dor – uso de morfina endovenosa.

2- Controle do dP/dT (velocidade de ejeção ventricular esquerda):

Betabloqueador endovenoso + nitroprussiato de sódio 20 a 800 ug/min - Redução da pressão arterial sistólica para 100 a 120 mmHg (média de 60 a 75 mmHg) ou o menor nível compatível com uma perfusão adequada de órgãos vitais (cardíaca, cerebral, renal) + Controle da frequência cardíaca entre 60 e 80 batimentos por minuto.

para pacientes com insuficiência renal aguda ou crônica, o fenoldopam intravenoso pode ser preferível ao nitroprussiato de sódio.

Betabloqueadores endovenosos disponíveis:

1- Propranolol 1 mg a cada 3 a 5 min (dose máxima de 0,15 mg/kg).

2- Labetalol (bloqueador alfa e betadrenérgico) 20 mg em 2 min, seguida de 40 a 80 mg a cada 10 a 15 min (dose máxima de 300 mg) + manutenção com infusão contínua de 2 até 5 a 10 mg/min.

3- Metoprolol (bloqueador alfa e beta-adrenérgico) 5mg a cada 5 min (dose máxima de 15 mg).

4- Esmolol (ação ultracurta) – útil especialmente em pacientes com pressão arterial lábil, e naqueles em programação cirúrgica, pois se for necessário desligá-lo apresenta meia-vida muito curta. Utilizado em bolo intravenoso de 500 ug/kg seguido de infusão contínua de 50 a 200 ug/kg/min.

Devemos conhecer as contraindicações ao uso de betabloqueadores (bradicardia sinusal, bloqueio atrioventricular de 2º ou 3º graus, insuficiência cardíaca e doença pulmonar obstrutiva descompensados). No caso de broncoespasmo, o uso de bloqueadores de cálcio é uma opção.

Tratamento definitivo

1- Dissecção aguda envolvendo a aorta ascendente – alto risco de complicações (ruptura aórtica, tamponamento cardíaco, regurgitação aórtica aguda, infarto agudo do miocárdio ou comprometimento neurológico) – tratamento cirúrgico precoce deve ser instituído por ser superior ao clínico.

Nesses casos, o tratamento clínico está indicado se o paciente recusa o tratamento cirúrgico ou se há contraindicações à cirurgia, como idade muito avançada ou enfermidades prévias debilitantes.

Em relação ao tratamento cirúrgico, além da ressecção da área de dissecção aórtica, pode ser necessário o reparo ou a troca da valva aórtica se esta encontrar-se insuficiente. A escolha entre reparo ou troca valvar é controversa na literatura, porém a troca é o procedimento atualmente mais realizado devido à dificuldade técnica do reparo e a frequência de reoperação tardia após o reparo valvar. Além da abordagem valvar, pode ser necessária a revascularização do miocárdio se a dissecção comprometer o óstio das artérias coronárias.

Outra controvérsia existe em relação às dissecções com extensão após o arco aórtico. Devido à grande morbimortalidade das grandes ressecções aórticas, a combinação de correção cirúrgica da aorta ascendente com o implante de *stent* endovascular no segmento distal da dissecção é alternativa que pode ser realizada, porém ainda sem dados definitivos na literatura.

2- Dissecção aguda envolvendo a aorta distal – risco menor de morte precoce pelas complicações da dissecção. Tratamento clínico é indicado, pois apresenta resultados semelhantes ao tratamento cirúrgico, com exceção dos pacientes que apresentam complicações, como isquemia de órgãos vitais ou de membros, ruptura ou ruptura iminente (por exemplo, com formação de aneurisma sacular), extensão retrógrada para dentro da aorta ascendente, dor incontrolável, ou em casos de dissecções em pacientes com síndrome de Marfan.

3- Dissecções proximais ou distais crônicas – tratamento clínico e cirúrgico semelhantes, com taxas de sobrevida hospitalar em torno de 90%. A terapia clínica é recomendada para tais pacientes até que ocorram complicações.

4- Quando há envolvimento do arco aórtico, a terapia clínica também está indicada devido à alta complexidade e dificuldade referentes a correção cirúrgica.

Técnicas endovasculares

Um dos caminhos mais promissores para o tratamento de pacientes de alto risco com dissecção de aorta, porém ainda em fase de investigação. Duas técnicas têm sido cada vez mais empregadas em muitos centros terciários para o tratamento de pacientes com complicações vasculares secundárias à dissecção tipo B, como o comprometimento da artéria renal ou de uma artéria visceral. A primeira é uma fenestração com balão intimal para abrir um novo buraco na íntima e permitir que o sangue flua do lúmen falso para o verdadeiro, descomprimindo, assim, o falso lúmen distendido. A segunda técnica envolve a colocação de *stent* percutâneo em local onde o fluxo foi afetado pela dissecção ou no local do *flap* dissecado, objetivando a trombose do falso lúmen. Séries iniciais têm demonstrado excelentes resultados.

Outra técnica recente são as endopróteses intraluminais colocadas percutaneamente por técnica de cateter transfemoral. Séries de pacientes também têm relatado menores taxas de complicações e sucesso na descompressão de segmentos arteriais isquêmicos, porém estudos maiores e com maior seguimento são necessários.

Aneurisma de aorta

Introdução

É definido como o aumento de 1,5 vez em relação ao diâmetro do vaso normal. São divididos em fusiformes, que são simétricos e envolvem toda a parede da aorta e os saculares, que são assimétricos. Ainda na classificação temos os pseudoaneurismas, que são coleções de sangue e tecido conectivo fora da parede do vaso. A presença de aneurisma pode ser um marcador de doença difusa; 13% apresentam aneurismas múltiplos. Com base nessa informação, ao diagnosticar um aneurisma deve-se proceder à investigação para identificar outros aneurismas.

Aneurisma de aorta abdominal

A incidência do aneurisma aumenta com a idade, sendo estimado que sua prevalência em homens acima de 65 anos seja de 5%. São divididos em infrarrenais (mais comuns) e suprarrenais. Os fatores de risco são:

1- Tabagismo (duração).
2- Sexo masculino (10 x mais comum que mulheres).
3- Idade.
4- História familiar (aumenta risco de ruptura).
5- Hipertensão.
6- Dislipidemia.
7- Aterosclerose em outros leitos vasculares.

As mulheres que apresentam aneurismas têm maior risco de ruptura em relação aos homens.

Fisiopatogenia

A aterosclerose e os outros fatores de risco são importantes contribuintes para o desenvolvimento dos aneurismas. Existem algumas metaloproteinases (MP-2, MP-8, MP-9 e MP-14) que têm seus níveis elevados em portadores de aneurismas comparados com controles normais e, ao se usar inibidores dessas proteinases (IP), há redução na velocidade de crescimento do aneurisma.

Chlamydia pneumoniae pode estar envolvida em processo inflamatório vinculado à formação de aneurisma. Estudos pequenos com uso de macrolídeos demonstraram redução de expansão do aneurisma em 44% dos pacientes em 1 ano após 28 dias de tratamento. Além disso, essas medicações diminuem os níveis de MP-9.

O uso de inibidores da HMG-CoA redutase (estatinas) está associado à diminuição dos níveis de MP-9 e aumento dos IP-1.

Outras proteinases envolvidas no processo são catepsina, ativadores de plasminogênio, elastase e c-Jun N-terminal Kinase.

Algumas infecções (salmonela e stafilo), traumas e vasculites podem estar implicadas na gênese do aneurisma.

Manifestação clínica e exame físico

A maioria é assintomática, entretanto o sintoma mais comum na apresentação é dor hipogástrica ou lombar contínua, com duração de horas a dias, e sem alterar com a movimentação, podendo irradiar para pernas e virilhas.

Na ruptura, um terço dos pacientes apresentam massa palpável, pulsátil e hipotensão, enquanto ao exame físico podemos encontrar hematomas nos flancos e virilhas com distensão abdominal. Se a ruptura ocorrer para dentro do intestino, a apresentação é com hemorragia disgestiva. No exame físico, sopros abdominais e manifestações de tromboembolismo, como embolia dolorosa para periferia, oclusão arterial periférica, insuficiência renal e hipertensão podem estar presentes.

História natural

A chance de ruptura aumenta com o aumento do aneurisma (Tabela 27.7) e a mortalidade do procedimento cirúrgico de emergência é aproximadamente 10 vezes maior em relação à cirurgia eletiva.

O tabagismo, história familiar e hipertensão estão associados de forma individual ao aumento do risco de ruptura, assim como a presença de aneurisma em mulheres jovens.

A lei de Laplace (tensão = pressão transmural x raio) prova que os aneurismas maiores sofrerão maior tensão e, por isso, terão maior chance de ruptura. Portanto, o tamanho do aneurisma é o maior preditor de ruptura. A expansão do aneurisma é bastante variável com média de 0,4 cm/ano.

TAMANHO DO ANEURISMA	RISCO ANUAL DE RUPTURA
Menor que 4 cm	0,3%
4 a 4,9 cm	1,5%
5 a 5,9 cm	6,5%
6 a 6,9 cm	10%
7 cm	33%

Tabela 27.7

Diagnóstico

O ultrassom é o mais usado para detecção. A *US Task Force* recomenda de rotina o exame em homens com 65 a 75 anos e história de tabagismo; alguns especialistas recomendam para aqueles que têm história familiar.

Os exames disponíveis para o diagnóstico, além do ultrassom, são a tomografia, ressonância e a angiografia. Esta tem a desvantagem de não conseguir definir bem o tamanho do aneurisma pela presença de trombos e hematoma.

Tratamento

O objetivo do tratamento dos aneurismas de aorta abdominal é a prevenção de sua ruptura.

O tratamento clínico com a modificação dos fatores de risco é fundamental. A dislipidemia e a hipertensão devem ser cuidadosamente controladas. O tabagismo ativo deve ser abandonado, devido ao maior risco de ruptura em fumantes ativos. Os betabloqueadores são indicados pois são eficazes, principalmente em pacientes com aneurismas maiores, independentemente da redução pressórica. O acompanhamento clínico cuidadoso e por meio de exames de imagem seriados se faz necessário no sentido de se identificar o tamanho e a velocidade de expansão do aneurisma.

Aneurismas sintomáticos, com diâmetros maiores que 5,5 cm ou com taxa de crescimento de mais de 0,5 cm ao ano devem ser considerados para tratamento cirúrgico.

A decisão quanto ao tratamento cirúrgico deve levar em consideração a história natural do aneurisma e a expectativa de vida do paciente. O tamanho do aneurisma permanece como a indicação primária para reparo dos aneurismas assintomáticos. Dois estudos (*United Kingdom Small Aneurysm Trial* e *ADAM – Aneurysm Detection and Management Veterans Affairs Cooperative Study*) não encontraram diferença significativa na mortalidade entre o tratamento clínico e o cirúrgico em pacientes com aneurismas entre 40 e 55 mm. Contudo, vale ressaltar que nesses estudos o seguimento clínico foi extremamente rigoroso. O que geralmente não ocorre na prática clínica é que a grande maioria dos pacientes era de homens, sendo que entre as mulheres com aneurismas o risco de ruptura é maior e ocorre com mais frequência em aneurismas de tamanhos menores.

Uma alternativa menos invasiva é o emprego de endopróteses expansíveis implantadas percutaneamente. São expandidas e ancoradas nas porções proximais e distais do aneurisma, excluindo-o da circulação sanguínea. Podem ser bifurcadas em casos de aneurismas com envolvimento das artérias ilíacas. Apesar de técnica promissora, apenas 30% a 60% dos aneurismas apresentam anatomia favorável a este tipo de correção. Além disso, uma das principais dificuldades a ser superada é a ocorrência frequente de fugas internas (*endoleaks*), que são escapes de sangue persistente para dentro do saco aneurismático que, se não corrigidas, aumentam o risco de expansão ou ruptura do aneurisma. Dessa forma, esse tratamento ainda não é rotina, sendo indicado para pacientes de alto risco cirúrgico, como os muito idosos ou com graves comorbidades.

Aneurisma de aorta torácica

É menos comum que o aneurisma de aorta abdominal. Apresenta incidência de 5,9/100 mil pessoas-ano. Localiza-se entre a aorta ascendente e o diafragma, sendo que quando ultrapassa o diafragma é denominado aneurisma toracoabdominal.

Etiologia

A degeneração cística da média é a causa mais comum de aneurisma torácico ascendente, que aumenta com a idade, é acelerada pela hipertensão e está associada às síndromes de Marfan e Ehlers-Danlos.

A doença de Marfan é uma desordem genética autossômica dominante, que causa mutação no gene responsável pela produção da fibrilina-1 (componente da elastina). Esses pacientes possuem altos níveis de produção de TGF-β. Em modelos animais, o uso de anti-TGF e losartan preveniu aparecimento de aneurismas.

Algumas mutações foram descritas em casos familiares de aneurismas aórticos torácicos como 3p24.2-25 e do receptor tipo II do TGF-β.

A dilatação pós-estenótica ocorre em 52% dos portadores de estenose aórtica e valva bicúspide. Além do efeito hemodinâmico, esses pacientes apresentam defeito da fibrilina-1 e aumento da expressão de metaloproteinases (MP-2 e MP-9).

Aterosclerose e seus fatores de risco estão diretamente implicados na gênese do aneurisma.

As aortites infecciosas e inflamatórias podem estar envolvidas na formação de aneurismas torácicos. Incluem-se nesse grupo aneurisma micótico secundário à endocardite, doença de Takayasu, artrite reumatoide, psoríase, espondilite anquilosante, sífilis, granulomatose de Wegener e arterite de células gigantes.

Manifestações clínicas

A maioria dos pacientes é assintomática, sendo encontrados em exame incidental. Os sinais e sintomas podem ser decorrentes das complicaçõs e incluem:
1- Sintomas compressivos:
    1.1- Coronariano: IAM.
    1.2- Esofágico: disfagia.
    1.3- Nervo laríngeo: rouquidão.
    1.4- Traqueia: dispneia/hemoptise/estridor.
    1.5- Óssea: dor torácica contínua.
2- Insuficiência Aórtica com Insuficiência cardíaca .
3- Ruptura (hematemese quando ruptura ocorre para esôfago/tamponamento para pericárdio).
4- Dissecção.

O exame físico pode demonstrar sinais de insuficiência aórtica e insuficiência cardíaca. Turgência jugular unilateral pode estar associada à compressão venosa e alterações de pulsos por alterações no leito arterial.

Diagnóstico

A radiografia de tórax pode demonstrar alargamento do mediastino e arco aórtico com desvio da traqueia, podendo ser achado incidental.

O ecocardiograma transtorácico e transesofágico são peças utilizadas para o diagnóstico, sendo o último, melhor para avaliar a aorta em toda sua extensão.

A tomografia, RNM e a angiografia são exames com maior sensibilidade e especificidade.

Tratamento

A história natural dos aneurismas de aorta torácica é um grande desafio ao médico, pois muitos são os fatores relacionados à evolução para as complicações. Fatores como origem, localização e tamanho inicial do aneurisma afetam a sua velocidade de crescimento e a sua propensão a dissecção ou ruptura.

O tamanho inicial do aneurisma é um fator de extrema importância na sua evolução. Estudos demonstram que quanto maior o aneurisma, maior a chance de ruptura, principalmente quando os aneurismas são maiores que 60 mm. Entretanto, é importante que se saiba que a maioria dos pacientes que se apresenta com dissecção de aorta apresenta aneurismas menores. Prevalecendo na população indivíduos com aneurismas de aorta torácica entre 40 a 55 mm.

O diâmetro do aneurisma aumenta 1 a 10 mm por ano. A taxa de crescimento também está relacionada ao tamanho inicial, sendo que aneurismas maiores crescem mais rápido (Lei de Laplace).

A presença ou ausência de sintomas é outro preditor importante de complicações, pois os pacientes sintomáticos apresentam prognóstico muito pior em relação aos assintomáticos, grande parte em virtude do fato de o início dos sintomas, na maioria dos casos, ser um prenúncio de ruptura.

A etiologia também é outro fator que influencia a evolução dos aneurismas. Pacientes com síndrome de Marfan e outras doenças do tecido conjuntivo apresentam maiores velocidades de expansão e podem ter complicações com aneurismas menores.

Os pacientes assintomáticos devem ser inicialmente conduzidos clinicamente, com:

1- Controle rigoroso da pressão sanguínea, com uso de betabloqueadores.

2- Vigilância quanto a sinais e sintomas que podem estar relacionados ao aneurisma.

3- Exames de imagem seriados para avaliação de sua estrutura e progressão. As técnicas de preferência são a angiotomografia ou a angiorressonância nuclear magnética. Após o exame inicial, este deve ser repetido após 6 meses. Se não houver expansão, pode ser repetido anualmente, porém, em caso de expansão, deve ser repetido a cada 3 a 6 meses (a depender do tamanho do aneurisma e da expansão de um estudo para outro), idealmente com a mesma técnica e no mesmo centro.

Os betabloqueadores apresentam importante benefício na redução da progressão da dilatação aórtica, particularmente em adultos com síndrome de Marfan. Em um estudo com 70 pacientes com Marfan, randomizados para Propranolol e Placebo, o grupo em tratamento apresentou redução de 73% na progressão da dilatação aórtica e menor mortalidade em seguimento de 4 anos. Tais medicamentos diminuem a contratilidade ventricular (dp/dt) e o estresse de cisalhamento. O objetivo da pressão sistólica é de 105 a 120 mmHg, se tolerado.

Não é certo se esses resultados podem ser extrapolados para pacientes sem síndrome de Marfan, porém esse tratamento é biologicamente plausível e deve ser instituído para o restante dos pacientes.

Tratamento cirúrgico

A cirurgia é frequentemente recomendada de forma profilática para prevenção da morbimortalidade associadas à ruptura da aorta. Entretanto, como citado anteriormente, o exato momento para sua realização é incerto, visto que sua história natural é variável entre os pacientes, especialmente no caso de aneurismas com menos de 50 mm de diâmetro. Além disso, a indicação torna-se mais complexa, visto que a maioria dos pacientes apresenta outras doenças cardiovasculares que elevam ainda mais o risco cirúrgico.

As indicações de correção cirúrgica incluem:

1- presença de sintomas, apesar de a maioria dos pacientes com aneurismas de aorta torácica ser assintomática.

2- diâmetro aórtico no final da diástole de 50 a 60 mm.

3- índice aórtico (diâmetro aórtico em cm dividido pela área de superfície corpórea em m2) de 2,75cm/m^2.

4- taxa de crescimento acelerada (maior ou igual a 10 mm por ano) em aneurismas com menos de 50 mm de diâmetro;

5- evidência de dissecção.

6- aneurisma aórtico maior 45 mm no momento de troca valvar aórtica.

7- pacientes com insuficiência valvar aórtica de qualquer gravidade e doença primária da raiz aórtica ou aorta ascendente (como na síndrome de Marfan).

Para pacientes menores, incluindo muitas mulheres, existe a recomendação de reparo eletivo para aneurismas maiores que duas vezes o tamanho da aorta não aneurismática e para aqueles com rápida expansão, definido como crescimento de mais de 0,5 cm durante período de 6 meses.

Tratamento endovascular

Abordagem alternativa ao tratamento cirúrgico dos aneurismas de aorta torácica descendente. Apresenta vantagem de ser menos invasiva e potencialmente menor morbidade. Contudo, séries de pacientes têm demonstrado altas taxas de AVC precoces e paraplegia. Apesar de encontrar-se em fase de estudos, com o desenvolvimento de dispositivos mais novos e refinados, pode ser uma opção futura para o tratamento de pacientes sob alto risco de ruptura aórtica com elevado risco cirúrgico.

Referências bibliográficas

1. Bonow RO, Carabello BA, Chatterjee K, et al. ACC/AHA 2006 guidelines for the management of patients with valvular heart disease. A report of the American College of Cardiology/American Heart Association Task Force on Practice Guidelines (Writing committee to revise the 1998 guidelines for the management of patients with valvular heart disease). J Am Coll Cardiol 2006; 48:e1.

2. Nienaber CA, Eagle KA. Aortic dissection: new frontiers in diagnosis and management: Part I: from etiology to diagnostic strategies. Circulation 2003; 108:628.

3. Hagan PG, Nienaber CA, Isselbacher EM, et al. The International Registry of Acute Aortic Dissection (IRAD): new insights into an old disease. JAMA 2000; 283:897.

4. Nienaber CA, Eagle KA. Aortic dissection: new frontiers in diagnosis and management: Part II: therapeutic management and follow-up. Circulation 2003; 108:772.

5. Isselbacher EM. Thoracic and abdominal aortic aneurysms. Circulation 2005; 111:816.

6. Golledge J, Kim A. Eagle acute aortic dissection. Lancet 2008; 372:55-66.

7. Braunwald. Heart disease - 8ª edição 2008; p1849-89.

Questões de Treinamento

Título de Especialista em Cardiologia – 2015
1. Dilatação da aorta ascendente, envolvendo os seios de Valsalva e a porção tubular inicial, com dissecção da aorta, prolapso valvar mitral e regurgitação valvar aórtica são manifestações cardiovasculares mais frequentemente encontradas na:
a) Síndrome de Marfan.
b) Síndrome de Loeys-Dietz.
c) Valva aórtica bicúspide.
d) Síndrome de Ehlers-Danlos.
e) Arterite de Takayasu.

Título de Especialista em Cardiologia - 2015
2. As assertivas abaixo representam situações de indicação cirúrgica na dissecção aórtica tipo B, EXCETO:
a) Dor torácica persistente.
b) Falsa luz pérvia.
c) Diâmetro da aorta descendente de 6 cm.
d) Extensão retrógrada para a aorta ascendente.
e) Isquemia mesentérica.

Título de Especialista em Cardiologia - 2015
3. Paciente, 18 anos, portador de síndrome de Marfan, tem aneurisma de aorta ascendente com 5,2 cm e insuficiência aórtica moderada. Está assintomático e os diâmetros ventriculares esquerdos não estão aumentados. Qual é a conduta CORRETA a seguir?
a) Manter uso de betabloqueadores e intervir quando apresentar sintomas.
b) Manter uso de betabloqueadores e reavaliar em seis meses.
c) Iniciar losartana e reavaliar em seis meses.
d) Programar ressecção da aorta ascendente.
e) Programar substituição da raiz da aorta por tubo valvado.

Título de Especialista em Cardiologia – 2013
4. Paciente do sexo masculino, 25 anos, está sendo avaliado em função de um aneurisma da aorta torácica ascendente. Em função de o paciente ser alto e apresentar segmentos corpóreos longos, aracnodactilia, *pectus carinatum* e subluxação do cristalino, foi submetido a testagem genética, que confirmou a presença de mutação no gene FBN1 (produto: fibrilina-1). Não há histórico familiar de tal distúrbio do tecido conectivo, nem histórico pessoal de dissecção aórtica; além disso, não há evidências de que o aneurisma venha se expandindo rapidamente nos últimos meses. Diante desses dados, pode ser considerado que a intervenção cirúrgica estará indicada caso o seu aneurisma da aorta torácica ascendente inicial tiver, pelo menos, o seguinte tamanho, em cm:
a) 3,5
b) 4,0
c) 5,0
d) 6,0
e) 6,5

5. Paciente do sexo masculino, 55 anos, com doença aterosclerótica generalizada, está sendo preparado para correção cirúrgica de aneurisma infectado da aorta abdominal, cuja etiologia foi suspeitada em razão de rápida progressão da dilatação aneurismática associada com febre e calafrios, além de leucocitose e aumento da VHS. As hemoculturas realizadas permitiram isolar uma bactéria que se associa às maiores velocidades de expansão de aneurismas infectados,

gerando os maiores riscos de rotura local e morte. Diante deste quadro, pode-se afirmar tratar-se de:
a) *Salmonella sp.*
b) *Bacteroides fragilis.*
c) *Neisseria gonorrhoeae.*
d) *Staphylococcus aureus.*
e) *Streptococcus pneumoniae.*

Título de Especialista em Cardiologia - 2017
6. De acordo com a literatura, considera-se como marco temporal de uma dissecção de aorta aguda a seguinte alternativa:
a) até uma semana do início dos sintomas.
b) até duas semanas do início dos sintomas.
c) entre o 1º e o 2º mês do início dos sintomas.
d) acima de dois meses do início dos sintomas.
e) entre duas semanas e um mês do início dos sintomas.

Título de Especialista em Cardiologia - 2017
7. Seguindo a classificação anatômica de Stanford, o tipo da dissecção de aorta aguda mais comumente encontrada e seu respectivo tratamento são:
a) Tipo I / tratamento clínico.
b) Tipo A / tratamento clínico.
c) Tipo B / tratamento cirúrgico.
d) Tipo A / tratamento cirúrgico.
e) Tipo II / tratamento endovascular.

Título de Especialista em Cardiologia - 2017
8. Sobre potenciais complicações clínicas da dissecção da aorta tipo B, assinale a alternativa CORRETA:
a) a dissecção aórtica tipo B é sempre benigna e nunca complica.
b) ocorre acometimento dos vasos da base, provocando acidente vascular encefálico.
c) insuficiência aórtica grave, bulhas hipofonéticas, diferencial pressórico aumentado.
d) ausência de dor, hipotensão arterial, diâmetro aórtico normal, boa perfusão periférica ou ausência de derrame pleural.
e) dor persistente, ruptura iminente, expansão rápida do diâmetro da aorta, má perfusão periférica, expansão retrógrada da dissecção para a aorta ascendente.

Título de Especialista em Cardiologia - 2017
9. Homem de 41 anos, assintomático, sedentário, com hipertensão arterial mal controlada. Em seu histórico familiar, seu pai teve morte súbita aos 45 anos de idade. Ao exame físico apresentava um sopro diastólico +++/4 em foco aórtico e PA=160x35mmHg. O ecocardiograma mostrou raiz aórtica medindo 56mm. A angiotomografia de aorta demonstrou aneurisma apenas no segmento ascendente da aorta. Diante do quadro, o tratamento e os demais procedimentos a serem adotados são:
a) clínico e cirúrgico.
b) clínico, coronariografia e cirurgia.
c) clínico e ecocardiograma seriados.
d) clínico e endovascular associados.
e) clínico e pesquisa de síndrome genética.

Gabarito comentado

1. As síndromes acima descritas têm quadros clínicos diferentes que serão descritos abaixo. Já podemos dizer que os achados de dissecção aórtica, prolapso de mitral e insuficiência aórtica (que pode ser secundária à dilatação da aorta ou ao desabamento da valva aórtica na dissecção de aorta) é típico da síndrome de Marfan.
As outras síndromes e diagnósticos descritos são:
• Síndrome de Loeys-Dietz. – Parecido com Marfan, mais caracterizado por tortuosidade arterial, esclera cinza ou azul (como na osteogênese imperfeita), defeitos cardíacos congênitos como valva Ao bicúspide, CIA, persistência do canal arterial. Também pode cursar com aneurisma de aorta
• Síndrome de Ehlers-Danlos. – Mais conhecida, caracterizada pela hiperelasticidade de pele, pode também estar associado a aneurismas de aorta e prolapso de mitral.
• Arterite de Takayasu. – Doença autoimune que é caracterizada pela obstrução de grandes artérias – a "doença sem pulso" – (*pulseless disease*)
Resposta a.

2. Os pacientes com dissecção de aorta do tipo B (em aorta descendente, após a subclávia esquerda) só devem ser submetidos à cirurgia no caso de dissecção de aorta complicada. Assim, dor persistente, extensão para aorta ascendente (que geralmente dá repercussões clínicas importantes), e isquemia mesentérica são indicações indubitáveis. O diâmetro maior que 6 cm não é uma indicação cirúrgica na fase aguda se não houver outras complicações, mas pode ser uma indicação em paciente com dissecção crônica da aorta tipo B (embora uma indicação bastante controversa). Agora, certamente a falsa luz pérvia, presente na maioria dos pacientes com dissecção de aorta, não é indicação de cirurgia em qualquer cenário clínico. Desta forma, podemos ficar em dúvida entre as alternativas B e C, mas a que mais certamente não é indicação cirúrgica é a alternativa b. Resposta b.

3. Aqui temos um jogo de números, e há bastante controvérsia neste caso. As diretrizes da SBCC (Sociedade Brasileira de Cirurgia Cardiovascular) indicam cirurgia para pa-

cientes com aneurisma de aorta ascendente, com diâmetro acima de 6 cm sem outros comemorativos, acima de 5,5 cm se síndrome de Marfan, e acima de 5,0 cm se Marfan e história familiar de morte súbita ou dissecção de aorta.
Agora este paciente, além disso, tem doença da valva aórtica – neste caso o consenso indica cirurgia com diâmetro de aorta acima de 5,0 cm – desta forma considerando a valvopatia aórtica e a etiologia (Marfan) indicaríamos tratamento cirúrgico para este paciente, com correção do aneurisma da aorta ascendente e valva aórtica. Resposta e.

4. O paciente acima, portador de síndrome de Marfan, só tem indicação de cirurgia pelas "Diretrizes para a Cirurgia das Doenças da Aorta" de 2004 se tiver diâmetro de aorta maior que 5,5 cm ou maior que 5 cm no caso de história familiar de morte súbita ou de dissecção de aorta. As "Diretrizes para a Cirurgia das Doenças da Aorta" de 2004 listam as seguintes indicações para tratamento cirúrgico de aneurisma de aorta ascendente em pacientes com Marfan em sua página 45: (estas recomendações são idênticas às recomendações das diretrizes da Sociedade Brasileira de Cirurgia Cardiovascular de tratamento de doenças da aorta, inclusive em sua revisão de 2009)

RECOMENDAÇÕES PARA TRATAMENTO CIRÚRGICO DOS ANEURISMAS CRÔNICOS DA AORTA TORÁCICA / TORACO-ABDOMINAL		
Recomendações	Classe de evidência	Nível de evidência
Aorta ascendente.		
1. Cirurgia, se sintoma compressivo, insuficiência aórtica, ou diâmetro aórtico ≥ 6 cm.	I	C
2. Em síndrome de Marfan, cirurgia profilática, se diâmetro ≥ 5,5 cm ou ≥ 5,0 cm em casos com história familiar de dissecção ou morte súbita.	IIA	C

Como textualmente a questão nega outros antecedentes familiares – "Não há histórico familiar de tal distúrbio do tecido conectivo", não há resposta correta (a resposta correta deveria ser 5,5cm) e a questão deve ser anulada.

5. Embora o livro-texto de Braunwald cite textualmente esse fato em sua página 1.335 da última edição em inglês, esta informação está incorreta, visto que não há nenhuma referência bibliográfica no texto de Braunwald para corroborar tal afirmativa.
"The natural history of infected aortic aneurysms is that of expansion and eventual rupture, often with rapid progression. *Salmonella* and other gram-negative infections have a greater tendency for early rupture and death." Braunwald, página 1.335.
Deve-se ater às referências bibliográficas do concurso, portanto, vejamos as referências que são citadas pelo Braunwald no fim deste parágrafo:
85_ Oderich GS, Panneton JM, Bower TC et al: Infected aortic aneurysms: Aggressive presentation, complicated early outcome, but durable results. J Vasc Surg 34:900, 2001.
Trabalho que analisou 43 pacientes em período de 25 anos e não mostrou associação de *Salmonella* com mortalidade ou maior risco de ruptura.
"Tables III and IV summarize univariate analyses of clinical variables associated with complicated outcome. There was no association for type of vascular reconstruction, immunosuppression, aneurysm morphology (saccular versus fusiform), *Salmonella* sp infection, use of rifampinsoaked graft, use of omental coverage, and duration of antibiotic treatment with prognosis."
86_ Patel HJ, Williams DM, Upchurch GR Jr, et al: Late outcomes of endovascular aortic repair for the infected thoracic aorta. Ann Thorac Surg 87:1366, 2009.
Análise retrospectiva de 20 pacientes com aneurisma de aorta infectado, com apenas 1 caso por *Salmonella*. Não cita pior prognóstico ou aumento do risco de rotura relacionado à presença de *Salmonella*.
87_ Hsu RB, Lin FY: Infected aneurysm of the thoracic aorta. J Vasc Surg 47:270, 2008.
Um dos maiores estudos sobre o assunto, com análise de 32 pacientes relata que o prognóstico de pacientes com *Salmonella* não foi pior do que os demais pacientes.
"***Salmonella* infection**. In this current series, however, 16 patients had infected thoracic aortic aneurysms caused by nontyphoid *Salmonella* (Tables I-III). Three patients had medical treatment alone, and one patient died of aneurysm rupture (33%). Thirteen patients underwent in situ graft replacement, with a hospital mortality rate of 8% and an aneurysm-related mortality rate of 31%. The prognosis of infected thoracic aortic aneurysm caused by nontyphoid *Salmonella* was not dismal."
Desta forma, na literatura há controvérsia sobre a real significância da infecção por *Salmonella*, havendo inclusive artigo defendendo que as infecções por *Samonella* têm melhor prognóstico. O próprio Hsu diz que "Advanced age, **non-*Salmonella* infection**, and no operation are major determinantes of mortality. **(J Vasc Surg 2004;40:30-5.)**"
Resposta a.

6. Classicamente uma dissecção da aorta de até 14 dias de evolução é considerada aguda, e com mais de 14 dias crônica. Desta forma, resposta b, sem muito espaço para discussão.

7. Aqui o examinador faz o famoso "Samba do Crioulo Doido", confundindo as classificações de DeBakey e da universidade de Stanford. A figura abaixo trata de esclarecer essa confusão:

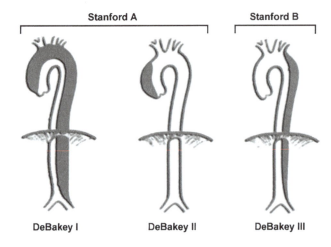

Ou seja, Stanford A envolve aorta ascendente, enquanto que Stanford B envolve a aorta descendente. Já DeBakey I envolve a aorta ascendente e descendente, DeBakey II é restrito à aorta ascendente e DeBakey III apenas na aorta descendente. Stanford A equivale a DeBakey I e II.

Via de regra dissecções de aorta ascendente tem indicação cirúrgica na fase aguda, enquanto que dissecções da aortia tipo Stanford B só tem indicação na presença de complicações.

Desta forma, Resposta d (mas a alternativa c é ambígua, pois dissecções tipo B complicadas são cirúrgicas). Resposta d.

8. A dissecção tipo B pode complicar – e a presença de complicações indica tratamento cirúrgico destes pacientes. As complicações mais graves da dissecção tipo B são isquemia mesentérica, rotura para pleura esquerda e hematoma retroperitonial.

A resolução desta questão é bastante fácil – é só selecionar a alternativa que não contém complicações relacionadas à aorta ascendente – pois a dissecção Stanford B é restrita à aorta descendente. Abaixo em negrito destacamos complicações relacionadas à aorta ascendente, que não estão presentes na dissecção Stanford B.

a) a dissecção aórtica tipo B é sempre benigna e nunca complica. **Errado** – Nunca não existe em medicina.
b) ocorre acometimento dos vasos da base, provocando acidente vascular encefálico.
c) insuficiência aórtica grave, bulhas hipofonéticas, diferencial pressórico aumentado.
d) ausência de dor, hipotensão arterial, diâmetro aórtico normal, boa perfusão periférica ou ausência de derrame pleural – **Sem sentido** – estamos falando em complicações aqui? Tudo que ele está falando nesta alternativa é nada de anormal aqui...
e) dor persistente, ruptura iminente, expansão rápida do diâmetro da aorta, má perfusão periférica, expansão retrógrada da dissecção para a aorta ascendente. **Correta**. Assim, resposta e.

9. Aqui temos um paciente com insuficiência aórtica importante, provavelmente secundária à aneurisma de aorta ascendente e com história familiar positiva. Ou seja, ele tem todos os fatores de gravidade para aneurismas de aorta ascendente, desta forma ele tem indicação cirúrgica – de cirurgia de Bentall e deBono. A melhor resposta, que seria apenas "tratamento cirúrgico da aorta ascendente e da valva aórtica", mas como não existe ficamos com a alternativa a.

Ressincronizador Cardíaco e Cardiodesfibrilador Implantável (CDI)

Carlos Eduardo Batista de Lima

Ressincronizador Cardíaco

Epidemiologia

- A síndrome de insuficiência cardíaca (IC) representa importante problema de saúde pública, acarretando elevada morbimortalidade.[1,2]
- Cerca de 25-50% destes pacientes apresentam distúrbios de condução intraventricular, mais comumente o bloqueio de ramo esquerdo (BRE).[3,4]
- A dissincronia ventricular eletromecânica decorrente das alterações na sequência de ativação do ventrículo esquerdo tem sido apontada como relevante fator na deterioração da função cardíaca.[5,6,7]
- A terapia de ressincronização cardíaca (TRC) através da estimulação biventricular, surgiu como eficiente terapêutica na redução da dissincronia e melhora clínica em pacientes com IC avançada refratária à terapêutica medicamentosa otimizada.[7]
- O primeiro implante de RC foi realizado em 1994 por Cazeau.[8]
- A TRC foi aprovada para uso clínico em 2001 nos Estados Unidos da América pela *Food and Drug Administration (FDA)* e, desde então, mais de 270 mil portadores de IC foram submetidos a esse procedimento.[9,10]

Aspectos clínicos

- Internações repetidas por IC ou persistência de sintomas limitantes (classe funcional avançada – III/IV, NYHA) em pacientes com terapêutica farmacológica otimizada podem indicar refratariedade ao tratamento medicamentoso.
- O tratamento medicamentoso otimizado (TMO) é considerado quando o paciente estiver em uso de doses máximas toleradas de inibidores da enzima conversora de angiotensina ou antagonistas dos receptores de angiotensina II; β-bloqueadores incluindo carvedilol, metoprolol, bisoprolol ou nebivolol; digitálico e diuréticos incluindo antagonistas de aldosterona, salvo em casos de contraindicação.
- A TRC, quando associada ao TMO em pacientes com sintomas persistentes, resulta em melhora significante da qualidade de vida, classe funcional, capacidade de exercício (pelo consumo de oxigênio) e aumento da distância percorrida durante o teste de caminhada de 6 minutos, assim como melhora da fração de ejeção do ventrículo esquerdo (FEVE) em pacientes designados aleatoriamente para receber TRC isolada ou em combinação com o CDI.[11,12]
- A resposta individual do paciente à TRC é variável, com a maioria dos estudos relatando índice de 20% a 30% de falta de resposta ao tratamento, chamados de não-respondedores. São considerados respondedores à TRC aqueles pacientes que apresentam melhora da sintomatologia com redução de pelo menos uma classe funcional de IC e/ou remodelamento cardíaco reverso que é caracterizado pela redução dos volumes finais do VE sistólico e diastólico, assim como aumento da FEVE e redução da fração regurgitante em casos com insuficiência da valva mitral.[13]
- A TRC promove melhora na qualidade de vida, aumento da capacidade funcional, redução de internações hospitalares por IC e redução da mortalidade total mesmo quando não associado ao cardiodesfibrilador.[13]

Exames complementares na identificação do candidato à terapia de ressincronização cardíaca

Eletrocardiograma

- A presença de distúrbio de condução intraventricular com duração do QRS ≥ 150 ms indica a presença de dissincronia eletromecânica, não necessitando da pesquisa adicional de dissincronia.[14] Esse achado é um preditor independente de resposta à TRC.

- Aproximadamente um terço dos pacientes com cardiopatia dilatada e disfunção ventricular em CF III ou IV apresentam a duração do QRS maior que 120 ms.
- A maioria dos pacientes incluídos em estudo para TRC apresentava bloqueio completo do ramo esquerdo (BRE) do feixe de His-Purkinge (em torno de 80%), sendo a minoria incluída com BRD.
- A TRC não tem indicação na ausência de distúrbio de condução intraventricular com QRS estreito (duração < 120 ms).
- Geralmente após a TRC ocorre o encurtamento da duração do QRS que indica a estimulação biventricular com morfologia híbrida ao ECG, porém alguns estudos não correlacionaram esse achado com resposta clínica à ressincronização cardíaca.

Ecocardiograma

- É o **método padrão para identificação do candidato à TRC** através da avaliação da FEVE que deve ser ≤ 35%, além de permitir a avaliação morfológica e funcional da estrutura cardíaca identificando e graduando valvopatias e distúrbios de contração segmentares do miocárdio.
- Método mais utilizado na pesquisa de dissincronia cardíaca: fácil execução e baixo custo.
- A dissincronia cardíaca ou atraso eletromecânico pode ser inter ou intraventricular e é avaliada por diversas técnicas ecocardiográficas.
- **Modo M:** permite análise de dissincronia intraventricular através da avaliação das regiões médias das paredes septal e posterior através da medida do tempo entre o maior espessamento da parede septal e da parede posterior, que é considerado normal quando for inferior a 130 ms.
- **Doppler convencional:** aferição do intervalo de tempo entre a onda R do ECG e o início das ondas sistólicas de ejeção pulmonar e aórtica. É considerado dissincronia interventricular quando houver diferença maior que 40 ms entre essas medidas. Desvantagem: medidas não simultâneas.
- **Ecocardiograma tecidual**: mede a velocidade de movimentação do miocárdio sendo o atraso eletromecânico avaliado pelo tempo entre o início do complexo QRS e o pico da onda sistólica do Doppler tecidual no segmento miocárdico correspondente. São considerados critérios para dissincronia cardíaca significativa: **atraso eletromecânico intraventricular ≥ 65 ms** (avaliação de 4 a 8 segmentos, dependendo da técnica empregada); **soma das diferenças entre os tempos intraventricular e interventricular > 100 ms**; tempo de pré-ejeção aórtico > 140 ms e o **tempo de enchimento diastólico < 40% do ciclo cardíaco**.
- **Ecocardiograma tridimensional**: permite o cálculo do índice de dissincronia cardíaca que corresponde ao desvio padrão da média do tempo de contração sistólica final de cada um dos 12 segmentos ventriculares (excluídos segmentos apicais). Valor normal: < 8%. Vantagem: **análise simultânea dos segmentos miocárdicos**, quantificação do grau de dissincronia e identificação do segmento de maior atraso eletromecânico para **orientação do melhor local de implante para o cabo-eletrodo do VE**.

Parâmetros ecocardiográficos benéficos relacionados à TRC

- Redução de diâmetros intracavitários e aumento da FEVE (**Remodelamento Cardíaco Reverso**).
- Diminuição do grau de insuficiência mitral.
- Melhora na ativação atrioventricular avaliada pelo aumento da integral da velocidade de fluxo aórtico e prolongamento do tempo de enchimento diastólico (avaliado pelo fluxo mitral) em 10% a 20%.
- Redução do atraso eletromecânico interventricular avaliado pelo Doppler tecidual.

C) Ressonância magnética cardíaca

- A identificação de áreas de fibrose miocárdica é indicativa de pior resposta à TRC.

Recomendações para terapia de ressincronização cardíaca segundo as diretrizes da Sociedade Brasileira de Arritmias Cardíacas:[16]

a) Classe I (Recomendação clássica)

- Pacientes com FEVE ≤ 35%, duração do QRS ≥ 120 ms e ritmo sinusal; IC CF III ou CF IV em acompanhamento ambulatorial com sintomas refratários à terapêutica medicamentosa otimizada.

b) Classe IIa (Indicação razoável)

- Pacientes com FEVE ≤ 35%, duração do QRS ≥ 120 ms e fibrilação atrial; IC CF III ou CF IV em acompanhamento ambulatorial com sintomas refratários à terapêutica medicamentosa otimizada.
- Portadores de marca-passo definitivo com FEVE ≤ 35%, IC CF III ou CF IV em acompanhamento ambulatorial com sintomas refratários à terapêutica medicamentosa otimizada e que sejam dependentes de estimulação cardíaca artificial.[17]

c) Classe IIb (TRC pode ser considerada)

- Pacientes com FEVE ≤ 35%, IC CF I ou II recebendo terapêutica medicamentosa otimizada e que serão submetidos a implante definitivo de marca-passo ou CDI com presumida dependência da estimulação cardíaca artificial.

d) Classe III (não é indicado TRC)

- Pacientes assintomáticos com FEVE reduzida na ausência de outras indicações de marca-passo.
- Pacientes sem distúrbio de condução intraventricular (QRS estreito com duração < 120 ms).
- Pacientes com expectativa de vida e capacidade funcional limitadas por doença crônica não cardíaca.

ESTUDOS	Nº DE PACIENTES	CRITÉRIOS DE INCLUSÃO	DELINEAMENTO	DESFECHOS
MUSTIC[15]	67	CF III Ritmo sinusal/ FA QRS ≥ 150ms FEVE < 0,35 DDVE > 60mm TC 6m < 450m	Randomizado Simples-cego Crossover	↑ TC 6m ↑ VO2 ↑ QV e CF(NYHA) ↓ hospitalização IC
MIRACLE[11]	571	CF III/IV QRS ≥130ms FEVE ≤ 0,35 DDVE ≥ 55mm Medicação otimizada	Randomizado Duplo-cego Paralelo Grupo controle	↑ TC 6m ↑ VO2 ↑ QV e CF (NYHA) ↓ hospitalização IC
COMPANION[12]	1520	CF III/IV QRS ≥120ms FEVE ≤ 0,35 PR > 150ms Medicação otimizada	Randomizado Controlado	↓ mortalidade total ↓ hospitalização
CARE-HF[14]	813	CF III/IV FEVE ≤ 0,35 DDVE ≥ 30mm Dissincronia ventricular QRS > 150 ms QRS 120-149ms + dissincronia. Medicação otimizada	Randomizado Controlado	↓ mortalidade total ↓ hospitalizações ↓ complicações ↑ TC 6m ↑ VO2 ↑ QV e CF (NYHA) ↓ hospitalização IC

TRC = terapia de ressincronização cardíaca; CF = classe funcional (NYHA); FEVE = fração de ejeção do ventrículo esquerdo; DDVE = diâmetro diastólico do ventrículo esquerdo; TC = teste de caminhada; VO2 = consumo de oxigênio; QV = qualidade de vida; IC = insuficiência cardíaca; PR = intervalo PR.

Tabela 28.1 – Ensaios clínicos embasando a TRC.

Cardiodesfibrilador Implantável (CDI)

Epidemiologia

- Morte súbita cardíaca (MSC): responsável por 300 mil a 400 mil mortes/ano nos Estados Unidos da América e cerca de 250 mil mortes/ano no Brasil.

- Mecanismos de parada cardíaca: dissociação eletromecânica, assistolia, bloqueio atrioventricular total (BAVT) e taquicardia ventricular/fibrilação ventricular (TV/FV). O mecanismo via FV secundária à degeneração de TV é o mais frequente (75% a 80%), sendo 15% a 20% atribuído a bradiarritmias.[18]
- Doença de base relacionada à MSC: doença arterial coronariana (DAC) em 80% dos casos; cardiomiopatia dilatada idiopática (15%). As causas primariamente elétricas como a síndrome de Wolff-Parkinson-White, síndrome do QT longo congênito, síndrome de Brugada, displasia arritmogênica de ventrículo direito, dentre outras, são menos frequentes (5%).[19]
- Marco inicial da desfibrilação cardíaca – 1952: desenvolvimento de um equipamento externo de estimulação transcutânea para reverter taquiarritmias rápidas por Paul Zoll.[20,21]
- Mirowsk e colaboradores idealizaram o cardiodesfibrilador implantável (CDI) e realizaram o primeiro implante de desfibrilador em humanos em 1980.[22]
- Vários estudos clínicos comprovaram o benefício do uso do CDI na redução de mortalidade total e arrítmica (tabelas 2 e 3).

Aspectos clínicos

- **Palpitações taquicárdicas, pré-síncope, síncope e morte súbita** são as principais manifestações clínicas relacionadas às arritmias ventriculares.
- **Síncope** decorrente do baixo fluxo cerebral de origem cardiogênica tem característica "desliga-liga", sendo geralmente sem pródromos e precedida por palpitações taquicárdicas.
- **Parada cardiorrespiratória** (PCR): pacientes sobreviventes de PCR possuem alto risco para recorrências de arritmias potencialmente fatais.
- **História familiar de MSC (HF +):** importante fator de risco quando acomete familiar com idade ≤ 40 anos e parentesco de primeiro grau (pais, filhos e irmãos).
- **O CDI está associado com redução significativa na mortalidade total comparado com terapia antiarrítmica (predominantemente amiodarona) em estudos clínicos prospectivos randomizados.** A maioria dos pacientes envolvidos nesses estudos era portadora de CMI, mas os subgrupos de pacientes com CMNI apresentaram benefícios similares.

Exames complementares na identificação de candidatos à terapia com o cardiodesfibrilador implantável (CDI)

a) Eletrocardiograma (ECG)

- O ECG de repouso pode evidenciar características diagnósticas específicas de cada cardiopatia envolvida na gênese da arritmia, assim como permite o registro do episódio da arritmia ventricular sempre que possível.
- **Síndrome de Brugada** (SB): morfologia característica com supradesnivelamento do segmento ST e padrão de bloqueio completo de ramo direito (BRD) de V1 a V3 (pseudo-BRD).
- **Displasia Arritmogênica de Ventrículo Direito** (DAVD): presença de onda épsilon; onda "T" invertida em precordiais direitas (V1 a V3); Arritmia ventricular, sustentada ou não, com morfologia de bloqueio de ramo esquerdo (originado no VD);
- **Síndrome de QT Longo congênito** (SQTL): duração do intervalo QT ≥ 440 ms em homens e ≥ 460 ms em mulheres (corrigir para a frequência cardíaca pela fórmula de Bazett[23] – $QT/\sqrt{RR}$).
- **Cardiomiopatia Hipertrófica** (CMH): sinais de hipertrofia de ventrículo esquerdo. Índice de Sokolow-Lyon positivo e alterações da repolarização ventricular secundárias a sobrecarga ventricular esquerda.
- **Cardiomiopatia do Miocárdio Não Compactado (CMNC):** distúrbios de condução intraventricular e/ou alterações inespecíficas na repolarização ventricular com entalhe da onda T ou depressão do segmento ST.
- **TV catecolaminérgica:** ECG de repouso, geralmente, sem anormalidades.
- **Cardiomiopatia Chagásica** (CC): padrão eletrocardiográfico variável podendo ser normal (45%), BRD isolado (23%), BRD associado a bloqueio da divisão ântero-superior do ramo esquerdo (BDAS) (25%) e BRE isolado (7%).
- **Cardiomiopatia Isquêmica** (CMI): presença de ondas "q" de necrose ou área eletricamente inativa indicando a região de infarto do miocárdio prévio.
- **Cardiomiopatia Dilatada Idiopática ou cardiomiopatia não isquêmica (CMNI):** aproximadamente 25%-50% apresentam algum distúrbio de condução intraventricular.

Eletrocardiograma de Alta Resolução (ECGAR)

- Avalia a presença de potenciais tardios na fase de repolarização ventricular que indica substrato anatômico para arritmias ventriculares (mecanismo de reentrada). Pode estar presente em pacientes com cardiopatia estrutural como CMI, CMNI, CMH, dentre outras.
- A presença de potencial tardio é considerada um critério menor para o diagnóstico de DAVD com alta especificidade.

Holter (Monitorização eletrocardiográfica ambulatorial)

- Permite a avaliação eletrocardiográfica contínua e dinâmica por um período de 24 a 48 horas.
- As principais alterações indicativas de risco para MSC são: taquicardia ventricular não sustentada (TVNS) ou

sustentada; alternância elétrica da onda T em pacientes com canalopatias (SQTL).
- Permite, também, o diagnóstico de bradiarritmias como bloqueio atrioventricular fixo ou intermitente, pausas prolongadas e bloqueios fasciculares do feixe de His.
- Avalia a expressão da função do sistema nervoso autônomo através da medida da variabilidade do intervalo R-R (SDNN). Valor < 50 ms indica pior prognóstico em pacientes com CMI.

Ecodopplercardiograma

- Permite a avaliação anatômica da estrutura cardíaca e a função ventricular global ou segmentar. O grau de disfunção ventricular esquerda é importante para a decisão terapêutica quanto ao CDI.
- É o principal método diagnóstico para avaliação e diagnóstico de pacientes com CMH: os achados mais frequentes incluem hipertrofia septal assimétrica (relação entre a espessura do septo interventricular/parede posterior ≥ 1,5). A espessura septal ≥ 15 mm é importante critério para definição do diagnóstico e septo ≥ 30 mm é relacionado a alto risco de MSC nessa entidade.
- Exame padrão-ouro na identificação da CMNC.

Teste ergométrico

- É importante a avaliação do comportamento hemodinâmico e registro eletrocardiográfico ao esforço, principalmente quando a sintomatologia está relacionada à atividade física.
- A indução de TV polimórfica e/ou bidirecional ao esforço pode identificar pacientes com TV catecolaminérgica.
- A observação de queda da pressão arterial ao esforço em pacientes com CMH constitui um sinal de gravidade.

Estudo Eletrofisiológico (EEF)

- O EEF permite a medida dos intervalos básicos do sistema de condução cardíaco através do eletrocardiograma intracavitário, avaliando a função sinusal e de condução atrioventricular. O protocolo padrão inclui, também, a estimulação ventricular programada com extraestímulos em ponta de VD e na via de saída do VD para testar a indutibilidade de arritmias ventriculares.
- É útil na estratificação de risco para MSC. Permite a avaliação e terapêutica de taquiarritmias documentadas e investigação de síncope recorrente inexplicada em pacientes com cardiopatia estrutural ou FEVE reduzida e em pacientes sem cardiopatia estrutural após investigação não invasiva inconclusiva.
- A indução de TV monomórfica sustentada indica a presença de substrato anatômico arritmogênico e risco aumentado para arritmias ventriculares espontâneas.
- Instabilidade hemodinâmica após a indução da arritmia impossibilita o tratamento com ablação por radiofrequência reforçando a necessidade do CDI.
- A ausência de indução de arritmias não exclui o risco de MSC.
- Em algumas cardiopatias, como na SB, o papel do EEF para estratificação de risco de MSC permanece controverso. É recomendado para pacientes com Sb que apresentam ECG tipo 1 (espontâneo) e síncope.
- Não é recomendado o uso do EEF para estratificação de risco em pacientes com diagnóstico de taquicardia ventricular catecolaminérgica, tendo em vista que a arritmia ventricular geralmente não é induzida com a estimulação ventricular programada.

Análise genética

- Permite a definição diagnóstica de síndromes genéticas e estratificação de risco. Os pacientes com SQTL congênito que apresentam intervalo QT corrigido (QTc) > 500 ms com genótipo 1 e 2 apresentam maior risco de MSC, assim como aqueles com genótipo 3 do sexo masculino.
- A alteração genética no cromossomo 1q42-43 tem sido relacionada ao diagnóstico de DAVD.
- Em pacientes com SB, a mutação genética no gene SCN5A e HF+ não identificam claramente os indivíduos com maior risco para MSC.
- É importante para a orientação familiar.

Ressonância magnética cardíaca

- Exame padrão-ouro para identificação da infiltração fibroadiposa do VD em pacientes com DAVD.
- É útil no diagnóstico de CMH quando a ecocardiografia é tecnicamente inadequada ou para localizar hipertrofia segmentar VE não identificável pelo ecocardiograma convencional. A identificação de áreas de fibrose miocárdica constitui característica de risco para MSC por arritmias ventriculares graves.

Indicações de CDI

Prevenção primária

Indicação para pacientes com características individuais ou familiares de alto risco para MSC, porém que **NUNCA** tenham apresentado episódio de arritmia ventricular sustentado ou PCR.
- As características de alto risco para MSC em pacientes com CMI ou CMNI são: disfunção ventricular, presença de TVNS ou extrassístoles ventriculares (ESV) frequentes (>10/hora) ao Holter, ECGAR positivo e indução de TV monomórfica ao EEF.

- A indicação do CDI para cardiopatias específicas que apresentam função ventricular preservada incluindo CMH, DAVD, SQTL congênito, TV catecolaminérgica, CMNC, síndrome do QT curto e síndrome de Brugada baseia-se na estratificação de risco identificando a presença de uma ou mais características de alto risco para MSC.

Características de alto risco especificadas por cardiopatia

- **CMH**: HF+ com diagnóstico comprovado de MSC por CMH; septo interventricular ≥ 30 mm; TVNS sintomática; síncope recorrente.
- **DAVD**: HF+; TV monomórfica induzida ao EEF; dilatação do VD; extenso envolvimento do VD; envolvimento do ventrículo esquerdo (VE); TVNS; sexo masculino; síncope recorrente;
- **CMNC**: Aproximadamente 40% das crianças com este diagnóstico apresentam arritmia ventricular complexa; MSC pode ocorrer em qualquer idade. Atualmente não existe método com utilidade clínica capaz de estratificar o risco para arritmias potencialmente fatais nestes pacientes. A indicação do CDI deve ser individualizada onde a presença de disfunção do VE e HF+ podem pesar a favor do implante do dispositivo.
- **TV catecolaminérgica**: TV sustentada e síncope recorrente a despeito do uso de β-bloqueador desencadeada ao estresse emocional ou esforço físico; indução de TV polimórfica em teste ergométrico.
- **SB**: padrão típico espontâneo no ECG de repouso (Brugada manifesto); síncope recorrente (aumenta em seis vezes o risco de MSC).
- **SQTL congênito**: HF +; intervalo QTc ≥ 500 ms; genótipo 1 ou 2; genótipo 3 do sexo masculino; síncope recorrente.
- **Síndrome do QT curto:** não existem dados científicos suficientes para a recomendação de CDI como prevenção primária nesses pacientes.

ESTUDOS	Nº DE PACIENTES	CRITÉRIOS DE INCLUSÃO	INTERVENÇÕES	RESULTADOS
MADIT[24]	196	IAM prévio FEVE ≤ 35% TVNS	Indução de TV monomórfica ao EEF e distribuição dos pacientes em dois grupos: CDI TMC	↓ mortalidade total no grupo CDI de 57%.
MUSTT[25]	704	IAM prévio TVNS FEVE < 40% Indução de TV ao EEF	Terapia guiada pelo EEF: drogas AA ou CDI	↓ mortalidade total no grupo CDI de 56%.
MADIT II[26]	1232	IAM prévio FEVE ≤ 30%	CDI TMC	↓ mortalidade total no grupo CDI de 31%.
SCD-HeFT[27]	2521	CF II/III CMD isquêmica e não-isquêmica FEVE ≤ 35%	CDI Amiodarona Placebo	↓ mortalidade total no grupo CDI de 23%.
DEFINITE[28]	458	CMD não-isquêmica FEVE ≤ 0,35 TVNS ou ESV≥10/h	CDI TMC	↓ mortalidade arrítmica no grupo CDI. ↓ mortalidade total no grupo CDI de 63% em pacientes com CF III.

MADIT = *Multicenter Automatic Defibrillator Implantation Trial I*; MUSTT = *Multicenter Unsustained Ventricular Tachycardia Trial*; MADIT II = *Multicenter Automatic Defibrillator Implantation Trial II*; SCD-HeFT = *Sudden Cardiac Death in Heart Failure Trial*; DEFINITE = *Defibrillators in Non-Ischemic Cardiomyopathy Treatment Evaluation*.

CDI = cardioversor-desfibrilador implantável; CF = classe funcional pela *New York Heart Association*; Drogas AA = drogas antiarrítmicas; EEF = estudo eletrofisiológico; ESV= extra-sístoles ventriculares; FEVE = fração de ejeção do ventrículo esquerdo; IAM = infarto agudo do miocárdio; IECA = inibidor da enzima conversora de angiotensina; TVNS = taquicardia ventricular não-sustentada; TVS = taquicardia ventricular sustentada; TMC = Terapia medicamentosa convencional (tratamento padrão para insuficiência cardíaca).

Tabela 28.2: Ensaios clínicos embasando o uso do CDI na prevenção primária de MSC

Prevenção secundária

Pacientes que apresentaram previamente algum evento arrítmico potencialmente fatal.
- **Recuperados de parada cardíaca** por FV ou TV sem pulso.
- **TV espontânea com instabilidade hemodinâmica.**
- TVS com frequência cardíaca ≥ 150 bpm em pacientes com disfunção ventricular (FEVE ≤ 35%).
- Pacientes com **síncopes recorrentes** de origem indeterminada que apresentem indução de **TV/FV clinicamente relevantes ao EEF** devem ser considerados candidatos para terapia com CDI. A arritmia induzida é considerada a provável causa de síncope nesses pacientes.
- Deve-se **sempre excluir causas secundárias** com possibilidade de tratamento do fator desencadeante da arritmia (por ex.: hipocalemia, hipomagnesemia, prolongamento do intervalo QT adquirido, isquemia, bloqueio atrioventricular total etc.).

Recomendações para implante de CDI segundo as diretrizes internacionais e da Sociedade Brasileira de Arritmias Cardíacas:[16,32,33]

a) Classe I (CDI recomendado)

- Sobreviventes de IAM há pelo menos 40 dias ou com cardiopatia isquêmica crônica, sob tratamento farmacológico ótimo, sem isquemia miocárdica passível de tratamento por revascularização cirúrgica ou percutânea e expectativa de vida de pelo menos um ano com:
    1. FEVE ≤ 35% e CF II-III, ou FEVE ≤ 30% e CF I, II ou III.
    2. FEVE ≤ 40%, TVNS espontânea e TVS indutível ao EEF.
- Parada cardíaca por TV/FV de causa não reversível, com FE ≤ 35% e expectativa de vida de pelo menos um ano.
- TVS espontânea com comprometimento hemodinâmico ou síncope, de causa não reversível com FE ≤ 35% e expectativa de vida de pelo menos 1 ano.

b) Classe IIa (indicação considerada razoável)

- Pacientes com cardiomiopatia dilatada não isquêmica, CF II-III, com FEVE ≤ 35% e expectativa de vida de pelo menos um ano.
- Pacientes com cardiopatia isquêmica ou não isquêmica, CF III-IV, FEVE ≤ 35%, QRS ≥ 120 ms, para os quais tenha sido indicada TRC e expectativa de vida de pelo menos 1 ano.
- Sobreviventes de parada cardíaca, por TV/FV de causa não reversível, com FE ≥ 35% e expectativa de vida de pelo menos um ano.
- Pacientes com TVS espontânea, de causa não reversível, com FE≥ 35%, refratária a outras terapêuticas e expectativa de vida de pelo menos um ano.
- Pacientes com síncope de origem indeterminada com indução de TVS hemodinâmicamente instável e expectativa de vida de pelo menos um ano.

c) Classe III (CDI não indicado)

- Pacientes com TV ou FV incessante.
- Pacientes com significante doença psiquiátrica que possa ser agravada pelo implante de um dispositivo ou que possivelmente não fará o seguimento adequado.
- Pacientes com IC CF IV refratária a terapêutica medicamentosa que não sejam candidatos para transplante cardíaco ou TRC.
- Síncope de origem indeterminada em paciente sem arritmia ventricular induzida ao EEF e ausência de cardiopatia estrutural.
- Pacientes com TV ou FV passíveis de tratamento cirúrgico ou ablação por cateter.
- Pacientes com TV devido à causa completamente reversível na ausência de cardiopatia estrutural (exemplo: distúrbio hidroeletrolítico, drogas ou trauma.

ESTUDOS	Nº DE PACIENTES	CRITÉRIOS DE INCLUSÃO	INTERVENÇÕES	RESULTADOS PRINCIPAIS
AVID[29]	1016	Recuperados de PCR (FV / TV sem pulso) TV instável ou sincopal Síncope, TV instável ao EEF e FEVE ≤ 0,40	CDI Amiodarona Sotalol	↓ mortalidade total no grupo CDI de 31% após três anos de seguimento.
CASH[30]	230	Recuperados de PCR (FV / TV sem pulso)	CDI Amiodarona Metoprolol Propafenona*	↓ mortalidade total no grupo CDI de 39% após dois anos de seguimento.
CIDS[31]	600	Recuperados de PCR (FV / TV sem pulso) TV instável ou sincopal TV sustentada, FC>150bpm e FEVE ≤ 0,35	CDI Amiodarona	↓ mortalidade total no grupo CDI de 19,7% após cinco anos de seguimento.

PCR = parada cardiorrespiratória; FV = fibrilação ventricular; TV = taquicardia ventricular; EEF = estudo eletrofisiológico; FEVE = fração de ejeção do ventrículo esquerdo; CDI = cardioversor-desfibrilador implantável; FC = frequência cardíaca; bpm = batimentos por minuto. AVID = *Antiarrhythmics Versus Implantable Defibrillators*; CASH = *Cardiac Arrest Study Hamburg*; CIDS = *Canadian Implantable Defibrillator Study*. (*interrupção precoce para o uso de propafenona devido alta mortalidade).

Tabela 28.3 – Ensaios clínicos embasando o uso do CDI na prevenção secundária de MSC

Referências Bibliográficas

1. Rosamond W, Flegal K, Friday G, et al. Heart Disease and Stroke Statistics – 2007 Update: A Report from the American Heart Association Statistics Committee and Stroke Statistics Subcommittee. Circulation 2007; 115:e69-e171.
2. McAlister FA, Ezekowitz J, Hooton N, et al. Cardiac Resynchronization Therapy for Patients with Left Ventricular Systolic Dysfunction – A Systematic Review. JAMA 2007; 297:2502-2514.
3. Horwich T, Foster E, De Marco T, et al. Effects of Resynchronization Therapy on Cardiac Function in Pacemaker Patients "Upgraded" to Biventricular Devices. J Cardiovasc Electrophysiol. 2004;15(11):1284-1289.
4. Leclerq C. Hare JM. Ventricular Resynchronization – Current State of the Art. Circulation 2004;109: 296-299.
5. Vernooy K, Verbeek XAAM, Peschar M, et al. Relation between Abnormal Impulse Conduction and Heart Failure. J Interv Cardiol. 2003;16(6): 557-62.
6. Vassalo AJ, Cassidy DM, Miller JM, et al. Left Ventricular Endocardial Activation during Right Ventricular Pacing: Effect of Underlying Heart Disease. J Am Coll Cardiol. 1986; 7(6):1228-33.
7. Grines LC, Bashore TM, Boudoulas H, et al. Functional abnormalities in isolated left bundle branch block: the effect of interventricular asynchrony. Circulation 1989; 79:845-853.
8. Cazeau S, Ritter P, Bakdach S. Four Chamber Pacing in Dilated Cardiomyopathy. Pacing Clin Electrophysiol 1994; 17:1974-1979.
9. Leclerq C, Cazeau S, Le Breton H, et al. Acute Hemodynamic Effects of Biventricular DDD Pacing in Patients with End-Stage Heart Failure. J Am Coll Cardiol 1998;32:1825-1831.
10. Saxon LA, Kervin W, Cahalan M, et al. Acute Effects of Intra-operative Multisite Ventricular Pacing on Left Ventricular Function and Activation/Contraction Sequence in Patients with Depressed Ventricular Function. J Cardiovasc Electrophysiol 1998; 9:13-21.
11. Abraham WT, Fisher WG, Smith AL, et al. for the Multicenter InSync Randomized Clinical Evaluation (MIRACLE) Study Group. Cardiac Resynchronization in Chronic Heart Failure. N Engl J Med 2002; 346:1845-53.
12. Bristow M, Saxon LA, Boehmer J, et al. for the Comparison of Medical Therapy, Pacing, and Defibrillation Heart Failure (COMPANION) Investigators: Cardiac Resynchronization Therapy with or without an Implantable Defibrillator in Advanced Chronic Heart Failure. N Eng J Med. 2004; 350:2140-50.
13. McAlister FA, Ezekowitz J, Hooton N, et al. Cardiac resynchronization therapy for patients with left ventricular systolic dysfunction – A systematic review. JAMA 2007; 297:2502-2514.

14. Cleland JGF, Daubert JC, Erdmann E, et al. For the CArdiac REsynchronization — Heart Failure (CARE-HF) study investigators. The Effect of Cardiac Resynchronization on Morbidity and Mortality in Heart Failure. N Engl J Med. 2005; 352(15):1539-49.

15. Cazeau S. Leclercq C, Lavergne T, et al. for the Multisite Stimulation in Cardiomyopathies (MUSTIC) Study Investigators. Effects of multisite biventricular pacing in patients with heart failure and intraventricular conduction delay. N Engl J Med 2001; 344:873-880.

16. Martinelli Filho M, Zimerman LI, Lorga AM, Vasconcelos JTM, Rassi A. Jr. Guidelines for Implantable Electronic Cardiac Devices of the Brazilian Society of Cardiology. Arq Bras Cardiol 2007; 89 (6): e210-e238.

17. Silva RT, Martinelli Filho M, Lima CEB, et al. Comportamento Funcional dos Portadores de Marcapasso Convencional Submetidos a Ressincronização Cardíaca (Arq Bras Cardiol 2008; 90(2):138-143.

18. American Heart Association Guidelines for Cardiopulmonary Resuscitation and Emergency Cardiovascular Care. Circulation. 2005;112.

19. Cruz Filho, Fernando ES. Epidemiologia da morte súbita - Impacto Médico-Social do Problema IN Morte Súbita no Novo Milênio. Revinter - 2003; Cap 1, pag 6-15.

20. Zoll PM. Resuscitation of the heart in ventricular standstill by external electrical stimulation. N Engl J Med 1952; 247:768-71.

21. Wiggers CJ, Wegria R. Ventricular fibrillation due to single localized indution and condenser shocks applied during the vunerable phase o ventricular systole. Am J Physiol 1940; 128: 500-505.

22. Mirowski M, Reid PR, Mower MM, Watkins L, Gott VL, Schauble JF, et al. Termination of malignant ventricular arrhythmias with an implanted automatic defibrillator in human beings. N Engl J Med 1980; 303:322-324.

23. Lima CEB. Síndrome do QT longo congênito. Rotinas Ilustradas da Unidade Clínica de Emergência do Instituo do Coração (InCor) HCFMUSP – São Paulo: Editora Atheneu, 2006.

24. Moss AJ, Hall WJ, Cannom DS, et al. for the Multicenter Automatic Defibrillator Implantation Trial (MADIT) Investigators. Improved survival with an implantable defibrillator in patients with coronary artery disease at high risk of ventricular arrhythmia. N Engl J Med 1996; 335:1933–1940.

25. Buxton AE, Lee KL, Fisher JD, et al. A randomized study of prevention of sudden death in patients with coronary artery disease: Multicenter Unsustained Tachycardia Trial (MUSTT) Investigators. N Engl J Med 1999; 341:1882–1890. Erratum in: N Engl J Med 2000; 342:1300.

26. Moss AJ, Zareba W, Hall WJ et al. for the Multicenter Automatic Defibrillator Implantation Trial (MADIT II) Investigators. Prophylactic implantation of a defibrillator in patients with myocardial infarction and reduced ejection fraction. N Engl J Med 2002; 346:877-83.

27. Bardy GH, Lee KL, Mark DB. for the Sudden Cardiac Death in Heart Failure Trial (SCD-HeFT) Investigators. Amiodarone or an Implantable Cardioverter-Defibrillator for Congestive Heart Failure. N Engl J Med 2005; 352:225-237.

28. Kadish A, Dyer A, Daubert JP, et al. Prophylactic Defibrillator Implantation in Patients with Nonischemic Dilated Cardiomyopathy. N Engl J Med 2004; 350:2151-2158.

29. A comparison of antiarrhythmic drug therapy with implantable defibrillators in patients resuscitated from near-fatal ventricular arrhythmias. The Antiarrhythmic Versus Implantable Defibrillators (AVID) Investigators. N Engl J Med 1997; 337:1576-83.

30. Siebels J, Cappato R, Ruppel R, et al. ICD versus drugs in cardiac arrest survivors: preliminary results of the cardiac arrest study. The CASH Investigators. Pacing Clin Electrophysiol 1993; 16: 552-8.

31. Connolly SJ, Gent M, Roberts RS, et al. Canadian Implantable Defibrillator Study (CIDS): a randomized trial of the implantable cardioverter defibrillator against amiodarone. Circulation 2000; 101:1297–1302.

32. ACC/AHA/ESC 2006 Guidelines for Management of Patients With Ventricular Arrhythmias and the Prevention of Sudden Cardiac Death—Executive Summary: A Report of the American College of Cardiology/American Heart Association Task Force and the European Society of Cardiology Committee for Practice Guidelines (Writing Committee to Develop Guidelines for Management of Patients With Ventricular Arrhythmias and the Prevention of Sudden Cardiac Developed in Collaboration With the European Heart Rhythm Association and the Heart Rhythm Society. Circulation 2006;114;1088-1132. Originally published online Aug 21, 2006.

33. Epstein AE, DiMarco JP, Ellenbogen KA, Estes NAM III, Freedman RA, Gettes LS, Gillinov AM, Gregoratos G, Hammill SC, Hayes DL, Hlatky MA, Newby LK, Page RL, Schoenfeld MH, Silka MJ, Stevenson LW, Sweeney MO 2012 ACCF/AHA/HRS focused update incorporated into the ACCF/AHA/HRS 2008 guidelines for device-based therapy of cardiac rhythm abnormalities: a report of the American College of Cardiology Foundation/American Heart Association Task Force on Practice Guidelines and the Heart Rhythm Society. J Am Coll Cardiol 2013;61:e6–75.

Índice Remissivo

Símbolos

1- Hipertensão arterial pulmonar 308
2- Hipertensão venosa pulmonar 308
3- Hipertensão pulmonar associada a pneumopatias e/ou hipoxemia 308
4- Hipertensão pulmonar devido à doença embólica e/ou trombótica crônica 308
β-bloqueadores 165, 508, 509, 510, 508

A

Acidente vascular cerebral 320, 325, 532, 556, 567
Acidente Vascular Cerebral 747
Ácido nicotínico, 147, 150, 151, 156
Ácidos graxos ômega-3 151
AIDS 153
aldosterona 341
Alfa actina 595
Alfatropomiosina, 595
Alteplase 448, 532
Amiloidose 410, 423, 425, 546, 605, 606, 612, 714
Amiodarona 93, 164, 166, 426, 441, 554, 555, 556, 564, 597, 603, 604, 616, 617, 642, 654, 661, 662, 667, 668, 669, 680, 682, 684, 685, 733, 743, 554, 772, 774
Análise de Fourier, 111
Análise do ECG, 646
Anastomose ileal parcial, 149
Anatomia coronária angiográfica 125
Anemia 107, 295, 408, 412, 416, 432, 433, 434, 436, 437, 438, 479, 505, 748
Angina 211, 219, 230, 236, 237
Angina CCSC III, 513
Angina estável 437, 439, 512
Angina pectoris 230, 614

angiografia coronária 125
Angiotomografia de artérias pulmonares, 530
anomalia de Ebstei 728
anomalia de Ebstein 728
Anomalia de Ebstein 43, 233, 580, 589, 580
Antagonistas da aldosterona 602, 731
Antiarrítmicos 93, 408, 653
Anticoagulação 229, 408, 450, 456, 531, 553, 556, 653, 531, 731, 735, 736
Anticoagulantes orais, 309
Antiplaquetários, 507
Apneia do sono 389
Área de ausculta
Área aórtica 29
Área mitral 29
Área pulmonar 29
Áreas de ausculta, 29
Área tricúspide 29
Arritmias específicas 648
Arritmias supraventriculares 100, 741
Arritmias ventriculares 100, 437, 439, 510, 614, 622, 741
Artéria 114, 125, 126, 129, 130, 131
Artéria coronária direita (CD) 125
Artéria coronária esquerda 126
Arteriografia 340, 425, 531, 531
artrite reumatoide 536
Artrite reumatoide 232, 239
Assintomáticos ou angina leve, 512
aterosclerose 137
Aterosclerose 145, 146, 167, 482, 502, 739, 760, 761
atresia tricúspide 728
Atresia tricúspide 25
Atrito pericárdico, 537, 538

Ausculta 29
Ausculta cardíaca 229, 547, 549, 623, 661
Automatismo anormal 568, 646, 650, 663

B

B1, 28, 30, 31, 32, 33, 35, 36, 37, 38, 44, 45, 46, 47, 53, 54, 55, 56, 57, 101, 187, 200, 201, 205, 209, 213, 219, 220, 230, 241, 242, 243, 244, 245, 252, 255, 258, 267, 273, 596, 609, 625, 675, 30
B2, 28, 30, 32, 33, 35, 36, 37, 42, 43, 45, 46, 47, 48, 54, 55, 56, 101, 200, 201, 205, 213, 226, 230, 235, 237, 244, 245, 251, 252, 254, 258, 265, 591, 593, 594, 596, 609, 625, 675, 32
B3, 30, 32, 33, 45, 50, 53, 64, 73, 151, 205, 229, 245, 252, 255, 259, 262, 298, 419, 430, 431, 433, 434, 436, 438, 452, 455, 486, 488, 538, 606, 609, 618, 625, 629, 632, 726, 32
B4, 30, 31, 33, 42, 44, 50, 52, 55, 57, 64, 74, 228, 245, 251, 262, 490, 590, 596, 606, 618, 625, 629, 632, 726, 33
Baixo débito cardíaco, 22, 22
Balão intra-aórtico, 485, 487
BAVT 92, 100, 599, 637, 638, 639, 643, 649, 741, 770
Benzonidazol 602
Betabloqueadores 93, 142, 169, 347, 379, 385, 405, 406, 421, 428, 469, 479, 489, 509, 510, 602, 615, 621, 731, 743, 746, 750, 743
Bisoprolol 406, 413, 415, 564, 566, 750
Bloqueadores 93, 323, 329, 361, 379, 405, 421, 482, 508, 727, 743, 744, 746
Bloqueadores dos canais de Ca2+ 508
BNP 311, 402, 404, 412, 418, 419, 422, 427, 431, 434, 438, 440, 531, 543, 609, 620, 748
Bradiarritmias 17, 505, 603, 635, 732
BSA tipo I 636
BSA tipo II 636
bulbo ventrolateral caudal 62
Bulhas, 28, 30
bypass 728
Bypass 128, 746, 753

C

Cadeia 595
Cadeia pesada da alfa miosina 595
Cadeia pesada da β miosina 595
Cadeias 595

Cadeias leves da miosina essencial 595
Cadeias leves da miosina reguladora 595
Calcificação anular mitral, 752
Cardiodesfibriladores implantáveis (CDI) 409
Cardiomiopatia arritmogênica do ventrículo direito 410, 656, 673
Cardiomiopatia hipertrófica 22, 117, 204, 226, 410, 510, 605, 612, 613, 631, 656, 117
Cardiomiopatia restritiva 410, 605, 606, 612, 613, 719
Cardiomiopatias primárias, 411
Cardiomiopatias secundárias, 411
Cardiopatia e Gestação 725, 755
Cardiopatias congênitas acianóticas, 569
Cardiopatias congênitas cianóticas (CCC) 579
Cardioversão 554, 564, 653, 656, 657, 659, 661, 663, 665, 675
Cardioversão elétrica 564, 653, 656, 657, 659, 661, 665, 675
Carvedilol 406, 413, 415, 424, 429, 442, 750
Choque cardiogênico pós-infarto agudo do miocárdio, 22
Cianose, 22, 23, 43, 22
Cineangiocoronariografia, 504
Cinecoronariografia 15, 125, 666, 703
Cintilografia de ventilação-perfusão, 530
Cintilografia miocárdica 101, 187, 419, 460, 564
Cirurgia 132, 186, 207, 214, 221, 294, 342, 481, 512, 532, 582, 611, 669, 672, 728, 751, 764, 765
Cirurgia de Jatene 582
cirurgia de Mustard 582
cirurgia de Senning 582
CIV 38, 40, 49, 53, 55, 284, 485, 487, 571, 572, 573, 575, 576, 579, 580, 582, 585, 590, 591, 592, 593, 594
CIV grande 571
CIV moderada 571
CIV pequena 571
coarctação aórtica 728
Coarctação da aorta 341
Coarctação de aorta 729
Colesterol, 137, 140, 144, 146, 147, 158, 161, 320, 331, 146, 371
Comunicação interatrial 40, 41, 43, 44, 234, 294, 569, 613, 659
Comunicação interatrial (CIA) 569
Comunicação interventricular 38, 40, 284, 294, 571, 594, 659
Comunicação interventricular (CIV) 571
Conceitos básicos de curvas de pressão, 111

Índice

Contraindicações ao teste ergométrico 92
Contraste 695
Controle da frequência cardíaca 556, 750, 759
Controle do ritmo sinusal 555
Crise hipertensiva 325

D

DAC crônica 507, 704, 745
D-dímero, 530, 655, 530
Débito Cardíaco (DC) 725
Defeito septal atrial 43, 729
Defeito septal ventricular, 729
Deformidades precordiais, 28
Diabetes melito, 154
Diabetes mellitus 22, 143, 152, 154, 324, 353, 367, 412, 424, 509, 653, 750
Diástole, 60, 60, 710
  Fase de enchimento lento 60
  Fase de enchimento rápido 60
  Fase de relaxamento isovolumétrico 60
  Sístole atrial 60
Digitálicos 239, 309, 406, 426, 309
digoxina 727
Digoxina 93, 419, 422, 423, 556, 653, 671, 731
dilatação da raiz aórtica 728
Disfunção 22, 41, 62, 229, 234, 259, 260, 263, 266, 318, 410, 412, 423, 425, 477, 510, 590, 602, 603, 605, 615, 617, 636, 638, 641, 665, 730, 740
Disfunção endotelial 318
Dislipidemias 6, 15, 137, 139, 140, 142, 169, 171, 367, 502, 526, 612
Dislipidemias primárias 140
Dislipidemias secundárias 142
Displasia 633, 650, 670, 673, 713, 719, 770
Dispneia 100, 211, 235, 418, 422, 430, 431, 529, 546, 609, 744, 748
Dispositivos de assistência ventricular 409
dissecção aórtica espontânea 728
Distúrbio de condução atrioventricular 636
Diuréticos 93, 309, 322, 329, 339, 340, 347, 379, 392, 399, 405, 413, 419, 421, 426, 428, 731, 309, 749
Dobutamina 102, 408, 419, 441
Doença arterial carotídea 143
Doença Arterial Carotídea 747
Doença Arterial
Coronária Crônica 503, 529
Doença de Chagas 599, 602, 603, 604, 670, 718
Doença renal crônica 325, 335, 337, 379, 337
Doenças da valva aórtica 210
Doenças valvares 107, 505, 721
Doença valvar tricúspide3 728
Dor torácica 536
Ducto arterioso patente, 729

E

Ecocardiografia de estresse 103
Ecocardiograma 200, 205, 209, 213, 219, 228, 229, 241, 259, 273, 278, 279, 288, 292, 296, 297, 302, 303, 335, 419, 434, 438, 537, 541, 543, 570, 572, 573, 575, 576, 577, 579, 582, 583, 586, 612, 652, 671, 731, 768, 537, 541
ECOCARDIOGRAMA 279
Ecodopplercardiograma 229, 328, 530, 530
Efeito de Brockenbrough 117
Eletrocardiograma 38, 188, 200, 205, 209, 213, 219, 225, 241, 278, 321, 328, 381, 423, 426, 434, 438, 460, 504, 530, 537, 538, 541, 543, 547, 549, 563, 570, 572, 573, 575, 576, 577, 581, 582, 583, 615, 617, 623, 640, 652, 671, 530, 537, 541
Eletrocardiograma de esforço 504
Eletrocardiograma de repouso (ECG) 504
Embolectomia cirúrgica, 532
Encefalopatia hipertensiva 320, 734
Endocardite infecciosa 21, 176, 204, 206, 258, 275, 279, 284, 302, 545
Endomiocardiofibrose 605, 607, 612, 624
Equipamento cineangiográfico, 125
Ergoespirometria 103
ervo glossofaríngeo 62
Escore de cálcio 145, 213, 695, 697
Estase jugular, 28
Estatinas 148, 150, 152, 158, 159, 161, 162, 508
Estatinas ou inibidores da HMG-CoA redutase, 148
Estenose aórtica, 35, 38, 40, 41, 130, 210, 216, 223, 225, 226, 234, 238, 243, 503, 510, 575, 658, 726, 35, 575, 751
Estenose aórtica1,2,3 727
Estenose mitral, 36, 38, 39, 40, 54, 56, 118, 130, 199, 203, 225, 226, 230, 232, 241, 242, 271, 273, 510, 726, 36, 118, 752
Estenose mitral1,2,3,4 727
Estenose pulmonar 38, 40, 41, 130, 223, 234, 575, 594, 721, 575

Estenose pulmonar3 728
Estenose valvar aórtica (EAo), 116
Estreptococo 276
Estreptoquinase 448, 532
Extrassístoles supraventriculares, 732, 741, 732

F

fácies de Cushing 21
familiar 233, 236
fase IV de Korotkoff 376
Feocromocitoma 326, 336, 342
Fibrilação atrial 25, 44, 200, 202, 213, 226, 229, 235, 412, 434, 438, 510, 538, 553, 556, 562, 596, 597, 614, 615, 622, 623, 624, 641, 649, 651, 655, 659, 664, 665, 666, 667, 668, 670, 671, 672, 740, 741, 742, 743, 651
Fibrilação Atrial 551
Fibrilação ventricular recidivante, 655
Fibrinólise pré-hospitalar 448, 466
Fibrinolíticos 447
Filtro de veia cava, 532
Fisiologia cardiovascular 725
Fisiopatologia da hipertensão arterial 317
Flutter atrial 25, 641, 650, 651, 657, 658, 659, 662, 663, 665, 667, 668, 670, 743, 651
Fluxo anterógrado, 127
forame oval patente 729
Fragmentação e aspiração, 532
Frequência cardíaca (FC) 454
Frequência Cardíaca (FC) 725

G

Gasometria arterial, 529
glicocorticoides 539
Glicocorticoides 150
granulomatose de Wegener 535
Gravidade da resposta isquêmica 101

H

HBPM 231, 326, 456, 478, 501, 531, 531, 735, 736, 738
Heparina 451, 456, 665, 736, 738
Heparina de baixo peso molecular 736
Heparina não fracionada 736
hidralazina 727
Hidralazina 326, 420, 731
Hiperaldosteronismo primário, 341
Hipercoagulabilidade, 725
Hipercolesterolemia isolada, 139

Hiperlipidemia mista, 151
Hiperparatireoidismo, 343
Hipertensão arterial 21, 55, 56, 88, 235, 305, 308, 336, 337, 340, 343, 353, 359, 367, 388, 390, 392, 393, 395, 397, 412, 424, 447, 505, 532, 567, 617, 626, 653, 756
Hipertensão
Arterial Primária 315
Hipertensão arterial pulmonar idiopática 305
Hipertensão arterial renovascular 340
Hipertensão gestacional, 734, 735
Hipertensão preexistente, 735
Hipertensão pulmonar 22, 25, 27, 42, 43, 226, 244, 308, 412
Hipertireoidismo 22, 343, 425, 505, 343
Hipertrigliceridemia isolada, 139
hipertrigliceridemias 150
Hipertrofia do ventrículo esquerdo 319
Hipotireoidismo 22, 27, 142, 150, 152, 156, 343, 635, 343

I

ICP facilitada 449
ICP primária 446, 447, 448, 449, 450, 453, 458
Ictus cordis 205
infarto agudo do miocárdio (IAM) 535
Inibidores 165, 310, 311, 323, 329, 336, 337, 356, 362, 379, 382, 407, 419, 421, 426, 429, 456, 488, 508, 610, 621, 750
Inibidores adrenérgicos centrais e periféricos 323
Inibidores da enzima conversora do angiotensina (ECA) 508
Inibidores de endotelina-1 (ET-1)

  Bosentana 310
  Inibidores da fosfodiesterase-5 311
  Sitaxsentan e ambrisentan 311
  Terapia combinada 311
  Tratamento cirúrgico da HAPI 311
Inspeção precordial 28
Insuficiência aórtica 36, 752
Insuficiência aórtica1,2,3 728
Insuficiência aórtica aguda 118
Insuficiência aórtica crônica 118
insuficiência Cardíaca 748
Insuficiência cardíaca 21, 27, 39, 40, 51, 90, 112, 221, 230, 235, 237, 281, 288, 294, 295, 297,

Índice

325, 383, 388, 412, 418, 426, 440, 454, 505, 555, 556, 567, 600, 609, 614, 622, 641, 653, 730, 734, 741, 761
Insuficiência cardíaca e cardiomiopatias 90
insuficiência mitral 727
Insuficiência mitral 35, 122, 752
Insuficiência mitral1,2,3 727
insuficiência mitral (IMi) 121
Insuficiência tricúspide 38
intervenção cirúrgica 511
Intervenção cirúrgica 248
Intervenção percutânea 511
Isquemia assintomática ou angina CCSC I ou II, 512
Isquemia miocárdica 412, 437, 439, 538, 667, 670

J

Janela aortopulmonar (JAP), 574

K

Kato-katz, 308

L

lesões fibrodisplásicas. 341
Levosimendan 408
Localização do ictus cordis, 28

M

Marcadores biológicos, 531
Marca-passo 5, 17, 599, 614, 635, 775
Mecanismo de Frank-Starling 402
metabolismo lipídico 137
Milrinone 408
Miocardiopatia periparto 719, 730
Miocardiopatias 6, 17, 595, 612
Miocardite 22, 90, 231, 545, 618, 626, 634, 712, 719
Miscelânea 165, 308
Morfologia angiográfica das placas, 127
Morte súbita cardíaca (MSC) 769

N

nefroesclerose benigna 337
nefroesclerose hipertensiva 337
nefroesclerose maligna 337
Nefropatia hipertensiva 319
Nifurtimox 602
Nitratos 479, 509
núcleo do trato solitário 62

O

overshoot 112

Oxigênio, 309, 309, 479

P

Palpação, 26, 28
Papel funcional, 62
Patologias em particular, 35
PDGF (platelet-derived growth factor 306
PDGF (platelet-derived growth factor) 306
Percussão, 29
Perfusão 22, 702, 703, 716
Perfusão periférica 22
pericárdio 535
Pericárdio 16, 535
Pericardiocentese, 538
Pericardite aguda 40, 543
Pericardite Aguda 535
Pericardite constritiva 40, 539, 720
Pericardite Constritiva 542
Persistência do canal arterial (PCA), 573
Pistol shot, 36
Pós-carga, 61
Poupadores de potássio 405, 413
Pré-carga, 60
pré-carga ou mecanismo de Frank-Starling 60
presbicárdia 739
Pressão Sanguínea (PS) 725
Pressão venosa central 27
Pressorreceptores arteriais, 62
Probabilidade pré-teste de DAC e teoria bayesiana 85
Projeções angiográficas, 125
prolapso de valva mitral 727
Prolapso de valva mitral 107, 226, 294, 613
proliferação mixomatosa 728
Propafenona, 554, 555, 604, 656, 660, 662, 669, 674, 680, 681, 682, 684, 743, 554
Prostanoides, 310
  Epoprostenol 310
  Iloprost 310
Proteína C de Ligação à miosina 595
Proteína muscular LIM, 595
Pulso 23, 24, 26, 28, 29, 36, 39, 41, 47, 49, 51, 52, 213, 219, 234, 240, 422, 547, 549, 609, 623, 751
Pulso alternante 29
Pulso Alternante 52
Pulso arterial 23
PULSO BÍFIDO 51
Pulso bisferiens 28

PULSO BISFERIENS 51
Pulso de amplitude aumentada 28
Pulso de amplitude diminuída 28
PULSO DICRÓTICO 51
Pulso paradoxal 29
Pulso Paradoxal 52
Pulso parvus e tardus 52
Pulsos 28
Pulso venoso jugular 24, 26

R

Radiação 536, 605, 694
Radiografia de tórax 38, 200, 205, 209, 213, 219, 229, 241, 278, 288, 295, 361, 419, 425, 434, 438, 517, 530, 537, 541, 543, 570, 572, 575, 576, 577, 579, 580, 582, 583, 613, 616, 652, 530, 537, 541
Receptores cardiopulmonares, 63
Refluxo hepatojugular, 27, 27, 418, 419, 430
Reperfusão 446
Resinas de troca, 149
resistência vascular sistêmica 727
Resistência Vascular Sistêmica (RVS) 725
Respostas neurais, 62
Respostas neuro-humorais, 62
Ressonância magnética 187, 547, 549, 584, 623, 768, 771
Retinopatia hipertensiva 319
ríade de Beck: 541

S

Sensibilidade 317, 366, 367, 371, 530, 757
Sinal 26, 36, 232, 530, 713
Sinal de Durozeiz 36
Sinal de Kussmaul 26
sinal de Lewis 29
Sinal de Muller 36
Sinal de Musset 36
Síncope 211, 230, 234, 237, 238, 412, 597, 603, 611, 622, 623, 624, 637, 639, 658, 667, 670, 678, 770, 773, 774
Síncope cardíaca 678
Síncope cerebrovascular 678
Síncope neuromediada 678
Síncope por hipotensão ortostática 678
Síndrome 27, 40, 107, 145, 150, 152, 156, 165, 206, 230, 232, 243, 320, 333, 335, 336, 337, 342, 442, 482, 503, 509, 546, 556, 565, 569, 583, 589, 594, 600, 605, 613, 635, 636, 639, 649, 654, 656, 664, 667, 671, 676, 691, 697, 698, 704, 725, 729, 730, 738, 757, 763, 764, 770, 772, 775
síndrome carcinoide 728
Síndrome coronariana aguda 152
Síndrome da apneia obstrutiva do sono 337
Síndrome da hipotensão supina da gestação 725
Síndrome de Cushing 342
Síndrome de Eisenmenger 583, 729
Síndrome de Marfan 730
Síndrome metabólica 152
Sistema 62, 125, 317, 529
Sistema renina-angiotensina 62
Sístole, 60
  Fase de contração isovolumétrica 60
  Fase de ejeção lenta 60
  Fase de ejeção rápida 60
  Protodiástole 60
Sopros, 33, 34, 35, 57, 294, 630, 33
Sopros inocentes 35
Sopro sistólico abdominal 21
Sopro sistólico abdominal, 21
stent 341
Susceptibilidade genética 318
Switch atrial, 582

T

Tamponamento cardíaco 22, 39, 41, 51, 539, 545
Tamponamento Cardíaco 540
Taquicardia atrial 237, 641, 650, 651, 655, 658, 659, 662, 667, 668, 670, 650
Taquicardia atrial multifocal 651
Taquicardia atrioventricular (TAV) 649
Taquicardia juncional não paroxística 649
Taquicardias com QRS estreito (<120 ms) 646
Taquicardias com QRS largo (> 120 ms) 647
Taquicardia sinusal 648
Taquicardia sinusal inapropriada 648
Taquicardias supraventriculares 732
Taquicardia supraventricular 741
Taquicardias ventriculares 653, 732
Taquicardias ventriculares polimórficas 654
Taquicardia ventricular sustentada monomórfica 742
TAV antidrômica 649
TAV ortodrômica 647, 649
Teletonina, 595
Terapia 5, 6, 311, 336, 411, 445, 449, 472, 505, 507, 509, 510, 511, 531, 536, 599, 772

Terapia de intervenção percutânea 511
Terapia intervencionista 509
Terapia trombolítica 531
Teste da adenosina, 648
Teste de vasorreatividade e bloqueadores de canal de cálcio (BCC), 309
Testes não invasivos funcionais de imagem, 504
Tetralogia de Fallot 729
Tetralogia de Fallot (T4F), 579
Tiazídicos 339, 379, 405, 413, 749
Titanina, 595
Trabalho de parto 725
Trabalho de parto e parto 725
Traçados básicos intracardíacos, 113
Transplante cardíaco 611, 614, 634
Transporte endógeno 139
Transporte exógeno 139
Transporte reverso 139
Transposição das grandes artérias (TGA), 581
Tratamento 146, 152, 165, 179, 191, 202, 203, 206, 207, 212, 214, 216, 220, 224, 229, 233, 237, 241, 280, 309, 311, 321, 322, 337, 339, 341, 349, 363, 365, 366, 373, 393, 395, 397, 404, 405, 409, 422, 446, 452, 453, 499, 500, 501, 505, 531, 532, 536, 538, 540, 542, 543, 553, 575, 581, 598, 601, 602, 603, 609, 614, 616, 638, 648, 649, 650, 651, 653, 654, 674, 731, 733, 741, 743, 744, 745, 748, 751, 753, 758, 759, 761, 762
Tratamento do HDL-c baixo 152
Tratamento percutâneo 753
Tríade de Beck 541

tromboembolismo pulmonar (TEP) 529
trombogênese 137
Trombo intraluminal, 127
Trombólise por cateter venoso central 531
Trombos 468, 716
Trombose venosa profunda (TVP) 529
Troponina 65, 486, 488, 531, 595
Troponina C 65, 595
Troponina I 486, 488, 595
Troponina T, 595
Tumores 342, 612, 716

U

Uropatia obstrutiva, 336, 342
Uroquinase 532

V

valva aórtica bicúspide 728
Valva aórtica bicúspide 763
Valvoplastia mitral por balão 120, 121
Valvoplastia mitral por balão (VMPB) 120
Vasodilatadores diretos 323, 407
verapamil 509
Verapamil 156, 422, 509, 510, 556, 564, 566, 598, 653, 659, 660, 661, 667, 669, 744
Volemia, 725
Volume Sistólico (VS) 725

W

Warfarina 736

Caderno de Imagens

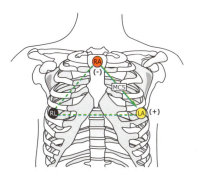

Figura 3.1 – Representação da montagem de sistema de uma derivação, destancando-se a derivação CM5.

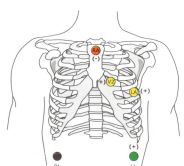

Figura 3.2 – Esquema da montagem do sistema bipolar.

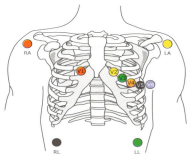

Figura 3.3 – Esquema de montagem das derivações de Mason-Likar.

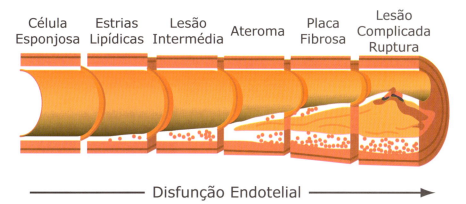

Figura 6.1 – Fisiopatologia da disfunção endotelial.

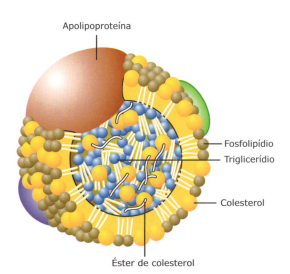

Figura 6.2 – Estrutura das lipoproteínas. Os fosfolipídios são orientados com sua cabeça polar em direção ao ambiente aquoso do plasma, o colesterol livre é inserido na camada de fosfolipídio. O centro da lipoproteína é composto de ésteres de colesterol e triglicerídios. As apolipoproteínas estão envolvidas na secreção da lipoproteína, proporcionam integridade estrutural e atuam como cofatores para enzimas ou como ligantes para vários receptores.

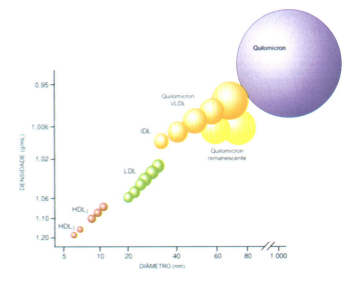

Figura 6.3 – Tamanho relativo das lipoproteínas plasmáticas, de acordo com sua densidade hidratada. HDL = lipoproteína de alta densidade; IDL = lipoproteína de densidade intermediária; LDL = lipoproteína de baixa densidade; VLDL = lipoproteína com densidade muito baixa.

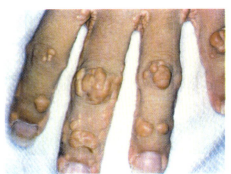

Figura 6.5 – Xantomas tendinosos

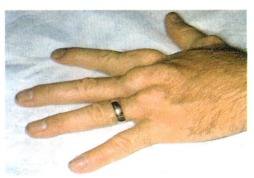

Figura 6.6 – Múltiplos xantomas tuberosos na mão.

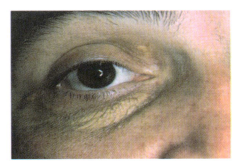

Figura 6.7 – Xantomas eruptivos no abdome.

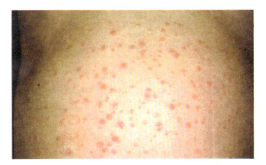

Figura 6.8 – Xantomas eruptivos na face.

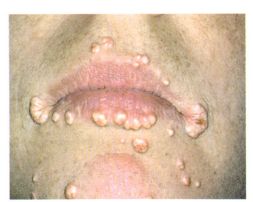

Figura 6.9 – Xantelasma.

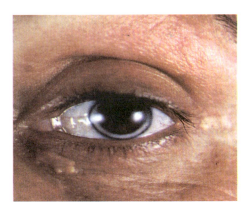

Figura 6.10 – Arco lipídico corneal e xantelasmas.

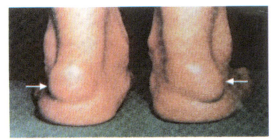

Figura 7.1 – Eritema marginado. Cortesia da Liga de Combate à Febre Reumática da FMUSP.

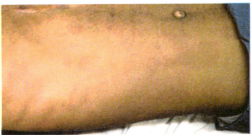

Figura 6.11 – Aspecto característico dos xantomas tendinosos (setas), quase patognomônicos da hipercolesterolemia familiar.

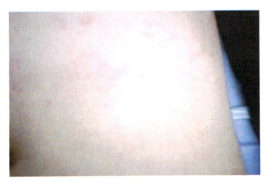

Figura 7.2 – Eritema marginado. Cortesia da Liga de Combate à Febre Reumática da FMUSP.

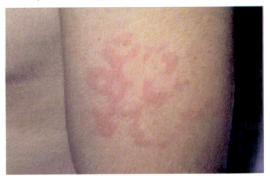

Figura 7.3 – Eritema marginado. Cortesia da Liga de Combate à Febre Reumática da FMUSP.

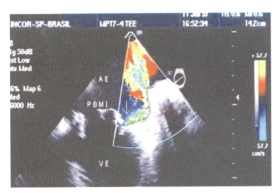

Figura 9.3 – Ecocardiograma transesofágico revelando refluxo perivalvar importante – critério menor de Durack para endocardite infecciosa.

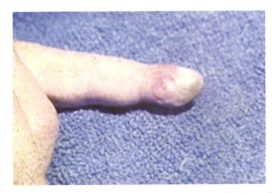

Figura 9.4 – Endocardite infecciosa – Nódulos de Osler em falange distal – fenômeno imunitário.

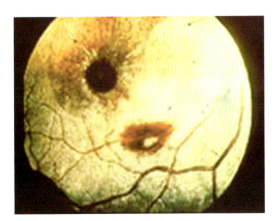

FIGURA 9.5 – Endocardite infecciosa – lesões de Janeway - fenômeno vascular.

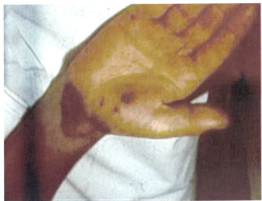

Figura 9.6 – Manchas de Roth em fundo de olho na endocardite infecciosa – fenômeno imunitário.

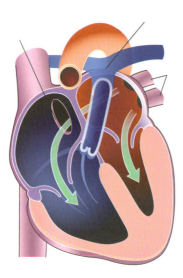

Figura 19.1 – Representação de uma CIA.

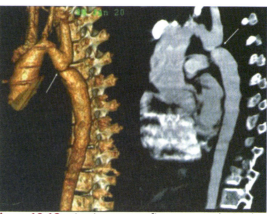

Figura 19.18 – Angiotomografia computadorizada de aorta torácica mostrando coarctação localizada após emergência da artéria subclávia esquerda (setas) e redução do diâmetro do istmo aórtico.

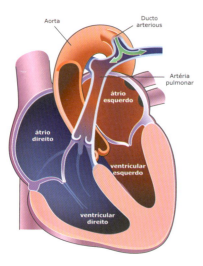

Figura 19.9 – Representação de PCA.

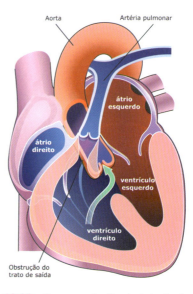

Figura 19.20 – Representação de tetralogia de Fallot.

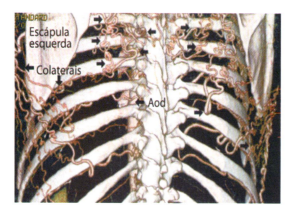

Figura 19.15 – Coarctação da aorta. As extensas colaterais (esquerda) sob as costelas e na região periescapular são mostradas na incidência posterior de uma angio-TC tridimensional computadorizada e são responsáveis pela escavação nas costelas, observadas na radiografia simples de tórax. Aod: aorta descendente.

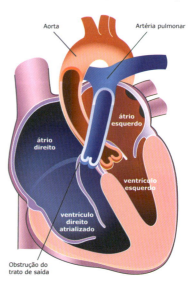

Figura 19.22 – Representação de anomalia de Ebstein.

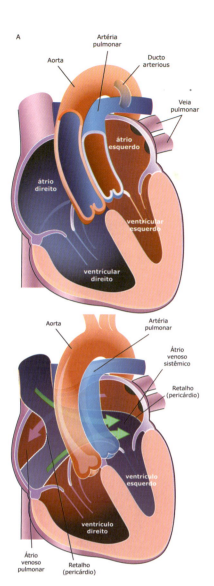

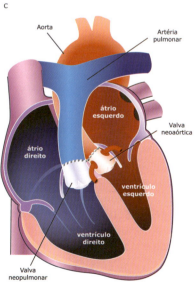

Figura 19.25 – Representação de TGA. A: defeito original; B: correção com switch atrial; C: correção com Jatene.

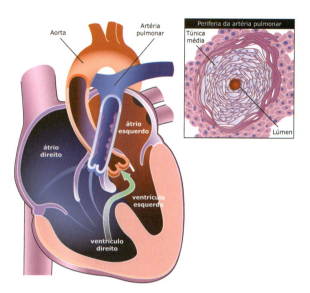

Figura 19.26 – Representação de síndrome de Eisenmenger.

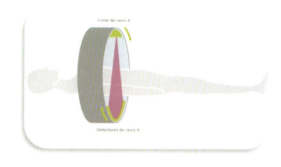

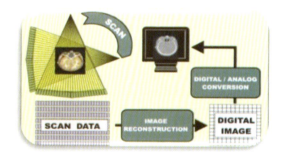

Figura 23.1 Principio físico da tomografia computadorizada. (acima) As imagens são obtidas através da emissão de raios-X que passam pelo corpo e são captadados na outra extremidade pelo conjunto de detectores; (abaixo) Os dados obtidos passam por processamento computacional, transformando-os em pontos digitais (pixels) que são convertidos em imagem digital e enviados para a estação de trabalho.

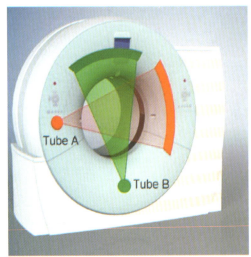

Figura 23.2 Tomografia computadorizada com duas fontes de energia (*Dual source CT*), uma das mais novas tecnologias disponíveis para uso clínico atualmente (*Eur Radiol* (2006) 16: 256–268).

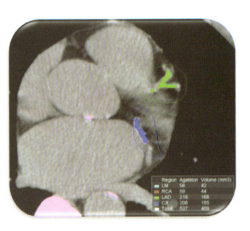

Figura 23.3 Análise e quantificação do escore de cálcio total e regional. A. Em destaque a presença de cálcio no traje da artéria descendente anterior (verde) e circunflexa (azul), com os resultados do escore total e regional (inferior direito). B. Interpretação da carga de aterosclerose de acordo com os valores de escore de cálcio.

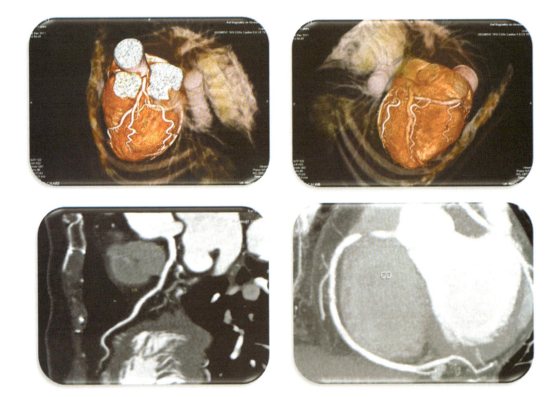

Figura 23.5 TCCor – Representação tridimensional (acima) e análise tomográfica (abaixo) utilizadas para o estudo da anatomia e luminografia coronária e correlação com as demais estruturas cardíacas. Destaque para a artéria descendente anterior sem lesões obstrutivas (abaixo e à esquerda) e estenose grave da artéria coronária direita (abaixo e à direita).

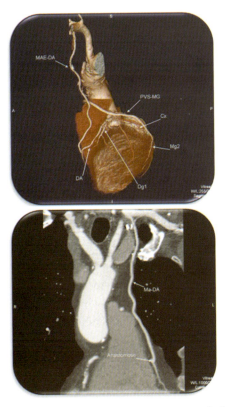

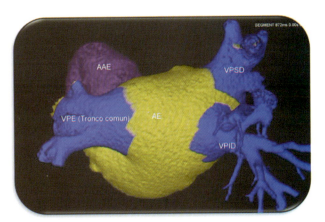

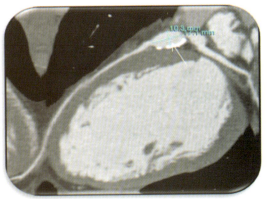

Figura 23.7 TCCor em paciente com revascularização cirúrgica prévia. Acima a representação tridimensional. Abaixo a imagem tomográfica demonstrando um enxerto de artéria torácica interna (mamária) esquerda para a artéria descendente anterior pérvio e com anastomose distal íntegra.

Figura 23.10 Reconstrução tridimensional do átrio esquerdo e da drenagem venosa pulmonar que pode ser utilizada nos procedimentos de ablação de fibrilação atrial, orientando o mapeamento eletroanatômico para o isolamento dos óstios das veias pulmonares.

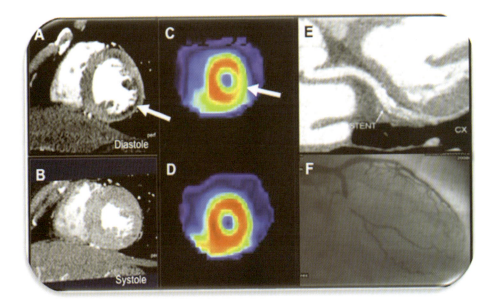

Figura 23.14 Estudos de perfusão miocárdica e correspondência anatômica: Perfusão miocárdica demonstrando *déficit* perfusional subendocárdico na parede ínfero-lateral pela tomografia (A - estresse e B - repouso) e pela cintilografia (C – estresse e D – repouso). Correspondência anatômica demonstrando estenose importante *intra-stent* na artéria circunflexa (E – TCCor e F – Cinecoronariografia) – reproduzido de *Am J Cardiol* 2010; 106: 310 – 315.

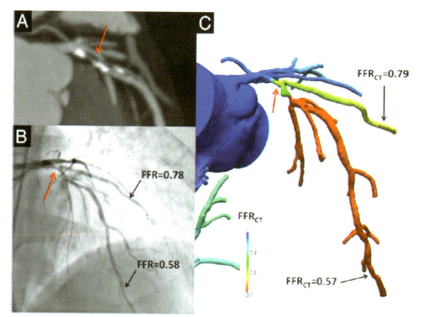

Figura 23.15 Exemplo comparativo (FFR invasiva x FFR-CT): (A) TCCor demonstrando a presença de placa mista complexa no terço proximal da artéria descendente anterior (ADA); (B) Cinecoronariografia com estudo do reserva de fluxo fracionado (FFR) invasiva; (C) Representação tridimensional do ADA com os valores de FFR obtidos pela tomografia (FFR-CT) – JACC, 2011; 58: 1989 – 97.

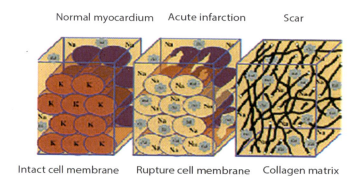

Figura 24.6 – Desenho esquemático mostrando a cinética do gadolínio. (Shah et al, Myocardial Viability. In: Edelman et al, eds. Clinical Magnetic Resonance Imaging (3rd ed.). New York, NY Elsevier; 2006)